心脏病学实践

2015

主　　编　胡大一　马长生

主　　审　方　圻　刘力生

学术秘书　杜　昕　乔　岩

人民卫生出版社

图书在版编目（CIP）数据

心脏病学实践．2015/胡大一，马长生主编．—北京：人民卫生出版社，2015

ISBN 978-7-117-21497-1

Ⅰ. ①心… Ⅱ. ①胡…②马… Ⅲ. ①心脏病学 Ⅳ. ①R541

中国版本图书馆 CIP 数据核字（2015）第 241874 号

心脏病学实践 2015

主　　编：胡大一　马长生
出版发行：人民卫生出版社（中继线 010-59780011）
地　　址：北京市朝阳区潘家园南里 19 号
邮　　编：100021
E - mail：pmph @ pmph.com
购书热线：010-59787592　010-59787584　010-65264830
印　　刷：北京人卫印刷厂
经　　销：新华书店
开　　本：889×1194　1/16　　**印张**：42
字　　数：1331 千字
版　　次：2015 年 10 月第 1 版　2015 年 10 月第 1 版第 1 次印刷
标准书号：ISBN 978-7-117-21497-1/R · 21498
定　　价：118.00 元
打击盗版举报电话：010-59787491　E-mail：WQ @ pmph.com
（凡属印装质量问题请与本社市场营销中心联系退换）

编者名单

（按文中出现顺序排序）

胡大一	北京大学人民医院心血管病研究所	教授
马长生	首都医科大学附属北京安贞医院心内科	教授
黄　晶	重庆医科大学附属第二医院心内科	教授
熊　波	重庆医科大学附属第二医院心内科	博士
雷　寒	重庆医科大学附属第一医院心内科	教授
常　静	重庆医科大学附属第一医院心内科	副教授
张　晨	重庆医科大学附属第一医院心内科	住院医师
刘俊明	新疆生产建设兵团医院心血管内科	主任医师
李　科	新疆生产建设兵团医院心血管内科	主治医师
颜　力	英国帝国理工学院流行病与卫生统计学系	博士
武阳丰	北京大学公共卫生学院流行病与卫生统计学系/北京大学临床研究所	教授
陈银涛	中国医科大学附属第一医院心血管内科	博士
孙英贤	中国医科大学附属第一医院心血管内科	教授
全小庆	华中科技大学同济医学院附属同济医院综合科	博士
张存泰	华中科技大学同济医学院附属同济医院综合科	教授
黄丽蓉	广西医科大学第一附属医院心内科	硕士
伍伟锋	广西医科大学第一附属医院心内科	教授
高传玉	河南省人民医院心血管内科	教授
王拥军	首都医科大学附属北京天坛医院神经病学中心	教授
谢雪微	首都医科大学附属北京天坛医院神经病学中心	主治医师
喜　杨	北京大学人民医院心脏中心	副主任医师
孙宁玲	北京大学人民医院心脏中心	教授
王继光	上海交通大学医学院附属瑞金医院/上海市高血压研究所	教授
霍　勇	北京大学第一医院心内科	教授
范芳芳	北京大学第一医院心内科	助理研究员
刘　靖	北京大学人民医院心脏中心	主任医师
许建忠	上海交通大学医学院附属瑞金医院/上海市高血压研究所	副主任医师
高平进	上海交通大学医学院附属瑞金医院/上海市高血压研究所	教授
黄惠玲	中山大学附属第一医院心内科	博士
董吁钢	中山大学附属第一医院心内科	教授
张　琳	中国医学科学院阜外心血管病医院心内科	博士
周宪梁	中国医学科学院阜外心血管病医院心内科	教授
曹　梅	新疆维吾尔自治区人民医院高血压诊断治疗研究中心	主任医师
李南方	新疆维吾尔自治区人民医院高血压诊断治疗研究中心	教授
祝之明	第三军医大学大坪医院高血压内分泌科/重庆市高血压研究所	教授
熊诗强	第三军医大学大坪医院高血压内分泌科/重庆市高血压研究所	博士
陶　凌	第四军医大学西京医院心脏内科	教授

刘　毅	第四军医大学西京医院心脏内科	主治医师
周玉杰	首都医科大学附属北京安贞医院/北京心肺血管疾病研究所	教授
杜　俣	首都医科大学附属北京安贞医院	硕士
柴　萌	首都医科大学附属北京安贞医院	主治医师
蒋雄京	中国医学科学院阜外心血管病医院心内科	教授
王凯嗥	北京协和医科大学研究生院	研究生
杨新春	首都医科大学附属北京朝阳医院心脏中心	教授
池洪杰	首都医科大学附属北京朝阳医院心脏中心	博士
林曙光	广东省人民医院心内科/广东省心血管病研究所	教授
陈鲁原	广东省人民医院心内科/广东省心血管病研究所	教授
陈　红	北京大学人民医院心内科	教授
刘传芬	北京大学人民医院心内科	副主任医师
陈亚红	北京市第二医院心脑血管科	主治医师
刘梅林	北京大学第一医院老年内科	教授
冯雪茹	北京大学第一医院老年内科	副主任医师
郭艺芳	河北省人民医院心内科	教授
惠汝太	中国医学科学院阜外心血管病医院心内科	教授
沈　莉	中南大学湘雅二医院心内科	医师
赵水平	中南大学湘雅二医院心内科	教授
马依彤	新疆医科大学第一附属医院心脏中心	教授
谢　翔	新疆医科大学第一附属医院心脏中心	副教授
王晓娜	中国人民解放军总医院老年心内科	医师
叶　平	中国人民解放军总医院老年心内科	教授
龚志忠	首都医科大学附属北京安贞医院/北京市心肺血管疾病研究所流行病研究室	研究生
赵　冬	首都医科大学附属北京安贞医院/北京市心肺血管疾病研究所流行病研究室	教授
李　娇	天津医科大学第二医院心脏科	博士
张　坤	天津医科大学第二医院心脏科	主治医师
李广平	天津医科大学第二医院心脏科	教授
朱建华	浙江大学附属第一医院心内科	教授
李　闪	浙江大学附属第一医院心内科	博士
赵　巍	吉林大学第一医院心血管内科	主治医师
郑　杨	吉林大学第一医院心血管内科	教授
白　瑾	北京大学第三医院心内科	博士
高　炜	北京大学第三医院心内科	教授
张　晔	第三军医大学大坪医院心血管内科	主治医师
曾春雨	第三军医大学大坪医院心血管内科	教授
王　勇	中日友好医院心脏内科	教授
范书英	中日友好医院心脏内科	副主任医师
杨天伦	中南大学湘雅医院心血管内科	主任医师
倪国华	新疆医科大学第一附属医院心脏中心	副主任医师
高润霖	中国医学科学院阜外心血管病医院心内科	教授
张　运	山东大学齐鲁医院心内科	教授
陈文强	山东大学齐鲁医院心内科	教授
李为民	哈尔滨医科大学附属第一医院心内科	教授

李俭强	哈尔滨医科大学附属第一医院心内科	主治医师
田　野	哈尔滨医科大学附属第一医院心内科	教授
赵继义	哈尔滨医科大学附属第一医院心内科	副教授
韩雅玲	沈阳军区总医院全军心血管病研究所心内科	教授
李　洋	沈阳军区总医院全军心血管病研究所心内科	主治医师
黄元铸	南京医科大学第一附属医院心脏科	教授
聂绍平	首都医科大学附属北京安贞医院急诊危重症中心	教授
公　威	首都医科大学附属北京安贞医院急诊危重症中心	博士
杭靖宇	上海交通大学附属第六人民医院心内科	主治医师
魏　盟	上海交通大学附属第六人民医院心内科	教授
马爱群	西安交大一附院心血管内科	教授
白晓君	西安交大一附院心血管内科	副主任医师
杨跃进	中国医学科学院阜外心血管病医院心内科	教授
许　锋	首都医科大学附属北京安贞医院心内科	主治医师
吕树铮	首都医科大学附属北京安贞医院心内科	教授
罗　彤	中国医学科学院阜外心血管病医院心内科	副主任医师
李　保	山西省心血管病医院心内科	教授
杨　滨	山西省心血管病医院心内科	副主任医师
金重赢	浙江大学医学院附属邵逸夫医院心内科	主治医师
傅国胜	浙江大学医学院附属邵逸夫医院心内科	教授
傅向华	河北医科大学大学第二医院心内科	教授
樊延明	河北医科大学大学第二医院心内科	主治医师
李曦铭	天津市胸科医院心内科/天津市心血管病研究所	副主任医师
丛洪良	天津市胸科医院心内科/天津市心血管病研究所	教授
王尹曼	复旦大学附属中山医院/上海市心血管病研究所	主治医师
钱菊英	复旦大学附属中山医院/上海市心血管病研究所	教授
光雪峰	昆明延安医院心内科	教授
张小勇	昆明延安医院心内科	副教授
李　凌	郑州大学第一附属医院心血管内科	教授
赵晓燕	郑州大学第一附属医院心血管内科	副教授
张　钲	兰州大学第一医院心脏中心	教授
彭　瑜	兰州大学第一医院心脏中心	副主任医师
谭　宁	广东省人民医院心内科	教授
吴登轩	广东省人民医院心内科	医师
杜　润	上海交通大学医学院附属瑞金医院心脏科	主治医师
张瑞岩	上海交通大学医学院附属瑞金医院心脏科	教授
陈韵岱	中国人民解放军总医院心血管内科	教授
田　峰	中国人民解放军总医院心血管内科	主治医师
戴宇翔	复旦大学附属中山医院心内科	主治医师
葛均波	复旦大学附属中山医院心内科	教授
颜红兵	中国医学科学院阜外心血管病医院心内科	教授
郑强荪	第四军医大学唐都医院心血管内科	教授
刘雄涛	第四军医大学唐都医院心血管内科	博士
郭继鸿	北京大学人民医院心脏中心	教授

吴寸草	北京大学人民医院心脏中心	主治医师
张凤祥	江苏省人民医院心脏科	副教授
曹克将	江苏省人民医院心脏科	教授
严健华	上海交通大学医学院附属新华医院心血管内科	副教授
李毅刚	上海交通大学医学院附属新华医院心血管内科	教授
蒋汝红	浙江大学医学院附属邵逸夫医院心血管内科	主治医师
蒋晨阳	浙江大学医学院附属邵逸夫医院心血管内科	教授
孟　旭	首都医科大学附属北京安贞医院心脏外科	教授
杨延宗	大连医科大学附属第一医院心内科	教授
孙源君	大连医科大学附属第一医院心内科	医师
杨天和	贵州省人民医院心内科	教授
黄从新	武汉大学人民医院心内科	教授
严　激	安徽省立医院心内科	教授
刘志泉	安徽省立医院心内科	医师
郑　敏	中国医学科学院阜外心血管病医院心内科	博士
浦介麟	中国医学科学院阜外心血管病医院心内科	教授
杨　震	宁夏医科大学总医院心内科	副主任医师
贾绍斌	宁夏医科大学总医院心内科	教授
孙　欢	吉林大学中日联谊医院心内科	主治医师
杨　萍	吉林大学中日联谊医院心内科	教授
华　伟	中国医学科学院阜外心血管病医院心内科	教授
牛红霞	中国医学科学院阜外心血管病医院心内科	博士
吴书林	广东省人民医院心内科/广东省心血管病研究所	教授
刘　洋	广东省人民医院心内科/广东省心血管病研究所	医师
苏　晞	武汉亚洲心脏病医院心内科	教授
蒋　萍	武汉亚洲心脏病医院心内科	主任医师
郑晓琳	中国医学科学院阜外心血管病医院心内科	博士
陈柯萍	中国医学科学院阜外心血管病医院心内科	教授
张　澍	中国医学科学院阜外心血管病医院心内科	教授
程晓曙	南昌大学第二附属医院心血管内科	教授
鲍慧慧	南昌大学第二附属医院心血管内科	副主任医师
江　洪	武汉大学人民医院心内科	教授
黄　兵	武汉大学人民医院心内科	住院医师
袁祖贻	西安交通大学医学院第一附属医院心内科	教授
王　华	北京医院心内科	教授
杨杰孚	北京医院心内科	教授
刘先宝	浙江大学医学院附属第二医院	主治医师
王建安	浙江大学医学院附属第二医院	教授
帅欣欣	华中科技大学同济医学院附属协和医院心内科	博士
卢永昕	华中科技大学同济医学院附属协和医院心内科	教授
严晓伟	北京协和医院心内科	教授
侯晓彤	首都医科大学附属北京安贞医院体外循环科	教授
杨　峰	首都医科大学附属北京安贞医院体外循环科	主治医师
黄　峻	南京医科大学第一附属医院心内科	教授

黄至斌	中山大学附属第一医院心内科	副教授
高修仁	中山大学附属第一医院心内科	教授
徐东杰	南京医科大学第一附属医院心脏科	主任医师
孔祥清	南京医科大学第一附属医院心脏科	教授
李虹伟	首都医科大学附属北京友谊医院心血管中心	教授
赵树梅	首都医科大学附属北京友谊医院心血管中心	副主任医师
张　骞	首都医科大学附属北京安贞医院心内科	主治医师
刘小慧	首都医科大学附属北京安贞医院心内科	教授
董建增	首都医科大学附属北京安贞医院心内科	教授
游洁芸	复旦大学附属中山医院/上海市心血管病研究所	住院医师
叶　勇	复旦大学附属中山医院/上海市心血管病研究所	住院医师
吴　剑	复旦大学附属中山医院/上海市心血管病研究所	青年副研究员
邹云增	复旦大学附属中山医院/上海市心血管病研究所	教授
赵振刚	四川大学华西医院心内科	讲师
陈　茂	四川大学华西医院心内科	教授
李占全	辽宁省人民医院心内科	教授
石蕴琦	辽宁省人民医院心内科	教授
周胜华	中南大学湘雅二医院心血管内科	教授
唐　亮	中南大学湘雅二医院心血管内科	主治医师
朱鲜阳	沈阳军区总医院先心病内科	教授
肖家旺	沈阳军区总医院先心病内科	医师
李东泽	四川大学华西医院心内科	住院医师
曾　智	四川大学华西医院心内科	教授
赵　莹	北京阜外医院超声科	住院医师
杨敏福	北京朝阳医院影像科	教授
王乐民	同济大学附属同济医院心内科	教授
蒋　鑫	中国医学科学院阜外心血管病医院血栓中心	主治医师
荆志成	中国医学科学院阜外心血管病医院血栓中心	教授
崔　斌	第三军医大学新桥医院心内科	主治医师
黄　岚	第三军医大学新桥医院心内科	教授
张龙江	南京军区南京总医院/南京大学医学院附属金陵医院医学影像科	教授
赵世华	中国医学科学院阜外心血管病医院影像介入中心磁共振成像科	教授
杨德彦	北京协和医院心内科	主治医师
方　全	北京协和医院心内科	教授
张志辉	第三军医大学西南医院心内科	主治医师
宋治远	第三军医大学西南医院心内科	教授
柳志红	中国医学科学院阜外心血管病医院心内科	教授
孙宇珺	上海交通大学医学院附属仁济医院	博士
何　奔	上海交通大学医学院附属仁济医院	教授
于　波	哈尔滨医科大学附属第二医院心内科	教授
张东会	哈尔滨医科大学附属第二医院心内科	主治医师
赵兴胜	内蒙古自治区人民医院心脏中心	教授
贺利平	内蒙古自治区人民医院心脏中心	主任医师
沈　迎	上海交通大学医学院附属瑞金医院心内科	博士

张瑞岩	上海交通大学医学院附属瑞金医院心脏科	教授
张　奇	上海交通大学医学院附属瑞金医院心内科	副主任医师
沈卫峰	上海交通大学医学院附属瑞金医院心内科	教授
昃　峰	北京大学人民医院心内科	主治医师
李学斌	北京大学人民医院心内科	教授
刘圣文	中国医学科学院阜外心血管病医院冠心病诊治中心	副主任医师
崔锦钢	中国医学科学院阜外心血管病医院冠心病诊治中心	副主任医师
乔树宾	中国医学科学院阜外心血管病医院冠心病诊治中心	教授
任　昊	南方医科大学南方医院风湿免疫科	主任医师
许顶立	南方医科大学南方医院心血管内科	教授
戴天医	首都医科大学附属北京安贞医院心内科	住院医师
刘　斌	吉林大学第二医院心血管病医院心内科	教授
史永锋	吉林大学第二医院心血管病医院心内科	主治医师
孙　硕	广东省人民医院心内科	医师
陈纪言	广东省人民医院心内科	教授
王艳玲	首都医科大学宣武医院心脏中心	主治医师
华　琦	首都医科大学宣武医院心脏中心	教授

前言

从2001年的第1版问世至今,《心脏病学实践》系列丛书伴随着读者殷殷的关爱走过了14个春秋。在网络媒体和新媒体迅猛发展的互联网时代,《心脏病学实践》系列图书依然是广大临床医生偏爱的临床参考案头书之一,我们深受鼓舞,这与国内众多知名心血管专家严谨的学术态度和辛勤的付出是分不开的,我们由衷感谢所有为本书做出贡献的专家和同道们。

每年金秋,心血管病专家们济济一堂,梳理过去一年心血管领域发生的大事,总结和评价新研究、新进展,分享新器械和新技术的使用,探讨新的研究和发展方向,《心脏病学实践》成了长城国际心脏病学会议重要的一部分。为了使临床医生更好地把握心脏病学发展的脉搏,本书撷取学术精华,纵览临床突破性进展,总揽最新指南精要,分享精彩、疑难和复杂的临床病例,传播医疗服务的新理念,希望能更好地帮助广大心血管病医生掌握前沿知识,提高临床技能。

由于我们水平有限,组稿和统稿的时间紧张,书中难免会存在疏漏和不完善之处,真诚地期待专家、同道和热心的读者针对内容和版面设计提出宝贵的建议,协助我们把明年的《心脏病学实践》做得更好。

胡大一　马长生

2015年9月8日

目录

第一部分　心血管疾病的预防和管理

第二部分　心血管疾病临床问题与研究进展

第一篇　高血压与代谢性疾病

第二篇 冠 心 病

第三篇 心 律 失 常

第四篇　心脏结构与心脏功能

第五篇　其他临床问题

第三部分 从病例学习处理原则

第一部分　心血管疾病的预防和管理

弥合裂痕，应对挑战
——中国冠心病康复治疗的展望

医疗保险有限的卫生资源都支付在生物技术里，我国还没有形成对生活方式治疗的保险付费机制，以心、肺、肾三个脏器为代表的脏器康复，属二级预防，毫无医保支持，所以很难激发大家做这件事。如何弥合裂痕，如何架起健康教育和行为改变的桥梁，将生活方式治疗融入临床实践？这都需要颠覆。就是说医学目的需要颠覆，医学模式需要颠覆，医疗健康的体系和资源配置需要颠覆。

首先是医学目的的颠覆。错误的医学目的必然导致医学知识和技术的误用。把医学发展的优先战略从"以治愈疾病为目的的高技术追求"，转向"预防疾病和损伤，维持和促进健康"，只有以"预防疾病，促进健康"为首要目的的医学才是供得起、可持续的医学，才是公平和公正的医学。如果我们继续把重心都放在得病以后的急性事件处理等方面，国家投入越多，自己投入越多，浪费越大。无论美国还是中国，这都是难以为继的，更谈不上可持续发展；也会导致医患关系越来越紧张，医疗效果越来越差。

第二个是医学模式的颠覆转变。现代医学"颠覆创新"的根本出路是从单纯的生物医学模式转成社会 - 生物 - 心理的综合性补充模式。慢性非传染性疾病的发生发展和防治干预的技术、干预的手段决不单纯是生物因素，一定有社会、心理的因素。从发病的过程到治疗，如果不考虑社会、心理因素，单纯从生物因素介入肯定是不行的。单纯生物模式在征服传染病的过程中获得了巨大成就，这是非常兴奋的，因为传染性疾病的病源单一，因果关系明确，有明确传播途径。所以，防控途径首先是研发治疗病源药理或疫苗，如大家知道的种牛痘控制天花；然后是隔离，比如 SARS。但是这种单纯的生物医学模式面对非传播源疾病的挑战是非常无奈和苍白的。我们知道非传染性疾病发病因素很多，不健康的社会环境和不健康的生活方式、行为产生多重危险因素，它不是明确的因果关系。所以它的防护途径主要是政府主导、各方参与，形成合理健康促进，健康促进一定是政府来做的。第二，是健康教育。健康教育不是体现在我们办一些电视节目和健康大讲堂，更重要的是传播健康教育知识，通过知、信、行使每个人和每个家庭转变生活方式、采取行动，将知识转为行为，更重要的是采取行动，没有转化的知识不是力量。

第三是医疗与保健体系必须颠覆。现在医疗机构的服务链是断裂的服务链，是碎片式的服务。国务院最近发表关于未来国家医疗体质的建设和发展的规划，多次讲到碎片式。所以我们现在要把健康教育和转变知识行为进行转化，要大办健康管理、慢病管理与预防的"4S 店"。心、肺、肾三个脏器面对三组人群：高危人群、肥胖的人需要健康管理；患病人群需要康复，预防疾病复发，预防不必要的再次手术；另外老年群体，需要医养结合，一定要主动管理生活方式、生活质量，以及疾病的预防和康复。2014 年北京疾控中心报告显示，男性期望寿命是 80.22 岁，女性是 84.50 岁，确实比过去的几年要长，但是实际上健康的只有 60 岁左右，也就是说有 20 年处于带病状态，造成自己的痛苦、家庭的负担和社会的拖累。而发达国家这个差距只有 10 年。所以我们不是单纯要追求活，还要追求活的质量，要没病的防病，有病的康复。所以要缩短期望寿命和健康寿命间的差距，活的每一天都是健康的。现在心血管病的"堰塞湖"现象一方面要高成本溶栓做支架介入，也可以用栓剂延长寿命，但人口老龄化增加的同时预防变得薄弱，越来越多年富力强的人进入带病生存队列，这个队列的增加是社会巨大的负担。通过颠覆模式，通过根本的改革，我们希望看到什么？在医院占用资源最多的是心肌梗死、不稳定型心绞痛、心脏衰竭恶化加重和卒中。美国随着老龄化的发展，带病生存的人变多了，但是他们不是在医院的病室，而是在家享受天伦之乐，或者在旅游或者恢复了工作。疾病依然存在，但是由于康复好，不用再占用医疗室。所以现在应该从盲目地增加医院规模、病床数量转向医学的价值职能。第二要重视医疗质量和医疗安全，第三要强调预防和康复。要探索以心、肺、肾为代表的脏器康复的中国梦、中国路，大办慢病管理的“4S 店”，落实“五个处方”——药物、运动、营养、心理（含睡眠管理）和戒烟限酒，以患者为中心，以全新团队为基础的全面全程管理、服务、关爱模式，包括临床医生领导下的护士、运动治疗师、营养师、心理治疗师、社工和志愿者、患者家庭成员，体现服务和关爱。我认为医学最重要的是服务，现在最好的设备都有，但恰恰没有服务。所以这是个整合化一的平台，对心血管疾病患者提供全面、全程医疗管理、关爱和服务，最大程度减少心血管疾病对身心的不良影响，降低猝死、再梗死的危险，控制心脏症状，稳定和逆转动脉粥样硬化斑块，改善心理社会和职业状态。最重要的是通过对患者的管理，提高患者自我管理能力，提高患者话语权和参与决策的能力，以及提供服务的团队有效互动，这样健康才有希望。因此，这“五个处方”（药物处方、运动处方、营养处方、心理处方和戒烟处方）是多学科相结合的综合康复解决方案。

下面讲全程。就像汽车要有 4S 店，一定要保养。但恰恰人总是“大修”，手术越做越大，所以我们推荐心脏康复，它可以降低总死亡率、心血管死亡率、反复住院，从而降低医疗费用，达到医患关系的和谐。目前参加“4S 店”的最主要兴趣和动力来自民营资本投资，二级医疗机构的发展和转型，体检中心服务的拓展和转型，以及中西医结合医院。当然，综合医院、大学附属医院也都可以做些学术探索。国务院提出关于促进健康服务业发展的若干意见，非禁即入，这是个新的经济增长点，总规模达到 8 万亿元以上；提出关于加快发展体育产业，促进体育消费的若干意见，特别提出要在中国大力提倡运动处方，不但是有益于全民健身，而且是有效的预防手段；第一次提出了《公共场所控制吸烟条例（送审稿）》。同时政府提出要促进康体结合，加强体育运动指导，推广“运动处方”，发挥体育锻炼在疾病防治以及健康促进等方面的积极作用。大力发展运动医学和康复医学，积极研发运动康复技术，鼓励社会资本开办康体、体质测定和运动康复等各类机构。所以我说弥合裂痕，任重道远；方向明确，机制模式清晰；政策到位，合力形成；历经曲折，曙光初现。我们终于迎来了中国预防康复的春天！

（胡大一）

“互联网 +”时代心血管疾病的预防和管理

一、“互联网 +”战略

在 2015 年全国两会上，“互联网 +”的理念被写入李克强总理的政府工作报告，旨在促进传统行业和信息化深度融合，加快我国经济结构转型。“互联网 +”的核心是利用新型的互联网技术来促进传统行业的发展，这不仅仅是传统行业本身技术和业务的创新，更是与互联网的深度融合。“互联网 +”的理念也为医疗行业的发展和改革提供了新的机遇和挑战。

在国务院的指导意见中，“互联网 + 医疗”的具体实施形式可以有如下方面：构建医学影像、健康档案、检验报告、电子病历等医疗信息共享服务平台，建立跨医院的医疗数据共享交换标准体系。积极利用移动互联网提供在线预约诊疗、候诊提醒、划价缴费、诊疗报告查询、药品配送等便捷服务。引导医疗机构面向中小城市和农村地区，开展基层检查、上级诊断等远程医疗服务。鼓励互联网企业与医疗机构合作建立医疗网络信息平台，加强区域医疗卫生服务资源整合，充分利用互联网、大数据等手段提高重大疾病和突发公共卫生事件防控能力。积极探索互联网延伸医嘱、电子处方等网络医疗健康服务应用。鼓励有资质的医学检验机构、医疗服务机构联合互联网企业，发展基因检测、疾病预防等健康服务模式。

随着人口老龄化以及居民生活方式的改变，心血管疾病负担进一步加重，已有的医疗服务体系难以充分满足医疗需求。利用“互联网 +”时代的云计算、大数据、移动互联等新技术则有望实现医疗服务质量的提升，不仅使医疗服务更加方便快捷，而且有利于缩小医疗服务的区域差异，降低医疗费用，提升服务质量和效率，减少劳动量，最终提高患者健康水平和生活质量。“远程医疗逐步替代常规门诊”是美国福克斯新闻网 2014 年发布的健康服务七项预测之一。互联网医疗正带来医学服务模式前所未有的变革。

二、“互联网 +”时代医疗健康模式的转变

智能穿戴产品是个性化、移动化的硬件产品，具有极强的数据搜集能力，是健康干预的天然入口，也是互联网改造传统医疗体系中必不可少的环节。随着技术进步，通过无线技术对生命体征和相关指标进行持续监测已不再存在阻碍，可穿戴设备不仅保证了 24 小时的连续监测，而且以前在医院无法获取的数据也有望通过实时传输获得，从而进行远距离监测和预警。在可穿戴医疗设备的帮助下，医生能够获得最珍贵的医疗数据，也使医生的诊断和管理变得更加便捷。此外，许多智能穿戴设备通过移动端的 App 整合了临床决策支持软件，通过分析患者的具体信息为患者提供基于数据的个性化的诊断和治疗，这不仅能高效快捷地为患者提供医疗服务，又避免了纯经验性治疗的弊端。

互联网医疗通过云存储和云计算技术，可以高效地存储和提取患者的医疗记录，其数量和速度均非传统手段所能比拟。通过整合这些电子医疗记录，可以协助医生和患者更高效地实现疾病的管理，减少患者不必要的检查或就诊开销、避免重复医疗，从而大大降低医疗费用。此外，大量的医疗数据蕴藏着关于生命和疾病的奥秘。通过大数据的方法进行探索，能够找到一些传统方法无从发现的信息。与此同时互联网医疗数据也面临着隐私与安全的重大挑战，因此在进一步加强医疗信息安全领域立法和监管的同时，还要完善相关技术并提高用户自我保护意识。

互联网医疗技术通过远程医疗扩展医疗覆盖范围。对于边远地区的居民，交通闭塞和经济因素使其经常被排除在传统大型医疗服务体系之外，而如今无线网络已经覆盖全世界 90% 以上的人口，互联网的优势就在于无缝隙地为所有人提供平等的医疗服务。事实上在有些欠发达国家，互联网医疗已经被用于扩大医疗覆盖。通过互联网技术使患者与医生远程“面对面”交流，不仅可以节省患者的旅费，还能使医生与患者之间的交流更灵活，真正让患者参与其中，实现医患共同决策，使医疗服务更加人性化。

总之，互联网医疗能以多样的手段为用户提供疾病预防和健康保健的信息，而且还能进行疾病远程诊断和治疗，对患者依从性、医疗质量等进行检测，此外还有助于满足精确医疗和个体化医疗对医疗数据的需求。远程、低价、高效、大数据等特点将使"互联网 +"时代的医疗模式走向一个崭新的高度。

三、"互联网 +"医疗领域具体应用

目前已经开始为患者提供服务的互联网医疗产品主要为症状或指标监测类 App，以及具有监测和健康指导作用的智能化可穿戴装置。调查显示，9% 的美国人使用移动 App 进行健康管理，预计到 2015 年全球会有超过 5 亿人的手机至少有一款医疗类 App。数据显示 2012 年医疗领域约有 3000 万无线可穿戴式健康传感器投入使用，预计 2017 年用于远程患者监控以及在线专业医疗的应用将占可穿戴无线设备市场的 20%。例如美国 CardioNet 公司开发的远程心电监测系统在动态心电图技术基础上增加了无线通信终端、后台分析系统和监控中心，一旦检测到患者的异常心率，就能将相关信息发送至监控中心供医生进行分析，并能完成危险预警。*Journal of Cardiovascular Electrophysiology* 发表的一项研究中，CardioNet 系统明显优于传统的 Loop event monitors，表现为检出率高、紧急提醒效果显著以及辅助诊断效果好。AliveCor 公司开发的移动心电图监护仪可以安装在智能手机上，通过手指放在电极上采集体表心电信号生成单导联心电图，通过 App 自动储存并发送给医生。2014 年美国心律年会上报道的初步结果表明，AliveCor 装置简便有效，整个流程应答时间在 15 分钟以内，只需要一部 iPhone 手机就能够及时准确地诊断心律失常。

面向医生和医院的互联网医疗产品主要包括临床决策支持系统（CDSS）和医疗信息系统（HIS）。CDSS 对患者的临床信息进行智能化逻辑推理并提供个体化的诊疗方案。CDSS 还能向患者提供诊疗方案的风险与获益等信息，鼓励患者积极参与到诊疗决策的过程中，实现医患共同决策，增加患者的参与度。HIS 能够利用计算机和网络通讯技术对医院各部门的患者诊疗信息和行政信息进行管理，并对医疗活动各阶段中产生的数据进行采集、存储、处理、提取、传输、汇总等，为医院的整体运行提供全面的、自动化的管理和各种服务，从而简化诊疗过程，优化医疗环境，改变目前医疗秩序混乱的局面，而且诊疗信息数字化有利于监管部门进行管理。目前几乎所有的三级医院均已经覆盖 HIS，未来的工作还需将不同 HIS 之间的信息格式统一，完善接口联系，为更大规模的信息共享和探索打好基础。

互联网医疗产品还包括为医疗行为提供信息化服务、远程医疗平台和慢性疾病管理等相关的 App 和软件。Epocrates 开发了大量 App 为医生提供了数以千计的处方药和非处方药的信息以及医疗计算器、实验室检查结果分析及治疗指南等，从而为医生临床决策提供支持。Triage 自助诊断与分诊系统根据患者的症状，自助推荐患者于附近医院相应科室就诊，从而减少了不必要的转诊和医疗资源浪费。ZocDoc 根据地理位置、保险状态及医生专业为患者提供就诊预约服务，可推荐医生并直接完成预约。WellDoc"糖尿病管家系统"通过 App 收集饮食、血糖水平和药物治疗方案获得个性化的反馈和警示，将药物剂量、血糖波动情况、每餐碳水化合物摄入等进行分析并发送给医护人员。医护工作者可根据情况为患者调整用药，进行行为指导和疾病教育。

苹果公司的 ResearchKit 在研究领域也打开了"互联网 + 医疗"的一扇门，通过手机持有者主动 / 被动记录的健康数据、问卷调查反馈的医疗建议，或者通过手机的麦克风、触摸屏、震动以及利用步行平衡得到的测试数据，帮助医生准确评估受试者生活方式与疾病之间的关系。这充分利用了移动设备的优势，所收集的数据数量庞大、种类多样，而且收集过程方便快捷。心血管领域的 MyHeart Counts 开放用户应用后不到 24 小时，就有 11 000 人参与 1 个心血管研究，而传统方法招募 10 000 人参加医学研究需要 50 个医疗中心 1 年的时间。

四、"互联网 +"心血管预防和管理的初步探索

"互联网 +"心血管疾病的预防和管理理念早在 20 世纪就有了雏形，采用电话、短信或者植入装置对患者进行远程管理，力图减少患者的再住院率并改善长期预后。1996 年发表在《新英格兰医学杂志》上的研究入选 1396 例心力衰竭、糖尿病和慢性阻塞性肺疾病患者，其中 50% 为心力衰竭患者，随机分为电话干预组和常规管理组，随访 6 个月结束，结果表明电话干预并未降低住院率也未改善生活质量。2010

年发表在《新英格兰医学杂志》的Tele-HF研究从33家中心入选1653例患者，随机分入电话远程管理组和常规治疗组，远程监护每天通过自动语音应答系统回答患者症状和体重等问题，但结果显示语音应答自助监测未降低住院和死亡率。2011年发表的CONNECT研究在36个中心入选了1997例安装ICD或CRT-D的患者，随访15个月，患者接受自动预警功能的远程监控或常规访视，结果显示远程管理显著缩短临床事件发生到采取临床决策的时间。

早期通过电话进行远程管理的研究结果差强人意，这可能与信息沟通不畅有关。根据患者的病情采用个体化定制的管理方案是该系统成功应用的关键，要满足数量庞大的患者需求，并对患者的病情变化快速做出反应，需要有更加便捷高效的沟通方式，而互联网的广泛覆盖和低廉成本使其成为可能。

2013年发表在《美国医学会杂志》的一项研究从8家诊所入选了450例高血压患者，随机分入常规诊疗组和远程干预组。远程干预组通过远程电子血压监测系统进行血压管理，通过专用网络传输记录监测数据，医生得以调整用药。随访18个月，患者血压改善水平显著优于常规诊疗组。美国Mayo Clinic对44例PCI术后患者采用不同的管理方式，19例患者采用传统方式管理，25例患者使用医院自主开发的移动监测App管理，该App可监测患者体重、血压、血糖、运动以及食谱等状况，医生基于患者自主输入的数据给出建议。3个月后使用App管理的这组患者再入院和急诊就诊的比例降低40%。最近发表的一项荟萃分析纳入了发展中国家和低收入地区包括心血管疾病在内的4604例慢性疾病患者，结果显示移动医疗用于慢性疾病管理可改善临床预后，提高患者参与率和患者的生活质量，且具有较好的成本-效益比。

Cowie等2013年发表在《欧洲心脏病学杂志》中的专题文章对互联网医疗在社区心血管疾病管理中的应用进行了阐述。文章指出，在未来的数十年中心血管疾病社区管理仍面临着专业人才紧缺的问题，因此社区卫生服务者需要与心血管专家建立密切的联系。加拿大的安大略省由政府资助建立远程医疗网络，通过应用视频等远程传输技术提供远程指导和教育培训，为医疗机构和医务工作者提供支持。该项目使2011—2012年间旅行量减少1.3亿英里，旅行费减少4500万加元，心力衰竭和肺脏病住院率降低60%，急诊就诊减少70%，为722例脑卒中患者远程指导溶栓，减少350万美元花费，同时患者满意度显著提高达92%，并有91%的患者表示会继续使用。目前欧盟也正在逐步推动心力衰竭、糖尿病等疾病社区管理的互联网医疗解决方案，以降低住院率、减少医疗花费、提高患者生活质量。

五、“互联网+”心血管病医院

当前，我国心血管病学专家正在积极推进互联网心血管医院的建设，目标是为千万名医生提供临床科研创新服务平台，为千百万患者提供高质量低成本的心血管健康服务，从而改变医疗服务模式，建立强大的没有围墙的心血管病医院，改善人类心血管健康。

互联网心血管医院的总体架构包括三个平台：

（1）心在线，是心血管与相关专科医生以及全科医生的信息咨询和指导培训平台。心在线（www.heartonline.cn）已于2014年10月16日上线，由心血管专家打造，提供全面及时的专业资讯、高端互动的访谈视频、引人入胜的精编病例、现场报道的国内国际会议、权威的专家会诊以及精编解读的指南共识。

（2）心之家，是患者与公众心血管健康教育和管理平台。以患者健康教育为主旨，涵盖心血管健康常识、个人健康档案、疾病资料库、药物资料库、健康评估工具、实用预防工具和智慧应答工具等。在此基础上开发出面向患者的心血管疾病和健康App，包括健康教育、体征监测、用药提醒和疾病预警等功能。

（3）心联盟医院，是线上和线下相结合的心血管病诊治平台。线上服务包括专家实时在线咨询、专业团队长期管理和自动电子决策；线下服务包括实体诊所和实体医院，能够满足专家会诊、手术预约和住院治疗等各项需求。服务对象不仅包括患者，还为各类医疗机构、体检中心和医疗设备公司提供立体支持。

互联网心血管医院的建设将帮助心血管医生解答临床实际问题，实现心血管病患者的个体化医疗需求，切实提高中国心血管疾病的诊治水平，为心血管病患者提供便捷、一流的预防和管理服务。医生的参与是互联网医疗在心血管领域实现创新和发展的关键，心血管科医生需要深刻理解互联网服务模式，树立“以患者为中心，以数据为主线”的信息化理念，进行颠覆式创新，切实推动技术设计和整合、创新价值评价、系统和模型的标准化以及相关指南的制定。

六、小　结

在“互联网 +”理念的指导下，不管是应用手机 App/ 智能穿戴设备，还是远程医疗 / 心血管医院，我们正在将整个医疗体系“虚拟化”，但这个虚拟化并非不安全或者不确切，正相反，我们的终极目标是——使医疗服务不再受时空的限制，让先进的互联网技术与我们心血管医疗服务相结合，产生 1+1>2 的功效，这是优化生产力的需要，也是“互联网 +”时代赋予我们的新要求。

（马长生）

3D 打印技术在心血管医学应用的现状与前景

3D 打印(three dimensional printing)技术是制造业领域正在迅速崛起的一项新兴技术。美国材料与实验协会将其定义为:基于 3D 数据模型,采用激光烧结、材料喷射等各种立体打印技术,来实现对原材料的分层加工、逐层叠加,最终形成成型物体的一种制造方式。3D 打印技术具有无需模具和机械加工、制造范围广、个性化程度高、生产周期短等特点,为各行各业都带来了新的发展机遇,甚至可能为人类的生产和生活方式带来一场彻底的革命。美国《时代》周刊已将其列为"美国十大增长最快的工业"之一;英国《经济学人》更是指出,3D 打印技术将会颠覆传统的大规模、集中化生产制造业,与其他数字化生产模式一起,推动实现"第三次工业革命"。

随着 3D 打印设备的日趋成熟,生物打印材料研究的日新月异,以及 3D 打印技术与医学影像建模、仿真技术相结合的不断深入,3D 打印技术在临床和医学科研方面的应用价值已经受到了医学界的广泛关注。目前,3D 打印技术凭借其快速、准确以及个体化复制等特点,在口腔、骨科、整形美容、心血管疾病等医学等领域取得了喜人的进展,展现出了广阔的应用前景[1]。

一、3D 打印技术概述

3D 打印技术源自于 100 多年前美国研究的照相雕塑和地貌成形的技术,但直到 1988 年美国 3D 系统公司成功生产出第一台基于光固工艺的增材制造设备,才标志着现代 3D 打印技术的真正形成[2]。随后 3D 打印设备不断得到升级和优化,目前已经能够在 0.01mm 的单层厚度上实现 600dpi 的精细分辨率,国际上较先进的产品可以实现每小时 25mm 厚度的垂直速率,并可实现 24 位色彩的彩色打印。现有的 3D 打印技术种类繁多,广泛应用且较为成熟的技术主要包括选择性激光烧结(selected laser sintering,SLS)、熔融层积成型技术(fused deposition modeling,FDM)、立体平版印刷技术(stereo lithography appearance,SLA)、喷墨打印技术(inkjet printing)、分层实体成型技术(laminated object manufacturing,LOM)等。以上技术的基本工作原理相似,均根据 3D 数据模型,将设计模型分为若干薄层,并利用打印设备和材料对各薄层进行打印、叠加,最终把设计模型打印成实物;而它们的区别之处主要在于打印材料的种类以及成型和叠加的方式不同。

在全球范围内 3D 打印产业还处于起步阶段,主要应用于教育、医疗、高端制造、建筑设计、航空航天、文化创意等领域。我国从 1991 年开始研究 3D 打印技术,目前已有部分技术处于世界领先水平,如激光直接加工金属技术已经基本满足特种零部件的机械性能要求,生物细胞 3D 打印技术已可以制造立体的模拟生物组织。国内也已有企业应用 3D 打印设备开展了商业化的 3D 打印服务。但整体而言,我国 3D 打印行业在工艺技术、研发投入、人才基础、材料研发等领域与欧美强国还存在一定差距。根据中国 3D 打印产业联盟提供的数据,2013 年全球 3D 打印市场规模约为 40 亿美元,欧洲约 10 亿美元,美国约 15 亿美元,而我国所占份额仅为 3 亿美元。为加快推进我国 3D 打印产业的健康快速发展,近年来国家的投入和支持力度不断加大,科技部已将 3D 打印技术纳入"国家 863 计划",而工业和信息化部、发展改革委、财政部也已制定了《国家增材制造产业发展推进计划(2015—2016)》。根据计划提出的目标,预计到 2016 年,我国 3D 打印产业体系将初步完善,整体技术水平实现与国际同步,国际市场份额将大幅提升。

二、3D 打印技术在医学领域的应用现状

美国技术咨询服务协会 Wohlers Associates 发布的 2012 年度报告指出,随着医学个性化需求的不断扩大,3D 打印技术在医学领域的应用将会出现快速增长,预计到 2019 年全球 3D 打印技术在医疗行业的销售额将达 10 亿美元。从整体看,目前 3D 打印技术在医疗领域主要有三个层面的研究方向:医学模型

与医疗器械制造、个性化永久植入物与药物研发、细胞与组织器官再生。

结合医学影像和3D建模技术“个性化订制”医学模型是目前3D打印技术在临床上应用最多的领域之一。3D打印医学模型不仅克服了影像学无法完全呈现器官复杂解剖结构的不足，有效避免了传统模型制作方法程序复杂、周期长、易损坏等问题；而且对疾病诊断、手术前风险评估和方案制定、医患沟通、医学教育等都可起到极大的促进作用[3]。目前国内外利用3D打印器官模型制定手术方案、模拟和指导手术的案例报道已经日渐增多。Bagaria等[4]用3D打印跟骨、髋臼、Hoffa骨折的等比例模型，通过模型确定了骨折的复位顺序、内置物的选择及预塑形、螺钉长度及植入角度。手术最终得到顺利开展，并有效减少了手术并发症，缩短了手术时间。我国重庆医科大学附属第二医院邓忠良教授等首次对复杂脊柱侧弯畸形进行3D仿真，成功进行了矫治手术的设计和实施。中南大学湘雅医院在世界范围内首次利用3D打印技术，制作复杂颅底肿瘤及周围组织的全仿真模型，通过模型对手术进行干预设计，最终成功地将颅内复杂肿瘤完整切除。尽管目前多数3D打印的医学模型在临床上还仅限于复杂手术的术前评估和模拟，但数年后很可能成为许多临床手术的标准流程。

医疗器械和植入物“量体裁衣，度身定做”的需求与3D打印技术所具有的个性化、小批量、高精度的特点不谋而合。因此，3D打印技术有望改变现有医疗器械和永久性植入物的生产模式，开启“私人订制”健康时代。目前，3D打印的体外医疗器械包括假肢、助听器、骨科手术个性化导板等已经开始在临床上大展拳脚。据美国Amputee Coalition的统计，美国约200万人正在使用3D打印假肢；欧洲个性化助听器的生产规模正在以30%的速度增加；3D打印义齿已经在牙科领域的义齿修复中得到广泛应用。3D打印永久性植入物成功应用于临床的报道也是屡见不鲜。2011年比利时和荷兰科学家为一名83岁的女性成功植入了3D打印的下颌骨(图1)，该下颌骨与生理下颌骨重量相近，手术历时仅4小时，患者术后功能恢复良好。2014年我国北京大学第三医院骨科刘忠军教授团队也宣布完成了世界首例应用3D打印的人工定制枢椎作为脊椎植入物，进行脊椎肿瘤治疗以后的稳定性重建。此举不仅避免了术后钛板辅助固定，而且极大降低了传统钛网填充治疗有可能导致的并发症[5]。近年来，越来越多的3D打印永久性植入物(如关节臼杯、面部植入物、头骨植入物)获得了美国食品和药品管理局(FDA)的批准；2015年中国国家食品药品监督管理局也提出：将加大3D打印医疗器械审批力度，促进行业的健康、快速发展。相信不久的将来，个性化定制3D打印医疗器械和永久性植入物在临床上将成为一种常态。

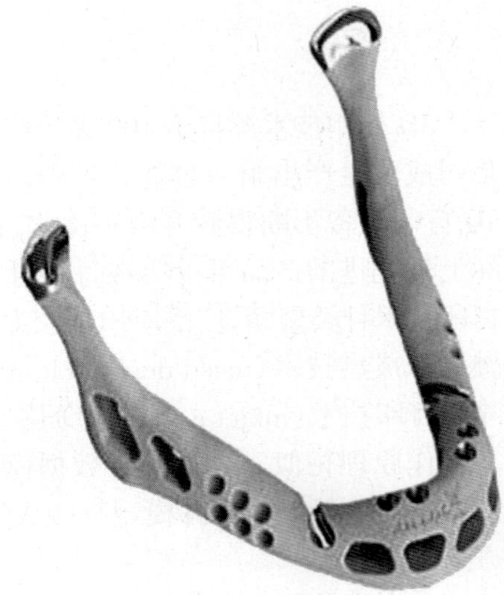

图1 个性化下颌骨修复体

3D打印技术将助力临床药物的研制。2012年Cronin教授及其团队在《自然·化学》杂志上发表了一项重要研究，他们对一台3D打印机进行改造，在其中加入装有化学药品的容器。这样3D打印机相当于拥有了一个小型“反应件”，可以合成用户所需药品。这意味着今后人们在自己家中就可能生产出药物[6]。最近，美国伊利诺伊大学研发出了一种小分子3D打印机，该打印机能够组装复杂的化学分子。这项发明将有助于加快新药的开发。目前，测试新药安全性的临床前研究通常会使用实验室动物和传统的2D细胞培养模型。但这些方法很难准确测试出一个药物可能会在人体引起的各种效应。美国Organovo公司已经开始与制药公司和其他研究机构合作，将与人体很接近的3D打印活组织(包括肝、肾、血管、皮肤等组织)用于临床药物试验。这一举措不仅可以降低药物研发成本，而且可以大幅缩短药物的研发周期，提高药物的有效性和安全性。

通过细胞和组织3D打印制造出具有完整生物活性和功能的人体器官是3D打印技术在医学领域应用的高级境界，甚至被称之为人类另一个“登月计划”。一旦这项技术获得成功，将有望解决全球面临的移植组织和器官短缺问题，并能消除器官排斥和免疫抑制带来的各种不良反应。目前3D打印技术能够制备一些细胞构成较为单一的仿生组织或器官[7]。Mannoor等[8]采用软骨细胞和纳米材料，以水凝胶作为基质，根据人耳的解剖形状，利用3D打印技术制作出了仿生耳。该仿生耳能实现听觉重建，甚至感知立体声音乐。3D 打印的皮肤、脂肪等组织在体外或动物实验中也体现出了良好的生物活性和组织相容性[9,10]。2014 年 Organovo 公司打印出人体“微型肝脏”,最近该公司还在波士顿的实验生物学会议上又公布了世界上第一个 3D 生物打印全细胞肾组织的数据。虽然这些打印产品具有真实人体组织器官的多项功能,但其存活时间较短,仅能维持 1 个月左右。因此,打印出与人体结构和功能完全一致的组织或器官还有众多技术瓶颈需要突破,但就像哈佛大学材料学家 Lewis 所说:“3D 打印器官是人类另一个登月项目,很难,但绝对值得一试。”

三、心血管病医学应用 3D 打印技术的现状与前景

自从 3D 打印技术问世以来,国内外心血管病领域的专家就洞悉到该技术可能为本学科的发展带来新的契机,并积极投身实践,不断地探索和丰富 3D 打印技术在心血管病学的应用。目前,3D 打印技术已在心血管病学的诊疗、教学、器械研发和组织工程等方面取得了一些启示性的进展,为进一步的探索和临床应用拓展了广阔的空间。

3D 打印技术在结构性心脏病尤其在先天性心脏病的诊疗方面具有独特的优势。由于传统影像学检查无法提供精确的三维解剖关系,影响医生对病变的空间判断,从而直接影响先天性心脏病的诊断及治疗方案的选择[11]。利用 CT、MRI 和超声心动图检查获得的图像数据,3D 打印出患者的心脏模型,将有助于医生直接观察和分析心脏的解剖结构异常。此外,医生还可以对先天性心脏病手术进行术前模拟操作与器械选择,以提高手术疗效[12,13]。Mottl-Link 等[14]术前 3D 打印了复杂先天性心脏病的心脏模型,并将术前观察到的解剖异常与术中观察到的情况进行对比,发现二者高度吻合,证明 3D 打印心脏模型对了解复杂先天性心脏病解剖结构异常以及确定手术方案具有重要价值。Kim 等[15]在室间隔缺损患者心脏模型上,选择合适型号的封堵器进行模拟封堵,最后根据术前制定的手术方案成功地完成了对缺损部位的封堵。提示 3D 打印心脏模型有助于术前植入器械的正确选择。下腔型房间隔缺损约占继发孔型房间隔缺损的 10%~20%,缺损位于心房间隔的后下部分,缺损下缘接近下腔静脉入口处,因其解剖学特点,一般不宜采用介入治疗。我国阜外医院郑宏教授及其团队利用 3D 打印技术,成功地完成一例下腔型房间隔缺损患者的封堵术,打破了下腔型房间隔缺损不能介入治疗的禁忌,表明 3D 打印技术在我国先天性心脏病治疗领域已经得到了较好的运用。3D 打印技术对其他类型结构性心脏病的治疗,如经导管心脏瓣膜置换[16]、心脏肿瘤手术切除[17]等的顺利进行也具有重要的指导意义。

3D 打印技术在血管性疾病的诊疗中也逐渐开始崭露头角。血管腔内覆膜支架修复术(endovascular vascular aneurysm repair,EVAR)是当前腹主动脉瘤的一种有效的微创治疗方式,其治疗方案十分依赖于腹主动脉瘤的解剖学形态。据报道,目前有 30%~60% 行 EVAR 治疗的患者具有复杂的动脉瘤解剖结构,术后瘤体继续扩大甚至破裂的风险仍然较高[18]。3D 打印模型在呈现复杂空间结构方面的优势,将有益于辅助 EVAR 方案的优化,改善患者预后。Tam 等[19]报道了一例 CT 血管造影提示瘤颈角度接近 90°、瘤颈长度显示不清的复杂瘤颈腹主动脉瘤病例。他们最终选择通过腹主动脉瘤的 3D 打印模型(图 2),评估其大小、长度、形态、角度等特征并制定手术方案,为患者成功地实施了 EVAR 治疗。国内多家大型医院也相继开始探索将 3D 打印技术用于辅助复杂腹主动脉瘤的 EVAR 治疗,并取得了良好的治疗效果[20]。颈内动脉瘤的介入治疗因颈内动脉虹吸部的复杂生理弯曲变得十分棘手。目前,国外已有学者将颅内动脉瘤的 3D 打印模型用于介入手术的模拟训练[21,22]。我国学者则通过 3D 打印人体颈内动脉虹吸部的硅胶模型,并将该模型植入犬的颈总动脉,成功构建了颅内动脉瘤的动物模型。该模型在解剖结构、血流动力学特点等方面与人类相似程度

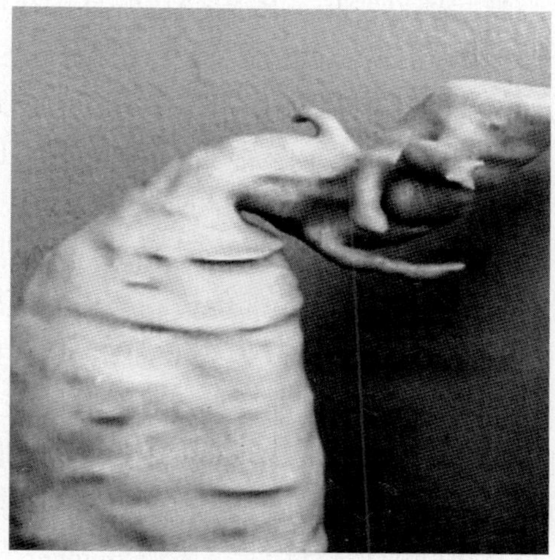

图 2 复杂腹主动脉瘤模型

(引自 Tam MD, Laycock SD, Brown JR, et al. 3D printing of an aortic aneurysm to facilitate decision making and device selection for endovascular aneurysm repair in complex neck anatomy. J Endovasc Ther, 2013, 20(6): 863-867.)

较高，能够更加真实地反映和模拟颅内动脉瘤介入治疗中的实际情况[23,24]。最近中科院物理研究所与安贞医院合作，创造性地利用3D打印技术制作出具有真实结构的血管模型，并开创了一套适用于三维流场观察测量的技术。该技术可以模拟探索支架放置在血管内的最佳位置，有望为未来的冠心病患者提供定制化的支架手术方案，降低血管再狭窄的风险。下一步他们还将利用3D打印技术制作具有弹性血管壁的血管模型，并尝试将血管内皮细胞置入模型内表面，实时研究内表皮细胞在动态流场作用下的病理生理变化，从而进一步揭示动脉粥样硬化的发病机制[25]。

3D打印技术将为心血管病的医学教育注入新的活力。以往人们主要利用尸体解剖标本、病理学和影像学图片进行医学教育。但这些方法存在标本来源稀缺、解剖结构变异、具体结构显示不清等问题，而3D打印器官模型可以使上述问题迎刃而解。Costello等利用5种常见类型室间隔缺损的3D打印模型，分别对29名医学生和23名儿科住院医生进行模拟教学，并通过Likert-type问卷评估教学前后学生在知识获取、对室间隔缺损结构的理解等方面是否存在差异。结果显示：基于3D打印模型的模拟教学极大地提高了医学生和年轻住院医生对先天性心脏病的认识和理解[26,27]。心血管系统介入手术危险性高、难度大，因而年轻医生动手训练的机会较少。3D打印特定的心血管疾病模型将为年轻医生创造更多的手术训练机会。Berry等[28]率先使用3D打印技术制作等比例的腹主动脉瘤模型，并将其用于血管腔内手术操作训练。随后经皮肺动脉瓣置入术模型[29]、经心尖主动脉瓣置入术模型[30]也相继应用于年轻医生的介入手术训练。随着3D打印技术在心血管病医学中应用的逐渐增多，基于心血管病模型的医学教育和介入培训将有可能得到进一步的推广和普及。

3D打印技术为心血管病学的植入医疗器械研发提供了新思考。传统植入医疗器械在监测、维持患者的生理功能，改善患者生活质量等方面发挥了重要作用。但这些器械具有功能单一、植入过程繁琐、创伤较大、组织相容性差等缺点。目前科学家正在试图利用3D打印技术解决上述问题。2014年美国西安大略大学的研究人员宣布开发出了一种3D打印的可植入装置，它集成了血压传感器和完全可植入心血管压力监视器。该装置在监测心脏的构造和缺陷方面将发挥巨大作用，尤其可应用于儿童心脏手术。Xu等[31,32]通过获取感兴趣的心脏图像，利用3D打印技术制备等比例心脏模型，并凭借该模型制备出3D弹性薄膜。随后他们将各种微型传感器安装到弹性薄膜上，并将薄膜植入回活体心脏（见文末彩图1）。前期实验结果证实：该传感器能够同时检测心脏的温度、pH值、电信号以及机械张力，并可在心律不齐的情况下给予电刺激治疗。这种载有多种传感器的新型薄膜装置在未来有望直接植入人体心脏，参与房颤等多种心脏疾病的诊断和治疗。我国科学家首创医疗电子生物体内3D打印成型技术，有望通过微创手段，将心脏起搏器等植入式医疗器械直接在体内"塑形"，使患者免受外科手术之苦。目前该技术在动物实验中已经取得了良好的效果[33]。尽管上述研究多数还停留在动物实验阶段，离临床应用还有一定的距离；但这些成果很可能在不久的将来改变心脏疾病的诊断和治疗。

3D打印技术在心血管病学组织工程的应用还处于初级阶段。3D打印出一颗可以怦怦跳动的心脏是诸多科学家一直追寻的梦想。但目前使用的生物工程3D打印机还只能在毫米级的尺度上工作，很难直接打印出整个心脏。因此，目前科学家主要着手于心肌、心脏瓣膜、冠状动脉等心脏组件的研究，后期可以通过对心脏各部件进行"组装"，最终制作出一个完整的心脏。传统的病理学观点认为心肌组织无法再生，但最近研究发现心肌组织存在自我更新能力，并在心肌组织中分离出原始心肌细胞[34]。Gaetani等[35,36]将人来源的原始心肌细胞同藻酸盐水凝胶同步进行3D打印，并进行体外培养。结果显示：7天后原始心肌细胞的存活率为89%，且心肌细胞转录因子Nkx2.5、Gata-4等的表达明显增强，但遗憾的是原始心肌细胞并未分化成完全成熟的心肌细胞。心脏瓣膜的细胞种类单一，数量较少，因此3D打印心脏瓣膜具有更强的可行性[37]。最近Butcher及其团队的多项研究结果显示：瓣膜间质细胞能在3D打印的瓣膜中存活1~3周，并具有一定的功能，但目前还无法发育为成熟的心脏瓣膜[38-40]。Cui和Boland利用喷墨打印将人微血管内皮细胞与纤维素进行打印，发现人微血管内皮细胞能够增殖并伴有微血管的形成，但目前尚不能发育成完整的血管腔[41]。Lee等[42]将血管内皮细胞和水凝胶基质一同进行3D打印，制作出血管模型。结果显示：血管内皮细胞能够在血管腔内生长并存活3周以上，血管壁对血浆蛋白和右旋糖酐分子具有屏障作用，并且能够为5mm范围内的组织提供营养支持。尽管3D打印技术在心血管组织的再生研究方面具有可观的应用前景;但从整体上看,目前3D打印心肌、心脏瓣膜、血管等组织的相关研究多数还处于体外实验阶段,要打印出完整的组织或心脏还有很长的路要走。

四、3D打印技术的医学应用展望

3D打印技术为人类医学带来的进步是毋庸置疑的。它不仅有望在将来为患者提供定制化、个体化医疗服务,开启人类的"私人订制"健康时代;而且有可能颠覆传统的医学教育模式,为医学生和年轻医生的成长提供更多的途径。此外,我们对将来利用3D打印技术制作出具有完整结构和功能的人体组织或器官同样满怀期待。然而在欣喜之余,我们也应该清醒地认识到,目前3D打印技术在医学领域的应用很大一部分仍处于初级阶段,我们要进一步将这些技术应用于临床,仍面临诸多挑战。

3D打印设备的分辨率和效率还有待进一步提高。受打印机工作原理的限制,打印精度与速度之间存在严重冲突。为提高精度,则需不断降低每一层的厚度,这在难度提高的同时,制造时间也将大幅延长。其次,打印材料种类缺乏,打印机造价昂贵,打印产品成本较高,也限制了3D打印技术的推广。此外,生物3D打印牵涉的学科领域较多,因此3D打印技术在医学方面的应用需要多学科的密切合作。

3D打印人体组织和器官仍然有许多问题有待解决。首先,通常人体组织和器官的细胞构成复杂,而目前可用于3D打印的细胞类型十分有限,严重制约了生物3D打印的发展。其次,人体营养物质的运输和代谢废物的排出,主要由血液循环系统来完成。因此,血管是其他组织和器官3D打印制造的必备条件。目前喷墨打印技术的成型分辨率最高可达50μm,而光固化成型技术的成型分辨率最高能达20μm,但尚不足以制造出组织和器官内部的微循环。因此,3D打印组织或器官内部供血血管的生成仍需要进一步研究。最后,当前用于3D打印的细胞基质或生物支架尚不能完全模拟人体细胞生长的微环境,3D打印材料的生物相容性不足以及降解产物毒性,也不同程度地阻碍了打印细胞的生长和分化。

3D打印技术所带来的安全和伦理问题不容小觑。美国激进组织"分布式防御"正在利用3D打印技术制造可以开火并具有杀伤力的枪械,任何人都可以通过互联网下载这款枪支的设计图,然后借助3D打印技术制造出来。这一事件引发了全球有关3D打印枪支的争论。3D打印机使人们在自己家中生产药物成为可能,但这也增加了3D打印毒品的可能性。此外,在将来有望克隆人体器官的生物3D打印技术,就像20世纪末的克隆技术一样,将会为人类带来生物伦理挑战。随着3D打印技术的进步,其引发的安全风险和伦理问题将越来越大,如何保证3D打印技术被充分、安全、合法地利用,如何建立一套行之有效的监管体制,对3D打印技术的发展至关重要。

科学技术的进步总是伴随着相应的弊端,3D打印技术也是如此,但技术革新的步伐却永远不会停止。相信随着3D打印机成型分辨率的提高,新型生物材料的研发,组织工程血管制造技术的发展以及政府审批和监管制度的完善,3D打印技术将会为人类医学的发展带来更多的惊喜。

(黄晶 熊波)

参考文献

[1] Murphy SV, Atala A. 3D bioprinting of tissues and organs. Nat Biotechnol, 2014, 32(8): 773-785.

[2] Figliuzzi M, Mangano F, Mangano C. A novel root analogue dental implant using CT scan and CAD/CAM: selective laser melting technology. Int J Oral Maxillofac Surg, 2012, 41(7): 858-862.

[3] Noecker AM, Chen JF, Zhou Q, et al. Development of patient-specific three-dimensional pediatric cardiac models. ASAIO J, 2006, 52(3): 349-353.

[4] Bagaria V, Deshpande S, Rasalkar DD, et al. Use of rapid prototyping and three-dimensional reconstruction modeling in the management of complex fractures. Eur J Radiol, 2011, 80(3): 814-820.

[5] Yang J, Cai H, Lv J, et al. In vivo study of a self-stabilizing artificial vertebral body fabricated by electron beam melting. Spine (Phila Pa 1976), 2014, 39(8): E486-492.

[6] Symes MD, Kitson PJ, Yan J, et al. Integrated 3D-printed reactionware for chemical synthesis and analysis. Nat Chem, 2012, 4(5): 349-354.

[7] Gu Q, Hao J, Lu Y, et al. Three-dimensional bio-printing. Sci China Life Sci, 2015, 58(5): 411-419.

[8] Mannoor MS, Jiang Z, James T, et al. 3D printed bionic ears. Nano Lett, 2013, 13(6): 2634-2639.

[9] Algzlan H, Varada S. Three-dimensional printing of the skin. JAMA Dermatol, 2015, 151(2): 207.

[10] Pati F, Ha DH, Jang J, et al. Biomimetic 3D tissue printing for soft tissue regeneration. Biomaterials, 2015, 62: 164-175.

[11] Dankowski R, Baszko A, Sutherland M, et al. 3D heart model printing for preparation of percutaneous structural interventions: description of the technology and case report. Kardiol Pol, 2014, 72(6): 546-551.

[12] 杨帆,杨延坤,郑宏. 3D 打印技术在先天性心脏病诊疗中的应用. 中国介入影像与治疗学, 2014, 11(9): 629-631.

[13] Farooqi KM, Sengupta PP. Echocardiography and three-dimensional printing: sound ideas to touch a heart. J Am Soc Echocardiogr, 2015, 28(4): 398-403.

[14] Mottl-Link S, Hubler M, Kuhne T, et al. Physical models aiding in complex congenital heart surgery. Ann Thorac Surg, 2008, 86(1): 273-277.

[15] Kim MS, Hansgen AR, Wink O, et al. Rapid prototyping: a new tool in understanding and treating structural heart disease. Circulation, 2008, 117(18): 2388-2394.

[16] Poterucha JT, Foley TA, Taggart NW. Percutaneous pulmonary valve implantation in a native outflow tract: 3-dimensional DynaCT rotational angiographic reconstruction and 3-dimensional printed model. JACC Cardiovasc Interv, 2014, 7(10): e151-152.

[17] Schmauss D, Gerber N, Sodian R. Three-dimensional printing of models for surgical planning in patients with primary cardiac tumors. J Thorac Cardiovasc Surg, 2013, 145(5): 1407-1408.

[18] Schanzer A, Greenberg RK, Hevelone N, et al. Predictors of abdominal aortic aneurysm sac enlargement after endovascular repair. Circulation, 2011, 123(24): 2848-2855.

[19] Tam MD, Laycock SD, Brown JR, et al. 3D printing of an aortic aneurysm to facilitate decision making and device selection for endovascular aneurysm repair in complex neck anatomy. J Endovasc Ther, 2013, 20(6): 863-867.

[20] 袁丁,左萧,黄斌,等. 3D 打印技术辅助复杂瘤颈腹主动脉瘤腔内治疗:附 1 例报道. 中国普外基础与临床杂志, 2015, 22(1): 96-98.

[21] Wurm G, Lehner M, Tomancok B, et al. Cerebrovascular biomodeling for aneurysm surgery: simulation-based training by means of rapid prototyping technologies. Surg Innov, 2011, 18(3): 294-306.

[22] Knox K, Kerber CW, Singel SA, et al. Rapid prototyping to create vascular replicas from CT scan data: making tools to teach, rehearse, and choose treatment strategies. Catheter Cardiovasc Interv, 2005, 65(1): 47-53.

[23] Xie J, Li MH, Tan HQ, et al. Establishment of an experimental intracranial internal carotid artery model and the application in covered-stent navigability testing. AJNR Am J Neuroradiol, 2009, 30(5): 1041-1045.

[24] Yan L, Zhu YQ, Li MH, et al. Geometric, hemodynamic, and pathological study of a distal internal carotid artery aneurysm model in dogs. Stroke, 2013, 44(10): 2926-2929.

[25] Wang H, Liu J, Zheng X, et al. Three-dimensional virtual surgery models for percutaneous coronary intervention (PCI) optimization strategies. Sci Rep, 2015, 5: 10945.

[26] Costello JP, Olivieri LJ, Krieger A, et al. Utilizing three-dimensional printing technology to assess the feasibility of high-fidelity synthetic ventricular septal defect models for simulation in medical education. World J Pediatr Congenit Heart Surg, 2014, 5(3): 421-426.

[27] Costello JP, Olivieri LJ, Su L, et al. Incorporating three-dimensional printing into a simulation-based congenital heart disease and critical care training curriculum for resident physicians. Congenit Heart Dis, 2015, 10(2): 185-190.

[28] Berry E, Marsden A, Dalgarno KW, et al. Flexible tubular replicas of abdominal aortic aneurysms. Proc Inst Mech Eng H, 2002, 216(3): 211-214.

[29] Armillotta A, Bonhoeffer P, Dubini G, et al. Use of rapid prototyping models in the planning of percutaneous pulmonary valved stent implantation. Proc Inst Mech Eng H, 2007, 221(4): 407-416.

[30] Abdel-Sayed P, Kalejs M, von Segesser LK. A new training set-up for trans-apical aortic valve replacement. Interact Cardiovasc Thorac Surg, 2009, 8(6): 599-601.

[31] Xu L, Gutbrod SR, Bonifas AP, et al. 3D multifunctional integumentary membranes for spatiotemporal cardiac measurements and stimulation across the entire epicardium. Nat Commun, 2014, 5: 3329.

[32] Xu L, Gutbrod SR, Ma Y, et al. Materials and fractal designs for 3D multifunctional integumentary membranes with capabilities in cardiac electrotherapy. Adv Mater, 2015, 27(10): 1731-1737.

[33] Jin C, Zhang J, Li X, et al. Injectable 3-D fabrication of medical electronics at the target biological tissues. Sci Rep, 2013, 3: 3442.

[34] Silvestri A, Boffito M, Sartori S, et al. Biomimetic materials and scaffolds for myocardial tissue regeneration. Macromol Biosci, 2013, 13(8): 984-1019.

[35] Gaetani R, Doevendans PA, Metz CH, et al. Cardiac tissue engineering using tissue printing technology and human cardiac progenitor cells. Biomaterials, 2012, 33(6): 1782-1790.

[36] Gaetani R, Feyen DA, Verhage V, et al. Epicardial application of cardiac progenitor cells in a 3D-printed gelatin/hyaluronic acid patch preserves cardiac function after myocardial infarction. Biomaterials, 2015, 61: 339-348.

[37] Lueders C, Jastram B, Hetzer R, et al. Rapid manufacturing techniques for the tissue engineering of human heart valves. Eur J Cardiothorac Surg, 2014, 46(4): 593-601.

[38] Hockaday LA, Kang KH, Colangelo NW, et al. Rapid 3D printing of anatomically accurate and mechanically heterogeneous aortic valve hydrogel

scaffolds. Biofabrication, 2012, 4(3): 035005.

[39] Duan B, Hockaday LA, Kang KH, et al. 3D bioprinting of heterogeneous aortic valve conduits with alginate/gelatin hydrogels. J Biomed Mater Res A, 2013, 101(5): 1255-1264.

[40] Duan B, Kapetanovic E, Hockaday LA, et al. Three-dimensional printed trileaflet valve conduits using biological hydrogels and human valve interstitial cells. Acta Biomater, 2014, 10(5): 1836-1846.

[41] Cui X, Boland T. Human microvasculature fabrication using thermal inkjet printing technology. Biomaterials, 2009, 30(31): 6221-6227.

[42] Lee VK, Kim DY, Ngo H, et al. Creating perfused functional vascular channels using 3D bio-printing technology. Biomaterials, 2014, 35(28): 8092-8102.

雾霾下的心脏健康：空气污染与心血管疾病

一、空气污染与 PM2.5

大气污染是影响公众健康最重要的危险因素之一，已经在世界范围内发生多次重大公共卫生事件。1936 年，汽车尾气污染引发的洛杉矶光化学烟雾事件，致使当地居民呼吸道及心血管疾病的发病率和病死率急剧上升；伦敦发生过多起大气污染公害事件，有据可查的有 12 起，最为严重的是 1952 年，酿成伦敦烟雾事件的主要元凶是冬季取暖燃煤和工业排放的烟雾，可吸入颗粒浓度达到了 3~1.4mg/m^3，SO_2 浓度比正常高出 7 倍，4 天共导致 5000 多人死亡，之后的两个月内有 8000 多人相继死亡；1962 年，伦敦又发生了一次类似的烟雾事件，造成 1200 人非正常死亡。大量的流行病学资料、动物实验、临床研究证实，空气污染与心血管疾病病死率和死亡率的增加存在联系。目前，在发展中国家，大气污染问题非常突出，发展中的中国成为空气污染的重灾区。《全球疾病负担 2010 年报告》指出 2010 年中国因 PM2.5 污染导致 120 万人早死以及 2500 万的伤残调整寿命年损失。上述事实警示我们，应该加强大气颗粒物毒理学及其评价方法的研究，阐明颗粒物对人体健康的影响机制，为进一步预防此类重大公共卫生事件奠定基础。

空气污染来源于自然现象（如火山爆发、陆地尘埃等）及人为因素（如汽车尾气、工业设施等），其中颗粒物质（particulate matter，PM）是一种重要的空气污染物，是心血管疾病新的可控制的独立危险因素。依据来源，PM 分为原发性颗粒物质（直接被释放到大气中的颗粒物质，如汽车尾气）、继发性颗粒物质（在大气中因生化反应而生成的颗粒物，如二氧化硫和硝酸可转变为硫酸盐和硝酸盐）。PM 直径大小不同，被吸

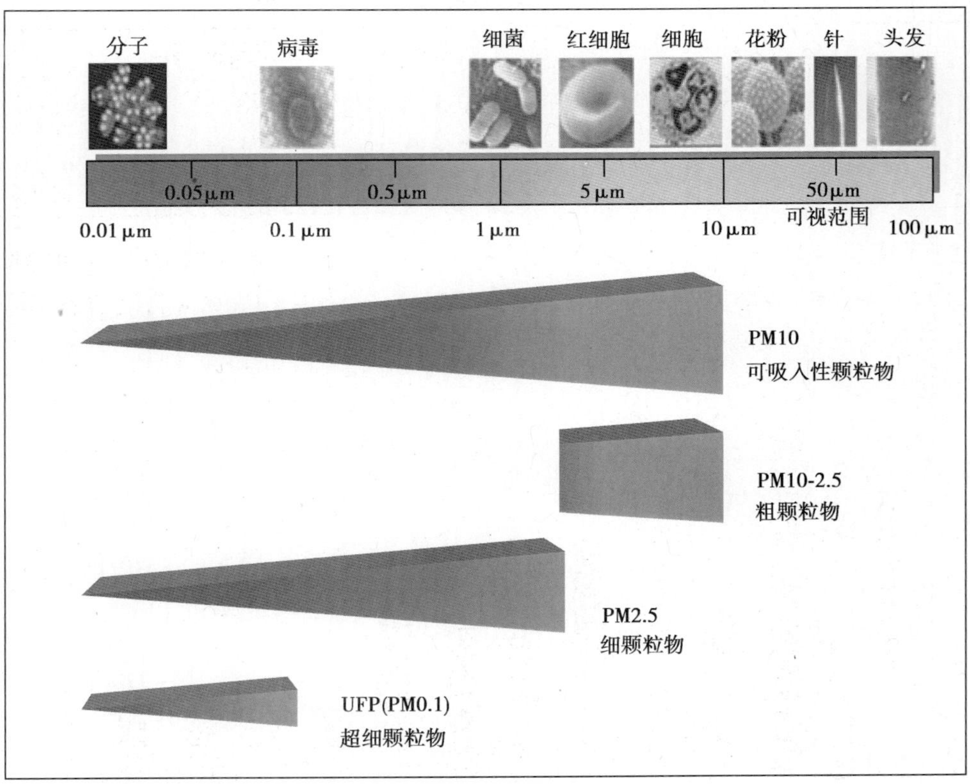

图 1　按直径大小分类的颗粒物质（PM）

（引自：Brook RD，Rajagopalan S，Pope CA，et al. Particulate matter air pollution and cardiovascular disease：An update to the scientific statement from the American Heart Association. Circulation，2010，121（21）：2331-2378.）

入并沉积在呼吸系统的部位也不同，因而对机体的危害性也有明显不同。依据空气动力直径大小，PM 分为非吸入性颗粒物（直径 >10μm）、可吸入性颗粒物（直径 <10μm，我国常规监测，称为 PM10）、粗颗粒物（直径为 2.5~10μm）、细颗粒（直径 <2.5μm，称为 PM2.5，与健康关系最为密切）及超细颗粒物（直径 <0.1μm，可直接经肺泡进入血液循环，称为 PM0.1 或 UFP），见图 1 所示。有研究表明，对人体危害较大的重金属元素如铅（Pb）、镍（Ni）、铬（Cr）等主要富集在 PM2.5 上，且颗粒物越小，所含金属元素越多。PM2.5 主要来源于化石燃料燃烧；其次是气态污染物经化学反应后形成的二次粒子、汽车尾气及香烟烟雾等。

一般认为，PM10 能被吸入但只能停留在上呼吸道如鼻腔、咽喉部及气管等处，而 PM2.5 则能穿越下呼吸道而更深入地进入到肺实质等处。与 PM10 相比，PM2.5 粒径小，在大气中输送距离远，能较长时间悬浮于空气中，虽然在空气中含量少，但对空气质量和能见度等有重要的影响，它在空气中含量浓度越高，就代表空气污染越严重。PM2.5 活性强，易附带有毒、有害物质，如重金属、微生物等，因而对人体健康和大气环境质量的影响更大，PM2.5 大部分沉积于肺的深部。PM2.5 是空气污染物最重要的组成部分，主要来源于化石燃料燃烧，同时也包括生物燃烧、采暖、烹饪、室内活动以及其他特定地区的特定来源。PM2.5 对心血管疾病危害最大，2010 年世界卫生组织（WHO）将 PM2.5 列为全球死亡率的第十三大主要原因。2010 年美国心脏协会（AHA）发布了《大气污染与心血管疾病》的科学声明，明确指出 PM2.5 是心血管事件的一个可控危险因素。因此，现在对颗粒物的研究主要集中在 PM2.5 上。

2005 年 WHO 引入 PM2.5 的标准，规定第一过渡阶段目标为 35μg/m^3（年均）、75μg/m^3（24 小时平均），第二过渡阶段目标为 25μg/m^3（年均）、50μg/m^3（24 小时平均），第三过渡阶段目标为 15μg/m^3（年均）、37.5μg/m^3（24 小时平均），目标值为 10μg/m^3（年均）、25μg/m^3（24 小时平均）。美国环境保护署（EPA）于 1997 年颁布了 PM2.5 的空气质量标准，年均值为 15μg/m^3，24 小时均值为 65μg/m^3；至 2006 年，24 小时均值标准提高为 35μg/m^3，年均值维持不变，接近于 WHO 第三过渡阶段的标准。而我国 2012 年环境空气质量标准则是按照 WHO 的第一阶段目标制定的，即 35μg/m^3（年均）、75μg/m^3（24 小时平均），仅仅是达到 WHO 设定的最宽标准，与印度采用的标准接近。见表 1。

表 1　世界卫生组织 PM2.5 目标值及指导值

PM2.5	第一过渡阶段	第二过渡阶段	第三过渡阶段	指导值
年均值（μg/m^3）	35	25	15	10
24 小时均值（μg/m^3）	75	50	37.5	25
采用国家及地区	印度、墨西哥、中国	欧盟、泰国	美国、日本、新加坡	加拿大、澳大利亚

我国 PM2.5 浓度普遍处于较高的水平，大部分城市的 PM2.5 浓度超过 WHO 第一过渡阶段目标值。随地理位置及季节不同 PM2.5 浓度变化较大，通常北方高于南方地区，在远离人为活动的森林和沿海地区浓度相对较低，在各区域冬季浓度通常较高（图 2）。

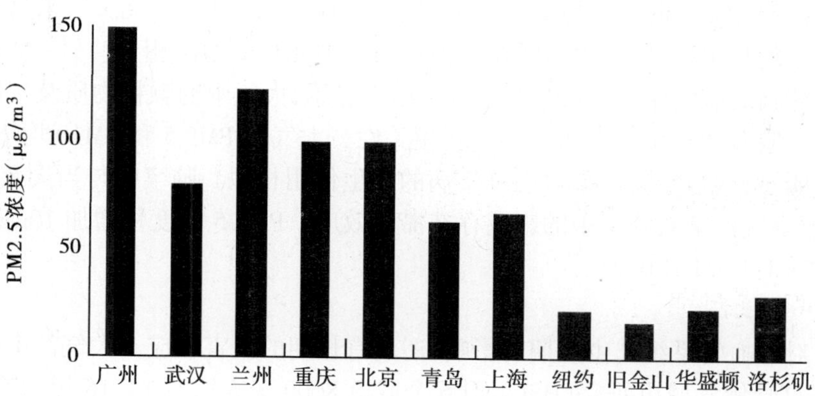

图 2　国内外城市 PM2.5 浓度情况比较

二、空气污染对心血管疾病的总体影响

过去30多年的流行病学研究显示，空气污染导致发病及死亡的最主要的疾病是心血管疾病而非肺部疾病。这与空气微粒直径有关，大直径微粒如吸入性微粒更多影响呼吸道，而小微粒及超小微粒更多对心血管系统产生作用。流行病学研究中，空气污染对心血管疾病的影响可以简单分类为短期作用和长期效应。

（一）短期效应

美国的全国大气污染相关疾病和死亡研究组（NMMAPS）与欧洲的大气污染和健康小组（APHEA-2）是两个大型的研究空气污染对心血管疾病短期效应的试验，其结果基本一致。NMMAPS观察了全美20个大城市约5000万人口，发现死亡前1天大气PM浓度与死亡率均值密切相关，日总死亡率中的0.21%和心肺疾病死亡率中的0.31%是由空气中PM10含量增加所致，颗粒污染物中NO_2、CO、SO_2和臭氧等成分是心源性死亡的独立因子。APHEA-2涉及欧洲29个城市4300万人口的调查，结果表明，空气PM10每增加10μg/m^3，总死亡率日均值增加0.6%（95%CI：0.4%~0.8%）、心血管疾病死亡率增加0.69%（95%CI：0.31%~1.08%），颗粒污染物中NO_2和CO等成分是心源性死亡的独立危险因子。

日本对国内不同地区1881名调查对象的观察结果表明，经年龄校正后，空气中PM10、PM2.5水平与缺血性心脏病或高血压性心脏病死亡率显著相关。另一个MISA试验汇集了意大利15个主要城市的900万人群的数据，结果显示，空气污染物如NO_2、SO_2、NO和PM10等浓度的增加会增加心血管疾病及肺病的死亡率。此外尚有大量规模相对较小的研究都得出一致的结果，即暴露于空气污染的环境中1~5天即明显增加心血管疾病发病率和死亡率，PM2.5每升高10μg/m^3，心血管疾病死亡率增加1.4%，而且这种增加是持久和相互叠加的。

大气污染急性效应的其他短期研究报道数量众多，比较一致的结论是：大气污染水平的变化和急诊、住院、症状恶化、急性死亡等相关。北美和欧洲的研究都证实，大气污染相关的心血管疾病总住院率更高，大气污染与缺血性心脏病、心律失常和心力衰竭的发生率增加有直接关系。在观察到PM2.5和疾病结局的关系中，以和心力衰竭的关系最大，PM10每增加10μg/m^3，心力衰竭的危险性增加1.28%（95%CI：0.78%~1.78%）。

除PM外，空气中SO_2、NO_2、CO和臭氧的增加与心血管病住院率上升也有关。加拿大一项调查表明65岁以上老年人短期接触SO_2与心脏病日住院率上升有关。最近发现健康人短期吸入极低浓度的SO_2即可使室性心律失常的发生率升高。健康中年人短期（1~2天）接触臭氧与急性冠状血管事件有关。许多研究提示这些气体污染物水平的短暂升高能促发心律失常，加重心力衰竭，引起缺血性心血管疾病的发生。有意思的是，三种来源于燃烧物的污染气体NO_2、SO_2和CO不仅同心力衰竭及心肌梗死的入院有关，还与脑卒中的发生有关。

多数大规模研究都提示，空气污染与包括脑卒中在内的心脑血管事件相关。基于美国9个州健康数据库的流行病调查提示，PM引起缺血性卒中发生率增高，但与出血性卒中无关。来自韩国和国内的研究除发现与缺血性卒中的相关性外，还提示颗粒污染物与卒中死亡率增高相关。另一项研究则证实PM2.5与缺血性卒中及短暂脑缺血发作的关系。荟萃分析结果显示，大气中的颗粒物质及气体状污染物都显示出与脑卒中导致的入院及死亡事件有明显的时间相关性。大气中PM2.5和PM10均增加脑卒中死亡率，其中以PM2.5更为明显，这与空气污染对心脏疾病的发生作用相似。脑卒中与当天及其之前2天PM2.5浓度均密切相关，即空气污染对脑卒中的影响存在滞后效应。PM2.5浓度每增加10μg/m^3，脑卒中的相对风险增加1.011（95%CI：1.011~1.012）。

（二）长期效应

空气污染不仅对心血管系统产生短期的影响，还具有长期的损害效应。大气污染对心血管疾病长期效应的观察最早来自哈佛六城市研究（HSC），对6个城市8000多人历时14~16年的前瞻性队列研究，结果表明，校正混淆因素后，污染最重和最轻城市人群总死亡率的比值为1.26（95%CI：1.08~1.47），而在不同病因死亡率构成比中，心血管疾病的权重最大，证实长期接触污染空气与心血管疾病死亡率的升高有关。

该研究进行的后续随访一直延续至今，进一步证实了这一结论。

ACS 研究涉及 50 个国家和地区的 500 000 名成年人，随访达 16 年。该研究发现，经相关变量校正后，PM2.5 年均质量浓度每上升 10μg/m^3，总死亡率、心肺疾病死亡率和肺癌死亡率则分别升高 4%、6% 和 8%，而且呈线性相关，PM2.5 没有安全阈值存在。且发生心肌梗死后的临床预后更差，心力衰竭发生率更高，再住院率也更高。美国癌症学会的 1 项研究报道证实，空气中 PM2.5 含量的升高与心血管疾病死亡率上升之间存在确切的统计学相关性（RR=1.12，95%CI：1.08~1.15），导致死亡危险性增加的最主要因素是缺血性心脏病，心律失常、心力衰竭和心脏猝死也是导致死亡率上升的危险因素。

国内最近的一项大规模时间序列研究涉及北京的 1961 万人，结果表明 PM2.5 每增高 10μg/m^3，心源性死亡增加 0.25%（95%CI：0.10%~0.40%），心血管事件发生增加 0.27%（95%CI：0.21%~0.33%）。据估算，在研究的 3 年观察时间内，PM2.5 升高造成约 7703 例心血管事件和 1475 例心血管病患者死亡。Hoek 等着重进行了城市居民点大气污染程度与疾病死亡率关系的研究。在改善空气质量的多项干预研究中显示 PM2.5 浓度每下降 10μg/m^3 可使平均寿命延长 0.61 ± 0.20 年。

Women's Health Initiative 研究显示长期暴露的环境中 PM2.5 浓度每增高 10μg/m^3，发生非致死性卒中的相对风险是 1.28（95%CI：1.02~1.61），致死性卒中的相对风险是 1.83（95%CI：1.11~3.00）。意大利一项研究显示 PM10 浓度每增高 10μg/m^3 将使发生深静脉血栓事件的可能增高 70%。通过对 5000 名成年人近 9 年的随访调查，发现长期暴露于交通污染与人群死亡率高度相关，居住点离主干道越近，其心肺疾病死亡的危险性越高。

三、空气污染对各种心血管疾病的影响

PM 导致的心血管事件大部分发生在特定人群，在对大量研究的总结中，2004 年 AHA 的空气污染与心血管疾病科学声明中，老年人、糖尿病、被证实的冠状动脉狭窄、心力衰竭、慢性肺疾病、低收入和低经济社会地位等被称为易感因素。2010 年的 AHA 更是把女性和肥胖作为可能的易感因素。这些易感因素大都基于心血管事件，PM 长期效应中还有部分属于促进疾病的发生，但这一机制易感人群研究目前还鲜有报道。

（一）缺血性心脏病

众多的研究显示长期或短期暴露于 PM2.5 上升的环境中，缺血性心脏病所致的死亡率升高。在病例交叉研究中，PM2.5 升高后 1~2 小时即可观察到缺血性心脏病发作的急剧增加。一项对美国 7 个州 8 年的 7 500 000 例住院患者的调查中，PM2.5 每增高 10μg/m^3，缺血性心血管事件危险度在 1.02~1.05，在污染发生的 0~1 天增长最为明显。前述的 ACS 研究证实，在各种心血管疾病中，与 PM2.5 升高关系最为密切的是缺血性心脏病，PM2.5 增高 10μg/m^3，缺血性心脏病事件危险度 RR 是 1.18（95%CI：1.14~1.23）。另一项针对女性的队列研究则发现，PM2.5 增高引起的主要心脏病是致死性冠脉事件。即便是短时间暴露于交通高峰的大气污染环境中，同样使心肌梗死发生率增高。Peters 等主持的德国人群研究显示暴露于交通高峰时的大气污染中数小时，发生心肌梗死的相对风险为 2.92（95%CI：2.22~3.83）。

（二）心律失常和心源性猝死

空气污染可能促发心律失常，特别是房颤的发生，在一些实验得到证实，一些基于埋藏式除颤器数据的分析也观察到阵发性房颤的增加。大型的 ACS 研究证实 PM2.5 与恶性心律失常相关，但室性心律失常和猝死在多个基于埋藏式除颤器数据分析研究中结果并不一致。从 ICD 记录的信息进行心脏骤停与大气污染的少量研究对两者相关性的支持并不一致，此论点需要进一步明确。

（三）心力衰竭

ACS 研究显示长期暴露于 PM2.5 增高的环境中，心力衰竭发生率升高，但两者的相关性不如缺血性心脏病强。ACS 研究已经证实了心力衰竭的住院率、病死率均与 PM2.5 增高相关，前述多个大型研究也已经证实这种相关。另有研究显示，短期暴露于该环境中的当天心力衰竭住院率增高 1.28%（95%CI：0.78%~1.78%）。一项来自美国 Medcare 数据库的分析显示，PM2.5 增高 10μg/m^3，心力衰竭危险度 RR 是 1.28（95%CI：0.78~1.78）。最近一项研究对 35 项空气污染和心力衰竭相关性研究进行深入分析，结

果显示，PM2.5 每增高 10μg/m^3，心力衰竭的住院率或死亡率增高 2.12%，PM10 每增高 10μg/m^3，心力衰竭的住院率或死亡率增高 1.63%。

（四）高血压

一项对空气污染与血压关系的荟萃分析提示，PM2.5 增高 10μg/m^3，可以使收缩压升高 1.393mmHg（95%CI：0.874~1.912），舒张压升高 0.895mmHg（95%CI：0.49~1.299）。短期暴露于污染环境，在第 5 天血压升高达最高值；长期处于污染环境，血压的升高可以呈持续状态。

（五）脑卒中

多数大规模研究都提示空气污染与包括脑卒中在内的心脑血管事件相关。Women's Health Initiative 研究显示，长期暴露的环境中 PM2.5 浓度每增高 10μg/m^3，发生非致死性卒中的相对风险是 1.28（95%CI：1.02~1.61），致死性卒中的相对风险是 1.83（95%CI：1.11~3.00）。一些小规模研究亦显示短期暴露于大气污染环境中与脑卒中的发生率和死亡率增高相关。而 ACS 研究未显示颗粒物大气污染与卒中死亡率有关。基于美国 9 个州健康数据库的流行病调查提示，颗粒污染物引起缺血性卒中发生率增高，但与出血性卒中无关。来自韩国和国内的研究除发现与缺血性卒中相关外，还提示颗粒污染物与卒中死亡率增高相关。另一项研究则证实 PM2.5 与缺血性卒中及短暂脑缺血发作相关。

（六）动脉粥样硬化性血管病

虽然动物实验结果表明，PM 可加速粥样硬化的发生，但基于人群的资料并不多见。一项对 5172 名成年人 20 年随访的研究发现，PM2.5 与颈动脉厚度、腹主动脉钙化有弱相关性。最近研究发现，PM2.5 水平每升高 10.5μg/m^3，颈动脉内膜厚度增加 4%。荟萃分析显示，居住在高速公路 100 米以内的居民其颈动脉内膜厚度增长速度是普通居民的 2 倍。德国学者的研究结果表明，PM2.5 与冠状动脉钙化计分相关。美国的流行病调查结果显示，PM2.5 与外周血管疾病的住院事件相关。

最近在《美国心脏病学会杂志》发表的一项研究报告引起了广泛关注。该研究发现，长期暴露于空气污染中可导致颈动脉狭窄发生的风险增加。他们收集了 3 万例来自纽约、新泽西和康涅狄格居民的心血管筛查数据，并通过美国环境保护署的空气质量数据，收集了每位受试者居住地区的空气污染评估来对比。分析中排除已有颈动脉狭窄的患者，校正年龄、人口统计学变量、病史和家庭收入（中位数）等相关影响因素。结果显示，居住区域空气污染程度位于上四分位的人群较下四分位的人群颈动脉狭窄风险高 24%。

（七）静脉血栓性疾病

实验结果证实 PM 可促进血液高凝，但对于静脉血栓性疾病的流行病学相关研究较少。最近意大利一项研究显示，PM10 浓度每增高 10μg/m^3 将使发生深静脉血栓事件的可能增高 70%。这是迄今首次报道的颗粒物大气污染与血栓栓塞相关研究结果。来自智利的基于 540 万人的研究结果证实，PM2.5 增高 20μg/m^3，深静脉血栓（RR=1.05，95% CI：1.03~1.06）和肺栓塞（RR=1.05，95%CI：1.03~1.06）发生风险增加，与血栓事件相关的污染成分是 SO_2、NO_2 和臭氧。

（八）先天性心脏病

空气污染对于先天性心脏异常的影响多来自政府的出生统计资料，结果并不确定。早期研究结果提示，先天性心脏病可能与污染物中成分如臭氧、CO 等相关，但未发现与 PM2.5 的相关性。最近美国的一项研究结果显示，PM10 与肺动脉瓣狭窄、膜部室间隔缺损相关，PM2.5 则与大动脉转位发生正相关，但与膜部室间隔缺损呈负相关。以色列的一项研究结果显示，PM10 与多种先天性心脏缺损正相关，PM2.5 则与动脉导管未闭呈负相关。所有基于出生记录的研究均未统计严重的心脏缺陷可能引发的早产和死胎，因此会低估 PM 对先天性心脏病发生的影响。

四、空气污染影响心血管疾病的机制

尽管近 20 多年的流行病学研究证实了空气污染与心血管疾病之间的联系，尤其是高浓度 PM2.5 导致心血管疾病短期及长期致病率及死亡率增加，但关于其具体机制尚不清楚。颗粒物大气污染对心血管系统作用包括快速作用和长期慢性作用两大类：最快的作用是吸入颗粒物后数小时即可引起血管功能障碍，在慢性作用中如动脉粥样硬化则需要数月甚至数年。

颗粒物可能通过以下 3 条途径作用于心血管系统：①颗粒物作用于肺部细胞，后者释放炎症介质（如细胞因子、免疫细胞、血小板）或血管活性分子（如内皮素，可能也包括组胺和微颗粒物）；②颗粒物作用于肺上的受体或神经，从而干扰自主神经系统和心脏的节律；③颗粒物（如 UFP）或其成分（有机物、金属）直接进入血液循环作用于心血管系统。

颗粒物损伤心血管系统导致心血管疾病的可能机制包括以下几个方面：

1. 炎症及氧化应激　吸入的颗粒物可诱发呼吸道炎症，尤其是 PM2.5 导致全身性炎症的产生，从而增加心血管疾病的风险。PM2.5 能进入肺泡上皮细胞内，导致局部炎症及氧化应激，从而释放炎症介质如 IL-6、IL-8 及 TNF-α 等至血液中。实验证实在暴露于颗粒物大气污染后，血液中的炎症因子如 IL-6、IL-1、TNF、干扰素和 IL-8 等将升高，作用于肝脏则产生急性反应蛋白（例如 C 反应蛋白和纤维蛋白原），而 IL-6 和 TNF 在炎症反应中起关键作用，在损害心血管系统过程中起核心作用。

2. 凝血系统的异常激活　吸入颗粒物后除激活炎症反应外，也会激活血小板，增加外周动脉和静脉的血栓发生率。血栓发生率升高主要与 UFP 有关，它直接进入血液循环产生作用，而较大的颗粒物无法通过肺 - 血屏障。研究显示，在人们接触一定量汽车尾气后 24 小时内易发生血栓事件，并证实血栓事件和组胺、血小板选择蛋白浓度增高相关，而和 von Willebrand 因子增多和内皮细胞损害无关。长期接触颗粒物大气污染导致的血栓风险增高并不只是和 UFP 有关，还和其他颗粒物及其成分导致的炎症因子（如 IL-6）升高、TLR 受体介导的细胞反应和由内皮细胞与血管内平滑肌细胞分泌的组织因子增多相关。

3. 自主神经系统的失衡　正常情况下心脏节律由窦房结内具有自律性的细胞控制，空气污染会影响自主神经系统。动物实验显示心肌梗死后心力衰竭的大鼠在接触汽车尾气后心率变异性（HRV）下降，自发性室性心律失常增加，并发现与自主神经系统张力改变有关。PM2.5 的急性暴露会刺激自主神经系统，从而增加心律失常及急性心脑血管事件，尤其是对老年人等易感人群。对多个研究的荟萃分析显示，PM 暴露与心率变异性呈负相关，使心率变异性下降。心率变异性的下降直接反映心脏自主节律的异常，而这往往是心脏疾病发生的前奏。

4. 内皮细胞的损伤　血管内皮细胞受损是心血管疾病的重要病理生理基础，因此推测 PM2.5 损伤血管内皮是一种可能的机制。体外实验证实，用 PM2.5 体外处理血管内皮细胞 24 小时后，可观察到黏附分子及细胞凋亡。随着 PM2.5 浓度的增加，细胞死亡率增加，提示 PM2.5 可能通过损伤血管内皮从而导致心血管疾病的发生发展。最近研究提示，某些金属成分在 PM2.5 损伤血管内皮细胞从而导致心血管疾病的过程中起着非常重要的作用。

五、控制空气污染危害的措施

空气污染是一种可控的心血管危险因素，因此对于污染的治理才是治本之道。这方面，西方发达国家已经有成功经验。但不可否认，污染治理是全球的焦点和难点。可喜的是，我国已经开始行动，2012 年我国大气质量评价指标开始执行 PM2.5 标准，2013 年国务院发布《大气污染防治行动计划》。2010 年美国《AHA 关于空气污染与心血管疾病的科学声明》的发表，将有利于临床医生明确空气污染与心血管疾病的关系，从而更好地向患者进行宣教，特别是对于高危人群，进一步降低心血管病患者的住院率与死亡率。其推荐的控制空气污染危害的措施主要包括：

(1) 所有心血管疾病患者及空气污染高危易感人群特别是老年人、代谢综合征、多个心血管疾病危险因素人群以及糖尿病患者，应被教育关于空气污染对心血管疾病的危险性，教育还应包括如何获取本地的天气情况及空气污染状况，积极治疗传统的心血管疾病危险因素，减轻对空气污染物的易感性。

(2) 根据个人的危险程度不同，减少空气污染暴露及限制个体活动，主要包括：①心肺疾病患者、老年人及儿童避免过度劳累；②减少暴露于颗粒污染物，在颗粒污染物浓度水平低时从事激烈运动，减少激烈运动的时间，从事不太激烈的运动；③当颗粒污染物浓度高时，将户外运动改为室内运动；④使用空气过滤装置及空气清洁器。

(3) 对于危险人群，减少不必要的暴露；消除或减少不必要高污染地区的旅行；避免在高污染时段暴露及从事户外运动；对于高危人群，选择具有良好的空气条件及过滤装置的室内运动，特别是在污染高峰时段；如果旅行或上下班不能避免，关上车窗并保持车内过滤系统良好状态并循环使用车内空气。

关于未来的研究方向，主要包括进一步阐明空气污染物对人体心血管系统影响的生理学机制、生物学反应及效应；预防和治疗措施的有效性；空气污染物与其他传统心血管疾病危险因素的相互作用；确定长期暴露于空气污染物对于慢性疾病发展的具体影响；进一步确定PM构成成分、直径大小、来源以及其他混合空气污染物对心血管系统的影响；调查心血管健康状态与不同地区及同一城市不同区域空气污染物的构成与组成成分的关系；确定空气污染物暴露的危险分层；调查不同时段PM暴露与心血管疾病的相关性；进一步明确降低PM对心血管健康影响的时间相关性；进一步确立易感人群；确立不同人群PM浓度安全阈值。

（雷寒　常静　张晨）

参考文献

[1] US EPA office of Air and Radiation. Office of air quality planning and standards fact sheet EPA's recommended final ozone and particulate matters standard[S]. 1997.

[2] 谢华林，张萍，贺惠，等. 大气颗粒物中重金属元素在不同粒径上的形态分布. 环境工程，2010，20(6)：55-57.

[3] Chen Z, Wang JN, Ma GX, et al. China tackles the health effects of air pollution. Lancet, 2013, 382(9909): 1959-1960.

[4] Brook RD, Rajagopalan S, Pope CA, et al. Particulate matter air pollution and cardiovascular disease: An update to the scientific statement from the American Heart Association. Circulation, 2010, 121(21): 2331-2378.

[5] 李小鹰. PM2.5与心血管疾病的关系. 中国临床保健杂志，2015，18(2)：113-115.

[6] Milojevic A, Wilkinson P, Armstrong B, et al. Short-term effects of air pollution on a range of cardiovascular events in England and Wales: case-crossover analysis of the MINAP database, hospital admissions and mortality. Heart, 2014, 100(14): 1093-1098.

[7] Shah AS, Lee KK, McAllister DA, et al. Short term exposure to air pollution and stroke: systematic review and meta-analysis. BMJ, 2015, 350: h1295.

[8] Milojevic A, Wilkinson P, Armstrong B, et al. Short-term effects of air pollution on a range of cardiovascular events in England and Wales: case-crossover analysis of the MINAP database, hospital admissions and mortality. Heart, 2015, 101(2): 162.

[9] Shah AS, Newby DE. Clarity as the fog begins to lift. Heart, 2014, 100(14): 1073-1074.

[10] Cesaroni G, Forastiere F, Stafoggia M, et al. Long term exposure to ambient air pollution and incidence of acute coronary events prospective cohort study and meta-analysis in 11 European cohorts from the ESCAPE Project. BMJ, 2014, 348: f7412.

[11] Shah AS, Langrish JP, Nair H, et al. Global association of air pollution and heart failure: a systematic review and meta-analysis. Lancet, 2013, 382(9897): 1039-1048.

[12] Forastiere F, Agabiti N. Assessing the link between air pollution and heart failure. Lancet, 2013, 382(9897): 1008-1010.

[13] Wang C, Tu Y, Yu Z, et al. PM2.5 and cardiovascular diseases in the elderly: An overview. Int J Environ Res Public Health, 2015, 12(7): 8187-8197.

[14] Liu Y, Goodson JM, Zhang B, et al. Air pollution and adverse cardiac remodeling: clinical effects and basic mechanisms. Front Rhysiol, 2015, 6: 162.

[15] Laumbach R, Meng Q, Kipen H. What can individuals do to reduce personal health risks from air pollution？ J Thorac Dis, 2015, 7(1): 96-107.

吸烟导致死亡——机制尚不可知

全国疾病监测系统2004—2010年死因监测数据显示，全国心血管病总死亡率从2004年的240.03/10万升至2010年的268.92/10万。该趋势主要由缺血性心脏病死亡率上升所致。从2009年起，中国心血管病死亡率的上升趋势明显减缓。2012年心血管病死亡率为255/10万，估计每年约350万人死于心血管病，即每天9590人，每小时400人，每10秒钟1人死于心血管病[1]。吸烟作为最重要的心血管病危险因素之一，增加心血管风险以及死亡风险，成为继血糖控制、血压控制、血脂控制之后又一个可以被控制的独立危险因素。然而，吸烟导致死亡的机制目前尚不清楚。

一、吸烟的现状

根据2010年全球成人烟草调查(GATS)中国项目报告，15岁以上的烟民有3.56亿，被动吸烟者7.38亿。青少年吸烟情况不容乐观，男性的现在吸烟率随年龄增长而迅速升高，且呈现低龄化趋势。近年来，人群戒烟率从1996年的9.42%上升到2002年的11.5%到2010年的16.9%，戒烟人数也增加了1500万，但控烟任务依旧艰巨。烟草相关疾病造成的40岁以上人群的总失能调整生命年为158.2年/1000人[1]。

在美国，每5个成人就有1人吸烟。2010年约6960万大于12岁的美国居民是现在吸烟者，比例约为27.4%。2011年美国男、女性成人的现在吸烟率分别为21.3%和16.7%，平均为19.0%左右。2005年，吸烟导致的死亡约占美国成人死亡原因的19.1%，其中大约有1/3的死亡原因与心血管疾病相关。据统计，美国男性吸烟人群较非吸烟人群寿命缩短约13.2年，女性吸烟人群寿命缩短约14.5年[2]。

二、吸烟增加心血管发病以及死亡的风险

吸烟已被证实是心血管疾病(CVD)死亡和全因死亡的可预防和可控制的危险因素之一。基于本队列的文章也已证实吸烟能够显著增加我国≥40岁人群CVD死亡和全因死亡风险，且累计吸烟量与男性和女性全因死亡风险均存在剂量-反应关系[3]。

(一)吸烟与高血压

Thomas等对法国6034例高血压患者进行的前瞻性队列研显示，与不吸烟者相比，吸烟能够增加高血压患者CVD死亡风险，其中年轻高血压患者(<55岁)和老年高血压患者(>55岁)CVD死亡风险分别是不吸烟者的2.37倍和1.45倍[4]。在欧洲开展的4项前瞻性队列研究结果显示，与不吸烟者相比，吸烟能够增加冠心病、充血性心力衰竭、CVD和全因死亡风险，RR(95%CI)分别为1.87(1.20~2.91)、2.14(1.22~3.76)、1.89(1.19~3.01)和1.76(1.29~2.39)，但并不增加脑卒中死亡风险0.89(0.49~1.62)[5]。一项针对中国高血压患者的长期大型前瞻性队列研究详细探讨了各种吸烟指标与CVD死亡和全因死亡风险之间的关系[6]，平均随访8.3年后，36 493例高血压患者中共7194人死亡，其中3785人死于CVD，CVD和全因死亡率分别为1368.1/10万人年和2600.1/10万人年。与不吸烟者相比，吸烟能够显著增加高血压患者的CVD死亡和全因死亡风险，且吸烟量与CVD死亡和全因死亡风险均存在剂量-反应关系。在高血压人群中，吸烟对CVD和全因死亡的人群归因危险度百分比(PAR%)分别为9.08%和9.96%，男性分别为9.86%和13.88%，女性分别为5.52%和4.83%。这意味着男性戒烟能够预防和避免近10%的CVD死亡风险和14%的全因死亡风险；女性戒烟能够预防和避免的CVD死亡和全因死亡风险都在5%左右。相同血压水平下，吸烟量与高血压患者的CVD死亡和全因死亡风险之间亦存在剂量-反应关系。

(二)吸烟与冠心病

吸烟与冠心病的发生具有明显的量-效关系，即吸烟量越大、吸烟时间越长，冠心病和心血管事件的

发生率和危险性越高[7]。研究表明，吸烟患者冠心病死亡率较非吸烟患者高 60%，大量吸烟患者（每天大于 25 支）的死亡率较对照组高 80%[8]。对吸烟年限和吸烟量与急性心肌梗死（AMI）的关系进行研究，结果显示，与非吸烟患者比较，吸烟患者非致死性 AMI 风险明显增加，吸烟年限和吸烟量与 AMI 风险呈正相关，每多吸一根烟，风险可增加 5.6%[9]。Vander Zwaag 等[10]对 8704 例患者行冠状动脉造影检查，研究吸烟与冠心病的相关性。对患者的吸烟史进行综合分析，发现吸烟患者的冠心病风险明显高于非吸烟患者（RR=2.8）。同时，吸烟数量与冠心病风险具有相关性：与非吸烟患者比较，每天吸烟小于 10 支者，RR 值为 2.2，每天吸烟大于 40 支者，其 RR 值增加 3.6。

吸烟同样影响接受经皮冠状动脉介入治疗（PCI）或冠状动脉搭桥术治疗的冠心病患者的预后。Ashby 等[11]对 5592 例接受 PCI 的冠心病患者进行吸烟情况与一年临床事件发生率的研究，发现吸烟患者的死亡风险较非吸烟患者及已戒烟患者明显增加（OR=1.46），而非吸烟患者与已戒烟患者的死亡风险无差异，且 3 年随访情况表明吸烟患者的死亡风险较非吸烟患者高出 46%。类似研究也显示[12]：PCI 治疗后 16 年内，吸烟患者的全因死亡率和 Q 波 AMI 风险明显高于非吸烟患者和戒烟患者；PCI 治疗后吸烟患者与戒烟患者的生存曲线明显分离，戒烟后 1 年、5 年和 10 年的估计生存率获益分别为 1%、3% 和 6%。一项关于吸烟影响冠状动脉旁路移植术后近、远期临床预后的研究发现[13]：冠状动脉旁路移植术后长期吸烟患者的死亡率、主要心脑血管不良事件及心绞痛发生率明显增加，而减少吸烟量并不能明显减少死亡及主要不良心脑血管事件的发生，戒烟将明显减少不良事件的发生。

三、吸烟增加心血管疾病发病率以及死亡风险的机制

卷烟点燃时会产生极高的温度（900℃），产生的烟草烟雾中含有 4700 多种化学物质，包含尼古丁、烟焦油、一氧化碳、苯丙芘、甲醛、氰化钾等许多有毒有害物质。烟气包括主流烟气及侧流烟气，前者直接吸入肺部，后者释放入空气中。环境中的烟气包括 4000 多种化合物，其中 40 种具有致癌性[14]。很多毒物在侧流烟气中的浓度比主流烟气中更高，如 CO 的浓度高 5 倍、氨高 50 倍，造成这种差异的原因是主动吸烟者吸入烟气时香烟的燃烧更完全，而且过滤嘴能滤除一些毒物[15]。

一氧化碳对血红蛋白有很高的亲和力，能提高碳氧血红蛋白水平，降低血液的携氧能力，对心肌细胞代谢的影响表现在一氧化碳能减少氧的交换、限制氧的利用。但一氧化碳在动脉血栓性疾病中的作用尚不清楚，早期研究认为一氧化碳是导致吸烟相关心血管疾病的重要原因，但后来研究认为一氧化碳和动脉硬化及血栓形成无关[16,17]。

烟草中的尼古丁得到了广泛研究，尼古丁能促使肾上腺和其他嗜铬组织释放肾上腺素，促使下丘脑及突触释放去甲肾上腺素。交感神经节受尼古丁刺激引起周围血管收缩，并能导致周围血管阻力增加和血压升高。肾上腺释放儿茶酚胺引起心率加快，肾上腺素能神经兴奋，心肌收缩力增强，心脏搏出量增加。尼古丁在吸烟相关动脉血栓疾病中的具体作用仍存在争议[18-22]。烟草中的尼古丁可直接损害血管内皮，尼古丁衍生物可诱导内皮细胞凋亡，存在于内皮细胞上的尼古丁敏感性受体能介导某些毒害作用[23]。研究发现无论是低剂量还是高剂量的慢性尼古丁暴露对大鼠的周围血管活性都无明显影响[24]；但仓鼠慢性暴露于尼古丁并立即注入尼古丁后，内皮依赖性的动脉舒张功能受到明显影响[25-26]，人体试验表明，静脉内皮细胞接触尼古丁后舒张功能明显受损[27]。虽然在不同的模型中高剂量的尼古丁有致动脉粥样硬化的趋势，但目前的证据表明，与吸烟者血中相同浓度的尼古丁在动脉硬化中的作用有限[20]。Benowitzetal 试验表明经皮注射尼古丁并不影响血小板活性和儿茶酚胺的释放[28]，同样，尼古丁对血小板、纤维蛋白原、组织纤溶酶原激活剂（tissue-plasminogen activator，t-PA）或纤溶酶原激活物抑制物 -1（plasminogen activator inhibitor-1，PAI-1）的作用也不明显[18,29]。

苯丙芘是香烟烟雾的主要有害成分之一。研究发现，一定剂量的环境污染物苯丙芘能抑制血管内皮细胞热休克蛋白 70（heat shock protein 70，HSP70）的表达。HSP70 能协助新合成的蛋白质多肽正确折叠而发挥正常功能，对维护血管内皮的正常功能有重要意义，苯丙芘浓度上升，促分裂素原活化蛋白激酶（mitogen-activated protein kinases，MAPK）途径的 3 种酸激酶表达水平有不同程度的改变，细胞外信号调节激酶 1（extracellular regulated kinase 1，ERK1）表达改变最明显，推断苯丙芘可能是通过 ERK1 途径影响内

皮 HSP70 基因的表达，从而影响冠状动脉硬化的[30]。

在吸烟时，无论是烟雾期或焦油期，循环中或局部激活的巨噬细胞和中性粒细胞、内源性氧化物质如氧化酶或线粒体电子传输链等均可产生自由基[31-33]。研究发现，自由基介导的氧化应激反应在动脉粥样硬化的发展中起到了非常关键的作用[34,35]。内皮功能障碍、血管病炎症反应、血小板活性增加、纤溶活性减弱、脂质氧化反应等都与氧化应激反应有关[31,32]。吸烟还可产生过多的超氧阴离子，降低一氧化氮(NO)的生物活性、抑制内皮细胞表达一氧化氮合酶[36]。应用抗氧化剂或减轻氧化应激、增强 NO 活性的药物可以改善或逆转吸烟引起的动脉硬化、炎症或血栓形成[37,38]。虽然吸烟能引起冠心病，但吸烟量与冠心病之间是否存在剂量线性关系尚不明确。有研究证实重度吸烟者的心血管事件发生率明显升高，但并没有证实吸烟量与心血管事件风险之间存在剂量 - 反应关系。也有研究认为，轻度吸烟和重度吸烟者的支气管动脉内皮舒张功能和 NO 生物合成能力下降程度无明显差异[39]，被动吸烟者和主动吸烟者一样，内皮舒张功能下降、血小板活性增加[40]。说明吸烟时小剂量的毒性物质即能够引发生物学和细胞学改变，从而导致心血管疾病。

（一）吸烟损伤血管内皮功能

内皮细胞分泌的两种血管舒张分子（NO 和前列环素）具有直接的抗血栓形成作用，因为它们可通过 cGMP 依赖性机制抑制血小板的激活和聚集。研究表明[41,42]，人脐静脉内皮细胞和人冠状动脉内皮细胞经吸烟者血清培养后 NO 合成减少，内皮细胞 NO 合成酶的表达和活性降低。这种吸烟诱导内皮细胞 NO 合成减少的机制可能是：①香烟的烟雾中含有大量自由基，导致 NO 生物利用度的减少[42]；②吸烟可能改变内皮型一氧化氮合酶的蛋白结构及其活性，减少 NO 的合成[41-43]。NO 不仅是血管调节分子，同时有助于调节炎症、白细胞黏附、血小板活化和血栓形成。因此，NO 合成的改变对血栓事件的发生和发展起到重要的影响。同样，大鼠长期暴露于香烟烟雾可致主动脉前列环素(PGI2)生成减少[44]。Reinders 等[45]发现，利用香烟烟雾冷凝物孵化内皮细胞可致 PGI2 的生产减少。Ahlsten 等[46]报道，孕妇吸烟显著降低新生儿脐动脉 PGI2 的含量。

Rho 激酶在维持平滑肌收缩、肌肉组织结构和基因表达的过程中具有重要作用，Rho 激酶的改变可能促进动脉粥样硬化的形成。研究显示，吸烟可产生大量的活性氧，使 Rho 激酶活性增加，而使用 Rho 激酶抑制剂可以使吸烟者前臂血管的舒张程度较非吸烟者明显增加[47]。Rho 激酶活性增加后，可通过以下途径影响内皮功能：①Rho 激酶可调控内皮细胞一氧化氮合酶的表达，通过降低 mRNA 的稳定性及一氧化氮合酶磷酸化的程度，使一氧化氮合酶的活性减弱，NO 合成减少，血管内皮舒张功能受损[48]；②Rho 因子参与血管内皮细胞前内皮素原 -1 的生成，而前内皮素原 -1 是强烈血管收缩素内皮素 -1 的前体[49]，Rho 激酶活性增加，促进 Rho 因子的产生，使内皮素原 -1 增加，进而使血管收缩，加重心肌缺血，长期可使动脉血管内皮损伤，加速动脉粥样硬化形成。

（二）吸烟加重炎症反应

研究显示，与非吸烟者比较，吸烟者的白细胞、单核细胞、淋巴细胞、中性粒细胞数量明显增加，而戒烟后，白细胞数量可降至与非吸烟患者相当[50]。单核细胞在炎症及组织修复过程中起着重要作用，单核细胞功能受损影响损伤血管的修复，促使血栓和粥样斑块形成。吸烟可减少血管内皮生长因子 A 介导的单核细胞迁移、聚集，服用至少 2 周抗氧化剂可逆转该作用，提示吸烟引起的单核细胞迁移受损与氧化应激有关[51]。

（三）吸烟加重血脂水平异常

吸烟者血清胆固醇、甘油三酯和低密度脂蛋白水平明显升高，而其高密度脂蛋白较非吸烟者降低。有研究表明，吸烟引起的胆固醇和高密度脂蛋白异常可能与胰岛素抵抗有关，即胰岛素抵抗可能是吸烟引起脂质代谢异常的关键环节[52]。

（四）吸烟增加血栓形成风险

吸烟会增加急性心肌梗死的风险，戒烟 1~3 年就会显著降低急性心肌梗死的发病风险[53]。近期研究发现，戒烟能够马上降低血栓事件的风险。猝死的病理学研究发现，吸烟能够增加男性吸烟者薄纤维帽斑块破裂、急性血栓形成的风险；而对于女性吸烟者，猝死的主要机制是斑块侵蚀后血栓形成[54]。急性的烟雾暴露也会增加冠状动脉阻力从而减少冠状动脉血流量，研究还发现，吸烟是冠状动脉痉挛的危险因素[55]。

大量研究指出，无论主动或被动吸烟，都可通过内皮损害、炎症反应、氧化应激、促血栓形成等作用引起心血管疾病的发生、发展，甚至导致死亡风险增加。尽管吸烟促进心血管疾病发生、发展的机制仍未完全阐明，目前的研究结果对心血管疾病的防治仍具有重要指导作用。

（刘俊明　李科）

参考文献

[1] 陈伟伟，高润霖，刘力生，等．中国心血管病报告 2013 概要．中国循环杂志，2014，29(7)：487-491.

[2] Go AS，Mozaffarian D，Roger VL，et al. Heart disease and stroke statistics-2013 update：a report from the American Heart Association. Circulation，2013，127(1)：e6-e245.

[3] Gu D，Kelly TN. Mortality attributable to smoking in China. New Engl J Med，2009，360(2)：150-159.

[4] 杨功焕，马杰民．中国人群 2002 年吸烟和被动吸烟的现状调查．中华流行病学杂志，2005，26(2)：77-83.

[5] Fagard RH. Smoking amplifies cardiovascular risk in patients with hypertension and diabetes. Diabetes Care，2009，32 Suppl 2：S429-S431.

[6] 葛增．高血压患者吸烟与心血管疾病死亡和全因死亡风险关系的前瞻性队列研究[D]．北京：北京协和医学院中国医学科学院，2013.

[7] Meyers DG，Neuberger JS，He J. Cardiovascular effect of bans on smoking in public places：a systematic review and meta-analysis. J Am Coll Cardiol，2009，54(14)：1249-1255.

[8] Doll R，Peto R，Boreham J，et al. Mortality in relation to smoking：50 years' observations on male British doctors. BMJ，2004，328(7455)：1519.

[9] Teo KK，Ounpuu S，Hawken S，et al. Tobacco use and risk of myocardial infarction in 52 countries in the INTERHEART study：a case-control study. Lancet，2006，368(9536)：647-658.

[10] Vander Zwaag R，Lemp GF，Hughes JP，et al. The effect of cigarette smoking on the pattern of coronary atherosclerosis. A case-control study. Chest，1988，94(2)：290-295.

[11] Ashby DT，Dangas G，Mehran R，et al. Comparison of one-year outcomes after percutaneous coronary intervention among current smokers，ex-smokers，and nonsmokers. Am J Cardiol，2002，89(2)：221-224.

[12] Hasdai D，Garratt KN，Grill DE，et al. Effect of smoking status on the long-term outcome after successful percutaneous coronary revascularization. N Engl J Med，1997，336(11)：755-761.

[13] 孙海宁．吸烟对冠状动脉旁路移植术后近、远期结果影响研究[D]．北京：北京协和医学院中国医学科学院，2011.

[14] 杨丽峰，吕吉元，贾永平．经皮冠状介入治疗对急性冠状动脉综合征患者内皮功能的影响．中国动脉硬化杂志，2005，13(4)：323-342.

[15] 陈章强，洪浪，王洪，等．急性冠状动脉综合征患者介入治疗前后血小板活化和炎症因子的变化及其临床意义．临床心血管病杂志，2009，25(7)：3656-3371.

[16] Penn A，Currie J，Snyder C. Inhalation of carbon monoxide does not accelerate arteriosclerosis in cockerels. Eur J Pharmacol，1992，228(2-3)：155-164.

[17] Zevin S，Saunders S，Gourlay SG，et al. Cardiovascular effects of carbon monoxide and cigarette smoking. J Am Coll Cardiol，2001，38(6)：1633-1638.

[18] Pellegrini MP，Newby DE，Maxwell S，et al. Short-term effects of transdermal nicotine on acute tissue plasminogen activator release in vivo in man. Cardiovasc Res，2001，52(2)：321-327.

[19] Mayhan WG，Sharpe GM. Chronic exposure to nicotine alters endothelium-dependent arteriolar dilatation：effect of superoxide dismutase. J Appl Physiol，1999，86(4)：1126-1134.

[20] Sun YP，Zhu BQ，Browne AE，et al. Nicotine does not influence arterial lipid deposits in rabbits exposed to second-hand smoke. Circulation，2001，104(7)：810-814.

[21] Benowitz NL. The role of nicotine in smoking-related cardiovascular disease. Prev Med，1997，26(4)：412-417.

[22] Li Z，Barrios V，Buchholz JN，et al. Chronic nicotine administration does not affect peripheral vascular reactivity in the rat. J Pharmacol Exp Ther，1994，271(3)：1135-1142.

[23] Neunteufl T，Heher S，Kostner K，et al. Contribution of nicotine to acute endothelial dysfunction in long-term smokers. J Am Coil Cardiol，2002，39(2)：251-256.

[24] Li Z，Barrios V，Buchholz JN，et al. Chronic nicotine administration does not affect peripheral vascular reactivity in the rat. J Pharmacol Exp Ther，1994，271(3)：1135-1142.

[25] Mayhan WG，Sharpe GM. Chronic exposure to nicotine alters endothelium-dependent arteriolar dilatation：effect of superoxide dismutase. J Appl Physiol，1999，86(4)：1126-1134.

[26] Mayhan WG, Sharpe GM. Superoxide dismutase restores endothelium-dependent arteriolar dilatation during acute infusion of nicotine. J Appl Physiol, 1998, 85(4): 1292-1298.

[27] Chalon S, Moreno H Jr, Benowitz NL, et al. Nicotine impairs endothelium-dependent dilation in human veins in vivo. Clin Pharmacol Ther, 2000, 67(4): 391-397.

[28] Benowitz NL, Fitzgerald GA, Wilson M, et al. Nicotine effects on eicosanoid formation and hemostatic function: comparison of transdermal nicotine and cigarette smoking. J Am Coll Cardiol, 1993, 22(4): 1159-1167.

[29] Benowitz NL. The role of nicotine in smoking-related cardiovascular disease. Prev Med, 1997, 26(4): 412-417.

[30] 杨进波，肖成峰，杨晓波，等. 苯丙(a)芘对内皮细胞增殖活性的影响及与热应激蛋白 70 表达关系的研究. 卫生研究杂志，2003, 32(2): 92-94.

[31] Guthikonda S, Sinkey C, Barenz T, et al. Xanthine oxidase inhibition reverses endothelial dysfunction in heavy smokers. Circulation, 2003, 107(3): 416-421.

[32] Kayyali US, Budhiraja R, Pennella CM, et al. Upregulation of xanthine oxidase by tobacco smoke condensate in pulmonary endothelial cells. Toxicol Appl Pharmacol, 2003, 188(1): 59-68.

[33] Barua RS, Ambrose JA, Srivastava S, et al. Reactive oxygen species are involved in smoking-induced dysfunction of nitric oxide biosynthesis and upregulation of endothelial nitric oxide synthase; an in vitro demonstration in human coronary artery endothelial cells. Circulation, 2003, 107(18): 2342-2347.

[34] Nedeljkovic ZS, Gokce N, Loscalzo J. Mechanisms of oxidative stress and vascular dysfunction. Postgrad Med J, 2003, 79(930): 195-199; quiz 198-200.

[35] Kojda G, Harrison D. Interactions between NO and reactive oxygen species: pathophysiological importance in atherosclerosis, hypertension, diabetes and heart failure. Cardiovasc Res, 1999, 43(3): 562-571.

[36] RaijL, DeMaster EG, Jaimes EA. Cigarette smoke-induced endothelium dysfunction: role of superoxide anion. J Hypertens, 2001, 19(5): 891-897.

[37] Fennessy FM, Moneley DS, Wang JH, et al. Taurine and vitamin C modify monocyte and endothelial dysfunction in young smokers. Circulation, 2003, 107(3): 410-415.

[38] Takajo Y, Ikeda H, Haramaki N, et al. Augmented oxidative stress of platelets in chronic smokers: mechanisms of impaired platelet-derived nitric oxide bioactivity and augmented platelet aggregability. J Am Coll Cardiol, 2001, 38(5): 1320-1327.

[39] Barua RS, Ambrose JA, Eales-Reynolds LJ, et al. Heavy and light cigarette smokers have similar dysfunction of endothelial vasoregulatory activity: an in vivo and in vitro correlation. J Am Coll Cardiol, 2002, 39(11): 1758-1763.

[40] Glantz SA, Parmley WW. Passive smoking and heart disease. Mechanisms and risk. JAMA, 1995, 273(13): 1047-1053.

[41] Barua RS, Ambrose JA, Eales-Reynolds LJ, et al. Dysfunctional endothelial nitric oxide biosynthesis in healthy smokers with impaired endothelium-dependent vasodilatation. Circulation, 2001, 104(16): 1905-1910.

[42] Barua RS, Ambrose JA, Srivastava S, et al. Reactive oxygen species are involved in smoking-induced dysfunction of nitric oxide biosynthesis and pregula tion of endothelial nitric oxide synthase: an in vitro demonstration in human coronary artery endothelial cells. Circulation, 2003, 107(18): 2342-2347.

[43] Zhang S, Day I, Ye S. Nicotine induced changes in gene expression by human coronary artery endothelial cells. Atherosclerosis, 2001, 154(2): 277-283.

[44] Pittilo RM, Mackie IJ, Rowles PM, et al. Effects of cigarette smoking on the ultrastructure of rat thoracic aorta and its ability to produce prostacyclin. Thromb Haemost, 1982, 48(2): 173-176.

[45] Reinders JH, Brinkman HJ, van Mourik JA, et al. Cigarette smoke impairs endothelial cell prostacyclin production. Arteriosclerosis, 1986, 6(1): 15-23.

[46] Ahlsten G, Ewald U, Tuvemo T. Maternal smoking reduces prostacyclin formation in human umbilical arteries. A study on strictly selected pregnancies. Acta Obstet Gynecol Scand, 1986, 65(6): 645-649.

[47] Noma K, Goto C, Nishioka K, et al. Smoking, endothelial function, and Rho-kinase in humans. Arterioscler Thromb Vasc Biol, 2005, 25(12): 2630-2635.

[48] Takemoto M, Sun J, Hiroki J. Rho-kinase mediates hypoxia-induced downregulation of endothelial nitric oxide synthase. Circulation, 2002, 106(1): 57-62.

[49] Hernández-Perera O, Pérez-Sala D, Soria E, et al. Involvement of Rho GTPases in the transcriptional inhibition of preproendothelin-1 gene expression by simvastatin in vascular endothelial cells. Circ Res, 2000, 87(7): 616-622.

[50] Lavi S, Prasad A, Yang E H, et al. Smoking is associated with epicardial coronary endothelial dysfunction and elevated white blood cell count in patients with chest pain and early coronary artery disease. Circulation, 2007, 115(20): 2621-2627.

[51] Stadler N, Eggermann J, Voo S, et al. Smoking-induced monocyte dysfunction is reversed by vitamin C supplementation in vivo. Arterioscler Thromb Vasc Biol, 2007, 27(1): 120-126.

[52] Reaven G, Tsao PS. Insulin resistance and compensatory hyperinsulinemia: the key player between cigarette smoking and cardiovascular

disease? J Am Coll Cardiol, 2003, 41 (6): 1044-1047.

[53] Lightwood JM, Glantz SA. Short-term economics and health benefits of smoking cessation: myocardial infarction and stroke. Circulation, 1997, 96 (4): 1089-1096.

[54] Burke AP, Farb A, Malcom GT, et al. Coronary risk factors and plaque morphology in men with coronary disease who died suddenly. N Engl J Med, 1997, 336 (18): 1276-1282.

[55] Sugiishi M, Takatsu F. Cigarette smoking is a major risk factor for coronary spasm. Circulation, 1993, 87 (1): 76-79.

限盐的争议与共识

大量的科学证据显示，过量的食盐摄入是导致血压升高的决定性因素之一，因此降低食盐摄入量是预防和控制高血压的有效方式[1,2]。同时，高血压又是导致心血管疾病发生最主要的危险因素之一，有模型研究显示，即使是全人群层面中等程度的食盐摄入的减少，也能显著降低人群心血管疾病的发生率与死亡率并节省巨大的卫生费用支出[3,4]。以这些实证研究与模型研究证据为基础，世界卫生组织协同很多国家及组织，陆续开始推动在国家和全人群层面的减盐行动[5,6]。但近几年，陆续有研究提出了不同观点，质疑限盐所带来的心血管系统获益[7-12]，尤其是针对较低食盐摄入是否带来获益的质疑。在发表的这些研究的基础之上，美国国家科学院的医学研究所（Institute of Medicine，IOM）的报告指出，尚未有足够充分的证据，对每天摄入低于2300mg的钠（约等于摄入低于6g食盐）是否增高或降低心血管疾病的发生率做出判定[13]，但同时也指出，已经有充分证据表明过量的食盐摄入导致心血管或其他健康结局的发生，并支持从人群层面降低过量的食盐摄入。之后由于某些媒体或个人对于研究结论片面的解读，让某些公众产生了误解并感到困惑，究竟是否还要限制食盐摄入？本章从综述限盐的科学证据出发，并分析争议的来源、相关科学证据所存在的问题以及可能的解决方法，最后提出学界已经达成的共识，为我国的减盐行动提供参考。

一、食盐摄入与血压关系的科学证据

血压水平与健康结局显著相关，而且这种相关性对于血压水平而言不存在阈值，也就是说在成人血压值分布范围中，随着血压水平的上升，心血管疾病、卒中、终末期肾病等发生的风险始终逐渐增高[14-16]。据估计，2001年在世界范围内，血压水平的升高导致了54%的卒中事件以及47%的冠心病事件，而这些心血管事件中将近一半发生在未被诊断为高血压的人群之中[17]，因此理想的血压控制水平，不是在临床高血压进行诊断的140/90mmHg，而是控制在120/80mmHg以下。

过量食盐摄入对于血压升高存在显著且独立的作用，而减少食盐摄入则可以明显降低平均血压水平，这一结论已通过大量动物实验、人群观察性研究以及人群临床试验得到证实。

（一）动物实验性证据

过量的食盐摄入导致血压水平的上升，已经在包括小鼠、大鼠、兔、狗以及多个灵长类动物模型中得到证实[18-21]，且在这些动物试验之中通过控制不同的食盐摄入水平以及暴露时间来观察食盐摄入对于血压，以及其他生理指标[22]（比如尿液微量白蛋白水平）和器官[22,23]（比如肾脏）的影响。

在黑猩猩的一个实验研究中显示[21]，将17只黑猩猩膳食的食盐摄入量在3年之间依次从75mmol/d（约4.4g/d），变化至35mmol/d（约2.0g/d），然后变化至120mmol/d（约7.0g/d），血压水平随膳食食盐摄入的降低而始终降低，没有阈值效应（即没有因为食盐摄入降至某一个值而血压不再降低）。从收缩压来看，每100mmol/d（约5.9g/d）膳食食盐的降低，收缩压降低12.7mmHg（95%置信区间，8.5~16.9mmHg，调整相关变量）。另外一个在110只黑猩猩之中的对照试验也得到了类似的结论[21]。这些在最接近人类的物种之中进行的单变量实验（控制所有其余变量影响），则提示可以通过限制食盐摄入来降低人群的血压水平。

（二）人群观察性研究

20世纪中期之后，陆续有许多观察性的人群流行病学研究开始报道食盐摄入与血压之间的关联。但由于刚开始很多的研究在方法学（如测量食盐摄入量的方法）以及研究的人群构成方面存在差异，得到了一些具有争议的结果。为了解决这些研究之间可能存在的方法异质性的问题，在20世纪80年代开展了一项大规模国际合作研究——INTERSALT研究[24]，它包含了来自于全世界32个不同国家的52个人群的样本（n=10 079），通过24小时尿钠这一“金标准”指标来评价食盐摄入与血压之间的关系。所有的尿液样本由统一的中心实验室进行分析测定。在我国，有北京、南宁以及天津这 3 个中心（每一中心样本量为 200 人）参与了本项研究。研究发现在 4 个盐摄入量非常低的人群中，血压水平不随年龄增加而上升且一直维持在较低水平；而在其余 48 个人群中，血压随年龄上升的斜率则与钠盐摄入量显著相关。进一步的分析发现，研究人群（n=52）24 小时尿钠的中位数每增加 100mmol，收缩压 / 舒张压的中位数增加 5~7/2~4mmHg；人群内（n=10 079）的分析也得到类似结果[25]。其中，我国天津中心的 24 小时尿钠平均值是 245.6mmol[24]（相当于每日食盐摄入 14.4g），为 52 个中心之中最高。

20 世纪 90 年代，在 INTERSALT 研究结果基础之上，另外一项所采用方法的标准化程度和质量控制措施更为严格的国际合作研究——INTERMAP 研究在中国、日本、美国和英国 4 个国家展开，目的是探究宏量及微量营养素的摄入与血压之间的关系[26]。来自这 4 个国家的 4680 名 40~59 岁成年人参与了本项研究，研究采用 2 次 24 小时尿电解质测定（由比利时统一的中心实验室完成）并结合 4 次 24 小时膳食情况调查更为全面准确地估计研究对象的食盐摄入量。中国的北京、山西以及广西的 3 个农村人群参与了本次横断面的调查，共有 839 名研究对象入选。本研究中关于钠摄入与血压的结果与 INTERSALT 研究结果具有一致性，中国人群 24 小时尿钠分别为 5633mg/d（男性人群，相当于食盐摄入 14.33g/d）与 4839mg/d（女性人群，相当于食盐摄入 12.31g/d）[27]，均显著高于其他 3 个国家；中国人群平均收缩压为 121.3mmHg（标准差 17.4mmHg），亦为四国最高。即使在肥胖流行程度远低于欧美国家的情况下，血压水平仍然处于较高值，提示了高盐摄入对于中国人群血压的关键影响[27]；而血压水平的偏高以及高血压流行导致了更多脑卒中与死亡的发生，间接提示脑卒中在我们国家的高发可能与高盐的摄入存在关联。

我国北方盐摄入水平和血压平均水平都远高于南方。对于 INTERMAP 来自中国的 3 个人群样本（2 个北方人群，1 个南方人群）进行的分地区分析结果显示[28]，在调整了体重指数以及其他协变量后，我国南北地区收缩压差异的 66% 能够被钠、钾离子摄入水平的不同所解释，同时，仅钠摄入水平的差别就能够解释南北地区收缩压差异的 1/3。由此可见，我国南北地区血压水平存在差异的一个重要原因便是食盐摄入的不同。这也从另外一个角度证实了食盐摄入与高血压之间的关联性。

去年《新英格兰医学杂志》上发表的 PURE Study[10]，是 18 个国家超过 10 万人参与的人群观察性研究，分析了钠摄入与血压的关系，回归分析发现每增加 1g 钠（2.5g 食盐）摄入，收缩压升高 2.11mmHg，舒张压升高 0.78mmHg，与之前的研究结论存在一致性；但他们同时报道了钠摄入与血压关联性的大小与钠摄入水平有关（存在交互作用）：每日钠摄入超过 5g 钠组（12.7g 食盐），每升高 1g 钠（2.5g 食盐）摄入，收缩压升高 2.58mmHg；每日钠摄入 3~5g 钠（7.6~12.7g 食盐）组，收缩压升高 1.74mmHg；而钠摄入在 3g 钠（7.6g 食盐）以下组，收缩压升高 0.74mmHg。因此这个研究也认为减盐应该重点关注高钠摄入人群。这一研究发表之后，也引起了很多争议，尤其对于观察性研究方法的讨论以及食盐摄入量——暴露水平估计的讨论，本文后面的部分会对争议进行详细介绍。

（三）人群限盐试验干预性研究

尽管观察性研究提供了大量有关盐的摄入量与血压关系的科学证据，但最令人信服的证据，来自干预试验性研究，如随机对照临床试验。根据减盐方式的不同，可以分为单纯性限制食盐的摄入，和通过低钠代用盐来减少食盐摄入两种方式，下面分别回顾分析。

1. 单纯性限制食盐摄入的干预性试验　在单纯性减盐干预的临床试验之中，最为著名的研究之一为 DASH-Sodium（Dietary Approaches to Stop Hypertension-Sodium）研究[29]。这是一个随机交叉设计的对照试验，对比不同饮食模式（DASH 饮食和普通饮食）以及不同食盐摄入水平下的血压值差异。食盐摄入分为高、中、低三档依次进行，每一档次的盐摄入持续 30 天。研究结果发现不论 DASH 饮食模式干预组或是普通饮食模式对照，研究对象收缩压均随着盐摄入的减少（高盐摄入→中等盐摄入→低盐摄入）呈依次显著降低的趋势，清楚呈现了食盐摄入与血压改变的剂量 - 反应关系，而且在任何种族、性别以及基线血压水平的研究参与者之中均能够观察到这种规律。

TOHP（the Trials Of Hypertension Prevention Ⅰ and Ⅱ）系列随机对照试验，研究了减少食盐摄入与其带来的血压改变，且干预持续时间相对较长：TOHP Ⅰ干预（共 8 组，包括减盐、体重控制、压力管理三个生活方式干预组，4 支营养素补充干预组以及对照组）持续 18 个月[30]，TOHP Ⅱ干预（2×2 析因设计，包括体重控制组、减盐干预组、减重及减盐共同干预组以及对照组）持续36~48个月[31]，因此可以前瞻性地观察限盐的较远期效应。两个试验均观察到了减盐干预组血压水平以及高血压发生风险的显著性降低（TOHP Ⅰ：收缩压降低1.7mmHg，$P<0.01$；TOHP Ⅱ：6个月时，减盐组和共同干预组收缩压分别降低2.9mmHg和4.0mmHg，$P<0.001$；36个月时，收缩压分别降低1.2mmHg和1.1mmHg；48个月时，各干预组的高血压发生相对风险均低于对照组，共同干预组相对危险度RR=0.78，$P<0.02$；减盐干预组RR=0.82，$P<0.05$）。

一项包含有34个临床试验的Meta分析[32]（包括22个在高血压患者中的研究，12个在健康人群中的研究）发现，不论是在高血压人群或是健康人群中，持续较长时间（减盐干预持续时间不低于4周）、中等程度地减少食盐摄入（平均减少食盐摄入75mmol/d，即4.4g/d）均能够显著降低血压水平（高血压人群收缩压降低5.39mmHg，健康人群收缩压降低2.42mmHg），而且血压降低的程度和减少盐摄入的幅度存在显著的剂量-反应关系：盐摄入降低越多，血压降低幅度也越大。另外一项Meta分析，纳入了167项盐与血压关系的试验研究[33]，同样发现，不论研究对象是否患有高血压，不论种族，减少食盐摄入都能够显著降低血压的水平。

2. 人群低钠代用盐试验性研究　虽然减少食盐被证实有明确的降压作用，也被明确作为降压的治疗性生活方式之一写入了美国JNC7版高血压防治指南，但在实际生活中习惯了长期高盐饮食的人群减盐并不容易。考虑到钠的摄入量与血压存在正向关联，而钾的摄入与血压存在负向关联，用氯化钾代替普通食盐中的部分氯化钠来达到减少钠摄入、提高钾摄入的低钠代用盐应运而生。不同低钠盐产品中氯化钠被替代的比例不尽相同，从低于30%到超过50%不等，有部分的产品还包含一部分比例的镁盐，尽管镁离子不存在单独降压的作用，但其存在可以减少钠盐的摄入，并能改善过多的氯化钾可能导致的食盐口感（涩味）的变化。

2004年，为了确证并评价低钠代用盐降低血压的效果，一项全球规模最大、干预时间最长的随机双盲对照试验——中国代用盐研究在我国北方6个农村地区展开[34]。研究选取了608名心血管病高危个体（平均年龄60岁），干预组给予低钠代用盐（氯化钠65%，氯化钾25%以及10%硫酸镁），对照组提供普通盐（99%氯化钠）。在干预随访12个月后，干预组血压对比对照组血压降低5.4mmHg（$P=0.001$）。研究者在其中两个协作中心的187名研究对象中又做了更为深入的研究，发现干预组外周与中心动脉的收缩压均显著降低（外周7.4mmHg，$P=0.009$；中心6.9mmHg，$P=0.011$），并发现脉搏波反射时间延长。这说明低钠盐不仅仅降低了血压的水平，也同时改善了血管的弹性[35]。研究者还对低钠盐的耐受程度做了分析，发现低钠盐能够被研究对象良好地接受[36]。低钠代用盐随机对照试验的结果为我们提供了减少食盐摄入的一种新思路，也显示了低钠代用盐作为一种有效且易于接受的减盐干预方式的实际应用潜力。

二、食盐摄入与心血管结局关系的科学证据

尽管过量的食盐摄入导致血压上升已经被大量的科学证据所证实，但学界仍有不同的声音质疑血压作为食盐摄入与心血管事件关联中的替代结局指标（surrogate outcome）的合理性。他们声称，限盐的确可以带来血压的改善，但这种改善未必能最终转化为心血管事件发生率的降低，以此阻挠全人群的减盐行动。考虑到巨大的成本和可行性，现在还没有任何已经发表的大型随机对照临床试验来直接检验限盐是否能够带来心血管结局的获益，但也已经有一些研究能够提示限盐所带来的心血管系统的保护作用。

在上面提到的TOHP试验中，研究者在原始试验结束之后对研究人群进行了10~15年的随访，发现限盐干预组的心脑血管事件发生风险降低25%（RR=0.75，95% CI：0.57~0.99，$P=0.04$，调整年龄、性别、种族等相关变量）至30%（RR=0.70，95% CI：0.53~0.94，补充调整基线盐摄入及体重）[37]，说明限盐的干预能够使心脑血管系统远期获益。

另外一项研究来自于我国台湾地区学者进行的关于低钠富钾代用盐的整群随机对照试验研究[38]，将一家养老院的5个厨房随机分为两组，其中干预组厨房使用富钾代用盐（49%氯化钠，49%氯化钾和2%其他添加剂），对照组厨房使用普通盐（99.6%氯化钠和0.4%其他添加剂），共有1981名研究对象纳入研究，平均随访31个月。研究结果显示，富钾盐干预组降低了约41%的心血管疾病死亡风险（危险比值

HR=0.59，95% CI：0.37~0.95）。干预组比对照组各年龄别期望寿命增加了 0.2~0.9 年，而且发现干预组的老人在心血管疾病住院治疗费用比对照组的老人平均减少了约 426 美元 / 年。富钾盐对于总死亡的风险也有一定作用（危险比值 HR=0.9），但是未达到统计学上显著的水平。由此可见，减少食盐摄入并补充钾的摄入，不仅能够降低血压水平，还能够进而减少心血管疾病所导致的死亡。

三、近期国际上关于限盐的争议

除了大量已经发表的研究为限盐带来血压水平及心血管结局的改善提供佐证，2011 年起陆续在《美国高血压杂志》（*AJH*），《美国医学会杂志》（*JAMA*）以及美国《新英格兰医学杂志》（NEJM）等杂志上发表的数篇关于钠摄入与心血管健康结局关联的研究提出了一些不同的观点[7-12]，由于这些杂志均在医学领域具有较强的影响力，导致一时之间质疑全民减盐干预的声音占据了各大媒体的版面。

要想了解这些争议的来源，需要首先判断这些研究的质量，对这些证据进行分级，然后判断它们是否足够影响整个的限盐科学证据体系。

先看三篇原创性研究的文章，三个研究均为观察性研究。第一项研究是基于欧洲的两个基因研究队列[9]，随访 3681 名研究对象 7.9 年，食盐摄入水平由 24 小时尿钠来进行估计，依据尿钠水平分为低、中、高三组，发现心血管的死亡随尿钠的上升反而降低。这一研究引起了很大争议，尤其是对于其研究的评判[39]，包括研究样本量限制以及研究对象偏年轻，导致结局事件数不足，如总共的心血管死亡数仅有 84 例，统计效能不足；此外，其对于尿钠的估计存在偏倚，导致错分，比如较大一部分研究对象未能提供 24 小时尿液的样本或未能提供完全的 24 小时尿液样本等。从这些角度分析，该研究证据层级较弱。

另外两个研究由相同的主要研究者主导，其中一项依托于两个药物临床试验队列（均为心血管患者，总样本量 n=28 880）[7]，另外一项就是之前提到的 PURE 队列的随访结果（总样本量 n=101 945，源自 17 个国家）[12]，两篇都得到了类似的结果，即研究者认为盐摄入量与心血管事件的关系是“J 形”曲线，以钠摄入 4.00~5.99g 作为参照组（即盐摄入 10~15g），过高的钠摄入与过低的钠摄入组其心血管事件发生率均升高。单粗略来看，结果似乎可圈可点：来源于大样本人群研究，有来源于一般社区人群的队列也有特殊人群队列，涉及多个国家协作，钠摄入通过尿钠来估计，结局事件通过监测系统收集等。但从研究的细节来看，还是有很多值得推敲的地方。最主要的争议还是来自暴露水平的估计，尤其是在这两个研究之中，尿液样本均来自点尿样，即一次性的留置尿液样本。比如有学者指出，即使 1 次标准化操作的 24 小时尿液样本收集也不能准确反映个体的食盐摄入水平[40]，更何况一次性的点尿样，以及这两篇文章中用于点尿样估计 24 小时尿钠水平的 Kawasaki 公式也有误，并且队列研究之中可能存在的一些方法学问题，比如其他混杂因素的影响（营养素摄入之间的共线性等）、观察性研究中的因果关系倒置问题（如摄入钠少是心血管病或高危因素出现后的结果，而非原因，比如高血压患者发现自己有高血压之后减少了钠的摄入）等。这些问题的存在大大减弱了这两个研究证据的层级，所以不能通过这两个研究就得到“过低的盐摄入水平（<7.5g/d）导致更高的心血管死亡率”或者“限盐会对心血管系统带来更多危害”这样的结论。

再来看引起广泛争议的两篇 Meta 荟萃分析，第一篇发表于 2011 年[8]，纳入 7 项随机对照试验，结论认为没有充分证据显示通过减盐能够显著减少全死因死亡和心血管事件及卒中，以及在心衰患者中限盐导致了更高的全死因死亡，作者考虑到总体样本量限制，总共纳入 6250 名研究对象，665 例死亡，呼吁再进行更为大规模的临床试验——以硬结局指标作为终点指标来最终确认。这一篇荟萃分析也引发了广泛争议，质疑包括纳入的研究之间人群构成存在明显的异质性（如纳入了合并复杂临床情况的心衰患者研究），因此结论可靠性值得怀疑。有学者将在心衰患者中开展的研究排除后重新荟萃分析，得到了完全相反的结论，即发现限盐能够显著降低心血管事件和卒中发生 20%（RR=0.8，95% CI：0.64~0.99）[41]。第二篇荟萃分析发表于 2014 年，纳入了 25 项观察性研究，总样本量 n= 274 683，得到的结果与上面提到的两篇大样本观察性研究类似（当然这篇荟萃分析也纳入了 2011 年发表的观察性研究，所占比重超过 10%），即盐摄入与心血管疾病的发生是 U 形或 J 形曲线[11]。可能的质疑点也包括上面提到的那几点，比如暴露测量的准确性以及观察性研究的因果倒置等。

鉴于以上的争议，美国国家科学院的医学研究所对现在的科学证据进行了评估，其报告指出，尚未有足够充分的证据对低于2300mg/d的钠摄入(约等于食盐摄入6g)是否增高或降低心血管疾病的发生率做出判定[13]。

但同时,美国心脏病协会(AHA)也多次发表专家共识[18,19],肯定减盐干预的有效性已经得到了充分的证据支持。至于要通过随机对照临床试验来证实限盐能够降低硬结局指标的呼声,出于研究周期及经济成本、可行性等方面的考虑,这样的试验尚未能开展,但这不应成为延缓全民减盐行动的理由。由此可见,各个机构关于限盐的最终结论也会存在不同。

考虑到这些争议,以及限盐与心血管事件的前瞻性大规模随机对照试验性研究存在空白区,由本文的笔者之一牵头的 The China Salt Substitute and Stroke Study(SSaSS)即中国代用盐干预与卒中发生的关联性研究正在我国北方五省以及西藏地区的600个农村村落展开,目标样本量为21 000人,直接通过大规模的随机对照试验,来为这一议题提供直接科学证据。

四、关于限盐的共识

在美国国家科学院的医学研究所的报告中虽然提出低于2300mg/d的钠摄入(约等于食盐摄入6g)的效果待进一步评估,但报告也明确指出过量的食盐摄入导致心血管疾病发生率的上升,其科学证据是具有一致性的[13],所以限制过量的食盐摄入非常必要。而现在的实际情况则是,在很多的国家,平均盐摄入远超6g/d,过量食盐摄入极为普遍,从某种意义上讲,减盐所带来的获益远超可能的风险,因此全民减盐行动势在必行。

在2011年联合国关于慢性非传染性疾病的高级别会议中,为实现到2025年减少因慢性非传染性疾病导致的过早死亡(premature death)25%,减盐行动被推荐为三大具有优先级的举措之一[42]。而世界卫生组织最近公布的指南,也推荐到2025年减少食盐摄入30%并最终达到成人5g/d的目标(儿童中则应该更低)。

同样,我国居民人均的食盐摄入量,远远超过推荐的摄入量,比其他西方国家更为严重,比如INTERSALT和INTERMAP研究都显示我国北方地区盐摄入量将近15g/d,为各个国家中最高值;以及近期在山东进行的调查也显示此研究人群的食盐摄入为13.4g/d[43],可以预期,即使实现少量(比如降低2g/d)的人群规模减盐,也能够给人群带来巨大的心血管获益。关于食盐摄入,我国的问题不是摄入过少,而是摄入过多。而减盐措施的普遍降压作用,对于维持全人群血压处于理想水平(<120/80mmHg)的意义重大,并能减少心血管事件的发生。因此,减少人群食盐摄入量应是我国预防和控制心血管病的一个重要策略,甚至是首要策略之一。

(颜力　武阳丰)

参考文献

[1] He FJ, MacGregor GA. Reducing population salt intake worldwide: From evidence to implementation. Prog Cardiovasc Dis, 2010, 52: 363-382.

[2] He FJ, MacGregor GA. A comprehensive review on salt and health and current experience of worldwide salt reduction programmes. J Hum Hypertens, 2009, 23: 363-384.

[3] Bibbins-Domingo K, Chertow GM, Coxson PG, et al. Projected effect of dietary salt reductions on future cardiovascular disease. N Engl J Med, 2010, 362: 590-599.

[4] Coxson PG, Cook NR, Joffres M, et al. Mortality benefits from us population-wide reduction in sodium consumption: Projections from 3 modeling approaches. Hypertension, 2013, 61: 564-570.

[5] World Health Organization. Reducing salt intake in populations: Report of a who forum and technical meeting, 5-7 october 2006, Paris, France.

[6] Webster JL, Dunford EK, Hawkes C, et al. Salt reduction initiatives around the world. J Hypertens, 2011, 29: 1043-1050.

[7] O'Donnell MJ, Yusuf S, Mente A, et al. Urinary sodium and potassium excretion and risk of cardiovascular events. Jama-J Am Med Assoc, 2011, 306: 2229-2238.

[8] Taylor RS, Ashton KE, Moxham T, et al. Reduced dietary salt for the prevention of cardiovascular disease: A meta-analysis of randomized controlled trials (cochrane review). Am J Hypertens, 2011, 24: 843-853.

[9] Stolarz-Skrzypek K, Kuznetsova T, Thijs L, et al. Fatal and nonfatal outcomes, incidence of hypertension, and blood pressure changes in relation to

urinary sodium excretion. Jama-J Am Med Assoc, 2011, 305: 1777-1785.

[10] Mente A, O'Donnell MJ, Rangarajan S, et al. Association of urinary sodium and potassium excretion with blood pressure. N Engl J Med, 2014, 371: 601-611.

[11] Graudal N, Jurgens G, Baslund B, et al. Compared with usual sodium intake, low-and excessive-sodium diets are associated with increased mortality: A meta-analysis. Am J Hypertens, 2014, 27: 1129-1137.

[12] O'Donnell M, Mente A, Rangarajan S, et al. Urinary sodium and potassium excretion, mortality, and cardiovascular events. N Engl J Med, 2014, 371: 612-623.

[13] Strom BL, Yaktine AL, Oria M, et al. Sodium intake in populations: Assessment of evidence. Pittsburgh: the National Academies Press, 2013.

[14] Cholesterol, diastolic blood pressure, and stroke: 13 000 strokes in 450 000 people in 45 prospective cohorts. Prospective studies collaboration. Lancet, 1995, 346: 1647-1653.

[15] Klag MJ, Whelton PK, Randall BL, et al. Blood pressure and end-stage renal disease in men. N Engl J Med, 1996, 334: 13-18.

[16] Chobanian AV, Bakris GL, Black HR, et al. Seventh report of the joint national committee on prevention, detection, evaluation, and treatment of high blood pressure. Hypertension, 2003, 42: 1206-1252.

[17] Lawes CM, Vander Hoorn S, Rodgers A, et al. Global burden of blood-pressure-related disease, 2001. Lancet, 2008, 371: 1513-1518.

[18] Appel LJ, Frohlich ED, Hall JE, et al. The importance of population-wide sodium reduction as a means to prevent cardiovascular disease and stroke a call to action from the american heart association. Circulation, 2011, 123: 1138-1143.

[19] Whelton PK, Appel LJ, Sacco RL, et al. Sodium, blood pressure, and cardiovascular disease further evidence supporting the american heart association sodium reduction recommendations. Circulation, 2012, 126: 2880-2889.

[20] Susic D, Varagic J, Frohlich ED. Cardiovascular effects of inhibition of renin-angiotensin-aldosterone system components in hypertensive rats given salt excess. Am J Physiol Heart Circ Physiol, 2010, 298: H1177-H1181.

[21] Elliott P, Walker LL, Little MP, et al. Change in salt intake affects blood pressure of chimpanzees: Implications for human populations. Circulation, 2007, 116: 1563-1568.

[22] Matavelli LC, Zhou X, Varagic J, et al. Salt loading produces severe renal hemodynamic dysfunction independent of arterial pressure in spontaneously hypertensive rats. Am J physiol Heart Circ Physiol, 2007, 292: H814-H819.

[23] Frohlich ED, Susic D. Sodium and its multiorgan targets. Circulation, 2011, 124: 1882-1885.

[24] INTERSALT Cooperative Research Group. Intersalt: An international study of electrolyte excretion and blood pressure. Results for 24 hour urinary sodium and potassium excretion. Intersalt cooperative research group. BMJ, 1988, 297: 319-328.

[25] Elliott P, Stamler J, Nichols R, et al. Intersalt revisited: Further analyses of 24 hour sodium excretion and blood pressure within and across populations. Brit Med J, 1996, 312: 1249-1253.

[26] Stamler J, Elliott P, Dennis B, et al. Intermap: Background, aims, design, methods, and descriptive statistics (nondietary). J Hum Hypertens, 2003, 17: 591-608.

[27] Zhou BF, Stamler J, Dennis B, et al. Nutrient intakes of middle-aged men and women in china, japan, united kingdom, and united states in the late 1990s: The intermap study. J Hum Hypertens, 2003, 17: 623-630.

[28] Zhao L, Stamler J, Yan LL, et al. Blood pressure differences between northern and southern chinese: Role of dietary factors: The international study on macronutrients and blood pressure. Hypertension, 2004, 43: 1332-1337.

[29] Sacks FM, Svetkey LP, Vollmer WM, et al. Effects on blood pressure of reduced dietary sodium and the dietary approaches to stop hypertension (dash) diet. New Engl J Med, 2001, 344: 3-10.

[30] The effects of nonpharmacologic interventions on blood pressure of persons with high normal levels. Results of the trials of hypertension prevention, phase i. JAMA, 1992, 267: 1213-1220.

[31] Effects of weight loss and sodium reduction intervention on blood pressure and hypertension incidence in overweight people with high-normal blood pressure. The trials of hypertension prevention, phase ii. The trials of hypertension prevention collaborative research group. Arch Intern Med, 1997, 157: 657-667.

[32] He FJ, Li J, Macgregor GA. Effect of longer term modest salt reduction on blood pressure: Cochrane systematic review and meta-analysis of randomised trials. BMJ, 2013, 346: f1325.

[33] Graudal NA, Hubeck-Graudal T, Jurgens G. Effects of low-sodium diet vs. High-sodium diet on blood pressure, renin, aldosterone, catecholamines, cholesterol, and triglyceride (cochrane review). Am J Hypertens, 2012, 25: 1-15.

[34] Li N, Neal B, Wu YF, et al. Salt substitution: A low-cost strategy for blood pressure control among rural chinese. A randomized, controlled trial. J Hypertens, 2007, 25: 2011-2018.

[35] Hu JH, Jiang XJ, Li N, et al. Effects of salt substitute on pulse wave analysis among individuals at high cardiovascular risk in rural china: A randomized controlled trial. Hypertens Res, 2009, 32: 282-288.

[36] Li N, Prescott J, Wu YF, et al. The effects of a reduced-sodium, high-potassium salt substitute on food taste and acceptability in rural northern china. Brit J Nutr, 2009, 101: 1088-1093.

[37] Cook NR, Cutler JA, Obarzanek E, et al. Long term effects of dietary sodium reduction on cardiovascular disease outcomes: Observational follow-

up of the trials of hypertension prevention (tohp). BMJ, 2007, 334: 885-888.

[38] Chang HY, Hu YW, Yue CS, et al. Effect of potassium-enriched salt on cardiovascular mortality and medical expenses of elderly men. Am J Clin Nutr, 2006, 83: 1289-1296.

[39] Salt and cardiovascular disease mortality. Lancet, 2011, 377: 1626.

[40] He FJ, Ivkovic V, Jelakovic B, et al. Estimation of sodium excretion should be made as simple as possible, but not simpler: Misleading papers and editorial on spot urines. J Hypertens, 2015, 33: 884-886.

[41] He FJ, MacGregor GA. Salt reduction lowers cardiovascular risk: Meta-analysis of outcome trials. Lancet, 2011, 378: 380-382.

[42] Beaglehole R, Bonita R, Horton R, et al. Priority actions for the non-communicable disease crisis. Lancet, 2011, 377: 1438-1447.

[43] Ge Z, Guo XL, Chen XR, et al. Association between 24 h urinary sodium and potassium excretion and the metabolic syndrome in chinese adults: The shandong and ministry of health action on salt and hypertension (smash) study. Brit J Nutr, 2015, 113: 996-1002.

高血压的罪魁祸首:糖还是盐?

高血压是最常见的心血管疾病,是全球范围内的重大公共卫生问题。全世界约有 10 亿高血压患者,每年导致 710 万例心血管病患者死亡,预计 2025 年高血压患病人数将增至 15.6 亿,高血压已成为人类主要的死亡风险因素。在我国,高血压患病率持续增长并呈加速流行趋势,每年新增高血压患者 600 多万,现患高血压人数已超 2.7 亿[1]。心脑血管病死亡居我国居民死亡原因首位,其中脑卒中为第一位的死亡原因[2]。50%~60% 的脑卒中,40%~50% 的心肌梗死的发生与血压升高有关,一半以上的心脑血管病的发生和死亡与高血压有关。高血压已经对我国社会造成了沉重的经济和社会负担,据 2010 年全球疾病负担研究中国部分的结果显示,中国每年由于血压升高导致的过早死亡人数高达 200 万,每年直接医疗费用达 366 亿元。因此控制高血压是提升心脑血管病防治水平的关键。

我国人群高血压流行有两个比较明显的特点:一是北方高血压多于南方;二是农村高血压有快速上升趋势,接近城市水平。我们在辽宁省农村地区开展的大规模流行病学研究显示人群高血压发病率为 36.7%[3],明显高于全国的平均患病率及南方的高血压患病率。我们发现北方人群高盐饮食的现象非常严峻,高盐饮食是罹患高血压和影响血压水平的重要因素之一[4]。高血压的发病机制非常复杂,近年来,随着大型临床及基础研究的不断开展,我们对高血压的认识也不断深入和更新,尤其是盐与糖对血压的影响引起了学术界的巨大争议。高血压与盐的关系真的能被动摇吗?现将近年来的研究进展作一归纳总结。

一、高血压与盐

高血压的预防是公共卫生的重中之重,除了药物控制以外,长久以来各大膳食指南都着重于限制钠盐的摄入。大量流行病调查和临床观察结果显示,钠盐的摄入与高血压发病呈正相关,而钾盐的摄入则呈负相关[5]。

食盐的摄入导致高血压的证据强于其他任何生活行为[6]。不少研究都表示从偏远的低盐生活环境移居到城市环境,生活方式的改变,增加了食盐的摄入量,人群的血压值随之升高[7,8]。居住在中国西南地区的少数民族彝族,大都地处偏远的深山,平日食用极少量钠盐,随着年龄的增长,彝族农民收缩压平均升高仅每年 0.13mmHg,舒张压每年 0.23mmHg。与之相对比的是,迁居到城市地区生活的彝族人,每日摄入钠盐增多,血压水平也相对增高[9]。一些海岛地区的流行病学研究也发现,越靠近海岸的居民,越方便获取食盐,平均每日摄入食盐量较高,高血压的发病率也高于远离海岸的低盐饮食地区[10,11]。

INTERSALT 研究[12]是较早关于钠盐摄入与高血压关系的大型国际性流行病学调查研究,从全世界 52 个中心一共纳入了 10 079 位参与者,采用标准方法检测参与者 24 小时尿钠排泄,尿钠排泄最低 0.2mmol/24h(巴西雅诺马马印第安人),最高至 242mmol/24h(中国北方地区)。该研究发现食盐摄入与年龄相关的血压升高有明显关系,而平均日消耗食盐量较少的人群平均血压也较低,血压几乎与年龄不相关。

此外,多个干预性研究也证实降低高盐地区人群的饮食含盐量,能明显降低血压值和高血压的发病率[13]。葡萄牙是著名的高摄盐地区,Forte 等[14]的试验在葡萄牙同一城区的两个社区进行,各有 800 名相似生活方式的参与者,平均每天摄入食盐 21g,高血压发病率为 30%。在其中一个社区大力推广健康生活低盐饮食的教育,努力把每日摄盐量降低到 12g。第二年末,对照组收缩压有小幅度增加,而控盐干预组收缩压和舒张压都明显下降,两组平均血压相差 13/6mmHg。而且干预组是社区整体血压都呈下降趋势,包括正常血压和高血压人群,不同年龄及性别之间也没有差异。

钠盐代谢的异常引起高血压的机制较为复杂,例如钠盐可能与 RAS 系统的活性、与交感神经系统的活性、与内皮素的含量、与雄性激素及胰岛素抵抗、与体内钾和钙的含量、与基因的调控缺陷等均密切相关[15]。另外高钠低钾的饮食摄入能抑制钠泵,增加细胞内钠离子浓度,驱使钙离子内流,最终导致血管平滑肌收缩，增加了外周血管阻力[16]。

二、高血压与糖

早期的研究发现盐的摄入与血压升高及高血压发生有很强的正相关性，但是不少近期的研究却发现降低盐的摄入只能轻微降低血压值，尤其是在血压正常人群[17]。近来一些证据表明降低钠盐的摄入会引起更严重的健康问题，比如增加糖尿病患者的心脑血管事件发生率和全因死亡率[18]，以及增加充血性心力衰竭患者的住院率和死亡率[19,20]。更重要的是，近期一项囊括10万人的研究发现限制钠盐每天的摄入量为3~6g才能有效降低死亡和心脑血管事件的发生[21,22]。因此，指南建议每天摄入钠盐低于3g就有可能引起上述危害。钠盐的摄入似乎不是越低越好。

此外还有一种观点，高血压的罪魁祸首是糖，不是盐。精加工食物中往往也含有大量的添加糖分。人们在摄取大量加工食品的同时不仅摄入了盐，还有各种作为甜味剂的添加糖。蔗糖或方糖是由葡萄糖和果糖这两种单糖等比例组成的双糖，是工业加工食品常用的添加糖。还有一种更为常用的甜味剂是高果糖谷物糖浆（HFCS），在加工食品尤其是果汁饮料和苏打水中最常用为甜味添加剂，而HFCS含有更多的果糖（约55%）。

含糖软性饮料是现代日常饮食中添加糖的最大来源，其中最常用的甜味剂是HFCS，在过去30年里它的消耗量增长了40%，远超过其他食品。软性饮料的摄入会增加患肥胖、代谢综合征、2型糖尿病、心脏病、痛风及肾结石的风险。据悉世界范围内，每年与含糖饮料有关联的死亡达180 000人次[23]。

一项包括1000多名美国青少年（14~18岁）的研究显示[24]，男孩平均每天摄入添加糖为389g，女孩为276g，甚至占到整体能量摄入的52%。如此高水平的果糖（至少138g）摄入令人震惊，而且这些不是生理所必需的添加糖，尤其是果糖，在饮食中摄入过多果糖的潜在危害明显大于其可能的益处。参与临床试验的被试验者仅仅通过高糖饮食（有33%的能量来自蔗糖）几周就表现出了血压升高[25]。另一项随机对照试验（RCT）研究的荟萃分析[26]结果显示为期8周或者更长的试验发现，高糖摄入可以显著升高收缩压（6.9mmHg）和舒张压（5.6mmHg）。如果排除糖工业赞助的研究，升高值可以达到7.6/6.1mmHg。

给小鼠饲喂蔗糖能刺激交感神经系统[27]，从而加快心率，促进肾素分泌，肾钠潴留以及升高血管阻力[28]，这些改变都能导致血压升高。此外，过多糖或HFCS的摄入也会通过其他机制引起血压升高，如高瘦素血症、丙酮醛增加和ATP减少[29]。

在动物和人体内单纯摄入果糖都能引起与食用蔗糖的相似结果，都可导致胰岛素抵抗[30-32]，研究者认为主要是果糖降低了脂肪组织对胰岛素的敏感性[33]。胰岛素刺激交感神经系统以及高胰岛素血症都可引起血压升高[34]，而且外周组织的胰岛素抵抗程度直接关系到高血压的严重程度[35]。接受2周的高果糖饮食不仅会显著升高24小时动态血压（+7/5mmHg）和脉搏频率（8%，4次/分），还能升高甘油三酯水平、空腹胰岛素水平和稳态模型（HOMA）指数（胰岛素抵抗和β细胞功能评价指标之一）。摄入过多的果糖可降低高密度脂蛋白，使代谢综合征发疾率加倍[36]。相反，降低果糖摄入（从59g/d到12g/d）可以降低血压、空腹胰岛素水平及慢性肾脏病患者的炎症水平[37]。

果糖对心血管系统有着不同程度的损害。一项针对年轻健康成人（21~33岁）的随机交叉试验[38]发现果糖可能通过增加心输出量而提升血压，并不伴有补偿性的外周血管舒张，增加血压变异性和心肌需氧量。收缩压的明显升高以及血压变异性增高值得关注，因为这都是2型糖尿病患者大血管和小血管并发症的独立危险因素[39]。

三、糖与盐的争论

近年来，钠盐导致血压升高的争议因重要杂志上发表的几篇文章而再次点燃[22,40,41]，他们的结论都认为高钠盐饮食不会对身体健康造成威胁，这无疑大大地刺激了长久以来全世界范围内致力于限盐的努力。

2014年Malik等[42]发表在《美国心脏病杂志》的一篇系统性综述总结了软性饮料与血压之间的关系。这篇包含了12个横断面研究或前瞻性队列研究的系统性综述，一共有400 000位参与者，发现含糖软性饮料与血压值升高及高血压患病率增加显著相关。每天摄入含糖软性饮料超过12盎司就可以增加至少6%患高血压的危险度，在大约18个月的时间内收缩压可以平均升高至少1.8mmHg。这样的软性饮料含有更多的果糖成分，食用类似含糖饮料不仅会增加患高血压的风险，还会增加冠心病、卒中及其他心脏代谢疾病包括肥胖和糖尿病的患病风险。

同时，Feng J. He针对Malik的分析结果发表评论称[43]，他们同意降低人群盐和糖的摄入，即使只小幅度降低，也会给人群健康带来益处。但是血压升高的原始驱动要归结到盐。与其他哺乳动物一样，盐是主要驱使渴感的物质，增加液体的摄入，如果恰好摄入的这部分液体是软性饮料，那么糖的摄入就成比例增加了。所以是盐的摄入增加导致软性饮料的摄入也间接增加，软性饮料还可以促进肠道的钠盐吸收，促进胰岛素分泌导致钠水潴留，还能因为能量摄入过多导致肥胖，这些最终都会使血压升高。

随后，James J. DiNicolantanio在《美国心脏病杂志》发表评论[29]，反证了Feng J. He的观点。他指出糖能刺激胰岛素的分泌，低血糖会让人感觉到饥饿，糖就是饥饿的主要驱动力，获取糖的同时摄入大量食物，同时摄入了食物中本身含有的钠盐。换句话说，糖的消耗驱动了食物的摄入，盐也许只是巧合地也一起摄入了。如果降低了食物中的钠盐，人体正常生理所需盐得不到满足，人们会摄取更多没有限糖的精加工食品，不知不觉中摄入了过多的碳水化合物、反式脂肪及其他不健康的物质，最终导致高血压、肥胖、2型糖尿病等疾病。

早在2009年Forman等[44]通过NHS1、NHS2和HPFS三个队列研究并没有发现全果糖摄入与高血压有危险关系。2012年Ha等[45]在*Hypertension*上发表系统性综述及荟萃分析支持了这一观点，他们也发现用同等热量的果糖替代其他碳水化合物并没有对人体血压造成不利的影响。2014年Jayalath等[46]纳入了NHS1、NHS2和HPFS这三个队列研究进行荟萃分析，同样显示在同等热量条件下果糖与血压没有不良关系，也不支持果糖通过增加尿酸的机制提升血压的观点。Malik等[42]在他们文章中反驳以上结论指出，这三个队列研究计算的是全部果糖的摄入量，而很大一部分果糖的摄入来自水果等自然食物。当同一队列研究里来自水果等自然食物的果糖被剔除后，果糖和高血压之间的紧密关系就表现出来。他们认为直接从水果等天然来源中摄取的糖类（包括果糖）无害，并可能有一定益处。

四、结　论

综上所述，高血压的罪魁祸首是糖还是盐的争论十分激烈。尽管如此，具有重要影响和较高声望的机构，如欧盟和美国医学研究所，还是坚持选择低盐摄入作为防控高血压的重要建议。我国的高血压人群饮食方式和西方差别很大，主要表现为高盐和低钾。现有文献报告的平均尿钠排泄率最高的是中国北方地区[47]。2007中国心血管报告中指出我国北方人群食盐摄入量每人12~18g/d，南方为7~8g/d，明显高于世界卫生组织的推荐量（每人盐摄入量5g/d）。不少研究也证实降低国人饮食钠盐的摄入，能明显降低人群血压值[48,49]，而且适量增加钾盐的摄入能有效降低高血压患者的收缩压[48]。由此可见，高钠低钾的饮食习惯是导致我国高血压患者发病的严重危险因素之一。我国仍然是以农村人口为主的发展中国家，我国的国情是高盐摄入，而糖的摄入要少于西方国家，因此，在我国，我们认为盐的危害仍占据重要地位。目前阶段在倡导低糖饮食的基础上，限盐应该成为预防和治疗我国人群高血压的一项重要措施。但是，现代社会高速发展，随着生活习惯的改变，高血压的患病因素也在不断变化，因此我们需要不断进行大型流行病学及临床研究以明确新形势下的高血压流行病学特征，更精确地制定及更新高血压防治措施，有效提高高血压的控制率和人群的健康水平。

（陈银涛　孙英贤）

参考文献

[1] 卫生部心血管防治研究中心．中国心血管病报告2014. 北京：中国大百科全书出版社，2015.
[2] 国家卫生计生委脑卒中防治工程委员会．中国脑卒中防治报告2015. 北京：中国协和医科大学出版社，2015.
[3] Sun Z, Zheng L, Xu C, et al. Prevalence of prehypertension, hypertension and, associated risk factors in Mongolian and Han Chinese populations in Northeast China. Int J Cardiol, 2008, 128(2): 250-254.

[4] 史硅，孙兆青，郑黎强，等．北方农村高盐饮食人群高血压病患病率和血压水平调查．山西医药杂志，2008，37(3)：195-197.
[5] 中国高血压防治指南修订委员会．中国高血压防治指南 2010. 中华心血管病杂志，2011，39(7)：579-615.
[6] He FJ，MacGregor GA. A comprehensive review on salt and health and current experience of worldwide salt reduction programmes. J Hum Hypertens，2009，23：363-384.
[7] He J，Klag MJ，Whelton PK，et al. Migration，blood pressure pattern，and hypertension：the Yi Migrant Study. Am J Epidemiol，1991，134：1085-1101.
[8] Poulter NR，Khaw KT，Hopwood BE，et al. The Kenyan Luo migration study：observations on the initiation of a rise in blood pressure. BMJ，1990，300：967-972.
[9] He J，Klag MJ，Whelton PK，et al. Migration，blood pressure pattern，and hypertension：the Yi Migrant Study. Am J Epidemiol，1991，134：1085-1101.
[10] Fodor JG，Abbott EC，Rusted IE. An epidemiologic study of hypertension in Newfoundland. Can Med Assoc J，1973，108：1365-1368.
[11] Page LB，Damon A，Moellering RC Jr. Antecedents of cardiovascular disease in six Solomon Islands societies. Circulation，1974，49：1132-1146.
[12] Intersalt Cooperative Research Group. Intersalt：an international study of electrolyte excretion and blood pressure. Results for 24h urinary sodium and potassium excretion. BMJ，1988，297：319-328.
[13] Tian HG，Guo ZY，Hu G，et al. Changes in sodium intake and blood pressure in a community-based intervention project in China. J Hum Hypertens，1995，9：959-968.
[14] Forte JG，Miguel JM，Miguel MJ，et al. Salt and blood pressure：a community trial. J Hum Hypertens，1989，3：179-184.
[15] 陈景彦，张树峰．钠盐代谢异常与原发性高血压关系的研究进展．承德医学院学报，2010，27(2)：186-189.
[16] Adrogue HJ，Madias NE. Sodium and potassium in the pathogenesis of hypertension. N Engl J Med，2007，356：1966.
[17] Chrysant GS，Bakir S，Oparil S. et al. Dietary salt reduction in hypertension--what is the evidence and why is it still controversial? Prog Cardiovasc Dis，1999，42(1)：23-38.
[18] Ekinci EI，Clarke S，Thomas MC，et al. Dietary salt intake and mortality in patients with type 2 diabetes. Diabetes Care，2011，34：703-709.
[19] Paterna S，Fasullo S，Parrinello G，et al. Short-term effects of hypertonic saline solution in acute heart failure and long-term effects of a moderate sodium restriction in patients with compensated heart failure with New York Heart Association class III(Class C). Am J Med Sci，2011，342(1)：27-37.
[20] Paterna S，Gaspare P，Fasullo S，et al. Normal-sodium diet compared with low-sodium diet in compensated congestive heart failure：is sodium an old enemy or a new friend? Clin Sci(Lond)，2008，114：221-230.
[21] O'Donnell M，Mente A，Rangarajan S，et al. Urinary sodium and potassium excretion，mortality，and cardiovascular events. N Engl J Med，2014，371：612-623.
[22] O'Donnell MJ，Yusuf S，Mente A，et al. Urinary sodium and potassium excretion and risk of cardiovascular events. JAMA，2011，306：2229-2238.
[23] Singh GM，Micha R，Katibzadeh S，et al. Mortality due to sugar sweetened beverage consumption：a global，regional，and national comparative risk assessment. Circulation，2013，127：Abstract MP22.
[24] Yudkin J. Pure，white and deadly：How sugar is killing us and what we can do to stop it. Westminster，London：Penguin Books，2012.
[25] Israel KD，Michaelis OE 4th，Reiser S，et al. Serum uric acid，inorganic phosphorus，and glutamic-oxalacetic transaminase and blood pressure in carbohydrate-sensitive adults consuming three different levels of sucrose. Ann Nutr Metab，1983，27：425-435.
[26] Te Morenga LA，Howatson AJ，Jones RM，et al. Dietary sugars and cardiometabolic risk：systematic review and meta-analyses of randomized controlled trials of the effects on blood pressure and lipids. Am J Clin Nutr，2014，100：65-79.
[27] Young JB，Landsberg L. Stimulation of the sympathetic nervous system during sucrose feeding. Nature，1977，269：615-617.
[28] Facchini FS，Stoohs RA，Reaven GM. Enhanced sympathetic nervous system activity. The linchpin between insulin resistance，hyperinsulinemia，and heart rate. Am J Hypertens，1996，9：1013-1017.
[29] DiNicolantonio JJ，Lucan SC，O'Keefe JH. An unsavory truth：sugar，more than salt，predisposes to hypertension and chronic disease. Am J Cardiol，2014，114：1126-1128.
[30] Hwang IS，Ho H，Hoffman BB，et al. Fructose-induced insulin resistance and hypertension in rats. Hypertension，1987，10：512-516.
[31] Jalal DI，Smits G，Johnson RJ，et al. Increased fructose associates with elevated blood pressure. J Am Soc Nephrol，2010，21：1543-1549.
[32] Daly ME，Vale C，Walker M，et al. Dietary carbohydrates and insulin sensitivity：a review of the evidence and clinical implications. Am JClin Nutr，1997，66：1072-1085.
[33] Bruckdorfer KR，Kang SS，Yudkin J. Insulin sensitivity of adipose tissue of rats fed with various carbohydrates. Proc Nutr Soc，1974，33：4a-5a.
[34] Landsberg L. Insulin and the sympathetic nervous system in the pathophysiology of hypertension. Blood Press Suppl，1996，1：25-29.
[35] Ferrannini E，Buzzigoli G，Bonadonna R，et al. Insulin resistance in essential hypertension. N Engl J Med，1987，317：350-357.
[36] Perez-Pozo SE，Schold J，Nakagawa T，et al. Excessive fructose intake induces the features of metabolic syndrome in healthy adult men：role of uric acid in the hypertensive response. Int J Obes(Lond)，2010，34：454-461.
[37] Brymora A，Flisinski M，Johnson RJ，et al. Low-fructose diet lowers blood pressure and inflammation in patients with chronic kidney disease.

Nephrol Dial Transplant, 2012, 27: 608-612.

[38] Brown CM, Dulloo AG, Yepuri G, et al. Fructose ingestion acutely elevates blood pressure in healthy young humans. Am J Physiol Regul Integr Comp Physiol, 2008, 294: R730-R737.

[39] Hata J, Arima H, Rothwell PM, et al. Effects of visit-to-visit variability in systolic blood pressure on macrovascular and microvascular complications in patients with type 2 diabetes mellitus: the ADVANCE trial. Circulation, 2013, 128: 1325-1334.

[40] Stolarz-Skrzypek K, Kuznetsova T, Thijs L, et al. Fatal and nonfatal outcomes, incidence of hypertension, and blood pressure changes in relation to urinary sodium excretion. JAMA, 2011, 305: 1777-1785.

[41] Taylor RS, Ashton KE, Moxham T, et al. Reduced dietary salt for the prevention of cardiovascular disease: a meta-analysis of randomized controlled trials (Cochrane Review). Am J Hypertens, 2011, 24: 843-853.

[42] Malik AH, Akram Y, Shetty S, et al. Impact of sugar-sweetened beverages on blood pressure. Am J Cardiol, 2014, 113: 1574-1580.

[43] He FJ, MacGregor GA. Salt intake, sugarsweetened soft drink consumption, and blood pressure. Am J Cardiol, 2014, 114: 499-500.

[44] Forman JP, Choi H, Curhan GC. Fructose and vitamin C intake do not influence risk for developing hypertension. J Am Soc Nephrol, 2009, 20: 863-871.

[45] Ha V, Sievenpiper JL, de Souza RJ, et al. Effect of fructose on blood pressure: a systematic review and meta-analysis of controlled feeding trials. Hypertension, 2012, 59(4): 787-795.

[46] Jayalath VH, Sievenpiper JL, de Souza RJ, et al. Total fructose intake and risk of hypertension: a systematic review and meta-analysis of prospective cohorts. J Am Coll Nutr, 2014, 33(4): 328-339.

[47] Brown IJ, Tzoulaki I, Candeias V, et al. Salt intakes around the world: implications for public health. Int J Epidemiol, 2009, 38: 791-813.

[48] Wang M, Moran AE, Liu J, et al. A meta-analysis of effect of dietary salt restriction on blood pressure in Chinese adults. Glob Heart, 2015, pii: S2211-8160(14)02667-2.

[49] 赵晶，雷艳霞．饮食钠水平与高血压的关系．国外医学·医学地理分册，2005，26(3)：120-121.

限制食物来源胆固醇的争议与共识

《中国居民膳食指南》前言中有一段经典的三字经："民以食，为之天；食以养，为之先。饮和食，学匪浅；最权威，看指南。昔内经，称经典；论食饮，有妙言。五谷者，宜为养；若失豆，则不良。五畜者，适为宜；如过量，害匪浅。"在美国，政府每隔5年也都会发布新版本的《美国居民膳食指南》，它是每个人如何饮食的"参考书"，是每个家庭，甚至是营养学家们的必备之书。膳食指南的目的就是要提升全民健康水平，以及指导公民如何健康饮食和均衡营养，同时也指导食品公司在产品包装上提供必要的营养信息或建议[1]。

2015年2月，美国膳食指南咨询委员会(DGAC)发布了一份科学报告，这份报告对修订新版的膳食指南给出了一些建议，以促进国民健康和预防疾病。美国农业部(USDA)和卫生与公众服务部(HHS)将会以该报告为基础，在广泛听取各方意见后，于2015年底发布新版《美国居民膳食指南》[2]。

长期以来，胆固醇一直被认为是引起心脑血管疾病的重要原因[3]，"每天不要摄入超过一个鸡蛋黄"，否则容易引起高胆固醇血症，继而导致心脑血管疾病的发生。从1977年以来，《美国居民膳食指南》中的六项核心要点之一就是控制每日胆固醇摄入量少于300mg，而此次美国膳食指南咨询委员会新版的指导意见并没有建议减少膳食胆固醇的摄入，引发了广泛的讨论。

一、胆固醇参与人体多种生理功能

胆固醇又称胆甾醇，是一种环戊烷多氢菲的衍生物。早在18世纪人们已从胆石中发现了胆固醇，1816年化学家本歇尔将这种具脂类性质的物质命名为胆固醇。胆固醇广泛存在于动物体内，几乎所有的组织都含有胆固醇，只是量的多少不同，尤以脑及神经组织中最为丰富，在肾、脾、皮肤、肝和胆汁中含量也高。胆固醇溶解性与脂肪类似，不溶于水，易溶于乙醚、氯仿等溶剂。

胆固醇是动物组织细胞所不可缺少的重要物质，它不仅参与形成细胞膜，而且是合成胆汁酸、维生素D以及甾体激素的原料。胆固醇经代谢还能转化为胆汁酸、类固醇激素、7-脱氢胆固醇，而7-脱氢胆固醇经紫外线照射就会转变为维生素D_3，所以胆固醇并非是对人体有害的物质。

胆固醇绝大部分在肝脏中合成，参与调节许多体内生理活动：进行人体细胞修复，参与细胞膜和神经纤维的组成，合成维生素D以维持骨骼健康，促进脂肪的消化，有助于血管壁的修复和保持完整调节。胆固醇是与身体功能密切相关的多种激素的前体物质，例如糖皮质激素、醛固酮、雌激素及雄激素等。因此胆固醇对于人类来说，是非常重要的。

二、饮食中胆固醇对于血液胆固醇浓度的影响

胆固醇在血液中存在于脂蛋白中，其存在形式包括高密度脂蛋白胆固醇、低密度脂蛋白胆固醇、极低密度脂蛋白胆固醇等。在血液中存在的胆固醇绝大多数是和脂肪酸结合的胆固醇酯，仅有不到10%的胆固醇是以游离态存在的。血液中胆固醇含量每单位在140~199mg之间，是比较正常的胆固醇水平。

血液中胆固醇升高是动脉粥样硬化、冠心病等疾病发生的主要病因之一[3,4]。控制血液中胆固醇水平可有效预防动脉粥样硬化，因而很多人因为怕胆固醇高而放弃含有人体所必需的多种营养素的蛋黄等食物。但饮食中的胆固醇与血液中的胆固醇是不能画等号的。越来越多的医学研究结果表明，血液胆固醇水平的复杂程度远远超过人们的想象，增加饮食胆固醇对于血液中胆固醇含量并不构成重要影响。

很多人误以为高胆固醇是"吃出来"的，但实际上食物摄入只是胆固醇产生中的一种，人体内大部分的胆固醇是自身合成的。胆固醇有两个主要来源，一个是身体内自己生产的，另一个则从食物中来。正常人每天膳食中约含胆固醇300~500mg，主要来自动物内脏、蛋黄、奶油及肉类。植物性食品不含胆固醇，而

含植物固醇如β谷固醇、麦角固醇等，它们不易为人体所吸收，摄入过多还可抑制胆固醇的吸收。如一个70kg体重的成年人，体内大约有胆固醇140g，每日大约更新1g，其中多数在体内代谢产生，经膳食摄入的胆固醇仅占体内合成胆固醇的1/3~1/7。每人每日从食物中摄取胆固醇200mg，即可满足身体需要。胆固醇的吸收率只有30%，随着食物胆固醇含量的增加，吸收率还要下降，200mg大约相当于1个鸡蛋中的胆固醇含量或3~4个鸡蛋的胆固醇吸收量。

三、饮食中胆固醇的危害

一直以来，限制膳食胆固醇的摄入被认为是预防心脑血管疾病的重要措施，那为什么美国膳食指南咨询委员会放松了对胆固醇的限制？虽然高胆固醇食物（如蛋黄、动物内脏、动物脑、动物油脂、蟹黄、蟹膏等）一直被认为是增加心脑血管疾病风险的因素之一，但多年来的科学研究并没有发现这两者之间明确的因果关系。近年来6项与膳食脂肪、胆固醇水平和心脏病等要素相关的临床试验，均没有发现低脂饮食能够减少心脏病导致的死亡或者其他任何原因的死亡[3]。甚至在一个临床试验中将膳食饱和脂肪控制到10%的一组受验者因心脏病或其他原因导致的死亡率反而增高。由于一直缺少明确的科学证明，以及人体产生的胆固醇往往比饮食中蕴含的多得多这一事实，美国膳食指南咨询委员会最终决定不再视胆固醇为“过度摄入需要注意的营养成分”。

美国膳食指南咨询委员会指出，饮食胆固醇和心脏病之间没有明确相关性，因此取消了限制，但该指南没有否认血中胆固醇和心脑血管疾病的关系。这项改动并非说明胆固醇完全无害，只是认为其危害性不足以对其加以限制，胆固醇仍然是心脑血管健康的潜在威胁之一。多项大型试验表明降低胆固醇水平明确有益于降低心脑血管疾病的风险，能够降低胆固醇水平的他汀类药物已令成千上万人受益[3]。

膳食胆固醇的吸收及其对血脂的影响，因每个人的遗传和代谢状态不同而存在较大的个体差异。部分人胆固醇摄入量高时反而抑制自身胆固醇的合成。胆固醇摄入量不会直接反映血胆固醇水平。迄今为止，仍然无法制定人体的胆固醇可耐受最高摄入限量。

就胆固醇而言，高胆固醇血症与冠心病发病密切相关证据确凿，而饮食中胆固醇的摄入会对循环中胆固醇水平产生很大的影响。有专家指出，“虽然该指南制定者认为过量胆固醇摄入是有害的，但是由于缺乏研究证据支持300mg/d这一上限，因而取消这一建议。由此看来，不能将此举误解为过多摄入胆固醇无害”。“如果您不喜欢吃降脂药，那就不要过多吃高胆固醇食物”。但饮食中胆固醇需要控制到哪个程度，也就是具体每天限量多少才不会产生额外的健康风险，现在尚无统一的结论。

也有专家指出，血液中胆固醇的含量并非单纯是吃进去的，膳食中的胆固醇不是血液中胆固醇升高的主要原因，血液中的胆固醇高还取决于运动量等。对于本身胆固醇高又缺乏运动的人来说，膳食中的胆固醇也是不可小觑的。由于每个人的吸收、代谢情况不尽相同，有的人过多的胆固醇代谢不掉，便沉积在血管中，久而久之，形成动脉粥样硬化斑块，带来心脑血管疾病危险。高胆固醇的食品中，含有的其他不好的东西也多，如高饱和脂肪、高反式脂肪、高精制糖等，所以对富含高胆固醇的食品还应该有摄入量的限制。

四、食物中的饱和脂肪酸

高胆固醇血症是动脉粥样硬化的主要原因之一。但血管里的胆固醇主要来源并不是食物，而是肝脏。肝脏合成胆固醇的主要原料是饱和脂肪酸，而不是肠道吸收食物中的胆固醇。多数食物中的脂肪酸，尤其是饱和脂肪酸，比食物中的胆固醇对血液中的胆固醇影响更大。一般来说，动物性脂肪如牛油、奶油和猪油比植物性脂肪含饱和脂肪酸多。

虽然美国膳食指南咨询委员会取消了对于胆固醇的限制，但并不代表可以肆意地摄入高胆固醇食物，因为高胆固醇食物往往也是高脂肪食物，预防心脑血管疾病需要限制饱和脂肪，重要的是要限制动物性食品的摄入[3,4]。随着经济发展，我国居民动物性食物消耗量也逐年增加，肥肉、动物内脏和荤油是高脂肪食物，摄入过多引起肥胖，增加心脑血管疾病发生风险。《中国居民膳食指南》建议成年人每日摄入量：鱼虾类50~100g（1~2两），畜禽肉类50~75g（1~1.5两），1个鸡蛋，植物油30g。

虽然美国膳食指南咨询委员会认为摄入胆固醇与心脏病之间没有证据表明有“可预见的相关性”，不再限定胆固醇摄入量了，但仍然建议少摄入饱和脂肪酸。早些年的报告建议饱和脂肪酸的摄入量限制在总胆固醇摄入量的10%以内。美国膳食指南咨询委员会、美国心脏协会、美国心脏病学院一致认为，减少饱和脂肪的摄入可以降低人群中的心血管疾病风险，将饮食中饱和脂肪的摄入量从供热量的14%降至5%~6%，可显著降低低密度脂蛋白胆固醇水平，并降低冠心病的发病率。

五、红肉和加工肉制品

红肉指的是在烹饪前呈现出红色的肉，如猪肉、牛肉、羊肉、兔肉等哺乳动物的肉都是红肉。红肉的颜色源于哺乳动物肉中含有的肌红蛋白。相反的，鸟类（鸡、鸭、鹅等）、鱼、爬行动物、两栖动物、甲壳类动物（虾、蟹等）或贝类（牡蛎、蛤蜊等）等非哺乳动物的肉都不是红肉，可以算作白肉。

红肉的特点是肌肉纤维粗硬，脂肪含量较高，尤其是饱和脂肪酸含量高于白肉。其中猪肉的脂肪含量最高，羊肉次之，牛肉最低。即使是瘦肉中，脂肪依然有相当含量，例如瘦猪肉的脂肪含量为6.2%，瘦羊肉为3.9%，瘦牛肉为2.3%。事实上，饱和与不饱和脂肪酸含量是相对的，几乎所有天然食品都同时含有两者。世界卫生组织建议饱和脂肪酸提供的能量占总能量的比例不得超过10%，故适量摄入红肉是允许的。但目前我国居民肉类摄入仍以猪肉为主，猪肉脂肪含量较高，饱和脂肪酸较多，不利于心脑血管、超重、肥胖等疾病的预防，因而应降低猪肉摄入比例，提倡吃瘦肉，尤其是瘦牛肉。

然而未加工的红肉与心脏病及2型糖尿病之间不存在关联性。红肉中富含矿物质尤其是铁、锌，并且容易被人体吸收、利用，还有丰富的蛋白质、维生素（B_1、B_2、A、D）、微量元素、优质蛋白、健康脂肪等人体和大脑健康必不可少的营养[5]。但是加工肉食的确不利健康，如高温油炸等过度烹饪，与肉本身无关。美国膳食指南咨询委员会建议减少红肉和加工肉制品的摄入，同时在脚注中指出：瘦肉是健康饮食的一部分。北美肉食研究所对报告提出了批评，说瘦肉的益处应该突出宣传，而不是仅仅在脚注中出现。

六、“餐桌上的定时炸弹”——反式脂肪酸

反式脂肪酸（trans fatty acids，TFA）又名反式脂肪，主要来源是部分氢化处理的植物油。部分氢化油具有耐高温、不易变质、存放久等优点，在人造奶油、焙烤食品、油炸食品、代可可脂、植物奶油、人造黄油等食品中使用比较普遍。饮食中反式脂肪酸的摄入量与缺血性心脑血管疾病的发生有着密切的关系。过多摄入反式脂肪酸可使血液胆固醇增高，从而增加心脑血管疾病发生的风险[6]。

原卫生部于2011年10月12日发布了编号为GB28050-2011的国家标准，限制反式脂肪酸的使用。2015年6月16日，美国FDA宣布，将在3年内完全禁止在食品中使用人造反式脂肪，以助降低心脑血管疾病的发病率。日常生活中应当严格限制反式脂肪酸摄入，最好做到不吃。

七、如何面对食物中的胆固醇

对于每天摄入的胆固醇上限，或者是每天可以吃多少个鸡蛋，美国膳食指南咨询委员会专家组没有给出建议。这一结论让老百姓感到困惑，面对胆固醇我们到底该怎样吃呢？

美国膳食指南咨询委员会只是建议不用去刻意限制胆固醇，并没有鼓励过多摄入含有胆固醇的食物。从国家层面上推出的膳食指南属于卫生政策层面，它首要的目的是要逐步纠正目前最突出的膳食问题。膳食指南里的一些建议不如临床指南要求那么严苛，对所谓“最理想吃法”有一定的变通或者妥协。

美国膳食指南咨询委员会发布的仅仅是针对公众的健康饮食报告，不是疾病的诊疗指南。对于广大的心脑血管疾病患者，特别高胆固醇血症患者，降低胆固醇以预防心脑血管疾病，仍旧是重要的预防手段。美国心脏协会目前依然建议低脂饮食：总脂肪应占每日饮食总热量摄入的25%或35%，饱和脂肪更应该低于7%[7]。

目前食物来源的胆固醇对心脑血管疾病的影响尚无定论。或许在研究结果更加明朗之前，公众尽可能遵循“地中海饮食”是一个可选择的方案。“地中海饮食”富含各种瓜果蔬菜、健康脂肪如橄榄油、鱼类、五谷杂粮、坚果和豆类。现也用“地中海饮食”代指有利于健康的，简单、清淡以及富含营养的饮食。目前

研究表明选择“地中海饮食”的心脏病高危人群发病较其他饮食方式的少[8]。

（全小庆 张存泰）

参考文献

[1] Rhee MY. High sodium intake: review of recent issues on its association with cardiovascular events and measurement methods. Korean Circ J, 2015, 45(3): 175-183.

[2] Office Disease Prevention and Health Promotion. Dietary Guidelines. http://www.health.gov/dietaryguidelines/.

[3] Torres N, Guevara-Cruz M, Velázquez-Villegas LA, et al. Nutrition and atherosclerosis. Arch Med Res, 2015, 46(5): 408-426.

[4] Mozaffarian D, Katan MB, Ascherio A, et al. Trans fatty acids and cardiovascular disease. N Engl J Med, 2006, 354(15): 1601-1613.

[5] Noriega KE, Lindshield BL. Is the inclusion of animal source foods in fortified blended foods justified? Nutrients, 2014, 6(9): 3516-3535.

[6] Hendry VL, Alm í ron-Roig E, Monsivais P, et al. Impact of regulatory interventions to reduce intake of artificial trans-fatty acids: a systematic review. Am J Public Health, 2015, 105(3): e32-e42.

[7] Matarese LE, Pories WJ. Adult weight loss diets: metabolic effects and outcomes. Nutr Clin Pract, 2014, 29(6): 759-767.

[8] Widmer RJ, Flammer AJ, Lerman LO, et al. The Mediterranean diet, its components, and cardiovascular disease. Am J Med, 2015, 128(3): 229-238.

复方制剂策略与心血管疾病二级预防

心血管疾病(cardiovascular diseases，CVD)是当今世界上威胁人类最严重的疾病之一。在我国，CVD也严重威胁人们的生命安全。目前，估计全国有CVD患者2.9亿，即每5个成人中有1个人患有CVD。在死亡构成比中，CVD居于首位，高于肿瘤及其他疾病，其中，城市居民因CVD死亡占总死亡原因的41.9%，农村为44.8%，每年约350万人死于CVD，即每10秒就有1人死于CVD[1]。近几年来，CVD的患病率和死亡率呈上升趋势。这种不断上升的趋势主要与人们生活水平提高、生活习惯改变、环境不断变化等导致CVD的危险因素(如高血压、糖尿病、血脂异常、吸烟、肥胖等)持续增长有关。CVD患病率和死亡率居高不下，使得CVD防治负担日益加重，加强其防治已刻不容缓。CVD疾病进展是多个危险因素共同作用的结果，而这些危险因素在我国人群中普遍存在[2]，因此，对于CVD的防治不能强调某一危险因素的干预，而应综合控制CVD多危险因素。虽然市场上已有许多针对CVD危险因素治疗的药物，但是发现使用这些自由配伍药物的患者却没有获益，其主要原因是患者的依从性差[3]。患者依从性差主要与服用的药物种类过多、处方不合理、患者经济条件能力有限等有关。在急需提高患者依从性并更加合理地防治CVD的情况下，具有简单、方便、经济等优点的复方制剂应运而生。

一、复方制剂相关概念

目前在我国，没有法规对复方制剂做出明确定义，只是笼统地定义为由几种不同类别的药物混合而成的制剂，其后的药名是指处方中的主药。我国2007年《药品注册管理办法》中明确属于复方制剂的有以下3种类别：①化学药物；②中药、天然药物；③治疗用生物制品。国外的复方制剂相关概念中，固定剂量复方制剂(fix-dosed combination，FDC)、组合药物(compounding drug)和组合包装药品(co-packaged medicines)均是指南和法规中明确的概念，多效药片/丸(polypill)则是科学研究中对于部分固定剂量复方制剂的俗称[4]。

目前应用于CVD的复方制剂可大致分为以下几种：多效药丸/片；不同降压作用机制组成的复方制剂，如缬沙坦氢氯噻嗪片；降压与降低同型半胱氨酸药物组成的复方制剂，如马来酸依那普利叶酸片；降压与降脂药物组成的复方制剂，如氨氯地平阿托伐他汀钙片；不同降脂作用机制组成的复方制剂，如依折麦布辛伐他汀片；抗血小板与降脂药物组成的复方制剂等。因临床上研究较多的主要是前面两种，故本文主要阐述前两种复方制剂与CVD二级预防。

二、Polypill与CVD

2003年，Wald和Law通过对多个已发表的荟萃分析和临床试验进行分析，第一次正式提出polypill[5]。基于防治多个CVD相关危险因素，polypill由一种他汀类降脂药、三种抗高血压药、叶酸和阿司匹林组成。第一个有关polypill的大样本研究是TIPS，于2009年发布，在该研究中肯定了polypill在低危CVD患者中一级预防的作用，可以有效减少CVD的发生率[6]。随后的一些研究证实了polypill对中高危CVD患者的一级预防也有积极作用[7,8]。目前，polypill用于CVD二级预防的研究主要有两个，即UMPIRE[9]和FOCUS研究[10]。2012年，Thom等在美国心脏协会上展示UMPIRE研究结果，研究表明一种包括阿司匹林、一种他汀类药物和两种降压药组成的polypill可改善患者的治疗依从性，并可使低密度脂蛋白水平和血压显著降低。2014年欧洲心脏病学会科学年会上公布了FOCUS研究，该研究共分为两个阶段。第一阶段于2011—2014年间招募了2118名来自5个国家年龄大于或等于40岁的心肌梗死患者，给予冠心病二级预防用药治疗9个月后(平均每人每天要服用7.2片/粒药物)，发现只有45.5%的患者仍在服从用药方案。随后，第一阶段中的695名患者进入试验的第二阶段，随机分成两组，即复方制剂组(由阿司匹林100mg，辛伐他汀 40mg，雷米普利 2.5/5/10mg 组成）或独立制剂组，与独立制剂组相比，复方制剂组有更好的依从性，但是在收缩压、平均低密度脂蛋白水平、严重不良事件（约 22 起左右）或死亡率（每组 1 名）方面，未发现存在组间治疗差异。这种依从性的改善能否使心血管事件发生率下降仍有待研究。

三、复方制剂与高血压

高血压是最常见的 CVD。尽管随着医疗卫生事业的不断发展和进步，我国高血压防治工作已有所改善，知晓率及治疗率已由 2002 年的 24% 和 20%[11]分别于 2010 年上升至 42.6% 和 34.1%，但达标率仅为 9.3%[12]。临床实践中表明至少 2/3 的高血压患者的血压达标需要联合应用两种及以上不同机制的降压药物[13]。血压达标率低主要与一天服药次数过多和服药数量过多所致的依从性差有关，还与降压药物的费用高、不良反应多以及医生处方降压药物种类或剂量不足等相关[14,15]。随着对单组分药物研发成本和筛选难度的不断增加，近 10 年来未曾研制出新型单组分降血压药物，为解决上述血压达标率低这个问题，近 10 年来新型复方制剂应运而生。

应用于高血压治疗的复方制剂主要分两大类，即传统复方制剂和新型复方制剂。

我国传统复方制剂，通常由多种成分组成，如中枢性降压药利血平、血管扩张药双肼屈达嗪、利尿剂氢氯噻嗪和少量镇静剂等，常用的有复方降压片、北京降压 0 号和复方利血平等。因其价格低廉且降压效果明显，被广泛应用于我国 20 世纪 70~80 年代。虽然大部分的传统复方制剂降压药年人均成本不超 60 元，对农村低收入人群不具经济可负担性[16]，但是因其降压成分复杂，加之循证医学证据和安全性缺乏评估，故并不推荐作为高血压患者的长期治疗药物。但是如果患者经济承受能力十分有限，那么传统复方制剂降压药仍可应用。

相对于传统复方制剂，虽然新型复方制剂没有价格上的优势，但是其配伍更具合理性且有更多的循证医学证据支持。新型复方固定制剂多由两种指南推荐的高血压一线降压药物组成，各组分间相互作用机制明确，往往具有合理的最佳剂量配伍，能达到相对较大的降压效应和相对较少的不良反应。尽管新型复方制剂具有疗效显著、依从性好、不良反应低、降低用药费用等优点，但是也存在一定的缺陷。最为突出的一点是其灵活性较差，因其是一种固定配伍的药物，使得适用人群范围较可随意配伍的药物使用范围窄，此外，当患者病情变化时，无法对复方制剂中的其中某一药物剂量进行调整，使其应用受到一定的限制。

目前在我国上市的新型复方制剂主要包括 ACEI/ARB+ 噻嗪类利尿剂、ARB/β 受体阻滞剂 + 二氢吡啶类 CCB、二氢吡啶类 CCB 与噻嗪类利尿剂等。由于 ARB 具有与 ACEI 相同的降压效果及靶器官保护作用，且 ACEI 在亚洲人群中引起咳嗽的发生率较高[17]，而 ARB 无咳嗽副作用，所以目前多以 ARB 为基础进行复方制剂组合，如 ARB+CCB/ 噻嗪类利尿剂[18]。

在美国髙血压预防、检测、评估与治疗联合委员会专家组成员第 8 次报告（JNC8）中，有 3 种起始降压方案推荐，其中包括使用单片复方制剂（single-pill combination，SPC）[19]。目前，虽然在我国尚未制定出 SPC 降压治疗的指南，但是近年我国专家就 SPC 降压治疗方面已达成共识[20]，积极肯定了 SPC 在降压治疗中的必要性、有效性与安全性，并于去年制定出 SPC 降压治疗的简易流程[21]。在该 SPC 降压治疗简易流程中，推荐初始治疗时直接使用 SPC 的患者有以下 4 种：新诊断的 2 级高血压的高危和很高危患者；危险因素小于或等于 2 个的 2 级高血压（中危）患者，改善生活方式数周后，启动药物降压治疗时可使用 SPC；3 级高血压患者，可直接使用由两药联合的 SPC 治疗，也可选择 SPC 与其他一种降压药物联合方案；血压高于靶目标值 20/10mmHg 且伴靶器官损害或临床疾患的很高危患者。治疗随访中使用 SPC 有以下几种推荐：对已使用 2 种或以上降压药物自由联合治疗且血压已达标的高血压患者，为提高患者的依从性、简化治疗，建议直接改用 SPC 治疗或调整为包括 1 种 SPC 的联合降压方案；血压尚未达标患者，使用降压药物的情况较为复杂，需要相应换用或联用 SPC。

四、复方制剂在其他心血管疾病应用的新进展

降压与降低同型半胱氨酸药物组成的复方制剂在 CVD 应用的新进展：马来酸依那普利叶酸片于 2008 年在我国批准上市，其是从我国人群遗传特征（*MTHFR C677T* 基因型多态性）出发，体现多重危险因

素（高血压、高同型半胱氨酸、低叶酸）综合防治的复方创新药物。近年来，其组分之一叶酸预防脑卒中的作用虽然尚未明确，但在最新的一项大规模随机双盲临床试验——CSPPT研究中显示在无脑卒中和心肌梗死病史的成人高血压患者中，服用依那普利叶酸片较单用依那普利片显著降低首发脑卒中风险[22]。虽然该研究肯定了叶酸在脑卒中的一级预防作用，但是其结果是否可直接套用于脑卒中二级预防仍有待研究。在不久的将来，也许会有大型的临床试验证实含叶酸的复方制剂在脑卒中的二级预防作用。

除了应用于高血压领域外，复方制剂也开始渐用于心力衰竭的治疗。目前第一个用于心力衰竭治疗的复方制剂于2015年7月获美国FDA批准，该制剂是Entresto片剂（以前称LCZ696），由缬沙坦和脑啡肽酶sacubitril组成，通过增强心脏的保护性神经内分泌系统并同时抑制肾素-血管紧张素-醛固酮系统来发挥作用。在Entresto片剂最大规模的Ⅲ期临床试验——PARADIGM-HF研究中，纳入分析了8442例NYHA心功能Ⅱ~Ⅳ级的典型射血分数降低的心力衰竭患者，分别予Entresto片剂（200mg，bid）和心力衰竭标准治疗药物依那普利（10mg，bid）两种方式，平均随访约27个月。与依那普利治疗组相对比，Entresto片剂治疗组可减少心血管死亡20%、因心力衰竭住院21%、全因死亡16%。安全性数据分析显示，Entresto片剂的耐受性与依那普利相似[23]。该研究中Entresto片剂是首个也是唯一一个在临床试验中疗效显著超越心力衰竭标准治疗药物依那普利的药物，而且表现出更高的安全性。这个含有血管紧张素受体及脑啡肽酶抑制剂的复方制剂Entresto片剂无疑是心力衰竭治疗领域的一个伟大突破，有望成功动摇过去10年未被修改的心力衰竭治疗整体框架。目前，加拿大心力衰竭指南已更新[24]，建议使用Entresto片剂。虽然美国指南委员会及欧洲心脏病学会对心力衰竭指南的更新还未发布，但是更新时无疑会将该药纳入其中。

五、小 结

对于合并多个危险因素的CVD患者抑或是高血压患者在依从性差、经济能力有限等情况下，可以选择使用复方制剂。降压方面可根据我国2014年高血压组制定的单片复方制剂降压治疗的简易流程指导用药。近10年来，Entresto片复方制剂成为心力衰竭治疗上一个新的里程碑，有望展开新的篇章。

综上，不难发现复方制剂在CVD二级预防中扮演着越来越重要的角色，是联合治疗的新趋势，无论是基层医生或心内科医生都需加强对复方制剂在CVD中应用的理解，并更加合理地使用药物。

（黄丽蓉 伍伟锋）

参考文献

[1] 国家卫生和计划生育委员会．中国卫生和计划生育统计年鉴2014. 北京：中国协和医科大学出版社，2014.

[2] Gu D, Gupta A, Muntner P, et al. Prevalence of cardiovascular disease risk factor clustering among the adult population of China: results from the international collaborative study of cardiovascular disease in Asia (Inter Asia). Circulation, 2005, 112 (5): 658-665.

[3] 杨达峰，马丽平，杨天伦．多效复方固定制剂 心血管疾病防治新出路//胡大一，马长生．心脏病学实践2012——规范化治疗．北京：人民卫生出版社，2012：422-424.

[4] 王宽，韩晟，管晓东，等．复方制剂的相关概念探讨．中国药房，2013，24（41）：3934-3936.

[5] Wald NJ, Law MR. A strategy to reduce cardiovascular disease by more than 80%. BMJ, 2003, 326 (28): 1419-1423.

[6] Yusuf S, Pais P, Afzal R, et al. Effects of a polypill (polycap) on risk factors in middle-aged individuals without cardiovascular disease (TIPS): a phase Ⅱ, double-blind, randomised trial. Lancet, 2009, 373 (9672): 1341-1351.

[7] PILL Collaborative Group, Rodgers A, Patel A, et al. An international randomised placebo-controlled trial of a four-component combination pill ("polypill") in people with raised cardiovascular risk. PLoS One, 2011, 6 (5): e19857.

[8] Soliman EZ, Mendis S, Dissanayake WP, et al. A polypill for primary prevention of cardiovascular disease: A feasibility study of the World Health Organization. Trials, 2011, 12: 3.

[9] Thom S, Poulter N, Field J, et al. Effects of a fixed-dose combination strategy on adherence and risk factors in patients with or at high risk of CVD: the UMPIRE randomized clinical trial. JAMA, 2013, 310 (9): 918-929.

[10] Castellano JM, Sanz G, Peñalvo JL, et al. A polypill strategy to improve adherence results from the FOCUS project. J Am Cardiol, 2014, 64 (6): 613-621.

[11] Wu Y, Huxley R, Li L, et al. Prevalence, awareness, treatment, and control of hypertension in Chin: date from the china national nutrition and health survey 2002. Circulation, 2008, 118 (25) 2679-2686.

[12] Wang J, Zhang L, Wang F, et al. Prevalence, awareness, treatment, and control of hypertension in China: results from a national survey. Am J Hypertens, 2014, 27(11): 1355-1361.

[13] Gradman AH, Basile JN, Caeter BL, et al. Combination therapy in hypertension. J Am Soc Hypertens, 2010, 4(2): 90-98.

[14] Elliontt WJ. What factors contribute to the inadequate control of elevated blood pressure? J Clin Hypertens (Greenwich), 2008, 10(1 suppl 1): 20-26.

[15] Elijovich F, Laffer C. A role of single pill triple therapy in hypertension. Ther Adv Cardiovasc Dis, 2009, 3(3): 231-240.

[16] 冯芮华,王小万,王增武,等. 5 种社区常用单片复方制剂降压药成本 - 效果分析. 中华高血压杂志, 2015, 3(23): 252-255.

[17] 孙宁玲. 高血压领域的热点及思考. 中华高血压杂志, 2015, 22(3): 203-205.

[18] 王文. 多重机制互补,联合优效降压——关注新型单片复方制剂. 中华高血压杂志, 2014, 22(9): 820-823.

[19] James PA, Oparil S, Carter BL, et al. 2014 Evidence-based guideline for the management of high blood pressure in adults report from the panel members appointed to the eighth Joint national committee (JNC 8). JAMA, 2014, 311(5): 507-520.

[20] 单片复方制剂降压治疗中国专家共识专家组,中华医学会心血管病学分会,中国老年学学会心脑血管病专业委员会. 单片复方制剂降压治疗中国专家共识. 中华高血压杂志, 2012, 20(7): 624-628.

[21] 中华医学会心血管病学分会高血压学组. 单片复方制剂降压治疗的简易流程. 中华高血压杂志, 2014, 22(11): 1021-1023.

[22] Huo Y, Li J, Qin X, et al. Efficacy of folic acid therapy in primary prevention of stroke among adults with hypertension in China: the CSPPT randomized clinical trial. JAMA, 2015, 313(13): 1325-1335.

[23] McMurray JJ, Packer M, Desai AS, et al. Angiotensin-neprilysin inhibition versus enalapril in heart failure. N Engl J Med, 2014, 371(11): 993-1004.

[24] Moe GW, Ezekowitz JA, O'Meara E, et al. The 2014 Canadian cardiovascular society heart failure anagement guidelines focus update: anemia, iomarkers, and recent therapeutic trial implications. Can J Cardiol, 2015, 31(1): 3-16.

2014年ESC血栓工作组关于阿司匹林用于一级预防的意见书

血栓在急性心血管疾病中起着重要作用。阿司匹林和P2Y12抑制剂在心血管疾病二级预防中能明显降低死亡率[1-3]。出血并发症也能被患者和医生接受[4,5]。然而,对于没有心血管疾病的患者,抗栓治疗的适应证依然不太清楚。研究发现,阿司匹林一级预防的确能降低心肌梗死,但是却明显增加消化道出血和出血性脑卒中[6]。由于缺乏良好的获益/风险比,目前已不推荐口服抗凝药(维生素K拮抗剂)用于心血管疾病的一级预防;而阿司匹林是否适用于一级预防仍存在较大的争议,主要的国际指南推荐意见尚不一致。2014年7月,欧洲心脏病学会(ESC)血栓工作组回顾了目前为止关于阿司匹林在心血管疾病一级预防应用的相关研究(随机对照试验和荟萃分析),包括安全性和有效性数据,形成了这份意见书。

一、阿司匹林一级预防的基本概念和研究进展

(一)危险因素分析

在心血管疾病一级预防中,总的来说发生血栓事件的概率较低。可以用一些危险因素分析工具评估心血管风险。常用CVD基线风险率评估工具包括Framingham冠心病风险评估积分、国民风险表格、ESC SCORE评分系统[7]以及AHA/ACC最近颁布的AHA/ACC工作组风险评估方程[8,9]。

- Framingham CHD风险评估[8],主要是评估急性心肌梗死(AMI)和冠心病死亡。积分低危为<10%,中危10%~20%,高危>20%。
- ESC SCORE[7]主要评估10年致死性动脉粥样硬化事件。低危<1%,1%≤中危<5%,5%≤高危<10%,极高危≥10%。

一般认为,老年人致死性事件的危险增加3倍。首发事件就可以导致死亡。1%的致死性动脉粥样硬化事件风险相当于3%的冠脉事件风险率。

(二)阿司匹林一级预防

维生素K拮抗剂预防心血管疾病已经被否定。ESC复习了9项有关阿司匹林在冠心病一级预防的RCT研究,共包括10 000多例参加者(表1)[10-18]。

表1 阿司匹林一级预防研究的特点

研究	年份	参加人数	男性(%)	平均年龄(岁)	阿司匹林剂量(日剂量mg)	随访时间(年)	主要终点
BDT	1988	5139	100	63.6	500或300	6.0	MI,脑卒中,CV死亡
PHS	1989	22071	100	53.8	325	5.0	MI,脑卒中,CV死亡
HOT	1998	18790	53	61.5	75	3.8	主要心血管事件
TPT	1998	5080*	100	57.5	75	6.4	主要冠状动脉事件
PPP	2001	4495	42	64.4	100	3.6	MI,脑卒中,CV死亡
WHS	2005	39876	0	54.6	100	10.1	MI,脑卒中,CV死亡
POPADAD	2008	1276	44	60.3	100	6.7	MI,脑卒中,CV死亡,
JPAD	2008	2535	55	64.5	81或100	4.34	动脉硬化事件
AAA	2010	3350	28	61.6	100	8.2	CVD,脑卒中,血运重建

注:BDT=British Doctors Trial;PHS=Physicians Health Study;HOT=Hypertension Optimal Treatment;TPT=Thrombosis Prevention Trial;PPP=Primary Prevention Project;WHS=Women's Health Study;POPADAD=Prevention of Progression of Arterial Disease and Diabetes;JPAD=Japanese Primary Prevention of Atherosclerosis with Aspirin for Diabetes;AAA=Aspirin for Asymptomatic Atherosclerosis;MI=心肌梗死;CV=心血管;CVD=心血管疾病

ATT 荟萃分析发现：阿司匹林治疗 10 年，每治疗 1000 例患者，低危人群（Framingham CHD 风险评估积分 5%）可减少 6 例心肌梗死；中危人群（Framingham CHD 风险评估积分 15%）可减少心肌梗死 19 例；高危人群（Framingham CHD 风险评估积分 25%）可减少心肌梗死 31 例；平均减少 0~6 例死亡人数。主要危险是出血风险。

进一步分析最近的三个研究，包括 AAA、JPAD 和 POPADAD，发现这三个研究与既往研究不同，尽管研究人群没有症状，但包括高危人群，如研究包括合并糖尿病、外周血管疾病或两者均有。荟萃结果是全因死亡减少，RR 均在 0.88~1.00。RR 与 ATT 分析十分接近（ATT RR 为 0.88~1.02）。

（三）阿司匹林的副作用

阿司匹林最常见的副作用是出血。ATT 分析发现，主要是消化道出血和颅外出血。与安慰剂对比，出血风险约为 0.10% vs 0.07%，RR 为 1.54（CI：1.30~1.82）[6]。增加的出血病例中约 50% 涉及颅内出血或需要输血和引起死亡的出血。10 年心血管风险高的个体，出血风险也高。每 1000 例阿司匹林治疗的高危个体，出血增加 22 次；低危个体出血增加 4 次[8]。

阿司匹林也增加出血性脑卒中机会。一项涉及 55 462 例患者的荟萃分析发现，出血脑卒中相对风险为 1.84[19]（$P<0.001$）。每 10 000 例阿司匹林治疗的个体，会发生 12 个可预测的出血脑卒中事件[20]。ATT 分析认为抗血小板治疗会增加 22% 出血风险[21]。

（四）阿司匹林对糖尿病患者的一级预防

糖尿病患者心血管风险增加 2~4 倍[21-22]。Haffner 认为没有心血管疾病的糖尿病患者和有心血管疾病的非糖尿病患者，未来心血管事件的风险相似。一项包括 13 个研究、45 108 例患者的荟萃分析发现，没有心血管疾病的糖尿病患者未来心血管事件发生率低于有心血管疾病的非糖尿病患者[23]。但没有发现阿司匹林能有意义地减少心血管（–9%）和脑血管事件（–11%）。基于这些阴性结果，提示阿司匹林对糖尿病患者的一级预防作用小于对已经有心血管疾病患者的预防作用。但是 ATT 分析认为：阿司匹林对糖尿病患者心血管事件有预防作用，其疗效与有心血管疾病的非糖尿病患者相当（RR=0.88，95% CI：0.79~0.96）。

（五）阿司匹林用于癌症预防[24-28]

近 10 年的观察发现阿司匹林能减少癌症相关的死亡率。临床试验亚组分析表明，阿司匹林可能有助于预防其他胃肠道癌症以及乳腺癌、肺癌和前列腺癌等。尽管阿司匹林预防结直肠癌随机试验证据充分，但预防其他癌症的结论来自回顾性分析，尚无随机试验证据。目前，尚无癌症或其他健康组织推荐阿司匹林用于预防癌症。同时，研究人员和指南委员会正在试图平衡预防性服用阿司匹林作为普通大众心血管疾病和癌症初级预防的整体获益和风险。

数项近期结束和正在进行的心血管疾病和癌症试验有望在 2019 年就阿司匹林在减少癌症发生和死亡率上达到怎样的程度给出明确的答案。最近一项综述声称年龄在 50~65 岁之间，风险处于平均水平的人群服用阿司匹林 10 年，癌症患者数目将相对减少 7%~9%；服用阿司匹林 20 年以上，总死亡率将相对降低 4%。

（六）最新研究成果小结

- 阿司匹林的优势为，在各个冠心病危险分组都可以降低心肌梗死率，但是风险率越高，效果越明显；缺点是，使用后出血事件与患者冠心病风险率成正比。阿司匹林对卒中似乎并无作用，且轻度降低患者死亡率。
- 对于存在糖尿病或无症状型外周动脉疾病（PAD）的特殊患者，现阶段研究并不支持阿司匹林存在明显冠心病预防作用。
- 阿司匹林的副作用主要包括消化道出血及颅外出血等出血事件。
- 近期研究指出阿司匹林或可升高出血性脑卒中风险率。
- 与同龄人及同性别人群比较，糖尿病患者 CVD 风险率一般会升高 1~3 倍。
- 多数研究指出，无 CVD 病史的糖尿病患者其 CVD 风险率明显低于有 CVD 病史的非糖尿病患者。
- 多数研究显示阿司匹林在糖尿病患者 CVD 预防方面的作用劣于在非糖尿病患者。

• 现阶段该领域研究显示，阿司匹林可以降低癌症患者的全因死亡率，结果存在明显统计学差异。

• 现阶段该领域研究尚缺乏统一的 CVD 风险率基线水平且有待统一阿司匹林剂量。

• 总的来看，阿司匹林存在净临床收益。尽管阿司匹林预防缺血事件方面的收益会被出血事件增多掩盖，但可以肯定的是阿司匹林能降低死亡。

二、近期部分指南及 ESC 新指南推荐

（一）指南对比

2012 年 ESC 指南指出，由于出血事件风险率升高，不推荐在“无心血管或脑血管疾病的患者”使用阿司匹林与氯吡格雷（Ⅲ，B）[7]。但是美国胸内科医师学会（ACCP）指南内容为，对于年龄超过 50 岁的无症状冠心病患者可使用每日 75~100mg 的阿司匹林预防治疗（Ⅱ，B）[8]。提示长期服用阿司匹林可降低死亡率。

ACCP 指南指出患者是否存在糖尿病并不影响阿司匹林的效果。以下为美国糖尿病协会、AHA 及 ACC 指南内容：

• 满足以下条件的患者使用阿司匹林进行一级预防是合理的：糖尿病患者、10 年心血管事件风险 >10%（男性 >50 岁，女 >60 岁，至少合并 1 项以下附加危险因素：吸烟、高血压、血脂异常、蛋白尿、早发心血管事件家族史）、使用阿司匹林不增加出血风险（无消化道出血或溃疡史，未使用其他增加出血风险的药物）。

• 不建议心血管事件风险较低的糖尿病患者使用阿司匹林，因为获益和潜在的出血风险相当。

• 心血管事件风险中等（年轻患者至少合并 1 项其他危险因素，无其他危险因素老年患者，10 年心血管事件风险为 5%~10%）的糖尿病患者也可考虑使用阿司匹林。

（二）ESC 新指南

ESC 指南指出，临床医生需以基线风险率为准绳制定适用于患者个体的阿司匹林方案，因此需要制定适度的阈值标准用以指导方案制定。ESC 新指南内容如下：

• 对于主要心血管事件数≥2/100 人年的患者群体，阿司匹林利大于弊。

• 对于主要心血管事件数 <1/100 人年的患者群体，阿司匹林受益不明显。

• 对于主要心血管事件数处于 1 至 2/100 人年的患者群体，可按图 1 制定方案。

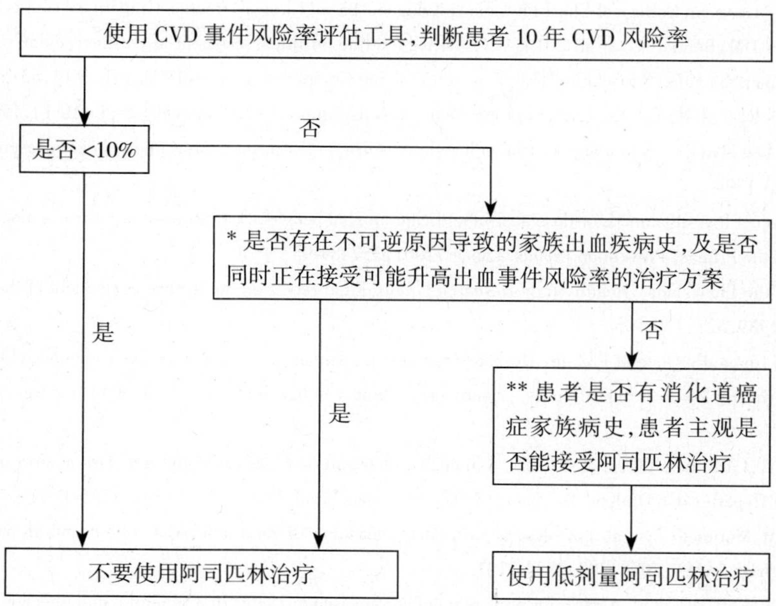

图 1 阿司匹林用于心血管疾病一级预防评估

对于风险率处于 10%~20% 的患者，* 及 ** 步骤需谨慎判断，确保准确；** 步骤作为阿司匹林治疗参考，用以及时调整方案

(三)结论和推荐[22]

1. 在心血管风险评估结果的指导下，推荐阿司匹林用于急性心肌梗死和其他动脉粥样硬化性心血管事件的一级预防(男性和女性)。[Ⅰ,B]

2. 符合以下条件者可考虑使用阿司匹林进行心血管疾病的一级预防：男性或女性主要心血管事件风险(死亡、心肌梗死和卒中)>2/100人年，且无出血风险增加的明确证据(胃肠道出血或消化道溃疡，未使用其他增加出血风险的药物)。[Ⅱa,B]

三、正在进行的研究

目前，还有几项研究正在进行中。ESC血栓工作组提出了比较务实的建议：对于心血管病高危者，使用低剂量的阿司匹林用于一级预防。高危的定义为2个心血管事件(死亡、心肌梗死和卒中)/100人年，且不增加出血风险。

(高传玉)

参考文献

[1] Leibniz GW. New Essays on Human Understanding. London: Cambridge University Press, 1996.

[2] Libby P, Theroux P. Pathophysiology of coronary artery disease. Circulation, 2005, 111: 3481-3488.

[3] Libby P. The molecular mechanisms of the thrombotic complications of atherosclerosis. J Intern Med, 2008, 263: 517-527.

[4] Hamm CW, Bassand JP, Agewall S, et al. ESC guidelines for the management of acute coronary syndromes in patients presenting without persistent ST-segment elevation: the Task Force for the Management of Acute Coronary Syndromes (ACS) in Patients Presenting Without Persistent ST-Segment Elevation of the European Society of Cardiology (ESC). Eur Heart J, 2011, 32: 2999-3054.

[5] Steg PG, James SK, Atar D, et al. ESC guidelines for the management of acute myocardial infarction in patients presenting with ST-segment elevation. Eur Heart J, 2012, 33: 2569-2619.

[6] Baigent C, Blackwell L, Collins R, et al. Aspirin in the primary and secondary prevention of vascular disease: collaborative meta-analysis of individual participant data from randomised trials. Lancet, 2009, 373: 1849-1860.

[7] Perk J, De Backer G, Gohlke H, et al. European Guidelines on cardiovascular disease prevention in clinical practice (version 2012). The Fifth Joint Task Force of the European Society of Cardiology and Other Societies on Cardiovascular Disease Prevention in Clinical Practice (constituted by representatives of nine societies and by invited experts). Eur Heart J, 2012, 33: 1635-1701.

[8] Vandvik PO, Lincoff AM, Gore JM, et al. Primary and secondary prevention of cardiovascular disease: Antithrombotic Therapy and Prevention of Thrombosis, 9th edition: American College of Chest Physicians Evidence-Based Clinical Practice Guidelines. Chest, 2012, 141: e637S-6368S.

[9] Goff DC Jr, Lloyd-Jones DM, Bennett G, et al. 2013 ACC/AHA guideline on the assessment of cardiovascular risk: a report of the American College of Cardiology/American Heart Association Task Force on Practice Guidelines. J Am Coll Cardiol, 2014, 63: 2935-2959.

[10] Peto R, Gray R, Collins R, et al. Randomised trial of prophylactic daily aspirin in British male doctors. Br Med J, 1988, 296: 313-316.

[11] Ridker PM, Cook NR, Lee IM, et al. A randomized trial of low-dose aspirin in the primary prevention of cardiovascular disease in women. N Engl J Med, 2005, 352: 1293-1304.

[12] Primary Prevention Project Investigators. Low-dose aspirin and vitamin E in people at cardiovascular risk: a randomised trial in general practice. Collaborative Group of the Primary Prevention Project. Lancet, 2001, 357: 89-95.

[13] Steering Committee of the Physicians' Health Study Research Group. Final report on the aspirin component of the ongoing Physicians' Health Study. N Engl J Med, 1989, 321: 129-135.

[14] The Medical Research Council's General Practice Research Framework. Thrombosis prevention trial: randomised trial of low-intensity oral anti-coagulation with warfarin and low-dose aspirin in the primary prevention of ischaemic heart disease in men at increased risk. Lancet, 1998, 351: 233-241.

[15] Hansson L, Zanchetti A, Carruthers SG, et al. Effects of intensive blood-pressure lowering and low-dose aspirin in patients with hypertension: principal results of the Hypertension Optimal Treatment (HOT) randomised trial. Lancet, 1998, 351: 1755-1762.

[16] Ogawa H, Nakayama M, Morimoto T, et al. Low-dose aspirin for primary prevention of atherosclerotic events in patients with type 2 diabetes: a randomized controlled trial. JAMA, 2008, 300: 2134-2141.

[17] Fowkes FG, Price JF, Stewart MC, et al. Aspirin for prevention of cardiovascular events in a general population screened for a low ankle brachial index: a randomized controlled trial. JAMA, 2010, 303: 841-848.

[18] Belch J, MacCuish A, Campbell I, et al. The prevention of progression of arterial disease and diabetes (POPADAD) trial. BMJ, 2008, 337: a1840.

[19] Verheugt FW. Aspirin, the poor man's statin? Lancet, 1998, 351: 227-228.

[20] He J, Whelton PK, Vu B, et al. Aspirin and risk of hemorrhagic stroke: a meta-analysis of randomized controlled trials. JAMA, 1998, 280: 1930-1935.

[21] Cattaneo M. Haemorrhagic stroke during anti-platelet therapy. Eur J Anaesthesiol Suppl, 2008, 42: 12-15.

[22] Antiplatelet Trialists' Collaboration. Collaborative meta-analysis of randomised trials of anti-platelet therapy for prevention of death, myocardial infarction, and stroke in high risk patients. BMJ, 2002, 324: 71-86.

[23] Pignone M, Alberts MJ, Colwell JA, et al. Aspirin for primary prevention of cardiovascular events in people with diabetes: a position statement of the American Diabetes Association, a scientific statement of the American Heart Association, and an expert consensus document of the American College of Cardiology Foundation. Circulation, 2010, 121: 2694-2701.

[24] Sarwar N, Gao P, Seshasai SR, et al. Diabetes mellitus, fasting blood glucose concentration, and risk of vascular disease: a collaborative meta-analysis of 102 prospective studies. Lancet, 2010, 375: 2215-2222.

[25] Rothwell PM, Fowkes FG, Belch JF, et al. Effect of daily aspirin on long-term risk of death due to cancer: analysis of individual patient data from randomised trials. Lancet, 2011, 377: 31-41.

[26] Mills EJ, Wu P, Alberton M, et al. Low-dose aspirin and cancer mortality: a meta-analysis of randomized trials. Am J Med, 2012, 125: 560-567.

[27] Rothwell PM, Price JF, Fowkes FG, et al. Short-term effects of daily aspirin on cancer incidence, mortality, and non-vascular death: analysis of the time course of risks and benefits in 51 rationale and design of a neuro-vascular imaging study (ENVIS-ion). BMC Neurol, 2012, 12: 3-47.

[28] Juul-Möller S, Edvardsson N, Jahnmatz B, et al. Double-blind trial of aspirin in primary prevention of myocardial infarction in patients with stable chronic angina pectoris. Lancet, 1992, 340: 1421-1425.

2014 AHA/ASA 卒中一级预防指南要点解读

2014 年 10 月，美国心脏协会（AHA）/ 美国卒中协会（ASA）发布了卒中一级预防指南，全文发表于 *Stroke* 杂志[1]。该指南对自 2010 年 12 月的脑卒中一级预防指南公布以来，新近发表的试验结果进行了回顾和简短综述，据此对某些指南意见进行了更新[2]。此次指南更新的目的是为那些从未经历过卒中或短暂性脑缺血发作的人群提供全面、深入、及时的卒中预防循证推荐。循证推荐包括以下几个方面：危险因素的控制，头颈部动脉粥样硬化性疾病的介入治疗，以及针对预防血栓形成和血栓栓塞性卒中进行的抗栓治疗。更深层次的建议还涉及遗传和药理学试验，以及特殊疾病如镰状细胞病和卵圆孔未闭的卒中预防。

一、2014 AHA/ASA 卒中一级预防指南概述

在美国，卒中被列为第四大致死病因。在过去 40 年中全球高收入国家的卒中发病率下降了 42%，但低中等收入国家的卒中发病率上升超过 100%。目前低中等收入国家的卒中发病率超过了高收入国家。卒中是导致功能障碍的主要原因，65 岁以上的卒中患者，在卒中 6 个月后，有 26% 的患者仍需要依赖他人照顾日常生活，46% 有认知功能障碍。有效的预防能够最大程度上减轻卒中负担，基于 76% 以上的卒中为首次发作，所以有效的一级预防尤其重要。一项纳入 6000 例患者的国际对照研究发现 90% 的卒中风险与 10 项潜在可变的危险因素相关。本指南旨在通过有效策略识别卒中易患人群，并提供针对性强且高效的干预措施。

二、2014 AHA/ASA 卒中一级预防指南要点简介

（一）首次卒中风险的评估

应用风险评估工具对卒中风险进行评估是合理的，因为这些量表能够识别从治疗性干预中获益的人群，帮助临床医生和患者对可能的风险提高警惕。但基于评估结果还需要进一步考虑患者全面的风险（Ⅱa 类建议；B 级证据）。

（二）常见不可干预危险因素及风险评估

常见不可干预危险因素包括年龄、低出生体重、人种 / 种族和遗传因素几个方面。

1. 年龄　老龄化对心血管系统的影响和卒中风险因素逐步进展的累积效应导致缺血性卒中和脑出血的风险大幅度地增加。

2. 低出生体重　低出生体重与该人群成年后卒中风险呈一定相关性，但两者的因果关系仍需进一步证实。

3. 种族　流行病学研究发现卒中风险存在人种 / 种族的差异，但目前那还不清楚种族差异是源于遗传还是环境，抑或是遗传与环境相互交互的结果。一些研究表明，人种 / 种族的差异可能是一些社会综合因素导致的。

4. 遗传因素　一项队列荟萃分析表明，有卒中家族史人群卒中的风险增加约 30%（OR=1.3；95% CI：1.2~1.5；P<0.00001）。但目前仅确定了少数几个影响卒中危险因素或增加卒中易感性的基因位点，所以遗传风险评估能力仍然存在局限性。通过基因检测提供个体化医疗或许可以进一步提高一级预防用药的安全性。

（三）证据充分或可改变的危险因素

1. 体力活动缺乏　尚未验证持久规律的体力活动能够降低首发或复发卒中的风险。指南建议进行体力活动，因为它与卒中风险的降低相关（Ⅰ类推荐；B 级证据）；健康成人，每周至少进行 3~4 次，每次至少持续 40 分钟的中等程度 / 高强度的有氧运动（Ⅰ类推荐；B 级证据）。

2. 血脂异常　指南建议对于 10 年心血管事件高危患者，除了进行治疗性的生活方式改变以外，还建

议将他汀类药物用于缺血性卒中的一级预防（Ⅰ类推荐；A 级证据）；对于高密度脂蛋白降低或脂蛋白 a 升高的患者，可以考虑进行烟酸治疗，但该药对于此类患者缺血性卒中的预防效果并不明确。烟酸会增加肌病风险，在使用时应给予告知（Ⅱb 类推荐；B 级证据）；对于高甘油三酯血症的患者可考虑使用纤维酸衍生物治疗，但对于缺血性卒中的预防获益尚不明确（Ⅱb 类推荐；C 级证据）；对于不能耐受他汀类药物治疗的患者，可以使用非他汀类药物如纤维酸衍生物、胆汁酸螯合剂、烟酸或依折麦布，但这些药物的卒中预防效果不明确（Ⅱb 类推荐；C 级证据）。

3. 饮食与营养　来自于流行病学研究和随机对照试验的数据表明低钠和高蔬果摄入，比如地中海饮食和 DASH 饮食，可能可以降低卒中风险。指南建议降低钠摄入、增加钾摄入以降低血压水平（Ⅰ类推荐；A 级证据）；建议强调蔬果和低脂乳制品摄入，减少饱和脂肪酸摄入的 DASH 式饮食（Ⅰ类推荐；A 级证据）；采取有益的富含蔬果也就是高钾的饮食，或许可以降低卒中风险（Ⅰ类推荐；B 级证据）；添加坚果类的地中海饮食可以降低卒中风险（Ⅱa 类推荐；B 级证据）。

4. 高血压　高血压是脑梗死和脑出血的主要危险因素之一。血压和卒中风险之间的关系密切，随着血压升高，卒中风险也逐渐增加，治疗高血压是防治卒中的有效措施。指南建议进行常规血压筛查，推荐对高血压患者给予适当的治疗，包括生活方式的改变和药物治疗（Ⅰ类推荐；A 级证据）；对于高血压前期患者，建议每年进行高血压的筛查并督促健康生活方式（Ⅰ类推荐；A 级证据）；对于高血压患者需要进行降压治疗，目标血压低于 140/90mmHg（Ⅰ类推荐；A 级证据）；降压达标对于降低卒中风险的作用比其他因素更加重要，降压应该基于患者自身特点和药物耐受性而提供个体化治疗（Ⅰ类推荐；A 级证据）；建议进行血压自我监测从而提高血压的控制（Ⅰ类推荐；A 级证据）。

5. 肥胖与脂肪分布　与高血压、心脏病、糖尿病相同，卒中与超重及肥胖相关，尤其是与缺血性卒中事件相关，但仍缺乏明确的证据。指南建议对于超重（BMI 25~29kg/m^2）与肥胖（BMI>30kmg/m^2）的个体，推荐减轻体重从而降低血压（Ⅰ类推荐；A 级证据）；对于超重与肥胖个体，推荐减轻体重从而降低卒中风险（Ⅰ类推荐；B 级证据）。

6. 糖尿病　糖尿病是卒中的一项独立危险因素，通过干预血糖水平可以降低糖尿病患者的卒中风险。指南建议对于 1 型或 2 型糖尿病患者，血压控制目标值为 <140/90mmHg，与 AHA/ACC/CDC 推荐的目标值一致（Ⅰ类推荐；A 级证据）；对于成年糖尿病患者，特别是同时伴发其他卒中危险因素的，应该使用他汀类药物降低首发卒中的风险（Ⅰ类推荐；B 级证据）；阿司匹林在糖尿病患者卒中一级预防中的效果尚不明确，但可以降低脑血管疾病的 10 年发生率（Ⅱb 类推荐；B 级证据）；在糖尿病患者中他汀类与贝特类药物的联合应用不能降低卒中风险（Ⅲ类推荐；B 级证据）。

7. 吸烟　吸烟是卒中的一项危险因素，可以使卒中的发病风险加倍。吸烟会增加缺血性卒中与蛛网膜下腔出血的风险，但在脑出血中的证据还不够确定。指南建议通过咨询，联合烟碱、安非他酮或伐尼克兰替代治疗，帮助吸烟者戒烟（Ⅰ类推荐；A 级证据）；基于流行病学研究提示吸烟与缺血性卒中和蛛网膜下腔出血存在高度相关性，建议未吸烟的患者远离吸烟（Ⅰ类推荐；B 级证据）；社区范围或州范围公共场所的禁烟令有助于降低卒中和心肌梗死的风险（Ⅱa 类推荐；B 级证据）。

8. 房颤　房颤与左心耳内血流凝滞导致血栓密切相关，即使无心血管病病史的房颤患者缺血性卒中风险也会增加 4~5 倍。指南建议 CHA_2DS_2-VASc 评分≥2 分且出血风险较低的瓣膜性房颤患者进行长期口服华法林抗凝治疗，目标 INR 2.0~3.0（Ⅰ类推荐；A 级证据）；CHA_2DS_2-VASc 评分≥2 分且出血风险较低的非瓣膜性房颤患者推荐抗凝治疗（Ⅰ类推荐），可选择的药物包括华法林（INR 2.0~3.0）（A 级证据），达比加群（B 级证据），阿哌沙班（B 级证据），利伐沙班（B 级证据），根据患者的危险因素（特别是颅内出血风险）、费用、耐受性、患者意愿、潜在的药物相互作用及其他临床特点（包括服用法华林的患者 INR 达标时间）个体化选择抗凝药物；建议初级卫生保健机构对大于 65 岁的患者进行积极的房颤筛查，包括初步的脉搏触诊及发现征象后给予的心电图检查（Ⅱ类推荐；B 级证据）；对于 CHA_2DS_2-VASc 评分为 0 分的非瓣膜性房颤患者不进行抗栓治疗是合理的（Ⅱa 类推荐；B 级证据）；对于 CHA_2DS_2-VASc 评分为 1 分且出血风险较低的非瓣膜性房颤患者可以考虑抗凝或阿司匹林治疗（Ⅱb 类推荐；C 级证据），根据患者的危险因素（特别是颅内出血风险）、费用、耐受性、患者意愿、潜在的药物相互作用及其他临床特点，包括服用法华林的患者 INR 达标时间，个体化选择抗栓药物的种类；推荐不适宜抗凝的高危房颤患者，可以考虑进行左心耳封堵术（Ⅱb 类推荐；B 级证据）。

9. 其他心脏问题 除房颤以外，包括急性心肌梗死、缺血性和非缺血性心肌病、瓣膜性心脏病包括人工瓣膜和感染性心内膜炎、卵圆孔未闭、房间隔动脉瘤、心脏肿瘤和大动脉粥样硬化在内的心脏疾患与卒中风险增高相关。指南推荐对于二尖瓣狭窄伴栓塞事件的患者进行抗凝治疗（Ⅰ类推荐；B 级证据）；对于二尖瓣狭窄并左心房血栓的患者，建议进行抗凝治疗（Ⅰ类推荐；B 级证据）；对接受主动脉瓣双叶机械瓣或者新一代 single-tilting-disk prostheses 置换并无危险因素的其他心脏病患者，应使用华法林（INR 2.0~3.0）及低剂量阿司匹林（Ⅰ类推荐；B 级证据）；对于接受主动脉瓣机械瓣置换且有危险因素的患者，应使用华法林（INR 2.5~3.5）和低剂量阿司匹林（Ⅰ类推荐；B 级证据）；对于接受二尖瓣机械瓣置换的患者，应使用华法林（INR 2.5~3.5）和低剂量阿司匹林（Ⅰ类推荐；B 级证据）；心房黏液瘤患者，应进行手术切除；有症状的弹性纤维瘤或即使无症状但呈游走性或直径 >1cm 的弹性纤维瘤患者推荐手术切除（Ⅰ类推荐；C 级证据）；主动脉瓣或二尖瓣行生物合成瓣置换的患者应用阿司匹林是合理的（Ⅱa 类推荐；B 级证据）；对接受主动脉瓣或二尖瓣置换术（生物合成瓣）的患者，术后 3 个月应用华法林（INR 2.0~3.0）是合理的（Ⅱa 类推荐；C 级证据）；对于既往没有房颤或血栓事件的心衰患者，行抗凝或抗血小板治疗是合理的（Ⅱa 类推荐；A 级证据）；对于急性 ST 段抬高型心肌梗死及无症状的左心室附壁血栓的患者给予维生素 K 拮抗剂治疗是合理的（Ⅱa 类推荐；C 级证据）；对于超声心动图显示左心房直径 >55mm 及严重二尖瓣狭窄的无症状患者，可以考虑抗凝治疗（Ⅲb 类推荐；B 级证据）；对于超声心动图显示重度二尖瓣狭窄、左心房增大的患者，可以考虑抗凝治疗（Ⅱb 类推荐；C 级证据）；对于急性 ST 段抬高型心肌梗死合并前尖壁失运动或反向运动的患者可进行抗凝治疗（Ⅱb 类推荐；C 级证据）；卵圆孔未闭患者不推荐使用抗凝治疗作为卒中一级预防（Ⅲ类推荐；C 级证据）。

10. 无症状性颈动脉狭窄 颅外段颈内动脉或颈动脉球动脉粥样硬化性狭窄与卒中风险增加相关。指南推荐无症状性颈动脉狭窄患者应该遵循医嘱每日服用阿司匹林或他汀类药物。应进行其他可治疗卒中风险因素的筛查，改变生活方式并给予适当治疗（Ⅰ类推荐；C 级证据）；颈动脉内膜剥脱术后的患者，若无禁忌则围术期及术后建议服用阿司匹林（Ⅰ类推荐；C 级证据）；颈内动脉狭窄 >70% 的无症状患者，如围术期卒中、心肌梗死、死亡风险很低则进行颈动脉内膜剥脱术（CEA）是合理的，但效果尚不明确（Ⅱa 类推荐；A 级证据）；对于动脉粥样硬化狭窄 >50% 的患者，每年进行超声多普勒检查评估狭窄程度的进展或消退及对治疗的反应是合理的（Ⅱa 类推荐；C 级证据）；无症状性颈动脉狭窄（血管造影显示狭窄≥60%，有效多普勒超声显示狭窄≥70%）患者考虑预防性 CEA 需要谨慎选择，与药物治疗相比，疗效未充分证实（Ⅱb 类推荐；B 级证据）；无症状性颈动脉狭窄且并发症风险较高的患者，可通过 CEA 或颈动脉血管成形术进行颈动脉血管重建，疗效未充分证实（Ⅱb 类推荐；B 级证据）；不推荐对低危人群进行无症状性颈动脉狭窄的筛查（Ⅲ类推荐；C 级证据）。

11. 镰状细胞病 镰状细胞病（SCD）是一种常染色体隐性遗传性血红蛋白病。指南建议儿童 SCD 患者在 2 岁时开始经颅多普勒超声（TCD）筛查，每年 1 次直至 16 岁（Ⅰ类推荐；B 级证据）；输血治疗（治疗目标是将血红蛋白 S 降至 30% 以下）能够有效降低卒中风险（Ⅰ类推荐；B 级证据）；年幼儿童和边界性异常 TCD 流速者进行更频繁的筛查，发现需要干预的 TCD 指征是合理（Ⅱa 类推荐；B 级证据）；对于 TCD 流速恢复正常的患者持续进行输血可能是合理的（Ⅱb 类推荐；B 级证据）；儿童应用 MRI 和 MRA 筛查出需要应用输血作为卒中一级预防治疗的标准尚未确立，不建议以此取代 TCD（Ⅲ类推荐；B 级证据）。

（四）较少证据或潜在可改变的危险因素

1. 偏头痛 偏头痛特别是伴有先兆的偏头痛一直被认为与年轻女性卒中相关。指南建议对于先兆性偏头痛女性患者强烈建议戒烟（Ⅰ类推荐；C 级证据）；先兆性偏头痛女性可以考虑使用替代口服避孕药疗法（Ⅱb 类推荐；B 级证据）；降低偏头痛发作频率的治疗可能可以降低卒中风险（Ⅱb 类推荐；C 级证据）；卵圆孔未闭封堵术不建议用于偏头痛患者卒中的预防（Ⅲ类推荐；B 级证据）。

2. 代谢综合征 代谢综合征的各个组成部分都和缺血性卒中风险增加相关，所以需要给予适当的治疗。指南推荐用于代谢综合征管理的方法包括生活方式改变（如锻炼、适当减少体重、合理饮食）及药物治疗（降压药、降脂药、控制血糖和抗血小板治疗等）。

3. 饮酒　根据观察性研究数据，轻至中度饮酒与降低卒中风险相关，而重度饮酒可以增加卒中风险。指南建议重度饮酒者应减少饮酒或戒酒（Ⅰ类推荐；A 级证据）；对于饮酒者，男性每日饮酒≤2 杯、非妊娠女性每日≤1 杯可能是合理的（Ⅱb 类推荐；B 级证据）。

4. 药物滥用　数种药物滥用与缺血性、出血性卒中相关。指南建议对于包括可卡因、安非他命、阿拉伯茶在内的与卒中相关的药物滥用患者，转诊至适当的治疗机构是合理的（Ⅱa 类推荐；C 级证据）。

5. 睡眠呼吸暂停　睡眠呼吸暂停和卒中呈独立性相关。指南建议通过详细询问病史，筛查睡眠呼吸暂停患者（Ⅱb 类推荐；C 级证据）；治疗呼吸睡眠暂停可以降低卒中风险，但疗效尚未明确（Ⅱb 类推荐；B 级证据）。

6. 高同型半胱氨酸血症　高同型半胱氨酸血症与卒中风险增加相关。指南建议将复合维生素 B、维生素 B_6、维生素 B_{12} 和叶酸用于高同型半胱氨酸患者缺血性卒中事件的预防性治疗，但疗效尚未明确（Ⅱb 类推荐；B 级证据）。

7. 脂蛋白 a 升高　脂蛋白 a 升高与高卒中风险相关，尽管烟酸可以降低脂蛋白 a 水平，但无随机化试验证实烟酸能额外降低卒中风险。指南建议对于高脂蛋白 a 患者，使用烟酸降低脂蛋白 a 水平来预防缺血性卒中是合理的，但疗效尚未明确（Ⅱb 类推荐；B 级证据）；使用脂蛋白 a 预测卒中风险的临床获益尚未明确（Ⅱb 类推荐；B 级证据）。

8. 高凝状态　遗传性或获得性高凝状态和静脉血栓形成相关，但与动脉性脑梗死之间的关系尚不明确。指南建议使用遗传学筛查手段监测遗传性高凝状态来预防首次卒中的效果尚不明确（Ⅱb 类推荐；C 级证据）；无症状的遗传性或获得性易栓症患者通过特异性治疗来预防首次卒中风险的效果尚未明确（Ⅱb 类推荐；B 级证据）；抗磷脂抗体持续阳性患者不推荐使用低剂量阿司匹林（81mg/d）进行首次卒中预防（Ⅲ类推荐；B 级证据）。

9. 炎症与感染　炎症影响动脉粥样硬化斑块的发生、发展和稳态。指南认为慢性炎症（类风湿关节炎或系统性红斑狼疮）患者卒中风险增高（Ⅰ类推荐；B 级证据）；有卒中风险患者每年接受流感病毒疫苗接种能够有效降低卒中风险（Ⅱa 类推荐；B 级证据）；对于没有心血管疾病的患者可以用炎性标志物如超敏 C 反应蛋白（hs-CRP）或脂蛋白相关磷脂酶 A2 监测卒中风险的增加，但效果尚未明确（Ⅱb 类推荐；B 级证据）；对于 hs-CRP>2.0mg/dl 的患者可以考虑用他汀类药物治疗来降低卒中风险（Ⅱb 类推荐；B 级证据）；不推荐使用抗生素治疗慢性感染来作为卒中预防方法之一（Ⅲ类推荐；A 级证据）。

10. 卒中一级预防中的抗血小板药物　既往指南支持在风险特别高的无症状人群中使用阿司匹林来预防心脏病而不是卒中风险，这种治疗获益超过风险。指南建议使用阿司匹林预防心血管疾病（包括但不特指卒中）是合理的，对于高风险患者（10 年风险 >10%），治疗收益超过相关风险（Ⅱa 类推荐；A 级证据）；阿司匹林（每天 81mg 或隔天 100mg）可以用于女性首次卒中的预防，包括糖尿病患者，治疗收益超过风险（Ⅱa 类推荐；B 级证据）；慢性肾病患者可以考虑用阿司匹林进行首次卒中预防［GFP<45ml/（min·$1.732m^2$）］（Ⅱb 类推荐；C 级证据）；但这一建议在严重肾病［4 期、5 期，GFP<30ml/（min·$1.732m^2$）］患者中不适用；在外周动脉疾病患者中应用西洛他唑进行首次卒中预防可能合理（Ⅱb 类推荐；B 级证据）；阿司匹林用于低危个体的首次卒中预防没有效果（Ⅲ类推荐；A 级证据）；无其他高危因素的糖尿病患者使用阿司匹林进行首次卒中的预防没有效果（Ⅲ类推荐；A 级证据）；由于缺少相关临床试验，不建议在首次卒中预防中使用除阿司匹林和西洛他唑以外的抗血小板药物。

（五）急诊室内的一级预防

急诊室可以作为提供健康促进和疾病预防服务的重要场所，在急诊室识别卒中危险因素和开始一级预防是一次非常好的机会。指南建议在急诊室开展戒烟计划和采取干预措施（Ⅰ类推荐；B 级证据）；建议在急诊室进行房颤的鉴定和抗凝治疗评估（Ⅰ类推荐；B 级证据）；在急诊室内对患者进行高血压的筛查是合理的（Ⅱa 类推荐；C 级证据）；发现患者存在药物或酒精滥用情况将其转诊接受适当的治疗是合理的（Ⅱa 类推荐；C 级证据）；在急诊室内进行糖尿病、不良生活方式的筛查，给予简单干预和治疗，但有效性尚不明确（Ⅱb 类推荐；C 级证据）。

（六）促进血管健康预防服务措施

虽然卒中风险因素的管理治疗取得了进步，但在一级预防中仍显不足。指南建议通过实施恰当的方案，对具有卒中风险的患者进行系统性的评估和治疗是合理的（Ⅱa 类推荐；A 级证据）。

三、2014 AHA/ASA 卒中一级预防指南更新概要

与 2011 年版卒中一级预防指南相比，本次指南在原有的基础上结合最新的研究证据进行了更新，对房颤患者口服抗凝药物、血压控制、饮食与营养、体力活动和女性偏头痛一级预防中的重要性发表了一些新的推荐意见。对口服抗凝药物推荐的指征扩大，新增了非瓣膜性房颤患者口服抗凝药物的选择，除了华法林以外还可以选择达比加群、阿哌沙班及利伐沙班。有充分的证据证实，新型口服抗凝药物可以在卒中预防中作为替代华法林的又一选择。新指南在高血压领域补充了数个建议，对高血压前期患者强调了历年筛查的重要性，强调了降压达标在降低卒中风险中的重要性，提出自我监测血压能够提高对血压的控制。在饮食与营养方面本版指南提出添加坚果类的地中海饮食可以降低卒中风险，具体包括增加钾盐、蔬菜、水果、低脂食物摄入，减少钠盐、饱和脂肪酸摄入。新指南推荐健康成人每周至少进行 3~4 次，每次持续 40 分钟以上的中高等强度有氧运动以降低卒中风险。指南建议先兆偏头痛女性患者应该戒烟，并建议这些患者使用口服避孕药的替代品，特别是包含雌激素的避孕药。

四、启示与思考

脑卒中是全世界第二位致死病因，在中国为首要死亡原因[3,4]。过去 40 年间全球高收入国家的卒中发病率下降了 42%，而低中等收入国家的卒中发病率上升超过 100%[5]。卒中是主要的致残原因，造成了家庭和社会巨大的经济负担。76% 以上的卒中为首发卒中，因此进行有效的卒中一级预防非常重要，而甄别卒中易患者并采取有效干预手段是本指南的核心内容。健康教育和宣传是一级预防的重要组成部分，通过社区和医院对具有危险因素的人群进行健康宣教，可以促进人群采取有益健康的行为，进而达到预防疾病和促进健康的目的。当然一级预防的顺利实施，还需要政府层面的重视和支持，经过多年的努力，中国的卒中一级预防工作取得了长足发展，但也存在很多困难和挑战，我国的卒中一级预防体系还不够完善，未来还需要政府、医务工作者、个人的携手努力。希望通过对 2014 年版指南的进一步解读，能够达到传播卒中一级预防的理念，从而促进一级预防在中国医生及国民中的普及，提高人们对脑卒中相关知识的知晓进而达到预防脑卒中的目的。

（王拥军 谢雪微）

参考文献

[1] Meschia JF, Bushnell C, Boden-Albala B, et al. Guidelines for the primary prevention of stroke: a statement for healthcare professionals from the American Heart Association/American Stroke Association. Stroke, 2014, 45(12): 3754-3832.

[2] Goldstein LB, Bushnell CD, Adams RJ, et al. Guidelines for the primary prevention of stroke: a statement for healthcare professionals from the American Heart Association/American Stroke Association. Stroke, 2011, 42(2): 517-584.

[3] Yang G, Wang Y, Zeng Y, et al. Rapid health transition in China, 1990-2010: findings from the Global Burden of Disease Study 2010. Lancet, 2013, 381(9882): 1987-2015.

[4] Feigin VL, Forouzanfar MH, Krishnamurthi R, et al. Global and regional burden of stroke during 1990-2010: findings from the Global Burden of Disease Study 2010. Lancet, 2014, 383(9913): 245-254.

[5] Feigin VL, Lawes CM, Bennett DA, et al. Worldwide stroke incidence and early case fatality reported in 56 population-based studies: a systematic review. Lancet Neurol, 2009, 8(4): 355-369.

第二部分 心血管疾病临床问题与研究进展

第一篇 高血压与代谢性疾病

欧美与我国高血压指南差异的解读

高血压与心、脑、肾等重要器官的损害甚至心脑血管疾病的发生密切相关，国内外的相关学者均非常重视对高血压患者血压进行管理，并在各国指南中提出了意见和建议。近年一些随机对照试验（RCT）研究、观察性研究以及真实世界研究的公布，为欧洲、美国等的高血压指南更新作出贡献，但仍存在着许多争议，2014 年高血压领域就是在争议与共识中走过的。本文围绕欧美与我国高血压指南的部分差异进行解读。

差异解读一：老年人高血压患者目标血压应 <150/90mmHg 还是 <140/90mmHg?

2013 年 ESC/ESH、ASH/ISH 及 2015 年 CHEP 的高血压指南中均将年龄≥80 岁高龄老年目标血压定为 <150/90mmHg，而 2014 年公布的 JNC8 指南中≥60 岁者目标血压为 <150/90 mmHg。我国 2010 年高血压指南中，将年龄≥65 岁高血压患者的血压 <150/90mmHg 作为第一目标血压，如能耐受则可以继续降低至 <140/90mmHg。欧美指南与我国指南中关于血压目标值的比较见表 1。因此，老年人血压 <150/90mmHg 目标的争议主要在于国内外指南中关于老年人的不同年龄界限。

表 1 最新欧美指南与我国指南中关于血压目标值的对比

指南	人群	目标血压（mmHg）
2015 CHEP	一般高血压患者	<140/90
	≥80 岁的一般人群	<150/90
2014 JNC8	≥60 岁的一般人群	<150/90
	<60 岁的一般人群	<140/90
2013 ESH/ESC	一般非老年人群	<140/90
	<80 岁的一般老年人群	<150/90
	≥80 岁的一般人群	<150/90
2013 ASH/ISH	一般人群和年轻人	<140/90
	≥80 岁的一般人群	<150/90
2010 年中国指南	一般人群	<140/90
	≥65 岁的一般人群	<150/90

回顾指南，可以看出欧美与我国指南中主要依据的循证证据是不同的。美国的 JNC8 中主要依据了 5 个重要的 RCT 研究（SHEP、Syst-Eur、HYVET、JATOS、VALISH）。这 5 个研究中纳入的高血压患者年龄均≥60 岁，试验结束时收缩压分别为 142、151、144、136、137mmHg；收缩压 <140mmHg 的 2 个研究（JATOS、VALISH）的主要终点（脑卒中、心血管事件以及总死亡）均无显著性差别；而另外 3 个试验中，

收缩压控制在140~150mmHg时主要终点事件的发生率则出现显著的下降。据此，JNC8专家委员会中多数专家支持≥60岁患者血压降至150mmHg以下作为目标血压并作为推荐。而欧洲、加拿大指南中，则不仅依据RCT研究，还依据观察性研究、荟萃分析以及队列性研究，这些指南在≥80岁高龄老年的目标血压方面保持了高度一致性，即如能耐受，则血压应当<150/90mmHg（来自于RCT的HYVET研究）。

需明确的是，欧美指南中目标血压的定义不是依据老年人的定义，而是依据临床试验中患者的年龄进行定义。在我国2010年高血压指南中，则是按照国际对老年人年龄的定义，即年龄>65岁为老年高血压患者，并将其血压<150/90mmHg作为第一目标血压，如能耐受可以继续降低至<140/90mmHg。

在关注血压达标的同时更应重视重要器官的血流灌注。随着年龄的增加，肾脏以及脑血管动脉硬化的程度也会明显增高，因此在一定程度上导致了在老年高血压的目标血压方面存在一定的争议。实际上，存在争议是无可厚非的，因为血压目标值的确定来自不同的循证医学背景，而不是只简单地定义在年龄方面。尤其对于高危的老年高血压患者，其血压控制应当有不同的目标值。在临床应用方面，中国高血压指南更贴近中国高血压患者的临床需求，即老年高血压患者的血压可以控制在150/90mmHg以下，如能耐受则控制在140/90mmHg以下。

差异解读二：高血压伴糖尿病患者血压<140mmHg还是更低一些<130mmHg？

近期公布的高血压及相关指南（JNC8、ESC/ESH、ADA、ESA）均将高血压伴糖尿病患者的血压从原来的收缩压目标血压值<130mmHg上调到<140mmHg，而2013年美国的内分泌共识中仍将糖尿病患者的血压目标值定义在<130mmHg。应当如何理解高血压伴糖尿病患者的血压目标呢？

基于糖尿病患者有更多的伴有大血管病的风险可能性，特别是糖尿病病史长的以及血糖、血压控制不好的老年糖尿病患者发生心脏及脑血管病和肾病的几率明显增高，临床上都在寻求一些强化降糖可以减少糖尿病患者大血管病变的证据，遗憾的是目前未显示出强化降糖可以减少大血管病变的益处。例如：ADVANCE研究中发现强化降糖没有明显获益，而有效地控制血压却可明显获益。因此，积极地控制血压则作为糖尿病患者的重要策略。

目前的循证医学证据更多地支持糖尿病患者血压低于140mmHg。ADVANCE研究对约11 000例糖尿病患者进行降压药物与安慰剂组比较，随访4.4年发现，血压目标达到136mmHg时，全因死亡率降低14%；在ADVANCE-on中，对早期使用降压方案的患者继续随访6.6年，在近10年的治疗时间里，糖尿病患者最终血压达到137mmHg时，仍可以获得全因死亡率降低9%的益处。这些结果都带动了相关指南对糖尿病血压目标值的更新。但是，糖尿病患者血压的控制也并不是越低越好，这个结论来源于ACCORD研究的结果。研究发现，糖尿病患者收缩压<120mmHg时，虽然脑卒中事件下降，但心血管死亡率显著增加35%，全因死亡率增加22%，提示对于糖尿病患者太低的血压是不适宜的。

然而，我们也看到亚洲是高血压导致脑卒中高发生率的群体。以中国为例，中国脑卒中的发生率显然高于心肌梗死的发生率，降压的获益直接带来脑卒中发生率和死亡率的下降。目前，日本高血压2014年指南和2015年中国台湾高血压指南中仍将糖尿病患者的血压目标定在130/80mmHg以下。这与我国2010年高血压指南是一致的。因此，应依据不同国家的糖尿病患者特点制定不同的血压目标值；同时，对于糖尿病伴高血压患者的群体治疗也应注意个体化，对于老年及高龄老年人，合并多种疾病的患者以及多年使用胰岛素治疗的患者血压的目标可以适当放松至140mmHg以下。

差异解读三：β受体阻滞剂能否作为一线降压药物？

英国指南以及美国指南JNC8中将β受体阻滞剂作为四线降压药物，而欧洲以及中国和日本高血压指南仍将其作为五类降压药物中的一种药物。2014年此问题仍是争议的热点，我们应当如何看待这个问题呢？通过分析发现，JNC8将β受体阻滞剂剔除于一线治疗以外是基于LIEF研究结果；而英国则是基于对β受体阻滞剂的荟萃分析结果，该分析中主要纳入的药物是阿替洛尔，而剔除的理由则是增加了新发糖尿病的风险以及增加了心脑血管事件的风险。

然而我们也发现，LIEF研究不是单一的β受体阻滞剂与ARB的对照研究，它们各自分别联合氢氯噻嗪的比率达60%以上，基本上是联合方案的对比。从药理学上也看到选择阿替洛尔作为β受体阻滞剂的弱势，其与目前较常用的美托洛尔和卡维地洛以及萘必洛尔之间有很大的差别。目前，国内外许多学者均认为，在冠心病、心力衰竭及快速性心律失常和高交感活性心率偏快的高血压患者中β受体阻滞剂是不可缺少的一类药物。正如2015年中国台湾高血压指南中所示："建议非阿替洛尔的β受体阻滞剂仍然是一线降压的推荐药物，尤其是合并冠心病、心肌梗死后、心力衰竭、心率≥80次/分等。"基于此，不能忽视β受体阻滞剂在高血压患者的应用，只是应注意选用合适的β受体阻滞剂的种类和理想的剂量，以达到最佳的治疗效果。

差异解读四：其他类型降压药物的选择有无差异？

JNC8中依据ALLHAT试验的结果，建议非黑人高血压患者（包括糖尿病患者）首选噻嗪类利尿剂、ACEI、ARB或CCB治疗，黑人高血压患者（伴或不伴糖尿病）首选噻嗪类利尿剂与CCB。ASH/ISH指南中的推荐则有所不同：对于非黑人患者，60岁以下者推荐ACEI或ARB，60岁以上者推荐CCB或噻嗪类利尿剂，对于所有黑人患者，推荐CCB或噻嗪类利尿剂。而在我国，依据中国2010年高血压指南中的建议，五大类降压药物均可作为初始和维持用药，应根据患者的危险因素亚临床靶器官损害以及合并临床疾患情况合理使用药物。

目前，美国及欧洲指南中均推荐利尿剂作为一线的基础治疗药物，主要是基于临床试验的结果。ALLHAT研究发现在5年的治疗中氯噻酮与氨氯地平和赖诺普利比较在一级终点降低方面没有差别，但采用利尿剂治疗组补钾率高于氨氯地平和赖诺普利组，分别为8%、4%和2%，从而提示在使用利尿剂的时候应当注意血钾这个关键的代谢性指标。Advance及Advance-on研究发现，糖尿病患者中进行降压治疗如采用RASI联合利尿剂的治疗方案，在长期4.4年治疗和近10年的随访研究中证实：RASI（培哚普利）联合利尿剂（吲达帕胺）可以在长期治疗中明显获益，使心血管死亡和全因死亡明显下降，同时不增加低钾血症的风险。

噻嗪类利尿剂之间是有差别的，噻嗪类利尿剂有噻嗪型（双氢克尿噻）和噻嗪样（氯噻酮和吲达帕胺）的区别。目前，有循证医学证据的利尿剂大部分集中在噻嗪样利尿剂上（ALLHAT、ADVANCE、HYVET等研究），且已被欧美指南所推荐。2014 ASH/ISH高血压社区管理临床实践指南指出：吲达帕胺和氯噻酮在降低脑卒中和心血管事件方面的证据等级强于氢氯噻嗪。

差异解读五：肾动脉交感神经射频消融术（RDN）能否应用于难治性高血压？

难治性高血压患者采用RDN治疗能否显著改善高血压患者的血压状态？已有研究显示，在已确诊的难治性高血压患者中，通过规范化的药物和非药物治疗，90%以上患者的血压可以得到有效控制或达标，但是，仍有部分患者的血压控制不满意。近年以RDN为代表的介入性治疗逐渐引起人们的关注。2007年首次在临床上应用于难治性高血压的治疗。2009年Symplicity HTN-1和2012 Symplicity HTN-2公布的研究结果，均显示了RDN对难治性高血压的良好降压效果，人们对这项新兴技术寄予厚望。

但是2014年1月，Symplicity HTN-3研究结果表明RDN未达到预期有效性终点以后，引起了人们对于这项研究以及这项技术的重新反思和评价，有人对该技术产生了质疑。而在2014年6月14日在雅典召开的欧洲高血压大会上，来自瑞士的M.Burnier教授公布了欧洲高血压学会（ESH）对Symplicity HTN-3研究结果的观点声明：不同意关于RDN对于难治性高血压无效的结论。

基于目前仍需要更大规模的有针对性的研究以及更长期的随访来确定RDN的有效性和安全性，我国2013年发表的《难治性高血压诊断治疗中国专家共识》中建议：经高血压专业医师的指导或在其诊断治疗下，确定为药物控制不良的难治性高血压，或不能耐受4种以上药物治疗（治疗依从性很差）且存在心血管高风险的难治性高血压，在患者充分知情同意的基础上可考虑严格按照RDN入选标准进行RDN治疗。但鉴于RDN还处于研究阶段以及我国还缺乏长期随访的结果，因此需谨慎、慎重、严格遵循操作规程，有序地开展RDN治疗。

小　　结

目前，欧美与我国高血压指南方面存在较多的差异和热议，但在探讨和争议过程中，我们可以寻求适合不同种族和人群的高血压指南和建议。在此过程中，我们能够更科学地解读国际指南，更理性地面对我国高血压的诊断和治疗，在不断地探讨和争议过程中，面对2015年高血压领域中新的研究和挑战。借鉴国外指南的经验，结合我国的国情，提升我国高血压患者的血压管理水平，最终使我国的高血压患者获益。

（喜杨 孙宁玲）

高血压管理的公共卫生策略：分级、分期、分型管理

高血压是严重的心血管疾病状态，是脑卒中、心力衰竭、心肌梗死、肾功能不全等严重终末期疾病最重要的危险因素[1]。但降压治疗可有效控制血压，降低这些心脑血管并发症的发生率。收缩压每降低10mmHg或舒张压降低5mmHg，脑卒中风险降低40%左右，心肌梗死风险降低20%左右[2,3]。这些研究大部分是在欧美人群中进行的。因为高血压与各种心脑血管并发症风险之间的关系在我国人群中可能更为密切，因此，降压获益也可能显著高于上述风险下降幅度[4]。

高血压也是最常见的心血管疾病。根据2002年第四次全国营养与健康调查，我国18岁以上成人高血压患病率为18.8%，其中60岁以上老年人患病率高达49.1%[5]。目前我国18岁以上人群超过10亿，60岁以上人群超过2亿。即便按照上述患病率计算，我国目前高血压患病人数也已超过2亿。面对如此巨大的患病人数，高血压管理已非管还是不管的意愿问题，而是还能否管理的能力问题，可能需要大的公共卫生策略层面的重大创新，才有可能管理好高血压所导致的巨大心血管风险。比如，美国JNC8工作组最近发表的《2014年成人高血压循证管理指南》即进行了有益的探索[6]。他们把高血压管理分解为三个核心问题，即哪些人需要使用降压药物？降压治疗的目标血压如何？如何使用降压药物才能实现降压达标？试图通过简化诊治流程，强化血压管理；在群体水平上追求降压治疗的最大获益，在个体水平上确保降压治疗的安全。早在2012年，我们也在国内提出了高血压分级、分期和分型的管理理念，希望通过理念层面的创新，提升我国高血压防治水平。

一、分级管理

（一）分级的定义

分级是高血压管理的基础，其核心目标是降压达标。分级是目前大部分指南中高血压诊治的基础[6-12]。大部分指南采用1、2、3级划分方法，即收缩压/舒张压140~159/90~99mmHg为1级；160~179/100~109mmHg为2级；≥180/110mmHg为3级，这和较早期的轻、中、重度严重程度分级完全一致[7-9]。2003年JNC7以来的美国高血压指南[6,10]、2006年NICE指南以后的英国高血压指南[11]以及新近发表的国际高血压学会(ISH)/美国高血压学会(ASH)指南[12]改用1、2级及严重(severe)高血压分级方法，血压分级的标准和上面的1、2、3级划分方法完全相同。后者的主要理由是，新的指南中已将原来的部分3级高血压定义为高血压急症或亚急症，即收缩压≥180mmHg者，因此其管理和1、2级高血压有很大差别[6,10-12]。尽管如此，并无证据显示这些分级方面的差别对高血压管理具有任何实质性影响。因此，采用1、2、3级的划分方法可能并无不妥。

（二）分级的技术条件

分级管理的技术条件之一，是准确测量血压。尽管因为临床试验证据的原因，目前大部分指南仍以诊室血压为主要的高血压分级依据，为诊断、疗效评估的主要手段，但新的动态血压监测、家庭血压监测等诊室外血压的优势是显而易见的[13-15]。因此，需要更加普遍地开展动态与家庭血压监测，更优先地在临床工作中以动态血压与家庭血压诊断高血压，评估降压疗效。动态与家庭血压监测，不仅可以在新发现血压升高者中诊断白大衣性高血压与隐匿性高血压，还可以在已经接受降压药物治疗的患者中发现白大衣性或隐匿性未控制高血压[13-15]。更加重要的是，动态与家庭血压监测不仅可以更加准确地评估一段时间血压的平均水平，还可以评估血压的变异情况与变化趋势，这样可以在有效控制高血压的同时，避免降压治疗过程中的低血压风险，显著提高降压治疗的质量、效果与安全性，更有效地预防各种心脑血管并发症的发生。

分级管理的技术条件之二，是经过临床试验验证的多种不同作用机制的有效的降压药物。目前大部

分指南推荐使用五大类降压药物，即钙离子通道阻断剂（CCB）、血管紧张素转化酶抑制剂（ACEI）、血管紧张素受体阻断剂（ARB）、利尿剂与β受体阻断剂等[7,8]。这些药物大致涵盖了目前已知的大部分血压调节机制或高血压发病机制，因此，如果能够在出现严重的靶器官损害之前即启动降压治疗，单药或联合治疗可以将绝大部分患者的血压控制到目标水平。关键是早期发现、及时诊断、尽早控制高血压。

二、分期管理

（一）分期的定义

分期是指高血压疾病分期，即把高血压分成没有血管或靶器官损害的早期；已有血管或靶器官损害，但尚处于功能代偿期的中期；以及已经发生心脑血管并发症的晚期。这样的分期理念在危险分层之前就曾经实践过，但不同的是，现在分期的技术条件显著改善了，并可在分期的基础上，提供更有针对性的更有效的降压治疗药物。分期理念和危险分层完全不同。危险分层的依据除了靶器官损害之外，还包括多种可改变或不可改变的危险因素以及各种合并症[7-9]。分层虽然可在群体水平上进行风险评估，但个体水平上的准确性较差，或者完全没有意义，比如，一个60岁以上的老年男性，如果吸烟，可能因为3个危险因素被分层为极高危，但在治疗上指导意义有限，和一个60岁以上不吸烟的老年女性并无很大差别。

（二）分期的技术条件

分期管理的技术条件包括各类影像技术、功能检测技术、生物检测技术等。首先，我们已经可以十分准确地检测动脉血管的结构与功能。采用超声影像技术可以检测大部分表浅大动脉，如颈动脉及其分支、股动脉及其分支等，除了可以检测斑块的大小、性质，还可以测量内中膜的增厚情况，采用射频信号采集与分析技术，还可以通过检测这些动脉血管的收缩 / 舒张情况评估其弹性功能。采用多普勒超声技术可以探测较深的主动脉、肾动脉、颅内动脉血管的血流，并根据血流判断血管的通畅情况。通过检测血流介导的动脉血管舒张功能，可以评估动脉内皮功能。通过检测四肢血压，也可以检测周围动脉血管是否有斑块形成[16]。近年来，大动脉功能检测技术日臻成熟，通过检测脉搏波传导速度或反射波增强指数等可检测大动脉的弹性功能。血管是高血压最重要的靶器官，血管病变是各种脏器缺血性疾病的病因与发病基础，因此，血管检测技术是高血压分期管理的最主要手段。

其次，早期发现各种类型的高血压靶器官损害。采用先进的影像技术，可以检测脑白质病变、腔隙性脑梗死等亚临床的脑组织病变；可以检测心脏的结构与功能，新的超声技术甚至可以在出现结构病变前检测到非常早期的心房功能异常、左心室收缩与舒张功能异常等，简单、易行、可靠的心电图检测也可以发现多种和高血压关系密切的严重病变，如房颤、左心室肥厚等；也可检测到肾脏的各种病变，如肾脏的大小、肾脏的缺血性梗死灶或肾脏微小结晶形成等。此外，还可以通过检测各种生物标记评估心血管系统的功能。通过脑钠肽可以很早发现心脏功能异常；尿微量白蛋白则不仅反映肾脏本身的问题，也是全身血管内皮功能异常的标志物。

（三）分期的意义

分期管理的最重要价值在于根据动脉血管及靶器官损害情况选择最有效的降压治疗方案，不仅有效控制血压，而且有效保护靶器官。比如，患者如果伴有微量白蛋白尿，需要优先选择肾素 - 血管紧张素系统抑制药物，如ACEI或ARB，既有效降低蛋白尿，也更有效控制血压，改善内皮功能，保护靶器官，预防并发症特别是终末期肾脏疾病发生。同样，如果脑钠肽升高，则需要更优先使用ACEI，以治疗或预防心力衰竭。如果大动脉弹性功能下降，则可能需要优先使用CCB，这样才能够控制血压，预防心脑血管并发症发生。这样就可以通过更加有效、有针对性的治疗，预防各种终末期疾病的发生。当然，如果高血压患者已经发生了心脑血管并发症，则治疗也可以更有针对性，心力衰竭患者需要使用ACEI或ARB，使用利尿剂、β受体阻断剂等；如果已经进展为终末期肾病，则需要使用ACEI或ARB；脑卒中患者则可能需要使用CCB[7,8]。

三、分型管理

（一）分型的定义

分型是指对高血压进行病因学分型，进行病因治疗，从而阶段性地根治高血压，或显著提高降压治疗的效果。长期以来，高血压被简单地分为病因明确的继发性高血压与病因尚难以明确的原发性高血压[7]。继发性高血压主要包括肾上腺疾病导致的内分泌性高血压和肾脏疾病所导致的肾性高血压。前者包括原发性醛固酮增多症、嗜铬细胞瘤等，部分皮质醇增多症患者也伴有高血压；后者包括肾动脉狭窄导致的肾血管性高血压与肾小球或肾小管疾病所导致的肾实质性高血压等。肾血管性高血压又可根据血管病变的性质分为大动脉炎、纤维性肌发育不良、动脉粥样硬化斑块等。此外，还有一些少见的继发性高血压，如主动脉缩窄导致的高血压等。随着高血压诊疗技术的迅速提高，这些继发性高血压的诊断率显著升高，已成为高血压住院诊治人群的主体。但这些继发性高血压仍然是高血压的绝对少数，绝大部分高血压仍然被诊断为原发性高血压，包括一些显然并非原发性高血压的年龄很小的青少年高血压患者。这都需要我们积极采用先进的技术手段，深入探索，对所谓的原发性高血压进行病因学分型，甚至病因学诊断，从而更有效地治疗高血压。

（二）分型的目标

高血压的病因学分型主要针对所谓的原发性高血压。真正的原发性高血压可能只包括那些因为动脉硬化在老年期发病而致病原因并不明确的高血压，可能是每天多吃了 1~2g 钠盐，或每周多喝了 50~100g 酒，或者每个月抽了 10~20 支烟，或者是工作或生活的压力稍大，也可能只是因为到了 80~100 岁的耄耋之年。这样的高血压病因是不可逆的，因此，可以称为真正的原发性高血压。除此之外，绝大部分高血压都应该可以找到病因，并可以通过祛除病因，显著降低血压，或控制血压。当然，祛除病因有时可能并不容易，或几乎不可能，比如吸烟和酗酒都可导致高血压，但很多人已经成瘾，无法戒断；或因为吃的盐多一些，或者肥胖，或者工作、生活压力大，或者体力活动少等，都并不容易解决。但通过病因学分型仍有可能帮助我们找到其体内的发病机制或病理生理学特征，通过有效干预这些发病或病理生理学机制，实现更加有效的治疗。

（三）原发性高血压的主要分型

根据近年来我国高血压的流行趋势，可以在以下几个方面进行有益的探索。第一，青少年代谢性高血压。近年来，青少年高血压的患病率迅速升高，主要原因是热量摄入过多或不健康的食品添加物摄入过多，以及体力、体育活动过少等原因，导致各种类型的代谢紊乱，比如最常见的肥胖、代谢综合征、高尿酸血症等[17]。对这部分患者，必须尽可能明确导致血压升高的体内机制与体外原因，纠正体内紊乱，祛除体外原因，有效控制血压，使这些青少年能够健康成长。

第二，中青年交感神经过度激活高血压。由于生活节奏加快，工作与生活的压力加大，加上吸烟、饮酒、睡眠不足等不健康的生活方式，中青年人群高血压的患病率上升也十分明显。这个年龄的高血压患者，往往因为这些外部因素导致交感神经过度激活，使血压升高。已经作为继发性高血压写入部分高血压指南的睡眠呼吸暂停综合征导致高血压的机制在很大程度上和交感神经过度激活有关。但因为并非每个交感神经激活者都有高血压，因此还需要进一步探讨与这类高血压发生相关的机制，从而能够更加有效地管理这类高血压患者。

第三，非肾动脉主干显著狭窄的缺血性肾病高血压。各种原因导致的肾动脉主干的狭窄通常都会导致高血压，但这种情况尽管诊断率显著提高，仍不多见。其他类型的肾脏血管病变所导致的肾脏缺血性病变，也可能导致高血压，可能是更为常见的导致高血压发病或难治的原因。比如，早在 20 世纪 60 年代，就有学者提出多支肾动脉或副肾动脉可能是导致高血压的原因[18]，尽管后来有研究者发现并非每一个有多支肾动脉或副肾动脉者都有高血压，因而充满争议。但因为多支肾动脉或副肾动脉很常见，不能排除其和高血压发病的关系，这也可能是一个有重要意义的研究领域。

四、结　　语

在现阶段，当我们面对数量巨大的高血压患者人群，应尽可能加强血压监测，特别是在还没有诊断高血压的人群中进行家庭血压监测，从而实现在血压开始升高时即得到诊断，这样绝大部分高血压患者的治疗目标是降压达标，因此，分级管理是高血压管理的基础；部分高血压患者可能通过非常简单的、常见的诊断评估，即可发现重要的血管与靶器官损害，比如心电图、微量白蛋白尿、踝臂指数等，这些患者需要更加全面的血管与靶器官结构与功能评估，进行高血压的分期管理；有些高血压患者可能有明显的继发性高血压线索，比如低血钾、低或高肾素等，这些患者需要进行传统继发性高血压筛查。有些高血压患者尽管没有这类典型的继发性高血压线索，但如果年龄较小或有其他典型特征，也需要进行发病机制与病理生理学特征的分析与分型，从而实现根据病因与发病机制对这部分高血压患者的治疗与管理，即所谓分型管理。

（王继光）

参考文献

[1] Staessen JA, Wang JG, Bianchi G, et al. Essential hypertension. Lancet, 2003, 361: 1629-1641.

[2] Staessen JA, Gąsowski J, Wang JG, et al. Risks of untreated and treated isolated systolic hypertension in the elderly: meta-analysis of outcome trials. Lancet, 2000, 355: 865-872.

[3] Staessen JA, Wang JG, Thijs L. Cardiovascular prevention and blood pressure reduction: a meta-analysis. Lancet, 2001, 358: 1305-1315.

[4] Lawes CM, Rodgers A, Bennett DA, et al. Blood pressure and cardiovascular disease in the Asia Pacific region. JHypertens, 2003, 21(4): 707-716.

[5] 李立明，饶克勤，孔灵芝，等．中国居民2002年营养与健康状况调查．中华流行病学杂志，2005，26(7)：478-483.

[6] James PA, Oparil S, Carter BL, et al. 2014 evidence-based guideline for the management of high blood pressure in adults: report from the panel members appointed to the Eighth Joint National Committee (JNC 8). JAMA, 2014, 311(5): 507-520.

[7] 中国高血压防治指南修订委员会．中国高血压防治指南2010. 中华心血管病杂志，2011，39(7)：579-616.

[8] Mancia G, Fagard R, Narkiewicz K, et al. 2013 ESH/ESC Guidelines for the management of arterial hypertension: the Task Force for the management of arterial hypertension of the European Society of Hypertension (ESH) and of the European Society of Cardiology (ESC). J Hypertens, 2013, 31(7): 1281-1357.

[9] Shimamoto K, Ando K, Fujita T, et al.The Japanese Society of Hypertension Guidelines for the Management of Hypertension (JSH 2014). Hypertens Res, 2014, 37(4): 253-390.

[10] Chobanian AV, Bakris GL, Black HR, et al. The Seventh Report of the Joint National Committee on Prevention, Detection, Evaluation, and Treatment of High Blood Pressure: the JNC 7 report. JAMA, 2003, 289(19): 2560-2572.

[11] Krause T, Lovibond K, Caulfield M, et al. Management of hypertension: summary of NICE guidance. BMJ, 2011, 343: d4891.

[12] Weber MA, Schiffrin EL, White WB, et al. Clinical practice guidelines for the management of hypertension in the community a statement by the American Society of Hypertension and the International Society of Hypertension. J Hypertens, 2014, 32(1): 3-15.

[13] O'Brien E, Parati G, Stergiou G, et al. European Society of Hypertension position paper on ambulatory blood pressure monitoring. J Hypertens, 2013, 31(9): 1731-1768.

[14] Parati G, Stergiou G, O'Brien E, et al. European Society of Hypertension practice guidelines for ambulatory blood pressure monitoring. J Hypertens, 2014, 32(7): 1359-1366.

[15] Parati G, Stergiou GS, Asmar R, et al. European Society of Hypertension guidelines for blood pressure monitoring at home: a summary report of the Second International Consensus Conference on Home Blood Pressure Monitoring. J Hypertens, 2008, 26(8): 1505-1526.

[16] Sheng CS, Liu M, Zeng WF, et al. Four-limb blood pressure as predictors of mortality in elderly Chinese. Hypertension, 2013, 61(6): 1155-1160.

[17] 杨潇潇，李燕，王继光，等．住院青少年高血压患者临床资料分析．中华高血压杂志，2011，19(6)：524-528.

[18] Robertson PW, Klidjian A, Hull DH, et al. Hypertension and multiple renal arteries. Lancet, 1965, 1(7384): 556.

高血压补充叶酸预防脑卒中的机制与循证医学证据

据2014年中国心血管病报告估计，我国目前有心血管病患者2.9亿，每5个成人中有1人患心血管病。心血管病占居民疾病死因首位，每5例死亡中就有2例死于心血管病。自1993年开始，原卫生部（现卫计委）每5年一次的国家卫生服务调查显示，中国脑血管患病率呈不断上升趋势，而脑血管疾病死亡是影响我国居民寿命的主要原因之一，2013年死于脑血管病的城市居民为83.58万人，农村居民101.2万人。同时，脑卒中也有极高的致残率，约有75%存活的脑卒中患者丧失劳动能力，其中约40%为重度致残者。因此，我国脑卒中疾病形势非常严峻。如何经济有效地做好脑卒中的一级预防工作是我国脑卒中防控的重中之重。补充叶酸作为一种十分经济且简便的治疗措施在脑卒中的预防方面中已积累了大量可靠的研究证据，本文将从三个方面就此进行相关论述，以期更好地指导临床实践。

一、叶酸代谢与高同型半胱氨酸血症

叶酸又名维生素 B_9，是人体必需的一种微量营养素。最早于1941年由美国学者Mitchell等从菠菜叶中提取出来，故命名为叶酸[1]。叶酸其实是一组物质的总称，在人体内以各种不同的形式存在。食物叶酸主要是多聚谷氨酸形式（英文为folate），人工合成的叶酸是单谷氨酸形式（英文为folic acid）。人体不能合成叶酸，必须完全依赖外源性供给，来源于食物的多聚谷氨酸叶酸不易被小肠直接吸收，必须在小肠绒毛上皮细胞内的α-L-谷胺酰转移酶作用下水解成单谷氨酸叶酸后，在十二指肠和空肠上段被吸收。含谷氨酸数量越多的叶酸吸收率越低，天然食物中叶酸的生物利用率约为50%，强化食物中的叶酸利用率为天然的1.7倍，即85%，而增补剂的则达到100%。

叶酸是体内一碳单位的载体，其生物活性形式是四氢叶酸，在DNA合成和氨基酸转化中发挥重要作用。四氢叶酸在体内经还原和转甲基变成5-甲基四氢叶酸，也即血浆叶酸存在的主要形式，然后5-甲基四氢叶酸在维生素 B_{12} 协同下将甲基转给同型半胱氨酸（Hcy）生成甲硫氨酸，同时转变成四氢叶酸再次参与叶酸循环，上述过程即是叶酸循环[2]。叶酸循环中任一环节出现问题，就会造成血中Hcy水平升高，产生高同型半胱氨酸血症（HHcy）。

血清叶酸水平偏低是HHcy最重要的原因之一，美国第三次全国健康与营养调查显示：将近2/3的患者Hcy升高是由于叶酸和维生素 B_{12} 缺乏导致的[3]，同样，我国人群中血清叶酸水平与血浆Hcy水平也呈显著负相关关系[4]。最常见的导致叶酸缺乏的原因是饮食叶酸摄入不足，尤其是豆类和绿叶蔬菜，哺乳和酗酒可加重叶酸缺乏[5]。食物的制备和烹调会造成叶酸的较大损失，尤其在煮沸时损失更大[6]。叶酸循环中的关键酶——亚甲基四氢叶酸还原酶（*MTHFR*）基因缺陷是导致HHcy的另一个重要原因。*MTHFR* 在将亚甲基四氢叶酸还原生成5-甲基四氢叶酸的过程中发挥重要作用，其 *C677T* 位点突变导致酶的耐热性及活性下降，影响叶酸代谢，并最终阻碍Hcy的再甲基化，是导致人群Hcy中度升高的主要因素之一，TT突变基因型患者血浆Hcy水平显著高于纯合型和杂合型即CC/CT型人群[7]。

我国饮食习惯中多采用蒸、煮、煎、炒等传统的烹饪方式，导致摄入的蔬菜中叶酸大量失活，因此，我国居民血清叶酸水平明显低于其他国家。美国第三次全国健康与营养调查显示叶酸水平为17.8nmol/L[8]，而在我国六城市轻中度高血压患者中平均水平则为13.65nmol/L[9]。同时，*MTHFR 677TT* 基因型频率在欧美人群约10%~12%，而我国人群 *MTHFR C677T* 基因遗传突变率则高达16.2%[10]。这些因素均造成我国人群高Hcy发生率显著增高。以血浆Hcy>16μmol/L为判断标准，南方为7%，北方为28%，以血浆Hcy>10μmol/L为判断标准，则南方为32%，北方为58%，平均45%[11]。而且，我国高血压人群Hcy水平更是显著高于正常人群，高血压人群Hcy均值约为15μmol/L，如以血浆Hcy>10mmol/L为标准，总体高Hcy发生率为75%，其中男性为91%，女性为63%[12]。综上可见，我国人群特别是高血压人群是HHcy的高发人群。

高 Hcy 是导致动脉粥样硬化的重要因素。动物实验以及对高半胱氨酸尿症患者的研究显示，Hcy 可以损害内皮细胞、导致氧化应激反应、改变脂质代谢及促进血栓形成等[13]。Hcy 升高可以促进内皮细胞凋亡，耗竭一氧化氮，促进内皮素释放等损伤内皮细胞；促进胆固醇合成，降低载脂蛋白 A_1 合成从而降低高密度脂蛋白水平；促进过氧化物生成和降低抗氧化酶活性等使机体处于氧化应激状态；促进血栓素 A_2 释放及凝血因子表达等形成促血栓形成状态；促进低密度脂蛋白氧化，炎症反应，单核细胞 - 血管壁黏附，血管平滑肌细胞增生，以及促进泡沫细胞及纤维性斑块形成等。同时，高 Hcy 和高血压的发生、发展密切相关，其中硫化氢、肾素 - 血管紧张素系统是其中的重要中间环节。高 Hcy 通过抑制体内内源性硫化氢的生成活化血管紧张素转化酶，产生血管紧张素Ⅱ，其作用于血管紧张素受体 1，从而导致血压的升高及血管增生等一系列病理过程[14]。

二、高同型半胱氨酸、高血压与心脑血管疾病风险

大量流行病学研究和基因多态性研究均显示，高 Hcy 是心脑血管疾病尤其是脑卒中发生的重要危险因素，而 TT 基因型患者由于其升高的 Hcy 水平，心脑血管事件的发生风险亦显著升高。72 项 MTHFR 基因多态性研究和 20 项前瞻性流行病学研究的荟萃分析表明，Hcy 每升高 5μmol/L，缺血性心脏病风险升高约 33%（OR=1.33；95% CI：1.22~1.46），脑卒中风险增加约 59%（OR=1.59；95% CI：1.30~1.95）；而 Hcy 每降低 3μmol/L，缺血性心脏病风险降低约 16%（11%~20%），脑卒中风险降低约 24%（15%~33%），证明高 Hcy 是导致心脑血管疾病尤其是脑卒中发生的独立危险因素[15]。同型半胱氨酸研究协作组在 2002 年的一项纳入 12 项前瞻性研究的荟萃分析表明，Hcy 每降低 3μmol/L，缺血性心脏病发病风险可以减少 11%，脑卒中发病风险可以减少 19%[16]。

而中国人群中的研究也得出了相似的结论。在中国六个中心进行的一项病例对照研究，共纳入 1823 例脑卒中患者和 1832 例对照，结果表明高 Hcy 人群（≥16μmol/L）脑卒中风险增加了 87%（OR=1.87，95% CI：1.58~2.22）[17]；进一步的随访研究（中位数：4.5 年）证实，高 Hcy 患者脑卒中复发率（RR：1.31，95% CI：1.10~1.61）和全因死亡率（RR=1.47，95% CI：1.15~1.88）均显著升高[18]。另一项前瞻性研究共观察 2009 例基线无心脑血管疾病和癌症的中国受试者，随访 11.95 年，结果表明 Hcy>9.47μmol/L 的受试者其心脑血管事件发生的风险增加 2.3 倍（95% CI：1.24~4.18），Hcy>11.84μmol/L 的受试者其死亡风险增加 2.4 倍（95% CI：1.76~3.32）[19]。Xu 等[20]汇总在中国汉族人群中进行的脑卒中相关基因研究共计 76 项进行荟萃分析，结果显示 *MTHFR 677TT* 基因型是缺血性脑卒中的重要危险因素（OR=1.55，95% CI：1.26~1.90）。同样，刘建平等[21]的 Meta 分析以 CC 基因型为参照发现，TT、CT 基因型的人群发生脑卒中的危险性显著增加，其 OR 值分别为 2.26 和 1.56，*MTHFR* 基因多态性与人群脑卒中的易感性密切相关。

同时，在高胆固醇、吸烟、高血压三个传统危险因素中，仅有 Hcy 升高与高血压在致血管疾病风险上具有显著协同作用，Hcy 升高合并高血压者血管疾病风险增加约 11 倍[22]。高血压合并 Hcy 升高的患者脑卒中的风险与无这两项危险因素的人群相比更是显著升高（男性 OR=12，95% CI：6~23；女性 OR=17，95% CI：10~29）[23]。因此，我国学者提出“H 型高血压”的概念，即指伴有血浆同型半胱氨酸升高（Hcy≥10μmol/L）的高血压[24]。“H 型高血压”并不是高血压和高 Hcy 水平的简单组合，1 加 1 并不等于 2，当高血压合并高 Hcy 同时存在，其心脑血管疾病尤其是脑卒中的风险将成倍增加，提示我们需要同时控制 H 型高血压人群的血压和高 Hcy，单独降压或降 Hcy 的获益都是不充分的。

三、补充叶酸预防脑卒中的循证医学证据

叶酸、维生素 B_{12}、维生素 B_6、甜菜碱、胆碱等常被用于降低 Hcy。甜菜碱可降低空腹 Hcy 约 12%~20%，但甜菜碱和胆碱均对血脂有负面影响。补充叶酸是目前降低 Hcy 最为有效和安全的方法之一，可以合并或不合并使用维生素 B_{12} 或维生素 B_6。美国和加拿大从 1998 年开始向面粉中添加叶酸，极大地改善了叶酸和 Hcy 的水平，除了使新生儿脊柱裂和无脑畸形的发生率分别下降 31% 和 16% 之外，脑卒中致死率从 1990—1997 年的每年下降 0.3% 提高到每年下降 2.9%（P=0.0005）；加拿大人群卒中致死率从

1990—1997 年的每年下降 1.0% 提高到每年下降 5.4%（P<0.0001）；而英格兰和威尔士未进行叶酸强化，其同期卒中死亡率下降速率未见显著变化[25]。该研究结果有力地支持了补充叶酸降低脑卒中死亡的观点。截至 2009 年，全球 59 个国家开展面粉强化强制政策的国家中有 51 个实施了叶酸强化。

早期补充叶酸进行心脑血管疾病一级或二级预防的大型随机对照临床试验均得出了阴性结果，分析其原因，首先，美国和加拿大分别从 1998 和 1996 年实施面粉强化叶酸政策，而上述研究多是在同一时期开展，叶酸强化改善了居民叶酸水平低而 Hcy 水平高的状况。如 VISP 研究开始时两组患者的 Hcy 差异为 2μmol/L，治疗结束时为 1.5μmol/L，强化叶酸使叶酸极其缺乏人群的比率减少到 1% 左右，并减少了两组患者之间 Hcy 水平的差异，这可能使最可能受益的人群比例大大减少；同时，两组 Hcy 水平差异的减少也降低了研究得出阳性结果的统计效力[26]。其次，补充叶酸的效果对于不同的临床终点来说可能并不相同，脑卒中风险降低更为明显，如 HOPE2 研究中，B 族维生素治疗显著降低卒中风险达 25%（HR=0.75，95% CI：0.59~0.97），在亚组分析中，年龄小于 69 岁、未强化叶酸、基线胆固醇和 Hcy 水平偏高、入选时未接受抗血小板和降脂治疗的患者受益更大[27,28]。挪威地区的 WENBIT 研究虽然因为 NORVIT 阴性研究结果公布而提前终止，但是，该研究在 38 个月时发现，与未服用叶酸的人群相比，补充叶酸的人群脑卒中发生率有下降的趋势（HR=0.72，95% CI：0.44~1.17）[29,30]。VITATOPS 研究中首要终点（脑卒中、心肌梗死和血管性死亡）下降约 9%，血管性死亡显著降低 14%（RR=0.91，95% CI：0.82~1.00，P=0.05）[31]。SU.FOL.OM3 研究表明，服用复合维生素 B 治疗组脑卒中发病风险较安慰剂组显著降低（HR=0.57，95% CI：0.33~0.97）[32]。最后，这些研究均是在已经发生心血管疾病的患者中观察二级预防的效果，而一级预防的效果如何尚不清楚，而且三种维生素的使用量远远超过了生理需求，大剂量的联合应用可能会产生负面的作用[33]。

2007 年我们研究团队针对上述问题发表在《柳叶刀》杂志的荟萃分析结果显示：补充叶酸总体上能够使脑卒中风险下降 18%，在未普及面粉强化叶酸的国家或地区、一级预防、服用叶酸超过 36 个月和 Hcy 降低超过 20% 时脑卒中降低的效果更为显著，说明作为一级预防措施，补充叶酸能够显著降低脑卒中风险，并且明确了最大受益人群，为叶酸降低 Hcy 措施用于预防脑卒中提供了高质量的循证医学证据[34]。不久之后，这一结果被 48 家国际著名大学和研究所的荟萃分析所证实，该荟萃分析纳入 237 项 *MTHFR C677T* 基因型研究和 13 项随机双盲对照临床试验进行荟萃分析。结果显示：在未补充叶酸的亚洲人群中，*TT* 基因型和脑卒中显著相关，但是在摄入叶酸较多或食物中已经添加叶酸的地区如欧洲、美国、澳大利亚和新西兰，这种关系明显减弱，并且存在一定的量 - 效关系[35]。我们对迄今发表的所有有关补充叶酸报道脑卒中终点的随机对照临床研究进行的荟萃分析显示：总体人群补充叶酸可以降低脑卒中风险 8%。在未应用谷物强化叶酸的人群中补充叶酸可以显著降低脑卒中风险 11%；其中基线使用他汀类比例较低（<80%）、未强化使用他汀类的研究、基线年龄较低（<63 岁）的研究、基线高血压患者比例较高（>55%）的研究疗效更为显著。补充叶酸在降低脑卒中风险的同时不会增加心肌梗死、全因死亡或肿瘤的风险[36]。该结果再次确证了补充叶酸防治脑卒中尤其是在未强化叶酸人群中的显著疗效，强调了补充叶酸、降低 Hcy 在高血压人群中的重要性。

上述分析表明：叶酸的疗效需要在缺乏叶酸的人群和地区才可以显示出来。其实早在 1985 至 1991 年间，我国林县地区开展的一项 RCT 已经显示了在缺乏叶酸的中国人群中补充叶酸的疗效，研究纳入 3318 例受试者，随机给予安慰剂或者叶酸 0.8mg/d，以及其他的维生素和多种矿物质治疗，随访 6 年后治疗组脑血管病导致的死亡减少达 37%，在男性人群中疗效更为明显[37]。从 2008 年开始，我们团队开展了依叶（马来酸依那普利叶酸片）用于原发性高血压患者脑卒中预防的随机双盲对照研究亦即中国脑卒中一级预防研究（CSPPT），比较依叶干预组和依那普利对照组脑卒中及其他心脑血管事件的发生率，并分析 *MTHFR C677T* 基因多态性对各种终点事件风险以及对药物疗效的预测作用，目前主要结果已经发表于 *JAMA* 杂志。本研究入选 20 702 例无卒中或心肌梗死病史的高血压患者，根据 *MTHFR C677T* 基因型分层，层内随机分为依叶干预组（依叶片 10mg/0.8mg/d）和依那普利干预片（依那普利 10mg/d），平均随访 4.5 年。结果依叶组首发脑卒中发生率明显下降达 21%（HR=0.79，95% CI：0.68~0.93），缺血性卒中和复合心血管事件（包含心血管死亡、心肌梗死和卒中）发生风险亦显著下降达 24% 和 20%。补充叶酸降低脑卒中的疗效在基线叶酸水平偏低的人群中更为显著。同时，结合基线叶酸和 *MTHFR C677T* 基因多态性的分析结果显示：对于 *CC* 或 *CT* 基因型患者来说，基线叶酸最低组脑卒中发生风险最高，并且获益也是最大的，而对于 *TT* 基因型患者来说，可能需要高于每天 0.8mg 剂量的叶酸才能达到较好的脑卒中预防效果。CSPPT 人群服用降脂药和抗血小板药物的比例很低，研究结果较少受到这些药物因素的影响[38]。在 *JAMA* 杂志同期述评中，哈佛大学资深流行病学家和营养学家均对本研究给予了高度的评价，认为 CSPPT 是精准医学的代表之作，最终揭示了以往补充叶酸研究结果不一致的原因，不仅对中国乃至对全世界脑卒中的预防都具有重要的影响意义[39]。根据 CSPPT 的研究结果，在我国现有的缺乏叶酸的营养状况下，对所有的高血压患者而言，补充叶酸均应作为卒中一级预防的策略，尤其在脑卒中高发的北方地区，而 CSPPT 所采用的降压药物中添加叶酸的措施在我国高血压患者中是切实可行的，可以保证依从性和固定剂量。

综上所述，我国人群叶酸水平低，Hcy 水平高，尤其在高血压人群具有极高的高 Hcy 发生率，Hcy 升高可通过多重病理机制导致心脑血管事件的发生，尤其和脑卒中的发生密切相关，并且在导致心脑血管事件尤其是脑卒中的发生方面，同高血压具有显著的协同作用。而且，经由随机对照临床研究进一步证实，补充叶酸降低 Hcy 可以显著降低整体人群脑卒中发生率，尤其是低叶酸或 TT 基因型人群对补充叶酸的反应更为敏感，针对高血压人群补充叶酸降低 Hcy 的治疗也已经确证可以显著降低脑卒中的发生风险。因此，占高血压总体患者 75% 的“H 型高血压”人群应是我国进行脑卒中防控的重点人群，而有效控制“H 型高血压”的治疗手段应成为我国应对脑卒中高发流行态势的重要公共卫生措施。

（霍勇 范芳芳）

参考文献

[1] Mitchell HK, Snell EE, Williams RJ. The concentration of “folic acid”. J Am Chem Soc, 1941, 63(8): 2284.

[2] Selhub J. Folate, vitamin B_{12} and vitamin B_6 and one carbon metabolism. J Nutr Health Aging, 2002, 6(1): 39-42.

[3] Ford ES, Bowman BA. Serum and red blood cell folate concentrations, race, and education: findings from the third National Health and Nutrition Examination Survey. Am J Clin Nutr, 1999, 69(3): 476-481.

[4] 汪国海，霍勇，王梦德，等. 中国六城市轻中度高血压患者血清叶酸水平的调查. 卫生研究，2007，36(3)：305-307.

[5] Allen LH. Causes of vitamin B_{12} and folate deficiency. Food Nutr Bull, 2008, 29(2 Suppl): S20-S34; discussion S27-S35.

[6] 陈青川，牟世芬. 叶酸的需要量研究. 国外医学卫生学分册，1996，23(6)：345-347.

[7] Frosst P, Blom HJ, Milos R, et al. A candidate genetic risk factor for vascular disease: a common mutation in methylenetetrahydrofolate reductase. Nat Genet, 1995, 10(1): 111-113.

[8] Selhub J, Jacques PF, Rosenberg IH, et al. Serum total homocysteine concentrations in the third National Health and Nutrition Examination Survey (1991-1994): population reference ranges and contribution of vitamin status to high serum concentrations. Ann Intern Med, 1999, 131(5): 331-339.

[9] 汪国海，霍勇，王梦德，等. 轻中度高血压人群叶酸与同型半胱氨酸水平的相关分析. 疾病控制杂志，2007，11(2)：171-173.

[10] Botto LD, Yang Q. 5, 10-Methylenetetrahydrofolate reductase gene variants and congenital anomalies: a HuGE review. Am J Epidemiol, 2000, 151(9): 862-877.

[11] Hao L, Ma J, Zhu J, et al. High prevalence of hyperhomocysteinemia in Chinese adults is associated with low folate, vitamin B-12, and vitamin B-6 status. J Nutr, 2007, 137(2): 407-413.

[12] 赵峰，李建平，王淑玉，等. 高血压人群基线同型半胱氨酸水平对依那普利叶酸片降压及降同型半胱氨酸疗效的分析. 中华医学杂志，2008，88(42)：2957-2961.

[13] Spence JD. Homocysteine-lowering therapy: a role in stroke prevention？ Lancet Neurol, 2007, 6(9): 830-838.

[14] Sen U, Herrmann M, Herrmann W, et al. Synergism between AT1 receptor and hyperhomocysteinemia during vascular remodeling. Clin Chem Lab Med, 2007, 45(12): 1771-1776.

[15] Wald DS, Law M, Morris JK. Homocysteine and cardiovascular disease: evidence on causality from a meta-analysis. Brit Med J, 2002, 325(7374): 1202-1206.

[16] The Homocysteine Studies Collaboration. Homocysteine and risk of ischemic heart disease and stroke: a meta-analysis. JAMA, 2002, 288(16): 2015-2022.

[17] Li Z, Sun L, Zhang H, et al. Multicenter Case-Control Study in China. Elevated plasma homocysteine was associated with hemorrhagic and ischemic stroke, but methylenetetrahydrofolatereductase gene C677T polymorphism was a risk factor for thrombotic stroke: a Multicenter Case-Control Study in China. Stroke, 2003, 34(9): 2085-2090.

[18] Zhang W, Sun K, Chen J, et al. High plasma homocysteine levels contribute to the risk of stroke recurrence and all-cause mortality in a large prospective stroke population. Clin Sci (Lond), 2009, 118 (3): 187-194.

[19] Sun Y, Chien KL, Hsu HC, et al. Use of serum homocysteine to predict stroke, coronary heart disease and death in ethnic Chinese. 12-year prospective cohort study. Circ J, 2009, 73 (8): 1423-1430.

[20] Xu X, Li J, Sheng W, et al. Meta-analysis of genetic studies from journals published in China of ischemic stroke in the Han Chinese population. Cerebrovasc Dis, 2008, 26 (1): 48-62.

[21] 刘建平,程锦泉,彭绩,等.中国汉族人群 MTHFR 基因多态性与脑卒中易感性关系的 Meta 分析.中国疾病控制杂志,2007,11 (1):30-32.

[22] Graham IM, Daly LE, Refsum HM, et al. Plasma homocysteine as a risk factor for vascular disease. The European Concerted Action Project. JAMA, 1997, 277 (22): 1775-1781.

[23] Towfighi A, Markovic D, Ovbiagele B. Pronounced association of elevated serum homocysteine with stroke in subgroups of individuals: a nationwide study. J Neurol Sci, 2010, 298 (1-2): 153-157.

[24] 胡大一,徐希平.有效控制"H 型"高血压 - 预防卒中的新思路.中华内科杂志,2008,47 (12):976-977.

[25] Yang Q, Botto LD, Erickson D, et al. Improvement in stroke mortality in Canada and the United States, 1990 to 2002. Circulation, 2006, 113(10): 1335-1343.

[26] Toole, JF, Malinow MR, Chambless LE, et al. Lowering homocysteine in patients with ischemic stroke to prevent recurrent stroke, myocardial infarction, and death: the Vitamin Intervention for Stroke Prevention (VISP) randomized controlled trial. JAMA, 2004, 291 (5): 565-575.

[27] Lonn E, Yusuf S, Arnold MJ, et al. Homocysteine lowering with folic acid and B vitamins in vascular disease. N Engl J Med, 2006, 354 (15): 1567-1577.

[28] Saposnik G, Ray JG, Sheridan P, et al. Homocysteine-lowering therapy and stroke risk, severity, and disability: additional findings from the HOPE 2 trial. Stroke, 2009, 40 (4): 1365-1372.

[29] Ebbing M, Bleie Ø, Ueland PM, et al. Mortality and cardiovascular events in patients treated with homocysteine-lowering B vitamins after coronary angiography: a randomized controlled trial. JAMA, 2008, 300 (7): 795-804.

[30] Bønaa KH, Njølstad I, Ueland PM, et al. Homocysteine lowering and cardiovascular events after acute myocardial infarction. N Engl J Med, 2006, 354 (15): 1578-1588.

[31] VITATOPS Trial Study Group. B vitamins in patients with recent transient ischaemic attack or stroke in the VITAmins TO Prevent Stroke (VITATOPS) trial: a randomised, double-blind, parallel, placebo-controlled trial. Lancet Neurol, 2010, 9 (9): 855-865.

[32] Galan P, Kesse-Guyot E, Czernichow S, et al. Effects of B vitamins and omega 3 fatty acids on cardiovascular diseases: a randomised placebo controlled trial. BMJ, 2010, 341: c6273.

[33] Wang X, Demirtas H, Xu X. Homocysteine, B vitamins, and cardiovascular disease. N Engl J Med, 2006, 355 (2): 207-209.

[34] Wang X, Qin X, Demirtas H, et al. Efficacy of folic acid supplementation in stroke prevention: a meta-analysis. Lancet, 2007, 369 (9576): 1876-1882.

[35] Holmes MV, Newcombe P, Hubacek JA, et al. Effect modification by population dietary folate on the association between MTHFR genotype, homocysteine, and stroke risk: a meta-analysis of genetic studies and randomised trials. Lancet, 2011, 378 (9791): 584-594.

[36] Huo Y, Qin X, Wang J, et al. Efficacy of folic acid supplementation in stroke prevention: new insight from a meta-analysis. Int J Clin Pract, 2012, 66 (6): 544-551.

[37] Mark SD, Wang W, Fraumeni JF Jr, et al. Lowered Risks of Hypertension and Cerebrovascular Disease after Vitamin/Mineral Supplementation: the Linxian Nutrition Intervention. Am J Epidemiol, 1996, 143 (7): 658-664.

[38] Huo Y, Li J, Qin X, et al. CSPPT Investigators. Efficacy of folic acid therapy in primary prevention of stroke among adults with hypertension in China: the CSPPT randomized clinical trial. JAMA, 2015, 313 (13): 1325-1335.

[39] Stampfer M, Willett W. Folate supplements for stroke prevention: targeted trial trumps the rest. JAMA, 2015, 313 (13): 1321-1322.

儿童和青少年高血压

近年来儿童和青少年高血压的发病率不断上升。近期美国健康与营养调查(NHANES)以及其他人口调查研究数据显示8~17岁青少年高血压前期比例达10%,高血压达4%。其中2004年NHANES数据显示:与1988—1994年相比,1999—2000年美国儿童青少年收缩压升高1.4mmHg,舒张压升高3.3mmHg。有资料表明,成年人原发性高血压源于儿童及青少年期,儿童、青少年高血压是成年期高血压的危险因素,也与成人期心血管疾病的发病率及病死率之间存在联系。因此,对儿童青少年高血压患者的早期诊断以及对高血压易患者的早期识别、早期干预和积极治疗,对预防成人高血压具有重要意义。

本文结合新近文献,对儿童和青少年高血压的诊断、评估和治疗等进行阐述。

一、儿童和青少年高血压的诊断及分类

儿童血压随年龄、身高、地域、种族的不同而呈现较大差异,迄今为止,尚无公认、统一的儿童和青少年高血压的诊断标准。

2004年美国高血压教育项目(NHBPEP)儿童和青少年高血压工作组对1996年指南进行了更新,并发布了儿童青少年高血压诊断、评估和治疗的第四次报告。该报告纳入了1999—2000 NHANES有关儿童期高血压的新数据。该报告采用百分位法,按照标准将儿童血压区分为正常血压、高血压前期和高血压(表1)。正常血压为收缩压和舒张压小于同性别、年龄和身高儿童血压的第90百分位(<90th)。高血压前期为平均收缩压和(或)舒张压水平在90和95百分位之间;当儿童青少年血压水平≥120/80mmHg但是低于95百分位时,也被认为是高血压前期。儿童和青少年的高血压定义为:3次或3次以上平均收缩压和(或)舒张压大于等于同性别、年龄和身高儿童血压的第95百分位(≥95th)。并进一步分为高血压1期:95~99百分位+5mmHg;高血压2期:高于99百分位+5mmHg。此外,白大衣高血压是指患儿在诊室、医院等医疗机构测量的血压大于95百分位,而在医疗机构之外平均血压小于90百分位。动态血压监测(ABPM)可以避免情绪紧张等对血压的影响,鼓励用于高血压的诊断。

表1 儿童青少年高血压的分类、测量频率和治疗推荐

	收缩压或舒张压百分位	测量血压的频率	改变生活方式的治疗方法	药物治疗
正常血压	<90百分位	下一次常规体检时再测量	鼓励健康饮食,良好睡眠和进行体育活动	—
高血压前期	90~95百分位,或血压超过120/80mmHg	间隔6个月再测量	如果超重进行体质量控制咨询;进行规律的体育活动,并控制饮食	如果没有慢性肾脏疾病、糖尿病、心力衰竭或左室肥厚等适应证,不需药物治疗
高血压1期	95~99百分位+5mmHg	如果患儿有症状,间隔1~2周或更短时间测量,如果2次测量血压均升高,在1个月内评估	如果超重进行体质量控制咨询;进行规律的体育活动,并控制饮食	有症状性高血压,继发性高血压,高血压靶器官损害,1型和2型糖尿病,非药物治疗治疗效果不满意等适应证时,开始治疗
高血压2期	>99百分位+5mmHg	在1周内评估;如果患儿有症状,立即就诊	如果超重进行体质量控制咨询;进行规律的体育活动,并控制饮食	开始治疗

近期欧洲高血压学会(ESH)及欧洲心脏病学会(ESC)联手制定了欧洲儿童、青少年高血压指南,在高血压的诊断中沿用了NHBPEP第四次报告的标准。

此外,印度学者Somu于2003年在国际上提出儿童及青少年依据年龄换算的高血压诊断公式:

收缩压(1~17岁)=100+(年龄×2);

舒张压(1~10岁)=60+(年龄×2);舒张压(11~17岁)=70+(年龄)。

因计算较为简单,便于临床上应用。

儿童和青少年高血压可分为原发及继发性高血压,其中以继发性高血压为主,占75%~80%(80%以上为肾实质病变)。在轻、中度甚至无症状高血压患者中以原发性多见(85%~95%)。

儿童青少年继发性高血压病因归纳如下:

肾脏性:急慢性肾小球肾炎、慢性肾盂肾炎、肾病综合征、先天性肾发育不良、多囊肾、孤立性肾囊肿、肾盂积水、肾肿瘤、肾移植后(排泄损伤)、过敏性紫癜性肾炎、糖尿病性肾病、狼疮肾病。

血管性:胸或腹主动脉狭窄、主动脉发育不良、动脉瘤、多发性大动脉炎、肾动脉畸形、肾动脉栓塞、肾静脉栓塞。

肾上腺:成神经细胞瘤、嗜铬细胞瘤、肾上腺皮质增生、库欣病、肾上腺癌、原发性醛固酮增多症。

其他:溶血尿毒综合征、家族性自主神经异常、汞中毒等。

二、儿童和青少年高血压的影响因素

儿童和青少年继发性高血压是由于其他疾病导致的血压升高,而原发性高血压则与遗传、环境等因素关系更为密切。下文主要介绍原发性高血压的影响因素。

1. 肥胖　近期儿童和青少年超重、肥胖激增,导致肥胖相关疾病如高血压发生率上升。文献报道,美国儿童肥胖的发病率在过去30年中增加了2倍,6~11岁的儿童中发病率也达到20%。纽约市16 000名平均年龄在3.5岁的儿童中27%肥胖,15%超重。有研究预测美国儿童肥胖的增加将导致2020年35岁左右的成年人肥胖比例的明显增加,成人心血管疾病负担显著增加。意大利卡坦扎罗随机抽样的儿童和青少年中,18%的儿童有超重的风险(BMI百分比85%~94%),而11%的儿童则存在肥胖的风险(BMI百分比≥95%),该抽样中的肥胖儿童的血压显著高于非肥胖儿童,提示BMI是一个血压升高预测因子。休斯敦BMI百分比≥95%的青少年中高血压发病率高达10%。克罗地亚萨格勒布大学的一项横截面调查发现中学生中肥胖发生率为3.54%,女生高于男生(4.9% vs 2.2%),高血压的发生率为8.5%,肥胖学生高血压发病率远高于同龄非肥胖学生(20% vs 5.8%),可见BMI与高血压密切相关。

儿童和青少年肥胖会产生许多严重的健康问题,包括血压升高、糖耐量受损、血脂异常、肝病及社会心理问题。儿童和青少年时期超重、肥胖可导致成年后心血管危险因素的聚集。这提示对儿童及青少年阶段的肥胖、超重进行早期预防,可能有助于减少肥胖相关疾病如高血压的发生。

2. 遗传　儿童原发性高血压显示出强烈的家族遗传倾向。高血压儿童兄弟姐妹的血压显著高于那些血压正常或偏低儿童的兄弟姐妹的血压。与无高血压家族史的儿童相比,有高血压家族史的儿童尿儿茶酚胺代谢产物水平升高;钠负荷试验中,血压的增幅较大。

3. 胎儿生长发育状况　流行病学研究显示血压值与出生体重呈反比关系。胎儿宫内发育迟缓和出生时低体重被认为是高血压的危险因素。胎儿在宫内发育状况可能影响儿童期的生长发育模式,低出生体重和儿童期的加速线性生长(追赶生长)与后期血压的升高有关。

4. 母亲妊娠期的影响　有研究发现母亲在妊娠期患有高血压且在产后仍持续升高者,其后代在青少年时期血压就呈现升高趋势。妊娠后期高蛋白、低糖饮食与子代血压偏高相关,且不受妊娠期母亲的血压、身材等因素的影响。

三、血压的测量

1. 诊室血压测量　测量血压首选的方法是用标准的临床血压计(水银柱血压计)以听诊的方法进行测量:将钟式听诊器胸件放在肘窝近端中间、肱动脉搏动处(肘窝上2cm),测量前静坐5分钟,尽量坐位测量右上肢血压，保证右上肢得到支撑，肘部与心脏平齐。袖带的大小对于血压的测量准确性很重要。通常根据受试者的上臂大小选择合适的袖带：袖带充气囊宽度至少是上臂周长的40%，长度应为上臂周长的80%~100%，气囊宽度/长度的比值大约是1∶2。不同年龄儿童应采用的袖带标准尺寸见表2，袖带过小测得血压偏高，过大测得血压偏低。

表2 血压测量袖带推荐尺寸（cm）

年龄范围	宽度	长度	最大上臂周长	年龄范围	宽度	长度	最大上臂周长
新生儿	4	8	10	成年人	13	30	34
婴儿	6	12	15	体格大的成年人	16	38	44
儿童	9	18	22	下肢	20	42	52
体格小的成年人	10	24	26				

听诊时通常以Korotkoff音开始出现时（柯氏音第Ⅰ相）的血压读数为收缩压，Korotkoff音消失时（柯氏音第Ⅴ相）读数为舒张压。在一些儿童，柯氏音在0mmHg仍不消失，在这种情况下，应减轻对听诊器的按压，重复测量血压。如果柯氏音第Ⅴ相仍很低，应将声音变弱的第Ⅳ相音记录为舒张压。

2. 动态血压监测（ABPM） ABPM已经成为测量、判定血压状态的重要手段，可以提供诊室血压难以提供的大量信息，帮助判定夜间高血压、白大衣性高血压及隐蔽性高血压等特殊类型的血压升高。尽管如此，由于ABPM在儿童及青少年中的参考值尚未确立，儿童青少年白天活动多、运动量大等情况均会对读数造成影响，另外还有设备的普及性问题，尚难以普遍应用。

3. 家庭血压监测（HBPM） 同ABPM一样，HBPM也可以提供更多的血压数据，重复性好，有助于白大衣性高血压及隐蔽性高血压等特殊情况的判定。但同样存在参考值未统一，受活动影响大等问题，但鼓励家庭自测以便于了解血压变化，增加治疗依从性。欧洲指南建议每天早、晚两次测量血压，每周测6~7天。

四、儿童和青少年高血压的靶器官损害

无论原发性还是继发性高血压，儿童和青少年长期高血压都有可能导致心、肾等靶器官损害，甚至青少年的白大衣性高血压都可以伴发靶器官的损伤，表明青少年时任何水平的血压升高都是有害的。

1. 心脏 左心室肥厚（LVH）是儿童和青少年高血压靶器官损害中最常见的表现形式，发生率14%~42%。LVH是成人心血管事件的独立危险因素，但在儿童和青少年中缺乏相关研究。推荐采用超声心动图评估LVH。2004年NHBPEP工作组建议已确诊的儿童和青少年高血压患者定期行超声心动图检查，评估有无LVH。LVH的存在是药物治疗高血压的适应证。一般以左室质量指数为51g/m^{2}作为是否存在LVH分界值，此数值在高血压儿童为第99百分位。

2. 血管 儿童和青少年高血压可以伴发颈动脉内膜-中膜厚度（IMT）增加。但IMT增加除了与血压相关外，还与肥胖、超重有关。另外可以见到儿童及青少年高血压患者血管弹性减退及动脉僵硬度增加。成年高血压患者血管结构及功能改变与预后相关，而上述血管损害在儿童及青少年中的临床预后意义尚不十分明确。

3. 肾脏 高血压肾脏损害表现为肾小球滤过率下降。影像学检查可以发现肾动脉硬化。微量白蛋白尿（MAU）在成年高血压患者中常见，但在儿童单纯高血压中报道不一。一项研究对就诊的高血压儿童与学校筛选人群进行对比，在前者中发现LVH，但并未见MAU增加。而另一项研究则发现近60%的高血压青少年伴发MAU，且随血压水平而增加。

4. 眼 儿童和青少年高血压引起的小动脉病变可以在早期发生。然而对儿童高血压导致的视网膜改变研究较少。有研究发现，近半数患者可见视网膜异常，表现为血管痉挛、变细等。

五、儿童和青少年高血压的临床评估

同成人一样，儿童和青少年高血压的临床评估包括病史采集、体格检查及基本的生化检查，为除外继

发性高血压，还需结合肾脏、血管影像学、血尿儿茶酚胺及肾素-血管紧张素系统、皮质醇等特殊生化等检查结果进行分析。同时开展心脏、肾脏及血管等高血压靶器官损害的相关检查（表3）。

表3 确诊高血压的临床评估

方法	目的	对象
确定病因		
病史包括睡眠史、家族史、危险因素、饮食、吸烟、喝酒等习惯；体格检查	病史和体检有助于定位后面的评估	血压持续≥95th 儿童
BUN、肌酐、电解质、尿液分析、尿培养	除外肾脏疾病和慢性肾盂肾炎	血压持续≥95th 儿童
全血细胞分析	除外贫血（伴随明显肾脏疾病）	血压持续≥95th 儿童
肾脏超声	除外肾脏瘢痕，先天畸形或者确定肾脏大小	血压持续≥95th 儿童
伴随情况评估		
空腹血脂和血糖	发现高血脂，发现代谢异常	血压在90th~94th 的超重患儿；血压>95th 的所有患儿；有高血压或者心血管疾病的家族史；慢性肾脏疾病儿童
药物筛查	找出可导致高血压的化学物质	病史中提示药物或化学物质可能有作用
多导睡眠记录仪	发现伴随高血压的睡眠障碍	有经常大声呼噜病史
评估靶器官损害		
超声心动图	发现左室肥厚和心脏受累其他依据	有多个危险因素和血压在90th~94th 患儿；血压>95th 所有患儿
眼底检查	发现视网膜血管改变	有多个危险因素和血压在90th~94th 患儿；血压>95th 所有患儿
按ABPM所提示的再评估	发现白大衣高血压，1天中异常血压形式	怀疑白大衣高血压患儿，或者需要其他血压形式信息
血浆肾素水平	发现低肾素水平，提示盐皮质激素相关疾病	高血压1期年幼儿童，高血压2期所有儿童青少年，有严重高血压阳性家族史
肾血管造影		
肾脏核素扫描MRA	发现肾血管疾病	高血压1期年幼儿童，高血压2期所有儿童青少年
Doppler血流研究		
三维CT		
动脉造影：数字减影或传统方法		
血浆和尿中激素水平	发现激素介导高血压	高血压1期年幼儿童，高血压2期所有儿童青少年
血浆和尿中儿茶酚胺水平	发现儿茶酚胺介导高血压	高血压1期年幼儿童，高血压2期所有儿童青少年

六、儿童和青少年高血压的治疗

启动时机：开始启动降压治疗时，不仅要考虑基线的血压水平，还应考虑是否存在靶器官损害及伴发的危险因素或疾病等。对于继发性高血压，应针对病因治疗。对于原发性高血压，应当尽早启动非药物的生活方式干预，对于血压水平较高或合并靶器官损害者可给予降压药物治疗。

治疗目标：儿童和青少年高血压的降压目标水平缺乏证据。通常降至年龄、性别、身高相同的健康儿童血压的95百分位以下，而对于合并靶器官损害或合并糖尿病、肾病者应降至90百分位以下。

治疗原则：目前对于患有儿童高血压但不进行治疗的患者其长期预后尚不清楚，且尚无长期应用抗高血压药物影响生长发育的研究报道，因此在开始药物治疗以前一定要明确适应证。根据2004年NHBPEP

儿童和青少年高血压的诊断和治疗建议，对高血压前期患儿应着重生活方式的调整，一般无需药物治疗，除非合并糖尿病或靶器官损害；对高血压Ⅰ期患儿，如有上述药物治疗指征则应开始药物治疗；对高血压Ⅱ期患儿，一经诊断即应开始药物治疗。

(1) 非药物干预：非药物治疗的措施包括低盐饮食、运动、减重等。有研究显示规律的有氧锻炼可以降低血压，并改善血管功能。低盐高钾饮食有助于降低血压。但缺乏大样本人群的有效性证据。

(2) 药物治疗：适用于症状性高血压、继发性高血压、高血压合并靶器官损害、1 型和 2 型糖尿病并高血压及非药物治疗的降压效果不理想等情况。

由于儿童通常被排除在药物临床试验之外，临床上儿科大多采用经验性用药，往往缺乏针对儿童人群的安全性和有效性数据。基于上述原因，迄今尚无一种降压药物被真正批准用于儿童和青少年高血压的治疗。尽管如此，美国、欧洲并未在法律上反对 β 受体阻滞剂、利尿剂、血管紧张素转换酶抑制剂（ACEI）、血管紧张素受体拮抗剂（ARB）、钙拮抗剂等在儿童高血压中的应用。需要注意的是，某些药物在儿童期的药效学和药动学资料尚未明确，因此儿童高血压的药物治疗应当高度个体化，应结合患儿的病情、病理生理变化、有无并发症或靶器官损害及降压药物的药理作用等进行综合考虑。通常Ⅰ期高血压患儿从单药开始，Ⅱ期患儿可能起始即需要一种以上的药物联合治疗。

既往的报告中推荐利尿剂如氢氯噻嗪和 β 受体阻滞剂如普萘洛尔、阿替洛尔及美托洛尔用于儿童及青少年高血压的治疗，其安全性和有效性在儿科高血压治疗中有多年的经验。钙拮抗剂中，硝苯地平、非洛地平、维拉帕米及地尔硫䓬等均可安全有效降低血压，氨氯地平用于儿童高血压，剂量从 0.06mg/kg 开始，可逐渐增加至 0.34mg/kg。ACEI 中，卡托普利在儿童高血压中应用较久，安全性、有效性得到确认，但作用时间短，需多次给药；依那普利、赖诺普利等药物作用相对持久；雷米普利 2.5~6mg/(kg·d)可有效降压、减少蛋白尿，适用于慢性肾病儿童高血压的治疗。ARB 在儿童中的应用也获得了一些证据，其中氯沙坦 0.75~1.44mg/（kg·d）可以有效降压、减少蛋白尿，也适用于原发性高血压及慢性肾病继发高血压的治疗。

所有抗高血压药物都应该从最低推荐剂量开始应用，逐渐增加剂量，直到血压控制满意。达到最高推荐剂量后，若血压控制仍不理想，应酌情添加另一种类型的降压药物。在联合用药时，要注意考虑药物的互补作用，如 ACEI 与利尿剂合用、血管扩张剂与利尿剂或 β 受体阻滞剂合用。血压水平在第 99 百分位以上的、有严重症状的高血压可以发生在儿童，且常常是患有肾脏疾病的儿童，须紧急治疗。儿童高血压危象常常伴随高血压脑病的症状，可以导致惊厥。高血压危象时，应该紧急静脉输注抗高血压药物进行治疗，目标是在就诊 8 小时内使血压降低 25% 左右，在随后的 26~48 小时内将血压降到正常。

高血压对儿童及青少年的长期健康有深远影响。儿童和青少年高血压的防治是一项重要工作，需要全社会、高血压专业人员、儿科医生、全科医生、医疗保健工作者、家长及学校等共同参与。当前对儿童和青少年高血压的临床诊治证据仍不够充分，需要在未来不断探索。同成人一样，儿童和青少年高血压的管理也是一项系统工程，需要对伴发的危险因素如肥胖、血脂异常、糖代谢紊乱等进行综合防治。

（刘 靖）

老年高血压降压目标的争议与思考

据2002年原卫生部（现卫计委）组织的全国居民27万人营养与健康状况调查资料显示，我国60岁及以上人群高血压的患病率为49%。Framingham研究显示，65~94岁老年人群收缩压>180mmHg者比<120mmHg的心血管风险高3倍[1]。相对于60岁以下高血压患者，即便是相似程度的血压升高，老年高血压发生心脑血管事件的危险显著升高。老年高血压的病理生理学变化、临床表现、合并症和预后等方面均具有一定复杂性，为特殊类型的高血压。近年来，JNC8、2013ESH、2014ASH/ISH等相继颁布了新的高血压指南，其中对老年高血压降压目标各指南应用相同的循证医学证据，却有不同的理解和解释，本文就这些争议作简单解读。

一、老年高血压定义及病理生理学特点

关于老年高血压的年龄界限各指南不一致。根据《中国高血压防治指南2010》[2]，老年高血压的定义为年龄≥65岁，血压持续升高或3次以上非同日坐位SBP≥140mmHg和（或）DBP≥90mmHg。若SBP≥140mmHg，DBP<90mmHg，则定义为老年单纯收缩期高血压。

随着年龄增长，血管的形态与结构成分发生退行性改变[3]。血管壁细胞形态学改变表现为内皮细胞及平滑肌细胞异常扁平，细胞核染色质浓缩，线粒体及内质网数量减少；血管直径及中内膜厚度（IMT）增加。血管壁结构变化主要为弹性蛋白逐渐丧失，弹力纤维变得稀疏、断裂，而胶原蛋白合成增加，乃至弹性蛋白与胶原蛋白比值下降。同时细胞外基质沉积增加，晚期糖基化终末产物（AGE）局部集聚，血管钙化成分增多，毛细血管密度减少。

年龄相关的血管形态与结构变化最终导致血管功能减退，血管僵硬度增加，动脉硬化导致主动脉脉搏波传导速度增加，反射的压力波速度也更快，从而导致收缩压的升高。主动脉弹性减退，舒张期主动脉回缩力减小，血流量减少，舒张压下降，由此导致老年高血压的临床特点为以收缩压升高为主，脉压增大。单纯收缩期高血压在老年高血压中占65%[4]，而80岁以上的老老年这一比例可高达95%。临床可以通过测定脉搏波传导速度（PWV）、踝臂指数（ABI）及脉压（PP）等评价血管僵硬度。同时，衰老血管内皮细胞及平滑肌细胞不仅分泌异常，对神经体液因子的反应明显异常，老年人压力感受器敏感性降低，自主神经调节功能下降，导致血压波动大，更易随情绪、季节和体位的变化而出现明显波动，更易出现直立性低血压，部分高龄老年人甚至可发生餐后低血压。

曾经有人提出老年人动脉硬化是一种不可避免的生理性自然衰老过程，无需治疗。但研究证实高血压的存在加速血管壁的自然衰老，是促进动脉硬化的重要危险因素。因此加强老年高血压患者的管理是减少老年心脑血管事件的重要措施。

二、老年高血压起始降压及降压目标值（各国指南差别）的来源与依据

JNC8指南将≥60岁的人群作为老年人，建议当血压≥150/90mmHg时可考虑启动药物治疗，其降压的目标值为<150/90mmHg[5]。与JNC8不同，2014ASH/ISH[6]、2013ESH[7]、2011NICE[8]指南则认为80岁以上的老年高血压患者，当SBP≥160mmHg时推荐启动药物治疗，如果身体和精神状况允许，推荐将SBP降到140~150mmHg。日本2014 JSH指南则认为[9]，老年高血压患者血压≥160/90mmHg时启动药物治疗；65~74岁的老年高血压患者降压目标值为<140/90mmHg；年龄在75岁以上的老年患者，血压目标值为<150/90mmHg，如能耐受可<140/90mmHg。

JNC8关于药物治疗推荐60岁为分界年龄（≥60岁 vs <60岁），其主要证据来源于Syst-Eur[10]、SHEP[11]、HYVET[12]、JATOS[13]、VALISH[14]和CARDIO-SIS[15]等6个RCT研究，JNC8专家组认为这

6项研究结果强烈推荐60岁以上的高血压人群目标值为<150mmHg。但David K.Cundiff教授指出对60岁以上无危险因素的轻度高血压患者进行药物治疗缺乏足够的证据，前3项安慰剂对照RCT（Syst-Eur、SHEP和HYVET）仅纳入了2期高血压（SBP≥160mmHg）患者，并不能说明是否启动药物治疗的阈值应该设定在SBP为150mmHg。后3项RCT（JATOS、VALISH和CARDIO-SIS）没有安慰剂对照组，不能回答轻度高血压药物治疗的疗效和安全性问题。

ASH/ISH、ESC及JSH专家组认为目前所有的已证明老年高血压治疗获益的研究均在SBP>160mmHg的患者中进行的，故将药物治疗的起始阈值定为SBP≥160mmHg。ALLHAT[16]、ACCOMPLISH[17]、VALUE[18]研究纳入了大量60~80岁患者，这些研究均采取140mmHg作为目标血压。唯有HYVET[12]研究纳入了80岁以上的患者，该研究是一项多国多中心、随机双盲、安慰剂对照试验，共入选3845例患者，入选患者平均年龄为83.5岁，入组时的基线血压平均为173/90.8mmHg，经过中位1.8年随访，以吲达帕胺缓释片为基础，必要时加培哚普利的治疗方案，结果治疗组收缩压降至144mmHg，降低血压的同时，降低高龄高血压患者全因死亡率21%、致死性卒中39%、心力衰竭64%、全部心血管事件34%。两组血钾、血糖、肌酐和尿酸等代谢性指标无显著性差异，治疗组严重不良事件（358例）显著低于安慰剂组（448例）。因此推荐80岁以上人群的治疗目标值为150/90mmHg。

三、我国老年高血压临床试验及参与的国际老年临床试验给我们的启迪

我国2010年高血压指南将65岁以上的患者作为老年高血压患者，将<150/90mmHg作为治疗的起始及目标值，这主要基于我国独立进行的老年高血压研究证据及我国参与的部分国际临床试验。

Syst-China是我国进行的第一个中国老年人单纯收缩期高血压治疗研究[19]，研究采用多中心随机双盲、安慰剂对照方法，对象为老年单纯收缩期高血压患者（≥60岁，2394例，SBP≥160mmHg，DBP<95mmHg）。结果：治疗组的血压值比对照组降低9.1/3.2mmHg，治疗组血压由治疗前的170/86mmHg下降至150/81mmHg，脑卒中发生率降低38%，总死亡率下降39%，心血管死亡及脑血管死亡分别降低了39%和58%。STONE是上海老年人群硝苯地平降压治疗的临床研究，采用多中心随机单盲、安慰剂对照方法[20]。对象为老年高血压患者(60~79岁，1632例，SBP≥160mmHg或DBP≥95mmHg)，平均随访2.5年。结果显示：硝苯地平缓释片治疗组血压由治疗前168/98mmHg下降至146/85mmHg，各种临床事件数显著少于对照组，脑卒中和心血管意外发生率分别降低57%和59%。HOT-CHINA研究对高龄老年亚组分析显示[21]，3050例高龄［80~90岁，平均年龄(82.6±2.5)岁］老年高血压患者降压效果显著，达标率高，不良事件的发生率低，提示以非洛地平缓释片为基础的联合降压方案对高龄老年患者具有良好的疗效、安全性和依从性。而在HYVET研究中，其中有2/5的患者来自中国，基于以上我国及国外的大型临床研究证据，我国高血压指南将<150/90mmHg作为治疗的起始及目标值。但是我国FEVER研究亚组分析显示[22]，将老年高血压收缩压降至138mmHg时仍可发现心血管获益，故提出如老年患者耐受，可降至140/90mmHg以下。

四、小　结

老年高血压治疗的主要目标是保护靶器官、改善生活质量，最大限度地降低心血管事件和死亡风险。由于老年高血压患者临床表现复杂，多伴有多重危险因素、靶器官损害和心血管疾病，常并发其他多种疾病，因此个体化治疗尤为重要。应慎重选择降压药物并注意药物间相互作用对血压的影响，密切观察疗效及不良反应。虽然近年来的一些研究提高了入选年龄高限，但高龄患者，包括80岁以上的高龄老年患者，血压控制的目标值仍需要更多临床数据支持。

（许建忠　高平进）

参考文献

[1] Franklin SS, Gustin Wt, Wong ND, et al. Hemodynamic patterns of age-related changes in blood pressure. The Framingham Heart Study. Circulation, 1997, 96: 308-315.

[2] 中国高血压防治指南修订委员会．2010 中国高血压防治指南．中国心血管病杂志，2011，39（7）：579-616.

[3] Aronow WS, Fleg JL, Pepine CJ, et al. ACCF/AHA 2011 expert consensus document on hypertension in the elderly: a report of the American College of Cardiology Foundation Task Force on Clinical Expert Consensus documents developed in collaboration with the American Academy of Neurology, American Geriatrics Society, American Society for Preventive Cardiology, American Society of Hypertension, American Society of Nephrology, Association of Black Cardiologists, and European Society of Hypertension. J Am Coll Cardiol, 2011, 57: 2037-2114.

[4] Burt VL, Whelton P, Roccella EJ, et al. Prevalence of hypertension in the US adult population. Results from the Third National Health and Nutrition Examination Survey, 1988-1991. Hypertension, 1995, 25: 305-313.

[5] James PA, Oparil S, Carter BL, et al. 2014 evidence-based guideline for the management of high blood pressure in adults: report from the panel members appointed to the Eighth Joint National Committee (JNC 8). JAMA, 2014, 311: 507-520.

[6] Weber MA, Schiffrin EL, White WB, et al. Clinical practice guidelines for the management of hypertension in the community: a statement by the American Society of Hypertension and the International Society of Hypertension. J Clin Hypertens (Greenwich), 2014, 16: 14-26.

[7] Mancia G, Fagard R, Narkiewicz K, et al. 2013 ESH/ESC guidelines for the management of arterial hypertension: the Task Force for the Management of Arterial Hypertension of the European Society of Hypertension (ESH) and of the European Society of Cardiology (ESC). Eur Heart J, 2013, 34: 2159-2219.

[8] Krause T, Lovibond K, Caulfield M, et al. Management of hypertension: summary of NICE guidance. BMJ, 2011, 343: d4891.

[9] Shimamoto K, Ando K, Fujita T, et al. The Japanese Society of Hypertension Guidelines for the Management of Hypertension (JSH 2014). Hypertens Res, 2014, 37: 253-390.

[10] Staessen JA, Fagard R, Thijs L, et al. Randomised double-blind comparison of placebo and active treatment for older patients with isolated systolic hypertension. The Systolic Hypertension in Europe (Syst-Eur) Trial Investigators. Lancet, 1997, 350: 757-764.

[11] Prevention of stroke by antihypertensive drug treatment in older persons with isolated systolic hypertension. Final results of the Systolic Hypertension in the Elderly Program (SHEP). SHEP Cooperative Research Group. JAMA, 1991, 265: 3255-3264.

[12] Beckett NS, Peters R, Fletcher AE, et al. Treatment of hypertension in patients 80 years of age or older. N Engl J Med, 2008, 358: 1887-1898.

[13] JATOS Study Group. Principal results of the Japanese trial to assess optimal systolic blood pressure in elderly hypertensive patients (JATOS). Hypertens Res, 2008, 31: 2115-2127.

[14] Ogihara T, Saruta T, Rakugi H, et al. Target blood pressure for treatment of isolated systolic hypertension in the elderly: valsartan in elderly isolated systolic hypertension study. Hypertension, 2010, 56: 196-202.

[15] Verdecchia P, Staessen JA, Angeli F, et al. Usual versus tight control of systolic blood pressure in non-diabetic patients with hypertension (Cardio-Sis): an open-label randomised trial. Lancet, 2009, 374: 525-533.

[16] ALLHAT Officers and Coordinators for the ALLHAT Collaborative Research Group. The Antihypertensive and Lipid-Lowering Treatment to Prevent Heart Attack Trial. Major outcomes in high-risk hypertensive patients randomized to angiotensin-converting enzyme inhibitor or calcium channel blocker vs diuretic: The Antihypertensive and Lipid-Lowering Treatment to Prevent Heart Attack Trial (ALLHAT). JAMA, 2002, 288: 2981-2997.

[17] Jamerson K, Weber MA, Bakris GL, et al Benazepril plus amlodipine or hydrochlorothiazide for hypertension in high-risk patients. N Engl J Med, 2008, 359: 2417-2428.

[18] Julius S, Kjeldsen SE, Weber M, et al. Outcomes in hypertensive patients at high cardiovascular risk treated with regimens based on valsartan or amlodipine: the VALUE randomised trial. Lancet, 2004, 363: 2022-2031.

[19] Liu L, Wang JG, Gong L, et al. Comparison of active treatment and placebo in older Chinese patients with isolated systolic hypertension. Systolic Hypertension in China (Syst-China) Collaborative Group. J Hypertens, 1998, 16: 1823-1829.

[20] Gong L, Zhang W, Zhu Y, et al. Shanghai trial of nifedipine in the elderly (STONE). J Hypertens, 1996, 14: 1237-1245.

[21] 刘力生，张维忠，郝建生，等．非洛地平缓释片在高血压治疗中的达标率和安全性研究．中华心血管病杂志，2004，32：291-294.

[22] Zhang Y, Zhang X, Liu L, et al. Is a systolic blood pressure target <140mmHg indicated in all hypertensives? Subgroup analyses of findings from the randomized FEVER trial. Eur Heart J. 2011, 32: 1500-1508.

糖尿病患者的降压治疗——要降到什么水平？

近两年，陆续更新的欧美国家高血压和糖尿病指南均将糖尿病患者的降压目标由130mmHg放宽到了140mmHg。然而，2014年更新的日本高血压指南和2015年更新的中国台湾高血压指南却继续建议将<130/80mmHg作为糖尿病患者的血压控制目标。那么，我国糖尿病患者的血压目标值是否应该放宽？糖尿病患者的降压目标究竟应该定在多少才合适呢？我们将从以下几个方面来探讨。

一、糖尿病经常与高血压合并存在，并且这两种临床情况并存会导致临床预后的恶化

来自美国疾病控制和预防中心（CDC）和国家健康与营养调查（NHANES）数据库的统计数据显示，2型糖尿病（T2DM）的发病率在过去十年急剧上升。据估计，美国的糖尿病患者人数高达2580万，而20岁及以上糖尿病人群中有67%的患者合并高血压。

T2DM通常伴有代谢紊乱，因此被称为代谢综合征。这种代谢综合征通常是一系列心血管危险因素的群集，比如高血糖、高血压、血脂异常、中心性肥胖和慢性肾脏疾病。高血压和糖尿病并存会显著增加心血管疾病和（或）终末期肾损害发生发展的风险，会伴随着微血管并发症，如微量白蛋白尿或糖尿病性视网膜病变的风险增加，并最终导致脑卒中、冠心病、慢性心力衰竭、外周动脉疾病等风险和总体心血管疾病的死亡率增加。

二、糖尿病患者降压治疗的获益

有效的降血压治疗策略，对糖尿病患者的潜在益处是多方面的，包括大血管和微血管事件的减少，并且已经被大量的研究所证实。著名的英国糖尿病前瞻性研究（UKPDS）发现，积极的降压治疗比降糖治疗获益更大。虽然一些学者认为该研究采用的降压目标比降糖目标更为严格，但其结果仍能有力地说明在糖尿病患者中进行积极降压治疗的重要性。同时，我国的收缩期高血压临床试验（Syst-China）也证实，降压达标可使糖尿病总死亡率及心脑血管事件降低50%~60%以上。由此可见，合并高血压的糖尿病患者是降压治疗的重要目标人群之一。

（一）糖尿病患者降压治疗的大血管并发症获益

现有的证据显示，有效的降压治疗毫无疑问可以预防T2DM患者心血管并发症的发生。UKPDS是T2DM领域具有里程碑意义的研究，结果显示，通过降压治疗，卒中、糖尿病相关的死亡风险和视网膜病变的风险分别降低44%、32%和34%（降压目标值为150/85mmHg）。

在最近的一项包括40项研究100 354例入选者的荟萃分析中，Emdin和他的同事证实了降压治疗对于糖尿病患者大血管并发症的获益。他们研究发现，收缩压每下降10mmHg，死亡的相对风险降低了13%，心血管事件、冠心病以及脑卒中的相对风险分别下降了11%、12%和27%。在许多关注收缩压的研究中，比如高血压降压目标（HOT）（145mmHg），老年单纯收缩期高血压治疗试验（SHEP）（145mmHg），UKPDS（144mmHg），雷米普利预防心血管、肾脏及微血管病变研究（MICRO-HOPE）（139mmHg），欧洲老年收缩期高血压临床试验（Syst-Eur）（153mmHg），培哚普利防止复发性卒中研究（PROGRESS）（134mmHg）和糖尿病治疗和血管保护行动——百普乐与达美康缓释片对照评估研究（ADVANCE）（134mmHg），均证实降压治疗可以减少心血管和（或）肾脏终点事件的发生。

（二）糖尿病患者降压治疗的微血管并发症获益

除了大血管终点事件的减少，糖尿病患者降压治疗的同时还应该考虑到微血管事件的改善。

1. 微量白蛋白尿　通过降压治疗可以改善糖尿病患者的微量白蛋白尿已经被众多的前瞻性随机试

验所证实。然而，通过降低蛋白尿带来整体心血管保护的观点最近却受到了质疑。奥美沙坦与糖尿病微量蛋白尿预防随机研究（ROADMAP）结果表明，虽然奥美沙坦可以延缓微量白蛋白尿的发生，却没有减少甚至增加了心血管终点事件的发生。这些数据提示我们需要对减少蛋白尿和心血管预后的关联性重新进行评估。

2. 糖尿病性视网膜病变　糖尿病性视网膜病变是糖尿病常见的微血管并发症之一，并且降糖治疗已被证实可以防止和延缓病情发展。而降压治疗是否可以延缓糖尿病性视网膜病变的进展呢？ADVANCE 研究是第一个特别关注糖尿病患者血压控制的研究。结果令人印象深刻，更为严格的血压控制（134/74mmHg vs 140/76mmHg）可以显著减少微血管事件、心血管死亡率和全因死亡率。

但并不是所用的研究均支持这一观点。我们再来回顾一下 ADVANCE 研究。在 11 140 例 2 型糖尿病患者中，ACEI（培哚普利）联用利尿剂（吲达帕胺）的组合并没有减少新发视网膜病变，甚至使原有的病变加重，因此研究结果提示，“降压治疗可以带来糖尿病视网膜病变获益”这一观点仍缺乏证据。

在一项最近发表的包括 4147 例 1 型糖尿病和 9512 例 2 型糖尿病患者的 15 项随机对照试验的 Cochrane 分析中，研究人员发现降压治疗可以预防糖尿病视网膜病变的发生，但值得注意的是，降压治疗并不能延缓疾病的进展。

综上所述，降压治疗对于糖尿病视网膜病变的益处仍不明确，我们迫切需要更多更大规模的随机对照研究来证实这一观点。

3. 糖尿病肾病　糖尿病肾病与心血管疾病的高发病率和高死亡率有关。尽管高血压和糖尿病肾病之间的关系是复杂的，但血压的控制仍然是糖尿病患者预防糖尿病肾病发生和发展的重要治疗策略。

早期的关于 1 型和 2 型糖尿病患者的研究表明，降压治疗可以通过减少蛋白尿和肾小球滤过率来延缓糖尿病肾病的进展。Parving 教授等进行的一项关于 1 型糖尿病患者的小型研究表明，有效的降压治疗（血压从 143/96mmHg 下降到 129/84mmHg）不仅减少蛋白尿，还可以延缓肾小球滤过率的下降。ADVANCE 研究中，培哚普利联合吲达帕胺使收缩压 / 舒张压从 145/81mmHg 的平均基线水平下降了 5.6/2.2mmHg，由此带来所有肾脏事件（包括新发蛋白尿，蛋白尿加重，血清肌酐倍增，需要肾脏替代治疗和死亡）风险下降 21% 的获益。同时，Gaede 教授进行的一项随访研究，在校正了多种混杂因素的影响后（HbA1c 目标 <6.5%，TC<175 mg/dl，TG<150mg/dl，SBP<130mmHg，DBP<80mmHg，以及小剂量阿司匹林），结果显示 2 型糖尿病患者血压控制在 131/73mmHg 水平，有利于延缓终末期肾病（ESRD）的进展（随访期间蛋白尿仅轻度增加）。

然而，并不是所有研究均支持“降压治疗可以改善糖尿病患者的肾脏预后”这一观点。一项最新发表的荟萃分析，入选了过去 50 年发表的大规模随机对照试验，包括 100 354 例 2 型糖尿病患者，其分析结果显示，收缩压每下降 10mmHg 可以显著降低蛋白尿的风险（RR=0.83；95%CI：0.79~0.87），但 ESRD 需要透析或者移植的风险及肾源性死亡的风险均没有显著下降（RR=0.91；95%CI：0.74~1.12）。收缩压控制在 130mmHg 以下的治疗组患者中，蛋白尿显著减少，但肾衰竭显著增加。该研究结果显示，对于这些基线收缩压 >140mmHg 的患者，降压治疗并没有带来死亡率或其他临床预后的改善，包括心血管事件、冠心病、卒中以及视网膜病变。因此研究者总结认为，这些研究相对较短的随访时间还不足以观察到降压治疗对于肾衰竭的影响，但对于观察蛋白尿的变化时间足矣。

三个小型的 Meta 分析结果显示强化降压除了可能带来卒中风险减少以外，并不能改善心血管预后和死亡率（血压 <130/85、<130/90 和收缩压≤135mmHg）。Bangalore 等研究发现，与标准降压相比，严格控制血压的患者（收缩压≤135mmHg）蛋白尿增加的风险下降了 27%（OR=0.73；95%CI：0.64~0.84，P=0.035），并且收缩压降得越低（≤130mmHg，OR=0.64）这种获益就越明显，但两组之间肾脏预后（ESRD、透析、血清肌酐倍增）没有明显差异。

综上所述，虽然众多的证据均支持降压治疗可以减少 T2DM 患者慢性肾病的进展，但对如何严格控制血压的问题迄今为止仍未很好地解决。现有的研究均证实降压治疗（大多数均使用肾素 - 血管紧张素系统抑制剂）可以带来心血管和肾脏预后的获益，但这也混淆了降压治疗对 2 型糖尿病患者的实际影响。目前可以明确的是，降压治疗可以减少蛋白尿，更大的肾脏获益可能会在对这些患者更长的随访过程中逐渐体现。

三、曾被"公认"的糖尿病患者的降压目标值

自从 UKPDS 研究结束以后，人们就认识到积极控制血压有助于大幅降低糖尿病患者的微血管和大血管事件发生率。因此，在长达十余年的时期内，包括我国在内的国内外多种权威指南均建议对糖尿病患者进行更为严格的血压控制（<130/80mmHg），以期进一步降低患者心血管风险。但这一推荐的证据只是基于一些小型的观察性研究，证据级别很弱。第一个试图证实这一观点的研究是糖尿病 ABCD 试验。虽然没有得到具体的血压目标值，但强化治疗组的血压平均值达到 128/75mmHg，低于 130/80mmHg 的降压目标。随访 5 年之后，相比于安慰剂组（平均血压 137/81mmHg），强化治疗组可以显著减缓视网膜病变和蛋白尿的进展，以及降低脑卒中的绝对风险。

另一项大型荟萃分析纳入了超过 100 万例患者，并随访约 14 年，其结果显示，在基线无心血管疾病的人群中，血压控制到 115/75mmHg，血压水平仍与终点事件的发生率呈正相关。随后，这种相关性被扩展到基线水平合并心血管疾病的人群。但实际上，真实世界中还没有临床试验达到过如此低的收缩压数值。

然而，收缩压低于 130mmHg 的目标值受到了 ACCORD 研究的挑战。这个大型的随机对照试验比较了收缩压 <120mmHg（强化治疗）和 <140mmHg（标准治疗）的靶目标。这项研究入选了超过 4500 例患者，平均随访 4.7 年，结果显示两组之间的复合心血管终点（心力衰竭、卒中和心血管死亡）没有显著差异。与 ABCD 试验结果类似，卒中的风险减少了 40%。然而，随之而来的是某些严重的副作用，如低血压、晕厥、高钾血症和肾功能恶化发生率增加。

此外，对于慢性肾病患者，降低血压最主要的两个治疗目标是预防心血管事件及预防或逆转进一步肾功能恶化。MDRD、AASK 和 REIN2 三项研究均显示，强化降压组（125~130/75~80mmHg）与标准治疗组（140/90mmHg）相比，心血管终点事件未进一步改善。ONTARGET 研究也警示我们，过多地降低血压可能导致肾脏事件的增加。

鉴于近期的这些研究，尤其是 ACCORD 研究的结果，ADA 于 2013 年初修订了建议，糖尿病患者的血压应低于 140mmHg，同时强调需要注意个体的风险因素和共存疾病。

四、鉴于目前欧美等国家的证据，糖尿病患者的收缩压目标值 <140mmHg 有据可依

其实早在 2009 年欧洲高血压指南修订过程中，就有学者提出，目前并无可靠证据证实 <130/80mmHg 的降压目标值可为糖尿病患者带来更多获益，并因此建议放宽其血压控制目标。

这一观点很快得到了国际上很多学术机构的认同，从表 1 我们可以看出，随后 3 年内更新的一些国家指南均相继将收缩压降压目标值修订为 <140mmHg。

表 1 部分倾向于放宽血压控制目标的指南

指南	目标值	指南	目标值
中国 2013 年糖尿病防治指南建议	<140/80mmHg	2014 ASH/ISH 指南	<140/90mmHg
2013 ESH/ESC 指南	<140/85mmHg	2014 JNC8 指南	<140/90mmHg
2013 AHA/ACC 指南	<140/90mmHg	2014/2015 ADA 指南	<140mmHg

在 ACCORD 研究中，4733 例 2 型糖尿病患者被随机分配到强化降压组（1 年后平均收缩压为 119.3mmHg）和标准降压组（1 年后平均收缩压为 133.5mmHg）。令人惊讶的是，强化降压并没有显著减少心血管死亡、非致死性心肌梗死和非致死性脑卒中的风险。所以我们可以得出结论，收缩压控制在 130mmHg 以下并不会带来额外的心血管获益。这一结论被 ONTARGET、INVEST 试验和瑞典的一项观察性注册研究的事后分析进一步支持。因此，<140mmHg 的收缩压新目标值是基于强大的临床证据，但考虑

到 ACCORD 研究中强化降压组血压 <120mmHg，并非 <130mmHg，因此仍有必要开展进一步研究以获取更多的将血压降至 130mmHg 对心血管并发症结局影响的证据。

2014 年美国 JNC8 指南发表，有趣的是，对于糖尿病患者的目标血压建议（<140/90mmHg）与欧洲建议（<140/85mmHg）偏离，存在一个 5mmHg 舒张压的区别。这种差异可被称为“学术差异”，但它体现了欧洲和美国专家对于同一研究结果不同的解读，并最终导致了指南推荐的差异。

我们来仔细分析一下导致这种差异的研究，这些建议主要是基于对 HOT 的研究结果不同的评价。HOT 试验中，入选者被随机分入降压目标舒张压≤90、85 或 80mmHg，结果表明，随着舒张压的下降，心血管事件随之减少。然而有趣的是，这样做带来的益处仅见于糖尿病人群，强调在这一亚组人群需要建立一个不同的，也许是更积极的降压目标值。ESH/ESC 指南工作组中，对于舒张压 <85mmHg 的建议是基于针对于糖尿病患者的 HOT 研究。然而，JNC8 指南却把这一来自 HOT 研究的证据定义为“low quality”，因为基于糖尿病患者的分析是对小样本量患者（8%）的事后分析。Mancia 及其同事辩称道，对于这些数据的分析是在研究结束前 5 年所进行的，所以不应该被视为“事后分析”。此外，HOT- 糖尿病亚组的分析共包括 1501 例患者，这与其他研究相比，并不能被成为“小样本量”亚组。综上所述，从临床科学的角度来看，ESH/ESC 委员会指南推荐的血压 <140/85mmHg 的建议还是值得采信的。

五、对于大多数糖尿病患者而言，<140/85/90mmHg 的降压目标值是合理的，但是对于卒中高风险患者来说，需要在安全范围内更加严格地控制血压

高血压是脑卒中最重要的危险因素已毋庸置疑。与西方国家相比，我国高血压并发症的显著特点是脑卒中的发病率远远高于心肌梗死的发病率，预防卒中发生和再发是我国高血压防治的重中之重。

虽然 ACCORD 研究显示，强化降压组与标准降压组患者主要复合终点事件发生率无显著差异，但深入分析单独终点结果显示，强化降压组卒中发生率显著降低 41%（1.5% vs 2.5%，$P<0.01$）。这一结果提示，强化降压有助于进一步降低卒中发生率。

因此，2014 年更新的日本高血压指南和 2015 年更新的中国台湾高血压指南等继续建议将 <130/80mmHg 作为糖尿病患者的血压控制目标（表 2），其理由也是因为日本和我国台湾人群中卒中发生率高于欧美国家，强化降压有助于更为有效地降低卒中风险。

表 2　部分倾向于严格控制血压目标的指南

指南	目标值
2014JSH（日本高血压指南）	<130/80mmHg
2015 中国台湾高血压指南	<130/80mmHg
2015 加拿大高血压指南	<130/80mmHg
2015 英国糖尿病指南	一般患者 <140/90mmHg，有肾脏、视网膜和脑血管并发症者 <130/80mmHg

鉴于上述原因，结合我国国情、高血压现状、高血压基线水平、人群风险水平等情况，对于卒中高风险患者，继续将 <130/80mmHg 作为糖尿病患者的降压目标值是合理的。

六、降压目标和治疗方案应根据风险因素、治疗的耐受性以及长期获益来制定个体化方案

客观地讲，对于糖尿病患者的血压控制目标，无论是趋于严格还是趋于宽松，目前均缺乏足够“high-quality”的循证医学证据，所以任何一部指南对于该问题的推荐建议均是基于专家共识。由于患者病情千变万化，糖尿病和高血压的病程、严重程度、并存危险因素情况、是否合并靶器官损害、预期寿命、长期获益及经济状况等多种因素均应成为制定降压治疗策略的依据，为全部患者确定统一的目标值或许是不合理的。

对于大多数糖尿病患者而言，<140/80mmHg 的血压目标应该是合理的，但对于年轻的糖尿病患者，更低一些的降压目标可能更为适合，因为他们可能从卒中风险的降低和视网膜病变进展延缓中获益，并且不太容易出现之前所述的那些不良反应，比如低血压、晕厥和高钾血症等，而这些副作用在有多种合并疾病的老年人群中十分普遍。因此，糖尿病患者的降压治疗还是应强调个体化原则。

（黄惠玲　董吁钢）

高血压的控制——不能忽视患者参与的重要性

高血压[收缩压≥140mmHg和(或)舒张压≥90mmHg]以体循环动脉压升高为主要临床表现，是影响我国人民群众健康的重要危险因素之一[1]，且常与其他心血管病危险因素共同存在[2]。2014年中国心血管病报告估计我国超过半数心血管病患者伴有血压升高[3,4]，2010年全球疾病负担研究指出，我国每年由于血压升高而导致的过早死亡人数高达200万，每年直接医疗费用达366亿元人民币[5]。高血压作为一种慢性病，病程长，消耗了大量医疗和社会资源，控制高血压已成为刻不容缓的问题，需要全社会的共同参与和长期不懈的努力[1]。控制高血压不仅需要各类预防机构、医务人员的努力，还需要患者的积极参与。目前我国高血压的诊治中，起主要作用的仍然是医务工作者，患者作为疾病的主体，是受高血压影响最大的人群，但在高血压的诊治中仍处于被动状态，很少主动参与，导致很多患者依从性差，血压控制不理想。因此，应该调动患者在高血压诊治中的积极性，鼓励患者积极参与高血压防治，在高血压的预防和治疗中发挥更大的作用。

目前，我国高血压发病率上升趋势明显[6]。队列研究发现我国高血压发病率从1991年至1997年的2.9/100人年增加到2004年至2009年的5.3/100人年[5]。2002年高血压普查报道我国成人(18岁以上)高血压患病率为18.8%，而正常高值血压检出率更是高达34%[3,5]。据此估算我国目前高血压患者高达2.6亿人。然而，与之对应的是较低的高血压知晓率、治疗率和控制率。依据2009年至2010年全国13省18岁及以上50 171名参与者的调查显示，高血压的知晓率、治疗率、控制率和治疗控制率分别为42.6%、34.1%、9.3%和27.4%[3]。

我国高血压患者常常缺乏高血压的基础知识，对高血压认识不足，治疗依从性差。高血压常起病隐匿且进展缓慢，缺乏特异性的临床表现，常导致患者就诊延迟，往往以心、脑、肾等严重并发症为首发症状[1]。国人规律体检率低，而广大农村人群更是少有人定期测量血压，这也是高血压低知晓率的重要原因。由于患者重视不够及社会经济原因，高血压的治疗率仅有不到三分之一[7]。一些高血压患者对疾病了解甚少，甚至认为血压降至正常后就可停药，还有些患者认为只需在血压高时服药，缺乏定期规律服用药物的习惯，都是造成低控制率的原因。因此，加强向公众宣传高血压的疾病知识，对高血压患者进行健康教育，提高患者对高血压危害的认识非常必要。只有充分认识到高血压的重要性和危害性，才会有更多的人监测血压，才会有更多的患者在发现血压升高时及时就医治疗。控制高血压需要患者的高度参与。目前，我国的高血压防控、管理工作中，患者的参与度还远远不够。只有充分发挥患者的主观能动性，才能做到对高血压早发现、早治疗，才能提高患者对高血压的知晓率、治疗率和控制率，才能降低其他心血管病的风险，才能防治高血压的并发症。患者应充分掌握高血压的防治知识，及时发现并监测血压的变化，自觉改变不良的生活方式，规律服用降压药物，提高治疗的依从性，积极控制各种危险因素，从而更好地预防、管理和控制高血压。

一、及时就诊，定期随访

对于患者来说，要想控制好血压，首先要做到发现血压升高时及时就诊，以及在高血压的慢病管理过程中定期随访[8]。诊断高血压，评估危险因素和靶器官损害，制定治疗方案等方面均需要专业医务人员。所以，对于患者来说，当发现血压升高时，一定要在第一时间去医疗机构就诊，寻求专业人士的帮助。原发性高血压暂无根治方法，患者需要确立定期随访的观念。定期随访能明确患者血压控制情况，可以及时调整治疗方案，对控制血压、减少并发症发生率和降低靶器官损害非常重要。

二、科学监测血压

血压是基本生命特征，全天都处在波动的状态。因此，单次测量的血压值不能反映患者全天的血压情况，亦不能反映服用降压药物后患者全天血压的控制情况[9]。要提高血压的控制率，最重要的措施是定期监测血压变化，患者在血压监测中发挥着不可替代的重要作用。目前有诊室测量血压、家庭自测血压和动态血压监测3种手段监测血压变化[10]。其中，诊室血压是临床诊断高血压，确定高血压分级的标准方法[11]。而动态血压监测反映全天血压的平均情况及动态变化，能评估血压升高程度和节律分布。通过动态血压监测可以发现白大衣高血压、隐匿性高血压。目前认为家庭自测血压和动态血压监测这两种血压监测方式更接近真实血压值，较诊室血压更加可靠[9]。而家庭自测血压完全由患者进行，患者在其中的作用尤为重要。

目前，高血压管理指南愈加强调家庭自测血压在高血压诊断、管理方面的作用及其判断预后的价值，优于诊室测量血压。家庭自测血压简单易行，仅需要一个袖带式血压计，患者即可自行在任何地点测量血压，容易坚持且不受环境限制。患者可在每日固定时间测量，也可以有不适症状时测量。家庭自测血压可以避免诊室测量血压的白大衣效应，能评估血压的长期变化情况和降压治疗效应。一些前瞻性研究认为，较之诊所血压，家庭自测血压对心血管病的发病率和死亡率的预测价值高于诊所血压[12]。多项研究显示，家庭自测血压器官损害的相关性同动态血压相似[13,14]。诊断评估高血压时，患者需要连续7天测量早晨及晚上的血压。测量血压应该在安静的房间中进行，坐位测量，休息5分钟后测量2次，每次间隔1~2分钟，然后将结果记录在标准的日志上[15]。家庭血压是剔除第一天监测数据后，其他数据的平均值，其诊断高血压的血压值为收缩压≥135和（或）舒张压≥85mmHg[9,16]。目前有一些电子血压计可以将结果自动发送到智能手机等电子设备上，使患者自测血压易行且方便，甚至可以实现数据分析或发送至医生处，给监测和控制提供了更大的便利[17,18]。患者积极参与自己血压监测的同时还有助于增强患者管理高血压的参与意识，改善患者的治疗依从性。只有真正调动患者的积极性监测血压变化，才能全面了解患者的血压水平、波动变化和分布节律，才能做到有效、平稳、持久的血压控制。

三、适当改变生活方式

适当改变生活方式适用于所有的高血压患者，不仅是预防高血压的基础，对高血压的治疗也非常重要。研究表明，有针对性地改变生活方式可以得到等同于单药治疗的降压效果[19]。适当改变生活方式能有效预防高血压，延迟高血压1级患者药物治疗时间，还能使已进行药物治疗的患者进一步降压[20,21]。生活方式改变还有助于控制其他心血管疾病危险因素[19]。改变生活方式需要患者全权参与，患者在其中的重要性不言而喻。建议高血压患者从以下几个方面适当改变生活方式：

1. 盐　研究证据表明盐摄入量与血压之间存在因果关系，钠盐摄入量与血压升高成正比，过量食盐摄入（>6g/d）会导致血压升高[22,23]。严格控制钠盐摄入可有效降低血压，高血压患者将盐摄入量降低至5g/d可以使血压平均降低4~5mmHg[24]。我国人群钠盐摄入量高达8~15g/d，远远超过世界卫生组织（WHO）推荐的5g标准。高盐膳食还是脑卒中、心脏病和肾脏病等疾病发生发展的危险因素[25,26]。研究发现，盐摄入量从9g/d降至6g/d，可使脑卒中发病率下降22%，冠心病发病率下降16%[27]。高血压防治指南推荐普通人群每日盐摄入量不宜超过6g，高血压患者不超过3g[28]。高血压患者尽量减少进食高盐食物和调味品的摄入。

2. 饮酒适度　多个研究表明酒精摄入量与血压水平呈线性关系，高血压的患病率随饮酒量增加而增加。高血压患者中5%~10%是由过量饮酒引起的。过度饮酒与血压升高和卒中风险增加相关，减少饮酒可以降低血压[29]。指南建议男性高血压患者酒精摄入量每日不超过20~30g，每周不超过140g，女性每日不超过10~20g，每周不超过80g[28]。

3. 膳食调整　有研究发现某些膳食种类，如蔬菜、低脂饮食、膳食纤维、植物蛋白等，与血压和心血管危险降低相关[30,31]。因此推荐高血压患者应多食蔬菜、水果、低脂乳制品、可溶性食用纤维、全麦和植物蛋白，减少饱和脂肪和胆固醇的摄入[28,32]。应根据每日的活动量控制摄入的总热量，尤其要控制油脂的类型和摄入量。应减少动物油、胆固醇、反式脂肪酸的摄入。

4. 减重并维持体重　超重（BMI≥24kg/m^2）和肥胖（BMI≥28kg/m^2）会影响身体健康。荟萃分析表明高血压与超重和肥胖密切相关，减轻体重可使血压降低[33,34]。肥胖者患高血压和糖尿病的危险，分别是正常体重者的 3.0 倍和 2.5 倍[35]。减轻体重可改善降压药物的疗效，降低心血管疾病风险[34]。高血压患者应控制体重，避免超重和肥胖。建议高血压患者将 BMI 控制在 $24kg/m^2$ 以内[28,36]。另外，体脂超标也会增加高血压发生的风险。目前主张，成年男性体脂不超过体质量的 25%，女性不超过体质量的 30%[28]。

5. 定期体育锻炼　体力活动不足是高血压的危险因素[36]。适量运动可缓解交感神经紧张，增加扩血管物质，改善内皮舒张功能，降低高血压，减少心血管疾病风险[37]。研究表明，有氧运动对预防和治疗高血压有益，规律运动不仅能降低血压，还能降低心血管疾病患病率、死亡率[38,39]。建议患者每周进行 5~7 天、每天至少 30 分钟的中等强度有氧运动，例如步行、慢跑、骑车、游泳、爬山等[40]。运动时应注意适宜的运动量，研究表明中低强度运动较高强度运动在降血压方面更有效、更安全[28]。

6. 戒烟　血压升高，还增加冠心病、脑卒中、猝死和外周血管病发生的风险[41]。烟草可引起氧化应激、交感兴奋，损害血管内皮，致血管收缩、内膜增厚、动脉粥样硬化，吸烟可导致血压和心率的急性升高，亦与日常血压升高有关[42]。吸烟是强效心血管危险因素，戒烟可能是唯一最有效的预防心血管疾病的生活方式改善措施[43,44]。因此建议高血压吸烟者戒烟。

7. 心理平衡　长期过度的精神紧张会明显增加心血管风险[20]。抑郁、焦虑、紧张、愤怒、惊恐、压抑、烦躁等情绪会引起血压升高，并增加心血管病风险[45]。预防和缓解心理压力，保持心理平衡可以降低血压，减少心血管病风险。建议患者避免负性情绪和心理危机，寻找适合的心理调适方法，必要时寻求心理咨询等专业帮助。

四、规律服用药物

目前，控制高血压最主要的手段是药物治疗。降压治疗可使患者的血压达到目标水平，从而降低脑卒中、心肌梗死、心力衰竭和肾脏疾病等并发症发生和死亡的危险[46]。早降压早获益，长期降压长期获益，降压达标最大获益。坚持治疗，血压达标，能最大限度地减少、延缓并发症的发生，提高生活质量，延长寿命。要获得降压带来的益处，大多数患者必须长期坚持规范服用降压药，患者应该有坚持长期服药、规律服药的心理准备。指南推荐的治疗药物有利尿剂（包括氢氯噻嗪、氯噻酮和吲达帕胺）、β 受体阻滞剂、钙离子拮抗剂、血管紧张素转换酶抑制剂和血管紧张素受体拮抗剂[21]。高血压病程漫长，患者需要规律服用降压药物，坚持长期治疗。在及时开始药物治疗，遵医嘱按时、按量服用药物，及时调整药物剂量方面，患者都有不可替代的重要作用。

五、防治其他危险因素

在治疗、控制高血压的同时，还应积极发挥患者在防治其他心血管危险因素方面的积极性。

1. 动脉粥样硬化　高血压患者，尤其是伴有 2 型糖尿病或代谢综合征的高血压患者，通常患有甘油三酯和低密度脂蛋白胆固醇升高、高密度脂蛋白胆固醇降低等脂代谢紊乱，常导致动脉粥样硬化[22]。多个大型研究表明，在降压的同时加用他汀类药物对患者是有益的[23,24]。所以患者应注意筛查和治疗自己的动脉粥样硬化。

2. 抗血小板治疗　大型 Meta 分析显示，在心血管二级预防中应用阿司匹林带来的绝对心血管事件减少远大于阿司匹林引起的严重出血数量[25]。有心血管病危险因素，尤其是动脉粥样硬化的患者可进行抗血小板治疗。

3. 高血糖的治疗　已有大量的研究评价了糖尿病患者高血糖治疗对预防心血管并发症的效果。患者应及时监测自己血糖的变化，糖尿病患者应控制血糖达标[47]。

综上所述，患者的积极参与在控制高血压方面非常重要，只有充分发挥患者的主观能动性，才能做到对高血压早发现、早治疗，才能提高患者对高血压的知晓率、治疗率和控制率，才能降低其他心血管病的危险，才能做到有效、平稳、持久的血压控制。

（张琳　周宪梁）

参考文献

[1] Mancia G, Fagard R, Narkiewicz K, et al. 2013 ESH/ESC Guidelines for the management of arterial hypertension: the Task Force for the management of arterial hypertension of the European Society of Hypertension (ESH) and of the European Society of Cardiology (ESC). J Hypertens, 2013, 31: 1281-1357.

[2] Britton KA, Gaziano JM, Djousse L. Normal systolic blood pressure and risk of heart failure in US male physicians. Eur J Heart Fail, 2009, 11: 1129-1134.

[3] 中国心血管病报告编写组. 2014 中国心血管病报告. 中国循环杂志, 2015, 30: 617-622.

[4] Brown DW, Giles WH, Greenlund KJ. Blood pressure parameters and risk of fatal stroke, NHANES II mortality study. Am J Hypertens, 2007, 20: 338-341.

[5] Yang G, Wang Y, Zeng Y, et al. Rapid health transition in China, 1990-2010: findings from the Global Burden of Disease Study 2010. Lancet, 2013, 381: 1987-2015.

[6] Lawes CM, Bennett DA, Parag V, et al. Blood pressure indices and cardiovascular disease in the Asia Pacific region: a pooled analysis. Hypertension, 2003, 42: 69-75.

[7] Redon J, Olsen MH, Cooper RS, et al. Stroke mortality and trends from 1990 to 2006 in 39 countries from Europe and Central Asia: implications for control of high blood pressure. Eur Heart J, 2011, 32: 1424-1431.

[8] Liakos CI, Grassos CA, Babalis DK. 2013 ESH/ESC guidelines for the management of arterial hypertension: what has changed in daily clinical practice? High Blood Press Cardiovasc Pre, 2015, 22: 43-53.

[9] Parati G, Stergiou GS, Asmar R, et al. European Society of Hypertension practice guidelines for home blood pressure monitoring. J Hum Hypertens, 2010, 24: 779-785.

[10] O'Brien E, Parati G, Stergiou G, et al. European Society of Hypertension position paper on ambulatory blood pressure monitoring. J Hypertens, 2013, 31: 1731-1768.

[11] O'Brien E, Asmar R, Beilin L, et al. Practice guidelines of the European Society of Hypertension for clinic, ambulatory and self blood pressure measurement. J Hypertens, 2005, 23: 697-701.

[12] Bliziotis IA, Destounis A, Stergiou GS. Home versus ambulatory and office blood pressure in predicting target organ damage in hypertension: a systematic review and meta-analysis. J Hypertens, 2012, 30: 1289-1299.

[13] Mancia G, Facchetti R, Bombelli M, et al. Long-term risk of mortality associated with selective and combined elevation in office, home, and ambulatory blood pressure. Hypertension, 2006, 47: 846-853.

[14] Fagard RH, Van Den Broeke C, De Cort P. Prognostic significance of blood pressure measured in the office, at home and during ambulatory monitoring in older patients in general practice. J Hum Hypertens, 2005, 19: 801-807.

[15] Stergiou GS, Kollias A, Destounis A, et al. Automated blood pressure measurement in atrial fibrillation: a systematic review and meta-analysis. J Hypertens, 2012, 30: 2074-2082.

[16] Octavio JA, Contreras J, Amair P, et al. Time-weighted vs. conventional quantification of 24-h average systolic and diastolic ambulatory blood pressures. J Hypertens, 2010, 28: 459-464.

[17] Head GA, Chatzivlastou K, Lukoshkova EV, et al. A novel measure of the power of the morning blood pressure surge from ambulatory blood pressure recordings. Am J Hypertens, 2010, 23: 1074-1081.

[18] Clement DL, De Buyzere ML, De Bacquer DA, et al. Prognostic value of ambulatory blood-pressure recordings in patients with treated hypertension. N Engl J Med, 2003, 348: 2407-2415.

[19] Elmer PJ, Obarzanek E, Vollmer WM, et al. Effects of comprehensive lifestyle modification on diet, weight, physical fitness, and blood pressure control: 18-month results of a randomized trial. Ann Intern Med, 2006, 144: 485-495.

[20] Dickinson HO, Mason JM, Nicolson DJ, et al. Lifestyle interventions to reduce raised blood pressure: a systematic review of randomized controlled trials. J Hypertens, 2006, 24: 215-233.

[21] Frisoli TM, Schmieder RE, Grodzicki T, et al. Beyond salt: lifestyle modifications and blood pressure. Eur Heart J, 2011, 32: 3081-3087.

[22] Guild SJ, McBryde FD, Malpas SC, et al. High dietary salt and angiotensin II chronically increase renal sympathetic nerve activity: a direct telemetric study. Hypertension, 2012, 59: 614-620.

[23] Graudal NA, Hubeck-Graudal T, Jurgens G. Effects of low-sodium diet vs. high-sodium diet on blood pressure, renin, aldosterone, catecholamines, cholesterol, and triglyceride (Cochrane Review). Am J Hypertens, 2012, 25: 1-15.

[24] Pimenta E, Gaddam KK, Oparil S, et al. Effects of dietary sodium reduction on blood pressure in subjects with resistant hypertension: results from a randomized trial. Hypertension, 2009, 54: 475-481.

[25] Bibbins-Domingo K, Chertow GM, Coxson PG, et al. Projected effect of dietary salt reductions on future cardiovascular disease. N Engl J Med, 2010, 362: 590-599.

[26] He FJ, Burnier M, Macgregor GA. Nutrition in cardiovascular disease: salt in hypertension and heart failure. Eur Heart J, 2011, 32: 3073-3080.

[27] He FJ, MacGregor GA. Salt reduction lowers cardiovascular risk: meta-analysis of outcome trials. Lancet, 2011, 378: 380-382.

[28] Hypertension EETFftMoA. 2013 Practice guidelines for the management of arterial hypertension of the European Society of Hypertension (ESH) and the European Society of Cardiology (ESC): ESH/ESC Task Force for the Management of Arterial Hypertension. J Hypertens, 2013, 31: 1925-1938.

[29] Cushman WC, Cutler JA, Hanna E, et al. Prevention and Treatment of Hypertension Study (PATHS): effects of an alcohol treatment program on blood pressure. Arch Intern Med, 1998, 158: 1197-1207.

[30] Estruch R, Ros E, Martinez-Gonzalez MA. Mediterranean diet for primary prevention of cardiovascular disease. N Engl J Med, 2013, 369: 676-677.

[31] Rivas M, Garay RP, Escanero JF, et al. Soy milk lowers blood pressure in men and women with mild to moderate essential hypertension. J Nutr, 2002, 132: 1900-1902.

[32] Estruch R, Ros E, Salas-Salvado J, et al. Primary prevention of cardiovascular disease with a Mediterranean diet. N Engl J Med, 2013, 368: 1279-1290.

[33] Neter JE, Stam BE, Kok FJ, et al. Influence of weight reduction on blood pressure: a meta-analysis of randomized controlled trials. Hypertension, 2003, 42: 878-884.

[34] Prospective Studies C, Whitlock G, Lewington S, et al. Body-mass index and cause-specific mortality in 900 000 adults: collaborative analyses of 57 prospective studies. Lancet, 2009, 373: 1083-1096.

[35] Romero R, Bonet J, de la Sierra A, et al. Undiagnosed obesity in hypertension: clinical and therapeutic implications. Blood press, 2007, 16: 347-353.

[36] Shaw K, Gennat H, O'Rourke P, et al. Exercise for overweight or obesity. Cochrane Database Syst Rev, 2006(4): CD003817.

[37] Savage PD, Brochu M, Poehlman ET, et al. Reduction in obesity and coronary risk factors after high caloric exercise training in overweight coronary patients. Am Heart J, 2003, 146: 317-323.

[38] Cornelissen VA, Fagard RH. Effects of endurance training on blood pressure, blood pressure-regulating mechanisms, and cardiovascular risk factors. Hypertension, 2005, 46: 667-675.

[39] Leitzmann MF, Park Y, Blair A, et al. Physical activity recommendations and decreased risk of mortality. Arch Intern Med, 2007, 167: 2453-2460.

[40] Fagard RH. Exercise therapy in hypertensive cardiovascular disease. Prog Cardiovasc Dis, 2011, 53: 404-411.

[41] Yarlioglues M, Kaya MG, Ardic I, et al. Acute effects of passive smoking on blood pressure and heart rate in healthy females. Blood Press Monit, 2010, 15: 251-256.

[42] Groppelli A, Omboni S, Parati G, et al. Blood pressure and heart rate response to repeated smoking before and after beta-blockade and selective alpha 1 inhibition. J Hypertens Suppl, 1990, 8: S35-S40.

[43] Grassi G, Seravalle G, Calhoun DA, et al. Mechanisms responsible for sympathetic activation by cigarette smoking in humans. Circulation, 1994, 90: 248-253.

[44] Narkiewicz K, van de Borne PJ, Hausberg M, et al. Cigarette smoking increases sympathetic outflow in humans. Circulation, 1998, 98: 528-534.

[45] Schein MH. Lifestyle interventions to reduce raised blood pressure. J Hypertens, 2006, 24: 2115-2116; author reply 2116-2117.

[46] Turnbull F, Neal B, Algert C, et al. Effects of different blood pressure-lowering regimens on major cardiovascular events in individuals with and without diabetes mellitus: results of prospectively designed overviews of randomized trials. Arch Intern Med, 2005, 165: 1410-1419.

[47] Heerspink HJ, Ninomiya T, Zoungas S, et al. Effect of lowering blood pressure on cardiovascular events and mortality in patients on dialysis: a systematic review and meta-analysis of randomised controlled trials. Lancet, 2009, 373: 1009-1015.

妊娠期高血压降压目标与降压药物的选择

妊娠期高血压疾病(hypertension disorders in pregnancy)是指妊娠女性出现的血压异常增高。妊娠期高血压疾病可显著增加胎儿生长受限、胎盘早剥、弥散性血管内凝血、脑水肿、急性心功能衰竭以及急性肾衰竭的风险,是孕产妇和胎儿死亡的重要原因。在我国妊娠女性的发病率为6%~10%。降压治疗主要用于预防或治疗重度高血压以尽量安全延长孕周、减少胎儿早产并发症,同时尽量减少胎儿暴露于药物可能的副作用。妊娠期间降压治疗的难点在于确定降压药物使用时机及降压治疗的目标血压。本文就妊娠期高血压疾病降压药物的合理使用,包括治疗的目标血压和具体降压药物的选择等作一总结。

一、妊娠期高血压疾病的分类

参照美国妇产科学会[1]和美国高血压教育工作组标准及《2012年妊娠期高血压疾病血压管理中国专家共识》[2],将妊娠期高血压疾病分为4类。

(一) 慢性高血压

慢性高血压(chronic hypertension)是指妊娠前或孕龄20周前出现收缩压≥140mmHg和(或)舒张压≥90mmHg,或产后12周后血压仍不能恢复正常。依照美国妇产科学会分级标准,收缩压140~179mmHg和(或)舒张压90~109mmHg为轻度高血压,收缩压≥180mmHg和(或)舒张压≥110mmHg,特别是并发靶器官损害时称为重度高血压。

(二) 妊娠期高血压

妊娠期高血压(gestational hypertension)是指妊娠20周后首次出现的高血压。高血压的确诊需2次测量,均符合收缩压≥140mmHg和(或)舒张压≥90mmHg(取柯氏音第5音读数),且至少相隔6小时。患者尿蛋白阴性,产后12周内血压逐渐恢复正常。该病可能会进展为子痫前期。部分妊娠期高血压患者在分娩后12周血压仍不能恢复正常者应诊断为慢性高血压。

(三) 子痫前期 / 子痫

子痫前期(preeclampsia)是妊娠期特有的疾病,是指妊娠20周后首次出现高血压和蛋白尿,常伴有水肿与高尿酸血症。子痫前期分为轻度及重度子痫前期。轻度是指收缩压≥140mmHg和(或)舒张压≥90mmHg,尿蛋白≥300mg/24h和(或)定性试验(+)。重度子痫前期是指收缩压≥160mmHg和(或)舒张压≥110mmHg,24小时尿蛋白含量≥2.0g和(或)定性试验(++)以上,血肌酐>106μmol/L或较前升高,血小板<100 000/mm^{3}或出现微血管溶血性贫血,乳酸脱氢酶或肝酶升高,伴头痛或其他脑部或视觉症状,持续性上腹不适。子痫前期患者出现抽搐即可诊断为子痫(eclampsia)。抽搐可出现于分娩前、分娩期、产褥期或产后,甚至可见于无子痫前期的妇女。

(四) 慢性高血压并发子痫前期 / 子痫

妊娠前或孕龄20周前出现收缩压≥140mmHg和(或)舒张压≥90mmHg,并在妊娠过程中发生的子痫前期或子痫,称为慢性高血压并发子痫前期 / 子痫(preeclampsia-eclampsia superimposed on chronic hypertension)。子痫前期与子痫的诊断标准如前所述。

二、妊娠期血流动力学的变化

正常妊娠期间,孕妇体内可发生一系列适应性血流动力学改变,例如血容量增加,平均动脉压及全身血管阻力下降,心排出量增加,从妊娠第4周开始,孕妇血浆容量和红细胞计数可分别逐渐增加40%和25%,并于第28~32周达高峰。由于血浆增加多于红细胞增多,血浆肾素活性降低,心房钠尿肽水平增加而使血管阻力降低,因此尽管循环血量增加30%~80%,血压仍较妊娠前有所下降。

三、高血压状态对孕妇与胎儿的危害

妊娠期血压关乎母子预后[3,4]。慢性高血压与妊娠期高血压可显著增加母体与胎儿的不良结局。10%~25% 的慢性高血压孕妇可发展为子痫前期，而未控制的高血压或同时患有其他心血管病及肾病的患者风险更高。并发子痫前期可能会掩盖慢性高血压患者妊娠前已存在的蛋白尿。当尿蛋白量增加 2~3 倍，血压骤升且伴靶器官损害时，应警惕是否发展为子痫前期。无论是否并发子痫前期，出现蛋白尿的慢性高血压孕妇早产（妊娠 <35 周）及胎儿小于胎龄的发生率增加 3 倍。子痫前期患者的发病时期对预后影响显著，在 37 周孕龄之前发病者发生缺血性心脏病的概率较血压正常孕妇高 8 倍。子痫前期患者血压 >160/110mmHg 伴蛋白尿者未来罹患缺血性心脏病的相对风险比为 3.65。有子痫前期病史患者的心血管死亡风险增加 80% 以上，脑血管死亡风险增加 3.59 倍。同时，并发子痫前期的慢性高血压孕妇发生胎盘早剥和围生期死亡的风险升高。妊娠期间各种类型的高血压都可能导致母胎并发症，但是子痫前期和重度高血压的风险最高。孕妇通常状况良好，但仍存在胎盘早剥、急性高血压导致住院和终末器官损害如脑血管意外等主要风险[5]。

四、妊娠期高血压疾病的降压治疗

（一）妊娠期高血压疾病的降压目标值

不同类型的妊娠期高血压具有不同的病理生理基础，其临床特征与处理原则也不尽相同。对于妊娠期高血压降压治疗的目的在于延长孕龄，努力保证胎儿成熟，预防子痫、心脑血管意外和胎盘早剥等严重母胎并发症。短期降压治疗能否改善轻度高血压孕妇的远期预后以及是否会对胎儿产生不良影响尚不清楚。

1. 慢性高血压和妊娠期高血压　目前对于妊娠期高血压疾病的降压目标值尚无一致意见，各国妊娠期高血压疾病诊疗指南对降压治疗的阈值血压和目标血压的规定存在差异。美国推荐血压≥160/105mmHg 时开始治疗[5]，但是没有设定目标血压。加拿大对没有合并症的孕妇推荐血压≥140~150/90mmHg 时开始治疗，目标血压为舒张压 80~90mmHg[6]，而对有合并症的孕妇则推荐目标血压为 130~139/80~89mmHg。澳大利亚则将阈值血压提高到≥160/90mmHg，目标血压为舒张压 <110mmHg[7]。目前尚无足够的数据证明轻度和中度高血压（定义为收缩压 140~160mmHg 或舒张压 90~109mmHg）降压治疗可获得的收益和风险[8-10]。一项关于轻到中度高血压患者血压控制的研究（4282 名孕妇）发现，与对照组相比，降压治疗可以使进展为重度高血压的风险减半（RR 0.50；95%CI 0.41~0.61），但是对于发生子痫前期（RR 0.97；95%CI 0.83~1.13）、子痫、肺水肿、胎儿或新生儿死亡（RR 0.73；95%CI 0.50~10.8）、早产（RR 1.02；95%CI 0.89~1.16 或小于胎龄儿（RR 1.04；95%CI 0.84~1.27）的患者则没有大的影响。由于降压治疗可减少胎盘和胎儿的血供，对于妊娠期高血压疾病患者应采取积极而谨慎的血压管理策略，慢性高血压和孕前血压有轻到中度升高的孕妇，妊娠前已接受降压药物治疗的慢性高血压患者，因为存在血管的生理性舒张，所以孕早期血压可能会出现下降，应注意监测并将血压控制在适当水平，避免低血压的发生。如果没有发现靶器官损伤可考虑停止降压治疗，密切监测和随访。2013 版 ACOG 指南[1]提出，持续血压 <160/110mmHg 的轻度妊娠高血压或子痫前期患者，不建议使用降压药治疗；当收缩压≥150mmHg 和（或）舒张压≥100mmHg 或出现靶器官受损时方考虑应用药物治疗[1]，如果存在肾功能不全，可考虑稍微降低治疗的阈值血压[11]；推荐将收缩压 140~150mmHg 和（或）舒张压 95~100mmHg 作为大多数高血压孕妇降压治疗的阈值血压，以保证子宫胎盘血流灌注。

2. 子痫前期 / 子痫和高血压并发子痫前期 / 子痫　约 25% 的慢性高血压孕妇并发子痫前期，是一般人群的 5 倍[11]。如果妊娠期高血压患者发病早，既往有流产或者妊娠期高血压病史，则更可能进展为子痫前期[12,13]。尽管有时可能很难区分慢性高血压加重和并发子痫前期，但为避免医疗差错往往倾向于按后者治疗。子痫前期 / 子痫起因于母体的胎盘供血血管异常导致胎盘灌注不足和相关因子释放[14,15]，引起广泛血管内皮功能异常伴多器官系统临床表现，如高血压、蛋白尿和大脑（水肿、枕部头痛、子痫）及肝脏功能障碍（扩展到溶血、肝酶升高、血小板降低）[14]，降低全身的血压并不能逆转原发致病过程，但是控制高血压能够对子痫前期进行期待治疗，延长孕周；另外，颅内出血仍是子痫前期/子痫患者最常见的死因[16]。一篇分析28例发生脑卒中的子痫前期患者(死亡率54%)的回顾研究表明脑卒中通常是动脉出血，脑卒中前的平均血压为159~198/81~133mmHg[10]。这些病例中，收缩期高血压(155~160mmHg)比舒张期高血压更为普遍。2013ACOG指南[1]强调子痫前期伴随重度高血压的患者(持续血压≥160/110mmHg)，建议降压治疗，治疗重度高血压的目的是为了预防重度高血压相关的心血管并发症(充血性心力衰竭、心肌缺血)，肾脏并发症(肾损伤或肾衰竭)，或者脑血管并发症(缺血或出血性卒中)的发生。

对于非重度高血压是否使用降压药物并没有达成共识，确诊子痫前期后，孕周、血压水平都将影响降压治疗。足月或近足月的子痫前期患者分娩可能性大。如果子痫前期发生在远离足月而且在进行期待治疗，应谨慎使用口服降压药物将血压控制在140/90mmHg以下，既要防止血压过高(>160/110mmHg)，也要避免血压过低(<120/80mmHg)。使用降压药物可以降低进展为重度高血压的风险，但也可能对胎儿生长造成损害。目前尚无研究明确的安全目标血压，治疗指南和有关综述普遍推荐将血压水平降至可预防急性心脑血管不良事件的水平，通常是135~155/85~90mmHg[6,17]。子痫前期患者接受降压治疗期间应对胎儿进行监护，以便及时发现可能因胎盘血流灌注下降引起的胎儿窘迫。良好地控制血压和密切监护能够延长分娩孕周平均2周，从而改善胎儿的远期预后[18]。

(二)妊娠期高血压疾病的降压药物选择

对高血压孕妇而言，防止高血压进展是其最大的获益。药物及给药途径的选择主要依赖于医生的熟悉度和经验、药物的副反应、禁忌证等，可用的药物包括标准剂量的甲基多巴、柳胺苄心定(拉贝洛尔)和硝苯地平[19]；尽管硝苯地平使用广泛，仍只推荐作为二线药物。

1. 甲基多巴　甲基多巴是一种中枢α2-肾上腺素能激动剂前体药物，代谢后转变为α-甲基去甲肾上腺素，取代肾上腺神经末梢神经分泌囊泡中的去甲肾上腺素。由于降压机制是非直接性的，降压作用缓和，持续6~8小时。根据有限研究数据和超过40年的妊娠临床用药实践，该药无致畸性。广泛用于妊娠期间高血压的治疗，是目前仅有的一种有7.5年[20]孕妇子代随访资料的降压药物，可预防妊娠期重度高血压进展[21]，且对子宫胎盘和胎儿血流动力学[22]以及新生儿出生体重、新生儿并发症和第一年生长发育以及胎儿智力和神经认知发育情况等均无不良反应。甲基多巴的副作用由中枢α2-激动或外周交感张力下降所导致。药物作用于脑干，降低精神警觉，损害睡眠，导致部分患者出现疲劳感或抑郁。唾液分泌减少，从而经常引起口干。肝酶升高的发生率为5%，肝炎和肝坏死亦有报道。部分患者长期使用后产生抗核抗体，与溶血有关的Coombs试验阳性。上述情况下，可改用其他类型的降压药物。

2. β-受体阻滞剂和柳胺苄心定　β-受体阻滞剂广泛应用于妊娠妇女[23]中，可有效控制孕妇血压，降低重度高血压的发生，减少早产住院率。但一些比较β-受体阻滞剂和安慰剂或者其他降压药物的随机试验的小型研究认为此类药物引起新生儿出生体重下降，增加胎儿心脏畸形风险。如阿替洛尔被认为可导致临床上明显的胎儿生长受限和胎盘重量下降[24]，但一项荟萃分析和Cochrane系统评价[25]认为，除阿替洛尔外，各种具体药物围生期使用效果无差别。柳胺苄心定是一种非选择性的β-受体阻滞剂，具有血管α1-受体阻断功能，广泛应用于妊娠妇女中。有报道称较大剂量的柳胺苄心定可引起新生儿低血糖，在早发型子痫前期患者中可导致胎儿生长受限，但是慢性高血压的孕妇口服该药的安全性和有效性与甲基多巴相当。拉贝洛尔经非肠道途径治疗重度高血压，孕妇低血压和其他副反应低。不同β-受体阻滞剂的脂溶性和受体特异性存在差异，不同药物间存在临床差异，但均未在妊娠人群中进一步研究。口服β-受体阻滞剂可能引起轻度的新生儿心动过缓[26]，但一项系统评价认为柳胺苄心定(与口服甲基多巴、硝苯地平、肼苯哒嗪相比)不引起新生儿心率变化[27,28]。有研究发现非肠道途径给药将增加新生儿心动过缓风险，需要医疗干预的比例达1/615。β-受体阻滞剂的副作用可能有疲劳、嗜睡、运动耐力下降(因为骨骼肌、脉管系统中的β2-阻滞效应)、外周血管收缩、睡眠障碍(与脂溶性更好的药物合并使用)、支气管痉挛等，但因副作用而不得不中断治疗者少见[29]。

3. 钙离子通道阻滞剂　钙离子通道阻滞剂可用于慢性高血压、妊娠晚期出现的轻度子痫前期和子痫前期相关的急性高血压的治疗，认为该药几乎不引起可测量的子宫血流降低。由于冠心病患者使用后有心肌梗死甚至死亡的报道，短效的二氢吡啶类钙通道阻滞剂，特别是舌下含服给药，在非妊娠人群中已不推荐用于降压治疗。有病例报道短效硝苯地平胶囊可引起孕妇低血压和胎儿窘迫。如需要快速控制血压，建议经非肠道途径使用柳胺苄心定或者肼苯达嗪直至达到目标血压。目前认为长期口服硝苯地平治疗孕妇重度高血压是安全、有效的[30-34]。妊娠前 3 个月口服控释硝苯地平无致畸性。钙通道阻断剂对孕妇的副作用包括心动过速、心悸、外周水肿、头痛和面部潮红[35]。同时考虑到舌下含服短效硝苯地平对胎儿可能带来的不利影响，建议使用长效制剂。

4. 血管紧张素转换酶抑制剂（ACEI）和血管紧张素受体拮抗剂（ARB）　ACEI 和 ARB 属于妊娠期高血压疾病降压药物禁忌。早孕期接触 ACEI 增加胎儿心脏畸形风险；妊娠中、晚期使用 ACEI 和 ARB 类药物可导致典型的胎儿肾脏发育不全、胎儿少尿引起的羊水过少、颅骨和肺发育不全、胎儿生长受限和致命的新生儿无尿肾衰竭、新生儿肾衰竭、心血管和中枢神经畸形甚至死亡，导致先天畸形的相对风险度达 2.7。目前不清楚这些不良事件是因为影响胎儿血流动力学，还是血管紧张素Ⅱ是胎儿生长因子的特定需求而导致的。应特别避免使用 ACEI 和 ARB 类药物，建议女性在准备受孕时就改用其他药物；服用 ACEI 或 ARB 期间意外怀孕的患者，并不建议终止妊娠，但出生缺陷的风险由 3% 升至 7%。

五、结　　语

妊娠期高血压疾病的发病率较高且常对孕妇与胎儿构成严重危害，但由于其病理生理机制的特殊性以及相关循证医学证据的匮乏，其治疗策略仍有待进一步完善。加强对高危人群的监测并早期合理干预，可能有助于减少妊娠期高血压疾病对孕妇与胎儿的不利影响，以期最大程度地保障妊娠期高血压疾病患者与胎儿的安全。在妊娠期高血压疾病的综合管理过程中，既要适度控制血压，预防或延缓由血压升高所致的靶器官损害的发生，又须充分顾及孕、产妇与胎儿的安全。

（曹梅　李南方）

参考文献

[1] American College of Obstetricians and Gynecologists; Task Force on Hypertension in Pregnancy. Hypertension in pregnancy. Report of the American College of Obstetricians and Gynecologists' Task Force on Hypertension in Pregnancy. Obstet Gynecol, 2013, 122(5): 1122-1131.

[2] 妊娠期高血压疾病血压管理中国专家共识．中国医师协会高血压专业委员会．中华高血压杂志，2012，20(11)：1023-1027.

[3] 中华人民共和国卫生部．WS 384-2012 妊娠期高血压疾病诊断．北京：中国质检出版社 中国标准出版社，2012.

[4] 中华医学会妇产科学分会妊娠期高血压疾病学组．妊娠期高血压疾病诊治指南(2012 版)．中华妇产科杂志，2012，47(6)：476-480.

[5] Report of the National High Blood Pressure Education Program Working Group. High blood pressure in pregnancy. Am J Obstet Gynecol, 2000, 183: S1-S22.

[6] Magee LA. Diagnosis, evaluation, and management of thehy pertensive disorders of pregnancy. J Obstet Gynaecol Can, 2008, 30(Suppl 1): S1.

[7] Brown MA, Hague WM, Higgins J, et al. The detection, investigation and management of hypertension in pregnancy: full consensus statement. Aust N Z J Obstet Gynaecol, 2000, 40: 139-155.

[8] von Dadelszen P, Magee LA. Antihypertensive medications in management of gestational hypertension-preeclampsia. Clin Obstet Gynecol, 2005, 48: 441-459.

[9] Abalos E, Duley L, Steyn DW, Henderson-Smart DJ. Ant ihypertensive drug therapy for mild to moderate hypertension during pregnancy. Cochrane Database Syst Rev, 2001, 1: CD002252.

[10] von Dadelszen P, Ornstein MP, Bull SB, Logan AG, Koren G, Magee LA. Fall in mean arterial pressure and fetal growth restriction in pregnancy hypertension: a meta-analysis. Lancet, 2000, 355: 87-92.

[11] Sibai BM. Chronic hypertension in pregnancy. Obstet Gynecol., 2002, 100: 369-377.

[12] Davis GK, Mackenzie C, Brown MA, et al. Predicting transformation from gestational hypertension to preeclampsia in clinical practice: a possible role for 24 hour ambulatory blood pressure monitoring. Hypertens Pregnancy, 2007, 26: 77-87.

[13] Barton JR, O'Brien JM, Bergauer NK, Jacques DL, Sibai BM. Mild gestational hypertension remote from term: progres sion and outcome. Am J Obstet Gynecol, 2001, 184: 979-983.

[14] Levine RJ, Maynard SE, Qian C, et al. Circulating angiogenic factors and the risk of preeclampsia. N Engl J Med, 2004, 350: 672-683.

[15] Levine RJ, Thadhani R, Qian C, et al. Urinary placental growth factor and risk of preeclampsia. JAMA, 2005, 293: 77-85.

[16] Moodley J. Maternal deaths due to hypertensive disorders in pregnancy. Best Pract Res Clin Obstet Gynaecol, 2008, 22: 559-567.

[17] Sibai BM, Barton JR. Expectant management of severe preeclampsia remote from term: patient selection, treatment, and delivery indications. Am

J Obstet Gynecol,2007,196:514.e1-514.e9.

[18] Withagen MI,Wallenburg HC,Steegers EA,Hop WC,Visser W. Morbidity and development in childhood of infants born after temporising treatment of early onset pre-eclampsia. BJOG,2005,112:910-914.

[19] Tiina P,Phyllis A. Antihypertensive Drugs in Pregnancy. Seminars in Nephrology,2011,31(1):70-85.

[20] Report of the national high blood pressure education program working group on high blood pressure in pregnancy [J].Am J Obstet Gynecol,2000,183(1):S1-S22.

[21] 蓝明永,甲基督多巴联合拉贝洛儿在妊娠高血压的应用效果分析 . 中国医药导刊,2014,16(3):491-492.

[22] 黄楠,耿秀莲,妊娠高血压患者疾病监测与预防分析 . 妇幼保健,2014,21(7):853-854.

[23] LenfantC. Working group report on high blood pressure in pregnancy. J Clin Hypertens(Greenwich),2001,3(2):75-88.

[24] Jim B,Sharma S,Kebede T,et al. Hypertension in pregnancy-A omprehensive update.Cardiol Rev,2010,18(4):178-189.

[25] Magee LA,Duley L.Oral beta-blockers for mild to moderate hypertension during pregnancy. Cochrane Database Syst Rev,2000,4:CD002863.

[26] Magee LA,Elran E,Bull SB,Logan A,Koren G.Risks and benefits of beta-receptor blockers for pregnancy hypertension:overview of the randomized trials. Eur J Obstet Gynecol Reprod Biol,2000,88:15-26.

[27] Waterman EJ,Magee LA,Lim KI,Skoll A,Rurak D,von Dadelszen P. Do commonly used oral antihypertensives alter fetal or neonatal heart rate characteristics?(A systematic review). Hypertens Pregnancy,2004,23:155-169.

[28] 吴梅芳,拉贝洛尔治疗妊娠高血压的临床疗效及其对分娩结局的影响 . 海峡医药,2013,25(3):62-63.

[29] Abalos E,Duley L,Steyn D,Henderson-Smart D. Antihy pertensive drug therapy for mild to moderate hypertension during pregnancy.Cochrane Database Syst Rev,2007,1:CD002252.

[30] NijBijvank SW,DuvekotJJ.Nicard for the treatment of severe hypertension in pregnancy:a review of the literature. Obstet Gynecol Gynecol Surv,2010,65(5):341-347.

[31] Brown MA,Buddle ML,Farrell T,Davis GK. Efficacy and safety of nifedipine tablets for the acute treatment of severe hypertension in pregnancy. Am J Obstet Gynecol,2002,187:1046-1050.

[32] 赵欣,妊娠高血压的治疗新进展 . 医学信息,2014,27(9):669.

[33] 江文,硝苯地平与硫酸镁联合治疗妊娠高血压的疗效观察医学信息,2013,26(6):578.

[34] 李义霞,短效与长效硝苯地平治疗妊娠高血压的疗效对比 . 中国药业,2013,22(7):115.

[35] Papatsonis DN,Lok CA,Bos JM,et al.Calcium channel blockers in the management of preterm labor and hypertension in pregnancy. Eur J Obstet Gynecol Reprod Biol,2001,97:122-140.

胃肠道——代谢性高血压发病的始动器官？

高血压发病率高，危害性大，对全球公共卫生构成了严重威胁。流行病学调查表现发达国家高血压的发病率约为 37.3%，在发展中国家约为 22.9%[1]。我国成人高血压患病率约为 25.2%，由于我国人口基数大，高血压患者约 2.7 亿[2]。大量研究表明 60% 以上的高血压危险因素都与代谢紊乱有关[3]，在高血压的危险分层中代谢危险因素起着重要作用，并可直接导致血压升高。因此，由代谢紊乱导致的高血压又可称之为代谢性高血压[4]。根据代谢紊乱的类型，代谢性高血压包括肥胖相关高血压、糖尿病导致的高血压、家族性血脂紊乱相关高血压、代谢综合征、高血压合并同型半胱氨酸血症、高血压合并高尿酸血症和盐敏感性高血压等。

一、代谢危险因素在代谢性高血压发病中的作用

虽然遗传和环境因素在高血压的发生中起着重要作用，但是约 80% 的高血压患者合并各种形式的代谢紊乱。引起高血压的主要危险因素有应激、缺乏锻炼、肥胖、碳水化合物和酒精摄入过多和高盐高脂饮食，其中大部分危险因素都和代谢紊乱相关。流行病学研究发现肥胖会增加高血压的患病率，体质指数和血压存在线性关系，而糖尿病通常和高血压合并存在，独立于年龄和肥胖因素。高血压在糖尿病人群中的患病率也高于普通人群，大约 4 例糖尿病患者中就有 3 人患有高血压。高血压患者通常存在胰岛素抵抗、高糖血症和高胰岛素血症。高脂饮食会损伤内皮功能，血脂异常也和高血压的发病有关。高胆固醇血症个体的高血压患病率也较一般人群高。高钠或低钾饮食是熟知的导致高血压发病的重要环境因素。此外，高血压也常合并代谢综合征。单纯高血压不合并任何代谢异常的比例不足 20%。因此，代谢紊乱在高血压的发生与发病过程中起重要作用，在某些情况下有因果关系。

二、胃肠道是引起代谢性高血压发病的重要器官

胃肠道是食物和微生物进入人体的主要门户。胃肠激素、胃肠神经活动和肠道菌群等胃肠源性因素对血压调控有重要影响[5-9]。食物和药物可能会通过胃肠道途径影响这些因素从而参与血压调控。

（一）胃肠激素在血压调控中的作用

胃肠激素除了在代谢稳态的调控中起重要作用之外，还参与了血压调控。胰高血糖素 1（GLP-1）不仅参与血糖和胃排空的调控，还在水盐代谢中起着调控作用[10]。GLP-1 具有降低 2 型糖尿病患者高血压及相关心血管风险的作用[11]。胃饥饿素（ghrelin）和瘦素（leptin）也参与心血管稳态的调控。Ghrelin 通过负性肌力、舒张血管、抑制心肌细胞和内皮细胞炎症和凋亡等中枢和外周机制发挥心血管保护作用[12-16]。高血压患者和动物模型瘦素水平较高，提示高瘦素血症和高血压具有一定关联性。高瘦素血症是导致肥胖性高血压患者交感兴奋性增高的原因之一。胆囊收缩素（CCK）通过作用于膈下迷走神经传入支的 CCK1 受体可以引起低血压反应，同时伴有内脏和肾脏交感神经的抑[17]。胃泌素（gastrin）作为胃 - 肾轴的效应分子，作用于肾近端小管具有促进尿钠排泄的作用，肾脏胃泌素受体和多巴胺受体的异常作用可能参与了高血压的发病[18]。

（二）胃肠交感神经在高血压发病中的作用

交感兴奋性增高和交感抑制机制受损与高血压等心血管疾病的发生密切相关。压力感受性反射异常、胰岛素抵抗和下丘脑 - 垂体轴、肾素 - 血管紧张素 - 醛固酮系统功能异常是肥胖性高血压交感活性升高的主要原因。肾脏和内脏血管床受交感活性调控，在维持心血管稳态中起重要作用。高血压患者肾脏和内脏血管床血流量明显降低[19]。高血压患者行选择性肾脏或者内脏去交感神经术可以取得较好的持续性降压效果[20,21]。某些胃肠道激素可以通过影响交感活性调控肾脏和胃肠道血流。瘦素和胆

囊收缩素能作用于迷走传入神经抑制内脏神经活动，产生心血管效应。在肥胖大鼠瘦素诱导的肾交感抑制反应和肾血管床舒张反应是减弱的[22]。高脂饮食喂养的大鼠瘦素和胆囊收缩素诱导的交感抑制效应也受到抑制[23]。交感抑制效应减弱可能与中枢延髓腹外侧头端区（RVLM）核团功能降低有关，后者被认为具有控制胃肠道和肾脏血管床的交感性血管舒缩的功能[19]。关于胃肠道自主神经在血压调控中的作用也有所报道，适当强度地刺激腹迷走神经会使血压升高 30mmHg 左右[24]。代谢手术后会出现迷走神经的重塑和去神经作用，因此有人认为代谢手术可能是通过改变胃 - 肠轴产生有益的心血管代谢效应。这些发现提示胃肠道神经在高血压的发生中起着重要作用，干预胃肠道交感神经活性可能有助于高血压的治疗。

（三）健康膳食因子与高血压

西方饮食与代谢综合征较高的发病率有关，西方饮食量表评分高的个体，血压、总胆固醇和甘油三酯水平比评分低的个体更高[25]。碳水化合物或含糖饮料的摄入与体重增加、血尿酸水平升高、血压升高和 2 型糖尿病风险增加有关[26,27]。摄入饱和脂肪酸会升高低密度脂蛋白而损伤血管[28]。长期限制卡路里摄入可以有效地降低血清总胆固醇、低密度脂蛋白、甘油三酯、空腹血糖、空腹胰岛素和血压水平[29]，甚至能量和宏量营养素的摄入节律也是影响心血管的代谢危险因素[30]。高盐摄入与高血压发病的关系已有大量研究证实。因此，不健康的膳食因子可以通过胃肠道导致代谢紊乱，并促使血压升高。

（四）味觉和高血压

味觉是胃肠道重要的感觉功能之一。异常的盐味觉感知可能增加盐的摄入。舌头前 2/3 的味蕾受鼓索神经支配，后 1/3 受舌咽神经支配。舌咽神经的感觉神经元位于岩状神经节。岩状神经节的神经元数量与血压值呈负相关[31]。钙通道拮抗剂硝苯地平可通过作用于舌咽神经发挥抗高血压效应[32]。盐味觉敏感性会影响盐摄入量，盐味觉受损与高血压发病有关[33]。高血压患者的盐味觉阈值更高[34]盐味觉阈值升高的个体 24 小时尿钠排出量也明显更高[35]。青少年的血压水平和盐味觉敏感性呈负相关，盐味觉阈值较高的青少年收缩压水平更高[36]。血管紧张素Ⅱ具有调节盐味觉和甜味觉敏感性的作用，使用血管紧张素Ⅱ可以同时增加钠盐和能量的摄入[37]。醛固酮和血管紧张素Ⅱ水平增高与盐味觉敏感性降低有关[38]。此外，某些抗高血压药物也会导致盐味觉敏感性降低，甚至盐味觉的完全丧失[39]。胃肠道激素例如胃饥饿素也会影响盐味觉，胃饥饿素敲除的小鼠盐味觉和脂味觉敏感性明显受损[40]。

（五）肠道菌群与心血管代谢性疾病

人体胃肠道共栖着数以万亿的微生物。共栖微生物能防止病原体的侵入，并帮助营养物质的吸收。饮食是影响肠道菌群的主要因素，而肠道菌群也会影响机体的摄食行为。人体和实验研究发现肠道微生物会影响机体代谢活动，因此有学者提出应将肠道微生物列为肥胖及其相关疾病（糖尿病和心血管疾病）发病的环境因素[41]。肠道菌群的变化可以是菌群组成、功能或者菌群和宿主相互作用的改变。膳食习惯会影响人体肠道菌群。一项研究发现西方饮食的意大利儿童粪便中肠杆菌含量很高，而长期膳食富含纤维食物的非洲农村儿童粪便中厚壁菌较少，拟杆菌较多[42]。非洲儿童的短链脂肪酸水平也更高，短链脂肪酸对肠道健康很重要，具有作为能量来源、炎症调节因子、胃肠运动调节剂和促进创伤恢复的作用。肠道菌群的改变可能是促成宿主代谢表型的重要原因。与瘦的个体相比，肥胖个体的肠道微生物组成是不同的[43,44]。肥胖患者和遗传性肥胖小鼠含有更多的厚壁菌[45]，这些肠道微生物具有从不被消化的食物中提取卡路里的能力，这些额外的卡路里摄入能导致体重增加[43,44]。Toll 样受体 5(TLR-5) 敲除小鼠肠道菌群异常，并伴有食欲旺盛和代谢综合征的表现[46]。将 TLR-5 敲除小鼠的肠道菌群移植给野生型对照小鼠可以复制出相同的表型[46]。说明肠道菌群和代谢紊乱密切相关，但具体机制还有待阐明。

代谢性高血压的发病机制见图 1。

三、干预胃肠道防治高血压

当前，改变生活方式、药物和介入治疗是高血压的主要治疗策略。这些治疗和胃肠道干预密切相关。

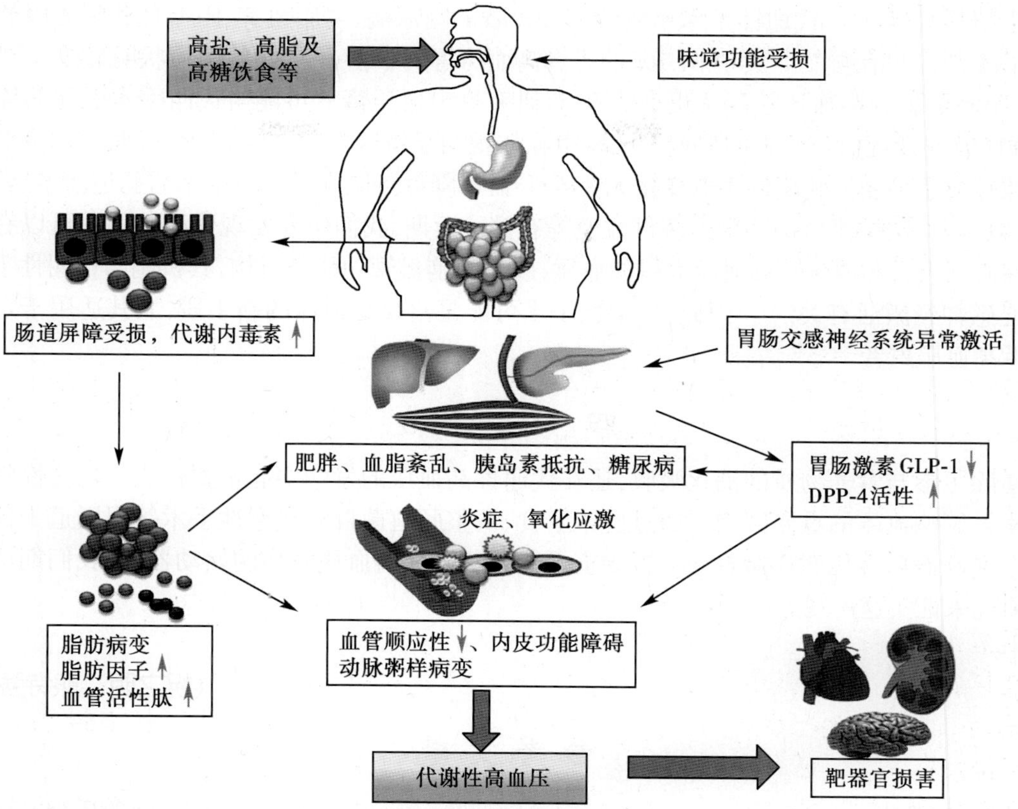

图1　代谢性高血压发病机制[47]

胃肠道是高盐、高脂以及高糖等心血管代谢危险因素进入体内的主要途径。味觉功能受损，肠道屏障功能障碍和胃肠交感神经系统异常激活，胃肠激素水平变化等导致代谢性高血压及其相关靶器官损害

（一）功能性膳食因子防治高血压

生活方式的干预是高血压治疗的主要策略。食物中某些特殊营养素有益于血压控制，锌稳态失衡参与了高血压的发病。补锌可以改善小鼠的2型糖尿病和代谢综合征[48]。血压与镁、钾和钙的摄入量呈显著的负相关[49]。辣椒中的辣味成分辣椒素有益于代谢性心血管疾病。在遗传性高血压大鼠和高盐饮食诱导的高血压小鼠，辣椒素通过激活其受体TRPV1可以发挥抗高血压效果[50-52]。膳食辣椒素还可以降低高血压相关的心脑血管病风险，延缓卒中倾向自发性高血压大鼠卒中的发生[53]，逆转高盐饲养小鼠的心肌肥厚[54]。辣椒素激活TRPV1后还可以改善糖脂代谢及相关血管损伤[55-58]。膳食辣椒素有益于心血管和代谢，可作为代谢性心血管病的潜在干预靶点。高血压前期患者服用薄荷醇，可以明显改善血管舒张功能，降低血压[59]。姜黄素可以改善衰老相关的脑血管功能障碍[60]。葡萄和红酒中的天然多酚白芦藜醇具有抗氧化能力，对糖脂代谢、血管功能有益[61,62]。地中海饮食中富含白芦藜醇，可以显著降低心血管疾病风险。因此，健康膳食对防治代谢性高血压有重要作用。

（二）调节肠道菌群改善高血压

近年，肠道菌群在代谢性血管病中的作用受到越来越多的关注。宿主代谢异常与肠道菌群的改变有关。新近研究发现通过摄入益生菌调节肠道菌群可以改善肥胖、糖尿病、高胆固醇血症和高血压[63]。Meta分析发现摄入益生菌可以使收缩压降低3.56mmHg，舒张压降低2.38mmHg[64]，降低高血压前期和高血压患者的血压[65]，降低2型糖尿病、心血管疾病和卒中的发生率[65]。益生菌还具有改善脂质代谢，降低胆固醇和低密度脂蛋白水平，增加一氧化氮合成，改善血管舒张功能的作用[66,67]。调节肠道菌群对高血压的影响还需要更多的临床试验进一步证实。

（三）胃肠转流术治疗高血压

胃肠转流术，亦称为代谢性手术，是当前治疗病态肥胖及其相关疾病的有效方式。肥胖患者行代谢性手术后体重明显减轻[68]。代谢性手术术后大部分患者的糖尿病、高脂血症、阻塞性睡眠呼吸暂停和高血压也得到了改善甚至治愈[69]。其中61.7%的患者高血压得到了治愈，78.5%的症状明显改善[70]。与非手术组相比，手术组患者高血压控制率更高[71]。有研究提出血压降低可能与代谢手术引起的体重减轻有关[72]，但临床研究发现血压水平的快速下降发生在体重明显减轻之前[73]。因此，代谢手术降低血压的机制与体重减轻及手术创伤和能量摄取变化无关[74]。血压降低可能与代谢性手术后肠道激素、胰岛素敏感性、盐摄入减少、尿钠排泄增加和肠道菌群改变等有关。近期，我们研究发现代谢性手术可以有效降低糖尿病合并高血压患者和遗传性高血压大鼠的血压，改善心脑血管功能和机构，其机制与代谢性手术拮抗中枢及外周交感神经激活有关[74]。因此，代谢性手术可能是治疗高血压的新手段，尤其适用于合并代谢紊乱的顽固性高血压患者[75]。

四、总　结

胃肠道除了参与营养物质的消化吸收，还在代谢性高血压的发病中起重要作用。功能性膳食因子和肠源性激素是影响血压的重要因素。通过健康膳食、调整肠道菌群和代谢性手术等胃肠道干预可以显著改善或者治愈高血压等代谢性血管病。胃肠道可能是代谢性高血压发病的始动器官，我们期待更多的临床和基础研究来证实这一观点。

（祝之明　熊诗强）

参 考 文 献

[1] Ezzati M, Lopez AD, Rodgers A, et al. Selected major risk factors and global and regional burden of disease. Lancet, 2002, 360: 1347-1360.

[2] Gao Y, Chen G, Tian HM, et al. Prevalence of hypertension in china: A cross-sectional study. Plos One, 2013, 8: e65938.

[3] Lee SR, Cha MJ, Kang DY, et al. Increased prevalence of metabolic syndrome among hypertensive population ten years' trend of the korean national health and nutrition examination survey. Int J Cardiol, 2013, 166: 633-639.

[4] Zhu Z, Wang P, Ma S. Metabolic hypertension: concept and practice. Front Med, 2013, 7: 201-206.

[5] Wang PJ, Yan ZC, Zhong J, et al. Transient receptor potential vanilloid 1 activation enhances gut glucagon-like peptide-1 secretion and improves glucose homeostasis. Diabetes, 2012, 61: 2155-2165.

[6] Mayer EA. Gut feelings: The emerging biology of gut-brain communication. Nat Rev Neurosci, 2011, 12: 453-466.

[7] Li JV, Ashrafian H, Bueter M, et al. Metabolic surgery profoundly influences gut microbial-host metabolic cross-talk. Gut, 2011, 60: 1214-1223.

[8] Liu LM, Liu J, Wong WT, et al. Dipeptidyl peptidase 4 inhibitor sitagliptin protects endothelial function in hypertension through a glucagon-like peptide 1-dependent mechanism. Hypertension, 2012, 60: 833-841.

[9] Linz D, Wirth K, Linz W, et al. Antihypertensive and laxative effects by pharmacological inhibition of sodium-proton-exchanger subtype 3-mediated sodium absorption in the gut. Hypertension, 2012, 60: 1560-1567.

[10] Gutzwiller JP, Tschopp S, Bock A, et al. Glucagon-like peptide 1 induces natriuresis in healthy subjects and in insulin-resistant obese men. J Clin Endocr Metab, 2004, 89: 3055-3061.

[11] Best JH, Hoogwerf BJ, Herman WH, et al. Risk of cardiovascular disease events in patients with type 2 diabetes prescribed the glucagon-like peptide 1 (glp-1) receptor agonist exenatide twice daily or other glucose-lowering therapies: A retrospective analysis of the lifelink database. Diabetes Care, 2011, 34: 90-95.

[12] Bedendi I, Alloatti G, Marcantoni A, et al. Cardiac effects of ghrelin and its endogenous derivatives des-octanoyl ghrelin and des-gln14-ghrelin. Eur J Pharmacol, 2003, 476: 87-95.

[13] Rodriguez A, Gomez-Ambrosi J, Catalan V, et al. Vasodilator effect of ghrelin in the rat aorta. Endocrinolo Nutr, 2008, 55: 448-453.

[14] Tesauro M, Schinzari F, Rovella V, et al. Ghrelin restores the endothelin 1/nitric oxide balance in patients with obesity-related metabolic syndrome. Hypertension, 2009, 54: 995-1000.

[15] Baldanzi G, Filigheddu N, Cutrupi S, et al. Ghrelin and des-acyl ghrelin inhibit cell death in cardiomyocytes and endothelial cells through erk1/2 and pi 3-kinase/akt. J Cell Biol, 2002, 159: 1029-1037.

[16] Li WG, Gavrila D, Liu X, et al. Ghrelin inhibits proinflammatory responses and nuclear factor-kappab activation in human endothelial cells. Circulation, 2004, 109: 2221-2226.

[17] How JMY, Wardak SA, Ameer SI, et al. Blunted sympathoinhibitory responses in obesity-related hypertension are due to aberrant central but not peripheral signalling mechanisms. J Physiol, 2014, 592: 1705-1720.

[18] Chen Y, Asico LD, Zheng S, et al. Gastrin and d1 dopamine receptor interact to induce natriuresis and diuresis. Hypertension, 2013, 62: 927-

933.

[19] Sartor DM. Sympathoinhibitory signals from the gut and obesity-related hypertension. Clin Auton Res, 2013, 23: 33-39.

[20] Esler MD, Krum H, Sobotka PA, et al. Renal sympathetic denervation in patients with treatment-resistant hypertension (the symplicity htn-2 trial): A randomised controlled trial. Lancet, 2010, 376: 1903-1909.

[21] Smithwick RH, Thompson JE. Splanchnicectomy for essential hypertension; results in 1,266 cases. J Am Med Assoc, 1953, 152: 1501-1504.

[22] How JMY, Pumpa TJ, Sartor DM. The circulatory and renal sympathoinhibitory effects of gastric leptin are altered by a high fat diet and obesity. Auton Neurosci, 2013, 177: 95-100.

[23] How JM, Fam BC, Verberne AJ, et al. High-fat diet is associated with blunted splanchnic sympathoinhibitory responses to gastric leptin and cholecystokinin: Implications for circulatory control. Am J Physiol Heart Circ Physiol, 2011, 300: H961-H967.

[24] Cragg BG, Evans DH. Some reflexes mediated by the afferent fibers of the abdominal vagus in the rabbit and cat. Exp Neurol, 1960, 2: 1-12.

[25] Shin JY, Kim JM, Kim Y. Associations between dietary patterns and hypertension among korean adults: The korean national health and nutrition examination survey (2008-2010). Nutr Res Pract, 2013, 7: 224-232.

[26] Dhingra R, Sullivan L, Jacques PF, et al. Soft drink consumption and risk of developing cardiometabolic risk factors and the metabolic syndrome in middle-aged adults in the community. Circulation, 2007, 116: 480-488.

[27] Lutsey PL, Steffen LM, Stevens J. Dietary intake and the development of the metabolic syndrome: The atherosclerosis risk in communities study. Circulation, 2008, 117: 754-761.

[28] Sanders TA. Fat and fatty acid intake and metabolic effects in the human body. Ann Nutr Metab, 2009, 55: 162-172.

[29] Otto MC, Mozaffarian D, Kromhout D, et al. Dietary intake of saturated fat by food source and incident cardiovascular disease: The Multi-Ethnic Study of Atherosclerosis. Am J Clin Nutr, 2013, 97: 449-449.

[30] Dahl LK. Possible role of salt intake in the development of essential hypertension (1960). Int J Epidemiol, 2005, 34: 967-972.

[31] Aydin MD, Bayram E, Atalay C, et al. The role of neuron numbers of the petrosal ganglion in the determination of blood pressure: An experimental study. Minim Invas Neurosur, 2006, 49: 359-361.

[32] Aydin MD, Bayram E, Halici Z, et al. Antihypertensive role of glossopharyngeal nerve stimulation by nifedipine using as calcium channel blocking agent in hypertension: An experimental study. Arch Pharm Res, 2009, 32: 1607-1611.

[33] Michikawa T, Nishiwaki Y, Okamura T, et al. The taste of salt measured by a simple test and blood pressure in japanese women and men. Hypertens Res, 2009, 32: 399-403.

[34] Liubchenko PN, Atamanchuk AA. state of taste sensitivity to table salt in male workers with high blood pressure and in normotensive ones. Med Tr Prom ekol, 2013 (2): 44-48.

[35] Azinge EC, Sofola OA, Silva BO. Relationship between salt intake, salt-taste threshold and blood pressure in nigerians. West Afr J Med, 2011, 30: 373-376.

[36] Kirsten VR, Wagner MB. Salt taste sensitivity thresholds in adolescents: Are there any relationships with body composition and blood pressure levels？ Appetite, 2014, 81: 89-92.

[37] Shigemura N, Iwata S, Yasumatsu K, et al. Angiotensin ii modulates salty and sweet taste sensitivities. J Neurosci, 2013, 33: 6267-6277.

[38] Lindemann B. Sodium taste. Curr Opin Nephrol Hypertens, 1997, 6: 425-429.

[39] Suliburska J, Duda G, Pupek-Musialik D. The influence of hypotensive drugs on the taste sensitivity in patients with primary hypertension. Acta Pol Pharm, 2012, 69: 121-127.

[40] Cai H, Cong WN, Daimon CM, et al. Altered lipid and salt taste responsivity in ghrelin and goat null mice. Plos One, 2013, 8: e76553.

[41] Tremaroli V, Backhed F. Functional interactions between the gut microbiota and host metabolism. Nature, 2012, 489: 242-249.

[42] De Filippo C, Cavalieri D, Di Paola M, et al. Impact of diet in shaping gut microbiota revealed by a comparative study in children from europe and rural africa. P Natl Acad Sci USA, 2010, 107: 14691-14696.

[43] Ley RE, Peterson DA, Gordon JI. Ecological and evolutionary forces shaping microbial diversity in the human intestine. Cell, 2006, 124: 837-848.

[44] Turnbaugh PJ, Ley RE, Mahowald MA, et al. An obesity-associated gut microbiome with increased capacity for energy harvest. Nature, 2006, 444: 1027-1031.

[45] Ley RE, Backhed F, Turnbaugh P, et al. Obesity alters gut microbial ecology. P Natl Acad Sci USA, 2005, 102: 11070-11075.

[46] Vijay-Kumar M, Aitken JD, Carvalho FA, et al. Metabolic syndrome and altered gut microbiota in mice lacking toll-like receptor 5. Science, 2010, 328: 228-231.

[47] 董尔丹，张幼怡．血管生物学．北京：北京大学医学出版社，2014.

[48] Adachi Y, Yoshida J, Kodera Y, et al. Oral administration of a zinc complex improves type 2 diabetes and metabolic syndromes. Biochem Bioph Res Co, 2006, 351: 165-170.

[49] Appel LJ, Moore TJ, Obarzanek E, et al. A clinical trial of the effects of dietary patterns on blood pressure. Dash collaborative research group. N Engl J Med, 1997, 336: 1117-1124.

[50] Yang DC, Luo ZD, Ma ST, et al. Activation of trpv1 by dietary capsaicin improves endothelium-dependent vasorelaxation and prevents

hypertension. Cell Metab, 2010, 12: 130-141.

[51] Hao XZ, Chen J, Luo ZD, et al. Trpv1 activation prevents high-salt diet-induced nocturnal hypertension in mice. Pflug Arch Eur J Phy, 2011, 461: 345-353.

[52] Li L, Wang F, Wei X, et al. Transient receptor potential vanilloid 1 activation by dietary capsaicin promotes urinary sodium excretion by inhibiting epithelial sodium channel alpha subunit-mediated sodium reabsorption. Hypertension, 2014, 64: 397-404.

[53] Gao F, Liang Y, Wang X, et al. Trpv1 activation attenuates high-salt diet-induced cardiac hypertrophy and fibrosis through ppar-delta upregulation. Ppar Res, 2014, 2014: 491963.

[54] Lang H, Li Q, Yu H, et al. Activation of trpv1 attenuates high salt-induced cardiac hypertrophy through improvement of mitochondrial function. Br J Pharmacol, 2014. [Epub ahead of print].

[55] Sun J, Pu Y, Wang P, et al. Trpv1-mediated ucp2 upregulation ameliorates hyperglycemia-induced endothelial dysfunction. Cardiovasc Diabetol, 2013, 12: 69.

[56] Ma LQ, Zhong J, Zhao ZG, et al. Activation of trpv1 reduces vascular lipid accumulation and attenuates atherosclerosis. Cardiovasc Res, 2011, 92: 504-513.

[57] Zhang LL, Liu DY, Ma LQ, et al. Activation of transient receptor potential vanilloid type-1 channel prevents adipogenesis and obesity. Circ Res, 2007, 100: 1063-1070.

[58] Li L, Chen J, Ni YX, et al. Trpv1 activation prevents nonalcoholic fatty liver through ucp2 upregulation in mice. Pflug Arch Eur J Phy, 2012, 463: 727-732.

[59] Sun J, Yang T, Wang PJ, et al. Activation of cold-sensing transient receptor potential melastatin subtype 8 antagonizes vasoconstriction and hypertension through attenuating rhoa/rho kinase pathway. Hypertension, 2014, 63: 1354-1363.

[60] Pu YF, Zhang HX, Wang PJ, et al. Dietary curcumin ameliorates aging-related cerebrovascular dysfunction through the ampk/uncoupling protein 2 pathway. Cell Physiol Biochem, 2013, 32: 1167-1177.

[61] Li HG, Forstermann U. Red wine and cardiovascular health. Circ Res, 2012, 111: 959-961.

[62] Poulsen MM, Vestergaard PF, Clasen BF, et al. High-dose resveratrol supplementation in obese men an investigator-initiated, randomized, placebo-controlled clinical trial of substrate metabolism, insulin sensitivity, and body composition. Diabetes, 2013, 62: 1186-1195.

[63] Ebel B, Lemetais G, Beney L, et al. Impact of probiotics on risk factors for cardiovascular diseases. A review. Crit Rev Food Sci, 2014, 54: 175-189.

[64] Khalesi S, Sun J, Buys N, et al. Effect of probiotics on blood pressure a systematic review and meta-analysis of randomized, controlled trials. Hypertension, 2014, 64: 897-903.

[65] Dong JY, Szeto IMY, Makinen K, et al. Effect of probiotic fermented milk on blood pressure: A meta-analysis of randomised controlled trials. Brit J Nutr, 2013, 110: 1188-1194.

[66] Guo Z, Liu XM, Zhang QX, et al. Influence of consumption of probiotics on the plasma lipid profile: A meta-analysis of randomised controlled trials. Nutr Metab Cardiovas, 2011, 21: 844-850.

[67] Cheng CP, Tsai SW, Chiu CP, et al. The effect of probiotic-fermented soy milk on enhancing the no-mediated vascular relaxation factors. J Sci Food Agric, 2013, 93: 1219-1225.

[68] Sjostrom L, Lindroos AK, Peltonen M, et al. Lifestyle, diabetes, and cardiovascular risk factors 10 years after bariatric surgery. New Engl J Med, 2004, 351: 2683-2693.

[69] Sugerman HJ, Wolfe LG, Sica DA, et al. Diabetes and hypertension in severe obesity and effects of gastric bypass-induced weight loss. Ann Surg, 2003, 237: 751-756; discussion 757-758.

[70] Buchwald H, Avidor Y, Braunwald E, et al. Bariatric surgery: A systematic review and meta-analysis. JAMA, 2004, 292: 1724-1737.

[71] Mingrone G, Panunzi S, De Gaetano A, et al. Bariatric surgery versus conventional medical therapy for type 2 diabetes. New Engl J Med, 2012, 366: 1577-1585.

[72] Fernstrom JD, Courcoulas AP, Houck PR, et al. Long-term changes in blood pressure in extremely obese undergone bariatric patients who have surgery. Arch Surg, 2006, 141: 276-283.

[73] Ahmed AR, Rickards G, Coniglio D, et al. Laparoscopic roux-en-y gastric bypass and its early effect on blood pressure. Obes Surg, 2009, 19: 845-849.

[74] Zhang HX, Pu YF, Chen J, et al. Gastrointestinal intervention ameliorates high blood pressure through antagonizing overdrive of the sympathetic nerve in hypertensive patients and rats. J Am Heart Assoc, 2014, 3: e000929.

[75] Mark AL, Norris AW, Rahmouni K. Sympathetic inhibition after bariatric surgery. Hypertension, 2014, 64: 235-236.

常染色体显性多囊肾的保护：强化降压的益处——HALT-PKD 研究解读

常染色体显性多囊肾（ADPKU）是人类最常见的单基因遗传病之一，人群中的发病率为 1∶400~1∶1000，是发病率最高的遗传性肾病，居我国终末期肾衰竭病因的第 4 位。该病主要表现为双侧肾脏形成多个液性囊泡，囊肿进行性增大，造成肾脏结构和功能的损害，最终引起终末期肾病（end-stage renal disease，ESRD）。ADPKU 患者早期便出现高血压，且高血压是部分 ADPKU 患者的首发症状。高血压的发生与 ESRD 发生密切相关，因此，控制血压将有可能延缓 ADPKU 所致 ESRD 的进程。动物及临床研究表明[1]，ADPKU 患者肾素及醛固酮水平显著升高，激活的 RAAS 系统可显著增加肾脏囊肿生长速度，这表明 RAAS 系统可能在 ADPKU 患者疾病进程中扮演着至关重要的角色。小样本临床研究发现[2]，与利尿剂或钙拮抗剂相比，ACEI 或 ARB 更能减少蛋白尿的排泄和减缓高蛋白尿患者的肾功能损害进程。但是，目前尚无大样本、多中心的临床研究来评价 ACEI 或 ARB 延缓 ADPKU 疾病进程，更重要的是，两种药物联合应用是否会进一步增加 ADPKU 患者的临床获益更是不得而知。

HALT-PKD A（Halt Progression of Polycystic Kidney Disease）[3]研究纳入年龄 15~49 岁、eGFR>60ml/（min·1.73m^2）的患者，采用 2×2 设计，入选者随机应用 ACEI 赖诺普利加安慰剂或赖诺普利加 ARB 替米沙坦，同时随机分为标准血压控制组（120/70~130/80mmHg）或严格血压控制组（95/60~110/75mmHg）（血压为家庭自测），共纳入 1156 例患者，最终有 558 例患者进入随机试验。试验采用 1.5T-MRI 检测参加者基线及 24 个月、48 个月和 60 个月时的肾脏体积、左心室质量指数和肾血流量。试验的主要终点为肾脏体积年变化率，第一次要终点为 eGFR 年变化率，其他次要终点包括尿液醛固酮排泄、尿白蛋白排泄、左心室质量指数和肾血流量年变化率。最终有 423 例患者完成了整个试验。

一、标准血压控制组对比严格血压控制组试验结果

整个试验过程中，两组患者的血压水平均有显著性差异：在 90 个月时，严格血压控制较标准血压控制组收缩压降低 13.4mmHg，舒张压降低 9.3mmHg；肾脏体积年度增加率在严格血压控制组和标准血压控制组分别为 5.6% 和 6.6%（P=0.006）；较标准血压控制组，严格血压控制每年延缓了 14.2% 的肾脏体积增加。在第 60 个月时，严格血压控制组和标准血压控制组肾脏体积较基线水平分别增加了 38% 和 44.2%，分别是 1636ml（95% CI：1489~1782）和 1788ml（95% CI：1639~1938）。进一步亚组分析发现，严格血压控制对肾脏体积增加影响最显著的是男性患者，基线肾脏体积大于中位水平的患者及年龄小于 30 岁的且肾脏体积≥75 百分位数的患者。eGFR 的总体变化在严格血压控制组和标准血压控制组相似，分别降低 2.9ml/（min·1.73m^2）/ 年和 3.0ml/（min·1.73m^2）/ 年（P=0.55）。但是，在研究的开始 4 个月，严格血压控制组较标准血压控制组显著延缓 eGFR 的降低，分别为 3.1ml/（min·1.73m^2）/ 年和 0.5ml/（min·1.73m^2）/ 年（P<0.001）；在随后的随访中，两组延缓 eGFR 的降低程度相似，分别为 2.7ml/（min·1.73m^2）/ 年和 3.1ml/（min·1.73m^2）/ 年（P=0.05）。与标准血压控制组相比，严格血压控制组尿白蛋白排泄率降低更多，分别为 3.77%/ 年和 2.43%/ 年（P<0.001）。严格血压控制组左室质量指数降幅更大（1.17g/m^2/ 年 vs 0.57g/m^2/ 年，P<0.001）。两组患者的尿液醛固酮排泄水平较基线明显降低，肾血流量的降低在两组之间相似，但肾血管阻力在标准血压控制组较严格血压控制组增加得更明显。研究结束时，严格血压控制组患者仅出现眩晕和轻度头晕的比例较标准血压控制组更高（80.7% vs 69.4%，P=0.002）。死亡、严重心血管事件或肾脏事件、高钾血症、急性肾损伤和癌症事件的发生率在两组间没有显著性差异。

二、赖诺普利＋替米沙坦组对比赖诺普利＋安慰剂组试验结果

两组患者的基线特征没有差异。虽然长期阶段两组患者的血压水平有所不同，但仅仅只在第4个月和第12个月随访时，赖诺普利＋替米沙坦组患者较赖诺普利＋安慰剂组患者的血压更低。两组患者肾脏体积增加的速率相似，分别为6.0%/年和6.2%/年（P=0.52）。在第60个月时，两组肾脏体积较基线水平分别增加了40.5%和42.2%，分别是1777ml（95% CI：1617~1937）和1655ml（95% CI：1518~1792），没有统计学差异。两组患者eGFR降低的速率相似，分别是3.0ml/（min·1.73m^2）/年和2.86ml/（min·1.73m^2）/年，尿液白蛋白排泄率和尿液醛固酮排泄率相似。两组患者具有相似的肾血流量降低和肾血管阻力增加。高钾血症、急性肾损伤和癌症在两组患者中具有相似的较低的发生率。赖诺普利＋替米沙坦组患者较赖诺普利＋安慰剂组患者的住院风险低。

HALT-PKD研究纳入了相对年轻（主要为15~49岁）、拥有相对保存完好的肾功能[eGFR大于60ml/（min·1.73m^2）]、伴有高血压的ADPKU患者。HALT-PKD研究是到目前为止，样本量最大的多中心评价ADPKU患者血压控制的临床研究，本研究结果对于ADPKU患者血压控制的临床实践有着非凡的指导意义。该研究得出的第一个结论是，首先证实了采用ACEI和ARB双重阻断RAAS及严格的血压控制（95/60~110/75mmHg）的安全性。本研究得出的第二个结论是，严格血压控制每年能降低14.2%肾脏体积的增加，亚组分析发现，尤其是在男性、基线肾脏体积大于中位水平的患者及年龄小于30岁的且肾脏体积≥75百分位数的患者将获得更好的临床益处。严格血压控制能降低尿白蛋白，而尿白蛋白增加是肾功能恶化的独立预测因子，这提示严格血压控制可能会延缓ADPKU患者肾功能的恶化。但是，本研究发现，虽然严格的血压控制能够减轻肾脏体积的进展，且在早期阶段能延缓eGFR降低，但是在随访的后期延缓eGFR降低的作用不明显（P=0.05），可能的解释是肾功能的变化较肾脏体积的变化具有一段时间的滞后，而本研究的随访时间可能还太短，不足以得出延缓肾功能的结论，是否在接下来的随访过程中能够获得进一步的阳性结果我们将拭目以待。本研究得出的第三个结论是，双重RAAS阻滞，即ACEI联合ARB不能延缓肾脏体积增加的速度和eGFR降低的速度，这表明在ACEI的基础上进一步加用ARB不能使早期ADPKD患者进一步获得临床益处。与本研究平行的HALT-PKD B组研究[4]，纳入18~64岁、肾功能进一步恶化[eGFR为25~60ml/（min·1.73m^2）]的ADPKD患者，比较单一（赖诺普利＋安慰剂）或双重RAAS阻滞（赖诺普利＋替米沙坦）将血压控制在110/70~130/80mmHg的效果差异，但没有比较标准血压控制和严格血压控制的差别。研究结果显示，两组间主要复合终点（死亡、终末期肾病或eGFR下降一半）无差别，没有统计学意义。上述结果与本研究的结果一致，也就是说，两项研究都没有显示双重RAAS阻滞可以改善预后。不仅如此，VA NEPHRON-D也发现[5]，ACEI联合ARB不仅没有降低终点事件，反而显著增加糖尿病肾病患者的高钾血症和急性肾损伤等不良事件的发生。

总之，HALT-PKD研究证实：①双重RAAS阻滞和严格血压控制在早期ADPKD患者中的安全性；②严格血压控制能够使早期ADPKD患者获得较好的临床获益，尤其是在男性、基线肾脏体积大于中位水平的患者及年龄小于30岁的且肾脏体积≥75百分位数的患者获益更大；③双重RAAS阻滞，即ACEI联合ARB不能延缓肾脏体积生长的速度和eGFR降低的速度，但是不增加严重不良事件的发生。HALT-PKD研究对于ADPKD患者的治疗有重要指导意义，对于出现高血压的ADPKD患者可以选择ACEI严格控制血压，目标血压为95/60~110/75mmHg；虽然其临床效果和安全性良好，但不建议ACEI联用ARB。

（陶凌 刘毅）

参考文献

[1] Chapman AB, Johnson A, Gabow PA, et al. The renin-angiotensin-aldosterone system and autosomal dominant polycystic kidney disease. N Engl J Med, 1990, 323(16): 1091-1096.

[2] Ecder T, Edelstein CL, Fick-Brosnahan GM, et al. Diuretics versus angiotensin-converting enzyme inhibitors in autosomal dominant polycystic

kidney disease. Am J Nephrol, 2001, 21 (2): 98-103.

[3] Schrier RW, Abebe KZ, Perrone RD, et al. Blood pressure in early autosomal dominant polycystic kidney disease. N Engl J Med, 2014, 371 (24): 2255-2266.

[4] Torres VE, Abebe KZ, Chapman AB, et al. Angiotensin blockade in late autosomal dominant polycystic kidney disease. N Engl J Med, 2014, 371 (24): 2267-2276.

[5] Fried LF, Emanuele N, Zhang JH, et al. Combined angiotensin inhibition for the treatment of diabetic nephropathy. N Engl J Med, 2013, 369 (20): 1892-1903.

脂肪分布与心血管疾病的危险

肥胖是危害人类健康的重要因素之一，近几十年来肥胖发病率持续增长，已成为全球公共卫生面对的一项重大挑战[1]。肥胖，特别是内脏脂肪组织(visceral adipose tissue，VAT)堆积，不仅与胰岛素抵抗(insulin resistance，IR)和血脂紊乱等的发生密切相关，且参与心血管疾病(cardiovascular disease，CVD)的发生发展，影响其预后[2]。随着研究渐次深入，对肥胖与 CVD 危险的研究重点已从脂肪总量转移到脂肪分布上。大量证据表明，脂肪分布比脂肪总量对 CVD 风险预测价值更大[3,4]。

一、脂 肪 分 布

人体脂肪主要分布在皮下、内脏、血浆等部位。皮下脂肪组织(subcutaneous adipose tissue，SAT)是机体最大的储脂库，约占机体脂肪总量的 2/3；VAT 主要存在于腹腔内，VAT 堆积与多种 CVD 危险因素相关；血脂是血浆中胆固醇、甘油三酯(TG)和类脂的总称，血脂异常是 CVD，特别是动脉粥样硬化(atherosclerosis，AS)最重要的危险因素。本文主要讨论体脂分布与 CVD 的危险。

2015 年 *Obesity* 上公布 AGES-Reykjavik Study(ARS)最新研究结果显示，女性肥胖患者 VAT 增加与死亡风险增加相关(HR=1.16；95%CI：1.05~1.18)，而 SAT 增加却与死亡风险降低相关(HR=0.7；95%CI：0.61~0.8)，研究者认为脂肪分布与全因死亡率相关，且独立于脂肪总量[5]。同年 Peters 教授在一篇综述中从神经内分泌和神经能量学角度阐述了精神心理压力、脂肪分布和 CVD 死亡率三者的关系，研究者指出，长期精神压力较大而自身抗压能力较差的个体可能体型并不肥胖，但 VAT 明显增加；相比于抗压能力较好的个体，抗压能力较差的个体通常伴有抑郁和自卑等精神心理疾病，CVD 死亡风险明显增加[6]。

通常健康人群脂肪主要分布于皮下组织，VAT 相对较少；然而肥胖患者长期 SAT 堆积则导致脂肪细胞肥大，前脂肪细胞分化受损，SAT 体积扩张受限及功能异常，最终引起 VAT 堆积伴有过剩脂质在心脏、肝脏、骨骼肌和肾脏等非脂肪细胞内异位沉积，即使这部分人由于种族和地理环境等多种原因致体重维持正常或轻度超重，其罹患 CVD 风险仍然较高[7,8]。

二、脂肪分布的评价

随着对脂肪分布与 CVD 相关性研究的深入，研究者逐渐意识到，身体质量指数(body mass index，BMI)作为目前评估相对体重和划分肥胖最常用的指标，用来评价脂肪分布存在明显缺陷，因此推荐使用腰围(waist circumference，WC)、腰臀比(waist-to-hip ratio，WHR)等指标。2007 年一项对前瞻性队列研究和随机临床试验的荟萃分析显示，WC 每增加 1cm，CVD 风险增加 2%(95% CI：1%~3%)；WHR 每增加 0.01，CVD 风险增加 5%(95% CI：4%~7%)[9]。然而 2011 年 *Lancet* 上一项纳入 58 个前瞻性队列研究的 Meta 分析[10]证实，校正收缩压、糖尿病史和血脂水平后，单独或联合应用 BMI、WC 和 WHR 均未提高 CVD 风险预测的准确性。导致这种不一致结果的可能原因如下：WC 反映的是腹部 VAT 和 SAT 总体水平，虽然腹部 VAT 堆积与 CVD 风险增加有关，但腹部 SAT 在某些情况下可能降低 CVD 风险；而 WHR 虽然综合了 WC 和臀围(hip circumference，HC)，但其对 CVD 风险预测实际上并不优于 WC[11]。

因此，相对于心血管传统危险因素，单独或联合使用 BMI、WC 和 WHR 等指标粗略评价脂肪分布，并不能提供预测 CVD 风险有价值的额外信息，而影像技术在精确评价脂肪分布，特别是异位组织器官脂肪分布上优势明显，借助影像技术可以更加精确和全面地评价脂肪分布和 CVD 的危险，从而进一步提高对 CVD 风险的预测能力。对 Framingham Heart Study 和 Jackson Heart Study 等大型队列数据分析表明，对脂肪总量和 SAT 校正后，VAT 堆积伴随过剩脂质在异位组织器官堆积与 CVD 危险因素密切相关[12-14]。

三、腹型肥胖和下肢肥胖

体脂在腹部内脏器官和腹部皮下组织堆积，称腹型肥胖或中心性肥胖或苹果形肥胖；相反，体脂在臀部、股部和躯干下部堆积，称下肢肥胖或梨形肥胖。*Obesity Reviews* 上发表的一篇系统综述指出，校正 BMI 后，腹型肥胖增加 CVD 风险，而下肢肥胖对心血管系统的不利影响较小甚至有保护作用[15]。值得注意的是，该研究还发现校正腰围（WC）后，臀围（HC）与 CVD 的发生及死亡率显著负相关。然而，如果不对 HC 进行校正，WC 与 CVD 和死亡风险的相关性将会明显减小。提示同时评价 WC 和 HC（而不是计算 WHR）或许可以进一步提高 CVD 风险预测准确性。

（一）腹型肥胖

目前对 VAT 和 CVD 风险关系的研究甚多，VAT 堆积是代谢综合征（metabolic syndrome，MetS）和 AS 共有的病理生理学基础已成为共识。

一项国人体脂分布与炎性和脂肪细胞因子水平的最新研究显示，腹型肥胖与血浆 PAI-1、RBP4、CRP 和 IL-6 水平升高及脂联素水平减低显著相关（$P<0.05$），显著增加 MetS 风险，而下肢肥胖则降低了 MetS 风险，进一步研究显示炎性和脂肪细胞因子在体脂分布与 MetS 关系中的重要介导作用[16]。2013 年 *JACC* 上发表的一项 Framingham Heart Study（FHS）延续性研究，超过 3000 名受试者长达 5 年随访研究显示，CVD 发生率与 VAT 相关（HR=1.44，P=0.014），而与 SAT 无关，研究还发现多排螺旋 CT（MDCT）测量的 VAT 体积对于 CVD 风险预测价值明显高于 WC 和 BMI[17]。同时，本项研究（FHS）并未发现 VAT 或 SAT 与全因死亡率相关性，这与之前提到的 ARS 研究结果不同，ARS 较 FHS 研究对象年龄更大（平均年龄 76 岁 vs 50 岁），随访时间更长（中位随访时间 8 年 vs 5 年），全因死亡率也更高（35.4% vs 2.3%）。因此，VAT 与全因死亡率的关系还有待深入研究。

目前对 SAT 与 CVD 风险关系的研究结果存在分歧。Cameron 等[15]认为 SAT 堆积与 CVD 风险增加有关，也有研究者认为 VAT 和 SAT 同为 CVD 的危险因素，但 VAT 的关联性更强[13]，McLaughlin 等[18]认为对于超重和轻度肥胖的健康个体，校正 BMI 和 VAT 后，SAT 和下肢脂肪与 IR 改善相关，动物实验也证实了上述结论[19]。组织学研究发现：相对于 VAT，SAT 细胞和血管结构较少，炎症细胞、免疫细胞和肥大脂肪细胞数量较少，而前脂肪细胞分化能力更强[20,21]，所以 SAT 拥有较强的扩张能力使得异位脂肪堆积较少，总体上可减少代谢紊乱对机体的影响[18]。

（二）下肢肥胖

下肢脂肪主要分布在皮下组织。有证据表明，下肢肥胖或 HC 增加对于多种类型肥胖患者，特别是正常体重个体，具有潜在的心血管系统保护作用[15,22]。流行病学调查显示下肢脂肪增加可降低 CVD 发生的风险，并与正常血糖及血脂独立相关；而下肢脂肪减少，如库欣综合征或脂肪营养障碍，与 CVD 风险增加有关。体内外试验均证实，下肢脂肪在脂解作用和脂肪酸摄取方面特点鲜明：虽然下肢脂肪组织日常代谢活动不如腹部脂肪组织活跃，但其可长期清除过剩脂肪酸，减少脂肪组织的异位堆积，同时，下肢脂肪组织分泌瘦素和脂联素等抗炎脂肪细胞因子增加，炎症细胞因子减少，总体上对机体产生保护作用[16,23]。

四、脂肪异位分布

脂肪异位分布是指过剩的脂质沉积在正常仅含少量脂质的非脂肪组织细胞内。过剩的脂质在肝脏、肌肉、心脏、血管外膜和肾脏等组织器官堆积，不仅损害相应组织器官结构和功能，且可通过多种机制影响 CVD 的发生和发展。根据异位分布脂肪的作用特点，可将异位分布脂肪的作用分为系统作用和局部作用。

（一）异位分布脂肪的系统作用

通常认为，体积较大或出现在对代谢有重要影响器官（如肝脏）的异位脂肪主要表现为系统作用。腹部 VAT 堆积也属于脂肪异位分布的一种，主要表现为系统作用。这些异位分布的脂肪组织与血清炎症、IR 标志物升高相关，并使 2 型糖尿病（type 2 diabetes mellitus，T2DM）、冠状动脉疾病（coronary artery disease，CAD）及卒中的风险显著增加[3,4]。

1. 肝脏脂肪组织　肝脏脂肪堆积，即脂肪肝，在人群中较为常见，主要通过诱导肝脏胰岛素抵抗影响心血管系统功能。肝脏胰岛素抵抗早期诱导肝脏产生极低密度脂蛋白（VLDL）并增加游离脂肪酸（FFA）入肝，同时使炎症标志物CRP和PAI-1等水平升高，以上这些代谢异常最终将直接或间接地促进AS发生发展[24]。

质子磁共振波谱（^{1}HMRS）是评价肝内脂肪含量的金标准，T2DM患者^{1}HMRS测得肝内脂肪含量与整体胰岛素敏感性相关[25]。较早对Framingham Heart Study受试者数据分析表明，校正其他部位脂肪后，肝脏脂肪堆积仍与T2DM、高血压、MetS和血清脂质、脂联素水平相关[26]。2013年Graner等[27]研究表明，MetS患者肝脏TG高于正常人10倍，而且肝脏TG含量、BMI、腰围和VAT密切相关，深入研究发现，T2DM患者肝脏TG升高与心肌灌注减少和舒张功能障碍有关[28,29]。所以，肝脏脂肪堆积伴随肝脏胰岛素抵抗是CVD的危险因素。

2. 肌内脂肪组织　肌肉组织是葡萄糖代谢的主要场所，因此肌内脂质含量可反映整体胰岛素敏感性。2010年Kim等[30]研究发现，T2DM患者肌内脂肪含量明显增加（肌内低密度区增加，肌肉信号衰减），多元回归分析显示，肌内脂肪含量与颈动脉内膜中层厚度（carotid artery intima-media thickness，cIMT）和IR独立相关。Muoio等[31]在转基因小鼠模型中研究线粒体能量学、脂质代谢平衡和肌肉胰岛素敏感性三者相互关系时发现，肌内异位脂肪堆积伴随甘油二酯和神经酰胺分子增加，扰乱肌肉组织胰岛素信号和胰岛素刺激的GLUT4葡萄糖转运蛋白转运，结果导致肌肉组织胰岛素抵抗和线粒体功能紊乱。由于骨骼肌在运动时肌内脂质氧化明显增加，因此可以通过运动减少骨骼肌脂质含量，最终改善胰岛素敏感性[32,33]。因此，肌肉脂肪堆积伴随肌肉胰岛素抵抗是CVD的危险因素。

3. 颈部脂肪组织　早期研究表明颈部脂肪增加与睡眠呼吸暂停综合征发展有关，并通过血流动力学和血液系统改变最终导致CVD发生。随后，Preis等对Framingham Heart Study受试者数据分析表明，校正VAT后，颈围与收缩压和舒张压（仅在男性中发现）、TG和空腹血糖（仅在女性中发现）、胰岛素、IR正相关，与HDL负相关。然而，在多因素校正模型中，并未发现颈围与CVD发病之间有显著关联[34]。另一项研究在HIV感染者和非HIV感染者中也观察到，颈围增加与HDL降低和血糖稳态受损显著相关，同时研究者还发现，校正心血管传统危险因素后，颈围与非HIV感染者cIMT显著相关[35]。因此，颈部脂肪组织堆积与CVD危险因素相关，然而其与CVD发病之间的关系还有待进一步研究。

（二）异位分布脂肪的局部作用

异位分布脂肪的局部作用主要通过脂毒性和分泌脂肪细胞因子直接和间接地对邻近器官产生不利影响[36]。特别是围绕在心脏和血管周围的异位脂肪组织，除了代谢、产热和机械支持作用，还能分泌数量众多的脂肪因子，对心血管系统结构与功能产生重要影响[37]。

1. 心脏及周围脂肪组织　心脏周围脂肪组织可以分为两类：①心外膜脂肪组织（epicardial adipose tissue，EAT）：主要位于脏层心包内，房室沟、室间沟、心房和心室表面以及围绕在冠状动脉周围；②心包外脂肪组织（pericardial adipose tissue，PCAT），主要位于壁层心包外表面和纵隔内表面之间。

2015年Iacobellis教授在*Nat Rev Endocrinol*上发表综述总结了EAT对心血管系统的局部和系统作用[38]。EAT与心肌解剖位置邻近且由冠状动脉分支供血，EAT分泌的促炎和抗炎脂肪细胞因子在生理条件下保持相对平衡，当机体处于长期慢性低度炎症状态时，EAT分泌的抗炎脂肪因子下调，促炎脂肪因子上调，主要通过旁分泌途径和“outside-to-inside”机制加重冠状动脉血管炎症，促进冠状动脉粥样硬化进展。而AS病变也影响周围EAT促炎和抗炎脂肪细胞因子表达。即EAT和AS病变存在相互作用。

组织学研究发现，肥胖个体EAT经典活化型（M1型）巨噬细胞和$CD8^+$ T细胞数量明显增加，代谢紊乱脂肪组织中M1型巨噬细胞围绕坏死的脂肪细胞和$CD4^+$ T细胞，呈现“皇冠样”结构[39]。基因研究显示，EAT较SAT炎症细胞因子，如TNF-α、IL-6、MCP-1表达明显增加；而具有抗炎特性的脂联素表达减少[40]。大规模人群研究也已经证实，无论是否暴露于传统心血管危险因素，普通人群EAT厚度或体积与致死性和非致死性冠状动脉事件相关[41]。

早期研究证明了PCAT与CVD危险因素的关联[42]。2015年*Atherosclerosis*上公布了Rancho Bernardo Study（RBS）队列随访结果[43]进一步证实了PCAT与全因死亡率的关系，但研究发现PCAT与CVD发病率并不相关。这与之前 2013 年 *JACC* 上公布的 Framingham Heart Study 后代队列的随访结果[17]并不一致，FHS 未发现 PCAT 与 CVD 发病率和全因死亡率有关联。但是应该注意到，RBS 和 FHS 研究对象年龄（平均年龄 67 岁 vs 50 岁）和随访时间（中位随访时间 12.6 年 vs 5.0 年）差异显著，因此，RBS 发现的死亡率也较高(14.6% vs 2.3%)。然而，Mahabadi 等[41]发现 PCAT 与冠状动脉事件相关(HR=1.54，95%CI：1.09~2.19)。这说明，PCAT 对心血管系统的影响可能主要集中在邻近冠状动脉局部，而非整个脉管系统。

心肌细胞在正常情况下仅含有少量脂滴，当心肌细胞发生脂肪变性时，脂滴明显增多。早期研究发现，伴或不伴糖耐量异常的肥胖患者心肌脂肪变性可能是 T2DM 和心力衰竭的早期表现[44]。随后 Graner 等[27]研究发现，心肌 TG 含量增加与脂质氧化、氧化应激和线粒体功能紊乱有关。2013 年 Nyman 等[42]利用心脏磁共振和质子磁共振波谱评价 MetS 患者左室功能时发现，MetS 患者心肌脂肪、EAT 和 PCAT 体积明显增加，其中 EAT 和 PCAT 体积与左室舒张功能负相关，而心肌 TG 含量与左室舒张功能并非独立相关。Nyman 等认为 MetS 患者心肌内 TG 含量增加对心血管系统的影响十分复杂，值得进一步研究。

2. 血管外膜脂肪组织（perivascular adipose tissue，PVAT） PVAT 特指围绕在心脏和冠状动脉之外脉管系统的脂肪组织。组织学研究表明，PVAT 与血管壁极为贴近，特别是容易发生 AS 的部位。PVAT 可能存在多种血管调节机制。PVAT 表达的细胞因子加重炎症反应，抑制胰岛素信号通路，促进免疫细胞向血管腔内迁移，损害内皮依赖性血管舒张反应并诱发血管并发症[45,46]。PVAT 也可以通过直接血管效应导致 IR，如通过降低肌肉毛细血管横截面积等使得肌肉血流量和糖摄取下降。因此，PVAT 可能导致肥胖相关的 AS 进展。

对 Framingham Heart Study 受试者的两项数据分析发现，主动脉周围脂肪组织与主动脉钙化相关[47]，胸主动脉周围脂肪组织与踝臂指数偏低和外周动脉疾病相关[48]。这些流行病学数据表明主动脉周围脂肪组织对血管有潜在的毒性作用。Rittig 等[49]发现，校正心血管传统危险因素后，PVAT 与胰岛素敏感性和缺血后血流增加呈负相关。阻力血管周围的脂肪组织影响脂肪细胞因子分泌，后者通过调节血管张力导致高血压病进展[50,51]。因此，PVAT 可能在血管顺应性下降发病机制中起重要作用，并通过增加 IR 直接影响血管功能。

然而近期研究发现 PVAT 也有保护作用。2015 年本课题组发现，PVAT 分泌的脂联素可以通过诱导巨噬细胞自噬作用抑制斑块形成[52]。健康个体 PVAT 分泌脂联素对血管功能产生保护作用，然而多种 CVD 危险因素伴随的炎症和氧化应激可能削弱这种保护作用。因此，PVAT 可以看做是血管生理功能的调节器，保持 PVAT 分泌的抗炎和促炎脂肪因子平衡对于维持正常的血管功能十分重要。

3. 肾脏脂肪组织 肾脏脂肪分为肾旁脂肪和肾脏周围脂肪，这两个部位的脂肪组织堆积都可能与肾脏功能受损和高血压有关。肾窦脂肪组织包绕肾动静脉、神经和淋巴管。在肥胖动物模型中，肾窦脂肪组织堆积与血压和肾脏间质压力升高有关，可能与肾静脉和淋巴管受压有关[36]。对 T2DM 患者校正 BMI 后，肾小球滤过率(eGFR)和尿酸仍与肾旁和肾周脂肪相关[53]。Foster 等[54]对 Framingham Heart Study 受试者数据分析显示，校正 VAT 后，肾窦脂肪与高血压和慢性肾脏病相关。总之，肾脏周围脂肪组织堆积与肾脏结构和功能改变有关，而这些改变使 CVD 风险增加。

五、总结与展望

当今社会，肥胖发病率和患病率持续居高不下，与肥胖相关的 CVD 严重影响人类健康。过去十年对肥胖和 CVD 风险的关系及病理生理研究取得重大进展，研究重点也从肥胖程度转移到脂肪分布上。单独或联合应用 WC、HC、WHR 等指标对肥胖患者 CVD 风险的评价方便、可靠而且易于推广，借助影像技术对异位脂肪分布更加全面和精确的评价加深了人们对脂肪分布和 CVD 危险的认识。然而，目前针对异位脂肪分布和 CVD 危险因果关系的前瞻性研究还很缺乏，行之有效的预防和减少内脏脂肪组织堆积，改善异位脂肪分布和降低未来 CVD 事件风险的策略还有待深入研究。深入了解脂肪分布和 CVD 风险的关系及其机制，对于预防和早期干预肥胖，降低 CVD 风险有着重要的意义。

（周玉杰 杜俣 柴萌）

参考文献

[1] Ng M, Fleming T, Robinson M, et al. Global, regional, and national prevalence of overweight and obesity in children and adults during 1980-2013: a systematic analysis for the Global Burden of Disease Study 2013. Lancet, 2014, 384(9945): 766-781.

[2] Bays HE. Adiposopathy is "sick fat" a cardiovascular disease? J Am Coll Cardiol, 2011, 57(25): 2461-2473.

[3] Despres JP, Lemineux I. Abdominal obesity and metabolic syndrome. Nature, 2006, 444(7121): 881-887.

[4] Fox CS, Massaro JM, Hoffmann U, et al. Abdominal visceral and subcutaneous adipose tissue compartments: association with metabolic risk factors in the Framingham Heart Study. Circulation, 2007, 116(1): 39-48.

[5] Koster A, Murphy RA, Eiriksdottir G, et al. Fat distribution and mortality: the AGES-Reykjavik Study. Obesity (Silver Spring), 2015, 23(4): 893-897.

[6] Peters A, Mcewen BS. Stress habituation, body shape and cardiovascular mortality. Neurosci Biobehav Rev, 2015, 56: 139-150.

[7] Anana SS, Tarnopolsky MA, Rashid S, et al. Adipocyte hypertrophy, fatty liver and metabolic risk factors in South Asians: the Molecular Study of Health and Risk in Ethnic Groups (mol-SHARE). PloS One, 2011, 6(7): e22112.

[8] Kishida K, Funahashi T, Matsuzawa Y, et al. Visceral adiposity as a target for the management of the metabolic syndrome. Ann Med, 2012, 44(3): 233-241.

[9] De Koning L, Merchant AT, Pogue J, et al. Waist circumference and waist-to-hip ratio as predictors of cardiovascular events: meta-regression analysis of prospective studies. Eur Heart J, 2007, 28(7): 850-856.

[10] Emerging Risk Factors Collaboration, Wormser D, Kaptoge S, et al. Separate and combined associations of body-mass index and abdominal adiposity with cardiovascular disease: collaborative analysis of 58 prospective studies. Lancet, 2011, 377(9771): 1085-1095.

[11] Czernichow S, Kengne AP, Stamatakis E, et al. Body mass index, waist circumference and waist-hip ratio: which is the better discriminator of cardiovascular disease mortality risk? : evidence from an individual-participant meta-analysis of 82 864 participants from nine cohort studies. Obes Rev, 2011, 12(9): 680-687.

[12] Rosito GA, Massaro JM, Hoffmann U, et al. Pericardial fat, visceral abdominal fat, cardiovascular disease risk factors, and vascular calcification in a community-based sample: the Framingham Heart Study. Circulation, 2008, 117(5): 605-613.

[13] Liu J, Fox CS, Hickson DA, et al. Impact of abdominal visceral and subcutaneous adipose tissue on cardiometabolic risk factors: the Jackson Heart Study. J Clin Endocrinol Metab, 2010, 95(12): 5419-5426.

[14] Liu J, Fox CS, Hickson D, et al. Fatty liver, abdominal visceral fat, and cardiometabolic risk factors: the Jackson Heart Study. Arterioscler Thromb Vasc Biol, 2011, 31(11): 2715-2722.

[15] Cameron AJ, Magliano DJ, Soderberg S. A systematic review of the impact of including both waist and hip circumference in risk models for cardiovascular diseases, diabetes and mortality. Obes Rev, 2013, 14(1): 86-94.

[16] Wu H, Qi Q, Yu Z, et al. Independent and opposite associations of trunk and leg fat depots with adipokines, inflammatory markers, and metabolic syndrome in middle-aged and older Chinese men and women. J Clin Endocrinol Metab, 2010, 95(9): 4389-4398.

[17] Britton KA, Massaro JM, Murabito JM, et al. Body fat distribution, incident cardiovascular disease, cancer, and all-cause mortality. J Am Coll Cardiol, 2013, 62(10): 921-925.

[18] Mclaughlin T, Lamendola C, Liu A, et al. Preferential fat deposition in subcutaneous versus visceral depots is associated with insulin sensitivity. J Clin Endocrinol Metab, 2011, 96(11): E1756-E1760.

[19] Tran TT, Yamamoto Y, Gesta S, et al. Beneficial effects of subcutaneous fat transplantation on metabolism. Cell metab, 2008, 7(5): 410-420.

[20] Ibrahim MM. Subcutaneous and visceral adipose tissue: structural and functional differences. Obes Rev, 2010, 11(1): 11-18.

[21] Perrini S, Laviola L, Cignarelli A, et al. Fat depot-related differences in gene expression, adiponectin secretion, and insulin action and signalling in human adipocytes differentiated in vitro from precursor stromal cells. Diabetologia, 2008, 51(1): 155-164.

[22] Yim JE, Heshka S, Albu JB, et al. Femoral-gluteal subcutaneous and intermuscular adipose tissues have independent and opposing relationships with CVD risk. J Appl Physiol (1985), 2008, 104(3): 700-707.

[23] Manolopoulos KN, Karpe F, Frayn KN. Gluteofemoral body fat as a determinant of metabolic health. Int J Obes (Lond), 2010, 34(6): 949-959.

[24] Meshkani R, Adeli K. Hepatic insulin resistance, metabolic syndrome and cardiovascular disease. Clin Biochem, 2009, 42(13-14): 1331-1346.

[25] Ryysy L, Hakkinen AM, Goto T, et al. Hepatic fat content and insulin action on free fatty acids and glucose metabolism rather than insulin absorption are associated with insulin requirements during insulin therapy in type 2 diabetic patients. Diabetes, 2000, 49(5): 749-758.

[26] Speliotes EK, Massaro JM, Hoffmann U, et al. Fatty liver is associated with dyslipidemia and dysglycemia independent of visceral fat: the Framingham Heart Study. Hepatology, 2010, 51(6): 1979-1987.

[27] Graner M, Siren R, Nyman K, et al. Cardiac steatosis associates with visceral obesity in nondiabetic obese men. J Clin Endocrinol Metab, 2013, 98(3): 1189-1197.

[28] Rijzewijk LJ, Jonker JT, van der Meer RW, et al. Effects of hepatic triglyceride content on myocardial metabolism in type 2 diabetes. J Am Coll Cardiol, 2010, 56(3): 225-233.

[29] Bonapace S, Perseghin G, Molon G, et al. Nonalcoholic fatty liver disease is associated with left ventricular diastolic dysfunction in patients with type 2 diabetes. Diabetes care, 2012, 35(2): 389-395.

[30] Kim SK, Park SW, Hang IJ, et al. High fat stores in ectopic compartments in men with newly diagnosed type 2 diabetes: an anthropometric determinant of carotid atherosclerosis and insulin resistance. Int J Obes (2005), 2010, 34(1): 105-110.

[31] Muoio DM, Neufer PD. Lipid-induced mitochondrial stress and insulin action in muscle. Cell metab, 2012, 15(5): 595-605.

[32] Shaw CS, Clark J, Wagenmakers AJ. The effect of exercise and nutrition on intramuscular fat metabolism and insulin sensitivity. Annu Rev Nutr, 2010, 30: 13-34.

[33] Watt MJ, Heigenhauser GJ, Spriet LL. Intramuscular triacylglycerol utilization in human skeletal muscle during exercise: is there a controversy? J Appl Physiol (1985), 2002, 93(4): 1185-1195.

[34] Preis SR, Massaro JM, Hoffmann U, et al. Neck circumference as a novel measure of cardiometabolic risk: the Framingham Heart study. J Clin Endocrinol Metab, 2010, 95(8): 3701-3710.

[35] Fitch KV, Stanley TL, Looby SE, et al. Relationship between neck circumference and cardiometabolic parameters in HIV-infected and non-HIV-infected adults. Diabetes care, 2011, 34(4): 1026-1031.

[36] Montani JP, Carroll JF, Dwyer TM, et al. Ectopic fat storage in heart, blood vessels and kidneys in the pathogenesis of cardiovascular diseases. Int J Obes Relat Metab Disord, 2004, 28 Suppl 4: S58-S65.

[37] Lee YC, Chang HH, Chiang CL, et al. Role of perivascular adipose tissue-derived methyl palmitate in vascular tone regulation and pathogenesis of hypertension. Circulation, 2011, 124(10): 1160-1171.

[38] Iacobellis G. Local and systemic effects of the multifaceted epicardial adipose tissue depot. Nat Rev Endocrinol, 2015, 11(6): 363-371.

[39] Nakamura K, Fuster JJ, Walsh K. Adipokines: a link between obesity and cardiovascular disease. J Cardiol, 2014, 63(4): 250-259.

[40] Mazurek T, Zhang L, Zalewski A, et al. Human epicardial adipose tissue is a source of inflammatory mediators. Circulation, 2003, 108(20): 2460-2466.

[41] Mahabadi AA, Berg MH, Lehmann N, et al. Association of epicardial fat with cardiovascular risk factors and incident myocardial infarction in the general population: the HeinzNixdorf Recall Study. J Am Coll Cardiol, 2013, 61(13): 1388-1395.

[42] Nyman K, Graner M, Pentikainen MO, et al. Cardiac steatosis and left ventricular function in men with metabolic syndrome. J Cardiovasc Magn Reson, 2013, 15: 103.

[43] Larsen BA, Laughlin GA, Saad SD, et al. Pericardial fat is associated with all-cause mortality but not incident CVD: the Rancho Bernardo Study. Atherosclerosis, 2015, 239(2): 470-475.

[44] Mcgavock JM, Lingvay I, Zib I, et al. Cardiac steatosis in diabetes mellitus: a 1H-magnetic resonance spectroscopy study. Circulation, 2007, 116(10): 1170-1175.

[45] Henrichot E, Juge-Aubry CE, Pernin A, et al. Production of chemokines by perivascular adipose tissue: a role in the pathogenesis of atherosclerosis? Arterioscler Thromb Vasc Biol, 2005, 25(12): 2594-2599.

[46] Yudkin JS, Eringa E, Stehouwer CD. "Vasocrine" signalling from perivascular fat: a mechanism linking insulin resistance to vascular disease. Lancet, 2005, 365(9473): 1817-1820.

[47] Lehman SJ, Massaro JM, Schlett CL, et al. Peri-aortic fat, cardiovascular disease risk factors, and aortic calcification: the Framingham Heart Study. Atherosclerosis, 2010, 210(2): 656-661.

[48] Fox CS, Massaro JM, Schlett CL, et al. Periaortic fat deposition is associated with peripheral arterial disease: the Framingham heart study. Circ Cardiovasc Imaging, 2010, 3(5): 515-519.

[49] Rittig K, Staib K, Machann J, et al. Perivascular fatty tissue at the brachial artery is linked to insulin resistance but not to local endothelial dysfunction. Diabetologia. 2008, 51(11): 2093-9.

[50] Greenstein AS, Khavandi K, Withers SB, et al. Local inflammation and hypoxia abolish the protective anticontractile properties of perivascular fat in obese patients. Circulation, 2009, 119(12): 1661-1670.

[51] Eringa EC, Bakker W, van Hinsbergh VW. Paracrine regulation of vascular tone, inflammation and insulin sensitivity by perivascular adipose tissue. Vascul Pharmacol, 2012, 56(5-6): 204-209.

[52] Li C, Wang Z, Wang C, et al. Perivascular adipose tissue-derived adiponectin inhibits collar-induced carotid atherosclerosis by promoting macrophage autophagy. PloS One, 2015, 10(5): e0124031.

[53] Lamacchia O, Nicastro V, Camarchio D, et al. Para-and perirenal fat thickness is an independent predictor of chronic kidney disease, increased renal resistance index and hyperuricaemia in type-2 diabetic patients. Nephrol Dial Transplant, 2011, 26(3): 892-898.

[54] Foster MC, Hwang SJ, Porter SA, et al. Fatty kidney, hypertension, and chronic kidney disease: the Framingham Heart Study. Hypertension, 2011, 58(5): 784-790.

难治性高血压治疗的新技术与新器械

尽管抗高血压药物的发展得到了长足的进步,但仍有大量高血压患者无法得到有效的治疗。其中,最令人头疼的是那些难治性高血压,此类患者在服用三种降压药(其中一种是利尿药)至最大剂量或最大耐受后血压仍然得不到有效的控制[1,2]。最近,以器械为基础的高血压治疗开始被重视。由于难治性高血压患者常常伴有交感神经兴奋度异常升高,其中一项策略是通过限制患者交感神经兴奋度达到控制血压的目的[3];由于难治性高血压患者往往动脉顺应性受限,另外一项应对策略是通过改变动脉解剖特征,增加顺应性,达到治疗难治性高血压的目的。

一、去肾交感神经术

去肾神经术(renal denervation,RDN)是一种新兴技术,通过阻断肾交感神经,降低交感神经兴奋度而达到降压目的。多项临床研究显示这种技术有可能显著且安全地降低难治性高血压患者血压水平。近年来 RDN 的新器械在不断发展[4,5]。这方面的主要技术设备介绍如下。

(一)射频消融系统

1. 美敦力 Symplicity 导管系统　美敦力 Symplicity 导管系统最先应用于人体 RDN,也是目前临床上应用最广泛的 RDN 专用射频消融系统,2010 年取得欧盟的 CE 认证,在欧盟及一些亚洲国家已获准上市,但在中国及美国仅许可用于临床研究。主要由射频导管、射频发生器和电缆组成。其工作原理是以微创方式在 X 线下,将射频导管经皮经动脉推送到肾动脉主干,导管顶端定位成功后,射频发生器输出额定功率,通过导管顶端输出射频能量,阻断肾动脉主干周围交感神经。

Symplicity HTN-1 研究[6]是一项非随机对照多中心的研究,用 Symplicity 导管系统对 153 例难治性高血压患者进行了去肾神经射频消融术。术后随访 1、3、6、12、18 和 24 个月时的诊所血压分别下降了 20/10、24/11、25/11、23/11、26/14 和 32/14mmHg。4 例患者发生导管操作相关的并发症,包括 1 例肾动脉夹层和 3 例腹股沟假性动脉瘤,经及时处理后均未发生不良后果。长期安全性评估未发现肾功能和肾血管出现明显损伤。Symplicity HTN-2 是 RDN 与药物治疗对照的随机多中心研究[7,8],共 106 例难治性高血压患者参与。RDN 组共 52 例患者,术后 6 个月血压降低了 32/12mmHg(P<0.0001),药物对照组共 54 例患者,术后 6 个月血压没有变化(血压升高 1/0mmHg,P>0.05)。安全性评估未见肾功能及尿蛋白 / 肌酐比率明显变化。随访 1 年后,研究结果显示,由对照组转入治疗组的 37 例患者的血压也出现了明显的下降(24/8mmHg,P<0.001),显示了这种技术治疗效果有持续性。Symplicity HTN-3 研究是一项随机单盲的多中心对照研究,样本量达 535 例,研究显示:Symplicity 消融导管系统治疗顽固性高血压患者虽安全,但未达到预期的有效性终点(两组间术后 6 个月诊室收缩压较基线的变化值无统计学差异)[9]。

Symplicity 导管系统是目前应用最广泛的 RDN 专用设备,但该器械存在一些不足:导管仅有单个电极,每次只能对一个部位进行消融,手术耗时较长;如肾下腹主动脉和髂动脉严重迂曲或肾动脉向下成角较大,则头端贴壁较难,且很难保证对肾动脉壁进行 360° 的螺旋形消融。我们的研究发现,约 20% 的患者血管解剖并不适合经股动脉路径行 RDN,这包括肾下腹主动脉和髂动脉严重迂曲、肾动脉向下成角较大和(或)合并主髂动脉动脉闭塞性疾病,而经上肢路径可获得和股动脉路径相似的消融效果[10]。因此,消融器械的局限性也是 Symplicity HTN-3 研究结果受到质疑的一个原因。目前已报道的获得 CE 批准的 RDN 器械包括 Vessix V2 系统、Paradise 系统、Oneshot 消融系统和 EnligHTN 系统等均有各自特点和初步临床验证结果[11]。不同的消融设备可能具有不同的消融效果,将对临床结果发挥不同的影响。

2. EnligHTN 系统　EnligHTN 系统于 2012 年 5 月通过欧盟的 CE 认证,由 8F 多电极射频导管及射频发生器组成。射频导管网篮状的远端可紧贴血管壁,其上螺旋分布 4 个电极,每放置 1 次导管可序贯消融 4 个点。该消融导管的升级产品改进了放电程序，使总手术时间缩短。与其他射频消融系统相比，EnligHTN 系统可更快速地完成消融，减少患者疼痛，减少射线暴露时间，同时不阻断肾动脉血流从而避免了肾脏损伤。

EnligHTN-I 研究[12]是一项非对照观察性研究，纳入了 46 例难治性高血压患者，术后 1、3、6 个月的随访显示，诊室血压下降 28/10、27/10、26/10mmHg，动态血压下降 10/5、10/5、10/6mmHg（$P<0.0001$）。治疗有效率 80%，达标率约 40%。发生 3 例主要并发症，其中高血压肾病进展 1 例，严重低血压 1 例，原有肾动脉狭窄进展 1 例。但另一项研究显示，相对于 Symplicity 导管，使用 EnligHTN 系统术后形成局部血栓的风险更高[13]。

3. Vessix V2 系统　Vessix V2 系统于 2012 年 5 月取得欧盟的 CE 认证，主要由射频发生器和 OTW 球囊导管及位于其上的螺旋形双极电极组成。术中充气的球囊阻断血管腔内的血流，直接与血管壁接触而发出射频能量，可以避免因血流导致的能量损耗。手术耗时少，射线暴露时间少，对比剂使用少。可以对直径 3.0mm 的血管进行消融。目前正在进行的临床研究是 Reduce-HTN 研究，由 Vessix 公司发起的非随机前瞻性的多中心单队列研究，入选 64 例难治性高血压患者均接受 RDN 治疗，术后 6 个月患者诊室血压及 24 小时动态血压均有显著的下降，并且无严重并发症发生。

4. OneShot 系统　OneShot 系统于 2012 年 2 月通过欧盟的 CE 认证，主要是由灌注射频球囊导管及射频发生器组成。导管远端有一个低气压（1 个标准大气压）非顺应性球囊，其表面螺旋缠绕单电极，每侧肾动脉仅需接受一次 2 分钟的射频即可完成消融，手术耗时明显减少。同时球囊上有 8 个小孔，可以进行冷盐水灌注，冷却射频消融区域，有助于能量穿透至更深的组织，并且可减少对非靶组织的热损伤。RHAS 研究[14]对 9 例难治性高血压患者行 RDN 治疗，并进行了观察随访。9 例患者手术操作成功率为 89%，术后 1、3、6、12 个月随访时收缩压分别下降了（30.1 ± 13.6）mmHg、（34.2 ± 20.2）mmHg、（33.6 ± 32.2）mmHg、（30.6 ± 22.0）mmHg。无操作相关并发症发生，肾功能较前无明显变化。更大样本量（50 例）的 RAPID 研究正在进行中，以期进一步评价该系统的有效性及安全性。

（二）超声消融系统

1. Paradise 系统　Paradise 系统第一代于 2011 年 12 月通过欧盟的 CE 认证，第二代于 2013 年 1 月通过欧盟的 CE 认证。主要由 6F 的 OTW 球囊导管和射频发生器组成，一个特制的圆柱形能量发射探头位于球囊中央，不与血管壁直接接触，能够发射高频超声波，对血管壁的肾交感神经进行环状消融。球囊内充满液体，能够冷却周围血管组织，避免非靶组织的热损伤。REALISE 研究[15]是一项非随机对照研究，计划入组 20 例难治性高血压患者行 RDN 治疗，初步评估了这种系统的安全性及有效性。目前已有 11 例患者完成 RDN 治疗，术后 3 个月随访平均诊室及家庭血压分别较术前下降 36/17mmHg 和 22/12mmHg，随访中未发现肾功能损害[16]。

2. TIVUS 系统　治疗性血管内超声（therapeutic intravascular ultrasound，TIVUS）系统是一种高强度非聚焦超声消融系统，目前处于临床试验阶段。超声探头不与血管壁直接接触，远距离将消融能量直接导入血管外膜，不损伤内膜。若探头周围血液温度过高，系统可自动调节，降低消融能量，避免对非靶组织的损伤。初步研究报告[17]显示其优势之处，即探头置于腹主动脉内肾动脉开口处或下腔静脉内就可对肾动脉进行消融，不必进入肾动脉内，可避免肾动脉损伤，同时，在肾动脉支架术后也可对肾动脉进行消融。

（三）药物灌注性消融系统

1. MR 引导下肾动脉酒精注射　磁共振（magnetic resonance，MR）引导下肾动脉酒精注射是一种新型的 RDN 治疗技术，目前仅有动物实验的研究成果，尚未应用于临床。主要方法是在 MR 的引导下，将注射用导管准确定位于肾动脉内，注射酒精消融交感神经。同时，酒精内混有钆布醇，可以在 MR 下显影，因此可以利用 MR 实时监控血管内注射酒精的分布情况。已报道了相关的动物研究结果[18]，在 MR 引导下对 6 只猪进行肾动脉酒精注射，4 周后猪的肾实质去甲肾上腺素浓度与未治疗的肾脏相比显著降低 53%（$P<0.02$），无肾动脉狭窄发生。这项技术更加简便、手术耗时较短、注射成本较低、无放射性暴露，但是如何将酒精聚集避免酒精扩散至其他组织尚需进一步探索，同时尚需大规模临床研究评估该技术在人体内应用的安全性及有效性。

2. Bullfrog 微注射导管　Bullfrog 微注射导管是一种可以将药物直接注射进入血管壁组织中的微注射系统，亦尚未应用于临床，仅有相关动物实验成果。球囊导管置入肾动脉且低压（约 2 个标准大气压）扩张时，位于球囊内的微注射器针头探出，刺入血管壁内，将神经毒素（胍乙啶）导入组织中，抑制交感神经活性，进而降低血压。2011 年 TCT 会议上发布了该导管系统的动物研究结果[19]，尚缺乏临床应用的相关研究。

二、压力反射激活治疗

Rheos Pivotal 试验（Rheos System，CvRx，Inc，Minneapolis，MN）是美国第一个由制造商发起的大规模、随机的、平行双盲，用来检测压力反射激活治疗难治性高血压患者的安全性与有效性的临床试验[20]。该设备包括一个电脉冲发生器，将该发生器植入患者前胸壁的皮下，两侧电极置于双侧颈动脉窦，通过刺激颈动脉压力感受器，传至大脑髓质压力感受器。大脑随即反馈性地发出交感神经抑制信号至血管、心脏、肾脏，结果引起血压下降。

研究纳入标准：门诊或住院患者经至少 3 种或 3 种以上抗高血压药物后（含有利尿剂）1 个月后收缩压仍≥160mmHg 以及舒张压≥80mmHg，此外患者 24 小时动态收缩压≥130mmHg，且无直立性低血压。自 2007 年 3 月至 2009 年 11 月，49 个中心对 590 例患者进行了该项试验。电脉冲发生器在最初的 1 个月处于关闭状态。A 组 181 名受试者的电脉冲发生器在试验开始后的 1 个月开始工作（0 时，即压力反射试验开始）。而 B 组的受试者在试验开始后的 6 个月，电脉冲发生器才开始工作。通过双盲法监测患者 12 个月的血压变化。试验包括 5 项主要预先设定的研究目的，2 个是试验有效性（手术的短期和长期疗效），3 个是安全性（手术安全性、治疗安全性、设备安全性）。患者平均年龄 53 岁，61% 为男性，80% 为白种人。平均服用（5.2 ± 1.7）种药物，仅有 1 例患者（A 组）失访。试验开始 6 个月后，A 组 54% 受试者收缩压下降 10mmHg，B 组 46% 受试者血压下降达到 10mmHg，这没有达到预想中 A 组大于 B 组 20% 的情况（P=0.97）。对于长期效果评估：认为从设备开始工作至研究结束，患者收缩压下降大于 10mmHg 且血压下降幅度至少达到 6 月份监测的 50% 水平。A 组研究中，88% 的患者达到了这一目的。这超过了试验最初的 65% 的设想（P<0.01）。术后 30 天内无并发症为 75%，小于研究最初设想的 82%（P=1.00）。操作相关并发症主要与颈动脉窦仪器放置有关，大多数的并发症完全缓解（76%）。试验过程中无操作诱发死亡事件的发生。在试验开始的 30 天至 6 个月期间，两组患者的危险度分别为 A 组 92%，B 组 89%（P<0.001，无明显差异）。高血压与器械治疗产生的风险比为 87%，超过研究预想的 72%（P<0.001）。从试验开始至 6 个月，A 组患者收缩压平均下降（16 ± 29）mmHg，B 组血压平均下降（9 ± 29）mmHg（P=0.08）。至研究结束的 12 个月时，A 组患者平均下降（25 ± 32）mmHg，B 组患者血压平均下降（25 ± 31）mmHg。辅助分析显示患者在接受治疗时间小于 6 个月时，A 组患者收缩压小于 140mmHg 的比例较多（P=0.005），但是当实验达到 12 个月时，两组患者均进行了至少 6 个月的压力反射治疗，此时两组患者中收缩压小于 140mmHg 的比例无差别（P=0.70）。为了更直接地与药物治疗进行对比，研究结束后对患者术前血压进行了对比分析，结果显示，患者血压从手术前至手术后的 6 个月存在较大变化（P=0.03），而自手术后 12 个月血压并不存在明显改变（P=0.57）。

Rheos 研究表明该项技术的短期安全性与有效性并未在试验中得到验证[21]。然而，试验证实了通过植入颈动脉窦压力感受器刺激仪，患者收缩压下降最大可达 35mmHg，且超过 50% 的患者能够将收缩压降至 140mmHg 以下。研究由于本身存在设计上的缺陷，因而较早地停止了，没有对患者的长期临床获益进行探索。该项试验并没有达到预期中的两项目标，即手术的短期安全性及有效性。这与该试验的设计缺陷密不可分。在监测手术短期有效性过程中，B 组患者收缩压在治疗的前 6 个月内却出现意料之外的下降。这主要因为对比 A 组，在此期间调查人员会增大 B 组患者药物剂量以及增加抗高血压药物。这大大削弱了两组血压的差距。此外，由于血压测量是在服药后 4~6 小时开始的，这种测量方法夸大了药物所引起的血压下降幅度。还有，在手术安全性方面，患者并未像计划中的那样，即在手术后的 30 天内有 82% 的患者不会出现并发症。那么临床医生能够从该项试验中获得什么？除了上面提及的设计缺陷，研究仍然为那些处于较高发病风险、死亡风险的患者提供了新的选择。该项技术仍然处于不断研究、发展的阶段（目前尚不能进入临床实践）。未来的研究需要规模更大，对照更多。

三、髂动静脉吻合术

通过使用髂动静脉吻合术改变长期高血压患者的动脉解剖特征从而治疗难治性高血压。依据Windkessel模型,将中心动脉和一段静脉吻合从而增加动脉顺应性,减轻血管阻力以达到血压快速下降。ROX CONTROL HTN研究是一项国际多中心、非盲、前瞻、随机对照临床试验,该试验用来检测“动静脉吻合术”治疗难治性高血压的有效性与安全性[22]。

自2012年8月至2014年4月,患者注册在欧洲16个中心。受试者年龄在18~80岁,服用3种或3种以上抗高血压药物(其中1种是利尿剂)持续达2周后,收缩压仍≥140mmHg,平均动态血压≥135mmHg,舒张压≥85mmHg。患者以1∶1的比例随机分为两组。一组患者进行髂动静脉吻合同时维持现有药物治疗(实验组),另一组患者维持现有药物治疗(对照组)。试验主要指标是试验6个月后诊室血压的改变以及24小时动态收缩压。根据一项分析治疗,所有患者都将进行为期6个月的随访。

试验结果:195例登记患者中有83例(43%)进行了该项试验,其中44例进行动静脉吻合治疗,39例进行常规治疗。对于进行手术患者,其诊室平均收缩压下降(26±9)mmHg,舒张压下降(23±9)mmHg(P<0.0001);24小时动态收缩压下降(13±5)mmHg,舒张压下降(18±8)mmHg(P<0.0001)。而对照组患者的收缩压下降(3±7)mmHg,舒张压下降(21±2)mmHg(P=0.31);24小时动态收缩压下降(0±5)mmHg,舒张压下降(15±8)mmHg(P=0.86)。动静脉吻合器的患者中发生同侧静脉狭窄29%(12/42),需要静脉成形术或支架植入治疗。

操作要点:通过Seldinger技术,4F鞘插入患者一侧的股动脉,一个11F鞘置于同侧穿刺部位下方2cm股静脉。在X线下,吻合器置于股骨头和坐骨棘上面的远端髂动静脉之间。特制ROX Medical导丝通过动脉鞘进入目标区域。通过静脉鞘将21G的可弯曲穿刺针推送至目标区域,穿刺针头端对准动脉内的导丝穿刺,针尖进入髂动脉后,将0.018英寸的交换导丝通过穿刺针置入髂动脉中,推送导管进入髂外动脉,拔出穿刺针,将ROX耦合器动脉端推入髂外动脉,另一端置于髂外静脉,这样耦合器骑跨髂外动静脉。拔推送出导管,将直径4mm的球囊沿导丝推送至耦合器内,将吻合口扩张至4mm。术后股动静脉穿刺点压迫止血。

ROX CONTROL HTN研究探索了一种新颖的顽固性高血压治疗技术。但从原理上来看存在一些问题[23]。髂动静脉吻合术的主要作用原理是人为制造一个动静脉瘘,将动脉血引入下肢静脉,静脉系统的顺应性较好,由此能提高动脉的顺应性。动脉血被引入静脉之后,形成了临时的“储池”,这相当于“建造”一个“水库”,减少了有效循环血量,从而降低血压。但从血流动力学原理看,如果较大的动静脉瘘持续存在,患者的心输出量会明显增加,交感系统会激活,导致血压回升。在ROX CONTROL HTN研究中,只要患者初始降压治疗不达标,就被直接分配至动静脉吻合治疗组或药物治疗组,但研究并未确定患者动脉系统的顺应性是否严重受限,是否是这类患者顽固性高血压的根本原因。从血压调节的理论分析,任何降低心肌收缩、血管阻力和有效血容量的方法均可降低血压。如前所述,髂动静脉吻合术将动脉血“储存”至静脉后,动脉顺应性提高,有效循环血量减少,血压降低,但患者的长期预后如何?终点事件是否会下降?这些问题都需要进一步探讨。

此外,该研究显示29%的患者治疗后6个月内在动静脉吻合处出现静脉狭窄,需要血管球囊成形术或置入支架治疗,这个比例远高于SIMPLICITY-HTN系列研究中器械相关的不良事件发生率。该研究也存在未设置“假手术组”的问题。

四、总　　结

去肾神经的设备对术者手术技能的依赖性会逐步降低,将朝着微创、安全、有效的方向发展。研发机构除进一步完善目前已有的去肾神经专用设备的设计外,开发其他更安全、更方便、更有效的RDN器械,提高去神经的效果是器械研发领域的未来方向。不同的RDN设备可能具有不同的阻断肾神经效果,将对临床结果发挥不同的影响[24]。

(蒋雄京　王凯皞)

参 考 文 献

[1] Sarafidis PA, Bakris GL. Resistant hypertension: an overview of evaluation and treatment. J Am Coll Cardiol, 2008, 52(22): 1749-1757.

[2] 孙宁玲,霍勇,王继光,等.难治性高血压诊断治疗中国专家共识.中华高血压杂志,2013,21(4):321-326.

[3] Grassi G, Mark A, Esler M. The sympathetic nervous system alterations in human hypertension. Circ Res, 2015, 116(6): 976-990.

[4] Thorp AA, Schlaich MP. Device-based approaches for renal nerve ablation for hypertension and beyond. Front Physiol, 2015, 6: 193.

[5] White WB, Galis ZS, Henegar J. Renal denervation therapy for hypertension: pathways for moving development forward. J Am Soc Hypertens, 2015, 9(5): 341-350.

[6] Symplicity HTN-1 Investigators. Catheter-based renal sympathetic denervation for resistant hypertension: durability of blood pressure reduction out to 24 months. Hypertension, 2011, 57(5): 911-917.

[7] Esler MD, Krum H, Sobotka PA, et al. Renal sympathetic denervation in patients with treatment-resistant hypertension (The Symplicity HTN-2 Trial): a randomised controlled trial. Lancet, 2010, 376(9756): 1903-1909.

[8] Esler MD, Krum H, Schlaich M, et al. Renal sympathetic denervation for treatment of drug-resistant hypertension: one-year results from the symplicity HTN-2 randomized, controlled trial. Circulation, 2012, 126(25): 2976-2982.

[9] Bhatt DL, Kandzari DE, O'Neill WW, et al. A controlled trial of renal denervation for resistant hypertension. N Engl J Med, 2014, 370(15): 1393-1401.

[10] Dong H, Jiang X, Liang T, et al. Transradial renal denervation for the treatment of resistant hypertension. J Invasive Cardiol, 2014, 26(7): 322-327.

[11] Bunte MC, de Oliveira EI, Shishehbor MH. Endovascular treatment of resistant and uncontrolled hypertension therapies on the horizon. JACC Cardiovasc Interv, 2013, 6(1): 1-9.

[12] Worthley SG, Tsioufis CP, Worthley MI, et al. Safety and efficacy of a multi-electrode renal sympathetic denervation system in resistant hypertension: the EnligHTN I trial. Eur Heart J, 2013, 34(28): 2132-2140.

[13] Templin C, Jaguszewski M, Ghadri JR, et al. Vascular lesions induced by renal nerve ablation as assessed by optical coherence tomography: pre- and post-procedural comparison with the Simplicity(R) catheter system and the EnligHTN multi-electrode renal denervation catheter. Eur Heart J, 2013, 34(28): 2141-2148.

[14] Ormiston JA, Watson T, van Pelt N, et al. Renal denervation for resistant hypertension using an irrigated radiofrequency balloon: 12-month results from the Renal Hypertension Ablation System (RHAS) trial. Euro Intervention, 2013, 9(1): 70-74.

[15] US National Institutes of Health. Renal Denervation by Ultrasound Transcatheter Emission (REALISE). http://www.clinicaltrials. gov/ct2/show/record/NCT01789918.

[16] Mabin T, Sapoval M, Cabane V, et al. First experience with endovascular ultrasound renal denervation for the treatment of resistant hypertension. Euro Intervention, 2012, 8(1): 57-61.

[17] Scheinert D. Cardiosonic TIVUSTM Technology: An Intra-Vascular Ultrasonic Catheter for Targeted Renal Denervation. Paper presented at: the 24th Annual Transcatheter Cardiovascular Therapeutics (TCT) scientific symposium; 22 October, 2012; Miami, Florida, USA.

[18] Streitparth F, Walter A, Stolzenburg N, et al. MR-guided periarterial ethanol injection for renal sympathetic denervation: a feasibility study in pigs. Cardiovasc Intervent Radiol, 2013, 36(3): 791-796.

[19] Stefanadis C. Renal denervation in resistant hypertension: radiofrequency ablation and chemical denervation. Hellenic J Cardiol, 2011, 52(6): 481-482.

[20] Bisognano JD, Bakris G, Nadim MK, et al. Baroreflex activation therapy lowers blood pressure in patients with resistant hypertension: results from the double-blind, randomized, placebo-controlled rheos pivotal trial. J Am Coll Cardiol, 2011, 58(7): 765-773.

[21] Bloch MJ, Basile JN. The Rheos Pivotol trial evaluating baroreflex activation therapy fails to meet efficacy and safety end points in resistant hypertension: back to the drawing board. J Clin Hypertens (Greenwich), 2012, 14(3): 184-186.

[22] ROX CONTROL HTN Investigators. Central arteriovenous anastomosis for the treatment of patients with uncontrolled hypertension (the ROX CONTROL HTN study): a randomised controlled trial. Lancet, 2015, 385(9978): 1634-1641.

[23] Kapil V, Sobotka PA, Saxena M, et al. Central iliac arteriovenous anastomosis for hypertension: targeting mechanical aspects of the circulation. Curr Hypertens Rep, 2015, 17(9): 585-586.

[24] Saha SP, Ziada KM, Whayne TF. Surgical, interventional, and device innovations in the management of hypertension. Int J Angiol, 2015, 24(1): 1-10.

夜间血压升高的筛查与处理

一、夜间高血压的定义

正常人群的血压在24小时内具有规律变化，呈明显的昼夜波动性，波动的曲线呈“双峰一谷”。通常夜间血压下降幅度大于白天血压的10%，称为杓型血压。部分高血压患者夜间血压下降幅度小于白天血压的10%，称非杓型血压。还有一些高血压患者夜间血压不降反升，称反杓型血压，夜间血压降低超过白天的20%，称超杓型血压。

除这种血压昼夜节律变化的分类外，上海瑞金医院王继光教授在分析24小时动态血压数据时发现，许多人的夜间血压不仅没有明显下降，有时甚至明显升高，高于白天血压，由此提出夜间血压不降低可能是一种异常的血压昼夜节律，并依据欧洲及中国高血压指南，根据24小时动态血压监测白天和夜间的平均血压水平来定义血压节律异常的患者，即分为下述几种情形：日间、夜间血压均正常者（日间血压<135/85mmHg，且夜间血压<120/70mmHg），日间和夜间血压均升高的高血压患者（日间血压≥135/85mmHg，且夜间血压≥120/70mmHg），日间血压升高而夜间血压正常的“单纯日间高血压”（日间血压≥135/85mmHg，而夜间血压≤120/70mmHg），以及日间血压正常而夜间血压升高的“单纯夜间高血压”（日间血压≤135/85mmHg，而夜间血压≥120/70mmHg）。日间血压升高患者，更可能被诊断及治疗，而“单纯夜间高血压”只能通过24小时动态血压监测得到诊断，可能更具有独立的临床意义，值得深入研究。

二、夜间高血压的流行病学

既往研究表明，正常人群的血压存在日高夜低的昼夜节律，并且随着年龄增加这种节律逐渐弱化，80岁以上老老年有83.3%丧失了这种称为杓型的正常节律。李菡[1]对102例高血压患者进行24小时动态血压监测，其中老年组（年龄≥60岁）60例，中年组（年龄<60岁）42例，结果显示老年组24小时动态血压昼夜节律异常的发生率（非杓型46.7%，反杓型33.3%）明显高于中年组患者。Castilla-Guerra等[2]对50例半年内发生过缺血性卒中的患者进行24小时动态血压监测，结果发现其中21例患者存在夜间高血压现象。Lee等[3]对81例确诊1型糖尿病的儿童及青少年进行动态血压监测及颈动脉中层厚度测定，结果发现其中43例有高血压，而存在夜间高血压的有30例。夜间高血压患者颈动脉中层厚度更明显。有统计资料表明，中老年人有近一半人夜间血压不下降，24.6%的人夜间血压不降反升。

2009年西班牙对全国500个初级保健中心的42 947例高血压患者进行调查，其中未治疗组8384例，已接受治疗组34 563例，动态血压监测结果显示，未治疗组中50.2%为杓型血压，8.8%为超杓型血压，35.0%为非杓型血压；治疗组中39.9%为杓型血压，7.2%为超杓型，39.4%为非杓型。其中，高龄、肥胖、合并糖尿病、心脏病、肾脏病的患者通常伴随夜间血压下降迟缓，提示高血压患者常并发夜间血压下降迟缓[4]。

一项基于动态血压监测的多种族国际性数据资料显示，单纯夜间高血压在中国人群的发生率为10.9%，日本人群发生率为10.2%，非洲南部人群发生率为10.5%，超过东欧人群（7.9%）和西欧人群（6.0%）[5]。一项在瑞典进行的包括414例2型糖尿病患者的研究显示，单纯夜间高血压（夜间收缩压≥120mmHg或舒张压≥70mmHg，白天血压<135/85mmHg且诊室血压<130/80mmHg）的发生率为(3.6%)。

三、夜间高血压与靶器官损害

相关研究已证实，夜间高血压与靶器官损害及不良心血管事件的发生密切相关。夜间血压轻度升高的单纯夜间高血压患者与动态血压正常的人群相比，有更严重的靶器官损害。与白天及夜间血压均升高的患者相比，单纯夜间高血压患者有更低的血压水平但靶器官损害程度相似[5]。Tsioufit 等[6]通过对过去10年的不同队列研究比较非杓型血压或夜间高血压对不良心血管事件的影响，发现包括单纯夜间高血压在内的夜间血压，与不良心血管事件的关系更密切。Felicio 等[7]应用动态血压监测追踪了70例2型糖尿病合并高血压且尿蛋白排泄正常的患者，经过2年随访，发现进展为糖尿病肾病的患者其夜间血压明显高于未进展为糖尿病肾病的患者，夜间高血压与尿蛋白关系密切（r=–0.31，P<0.05），高血压能加速2型糖尿病合并高血压患者糖尿病肾病的进展，而降低夜间血压可延缓糖尿病肾病的进展。一项包括223例门诊患者进行动态血压监测的研究发现，夜间高血压（夜间血压≥120/70mmHg），而不是非杓型血压（夜间收缩压或舒张压下降 <10%）与心脏超声诊断的左心室肥厚相关[8]。近期韩国一项包括682例高血压患者的动态血压多中心观察研究显示，相比夜间血压不下降状态（夜间收缩压较日间平均收缩压下降不到10%），夜间血压能更好地预测左心室肥厚[9]。在165例日间血压控制良好的高血压患者中，单纯夜间血压升高与颈动脉内膜中层增厚相关[10]。一项包括371例高血压合并脑出血的中国患者回顾性分析显示，夜间平均动脉压是颅内出血的独立危险因素，反杓型血压与颅内出血风险增加相关，提示适当的降压药物或者时间治疗学可能有助于恢复高血压患者的血压节律异常[11]。

中国景宁人群研究对单纯夜间高血压患者的大动脉弹性进行了研究。踝臂脉搏波传导速度在单纯夜间高血压患者中为16.4m/s，在日间及夜间血压持续升高的患者中为17.3m/s，明显高于动态血压正常的个体（14.7m/s，P<0.05）。中心反射波增强指数在单纯夜间高血压患者为154.4%，在白天及夜间血压均升高患者中为147.4%，均高于动态血压正常个体（134.0%）[5]。一项在瑞典2型糖尿病患者中进行的研究也证实了上述结论，即单纯夜间高血压患者的大动脉弹性更差[12]。

四、夜间高血压与心血管疾病及死亡率

动态血压与心血管预后关系的国际数据研究揭示了单纯夜间高血压与预后的关系[13]。这项迄今为止最大规模的关于动态血压与预后的前瞻性研究为研究单纯夜间高血压与预后的关系提供了独特的机会。来源于亚洲、欧洲、南美洲的11个人群8711名受试者参与了该研究。平均随访10.7年，1287名参与者死亡（501名死于心血管，742名非心血管原因死亡），1109名参与者发生致死性或非致死性心血管并发症（481例脑卒中及618例心脏事件）。校正前，577名单纯夜间高血压患者全因死亡、心血管死亡、所有心血管事件、脑卒中及心脏事件是日夜血压正常者的2倍[13]。经人群、性别、年龄、体重指数、吸烟、酒精摄入量、血清总胆固醇、心血管疾病史及糖尿病校正后，单纯夜间高血压仍然与全因死亡（风险比1.29；95% CI：1.01~1.65，P=0.045）及所有心血管事件（风险比1.38；95% CI：1.02~1.87，P=0.037）显著相关，与单纯日间高血压相似，但低于日夜血压都升高的高血压患者。由于事件较少，心血管死亡、脑卒中、心脏事件未达统计学意义。进一步经收缩压及舒张压校正后，上述结果无变化。亚组分析显示，单纯夜间高血压与非吸烟患者、非肥胖患者、有心血管疾病史患者的全因死亡相关，尤其与年轻患者相关。这一前瞻性研究进一步证实，单纯日间高血压可能已经是一种较严重的疾病状态，需要进行及时的诊断与治疗。Sousa 等[14]对226例高血压患者平均随访4.7年发现，与那些持续维持非杓型血压的患者相比，非杓型血压转变为杓型血压的患者心血管事件减少。提示降低夜间高血压可能成为改善预后的干预靶点。

五、夜间血压升高的机制及病理生理

由于单纯夜间血压升高存在明显的种族差异，有研究者推测这种类型的高血压可能是一种独特的病理生理现象。在景宁研究中，与动态血压正常或单纯日间血压升高的患者相比，单纯夜间高血压患者年龄更大，血浆总胆固醇、高密度脂蛋白胆固醇及血糖更高，更低的24小时尿钠排泄率及更多的酒精摄入量。目前，夜间血压升高的原因尚不明确。近年来，通过国内外学者的研究，逐步揭示了夜间血压升高的一些可能机制，概述如下。

（一）尿钠排泄受阻

根据血压 - 尿钠排泄机制，肾动脉灌注压升高将导致肾脏钠及水的排泄增加。当饮食中钠的摄入量超过排泄量，将导致高血压。Sachdeva 等[15]认为，夜间非杓型血压模式可能与白天尿钠排泄功能障碍有关。

白天高钠潴留使血压升高，夜间为维持钠平衡，应该刺激尿钠排泄。尿钠排泄障碍导致夜间高血压。一些证据支持单纯夜间血压升高可能是钠代谢受阻的结果，包括饮食中钠摄入增加或尿钠排泄降低。首先，与其他人群相比，中国人和日本人饮食中钠的摄入高而钾的摄入低。其次，景宁研究中，单纯夜间高血压患者比其他人的尿钠排泄低。虽然这种尿钠排泄受阻的机制不明，这一现象提示钠代谢障碍可能与夜间高血压相关。

（二）自主神经系统及肾素 - 血管紧张素 - 醛固酮系统异常

Grassi 等[16]认为，肌肉交感神经传导在反构型血压患者中显著增高，而夜间血压下降与交感神经传导负相关。睡眠和活动通过自主神经调节而影响血压波动，睡眠剥夺增加交感神经活性并扰乱昼夜节律。有研究表明，夜间血压下降缓慢及夜间血压高与醛固酮 - 肾素比例有关。Satoh 等[17]抽取了 184 例确诊高血压但未接受任何降压药物治疗的日本高血压患者，通过 24 小时动态血压监测，发现其中 63 例存在夜间高血压现象，测定其血浆醛固酮与肾素浓度，发现两者均大于正常值。另有研究表明，高血压患者各时间点的血管紧张素Ⅱ（AngⅡ）水平均高于正常人群并与平均动脉压呈正相关，其夜间 AngⅡ水平与夜间收缩压呈正相关，表明 AngⅡ可能是高血压患者血压升高与夜间变化节律形成的直接效应因子。

（三）褪黑素与夜间高血压

褪黑素是夜间由松果体分泌的一种激素，并且在维持血压昼夜节律方面有显著的作用。褪黑素对夜间血压影响的研究结果并不一致。部分研究显示褪黑素能使夜间血压下降[18]，一些研究显示褪黑素可使夜间血压升高。Grossman 等[19]对 7 个亚组共 221 例夜间高血压患者导入外源性褪黑素，根据导入的快慢分为快速释放组和缓慢释放组，结果显示褪黑激素与安慰剂组夜间血压方面没有显著变化，但亚组分析显示缓慢释放组的夜间高血压显著下降，而快速释放组则没有。褪黑激素降低夜间高血压的可能机制：通过血管褪黑激素受体使血管收缩或舒张；褪黑素可抑制交感神经系统的活性，这可能与髓过氧化物酶的作用有关；褪黑激素也能直接使外周动脉扩张，从而减少外周阻力。

（四）L- 肉碱与夜间高血压

研究发现，2 型糖尿病患者体内 L- 肉碱的缺乏可能与夜间高血压的发生有密切的关系。Korkmaz 等[20]选取 50 例 2 型糖尿病患者和 35 名健康人，通过 24 小时动态血压监测及体内 L- 肉碱含量测定显示，糖尿病组 72% 的患者存在非构型血压模式，并且血液中 L- 肉碱的水平比健康人群低，而非构型血压模式患者的 L- 肉碱水平相比构型血压模式患者低，但差异无统计学意义（$P>0.05$）。L- 肉碱缺乏引起夜间高血压的具体机制尚不清楚，可能与其缺乏所导致的高血糖、胰岛素抵抗或内皮功能障碍有关。

六、夜间高血压的治疗

夜间高血压治疗主要包括维持昼夜血压节律和控制 24 小时血压这两个目标。多种治疗可达到这两个目标，主要包括生活方式和药物的干预。

（一）生活方式干预

戒烟、戒酒、白天适当运动、改善睡眠同样适用于夜间高血压患者。Uzu 等[21]证实限制钠盐可使夜间血压下降，并且使钠敏感型患者的血压类型由非构型转为构型。同时，也有研究表明，限制钠盐摄入能够使原发性醛固酮增多症患者昼夜血压恢复为构型，可见限制钠盐是治疗盐敏感型夜间高血压和非构型血压的重要措施。吸烟和过量饮酒是高血压和心血管疾病的危险因素，但尚无证据显示戒烟能有效降低夜间血压。戒烟能够降低 24 小时血压水平，但对血压昼夜节律无影响。

（二）药物干预

近年来，针对夜间高血压提出了时间治疗学这一概念，即强调服药时间和降压作用之间的关系，调整服药时间可以改变血压昼夜节律。时间治疗学针对人体的时间生物学特点，选择合适的药物及合理的给药时间或通过特定的给药技术，使药效与血压节律一致，优化治疗效果。普遍认为睡前给药更有利于降低夜间血压。

多个研究肯定了血管紧张素转换酶抑制剂（ACEI）和血管紧张素受体拮抗剂（ARB）在降低夜间高血压和维持正常昼夜节律方面的稳定性和效果。部分研究表明，睡前服用贝那普利、依那普利、培哚普利可使部分血压类型由非杓型转为杓型或超杓型。一项前瞻性研究中，200 例未经治疗的高血压患者在清醒或睡前服用缬沙坦单药治疗 3 个月，结果睡前用药组收缩压下降 7.5%~12.2%，尿蛋白减少 41%，非杓型血压发生率由 63% 降至 17%[22]。荟萃分析显示钙通道阻滞剂对杓型高血压患者血压昼夜节律影响较小。但 Hermida 等[23]在一项前瞻性、分组试验中纳入 180 例服用硝苯地平控释片的患者（50% 为非杓型），对比了早晨和睡前服药，发现睡前服药可更好地控制夜间血压，使非杓型血压比例由 51% 下降至 35%。一项小样本研究显示伊拉地平夜间给药较清晨给药能够更有效地控制非杓型高血压患者夜间血压。

β 受体阻滞剂在夜间高血压治疗中的作用尚未被详细研究。对于睡眠呼吸暂停低通气综合征患者，β 受体阻滞剂，特别是阿替洛尔，可能较 ACEI、ARB、钙通道阻滞剂和利尿剂在降低全天血压和夜间血压方面效果更佳。新近研究提示 β 受体阻滞剂可能增加血压变异性。Kario 等[24]对多沙唑嗪的降压效果进行研究，证明了多沙唑嗪在降低非杓型血压中的降压效果。现有结果显示利尿剂对血压昼夜模式无显著影响，不同利尿剂对夜间高血压的疗效有待进一步研究。

目前，对于利用降压药物控制单纯夜间高血压是否能安全有效地预防心脑血管并发症的发生尚不明确，因此需积极创造条件，尽早进行单纯夜间高血压的降压治疗临床试验。另外，东亚人群中此类高血压的患病率比欧洲人群高，因此，包括我国在内的东亚国家进行此项研究不仅必要，而且更具可行性。最近，国内数十家医院组成研究协作组，进行全国多中心的 24 小时动态血压监测登记研究。通过这项研究，在全面地了解我国高血压患者的管理状况及心血管风险的同时，也希望能深入了解在新诊断或接受降压治疗的患者中单纯夜间高血压的患病情况，为开展单纯夜间高血压临床试验研究创造条件。

（杨新春　池洪杰）

参考文献

[1] 李菡 . 老年高血压患者动态血压变化的特点分析 . 中西医结合心脑血管病杂志，2011，9(6)：752-753.

[2] Castilla-Guerra L，Fernández-Moreno Mdel C，Espino-Montoro A，et al. Nocturnal hypotension in patients after ischemic stroke：does it really matter？ Eur J Intern Med，2011，22(5)：501-504.

[3] Lee SH，Kim JH，Kang MJ，et al. Implications of nocturnal hypertension in children and adolescents with type 1 diabetes. Diabetes Care，2011，34(10)：2180-2185.

[4] De La Sierra A，Redon J，Banegas JR，et al. Prevalence and factors associated with circadian blood pressure patterns in hypertensive patients. Hypertension，2009，53(3)：466-472.

[5] Li Y，Staessen JA，Lu L，et al. Is isolated nocturnal hypertension a novel clinical entity？ Findings from a Chinese population study. Hypertension，2007，50(2)：333-339.

[6] Tsioufis C，Andrikou I，Thomopoulos C，et al. Increased nighttime blood pressure or nondipping profile for prediction of cardiovascular outcomes. J Hum Hypertens，2011，25(5)：281-293.

[7] Felicio JS，De Souza AC，Kohlmann N，et al. Nocturnal blood pressure fall as predictor of diabetic nephropathy in hypertensive patients with type 2 diabetes. Cardiovasc Diabetol，2010，9：36.

[8] Perez-Lloret S，Toblli JE，Cardinali DP，et al. Nocturnal hypertension defined by fixed cut-off limits is a better predictor of left ventricular hypertrophy than non-dipping. Int J Cardiol，2008，127(3)：387-389.

[9] Yi JE，Shin J，lhm SH，et al. Not nondipping but nocturnal bold pressure predicts left ventricular hypertrophy in the essential hypertensive patients：the Korean Ambulatory Blood Pressure multicenter observational study. J Hypertension，2014，32(10)：1999-2004.

[10] Hoshide S，Ishikawa J，Eguchi K，et al. Masked nocturnal hypertension and target organ damage in hypertensives with well-controlled self-measured home blood pressure. Hypertens Res，2007，30(2)：143-149.

[11] Sun J，Yang W，Zhu Y，et al. The relationship between nocturnal blood pressure and hemorrhagic stroke in Chinese hypertensive patients. J Clin Hypertens(Greenwich)，2014，16(9)：652-657.

[12] Wijkman M，Lanne T，Engvall J，et al. Masked nocturnal hypertension- a novel marker of risk in type 2 diabetes. Diabetologia，2009，52(7)：1258-1264.

[13] Fan HQ，Li Y，Thijs L，et al. Prognostic value of isolated nocturnal hypertension on ambulatory measurement in 8711 individuals from 10 populations. J Hypertens，2010，28(10)：2036-2045.

[14] Sousa F，Neves J，Ferreira R，et al. In hypertension the change from a non-dipper to a dipper pattern is associated with a better cardiovascular prognosis than the persistence within the on-dipper pattern. J Hypertens，2015，33 Suppl 1：e6.

[15] Sachdeva A，Weder AB. Nocturnal sodium excretion，blood pressure dipping，and sodium sensitivity. Hypertension，2006，48(4)：527-533.

[16] Grassi G, Seraballe G, Quarti-Trevano F, et al. Adrenergic, metabolic, and reflex abnormalities in reverse and extreme dipper hypertensives. Hypertension, 2008, 52(5): 925-931.

[17] Satoh M, Kikuya M, Ohkubo T, et al. Aldosterone-to-renin ratio and nocturnal blood pressure decline in a general population: the Ohasama study. J Hypertens, 2011, 29(10): 1940-1947.

[18] Rechcinski T, Trzos E, Wierzbowska-Drabik K, et al. Melatonin for nondippers with coronary artery disease: assessment of blood pressure profile and heart rate variability. Hypertens Res, 2010, 33(1): 56-61.

[19] Grossman E, Laudon M, Zisapel N, et al. Effect of melatonin on nocturnal blood pressure: meta-analysis of randomized controlled trials. Vasc Health Risk Manag, 2011, 7: 577-584.

[20] Korkmaz S, Yildiz G, Kilicli F, et al. L-carnitine levels: can it a cause of nocturnal blood pressure changes in patients with type 2 diabetes mellitus? Anadolu Kardiyol Derg, 2011, 11(1): 57-63.

[21] Uzu T, Kimura G, Yamauchi A, et al. Enhanced sodium sensitivity and disturbed circadian rhythm of blood pressure in essential hypertension. J Hypertens, 2006, 24(8): 1627-1632.

[22] Minutolo R, Gabbai FB, Borrelli S, et al. Changing the timing of antihypertensive therapy to reduce nocturnal blood pressure in CKD: an 8-week uncontrolled trial. Am J Kidney Dis, 2007, 50(6): 908-917.

[23] Hermida RC, Ayala DE, Mojon A, et al. Chronotherapy with nifedipine GITS in hypertensive patients: improved efficacy and safety with bedtime dosing. Am J Hypertens, 2008, 21(8): 948-954.

[24] Kario K, Schwartz JE, Pickering TG, et al. Changes of nocturnal blood pressure dipping status in hypertensive by nighttime dosing of alpha-adrenergic blocker, doxazosin: results from the HALT study. Hypertension, 2000, 35(3): 787-794.

AHA/ACC/ASH 关于冠心病合并高血压治疗的科学建议

流行病学研究已经确认高血压和冠心病之间有很强的关联，这是因为血压的升高可促使动脉粥样硬化的发生与发展。高血压患者的冠心病患病率是血压正常者的 3~4 倍，约 49% 的心肌梗死病例由高血压引起。另一方面，全球 60%~70% 冠心病患者有高血压；这些患者的心血管事件、死亡与升高的收缩压（SBP）/舒张压（DBP）水平呈正相关。因此，冠心病患者的降压治疗策略值得充分关注。

冠心病的表现类型很多，包括稳定型和不稳定型心绞痛、ST 段抬高和非抬高型心肌梗死以及源于冠心病的心力衰竭患者。对于这些不同表现类型的患者，适宜的降压目标是多少？适宜的降压药物是什么？降压获益单纯源于降压本身还是与所用药物降压之外的保护作用有关？这些都是有待明确的策略性问题。

2015 年 3 月 31 日，美国心脏协会（AHA）/ 美国心脏病学会（ACC）/ 美国高血压学会（ASH）联合发布《冠心病合并高血压治疗的科学建议（Treatment of Hypertension in Patients with Coronary Artery Disease）》（简称新建议）[1]。这一指南性文件是对 2007 年 AHA 降压治疗预防和管理缺血性心脏病科学建议的更新，同时发表于三个学会的官方杂志。新建议写作委员会主席是退伍军人事务医疗中心的 Dr. Clive Rosendorff。新建议意在根据现有的循证证据，对冠心病不同的临床表现推荐合适的降压和管理策略。如果证据较少或不足，编写专家则推出相应共识，并且选取一部分前瞻性的临床试验来填补知识空白。

新建议包括序言、高血压和冠心病的联系、心血管事件预防、血压目标、稳定型心绞痛和冠心病血压管理、急性冠脉综合征患者高血压管理以及缺血性心力衰竭患者高血压管理等 7 个部分。新建议没有讨论血压监测的不同形式，如 24 小时动态血压监测。

一、冠心病患者的降压目标值

（一）关于“J”曲线效应

新建议认为，冠心病患者最适宜的降压目标值尚存争议，合理的推荐建议应基于流行病学研究和临床替代终点或随机对照硬终点研究证据，并结合动物实验以及对降压效应“J”型曲线理论的认知进行综合判断。INVEST 研究[2]是目前全球最大的冠心病合并高血压患者的降压试验，共有 22 576 名参与者参加。其亚组结果显示，DBP≤60mmHg 者的主要终点（为全因死亡、非致死性心肌梗死和非致死性卒中的复合终点）发生率增高了 2 倍。进一步分析显示，SBP 与主要终点、全因死亡和心肌梗死发生危险之间呈 J 型曲线；经混杂因素校正，仍然存在。TNT 研究[3]入组了 10 001 例 35~75 岁的冠心病患者，虽然旨在观察不同剂量他汀治疗对心血管终点事件发生率的影响，但研究者对血压水平与心血管事件危险性之间的相关性进行探讨时发现，与血压 >130/70mmHg 组相比，SBP≤110mmHg 者的终点事件风险增加了 3 倍，而 DBP≤60mmHg 的患者，其终点事件风险也增加了 3 倍。或许考虑上述结果均来自回顾性分析，专家组认为流行病学和临床研究证据均不支持冠心病患者 SBP 的“J”曲线效应。临床上大量高血压（包括合并明确心脏疾病）患者在接受标准降压治疗的情况下并未出现较低 DBP 所带来的影响。

（二）降压目标值

尽管专家组未承认存在降压治疗的 J 型曲线，但仍然将一般高血压合并冠心病患者的降压目标值进行了回调。新建议提出：①以心血管事件二级预防为目的，高血压合并冠心病患者合理的降压目标值为 <140/90mmHg（Ⅱa 类推荐，证据水平 B 级）；②更低的血压目标（<130/80mmHg）对部分冠心病患者、既往心肌梗死病史、卒中或短暂脑缺血发作（TIA）、冠心病等危症（颈动脉疾病、外周动脉疾病、腹主动脉瘤）

的患者可能是合理的（Ⅱb 类推荐，证据水平 B 级）；③对 DBP 升高且存在明确心肌缺血证据的冠心病患者应缓慢降压；注意糖尿病患者或年龄 >60 岁患者的 DBP 不宜 <60mmHg。在脉压较大的年老患者，降低 SBP 的同时也会造成 DBP 过低（<60mmHg）；临床医生应及时评估那些引起心肌缺血的症状和体征（Ⅱa 类推荐，证据水平 C 级）。

已知 EUROPA[4]和 ACTION[5]两项冠心病研究中入选患者的平均血压分别为 137/82mmHg 和 137/80mmHg，经治疗后分别降至 132/80mmHg 和 131/74mmHg，可为大多数患者带来益处。因此，将冠心病患者的 SBP 目标值回调到 <140mmHg 有一定的合理性；而新建议未提供将 DBP 目标值回调到 <90mmHg 的直接依据和相应解释。

冠心病患者的血压控制情况应遵循个体化治疗原则，患者的降压幅度需依据其心血管危险水平和参考相应的循证医学证据而定；以患者可耐受并且不出现心、脑、肾等脏器灌注不足的表现作为降压底线。应该说新建议有关冠心病患者合理的降压目标值为 <140/90mmHg，而部分冠心病患者可 <130/80mmHg 的建议是符合临床实际情况的。冠心病患者降压目标的条件和证据级别见表 1。

表 1 冠心病患者的降压目标值

降压目标值（mmHg）	适合条件	推荐级别和证据等级
<150/90	年龄 >80 岁	Ⅱa/B
	冠心病	Ⅰ/A
<140/90	急性冠脉综合征	Ⅱa/C
	心力衰竭	Ⅱa/B
	冠心病	Ⅱb/C
<130/90	心肌梗死后、脑卒中 /TIA、 颈动脉疾病、PAD、 腹主动脉瘤	Ⅱb/C

较高的血压在 >85 岁老年人中并不是死亡的风险因素。有研究表明，当血压低于 140/70mmHg 时，死亡率反而增加[6]。另有一项对 348 例 85 岁以上的老年人群进行 4 年随访的研究结果表明[7]，SBP≤120mmHg、SBP 为 140~160mmHg 和 SBP>160mmHg 者的死亡率分别为 81.4%、46.6% 和 47.2%（P<0.001）；Cox 回归分析显示，SBP≤120mmHg 是 4 年总死亡风险增加的独立预测因子。因此，专家组提出"80 岁以上患者的降压目标为 <150/80mmHg"的建议是可以接受的。

二、对某些并存疾病患者的降压治疗

（一）慢性肾病

相比进展为终末期肾病，慢性肾病（CKD）患者更有可能因心血管疾病而死亡；终末期肾病需透析的患者，心血管死亡风险是普通人群的 5~30 倍。即使轻度分级的 CKD 以及微量白蛋白尿也可以增加心血管疾病和全因死亡率风险，另一方面，高血压也可以引起肾衰竭，为此，新建议认为这类人群的血压应该降得更低一些。但必须指出，这只是编写委员会专家们的共识。目前已认识到，标准治疗包括他汀、ACEI、ARB 和抗血小板药物的使用均可有效降低 CKD 患者风险。且在这类人群中，血钾的水平需要经常监测。

（二）肥胖

肥胖和高血压存在正相关，肥胖也是引起高血压难以控制的一个主要危险因素。肥胖相关高血压的机制众多，涉及交感神经系统激活、钠潴留、RAAS 系统激活、胰岛素抵抗和血管功能改变等。欧洲高血压学会（ESH）与欧洲肥胖症研究学会（EASO）在一项关于肥胖与难治性高血压的声明中[8]，首次明确建议肾素 - 血管紧张素系统（RAS）阻滞剂可作为肥胖相关高血压或肥胖合并难治性高血压的一线降压药物。美国高血压学会和肥胖症学会也于 2013 年发布肥胖相关性高血压的声明[9]，提出血管紧张素转化酶抑制剂（ACEI）和血管紧张素Ⅱ受体拮抗剂（ARB）应作为肥胖相关性高血压的一线降压用药。但是新建议认为，

ACEI 和 ARB 之所以能够用于该类患者，主要是因为它们可以增加胰岛素敏感性从而降低糖尿病风险，而非其他理由。

至今为止，并没有令人信服的临床试验数据可以表明有任何一类降压药会优于其他降压药，故尚无可优先选择的降压药物。不过新建议又指出：β 受体阻断剂有引起糖代谢异常的不良效应，而与其他降压药物在卒中方面的获益相比，其作为一线用药的优势黯然失色。尽管噻嗪类利尿剂也增加糖尿病风险，但在肥胖相关高血压患者的降压疗效以及改善心血管的预后方面仍占据重要地位。

（三）外周动脉疾病

下肢外周动脉疾病（PAD）患者通常并存有其他血管床的动脉粥样硬化病变，例如 85% 的患者可通过冠状动脉造影检测到冠状动脉病变，60% 的患者经超声证实有 >30% 的颈动脉狭窄。PAD 后果严重，包括间歇性跛行、截肢、腹主动脉瘤破裂、严重的高血压和肾衰竭，心肌梗死、卒中和心性死亡发生率也增加。糖尿病和吸烟是 PAD 最强的两个危险因素。对于下肢 PAD 患者，无论有无症状，都需要强化对危险因素的治疗强度。

新建议赞成 2005 版 ACC/AHA 的 PAD 指南[10]对下肢 PAD 患者建议的降压目标值，即未合并糖尿病的患者为 <140/90mmHg；合并有糖尿病或慢性肾脏病的患者为 <130/80mmHg。目前，还没有该类患者高血压的推荐用药，因为 ACEI、钙拮抗剂（CCB）、α 受体阻断剂、直接舒血管药的临床试验对于改善患者跛行或步行距离方面均未获成功。尽管 β 受体阻滞剂收缩外周血管，但荟萃分析的结果表明它并不恶化 PAD 患者的间歇性跛行，所以可以考虑使用(证据水平 A 级)。有症状(证据水平 B 级)和无症状(证据水平 C 级)的下肢 PAD，使用 ACEI 或 ARB 都是合理的。

三、关于降压药物的二级预防作用

新建议继续强调了 β 受体阻断剂在冠心病治疗中的基础地位；这类药物仍是心绞痛患者的标准治疗，尤其是那些没有禁忌证的既往心肌梗死、伴或不伴心力衰竭的左室功能障碍患者。但是降压临床试验荟萃分析表明，降低血压本身对合并高血压的冠心病患者，其意义大于所应用的降压药物种类。加之多数患者采用降压药物联合治疗，因而难以定论某种降压药物的二级预防作用是否优于其他药物。新建议还认为，目前尚不能够明确是否每一类降压药物均存在类效应，以及是否每种药物均应基于研究证据而应用于患者的个体治疗。

ARB 在高危冠心病患者中降低心血管死亡、心肌梗死和卒中的作用明确。通常情况下，医生都将其作为不能耐受 ACEI 患者的替代用药。但 ONTARGET 研究结果表明，替米沙坦与雷米普利在预防心血管死亡、减少心肌梗死和卒中事件的作用相似。因此，对于既往有心肌梗死、左心室收缩功能障碍，以及合并糖尿病或 CKD 的患者，推荐 ACEI/ARB 和噻嗪类利尿剂。醛固酮受体拮抗剂中的螺内酯和依普利酮，单独降压或联用其他降压药物可以对慢性和晚期心力衰竭（RALES 研究）、心肌梗死后左室功能障碍（EPHESUS 研究）以及轻微症状的慢性心力衰竭（EMPHASIS-HF 研究）患者起到保护作用。其中 RALES 和 EMPHASIS-HF 研究中的大部分受试者患有缺血性心脏病。至于直接肾素抑制剂，一般建议避免该类药物与 ACEI 或 ARB 联合用药降压来预防心血管疾病发生。

噻嗪类药物如氯噻酮、吲达帕胺，可以显著降压并且预防心血管事件，与 ACEI 联合还可以降低复发性卒中的风险。新建议指出，ALLHAT 试验之前，人们担心噻嗪类利尿剂是否会诱发高血糖和糖尿病，结果看来并非如此。

CCB 存在异质性，对心肌的传导和收缩具有不同的影响；其可作为心绞痛的一线用药，但不推荐用于二级预防。新建议还指出，在冠心病患者中预防心血管事件证据充分的联合降压方案是 RAS 系统阻断剂与噻嗪类利尿剂或 CCB 联合应用。

四、各类型冠心病患者的血压管理

（一）稳定型心绞痛和冠心病的高血压管理

为了预防死亡、心肌梗死和卒中，降低心肌缺血的发生频率和持续时间以及缓解发病症状，生活方式的改变、血糖控制、脂质管理和抗血小板治疗是至关重要的。高血压患者使用抗血小板或抗凝药物没有特殊的禁忌证，除非那些不受控制的正在抗凝或抗血小板的严重高血压患者，此时需要立即降压来减少出血风险。对存在危险的患者，甲状腺功能减退和梗阻性睡眠呼吸暂停的识别和治疗也很重要。

冠脉血流受血压的影响较大，低血压时冠脉血流量降低，而高血压时心肌耗氧量增加。新建议提出合理的血压目标值是 <140/90mmHg（Ⅰ类推荐，证据水平 A 级）；有既往心肌梗死、卒中、短暂性脑缺血发作或冠心病等危症（颈动脉疾病、外周动脉疾病、腹主动脉瘤）的冠心病患者，更低的目标血压值（<130/80mmHg）可能是合适的（Ⅱb 类推荐，证据水平 B 级）。

慢性稳定型心绞痛患者高血压治疗方案包括：既往心肌梗死患者应使用 β 受体阻滞剂；如果既往存在心肌梗死病史、左室功能障碍、糖尿病或慢性肾病，应使用 ACEI 或 ARB 和噻嗪类利尿剂（Ⅰ类推荐，证据水平 A 级）。

如果 β 受体阻滞剂有禁忌证或者产生不耐受的副作用，若无左室功能障碍时可以考虑使用非二氢吡啶类 CCB（地尔硫草或维拉帕米）（Ⅱa 类推荐，证据水平 B 级）。如果心绞痛或高血压难以控制，在 ACEI、β 受体阻滞剂和噻嗪类利尿剂基础上可加用长效钙拮抗剂。对有症状的冠心病合并高血压患者联合 β 受体阻滞剂和非二氢吡啶类药物（地尔硫草或维拉帕米），需注意其增加心动过缓和心力衰竭的风险（Ⅱa 类推荐，证据水平 B 级）。

（二）急性冠脉综合征患者的高血压管理

推荐血流动力学稳定的急性冠脉综合征（ACS）患者的目标血压 <140/90mmHg（Ⅱa 类推荐，证据水平 C 级）。这类患者的出院血压目标尚不明确，新建议认为选择 <130/80mmHg 是合理的（Ⅱb 类推荐，证据水平 C 级）。降压速度宜缓慢，注意舒张压不应 <60mmHg，因为这会减少冠脉灌注和恶化心肌缺血。

1. β 受体阻滞剂的使用　如果患者没有使用禁忌证，ACS 的起始治疗中应该选用短效的、没有内在拟交感活性的选择性 β_1 受体拮抗剂（酒石酸美托洛尔或比索洛尔）。β 受体阻滞剂应该在症状出现的 24 小时内即开始口服用药（Ⅰ类推荐，证据水平 A 级）。若患者有持续性的缺血发作或者严重的高血压，可以考虑静脉滴注艾司洛尔（Ⅱa 类推荐，证据水平 B 级）。如果患者血流动力学不稳定或者存在失代偿的心力衰竭，应该延迟 β 受体阻滞剂的使用直到病情稳定（Ⅰ类推荐，证据水平 A 级）。如果有 β 受体阻滞剂禁忌证或者产生不耐受的副作用，在患者有持续性缺血症状时可以考虑使用非二氢吡啶类 CCB（地尔硫草或维拉帕米），前提是无左室功能障碍或心力衰竭。

2. ACEI 的使用　如果患者既往有心肌梗死病史、持续性高血压、有左室功能障碍或心力衰竭的证据或者糖尿病，应该考虑加用 ACEI（Ⅰ类推荐，证据水平 A 级）或 ARB（Ⅰ类推荐，证据水平 B 级）。为了降低左室射血分数保留的和没有糖尿病的 ACS 患者风险，可考虑使用 ACEI 作为一线用药（Ⅱa 类推荐，证据水平 A 级）。

醛固酮受体拮抗剂用于心肌梗死后、左室功能障碍和心力衰竭或糖尿病的患者在已接受 β 受体阻滞剂和 ACEI 的基础上。使用时必须要监测血钾。如果患者血清肌酐男性≥2.5mg/dl，女性≥2.0mg/dl 或者血钾≥5.0mEg/L 时，应避免使用该类药物（Ⅰ类推荐，证据水平 A 级）。

3. 其他推荐　对于 ACS 患者的高血压，应该考虑使用硝酸盐类药物降压，缓解缺血或肺淤血症状（Ⅰ类推荐，证据水平 C 级）；但对于怀疑右室心肌梗死并且血流动力学不稳定的患者，应避免使用。

如果在单用 β 受体阻滞剂时心绞痛或高血压没有得到控制，且当加用 ACEI 达到最优使用后仍存在症状，可以加用长效的钙拮抗剂（Ⅱa 类推荐，证据水平 B 级）。若患者使用了 β 受体阻滞剂、ACEI 和醛固酮受体拮抗剂，血压仍持续升高，可加用噻嗪类利尿剂（Ⅰ类推荐，证据水平 B 级）。

（三）缺血源性心力衰竭患者的高血压管理

1. 危险因素的管理与目标血压　心力衰竭患者的高血压治疗应该包括危险因素的管理，如血脂异常、肥胖、糖尿病、吸烟和钠盐摄入以及运动监测（Ⅰ类推荐，证据水平 C 级）。

目标血压推荐为 140/90mmHg，但可以考虑进一步降低为 130/80mmHg（Ⅱa 类推荐，证据水平 B 级）。80 岁以上的老年人应该检查体位性血压的改变，收缩压 <130mmHg 和舒张压 <65mmHg 的情况应予以避免。

2. 射血分数减少的心力衰竭(HFrEF)患者的降压治疗　能够改善HFrEF患者预后的药物通常也能降压。患者应该使用ACEI(或ARB)、β受体阻滞剂(卡维地洛、琥珀酸美托洛尔、比索洛尔、奈必洛尔)和醛固酮受体拮抗剂(Ⅰ类推荐,证据水平A级)。研究表明对于HFrEF患者,ACEI和ARB(坎地沙坦、缬沙坦)效果相当,两者均可用于降压治疗(Ⅰ类推荐,证据水平A级)。

应避免使用非二氢吡啶类CCB(如维拉帕米、地尔硫草)、可乐定、莫索尼定、肼苯达嗪(Ⅲ类推荐,无获益;证据水平B级)。α受体阻断剂仅在其他降压药物达到最大剂量后血压仍不理想时使用。在这些药物使用时需慎用非甾体类抗炎药,因为它可以影响血压、容量状态和肾功能(Ⅱa类推荐,证据水平B级)。

HFrEF患者(NYHA分级Ⅱ~Ⅳ)的治疗方案中,应该包括可以获益的醛固酮受体拮抗剂(螺内酯和依普利酮)。如果患者需要保钾时可应用其代替噻嗪类利尿剂。合用ACEI或ARB时,若患者有肾功能不全,需经常监测血钾。如果患者血清肌酐(男性≥2.5mg/dl,女性≥2.0mg/dl)或者血钾≥5.0mEg/L时,应避免使用该类药物。如果患者有顽固性高血压,可联合使用噻嗪类利尿剂和醛固酮受体拮抗剂(Ⅰ类推荐,证据水平A级)。

非洲裔美国人HFrEF(NYHA分级Ⅲ~Ⅳ)的患者治疗方案,除利尿剂、ACEI或ARB和β受体阻滞剂外,可加用肼苯达嗪和硝酸异山梨酯。其他人群也可能有此获益,但未被试验证明(Ⅰ类推荐,证据水平A级)。

3. 射血分数保留的心力衰竭患者的降压治疗　推荐同时控制SBP和DBP(Ⅰ类推荐,证据水平A级)、控制心房颤动时的心室率(Ⅰ类推荐,证据水平C级),以及减轻肺淤血和外周水肿(Ⅰ类推荐,证据水平C级)。使用β受体阻滞剂、ACEI、ARB或CCB可能会有效地减轻心力衰竭症状(Ⅱb类推荐,证据水平C级)。

其他的推荐还包括:

噻嗪类利尿剂可用于降压和改善容量负荷及其相关症状。若患者有严重的心力衰竭(NYHA分级Ⅲ~Ⅳ)或伴有严重的肾功能损伤(GFR<30ml/min),此时可以使用袢利尿剂,但其降压效果不如噻嗪类利尿剂。利尿剂的使用应该联合ACEI或ARB和β受体阻滞剂(Ⅰ类推荐,证据水平C级)。

冠心病合并心力衰竭患者最好选择已被证实能够降低死亡率的四种β受体阻滞剂之一,即卡维地洛、美托洛尔、比索洛尔及奈必洛尔。奈必洛尔是一种具有调节一氧化氮特性的选择性β_1受体阻滞剂。奈必洛尔对老年心力衰竭患者的预后和再住院干预治疗效果的研究(SENIORS)[11],入选了2128例70岁以上有心力衰竭病史的患者,其中只有36%患者的LVEF<35%。随访21个月的结果显示,奈必洛尔可降低老年慢性心力衰竭患者的全因死亡或与心血管入院的复合危险,更重要的是,射血分数的高低并不影响奈必洛尔的临床作用。

4. 有肺水肿的急性高血压治疗原则　缺血可以引发急性肺水肿,常见于老年和冠状动脉严重狭窄患者。收缩功能保留和有左心室肥厚的患者,更易发生急性肺水肿。这是因为这些患者的心室扩张受限,以致心室容积发生微小变化就可以导致心室充盈压明显增加。有肺水肿的急性高血压治疗原则与前述的ACS相似(Ⅰ类推荐,证据水平A级)。如果患者血流动力学不稳定,应该推迟用药直到心力衰竭稳定控制。

以上关于降压药物的选择总结见表2。

表2　2013有效控制高血压的科学建议:降压药物的选择

疾病	推荐药物
冠心病、心肌梗死后	β受体阻滞剂,ACEI
收缩性心力衰竭	ACEI或ARB,β受体阻滞剂,醛固酮拮抗剂,噻嗪类利尿剂
舒张性心力衰竭	ACEI或ARB,β受体阻滞剂,噻嗪类利尿剂
糖尿病	ACEI或ARB,β受体阻滞剂,噻嗪类利尿剂,CCB
肾病	ACEI或ARB
卒中或TIA	噻嗪类利尿剂,ACEI

(林曙光　陈鲁原)

参考文献

[1] Rosendorff C, Lackland DT, Allison M, et al. Treatment of hypertension in patients with coronary artery disease: A scientific statement from the American Heart Association, American College of Cardiology, and American Society of Hypertension. J Am Soc Hypertens, 2015, 9(6): 453-498.

[2] Pepine CJ, Handberg EM, Cooper-DeHoff RM, et al, for the INVEST Investigators. A calcium antagonist vs a non-calcium antagonist hypertension treatment strategy for patients with coronary artery disease. The International Verapamil-Trandolapril Study (INVEST): a randomized controlled trial. JAMA, 2003, 290(21): 2805-2816.

[3] Bangalore S, Messerli FH, Wun CC, et al for the Treating to New Targets Steering Committee and Investigators.J-curve revisited: an analysis of blood pressure and cardiovascular events in the Treating to New Targets (TNT) Trial. Eur Heart J, 2010, 31(23): 2897-2908.

[4] KM Fox and EURopean trial On reduction of cardiac events with Perindopril in stable coronary Artery disease Investigators. Efficacy of perindopril in reduction of cardiovascular events among patients with stable coronary artery disease: randomised, double-blind, placebo-controlled, multicentre trial (the EUROPA study). Lancet, 2003, 362(9386): 782-788.

[5] Poole-Wilson PA, Lubsen J, Kirwan BA, et al. Effect of long-acting nifedipine on mortality and cardiovascular morbidity in patients with stable angina requiring treatment (ACTION trial): randomised controlled trial. Lancet, 2004, 364(9437): 849-857.

[6] Van Bemmel T, Gussekloo J, Westendorp RGJ, et al. In a population-based prospective study, no Association between high blood pressure and mor-tality after age 85 years. J Hypertens, 2006, 24(2): 287-292.

[7] Molander L, Lövheim H, Norman T, et al. Lower systolic blood pressure is associated with greater mortality in people aged 85 and older. J Am Geriatr Soc, 2008, 56(10): 1853-1859.

[8] Jordan J, Yumuk V, Schlaich M, et al. Joint statement of the European Association for the Study of Obesity and the European Society of Hypertension: obesity and difficult to reat arterial hypertension. J Hypertens, 2012, 30(6): 1047-1055.

[9] Landsberg L, Aronne LJ, Beilin L, et al. Obesity-Related Hypertension: Pathogenesis, Cardiovascular Risk and Treatment. A Position Paper of The Obesity Society and the American Society of Hypertension. J Clin Hypertens (Greenwich), 2013, 15(1): 14-33.

[10] Hirsch AT, Haskal ZJ, Hertzer NR, et al. ACC/AHA 2005 Practice Guidelines for the management of patients with peripheral arterial disease (lower extremity, renal, mesenteric, and abdominal aortic): a collaborative report from the American Association for Vascular Surgery/Society for Vascular Surgery, Society for Cardiovascular Angiography and Interventions, Society for Vascular Medicine and Biology, Society of Interventional Radiology, and the ACC/AHA Task Force on Practice Guidelines. Circulation, 2006, 113(11): e463-e654.

[11] Flather MD, Shibata MC, Coats AJ, et al. Randomized trial to determine the effect of nebivolol on mortality and cardiovascular hospital admission in elderly patients with heart failure (SENIORS). Eur Heart J, 2005, 26(3): 215-225.

他汀对女性心血管疾病一级预防的价值

在世界范围内心血管疾病（cardiovascular disease，CVD）仍是女性的首位死亡原因[1]。我国的情况更不容乐观，我国女性心血管疾病患病率和死亡率均呈上升趋势[2]。我国心血管疾病发病率逐年升高是多种危险因素共同作用的结果，多项研究资料一致显示血清总胆固醇（total cholesterol，TC）升高是心血管疾病的独立危险因素[3]。目前，中国人群血脂异常的知晓率、治疗率和达标率严重不足，中国糖尿病和代谢异常研究提示在 TC≥5.18mmol/L 或正在服用降胆固醇药物治疗的中国人群中，高胆固醇血症的知晓率、治疗率和控制率在男性为 12.8%、6.1% 和 3.3%，在女性为 9.3%、4.1% 和 2.2%，女性高胆固醇血症的知晓率、治疗率和控制率更是低于男性[4]。基于此，我们更应关注女性冠心病危险因素的控制，尤其是女性血脂异常的防控。本文将聚焦他汀类药物在女性心血管疾病一级预防中的价值。

一、他汀在心血管疾病一级预防中的作用

他汀类药物已是冠心病二级预防的基石药物，但他汀类药物在心血管疾病一级预防中的作用尚存争议。2009 年的 Brugts 等[5]对有心血管危险因素但无心血管疾病的人群的荟萃分析结果显示他汀类药物可明显降低 12% 的全因死亡率、30% 的主要冠脉事件和 19% 的主要脑血管事件。与此相反，Ray 等[6]的荟萃分析结果显示他汀类药物可降低高危心血管疾病患者全因死亡率约 9%，但无统计学差异。每个荟萃分析纳入的研究不尽相同是研究结果不一致的原因之一，而且多数荟萃分析纳入的研究也包括部分已确诊的冠心病患者，可能不能为一级预防提供准确的信息。

近几年的大规模荟萃分析越来越多地支持他汀类药物在心血管疾病一级预防中的应用。2012 年来自胆固醇治疗试验协作组（CTT）的荟萃分析[7]评估了不同危险分层的人群应用他汀类药物治疗是否获益，入选 27 项随机对照试验，纳入 174 149 例受试者，根据 5 年主要血管事件风险将患者分为 5 组（<5%、5%~10%、10%~20%、20%~30% 和≥30%），主要终点为低密度脂蛋白胆固醇（low density lipoprotein cholesterol，LDL-C）水平每下降 1mmol/L 主要血管事件（包括非致死性心肌梗死、冠心病死亡、卒中和冠状动脉血运重建）的降低。结果显示对无血管疾病的受试者，LDL-C 每下降 1mmol/L，血管事件的发生风险降低 25%，全因死亡降低 9%；对 5 年主要血管事件风险 <10% 的低风险人群，他汀类药物仍可显著降低患者的主要血管事件。该研究结果表明对低危的无血管疾病患者，他汀类药物治疗的获益大于风险。2013 年 Taylor 等[8]对他汀类药物在心血管疾病一级预防中的作用作了系统综述，通过对 18 项研究的汇总分析，结果显示他汀类药物降低全因死亡率 14%，降低致死和非致死性心血管事件 25%。这两项荟萃分析均支持他汀类药物在心血管疾病一级预防中的应用。但在临床中对低危心血管疾病风险患者应用他汀类药物尚需考虑经济效益和长期应用的获益 / 风险比等问题[9]。

二、他汀对女性心血管疾病一级预防的价值

由于关于他汀类药物的临床研究中纳入的女性人群比例偏低和很多临床试验并没有专门针对性别的差异分析等原因[10]，我们很难准确获取他汀类药物在女性心血管疾病一级预防中的治疗效果，不同的荟萃分析研究结果也不一致。Petretta 等[11]的荟萃分析包括 8 项随机对照临床研究，共纳入 19 052 例女性和 30 194 例男性，平均随访 3.9 年，结果显示他汀类药物显著降低男性的冠心病事件（包括冠心病死亡、非致死性心肌梗死、不稳定型心绞痛和心源性猝死），不能降低女性的冠心病事件，亦不能减少男性和女性的全因死亡率。另一项 Bukkapatnam 等[12]的荟萃分析包括 6 项随机对照试验，结果显示对无心血管疾病中度血脂异常的女性患者，他汀类药物可以预防女性的冠心病事件（心肌梗死、心绞痛、卒中、血运重建、充血性心力衰竭、脑血管疾病、症状性周围血管病和冠心病死亡），但不能降低全因死亡率。JUPITER 研究是

一项相对较新的评价他汀类药物一级预防的获益和风险的临床研究，该研究入选了 6801 例年龄≥60 岁的女性和 11 001 例年龄≥50 岁的男性，入选者的超敏 C 反应蛋白偏高但 LDL-C 不高，因他汀治疗组明显获益在随访 1.9 年时提前终止[13]。Mora 等[14]对 JUPITER 研究中的女性和男性人群作了对比分析，结果显示他汀类药物在降低女性的主要终点事件（包括心肌梗死、卒中、因不稳定型心绞痛住院、动脉血运重建和心源性死亡的复合终点）方面与男性相似（女性和男性分别下降 46% 和 42%）；女性主要终点事件发生率低于男性，在血运重建和不稳定型心绞痛的下降方面女性更为明显；全因死亡率在女性和男性的下降比例也相似；该研究还发现对 Framingham 风险评分 5%~10% 的女性和 Framingham 风险评分 >10% 的女性他汀类药物获益是相似的。JUPITER、AFCAPS/TexCAPS、MEGA 均为一级预防研究，将这 3 项研究进行荟萃分析显示他汀类药物与对照组相比可使女性心血管事件下降约 1/3，但总死亡率的下降无统计学差异[14]。最新的 2015 年 CTT 荟萃分析[15]进一步探讨他汀类药物的心血管获益是否存在性别差异，共纳入 27 项随机对照试验，174 149 例受试者（其中女性占 26.8%），该荟萃分析包括心血管疾病二级预防和一级预防人群，结果显示 LDL-C 每降低 1mmol/L，女性和男性在主要血管事件降低方面无显著差异（女性降低 16%，男性降低 22%），全因死亡率的降低亦无性别差异（女性和男性分别为 9% 和 10%）；对既往有明确血管疾病的患者，他汀类药物对女性和男性在减少血管事件上无显著差异（女性和男性分别为 16% 和 21%），对既往无血管疾病的患者即一级预防的人群，女性和男性在减少血管事件上是有显著差异的（女性和男性分别为 15% 和 28%）。该研究结果表明总体上他汀类药物的心血管获益无明显性别差异，仔细分析可以看到在心血管疾病的一级预防方面，虽然他汀类药物在女性是获益的，但女性的获益效力弱于男性。

总体而言，现有证据倾向支持他汀类药物在女性心血管疾病一级预防中的应用。我们也看到他汀类药物在女性的应用中尚存在一些问题，一方面，在心血管疾病高危人群高胆固醇血症的控制率尚不理想[4,16]，有研究显示在老年女性他汀类药物的应用较男性低约 20%[17]；另一方面，虽然他汀类药物总体是比较安全的，但他汀类药物的有些不良反应可能存在性别差异，如女性较男性可能更容易出现他汀类药物相关的肌肉不良反应[18]，在 JUPITER 研究中发现女性新发糖尿病的风险略高于男性[14]，遗憾的是多数临床研究并没有包括肌病及新发糖尿病等他汀类药物不良反应方面的数据。此外，关于一级预防的临床试验随访时间相对较短，缺乏 5 年以上的长期随访研究，低危女性患者本身心血管事件的发生率偏低，对这些患者是否可从他汀类药物长期获益仍需更多的研究来验证。

目前多数血脂管理指南对他汀类药物在女性一级预防应用方面的推荐建议与男性相同[19-21]，不同指南采用不同的风险评估体系对患者进行危险分层后再决定调脂策略。2011 年欧洲血脂异常管理指南采用 EURO-SCORE 评分对患者进行整体心血管风险评估，对心血管疾病高风险人群（5%≤EURO-SCORE 评分 <10%），LDL-C 目标值为小于 2.5mmol/L（100mg/ml），对心血管疾病中度风险人群（1%<EURO-SCORE 评分≤5%），LDL-C 目标值为小于 3.0mmol/L（115mg/ml）[19]。2013 年 ACC/AHA 血脂管理指南放弃了 LDL-C 目标值，明确了 4 类动脉粥样硬化性心血管疾病（atherosclerotic cardiovascular disease，ASCVD）他汀类药物获益人群，其中 3 类为一级预防人群，一级预防采用 Pooled Cohort Equations 来评价 10 年发生 ASCVD 的风险，4 类他汀类药物获益人群分别为：①临床存在 ASCVD（二级预防）；②原发性 LDL-C≥190mg/dl；③无临床 ASCVD 的糖尿病，年龄 40~75 岁，LDL-C 为 70~189mg/dl；④无临床 ASCVD 或糖尿病，年龄 40~75 岁，LDL-C 为 70~189mg/dl，且 10 年 ASCVD 风险≥7.5% 者[20]。

综上所述，冠心病是严重威胁女性健康的疾病，血脂异常是重要的可调控的危险因素[22]。他汀类药物在动脉粥样硬化性心血管疾病的二级预防中可明显改善患者的预后。他汀类药物在女性心血管疾病一级预防中的有益作用正在被越来越多的大规模临床试验所证实。但是关于女性长期应用他汀类药物进行一级预防仍面临一些尚未解决的问题，如在降低死亡率的效力方面、在药物不良反应方面等。我们希望更多的临床研究纳入更多的女性人群，也期待针对更大规模女性的一级预防研究以解决这些问题。

（陈红　刘传芬）

参考文献

[1] Mosca L, Benjamin EJ, Berra K, et al. Effectiveness-based guidelines for the prevention of cardiovascular disease in women--2011 update: a guideline from the American Heart Association. Circulation, 2011, 123(11): 1243-1262.

[2] 国家卫生和计划生育委员会. 2014 中国卫生和计划生育统计年鉴. 北京: 中国协和医科大学出版社, 2014.

[3] Prospective Studies Collaboration, Lewington S, Whitlock G, et al. Blood cholesterol and vascular mortality by age, sex, and blood pressure: a meta-analysis of individual data from 61 prospective studies with 55 000 vascular deaths. Lancet, 2007, 370(9602): 1829-1839.

[4] Yang W, Xiao J, Yang Z, et al. Serum Lipids and Lipoproteins in Chinese Men and Women. Circulation, 2012, 125(8): 2212-2221.

[5] Brugts JJ, Yetgin T, Hoeks SE, et al. The benefits of statins in people without established cardiovascular disease but with cardiovascular risk factors: meta-analysis of randomised controlled trials. BMJ, 2009, 338: b2376.

[6] Ray KK, Seshasai SR, Erqou S, et al. Statins and all-cause mortality in high-risk primary prevention: a meta-analysis of 11 randomized controlled trials involving 65,229 participants. Arch Intern Med, 2010, 170(12): 1024-1031.

[7] Cholesterol Treatment Trialists' (CTT) Collaborators, Mihaylova B, Emberson J, et al. The effects of lowering LDL cholesterol with statin therapy in people at low risk of vascular disease: meta-analysis of individual data from 27 randomised trials. Lancet, 2012, 380(9841): 581-590.

[8] Taylor F, Huffman MD, Macedo AF, et al. Statins for the primary prevention of cardiovascular disease. Cochrane Database Syst Rev, 2013, 1: CD004816.

[9] Reiner Z. Statins in the primary prevention of cardiovascular disease. Nat Rev Cardiol, 2013, 10(8): 453-464.

[10] Kim ES, Menon V. Status of women in cardiovascular clinical trials. Arterioscler Thromb Vasc Biol, 2009, 29(3): 279-283.

[11] Petretta M, Costanzo P, Perrone-Filardi P, et al. Impact of gender in primary prevention of coronary heart disease with statin therapy: a meta-analysis. Int J Cardiol, 2010, 138(1): 25-31.

[12] Bukkapatnam RN, Gabler N B, Lewis WR. Statins for primary prevention of cardiovascular mortality in women: a systematic review and meta-analysis. Prev Cardiol, 2010, 13(2): 84-90.

[13] Ridker PM, Danielson E, Fonseca FA, et al. Rosuvastatin to prevent vascular events in men and women with elevated C-reactive protein. N Engl J Med, 2008, 359(21): 2195-2207.

[14] Mora S, Glynn RJ, Hsia J, et al. Statins for the primary prevention of cardiovascular events in women with elevated high-sensitivity C-reactive protein or dyslipidemia: results from the Justification for the Use of Statins in Prevention: An Intervention Trial Evaluating Rosuvastatin (JUPITER) and meta-analysis of women from primary prevention trials. Circulation, 2010, 121(9): 1069-1077.

[15] Cholesterol Treatment Trialists' (CTT) Collaboration, Fulcher J, O'Connell R, et al. Efficacy and safety of LDL-lowering therapy among men and women: meta-analysis of individual data from 174 000 participants in 27 randomised trials. Lancet, 2015, 385(9976): 1397-1405.

[16] Kotseva K, Wood D, De Backer, et al. EUROASPIRE Ⅲ. Management of cardiovascular risk factors in asymptomatic high-risk patients in general practice: cross-sectional survey in 12 European countries. Eur J Cardiovasc Prev Rehabil, 2010, 17(5): 530-540.

[17] Bhattacharjee S, Findley PA, Sambamoorthi U. Understanding gender differences in statin use among elderly Medicare beneficiaries: an application of decomposition technique. Drugs Aging, 2012, 29(12): 971-980.

[18] Stroes ES, Thompson PD, Corsini A, et al. Statin-associated muscle symptoms: impact on statin therapy-European Atherosclerosis Society Consensus Panel Statement on Assessment, Aetiology and Management. Eru Heart J, 2015, 36(17): 1012-1022.

[19] European Association for Cardiovascular Prevention & Rehabilitation, Reiner Z, Catapano AL, et al. ESC/EAS Guidelines for the management of dyslipidaemias: the Task Force for the management of dyslipidaemias of the European Society of Cardiology (ESC) and the European Atherosclerosis Society (EAS). Eur Heart J, 2011, 32(14): 1769-1818.

[20] Stone NJ, Robinson J, Lichtenstein AH, et al. 2013 ACC/AHA Guideline on the treatment of blood cholesterol to reduce atherosclerotic cardiovascular risk in adults: a report of the American College of Cardiology/American Heart Association Task Force on Practice Guidelines. Circulation, 2014, 129(25suppl 2): S1-S45.

[21] Expert Dyslipidemia Panel of the International Atherosclerosis Society Panel members. An International Atherosclerosis Society Position Paper: Global recommendations for the management of dyslipidemia--full report. J Clin Lipidol, 2014, 8(1): 29-60.

[22] Mehta PK, Wei J, Wenger NK. Ischemic heart disease in women: a focus on risk factors. Trends Cardiovasc Med, 2015, 25(2): 140-151.

老年人群应用他汀风险与获益再评价

近年来，大量流行病学及临床试验证实，他汀类药物是安全、有效的调脂药物，在动脉粥样硬化性心血管疾病（atherosclerotic cardiovascular disease，ASCVD）预防中的作用受到重视。由于老年人 ASCVD 高发、心血管病的整体危险增加，治疗血脂异常的绝对获益增加，应积极使用他汀类药物；但因老年人肝肾功能减退、常合并多种疾病、需联用多种药物，应用他汀类药物的风险增加，应高度关注。本文对老年人群应用他汀类药物获益的证据与风险进行综述。

一、老年人群应用他汀的临床证据

多项临床试验证实，他汀类药物在心脑血管疾病一级预防和二级预防中作用明确，但缺乏专为 80 岁以上老年人设计的他汀类药物防治心脑血管病的临床试验证据。

（一）老年人群应用他汀类药物一级预防的证据

早年的 AFCAPS /TexCAPS[1]、ASCOT-LLA[2]、CHS[3]研究老年亚组分析显示，他汀类药物可明显降低老年患者的心血管事件，疗效与年轻人相似甚至更明显。JUPITER（Justification for the Use of statins in Primary prevention：an Intervention Trial Evaluating Rosuvastatin）[4]研究是瑞舒伐他汀用于一级预防的重要试验。研究显示，瑞舒伐他汀 20mg/d 降低主要终点事件（首次发生心血管死亡、心肌梗死、卒中、不稳定型心绞痛、冠状动脉血管成形术）的风险；对其中 5695 例年龄≥70 岁的老年亚组[5]分析显示，瑞舒伐他汀组较安慰剂组主要终点事件的风险降低 39%（1.22 比 1.99 每 100 人·年；HR 0.61；95%CI，0.46~0.82；$P<0.001$），疗效与 <70 岁的患者相似，两组间严重不良事件发生率无明显差异。WOSCOPS 随机试验（苏格兰西部冠状动脉预防研究）比较了普伐他汀（40mg）和安慰剂治疗高脂血症但无心肌梗死病史患者的疗效（6595 名男性），其主要结果在 1995 年发布。5 年随访结果显示，患者的非致命性心肌梗死或心血管死亡风险降低 31%。2014 年 11 月 18 日，WOSCOPS 试验 20 年随访结果[6]在 AHA 2014 年会上公布。经过 20 年随访，患者的平均年龄达到 75 岁。结果显示，与安慰剂组相比，普伐他汀组患者的冠心病死亡率下降了 27%（$P<0.001$），全因死亡率下降了 13%（$P<0.001$），普伐他汀持续改善患者的心血管预后，两组间非心血管事件和癌症发生率相似。

（二）老年人群使用他汀类药物二级预防的证据

他汀类药物用于心脑血管疾病二级预防的临床证据如 4S[7]、CARE[8]、LIPID[9]、HPS[10]、GREACE[11]、PROVE IT-TIMI 22[12]等研究，老年亚组分析显示，他汀类药物降低老年患者的全因死亡率、冠心病死亡率、心肌梗死及卒中发生率，获益与年轻人相当。大剂量他汀治疗的 IDEAL[13]、TNT[14]、MIRACL[15]研究中老年亚组分析显示，接受大剂量他汀治疗后老年患者的不良反应增加，因不良反应所致的停药率增加。Early Intensive vs a Delayed Conservative Simvastatin Strategy in patients with Acute Coronary Syndromes-Phase Z of the A to Z trial[16]老年亚组分析显示，4497 例急性冠状动脉综合征（ACS）患者使用辛伐他汀 40~80mg/d 较 20mg/d 未进一步降低主要血管事件，随用药剂量的增加，谷丙转氨酶异常、横纹肌溶解的发生率明显增加。PROSPER（Prospective Study of Pravastatin in the Elderly at Risk）[17]是专为老年人设计的前瞻性随机、双盲、对照试验，入选了 5804 例 70~82 岁（平均 75 岁）有冠状动脉疾病或危险因素的老年人，经过平均 3.2 年普伐他汀 40mg/d 的治疗，主要终点事件（冠心病死亡、非致命性心肌梗死或卒中）的发生率降低 15%，冠心病死亡和非致死性心肌梗死的发生率降低 19%；总死亡率未降低，癌症所致的死亡及新发癌症增加。8.6 年的 PROSPER 延长随访[18]显示，致死性冠状动脉事件和冠心病再入院率降低，卒中及全因死亡率未降低，癌症风险未增加。SAGE（Study Assessing Goals in the Elderly）[19]是专为老年人设计的前瞻性多中心、随机、双盲、对照临床试验，入选 893 例 65~85 岁的稳定性冠心病患者，给予阿托伐他汀 80mg/d 或普伐他汀 40mg/d，随访 12 个月的结果显示，阿托伐他汀组 TC、LDL-C 水平和总死亡率更低，但主要终点心血管事件发生率降低无统计学意义（8.1% 比 11.2%），肝功能异常发生率（4.3%）显著高于普伐他汀组（0.2%）。

目前缺乏高龄老年人应用他汀类药物治疗的大规模随机对照临床试验证据。瑞典注册研究[20]对 14 907 例 >80 岁的急性心肌梗死住院患者进行随访，结果显示，他汀治疗降低全因死亡率及心血管疾病死亡率，不增加癌症死亡率。Foody 等[21]观察了 8432 例急性心肌梗死出院的老年患者（年龄≥65 岁，其中约 40% 年龄≥80 岁）应用他汀的情况，3 年随访发现带他汀出院者比未带他汀出院者总死亡率下降[35.1% vs 51.7%；HR 0.97（0.87~1.09）][35]。Cooke 等[22]观察 4232 例 66~101 岁（平均 77.5 岁）的老年人群，2.3 年随访发现出院用他汀的冠心病患者比未用他汀者死亡率明显下降（11.4% vs 35.9%）（HR 0.74[0.63~0.88]）。Eaton 等[23]观察了 2626 例住疗养院的心血管疾病患者，年龄 >65 岁，其中 935 例 >85 岁，男性、女性、75~84 岁与≥85 岁组应用他汀均显著获益，应用他汀者总死亡率下降（20.2% 比 32.3%，HR 0.69［95% CI，0.58~0.81］）。Aronow 和 Ahn[24]观察了 770 例年龄 >80 岁、心肌梗死后且 LDL≥125mg/dl 的患者，随访 3.0 年显示，应用他汀者的所有年龄组（包括 91~100 岁）新发冠状动脉事件减少（56% 比 81%，$P<0.001$）。Allen Maycock 等[25]观察了 655 例≥80 岁的冠心病患者应用他汀的情况，随访 3.3 年，他汀治疗组总死亡率比对照组下降 20%（分别为 9% 与 29%，HR 0.50［95% CI，0.26~0.96］）。

（三）老年人群应用他汀类药物的荟萃分析

对 4S、CARE、LIPID、HPS、PLAC Ⅰ、REGRESS、FLARE、LIPS 和 PROSPER 研究的荟萃分析[26]涉及 19 569 例 65~82 岁的冠心病患者，结果显示，他汀类药物降低全因死亡率、冠心病病死率、非致命心肌梗死及卒中发生率。对 AFCAPS/TexCAPS、ALLHAT-LLT、ASCOT-LLA、CARDS、JUPITER、MEGA、PROSPER 及 Savarese 等[27]研究的荟萃分析纳入 24 674 例老年人，结果显示他汀治疗较安慰剂组心肌梗死风险下降 39.4%、卒中风险下降 23.8%，全因死亡率及心血管死亡率无显著降低，新发癌症的患病率无差异。Yan 等[28]对 5 个临床试验 11 132 例老年冠心病患者的荟萃分析显示，强化与非强化他汀治疗总死亡率无显著差异，但心血管疾病事件（包括非致死性心肌梗死、卒中以及冠状动脉血运重建）减少。

二、老年人群应用他汀类药物的安全性评价

老年人群肝肾功能减低、合并疾病多、联合用药多，比年轻人更易发生药物不良反应。对安全性的顾虑是老年人群应用他汀类药物受限的重要原因。

（一）他汀类药物与肝损伤

肝酶［谷丙转氨酶（ALT）和谷草转氨酶（AST）］水平升高是他汀类药物常见的不良反应，多为轻 - 中度升高［<3 倍正常上限（ULN）］。他汀类药物对肝酶的影响与剂量相关，应用大剂量他汀类药物，ALT 和 AST 升高的比例为（20~30）/1000 人，小剂量他汀类药物仅为（1~2）/1000 人[29,30]。IDEAL、TNT、MIRACL 等多项临床试验显示，与小剂量他汀相比，老年人应用大剂量他汀类药物治疗的肝酶水平升高或肝功能异常比例增加，甚至因此中断治疗。

美国国家脂质协会（NLA）对应用他汀者建议用药前常规检测肝酶，用药后不要求常规检测[31]。针对老年人用药，我国《血脂异常老年人使用他汀类药物中国专家共识》推荐应用他汀类药物的老年人监测肝酶，ALT、AST 水平 >3×ULN 时应停用他汀类药物并复查，直至恢复正常[32]。他汀类药物禁用于活动性肝病、失代偿性肝硬化及急性肝衰竭、不明原因转氨酶水平持续升高和任何原因血清转氨酶水平升高 >3×ULN 的患者。

（二）他汀类药物与肌肉损害

他汀相关肌肉症状（statin-associated muscle symptoms，SAMS）是影响高龄人群应用他汀的重要因素。伴有明显肌酸激酶（CK）水平升高的他汀相关肌病发病率极少，是他汀的严重副作用[33]。在应用标准剂量他汀的人群中，他汀相关肌病的发病率为 0.01%~0.1%。他汀类药物相关的肌损伤可表现为：①肌痛或乏力，不伴 CK 水平升高；②肌炎、肌痛或乏力等肌肉症状伴 CK 水平升高；③横纹肌溶解，有肌痛或乏力等肌肉症状并伴 CK 水平显著升高（>10×ULN）、血肌酐升高，常有尿色变深及肌红蛋白尿，可引起急性肾衰竭。他汀类药物诱发横纹肌溶解的风险为 0.04%~0.20%，相关肌肉症状的发生率为 1.5%~3.0%、老年人为

0.8%~13.2%[34]。

欧洲动脉粥样硬化协会（EAS）《他汀相关肌肉症状专家共识》[33]指出，高龄、女性、体型瘦小及亚裔患者在接受他汀治疗时发生肌肉不良反应的风险增高。并存其他疾病时，患者对于他汀的耐受性也可能降低，进而增加肌肉不良反应的风险。例如急性感染、甲状腺功能减退、严重肝肾功能减退、严重创伤等应激状态、糖尿病、接受大型手术等患者，应用他汀治疗时也应加强监测，必要时减小剂量甚至暂停用药。药物之间相互作用也是发生肌肉不良反应的高危因素。多种常用药物，如钙拮抗剂、卡维地洛、格列奈类、胺碘酮、普罗帕酮、酮康唑、氟康唑、红霉素、吉非贝齐等会对他汀的药代动力学状态产生影响，与他汀类联用时需密切注意。他汀的肌肉不良反应风险呈剂量相关性，接受大剂量他汀治疗后肌病的风险增加。老年人常合并肝肾功能异常、多种疾病并存、多种药物合用，这些均是他汀类相关肌损伤的易发因素。部分患者服药后肌酶水平升高，虽无肌肉症状，也不能排除他汀类药物的不良反应；同时还应除外其他原因所致的肌酶升高，如创伤、剧烈运动、甲状腺疾病、感染、原发性肌病等。由于老年人的肌无力、肌痛也可见于老年性骨关节病和肌肉疾病，需要根据肌酶和肌肉症状的变化特点鉴别诊断。

NLA 推荐对于应用他汀类药物后出现肌肉症状的患者进行肌活检了解有无神经 - 肌肉疾病[35]。EAS 建议如果确定患者有 SAMS，在停用他汀 2 周至 4 周后，重新给予患者另一种他汀，尝试使用低剂量或隔日服用，不能耐受者可每周服用两次他汀。如果仍然不成功，可尝试其他降脂药物，如依折麦布，或依折麦布加用贝特类药物，或加用胆酸螯合剂，使 LDL-C 达到目标水平。我国《2015 版血脂异常老年人使用他汀类药物中国专家共识》推荐老年人使用他汀类药物时需关注有无肌痛、肌肉压痛、肌无力、乏力等症状并监测肌酶，如 CK 水平升高 >5×ULN，应停用他汀类药物并复查，直至恢复正常[32]；若 CK 水平未恢复正常，应排除其他原因，如外伤、甲状腺功能减退、原发性肌病等。

（三）他汀类药物与慢性肾脏病

随着多项大规模临床试验结果的公布，慢性肾脏病（CKD）患者应用他汀类药物预防 ASCVD 的比例逐渐增加。SHARP（Study of Heart and Renal Protection）[36]共纳入 9270 例无心肌梗死或冠状动脉血运重建病史的 CKD 患者，结果显示，辛伐他汀 + 依折麦布治疗减少 17% 的主要冠状动脉硬化事件，心肌梗死或冠心病死亡率呈下降趋势，但无显著性差异；非出血性脑卒中、动脉血管重建发生率显著降低。事后分析显示，他汀类药物不会导致 CKD 患者肾功能恶化[37]。他汀治疗可显著降低 CKD 患者的心脑血管事件风险，但在透析或肾移植患者中，心脑血管事件的发生率降低无显著差异。Cochrane 荟萃分析[38]收集了 26 项（n=25 017）他汀与安慰剂的对照研究，结果表明，对于未接受肾脏替代治疗的 CKD 患者，他汀类药物对肾功能无不良影响，不同他汀类药物对 CKD 患者肾功能的影响无显著差异。改善全球肾脏病预后组织（KDIGO）对于≥50 岁、CKD 1~5 期的患者推荐如下：估算肾小球滤过率（eGFR）≥60ml/（min·1.73m^2）（CKD 1~2 期）者推荐应用他汀类药物，eGFR<60ml/（min·1.73m^2）（CKD 3a~5 期）且未进行透析或肾移植者推荐他汀类药物或他汀类药物与依折麦布联用[39]。《2015 版血脂异常老年人使用他汀类药物中国专家共识》推荐老年人应用他汀前评估肾功能，依据肾功能不全程度选择他汀类药物的种类及剂量。

（四）他汀类药物与新发糖尿病

他汀类药物治疗增加新发糖尿病的风险，老年患者尤其明显。Culver 等[40]对 150 000 例 50~70 岁的非糖尿病女性患者平均 6~7 年的随访显示，服用他汀类药物的女性糖尿病患者患病率增加。Sattar 等[41]的荟萃分析显示，与对照组相比，他汀类药物治疗组患者的新发糖尿病风险增加。所有他汀类药物均增加新发糖尿病的风险，回归分析显示老年患者使用他汀类药物的新发糖尿病风险更大。Preiss 等[42]的荟萃分析显示，与标准剂量他汀类药物治疗组相比，强化他汀类药物治疗组患者的心血管事件发生风险降低、新发糖尿病风险增加。他汀类药物对心血管疾病的总体获益与糖尿病风险比为 9∶1，他汀类药物对心血管疾病的保护作用远大于新发糖尿病风险。基于此，NLA 对无糖尿病患者开始他汀类药物治疗的建议为：有糖尿病风险者开始他汀类药物治疗前检测空腹血糖或糖化血红蛋白（HbA1c）水平，强调他汀类药物治疗过程中通过控制饮食和体力活动来维持体重的重要性，如治疗过程中发生糖尿病，强调减轻体重并提供适当的饮食和行为指导，必要时应用降糖药物[43]。

(五)他汀类药物与认知功能

关于他汀类药物对认知功能的影响存在争议。2005年Bernick等[44]发表了一项研究,对CHS(Cardiovascular Health Study)中3334例≥65岁无痴呆或存在明显脑血管疾病的老年人随访7年显示,他汀类药物致老年人认知功能轻度下降。基于多项观察性研究,2012年美国食品与药物管理局(FDA)对他汀类药物可引起认知功能障碍提出了警示。Ott等[45]对25项安慰剂对照的大规模临床试验共4万余例患者的荟萃分析表明,他汀类药物治疗对认知功能无不良影响。Swiger等[46]的荟萃分析表明,他汀类药物短期使用不影响认知功能,长期使用对预防动脉硬化导致的血管性痴呆有益。NLA认为应用他汀类药物的心血管疾病获益远超过认知功能障碍的不良反应[47]。如患者在他汀类药物治疗过程中出现神经系统症状,应评估是否为他汀类药物的不良反应,必要时停药观察。

(六)他汀类药物与其他药物的相互作用

老年人常合并多种疾病,往往联用多种药物,而他汀类药物由于其代谢特点,可与多种药物发生相互作用而增加不良反应的发生风险。联用其他药物时需依据他汀类药物的特点,尽量选择不同代谢途径的药物。辛伐他汀、洛伐他汀、阿托伐他汀经肝脏细胞色素P450酶(CYP)3A4代谢;氟伐他汀主要经CYP 2C9代谢;瑞舒伐他汀90%以原形排泄,约10%经CYP 2C9代谢。普伐他汀、匹伐他汀不通过CYP 3A4代谢。经CYP450 3A4代谢的他汀,与CYP 3A4抑制剂联合应用时可增加不良反应发生的风险,增加横纹肌溶解等严重不良反应的风险。与他汀类药物合用导致不良反应增加的CYP 3A4抑制剂有:大环内酯类抗生素(如红霉素类、克拉霉素)、吡咯类抗真菌药(如奈法唑酮、伊曲康唑)、利福平、贝特类(尤其是吉非贝齐)、环孢素、他莫昔芬、胺碘酮、华法林、硝苯地平、维拉帕米、地尔硫䓬、卡维地洛、西咪替丁、质子泵抑制剂、HIV蛋白酶抑制剂等。此外,大量饮用西柚汁、酗酒等也增加肌病发生的风险。环孢素、胆汁酸盐、硫酸盐、甲状腺素、甲氨蝶呤等影响OATP2介导的匹伐他汀转运,应避免与匹伐他汀合用。

三、老年人群应用他汀的建议和注意事项[32]

老年人并非使用他汀类药物的禁忌人群,应根据心血管疾病的危险分层,结合生理年龄、肝肾功能、伴随疾病、合并用药、预期寿命等,充分衡量调脂治疗的利弊,积极、稳妥地选择调脂药物。

应根据老年人个体特点选择调脂药物,如无特殊原因或禁忌证,应鼓励具有多种ASCVD危险因素的老年人使用他汀类药物。对于不能耐受他汀的老年患者,可考虑:①更换药代动力学特征不同的另一种他汀;②减少他汀剂量;③隔日用药。

他汀类药物相关的肌肉、肝脏、肾脏损伤及新发糖尿病等不良反应随他汀剂量增大而增加。老年ASCVD患者使用他汀应从小或中等剂量开始,以后根据他汀疗效调整剂量,以避免他汀的不良反应。

老年人的生理变化导致肝肾功能减退、常使用多种药物,应重视药物间的相互作用。合并用药选择不当,可增加药物的副作用或降低疗效。应尽量选用肝内或体内代谢途径不同的药物。

结　语

他汀类药物是心脑血管疾病治疗的基石,在一级预防和二级预防中均具有充分的证据。老年人群他汀类药物治疗获益与年轻人相当,甚至优于年轻人。由于老年人群肝肾功能减退、合并疾病多、常联用多种药物,易于发生药物不良反应。因此,老年人在应用他汀类药物治疗过程中,需充分评估获益/风险,依据患者自身特点,选择合适的剂量,并注意监测,及时发现并处理不良反应。

(陈亚红　刘梅林　冯雪茹)

参考文献

[1] Downs JR, Clearfield M, Weis S, et al. Primary prevention of acute coronary events with lovastatin in men and women with average cholesterol levels: results of AFCAPS/TexCAPS. Air Force/Texas Coronary Atherosclerosis Prevention Study. JAMA, 1998, 279(20): 1615-1622.

[2] Sever PS, Dahlöf B, Poulter NR, et al. Prevention of coronary and stroke events with atorvastatin in hypertensive patients who have average

or lower-than-average cholesterol concentrations, in the Anglo-Scandinavian Cardiac Outcomes Trial--Lipid Lowering Arm (ASCOT-LLA): a multicentre randomised controlled trial. Lancet, 2003, 361 (9346): 1149-1158.

[3] Lemaitre RN, Psaty BM, Heckbert SR, et al. Therapy with hydroxymethylglutaryl coenzyme a reductase inhibitors (statins) and associated risk of incident cardiovascular events in older adults: evidence from the Cardiovascular Health Study. Arch Intern Med, 2002, 162 (12): 1395-1400.

[4] Ridker PM, Danielson E, Fonseca FA, et al. Rosuvastatin to prevent vascular events in men and women with elevated C-reactive protein. N Engl J Med, 2008, 359 (21): 2195-2207.

[5] Glynn RJ, Koenig W, Nordestgaard BG, et al. Rosuvastatin for primary prevention in older persons with elevated C-reactive protein and low to average low-density lipoprotein cholesterol levels: exploratory analysis of a randomized trial. Ann Intern Med, 2010, 152 (8): 488-496.

[6] Packard CJ, Ford I, Murray H, et al. Lifetime clinical and economic benefits of statin-based LDL lowering in the 20-year follow-up of the West of Scotland Coronary Prevention Study. American Heart Association 2014 Scientific Sessions; November 18, 2014. Abstract.

[7] Miettinen TA, Pyörälä K, Olsson AG, et al. Cholesterol-lowering therapy in women and elderly patients with myocardial infarction or angina pectoris: findings from the Scandinavian Simvastatin Survival Study (4S). Circulation, 1997, 96 (12): 4211-4218.

[8] Lewis SJ, Moye LA, Sacks FM, et al. Effect of pravastatin on cardiovascular events in older patients with myocardial infarction and cholesterol levels in the average range. Results of the Cholesterol and Recurrent Events (CARE) trial. Ann Intern Med, 1998, 129 (9): 681-689.

[9] Hunt D, Young P, Simes J, et al. Benefits of pravastatin on cardiovascular events and mortality in older patients with coronary heart disease are equal to or exceed those seen in younger patients: Results from the LIPID trial. Ann Intern Med, 2001, 134 (10): 931-940.

[10] Heart Protection Study Collaborative Group. The effects of cholesterol lowering with simvastatin on cause-specific mortality and on cancer incidence in 20, 536 high-risk people: a randomized placebo-controlled trial. BMC Med, 2005, 3: 6.

[11] Athyros VG, Katsiki N, Tziomalos K, et al. Statins and cardiovascular outcomes in elderly and younger patients with coronary artery disease: a post hoc analysis of the GREACE study. Arch Med Sci, 2013, 9 (3): 418-426.

[12] Ray KK, Bach RG, Cannon CP, et al. Benefits of achieving the NCEP optional LDL-C goal among elderly patients with ACS. Eur Heart J, 2006, 27 (19): 2310-2316.

[13] Pedersen TR, Faergeman O, Kastelein JJ, et al. High-dose atorvastatin vs usual-dose simvastatin for secondary prevention after myocardial infarction: the IDEAL study: a randomized controlled trial. JAMA, 2005, 294 (19): 2437-2445.

[14] Wenger NK, Lewis SJ, Herrington DM, et al. Outcomes of using high- or low-dose atorvastatin in patients 65 years of age or older with stable coronary heart disease. Ann Intern Med, 2007, 147 (1): 1-9.

[15] Olsson AG, Schwartz GG, Szarek M, et al. Effects of high-dose atorvastatin in patients > or =65 years of age with acute coronary syndrome (from the myocardial ischemia reduction with aggressive cholesterol lowering [MIRACL] study). Am J Cardiol, 2007, 99 (5): 632-635.

[16] de Lemos JA, Blazing MA, Wiviott SD, et al. Early intensive vs a delayed conservative simvastatin strategy in patients with acute coronary syndromes: phase Z of the A to Z trial. JAMA, 2004, 292 (11): 1307-1316.

[17] Shepherd J, Blauw GJ, Murphy MB, et al. Pravastatin in elderly individuals at risk of vascular disease (PROSPER): a randomised controlled trial. on behalf of the PROSPER study group. Lancet, 2002, 360 (9346): 1623-1630.

[18] Lloyd SM, Stott DJ, de Craen AJ, et al. Long-term effects of statin treatment in elderly people: extended follow-up of the PROspective Study of Pravastatin in the Elderly at Risk (PROSPER). PLoS One, 2013, 8 (9): e72642.

[19] Deedwania P, Stone PH, Bairey Merz CN, et al. Effects of intensive versus moderate lipid-lowering therapy on myocardial ischemia in older patients with coronary heart disease: results of the Study Assessing Goals in the Elderly (SAGE). Circulation, 2007, 115 (6): 700-707.

[20] Gränsbo K, Melander O, Wallentin L, et al. Cardiovascular and cancer mortality in very elderly post-myocardial infarction patients receiving statin treatment. J Am Coll Cardiol, 2010, 55 (13): 1362-1369.

[21] Foody JM, Rathore SS, Galusha D, et al. Hydroxymethylglutaryl-CoA reductase inhibitors in older persons with acute myocardial infarction: evidence for an age-statin interaction. J Am Geriatr Soc, 2006, 54 (3): 421-430.

[22] Cooke CA, Kirkland SA, SketrisI S, et al. The impact of statins on health services utilization and mortality in older adults discharged from hospital with ischemic heart disease: a cohort study. BMC Health Serv Res, 2009, 9: 198.

[23] Eaton CB, Lapane KL, Murphy JB, et al. Effect of statin (HMG-Co-A-Reductase Inhibitor) use on 1-year mortality and hospitalization rates in older patients with cardiovascular disease living in nursing homes. J Am Geriatr Soc, 2002, 50 (8): 1389-1395.

[24] Aronow WS, Ahn C. Incidence of new coronary events in older persons with prior myocardial infarction and serum low-density lipoprotein cholesterol > or =125mg/dl treated with statins versus no lipid-lowering drug. Am J Cardiol, 2002, 89 (1): 67-69.

[25] Allen Maycock CA, Muhlestein JB, Horne BD, et al. Statin therapy is associated with reduced mortality across all age groups of individuals with significant coronary disease, including very elderly patients. J Am Coll Cardiol, 2002, 40 (10): 1777-1785.

[26] Afilalo J, Duque G, Steele R, et al. Statins for secondary prevention in elderly patients: a hierarchical bayesian meta-analysis. J Am Coll Cardiol, 2008, 51 (1): 37-45.

[27] Savarese G, Gotto AM Jr, Paolillo S, et al. Benefits of statins in elderly subjects without established cardiovascular disease: a meta-analysis. J Am Coll Cardiol, 2013, 62 (22): 2090-2099.

[28] Yan YL, Qiu B, Hu LJ, et al. Efficacy and safety evaluation of intensive statin therapy in older patients with coronary heart disease: a systematic

review and meta-analysis. Eur J Clin Pharmacol, 2013, 69(12): 2001-2009.

[29] Brown WV. Safety of statins. Curr Opin Lipidol, 2008, 19(6): 558-562.

[30] Gillett RC Jr, Norrell A. Considerations for safe use of statins: liver enzyme abnormalities and muscle toxicity. Am Fam Physician, 2011, 83(6): 711-716.

[31] Bays H, Cohen DE, Chalasani N, et al. An assessment by the Statin Liver Safety Task Force: 2014 update. J Clin Lipidol, 2014, 8(3 Suppl): S47-S57.

[32] 血脂异常老年人使用他汀类药物中国专家共识组．血脂异常老年人使用他汀类药物中国专家共识．中华内科杂志, 2015, 54(5): 467-477.

[33] Stroes ES, Thompson PD, Corsini A, et al. Statin-associated muscle symptoms: impact on statin therapy-European Atherosclerosis Society Consensus Panel Statement on Assessment, Aetiology and Management. Eur Heart J, 2015, 36(17): 1012-1022.

[34] Tomaszewski M, Stępień KM, Tomaszewska J, et al. Statin-induced myopathies. Pharmacol Rep, 2011, 63(4): 859-866.

[35] Rosenson RS, Baker SK, Jacobson TA, et al. An assessment by the Statin Muscle Safety Task Force: 2014 update. J Clin Lipidol, 2014, 8(3 Suppl): S58-S71.

[36] Baigent C, Landray MJ, Reith C, et al. The effects of lowering LDL cholesterol with simvastatin plus ezetimibe in patients with chronic kidney disease (Study of Heart and Renal Protection): a randomised placebo-controlled trial. Lancet, 2011, 377(9784): 2181-2192.

[37] Herrington W, Emberson J, Staplin N, et al. The effect of lowering LDL cholesterol on vascular access patency: post hoc analysis of the Study of Heart and Renal Protection. Clin J Am Soc Nephrol, 2014, 9(5): 914-919.

[38] Navaneethan SD, Pansini F, Perkovic V, et al. HMG CoA reductase inhibitors (statins) for people with chronic kidney disease not requiring dialysis. Cochrane Database Syst Rev, 2009, (2): CD007784.

[39] Tonelli M, Wanner C. Kidney Disease: Improving Global Outcomes Lipid Guideline Development Work Group Members. Lipid management in chronic kidney disease: synopsis of the Kidney Disease: Improving Global Outcomes 2013 clinical practice guideline. Ann Intern Med, 2014, 160(3): 182-189.

[40] Culver AL, Ockene IS, Balasubramanian R, et al. Statin use and risk of diabetes mellitus in postmenopausal women in the Women's Health Initiative. Arch Intern Med, 2012, 172(2): 144-152.

[41] Sattar N, Preiss D, Murray HM, et al. Statins and risk of incident diabetes: a collaborative meta-analysis of randomisedstatin trials. Lancet, 2010, 375(9716): 735-742.

[42] Preiss D, Seshasai SR, Welsh P, et al. Risk of incident diabetes with intensive-dose compared with moderate-dose statin therapy: a meta-analysis. JAMA, 2011, 305(24): 2556-2564.

[43] Maki KC, Ridker PM, Brown WV, et al. An assessment by the Statin Diabetes Safety Task Force: 2014 update. J Clin Lipidol, 2014, 8(3 Suppl): S17-S29.

[44] Bernick C, Katz R, Smith NL, et al. Statins and cognitive function in the elderly: the Cardiovascular Health Study. Neurology, 2005, 65(9): 1388-1394.

[45] Ott BR, Daiello LA, Dahabreh IJ, et al. Do Statins Impair Cognition? A Systematic Review and Meta-Analysis of Randomized Controlled Trials. J Gen Intern Med, 2015. [Epub ahead of print].

[46] Swiger KJ, Manalac RJ, Blumenthal RS, et al. Statins and cognition: a systematic review and meta-analysis of short-and long-term cognitive effects. Mayo Clin Proc, 2013, 88(11): 1213-1221.

[47] Rojas-Fernandez CH, Goldstein LB, Levey AI, et al. An assessment by the Statin Cognitive Safety Task Force: 2014 update. J Clin Lipidol, 2014, 8(3 Suppl): S5-S16.

他汀不良反应的应对策略

自1994年斯堪的纳维亚辛伐他汀存活试验(4S研究)结束以来,他汀类药物的疗效与安全性已经得到充分论证,现已成为动脉粥样硬化性心血管疾病(ASCVD)一级预防和二级预防的核心药物。然而,应用任何药物治疗过程中均可能发生某些不良反应,他汀类药物亦不例外。一般来讲,他汀常见的不良反应主要包括4类,即肝脏、肌肉、肾脏与糖代谢不良反应。在临床工作中,只要严格掌握适应证,注意识别可能发生不良反应的潜在人群并采取相应的应对策略,就可以最大程度地降低他汀治疗相关不良反应的风险,充分发挥其治疗作用。

一、肝脏不良反应

服用他汀治疗过程中少数患者可能会出现血清丙氨酸氨基转移酶(ALT)和(或)天冬氨酸氨基转移酶(AST)升高。在大型临床试验中,其发生率约为1%~3%。多数患者仅表现为轻度升高,不超过正常上限(ULN)的3倍。少数情况下肝脏转氨酶可严重升高。这种不良反应属于他汀类药物的类效应,各种他汀均可能发生。一般认为,单纯性肝脏转氨酶轻度升高不是肝脏损害的特异性指标,但若同时出现乳酸脱氢酶或胆红素升高甚至凝血机制异常,则提示肝脏发生器质性损害。

虽然美国认为他汀治疗过程中无需常规监测肝脏功能,但基于我国具体情况,仍建议在接受他汀治疗前以及他汀治疗4~8周后检查肝脏转氨酶。若无异常,以后每6~12个月复查一次即可。肝脏转氨酶轻度升高(不超过3倍ULN)不是应用他汀的禁忌证。治疗过程中发生转氨酶轻度升高也不是停药指征。若患者出现食欲下降、乏力等消化道症状甚至黄疸,需要及时进行肝功能检查,了解是否由他汀相关的肝损害所致。他汀所致肝损害呈剂量相关性,随着用药剂量的增大,发生肝脏不良反应的风险相应增加。因此,若无明确适应证,不宜常规应用大剂量高强度他汀治疗。

他汀治疗过程中若出现肝酶轻度升高,且患者无相关临床表现以及肝脏损害的其他证据,无需减量或停药,建议每4~8周重复检测肝功能。半数以上的患者无需特殊处理其肝酶可以逐渐恢复正常。若肝酶呈现进行性增高且超过3倍ULN,或出现肝脏损害的其他临床症状且无其他原因可解释,则应考虑减小他汀用药剂量甚至停药,必要时予以保肝药物治疗。

二、肌肉不良反应

他汀类药物的肌肉损害是临床上值得关注的一类不良反应。根据其严重程度,可分为以下类型:①肌痛:表现为骨骼肌酸胀、疼痛或压痛,但肌酸激酶(CK)正常;②肌炎:有肌肉症状并伴CK升高;③横纹肌溶解:有肌肉症状并伴CK严重升高(超过10倍ULN)和血肌酐升高。临床上,他汀相关的肌肉不良反应发生率较低,但由于极少数情况下可能导致严重后果(横纹肌溶解),故需要加强防范。

他汀所致肌肉不良反应的易患因素主要包括以下情况:①高龄,特别是女性;②体型瘦弱;③同时患有多种疾病(特别是肾功能不全);④合并应用多种药物;⑤感染、创伤、围术期或剧烈运动后;⑥合并应用可能影响他汀代谢的药物或酗酒;⑦应用大剂量高强度他汀;⑧特殊人群:甲状腺功能减退、既往曾有肌病史等。对于这些患者,需更为严格掌握适应证并加强监测,同时尽量避免应用大剂量他汀治疗。

根据“他汀类药物安全性评价专家共识”的建议,可根据以下原则防范与处理他汀治疗相关性肌肉不良反应:①若患者主诉有肌肉症状,应及时检测CK并与治疗前CK水平相比较,由于甲状腺功能减退者易发生肌病,对于有肌肉症状者还应检测甲状腺功能;②若患者有肌肉触痛、压痛或疼痛,伴或不伴CK升高,应排除常见的原因,如剧烈运动和重体力劳动;③若患者有肌肉触痛、压痛或疼痛,CK不升高或中度升高(3~10倍ULN),应加强随访并每周检测CK水平,直至排除了药物作用或症状恶化(应及时停药)。如果连续检测 CK 呈进行性升高，应慎重考虑减少他汀类药物剂量或暂时停药，然后决定是否或何时再开始他汀类药物治疗；④患者一旦发生横纹肌溶解，应立即停药并住院进行水化治疗。

为患者开具处方他汀后，需向其交代相关注意事项，特别要告知若出现肌肉酸胀、疼痛或乏力等不适症状应及时就诊，以免发生严重肌损害。用药过程中若出现褐色尿，亦应立即到医院检查。

三、对糖代谢的不良影响

现有研究显示，长期应用他汀类药物治疗可能会增加新发糖尿病风险。基于大型临床研究资料，他汀治疗组患者新发糖尿病风险较安慰剂治疗组患者增高 9%。应用大剂量他汀治疗时对糖代谢的影响进一步增加。这种不良反应是他汀类药物的类效应，与应用何种他汀无直接关系。需要指出的是，对于确诊 ASCVD 的患者以及具有多种心血管病危险因素者，应用他汀治疗的获益是肯定的，其降低心血管事件发生率、改善远期预后的有益作用远超过因增加糖代谢异常所致的不利影响，因而不应因为过度担忧这一不良反应而影响他汀类药物的合理应用。在临床上，无论是糖尿病高危人群还是已经确诊糖尿病的患者，只要具备他汀治疗的适应证就一定要积极应用。对于这些患者，更应加强生活方式干预，特别是要嘱患者加强饮食控制与合理运动并控制体重，以降低新发糖尿病风险。若他汀治疗过程中出现血糖增高，可对其进行相应的非药物或药物治疗。

四、肾 脏 损 害

虽然有报道显示他汀治疗可能导致肾脏损害，但在大型随机化临床试验中并未发现此现象，故临床上无需特别关注此类不良反应。并且有资料显示，慢性肾病患者应用他汀治疗可能会延缓肾脏病变的恶化并对心血管预后产生有益的影响。一般认为，慢性肾病患者可以安全地接受他汀治疗，因而不是他汀治疗的禁忌证，治疗过程中也无需常规监测血肌酐或尿蛋白等肾功能参数。

五、不耐受他汀治疗者的处理方法

在临床上，少数患者经过常规剂量他汀治疗后胆固醇水平仍不能达到目标值以下，也有部分患者完全不能耐受他汀治疗。对于这些患者不应放弃治疗，应尝试各种可行的措施追求低密度脂蛋白胆固醇的达标。由于在各类降脂药物中，他汀具有最为充分的临床研究证据，应着力保证此类药物的应用。以下措施可供选择：①更换另一种药代动力学特征不同的他汀类药物。研究显示，若患者不能耐受某种他汀治疗，更换另一种代谢途径不同或药代动力学特征不同的他汀，约 50% 的患者可以良好地耐受。因此，不能因为患者不能耐受一种他汀就完全放弃他汀治疗。②减少他汀类药物剂量或改为隔日一次用药。他汀类药物的不良反应呈剂量依赖性，不能耐受较大剂量他汀的患者，通过减少用药剂量或改为隔日一次用药，可以使很多患者耐受治疗。③换用其他种类药物（如依折麦布）替代。若经过反复尝试，患者确实不能耐受他汀，可考虑用其他种类的降脂药物替代，如胆固醇吸收抑制剂、贝特类、烟酸类等。④进一步强化生活方式治疗。生活方式干预是治疗血脂异常的重要而有效的措施，对于不能耐受他汀治疗的患者更应强化生活方式干预，以降低对于药物治疗的需求。⑤若患者需要使用但不能耐受大剂量他汀类药物治疗，可考虑联合用药治疗。由于他汀与贝特类药物联合应用时发生不良反应的风险也会进一步增高，因此对于需要联合用药者建议首选中小剂量他汀类药物联合依折麦布。后一种联合方案可以显著改善降胆固醇效果，但不会显著增加不良反应风险。

在 ASCVD 的一级预防和二级预防中，他汀类药物的临床地位无可替代。只要合理应用并注意规避风险，其获益远大于潜在的不良反应危害。因此，应正确对待他汀的安全性问题，既要重视，又不应过分恐惧或夸大。充分发挥他汀类药物的临床作用，对于降低 ASCVD 的发病风险与致死致残具有至关重要的作用。

（郭艺芳）

他汀的精准医疗：从基因水平评价他汀获益人群

他汀类药物是 3- 羟基 -3- 甲基 - 戊二酰 - 辅酶 -A 还原酶（HMGCR）抑制剂。大量证据已经证明他汀能够有效降低血浆低密度脂蛋白水平，预防主要冠心病事件、脑卒中、动脉硬化性周围血管疾病，是全世界最常用的药物。他汀治疗导致 LLL-C 水平降低最高可达 55%[1]。减少心血管事件 20%~30%[2]。他汀降低胆固醇的疗效与副作用，存在个体差异。其降低心血管事件的疗效，也存在个体差异[3]。既往研究发现，遗传变异与他汀降低 LDL-C 的疗效及副作用的差异相关。因此，上述变异，可能与药物基因组变异相关[4-6]。

目前血脂指南为上百千万的高血脂患者制定的他汀剂量是相同的。是否每个人获益或副作用的机会也都相似？GWAS 研究鉴别出 50 个能够在不同人群重复出来的冠心病相关基因，但是每一个单核苷酸多态性（SNP）预测冠心病风险的能力却很低。提示遗传变异虽然常见，但是各自独立发挥作用。

由于他汀存在副作用，限制了其广泛的使用。心血管医生最关心的是他汀的两个非心血管作用，一是他汀诱发的肌病，二是增加糖尿病风险。其次是肝毒性，往往导致停药。其他非心血管作用包括肾病、认知障碍、卡他炎症、勃起障碍和静脉血栓栓塞等。对于多数患者而言，他汀副作用不至于丧命，但是会影响生活质量，会导致患者停药，失去获得心血管效益的机会。溶肌病虽然极其罕见，但可致命[7]。

导致他汀产生副作用的因素很多，增加他汀不耐受性的内在因素包括：①老年（>80 岁）；②女性；③亚裔；④既往存在神经肌肉疾病；⑤已知肌肉疾病史或肌病综合征家族史；⑥既往存在肝病；⑦既往存在肾病；⑧既往存在没有治疗的甲状腺功能低下；⑨基因多态 - 调节肝细胞色素酶通路的基因。可导致他汀不耐受的外源性因素或可以改变的因素包括：①大剂量他汀；②大量饮酒；③药物相互作用，如吉非贝齐，抗精神病药物，胺碘酮，维拉帕米，地尔硫䓬，环孢素，大环内酯类抗生素（如红霉素、阿奇霉素），唑类抗真菌药，蛋白酶抑制剂；④过量运动；⑤喝太多葡萄柚汁[8]。

但是遗传因素的影响不容忽视。目前，研究比较多、阐述比较清楚的增加肌肉他汀浓度的遗传因素，包括细胞色素 P450 酶系统，如 CYP2D6、CYP3A4、CYP3A5；线粒体甘氨酸脒基转移酶（GATM），流入转运体如 SLCO1B1，流出转运体如 ABCB1、ABCG2。在遗传因素中，目前仅 SLCO1B1 变异可以推荐到临床，作为临床常规监测他汀相关肌病，特别是辛伐他汀相关肌病的遗传标志[9]。强的 CYP450 3A4 抑制剂明显增加血浆活性型辛伐他汀、洛伐他汀与阿托伐他汀浓度。氟伐他汀被 CYP2C9 代谢，与其他药物相互作用的机会小。而普伐他汀、瑞舒伐他汀与匹伐他汀主要不经 CYP 途径代谢，因此对 CYP 抑制剂不敏感[10]。既然他汀的疗效与副作用均受遗传因素的影响，了解遗传因素，能使治疗更加有针对性。

一、与他汀疗效相关的遗传变异

血脂与脂蛋白异常解释大约 50% 心血管病人群归因危险度。血浆脂质与脂蛋白水平本身具有很高的遗传度，估计总胆固醇（TC）、低密度脂蛋白胆固醇（LDL-C）、高密度脂蛋白胆固醇（HDL-C）、甘油三酯（TGs）的遗传度在 40%~60%[11]。

迄今为止最大 GWAS 荟萃分析，包括 4 万多受试者，检查他汀疗效（降 LDL-C）相关的遗传变异。此荟萃分析发现两个新的达到 GWAS 显著意义的遗传位点，分别是 *SORT1/CELSR2/PSRC1* 和 *SLCO1B1*，与他汀治疗反应相关。连同以往发现的两个，*APOE* 与 *LPA* 位点，共 4 个位点。功能与通路分析证实，小等位基因 *APOE* rs445925 与 *SORT1/CELSR2/PSRC1* rs646776 SNPs 增加他汀疗效，而小等位基因 *LPA* rs10455872 与 *SLCO1B1* rs2900478 SNPs 降低他汀疗效[12]。

大规模荟萃分析 GWAS 结果显示，血浆脂质水平受 95 个遗传位点影响，其中 59 个是新的。这 95 个位点解释 10%~12% 的血脂与脂蛋白总变异，解释 25%~30% 的血浆脂质表型的遗传变异。仍有变异没有找到原因[13-14]。

2012 年 32 个研究的荟萃分析[15]，找到 23 个新的遗传变异以及解释各种血脂表型变异的程度。HDL-C：*DGAT2*，*HCAR2*，*GPIHBP1*，*PPARG*，*FTO*；这 5 个遗传变异解释 9.9% 的 HLD-C 变异。LDL-C：*SOCS3*，*APOH*，*SPTY2D1*，*BRCA2*，*VLDLR*；这 5 个遗传变异解释 9.5% 的 LDL-C 变异。TC：*SOCS3*，*UGT1A1*，*BRCA2*，*UBE3B*，*FCGR2A*，*CHUK*，*INSIG2*；这 7 个遗传变异解释 10.3% 的 TC 变异。TGs：*SERPINF2*，*C4B*，*GCK*，*GATA4*，*INSR*，*LPA*；这 6 个遗传变异解释 8.0% 的 TGs 变异。

2015 年的一项荟萃分析[16]，包括社区队列研究（Malmo 饮食与癌症研究），4 个随机对照试验，一级预防（JUPITER，ASCOT），他汀治疗二级预防（CARE，PROVE IT-TIMI 22）试验；共入选 48 421 例患者，记录到 3477 个事件。研究 27 个遗传变异的遗传风险积分与冠心病发病、冠心病复发的关联性，与根据遗传风险分层的他汀治疗，降低相对与绝对冠心病事件的关联性。荟萃分析把不同试验的数据整合。结果显示，辛伐他汀 ED50（需要把患者 LDL-C 水平降低最大效应一半的辛伐他汀量），与 *CYP3A4*（rs35599367）变异以及 *SLCO1B1* 错义编码变异（rs4149056）相关。阿托伐他汀 ED50 与 *SORT1* 功能变异（rs646776）相关。*SORT1* 基因产物 sortilin 表达降低；增加极低密度 LDL 颗粒的水平（与 LDL 受体结合力降低的 LDL）。GWAS 研究发现，*PRDM16* 基因常见变异（rs11807862）与他汀调节的脂质变化有关。*HMGCR* 基因（编码他汀靶蛋白，3- 羟基 -3- 甲基戊二酰辅酶 -A 还原酶）与血浆 LDL-C 水平相关（*P* rs12654264=1×10^{-20}），每个 rs12654264 变异解释 2.7mg/dl 胆固醇的变化。

二、他汀相关的肌病遗传学基础

大规模分析超过 17 万患者服用他汀证明：LDL-C 每降低 1.0mmol/L（39mg/dl），主要不良心血管事件降低 20%~25%。他汀的临床应用越来越多，出现副作用的绝对人数也会越来越多。他汀不耐受最常见的表现，如肌痛、全身痛、虚弱无力、痉挛性疼痛，通常叫肌痛或代谢性肌病，发生率最高可达 15%，症状轻，个别发生肌炎，查到肌肉损伤的标记肌酸激酶升高。他汀引起的肌炎，停用他汀可以恢复。严重肌病或溶肌病很罕见，发生率约 1/2300 万[8]。精准治疗的目的是发挥药物最大疗效，避免毒性作用。候选基因策略：编码涉及他汀摄取、生物转化蛋白基因变异与他汀肌病副作用相关的遗传变异。以已知能够引起遗传肌病的基因为候选基因，筛查他汀肌病相关的基因。到 2014 年 1 月为止，只有两个基因变异被认为与他汀肌病有关，一是 *SLCO1B1* 基因多态，编码肝摄取他汀的蛋白；二是 *COQ2* 基因，合成辅助 Q10 很重要的酶[17]。

具有以下基因型变异的患者出现他汀相关肌病的概率更高：①药物转运体有机阴离子转运多肽 1B1 基因（solute carrier organic aniontransporter family，member 1B1，*SLCO1B1*），也叫 *LST1*、*HBLRR*、*LST-1*、*OATP2*、*OATPC*、*OATP-C*、*OATP1B1* 或 *SLC21A6*。*SLCO1B1* 基因编码肝脏特异的有机阴离子转运体家族一成员。所编码的蛋白属于跨膜受体，调节钠 - 非依赖性各种内源性化合物（如胆红素、17-β- 葡萄糖醛酸雌二醇、白细胞三烯 -C4），转运与清除血液中到肝细胞的药物（如他汀类、利福平、四溴酚酞磺酸钠）。*SLCO1B1* 基因多态与转运功能障碍关联。②细胞色素 P450 *CYP2D6*、*CYP3A4*、*CYP3A5* 基因变异。③棕榈酰转移酶Ⅱ（carnitinepalmitoyltransferase Ⅱ）缺乏。④McArdle 病：目前已知的糖原累积病至少可分为 16 种类型，McArdle 病（肌肉磷酸化酶缺乏症）为少数仅影响肌肉的糖原累积病，有其特征性的临床表现。糖原贮积病Ⅴ型又称 McArdle 肌病，由肌肉磷酸化酶缺乏所引起，主要临床特征为肌肉剧烈收缩后出现疼痛、痉挛和无力。⑤辅酶 Q10 浓度降低，辅酶 Q10 编码基因变异[18]。

他汀治疗过程中血清肌酸激酶水平升高是发生肌病的重要实验室指标。编码他汀转运体的基因多态有：*SLCO1B1*（*SLCO1B1 A388G*，*SLCO1B1 T521C*），*ABCB1*（*ABCB1 C1236T*，*ABCB1 C3435T*），*ABCG2*（*ABCG2 C421A*）。研究这些基因多态与血清肌酸激酶水平的关系，结果显示：携带 *SLCO1B1 T521C* 者他汀诱发的血清肌酸激酶升高的风险接近 8 倍（OR 8.86，*P*<0.01），而 *ABCB1 C1236T* 多态携带者，他汀诱发的血清肌酸激酶升高的风险接近 4 倍（OR 4.67，*P*<0.05），而 *SLCO1B1 A388G SNP* 具有保护作用（OR 0.24，*P*<0.05）。作者认为，不论有无肌酸激酶升高，根据综合基因分型鉴别患者服用他汀是否会导致肌酸激酶升高，特异性 97%，敏感性 39%。因此，作者建议把 *SLCO1B1*、*ABCB1* 与 *ABCG2* 基因多态检测推荐到临床，改善他汀安全性的重要指标[19]。

心脏保护研究（Heart Protection Study）入选 >20 000 例已知血管病患者或携带血管疾病危险因素的患者，随机分为每日辛伐他汀 40mg 组或安慰剂组。在 10 269 例每天服用辛伐他汀 40mg 的患者中，诊断出 24 例肌病患者（10 例确诊和 14 例初诊），其中 21 例进行回顾性 rs4149056 等位基因分型，评估携带危险等位基因者他汀相关的肌病相对风险。结果显示，每个拷贝小等位基因 *C* 造成肌病相对风险增加 2.6 倍（OR=2.6）。临床实践证据提示，rs4149056 与肌肉毒性相关性以用辛伐他汀最强，强于其他他汀类药物。rs4149056-C 等位基因也影响他汀依从性。STRENGTH 研究提示，509 例高胆固醇患者，随机分为辛伐他汀、阿托伐他汀、普伐他汀 3 个治疗组，随访 16 周，研究的主要终点是停药副反应和综合终点事件，如肌痛或肌肉痉挛或血清肌酸激酶水平比正常上限升高 3 倍以上。比较整个副反应终点事件，以辛伐他汀副反应风险最大（OR 2.8，95%CI 1.3~6.0），阿托伐他汀风险比较轻（OR 1.6，95%CI 0.7~3.7），普伐他汀没有明显风险（OR 1.0，95%CI 0.4~2.6）。也有报告 rs4149056 与阿托伐他汀不良肌肉症状相关，但是证据不强[20]。

学术单位脂质门诊 9000 例患者电子病历记录结果是 25 例实验室证实的肌病病例（发生率 0.26%）。基因分型发现，每拷贝 rs4149056 等位基因 C，增加肌病风险 2.3 倍（OR 2.3）。CC 纯合子患者服用辛伐他汀，肌病风险最高达到 3.2 倍（OR 3.2，95% CI 0.83~11.96）。使用阿托伐他汀、普伐他汀、瑞舒伐他汀则没有增加风险（OR 1.06，95%CI 0.22~4.80）[22]。

为了避免辛伐他汀的副作用，协作组推荐：①辛伐他汀剂量最好每天不超过 40mg；②或使用其他类他汀，如普伐他汀、瑞舒伐他汀；③常规监测肌酸激酶。如果患者 rs4149056 位点携带 C 等位基因，小剂量辛伐他汀（每天 20mg），LDL-C 仍不能达标，协作组推荐改为阿托伐他汀、瑞舒伐他汀或匹伐他汀。根据以下情况进行选择：①药物效能；②药物 - 药物相互作用（如波普瑞韦、克拉霉素、环孢霉素、强的 CYP3A4 抑制剂）；③相关伴随疾病（如创伤、明显的肾功能障碍、实体器官移植以后、甲状腺疾病）[20]。

关注遗传危险因素的同时，不要忘记环境因素的影响。他汀毒性作用往往是遗传与环境因素共同作用的结果。其他影响辛伐他汀肌肉毒性的因素：他汀剂量，老年，BMI 小，女性，并存代谢疾病如甲状腺功能亢进，强的体力活动，亚裔或非洲裔。老年人因为同时服用很多药，非常常见，加上其药物代谢酶活性改变，所以其容易出现药物 - 药物之间的相互作用。他汀剂量是最强的影响肌肉风险的独立预测因素。大剂量患者肌肉毒性的风险是小剂量患者的 6 倍。最明确的他汀是辛伐他汀，但是机制不明确。

虽然 rs4149056 与辛伐他汀肌病毒性作用关系明确，但是与其他他汀肌病毒性的关系没有肯定的结论。氟伐他汀（fluvastatin）、匹伐他汀（pitavastatin）、普伐他汀与 rs4149056 等位基因 C 无明显关系。JUPITER 临床试验发现，8782 例瑞舒伐他汀受试者中，417 例使用 20mg 瑞舒伐他汀的患者出现肌痛，安慰剂组 369 例（HR 1.13，95% CI 0.98~1.30；P=0.09），两组没有明显差异。rs4149056 等位基因 C 与肌痛无关（HR 0.95，95% CI 0.79~1.15）。携带 rs4149056 等位基因 C 的患者，20mg 瑞舒伐他汀没有增加肌病风险。rs4149056 等位基因 C 携带者，瑞舒伐他汀可以替换辛伐他汀[20]。药物相互作用：单用辛伐他汀副作用低，但是合并其他药更明显。

常规检查 *SLCO1B1* 基因多态，可以发现对辛伐他汀耐受差的患者，降低他汀剂量，或改用其他他汀（如瑞舒伐他汀、普伐他汀）可以减少他汀导致的肌肉毒性以及溶肌病，提高他汀的治疗依从性，从而更好地降低 LDL-C 水平。

基因型分型错误如果不重复检查，往往会造成终生问题。由于目前他汀种类比较多，对于遗传检查提示高位的患者，一般采取改用其他不受 rs4149056C 影响的他汀，特别是 rs4149056CC 纯合子患者，一般改为其他不受 *SLCO1B1* 影响的他汀。

应用基因检测时的注意事项：服用 40mg 辛伐他汀时，每个 C 等位基因拷贝（rs4149056）造成辛伐他汀相关的肌病相对风险增加 2.6 倍；服用 80mg 辛伐他汀时造成的肌病风险为 TC 基因型 4.5 倍（OR 4.5），而 CC 基因型大约 20 倍。在没有 rs4149056 等位基因的情况下，辛伐他汀相关的肌病毒性仍然发生。因此，TT 基因型并不代表 *SLCO1B1* 内或其他基因没有潜在的有害遗传变异。由于患者可能遗传到 rs4149056C 危险等位基因或同时遗传到其他 *SLCO1B1* 具有保护作用基因变异，因此，不能肯定 rs4149056 等位基因 C 一定造成辛伐他汀高肌病风险。

三、他汀诱发2型糖尿病风险的遗传学进展

人群研究显示，他汀治疗与*HMGCR*基因常见变异、增加体重及2型糖尿病风险相关。生理学早已显示，体重增加与胰岛素抵抗相关，后者是2型糖尿病的高危险因素，可能部分解释他汀治疗的患者2型糖尿病高风险。

35个人群研究，包括26 236病例和164 842对照，结果发现，*HMGCR* rs17238484-G等位基因与低LDL-C、高体重、高BMI相关，也与增加2型糖尿病风险相关（每个等位基因OR 1.02，95% CI 1.00~1.05；P=0.09）。16项研究，包括14 976病例和7439对照，报告了他汀与2型糖尿病风险的关系，每个rs12916-T等位基因增加2型糖尿病风险6%（OR 1.06，95% CI 1.03~1.09；$P=9.58\times10^{-5}$）。GWAS结果合并的荟萃分析以及Metabochip-2型糖尿病风险研究证实了两个SNPs与糖尿病相关（rs17238484：OR 1.03，95%CI 1.01~1.06；rs12916：OR 1.02，95%CI 1.00~1.04）[21]。

20个他汀试验，129 170名受试者，基础状态没有2型糖尿病。随访1年，平均LDL-C降低0.92mmol/L（95% CI 0.18~1.67），15个安慰剂对照与标准治疗患者（共96 418名受试者）降低1.07mmol/L（95% CI 0.44~1.70）；强降脂与适量降脂试验（共32 752名受试者）比较，降低LDL-C 0.50mmol/L（95% CI 0.25~0.76）。20个他汀试验平均随访4.2年（跨度1.9~6.7年），期间诊断为新发糖尿病的受试者中，3858例属于他汀或强化他汀治疗组，3481例属于安慰剂处理组、标准治疗组或适量他汀组。他汀治疗增加新发2型糖尿病风险12%（OR 1.12，95% CI 1.06~1.18）[21]。

15个临床试验，包括91 393例基线水平无糖尿病受试者，平均随访3.9年（跨度1.9~5.9年），接受他汀或强化他汀治疗组体重比对照组增加0.24kg（95% CI 0.10~0.38），但是试验之间存在异质性（I^2 78.6%，95% CI 65.3~86.8）[23]。他汀增加糖尿病风险，使用他汀4年，增加风险9%左右。携带代谢综合征5个成分中的2个或2个以上的人，更容易发生他汀所致的糖尿病风险[21]。

由于他汀对心脑血管病一级与二级预防的疗效肯定，这一类药物成为处方最多的药物。从2005—2008年，美国统计，年龄45岁以上的成年人，至少25%（3000万成年人）服用过他汀类药物[21]。按照美国血脂治疗的新指南，大约有5600万美国成年人需要使用他汀类药物。按照12%的2型糖尿病风险预测，使用他汀将会增加相当数量的新发2型糖尿病患者，应当引起临床足够重视[22]。

随机对照临床试验发现，与安慰剂对照以及标准治疗比较，他汀治疗增加新发2型糖尿病风险[23]，且呈剂量依赖性[24]。这些发现导致美国食品与药物管理局（FDA）在2012年发布药物安全通讯[25]，修改了他汀安全标签，提醒临床医生他汀的糖尿病风险。此后，观察性研究报告支持他汀治疗增加2型糖尿病风险。尽管2型糖尿病是心血管病的危险因素，但是，即使是糖尿病患者，他汀治疗的净效应还是减少心血管病风险[26]。

他汀有效降低胆固醇，减少心脑血管病风险，但是也会导致5%~20%的患者产生副作用，主要是他汀相关的肌病，增加2型糖尿病风险和肝功能损害。是否增加风险与抑制3-羟基-3甲基戊二酰-辅酶A还原酶（HMGCR）相关。作者以*HMGCR*基因多态rs17238484与rs12916作为他汀抑制HMGCR的标志检验这些基因变异与下列因素的关联关系，即血浆脂质、胰岛素浓度、血糖浓度、体重、腰围、2型糖尿病患病率与发病率。估算每一个拷贝等位基因的效应，通过荟萃分析整合在一起，与随机对照临床试验他汀治疗组的新发2型糖尿病及体重变化进行比较。荟萃分析包括43项遗传研究，223 463名受试者，荟萃分析发现：每个额外携带的rs17238484-G等位基因，平均降低LDL-C 0.06mmol/L（95%CI 0.05~0.07），增加体重0.30kg（95%CI 0.18~0.43），增加腰围0.32cm（95% CI 0.16~0.47），增加血浆胰岛素水平1.62%（95%CI 0.53~2.72），增加血糖水平0.23%（95%CI 0.02~0.44）；rs12916 SNP对LDL-C、体重、腰围的影响与rs17238484-G相似。rs17238484-G等位基因增加与2型糖尿病风险的关系：每个等位基因增加2型糖尿病风险2%（OR 1.02，95%CI 1.00~1.05）；等位基因rs12916-T与2型糖尿病风险的相关性和rs17238484-G等位基因一致（OR 1.06，95%CI 1.03~1.09）。所有临床试验结果合并显示，他汀导致的新发2型糖尿病风险增加12%（OR 1.12，95%CI 1.06~1.18）。结论：他汀抑制HMGCR还原酶，至少部分解释他汀增加2型糖尿病风险的原因[21]。

综上所述，他汀治疗的获益远远大于2型糖尿病风险。每治疗255例患者4年将发生1例糖尿病；但

是，同一时间因为使用他汀治疗，至少预防5例以上的严重心血管病与脑卒中。

四、他汀引起的肝损害遗传学进展：他汀损伤肝的遗传研究

众所周知，他汀类药物特别是辛伐他汀，引起肝细胞损伤，但是并非每一个服用辛伐他汀的患者均会发生肝损伤。其造成肝损伤及机制汇总，遗传因素的影响是不能除外的。目前有关基因变异与他汀伤肝的关系研究报告比较少。最近，有研究人员使用蛋白组学方法，研究辛伐他汀肝细胞毒性的机制。研究者使用IC20浓度(抑制率为20%的药物浓度)的辛伐他汀处理大鼠原代肝细胞24小时，在辛伐他汀处理组共检测到607种蛋白表达差异，其中上调61种，下调29种。转录组学方法发现，辛伐他汀处理的原代肝细胞，在mRNA水平，206种mRNA表达上调，41种下调。表达差异的基因涉及氧化应激反应，细胞色素P450通路，代谢生物异源物质通路，脂肪酸代谢，胆汁代谢，尿酸循环，炎症代谢通路。real-time PCR与Western blot分析分别证实，涉及的主要基因有*FASN*、*UGT2B*、*ALDH1A1*、*CYP1A2*、*GSTA2*、*HAP90*、*IL-6*、*IL-1*、*FABP4*和*ABC11*)；主要蛋白有FASN、CYP2D1、UG2TB、ALDH1A1、GSTA2、HSP90、FABP4和ABCB11。为进一步探索他汀肝损害的遗传机制提供了重要线索[27]。

Dongiovanni等[28]研究了遗传危险因素与他汀肝损伤的关系，发现遗传变异可能影响他汀类药物的非胆固醇作用。研究者入选1201例欧裔患者，因为拟诊非酒精性脂肪肝进行肝活检。其中107例患者被记录到使用了他汀，发现他汀对脂肪肝、非酒精性脂肪性肝病、明显肝纤维化(F2~4期)具有保护作用，且他汀的这种保护作用呈剂量依赖性。但是，他汀对各种疾病的保护程度不同，对脂肪肝保护最强(OR 0.09，95% CI 0.01~0.32；P=0.004)，依次为脂肪性肝炎(steatohepatitis，OR 0.25，95% CI 0.13~0.47；P<0.001)，肝纤维化F2~4期(OR 0.42，95% CI 0.20~0.8；P=0.017)，且呈剂量依赖性(全部结果矫正后P<0.05)。肝损伤危险等位基因有*PNPLA3 I148M*和*TM6SF2 E167K*。没有携带危险等位基因*PNPLA3 I148M*者，他汀保护脂肪性肝炎的作用更强(P=0.02，相互作用)，携带遗传变异*I148M*的患者，他汀没有保护作用。结果支持遗传变异*PNPLA3 I148M*限制了他汀对非酒精性脂肪肝的保护作用。

沉默miR-33会挽救他汀与饮食诱导的肝损伤。肝细胞内低胆固醇或他汀治疗，诱导miR-33表达，降低固醇转运体ABCB11与ATP8B1的表达，导致胆固醇外运减少，胆汁分泌降低，增加肝毒性。使用LNA寡核苷酸沉默miR-33降低肝miR-33水平，导致靶基因*ABCB11*与*ATP8B1*高表达，增加胆固醇外运及胆汁流动，预防肝毒性。这仅仅是初步研究，长期沉默miR-33会带来什么副作用及副作用会多大，需要深入研究才能有答案，才能确定是否具有临床价值[29-31]。

小　结

总体上，全基因组关联分析发现*SLCO1B1*基因变异构成他汀诱发的副作用的遗传基础，检测*SLCO1B1*基因型能够预测肌病风险，提高他汀使用安全性。近来的证据表明，常见遗传变异，仅仅能影响百分之几的他汀-低密度脂蛋白胆固醇反应，患者他汀获益与遗传变异关系不密切。但是，遗传变异与他汀的副作用及肌病风险相关。可以推荐临床常规检测基因，指导他汀，特别是辛伐他汀的用量与预测副作用。然而，仍然困扰我们的问题是，有些人没有携带*SLCO1B1*基因变异，也出现他汀副作用，正常基因型患者也会出现他汀副作用提示我们的理解与认识存在缺陷[32]。

虽然5%~20%接受他汀治疗的患者因为副作用不得不停药，而绝大多数患者停药数月肌病性症状通常会消失。但若激发免疫系统，停用他汀症状也不会消失，那么这些患者需要免疫抑制治疗。限于篇幅，本文没有涉及免疫的问题[33]。

(惠汝太)

参 考 文 献

[1] Davidson MH，Toth PP. Comparative effects of lipid-lowering therapies. Prog Cardiovasc Dis，2004，47(2)：73-104.

[2] Cholesterol Treatment Trialists'(CTT) Collaboration，Baigent C，Blackwell L，et al. Efficacy and safety of more intensive lowering of LDL

cholesterol: a meta-analysis of data from 170 000 participants in 26 randomised trials. Lancet, 2010, 376 (9753): 1670-1681.

[3] Mangravite LM, Thorn CF, KraussRM. Clinical implications of pharmacogenomics of statin treatment. Pharmacogenomics J, 2006, 6 (6): 360-374.

[4] Postmus I, Verschuren JJ, de Craen AJ, et al. Pharmacogenetics of statins: achievements, whole-genome analyses and future perspectives. Pharmacogenomics, 2012, 13 (7): 831-840.

[5] Chasman DI, Posada D, Subrahmanyan L, et al. Pharmacogenetic study of statin therapy and cholesterol reduction. JAMA, 2004, 291 (23): 2821-2827.

[6] Hopewell JC, Parish S, Offer A, et al. Impact of common genetic variation on response tosimvastatin therapy among 18 705 participants in the Heart Protection Study. Eur Heart J, 2013, 34 (13): 982-992.

[7] Desai CS, Martin SS, Blumenthal RS. Non-cardiovascular effects associated with statins. BMJ, 2014, 349: g3743.

[8] Fitchett DH, Hegele RA, Verma S. Cardiology patient page. Statin Intolerance. Circulation, 2015, 131 (13): e389-e391.

[9] Canestaro WJ, Austin MA, Thummel KE. Genetic factors affecting statin concentrations and subsequent myopathy: a HuGENet systematic review. Genet Med, 2014, 16 (11): 810-819.

[10] Neuvonen PJ. Drug interactions with HMG-CoA reductase inhibitors (statins): the importance of CYP enzymes, transporters and pharmacogenetics. Curr Opin Investig Drugs, 2010, 11 (3): 323-332.

[11] Weiss LA, Pan L, Abney M, et al. The sex-specific genetic architecture of quantitative traits in humans. Nat Genet, 2006, 38 (2): 218-222.

[12] Postmus I, Trompet S, Deshmukh HA, et al. Pharmacogenetic meta-analysis of genome-wide association studies of LDL cholesterol response to statins. Nat Commun, 2014, 5: 5068.

[13] Teslovich TM, Musunuru K, Smith AV, et al. Biological, clinical and population relevance of 95 loci for blood lipids. Nature, 2010, 466 (7307): 707-713.

[14] Manolio TA, Collins FS, Cox NJ, et al. Finding the missing heritability of complex diseases. Nature, 2009, 461 (7265): 747-753.

[15] Asselbergs FW, Guo Y, van Iperen EP, et al. Large-scale gene-centric meta-analysis across 32 studies identifies multiple lipid loci. Am J Hum Genet, 2012, 91 (5): 823-838.

[16] Mega JL, Stitziel NO, Smith JG, et al. Genetic risk, coronary heart disease events, and the clinical benefit of statin therapy: an analysis of primary and secondary prevention trials. Lancet, 2015, 385 (9984): 2264-2271.

[17] Needham M, Mastaglia FL. Statin myotoxicity: a review of genetic susceptibility factors. Neuromuscul Disord, 2014, 24 (1): 4-15.

[18] Apostolopoulou M, Corsini A, Roden M. The role of mitochondriain statin-induced myopathy. Eur J Clin Invest, 2015, 45 (7): 745-754.

[19] Ferrari M, Guasti L, Maresca A, et al. Association between statin-induced creatine kinase elevation and genetic polymorphisms in SLCO1B1, ABCB1 and ABCG2. Eur J Clin Pharmacol, 2014, 70 (5): 539-547.

[20] Ramsey LB, Johnson SG, Caudle KE, et al. The clinical pharmacogenetics implementation consortium guideline for SLCO1B1 and simvastatin-induced myopathy: 2014 update. Clin pharmacol Ther, 2014, 96 (4): 423-428.

[21] Swerdlow DI, Preiss D, Kuchenbaecker KB, et al. HMG-coenzyme A reductase inhibition, type 2 diabetes, and bodyweight: evidence from genetic analysis and randomised trial. Lancet, 2015, 385 (9965): 351-361.

[22] Pencina MJ, Navar-Boggan AM, D'Agostino RB Sr, et al. Application of new cholesterol guidelines to a population-based sample. N Engl J Med, 2014, 370 (15): 1422-1431.

[23] Sattar N, Preiss D, Murray HM, et al. Statins and risk of incident diabetes: a collaborative meta-analysis of randomized statin trials. Lancet, 2010, 375 (9716): 735-742.

[24] Preiss D, Seshasai SRK, Welsh P, et al. Risk of incident diabetes with intensive-dose compared with moderate-dose statin therapy: a meta-analysis. JAMA, 2011, 305 (24): 2556-2564.

[25] Food and Drug Administration FDA Drug Safety Communication: important safety label changes to cholesterol-lowering statin drugs. (2012-02-24) [2015-09-01] http://www.fda.gov/Drugs/DrugSafety/ucm293101.htm.

[26] Cholesterol Treatment Trialists' (CTT) Collaborators, Kearney PM, Blackwell L, et al. Efficacy of cholesterol-lowering therapy in 18 686 people with diabetes in 14 randomised trials of statins: a meta-analysis. Lancet, 2008, 371 (9607): 117-125.

[27] Cho YE, Moon PG, Lee JE, et al. Integrative analysis of proteomic and transcriptomic data for identification of pathways related to simvastatin-induced hepatotoxicity. Proteomics, 2013, 13 (8): 1257-1275.

[28] Dongiovanni P, Petta S, Mannisto V, et al. Statin use and non-alcoholic steatohepatitis in at risk individuals. J Hepatol, 2015, 63 (3): 705-712.

[29] Goedeke L, Salerno A, Ramírez CM, et al. Long-term therapeutic silencing of miR-33 increases circulating triglyceride levels and hepatic lipid accumulation in mice. EMBO Mol Med, 2014, 6 (9): 1133-1141.

[30] Bang C, Thum T. Novel non-coding RNA-based therapeutic approaches to prevent statin-induced liver damage. EMBO Mol Med, 2012, 4 (9): 863-865.

[31] Allen RM, Marquart TJ, Albert CJ, et al. miR-33 controls the expression of biliary transporters, and mediates statin- and diet-induced hepatotoxicity. EMBO Mol Med, 2012, 4 (9): 882-895.

[32] Hopewell JC, Reith C, Armitage J. Pharmacogenomics of statin therapy: any new insights in efficacy or safety？ Curr Opin Lipidol, 2014, 25 (6): 438-445.

[33] Mohassen P, Mammen LA. Statin-associated autoimmune myopathy and anti-HMGCR autoantibodies. Muscle Nerve, 2013, 48 (4): 477-483.

PCSK9 抑制剂未来的作用与定位

现已证实胆固醇是动脉粥样硬化斑块的主要成分，没有胆固醇就没有动脉粥样斑块，也就没有动脉粥样硬化性心血管疾病（arteriosclerotic cardiovascular disease，ASCVD）。只要将胆固醇降至足够低的水平，就可以显著降低 ASCVD 事件的发生率。低密度脂蛋白胆固醇（low density lipoprotein cholesterol，LDL-C）占人体血浆总胆固醇的 65% 左右，LDL-C 增高是动脉粥样硬化发生和发展的关键因素。他汀类是当前可用于临床降低 LDL-C 水平最有效的一类药物，并已经成为当前 ASCVD 一级和二级预防的基本用药。近期发表的 IMPROVE-IT 研究显示，与单用他汀治疗相比，他汀联合依折麦布治疗将 LDL-C 从 69mg/dl 降至 53mg/dl，心血管病联合终点事件（心血管死亡、心肌梗死和脑卒中）再降低 10%。平均随访 6 年的安全性结果显示，两组间肝脏和骨骼肌损伤，以及癌症发病风险均相同。提示防治动脉粥样硬化性心血管疾病，LDL-C 低一些会好一些。

前蛋白转化酶枯草溶菌素 9（proprotein convertase subtilisin kexin 9，PCSK9）的突变基因最初在 2003 年被报道，是除了发现低密度脂蛋白受体（low density lipoprotein receptor，LDLR）和载脂蛋白 B（apolipoprotein B，ApoB）之外的第三个与常染色体显性家族性高胆固醇血症相关的基因。PCSK9 可与肝细胞表面 LDLR 的表皮生长因子前体同源结构域产生相互作用，血浆中的 PCSK9 与 LDL-C 颗粒结合所形成的复合体通过胞饮作用进入细胞内，溶酶体则将 LDLR 和 LDL-C 复合体全部降解，导致肝细胞表面 LDLR 减少，肝细胞对 LDL-C 颗粒清除能力下降[1]。*PCSK9* 基因的功能获得性突变导致常染色体显性的家族性高胆固醇血症，引起 LDL 受体水平下降，从而导致 LDL-C 水平的升高。他汀通过抑制肝脏胆固醇合成而降低细胞内的胆固醇水平，并激活固醇类调节元件结合蛋白 2（sterol regulatory element binding protein 2，SREBP-2），后者可同时上调 LDLR 和 PCSK9 的转录活性，因而降低他汀的降脂效果[2]。Careskey 等[3]等研究发现，高脂血症患者 10mg/d 阿托伐他汀治疗后血浆 LDL-C 降低 30%，而 40mg/d 则使 LDL-C 降低 42%；表明增加的 30mg/d 他汀则仅使 LDL-C 降低 12%。同时发现，10mg/d 他汀对血浆 PCSK9 水平无明显改变，而 40mg/d 时 PCSK9 水平降低 34%。这解释了为什么他汀剂量增加时并未出现相应幅度的降脂效果。因此，研究新的药物抑制或降低 PCSK9 表达是当今全世界众多研究者的研究热点。一些早期临床试验结果显示，与单用他汀类药物相比，再用 PCSK9 抑制剂可更显著降低血清 LDL-C 水平（最高达 80%），且副作用少。初步的有效性和安全性数据显示，PCSK9 抑制剂有可能成为未来心血管疾病领域的重要药物，因此各大药企均积极开发该类药物。

可通过多种途径抑制 PCSK9 活性，比如通过抗 PCSK9 单克隆抗体直接抑制其活性或通过 RNA 干扰在上游下调 PCSK9 的表达。在一个只有 32 名患者参与的小型随机、单盲、安慰剂对照的临床试验中，RNA 干扰 ALN-PCS 能使胆固醇水平平均降低 40%，与他汀类药物的疗效相当，并且服用新药的志愿者均未出现抗药性或明显副作用。临床上研究最多的 PCSK9 抑制剂都是单克隆抗体（mAbs）。其中安进（Amgen）公司的 evolocumab、赛诺菲（Sanofi）和 再生元（Regeneron）公司联合开发的 alirocumab 以及辉瑞（Pfizer）公司的 bococizumab（RN316/PF04950615）走在 PCSK9 研究领域的最前面。该类药物的优势在于用药次数少，只需每周、每 2 周甚至每个月注射 1 次。

一、PCSK9 单克隆抗体药物

（一）Evolocumab

Evolocumab（AMG 145）为 Amgen 公司研发的 PCSK9 抑制剂类人源化治疗性单克隆抗体。

1. Ⅰ期临床研究　Dias 等[4]对 evolocumab 的安全性、耐受性降低 LDL-C 的能力进行了Ⅰ期临床研究。对健康受试者、接受高强度他汀类药物治疗的高胆固醇血症患者、杂合子家族性高胆固醇血症患者进行了临床研究。对上述85例患者给予不同剂量的evolocumab治疗，对28例患者给予安慰剂治疗，研究发现使用evolocumab治疗的患者降低LDL-C达到64%；所有接受evolocumab治疗的患者没有不良事件的发生，耐受性较好，没有因为不良事件停药的情况发生。

2. Ⅱ期临床研究 Giugliano等[5]在美国、加拿大、丹麦等78个中心进行了随机对照研究，研究了LDL-C>2.2mmol/L同时接受他汀类药物或依折麦布治疗的患者631例，给予不同剂量的evolocumab及安慰剂治疗（70mg、105mg、140mg、安慰剂，每2周一次，280mg、350mg、420mg、安慰剂，每4周一次）。治疗12周后观察的主要终点是LDL-C浓度的变化百分比与基线的比较。Evolocumab和安慰剂治疗2周的患者LDL-C浓度减低41.8%~66.4%；治疗4周的患者LDL-C浓度减低41.8%~50.3%，没有与治疗相关的严重不良反应发生，也没有出现危及患者生命的情况。Rutherford研究[6]观察evolocumab对接受他汀类药物治疗的杂合子家族性高胆固醇血症患者的作用；Mendel研究[7]入选未接受他汀类药物治疗的LDL-C水平在2.6~4.9mmol/L的患者；GAUSS研究[8]选择接受依折麦布治疗而对他汀类药物不能耐受的患者。这几项临床研究都获得了和上述研究相似的临床结果，evolocumab能显著降低LDL-C水平。

Evolocumab在杂合子家族性高胆固醇血症的患者中降低LDL-C的研究较多，然而，在纯合子家族性高胆固醇血症患者中降低LDL-C的效果是未知的。Stein等[9]在2013年报道了对evolocumab的另一项研究，研究对象是纯合子家族性高胆固醇血症的患者8例，其中有2例患者的LDLR阴性，其余6例患者LDLR缺失，8例患者均接受他汀类药物或依折麦布稳定LDL-C的基线水平。Evolocumab皮下注射420mg，每4周一次，治疗12周，然后evolocumab皮下注射420mg，每2周一次，治疗12周。在LDLR有缺陷的患者，LDL-C水平的降低和evolocumab的剂量显著相关，但是LDLR阴性的患者LDL-C水平没有明显降低。

3. Ⅲ期临床研究 Amgen公司的evolocumab大型全面临床项目Proficio共招募患者近3万名，Ⅲ期研究包括22个临床试验，以评估每两周1次和每月1次使用evolocumab的安全性和有效性。其中，针对从未服用他汀类药物患者的，名为Mendel-2的大型Ⅲ期临床试验。在614名高脂血症患者参与进行的Mendel-2临床试验中，使用3个月evolocumab可使LDL-C水平降低55%~57%，比对照药依折麦布高出38%~40%，其主要不良反应为头疼及肌肉疼痛。Gauss-2的Ⅲ期临床试验主要用于评价对他汀类药物不耐受的高脂血症患者的安全性和有效性，结果显示evolocumab可使LDL-C水平降低53%~56%，比依折麦布高37%~39%，且肌肉的不良反应更低。Laplace-2临床试验中与他汀类联合用药12周，可使LDL-C水平降低55%~76%，比对照药依折麦布高38%~47%。此外，在Rutherford-2临床试验中，对于杂合家族性高脂血症患者，与安慰剂相比，evolocumab可显著降低杂合型家族性高胆固醇血症患者的LDL-C水平，高达60%，且耐受性良好。一项涉及具高危心血管疾病风险的高脂血症患者，名为Descartes的长期（随访时长达52周）临床试验评估了evolocumab的安全性和有效性。受试患者接受evolocumab治疗的同时还分别接受单独饮食调整、低剂量阿托伐他汀+饮食调整、高剂量阿托伐他汀、高剂量阿托伐他汀+依折麦布的基础治疗，结果显示，各组患者的LDL-C水平均显著降低。基于以上研究结果，2014年8月，Amgen公司向美国食品和药物管理局（FDA）提交了evolocumab的生物制品许可申请（biologics license application，BLA），成为首个向监管机构提交PCSK9抑制剂药物的公司。2014年9月，该公司紧接着又向欧盟提交了该药的上市许可申请（marketing authorization application，MAA）。

尽管Ⅱ、Ⅲ期临床试验表明，短期接受PCSK9抑制剂治疗的安全性良好，然而，临床医师更加关注的是，这种现今最强力的降胆固醇治疗（可将相当多患者LDL-C水平降低至<40mg/dl的极低水平），是否能获得长期治疗的安全性保证？心血管临床获益如何？在ACC 2015大会主会场举行的最新临床试验揭晓（Late-Breaking Clinical Trial）上，来自哈佛大学的M. Sabatine教授公布了PCSK9抑制剂evolocumab对长期心血管转归影响的Osler 1，2研究的结果[10]。Osler 1，2研究分别是在evolocumab的Ⅱ期临床试验（Mendel-1，Laplace-Timi57，Gauss-1，Rutherford-1和Yakawa-1）和Ⅲ期临床试验（Mendel-2，Laplace-2，Gauss-2，Rutherford-2，Descartes，Thomas-1和Thomas-2）完成后进行的开放标签延长治疗研究，心血管转归终点事件采取盲法评定。共纳入4465名受试者，按2∶1将随机分入evolocumab治疗（皮下注射，每2周140mg或每4周420mg）和标准治疗组，中位随访期11.1个月。基线时70.1%患者接受着他汀治疗（27%

为高强度,35% 为中等强度),LDL-C 水平的中位数为 120mg/dl,随访至 12 周时,evolocumab 组 LDL-C 水平降至 48mg/dl,与标准治疗组相比,降幅达 61%(平均降低了 73mg/dl),其中 LDL-C 降至 <70mg/dl 者的比例分别为 73.6% 与 3.8%,两组主要终点事件发生率分别为 0.95% 与 2.18%,其中 1 年全因死亡率分别为 0.14% 与 0.41%,两组主要终点事件发生率分别为 0.95% 与 2.18%,其中 1 年全因死亡率分别为 0.14% 与 0.41%。其他血脂谱成分中,非 HDL-C 降低 52%,Lp(a) 降低 26%,ApoB 降低 47%,TG 降低 13%,HDL-C 升高 7%,ApoAI 升高 4%。随访期间,与标准治疗组相比,evolocumab 治疗组心血管转归联合终点(死亡,心肌梗死,不稳定型心绞痛住院,血运重建手术,脑卒中,一过性脑缺血,心力衰竭住院)减少了 53%。预先设定的亚组分析显示,基线时年龄,性别,LDL-C 水平,是否他汀治疗,心血管危险程度及是否已经存在心血管疾病均不影响 evolocumab 治疗对心血管转归终点的降低。在安全性方面,与标准治疗组相比,evolocumab 治疗组总体不良事件率未见显著增加(64.8% vs. 69.2%),其中,严重不良事件发生率(7.5% vs. 7.5%),骨骼肌相关不良事件发生率(6.0% vs. 6.4%),实验室异常发生率相似[ALT 或 AST 升高大于正常上限 3 倍(1.2% vs. 1.0%),CK 升高大于正常上限 5 倍(1.1% vs. 0.6%)],研究者报告的认知功能变化在 evolocumab 治疗组略多(0.3% vs. 0.9%),但认知功能变化的发生率较低(<1%),且分析表明,认知功能变化与 LDL-C 水平无关。进一步分析显示,evolocumab 治疗后不同 LDL-C 的水平患者中不良事件发生率相似,即使在 LDL-C 降低至 <25mg/dl 组中,各种不良事件发生率与总体无显著差异。Osler 1,2 研究结果提示,皮下注射 PCSK9 抑制剂 evolocumab 每 2 周 140mg 或每 4 周 480mg,能够安全并强力降低 LDL-C 水平,并可能在治疗 1 年就得到显著改善心血管预后的临床获益。欧盟 FDA 于 2015 年 7 月 21 日批准安进公司的 evolocumab 上市。

OSLER 研究的延长期随访结果令人振奋。该研究的意义不仅在于为 evolocumab 以及其他 PCSK9 抑制剂的临床应用展示了良好的前景,更为重要的是再一次论证了胆固醇理论。结合关于胆固醇吸收抑制剂依折麦布以及 PCSK9 抑制剂 evolocumab 的现有研究结论,我们可以认为通过降低胆固醇水平产生临床获益并非仅限于他汀类药物;只要安全且能够显著降低胆固醇水平,就可以有效减少动脉粥样硬化性心血管事件的发生。然而,Osler 1,2 研究也存在明显的局限性:①开放标签的研究设计可能会对报告不良事件和症状驱动的临床处理产生偏倚;②由于只有在 evolocumab 的Ⅱ期和Ⅲ期临床研究中未发生严重不良反应的患者才能进入 Osler 1,2 研究,因此,有可能会高估 evolocumab 的安全性;③进入 Osler 1,2 研究的受试者包括杂合子家族性高胆固醇血症,他汀药物不能耐受的患者,他汀治疗不能获得满意降脂疗效的患者,已经确诊的动脉粥样硬化性心血管疾病患者等。如此复杂的疾病背景也可能影响对 evolocumab 的降脂疗效、安全性和心血管获益的准确评价。

欧盟已批准 evolocumab 用于以下疾病治疗:

原发性高胆固醇血症(杂合子家族性和非家族性)和混合型高脂血症:①辅助饮食,并联合一种他汀类药物或他汀类及其他降脂药物,用于最大耐受剂量他汀类药物仍无法实现 LDL-C 治疗目标的成人患者;②辅助饮食,作为单药疗法或联合其他降脂药物,用于对他汀类药物不耐受或有禁忌的成人患者。Evolocumab 的推荐剂量为:140mg(每 2 周一次)或 420mg(每月一次),这两种剂量具有临床等效性。在临床试验中,evolocumab 相比安慰剂使 LDL-C 水平显著降低 55%~75%,evolocumab 相比降胆固醇药物 Zetia(依折麦布,依替米贝)使 LDL-C 水平显著降低 35%~45%,并大幅改善其他脂类参数。

纯合子家族性高胆固醇血症(HoFH):联合其他降脂药物,用于 12 岁及以上青少年和成人患者。Evolocumab 的初始推荐剂量为 420mg(每月一次),若经过 12 周治疗后仍未实现缓解,则将剂量调整为 420mg(每 2 周一次)。在临床试验中,Repatha 相比安慰剂使 LDL-C 水平显著降低 15%~30%。经长期治疗,降低 LDL-C 的疗效能够得到维持。

Evolocumab 是一种皮下注射药物,禁止静脉注射或肌内注射,可在腹部、大腿及上臂区域皮肤注射,该药不应注射于娇嫩、擦伤、发红或硬结皮肤区域。

(二) Alirocumab

Alirocumab(RGEN727,SAR236553)是 Regeneron 公司与 Sanofi 公司联合开发的一种人源单克隆抗体。

1. Ⅰ期临床研究　Stein 等[11]在 2012 年 3 月发表了对 alirocumab 的 3 项Ⅰ期临床研究结果。两项单剂量随机对照研究和一项多剂量随机对照研究。对 72 名健康志愿者进行了单剂量随机对照研究，给予 alirocumab 静脉注射 40 例，皮下注射 32 例。在多剂量随机对照研究中，对以下患者在第 1、29、43 天分别给予 alirocumab 皮下注射 50mg、100mg、150mg。成人杂合子家族性高胆固醇血症患者（21 例）和无家族性高胆固醇血症患者（30 例），这两组正在接受阿托伐他汀治疗但是 LDL-C 基线水平仍 >2.6mmol/L（100mg/dl），调整饮食的非家族性患者（10 例）LDL-C 基线水平 >3.4mmol/L（130mg/dl），主要终点是不良事件的发生，次要终点为 alirocumab 对血脂的影响。结果显示：静脉注射及皮下注射 alirocumab 可以剂量依赖性的方式使 LDL-C 水平降低 65%。对联合应用阿托伐他汀的家族性高胆固醇血症患者和非家族性高胆固醇血症患者的血浆 LDL-C 水平在第 1、29、43 天分别下降 39.2%、53.7% 和 61%。所有受试者没有停药的不良事件发生。在接受 alirocumab 治疗的研究对象中，无受试者因不良事件而停用除注射部位短暂的局部反应之外，试验者均可以耐受该药，初步证实了其安全性。

2. Ⅱ期临床研究 Stein 等[12]于 2012 年 7 月发表了对 alirocumab 的Ⅱ期临床研究结果。在此次研究中对 77 例成人杂合子家族性高胆固醇血症患者进行了多中心随机双盲对照研究。这些患者随机给予 alirocumab 不同剂量及频次，150mg、200mg、300mg 每 4 周一次和 150mg 每 2 周一次以及安慰剂治疗，同时接受他汀类药物及饮食调整治疗，部分患者还接受依折麦布治疗。治疗 12 周以后使用 alirocumab 治疗的患者血浆 LDL-C 水平比使用安慰剂治疗的患者显著降低，且剂量不同降低 LDL-C 的程度不同。Alirocumab 治疗组中没有严重不良事件的发生，未出现转氨酶和肌酸激酶水平超过正常上限 3 倍的情况。只有在接受 alirocumab 300mg 治疗的患者中有 1 例患者出现注射部位反应。Roth 等同样对 alirocumab 进行了研究，对 92 例原发性高胆固醇血症的患者进行了多中心双盲随机研究，先用阿托伐他汀治疗至少 7 周，患者的 LDL-C 水平仍然高于 2. 6mmol/L（100mg/dl），然后再将受试者随机分组治疗至少 8 周，80mg 阿托伐他汀加 alirocumab 每 2 周一次、10mg 阿托伐他汀加 alirocumab 每 2 周一次、80mg 阿托伐他汀加安慰剂每 2 周一次。结果发现，阿托伐他汀联用 alirocumab 治疗的患者，比单用 80mg 阿托伐他汀治疗的患者，LDL-C 水平显著降低。在 80mg 阿托伐他汀加 alirocumab 治疗每 2 周一次的患者中，有个体在第二次皮下注射后的 12 天出现注射部位的皮疹，有 1 例患者出现严重水肿，被认为和治疗有关。

3. Ⅲ期临床研究 2013 年 10 月，Sanofi 和 Regeneron 公司发布了有关 alirocumab Ⅲ期临床试验项目的首份数据报告。该项名为 Odyssey 的项目涉及 12 个临床试验，共计 2.3 万多名患有家族性高胆固醇血症或不耐受他汀类药物的高脂血症患者参加。其中 Odyssey Mono 试验结果显示，24 周的 alirocumab 与依折麦布联合用药组患者血清平均 LDL-C 水平较基线期下降了 47.2%，而依折麦布单用组仅为 15.6%。一项Ⅱ期临床试验显示，alirocumab 与他汀类药物联用可使患者血清 LDL-C 水平下降高达 73%。2015 年《新英格兰医学杂志》在线全文发表了由 Iowa 大学的 J.Robinson 教授报告的 Odyssey long term 研究——考察 PCSK9 抑制剂 alirocumab 治疗 78 周对心血管疾病高危患者安全性及心血管转归影响的临床试验[13]。Odyssey long term 研究采用双盲、随机分组、安慰剂对照研究设计，在杂合子家族性高胆固醇血症（FH）患者、已经明确心血管疾病或冠心病等危症，且接受最大耐受剂量他汀或与其他降脂药物联合治疗而未能达标（LDL-C<70mg/dl）的患者中，考察皮下注射 alirocumab 150mg 每 2 周一次治疗达 78 周的降脂疗效、安全性及心血管终点事件变化。在 27 个国家 320 个医学中心共纳入 2341 名合格受试者，平均年龄 60 岁，其中女性占 37.8%，68.9% 为确诊心血管疾病者，17.8% 为杂合子 FH 患者，已经接受高强度他汀治疗者为 46.8%，按 2∶1 随机分入 alirocumab 组和安慰剂组。治疗随访至第 24 周时，与安慰剂组相比，alirocumab 组 LDL-C 水平降低幅度达 61.9%，绝对下降值达 74mg/dl，LDL-C 水平 <70mg/dl 的达标率显著提高（8% vs. 79.3%）；非 HDL-C 降低 52.3%，TC 降低 37.5%，Lp（a）降低 25.6%，TG 降低 17.3%，HDL-C 升高 4.6%，ApoAⅠ升高 2.9%（所有差异的 P 均 <0.001）。在安全性方面，与安慰剂组相比，alirocumab 治疗组总体不良事件发生率与严重不良事件发生率相似（分别为 82.5% vs. 81.0% 和 19.5% vs. 18.7%），其中，除了肌无力（2.9% vs. 5.4%，P=0.006）显著增加外，其他如过敏反应（9.5% vs. 10.1%），注射局部反应（4.2% vs. 5.9%），认知功能变化(0.5% vs. 1.2%)，眼部症状(1.9% vs. 2.9%)，新发糖尿病(2.0% vs. 1.8%)及原有糖尿病加重(13.6% vs. 12.9%)等发生率的差异均未达到统计学显著意义水平。值得注意的是，在 alirocumab 治疗后，37.1% 的患者 LDL-C 降低至 <25mg/dl，而此组极低 LDL-C 水平患者的不良事件发生率与 alirocumab 治疗组总体发

生率相似。事后分析表明，整个治疗随访期间，与安慰剂相比，78 周的 alirocumab 治疗显著降低了主要心血管不良事件（冠心病死亡，非致死性心肌梗死，致死性和非致死性缺血性脑卒中，不稳定型心绞痛住院）的发生（3.3% vs. 1.7%），其中非致死性心肌梗死显著降低（2.3% vs. 0.9%）。与 Osler 1，2 研究不同，Odyssey 长期研究采用随机双盲安慰剂对照设计，为 PCSK9 抑制剂的安全性和降脂疗效提供了更加确凿的科学数据。初步证实了 PCSK9 抑制剂 alirocumab 皮下注射 150mg 每 2 周一次，能够将已经接受最大耐受剂量的他汀药物（部分同时联合其他降脂药物）治疗的心血管疾病高危患者 LDL-C 水平大幅度进一步降低达 62%。而长达 78 周的治疗中，alirocumab 的安全性良好，同时，心血管不良事件发生率显著降低 48%，尤其是非致死性心肌梗死降低 61%。2015 年 1 月 26 日，Sanofi 和 Regeneron 公司宣称，美国 FDA 已接受其提交的 alirocumab 上市申请，并于 2015 年 7 月 24 日宣布上市。

对防治动脉粥样硬化心血管疾病而言，Odyssey 长期研究中 78 周的降脂治疗时间并不够充分；尽管随机双盲安慰剂对照的研究设计，大大提高了 alirocumab 治疗安全性的可信度，但是，对认知功能评估在研究设计时的考虑存在欠缺，因此，对 alirocumab 组认知功能障碍增加趋势的原因，尚不清楚究竟由于是样本抽样误差所致的巧合，或者是与治疗后胆固醇水平过低，还是直接由于 alirocumab 的作用所致。

（三）Bococizumab

辉瑞公司研发的 bococizumab（RN-316）具有 pH 敏感性结合 PCSK9 的特点。该抑制剂在小鼠和恒河猴的临床前研究中表现出更长的半衰期和降 LDL-C 作用时间，这可能是由于其形成的抗原 - 抗体复合物在被转运到酸性的核内体后因其 pH 敏感性而解离，从而可以结合其他 PCSK9 分子，延长了其作用时间，该特点有可能降低其给药次数与频率[14]。正在进行Ⅱ期和Ⅲ期大型临床试验，预计于 2015 年和 2016 年完成。Ⅱ期临床研究结果显示，在为期 24 周的试验期内，150mg 剂量的 bococizumab 可使 LDL-C 水平降低 1.38mmol/L，显示了较好的疗效，该药将进一步用于更大规模的临床试验。一项涉及 2 万多名患者的临床试验用以评估 bococizumab 的安全性、有效性和耐受性；bococizumab 的初始给药频率为每 2 周一次，皮下注射；受试者为具有心血管事件风险的、原发性高脂血症和混合型血脂异常的患者；试验设计包括单独使用 bococizumab 以及与他汀类药物联用。

二、PCSK9 抑制剂的副作用

（一）临床试验数据

在 alirocumab 或 evolocumab 的Ⅱ期试验中，未发现药物与安慰剂的不良反应发生率有明显区别。接受药物治疗的患者未发现与积极治疗相关的严重或致命不良反应。积极治疗组最常见的副作用为注射部位的相关反应，如疼痛或局部皮疹（2%~9%）、上呼吸道感染（6%~10%）、鼻咽炎（4%~15%）及轻度的胃肠道并发症如腹泻（4%）或恶心（4%~6%）。所有试验治疗结束后均未检测到现抗 evolocumab 的抗体。Alirocumab 出现 1 例过敏反应，后予抗组胺药物后缓解，此外，alirocumab 还出现 1 例白细胞碎裂性血管炎，evolocumab 则未发现血管炎。积极治疗组患者副作用的发生率与安慰剂无明显区别。但由于Ⅱ期试验的参与者较少且持续时间不长，还需大型的Ⅲ期试验进一步评估 PCSK9 抑制剂和单克隆抗体的安全性，特别是他汀或其他降脂药中出现的肝脏或肌肉不良反应。有关 alirocumab 的 ODYSSEY MONO 试验显示，注射部位反应少见（<4%），各组间肌肉相关症状的发生率相似（alirocumab 3.8% vs. 3.9% 依择麦布）。在 DESCARTES-2 试验中，evolocumab 不良反应的发生率与安慰剂无明显区别，最常见的不良反应为鼻咽炎、上呼吸道感染、流感和背痛。Evolocumab 组和安慰剂组肌酸激酶升高（超过正常低限 5 倍）的发生率分别为 1.2% 和 0.3%，两组肌痛的发生率分别为 4.0% 和 3.0%。肌肉相关不良反应的低发生率使得这类药物有望替代治疗他汀不耐受的患者。GAUSS-2 试验的结果发现，所有的患者在纳入前均有肌肉相关的疼痛，从而进一步支持上述可能性。在这项试验中，evolocumab 与依择麦布出现的肌肉相关不良反应分别为 12% 和 23%，但该试验缺乏盲法他汀的对照，这在将来还需进一步研究。

（二）PCSK9 抑制剂与神经认知不良事件

2014 年，根据 PCSK9 抑制剂临床试验的早期证据，FDA 开发商要求正在进行的后期临床试验中对认知不良事件（CAEs）进行评估。这种针对 PCSK9 抑制剂对 CAEs 影响的关注似乎不可避免地最终会延续到将其作为最新型降脂药物的推广。

OSLER 研究是第一个报告 PCSK9 治疗组中 CAEs 增加的研究。该研究纳入了 1104 例高胆固醇血症患者，随机分为 evolocumab(420mg)+ 标准治疗或单独接受标准治疗两组，并监测 1 年后不良事件的发生率。CAEs 在 evolocumab 组更为常见，有 3 例报告失忆（<1%）、5 例有记忆或精神损害（<1%）。而在标准治疗组中未发现 CAEs。但 CAEs 是通过自我报告确定的，而且患者知晓治疗分组，这些都提高了应答偏差的可能性。此外，evolcoumab+ 标准治疗组的患者每 4 周进行一次随访，而对照组为每 12 周随访一次。因此，evolcoumab+ 标准治疗组的患者有 3 倍的机会报告不良事件，这是在本研究的设计中就可能存在的差异因素。2015 年初，OSLER 研究补充发布了新的数据，数据来自 4465 例患者，在对他们进行了 11 个月的随访后，也显示相对于标准治疗组(0.3%)，evolocumab 组中 CAEs 病例增加了(0.9%)。这些 CAEs 呈现多样化，包括谵妄、认知和注意力障碍、失调、痴呆、思维和感知障碍、精神障碍疾病等。重要的是，在这两次的 OSLER 研究分析中，CAEs 与 LDL-C 降低的程度均无关联；出现 CAEs 的患者并没有根据 LDL-C<25mg/dl、25~50mg/dl 或 >50mg/dl 分组而聚类成三类。除此之外，alirocumab 相关研究中的数据也表明，PCSK9 组患者的 CAEs 发生率较高。在针对降脂治疗不能完全控制的一部分高心血管风险伴高胆固醇血症的患者而进行的 alirocumab 的长期耐受性与安全性试验（ODYSSEY 长期试验）中，服用 alirocumab 的患者 CAEs 的报告率为 1.2%，安慰剂组为 0.5%，两组没有显著差异(P=0.17)。CAEs 的患病率类似于 OSLER 试验的结果，但在 ODYSSEY 长期试验中，患者并不了解自己的治疗分组（单盲），均随访了近 18 个月。

目前有四家公司正在开发 PCSK9 抑制剂——Pfizer（bococizumab）、Amgen（evolocumab）和 Sanofi/Regeneron（alirocumab），他们都计划在Ⅲ期临床试验中监测 CAEs，但目前还不清楚是同 OSLER 和 ODYSSEY LONG TERM 中一样采取主观报告 CAEs 的方式，还是通过神经认知测试来客观确定 CAEs。也许最可靠的方式是依靠一个专用的神经认知亚试验——评价 PCSK9 结合抗体在高心血管风险人群中对认知健康影响的试验（EBBINGHAUS）（ClinicalTrials.gov，编号：nct02207634）。参与者在基线时没有痴呆和轻度认知障碍，使用随机双盲、安慰剂、对照的方式进行多中心研究，评价在他汀类药物基础上加用 evolocumab 与单用他汀类药物治疗效果的差异。主要的结果判定依据是空间工作记忆测试和执行功能评估的结果。试验将招募 4000 名受试者，结果预计在 2017 年 9 月公布。如果 EBBINGHAUS 没有显示出 CAEs 的发病率增加，是否将足以减少厂商和患者的忧虑呢？

（三）极低水平 LDL-C 所引起的关注

PCSK9 单克隆抗体所达到的降 LDL-C 幅度意味着对极低水平 LDL-C 安全性的关注。Ⅱ期试验的数据显示，PCSK9 抗体可使 LDL-C 的水平降低至 18mg/dl，这一水平远低于他汀试验中所观察到的降幅，如 JUPITER 试验，接受瑞舒伐他汀患者的平均 LDL-C 水平为 44mg/dl。与极低水平 LDL-C 有关的潜在风险包括出血性卒中、神经认知功能受损、溶血性贫血、激素或维生素缺乏。另一项引起人们的关注则与 Friedewald 方程在计算极低水平 LDL-C 的准确性有关。Friedewald 方程通常用于计算 LDL-C 胆固醇的水平，但许多报告显示，这一方程 LDL-C 水平较低时通常会造成低估。这一问题不得不仔细考虑，对 LDL-C 水平较低的患者或许需要直接检测 LDL-C 浓度作为确认测量。

他汀药物试验的 Meta 分析显示，他汀治疗与颅内出血无明显相关，但某些研究则发现胆固醇水平与颅内出血呈正相关关系，强化他汀治疗可增加卒中患者的颅内出血。未发现 PCSK9 对脑细胞有直接作用，未观察到 PCSK9 可直接通过血脑屏障。由于体积较大，单克隆抗体不能直接通过血脑屏障。因此 PCSK9 不太可能在大脑达到药理学或临床有效浓度。

胆固醇是神经细胞的重要组成成分，此外，细胞培养系统的数据显示 PCSK9 参与皮质神经元再生，因此，由于 PCSK9 和胆固醇的低水平，PCSK9 理论上抑制中枢神经系统或许会引起神经病学上的关注。多项对他汀治疗患者的独立研究报告提出神经病学不适，但这并未得到临床试验的验证。除此之外，他汀药物的 Cochrane 综述显示，LDL-C 水平平均下降 22% 与认知功能的改善或恶化无关。

长期给予 PCSK9 抑制剂或许会出现与低胆固醇水平相关的另一个潜在并发症——激素缺乏。研究显示，肾上腺细胞在极低水平胆固醇下分泌激素减少。在Ⅲ~Ⅳ期试验中，将进一步评估 PCSK9 抑制剂降低胆固醇是否会影响肾上腺功能。

PCSK9 抑制剂提供了一种全新的治疗模式来对抗 LDL-C，该类药物被视为自他汀类药物之后，在对抗心脏疾病研发领域中所取得的最大进步。由于这类药物属于抗体、注射剂型，而不是传统上的固体剂型，因此，它们的售价将极其昂贵，不容易被患者使用。即使进入市场，如何让医生接受对于营销人员来说充满挑战。

（沈莉　赵水平）

参考文献

[1] Stawowy P, Just IA, Kaschina E. Inhibition of PCSK9: a novel approach for the treatment of dyslipidemia. Coron Artery Dis, 2014, 25(4): 353-359.

[2] Dong B, Wu M, Li H, et al. Strong induction of PCSK9 gene expression through HNF1alpha and SREBP2: mechanism for the resistance to LDL-cholesterol lowering effect of statins in dyslipidemic hamsters. J Lipid Res, 2010, 51(6): 1486-1495.

[3] Careskey HE, Davis RA, Alborn WE, et al. Atorvastatin increases human serum levels of proprotein convertase subtilisin/kexin type 9. J Lipid Res, 2008, 49(2): 394-398.

[4] Dias CS, Shaywitz AJ, Wasserman SM, et al. Effects of AMG 145 on low-density lipoprotein cholesterol levels: results from 2 randomized, double-blind, placebo-controlled, ascending-dose phase 1 studies in healthy volunteers and hypercholesterolemic subjects on statins. J Am Coll Cardiol, 2012, 60(19): 1888-1898.

[5] Giugliano RP, Desai NR, Kohli P, et al. Efficacy, safety, and tolerability of a monoclonal antibody to proprotein convertase subtilisin/kexin type 9 in combination with a statin in patients with hypercholesterolaemia (LAPLACE-TIMI 57): a randomised, placebo-controlled, dose-ranging, phase 2 study. Lancet, 2012, 380(9858): 2007-2017.

[6] Raal F, Scott R, Somaratne R, et al. Low-density lipoprotein cholesterol-lowering effects of AMG 145, a monoclonal antibody to proprotein convertase subtilisin/kexin type 9 serine protease in patients with heterozygous familial hypercholesterolemia: the Reduction of LDL-C with PCSK9 Inhibition in Heterozygous Familial Hypercholesterolemia Disorder (RUTHERFORD) randomized trial. Circulation, 2012, 126(20): 2408-2417.

[7] Koren MJ, Scott R, Kim JB, et al. Efficacy, safety, and tolerability of a monoclonal antibody to proprotein convertase subtilisin/kexin type 9 as monotherapy in patients with hypercholesterolaemia (MENDEL): a randomised, double-blind, placebo-controlled, phase 2 study. Lancet, 2012, 380(9858): 1995-2006.

[8] Sullivan D, Olsson AG, Scott R, et al. Effect of a monoclonal antibody to PCSK9 on low-density lipoprotein cholesterol levels in statin-intolerant patients: the GAUSS randomized trial. JAMA, 2012, 308(23): 2497-2506.

[9] Stein EA, Honarpour N, Wasserman SM, et al. Effect of the proprotein convertase subtilisin/kexin 9 monoclonal antibody, AMG 145, in homozygous familial hypercholesterolemia. Circulation, 2013, 128(19): 2113-2120.

[10] Sabatine MS, Giugliano RP, Wiviott SD, et al. Efficacy and safety of evolocumab in reducing lipids and cardiovascular events. N Engl J Med, 2015, 372(16): 1500-1509.

[11] Stein EA, Mellis S, Yancopoulos GD, et al. Effect of a monoclonal antibody to PCSK9 on LDL cholesterol. N Engl J Med, 2012, 366(12): 1108-1118.

[12] Stein EA, Gipe D, Bergeron J, et al. Effect of a monoclonal antibody to PCSK9, REGN727/SAR236553, to reduce low-density lipoprotein cholesterol in patients with heterozygous familial hypercholesterolaemia on stable statin dose with or without ezetimibe therapy: a phase 2 randomised controlled trial. Lancet, 2012, 380(9836): 29-36.

[13] Robinson JG, Farnier M, Krempf M, et al. N Engl J Med, 2015, 372(16): 1489-1499.

[14] McKenney JM, Koren MJ, Kereiakes DJ, et al. Safety and efficacy of a monoclonal antibody to proprotein convertase subtilisin/kexin type 9 serine protease, SAR236553/REGN727, in patients with primary hypercholesterolemia receiving ongoing stable atorvastatin therapy. J Am Coll Cardiol, 2012, 59(25): 2344-2353.

PCSK9 抑制剂的新证据与适应证的评价

前蛋白枯草溶菌素转化酶 9（proprotein convertase subtilisin/Kexin type 9，*PCSK9*）首次发现于 2003 年，是一个调节脂质代谢的关键基因，主要通过降解肝细胞的低密度脂蛋白受体（low density lipoprotein receptor，LDLR）影响血浆 LDL-C 的清除。通过近十年的基础及临床研究，目前 *PCSK9* 已成为动脉粥样硬化性疾病一个新的治疗药物靶点，多种 PCSK9 抑制剂目前已进入了临床试验阶段，对于高胆固醇血症以及高 Lp（a）血症患者的治疗效果积累了大量的证据。本文对 PCSK9 的临床试验证据进行总结，并对其适应证进行客观评价。

一、PCSK9 的发现及作用

PCSK9 于 2003 年被首次发现并确定其是前蛋白转化酶家族的一个新成员[1]。*PCSK9* 基因编码的蛋白在肝脏、肾脏、肠道及发育中的大脑等部位均有表达。同年，Maxwell 也在小鼠中独自定义了 *PCSK9* 基因，并且揭示它在调节胆固醇水平的过程中有着前所未知的作用[2]。

人类 *PCSK9* 基因定位于染色体 1p32.3，全长为 29kb，由 12 个外显子和 11 个内含子构成。其编码的 PCSK9 蛋白包含 692 个氨基酸残基，其结构可分为四个结构域：信号肽（1~30 氨基酸）、前结构域（31~152 氨基酸）、催化结构域（153~451 氨基酸）和羧基末端结构域（452~692 氨基酸）。前期研究表明，PCSK9 与家族性高胆固醇密切相关，*PCSK9* 基因突变会导致胆固醇水平的改变[1]。自从 2003 年 Abifadel 等[1]首先报道 *PCSK9* 基因新的突变位点，至今已经有了 20 多个位点被报道。根据基因突变对 PCSK9 功能的影响，突变被分为功能获得型突变和功能缺失型突变两种，前者导致血胆固醇水平升高，后者导致血胆固醇水平降低。但 PCSK9 调节胆固醇水平的确切机制仍不十分清楚。目前已经明确的是 LDLR 是 PCSK9 作用的靶基因。PCSK9 通过在蛋白水平降解肝细胞表面 LDLR，致使肝脏血脂清除能力下降，从而导致了高胆固醇血症。

二、PCSK9 抑制剂的临床试验证据

1. PCSK 抑制剂的种类　PCSK9 抑制剂有很多种，有的已经开始进行了Ⅲ期临床研究，有的刚开始进行临床前研究。主要有三类：单克隆抗体、小干扰 RNA 寡核苷酸以及 Adnectin。目前已经进行Ⅲ期临床研究有 Alirocumab（REGN727/SAR236553）、Bococizumab（RN316）Evolocumab（AMG 145），这三种抑制剂均为单克隆抗体；目前进行Ⅰ期临床研究的有 ALN-PCS02，属于小干扰 RNA 寡核苷酸；另外一种是 BMS-962476，已经开始进行临床前研究。

2. PCSK9 抑制剂的临床研究证据　近两年来，新的Ⅱ期临床研究已经证实 PCSK9 抑制剂具有强大的降血脂功效。目前已经有几家制药公司基于基础科学、基因研究和流行病学的证据启动了新药研发项目。目前的临床试验证明效果最明显的药物均基于 PCSK9 的人单克隆抗体（mAb），包括 Alirocumab（赛诺菲公司）、Evolocumab（阿目金公司）和 Bococizumab（辉瑞公司），以上药物均已进入Ⅲ期研究阶段。同时还有其他一些药物，尚处于早期开发阶段[3]。

近期研究结果表明，这些药物可以显著降低 LDL-C 水平以及脂蛋白 a 水平[4-22]。PCSK9 单克隆抗体是供注射用针剂，除注射区域反应外，安全性均与安慰剂类似。注射区域的反应通常并不强烈，但发生此不良反应的患者有 10% 左右退出试验[23-25]。

（1）Alirocumab（REGN727/SAR236553）：是一种 PCSK9 抑制剂，其有效性和安全性已被一系列的Ⅱ期和Ⅲ期研究证明[8,11-13,26,27]。Ⅱ期研究为 8 周或 12 周的试验，试验纳入了 352 例高胆固醇血症或混合型家族性高胆固醇症（HeFH）患者。Alirocumab（每 2 周 150mg）治疗第 12 周的 LDL-C 水平从基线值降低了

66.2% 至 73.2%[8,11,13]。Alirocumab 的耐受性较好，治疗组和安慰剂组不良反应的发生率相似[8,11]。

ODYSSEY 临床研究目前正对 Alirocumab 单独使用或联合其他降血脂使用时的有效性进行研究。该项研究共包括 24 000 多例患者和 14 项Ⅲ期研究。ODYSSEY 项目纳入了各种不同的患者，包括家族性高胆固醇血症、高心血管疾病（CV）风险的高胆固醇血症、他汀类药物抵抗，以及其他。这些研究的终点指标为治疗 24 周后 LDL-C 水平的平均降低百分比。大多数 ODYSSEY 研究的剂量为每 2 周 75mg，若有必要，第 12 周将剂量提高至每 2 周 150mg[18,23,28-32]。但 ODYSSEY LONGTERM（至今为止数据规模最大的 ODYSSEY 研究）和 HIGH FH 的剂量自始至终均为每 2 周 150mg[22,33]。目前，ODYSSEY 项目已有 4 项临床研究的结果发表，包括 ODYSSEY MONO、ODYSSEY COMBO Ⅰ、ODYSSEY COMBO Ⅱ和 ODYSSEY LONG TERM[2,22,27]。ODYSSEYMONO（n=103）采用随机双盲阳性对照平行组设计，旨在评估 24 周后 Alirocumab 治疗对存在中度 CV 风险的高胆固醇血症患者的有效性和安全性。患者被随机分配接受 Alirocumab 或者是 10mgEZE 治疗。大部分接受 Alirocumab 治疗的患者一直维持最初的 75mg 的剂量，没有要求提高剂量。结果显示，使用 Alirocumab 的患者的 LDL-C 水平在第 24 周从基线值下降了 47.2%（±3.0%），而使用 EZE 患者下降了 15.6 %（±3.1%）（P<0.0001）。

ODYSSEY COMBO Ⅰ期和 COMBO Ⅱ期研究评估了 Alirocumab 对高胆固醇血症控制欠佳、存在高 CV 风险、且接受最大耐受剂量他汀类治疗的患者的安全性和有效性[18,21,27]。ODYSSEY COMBO Ⅰ期研究是一项为期 52 周的试验，患者（n=316）按 2 ∶ 1 的比例随机分配，接受 Alirocumab 或安慰剂治疗[27]。与基线水平相比，Alirocumab 组第 24 周的 LDL-C 水平平均降低了 48.2%，而安慰剂组平均降低了 2.3%（P<0.0001）。Alirocumab 组大部分患者（75.0%）第 24 周的 LDL-C 水平 <70mg/dl，而安慰剂组仅有 9.0% 的患者达到了这一水平。两组间 LDL-C 水平降低程度的差异一直维持到第 52 周。

同样，ODYSSEY COMBO Ⅱ期研究目前正在进行，这项为期 104 周的研究比较了 Alirocumab 和 EZE 的疗效（n=720），结果显示，Alirocumab 组第 24周的 LDL -C 水平（± SE）降低了 50.6%（±1.4%），而 EZE 组降低了 20.7%（±1.4%）（P<0.0001）[21]。在 ODYSSEY COMBO Ⅰ期研究中，大部分接受 Alirocumab 治疗患者（77.0%）的 LDL-C 水平达到 70mg/dl（EZE 组仅 45.6% 患者实现了这一水平）。两组间 LDL-C 水平降低程度的差异在为期 52 周的随访中仍然明显。

ODYSSEY LONGTERM 研究对 Alirocumab 的长期有效性和安全性进行了评估[22]。此项长达 78 周的研究将 Alirocumab（单独使用或联合其他降血脂治疗）与安慰剂进行了比较，试验人群为存在高 CV 风险且接受最大耐受剂量他汀类治疗的患者（n=2341）。结果显示，与基线水平相比，Alirocumab 组患者第 24 周的 LDL-C 水平降低了 61.0%，而安慰剂组患者的 LDL-C 水平升高了 0.8%。

最近，ODYSSEY 的 6 项关于 Alirocumab 在高胆固醇血症患者中的Ⅲ期研究公布。结果显示，与安慰剂组或其他对比药物相比，Alirocumab 在第 24 周实现了 LDL-C 水平更大程度地降低（比基线水平降低了 36.3% 至 54.0%）[22,28,30-33]。

一项荟萃分析包含了 14 个Ⅱ期和Ⅲ期研究，旨在评估 Alirocumab 显著降血脂的安全性[26]。3340 例接受 Alirocumab 治疗患者中，23.8% 在至少两次连续随访后 LDL-C 水平 <25mg/dl，8.6%LDL-C 水平 <15mg/dl。治疗引发的不良反应大致类似，未发现不安全证据。

ODYSSEY LONGTERM 的一项事后安全分析进行了 80 周的随访。与接受安慰剂治疗的患者相比，接受 Alirocumab 治疗的患者主要 CV 事件（冠心病、非致命性心肌梗死、缺血性卒中、不稳定型心绞痛相关死亡的复合终点）的发生率降低了 48%（HR=0.52；95%CI：0.31~0.90；P=0.02）[22]。ODYSSEY OUTCOMES 评估了 Alirocumab 组的长期 CV 转归，包括评估了最近发生急性冠状动脉综合征的患者的主要 CV 事件的发生率[32]。此项研究将纳入约 18 000 例试验前 1~12 个月发生过急性冠状动脉综合征的患者，且 LDL-C 水平≥70mg/dl。

（2）Evolocumab（AMG 145）：大量近期试验表明，Evolocumab（AMG 145）降低 LDL-C 的幅度为 39%~75%。Evolocumab 的耐受性较好，注射时间通常为 2 或 4 周。在目前刚刚完成的Ⅲ期研究中，Evolocumab 的剂量为每 2 周 140mg 或每 4 周 420mg[3,4,10,15,35,36]。Ⅱ期 Evolocumab 研究包括 MENDEL[5]、RUTHERFORD[9]、GAUSS[16]、LAPLACE-TIMI 57[37,38]、OSLER-1[5,20]和 TESLA[14]。Ⅲ期 Evolocumab 研究包括 DESCARTES[3]、

MENDEL-2[6]、GAUSS-2[15]、LAPLACE-2[10]、OSLER-2[20]、RUTHERFORD-2[36]和 TESLA Part B[35]。以上为 12 周的随机对照试验，针对血脂控制不佳、他汀类药物抵抗、患有纯合性家族性高胆固醇血症或杂合性家族性高胆固醇血症人群使用 Evolocumab 单独治疗或联合治疗。总体来说，研究证明了 Evolocumab 的安全性和有效性。

对于安全性，在 GAUSS-2 研究中，Evolocumab 组中 8% 的出现肌肉疼痛，这一比例在 EZE 组中为 18%[15]。另外，Evolocumab 治疗导致 LDL-C 从基线水平下降 53%~56%（EZE 组下降幅度为 18%）。GAUSS-2 研究证明 LDL-C 水平的显著下降的同时，肌肉相关的不良反应发生率很低，对于不适合使用他汀类药物控制胆固醇水平的高危患者，PCSK9 抑制是一种很有前景的治疗手段。

DESCARTES 研究是一项长期随机双盲安慰剂对照的Ⅲ期临床试验，结果显示了 Evolocumab 在 1 年时间里持久的降血脂功效[3]。DESCARTES 研究发现，第 52 周 Evolocumab 组患者的 LDL-C 水平降低了 50.1%（$P<0.001$），与另一项 Evolocumab 的开放标签试验（OSLER-1）的降血脂效果类似（52.3%）[5]。

Evolocumab 对各种患者人群均表现出较好的降血脂功效，且安全性高。一项汇集分析关注了Ⅱ期和Ⅲ期研究中的老年患者，研究显示≥65 岁患者平均 10~12 周后的 LDL-C 水平降低了 58.4%~62.9%，而≥75 岁患者的 LDL-C 水平降低了 59.9%~68.6%[39]，且不良反应并不严重，不同年龄组 Evolocumab 和对照组患者差异不明显。肌肉疼痛或神经认知障碍发生率不存在差异。

一项对 12 个Ⅱ期和Ⅲ期研究以及 2 个扩展研究的汇集分析发现，两个母研究和拓展研究中 Evolocumab 组和对照组的不良事件和严重不良事件(包括肌肉疼痛)的发生率相似[40]。Evolocumab 组 3.3% 的患者和对照组 3.0% 的患者出现注射区域反应；未发现 PCSK9 中和抗体。肌酸激酶和肝酶水平上升的发生率很低，且 Evolocumab 组和对照组的发生率相似。

近期发表的一项探索性复合分析表明，接受 Evolocumab 治疗患者的 CV 事件发生率明显低于接受标准治疗的患者，Kaplan-Meier 估计值分别为 0.95% 和 2.18%（HR=0.47；95%CI 0.28~0.78；$P=0.003$）。另外四项正在进行的关于 Evolocumab 的研究可提供长期安全性和有效性数据，包括 FOURIER 研究（Further Cardiovascular Outcomes Research with PCSK9 Inhibition in Subjects with Elevated Risk）。该研究纳入了 22 500 例冠心病患者，评估 Evolocumab 与安慰剂相比，是否能更好地降低 CV 风险。

(3) Bococizumab（RN316）：是第三种 PCSK9 抑制剂，是完全人源化的抗体（原本来自小鼠，但利用基因工程手段使其含有人抗体序列）。Bococizumab 现处于Ⅲ期研究阶段，研究对象主要为接受他汀类药物治疗的高胆固醇血症患者，但目前仅公布了很少的相关数据。Ballantyne 等最近公布了一项 24 周Ⅱ期随机双盲安慰剂对照试验，研究了 Bococizumab 在 354 例患者中的有效性和安全性[41]。Bococizumab 剂量方案包括每 2 周 50、100 或 150mg，或每 4 周 200 或 300mg，当 LDL-C 水平降低到≥25mg/dl 时，则减少剂量。第 12 周时，与基线水平相比，Bococizumab 可显著降低 LDL-C 水平，降低了 52.0%，而安慰剂组的 LDL-C 水平升高了 0.6%~3.3%（$P<0.001$）。对于安全性，Bococizumab 和安慰剂相似，最常发生的不良反应包括鼻咽炎和上呼吸道感染。

(4) 非抗体途径 PCSK9 抑制剂：尚处于早期开发阶段，一些小型项目正在开展相关研究。ALN-PCS 可通过 RNA 干扰（RNAi）抑制 PCSK9 的合成。前期结果显示，对于胆固醇水平较高的健康志愿者，一次性静脉注射 RNAi 可抑制 PCSK9 的合成，从而降低 LDL-C 水平，因此 RNAi 可能是另一个安全地降低 LDL-C 水平的机制[42]。BMS-962476 是 PCSK9 的 Adnectin 抑制剂，可作用另一种非抗体途径。Adnectin 是治疗性蛋白，靶点结合亲和力高，与抗体类似。第一个 PCSK9 的 Adnectin 抑制剂的研究显示，它可迅速降低血浆中 PCSK9 和 LDL-C 的水平，且 Adnectin 介导的抑制有很好的耐受性[43]。

其他非抗体类药物的初步研究包括临床前小分子项目：①口服 PCSK9 抑制剂，即 PCSK9 的变构配体，可干扰蛋白质的正常折叠，从而抑制 LDL-R 结合；②可阻断 PCSK9 的自催化切割的小分子，从而抑制从细胞的分泌；③阻断 PCSK9 和 LDL-Rs 相互作用的小分子[3]。

三、适应证的评价

1. 高胆固醇血症　以上大量的临床研究主要针对高胆固醇血症，包括家族性高胆固醇血症、他汀类药物抵抗的高胆固醇血症患者等。研究结果均一致显示 PCSK9 有较强的降低 LDL-C 水平的作用。新近发表的一项 meta 分析[44]基于 20 项随机对照试验的数据上，对于 PCSK9 抑制剂的疗效和安全性进行评估，结果显示，对于高胆固醇血症患者，PCSK9 不仅明显降低 LDL-C 水平，还对总胆固醇、三酰甘油、ApoB 以及 Lp(a) 具有明显降低作用，并有升高 HDL-C 水平的作用。另外，PCSK9 安全性和耐受性良好。另一项系统回顾分析共纳入 24 项研究[45]，涵盖 10 159 例患者。结果显示，与对照组比较，PCSK9 抑制剂不仅可以明显降低 LDL-C 及其他血脂水平，而且还明显降低全因死亡（OR=0.45；95%CI 0.23~0.86；P=0.015）。另外，该研究还观察到，使用 PCSK9 抑制剂还可以明显降低心肌梗死的发生率（OR=0.49，95%CI 0.26~0.93，P=0.030）。

根据上述结果可见，对于混合型高脂血症患者，采用 PCSK9 抑制剂治疗具有明显的降低血脂的疗效，除了主要降低 LDL-C 外，还具有明显的降低其他非 HDL-C 血脂指标的疗效，并降低患者的死亡率。根据目前的证据，PCSK9 抑制剂应该是继他汀类药物以来又一个具有调脂、改善患者预后的新型药物，具有良好的应用价值及前景。

2. 对 Lp(a) 的作用　研究表明，Lp(a)>50mg/dl 是一个独立的心血管疾病（CVD）风险因素[46]。一项大型的孟德尔随机化研究发现，Lp(a) 水平升高是由基因决定的，且会增加 CVD 风险（HR=1.22；95%CI 1.09~1.37）[47]。Lp(a) 水平上升带来的高 CVD 风险对非洲裔人群的影响更大，包括非洲裔美国人，因为 Lp(a) 水平比欧洲裔美国人高出 2~4 倍。高 Lp(a) 水平与总胆固醇、LDL-C、ApoB 水平和 CVD 风险密切相关[48-49]。一项针对非洲裔美国人的队列研究得出了长期数据，数据显示高 Lp(a) 水平与非洲裔美国人的高 CVD 风险相关[50]。由于缺乏临床数据证明 Lp(a) 水平降低会降低 CVD 风险，因此 2013 年的 ACC/AHA 指南未将 Lp(a) 作为降血脂治疗的主要目标。

PCSK9 抑制剂的另一潜在好处是可能带来 Lp(a) 水平的降低。AlirocumabⅡ期研究的汇集分析显示，8 周和 12 周的治疗使 Lp(a) 比基线水平降低了 30.3%[51]。Ⅲ期研究中，Alirocumab 治疗 24 周后，Lp(a) 水平降低了 29.3%。包含 4 个Ⅱ期研究 1359 例患者的汇集分析评估了 Evolocumab 对 Lp(a) 水平的影响，以及 Lp(a) 与 LDL-C 和 ApoB 水平降低的关系，并分析了基础他汀类药物治疗的影响。Evolocumab 治疗 12 周后可显著降低 Lp(a) 水平（P<0.001），且降低幅度呈剂量依赖性。这与 LDL-C 和 ApoB 水平的降低显著相关，且这一作用在使用他汀类药物的患者中更明显。在Ⅲ期研究中，第 24 周时 Evolocumab 使 Lp(a) 水平从基线水平降低 38.6%。第 12 周时，接受 Bococizumab 治疗的者的 Lp(a) 水平降低了 0~10.7%，而使用安慰剂患者的 Lp(a) 水平则升高了 0~3.5%[42]。但尚不清楚 PCSK9 抑制剂降低 Lp(a) 的确切机制，但 Lp(a) 水平的降低却是这一新药的另一作用。

虽然 PCSK9 抑制剂可显著降低 Lp(a) 水平，并呈剂量依赖性，但 Lp(a) 水平降低对 CV 转归的影响尚不明确[52]。他汀类药物对 Lp(a) 没有明显影响，而高剂量烟酸却被证实可降低 Lp(a) 水平。但 HPS2-THRIVE 研究并未发现这一常用药对 CVD 转归有特别影响[53]。考虑到 Lp(a) 是 CVD 的一个危险因素，若未来的研究确定 PCSK9 抑制剂可改善 CVD 的转归，则需要对 Lp(a) 的作用进行进一步的研究。

四、展　　望

根据最新的循证指南，目前的血脂管理主要依赖他汀类药物的降血脂作用。但即便是正确的他汀类药物治疗，也可能导致胆固醇管理欠佳或 LDL-C 水平下降不显著。很多患者对他汀类药物不耐受或需要调高剂量，造成患者依从性差。这些患者，特别是存在 CVD 风险的患者，可采取其他治疗手段。越来越多的临床研究证明，PCSK9 抑制剂能抑制显著降低 LDL-C 水平。根据目前证据，我们有理由认为 PCSK9 抑制剂能从一个研究工具逐渐发展成为一种新的治疗手段，并显著改善临床转归。近期数据显示，PCSK9 抑制剂能降低循环中的 Lp(a) 水平，这一研究发现吸引了研究人员和临床医生的极大兴趣。但要实现广泛的临床应用，还需要更多的关于 PCSK9 抑制剂长期安全性和有效性的试验数据。当前有关 PCSK9 的研究充分证明了基础科学研究和基因研究的成果正迅速转化为临床应用，即 LDL-C 水平的降低，甚至 Lp(a) 水平这个重要次级靶点的降低，从而最终实现预防 CV 的目标。尤其是对于他汀类药物抵抗、难治性高胆固醇血症患者，PCSK9的临床疗效显得更加明显，长期安全性和耐受性良好，具有广阔的临床应用价值和前景。

（马依彤 谢翔）

参考文献

[1] Abifadel M, Varret M, Rabès JP, et al.Mutations in PCSK9 cause autosomal dominant hypercholesterolemia.Nat Genet, 2003, 34: 154-156.

[2] Maxwell KN, Soccio RE, Duncan EM, et al.Novel putative SREBP and LXR target genes identified by microarray analysis in liver of cholesterol-fed mice.J Lipid Res, 2003, 44: 2109-2119.

[3] Dragan S, Serban MC, Banach M.Proproteinconvertasesubtilisin/kexin 9 inhibitors: an emerging lipid-lowering therapy？ J Cardiovasc Pharmacol Ther, 2015, 20: 157-168.

[4] Blom DJ, Hala T, Bolognese M, for DESCARTES Investigators, et al.A 52-week placebo-controlled trial of evolocumab in hyperlipidemia.N Engl J Med, 2014, 370: 1809-1819.

[5] Giugliano RP, Desai NR, Kohli P, for LAPLACE-TIMI 57 Investigators, et al. Efficacy, safety, and tolerability of a monoclonal antibody to proprotein convertase subtilisin/kexin type 9 in combination with a statin in patients with hypercholesterolaemia (LAPLACE-TIMI 57): a randomised, placebo-controlled, doseranging, phase 2 study. Lancet, 2012, 380: 2007-2017.

[6] Koren MJ, Giugliano RP, Raal FJ, for OSLER Investigators, et al.Efficacy and safety of longer-term administration of evolocumab (AMG 145) in patients with hypercholesterolemia: 52-week results from the Open-Label Study of Long-Term Evaluation Against LDL-C (OSLER) randomized trial.Circulation, 2014, 129: 234-243.

[7] Koren MJ, Lundqvist P, Bolognese M, for MENDEL-2 Investigators, et al. Anti-PCSK9 monotherapy for hypercholesterolemia: the MENDEL-2 randomized, controlled phase Ⅲ clinical trial of evolocumab. J Am Coll Cardiol, 2014, 63: 2531-2540.

[8] McKenney JM, Koren MJ, Kereiakes DJ, et al.Safety and efficacy of a monoclonal antibody to proproteinconvertasesubtilisin/kexin type 9 serine protease, SAR236553/REGN727, in patients with primary hypercholesterolemia receiving ongoing stable atorvastatin therapy, J Am Coll Cardiol, 2012, 59: 234-23453.

[9] Raal F, Scott R, Somaratne R, et al.Low-density lipoprotein cholesterol lowering effects of AMG 145, a monoclonal antibody to proprotein convertase subtilisin/kexin type 9 serine protease in patients with heterozygous familial hypercholesterolemia: the Reduction of LDL-C with PCSK9 Inhibition in Heterozygous Familial Hypercholesterolemia Disorder (RUTHERFORD) randomized trial.Circulation, 2012, 126: 2408-2417.

[10] Robinson JG, Nedergaard BS, RogersWJ, for LAPLACE-2 Investigators, et al. Effect of evolocumab or ezetimibe added to moderate or high-intensity statin therapy on LDL-C lowering in patients with hypercholesterolemia: the LAPLACE-2 randomized clinical trial.JAMA, 2014, 311: 1870-1882.

[11] Roth EM, McKenney JM, Hanotin C, et al.Atorvastatin with or without an antibody to PCSK9 in primary hypercholesterolemia.N Engl J Med, 2012, 367: 1891-1900.

[12] Stein EA, Bergeron J, Gaudet D, et al.One year open-label treatment with alirocumab 150mg every two weeks in heterozygous familial hypercholesterolemic patients [abstract].J Am Coll Cardiol, 2014, 63: A1371.

[13] Stein EA, Gipe D, Bergeron J, et al.Effect of a monoclonal antibody to PCSK9, REGN727/SAR236553, to reduce low-density lipoprotein cholesterol in patients with heterozygous familial hypercholesterolaemia on stable statin dose with or without ezetimibe therapy: a phase 2 randomised controlled trial.Lancet, 2012, 380: 29-36.

[14] Stein EA, Honarpour N, Wasserman SM, et al.Effect of the proprotein convertase subtilisin/kexin 9 monoclonal antibody, AMG 145, in homozygous familial hypercholesterolemia.Circulation, 2013, 128: 2113-2120.

[15] Stroes E, Colquhoun D, Sullivan D, for GAUSS-2 Investigators, et al.Anti-PCSK9 antibody effectively lowers cholesterol in patients with statin intolerance: the GAUSS-2 randomized, placebocontrolled phase 3 clinical trial of evolocumab.J Am Coll Cardiol, 2014, 63: 2541-2548.

[16] Sullivan D, Olsson AG, Scott R, et al.Effect of a monoclonal antibody to PCSK9 on low-density lipoprotein cholesterol levels in statin-intolerant patients: the GAUSS randomized trial.JAMA, 2012, 308: 2497-2506.

[17] Moriarty PM, Jacobson TA, Bruckert E, et al.Efficacy and safety of alirocumab, a monoclonal antibody to PCSK9, in statin-intolerant patients: Design and rationale of ODYSSEY ALTERNATIVE, a randomized Phase 3 trial.J Clin Lipidol, 2014, 8: 554-561.

[18] Colhoun HM, Robinson JG, Farnier M, et al.Efficacy and safety of alirocumab, a fully human PCSK9 monoclonal antibody, in high cardiovascular risk patients with poorly controlled hypercholesterolemia on maximally tolerated doses of statins: rationale and design of the ODYSSEY COMBOI andⅡ trials. BMC Cardiovasc Disord, 2014, 14: 121.

[19] Robinson JG, Colhoun HM, Bays HE, et al.Efficacy and safety of alirocumab as add-on therapy in high-cardiovascular-risk patients with hypercholesterolemia not adequately controlled with atorvastatin (20 or 40mg) or rosuvastatin (10 or 20mg): design and rationale of the ODYSSEY OPTIONS studies.Clin Cardiol, 2014, 37: 597-604.

[20] Sabatine MS, Giugliano RP, Wiviott SD, for Open-Label Study of Long-Term Evaluation against LDL Cholesterol (OSLER) Investigators, et al. Efficacy and safety of evolocumab in reducing lipids and cardiovascular events. N Engl J Med, 2015, 372: 1500-1509.

[21] Cannon CP, Cariou B, Blom D, for the ODYSSEY COMBOⅡ Investigators, et al. Efficacy and safety of alirocumab in high cardiovascular risk patients with inadequately controlled hypercholesterolaemia on maximally tolerated doses of statins: the ODYSSEY COMBOⅡ randomized controlled trial. Eur Heart J, 2015, 36: 1186-1194.

[22] Robinson JG, Farnier M, Krempf M, for ODYSSEY LONG TERM Investigators, et al. Efficacy and safety of alirocumab in reducing lipids and cardiovascular events. N Engl J Med, 2015, 372: 1489-1499.

[23] Roth EM, Taskinen M-R, Ginsberg HN, et al. Monotherapy with the PCSK9 inhibitor alirocumab versus ezetimibe in patients with hypercholesterolemia: results of a 24 week, double-blind, randomized phase 3 trial. Int J Cardiol, 2014, 176: 55-61.

[24] Farnier M. PCSK9: from discovery to therapeutic applications. Arch Cardiovasc Dis, 2014, 107: 58-66.

[25] Sahebkar A, Watts GF. New LDL-cholesterol lowering therapies: pharmacology, clinical trials, and relevance to acute coronary syndromes. Clin Ther, 2013, 35: 1082-1098.

[26] Robinson J, Farnier M, Chaudhari U, et al. Adverse events in patients with low-density lipoprotein cholesterol levels <25 or <15mg/dL on at least two consecutive visits in fourteen randomized, controlled, clinical trials of alirocumab [abstract]. J Am Coll Cardiol, 2015, 65: A1350.

[27] Kereiakes DJ, Robinson JG, Cannon CP, et al. Efficacy and safety of the proprotein convertase subtilisin/kexin type 9 inhibitor alirocumab among high cardiovascular risk patients on maximally tolerated statin therapy: the ODYSSEY COMBO I study. Am Heart J, 2015, 169: 906-915.

[28] Bays H, Farnier M, Gaudet D, et al. Efficacy and safety of combining alirocumab with atorvastatin or rosuvastatin versus statin intensification or adding ezetimibe in high cardiovascular risk patients: ODYSSEY OPTIONSⅠ andⅡ[abstract]. Circulation, 2014, 130: 2118-2119.

[29] Kastelein JJP, Robinson JG, Farnier M, et al. Efficacy and safety of alirocumab in patients with heterozygous familial hypercholesterolemia not adequately controlled with current lipid-lowering therapy: design and rationale of the ODYSSEY FH studies. Cardiovasc Drugs Ther, 2014, 28: 281-289.

[30] Kereiakes DJ, Robinson JG, Cannon CP, et al. Efficacy and safety of alirocumab in high cardiovascular risk patients with suboptimally controlled hypercholesterolemia on maximally tolerated doses of statins: the ODYSSEY COMBO I study [abstract]. Circulation, 2014, 130: 2119-2120.

[31] Moriarty PM, Thompson PD, Cannon CP, et al. ODYSSEYALTE RNATIVE: efficacy and safety of the proproteinconvertasesubtilisin/kexin type 9 monoclonal antibody, alirocumab, versus ezetimibe, in patients with statin intolerance as defined by a placebo run-in and statinrechallenge arm [abstract]. Circulation, 2014, 130: 2108-2109.

[32] Schwartz GG, Bessac L, Berdan LG, et al. Effect of alirocumab, a monoclonal antibody to PCSK9, on long-term cardiovascular outcomes following acute coronary syndromes: rationale and design of the ODYSSEY Outcomes trial. Am Heart J, 2014, 168: 682-689.

[33] Ginsberg HN, Rader DJ, Raal FJ et al. ODYSSEY HIGH FH efficacy and safety of alirocumab in patients with severe heterozygous familial hypercholesterolemia [abstract]. Circulation, 2014, 130: 2119.

[34] Jones PH, Bays H, Chaudhari U, et al. Pooled safety and adverse events in nine randomized, placebo-controlled, phase 2 and 3 clinical trials of alirocumab [abstract]. J Am Coll Cardiol, 2015, 65: A1363.

[35] Raal FJ, Honarpour N, Blom DJ, for TESLA Investigators, et al. Inhibition of PCSK9 with evolocumab in homozygous familial hypercholesterolaemia (TESLA Part B): a randomised, double-blind, placebo-controlled trial. Lancet, 2015, 385: 341-350.

[36] Raal FJ, Stein EA, Dufour R, for RUTHEFORD-2 Investigators, et al. PCSK9 inhibition with evolocumab (AMG 145) in heterozygous familial hypercholesterolaemia (RUTHERFORD-2): a randomised, double-blind, placebo-controlled trial. Lancet, 2015, 385: 3310-340.

[37] Desai NR, Giugliano RP, Zhou J, et al. AMG 145, a monoclonal antibody against PCSK9, facilitates achievement of national cholesterol education program-adult treatment panel Ⅲ lowdensity lipoprotein cholesterol goals among high-risk patients: an analysis from the LAPLACE-TIMI 57 trial (LDL-C Assessment with PCSK9 monoclonaL Antibody Inhibition Combined With Statin thErapy-Thrombolysis In Myocardial infarction 57). J Am Coll Cardiol, 2014, 63: 430-433.

[38] Kohli P, Desai NR, Giugliano RP, et al. Design and rationale of the LAPLACE-TIMI 57 trial: a phase Ⅱ, double-blind, placebo controlled study of the efficacy and tolerability of a monoclonal antibody inhibitor of PCSK9 in subjects with hypercholesterolemia on background statin therapy. Clin Cardiol, 2012, 35: 385-391.

[39] Koren M, Rosenson R, Khan B, et al. LDL cholesterol reduction in elderly patients with the pcsk9 monoclonal antibody evolocumab (AMG 145): a pooled analysis of 1779 patients in phase 2, 3 and open label extension studies [abstract]. J Am Coll Cardiol, 2015, 65: A1366.

[40] Toth PP, Sattar N, Genest J, et al. A comprehensive safety analysis of 6026 patients from phase 2 and 3 short and long term clinical trials with evolocumab (AMG 145) [abstract]. J Am Coll Cardiol, 2015, 65: A1351.

[41] Ballantyne CM, Neutel J, Cropp A, et al. Results of bococizumab, monoclonal antibody against proproteinconvertasesubtilisin/kexin type 9, from a randomized, placebo-controlled, dose-ranging study in statin-treated subjects with hypercholesterolemia. Am J Cardiol, 2015, 115: 1212-1221.

[42] Fitzgerald K, Frank-Kamenetsky M, Shulga-Morskaya S, et al. Effect of an RNA interference drug on the synthesis of proprotein convertase subtilisin/kexin type 9 (PCSK9) and the concentration of serum LDL cholesterol in healthy volunteers: a randomised, singleblind, placebo-controlled, phase 1 trial. Lancet, 2014, 383: 60-68.

[43] Stein EA, Kasichayanula S, Turner T, et al. LDL cholesterol reduction with BMS-962476, an adnectin inhibitor of PCSK9: results of a single

ascending dose study[abstract].J Am Coll Cardiol, 2014, 63: A1372.

[44] Li C, Lin L, Zhang W, et al.Efficiency and Safety of ProproteinConvertaseSubtilisin/Kexin 9 Monoclonal Antibody on Hypercholesterolemia: A Meta-Analysis of 20 Randomized Controlled Trials. J Am Heart Assoc. 2015; 4: e001937.

[45] Navarese EP, Kołodziejczak M, Schulze V, et al. Effects of Proprotein Convertase Subtilisin/Kexin Type 9 Antibodies in Adults With Hypercholesterolemia. A Systematic Review and Meta-analysis. Ann Intern Med, 2015, 163: 40-51.

[46] Emerging Risk Factors Collaboration.Lipoprotein(a) concentration and the risk of coronary heart disease, stroke, and nonvascular mortality. JAMA, 2009, 302: 412-423.

[47] Kamstrup PR, Tybjærg-Hansen A, Steffensen R, et al.Genetically elevated lipoprotein(a) and increased risk of myocardial infarction.JAMA, 2009, 301: 2331-2339.

[48] Deo RC, Wilson JG, Xing C, et al.Single-nucleotide polymorphisms in LPA explain most of the ancestry-specific variation in Lp(a) levels in African Americans. PLoS One, 2011, 6: e14581.

[49] Enkhmaa B, Anuurad E, ZhangW, et al.Significant associations between lipoprotein(a) and corrected apolipoprotein B-100 levels in African-Americans. Atherosclerosis, 2014, 235: 223-229.

[50] Virani SS, Brautbar A, Davis BC, et al.Associations between lipoprotein(a) levels and cardiovascular outcomes in black and white subjects: the Atherosclerosis Risk in Communities (ARIC) Study.Circulation, 2012, 125: 241-249.

[51] Gaudet D, Kereiakes DJ, McKenney JM, et al. Effect of alirocumab a monoclonal proproteinconvertasesubtilisin/kexin 9 antibody, on lipoprotein(a) concentrations (a pooled analysis of 150mg every two weeks dosing from phase 2 trials). Am J Cardiol, 2014, 114: 711-715.

[52] Raal FJ, Giugliano RP, Sabatine MS, et al.Reduction in lipoprotein(a) with PCSK9monoclonal antibody evolocumab (AMG 145): a pooled analysis of more than 1300 patients in 4 phase Ⅱ trials.J Am CollCardiol, 2014, 63: 1278-1288.

[53] HPS2-THRIVE Collaborative Group.Effects of extended-release niacin with laropiprant in high-risk patients. N Engl J Med, 2014, 371: 203-212.

IMPROVE-IT 的启示：强化他汀还是他汀联合依折麦布？

一、IMPROVE-IT 研究

2014 年 11 月 19 日，美国心脏协会（AHA）年会公布了 IMPROVE-IT 试验结果[1]。尽管胆固醇抑制剂依折麦布已经广泛应用于临床，但其在临床上长期使用缺乏降低心血管终点事件的临床证据，安全性也尚不明确。而本次公布的 IMPROVE-IT 研究证实，在他汀基础上加用依折麦布，通过进一步降低血液中低密度脂蛋白胆固醇（LDL-C）水平，能显著降低极高危心血管疾病患者的心血管事件风险，改善患者预后，且长期应用安全性良好。

IMPROVE-IT（IMProved Reduction of Outcomes：Vytorin Efficacy International Trial）是一项确认依折麦布联合辛伐他汀与辛伐他汀单药相比较对急性冠脉综合征高危患者的临床获益和安全性的国际多中心、双盲、随机对照临床试验。研究纳入 39 个国家的 18 144 例发病 10 天内的急性冠脉综合征患者，受试者入组条件为基线低密度脂蛋白胆固醇（LDL-C）水平：若未服用降脂药物，LDL-C 水平 50~125mg/dl；若服用降脂药物则为 50~100mg/dl。所有患者以 1∶1 随机分配至辛伐他汀 40mg/d 联合依折麦布 10mg/d 治疗（9067 例）或辛伐他汀 40mg/d 单药治疗（9077 例），随访 9 年（中位数 6 年）。主要研究终点为复合终点，包括心血管死亡、心肌梗死、因不稳定型心绞痛住院、血运重建（随机后 >30 天）或卒中。

两组共发生 5314 例主要终点事件。两组低密度脂蛋白胆固醇（LDL-C）水平分别降至 54mg/dl 和 69mg/dl；辛伐他汀联合依折麦布的组合预后终点比单用辛伐他汀组相对危险减少 6.4%（P=0.016），绝对风险减少 2%，每治疗 50 例患者可减少一个事件，卒中减少 20%，心肌梗死减少 10%，显著减少心血管病死亡。IMPROVE-IT 研究随访期间各项安全性指标，如癌症、肝酶、肌病或横纹肌溶解及胆囊相关不良事件等，两组间无差异，这也确认了依折麦布本身的安全性。

二、胆固醇学说回顾

关于动脉粥样硬化斑块的形成有很多学说，例如血栓形成学说、炎症学说、内皮祖母细胞学说及胆固醇学说。其中最具说服力的是胆固醇学说，胆固醇学说认为本病发生与脂质代谢失常密切相关，其本质是动脉壁对从血浆侵入的脂质的反应，胆固醇和胆固醇酯则是构成粥样斑块的主要成分。近年来对动脉壁和内皮细胞生理和病理研究以及对粥样硬化病变的组织化学和免疫化学检查的结果，证实粥样斑块中的脂质主要来自血浆中的 LDL-C 水平，LDL-C 水平致动脉粥样硬化形成。

胆固醇学说至今已经历 1 个多世纪。1910 年德国化学家类固醇之父阿道夫·温道斯在尸体解剖中发现，冠心病患者血管壁动脉粥样斑块内有大量胆固醇沉积，他认为血液胆固醇水平升高可能是动脉粥样硬化斑块形成的原因。然而在当时多数医生认为动脉粥样硬化是伴随衰老的退行性疾病。1914 年后原俄国病理学家阿尼茨科夫在高胆固醇喂养兔模型中诱发了动脉粥样硬化，他推测动脉壁内胆固醇由白细胞穿越血管内膜而来，动脉粥样斑块的发生、发展取决于血液中胆固醇水平升高程度及持续时间，大幅度降低胆固醇水平可逆转斑块。不过阿道夫·温道斯和阿尼茨科夫研究结果并未被当时主流观念接受。直到 20 世纪 50 至 80 年代，胆固醇学说才逐渐被认可。1954 年马利诺夫和威斯勒采用不同方法建立了不同动物的高胆固醇动脉粥样硬化模型，证实高胆固醇饮食可促发动脉粥样硬化。20 世纪 70 年代，诺贝尔奖获得者格尔斯丁和布朗发现了低密度脂蛋白受体通路，他们通过研究家族性高胆固醇血症推测家族性高胆固醇血症患者黄色瘤和粥样斑块中胆固醇经过了某些修饰，而并未直接来源于天然状态低密度脂蛋白(LDL)。亨里克森和郝斯勒相继发现,LDL与血管内皮细胞共同孵育发生某些变化,成为内皮细胞修饰的LDL,而这种内皮细胞修饰型LDL源于自由基的氧化修饰。20世纪80年代,斯坦伯格在自己及前人研究成果的基础上,提出了著名的LDL氧化修饰学说。大量流行病学研究,如Framingham研究及七国研究,同样证实人群中冠心病的发病率及死亡率随LDL-C水平升高而升高。

近年来的一系列他汀临床试验,更使胆固醇学说深入人心,胆固醇学说逐渐深入人心。大量临床实验显示,血液中的LDL-C浓度升高是动脉粥样硬化发生的最主要原因。

三、他汀类药物在降脂领域的霸主地位

毋庸置疑,从降LDL-C幅度、改善心血管终点预后、安全性及耐受性的方面考虑,他汀类药降脂药物优势突出[2-10]。在当今的降脂治疗领域,他汀类药物拥有着不可挑战的霸主地位。

1994年公布研究结果的4S研究[2],将调脂治疗带入了以他汀类为核心药物的全新时代,4S研究首次论证了他汀降低LDL-C水平可以减少不良心血管事件的发生,并降低全因死亡率,具有划时代的意义。20世纪90年代的一系列大规模临床试验研究如WOSCOPS、CARE、AFCAPS/TexCAPS以及LIPID等被誉为里程碑式的临床试验。其中,AFCAPS/TexCAPS研究是极为成功的冠心病一级预防试验,入选6605例血胆固醇水平正常或轻度升高的非冠心病患者,3304例服用安慰剂,3301例服用洛伐他汀治疗。随访5.2年后,洛伐他汀在预防心血管事件方面显示了极大的益处。LIPID研究则是冠心病二级预防的典范,共入选了9014例冠心病患者,随机分组接受普伐他汀或安慰剂治疗,计划随访7年。与安慰剂组患者相比,普伐他汀组患者的总死亡率、冠心病死亡率、心肌梗死发生危险和需要行血运重建术的患者显著减少。

进入21世纪后,一系列针对特定高危人群的临床试验研究先后启动(如MIRACL、PROSPER、ALLHAT-LLT、CARDS等)[11-14],掀起了他汀降低胆固醇血症研究的第二次浪潮。这些大规模临床试验研究证实了他汀类药物可以使糖尿病患者、高血压患者、老年人、急性冠脉综合征等高危患者获益,积极合理地应用他汀类药物治疗可以显著减少心肌梗死、心血管死亡以及全因死亡的发生,从而使常规剂量的他汀干预成为冠心病预防中的标准治疗方案,也奠定了他汀类药物在动脉粥样硬化性心血管疾病的一级预防和二级预防中的基石地位。

随后他汀类药物阻断或逆转动脉粥样硬化斑块进展的实验研究也启动。2004年REVERSAL[15]选择655例冠心病患者,采用血管内超声技术比较阿托伐他汀(80mg/d)与普伐他汀(40mg/d)对动脉粥样硬化斑块的影响,平均随访18个月。结果显示,阿托伐他汀可使血浆总胆固醇和LDL-C水平显著降低,强化降低LDL-C水平可以阻断动脉粥样硬化病变进展。2008年ASTEROID试验[16]为一项前瞻性、开放性国际多中心临床研究,共计507例患者接受瑞舒伐他汀(40mg/d)治疗24个月,结果证实,瑞舒伐他汀可使血浆LDL-C水平降低53%达(61.10 ± 20.30)mg/dl,从而显示具有逆转动脉粥样硬化斑块的作用。这些研究为他汀类药物减少冠心病心血管事件提供了有利的理论依据,对稳定性冠心病和不稳定性冠心病患者强化降脂治疗可以阻止甚至逆转斑块进展,从而减少不良心血管事件的发生。

目前各国血脂指南均将降低LDL-C水平作为动脉粥样硬化性心血管疾病防治的首要目标,他汀问世20年间,研究一再将LCL-C目标值推向更低的水平,无论从心血管获益还是安全性方面,临床实验一再证明“低一些更好”的理念,对于动脉粥样硬化性心血管疾病的二级预防怎样将LCL-C水平降得更低一些是近10年大型临床试验关注的焦点[17]。然而,他汀类降低胆固醇也遭遇瓶颈,其降低胆固醇、改善心血管预后的主要作用来自常规中等强度剂量;他汀剂量加倍,降胆固醇的疗效仅能增加6%,而且伴随他汀剂量的增加,肝酶、肌病或横纹肌溶解相关不良反应相应增多。

四、抗动脉粥样硬化的他汀假说

有关他汀的基础研究结果提示,他汀类药物在降脂作用基础上还存在降脂外作用,如抗炎、抗氧化、改善血管内皮功能和抗血小板聚集作用。在一些临床试验中观察到,大剂量他汀治疗短期内LDL-C水平尚未显著降低时即有心血管保护作用,不能用他汀的降脂作用来解释。尤其是在急性冠脉综合征患者,他汀的这种降脂外多效性似乎显得更为引发关注。2007年发表的ARMYDA-ACS研究[18],在171例行冠脉介

入血运重建术的冠心病患者中采用手术日大剂量阿托伐他汀（术前12小时80mg加术前2小时40mg，术后每天40mg持续治疗），或安慰剂治疗（术后每天40mg阿托伐他汀持续治疗），观察术后1个月内不良心血管事件的差异。结果显示，大剂量阿托伐他汀负荷后能显著降低围术期心肌梗死的发生率，以及术后1个月内不良心血管事件的危险。因此，学术界也有人推崇抗动脉粥样硬化的他汀假设，认为他汀的抗动脉粥样硬化作用除降低LDL-C水平外，其多效性在他汀的心血管保护中发挥重要作用。

然而，2014年发表的中韩联合完成的ALPACS研究[19]采用与ARMYDA-ACS完全相同的研究方案，在多中心入选的316例急性冠脉总之（ACS）行经皮冠状动脉介入治疗（PCI）患者中研究显示，与安慰剂组比较，阿托伐他汀120mg的负荷剂量并未带来有益的心血管保护作用，而且C反应蛋白等炎性标记物水平也未见显著降低。因此，这一研究结果是对抗动脉粥样硬化的他汀假说的挑战。

五、IMPROVE-IT研究再次证实了胆固醇学说

纵观他汀类药物的随机对照临床试验，出现他汀类降低心血管事件的显著获益关键在于他汀治疗后LDL-C水平的降低幅度，以及他汀与安慰剂组或不同强度他汀之间LDL-C水平的差值，如果LDL-C差值能够达到20%，即可显示出显著的心血管保护作用。由于他汀类药物降低LDL-C的"6"原则，是目前唯一被批准应用于临床的胆固醇吸收抑制剂。在2项为期12周、涉及1719例原发性高胆固醇血症患者的多中心、双盲和安慰剂对照研究中，给予最大推荐剂量依折麦布10mg能分别降低总胆固醇13%、LDL-C18%[20]。依折麦布与他汀合用可以克服他汀降低LDL-C的"6"原则，提高降脂幅度，并有利于避免大剂量他汀带来的安全性顾虑。近年来关于新型降胆固醇药物的研发一直备受关注，目前被视为最有希望的非他汀类降胆固醇药物主要是枯草溶菌素转换酶（proprotein convertase subtilisin/kexin type，PCSK）9抑制剂和胆固醇吸收抑制剂依折麦布。其中针对PCSK9抑制剂的临床终点试验，通过联合应用PCSK9抑制剂与他汀类药物可以较单用他汀类药物进一步降低心血管终点事件的发生率，预期将于2018年2月份结束。

在IMPROVE-IT研究前，SHARP研究[21]联合依折麦布与辛伐他汀，以慢性肾病患者为对象，共入选9438例患者（血肌酐：男性≥1.7mg/dl，女性≥1.5mg/dl），证实降低LDL-C水平使主要动脉粥样硬化性心血管事件的风险降低17%，且慢性肾病患者联合应用辛伐他汀与依折麦布的安全性和耐受性良好。SEAS研究[22]是在主动脉瓣狭窄患者中评价依折麦布10mg/dl与辛伐他汀40mg/dl联合治疗与安慰剂对比的研究，与安慰剂组相比，依折麦布联合辛伐他汀治疗组患者LDL-C水平降低76mg/dl（降幅61%），依折麦布/辛伐他汀治疗组患者动脉粥样硬化事件发生率显著低于安慰剂组（15.7%对20.1%，P=0.02），但两组间主动脉瓣膜事件发生率无差异（HR=0.97，95%CI 0.83~1.14）。然而，由于SHARP研究和SEAS研究所纳入的受试对象较为局限，在试验设计上以他汀加依折麦布治疗与安慰剂之间的比较，一方面不能代表其他心血管病患者或心血管高危人群，另一方面难以说明他汀基础上加用依折麦布的临床获益。因此，SHARP研究和SEAS研究并未证实依折麦布的临床地位。

IMPROVE-IT研究首次显示，依折麦布、他汀联合治疗较他汀单药治疗进一步降低LDL-C水平，显著减少心血管终点事件。IMPROVE-IT研究结果继心肾保护研究（SHARP）再次为依折麦布减少心血管事件增添新证据；也证实其良好的安全性与耐受性。2010年发布的CTT[23]荟萃分析涵盖26项随机对照临床试验（包括近170 000例受试者），结果表明LDL-C水平每降低1mmol/L（38.7mg/dl），就可带来21%主要血管事件（心肌梗死、血运重建以及缺血性卒中）获益。在IMPROVE-IT研究中，与辛伐他汀治疗组患者相比，辛伐他汀、依折麦布组患者LDL-C水平降低0.4mmol/L（15.8mg/dl）。随访结束时，辛伐他汀联合依折麦布组终点事件发生率较辛伐他汀组降低6.4%。IMPROVE-IT再次证实，安全有效降低LDL-C水平，便可以产生相应的临床获益。IMPROVE-IT研究进一步延展了荟萃分析所获得的LDL-C与动脉粥样硬化性心血管病事件相关的线性关系，证实通过降低胆固醇实现临床获益并非他汀类药物所特有的。IMPROVE-IT研究在一定程度上冲击了他汀类药物一枝独秀的局面，对于动脉粥样硬化性心血管病患者中等剂量他汀不能使LDL-C达标患者，联合应用他汀和依折麦布成为一种合理的选择。IMPROVE-IT研究中依折麦布与辛伐他汀联合治疗组强效降低LDL-C水平达到1.4mmol/L，表明至少LDL-C水平>1.4mmol/L仍可在动

脉粥样硬化疾病的二级预防上获益，因此 LDL-C 的最佳目标值仍待继续探讨。

结合 IMPROVE-IT 研究的结果，SHARP 研究与 SEAS 研究的亚组分析与 CTT 荟萃结果一致。他汀类药物，或依折麦布联合他汀类治疗带来的心血管获益是源于其降 LDL-C 水平的作用，进一步证实依折麦布降低 LDL-C 水平是心血管终点获益的根本，而非他汀所特有，也再次证实了胆固醇理论。

六、中国患者更适合中等他汀剂量与依折麦布联合用药

历经 100 余年的不断探索，人们认已经定血液中的 LDL-C 滞留在动脉壁内是动脉粥样硬化性发生、发展的必要条件。现阶段降脂治疗是最有效的防治动脉粥样硬化性疾病的治疗措施。在 4S 之后，历经 20 年，终于改变了他汀类药物一枝独秀的局面，胆固醇吸收抑制剂依折麦布降低 LDL-C 水平有了临床随机试验的证据。强化降脂治疗不等于应用最大剂量的他汀类药物，联合降脂药物为降低 LDL-C 水平的合理治疗方案，有益于提高降 LDL-C 的达标率，也更为安全，对于不能耐受他汀或不能耐受达标所需剂量他汀的患者有了新的选择。

DYSIS-China 研究结果从多方面、多角度呈现了我国血脂控制现状。DYSIS-China 研究发现，我国接受降脂治疗的患者 98.0% 采用单药治疗，其中使用他汀类药物单药治疗患者比例为 87.1%，但中国血脂异常患者 LDL-C 的达标率仅为 61.5%；极高危和高危患者中 LDL-C 的达标率更低，分别仅为 39.7% 和 54.8%。过去 10 年中国的血脂异常控制有了一定程度的提高，但就整体而言形势依然严峻。IMPROVE-IT 试验进一步证实，他汀联合依折麦布，能将 LDL-C 降的再低一点，改善动脉粥样硬化性心血管病预后效果更好一些。目前如何更有效地控制血脂水平，提高血脂达标率仍是亟待解决的问题之一。另外 HPS-2-THRIVE 研究显示，使用同样剂量他汀药物治疗，中国患者发生肝毒性、肌肉毒性的风险为欧洲患者的 10 倍。综合考虑，美国降胆固醇治疗新指南中所提倡的为多数患者应用大剂量、高强度他汀治疗的策略不适用于我国 ASCVD 的防治。对于中国患者而言不推荐我国患者常规选择大剂量高强度他汀治疗，中小他汀剂量与依折麦布联合用药或许为最佳治疗方案。

我国整体人群平均胆固醇水平低于欧美国家居民，我国人群对于高强度他汀治疗的耐受性较白种人差，治疗费用显著高于欧美国家，因此中等强度他汀治疗适合于我国多数血脂异常患者的一级预防和二级预防。在保证 LDL-C 和（或）非 HDL-C 达标的前提下，减少他汀剂量有助于以最低的经济学代价获取最佳的疗效 / 安全性平衡。最佳他汀类药物剂量的基础上，联合其他的降脂药物，如依折麦布可能会获得既经济又安全的效果。

（王晓娜　叶平）

参考文献

[1] Cannon CP, Blazing MA, Giugliano RP, et al. Ezetimibe Added to Statin Therapy after Acute Coronary Syndromes. N Engl J Med, 2015, 372: 2387-2397.

[2] Scandinavian Simvastatin Survival Study Group. Randomised trial of cholesterol lowering in 4444 patients with coronary heart disease: the Scandinavian Simvastatin Survival Study (4S). Lancet, 1994, 344: 1383-1389.

[3] Heart Protection Study Collaborative Group. MRC/BHF Heart Protection Study of cholesterol lowering with simvastatin in 20 536 high-risk individuals: a randomised placebo-controlled trial. Lancet, 2002, 360: 7-22.

[4] Baigent C, Keech A, Kearney PM, et al.Efficacy and safety of cholesterol-lowering treatment: prospective meta-analysis of data from 90 056 participants in 14 randomised trials of statins.Lancet, 2005, 366: 1267-1278.

[5] Baigent C, Blackwell L, Emberson J, et al.Efficacy and safety of more intensive lowering of LDL cholesterol: a meta-analysis of data from 170 000 participants in 26 randomised trials.Lancet, 2010, 376: 1670-1681.

[6] Cannon CP, Braunwald E, McCabe CH, et al.Intensive versus moderate lipid lowering with statins after acute coronary syndromes.N Engl J Med, 2004, 350: 1495-1504.

[7] de Lemos JA, Blazing MA, Wiviott SD, et al.Early intensive vs a delayed conservative simvastatin strategy in patients with acute coronary syndromes: phase Z of the A to Z trial.JAMA, 2004, 292: 1307-1316.

[8] LaRosa JC, Grundy SM, Waters DD, et al.Intensive lipid lowering with atorvastatin in patients with stable coronary disease.N Engl J Med, 2005, 352: 1425-1435.

[9] Pedersen TR, Faergeman O, Kastelein JJ, et al. High-dose atorvastatin vs usualdose simvastatin for secondary prevention after myocardial infarction: the IDEAL study: a randomized controlled trial. JAMA, 2005, 294: 2437-2445.

[10] Cannon CP, Steinberg BA, Murphy SA, et al. Meta-analysis of cardiovascular outcomes trials comparing intensive versus moderate statin therapy. J Am Coll Cardiol, 2006, 48: 438-445.

[11] Schwartz GG, Olsson AG, Ezekowitz MD, et al. Effects of atorvastatin on early recurrent ischemic events in acute coronary syndromes: the MIRACL study: a randomized controlled trial. JAMA, 2001, 285: 1711-1718.

[12] Ian F, Gerard JB, Michael BM, et al. Pravastatin in elderly individuals at risk of vascular disease (PROSPER): a randomised controlled trial. Lancet, 2002, 360: 1623-1630.

[13] The ALLHAT Officers and Coordinators for the ALLHAT Collaborative ResearchGroup. Major outcomes in moderately hypercholesterolemic, hypertensive patients randomized to pravastatin vs usual care: The Antihypertensive and Lipid-Lowering Treatment to Prevent Heart Attack Trial (ALLHAT- LLT). JAMA, 2002, 288: 2998-3007.

[14] Colhoun HM, Betteridge DJ, Durrington PN, et al. Primary prevention of cardio-vascular disease with atorvastatin in type 2 diabetes in the Collaborative Atorvastatin Diabetes Study (CARDS): multicentre randomised placebo-controlled trial. Lancet, 2004, 364 (9435): 685-696.

[15] Nissen SE, Tuzcu EM, Schoenhagen P, et al. Effect of intensive compared with moderate lipid-lowering therapy on progression of cononary atherosclerosis: a randomized controlled trial. JAMA, 2004, 291: 1071-1080.

[16] Ballantyne CM, Raichlen JS, Nicholls SJ, et al. Effect of rosuvastatin therapy on coronary artery stenoses assessed by quantitative coronary angiography: a study to evaluate the effect of rosuvastatin on intravascular ultrasound-derived coronary atheroma burden. Circulation, 2008, 117: 2458-2466.

[17] Grundy SM, Cleeman JI, Merz CN, et a1. Implications of recent clinical trims for the National Cholesterol Education Program Adult Treatment PanelⅢ guidelines. Circulation, 2004, 110: 227-239.

[18] Patti G, Pasceri V, Colonna G, et al. Atorvastatin pretreatment improves outcomes in patients with acute coronary syndromes undergoing early percutaneous coronary intervention: results of the ARMYDA-ACS randomized trial. J Am Coll Cardiol, 2007, 49: 1272-1278.

[19] Jang Y, Zhu J, Ge J, et al. Preloading with atorvastatin before percutaneous coronary intervention in statin-naïve Asian patients with non-ST elevation acute coronary syndromes: A randomized study. J Cardiol, 2014, 63: 335-343.

[20] Knopp RH, Dujovne CA, le Beaut A, et al. Evaluation of the efficacy, safety, and tolerability of ezetimibe in primary hypercholesterolaemia: a pooled analysis from two controlled phaseⅢ clinical studies. Int J Clin Praet, 2003, 57: 363- 368.

[21] Baigent C, Landray MJ, Reith C, et al. The effects of lowering LDL cholesterol with simvastatin plus ezetimibe in patients with chronic kidney disease (Study of Heart and Renal Protection): a randomised placebo-controlled trial. Lancet, 2011, 377: 2181-2192.

[22] Rossebø AB, Pedersen TR, Boman K, et al. Intensive lipid lowering with simvastatin and ezetimibe in aortic stenosis. N Engl J Med, 2008, 359: 1343-1356.

[23] Cholesterol Treatment Trialists' (CTT) Collaboration, Baigent C, Blackwell L, et al. Efficacy and safety of more intensive lowering of LDL cholesterol: a meta-analysis of data from 170 000 participants in 26 randomised trials. Lancet, 2010, 376: 1670-1681.

极低密度脂蛋白及其亚型与动脉粥样硬化进展的关联性

动脉粥样硬化(atherosclerosis,AS)是发生在动脉管壁的一种慢性疾病,病理改变以中小动脉壁中胆固醇沉积为主要特点,由此导致的心脑血管事件,包括冠心病、脑卒中等,已经成为我国人群的首要死亡原因[1],给人类的健康带来了严重的负担[2]。目前国内外相关的血脂指南已经明确指出低密度脂蛋白胆固醇(low density lipoprotein cholesterol,LDL-C)水平升高是心血管疾病(cardiovascular disease,CVD)的主要危险因素[3-5],针对降低LDL-C水平的他汀类药物治疗已经成为临床实践中最主要的干预手段。然而多项临床研究表明,降低LDL-C水平仅降低30%~40%的CVD事件[6-8],在LDL-C水平达标的人群中,仍然存在着较高的心血管病残余风险,其中极低密度脂蛋白(very low density lipoprotein,VLDL)中所携带的胆固醇被认为是重要的残余风险因素之一[5,9,10]。

极低密度脂蛋白在肝脏合成和分泌,富含约55%的三酰甘油(triglyceride,TG)和20%的胆固醇,是体内运输内源性TG的主要形式,称为富含三酰甘油的脂蛋白(triglycerides-rich lipoprotein,TGRL)[11,12],在胆固醇的代谢和转运过程中起着非常关键的作用。既往研究显示VLDL-C水平升高可以促进AS的发展,增加CVD的发生风险[13-15]。近期多项血脂异常诊疗指南也都明确提出,LDL-C和VLDL-C统称为非高密度脂蛋白胆固醇(non-HDL-C),可作为降低胆固醇治疗的一个新的靶目标。同时近期关于TG水平升高在CVD事件的发生中发挥的作用也受到越来越多研究者的关注[16],但TG很可能是掩盖胆固醇危害作用的一个"傀儡",TG是否具有致AS的作用依然存在争议。

VLDL颗粒(VLDL particles,VLDL-P)携带的胆固醇和TG,可以被动脉管壁的巨噬细胞吞噬,从而引起炎症反应,促进AS的发生和发展。由于VLDL-P组分和代谢的复杂性,不同的VLDL亚型所携带的胆固醇和甘油三酯水平并不相同,单独利用VLDL-C或TG水平并不能全面反映VLDL潜在的致AS的作用[17-19],因此用VLDL-P及其亚型则可以更好地反映VLDL致AS的作用。目前VLDL根据其颗粒的大小、密度和组分的不同,通常可以分为三种亚型[20]:大VLDL(>60nm)、中VLDL(35~60nm)、小VLDL(27~35nm)。

传统测定VLDL的方法仅能测定出VLDL-C的浓度,随着测定技术的改进和提高,出现了超速离心法、高效液相色谱分析法(HPLC)、梯度凝胶电泳法(GGE)、磁共振法(NMR)等方法[21](表1)。尤其是NMR方法,不仅可以测定VLDL-C的水平,还可以同时对VLDL亚型的水平及VLDL-P的大小进行测定,从而为进一步探讨不同VLDL亚型与AS的相关性及其机制提供了技术支持。

表1 VLDL亚型检测方法

测定方法	分离原理	VLDL亚型分类	定量指标
磁共振法(NMR)	脂质所含甲基产生的核磁共振信号不同	大VLDL(>60nm), 中VLDL(35~60nm), 小VLDL(27~35nm)	VLDL-P各亚型浓度,大小
超速离心法	密度差异	大VLDL(Sf:>100), 中VLDL(Sf:60~100), 小VLDL(Sf:20~60)	VLDL亚型中胆固醇的浓度
离子迁移率法(IM)	大小及电荷不同	大,中,小VLDL	VLDL-P各亚型浓度
高效液相色谱法(HPLC)	大小及电荷不同	大,中,小VLDL	VLDL亚型中胆固醇的浓度

注:Sf(svedberg floatation):漂浮速率,指在温度为26℃密度为1.063g/ml的NaCl溶液中超速离心24小时的漂浮速率,单位是10^{-13}cm/(s·dyn·g)(1dyn=10^{-5}N)

目前已有多项研究应用以上的测定方法来探讨不同VLDL亚型的致AS的作用，由于VLDL自身变异，不同的VLDL亚型与AS或CVD事件之间的关联性在不同的研究之间结果尚不一致。因此本文旨在通过定性系统综述（systematic review，SR）的方法，检索有关VLDL亚型与CVD事件或AS进展的关联性研究，综合不同的研究结果，来评价不同的VLDL亚型与CVD事件或AS发生和发展的关联性，从而为进一步揭示VLDL致AS的机制提供依据。

一、资料与方法

1. 文献检索　中文文献检索CNKI、万方和维普等中文数据库，检索时间为2014年12月31日前公开发表的文献及学术论文，检索关键词为“极低密度脂蛋白”、“脂蛋白亚型”或“脂蛋白亚组分”或“脂蛋白亚类”及“心血管疾病”或“动脉粥样硬化”，分别组合进行检索，检索语种为汉语。

英文文献检索PubMed等数据库，检索时间为2014年12月31日前公开发表在期刊杂志的文献及学术论文，检索关键词为‘Lipoproteins，VLDL[MeSH Major Topic]’，‘VLDL particles’，‘VLDL subclasses’，‘VLDL subfraction’，‘VLDL cholesterol’，‘Remnant cholesterol’AND‘Cardiovascular Diseases[MeSH Major Topic])’，‘Atherosclerosis[MeSH Major Topic]’，Limits：Humans，语种为英语。另外还采取了手工检索文献和参考文献回溯的方法查找可能遗漏的研究，以保证文献查全，必要时与作者联系获得全文。

2. 文献筛选　将文献检索的结果建立数据库，并设定以下研究入选和排除标准：①研究类型为前瞻性队列研究、病例对照研究或横断面研究，排除综述类文献；②研究内容应为VLDL颗粒及其亚型与CVD事件的关联性研究，或与AS进展的关联性研究；③终点CVD事件可以包括心源性、脑血管性、或外周血管性疾病等，AS进展可以包括动脉粥样硬化斑块、颈动脉内中膜厚度（intima-media thickness，IMT），或冠状动脉钙化（coronary artery calcification，CAC）等指标；④文献中应报道各种VLDL亚型测定的浓度或大小；⑤不限定种族和研究人群的基线状态；⑥由同一项研究发表的多篇文章，原则上只纳入最新发表的或研究结果较为全面的文献。根据以上文献入选的标准，由两位评价者独立阅读文献并进行文献筛选，意见不一致时通过讨论达成一致。

3. 数据提取　根据以上文献筛选标准，对筛选出来的符合要求的文献获取全文，由两位研究人员独立阅读全文，使用标准化数据表格提取有关的研究信息，内容包括文章的作者、题目、发表的年份、研究的地点或地区、研究的设计类型、随访时间、研究对象的主要特征、样本量大小、性别比例、年龄、VLDL的测定方法、VLDL的分类标准、VLDL各亚型测定的水平或颗粒大小、校正的混杂因素、主要的结果和结论等，并参照以往发表文献中的评价标准对入选文献进行质量评价[22]。

二、结　　果

1. 文献概述　本次研究共检索到文献1045篇，其中英文文献703篇，中文文献342篇，排除了综述185篇，剩余860篇阅读题目和摘要，排除与VLDL无关的研究剩余80篇，对这80篇文献进行全文阅读和质量评价，最终有29篇文献[23-51]纳入本次的系统综述（图1）。

入选的29篇文献其发表年份为1993—2014年，涉及的研究地区主要集中在美洲、欧洲，以及亚洲地区，涵盖了白人、黑人、西班牙裔、印第安人、因纽特人和亚裔人。按研究的观察终点划分，有17项研究以CVD事件为终点[25-30,33,36-39,44,46,48-51]，另有12项研究以AS为观察终点[23,24,31,32,34,35,40-42,44,45,47]。按照VLDL检测方法划分，有19项研究使用NMR方法[26,31,32,34-45,47-50]，有8项研究使用超速离心法[23-25,27-30,46]，还有2项研究采用其他测定方法，如高效液相色谱法（HPLC）[33]和离子迁移率法（IM）[51]。

2. 超速离心法测定的VLDL亚型与AS的关联性

(1) VLDL亚型与CVD事件的关系：有8篇文献采用的是超速离心法分离VLDL亚型[23-25,27-30,46]（表2、表3）。其中3项研究结果显示总VLDL-P水平与CVD的发生呈正相关，VLDL-P水平越高，CVD的发生风险越高[25,29,30]。Sacks等[29]的CARE（Cholesterol and Recurrent Events）研究进行了长达5年的随访，研究发现，VLDL-P最高五分位与最低五分位相比，发生CAD事件的风险比RR=3.2（P=0.04）。另有3项研究进

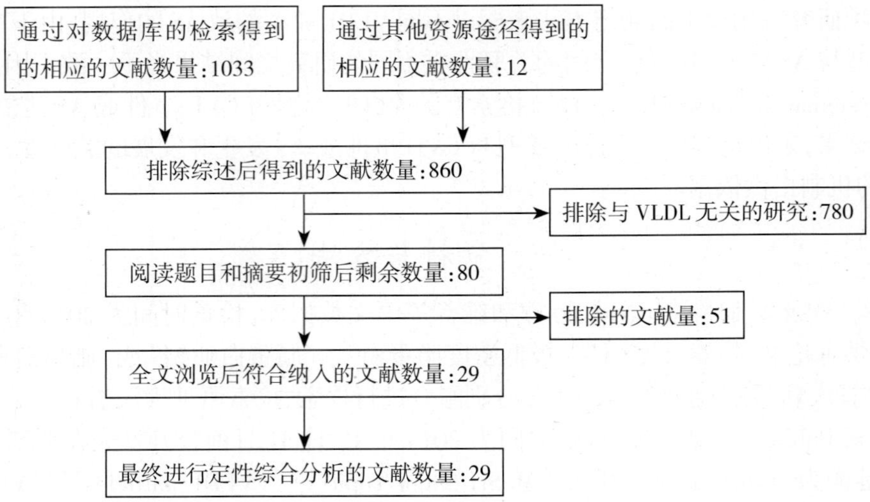

图 1 文献入选流程图

一步分析了 VLDL-P 亚型与 CVD 的关联性,结果均发现小 VLDL-P 的水平与冠心病(CHD)的严重程度呈正相关[25,28,46]。Paul T. Williams 等[46]进行的长达 53 年的 Gofman's Livermore Cohort 研究发现,大 VLDL 每增加 10mg/dl,总 CHD 死亡风险比为 HR=1.04(95%CI 1.02~1.05),小 VLDL 每增加 10mg/dl,总 CHD 死亡风险比为 HR=1.01(95%CI 1.00~1.02),但是在调整各项血脂水平后,结果显示仅小 VLDL 与总 CHD 发生风险相关联,HR=1.05(95%CI 1.01~1.08)。

(2) VLDL 亚型与 AS 进展的关系:另有 2 篇采用超速离心法研究 VLDL 亚型与 AS 进展的关系[23,24](表 3),结果均发现小 VLDL 的水平与冠脉的狭窄程度独立相关,小 VLDL 水平升高,可以明显增加冠脉狭窄的风险,促进狭窄的发生和发展。

3. NMR 方法测定的 VLDL 亚型与 AS 的关联性

(1) VLDL 亚型与 CVD 事件的关联性:在 19 项采用 NMR 方法测定 VLDL 的研究中,有 9 项研究的是 VLDL-P 与 CVD 事件的关联性[26,36-39,43,48-50](表 4)。

1) 总 VLDL 颗粒与 CVD 事件的关系:有 6 项研究的是总 VLDL-P 与 CVD 事件的关系[36,37,39,43,48,49]。其中 3 项研究发现,总 VLDL-P 的水平与 CVD 的发生呈正相关[37,43,49]。Manickam 等[43]的 MESA(The Multi-Ethnic Study of Atherosclerosis)研究纳入了 6693 例 45~84 岁的美国居民,平均进行了 4.5 年的随访,研究结果显示 CVD 组患者的总 VLDL-P 水平明显高于对照组,总 VLDL-P 每升高一个单位(nmol/L),其发生 CVD 的风险比 HR=1.06(95%CI 1.03~1.10)。而另外 3 项研究结果则显示,校正了其他传统因素后,总 VLDL-P 的水平与 CVD 的关联性无统计学意义[36,39,48]。Kuller 等[36]的 MRFIT(Multiple Risk Factor Intervention Trial)研究发现,在代谢综合征(metabolic syndrome,MS)患者中,VLDL-P 最高四分位与最低四分位相比,CHD 的死亡风险 OR=0.84(95%CI 0.46~1.52),认为 VLDL-P 水平与 CHD 死亡无关。还有 1 项研究分析了总 VLDL-P 与缺血性脑卒中的相关性,结果发现总 VLDL-P 水平对于发生卒中风险的 OR=1.16(95%CI 0.84~1.61),差异无统计学意义[48]。综上,总 VLDL-P 的水平与 CVD 事件的关联性在不同的研究间存在着一定的差异。

2) 不同亚型的 VLDL 水平与 CVD 事件发生的关系:有 2 项研究进一步分析了不同亚型的 VLDL 水平与 CVD 事件发生的关系[26,38]。Mora 等[38]的 WHS(The Women's Health Study)研究纳入了 27 673 例 45 岁以上健康女性,进行了长达 11 年的随访研究,结果显示大、中、小 VLDL-P 亚型均与 CVD 的发生相关,其中大 VLDL-P 亚型的相关性最强,大 VLDL-P 最高五分位与最低五分位相比发生 CVD 的 HR=1.77(95%CI 1.34~2.33)。Freedman 等[26]以 158 例男性为研究对象发现仅大 VLDL 水平与 CVD 的严重程度相关(r=0.16),大 VLDL 浓度高组(≥14.2mg/dl)与浓度低组(<14.2mg/dl)相比,在校正了年龄和血脂水平后结果显示发生冠脉疾病的风险比 OR=3.3(P<0.04)。综上,大 VLDL-P 的水平与 CVD 的发生呈正相关。

(2) VLDL 亚型与 AS 进展的关系:VLDL 亚型与 AS 进展的研究共有 10 篇[31,32,34,35,40-42,44,45,47](表 5)。

表 2 超速离心法测定 VLDL 及其亚型与 CVD 关系的研究

作者，发表年	研究名称	研究对象特点	研究类型	结局	随访时间	VLDL 水平	VLDL 大小	调整变量	主要结果
Tkac 等，1997[25]		2 型糖尿病，37~72 岁，有 CAD 临床表现或心电图表现，174 例		CAD 严重程度		轻 / 中 / 重度：大 VLDL：3.4/4.4/4.3，小 VLDL+IDL：22.7/28.6/22.9		性别，年龄，BMI，apoA-I，HDL-C，LDL apoB，LDL-C，LDL-TG，TRL apo B	小 VLDL+IDL 中 apoB 越高，CAD 越严重，而其中所含的 C 和 TG 无差异，相关分析发现冠脉评分与小 VLDL 和 TRL 中的 apoB 正相关（r=0.20，0.21）
Karpe 等，1999[27]		NTG 和 HTG 患者，45 岁之前发生过心肌梗死的幸存者，男性	a mixed-meal oral fat tolerance test	CHD		NTG 对照 / 患者，HTG 对照 / 患者：大 VLDL：13.2/19.3/59.5/76，小 VLDL：29.3/52.1/85.4/117.8			1. NTG 组患者 VLDL 比对照组高，主要是由于小 VLDL 更多（有差异） 2. NTG 组餐后大 VLDL 快速上升，HTG 组大 VLDL 持续的上升，且 9 小时后大 VLDL 远高于对照组（101 vs 57）
Bjorkegren 等，2000[28]		45~55 岁，心肌梗死幸存者，无充血性心衰，对照为血脂正常健康人，匹配了年龄、吸烟、饮酒、腰臀比、血压	a mixed meal-type oral fat-tolerance test	CAD		病例 / 对照：大 VLDL（apoB100）：28/22，小：50/37			CAD 患者餐后 6 小时的大 VLDL-P 中所含的 apoC-I，apoE 更高，小 VLDL-P 中所含的 apoC-I 和胆固醇比对照组更高，VLDL-P 中所含的 apoC-I 可以延缓 VLDL 的清除，导致 VLDL-P 在循环中的时间延长，从而促成小 VLDL-P 富含胆固醇，停留在动脉内膜促进 AS 形成
Sacks 等，2000[29]	CARE	入选前 3~20 个月有心肌梗死史	巢式病例对照研究	冠心病死亡或 MI	5 年	病例组 / 对照：VLDL-apoB：13.5/12.4mg/dl		年龄，吸烟，高血压，左室 EF，糖尿病，LDL-C，HDL-C，TG	多元 logistic 回归发现 VLDL-apoB 是复发性事件最强的预测因子，最高五分位比最低五分位 RR=3.2（P=0.04）
Koba 等，2002[30]		男性，<80 岁，血管造影证实有 CHD，排除糖尿病，肾病，肝病，癌症和感染性疾病，对照组运动试验无胸痛或 ST-T 改变	病例对照研究	CHD		病例组 / 对照：VLDL-apoB：31/10		HDL-C 和 TG	多元 logistic 回归发现 VLDL-apoB（VLDL 数量）与 CHD 相关，独立于 HDL-C 和 TG，OR=1.15（1.08~1.22）
Williams 等，2012[46]	Gofman's Livermore Cohort	基线时无缺血性心脏病，男性，1905 例	队列研究	409 例 CHD	53 年	大 VLDL：50.36，小 VLDL：90.24nmol/L		年龄，BP，BMI，吸烟，TC	大 VLDL 每增加 10mg/dl，总 CHD 死亡 HR=1.04（1.02~1.05），早发 CHD 死亡 HR=1.04（1.01~1.06）；小 VLDL 每增加 10mg/dl，总 CHD 死亡 HR=1.01（1.00~1.02），早发 CHD 死亡 HR=1.02（1.00~1.03）（无意义） 多元回归分析显示对于总 CHD，仅小 VLDL 有意义，HR=1.05（1.01~1.08），大 VLDL 的 HR=1.00

注：VLDL 极低密度脂蛋白；IDL 中密度脂蛋白；CVD 心血管疾病；CAD 冠状动脉疾病；HDL-C 高密度脂蛋白胆固醇；LDL-TG 低密度脂蛋白甘油三酯；TRL 富含三酰甘油的脂蛋白；NTG 非高甘油三酯血症；HTG 高甘油三酯血症；VLDL-P 极低密度脂蛋白颗粒；AS 动脉粥样硬化；CHD 冠状动脉粥样硬化性心脏病；TG 甘油三酯；OR 比值比；TC 总胆固醇；BMI 体重指数；HR 风险比

表 3 超速离心法测定 VLDL 及其亚型与 AS 进展的研究

作者，发表年	研究名称	研究对象特点	研究类型	结局	随访时间	VLDL 水平	VLDL 大小	调整变量	主要结果
Tornvall 等，1993[23]		45 岁之前发生过 MI，男性，64 人		冠脉 AS 严重程度			大 VLDL：51.1，中：47.4，小：39.9		小 VLDL 中的胆固醇和胆固醇酯数量与冠脉狭窄数量相关（偏相关系数 =0.288，0.326），在 HTG 组小 VLDL 中的胆固醇酯还与 AS 评分相关（r=0.451）
Mack 等，1996[24]		33~67 岁，有冠脉造影证实的 CAD	他汀或安慰剂治疗	冠脉狭窄进展					小 VLDL 与冠脉狭窄的进展密切相关，说明富含三酰甘油的脂蛋白在 CAD 进展中的重要性

表 4 NMR 测定 VLDL 及其亚型与 CVD 关系的研究

作者，发表年	研究名称	研究对象特点	研究类型	结局	随访时间	VLDL 水平(nmol/L)	VLDL 大小	调整变量	主要结果
Freedman 等，1998[26]		158 人，CVD，排除服用降脂药，TG≥400mg/L 的人		CAD 严重性			particle size index 为 2.2	年龄，LDL-C，HDL-C，TG，apoB，apoA-I	CAD 严重性与大 VLDL 的水平正相关(r=0.16)，大 VLDL 水平 >14.2 与 <14.2 相比，发生 CAD 的 OR=2.7，校正年龄后 OR=5.1，校正年龄和血脂后 OR=3.3
Kuller 等，2007[36]	MRFIT	35~57 岁，MS，男性 CHD 高危人群但无 CHD	巢式病例对照	214 例 CHD 死亡	18 年	基线病例组 130.5，对照组 130.2		白细胞计数，吸烟	在 MS 人中 VLDL-P 最高四分位与最低四分位相比，CHD 死亡风险 OR=0.84(0.46~1.52)，在 MS 但无 CVD 人中 OR=0.89(0.42~1.86)
Hsia 等，2008[37]	Women's Health Initiative Hormone Trials	健康绝经后女性，50~79 岁，对照按年龄、分组时间匹配	干预性试验	CHD	1 年	E+P 的 CHD 组：95，对照组：90，E 的 CHD 组 98，对照组 87		年龄，治疗分组，吸烟，饮酒，糖尿病，高血压	雌激素 + 孕激素组(E+P)，总 VLDL-P 每增加 1D，OR=1.49(1.11~2.00) 单独使用雌激素组(E)，总 VLDL-P 每增加 1D，OR=1.02(0.73~1.41)
Duprez 等，2009[39]	SMART	HIV 感染患者，$CD4^{+}$>350，发生过 CVD 事件，对照匹配了年龄、国家、性别	巢式病例对照	248 例 CVD 事件	1~5 年	CVD 组：85.7，对照组：81.3		年龄，种族，HIV RNA 和 ART status，吸烟，CVD 史，糖尿病，降压药，降脂药，肝炎，CD4，BMI，ECG 异常，LDL，logTG，D 二聚体，白介素 -6，hsCRPC	总 VLDL-P 最高四分位与最低四分位相比 OR=2.82，95%CI 1.33~5.99，校正之后 OR=2.05，95%CI 0.83~5.06
Mora 等，2009[38]	WHS	健康女性，45 岁以上，无自报 CVD 和癌症，27 673 例	前瞻性队列研究	1015 例 CVD 事件(非致死性 MI，PCI，CABG，非致死性缺血性卒中或 CVD 死亡	11 年	CVD 组 / 对照组：总 VLDL：80.3/68.3，大：2.8/1.4，中：24.2/20.7，小：50.7/44.6	CVD 组：48.6，对照组：46.7nm	年龄，治疗分组，吸烟，绝经，绝经后激素的使用，血压，糖尿病，BMI	CVD 组与对照组相比，VLDL-P 水平更高，VLDL-P 颗粒更大，校正之后，总 VLDL-P 最高五分位与最低五分位相比 HR=1.71(1.38~2.12)，大 VLDL OR=1.77(1.34~2.33)，中 OR=1.46(1.17~1.82)，小 OR=1.56(1.27~1.91)，VLDL size HR=1.37(1.10~1.70)

续表

作者，发表年	研究名称	研究对象特点	研究类型	结局	随访时间	VLDL 水平(nmol/L)	VLDL 大小	调整变量	主要结果
Manickam 等，2011[43]	MESA	健康人，45~84 岁，6693 例	前瞻性队列研究	冠脉事件 228 例，包括 MI，心脏骤停复苏、心源性死亡、心绞痛	4.5 年	CVD 组：84，对照组 7		年龄，SBP，抗高血压治疗，糖尿病，吸烟	CVD 组总 VLDL-P 高于对照组，总 VLDL-P 每上升 1 个单位，HR=1.06（1.03~1.10）
Berger 等，2012[48]	WHI-OS	绝经后的女性，缺血性卒中患者，对照按年龄和种族 1∶1 匹配	巢式病例对照	缺血性卒中 774 例	7.9 年	脑卒中组：85.3，对照组：80	脑卒中组：46.4，对照组：44.8nm	年龄，种族，吸烟，BMI，SBP，抗高血压药，糖尿病，体力活动	校正之前，大动脉 AS 性卒中 VLDL-P 最高与最低四分位相比 OR=4.72（2.02~11.05），VLDL 大小最高四分位与最低四分位相比，OR=2.04（1.48~2.82），校正后 VLDL size OR=1.59（1.10~2.28），VLDL-P OR=1.16（0.84~1.61）
Parish 等，2012[49]	MRC/BHF HPS	40~80 岁，CHD 高危人群，TC>3.5mmol/L，或之前有过 CHD，脑血管疾病	接受辛伐他汀 80mg/d 或安慰剂治疗	1796 例 CHD 事件，	5.3 年	治疗组总 VLDL-P：0.07μmol/L			他汀组 VLDL-P 每增加 1SD 的 HR=1.09（1.04~1.15），安慰剂组 HR=1.06（1.02~1.10）
Fischer 等，2014[50]	Estonian Biobank cohort 和 FINRISK	筛选队列 18~103 岁，验证队列 24-74 岁，健康人	队列研究	全因死亡，CVD 死亡，癌症死亡	筛选队列 5.4 年，验证队列 5 年		Estonian Biobank cohort：37，FINRISK：36nm	年龄，性别，吸烟，糖尿病，CVD，癌症；BMI，SBP，吸烟支数，吸烟年，饮酒量，肌酐，HDL-C，TC，TG	在 EB 队列中筛选出 VLDL-P 大小对于全因死亡的 HR=0.69（0.62~ 0.77），对于 CVD 死亡的 HR=0.67

表 5 NMR 测定 VLDL 及其亚型与 AS 进展的研究

作者，发表年	研究名称	研究对象特点	研究类型	结局	随访时间	VLDL 水平（nmol/L）	VLDL 大小	调整变量	主要结果
Colhoun 等，2002[32]		1 型糖尿病，30~55 岁	病例对照	CAC		男性糖尿病 / 非糖尿病；女性糖尿病 / 非糖尿病：总 VLDL：74.6/59.7；51.8/41.8，大：1.9/1.1；0.8/0.6，中：18.1/9.0；10.3/3.4，小：47.1/46.3；35.2/35.3	男性糖尿病 / 非糖尿病；女性糖尿病 / 非糖尿病：48.2/50.2；48.8/56.9nm	年龄，性别，胰岛素用量，HbA1c，BMI，腰围，饮酒量，吸烟年数，SBP，白蛋白分泌率	男性非糖尿病者，大 VLDL 与 CAC 相关，r=0.27（P=0.01），女性非糖尿病者，大 VLDL，VLDL 大小与 CAC 相关，r=0.27（P=0.005），及 r=0.23（P=0.02）
Mackey 等，2002[31]	HWS	绝经后 8 年，健康女性，286 例	横断面研究	CAC		大 VLDL：24.9，中：38.2，小：31.4	47nm	年龄，SBP，吸烟，LDL-C，HDL-C，TG	大 VLDL 每增加 1SD，$OR_{大}$=1.59（1.11~2.28），中，小 VLDL 每增加 1SD，$OR_{中}$=1.02（0.75~ 1.39），$OR_{小}$ 1.22（0.88~1.68）
Lyons 等，2006[34]	DCCT/EDIC	1 型糖尿病，968 例		IMT				年龄，糖尿病时间，HbA1c，BMI，AER，BP，吸烟，DCCT 随机分组	男性中仅大 VLDL 与颈内动脉 IMT 相关，r=0.048（P<0.05），中、小 VLDL 的 r=0.012、0.027，女性中仅 VLDL size 与颈内动脉 IMT 相关，r=−0.0007，颈总动脉 IMT 相关性无意义
Mora 等，2007[35]	MESA	45~84 岁，无 CVD，5538 例	横断面	IMT		男性 / 女性：总 VLDL：78.0/68.5，大：3.8/3.2，中：34.4/27.8，小：39.7/37.6	男性 / 女性：50.6/51.1nm	年龄，种族，性别，高血压，吸烟，BMI，糖尿病，LDL-C 和传统血脂	单因素线性回归显示总 VLDL-P 每增加 1SD，IMT 增加 15.8μm，大 VLDL+11.1μm，中 +3.6μm（P=0.38），小 +22.8μm，VLDL size +0.9μm（P=0.82），多因素分析结果显示 VLDL 对 IMT 的影响不一，大 +9.2μm（P=0.08），中 −11.8μm（P=0.03），小 +1.6μm（P=0.76）
Masulli 等，2009[40]	GOCADAN	≥35 岁，CVD 高风险，但没有高血脂，656 例	横断面	斑块评分		总 VLDL：64.4，大 1.6，中 17.1，小 45.7	44.3nm	年龄，性别，BMI，SBP，吸烟	IMT 三分位与 VLDL-P 的水平和大小未发现有相关性（P=0.812，0.266），但斑块评分与大 VLDL 和 VLDL 大小相关（P=0.038，0.03），评分越高，VLDL 越小，大 VLDL 水平越低

续表

作者，发表年	研究名称	研究对象特点	研究类型	结局	随访时间	VLDL 水平（nmol/L）	VLDL 大小	调整变量	主要结果
Gallo 等，2010[41]		1 型糖尿病，儿童，10~18 岁，对照匹配了年龄、性别、种族和 BMI，无 CVD	病例对照	动脉僵硬度		糖尿病组/对照：总 VLDL+CM：36.9/49.9，大+CM：0.37/1.06，中：8.39/14.1，小：28.2/34.7	糖尿病组/对照：48.6/48.5nm		糖尿病组大、中 VLDL 水平更低，大小无差异，所有的 VLDL 与动脉僵硬度相关性无统计学意义
Chung 等，2010[42]		风湿性关节炎 139 例，对照 75 例	病例对照	CAC		RA 患者/对照：总 VLDL：65.7/63.4，RA 有 CAC/无 CAC：63.2/68.1	RA 患者/对照：50.4/49.2，RA 有 CAC/无 CAC：50.8/50.1		RA 患者有 CAC 与无 CAC 相比，总 VLDL-P 和 VLDL 大小差异无统计学意义
Prado 等，2011[44]	New Jersey	无症状，中等 CVD 风险，40~69 岁，未服用他汀或烟酸，284 例	横断面	CAC		大 VLDL：1.6		性别，年龄，糖尿病，吸烟，BMI，高血压，久坐生活方式，CVD 家族史	大 VLDL-P 最高三分位与最低三分位相比 CAC 粗 PR（prevalence ration）=1.09（0.90~1.32），校正之后 PR=1.01（0.84~1.20）均无统计学意义
Jarauta 等，2012[45]		家族性联合高脂血症 FCH 或家族性高胆固醇血症 FH，≥17 岁	病例对照	IMT		FH/FCH/对照组：大 VLDL+CM：1.83/9.43/0.94，中：25.2/62.2/16.8，小：69.1/60.4/37.3	FH/FCH/对照组：43.2/50.8/45.7	年龄，性别，吸烟，腰围或 BMI，SBP 或 DBP，CRP，他汀治疗，MS，血糖，LDL-C 或 Non-HDL-C，HDL-C，Lip（a）	FH 组与对照组相比，小 VLDL 水平更高，平均 VLDL 大小更小，而 FCH 组与对照组相比，VLDL 数量更多，VLDL 更大，在 FH 组和对照组，仅有小 VLDL-P 与 IMT 相关
Wurtz 等，2012[47]	Young Finns Study	24~39 岁，入选时为 3~18 岁儿童和青少年，1595 例	队列研究	IMT	6 年			性别，年龄，SBP，吸烟，BMI，空腹血糖	VLDL 每增加 1SD，IMT 6 年进展的 OR 为：极大 VLDL，OR=1.03（0.88~1.21）；非常大 VLDL，OR=1.08（0.92~1.27）；大 VLDL，OR=1.10（0.93~1.30）；中 VLDL，OR=1.15（0.96~1.36）；小 VLDL，OR=1.34（1.12~1.60）；非常小 VLDL，OR=1.14（0.96~1.36）

有4项研究结果显示，大VLDL的水平与冠状动脉钙化（CAC）或颈动脉内中膜厚度（IMT）的进展呈正相关[31,32,34,35]。Mackey等[31]的HWS（The Healthy Women Study）研究纳入了286例绝经期女性，随访了8年，在校正传统危险因素和血脂成分后，仅发现大VLDL水平越高，CAC评分越高，大VLDL每增加1SD，OR=1.59（95%CI 1.11~2.28）。Mora等[35]的MESA研究发现，大VLDL-P每增加1SD，IMT增加11.1μm。另有3项研究显示小VLDL-P水平与IMT进展相关[40,45,47]。Wurtz等[47]的研究入选了1595例儿童和青少年，随访6年IMT的进展情况，结果显示仅小VLDL的水平与IMT的进展相关性有统计学意义（OR=1.34；95%CI 1.12~21.60）。还有3项研究总VLDL-P与CAC或动脉僵硬度的相关性，但结果显示在校正传统因素后均无统计学差异[41,42,44]。VLDL-P及其各亚型的水平与AS进展的相关性在不同的研究间也存在着一定的差异。

三、讨　　论

通过本次文献检索和系统综述，评价了VLDL颗粒及其亚型与AS和CVD事件发生和发展的相关性。由于不同的研究开展的年代不同，随着检测VLDL亚型技术的不断发展，各研究之间采用的测定VLDL亚型的方法也不尽相同，因此对进一步了解VLDL亚型与AS或CVD事件的相关性带来了一定的困难。通过本次系统综述发现，VLDL-P的水平与AS进展或CVD事件的发生密切相关，VLDL-P水平越高，AS进展和发生CVD事件的风险越高。而关于VLDL亚型与AS进展或CVD事件之间的关联性，不同研究之间结果尚不一致。早期研究多采用超速离心的方法测定VLDL亚型水平，样本量较小，多数研究结果显示小VLDL颗粒水平的升高可以增加CVD的风险。但随着测定VLDL亚型技术的发展，现阶段研究多采用NMR方法，样本量大，其中多数研究发现大VLDL水平与CVD发生或AS进展的风险呈正相关，同时也有研究支持小VLDL颗粒水平与CVD事件的发生相关性更密切。

VLDL颗粒在体内具有复杂的代谢过程，VLDL在肝脏中组装合成后分泌入血，成熟的VLDL在外周组织中脂蛋白脂酶（lipoprotein lipase，LPL）的催化作用下，不断的水解释放出甘油三酯，VLDL颗粒逐渐变小，成分比例发生变化，由原来富含TG的大颗粒，逐渐变为富含胆固醇的小颗粒，称为VLDL残粒。既往研究认为，大VLDL颗粒无法穿过动脉内皮进入动脉壁，因而没有直接致AS的作用[52,53]，相反小而致密的VLDL颗粒具有致AS的特性[54,55]。但近几年有研究报道从人的AS斑块中发现了VLDL颗粒，动脉壁潴留的脂蛋白颗粒直径最大可达750Å（75nm），超过了大VLDL颗粒的直径（60nm），推测这些大VLDL可能从内皮细胞功能障碍或通透性增强的部位进入内膜，从而引起胆固醇的聚集[56]。同时有研究发现，VLDL颗粒转运胆固醇的能力远远强于LDL颗粒，一个大VLDL转运的胆固醇是LDL的5倍，并且VLDL可不经过氧化修饰直接被巨噬细胞摄取并促进泡沫细胞的形成[57]。由于大VLDL颗粒较大，在动脉壁停留的时间较长，暴露在斑块的形成部位，和参与血栓形成的细胞长期充分的作用，引起持续的炎症反应进而促进AS的发生和发展。目前仍需要从观察性研究到机制性研究，来进一步探讨VLDL亚型与AS发生发展的关联性，从而为上述理论机制提供更加有力的证据支持。

综上所述，VLDL水平的升高可以促进AS的发生和发展，增加CVD事件的发生风险，VLDL作为冠心病的一个重要的残余风险越来越受到人们的关注，但不同的VLDL亚型与心血管疾病之间的关联性在不同的研究之间结果尚不一致。CVD事件只是AS过程的终末期的临床表现，AS的病理改变发生在CVD事件之前，因此在CVD早期防治中探索VLDL发挥的病理作用，阐明VLDL亚型与亚临床AS的关系十分重要。目前关于VLDL亚型与AS进展或CVD事件的研究主要存在以下问题：①目前多数研究把VLDL、VLDL-C及TG这三个指标与AS进展或CVD事件的关系分开单独进行分析，但实际上这三者在功能上密切相关，故应先了解不同VLDL亚型与VLDL-C、TG之间的量化关系，才能为进一步分析VLDL致AS的机制提供依据；②不同的研究之间，入选人群的特征不同，测定VLDL的方法也不同，前期研究多采用超速离心的方法测定VLDL亚型，样本量较小，但随着测定VLDL亚型技术的发展，现阶段研究多采用NMR方法，可以在大样本人群中开展VLDL亚型的测定，不同测定方法的准确度也可能导致所得的结果不尽一致；③目前现有的有关VLDL亚型与亚临床AS的研究主要集中在欧美人群中进行，未发现在中国群人中有相关的研究，故VLDL颗粒及其亚型与AS的关系是否存在种族差异尚待评价。由于我国人群血脂异常谱与西方人群不同，以高三酰甘油血症最为常见[58,59]，高 TG 往往会伴随富含 TG 的 VLDL 水平的升高，因此有必要在中国人群中开展 VLDL 亚型与 AS 进展的关联性研究；④目前有关 VLDL 亚型与 AS 的研究主要采用横断面或病例对照研究的方法，因果关系的论证能力较弱，因此需要进一步采取前瞻性队列研究的方法来探讨 VLDL 亚型与亚临床 AS 进展及 CVD 事件的相关性，从而更加有助于提高我们对 VLDL 功能和致 AS 机制的认识和理解，并为心血管疾病的早期预防提供新的证据支持。

（龚志忠　赵冬）

参考文献

[1] Libby P, Ridker PM, Hansson GK. Progress and challenges in translating the biology of atherosclerosis. Nature, 2011, 473(7347): 317-325.

[2] 吕树铮 . 2007 年冠心病研究回顾 . 中国心血管病研究, 2008, 6(4): 241-243.

[3] 王薇, 赵冬, 刘静, 等 . 中国 35~64 岁人群胆固醇水平与 10 年心血管病发病危险的前瞻性研究 . 中华心血管病杂志, 2006, 34(2): 169-173.

[4] 刘军, 赵冬, 王薇, 等 . 北京大学社区人群基线血脂水平及 10 年血脂变化与颈动脉粥样硬化的关系 . 中华医学杂志, 2006, 86(20): 1386-1389.

[5] An International Atherosclerosis Society Position Paper: global recommendations for the management of dyslipidemia--full report. J Clin Lipidol, 2014, 8(1): 29-60.

[6] Baigent C, Blackwell L, Emberson J, et al. Efficacy and safety of more intensive lowering of LDL cholesterol: a meta-analysis of data from 170 000 participants in 26 randomised trials. Lancet, 2010, 376(9753): 1670-1681.

[7] Majeed A. Statins for primary prevention of cardiovascular disease. BMJ, 2014, 348: g3491.

[8] Mills EJ, Wu P, Chong G, et al. Efficacy and safety of statin treatment for cardiovascular disease: a network meta-analysis of 170 255 patients from 76 randomized trials. Q J Med, , 2011, 104(2): 109-124.

[9] Mora S, Glynn RJ, Boekholdt SM, et al. On-treatment non-high-density lipoprotein cholesterol, apolipoprotein B, triglycerides, and lipid ratios in relation to residual vascular risk after treatment with potent statin therapy: JUPITER (justification for the use of statins in prevention: an intervention trial evaluating rosuvastatin). J Am Coll Cardiol, 2012, 59(17): 1521-1528.

[10] Varbo A, Benn M, Nordestgaard BG. Remnant cholesterol as a cause of ischemic heart disease: evidence, definition, measurement, atherogenicity, high risk patients, and present and future treatment. Pharmacol Ther, 2014, 141(3): 358-367.

[11] Nielsen S, Karpe F. Determinants of VLDL-triglycerides production. Curr Opin Lipidol, 2012, 23(4): 321-326.

[12] Shelness GS, Sellers JA. Very-low-density lipoprotein assembly and secretion. Curr Opin Lipidol, 2001, 12(2): 151-157.

[13] Koba S, Hirano T, Sakaue T, et al. An increased number of very-low-density lipoprotein particles is strongly associated with coronary heart disease in Japanese men, independently of intermediate-density lipoprotein or low-density lipoprotein. Coron Artery Dis, 2002, 13(5): 255-262.

[14] Liu J, Sempos CT, Donahue RP, et al. Non-high-density lipoprotein and very-low-density lipoprotein cholesterol and their risk predictive values in coronary heart disease. Am J Cardiol, 2006, 98(10): 1363-1368.

[15] Ren J, Grundy SM, Liu J, et al. Long-term coronary heart disease risk associated with very-low-density lipoprotein cholesterol in Chinese: the results of a 15-Year Chinese Multi-Provincial Cohort Study (CMCS). Atherosclerosis, 2010, 211(1): 327-332.

[16] 何平平, 欧阳新平, 唐艳艳, 等 . 甘油三酯水平升高与动脉粥样硬化性心血管疾病的关系的研究新进展 . 中国动脉硬化杂志, 2013, 21(10): 951-954.

[17] Fujioka Y, Ishikawa Y. Remnant lipoproteins as strong key particles to atherogenesis. J Atheroscler Thromb, 2009, 16(3): 145-154.

[18] Third report of the National Cholesterol Education Program (NCEP) expert panel on detection, evaluation, and treatment of high blood cholesterol in adults (Adult Treatment Panel Ⅲ) final report. Circulation, 2002, 106(25): 3143-421.

[19] Adiels M, Olofsson SO, Taskinen MR, et al. Overproduction of very low-density lipoproteins is the hallmark of the dyslipidemia in the metabolic syndrome. Arterioscler Thromb Biol, 2008, 28(7): 1225-1236.

[20] Wurtz P, Soininen P, Kangas AJ, et al. Characterization of systemic metabolic phenotypes associated with subclinical atherosclerosis. Mol Biosyst, 2011, 7(2): 385-393.

[21] Ip S, Lichtenstein AH, Chung M, et al. Systematic review: association of low-density lipoprotein subfractions with cardiovascular outcomes. Ann Intern Med, 2009, 150(7): 474-484.

[22] Smetana GW, Umscheid CA, Chang S, et al. Methods guide for authors of systematic reviews of medical tests: a collaboration between the Agency for Healthcare Research and Quality (AHRQ) and the Journal of General Internal Medicine. J Gen Intern Med, 2012, 27(Suppl 1): S1-3.

[23] Tornvall P, Bavenholm P, Landou C, et al. Relation of plasma levels and composition of apolipoprotein B-containing lipoproteins to angiographically defined coronary artery disease in young patients with myocardial infarction. Circulation, 1993, 88(5 Pt 1): 2180-2189.

[24] Mack WJ, Krauss RM, Hodis HN. Lipoprotein subclasses in the Monitored Atherosclerosis Regression Study (MARS). Treatment effects and

relation to coronary angiographic progression. Arterioscler Thromb Vasc Biol, 1996, 16(5): 697-704.

[25] Tkac I, Kimball BP, Lewis G, et al. The severity of coronary atherosclerosis in type 2 diabetes mellitus is related to the number of circulating triglyceride-rich lipoprotein particles. Arterioscler Thromb Vasc Biol, 1997, 17(12): 3633-3638.

[26] Freedman DS, Otvos JD, Jeyarajah EJ, et al. Relation of lipoprotein subclasses as measured by proton nuclear magnetic resonance spectroscopy to coronary artery disease. Arterioscler Thromb Vasc Biol, 1998, 18(7): 1046-1053.

[27] Karpe F, Hellenius ML, Hamsten A. Differences in postprandial concentrations of very-low-density lipoprotein and chylomicron remnants between normotriglyceridemic and hypertriglyceridemic men with and without coronary heart disease. Metabolism, 1999, 48(3): 301-307.

[28] Bjorkegren J, Boquist S, Samnegard A, et al. Accumulation of apolipoprotein C-I-rich and cholesterol-rich VLDL remnants during exaggerated postprandial triglyceridemia in normolipidemic patients with coronary artery disease. Circulation, 2000, 101(3): 227-230.

[29] Sacks FM, Alaupovic P, Moye LA, et al. VLDL, apolipoproteins B, CⅢ, and E, and risk of recurrent coronary events in the Cholesterol and Recurrent Events (CARE) trial. Circulation, 2000, 102(16): 1886-1892.

[30] Koba S, Hirano T, Sakaue T, et al. An increased number of very-low-density lipoprotein particles is strongly associated with coronary heart disease in Japanese men, independently of intermediate-density lipoprotein or low-density lipoprotein. Coron Artery Dis, 2002, 13(5): 255-262.

[31] Mackey RH, Kuller LH, Sutton-Tyrrell K, et al. Lipoprotein subclasses and coronary artery calcium in postmenopausal women from the healthy women study. Am J Cardiol, 2002, 90(8A): 71i-76i.

[32] Colhoun HM, Otvos JD, Rubens MB, et al. Lipoprotein subclasses and particle sizes and their relationship with coronary artery calcification in men and women with and without type 1 diabetes. Diabetes, 2002, 51(6): 1949-1956.

[33] Okazaki M, Usui S, Fukui A, et al. Component analysis of HPLC profiles of unique lipoprotein subclass cholesterols for detection of coronary artery disease. Clin Chem, 2006, 52(11): 2049-2053.

[34] Lyons TJ, Jenkins AJ, Zheng D, et al. Nuclear magnetic resonance-determined lipoprotein subclass profile in the DCCT/EDIC cohort: associations with carotid intima-media thickness. Diabet Med, 2006, 23(9): 955-966.

[35] Mora S, Szklo M, Otvos JD, et al. LDL particle subclasses, LDL particle size, and carotid atherosclerosis in the Multi-Ethnic Study of Atherosclerosis (MESA). Atherosclerosis, 2007, 192(1): 211-217.

[36] Kuller LH, Grandits G, Cohen JD, et al. Lipoprotein particles, insulin, adiponectin, C-reactive protein and risk of coronary heart disease among men with metabolic syndrome. Atherosclerosis, 2007, 195(1): 122-128.

[37] Hsia J, Otvos JD, Rossouw JE, et al. Lipoprotein particle concentrations may explain the absence of coronary protection in the women's health initiative hormone trials. Arterioscler Thromb Vasc Biol, 2008, 28(9): 1666-1671.

[38] Mora S, Otvos JD, Rifai N, et al. Lipoprotein particle profiles by nuclear magnetic resonance compared with standard lipids and apolipoproteins in predicting incident cardiovascular disease in women. Circulation, 2009, 119(7): 931-939.

[39] Duprez DA, Kuller LH, Tracy R, et al. Lipoprotein particle subclasses, cardiovascular disease and HIV infection. Atherosclerosis, 2009, 207(2): 524-529.

[40] Masulli M, Patti L, Riccardi G, et al. Relation among lipoprotein subfractions and carotid atherosclerosis in Alaskan Eskimos (from the GOCADAN Study). Am J Cardiol, 2009, 104(11): 1516-1521.

[41] Gallo LM, Silverstein JH, Shuster JJ, et al. Arterial stiffness, lipoprotein particle size, and lipoprotein particle concentration in children with type 1 diabetes. J Pediatr Endocrinol Metab, 2010, 23(7): 661-667.

[42] Chung CP, Oeser A, Raggi P, et al. Lipoprotein subclasses determined by nuclear magnetic resonance spectroscopy and coronary atherosclerosis in patients with rheumatoid arthritis. J Rheumatol, 2010, 37(8): 1633-1638.

[43] Manickam P, Rathod A, Panaich S, et al. Comparative prognostic utility of conventional and novel lipid parameters for cardiovascular disease risk prediction: do novel lipid parameters offer an advantage. J Clin Lipidol, 2011, 5(2): 82-90.

[44] Prado KB, Shugg S, Backstrand JR. Low-density lipoprotein particle number predicts coronary artery calcification in asymptomatic adults at intermediate risk of cardiovascular disease. J Clin Lipidol, 2011, 5(5): 408-413.

[45] Jarauta E, Mateo-Gallego R, Gilabert R, et al. Carotid atherosclerosis and lipoprotein particle subclasses in familial hypercholesterolaemia and familial combined hyperlipidaemia. Nutr Metab Cardiovasc Dis, 2012, 22(7): 591-597.

[46] Williams PT. Fifty-three year follow-up of coronary heart disease versus HDL2 and other lipoproteins in Gofman's Livermore Cohort. J Lipid Res, 2012, 53(2): 266-272.

[47] Wurtz P, Raiko JR, Magnussen CG, et al. High-throughput quantification of circulating metabolites improves prediction of subclinical atherosclerosis. Eur Heart J, 2012, 33(18): 2307-2316.

[48] Berger JS, McGinn AP, Howard BV, et al. Lipid and lipoprotein biomarkers and the risk of ischemic stroke in postmenopausal women. Stroke, 2012, 43(4): 958-966.

[49] Parish S, Offer A, Clarke R, et al. Lipids and lipoproteins and risk of different vascular events in the MRC/BHF Heart Protection Study. Circulation, 2012, 125(20): 2469-2478.

[50] Fischer K, Kettunen J, Wurtz P, et al. Biomarker profiling by nuclear magnetic resonance spectroscopy for the prediction of all-cause mortality: an observational study of 17 345 persons. PLoS Med, 2014, 11(2): e1001606.

[51] Williams PT, Zhao XQ, Marcovina SM, et al. Comparison of four methods of analysis of lipoprotein particle subfractions for their association with angiographic progression of coronary artery disease. Atherosclerosis, 2014, 233 (2): 713-720.

[52] Nordestgaard BG, Stender S, Kjeldsen K. Reduced atherogenesis in cholesterol-fed diabetic rabbits. Giant lipoproteins do not enter the arterial wall. Arteriosclerosis, 1988, 8 (4): 421-428.

[53] Nordestgaard BG, Zilversmit DB. Large lipoproteins are excluded from the arterial wall in diabetic cholesterol-fed rabbits. J Lipid Res, 1988, 29 (11): 1491-1500.

[54] Zilversmit DB. A proposal linking atherogenesis to the interaction of endothelial lipoprotein lipase with triglyceride-rich lipoproteins. Circ Res, 1973, 33 (6): 633-638.

[55] Nordestgaard BG, Wootton R, Lewis B. Selective retention of VLDL, IDL, and LDL in the arterial intima of genetically hyperlipidemic rabbits in vivo. Molecular size as a determinant of fractional loss from the intima-inner media. Arterioscler Thromb Vasc Biol, 1995, 15 (4): 534-542.

[56] Rapp JH, Lespine A, Hamilton RL, et al. Triglyceride-rich lipoproteins isolated by selected-affinity anti-apolipoprotein B immunosorption from human atherosclerotic plaque. Arterioscler Thromb, 1994, 14 (11): 1767-1774.

[57] Nakajima K, Nakano T, Tanaka A. The oxidative modification hypothesis of atherosclerosis: the comparison of atherogenic effects on oxidized LDL and remnant lipoproteins in plasma. Clin Chim Acta, 2006, 367 (1-2): 36-47.

[58] 胡大一，王家宏．我国血脂异常防治现状．中国实用内科杂志，2009.，29 (1): 2-4.

[59] 赵冬．中国人群的血脂流行病学研究．临床荟萃，2006，21 (8): 533-538.

LDL-C 干预新靶点的假说与探索

随着经济发展，人们生活水平不断提高，人群中高脂血症及心血管疾病发病率越来越高。大量研究表明，血脂异常与心血管疾病密切相关，总胆固醇（TC）水平及低密度脂蛋白胆固醇（LDL-C）水平与缺血性心脏病发病呈显著相关[1]。积极降脂治疗尤其是降低 LDL-C 水平可显著降低高危人群的心血管事件发生率[2]。

目前使用最为广泛的降低胆固醇的药物是他汀类药物，如阿托伐他汀、辛伐他汀、瑞舒伐他汀等。确切证据表明，此类药物降低 TC 及 LDL-C 效果明确，且合理积极地应用他汀药物可显著降低心血管疾病的发病率与死亡率，长期使用可改善冠心病患者预后[3]，他汀类药物在动脉粥样硬化性心血管疾病一、二级预防中均占有重要地位。然而，在临床实践中，并非所有患者都能耐受他汀治疗，且并非所有患者仅依靠他汀治疗就可使胆固醇水平达标。他汀类药物主要的不良反应包括肝脏转氨酶升高，可导致肌病，表现为肌痛、肌炎和横纹肌溶解，特别是为达到更好的降脂效果使用大剂量他汀治疗时，不良反应发生率也同时升高[2]，但降脂效果并非相同比例升高，应用大剂量他汀的安全性也正引起越来越多的关注。相关研究显示，他汀剂量加倍后其降胆固醇作用仅增加 5%，降低 LDL-C 的作用增加 7%，但相关不良事件发生风险显著增加。为进一步改善血脂水平，提高达标率，降低不良反应的发生率，联合应用不同类型降脂药物的治疗方案应运而生。目前，胆固醇吸收抑制剂依折麦布和 PCSK9 单克隆抗体（PCSK9 抑制剂）作为新型降脂药物的代表，为更有效地降低胆固醇提供了新的选择。

一、依折麦布的作用机制及对血脂的影响

1. 依折麦布的药物作用机制　依折麦布是选择性胆固醇吸收抑制剂，口服后于小肠绒毛刷状缘被快速吸收，于小肠绒毛刷状缘及肝脏进行葡萄糖醛酸化，半衰期大概为 24 小时[4]，可以针对性地阻断尼曼-匹克 C1 型类似蛋白 1（Niemann-Pick C1 Like 1，NPC1L1）的作用，明显抑制肠黏膜吸收胆固醇，从而可以控制血浆及肝脏内的胆固醇含量[5]。依折麦布代谢过程中无肝细胞酶 P450（CYP450）参与，故与他汀类无相互影响，且其发挥作用不依赖于胰酶，作用过程特异性高，对其他营养元素如维生素 A、D 和牛磺胆酸等的吸收无影响[6]。

NPC1L1 是一种跨膜蛋白，在胆固醇吸收过程中具有重要的作用。NPC1L1 是脂质转运过程中的重要桥梁，对胆固醇的代谢过程亦发挥重要作用[7]。研究证实，在肝脏亦有此蛋白分布，依折麦布可以通过抑制肝脏的 NPC1L1 蛋白而促进巨噬细胞进行胆固醇逆向转运（RCT），抑制胆汁中的胆固醇重吸收[8]。

2. 依折麦布对血脂水平的影响　在目前的降脂治疗中他汀类药物仍处于无可替代的地位，故临床中使用依折麦布时更多的是与他汀联合，而非替代他汀。在人体胆固醇代谢中，外源性胆固醇的吸收与内源性胆固醇的合成存在一定的平衡，当依折麦布使得胆固醇吸收受到抑制时，肝脏的胆固醇合成则会相应的增加。依折麦布联合他汀的降脂方案就是针对这种机制，可以同时调节胆固醇的吸收和合成，进而增加降脂疗效[9,10]，对于降低高危患者的 LDL-C 其作用更加明显[11,12]，且不受种族影响[13]。研究表明男性及 LDL-C≥150mg/ml 的糖尿病患者使用依折麦布降低 TC 的效果更好[14,15]。Davidson 等[16]研究发现，在 3030 例患者中，他汀类药物联合依折麦布治疗可使 LDL-C 水平进一步降低 25.8%，其不良反应发生率与单独应用他汀时无显著性差异，且对高敏 C 反应蛋白产生有益影响。Masana 等[17]和 van der Graaf 等[18]等证实，与单独应用辛伐他汀相比，加用依折麦布可以更为有效地降低 TC 与 LDL-C 水平，且安全性、耐受性良好。INFORCE 研究[19]表明，与使用加倍剂量的他汀相比，联合使用辛伐他汀和依折麦布（40mg/10mg）使 LDL-C、TC、NHDL-C、apo-B 进一步降低，且不增加不良反应。Jimenez 等[20]的研究亦证明这一点。Bays 等[21]在纳入 1547 例患者的随机对照研究中发现，依折麦布联合阿托伐他汀（10/20mg），与将他汀加倍或换

用瑞舒伐他汀相比,可以更有效降低 LDL-C 水平,改善血脂水平。这同样适用于亚洲人种,在他汀基础上加用半量依折麦布(5mg/d)也可使未达标的严重高脂血症患者的血脂水平得到改善[22,23]。Mikhailidis 等[24]的荟萃分析纳入了 13 项大型研究,包含 5080 例患者,提示联合使用他汀和依折麦布能比他汀加倍疗法更有效的降低 LDL-C 水平,提高血脂达标率。2012 年发表的一项共纳入全球 27 项高质量临床研究,超过 21 000 例患者的汇总分析发现,他汀联合依折麦布的降脂方案有良好的降低 LDL-C 的作用,且可以全面改善血脂谱[25]。因联合用药效果确切[26],与他汀单药方案相比未增加不良反应,是降脂治疗的新的选择。

二、PCSK9 的结构功能及对血脂的影响

1. PCSK9 的结构与功能特征　常染色体显性高胆固醇血症(autosomal dominant hypercholesterolemia, ADH)是冠心病的独立危险因子,在人群中发病率较高,其特征为高水平的血清总胆固醇和 LDL-C、腱黄瘤及过早发生的动脉粥样硬化。众所周知,ADH 的相关基因有两个,低密度脂蛋白受体(LDLR)基因和载脂蛋白 B-100(apoB-100)。在 2003 年,发现了和常染色体显性高胆固醇血症相关的第 3 个基因[27,28]——前蛋白转化酶枯草溶菌素 9(proprotein convertase subtilisin / kexin type 9,*PCSK9*)[29]。*PCSK9* 基因位于染色体 1p34-32,属于前蛋白转化酶家族,编码神经细胞凋亡调节转化酶 -1(neural apoptosis-regulated convertase 1,NARC-1)蛋白。NARC-1 由 692 个氨基酸组成,包含信号肽(1-30aa)、代表前肽(31-152aa)、催化结构域(153-404aa)、铰链区(405-454aa)以及富含半胱氨酸和组氨酸的 C 端结构域(CHRD)[30]。*PCSK9* 起初以 74kD 的酶原形式被合成,随后在内质网中自身催化裂解为含有 N- 末端前结构域的 60kD 的活性蛋白,这种自身催化过程对其活化和从内质网的释放都十分重要[31,32]。和其他蛋白酶不同的是,*PCSK9* 对其底物并没有表现出蛋白酶的活性[33],只是对 PCSK9 的激活以及释放有影响[34]。PCSK9 在肝、肾、脾、脑、空回肠等很多组织中都有表达[35],其中在肝和空回肠表达最高。

流行病学研究发现,*PCSK9* 基因不同部位碱基突变会导致 2 种截然不同的生物学效应——功能获得性突变和功能缺失性突变[36],分别引起高胆固醇血症以及低胆固醇血症。PCSK9 的功能缺失性突变能明显增加 LDLR 的功能,降低血浆 LDL-C 水平,减少心血管疾病的危险因素,降低其发生率,并且不引起任何的临床副作用[37]。相反,功能获得性突变会增加心血管疾病的发病率[38]。

2. PCSK9 对血脂代谢的影响

(1) PCSK9 的作用机制:低密度脂蛋白胆固醇(LDL-C)是动脉粥样硬化重要的危险因素[39]。循环中过多的 LDL 被氧化修饰为 ox-LDL,在血管内皮下堆积,诱发内皮细胞损伤、单核细胞的黏附、趋化及泡沫细胞的形成,从而促进斑块形成、扩大及破裂,最终导致严重的心脑血管损害。体内 70% 左右的 LDL-C 是通过 LDLR 途径代谢的,LDL-C 在 LDLR 的介导下进入细胞,在溶酶体中被分解吸收,进而维持了胆固醇的稳态。PCSK9 可以结合肝细胞表面 LDLR 的 EGF-A 结构域,并与其共同内化,介导 LDLR 进入溶酶体使其降解,使 LDLR 调节 LDL-C 的能力下降,导致血循环中 LDL-C 清除障碍,从而参与胆固醇代谢的调节[40]。虽然 PCSK9 分泌入循环中,但是其降解 LDLR 的作用主要是发生在肝细胞表面[41]。肝脏过度表达 PCSK9 的小鼠 LDLR 的水平是显著降低的,而 LDLR mRNA 表达并未减少,故 PCSK9 通过一种转录后机制发挥其降解作用[42]。虽然 PCSK9 具有催化结构域,但是其对 LDLR 的作用并不依赖于催化活性,也不同于其他蛋白转移酶,而是以分子伴侣的形式来实现的[43]。

大量的动物实验也证实了 PCSK9 和 LDL-C 之间的关系,*PCSK9* 基因敲除小鼠的血浆 LDL-C 水平是显著降低的,并且应用 siRNA 或者单克隆抗体下调 PCSK9 表达的动物血浆中,LDL-C 水平同样是呈下降趋势的[44]。研究表明,小鼠肝脏或体外培养的肝细胞中,过量表达 PCSK9 可减少 LDLR 数量,促使 LDL-C 积聚,而敲除 *PCSK9* 基因则可使肝脏 LDLR 数量增加,循环中 LDL-C 的清除率也随之增加。在人体空腹血样本中也发现,PCSK9 活性增高可使血浆 LDL-C 水平增高,然而具体机制却不明确,可能和 TNF 途径中 c-IAP1 相关。Xu 等[45]发现,c-IAP1 缺陷的鼠胚胎成纤维细胞中,PCSK9 水平明显降低,LDLR 蛋白水平显著升高,进一步发现,c-IAP1 不仅和 PCSK9 的分泌相关,在溶酶体定位过程中同样发挥了重要的作用。除此之外,Chen 等[46]证实,蛋白 Sec24A 在 PCSK9 和 LDLR 的作用过程中也是至关重要的。

(2) PCSK9 单克隆抗体疗效和安全性的临床试验:虽然对 PCSK9 的研究仍处于起始阶段,但研究者

们提出了一种提高他汀类和其他药物效力的新方法。消耗肝脏胆固醇可以激活 SREBP2,从而增加 LDLR 数量,但同时也提高了 PCSK9 的水平。PCSK9 抑制剂能与胆固醇消耗治疗起到协同作用,从而提高 LDLR 数量并降低血浆 LDL-C 浓度。基于此点,PCSK9 抑制剂被大规模投入到临床试验,如完全人源性 PCSK9 单克隆抗体 alirocumab。

Stein 等[47]和 Roth[48]等研究发现,alirocumab 的应用使正常人群或者高胆固醇血症患者 LDL-C 水平下降 40%~70%,呈现出剂量依赖性,并且在不同治疗背景的患者中,alirocumab 的应用使患者达到 LDL-C 目标阈值的能力改善,并且能显著降低载脂蛋白 B、非高密度脂蛋白胆固醇和脂蛋白水平。在这几项短期研究期间,alirocumab 的耐受性良好,无持续性或普遍性临床或实验室不良事件的迹象。综合Ⅰ期和Ⅱ期临床试验结果发现,针对 PCSK9 的单克隆抗体可以有效地逆转高胆固醇血症患者的病情发展,并且可很好地为人体所耐受。

为了进一步评估 alirocumab 的疗效性和安全性,开展了一系列Ⅲ期临床试验。此实验包含了 14 项子实验,综合了 2000 多个跨国临床实验中心,囊括了 23 500 例患者,评估了 alirocumab 在各种临床情境下的药物作用,例如 alirocumab 联合他汀治疗对他汀耐受患者的作用(ODYSSEY ALTERNATIVE),以及在大的心血管结局试验中的作用(ODYSSEY OUTCOMES)等等。

针对高心血管风险患者,尽管采取了相关治疗措施,如在他汀药物基础上添加依折麦布、他汀药物剂量翻倍、将阿托伐他汀 40mg 改为瑞舒伐他汀 40mg,仍有 81% 的有 CHD 风险的患者其 LDL-C 水平不能达到治疗标准,需要从附加的降脂治疗选项中获益,从而降低发生心血管事件的风险[49,50]。Colhoun[51]等将 alirocumab 用于接受每日最大耐受量他汀类药物治疗但高胆固醇血症仍控制不佳的高心血管风险患者,在第 24 周时 alirocumab 组 LDL-C 水平相比于基线的差异显著大于依折麦布组,并能在 52 周内持续降低,且降幅大致保持一致,接受他汀类药物给药作为背景治疗并同时接受 alirocumab 的高心血管风险患者中,大多数患者可以达到 LDL-C 治疗目标。ODYSSEY OPTIONS 试验证实,将 alirocumab 作为阿托伐他汀(ATV)或瑞舒伐他汀(RSV)的附加治疗时,能显著降低患者 LDL-C 水平,并能在第 4~24 周持续降低,使 >60% 患者 LDL-C 水平达到目标,即 <70mg/dl[52]。

限制许多高心血管风险患者达到最佳治疗目标的另一个重要原因就是他汀类药物不耐受,因为出现了在时间上可归因于他汀类药物开始给药或剂量递增而导致的显著症状和生物标记物异常,所以不能长期使用他汀类药物降低血脂以及心血管风险[53,54]。Patrick[55]等根据安慰剂导入和他汀类药物激发试验组确定不耐受他汀类的患者,应用 alirocumab 和依折麦布治疗,在第 24 周终点时 alirocumab 组 LDL-C 水平相对于基线降低 45%,而依折麦布组降低 14.6% 。显而易见,alirocumab 组中有更多接受治疗的患者达到目标(LDL-C <70mg/dl)。在此项研究中 alirocumab 较阿托伐他汀的耐受性好,并且 alirocumab 组在治疗中出现骨骼肌肉相关不良事件的患者显著较少(32.5% 比 46%)。Kastelein[56]等还证实,接受他汀类药物给药以及其他降脂治疗作为背景治疗并同时接受 alirocumab 的杂合型家族性高胆固醇血症患者中大多数患者都能达到降脂目标。

综上所述,依折麦布和 PCSK9 单克隆抗体作为新型的降脂药物,与他汀联合应用可显著降低 TC 与 LDL-C 水平,与大剂量他汀治疗相比更加安全、更易耐受,在降低胆固醇含量的同时,具有延缓动脉粥样硬化进展的作用,并能改善动脉粥样硬化患者的预后,具有心脏保护作用,其临床多效性作用及机制尚需要更进一步的研究。

(李娇 张坤 李广平)

参考文献

[1] Gordon T,Kannel WB,Castelli WP,et al. Lipoproteins,cardiovascular disease,and death. The Framingham study. Arch Intern Med,1981,141(9):1128-1131.

[2] LaRosa JC,Grundy SM,Waters DD,et al. Intensive lipid lowering with atorvastatin in patients with stable coronary disease. N Engl J Med,2005,352(14):1425-1435.

[3] Randomised trial of cholesterol lowering in 4444 patients with coronary heart disease:the Scandinavian Simvastatin Survival Study (4S). Lancet,

LDL-C 控制目标的困惑与思考

血脂异常一直是心血管临床医生最为关注的话题。美国医学史上最重要的流行病学研究——Framinghan 心脏研究从 1948 年开始随访，1957 年发现高胆固醇血症可增加心血管疾病的发病率，1977 年报道了甘油三酯、低密度脂蛋白（LDL）、高密度脂蛋白（HDL）对冠心病的不同影响，而其中 LDL 是致动脉粥样硬化的关键。

血浆脂蛋白主要包括三大类：HDL、LDL 和极低密度脂蛋白（VLDL），其中 LDL 是运载胆固醇的主要载体，正常人空腹时血浆中 75% 的胆固醇是和 LDL 结合的，临床上通常以低密度脂蛋白胆固醇（LDL-C）水平表示 LDL 水平。LDL-C 通过内皮细胞进入血管壁，以多种方式被捕捉和修饰，成为氧化型 LDL-C，被巨噬细胞摄取后形成泡沫细胞[1]，并停留在血管壁内，使胆固醇沉积，形成粥样硬化斑块，构成粥样斑块的脂质核心。斑块破裂，其内部成分释放促使血栓形成，导致急性冠脉综合征的发生[2]。

现有研究证实 LDL-C 是致动脉粥样硬化的重要因素，其水平与动脉粥样硬化性心血管疾病（ASCVD）的发病风险密切相关。ASCVD 是全球首位的死亡原因[3]，随着城市化和工业化的发展，ASCVD 的发病率和死亡率在逐渐增加。为了减少 ASCVD 的全球负担，必须降低 ASCVD 的发生风险。

大量的随机对照临床试验（RCT）证明，降低胆固醇尤其是 LDL-C 水平可减少冠心病和卒中的风险。胆固醇治疗试验（CTT）显示，LDL-C 每降低 1.0mmol/L，心血管疾病（CVD）死亡率和病死率可降低 22%[4]。因此，多数血脂异常防治指南认为，LDL-C 是主要的致动脉粥样硬化性脂蛋白，也一直是 ASCVD 防治的主要靶点。此外，也有充分的证据表明 VLDL-C 的致动脉粥样硬化作用与 LDL-C 相似[5]，LDL-C 与 VLDL-C 合称为非 HDL-C，已有数项研究显示非 HDL-C 与 ASCVD 的危险关系更加密切[6-9]。另外，构成非 HDL-C 的主要载脂蛋白为载脂蛋白 B（apoB），有研究表明 apoB 与 ASCVD 之间的相关性高于 LDL-C 和非 HDL-C[10-12]。以上三者对于预测 ASCVD 危险的准确性的评价尚无定论。很显然，除了 LDL-C，非 HDL-C 也已经在部分血脂异常指南中成为治疗的新靶点，而 apoB 由于检测成本较高，缺乏标准化，不足以支持它进行常规检测并成为治疗靶点[13]。总胆固醇（TC）水平作为传统的风险评估指标，由于其不够可靠，正在逐步退出历史舞台。至于 HDL-C，流行病学研究表明与 ASCVD 风险呈负相关[14-16]，低 HDL-C 被认为是 ASCVD 的主要危险因素，已经有研究表明高 HDL-C 能够减少 ASCVD 风险[17]，但尚不能证明升高 HDL-C 的药物能够降低 ASCVD 风险。因此，当今的指南还未将 HDL 水平纳入药物治疗靶点。

美国自 1985 年开始进行国家胆固醇教育计划（NCEP），1988 年出版的成人组第 1 次报告（ATPⅠ）和 1993 年的 ATPⅡ就确定了高胆固醇血症是 CVD 的危险因素，推荐 LDL-C 为首要干预目标，并确定其最低目标值分别为 <130mg/dl（3.38mmol/L）和 <100mg/dl（2.60mmol/L）。随着大量 RCT 研究证据的出现，2002 年 ATPⅢ强调了他汀类药物是降胆固醇治疗的首选药物，并进一步提出 LDL-C 的最低目标为 <70mg/dl（1.82mmol/L）。

近年来血脂异常管理的理念正在逐步发生转变，各国各学会和协会逐一颁布了各自的血脂异常管理指南，对防治目标、危险分层、LDL 目标等均提出了不同的见解。近 5 年来各大血脂异常管理指南中对于 LDL 目标有不同意见。

一、2011 年欧洲心脏病学会（ESC）和欧洲动脉粥样硬化学会（EAS）血脂异常管理指南

2011 年 6 月 28 日 ESC 和 EAS 携手发布了欧洲首个血脂异常管理指南[18]。该指南取消了“血脂合适范围”的描述，强调了根据危险分层指导治疗策略，提出血脂达标值要因人而异，“一刀切”的“合适范围值”可能掩盖 ASCVD 的发病率。指南建议使用 SCORE 风险评估量表对无临床症状和临床前人群进行

们提出了一种提高他汀类和其他药物效力的新方法。消耗肝脏胆固醇可以激活 SREBP2,从而增加 LDLR 数量,但同时也提高了 PCSK9 的水平。PCSK9 抑制剂能与胆固醇消耗治疗起到协同作用,从而提高 LDLR 数量并降低血浆 LDL-C 浓度。基于此点,PCSK9 抑制剂被大规模投入到临床试验,如完全人源性 PCSK9 单克隆抗体 alirocumab。

Stein 等[47]和 Roth[48]等研究发现,alirocumab 的应用使正常人群或者高胆固醇血症患者 LDL-C 水平下降 40%~70%,呈现出剂量依赖性,并且在不同治疗背景的患者中,alirocumab 的应用使患者达到 LDL-C 目标阈值的能力改善,并且能显著降低载脂蛋白 B、非高密度脂蛋白胆固醇和脂蛋白水平。在这几项短期研究期间,alirocumab 的耐受性良好,无持续性或普遍性临床或实验室不良事件的迹象。综合Ⅰ期和Ⅱ期临床试验结果发现,针对 PCSK9 的单克隆抗体可以有效地逆转高胆固醇血症患者的病情发展,并且可很好地为人体所耐受。

为了进一步评估 alirocumab 的疗效性和安全性,开展了一系列Ⅲ期临床试验。此实验包含了 14 项子实验,综合了 2000 多个跨国临床实验中心,囊括了 23 500 例患者,评估了 alirocumab 在各种临床情境下的药物作用,例如 alirocumab 联合他汀治疗对他汀耐受患者的作用(ODYSSEY ALTERNATIVE),以及在大的心血管结局试验中的作用(ODYSSEY OUTCOMES)等等。

针对高心血管风险患者,尽管采取了相关治疗措施,如在他汀药物基础上添加依折麦布、他汀药物剂量翻倍、将阿托伐他汀 40mg 改为瑞舒伐他汀 40mg,仍有 81% 的有 CHD 风险的患者其 LDL-C 水平不能达到治疗标准,需要从附加的降脂治疗选项中获益,从而降低发生心血管事件的风险[49,50]。Colhoun[51]等将 alirocumab 用于接受每日最大耐受量他汀类药物治疗但高胆固醇血症仍控制不佳的高心血管风险患者,在第 24 周时 alirocumab 组 LDL-C 水平相比于基线的差异显著大于依折麦布组,并能在 52 周内持续降低,且降幅大致保持一致,接受他汀类药物给药作为背景治疗并同时接受 alirocumab 的高心血管风险患者中,大多数患者可以达到 LDL-C 治疗目标。ODYSSEY OPTIONS 试验证实,将 alirocumab 作为阿托伐他汀(ATV)或瑞舒伐他汀(RSV)的附加治疗时,能显著降低患者 LDL-C 水平,并能在第 4~24 周持续降低,使 >60% 患者 LDL-C 水平达到目标,即 <70mg/dl[52]。

限制许多高心血管风险患者达到最佳治疗目标的另一个重要原因就是他汀类药物不耐受,因为出现了在时间上可归因于他汀类药物开始给药或剂量递增而导致的显著症状和生物标记物异常,所以不能长期使用他汀类药物降低血脂以及心血管风险[53,54]。Patrick[55]等根据安慰剂导入和他汀类药物激发试验组确定不耐受他汀类的患者,应用 alirocumab 和依折麦布治疗,在第 24 周终点时 alirocumab 组 LDL-C 水平相对于基线降低 45%,而依折麦布组降低 14.6% 。显而易见,alirocumab 组中有更多接受治疗的患者达到目标(LDL-C <70mg/dl)。在此项研究中 alirocumab 较阿托伐他汀的耐受性好,并且 alirocumab 组在治疗中出现骨骼肌肉相关不良事件的患者显著较少(32.5% 比 46%)。Kastelein[56]等还证实,接受他汀类药物给药以及其他降脂治疗作为背景治疗并同时接受 alirocumab 的杂合型家族性高胆固醇血症患者中大多数患者都能达到降脂目标。

综上所述,依折麦布和 PCSK9 单克隆抗体作为新型的降脂药物,与他汀联合应用可显著降低 TC 与 LDL-C 水平,与大剂量他汀治疗相比更加安全、更易耐受,在降低胆固醇含量的同时,具有延缓动脉粥样硬化进展的作用,并能改善动脉粥样硬化患者的预后,具有心脏保护作用,其临床多效性作用及机制尚需要更进一步的研究。

(李娇 张坤 李广平)

参考文献

[1] Gordon T, Kannel WB, Castelli WP, et al. Lipoproteins, cardiovascular disease, and death. The Framingham study. Arch Intern Med, 1981, 141(9): 1128-1131.

[2] LaRosa JC, Grundy SM, Waters DD, et al. Intensive lipid lowering with atorvastatin in patients with stable coronary disease. N Engl J Med, 2005, 352(14): 1425-1435.

[3] Randomised trial of cholesterol lowering in 4444 patients with coronary heart disease: the Scandinavian Simvastatin Survival Study (4S). Lancet,

1994,344(8934):1383-1389.

[4] Kosoglou T,Statkevich P,Johnson-Levonas AO,et al. Ezetimibe:a review of its metabolism,pharmacokinetics and drug interactions. Clin Pharmacokinet,2005,44(5):467-494.

[5] Altmann SW,Davis HJ,Zhu LJ,et al. Niemann-Pick C1 Like 1 protein is critical for intestinal cholesterol absorption. Science,2004,303(5661):1201-1204.

[6] van Heek M,Farley C,Compton DS,et al. Ezetimibe selectively inhibits intestinal cholesterol absorption in rodents in the presence and absence of exocrine pancreatic function. Br J Pharmacol,2001,134(2):409-417.

[7] Wang J,Chu BB,Ge L,et al. Membrane topology of human NPC1L1,a key protein in enterohepatic cholesterol absorption. J Lipid Res,2009,50(8):1653- 1662.

[8] Xie P,Jia L,Ma Y,et al. Ezetimibe inhibits hepatic Niemann-Pick C1-Like 1 to facilitate macrophage reverse cholesterol transport in mice. Arterioscler Thromb Vasc Biol,2013,33(5):920-925.

[9] Thongtang N,Lin J,Schaefer EJ,et al. Effects of ezetimibe added to statin therapy on markers of cholesterol absorption and synthesis and LDL-C lowering in hyperlipidemic patients. Atherosclerosis,2012,225(2):388-396.

[10] Zhang T,Wu WF,Liu Y,et al. Change in cholesterol absorption and synthesis markers in patients with coronary heart disease after combination therapy with simvastatin plus ezetimibe.Chin Med J(Engl),2013,126(9):1618-1623.

[11] Gagne C,Gaudet D,Bruckert E. Efficacy and safety of ezetimibe coadministered with atorvastatin or simvastatin in patients with homozygous familial hypercholesterolemia. Circulation,2002,105(21):2469-2475.

[12] Rosen J B,Jimenez JG,Pirags V,et al. A comparison of efficacy and safety of an ezetimibe/simvastatin combination compared with other intensified lipid-lowering treatment strategies in diabetic patients with symptomatic cardiovascular disease. Diab Vasc Dis Res,2013,10(3):277-286.

[13] Pearson TA,Denke MA,McBride PE,et al. Effectiveness of ezetimibe added to ongoing statin therapy in modifying lipid profiles and low-density lipoprotein cholesterol goal attainment in patients of different races and ethnicities:a substudy of the Ezetimibe add-on to statin for effectiveness trial. Mayo Clin Proc,2006,81(9):1177-1185.

[14] Shigematsu E,Yamakawa T,Taguri M,et al. Efficacy of ezetimibe is associated with gender and baseline lipid levels in patients with type 2 diabetes. J Atheroscler Thromb,2012,19(9):846-853.

[15] Chu NN,Chen WL,Xu HR,et al. Pharmacokinetics and safety of ezetimibe/simvastatin combination tablet:an open-label,single-dose study in healthy Chinese subjects. Clin Drug Investig,2012,32(12):791-798.

[16] Davidson MH,Ballantyne CM,Kerzner B,et al. Efficacy and safety of ezetimibe coadministered with statins:randomised,placebo-controlled,blinded experience in 2382 patients with primary hypercholesterolemia. Int J Clin Pract,2004,58(8):746-755.

[17] Masana L,Mata P,Gagne C,et al. Long-term safety and,tolerability profiles and lipid-modifying efficacy of ezetimibe coadministered with ongoing simvastatin treatment:a multicenter,randomized,double-blind,placebo-controlled,48-week extension study. Clin Ther,2005,27(2):174-184.

[18] van der Graaf A,Cuffie-Jackson C,Vissers MN,et al. Efficacy and safety of coadministration of ezetimibe and simvastatin in adolescents with heterozygous familial hypercholesterolemia. J Am Coll Cardiol,2008,52(17):1421-1429.

[19] Reckless JP,Henry P,Pomykaj T,et al. Lipid-altering efficacy of ezetimibe /simvastatin 10/40mg compared with doubling the statin dose in patients admitted to the hospital for a recent coronary event:the INFORCE study. Int J Clin Pract,2008,62(4):539-554.

[20] Jimenez JG,Rosen JB,Pirags V,et al. The efficacy and safety of ezetimibe/simvastatin combination compared with intensified lipid-lowering treatment strategies in diabetic subjects with and without metabolic syndrome. Diabetes Obes Metab,2013,15(6):513-522.

[21] Bays HE,Averna M,Majul C,et al. Efficacy and safety of ezetimibe added to atorvastatin versus atorvastatin uptitration or switching to rosuvastatin in patients with primary hypercholesterolemia. Am J Cardiol,2013,112(12):1885-1895.

[22] Chong E,Shen L,Poh KK. Half-dose ezetimibe add-on to statin therapy is effective in improving resistant hyperlipidaemia in Asian patients with ischaemic heart disease. Singapore Med J,2011,52(6):400-404.

[23] Lee JH,Kang HJ,Kim HS,et al. Effects of ezetimibe/simvastatin 10/20mg vs. atorvastatin 20mg on apolipoprotein B/apolipoprotein A1 in Korean patients with type 2 diabetes mellitus:results of a randomized controlled trial. Am J Cardiovasc Drugs,2013,13(5):343-351.

[24] Mikhailidis DP,Lawson RW,McCormick AL,et al. Comparative efficacy of the addition of ezetimibe to statin vs statin titration in patients with hypercholesterol- aemia:systematic review and meta-analysis. Curr Med Res Opin,2011,27(6):1191-1210.

[25] Morrone D,Weintraub WS,Toth PP,et al. Lipid-altering efficacy of ezetimibe plus statin and statin monotherapy and identification of factors associated with treatment response:a pooled analysis of over 21 000 subjects from 27 clinical trials. Atherosclerosis,2012,223(2):251-261.

[26] Foody JM,Toth PP,Tomassini JE,et al. Changes in LDL-C levels and goal attainment associated with addition of ezetimibe to simvastatin,atorvastatin,or rosuvastatin compared with titrating statin monotherapy. Vasc Health Risk Manag,2013,9:719-727.

[27] Martin B,Solanas-Barca M,Garcia-Otin AL,et al. An NPC1L1 gene promoter variant is associated with autosomal dominant hypercholesterolemia. Nutr Metab Cardiovasc Dis,2010,20(4):236-242.

[28] Abifadel M,Guerin M,Benjannet S,et al. Identification and characterization of new gain-of-function mutations in the PCSK9 gene responsible

for autosomal dominant hypercholesterolemia. Atherosclerosis, 2012, 223 (2): 394-400.

[29] Seidah NG, Benjannet S, Wickham L, et al. The secretory proprotein convertase neural apoptosis-regulated convertase 1 (NARC-1): liver regeneration and neuronal differentiation. Proc Natl Acad Sci USA, 2003, 100 (3): 928-933.

[30] Cunningham D, Danley DE, Geoghegan KF, et al. Structural and biophysical studies of PCSK9 and its mutants linked to familial hypercholesterolemia. Nat Struct Mol Biol, 2007, 14 (5): 413-419.

[31] Artenstein AW, Opal SM. Proprotein convertases in health and disease. N Engl J Med, 2011, 365 (26): 2507-2518.

[32] Corral P. Back to Basics: PCSK9 as a New Target for the LDL Receptor. Arq Bras Cardiol, 2014, 102 (1): e5-e8.

[33] Saavedra YG, Zhang J, Seidah NG. PCSK9 prosegment chimera as novel inhibitors of LDLR degradation. PLoS One, 2013, 8 (8): e72113.

[34] Horton JD, Cohen JC, Hobbs HH. PCSK9: a convertase that coordinates LDL catabolism. J Lipid Res, 2009, 50 Suppl: S172-177.

[35] Han B, Eacho PI, Knierman MD, et al. Isolation and characterization of the circulating truncated form of PCSK9. J Lipid Res, 2014, 55 (7): 1505-1514.

[36] Benjannet S, Hamelin J, Chrétien M, et al. Loss- and gain-of-function PCSK9 variants: cleavage specificity, dominant negative effects, and low density lipoprotein receptor (LDLR) degradation. J Biol Chem, 2012, 287 (40): 33745-33755.

[37] Besseling J, Hovingh GK, Stroes ES. Antisense oligonucleotides in the treatment of lipid disorders: pitfalls and promises. Neth J Med, 2013, 71(3): 118-122.

[38] Elguindy A, Yacoub MH. The discovery of PCSK9 inhibitors: A tale of creativity and multifaceted translational research. Glob Cardiol Sci Pract, 2013, 2013 (4): 343-347.

[39] Poirier S, Mayer G. The biology of PCSK9 from the endoplasmic reticulum to lysosomes: new and emerging therapeutics to control low-density lipoprotein cholesterol. Drug Des Devel Ther, 2013, 7: 1135-1148.

[40] Constantinides A, Kappelle PJ, Lambert G, et al. Plasma lipoprotein-associated phospholipase A2 is inversely correlated with proprotein convertase subtilisin-kexin type 9. Arch Med Res, 2012, 43 (1): 11-14.

[41] Maxwell KN, Breslow JL. Antibodies to PCSK9: A Superior Way to Lower LDL Cholesterol. Circ Res, 2012, 111 (3): 274-277.

[42] Maxime D, Jaduiga MW, Ahmed Z, et al. Gene Inactivation of proprotein convertase subtilisin/Kexin Type 9 reduces atheroscleerosis in mice. Circulation, 2012, 125: 894-901.

[43] Strøm TB, Tveten K, Leren TP. PCSK9 acts as a chaperone for the LDL receptor in the endoplasmic reticulum. Biochem J, 2014, 457(1): 99-105.

[44] Ni YG, Di Marco S, Condra JH, et al. A proprotein convertase subtilisin-like /kexin type 9 (PCSK9)-binding antibody that structurally mimics the EGF(A) domain of LDL-receptor reduces free circulating PCSK9 and LDL-cholesterol. J Lipid Res, 2011, 52: 78-86.

[45] Xu W, Liu L, Hornby D. c-IAP1 Binds and Processes PCSK9 Protein: Linking the c-IAP1 in a TNF-α Pathway to PCSK9-Mediated LDLR Degradation Pathway. Molecules, 2012, 17 (10): 12086-12101.

[46] Debose-Boyd RA, Horton JD. Opening up new fronts in the fight against cholesterol. Elife, 2013, 2: e00663.

[47] Stein EA, Mellis S, Yancopoulos GD, et al. Effect of a monoclonal antibody to PCSK9 on LDL cholesterol. N Engl J Med, 2012, 366 (12): 1108-1118.

[48] Roth EM, McKenney JM, Hanotin C, et al. Atorvastatin with or without an Antibody to PCSK9 in Primary Hypercholesterolemia. N Engl J Med, 2012, 367 (20): 1891-900.

[49] Pöss J, Custodis F, Werner C, et al. Cardiovascular disease and dyslipidemia: beyond LDL. Current Pharm Des, 2011, 17 (9): 861-870.

[50] CTT Collaborators, Baigent C, Blackwell L, et al. Efficacy and safety of more intensive lowering of LDL cholesterol: a meta-analysis of data from 170,000 participants in 26 randomised trials. Lancet, 2010, 376 (9753): 1670-1681.

[51] Colhoun HM, Robinson JG, Farnier M, et al. Efficacy and safety of alirocumab, a fully human PCSK9 monoclonal antibody, in high cardiovascular risk patients with poorly controlled hypercholesterolemia on maximally tolerated doses of statins: rationale and design of the ODYSSEY COMBO Ⅰ and Ⅱ trials. BMC Cardiovasc Disord, 2014, 14: 121.

[52] Robinson JG, Colhoun HM, Bays HE, et al. Efficacy and Safety of Alirocumab as Add-on Therapy in High Cardiovascular-Risk Patients With Hypercholesterolemia Not Adequately Controlled With Atorvastatin (20 or 40mg) or Rosuvastatin (10 or 20mg): Design and Rationale of the ODYSSEY OPTIONS Studies. Clin Cardiol, 2014, 37 (10): 597-604.

[53] Mancini GB, Tashakkor AY, Baker S, et al. Diagnosis, prevention, and management of statin adverse effects and intolerance: Canadian Working Group Consensus update. Can J Cardiol, 2013; 29: 1553-1568.

[54] Bruckert E, Hayem G, Dejager S, et al. Mild to moderate muscular symptoms with high-dosage statin therapy in hyperlipidemic patients--the PRIMO study. Cardiovasc Drugs Ther, 2005; 19: 403-414.

[55] Moriarty PM, Jacobson TA, Bruckert E, et al. Efficacy and safety of alirocumab, a monoclonal antibody to PCSK9, in statin-intolerant patients: Design and rationale of ODYSSEY ALTERNATIVE, a randomized phase 3 trial. J Clin Lipidol, 2014, 8 (6): 554-561.

[56] Kastelein JJ, Robinson JG, Farnier M, et al. Efficacy and safety of alirocumab in patients with heterozygous familial hypercholesterolemia not adequately controlled with current lipid-lowering therapy: design and rationale of the ODYSSEY FH Studies. Cardiovasc Drugs Ther, 2014, 28(3): 281-289.

LDL-C 控制目标的困惑与思考

血脂异常一直是心血管临床医生最为关注的话题。美国医学史上最重要的流行病学研究——Framinghan 心脏研究从 1948 年开始随访,1957 年发现高胆固醇血症可增加心血管疾病的发病率,1977 年报道了甘油三酯、低密度脂蛋白(LDL)、高密度脂蛋白(HDL)对冠心病的不同影响,而其中 LDL 是致动脉粥样硬化的关键。

血浆脂蛋白主要包括三大类:HDL、LDL 和极低密度脂蛋白(VLDL),其中 LDL 是运载胆固醇的主要载体,正常人空腹时血浆中 75% 的胆固醇是和 LDL 结合的,临床上通常以低密度脂蛋白胆固醇(LDL-C)水平表示 LDL 水平。LDL-C 通过内皮细胞进入血管壁,以多种方式被捕捉和修饰,成为氧化型 LDL-C,被巨噬细胞摄取后形成泡沫细胞[1],并停留在血管壁内,使胆固醇沉积,形成粥样硬化斑块,构成粥样斑块的脂质核心。斑块破裂,其内部成分释放促使血栓形成,导致急性冠脉综合征的发生[2]。

现有研究证实 LDL-C 是致动脉粥样硬化的重要因素,其水平与动脉粥样硬化性心血管疾病(ASCVD)的发病风险密切相关。ASCVD 是全球首位的死亡原因[3],随着城市化和工业化的发展,ASCVD 的发病率和死亡率在逐渐增加。为了减少 ASCVD 的全球负担,必须降低 ASCVD 的发生风险。

大量的随机对照临床试验(RCT)证明,降低胆固醇尤其是 LDL-C 水平可减少冠心病和卒中的风险。胆固醇治疗试验(CTT)显示,LDL-C 每降低 1.0mmol/L,心血管疾病(CVD)死亡率和病死率可降低 22%[4]。因此,多数血脂异常防治指南认为,LDL-C 是主要的致动脉粥样硬化性脂蛋白,也一直是 ASCVD 防治的主要靶点。此外,也有充分的证据表明 VLDL-C 的致动脉粥样硬化作用与 LDL-C 相似[5],LDL-C 与 VLDL-C 合称为非 HDL-C,已有数项研究显示非 HDL-C 与 ASCVD 的危险关系更加密切[6-9]。另外,构成非 HDL-C 的主要载脂蛋白为载脂蛋白 B(apoB),有研究表明 apoB 与 ASCVD 之间的相关性高于 LDL-C 和非 HDL-C[10-12]。以上三者对于预测 ASCVD 危险的准确性的评价尚无定论。很显然,除了 LDL-C,非 HDL-C 也已经在部分血脂异常指南中成为治疗的新靶点,而 apoB 由于检测成本较高,缺乏标准化,不足以支持它进行常规检测并成为治疗靶点[13]。总胆固醇(TC)水平作为传统的风险评估指标,由于其不够可靠,正在逐步退出历史舞台。至于 HDL-C,流行病学研究表明与 ASCVD 风险呈负相关[14-16],低 HDL-C 被认为是 ASCVD 的主要危险因素,已经有研究表明高 HDL-C 能够减少 ASCVD 风险[17],但尚不能证明升高 HDL-C 的药物能够降低 ASCVD 风险。因此,当今的指南还未将 HDL 水平纳入药物治疗靶点。

美国自 1985 年开始进行国家胆固醇教育计划(NCEP),1988 年出版的成人组第 1 次报告(ATPⅠ)和 1993 年的 ATPⅡ就确定了高胆固醇血症是 CVD 的危险因素,推荐 LDL-C 为首要干预目标,并确定其最低目标值分别为 <130mg/dl(3.38mmol/L)和 <100mg/dl(2.60mmol/L)。随着大量 RCT 研究证据的出现,2002 年 ATPⅢ强调了他汀类药物是降胆固醇治疗的首选药物,并进一步提出 LDL-C 的最低目标为 <70mg/dl(1.82mmol/L)。

近年来血脂异常管理的理念正在逐步发生转变,各国各学会和协会逐一颁布了各自的血脂异常管理指南,对防治目标、危险分层、LDL 目标等均提出了不同的见解。近 5 年来各大血脂异常管理指南中对于 LDL 目标有不同意见。

一、2011 年欧洲心脏病学会(ESC)和欧洲动脉粥样硬化学会(EAS)血脂异常管理指南

2011 年 6 月 28 日 ESC 和 EAS 携手发布了欧洲首个血脂异常管理指南[18]。该指南取消了“血脂合适范围”的描述,强调了根据危险分层指导治疗策略,提出血脂达标值要因人而异,“一刀切”的“合适范围值”可能掩盖 ASCVD 的发病率。指南建议使用 SCORE 风险评估量表对无临床症状和临床前人群进行

心血管风险评估，SCORE10年风险评分≥10%为极高危，5%~10%（含5%）为高危，1%~<5%（含1%）为中危，<1%为低危。此外，极高危还包括创伤性和非创伤性检测记录的CVD（如冠状动脉造影、核医学影像、压力性超声心动图、超声颈动脉斑块）、既往心肌梗死（MI）、急性冠脉综合征（ACS）、冠状动脉再造术（包括PCI和CABG）、其他动脉血管再造术、缺血性卒中、外周动脉疾病；1、2型糖尿病合并靶器官损害患者（如微量白蛋白尿）；中到重度慢性肾脏病（CKD）[GFR<60ml/（min·1.73m²）]的患者。高危还包括单个风险因素显著升高，如家族性血脂代谢异常和严重高血压的患者。

从现有的数据进行推测，LDL-C水平绝对降低至1.8mmol/L（70mg/dl）或者LDL-C相对减少50%可提供最大获益。因此，针对极高危患者，LDL-C治疗目标值应<1.8mmol/L（70mg/dl）或者相对基线LDL-C下降≥50%。对于高危患者可考虑LDL-C<2.5mmol/L（100mg/dl），中度风险患者可考虑LDL-C<3mmol/L（115mg/dl）。由于相对于NCEP ATPⅢ指南中对冠心病极高危人群的定义，本指南更为宽泛，意味着LDL-C的控制将更加严格，即使是稳定型心绞痛、2型糖尿病和卒中的患者，其LDL-C也要达到<1.8mmol/L（70mg/dl）的水平。

指南给出了不同风险等级下不同LDL-C水平的干预策略，可以看到生活方式的干预贯穿始终，是否启动药物干预却是层层递进。他汀类药物显然是药物治疗的首选，并推荐ACS患者在住院第1~4天初始应用高剂量他汀类治疗，在进行PCI之前也可考虑短期的他汀强化治疗。

二、2013全球血脂异常诊治建议

2013年7月国际动脉粥样硬化学会(IAS)发布了《IAS立场报告：全球血脂异常诊治建议》(IAS建议)。该建议提出一级预防的目的是防止ASCVD的发生。此类疾病包括冠心病、卒中及其他动脉粥样硬化性血管疾病。以往的指南大多评估冠心病或ASCVD10年风险，但是一级预防的目的是降低患者的终生风险，而非仅限于10年风险。除老年人外，对10年风险的预测确实低估了患者的终生风险。因此，IAS工作组也推荐采用终生危险预测，将50~80岁人群的ASCVD危险水平分为高危（≥45%）、较高危（30%~44%）、中危（15%~29%）和低危（<15%）。除了危险分层，高危还包括糖尿病加上其他危险因素、家族性高胆固醇血症和慢性肾脏疾病；较高危还包括无其他危险因素的糖尿病、慢性肾脏疾病以及代谢综合征的高风险人群。

就一级预防而言，优化LDL水平是指能将终生ASCVD风险降至最低的水平，强调终生维持较低的胆固醇浓度；而治疗目标水平则是指在不同危险水平下将风险降至可接受的水平，针对的是已经有一定危险的患者。工作组推荐将LDL-C<100mg/dl（2.6mmol/L）或非HDL-C<130mg/dl（3.4mmol/L）作为终生一级预防的优化水平，在高危人群中更要实现这一目标。在低危或其他危险因素很少的人群中，接近优化的LDL-C水平100~129mg/dl（2.6~3.3mmol/L）或非HDL-C水平130~159mg/dl（3.4~4.1mmol/L）也是可以接受的。

多个RCT及其亚组的证据均支持在二级预防中将LDL-C降至较低的水平可显著降低ASCVD患者主要CVD事件的发生率。IAS工作组专家通过对既往研究的分析发现，在二级预防中优化LDL-C水平至70mg/dl（1.8mmol/L）或更低是令人信服的。因此，推荐在二级预防中LDL-C和非HDL-C的最佳水平分别为<70mg/dl（1.8mmol/L）和<100mg/dl（2.6mmol/L）。

专家们认为，无论是一级预防还是二级预防，他汀类药物都属于一线治疗药物，并且可以安全地应用于大多数患者。一级预防中，所有患者都应接受最大化的生活方式干预，对极高危和高危患者，应使用足够剂量的他汀类药物以将致动脉粥样硬化胆固醇降至优化水平，中危患者是否使用他汀类药物依赖于临床判断和各国国情。

三、2013年ACC/AHA治疗胆固醇降低成人动脉粥样硬化心血管疾病风险指南

2013年11月21日，美国心脏病学会（ACC）和美国心脏协会（AHA）发布了《2013ACC/AHA治疗胆固醇降低成人动脉粥样硬化心血管疾病风险指南》。该指南不仅首次将ASCVD写入了指南标题，而且提出了多个有别于以往指南的不同论断，引起业内广泛讨论，百家争鸣。

该指南的数据来源于有ASCVD结果的RCT及RCT的荟萃分析，建议通过治疗降低血液胆固醇水平

减少 ASCVD 的风险。在指南中，ASCVD 被定义为包括 ACS 或 MI 病史、稳定或不稳定型心绞痛、冠状动脉或其他动脉血管重建、脑卒中、短暂脑缺血发作（TIA）或动脉粥样硬化性外周动脉疾病，相比 IAS 指南又有所增加。该指南结合多个研究数据建立汇集队列方程，以评估 10 年 ASCVD 风险，危险因素包括年龄、性别、种族、总胆固醇水平、高密度脂蛋白胆固醇水平、是否降压治疗、糖尿病和是否吸烟等，但仅适用于 40~79 岁的非西班牙裔白人和非洲裔美国人，有一定的局限性，不一定适合于中国人群。

该指南虽然有风险评估，但是不再进行危险分层，而是明确了 4 个他汀类药物获益组：①临床 ASCVD 的患者；②原发 LDL-C≥190mg/dl（4.94mmol/L）的患者；③40~75 岁有糖尿病且 LDL-C 为 70~189mg/dl（1.82~4.94mmol/L）的患者；④无 ASCVD 或糖尿病，40~75 岁，LDL-C 为 70~189mg/dl（1.82~4.94mmol/L），但 10 年 ASCVD 风险≥7.5% 的患者。

对于一级预防，预测 10 年严重 ASCVD 风险≥7.5% 的患者，建议开始中或高强度的他汀类药物治疗；对于预测 10 年严重 ASCVD 风险 5.0%~7.5% 的患者，建议开始中等强度他汀类药物治疗。这里既没有不同胆固醇浓度的区别，也没有设置 LDL-C 水平的目标。对于二级预防，指南建议使用高强度他汀类药物治疗，以最大程度地降低 LDL-C，但是同样没有提出 LDL-C 的治疗目标。

专家组没有推荐也没有反对在 ASCVD 一级或二级预防中设置特定 LDL-C 或非 HDL-C 目标，是因为在分析 RCT 之后没有发现支持降胆固醇药物疗法达到最佳 LDL-C 或非 HDL-C 水平的证据。而且，也没有数据显示增加非他汀类药物降低 LDL-C 水平可进一步减少 ASCVD 的风险。近年公布的 AIM-HIGH[19]和 ACCORD[20]研究均显示，在高强度他汀治疗的基础上，应用烟酸、非诺贝特降低甘油三酯和（或）升高 HDL-C 并不能使患者更多获益。此外，对于一些特殊人群，比如家族性高胆固醇血症患者，由于基线 LDL-C 水平较高，故使用高强度他汀治疗后虽未降到 100mg/dl 以下，但已降低 >50%，并已显著减少了 ASCVD 事件。而对于一些 LDL-C 基线水平较低的人群，尤其是 2 型糖尿病患者来说，高强度他汀类药物减少 ASCVD 风险显然是超过中等强度他汀类药物的治疗的。

专家们汇总了 RCT 中所使用的他汀类药物，发现高强度他汀类药物平均降低 LDL-C≥50%，中强度他汀类药物降低 LDL-C 约 30%-50%，低强度他汀类药物降低 LDL-C<30%。同时指南中也明确写到，对于≥21 岁有原发 LDL-C≥190mg/dl 的患者有理由强化他汀类药物治疗，使 LDL-C 水平至少减少 50%，可以被认为是 LDL-C 的替代目标。

四、2014 年英国 NICE 血脂管理指南更新

2014 年 7 月 18 日，英国国家优化卫生与保健研究所（NICE）正式发布了最新血脂管理指南，对心血管疾病高危患者的血脂管理提出了推荐建议。该指南使用 QRISK2 风险工具评估 84 岁以下人群（包括 2 型糖尿病患者）的 10 年 CVD 风险率，危险因素包括年龄、性别、身高、体重、种族、胆固醇 /HDL 比值、收缩压、降压治疗、糖尿病、CKD、房颤、风湿性关节炎、吸烟、60 岁以下一级亲属心绞痛或心脏事件病史等。

在生活方式干预不足以降低心血管风险并评估了患者使用他汀类药物的风险后，向患者建议使用他汀类药物用于一级预防，推荐 10 年 CVD 风险≥10% 的患者，年龄 >40 岁、糖尿病史 >10 年、合并肾病或其他心血管疾病危险因素的 1 型糖尿病患者，10 年 CVD 风险≥10% 的 2 型糖尿病患者，均可使用阿托伐他汀 20mg 治疗。相比 2008 年 NICE 血脂管理指南，新版指南将开始他汀治疗的阈值从 10 年 CVD 风险 20% 下调到了 10%，大大扩展了他汀治疗的适用范围，从而使更多患者能够获益。

同时指南推荐阿托伐他汀 80mg 用于心血管疾病二级预防，如有潜在的药物相互作用、不良反应风险较高或患者有偏好，可选择低剂量的阿托伐他汀治疗，不要因为可控的危险因素而延迟他汀治疗。对于慢性肾病患者，推荐阿托伐他汀 20mg 用于心血管疾病的一级和二级预防。如果患者非 HDL-C 降幅未达 40% 且 eGFR≥30ml/（min·1.73m^2），建议增加剂量；对于 eGFR<30ml/（min·1.73m^2）患者，可在肾病专科医生指导下使用较高剂量。

2014 年 NICE 血脂管理指南关注的是风险评估，而“治疗目标”一词再一次被弱化，改为一级和二级预防，该指南建议在患者可以耐受的前提下，可使用阿托伐他汀 20mg 或 80mg 的治疗，LDL-C 水平并未提及，按常规降至 43%~55% 即可。而且还不推荐非他汀类药物与之联合使用，理由同样是没有证据支持。

这个指南基本就是唯他汀是论。

五、2014NLA 以患者为中心的血脂异常管理建议

就在 NICE 公布后不到 2 个月的时间里,美国国家脂质协会(NLA)发布了以患者为中心的血脂异常管理建议。再次重申血脂异常管理的目标旨在降低 ASCVD 的风险。此处,ASCVD 的定义更为宽泛,包括 MI 或其他急性冠脉综合征、冠状动脉或其他血管重建术、TIA、缺血性卒中、外周动脉粥样硬化性疾病(含踝臂指数 <0.9)和其他有临床证据的动脉粥样硬化性疾病,如冠状动脉粥样硬化、肾动脉粥样硬化、继发于动脉粥样硬化的主动脉瘤、颈动脉斑块致管腔狭窄≥50%。该建议认为 ASCVD 的主要危险因素包括年龄(男性≥45 岁,女性≥55 岁)、一级亲属的早发冠心病病史(男性 <55 岁,女性 <65 岁)、吸烟、高血压(≥140/90mmHg 或在服用降压药)、低 HDL-C(男性 <40mg/dl,女性 <50mg/dl)。由此,NLA 专家进行了危险分层,极高危包括临床 ASCVD 和具有两个以上 ASCVD 主要危险因素的糖尿病患者或糖尿病合并终末期器官损害的患者;高危包括具有 3 个以上 ASCVD 主要危险因素,糖尿病合并 0 至 1 种 ASCVD 主要危险因素,无终末期器官损害,CKD 3 期或 4 期,或 LDL-C≥190mg/dl 的患者;中危指具有 2 种 ASCVD 主要危险因素的患者(10 年 ASCVD 风险为 5%~15%);低危指具有 0 或 1 个危险因素的患者。建议没有推荐任何特别的量化风险评估工具,但是对这些评估工具进行的危险分层兼收并蓄,把 ATPⅢ中 Framinghan 风险评分≥10%、2013 汇集队列方程 10 年风险≥15%(不同于 2013 年的 ACC/AHA)或 Framinghan 长期 CVD 风险≥45% 都归为高危组。

该建议支持 LDL-C 目标值一说,对于极高危的患者,推荐将 LDL-C 降至 <70mg/dl,非 HDL-C<100mg/dl,对于其他各组均建议 LDL-C 降至 <100mg/dl,非 HDL-C<130mg/dl。并且认为 LDL-C 和非 HDL-C 同为致动脉粥样硬化胆固醇。虽然一直以来 LDL-C 都被认为是最佳的干预目标,但是 NLA 专家组一致认为由于非 HDL-C 包括了所有潜在的携带胆固醇的致动脉粥样硬化因子:LDL、IDL、VLDL、乳糜颗粒和脂蛋白(a),且流行病学研究提示非 HDL-C 为 ASCVD 发病率和死亡率更强的预测因子,因此它可能比 LDL-C 更适合成为降脂治疗的主要目标。当然假如非 HDL-C 已达标而 LDL-C 仍高,则需要采取进一步治疗以降低 LDL-C。另外,ApoB 同样具有与非 HDL-C 等同的 ASCVD 风险预测能力,可以作为备选的次要目标,因为它通常是剩余风险的标志。

如果没有禁忌,他汀类药物同样是被一线推荐的。中等剂量的他汀类药物可以降低 LDL-C 达 30%~50%,而大剂量可以超过 50%。NLA 的专家建议从中等剂量的他汀开始使用并逐步增至 LDL-C 达标,这样可能使患者有更好的依从性。如患者对他汀类药物有禁忌或不耐受,那么非他汀类降脂药物也是可以使用的。本建议的目标是降低 ASCVD 的风险,因此即便某些患者的 LDL-C 已经降到 40mg/dl,由于没有证据提示低胆固醇水平的危害,对于那些极高危风险的患者应继续降脂治疗。

综合以上五大指南,首先,它们存在一定的共性。第一,越来越强调血脂异常管理的目的是降低 ASCVD 的风险,被纳入 ASCVD 的疾病也越来越全面;其次,LDL-C 仍是 ASCVD 预防和治疗的主要干预目标,而非 HDL-C 将后来居上;第三,生活方式改善被一致认为是 ASCVD 防治的基石,他汀类药物则是药物治疗的主要手段;最后,治疗目标不再是一刀切,以患者为中心的个体化治疗策略将更容易被临床医生和患者所接受。

不同的是各家指南有各家的危险分层的方法,不同分层将导致治疗策略的受众不同。尤其是 2013 年 ACC/AHA 指南摒弃了危险分层和 LDL-C 基线水平,直接划分出 4 类他汀类药物受益人群,这是史无前例的创新,但是否真的合适,还有待医生们在临床工作中进一步验证。有些专家认为,关于血脂治疗的策略应基于对 ASCVD 风险的计算,在基线和治疗期不必关注 LDL-C 水平,风险本身就是治疗目标[21,22];另一种观点认为致动脉粥样硬化性胆固醇的升高是 ASCVD 的根本原因,那么降脂强度必然与胆固醇水平相关,对于没有 ASCVD 的人群将致动脉粥样硬化性胆固醇控制在优化水平是比较理想的。但事实上,对于不同国家、不同种族、不同遗传基因的人群,LDL-C 的基线水平本就不同,用 LDL-C<70mg/dl(二级预防)和 <100mg/dl(一级预防)这样固定的目标值来管理又是否合理呢?未来即将上市的前蛋白转化酶枯草溶菌素 9(PCSK9)抑制剂无疑能使 LDL-C 降得更低,但它是否能进一步减少 ASCVD 的风险,我们将拭目以待。

2013 年 ACC/AHA 指南和 2014 年 NICE 指南不约而同地放弃了 LDL 的固有治疗目标值，这个改变在医学界引起了轩然大波，更让很多临床医生感到无所适从。ACC 的专家认为，之前的临床研究证据并不能提示 LDL-C 应该达到何种具体的目标值，也不能明确与一种特定的 LDL-C 目标值相比，更低的 LDL-C 目标值可额外降低 ASCVD 风险的程度有多大，而且为了达到特定的 LDL-C 目标值而使用多药联合治疗带来的潜在不良事件的风险也未考虑。

然而，这些疑问在不久前发表于 NEJM 的 IMPROVE-IT 研究结果中得到了解答[23,24]。研究显示，用药 1 年后，依折麦布 10mg 联合辛伐他汀 40mg 较单用辛伐他汀组进一步降低 LDL-C 16.7mg/dl，相当于 24%；同时经过 7 年的观察，联合用药组的主要终点事件为 32.7%，而单用辛伐他汀组是 34.7%，2 个百分点已是显著的差异。现在我们是否又可以理直气壮地说 LDL-C 水平是越低越好了呢？

科学永远都是百家争鸣，不停地提出和解决问题。对于中国心血管医生来讲，国外各大指南也只能作为参考，只有符合中国人体质和国情的指南才是指导我们临床工作的依据。2014 年，我国也发布了《中国胆固醇教育计划血脂异常防治专家建议》，并建议仍以 LDL-C 为干预血脂的主要靶点，力争将 HDL-C 和 TG 控制在理想范围。本建议中所涉及 ASCVD 的危险因素包括年龄（男性≥45 岁，女性≥55 岁）、吸烟、HDL<1.04mmol/L，BMI≥28kg/m^2 和早发缺血性心血管病家族史。并建议如明确临床 ASCVD，糖尿病伴高血压或其他危险因素，需将 LDL-C 控制在 <70mg/dl（1.8mmol/L），或将基线 LDL-C 水平降低 50% 作为替代目标；糖尿病、CKD3 期或 4 期或高血压伴 1 项其他危险因素的患者，需将 LDL-C 控制在 <100mg/dl(2.6mmol/L)；高血压或有 3 项其他危险因素的患者需将 LDL-C 控制在 <130mg/dl（3.4mmol/L）。我国的 LDL-C 治疗目标看似与国际接轨，但实际上，我国人群基线 LDL-C 水平偏低，同时对大剂量、高强度他汀类药物的耐受性似略差，不良事件发生率似高于欧美国家患者，并且中等强度他汀类药物治疗就已经可以使大多数患者 LDL-C 达标，因此并不推荐我国患者常规使用大剂量他汀类药物治疗。

然而，ACS 是一个特殊情况。同样在 2014 年出版的《急性冠状动脉综合征患者强化他汀治疗专家共识》中明确指出，对于包括接受急诊 PCI、择期 PCI、药物治疗的急性冠脉综合征患者，均应尽早启动强化他汀治疗，推荐阿托伐他汀 80mg，维持 3~6 个月，以保证将 LDL-C 控制在 <70mg/dl（1.8mmol/L），或降幅 >50%。或许还有人对大剂量他汀类药物的不良反应表示担心，事实上早在 2012 年 2 月 28 日，美国食品药品管理局（FDA）就已发表申明更改他汀类药物安全性标签，认为他汀类药物导致严重肝功能损害极为罕见，且无法预测，服用的患者无需常规定期检测，而应在治疗前和有临床指征时检测。由于我国是一个肝炎大国，对肝功能的担忧是可以理解的，但是对他汀类药物所致的肝功能损害显然是担忧过度了。在我国，他汀类药物使用远远不足，大量患者无法从正规的降脂治疗中获益。

LDL 控制目标绝不是一个孤立的问题，只有用合适的方法评估了患者风险，再根据实际情况制定适合的防治方案，才能给出一个个体化的目标。对国人而言，重要的不是 LDL-C 的目标到底是具体值还是下降 50%，而是根据患者的危险分层，切切实实地把降脂治疗的策略贯彻下去。

（朱建华　李闪）

参考文献

[1] Tabas I, Williams KJ, Borén J. Subendothelial lipoprotein retention as the initiating process in atherosclerosis: update and therapeutic implications. Circulation, 2007, 116: 1832-1844.

[2] Falk E, Nakano M, Bentzon JF, et al. Update on acute coronary syndromes: the pathologists' view. Eur Heart J, 2013, 34: 719-728.

[3] Bonow RO, Smaha LA, Smith SCJ, et al. World Heart Day 2002: the international burden of cardiovascular disease: responding to the emerging global epidemic. Circulation, 2002, 106: 1602-1605.

[4] Cholesterol Treatment Trialists'(CTT) Collaboration. Efficacy and safety ofmore intensive lowering of LDL cholesterol: a meta-analysis of data from170 000 participants in 26 randomised trials. Lancet, 2010, 376: 1670-1681.

[5] Varbo A, Benn M, Tybjærg-Hansen A, et al. Remnant cholesterol as a causal risk factor for ischemic heart disease. J Am Coll Cardiol, 2013, 61: 427-436.

[6] Farwell WR, Sesso HD, Buring JE, et al. Non-high-density lipoprotein cholesterol versus low-density lipoprotein cholesterol as a risk factor for a first nonfatal myocardial infarction. Am J Cardiol, 2005, 96: 1129-1134.

[7] Ridker PM, Rifai N, Cook NR, et al. Non-HDL cholesterol, apolipoproteins A-I and B100, standard lipid measures, lipid ratios, and CRP as risk factors for cardiovascular disease in women.JAMA, 2005, 294: 326-333.

[8] Holme I, Aastveit AH, Jungner I, et al. Relationships between lipoprotein components and risk of myocardial infarction: age, gender and short versus longer follow-up periods in the Apolipoprotein Mortality RISk study (AMORIS). J Intern Med, 2008, 264: 30-38.

[9] Robinson JG, Wang S, Smith BJ, et al. Meta-analysis of the relationship between non-high-density lipoprotein cholesterol reduction and coronary heart disease risk. J Am CollCardiol, 2009, 53: 316-322.

[10] Sniderman AD, Islam S, Yusuf S, et al. Discordance analysis of apolipoprotein B and non-high density lipoprotein cholesterol as markers of cardiovascular risk in the INTERHEART study. Atherosclerosis, 2012, 225: 444-449.

[11] Sniderman AD, Williams K, Contois JH, et al. A meta-analysis of low-density lipoprotein cholesterol, non-high-density lipoprotein cholesterol, and apolipoprotein B as markers of cardiovascular risk.Circ Cardiovasc Qual Outcomes, 2011, 4: 337-345.

[12] Sniderman A, Williams K, de Graaf J. Non-HDL C equals apolipoprotein B: except when it does not! Curr Opin Lipidol, 2010, 21: 518-524.

[13] Ramjee V, Sperling LS, Jacobson TA. Non-high-density lipoprotein cholesterol versus apolipoprotein B in cardiovascular risk stratification: do the math. J Am Coll Cardiol, 2011, 58: 457-463.

[14] Gordon DJ, Probstfield JL, Garrison RJ, et al. High-density lipoprotein cholesterol and cardiovascular disease: four prospective American studies. Circulation, 1989, 79: 8-15.

[15] Fruchart JC, Sacks F, Hermans MP, et al. The Residual Risk Reduction Initiative: a call to action to reduce residual vascular risk in patients with dyslipidemia. Am J Cardiol, 2008, 102: 1K-34K.

[16] Chapman MJ, Ginsberg HN, Amarenco P, et al. Triglyceride-rich lipoproteins and high-density lipoprotein cholesterol in patients at high risk of cardiovascular disease: evidence and guidance for management. Eur Heart J, 2011, 332: 1345-1361.

[17] Barter P, Gotto AM, LaRosa JC, et al.Treating to New Targets Investigators. HDL cholesterol, very low levels of LDL cholesterol, and cardiovascular events. N Engl J Med, 2007, 357: 1301-1310.

[18] European Association for Cardiovascular Prevention &Rehabilitation. ESC/EAS Guidelines for the management of dyslipidaemias: the Task Force for the management of dyslipidaemias of the European Society of Cardiology (ESC)and the European Atherosclerosis Society (EAS). Eur Heart J, 2011, 32 (14): 1769-1818.

[19] AIM-HIGH Investigators. Niacin in patients with low HDL cholesterol levels receiving intensive statintherapy. N Engl J Med, 2011, 365: 2255-2267.

[20] The ACCORD Study Group, Ginsberg HN, Elam MB, et al. Effects of combination lipid therapy in type 2diabetes mellitus. N Engl J Med, 2010, 362: 1563-1574.

[21] Krumholz HM, Hayward RA.Shifting views on lipid lowering therapy.BMJ, 2010, 341: c3531.

[22] Hayward RA, Krumholz HM, Zulman DM, et al. Optimizing statin treatment for primary prevention of coronary artery disease. Ann Intern Med, 2010, 152: 69-77.

[23] Jarcho JA, Keaney JFJr.Proof that lower is better—LDL cholesteroland improve-it. N Engl J Med, 2015, 372: 2448-2450.

[24] Cannon CP, Blazing MA, Giugliano RP, et al.Investigators.Ezetimibe Added to Statin Therapy after Acute Coronary Syndromes.N Engl J Med, 2015, 372: 2387-2397.

NICE 血脂异常管理建议的要点概述与解读

英国国家优化卫生与保健研究所（NICE）是一个为英国国民健康服务（NHS）提供指南的机构，2014年6月，*British Medical Journal* 在线发表了《NICE 指南更新摘要：用于心血管病一级及二级预防的血脂调控及心血管疾病风险评估》[1]。该指南是对2008年NICE血脂指南的更新[2]。本文将分别对2014年更新指南的要点进行解读，主要更新内容为1型糖尿病、2型糖尿病以及慢性肾病患者的心血管疾病（CVD）风险评估及血脂调控。

一、CVD 的风险率评估

该指南提出对于一般人（包括2型糖尿病患者）应使用QRISK2风险工具评估CVD的风险率[3]，但该风险工具不适用于年龄>84岁的患者。部分特定人群无法适用QRISK2风险工具，如1型糖尿病患者、肾小球滤过率（eGFR）<60ml/(min·1.73m^2)和（或）有蛋白尿患者、CVD患者，以及家族性高胆固醇血症或其他遗传性脂质代谢紊乱患者。而且，还有部分特定患者的CVD风险评分可能因治疗或疾病情况而被低估，比如正接受人类免疫缺陷病毒（HIV）治疗的患者、严重精神疾病患者、正在服用影响血脂谱药物（如抗精神病药物、皮质激素类药物或免疫抑制剂）的患者、近期戒烟的患者，以及体质指数（BMI）>40kg/m^2的严重肥胖患者等。指南也提出了应该根据临床实践评判CVD风险评分，因为风险工具计算的分数只能提供CVD风险率的近似值。

该指南建议了具有预防CVD心脏保护作用的饮食方案：使用橄榄油或菜籽油代替饱和及不饱和脂肪酸；食用全麦型淀粉食物；减少糖以及含有精制糖包括果糖食物的摄入；每天至少食用5次蔬菜或者水果；每周至少食用2份鱼类食物，可包括一份油性鱼类；每周至少4~5份无盐坚果、种子和豆类。此外，不推荐患者食用富含植物甾烷醇和甾醇的食物，因无证据支持此类食物有助于CVD的预防。

二、血脂检测及参考值

在进行血脂调控治疗前应对患者进行全血脂谱的检测，包括总胆固醇（TC）、高密度脂蛋白胆固醇（HDL-C）、非HDL胆固醇及甘油三酯（TG）浓度。空腹并不是检测血脂的必要条件。不要单纯用血脂临界值判断家族性血脂紊乱，应结合患者临床情况及家族史。此外应排除常见的继发性血脂紊乱，如酗酒、糖尿病治疗失控、甲状腺功能减退症（甲减）、肝脏疾病及肾病综合征。

若患者TC浓度>7.5mmol/L，且有早发冠心病家族史，应考虑家族性胆固醇血症。若患者TC浓度>9mmol/L或非HDL胆固醇浓度>7.5mmol/L，无论有无早发冠心病家族史均应转诊至专科治疗。关于高TG血症，指南建议：若患者TG浓度>20mmol/L，且排除酗酒及血糖失控原因，应转诊至专科治疗；若患者TG浓度10~20mmol/L，空腹重复检测并回顾可能的继发性血脂紊乱，若检测依然>10mmol/L，需寻求专家指导；若患者TG浓度为4.5~9.9mmol/L，CVD风险工具评分结果会低估实际CVD风险。

三、他汀类药物效力分类

根据他汀类药物降低低密度脂蛋白胆固醇（LDL-C）的幅度，新指南将他汀类药物分成三类：低强度他汀降低LDL-C幅度为20%~30%；中等强度他汀LDL-C的降幅为31%~40%；降幅>40%的为高强度他汀[4]。新指南指出在为患者确定他汀种类前需要考虑患者的个体因素，并与患者协商决定；开始他汀治疗前需要检查患者血液，评估患者临床情况，治疗并存疾病及继发性血脂紊乱，注意吸烟及酒精摄入、血压、BMI、糖化血红蛋白、血脂谱4项浓度、肾功能及eGFR、肝转氨酶、促甲状腺激素等。

四、CVD 一级预防

指南提出在开始他汀类药物的一级预防之前，应该首先试着改善生活方式，如果改善生活方式无效或不合适，可以在风险评估后应用他汀治疗。指南推荐阿托伐他汀 20mg 用于 10 年心血管风险≥10% 的患者心血管疾病的一级预防（基于 QRISK2）。新指南减低了他汀类药物治疗阈值，具体数值从 10 年心血管风险≥20% 下调为 10%，扩大了他汀类药物治疗覆盖人群。

关于糖尿病患者的 CVD 一级预防，指南具体提出：①1 型糖尿病：对年龄 >40 岁、糖尿病史 >10 年，以及合并肾病或其他心血管风险因素的 1 型糖尿病患者，推荐阿托伐他汀 20mg 用于 CVD 的一级预防；②2 型糖尿病：对于 10 年 CVD 风险≥10% 的 2 型糖尿病患者，推荐阿托伐他汀 20mg 用于 CVD 一级预防（基于 QRISK2）。

五、CVD 二级预防

新指南推荐阿托伐他汀 80mg 用于 CVD 二级预防。如果存在潜在药物相互作用（如克拉霉素、抗真菌药物）、高不良反应风险（如老年人、肌肉量少或肾功能受损）或根据患者个体偏好，可选择低剂量的阿托伐他汀。不要因为治疗可择期处理的危险因素而延迟他汀治疗。

六、慢性肾病患者的他汀治疗

新指南推荐阿托伐他汀 20mg 用于慢性肾病患者 CVD 一级和二级预防。如果患者 LDL-C 浓度降幅未达 40% 且 eGFR≥30 ml/（min·1.73m^2），建议增加剂量。对于 eGFR<30 ml/（min·1.73m^2）的患者，可在肾病专科医生指导下使用较高剂量的他汀类药物。

七、他汀类药物治疗后随访的注意事项

高强度他汀治疗 3 个月后，应检测血脂谱。治疗目标为非 HDL 胆固醇降幅达到 >40%。如果未能达到上述目标，应该与患者讨论其对药物治疗、饮食和生活方式干预的依从性。如果患者阿托伐他汀起始剂量 <80mg，并且 CVD 风险较高，可考虑增加剂量。指南推荐与低中强度他汀类药物治疗患者讨论治疗收益情况及转为高强度治疗后的可能风险率。每年随访一次，与患者讨论生活方式的改变、心血管风险和药物依从性，并检查一次非空腹状态的非 HDL 胆固醇水平。

八、不良反应监测

对于他汀药物的不良反应监测，新指南提出注意事项：①需告知患者他汀类药物可与一些食物、药物或生活因素有潜在的相互作用，当出现肌肉症状如肌痛、疲乏等症状时应及时就医；②需要提醒患者在处理好药物相互作用或疾病后应及时重启他汀治疗；③开始他汀治疗前，如果患者有持续的无法解释的肌痛，应检查肌酸激酶（CK）：如果 CK 超过正常上限 5 倍，应在 5~7 天内重复测量，如果仍超过 5 倍，不能启动他汀治疗，如果升高不到 5 倍，以小剂量开始他汀治疗；④如果患者既往耐受他汀治疗，新近出现肌痛或肌无力，则考虑非他汀因素，对于无症状他汀治疗患者，无需检测 CK；⑤开始他汀治疗之前，应检查肝酶，治疗 3 个月内和 1 年时应复查肝酶，如无问题就无需再复查；⑥如果患者肝酶升高不到正常上限的 3 倍，不要常规限制使用他汀；⑦不要仅因为一次血糖增高或糖化血红蛋白水平升高而停止他汀治疗；⑧妊娠是他汀类药物的禁忌证，禁止使用。

九、处理他汀类药物不耐受

对于处理他汀不耐受，指南提出：①力求找到患者个体最大的他汀耐受阈值；②无论何种他汀何种剂量都可以降低 CVD 风险，若接受高强度他汀治疗后患者报告不良反应，应考虑：停药，症状消失后重启，观察此症状与他汀是否有相关性；维持相同种类的他汀，降低剂量；改变他汀种类，降低治疗强度；③寻求专家的帮助；④不要给予患者辅酶 Q10 或维生素 D 试图缓解肌肉症状，因为无证据支持此类药物有治

疗获益。

十、贝特类、烟酸、胆酸螯合剂及 Ω-3 脂肪酸复合物

无论是与他汀药物合用,还是单独使用,在 CVD 预防中勿常规使用贝特类药物,勿使用烟酸、胆酸螯合剂及 Ω-3 脂肪酸复合物,因无证据支持此类药物有治疗获益。

总之,该指南主要对伴不同类型糖尿病和不同阶段慢性肾病人群的风险评估及 CVD 一、二级预防的调脂治疗作了特殊说明和限定,这有助于临床医生对他汀类药物疗效和安全性的掌控。

(赵巍 郑杨)

参考文献

[1] National Institute for Health and Clinical Excellence. Lipid modification: cardiovascular risk assessment and the modification of blood lipids for the primary and secondary prevention of cardiovascular disease. (Clinical guideline 67.) 2008. www.nice.org.uk/guidance/CG67.

[2] Rabar S, Harker M, O'Flynn N, et al . Lipid modification and cardiovascular risk assessment for the primary and secondary prevention of cardiovascular disease: summary of updated NICE guidance. BMJ, 2014, 349: g4356.

[3] Hippisley-Cox J, Coupland C, Vinogradova Y, et al.Predicting cardiovascular risk in England and Wales: prospective derivation and validation of QRISK2. BMJ, 2008, 336: 1475-1482.

[4] Law MR, Wald NJ, Rudnicka AR. Quantifying effect of statins on low density lipoproteincholesterol, ischaemic heart disease, and stroke: systematic review and meta-analysis.BMJ, 2003, 326: 1423.

绝经期女性激素替代治疗的心血管安全性评估

流行病学调查表明，绝经期前妇女的冠心病发病率显著低于男性，但绝经期后女性冠心病发病率明显升高并迅速与男性人群接近。一些小规模临床试验和基础研究证实，雌激素对心血管系统有较强的保护作用，可能降低动脉粥样硬化性疾病的发病风险。故长期以来激素替代治疗（hormone replacement therapy，HRT）一直广泛用于临床，一方面用于缓解绝经期妇女的临床症状，更重要的是认为 HRT 可预防绝经期女性的心血管疾病（cardiovascular disease，CVD）。但心脏与雌激素、孕酮替代疗法研究（Heart and Estrogen/progestin Replacement Study，HERS）[1,2]和妇女健康行动研究（(Women's Health Initiative，WHI)[3]等几项重要的临床随机对照研究显示，HRT 可导致绝经后女性发生 CVD 的风险增加，从而颠覆了人们对 HRT 的认识，此后，HRT 在绝经后女性中的应用显著减少。北美更年期协会和美国心脏病协会先后提出，在冠心病的一级和二级预防中，暂不推荐应用激素替代治疗，临床指南中也明确禁止在急性心肌梗死后应用激素替代治疗[4,5]。

目前，HRT 仍然是女性健康最有争议的热点之一，绝经期女性 HRT 的心血管安全性评估值得关注和进一步探讨。

一、HRT 对心血管系统的保护作用

CVD 动物实验[6,7]中发现雌性动物死亡率低于雄性，进展为失代偿性心衰的速度更为缓慢，但切除卵巢或内源性雌激素缺乏时，这种性别差异就会变小甚至消失。近年来多项研究提示，卵巢激素水平下降是发生 CVD 的主要危险因素之一[8-10]。护士健康研究（Nurses Health Study，NHS）[11]证实，与内源性雌激素水平正常的女性相比，绝经初期 CVD 危险性增加与卵巢功能衰竭或双侧卵巢切除密切相关。许多观察性临床研究显示，HRT 可以降低绝经后女性的冠心病风险，但这一结果却未被随机对照试验证实。然而，认真分析这些研究中的受试者资料发现，年龄和绝经时间可能是影响激素治疗效果的重要因素[12,13]。冠状动脉钙化研究（WHI-CACS）[14]将绝经后女性的入选条件严格限制在 50~59 岁，结果显示，在这些较年轻的绝经期女性中开始 HRT，能够减少冠状动脉钙化和亚临床 CVD 的发病率。Rivera 等[15]的长期随访队列研究显示，45 岁之前双侧卵巢切除的女性 CVD 死亡率增高，而用雌激素治疗至 45 岁或更长时间者则 CVD 死亡率显著降低。大型荟萃分析也支持雌激素治疗的心脏获益与否和开始治疗的时机及患者年龄、绝经时间有关[16]。该荟萃分析探讨了不同年龄的绝经后女性接受激素治疗对冠心病事件的预防作用，共纳入 23 项随机对照试验，包括 39 049 例受试者，随访 191 340 人年。结果显示，综合分析整组受试者时激素治疗不能降低冠心病风险（OR=0.99；95% CI 0.88~1.11）。但将受试者按照年龄与绝经时间分组后发现，年龄 >60 岁或绝经 >10 年的女性未因激素治疗获益（OR=1.03；95%CI 0.91~1.16）；但年龄 <60 岁或绝经 <10 年的女性的冠心病风险却显著降低 32%（OR=0.68；95%CI 0.48~0.96）。

其他一些随机或观察性临床研究也发现开始激素治疗时间较早、且较年轻的女性可以显著获益[12,13,17]。具有里程碑意义的妇女健康行动（Women Health Initiative，WHI）研究旨在评价绝经后妇女长期应用雌激素和孕激素联合治疗的受益 / 风险比[3]。该研究共入选 2.7 万例 50~79 岁的绝经后女性，分为 3 组：①单独应用雌激素组（均已做过子宫切除术的妇女），每天服用共轭雌激素 0.625mg；②雌激素和孕激素联合治疗组，每天服用共轭雌激素 0.625mg、乙酸甲羟孕酮 2.5mg；③安慰剂组。结果显示：与安慰剂组相比，雌激素和孕激素联合治疗可使绝经 <10 年的女性的冠心病危险降低 12%，而使绝经 >10 年的女性冠心病风险增加[17]；单独应用雌激素治疗可使绝经 <10 年的子宫切除术后女性的冠心病风险降低 52%，但可使绝经 >20 年的女性患者的冠心病风险增加。雌激素治疗可使 50~59 岁女性的冠心病事件（非致死性心肌梗死、冠心病猝死、稳定型心绞痛、冠状动脉血运重建术）减少 34%~45%，但却不能使 60~79 岁女性获益[18]。上

述研究结果均提示，雌激素水平与CVD密切相关，雌激素治疗可降低较年轻的绝经后女性罹患冠心病的风险，且HRT对心脏的保护作用与开始治疗的时机密切相关。在围绝经期启动HRT对CVD能起到有益的保护作用。因此，HRT能否发挥心血管保护作用与治疗启动的时间有关，在围绝经期启动HRT或许是一个比较适宜的时间窗口。

二、HRT对心血管系统的危害作用

1985年，Wilson等[19]报道了Framingham研究中有关雌激素对CVD发病率和病死率影响的研究结果。共有1234例50~80岁的绝经期女性，在校正了主要冠心病易患因素后，发现使用雌激素的女性CVD的患病率>50%，卒中的危险增加2倍（P>0.1），心肌梗死的发病率明显上升，吸烟女性风险更高。Framingham研究提示，绝经期女性应用雌激素治疗前应慎重考虑。

1998年首次大规模随机抽样的冠心病二级预防研究（HERS-1）的结论令人吃惊：雌激素不仅不能预防冠心病还会使静脉栓塞事件风险提高3倍，从冠心病复发事件发生时间上看，在用雌激素疗法的第一年，冠心病再发的风险指数增加了52%[1]。以上两个结果都强烈支持HRT增加血栓形成风险的观点。但这并不奇怪，雌激素用于男性的临床试验和绝经期女性口服避孕药的对照临床试验均表明：外源性雌激素制剂即使没有结合孕激素也会增加冠心病的风险。基于HERS的结论，美国心脏病协会建议雌激素不能用于心脏病二级预防[5]。WHI是一项被提前终止的研究，研究结果显示，结合马雌激素（CEE）+醋酸甲羟孕酮（MPA）治疗有完整子宫的女性可使CVD事件（主要为非致死性心肌梗死）增加29%，且多发生在治疗的第一年。此外，受试者乳腺癌的发生率也增加高达26%。CEE单独治疗无子宫的女性也未显示出预防冠心病的作用，且脑卒中增加39%，主要为非致死性卒中；静脉血栓增加33%，试验也提前终止。

上述研究结果改变了人们以往认为HRT治疗对心血管系统有益的观念，HRT不仅对CVD无保护作用，反而可导致CVD发病率增加。但也有许多学者对这两项研究结果提出质疑，认为入选对象年龄偏大(平均年龄>60岁)，有绝经症状者少，绝经时间长（绝大多数已绝经10年以上），HRT启动时间晚，因此该研究结果并不能推广至围绝经期和绝经早期女性；另外，研究对象多数是已有CVD的患者，因此对于CVD预防的指导意义有限；最后，两项试验所选用的雌激素种类、配伍和剂量都较单一，不能因此完全否定HRT的作用。

近年来的研究发现高水平的雌二醇可危害大脑，还有可能导致痴呆。法国国家健康与医学研究院Laure Carcaillon博士及其团队开展了雌二醇对痴呆影响的研究，结果发表在2014年2月出版的*Neurology*[20]。这是一项以法国人群为基础的前瞻性研究，共纳入5644例≥65岁的绝经后妇女，研究内源性总雌二醇和生物可用雌二醇及总睾酮与4年全因痴呆发病率间的关系，并着重探讨了心血管危险因素、炎症及高凝状态的关联作用。使用的队列研究设计，包括由随机的562例未用激素治疗的妇女组成的亚队列及132例痴呆症患者。研究发现，总雌二醇和罹患痴呆症风险间呈J型曲线关系（P=0.01）。与非糖尿病妇女相比，高水平的雌二醇与痴呆风险的相关性在糖尿病妇女中更为显著，校正炎症和血凝标志物不改变该结果。总睾酮与痴呆间无明显相关性。研究提示，血浆雌二醇水平的增加可能是绝经后妇女发生痴呆的危险因素，同时罹患糖尿病的绝经后妇女更是痴呆的高危人群。

三、HRT在绝经期女性的心血管安全性争议与评估

CVD是老年妇女最常见的死亡原因。绝经后妇女糖尿病、高血压、冠心病的发生率随绝经年限的延长快速上升。绝经成为绝经后妇女CVD的独立危险因素。HRT经历了几十年的历程，绝大多数临床前研究和观察性研究支持雌激素具有降低低密度脂蛋白胆固醇、脂蛋白a和增加高密度脂蛋白胆固醇、改善动脉内皮功能、降低血管内皮黏附分子的表达、降低血压和抗氧化等作用，围绝经期开始的HRT可以降低CVD的风险。

由于雌激素的作用机制较为复杂，尤其是在心血管系统生理、病理状态下的不同作用机制仍未完全明确，因此女性绝经后应用HRT的利与弊尚存较大争议。WHI、HERS两项试验结果与多数横断面调查和近年临床研究结果相左，其主要原因或许与WHI、HERS研究启动时间较晚、入选对象年龄大且已存在CVD

有关。因此，对 HRT 利与弊的评估应具体问题具体分析。

由于目前的基础实验、临床观察性试验和临床随机对照试验结果不同，故限制绝经后女性应用 HRT 可能并不合适。目前安全“时间窗”的结论已被国际绝经学会、北美绝经学会、英国绝经学会，以及中国等亚洲相关权威学术组织普遍接受，并在不同层面达成了共识。年龄 <60 岁、绝经 <10 年的患者可能处于安全“时间窗”内，适度使用 HRT 是可行的。有绝经期症状的妇女，完全可以放心地使用有关药物。在 45 岁以前自然绝经或人工绝经的妇女，患冠心病的风险更大。对于早绝经的妇女，HRT 有保护心血管健康的作用。对于年龄 <60 岁且无 CVD 的近期绝经的妇女，开始 HRT 不会引起早期危害，并能够降低 CVD 的发生率和死亡率；年龄 >60 岁的妇女是否继续 HRT 可以根据总体的获益 / 风险分析决定，没有证据对 HRT 的继续使用设定年限。不推荐仅仅为预防冠心病使用 HRT。在女性患者中推荐健康的生活方式有助于 CVD 的预防，包括戒烟、限酒、饮食控制、增强体力活动、减轻体重、降低血压、控制血糖及血脂等。单纯雌激素补充治疗可能对冠状动脉有更多的益处。如需要加用孕激素保护子宫内膜，与其他种类的孕激素相比，屈螺酮、地屈孕酮、天然孕酮的心血管不良反应更少，相对更安全。有静脉血栓栓塞史的妇女应慎用口服 HRT。有潜在或已证实有静脉栓塞和卒中危险因素的妇女，在 HRT 前应进行个体化咨询，如有必要应选择非口服途径。北美更年期协会在 2012 年提出，应根据患者的临床特点(年龄和绝经时间)、获益(缓解症状、冠心病预防、骨折预防)、风险(乳腺癌、子宫内膜癌、脑卒中)来综合判断是否给绝经期女性 HRT 及 HRT 的持续时间[21]。

最新公布的一项研究结果更加支持上述观点。雌二醇早期和晚期干预对比试验(Early Versus Late Intervention Trial With Estradiol，ELITE)[22]是一项约 10 年前为验证“时间窗”所设计的随机对照试验。研究共纳入 643 例受试者，并随机分为雌二醇治疗组(口服 1mg 微粉化 17β- 雌二醇)和安慰剂组，且每组再分成 2 个亚组：绝经后 6 年内组和绝经后 10 年及以上组。前者平均年龄约 55 岁，平均在绝经后 4 年内；后者平均年龄 64 岁，平均在绝经后 14 年左右。结果显示：女性在绝经后 6 年内接受 17β- 雌二醇单药(联合外用孕激素)全身治疗与安慰剂相比能减缓颈动脉内膜中层厚度进展，但在绝经≥10 年后再接受同样的治疗则无效。该研究进一步佐证了雌激素能延缓相对年轻的绝经后女性动脉粥样硬化疾病进展的“时机假说”。

HRT 对心脏作用经历了从肯定到否定，再到矛盾的过程，人们对 HRT 的态度也从狂热走向了冷静。应尊重妇女的知情选择权，在临床获益 / 风险评估的基础上对有适应证的患者进行 HRT 是安全的，但应掌握治疗的时间窗。不推荐 HRT 作为冠心病患者预防疾病复发的手段。

(白瑾　高炜)

参 考 文 献

[1] Hulley S, Grady D, Bush T, et al. Randomized trial of estrogen plus progestin for secondary prevention of coronary heart disease in postmenopausal women.JAMA, 1998, 280(7): 605- 613.

[2] Hulley S, Furberg C, Barrett-Connor E, et al. Non cardiovascular disease outcomes during 6.8 years of hormone therapy. Heart and Estrogen/progestin Replacement Study follow-up(HERS Ⅱ).J Am Med Assoc, 2002, 288(1): 58-66.

[3] Rossouw JE, Anderson GL, Prentice RL, et al. Risks and benefits of estrogen plus progestin in healthy postmenopausal women: principal results from the Women's Health Initiative randomized controlled trial.JAMA, 2002, 288(3): 321-333.

[4] Deborah Grady. Amended report from the NAMS Advisory Panel on Postmenopausal Hormone Therapy.Menopause, 2003, 10(2): 6-12.

[5] Anderson JL, Adams CD, Antman EM, et al. ACC/AHA 2007 guidelines for the management of patients with unstable angina/non ST-elevation myocardial infarction. Circulation, 2007, 116(9): 148-152.

[6] Wang F, Keimig T, He Q, et al. Augmented healing process in female mice with acute myocardial infarction.GendMed, 2007, 4(3): 230-247.

[7] Dent MR, Tappia PS, Dhalla NS. Gender differences in apoptotic signaling in heart failure due to volume overload.Apoptosis, 2010, 15(4): 499-510.

[8] Reckelhoff JF, Maric C. Sex and gender differences in cardiovascular renal physiology and pathophysiology.Steroids, 2010, 75(11): 745-746.

[9] Matthews KA, Crawford SL, Chae CU, et al. Are changes in cardiovascular disease risk factors in midlife women due to chronological aging or to the menopausal transition.J Am Coll Cardiol, 2009, 54(25): 2366-2373.

[10] Bittner V. Menopause, age and cardiovascular risk: a complex relationship.J Am Coll Cardiol, 2009, 54(25): 2374-2375.

[11] Parker WH, Broder MS, Chang E, et al. Ovarian conservation at the time of hysterectomy and long-term health outcomes in the Nurses' Health Study.Obstet Gynecol, 2009, 113(5): 1027-1037.

[12] Hodis HN, Mack WJ. Randomized controlled trials and the effects of postmenopausal hormone therapy on cardiovascular disease: facts, hypotheses and clinical perspective. //Lobo RA, ed. Treatment of the Postmenopausal Women.3rd. San Diego, CA: Academic Press, 2007, 529-564.

[13] Prentice RL, Langer R, Stefanick ML, et al. Combined postmenopausal hormone therapy and cardiovascular disease: toward resolving the discrepancy between observational studies and the Women's Health Initiative clinical trial[J].Am J Epidemiol, 2005, 162(5): 404-414.

[14] Manson JE, Allison MA, Rossouw JE, et al. Estrogen therapy and coronary artery calcification.N Engl J Med, 2007, 356(25): 2591-2602.

[15] Rivera CM, Grossardt BR, Rhodes DJ, et al. Increased cardiovascular mortality after early bilateral oophorectomy.Menopause, 2009, 16(1): 15-23.

[16] Salpeter SR, Walsh JME, Greyber E, et al. Coronary heart disease event associated with hormone therapy in younger and older women: a meta-analysis.J GenIntern Med, 2006, 21(4): 363-366.

[17] Rossouw JE, Prentice RL, Manson JA, et al. Postmenopausal hormone therapy and risk of cardiovascular disease by age and years since menopause.JAMA, 2007, 297(13): 1465-1477.

[18] Hsia J, Langer RD, Manson JE, et al. Conjugated equine estrogens and coronary heart disease: the Women' s Health Initiative.Arch Intern Med, 2006, 166(3): 357-365.

[19] Wilson PWF, Garrison RJ, Castelli WP, et al. Postmenopausal estrogen use cigarette smoking and cardiovascular disease: the Framingham Study [J].N Engl J Med, 1985, 313: 1038- 1043.

[20] Carcaillon L, Brailly-Tabard S, Ancelin ML, et al. High plasma estradiol interacts with diabetes on risk of dementia in older postmenopausal women.Neurology, 2014, 82(6): 504-511.

[21] Peter Schmidt. The 2012 Hormone therapy position statement of the north American Menopause Society.Menopause, 2012, 19(3): 257-271.

[22] Hodis HN, Mack WJ, Shoupe D, et al. Methods and baseline cardiovascular data from the Early versus Late Intervention Trial with Estradiol testing the menopausal hormone timing hypothesis.Menopause, 2015, 22(4): 391-401.

糖尿病微血管病变的机制与干预策略

微血管是指微小动脉和微小静脉之间的毛细血管及微血管网。糖尿病微血管病变主要发生在肾、视网膜、神经、心肌及足趾等器官组织，因微血管病变引起的并发症包括肾脏病变、视网膜病变、神经病变和心肌病变等。糖尿病微血管病变的主要病理特征包括微血管内皮损伤，内膜粗糙、管腔狭窄、微血管基膜增厚并伴有透明样物质沉积，血管弹性减弱，微血管壁脆性增加，微血管形态结构发生异常改变。微血管周围可出现明显渗出、出血或微血管瘤形成，以及其他代谢异常所致的血黏度升高、血流淤滞、血小板及纤维蛋白原异常聚集导致微血栓形成微循环障碍，以上均参与糖尿病微血管病变的基本病理过程。现代医学对糖尿病微血管病变的确切发病机制尚未完全阐明，本文将围绕其主要发病机制假说及干预策略进行阐述。

一、发 病 机 制

1. 高血糖的毒性作用　糖尿病控制与并发症试验（Diabetes Control and Complications Trial，DCCT）[1]以及英国前瞻性糖尿病研究（U.K. Prospective Diabetes Study，UKPDS）[2]等里程碑式的临床试验业已证实高血糖是糖尿病微血管病变的始动因素，即使在考虑了遗传、个体易感性以及其他如高血压、高脂血症等危险因素的影响后，高血糖仍然是糖尿病微血管病变的核心机制，降低血糖与减少微血管并发症的发生和发展具有明确关系。血管内皮细胞、肾小球系膜细胞等因缺乏相对足够有效的葡萄糖转运系统，因而对高血糖暴露更为敏感，持续高血糖更易引起血管内皮细胞、肾小球系膜细胞内持续高糖，干扰细胞内正常能量代谢，进而引起一系列特征性病理改变。Brownlee 认为，糖尿病并发症的关键机制在于异常增高的葡萄糖进入三羧酸循环（tricarboxylic acid cycle，TAC）代谢，产生更多的电子供体如 NADH、$FADH_2$，通过线粒体电子传递链导致线粒体超氧化物大量增加，激活聚腺苷二磷酸核糖聚合酶（poly ADP-ribose polymerase，PARP），抑制关键性的糖酵解酶磷酸甘油醛-3脱氢酶（glyceraldehyde-3 phosphate dehydrogenase，GAPDH）活性，抑制正常糖酵解过程，导致糖酵解中间产物聚集，进而通过激活四个主要的破坏性途径：多元醇途径、糖基化终末产物形成、己糖胺途径和蛋白激酶 C 途径引起糖尿病微血管病变[3]。

（1）多元醇途径：早在 20 世纪 60 年代，研究者就已发现细胞多元醇（山梨醇）内流异常增加是糖尿病外周神经病变的重要机制[4]。多元醇通路是糖分解的旁路，由一系列酶系统构成，其中醛糖还原酶是多元醇通路的关键酶。正常情况下葡萄糖经己糖激酶代谢产生 ATP 供应机体能量，而很少经多元醇通路代谢。当血糖水平异常升高，超过己糖激酶的代谢能力，过剩的葡萄糖不能通过正常的氧化或酵解途径代谢。于是，醛糖还原酶活性增加，多元醇代谢通路激活过剩的葡萄糖进入多元醇途径与醛糖还原酶发生反应，生成山梨醇，山梨醇可进一步氧化成为果糖。一方面葡萄糖通过多元醇途径产生的代谢产物过度堆积，细胞内渗透压升高，细胞水肿；另一方面葡萄糖经醛糖还原酶通过多元醇途径代谢过程中还原型烟酰胺腺嘌呤二核苷酸磷酸（NADPH）消耗增加，NADH/NAD 比例增大。NADPH 作为细胞内抗氧化的重要因子，大量消耗必将增加细胞对氧化应激损伤的易感性，机体抗氧化能力降低；NADH/NAD 比例增大导致细胞内 Na^+-K^+-ATP 酶活性下降，细胞、组织缺氧，内皮细胞受损。此外组织蛋白果糖化致蛋白交联增加，细胞生理代谢异常，这些改变都促使糖尿病微血管并发症的发生和发展。

（2）糖基化终末产物（advanced glycation end product，AGE）的形成及其受体：AGE 是指在非酶促条件下蛋白质、氨基酸、脂质或核酸等的游离氨基与还原糖的羰基经过缩合、重排、裂解、氧化修饰后产生的一组稳定的终末产物。长期高血糖导致糖基化终末产物生成明显增多且难以逆转，主要通过以下主要机制影响细胞功能：①蛋白质发生糖基化反应后其属性和酶活性异常，影响细胞正常代谢；②糖基化修饰细胞内转录相关蛋白质因子，进而导致各种基因异常表达；③弥散至细胞外基质，引起细胞外基质属性改变，细胞外基质与细胞之间信号传导异常，改变细胞与周围微环境相互作用，进而引起细胞功能失调；④弥散至循环中，引起循环中蛋白的糖基化修饰，糖基化修饰后的蛋白分子可与糖基化受体结合，招募各种炎症因子、生长因子，干扰活性氧的作用，触发体内氧化应激反应，使 NO 失活，导致血管功能紊乱，进一步引起血管损伤。

(3) 蛋白激酶 C(protein kinase C，PKC) 的激活：PKC 属于丝氨酸 / 苏氨酸激酶家族，结构上属单链多肽。高血糖所引起的 PKC 的持续激活是导致糖尿病微血管损伤的重要通路。高血糖可通过多种途径激活 PKC：细胞内高血糖增加二酰甘油的合成，甘油二酯是 PKC 的重要激活因子；多元醇通路活跃使 NADH/NAD 比值升高，有利于甘油二酯形成，从而激活 PKC；AGE 和 RAGE (receptor of advanced glycation end product) 相互作用也可激活 PKC[5]；高血糖引起氧化应激反应和游离脂肪酸增加均可导致 PKC 激活[6]。在信号转导途径中 PKC 的复杂角色对微血管病变的发生极为重要。PKC 的异常激活将导致其下游调控的多种分子异常表达。如 PKC 激活引起扩血管因子内皮一氧化氮合成酶 (eNOS) 生成减少，缩血管因子内皮素 -1 (ET-1) 生成增加，引起内皮功能紊乱、微血管舒缩功能障碍；PKC 激活引起转化生长因子 β (transforming growth factor-β，TGF-β)、纤维蛋白溶酶原活化因子 -1 (plasminogen activator inhibitor-1，PAI-1) 生成增加促进糖尿病患者的高凝状态及微血栓形成。PKC 引起 NF-κB 活化导致一系列炎症因子异常激活及炎症相关基因表达；PKC 刺激血管内皮生长因子 (VEGF) 生成，VEGF 进一步诱导内皮细胞增生和视网膜新生血管形成。PKC 的活化也可通过 NADPH 途径引起氧化应激异常。PKC 激活将通过多种途径影响一系列血管结构功能，包括血管的舒缩反应、通透性、内皮细胞增生、新生血管形成以及血液流变学的改变，因而参与糖尿病微血管病变。

(4) 己糖胺途径增加：细胞摄取葡萄糖增加，可以激活己糖胺途径，导致细胞内产生过多的 N- 乙酰葡萄糖胺，不仅加重糖尿病患者肝脏、肌肉及脂肪等外周组织的胰岛素抵抗，还可抑制胰岛 β 细胞磷脂酶 C 的活性，抑制胰岛素分泌。更重要的是，葡萄糖通过己糖胺途径产生的代谢产物 N- 乙酰葡萄糖胺通过丝氨酸及苏氨酸修饰影响基因表达，进而参与糖尿病微血管病理机制。如 N- 乙酰葡萄糖胺可以增强转录因子 Sp1 表达，引起 TGF-β、PAI-1 生成增多，进而加重微血管病变。分析糖尿病患者颈动脉斑块发现经己糖胺途径血管内皮细胞蛋白修饰显著增加。

(5) 蛋白激酶 A (protein kinase A，PKA) 活性降低：研究显示 PKA 在糖尿病血管病变过程中发挥一定作用。在血管组织中，cAMP 可调节血管张力和维持平滑肌细胞的收缩功能，与 PKA 结合可使底物磷酸化，进而调节细胞的生长、分化和凋亡，影响下游信号通路的基因表达以及维持血管张力。PKA 不仅可通过上调血管内皮细胞 eNOS 的表达和活性改善血管内皮功能障碍，还可下调血管 NADPH 氧化酶的 p22phox 亚基表达，从而抑制氧化应激反应中活性氧自由基 (ROS) 的大量生成[7]。高糖状态下，脂联素可以通过激活 PKA 抑制内皮细胞生成大量的 ROS[8]。此外，PKA 激活可抑制内皮细胞凋亡，降低血管内皮的通透性以及改善血管内皮的屏障功能[9]。研究表明，PKA 与 PKC 的激活对细胞的功能具有相反的作用，因此，PKA 激活可能对糖尿病状态下的微血管有保护作用，可延缓糖尿病微血管病变的进展。

2. 氧化应激水平增强 氧化应激主要由 ROS 介导。糖尿病血管病变过程中产生的 ROS 主要来源于：葡萄糖自身氧化加强产生大量的氧自由基；蛋白质非酶糖基化后 AGEs 大大增多，其与受体结合促进活性氧产生；多元醇通路激活削弱自由基清除系统导致体内活性氧堆积；PKC 信号转导通路激活刺激内皮细胞产生过多的活性氧；线粒体电子传递链、NADPH 氧化酶和解偶联的 eNOS 等。ROS 作为极其重要的细胞内信使，可以活化几乎所有已知的与糖尿病微血管并发症发生发展有关的信号传导通路，包括 PKC 通路、多元醇通路、己糖胺通路以及 AGEs 形成。有学者提出：引起糖尿病并发症的 4 条通路活性增加，实质上都是高糖诱导的超氧化物过表达的结果。持续高糖状态下葡萄糖诱导的线粒体过氧化物生成过多是糖尿病各种并发症发生的中心环节和共同的病理生理机制[10]。有糖尿病并发症的器官均存在过度的氧化应激，氧化应激可以导致细胞功能紊乱，通过增加 AGEs 的形成，诱导 DNA 降解，激活多聚酶，引起 eNOS 功能紊乱，引起细胞凋亡，导致细胞功能紊乱。葡萄糖浓度增加除了通过多元醇通路导致细胞内氧化应激增强外，还可以抑制 6- 磷酸葡萄糖脱氢酶，6- 磷酸葡萄糖脱氢酶催化磷酸戊糖途径的第一步反应，是细胞内 NADPH 的主要来源。此外，细胞内葡萄糖浓度升高会导致线粒体中过多的电子被传递到氧分子，从而产生过氧化的氧分子。血管壁产生过氧化物最重要的来源是NADPH氧化酶。糖尿病时，山梨醇途径和多聚酶途径引起NADH/NAD^+比例增加，激活NADPH氧化酶。高浓度的葡萄糖和游离脂肪酸可通过激活PKC使NADPH氧化酶活性增加。氧化应激可以通过降解NO，抑制其介导的内皮功能，导致细胞内还原型四氢蝶呤活性浓度降低，进而使NOS氧化和还原酶结构域偶联，导致氧分子氧化取代精氨酸氧化，过氧化物合成取代NO。ROS介导的微血管内皮细胞损伤可能表现为记忆性病理改变，当血糖降至正常后，这种改变仍然存在，从而影响血糖水平的恢复，称为高血糖的“代谢记忆”。过量生成的ROS可以与DNA和蛋白相互作用，引起细胞损伤，其中线粒体DNA可能是ROS损伤的一个特殊靶点[11]。此外，高葡萄糖浓度导致氧化应激的途径还有脂类过氧化、葡萄糖自氧化、酮体形成、黄嘌呤氧化酶等。

3. 炎症反应　糖尿病患者的血管系统可见到典型的炎症过程。目前普遍认为糖尿病视网膜病变是一种慢性炎症，糖尿病同样存在炎症反应的过度激活。炎症，尤其是白细胞在视网膜微血管的黏附，可能是导致糖尿病视网膜病变复杂病理的起始和最终的重要途径。

4. 细胞因子　高血糖通过多种机制及一系列细胞内信号传导通路调节多种细胞因子的表达和活性。高血糖状态体内蛋白质及脂代谢异常，引起糖基化终末产物增加及蛋白激酶激活，并导致许多细胞因子释放，且趋化因子也可使靶细胞生成细胞因子和释放增多，如TGF-β_1、VEGF、IGF-1等[12]。细胞因子在高血糖状态下的异常激活在糖尿病微血管病变形成及进展过程中发挥了重要作用。TGF-β_1是目前已知的最强大的致纤维化因子，可以增加各种类型细胞的不同细胞外基质蛋白的表达[13]。已有研究证明糖尿病肾病时TGF-β_1过度表达，TGF-β_1抗体能避免小球和小管细胞的增生肥大和细胞外基质的沉积[14]。VEGF是一种对血管内皮细胞具有高度特异性的血管生成素，是血管形成的重要调控细胞因子，具有促进血管通透性增加、血管内皮细胞迁移增生及血管形成等作用，与糖尿病视网膜相关增生性病变密切相关。糖尿病患者眼部液体中VEGF浓度增加，而正常视网膜中VEGF很少表达。在STZ诱导的糖尿病大鼠和糖尿病患者的肾脏中也发现VEGF及其受体的表达增加，阻断VEGF可防止肾小球肥大和肾小球高滤过，改善蛋白尿[15]。IGF-1是一种强力促有丝分裂的多肽，在生长激素调节下与特异性受体结合，过表达IGF-1的转基因动物可发生肾小球肥大[16]，抑制生长激素/IGF-1轴可防止糖尿病动物发生肾小球高滤过和肾脏肥大[17]。

5. 遗传因素　研究显示，糖尿病病程、血糖控制水平、高血压和蛋白尿是糖尿病视网膜病变的独立危险因素。然而，对于程度严重的视网膜病变，这些因素只占致病因素的一部分。已有报道认为严重糖尿病视网膜病变有家族聚集倾向，并且独立于已知的临床危险因素。因此可以推测，基因差异结合环境因素是造成糖尿病视网膜病变严重程度不一的部分原因。研究发现，糖尿病肾病与多个基因多态性相关，如骨桥蛋白启动子多态性[18,19]、内皮细胞一氧化氮合酶Glu298Asp基因多态性[20]等。一项荟萃分析显示亚裔人群单核细胞趋化因子蛋白-1-2518G/A基因多态性与糖尿病肾病发生相关[21]。这些都提示遗传因素在糖尿病微血管病变中发挥作用。

6. 细胞凋亡　研究发现，持续暴露于高糖环境下并不增加周细胞凋亡，而用培养内皮细胞后的高糖培养基培养周细胞可明显增加其凋亡。提示周细胞凋亡可能与周细胞和内皮细胞间的相互作用有关。高糖培养的内皮细胞产生的可溶性物质可能在周细胞的凋亡中起重要作用。进一步研究这些可溶性物质的组成，寻找内皮细胞和周细胞之间相互作用的物质基础，可能对阐明糖尿病视网膜病变的病理机制有所帮助[22]。

7. miRNA　miRNA是在真核生物中发现的一类由内源基因编码的、长度约22个核苷酸的非编码单链小分子RNA，通过与靶mRNA序列特异性地碱基互补配对，参与基因转录后水平调控。miRNA不仅参与机体细胞生长、发育、分化、增殖、代谢、凋亡等一系列生理活动的调控，而且在包括糖尿病在内的多种疾病的病理过程中发挥着重要作用。不少研究已发现糖尿病微血管病变时伴有miRNA的异常表达，并揭示其部分调控作用机制。Putta等[23]研究证实，用miR-192反义抑制物LNA-anti-miR-192抑制miR-192的表达减轻糖尿病小鼠蛋白尿症状，改善肾脏纤维化，可以作为糖尿病肾病的一种治疗途径。而Krupa等[24]研究却表明，miR-192的表达缺失会促进糖尿病肾脏纤维化的发展，导致肾小球滤过率下降，说明miR-192与糖尿病肾病关系密切，但调控作用机制复杂，有待进一步研究。Wang等[25]研究显示，发生糖尿病肾病时，过表达的 miR-377 通过抑制 p21 依赖性激酶（p21-activated kinase 1，PAK1）和超氧化物歧化酶（SOD）的表达，导致基质蛋白过度积累，促进糖尿病肾病的发生发展。Wu 等[26]通过 miRNA 基因芯片分析显示 11 种 miRNA（ miR-182、miR-96、miR-183、miR-211、miR-204、miR-124、miR-135b、miR-592、miR-190b、miR-3 和 miR-29c）在糖尿病大鼠视网膜组织中的表达上调，而 6 种 miRNA（miR-10b、miR-10a、miR-219-2-3p、miR-144、miR-338 和 miR-199a-3p）的表达下调。实时荧光定量 PCR 分析进一步证实，miR-182、miR-96、miR-183、miR-211、miR-204 和 miR-124 随着糖尿病视网膜病变的进展而显著升高，而 miR-10b、miR-10a、miR-219-2-3p、miR-144、miR-338 和 miR-199a-3p 则会显著降低。研究还发现，miR-199a-3p 和 miR-363 可能分别靶向 VEGF 和 PEDF，从而通过调节 VEGF-PEDF 平衡体系来调控糖尿病视网膜病变（DR）的发生发展。miR-200b 也被证实靶向调节 VEGF。在 DR 进程中，miR-200b 表达下调促进了 VEGF 的表达增加，导致葡萄糖诱导的血管通透性增加及新血管生成[27]。miR-133 是糖尿病性心脏病基因调控网络中的重要元件。高表达的 miR-133 导致长 QT 综合征，而对心肌肥厚的产生起抑制作用，这种不同作用显示了 miRNA 调控机制和糖尿病性心脏病发病机制的复杂性[28]。作为一类重要的基因表达调控因子，miRNA 在糖尿病领域中的研究目前尚处于起步阶段，miRNA 与糖尿病微血管并发症之间的关系将会得到更多阐明。

8. 血管内皮祖细胞（endothelial prog enitor cells，EPCs） 骨髓中含有一群能够迁移到外周血并分化为成熟内皮细胞的祖细胞，这些细胞被称为 EPCs。EPCs 与出生后的血管形成密切相关，具有维持血管完整性和修复血管内皮的作用，且参与生理性和病理性血管形成[29,30]。一方面糖尿病患者微血管并发症早期即出现内皮细胞损伤和功能障碍，内皮细胞修复对血管正常结构和功能起到重要作用，损失内皮修复大部分依赖于局部内皮细胞和循环 EPCs。另一方面高血糖、胰岛素抵抗等通过引起多种生化代谢包括炎症和氧化应激、增加血循环中游离脂肪酸、增加氧化应激产物、改变信号转导通路、影响 EPCs 动员。外周血 EPCs 数量明显下降，增殖能力减弱，迁移能力降低，其黏附力及增殖能力降低，寿命明显缩短，EPCs 修复受损血管的能力显著下降，影响了内皮的损伤与修复的平衡。因此糖尿病患者 EPCs 改变在糖尿病血管并发症发生发展起重要作用[30,31]。研究证实 EPCs 参与了糖尿病微血管病变过程。Makino 等[32]对 85 例 40~70 岁包括尿蛋白正常和出现微量蛋白尿的 2 型糖尿病患者的 $CD34^+$ 细胞的循环祖细胞进行计数，并且分析细胞数和尿白蛋白排泄率的关系。结果发现循环 $CD34^+$ 细胞和尿白蛋白排泄率呈明显负相关，说明循环祖细胞数量减少与糖尿病肾病的进展相关，并且可能是该疾病的预测因子之一。Fadini 等[33]研究发现，伴有外周血管病变的糖尿病患者循环中 EPs 显著减少。Lee 等[34]发现非增殖性视网膜病变（NPDR）及增殖性视网膜病变糖尿病患者较不伴糖尿病视网膜病变患者的 $CD34^+$ 单核细胞、c-Kit^+ 单核细胞数量明显增加，说明循环 EPCs 及其调节因子可能参与了糖尿病视网膜病变的发生。

9. 其他合并危险因素对糖尿病微血管病变的影响 糖尿病患者通常合并高血压、血脂异常、凝血机制异常等血管相关危险因素。这些危险因素与高血糖协同作用，共同参与糖尿病微血管病变的发生发展。如异常增高的血压可以引起血流动力学紊乱，加重内皮损伤，减少 NO 生成，增强机体氧化应激，增强炎症反应、PKC 途径活化，从而加重糖尿病微血管病变。糖尿病患者通常具有特征性的血脂谱，包括高甘油三酯、低高密度脂蛋白、高极低密度脂蛋白、高低密度脂蛋白等，甘油三酯、极低密度脂蛋白、低密度脂蛋白等均被证实是强有力的致氧化、致炎因子，高密度脂蛋白则具有抗氧化等血管保护作用，这也可以部分解释为什么相当一部分糖尿病患者在低密度脂蛋白控制达标后仍有血管事件的发生，即“剩余风险”[35-38]。糖尿病特征性的血脂异常极有可能与高血糖一起参与微血管病变。糖尿病患者因高血糖、胰岛素抵抗等引起凝血 / 纤溶平衡紊乱，凝血机制异常，而且糖尿病患者通常具有高凝、血小板高活性以及对常规抗血小板治疗低反应性，易导致微血栓形成，导致微循环障碍，促进微血管病变[39,40]。

二、干 预 策 略

1. 优化血糖控制 DCCT 和 UKPDS 等临床试验测定了控制血糖与相关并发症减低的关系，结果显示严格血糖控制虽然对大血管终点差异无统计学意义，但可显著降低 1 型和 2 型糖尿病患者的微血管并发症[1,2]。虽然 VADT 研究、ADVANCE 研究未证实强化降糖（HbAlc 水平 <7.5%）较标准降糖对心血管预后的益处，但这可能是因为糖尿病微血管病变发生在糖尿病晚期，更多机制归因于高血糖的直接毒性，严格

控制血糖虽然可能没有心血管事件获益，但可以有效改善微血管病变。ADVANCE 后续研究分析了 HbAlc 与微血管并发症之间的相关性，发现 HbAlc 与微血管并发症之间存在非线性关联，存在“阈值”效应：在 HbAlc<6.5% 时，微血管并发症没有显著增加；而当 HbAlc >6.5% 时，HbAlc 每升高 1%，微血管并发症升高 40%[41]。ADVANCE 研究的最新分析结果表明，微血管并发症主要与糖尿病病程相关，与年龄、糖尿病发病年龄不相关，而这种相关性在年轻患者更为显著。微血管病变更有可能出现在那些病程较长的糖尿病患者中。患糖尿病 10 年以上患者微血管并发症风险显著增加。在一项调整分析中，病程每增加 5 年，微血管并发症发生风险增加 28%，但年龄增长则与并发症风险增加无关。研究者解释：可能是因为大血管病变在一般人群中也常常出现，并且和年龄强烈相关。因此，大血管病变风险会随着年龄增长而升高，自然病程长也会有附加风险。而微血管病变在糖尿病人群中更为常见，发生风险可能主要和糖尿病病程长短有关。研究者强调，想让长期微血管并发症风险最小化，临床医生需要重新聚焦到加强年轻 2 型糖尿病患者的高血糖管理上来，早年就确诊 2 型糖尿病的患者需要严格控制血糖，避免微血管并发症[42]。DCCT 的最新研究分析表明 1 型糖尿病患者严格控制血糖可以有效减少糖尿病相关的眼科手术率[43]。虽然目前严格控制血糖对于心血管事件的预后仍有争议，但总的来说，HbAlc<7% 适用于大多数糖尿病患者。2015 年 ADA/AHA 美国糖尿病诊疗指南指出[44]：HbAlc≤7% 可减少糖尿病微血管并发症，如果在诊断糖尿病后立即良好控制血糖，可以减少远期大血管疾病发生率。所以，对多数非妊娠成人合理的 HbAlc 控制目标是 <7%（B 类证据）。对于部分无明显低血糖或其他治疗副作用的患者，更严格的 HbA1c 目标（如 <6.5%）或许也是合理的。这些患者可能包括那些糖尿病病程较短、仅用生活方式或二甲双胍治疗、预期寿命较长或无明显心血管疾病的患者（C 类证据）。对于有严重低血糖病史、预期寿命有限、有晚期微血管或大血管病并发症、有较多的合并症，以及尽管实施了糖尿病自我管理教育（DSME）、适当的血糖检测、应用包括胰岛素在内的多种有效剂量的降糖药物，而血糖仍难达标者的病程较长的糖尿病患者，较宽松的 HbAlc 目标（如 <8%）或许是合理的（B 类证据）。但糖尿病患者的血糖管理需综合考虑多种因素，如低血糖风险、糖尿病病程、有无并发症等，综合血压、血脂等多重危险因素进行个体化管理。

2. 重视糖尿病综合危险因素的控制　虽然严格的血糖控制似乎没有使大血管等重点事件以及总体死亡率下降，但生活方式的改善以及糖尿病相关血管危险因素如血压、血脂、凝血机制的控制等综合管理措施已经证明可以改善糖尿病患者的预后。

（1）生活方式的改善：如戒烟、限制酒精摄入、控制体重、适当的体力活动、限盐等已经证明可以改善糖尿病患者预后。

（2）控制血压：随访近 9 年的 UKPDS 研究证实降压治疗可以使微血管并发症的发生率降低达 37%，并认为这一获益主要来自降压本身[45,46]。2015 年 ADA/AHA 美国糖尿病诊疗指南指出：糖尿病合并高血压的患者收缩压控制目标应该 <140mmHg，舒张压应该控制在 <90mmHg（A 类证据）[44]。鉴于肾素 - 血管紧张素 - 醛固酮系统对心血管及其预后有明确的保护作用[47,48]，指南推荐糖尿病患的降压治疗应包括一种血管紧张素转化酶抑制剂（ACEI）或血管紧张素受体阻滞剂（ARB）（B 类证据）。

（3）调脂治疗：2015 年 ADA/AHA 糖尿病诊疗指南推荐所有年龄段的糖尿病伴冠心病患者，在生活方式干预的基础上使用高强度他汀类治疗（A 类证据）[44]。未确诊动脉粥样硬化性疾病的糖尿病患者根据年龄及是否伴随其他心血管危险因素在生活方式干预的基础上使用中等或高强度的他汀治疗。鉴于糖尿病患者特征性的血脂谱，除了关注低密度脂蛋白外，应对高甘油三酯、低高密度脂蛋白、高极低密度脂蛋白等“剩余风险”特别重视，贝特类、烟酸类药物因有降低甘油三酯、升高高密度脂蛋白等作用，与他汀类药物联用可能具有更进一步血管保护作用。而新型调脂药物胆固醇酯转运蛋白抑制剂、Apo A-1 类似物、通过序列特异性结合至 apoB mRNA 抑制其合成的注射用降胆固醇药物 mipomersen、微粒体甘油三酯转移蛋白抑制剂 lomitapide、PCSK9 单克隆抗体（能与循环的 PCSK9 蛋白结合，吸附细胞表面的低密度脂蛋白受体，促进低密度脂蛋白从身体中清除）的开发应用，将开辟未来调脂药物的新时代[38]。

（4）抗凝治疗：2015 年 ADA/AHA 糖尿病诊疗指南推荐心血管风险增加的 1 型及 2 型糖尿病患者（10 年风险 >10%）考虑阿司匹林一级预防治疗（剂量 75~162mg/d）[44]。包括大部分 >50 岁的男性或 >60 岁的女性，至少合并一项其他主要危险因素（CVD 家族史、高血压、吸烟、血脂异常或蛋白尿）者（C 类证据）。有

CVD 病史和阿司匹林过敏史的糖尿病患者，应该使用氯吡格雷（剂量 75mg/d，C 类证据）。鉴于糖尿病患者高凝、血小板高活性以及对常规抗血小板治疗低反应性，以下治疗策略被考虑用于糖尿病患者抗血小板治疗：①调整常规抗血小板药物的剂量；②应用较强的抗血小板药物；③在常规双联抗血小板治疗（阿司匹林 + P2Y12 受体阻滞剂）基础上联用第三种抗血小板药物（三联抗血小板）如糖蛋白Ⅱb/Ⅲa 受体抑制剂、磷酸二酯酶抑制剂、蛋白酶活化受体 -1 阻滞剂等[39,40]。

3. 可溶性糖基化终末产物受体　可溶性糖基化终末产物受体（sRAGE）作为 RAGE 的假似物可以竞争抑制 AGE 与 RAGE 的结合[49]，2 型糖尿病患者循环中 RAGE 升高与低 sRAGE 浓度相关[50]，因此可能在糖尿病微血管病变治疗中发挥作用[51]。

4. 醛糖还原酶抑制剂　一般认为，多元醇通路激活发生于糖尿病微血管病变信号通路中的上游，因此醛糖还原酶抑制剂通过抑制醛糖还原酶活性进而抑制多元醇代谢通路，纠正多元醇代谢紊乱，纠正微血管、血流动力学异常及神经营养因子的缺乏，恢复神经传导速度，防止视网膜组织中蛋白异常渗透，减轻肾小球小动脉扩张，使肾小球滤过率恢复正常，阻止或延缓糖尿病微血管病变的发展[52,53]。

5. PKC 抑制剂　PKC 有多种亚型，在血管组织中的分布呈亚型特异性，其中 PKC-β 主要在视网膜、肾脏、心脏、脑和胰岛等组织中表达，被认为是与糖尿病微血管病变密切相关并起主要作用的一种的亚型。由于 PKC 对组织或细胞的生理活动非常重要，非特异性的全 PKC 抑制剂很可能引起毒性反应，甚至导致机体死亡，因此人们针对 PKC-β 亚型设计了特异性 PKC-β 抑制剂 Ruboxistaurin（LY333531）。研究表明，Ruboxistaurin 可使糖尿病早期的肾小球高滤过状态恢复正常，降低蛋白尿排泄率，下调肾小球内 TGF-β_1 表达，使肾小球内细胞外基质沉积减少，因而缓解了肾小球硬化及肾间质纤维化的程度，有阻止或延缓糖尿病肾病发生和发展的作用[54]。6 个月 Ruboxistaurin 治疗可明显改善糖尿病患者皮肤微血管血流以及外周神经功能[55]。

6. 转酮醇酶催化剂　绝大部分葡萄糖的分解代谢是通过有氧氧化生成 ATP 而供能的，此外还存在其他代谢途径，磷酸戊糖途径就是另一重要途径。转酮醇酶（transketolase，TK）是一种焦磷酸硫胺素（thiamine diphosphate，ThDP）依赖性酶，是磷酸戊糖途径的限速酶。高血糖代谢产生的过多的糖酵解中间产物可经由磷酸戊糖途径代谢，进而避免过多聚集的糖酵解中间产物通过 AGE、PKC、已糖胺等途径等对细胞产生毒性。硫氨酸是转酮醇酶的辅助因子，硫氨酸衍生物苯磷硫胺（benfotiamine）作为转酮醇酶的前体药物，可以升高细胞内转酮醇酶活性，进而降低细胞内 AGE 含量[56]。糖尿病大鼠给予苯磷硫胺治疗 9 个月后，动脉内皮细胞转酮醇酶活性提高 250%，已糖胺途径得到有效抑制，AGE 含量、PKC 及 NF-κB 活性显著降低，更重要的是苯磷硫胺治疗几乎完全阻断非增殖性视网膜病变及糖尿病视网膜病变的结构损害[57]。Stirban 等的研究显示苯磷硫胺可以完全阻断糖尿病患者高糖饮食引起的大血管舒张障碍及微血管最大反应性充血减少[58]；6 周持续苯磷硫胺（900mg/d）治疗可以显著改善糖尿病患者餐后血管舒张功能降低[59]。

7. PARP 抑制剂　高血糖及高血糖引起的游离脂肪酸增高可以激活 PARP，抑制关键性的糖酵解酶 GAPDH 活性，抑制糖酵解，使糖酵解中间产物聚集，AGE 生成增加，PKC 途径激活。因此 PARP 抑制剂可以改善 GAPDH 活性，并进一步改善高血糖引起的微血管病变[60]。实验证实 PARP 抑制剂可以阻断高血糖诱导的 PKC、NF-κB 活化以及细胞内 AGE 形成。较长时间的 PARP 抑制剂治疗亦可几乎完全阻断非增殖性视网膜病变及糖尿病视网膜病变的结构损害[61]。

8. 新型的抗氧化剂　氧化应激与糖尿病微血管损害密切相关，抗氧化治疗对于预防及治疗糖尿病微血管病变具有重要意义，目前已应用多种抗氧化剂来防治氧自由基对机体的损害，如维生素 C、维生素 E、维生素 Bt（肉毒碱）、硫辛酸等。给予链脲佐菌素诱导的糖尿病大鼠维生素 C 和维生素 E，可使其脂质过氧化物减少，抗氧化酶活性增加，尿白蛋白排泄率减少，并抑制肾小球基膜增厚[62]。硫辛酸是一种具有自我再生能力的线粒体抗氧化物质，可有效清除羟自由基、次氯酸及过氧化亚硝酸盐。临床研究显示，硫辛酸可显著改善糖尿病外周神经病变症状，缓解神经病变[63]。但高血糖引起的异常氧化应激是一个连续的病理过程，传统的抗氧化剂通常只针对单一机制（one-for-one），因此效果不佳。新型的催化型抗氧化剂如 SOD/ 过氧化氢酶模拟物可以连续作用于氧化反应的多个环节，因此可能成为有效的治疗手段。eNOS 和前列环素合酶是维持血管正常氧化还原状态尤为重要的两种酶，在糖尿病患者及动物中均发现这两种酶活性显著降低，动物实验证实 SOD/ 过氧化氢酶模拟物治疗可以有效抑制糖尿病诱导的 eNOS 和使前列环素合酶活性降低[64]。

9. C 肽　C 肽是胰岛素原转变为胰岛素时生成的一种多肽。既往认为 C 肽没有生物学活性，C 肽与胰岛素一同从胰岛 β 细胞分泌，仅用于评估 β 细胞的功能。近年来证据表明 C 肽在防止和逆转早期糖尿病微血管病变的发生和发展中可能有重要的作用。目前对 C 肽作用机制的认识主要有 3 个方面：①激活肾小管细胞 Na^+-K^+-ATP 酶，增强肾小管对水和电解质的重吸收；此外，在人肾小管细胞中 C 肽参与磷脂酶 C、蛋白激酶 PKC-δ、PKC-ε 和 RhoA 的激活，导致 ERK1 /2 和 c-Jun 氨基末端激酶（JNK）磷酸化，同时激活蛋白激酶 B；②与细胞膜上 G 蛋白偶联的受体特异性结合引起胞内 Ca^{2+} 浓度升高；③结合到包括内皮细胞在内的细胞的细胞膜上，激活内皮型一氧化氮合酶，刺激一氧化氮合成，维持血管稳态[65,66]。

10. 血管内皮生长因子（VEGF）及其阻滞剂　VEGF 是一种高度特异的促血管内皮有丝分裂因子，在高血糖、缺氧、氧化应激和多种生长因子等因素的影响下，通过改变内皮细胞的结构和功能、促进血管内皮细胞增殖和新生血管形成、增加毛细血管通透性及改变细胞外基质等作用，促进糖尿病微血管病变的发生和发展。抗 VEGF 中和性抗体是一条新的治疗途径，有望在糖尿病微血管病变治疗中发挥重要作用。在动物模型中，抗 VEGF 单克隆抗体可减轻 1 型或 2 型糖尿病大鼠模型的肾脏重量及体积的增大、改善肾小球高滤过及蛋白尿[67,68]。眼内注射抗 VEGF 单克隆抗体也可以抑制眼内新生血管的形成。EYE001 作为一种抗 VEGF 的适体（aptamer），可抑制 VEGF164 所诱导的血—视网膜屏障的破坏及细胞间黏附分子 -1 的生成[69]。而 VEGF 的有害作用可能仅限于糖尿病早期：在糖尿病导致组织缺血时，VEGF 对侧支循环的建立很重要。因此通过干预 VEGF 的合成与分泌治疗糖尿病微血管病变时，应考虑 VEGF 的正性与负性两方面作用。

11. 干细胞移植治疗　干细胞移植治疗糖尿病，是指将功能和结构正常的干细胞经过诱导、纯化、处理，当做“药物”回输入患者体内。干细胞植入糖尿病患者体内后，在适当环境下，如同“种子”一样修复因受损而处于“休眠”期的胰岛 β 细胞，再生胰岛组织，使其重新产生胰岛 β 细胞，达到让其自身正常分泌胰岛素、调节糖代谢、抑制血糖上升趋势、降低血糖指标的目的。同时还能增加细胞内运糖蛋白的敏感性，促进胰岛受体与胰岛素的结合，降低胰岛素的抵抗作用，以此来治疗糖尿病。已有多项研究证实自体骨髓干细胞移植可有效降低 2 型糖尿病患者 HbA1c，减少胰岛素用量[70-72]。

12. miRNA 抑制 / 激动剂　因为 miRNA 在糖尿病微血管病变中的重要作用，针对作用于不同发病环节的特定 miRNA 抑制剂或激动剂可能是未来治疗糖尿病微血管病变的热点之一。

总之，糖尿病微血管病变是一个复杂的病理过程，涉及多个因素、多条途径、多种机制，有待进一步深入研究。针对其发病各环节的干预策略必将随着机制的进一步阐明而更加完善。

（张晔　曾春雨）

参考文献

[1] The Diabetes Control and Complications Trial Research Group. The effect of intensive treatment of diabetes on the development and progression of long-term complications in insulin-dependent diabetes mellitus. N Engl J Med，1993，329（14）：977-986.

[2] UK Prospective Diabetes Study（UKPDS）Group. Intensive blood-glucose control with sulphonylureas or insulin compared with conventional treatment and risk of complications in patients with type 2 diabetes（UKPDS 33）. Lancet，1998，352（9131）：837-853.

[3] Brownlee M. Biochemistry and molecular cell biology of diabetic complications.Nature，2001，414（6865）：813-820.

[4] Gabbay KH，Merola LO，Field RA. Sorbitol pathway：presence in nerve and cord with substrate accumulation in diabetes. Science，1966，151（3707）：209-210.

[5] Thallas-Bonke V，Thorpe SR，Coughlan MT，et al.Inhibition of NADPH oxidase prevents advanced glycation end product-mediated damage in diabetic nephropathy through a protein kinase C-alpha-dependent pathway. Diabetes，2008，57（2）：460-469.

[6] Tuttle KR，Anderberg RJ，Cooney SK，et al. Oxidative stress mediates protein kinase C activation and advanced glycation end product formation in a mesangial cell model of diabetes and high protein diet. Am J Nephrol，2009，29（3）：171-180.

[7] Shah D，Singh M. Activation of protein kinase A improves vascular endothelial dysfunction. Endothelium，2006，13（4）：267-277.

[8] Ouedraogo R, Wu X, Xu SQ, et al.Adiponectin suppression of high-glucose-induced reactive oxygen species in vascular endothelial cells: evidence for involvement of a cAMP signaling pathway. Diabetes, 2006, 55 (6): 1840-1846.

[9] Birukova AA, Smurova K, Birukov KG, et al. Role of Rho GTPases in thrombin-induced lung vascular endothelial cells barrier dysfunction. Microvasc Res, 2004, 67 (1): 64-77.

[10] Brownlee M. The pathobiology of diabetic complications: a unifying mechanism. Diabetes, 2005, 54 (6): 1615-1625.

[11] Xie L, Zhu X, Hu Y, et al. Mitochondrial DNA oxidative damage triggering mitochondrial dysfunction and apoptosis in high glucose-induced HRECs. Invest Ophthalmol Vis Sci, 2008, 49 (9): 4203-4209.

[12] Wu CC, Sytwu HK, Lin YF. Cytokines in diabetic nephropathy. Adv Clin Chem, 2012, 56: 55-74.

[13] Daniels A, van Bilsen M, Goldschmeding R, et al. Connective tissue growth factor and cardiac fibrosis. Acta Physiol (Oxf), 2009, 195 (3): 321-338.

[14] Tesch GH, Lim AK. Recent insights into diabetic renal injury from the db/db mouse model of type 2 diabetic nephropathy. Am J Physiol Renal Physiol, 2011, 300 (2): F301-310.

[15] Dei Cas A, Gnudi L.VEGF and angiopoietins in diabetic glomerulopathy: how far for a new treatment? Metabolism, 2012, 61 (12): 1666-1673.

[16] Levin-Iaina N, Iaina A, Raz I. The emerging role of NO and IGF-1 in early renal hypertrophy in STZ-induced diabetic rats. Diabetes Metab Res Rev, 2011, 27 (3): 235-243.

[17] Troib A, Landau D, Youngren JF, et al. The effects of type 1 IGF receptor inhibition in a mouse model of diabetic kidney disease. Growth Horm IGF Res, 2011, 21 (5): 285-291.

[18] Cheema BS, Iyengar S, Sharma R, et al. Association between osteopontin promoter gene polymorphisms and haplotypes with risk of diabetic nephropathy. J Clin Med, 2015, 4 (6): 1281-1292.

[19] Cheema BS, Iyengar S, Ahluwalia TS, et al. Association of an osteopontin gene promoter polymorphism with susceptibility to diabetic nephropathy in Asian Indians. Clin Chim Acta, 2012, 413 (19-20): 1600-1604.

[20] Zhou TB, Xu HL, Yin SS. Association between endothelial nitric oxide synthase Glu298Asp gene polymorphism and diabetic nephropathy susceptibility. Ren Fail, 2013, 35 (1): 173-178.

[21] Mao S, Huang S.Ren Fail. Monocyte chemoattractant protein-1 -2518G/A gene polymorphism and the risk of nephropathy in type 2 diabetes mellitus among Asians: a meta-analysis.Ren Fail, 2014, 36 (1): 139-144.

[22] Beltramo E, Berrone E, Tarallo S, et al. Different apoptotic responses of human and bovine pericytes to fluctuating glucose levels and protective role of thiamine Diabetes Metab Res Rev, 2009, 25 (6): 566-576.

[23] Putta S, Lanting L, Sun G, et al. Inhibiting microRNA-192 ameliorates renal fibrosis in diabetic nephropathy. J Am Soc Nephrol, 2012, 23 (3): 458-469.

[24] Krupa A, Jenkins R, Luo DD, et al. Loss of MicroRNA-192 promotes fibrogenesis in diabetic nephropathy. J Am Soc Nephrol, 2010, 21 (3): 438-447.

[25] Wang Q, Wang Y, Minto AW, et al. MicroRNA-377 is up-regulated and can lead to increased fibronectin production in diabetic nephropathy. FASEB J, 2008, 22 (12): 4126-4135.

[26] Wu JH, Gao Y, Ren AJ, et al. Altered microRNA expression profiles in retinas with diabetic retinopathy. Ophthalmic Res, 2012, 47 (4): 195-201.

[27] McArthur K, Feng B, Wu Y, et al. MicroRNA-200b regulates vascular endothelial growth factor-mediated alterations in diabetic retinopathy. Diabetes, 2011, 60 (4): 1314-1323.

[28] Xiao J, Luo X, Lin H, et al. MicroRNA miR-133 represses HERG K+ channel expression contributing to QT prolongation in diabetic hearts. J Biol Chem, 2007, 282 (17): 12363-12367.

[29] Werner N, Priller J, Laufs U, et al. Bone marrow-derived progenitor cells modulate vascular reendothelialization and neointimal formation: effect of 3-hydroxy-3-methylglutaryl coenzyme a reductase inhibition. Arterioscler Thromb Vasc Biol, 2002, 22 (10): 1567-1572.

[30] Brunner S, Schernthaner GH, Satler M, et al. Correlation of different circulating endothelial progenitor cells to stages of diabetic retinopathy: first in vivo data. Invest Ophthalmol Vis Sci, 2009, 50 (1): 392-398.

[31] Balaiya S, Grant MB, Priluck J, et al. Growth factors/chemokines in diabetic vitreous and aqueous alter the function of bone marrow-derived progenitor (CD34+) cells in humans.Am J Physiol Endocrinol Metab, 2014, 307 (8): E695-E702.

[32] Makino H, Okada S, Nagumo A, et al. Decreased circulating CD34+ cells are associated with progression of diabetic nephropathy. Diabet Med, 2009, 26 (2): 171-173.

[33] Fadini GP, Miorin M, Facco M, et al. Circulating endothelial progenitor cells are reduced in peripheral vascular complications of type 2 diabetes mellitus. J Am Coll Cardiol, 2005, 45 (9): 1449-1457.

[34] Lee IG, Chae SL, Kim JC. Involvement of circulating endothelial progenitor cells and vasculogenic factors in the pathogenesis of diabetic retinopathy. Eye (Lond), 2006, 20 (5): 546-552.

[35] Krentz AJ. Lipoprotein abnormalities and their consequences for patients with type 2 diabetes.Diabetes Obes Metab, 2003, 5 (Suppl 1): S19-S27.

[36] Nesto RW. Beyond low-density lipoprotein: addressing the atherogenic lipid triad in type 2 diabetes mellitus and the metabolic syndrome.Am J Cardiovasc Drugs, 2005, 5 (6): 379-387.

[37] Miselli MA, Nora ED, Passaro A, et al. Plasma triglycerides predict ten-years all-cause mortality in outpatients with type 2 diabetes mellitus: a longitudinal observational study. Cardiovasc Diabetol, 2014, 13: 135.

[38] Reiner Z. Managing the residual cardiovascular disease risk associated with HDL-cholesterol and triglycerides in statin-treated patients: a clinical update.Nutr Metab Cardiovasc Dis, 2013, 23 (9): 799-807.

[39] Ferreiro JL, Cequier ÁR, Angiolillo DJ. Antithrombotic therapy in patients with diabetes mellitus and coronary artery disease.Diab Vasc Dis Res, 2010, 7 (4): 274-288.

[40] Jung JH, Tantry US, Gurbel PA, et al. Current antiplatelet treatment strategy in patients with diabetes mellitus. Diabetes Metab J, 2015, 39 (2): 95-113.

[41] Zoungas S, Chalmers J, Ninomiya T, et al.Association of HbA1c levels with vascular complications and death in patients with type 2 diabetes: evidence of glycaemic thresholds. Diabetologia, 2012, 55 (3): 636-643.

[42] Zoungas S, Woodward M, Li Q, et al. Impact of age, age at diagnosis and duration of diabetes on the risk of macrovascular and microvascular complications and death in type 2 diabetes. Diabetologia, 2014, 57 (12): 2465-2474.

[43] DCCT/EDIC Research Group, Aiello LP, Sun W, et al. Intensive diabetes therapy and ocular surgery in type 1 diabetes. N Engl J Med, 2015, 372 (18): 1722-1733.

[44] Standards of medical care in diabetes--2015: summary of revisions. Diabetes Care, 2015, 38 (Suppl): S4.

[45] UK Prospective Diabetes Study Group. Tight blood pressure control and risk of macrovascular and microvascular complications in type 2 diabetes: UKPDS 38.BMJ, 1998, 317 (7160): 703-713.

[46] UK Prospective Diabetes Study Group. Efficacy of atenolol and captopril in reducing risk of macrovascular and microvascular complications in type 2 diabetes: UKPDS 39.BMJ, 1998, 317 (7160): 713-720.

[47] Hao G, Wang Z, Guo R, et al. Effects of ACEI/ARB in hypertensive patients with type 2 diabetes mellitus: a meta-analysis of randomized controlled studies. BMC Cardiovasc Disord, 2014, 14: 148.

[48] Cheng J, Zhang W, Zhang X, et al.Effect of angiotensin-converting enzyme inhibitors and angiotensinⅡ receptor blockers on all-cause mortality, cardiovascular deaths, and cardiovascular events in patients with diabetes mellitus: a meta-analysis.JAMA Intern Med, 2014, 174 (5): 773-785.

[49] Hanford LE, Enghild JJ, Valnickova Z, et al. Purification and characterization of mouse soluble receptor for advanced glycation end products (sRAGE). J Biol Chem, 2004, 279 (48): 50019-50024.

[50] Tam XH, Shiu SW, Leng L, et al. Enhanced expression of receptor for advanced glycation end-products is associated with low circulating soluble isoforms of the receptor in Type 2 diabetes. Clin Sci (Lond), 2011, 120 (2): 81-89.

[51] Geroldi D, Falcone C, Emanuele E. Soluble receptor for advanced glycation end products: from disease marker to potential therapeutic target. Curr Med Chem, 2006, 13 (17): 1971-1978.

[52] Bril V, Buchanan RA.Long-term effects of ranirestat (AS-3201) on peripheral nerve function in patients with diabetic sensorimotor polyneuropathy. Diabetes Care, 2006, 29 (1): 68-72.

[53] Giannoukakis N. Evaluation of ranirestat for the treatment of diabetic neuropathy. Expert Opin Drug Metab Toxicol, 2014, 10 (7): 1051-1059.

[54] Tuttle KR, Bakris GL, Toto RD, et al. The effect of ruboxistaurin on nephropathy in type 2 diabetes. Diabetes Care, 2005, 28 (11): 2686-2690.

[55] Casellini CM, Barlow PM, Rice AL, et al. A 6-month, randomized, double-masked, placebo-controlled study evaluating the effects of the protein kinase C-beta inhibitor ruboxistaurin on skin microvascular blood flow and other measures of diabetic peripheral neuropathy. Diabetes Care, 2007, 30 (4): 896-902.

[56] Balakumar P, Rohilla A, Krishan P, et al. The multifaceted therapeutic potential of benfotiamine. Pharmacol Res, 2010, 61 (6): 482-488.

[57] Hammes HP, Du X, Edelstein D, et al. Benfotiamine blocks three major pathways of hyperglycemic damage and prevents experimental diabetic retinopathy. Nat Med, 2003, 9 (3): 294-299.

[58] Stirban A, Negrean M, Stratmann B, et al. Benfotiamine prevents macro- and microvascular endothelial dysfunction and oxidative stress following a meal rich in advanced glycation end products in individuals with type 2 diabetes. Diabetes Care, 2006, 29 (9): 2064-20671.

[59] Stirban A, Pop A, Tschoepe D.A randomized, double-blind, crossover, placebo-controlled trial of 6 weeks benfotiamine treatment on postprandial vascular function and variables of autonomic nerve function in Type 2 diabetes. Diabet Med, 2013, 30 (10): 1204-1208.

[60] Kiss L, Szabó C. The pathogenesis of diabetic complications: the role of DNA injury and poly (ADP-ribose) polymerase activation in peroxynitrite-mediated cytotoxicity. Mem Inst Oswaldo Cruz, 2005, 100 (Suppl 1): 29-37.

[61] Du X, Matsumura T, Edelstein D, Rossetti L, Zsengellér Z, Szabó C, Brownlee M. Inhibition of GAPDH activity by poly (ADP-ribose) polymerase activates three major pathways of hyperglycemic damage in endothelial cells. J Clin Invest, 2003, 112 (7): 1049-1057.

[62] Kedziora-Kornatowska K, Szram S, Kornatowski T, et al. Effect of vitamin E and vitamin C supplementation on antioxidative state and renal glomerular basement membrane thickness in diabetic kidney. Nephron Exp Nephrol, 2003, 95 (4): e134-143.

[63] Ziegler D, Nowak H, Kempler P, et al.Treatment of symptomatic diabetic polyneuropathy with the antioxidant alpha-lipoic acid: a meta-analysis. Diabet Med, 2004, 21 (2): 114-121.

[64] Salvemini D, Wang ZQ, Zweier JL, et al. A nonpeptidyl mimic of superoxide dismutase with therapeutic activity in rats. Science, 1999, 286(5438): 304-306.

[65] Yosten GL, Maric-Bilkan C, Luppi P, et al.Physiological effects and therapeutic potential of proinsulin C-peptide. Am J Physiol Endocrinol Metab, 2014, 307(11): E955-E968.

[66] Flynn ER, Lee J, Hutchens ZMJr, et al.C-peptide preserves the renal microvascular architecture in the streptozotocin-induced diabetic rat.J Diabetes Complications, 2013, 27(6): 538-547.

[67] de Vriese AS, Tilton RG, Elger M, et al. Antibodies against vascular endothelial growth factor improve early renal dysfunction in experimental diabetes. J Am Soc Nephrol, 2001, 12(5): 993-1000.

[68] Flyvbjerg A, Dagnaes-Hansen F, De Vriese AS, et al. Amelioration of long-term renal changes in obese type 2 diabetic mice by a neutralizing vascular endothelial growth factor antibody R. Diabetes, 2002, 51(10): 3090-3094.

[69] Ishida S, Usui T, Yamashiro K, et al. VEGF164 is proinflammatory in the diabetic retina. Invest Ophthalmol Vis Sci, 2003, 44(5): 2155-2162.

[70] Bhansali A, Upreti V, Khandelwal N, et al. Efficacy of autologous bone marrow-derived stem cell transplantation in patients with type 2 diabetes mellitus. Stem Cells Dev, 2009, 18(10): 1407-1416.

[71] Bhansali A, Asokumar P, Walia R, et al. Efficacy and safety of autologous bone marrow-derived stem cell transplantation in patients with type 2 diabetes mellitus: a randomized placebo-controlled study. Cell Transplant, 2014, 23(9): 1075-1085.

[72] Bhansali A, Upreti V, Walia R, et al. Efficacy and safety of autologous bone marrow derived hematopoietic stem cell transplantation in patients with type 2 DM: A 15 months follow-up study. Indian J Endocrinol Metab, 2014, 18(6): 838-845.

2015年减肥药物临床实践指南解读

2013年11月，美国心脏协会（American Heart Association，AHA）、美国心脏病学院（American College of Cardiology，ACC）、美国肥胖学会（The Obesity Society，TOS）联合发布了《2013版成人超重与肥胖管理指南》。但该指南发布时，由于减肥药物尚缺乏足够的证据，因此指南有关肥胖的药物治疗部分，内容相对单薄。

过去两年间，随着减肥药物循证证据的增加，以及新的减肥药物的批准。2015年1月19日，美国内分泌学会协同欧洲内分泌协会和肥胖协会发布了《肥胖的药物管理：美国内分泌学会临床实践指南》[1]。指南首先肯定了减肥药物有助于改善肥胖症患者的健康水平，同时指出部分治疗糖尿病、高血压和心血管疾病、抑郁症和其他慢性疾病的药物可能具有增重作用。临床工作中应首选具有减重作用或对体重影响呈中性的药物，避免使用具有增重效应的药物。下面对指南的重点内容做一简要介绍。

一、关注超重和肥胖患者

指南强调生活方式干预的重要性，所有体质指数（BMI）≥25kg/m^{2}的患者均应控制饮食、增加运动、改善生活方式。BMI≥30kg/m^{2}的患者或BMI≥27kg/m^{2}伴有高血压、高血脂、2型糖尿病和阻塞性睡眠呼吸暂停的患者，可应用减肥药物。BMI≥40kg/m^{2}或者BMI≥35kg/m^{2}伴有并发症的患者，可采取手术治疗。药物和手术均有利于增加患者对生活方式干预的顺应性，从而更好地控制体重。尤其是单纯通过节食或锻炼减肥失败的患者，可从减肥药物中获益。

指南强调为保证药物的安全性，应用减肥药物的前3个月至少每个月评估一次药物的有效性和安全性，之后至少每3个月评估一次。如果3个月内体重下降≥5%，建议继续服药；如果3个月内体重减轻<5%或服药期间出现安全性和耐受性问题，则建议停药或换药。用药时应根据药物疗效和耐受性逐步滴定剂量至推荐剂量，不得超过批准剂量的上限。

二、如何使用具有增重作用的药物及其替代药物

肥胖往往伴随糖尿病、高血压和心血管疾病等相关代谢疾病，或者伴有精神类疾患，相应的治疗药物可能增加体重。因此处方时应尽可能选择对体重没有影响或具有减重作用的药物，在没有可替代药物的情况下，应选择最小有效剂量以避免体重增加。

1. 糖尿病患者　超重或肥胖的2型糖尿病患者，首选具有减肥效果或不影响体重的药物，包括二甲双胍、GLP-1类似物或SGLT-2抑制剂。需要胰岛素治疗的患者，建议加用下列药物比如二甲双胍、普兰林肽或GLP-1激动剂，以对抗胰岛素诱发的体重增加，且由于基础胰岛素增重效应小于预混胰岛素，建议优先使用。

合并高血压的糖尿病患者，推荐使用血管紧张素转换酶抑制剂、血管紧张素受体阻滞剂和钙通道阻滞剂类降压药作为一线降压药。由于β-肾上腺素能受体阻滞剂具有增重风险以及对血糖、血脂代谢产生影响，因此不作为首选。病情需要加用β-肾上腺素能受体阻滞剂时，可选择非选择性β受体阻断剂卡维地洛和奈必洛尔。

2. 高血压及既往有心脏病史的患者　禁止使用拟交感神经药芬特明和二乙胺。推荐使用非拟交感神经药物如氯卡色林和（或）奥利司他。

3. 抑郁症、精神病和癫痫患者　选择相应的抗抑郁、抗精神病和抗癫痫药物治疗时，应首选对体重影响呈中性的药物，尽量避免选择具有增重效应的药物。应用前应充分告知患者药物对体重的影响，了解患者所能接受的最大程度，制定相应的药物治疗策略。

4. 避孕患者　BMI≥30kg/m^{2}或BMI≥27kg/m^{2}合并其他疾病的女性患者，建议应用口服避孕药物，因

为静脉制剂对体重的影响更大。

5. 抗逆转录病毒治疗 治疗期间因密切监测体重和腰围。

6. 慢性炎症疾病如类风湿关节炎患者 由于皮质激素的增重效应，建议使用非甾体类抗炎药和改善病情的抗风湿药物。

7. 抗过敏治疗患者 建议使用中枢神经系统活性较少的抗组胺药。

三、肥胖及超重患者的一般管理

临床工作中，应遵守超重和肥胖患者管理指南，为患者制定基于饮食、运动以及行为方式改变的综合治疗方案。对 BMI≥30kg/m^2 的成年肥胖患者应每年进行一次体检以及基于症状的体检，筛查 2 型糖尿病、心血管疾病、高血压、高脂血症、阻塞性睡眠呼吸暂停、非酒精性脂肪肝、骨关节炎和抑郁症。注意识别肥胖的主要影响因素，包括家族史、睡眠障碍、饮食失调、遗传学、环境和社会经济原因等。脑损伤、脑肿瘤、下丘脑性肥胖等也是肥胖的原因之一，应注意识别。由于肥胖患者各种恶性肿瘤的风险增加，应及时跟进肿瘤筛查指南。

四、反对超说明书使用减肥药物。

无专业背景的内科医生不要超说明书使用减肥药物，但具有内分泌或体重管理专业背景的健康管理人员可以超说明书使用，只是使用前必须充分告知患者，做好医疗记录。芬特明是当前应用最广泛的减肥药物，但 FDA 并未批准其长期应用。下列情况下可长程使用芬特明：①没有严重心血管疾病证据；②没有严重精神疾病及药物滥用病史；③已告知患者，FDA 未批准长期使用芬特明；④应用芬特明后，心率和血压无明显升高；⑤应用芬特明减肥效应明显。

五、常见减肥药物的优缺点

截至目前，FDA 共批准了 6 种减肥药物，包括氯卡色林(Belviq，Eisai)、芬特明 / 托吡酯(Qsymia，Vivus)、环丙甲羟二羟吗啡酮 / 安非他酮(Contrave，Takeda)、利拉鲁肽(Swxenda，Novo Nordisk)、芬特明和奥利司他及非处方型奥利司他。

1. 常见减肥药的优缺点(表 1)

表 1 常见减肥药物的优点和缺点

药物	优点	缺点
芬特明	价格低、体重下降显著[a]	不良反应多，无长期观察数据[b]
托吡酯 / 芬特明	体重下降非常显著[a]；有长期观察数据[b]	价格昂贵；致畸
氯卡色林	副作用少，有长期观察数据[b]	价格昂贵
奥利司他(处方)	非全身性；有长期观察数据[b]	不良反应多，体重下降不显著[a]
奥利司他(非处方)	价格低	不良反应多，体重下降不显著[a]
纳曲酮 / 安非他酮	体重下降显著[a]；对食物成瘾有长期观察数据[b]	不良反应多，价格较昂贵
利拉鲁肽	不良反应少；有长期观察数据[b]	价格昂贵；需注射

注：a：体重下降不显著(2%~3%)；体重下降显著(3%~5%)；体重下降非常显著(>5%)；b：长期观察数据指为期 1~2 年的研究

2. 常见减肥药物的机制及不良反应

(1) 芬特明：促进去甲肾上腺素释放。主要不良反应包括心血管系统症状，如血压升高、心悸、心动过速、心肌缺血等；中枢神经系统症状，如头痛、失眠、焦虑、多动、眩晕、欣快、精神异常等；消化道症状，如口干、味觉异常、腹泻、便秘等。本品禁用于焦虑症、心脏病、未控制的高血压、妊娠及哺乳期女性、甲状腺功能亢进(甲亢)、青光眼等疾病。

(2) 安非拉酮：促进去甲肾上腺素释放，不良反应和禁忌证与芬特明相同。

(3) 奥利司他:胰腺及胃的脂肪酶抑制剂,可长期应用。主要不良反应与作用相关,包括脂溶性维生素吸收降低和排便相关异常,包括排便次数增多、排油、腹泻、胃肠胀气、排便失禁等。

(4) 氯卡色林:5羟色胺2C受体激动剂,可长期应用。主要不良反应为头痛、恶心、口干、眩晕、疲劳、便秘。妊娠及哺乳期妇女禁用。

(5) 芬特明/托吡酯的合剂:γ氨基丁酸受体调节加去甲肾上腺素释放,可长期应用。主要不良反应为失眠、口干、便秘、感觉异常、眩晕和味觉异常。妊娠及哺乳期妇女、甲亢、青光眼禁用,不与单胺氧化酶抑制剂和拟交感神经药物合用。

(6) 纳曲酮/安非他酮:多巴胺和去甲肾上腺素再吸收的抑制剂和阿片类阻滞剂,可长期应用。主要不良反应为恶心、便秘、头痛、呕吐、眩晕。未控制的高血压、厌食症或食欲亢进、药物或酒精戒断治疗中,以及使用单胺氧酶抑制剂者禁用。

(7) 利拉鲁肽:GLP-1受体激动剂,3.0mg注射,可长期应用。主要不良反应为恶心、呕吐、胰腺炎。髓样甲状腺癌病史和2型多发内分泌腺瘤患者禁用。

目前肥胖已成为世界范围内的流行病,流行趋势日益严峻。肥胖增加高血压、血脂异常、2型糖尿病、冠心病、卒中、睡眠呼吸暂停和呼吸障碍及某些癌症风险。我国肥胖人群总数日益增加,肥胖及其相关并发症造成的疾病负担与日俱增。有效管理体重,减少肥胖及其并发病是肥胖管理中的重要组成部分。减肥药物因能够增加肥胖患者的健康水平,增加患者对生活方式改善的依从性,降低肥胖及其并发症发生率,因此必将成为临床工作中的主要组成部分。了解减肥药物的相关知识及其适应证,有助于有效管理肥胖,使患者从减重药物中获益。

(王勇　范书英)

参考文献

[1] Apovian CM, Aronne LJ, Daniel H, et al. Pharmacological Management of Obesity: An Endocrine Society Clinical Practice Guideline. J Clin Endocrinol Metab .2015, 100(2): 342-362.

IFSO 减重手术治疗一级肥胖

肥胖是一种慢性代谢性疾病。近年来，全球肥胖人数急剧增加，呈现全球流行发展趋势，然而能够控制肥胖发展的任何努力看来都是徒劳的。一级肥胖是指体质指数（body mass index，BMI）≥30kg/m^2，是多种疾病的危险因素，对身体和心理状态有损害，造成生活质量下降，同时增加社会心理负担，尤其对女性。

面对如此严峻的现状，在对一级肥胖患者的减重手术的安全性和有效性进行了充分、全面、仔细地回顾后。2014年4月，国际肥胖外科和代谢性疾病联合会（IFSO）发布了减重手术治疗一级肥胖的共识声明。此声明围绕10个关键问题分析了一级肥胖对健康的影响，指出对一级肥胖患者的管理目标，阐述了对一级肥胖患者管理的具体策略，强调了减重手术治疗一级肥胖的适应证，明确了在一级肥胖治疗中联合药物、手术及多学科综合管理的重要性。

一、一级肥胖对健康的影响

1. 死亡率　本次指南公布了一组数据，通过多国与不同种族的研究结果显示，对于BMI≥35kg/m^{2}的一级肥胖患者而言，死亡率明显增加，这一数据来源于97个相关研究。该研究包括超过200万患者，其中270 000例死亡。超重和肥胖增加了心血管和非心血管疾病的风险。指南指出，在过去10年里，一组令人困惑的数据表明，与正常体重患者相比，合并心功能不全、心肌梗死、冠心病、冠脉旁路移植术后和肾功能不全的超重及肥胖患者的死亡率是获益的[1-2]。总体来说，一级肥胖患者的死亡风险远远高于超重的人群，但与体重正常的人群相似。

2. 并发症　对于一级肥胖患者，其并发糖尿病、高血压、脂质紊乱、代谢综合征、阻塞性睡眠暂停综合征、多囊卵巢综合征、抑郁、骨关节炎和非酒精性脂肪肝的风险增加[3]。随着BMI的增加，一级肥胖患者合并2型糖尿病及高血压的风险进行性增长[4-5]，来自于对生活方式干预和减重手术的数据表明，减轻体重可降低合并2型糖尿病的风险，这些研究结果不谋而合[6-8]。同时，一级肥胖和许多肿瘤风险增加密切相关[9]。血脂异常也与BMI有着复杂的关系，在BMI为30~40kg/m^{2}的患者，其发生血脂异常的风险是最高的，而随着BMI继续升高，这种风险反而降低[10]。以上流行病学数据也表明，在一级肥胖患者中心血管死亡率相应增加。一级肥胖患者合并其余疾病风险明显增加，损害身心健康，生活质量下降，并且增加心理负担，尤其是女性。

二、非手术治疗一级肥胖

从目前指南来看，对于非手术治疗一级肥胖，目标是在一段时期内达到并保持体重减少10%。该共识回顾了目前对于一级肥胖的非手术治疗方法，包括长期坚持改善生活方式、饮食控制及低热量饮食的摄取和药物治疗等。

1. 生活方式的干预　改善生活方式可以使一半患者体重减少5%~7%，并且两个大型随机对照试验研究证实了改善生活方式对于高风险人群预防2型糖尿病带来的益处[11-12]。

2. 饮食控制及低热量饮食的摄取　指南指出，应根据肥胖和超重患者的健康状态，及在专业医师指导下限制饮食及热量的摄入，给予患者明确的饮食指导，使其从减重中获益。指南提出极低能量饮食（VLEDs）定义为每天饮食提供热量为3350kJ（800kcal）。这种饮食提供高蛋白、维生素、矿物质、电解质和脂肪酸，对肥胖患者和2型糖尿病患者是一种十分高效和安全的减肥方式。通过这种饮食的控制，每周可安全减轻体重1.5~2.5kg，与传统饮食相比，VLEDs饮食可以使体重保持更持久[13-15]。但VLCDs需要在有专业医生认真的监督和生活方式干预的情形下使用，但是与其余非手术方法相比，VLCDs可以更有效地保持体重。当然，应根据患者的个体差异性制定个体化的饮食方案。

3. 药物治疗　目前，奥利司他是全球唯一被美国食品与药物管理局(FDA)批准用于治疗减重的药物。奥利司他是一种强效和长效的特异性胃肠道脂肪酶抑制剂[16]。在持续时间最长大型随机对照 XENDOS 研究中，将 3505 例肥胖患者随机分为奥利司他 + 改善生活方式组和安慰剂 + 改善生活方式组，一年后随访，奥利司他组平均体重减轻为 10.6kg，而对照组为 6.2kg，4 年后的研究同样具有差异[17]。除了奥利司他，目前有许多新药或合成药物已进入临床试验研究中，氯卡色林是一种选择性血清素 2C 受体阻滞剂，已经应用于 BLOOM 试验中。

三、减重手术治疗一级肥胖

1991 年，美国国家卫生研究院(NIH)发布了第一个对肥胖患者行减重手术的共识标准。该指南规定，减重手术治疗肥胖仅限于严重肥胖(BMI≥40kg/m^2)患者和伴有与肥胖相关的并发症的较重肥胖(BMI≥35kg/m^2)患者[18]。

2009 年，美国糖尿病学会(ADA)发布《2 型糖尿病治疗指南》，推荐减重手术可用于 BMI≥35kg/m^2 和合并 2 型糖尿病的患者，尤其是在经过生活方式干预和药物治疗后仍然难于控制体重的患者[19]。2011 年，国际糖尿病联盟(IDF)发布《减重手术治疗肥胖伴 2 型糖尿病》声明，该指南推荐 BMI≥35kg/m^2 合并肥胖相关伴发疾病的患者及 BMI≥35kg/m^2 可作为减重手术适应证[20]。2013 年，美国代谢和减肥外科学会(ASMBS)发布了减重手术治疗一级肥胖指南，该指南声明，对 BMI≥30kg/m^2 的肥胖患者，经过有效非手术治疗后仍然无法有效长期保持体重的患者可选择减重手术[21]。

(杨天伦　倪国华)

参 考 文 献

[1] Amundson DE, Djurkovic S, Matwiyoff GN. The obesity paradox.Crit Care Clin, 2010, 26: 583-596.

[2] Morse SA, Gulati R, Reisin E. The obesity paradox and cardiovascular disease.CurrHypertens Rep, 2010, 12: 120-126.

[3] Dixon JB. The effect of obesity on health outcomes.Mol Cell Endocrinol, 2010, 316: 104-108.

[4] Colditz GA, Willett WC, Rotnitzky A, et al. Weight gain as a riskfactor for clinical diabetes mellitus in women. Ann Intern Med, 1995, 122: 481-486.

[5] Chan JM, Rimm EB, Colditz GA, et al. Obesity, fat distribution, andweight gain as risk factors for clinical diabetes in men. Diabetes Care, 1994, 17: 961-969.

[6] Sjöström L. Review of the key results from the Swedish ObeseSubjects (SOS) trial: a prospective controlled intervention study ofbariatric surgery. J Intern Med, 2013, 273: 219-234.

[7] Lindström D, Ilanne-Parikka P, Peltonen M, et al. Sustained reductionin the incidence of type 2 diabetes by lifestyle intervention: follow-up of the Finnish diabetes prevention study. Lancet, 2006, 368: 1673-1679.

[8] Diabetes Prevention Program Research Group. 10-year follow-up ofdiabetes incidence and weight loss in the diabetes prevention program outcomes study.Lancet, 2009, 374: 1677-1686.

[9] Renehan AG, Tyson M, Egger M, et al. Body-mass index andincidence of cancer: a systematic review and meta-analysis of prospective observational studies. Lancet, 2008, 371: 569-578.

[10] Livingston EH, Chandalia M, Abate N. Do current body mass indexcriteria for obesity surgery reflect cardiovascular risk? Surg Obes Relat Dis, 2007, 3: 577-585.

[11] Tuomilehto J, Lindström D, Eriksson GE, et al. Prevention of type 2diabetes mellitus by changes in lifestyle among subjects with impaired glucose tolerance. N Engl J Med, 2001, 344: 1343-1350.

[12] Diabetes Prevention Program Research Group. Reduction in theincidence of type 2 diabetes with lifestyle intervention or metformin. N Engl J Med, 2002, 346: 393-403.

[13] Mulholland Y, Nicokavoura E, Broom J, et al. Very-low-energydiets and morbidity: a systematic review of longer-term evidence.Br J Nutr, 2012, 108: 832 -851.

[14] Baker S, Jerums PJ. Effects and clinical potential of very-low-calorie diets (VLCDs) in type 2 diabetes.Diabetes Res Clin Pract, 2009, 85: 235-242.

[15] Lantz H, Peltonen M, Agren L, et al. Intermittent versus on-demanduse of a very low calorie diet: a randomized 2-year clinical trial. J Intern Med, 2003, 253: 463-471.

[16] Sjöström L, Rissanen A, Andersen T, et al. Randomised placebo-controlled trial of orlistat for weight loss and prevention of weightregain in obese

patients. Lancet, 1998, 352: 167-173.

[17] Torgerson JS, Hauptman J, Boldrin MN, et al. XENical in the prevention of Diabetes in Obese Subjects (XENDOS) study.Arandomized study of orlistat as an adjunct to lifestyle changes forthe prevention of type 2 diabetes in obese patients.Diabetes Care, 2004, 27: 155-161.

[18] Gastrointestinal surgery for severe obesity. National Institutes of Health consensus development conference draft statement. Obes Surg, 1991, 1: 257-266.

[19] American Diabetes Association. Summary of revisions for the 2009clinical practice recommendations.Diabetes Care, 2009, 32: S3-5.

[20] Dixon JB, Zimmet P, Alberti KG, et al. Bariatric surgery: an IDFstatement for obese type 2 diabetes. Diabet Med, 2011, 28: 628-642.

[21] ASMBS Clinical Issues Committee. Bariatric surgery in class Iobesity (BMI 30-35kg/m^2).SurgObesRelat Dis, 2013, 9: e1-e10.

第二篇 冠 心 病

经皮介入治疗治疗左主干病变的长期预后

对左主干狭窄病变的治疗，冠状动脉旁路移植术（CABG）较内科药物治疗可明显延长患者寿命，提高生活质量，因此，CABG 一直被认为是左主干狭窄病变的标准治疗。近年来，由于经皮冠状动脉介入治疗（PCI）的迅速发展，支架及置入技术的改进，抗血小板、抗凝治疗的完善，尤其是药物洗脱支架（DES）的广泛应用，使 PCI 后由于再狭窄导致的再次靶病变重建（TLR）明显降低，支架置入术逐渐用于部分有选择的无保护左主干（UPLM）狭窄病变，取得较好的近期及远期效果，并进行了与 CABG 对比的随机对照研究，积累了有意义的循证医学证据。现将有关 UPLM 病变 PCI 治疗长期预后的内容归纳如下：

一、对 UPLM 狭窄病变 PCI 与 CABG 长期疗效比较的循证医学证据

非随机对照的 MAIN COMPARE 研究入选了 2240 例 UPLM 患者，比较了 PCI（DES 71% 和 BMS 29%）与 CABG 的长期疗效[1]，其中 542 例进行了倾向得分匹配（propensity score matching）的患者中，5 年随访 PCI 和 CABG 两组病死率（HR=1.02；95%CI 0.74~1.39）及死亡、Q 波心肌梗死（MI）和卒中复合终点（HR=1.10；95%CI 0.74~1.38）相似；然而，再次血管重建 PCI 组明显高于 CABG 组（HR=4.55；95%CI 2.88~7.20）。对倾向得分匹配的仅置入 DES 的患者与 CABG 比较结果相似。

SYNTAX 研究对 1800 例左主干和 3 支血管病变患者 CABG 与应用 TEXUS 支架的 PCI 进行了随机对照研究[2]，其中 2/3 为 3 支病变，1/3 为左主干病变，1 年随访时全因死亡在支架置入和 CABG 组间差异无统计学意义（4.3% vs 3.5%，P=0.37），脑卒中 CABG 组明显高于支架置入组（2.2% vs 0.6%，P=0.003），MI 在支架置入与 CABG 组间差异无统计学意义（4.8% vs 3.2%，P=0.11），复合安全性终点（死亡、卒中、心肌梗死）差异无统计学意义（7.6% vs 7.7%，P=0.98），但再次血管重建支架置入组明显高于 CABG 组（13.7% vs 5.9%，P=0.001），致使主要终点——主要心脑血管不良事件（MACCE）发生率支架置入组明显高于 CABG（17.8% vs 12.1%，P=0.002），未达到试验设计的非劣效比较的标准。该研究根据冠状动脉病变复杂性提出了 SYNTAX 积分，病变复杂程度轻者积分≤22，中度复杂者积分 23~32，病变严重复杂者积分≥33。分析表明，在 CABG 患者 SYNTAX 积分对 12 个月 MACCE 无显著影响，而支架置入患者则 SYNTAX 积分≥3 者其 MACCE 发生率明显高于轻（≤22）、中度（23~32）复杂病变者。左主干病变亚组（705 例）分析显示[3]，全因死亡在支架置入与 CABG 两组间差异无统计学意义（4.4% vs 4.2%，P=0.88），脑卒中 CABG 组明显高于支架置入组（2.7% vs 0.3%，P=0.009），MI 发生率两组差异无统计学意义（4.3% vs 4.1%，P=0.97），但再次血运重建术在支架置入组明显高于 CABG 组（12.0% vs 6.7%，P=0.02）。左主干亚组 2 年随机结果分析显示，MACCE 及死亡、脑卒中和 MI 复合终点在支架置入与 CABG 两组间均差异无统计学意义（分别为 22.9% vs 19.3%，P=0.27；10.2% vs 11.8%，P=0.48），再次血管重建支架置入组明显高于 CABG 组（17.3% vs 10.4%，P=0.01）。按病变复杂程度（SYNTAX 积分）分，支架置入与 CABG 比较 MACCE 在低积分（0~22）组（15.5% vs 18.8%，P=0.45）和中等积分（23~32）组（22.4% vs 22.4%，P=0.91）差异无统计学意义，但在高积分（≥33）组则支架置入显著高于 CABG（29.7% vs 17.8%，P=0.02），病死率在支架置入组也显著高于 CABG 组（10.4% vs 4.1%，P=0.04）。虽然对左主干亚组分析的结果只能提出假设，但至少可以看出，UPLM 病变 PCI 的结果与病变复杂程度有明显相关，对轻、中度复杂程度（SYNTAX 积分 <32）者支架置入可达到与 CABG 类似的

结果，但对严重复杂病变（SYNTAX 积分≥33）者，CABG 的效果明显优于支架置入。随访 5 年，尽管左主干亚组再次血管重建率明显高于 CABG（26.7% vs 15.5%，$P<0.001$），卒中发生率 PCI 明显低于 CABG（1.5% vs 4.3%；$P=0.03$），死亡（12.8% vs 14.6%，$P=0.53$）、MI（8.2% vs4.8%，$P=0.10$）和复合安全性终点——死亡、MI、卒中（19.0% vs 20.8%，$P=0.57$）两组间仍差异无统计学意义[4]。

最近发表的 3773 例 UPLM 狭窄病变支架置入与 CABG 比较的荟萃分析[5]，包括了 2 个随机对照研究 SYNTAX 和 LE MENS 及包括 MAIN-COMPARE 在内的 8 个注册研究，DES 使用率 35%~100%，随访时间 2~8 年，结果显示支架置入与 CABG 比较直至 3 年病死率差异无统计学意义（OR=1.11，95%CI 0.66~1.86），复合安全性终点（死亡、心肌梗死、卒中）差异无统计学意义（OR=1.16，95%CI 0.68~1.98），支架置入组只是再次靶血管重建（TVR）明显增加（OR=3.30，95%CI 0.96~11.33）。但是对 TVR 发生率的解释需要注意，许多 CABG 术后患者未进行再次 TVR，尤其左乳内动脉（LIMA）旁路血管通畅时，并不是由于患者不能从再次手术获益，而是由于手术风险太大或手术成功可能性低；事实上，CABG 数年后自身血管和大隐静脉旁路血管都可退化至完全闭塞或弥漫性狭窄而难以再次 CABG 或 PCI。据统计，在术后 12~18 个月 30% 的大隐静脉旁路移植血管（SVG）狭窄或闭塞，5 年后 50%SVG 狭窄或闭塞。而在临床试验中观察到的 PCI 后再次 TVR 相对升高，至少有部分原因是由于 PCI 后仍然是进一步血管重建的良好指征。

除病变复杂程度以外，以前的研究还表明许多临床因素也是决定 UPLM 狭窄患者预后的重要因素，为此，建立了 SYNTAX 积分Ⅱ（SS-Ⅱ）[6]，该积分将冠脉造影参数（解剖 SYNTAX 积分）与临床参数（年龄、性别、左室射血分数、肌酐清除率、慢性阻塞性肺疾病和周围血管病）相结合，可更准确地预测 PCI 或 CABG 后个体死亡风险，从而成为更为有用的对复杂冠状动脉病变血运重建方法选择的床旁决策工具。

阜外医院近来分析了单中心自 2004 年 1 月至 2011 年 12 月随访 3 年以上的连续 1911 例左主干介入治疗患者的随访结果。尽管每年 PCI 总数明显增加，左主干 PCI 例数也明显增加，但左主干 PCI 占 PCI 总数的比例并无明显变化（3%~4%）。2011 年 PCI 总数上万例，左主干 PCI 比例仅占 4.3%。3 年随访全因死亡 4.2%，心源性死亡 3.0%，卒中 1.2%，MI 0.6%，TVR 6.9%，死亡 / 卒中 /MI 复合终点 9.7%，确定及可能的血栓 1.7%，这组来自真实世界的连续病例取得较好长期效果。其中，糖尿病亚组 496 例，其全因死亡、心源性死亡和死亡 / 卒中 /MI 复合终点与非糖尿病患者均差异无统计学意义，但 TVR 发生率糖尿病亚组明显升高。1581 例分叉病变患者，全因死亡、心源性死亡和 TVR 与非分叉病变差异无统计学意义，但死亡 / 卒中 /MI 复合终点在分叉病变组明显增高。值得注意的是，分叉病变置入双支架者 3 年时心源性死亡低于置入单支架者。这组资料分析还表明，SYNTAX 积分可较好预测 UPLM 病变 PCI 的预后，SYNTAX 积分≤22、23~32 及 >33 三组，3 年心源性死亡率分别为 2.0%、3.3% 和 6.1%（$P=0.005$）；死亡 / 卒中 /MI 复合终点三组间同样有显著差别（6.4%、11.2% 和 15.6%，$P=0.0001$）。SYNTAX 积分 >33 患者仅占全组患者的 12%，说明患者取得良好长期效果与严格选择适应证有关，在 SYNTAX 试验及欧洲最新 PCI 指南发表前，研究者已经按此标准选择适应证。这组患者还验证了 SS-Ⅱ的预测价值，按患者基线 SS-Ⅱ积分分为低、中、高三组，全因死亡、心源性死亡及死亡 / 卒中 /MI 复合终点在三组间具有显著差别，SS-Ⅱ预测全因死亡的敏感性和特异性优于 SYNTAX 积分。本组结果支持最新 PCI 国际指南的推荐，并验证了 SYNTAX 积分和 SS-Ⅱ积分的预测价值。

二、国际、国内指南对 UPLM 患者进行血运重建策略的推荐

1. 2011 年 ACCF/AHA/SCAI 经皮冠状动脉介入治疗指南推荐[7]：对左主干狭窄≥50% 者应行 CABG，改善生存（Ⅰ类推荐，B 级证据）；对 UPLM 患者 SYNTAX 积分≤22 的开口或体部病变外科手术风险增加者（STS 预测手术风险≥5%），选择 PCI 是合理的（Ⅱa 类推荐，B 级证据）；当不稳定型心绞痛 / 非 ST 段抬高 MI 时，若 UPLM 是罪犯病变而患者不是 CABG 适应证，PCI 改善生存是合理的（Ⅱa 类推荐，B 级证据）；当 ST 段抬高心肌梗死（STEMI）时若 LPLM 为罪犯病变，血流 <TIMI 3 级且 PCI 可迅速进行时，PCI 是合理的（Ⅱa 类推荐，C 级证据）；UPLM 患者 SYNTAX 积分 <33，外科手术风险增多（STS>2%）者，也可考虑 PCI 作为 CABG 的替代治疗（Ⅱb 类推荐，B 级证据）；对 UPLM 病变解剖不适宜 PCI 而适宜 CABG 者，不应行

PCI(Ⅲ类推荐,B 级证据)。

2. 2012 年中国冠状动脉介入治疗指南(简本)推荐[8],左主干病变为孤立或单支、开口部或体部病变时,PCI 是合理的(Ⅱa 类推荐,B 级证据);左主干 +2 支病变或 3 支病变,SYNTAX 积分≤32 者可考虑 PCI(Ⅱb 类推荐,B 级证据);左主干 +2 支病变或 3 支病变,SYNTAX 积分≥33 分,不适于 PCI(Ⅲ类推荐,B 级证据)。

3. 2014 ESC/EACTS 心肌血运重建指南推荐[9],左主干病变 SYNTAX 积分≤22 者 PCI 为Ⅰ类推荐,A 级证据;SYNTAX 积分 23~32 者 PCI 为Ⅱa 类推荐,B 级证据;SYNTAX 积分 >33 者则为Ⅲ类推荐,B 级证据,即不推荐 PCI。而对上述 3 类患者,CABG 均为Ⅰ类推荐,B 级证据。

三、临床上对 UPLM 狭窄病变血运重建策略选择的思考

将循证医学的证据恰当地应用于具体患者,为患者制定最适宜的治疗策略,是循证医学的精髓。

UPLM 狭窄患者究竟应该选择 CABG 还是支架置入应该考虑下述诸因素:

1. 病变复杂程度(SYNTAX 积分的高低)?

SYNTAX 积分属低、中度者(<32 分),可考虑支架置入;≥33 分者应首选 CABG。

2. 对 UPLM 狭窄病变合并多支病变者是否能达到完全性血管重建?

如果有重要功能意义的血管 PCI 不能再通者,应选择 CABG。

3. 左主干病变是否有严重钙化?

有严重钙化者多考虑 CABG。

4. 患者是否为需要胰岛素治疗的糖尿病伴 UPLM 合并 3 支病变?

若是,应多考虑 CABG。

5. 患者左心功能如何?

左心室 EF 降低对 CABG 及 PCI 均是高危因素,应权衡获益 / 风险比做出决策,若考虑支架置入应预先置入主动脉内球囊反搏(IABP)予以保护。

6. 患者是否可耐受至少一年的双重抗血小板治疗?

术前必须认真评价患者是否能耐受长期的双重抗血小板治疗,若患者有出血倾向、消化性溃疡、消化道出血史或抗血小板药过敏、不能耐受等情况,则是支架置入的禁忌,应选择 CABG。

7. 患者是否合并疾患而不适宜 CABG?

如患者合并慢性阻塞性肺疾病(COPD)等禁忌手术的疾患或外科手术高风险时,对病变适宜者可行支架置入。

8. 术者的技术水平如何?

研究表明,术者经验及技术水平与患者预后相关,UPLM 狭窄的 PCI 治疗应在治疗病例较多的中心由有经验的术者进行。阜外医院的数据表明,有经验的术者(指连续 3 年,每年行 15 例以上者)的患者 30 天全因死亡和心源性死亡以及 3 年心源性死亡均明显低于经验少的术者。

9. 在合理的情况下尊重患者意愿和选择

四、UPLM 狭窄支架置入术的技术要点

对 UPLM 狭窄病变行支架置入术必须达到完美的结果,以保证近、远期疗效。

1. 开口部狭窄 必须选择最佳体位,在透视下能充分显示开口部切线位,一般以后前位(稍向左前或右前)头位偏转角度最好,置入支架时必须充分覆盖开口部并突出至升主动脉内 1mm,然后将球囊拉回一部分在开口部扩张,将突出的支架"熨平"。

2. 体部狭窄 支架应覆盖到开口部,若体部较短时,支架可伸向前降支(前降支的血管直径要足够大)。

3. 分叉部狭窄

(1) 对回旋支开口无显著狭窄者选用单支架置入跨过分支(cross-over)技术,回旋支较小时尤为适用。

单支架置入后若回旋支开口受累，必要时可临时植入支架(provisional stenting)。

(2) 双支架置入技术：当左主干分叉病变累及前降支及回旋支开口，回旋支血管较大、回旋支开口狭窄病变较严重且累及其近端血管时，一般需用双支架置入。当回旋支及前降支夹角≥70°时可采用"T"支架技术，SYNTAX 研究表明 T 支架技术优于其他技术(减少再次血管重建)；当夹角 <70°时可采用 Mini-Crush 技术。当前降支、回旋支血管直径近似，夹角较小，且与左主干直径也近似时，可用"裙裤"(Culotte)技术。当前降支、回旋支开口及近端均被累及、血管直径较小而左主干直径较粗大时，可用对吻支架技术(kissing stenting)，但对吻支架技术将在左主干内造成金属嵴(carina)，安全性及远期疗效尚待评价。

无论用何种技术，只要是置入双支架，用对吻球囊(kissing balloon)技术进行后扩张对保证近、远期疗效都是必需的。

4. 对 UPLM 狭窄合并多支血管病变的支架置入术必要时可分期进行，如 UPLM 狭窄合并右冠状动脉严重狭窄或 CTO，可先行将右冠脉的严重狭窄或 CTO 病变再通，数天后再行 UPLM 狭窄病变支架置入术，可增加安全性。

5. 血管内超声(IVUS)的应用 IVUS 对左主干病变支架置入术有重要指导价值。研究表明 IVUS 指导下的左主干支架置入术可取得更好的近、远期效果，因此，对左主干病变的介入治疗，应尽量在 IVUS 指导下进行。在支架置入前 IVUS 检查可精确测量血管直径，并可确定病变性质、病变狭窄程度、病变长度、钙化严重程度及分叉部累及情况，从而协助制订策略、选择最适直径和长度的支架。支架植入后 IVUS 可确定支架扩张及贴壁情况，病变是否被充分覆盖，及支架边缘是否有血管夹层、撕裂等，从而达到完美的支架置入效果。

6. FFR 测定 FFR 测定对造影显示的边缘性狭窄有助于治疗决策的选择。例如，当用 cross-over 技术置入单个支架以后，FFR 测定有助于决定回旋支开口部是否需进一步处理，如果血管造影见回旋支开口部有狭窄而 FFR>0.80 时，可不干预。

(高润霖)

参考文献

[1] Seung KB, Park DW, Kim YH, et al. Stents versus coronary-artery bypass grafting for left main coronary artery disease. N Engl J Med, 2008, 358: 1781-1792.

[2] Serruys PW, Morice MC, Kappetein AP, et al. Percutaneous coronary interventions versus coronary-artery bypass grafting for severe coronary artery disease. N Engl J Med, 2009, 360: 961-972.

[3] Morice MC, Serruys PW, Kappetein AP, et al. Outcomes in patients with de novo left main disease treated with either percutaneous coronary intervention using paclitaxel-eluting stents or coronary artery bypass graft treatment in the Synergy Between Percutaneous Coronary Intervention With TAXUS and Cardiac Surgery (SYNTAX) Trial. Circulation, 2010, 121: 2645-2653.

[4] Naik H, White AJ, Chakravarty T, et al. A meta-analysis of 3,773 patients treated with percutaneous coronary intervention or surgery for unprotected left main coronary artery stenosis. J Am Coll Cardiol Intv, 2009, 2: 739-747.

[5] Farooq V, van Klaveren D, Steyerberg EW, et al. Anatomical and clinical characteristics to guide decision making between coronary artery bypass surgery and percutaneous coronary intervention for individual patients: development and validation of SYNTAX score Ⅱ. Lancet, 2013, 381: 639-650.

[6] Levine GN, Bates ER, Blankenship JC, et al. 2011 ACCF/AHA/SCAI Guideline for Percutaneous coronary intervention: Executive summary. Circulation, 2011, 124: 2574-2609.

[7] 中华医学会心血管病学分会介入心脏病学组，中华心血管病杂志编辑委员会．中国经皮冠状动脉介入治疗指南 2012(简本). 中华心血管病杂志，2012，40：271-277.

[8] Windecker S, Kolh P, Alfonso F, et al. 2014 ESC/EACTS Guidelines on myocardial revascularization. Euro Heart J, 2014, 35: 2541-2619.

非阻塞性冠心病治疗进展

近一个多世纪来，人们已经接受这个概念：心外膜血管的阻塞性病变是导致心绞痛的主要原因。1974年，Gould 和 Lipscomb 研究发现，当冠状动脉直径狭窄 >80% 时，血流量才会显著下降，而预先使用小动脉扩张剂使冠脉血流量增大 4~5 倍后再行结扎，冠状动脉直径狭窄 >50% 时血流量已显著下降[1,2]。这一实验产生了冠状动脉血流储备的概念，并迅速转化为临床概念：冠状动脉直径狭窄 ≥50% 为血流动力学意义的狭窄，≥85% 为临界狭窄，而后者又很快演绎成为缺血性狭窄的概念。因此，近 40 年来，临床心脏病学家们形成共识：冠状动脉直径狭窄 ≥50% 才可诊断为冠心病，≥85% 的冠状动脉临界狭窄可引起心肌缺血，应进行介入治疗。然而，随着介入性冠状动脉诊断和治疗技术的普及，人们发现，许多有心肌缺血证据的患者冠脉造影显示为冠脉的非阻塞性病变，即非阻塞性冠心病（CAD）。

一、非阻塞性冠心病的概念

1 支或多支血管直径狭窄 1%~49% 为非阻塞性冠心病，而 1 支或多支血管直径狭窄 ≥50% 为阻塞性冠心病。研究者收集了美国退伍军人 CART 项目中的冠心病数据。该项目包含了冠脉造影和长期随访结果，共包括 2007—2012 年 37 674 例接受选择性血管造影的患者，发现 55.4% 为阻塞性冠心病，22.3% 为非阻塞性冠心病[3]。WISE 研究结果提示，60% 因胸痛或无创检查发现有缺血证据的患者不存在影响血流的冠脉阻塞（至少有 ≥1 条主支存在 ≥50% 狭窄）[4]。

长期以来，人们认为在心绞痛患者中，如果冠脉造影显示正常或狭窄程度 <50% 则属低危人群，预后良好。然而，近年来大样本人群的长期随访研究否定了这一传统观点[5-10]。Jespersen 等[5]对接受冠脉造影的 11 223 例稳定型心绞痛患者和无症状的 5705 例对照人群平均随访 4.6 年，发现冠脉造影显示正常或狭窄程度 <50% 的患者的心血管事件率显著高于对照人群。Lin 等[11]对 2583 例因心绞痛症状或心血管高危因素而行 64 排 CT 冠脉造影的患者随访 3.1 年，发现 CT 测量的冠脉狭窄 <50% 的患者全因死亡率显著高于 CT 检查无冠脉狭窄的患者。美国退伍军人 CART 研究发现，无冠心病患者 1 年时心肌梗死发生率为 0.11%，1 支血管病变的非阻塞性冠心病患者为 0.24%，2 支血管病变非阻塞性冠心病者为 0.56%，3 支血管病变者为 0.59%。在阻塞性冠心病患者中，随着病变血管支数增加（或 LMCA），心肌梗死风险亦增加。无冠心病者的 1 年时死亡率为 1.38%，1 支、2 支和 3 支血管病变的非阻塞性冠心病患者分别为 2.02%、1.50% 和 2.72%。在多因素校正模型中，仅 3 支病变的非阻塞性冠心病与 1 年时死亡风险增加相关[3]。这些研究显示，冠脉狭窄程度 <50% 不能作为判断患者预后是否良好的指标。

近年研究发现，缺血性心脏病亦可由非阻塞性冠心病引起。Lin 等[11]对 163 例心绞痛患者进行了多排冠脉 CT 和 SPECT 负荷试验，发现 105 例患者有轻度冠脉狭窄，39 例有明显冠脉狭窄但仅 15 例有血流限制性狭窄且负荷试验结果正常，这说明狭窄病变和缺血性心脏病之间并非一致。病理学研究已证实，急性冠脉综合征（ACS）的发病并非由于斑块过大阻塞管腔，而是由于易损斑块的破裂或糜烂继发管腔内血栓形成导致。一项病理学研究发现，90% 急性或慢性缺血性心脏病患者是由临界冠脉狭窄导致的。研究发现，在 212 例 ACS 患者中，30.6% 冠脉造影正常或接近正常。1999 年发表的 GUSTOⅡb 试验对 12 142 例 ACS 患者进行了冠脉造影，发现 6.8% 的男性和 10.2% 的女性 ST 段抬高型心肌梗死患者、4.2% 的男性和 9.1% 的女性非 ST 段抬高型心肌梗死患者以及 13.9% 的男性和 30.5% 的女性不稳定型心绞痛患者，冠脉造影显示为非阻塞性狭窄[12]。识别冠状动脉非阻塞型心梗（MINOCA）特点的相关研究也正在进行。研究者采用荟萃分析法对 28 篇相关论文中的 MINOCA 患病率、临床特征和预后进行评估。结果显示，MINOCA 患病率为 6%，患者年龄（中位数）为 55 岁，女性占 40%。然而，与阻塞性冠状动脉疾病型心梗（MI-CAD）患者相比，尽管其他心血管危险因素相似，但 MINOCA 患者较年轻以及是女性的可能性更大，并且患有高脂血症的可能性更小。MINOCA 患者 12 个月的全因死亡率低于 MI-CAD 患者(4.7% 对比 6.7%)。此外,对 46 篇有关 MINOCA 基础病理生理机制研究的论文进行定量评估,结果表明,心脏磁共振成像对典型心梗、心肌炎以及没有显著异常的检出率分别为 24%、33% 和 26%。在 27% 的 MINOCA 患者中可诱导出冠状动脉痉挛,以及在 14% 的患者中可检出具有血栓形成倾向[13]。

非阻塞性冠心病的原因很多,在许多情况下不同于阻塞性冠心病的病因。一些患者有大血管功能障碍伴痉挛性心绞痛,另一些患者有冠脉微血管功能障碍[14]。Fearon 等研究结果发现,在大多数非阻塞性冠心病却出现心绞痛的患者中可以观察到隐匿性冠状动脉异常。139 例患者(平均年龄 54 岁,女性占 3/4)中,77% 的心绞痛患者有冠状动脉病变,44% 有血管内皮功能障碍,21% 有微血管病变,5% 血流储备分数≤0.8,58% 存在心肌桥。WISE 研究发现,近 50% 无冠脉阻塞性胸痛的女性主要表现为冠脉微血管功能障碍(MCD),称为心肌微循环障碍或微血管病变[4]。Lee 等[15]研究发现,虽然冠脉造影显示冠脉狭窄程度<50%,但仍有 44% 的患者存在内皮功能异常,5% 的患者 FFR≤0.8 则提示存在心肌缺血,21% 冠脉微血管阻力指数≥25,即存在微血管功能障碍。

2013 年 ESC 重新定义稳定型冠心病(SCAD),将阻塞性冠脉病变(冠状动脉直径狭窄≥50%)与非阻塞性冠脉病变包括冠状动脉痉挛以及微血管功能障碍作为 SCAD 的共同机制[16]。微血管功能异常已引起越来越多国内外学者的重视。

冠脉微血管病变并不出现动脉粥样硬化的整体形态学改变,而是与血管的运动、生长、渗透性异常及炎症发生密切相关。传统的冠脉疾病危险因素包括高血脂、高血压和糖尿病,均可导致冠脉微血管功能障碍,其中微血管结构改变进而导致功能障碍。以下因素均能破坏微血管结构,引起微血管功能障碍:①ACS 或血管再通后微栓塞造成的微循环管腔阻塞;②浸润性心脏疾病造成的微血管壁渗透性增高;③肥厚型心肌病、高血压引起的微血管重构;④主动脉瓣狭窄、肺动脉高压导致的血管稀疏和血管周围纤维化。绝经后女性多存在高血压、糖尿病、代谢综合征和肥胖等危险因素,冠脉小血管斑块负荷比男性更重,更易造成微血管功能障碍。吸烟、高血脂、糖尿病导致的血管内皮功能障碍及肥厚型心肌病、高血压导致的平滑肌细胞功能障碍和冠脉再通后自主神经功能紊乱等均能引起微血管功能障碍。女性妊娠相关的高血压、代谢紊乱也会造成内皮功能紊乱,增加冠心病风险。血管外因素如主动脉瓣狭窄、肥厚型心肌病导致的壁外压迫和主动脉瓣狭窄导致的舒张期灌注时间缩短是引起微血管功能障碍的常见原因[17-23]。

二、非阻塞性冠心病的诊断

如果患者有心绞痛症状,心电图有异常表现,而冠脉造影没有显示阻塞性疾病,则非阻塞性冠心病患者应进行非侵入性试验[24-29]。非侵入性试验包括心电图运动试验、超声心动图负荷试验、放射性核素成像负荷试验观察心肌缺血的程度和范围。随着冠状动脉造影和多排 CT 血管造影技术的迅速普及,很多医院的上述三种负荷试验几乎陷于停顿,这种状态必须改变。必须使广大心脏病医师认识到,血管造影技术显示的斑块病变和心肌缺血并非同一概念,以前者推测后者将导致误诊和误治。

在诊断微血管功能障碍的标准中,通过冠脉内多普勒血流速度分析进行内皮功能和冠脉血流储备(CFR)的检测来评估患者冠脉微血管功能。CFR 是冠脉血流对腺苷发生反应时的最大充血状态与基础状态下血流量的比值,心肌内血流储备的一致性减少(微血管异常的一致性)能够间接反映冠脉微循环功能损害。研究发现,CFR<2.0 提示冠脉微血管功能障碍。血流储备分数(FFR)检测是基于冠脉内压力测量获得的评价冠脉病变生理功能的参数,当 FFR≤0.8 提示心肌缺血,存在微血管功能障碍。Fearon 等提出了一种新颖且相对简单的定量评估微循环功能的指标,即微循环阻力指数(index of microcirculatory resistance,IMR),并在动物模型中证实其与实际微血管阻力(true microvascular resistance,TMR)有很好的相关性。随后,在稳定期冠心病患者和接受急诊 PCI 术后的 STEMI 患者中证实其与 TMR 也有很好的相关性。研究发现,当冠脉微血管阻力指数≥25 时,提示存在微血管功能障碍。

辅助检查还包括心血管磁共振成像(CMRI),可同时获得心脏解剖、心肌灌注与代谢、心室功能及冠脉成像的信息,是一种较可靠评价心肌灌注缺损的方法。其他无创性检查还包括正电子发射计算机断层扫描(PET)、门电路闪烁照相法等。

三、非阻塞性冠心病的治疗进展

多项研究指出，对非阻塞性冠心病应制定积极的防治策略，从而减少冠心病患者的冠脉事件，降低死亡率。除了积极地改善生活方式外，应严格控制危险因素。对心绞痛症状明显者，应积极给予药物干预以减少心绞痛发作[30-32]。同时针对冠心病的二级预防进行积极的药物干预。

1. 危险因素的控制

(1) 高血压：研究发现，在非阻塞性冠心病合并高血压患者中，应用抗高血压药物能够有效改善微血管功能障碍。研究发现，ACEI 及 ARB 药物能够改善内皮依赖性的微血管功能异常，而二氢吡啶类 CCB 没有发现有此功能。一项研究显示非二氢吡啶类 CCB 如维拉帕米能够改善微血管功能异常。

β 受体阻滞剂奈必洛尔通过激活 β_3 受体而发挥内皮保护作用，在非阻塞性冠心病治疗中发挥作用。卡维地洛因其具有 α 受体阻滞作用，对微血管病变具有有益作用。美托洛尔及阿替洛尔则未见上述微血管保护作用。

抗高血压治疗对内皮依赖性的微血管的保护作用的研究较少。PET 研究显示奥美沙坦能够增加 CFR、改善微循环功能障碍，而氨氯地平没有此作用。另一项研究显示，尽管维拉帕米和依那普利在降压效果上相近，但前者能够明显改善内皮功能，进而改善微血管功能。这些研究说明，微血管功能改善是降压药物的降压效果之外的作用。可能的机制包括对血管平滑肌细胞的直接作用、抗氧化作用、改善血管的内皮功能及舒张功能，同时还具有改善自主神经系统功能作用。值得注意的是，近年研究揭示，高血压患者出现 CFR 下降与是否存在左室肥厚及左室肥厚的程度高度相关，提示微血管功能障碍是左室重构及内皮细胞、平滑肌细胞功能改变的必然结果。

(2) 高脂血症：近年研究显示应用阿托伐他汀能够显著改善高脂血症患者的 CFR，提示他汀类药物能够改善患者内皮依赖的微血管功能。尽管一些研究发现他汀类药物能够显著改善内皮依赖的大的冠脉及外周血管的舒缩功能，但他汀类药物能否改善微血管功能的研究尚缺乏系统的较大规模的研究证实。对于他汀类药物改善微血管功能障碍的作用机制，除了其调脂作用外，可能发挥抗炎、抗氧化等作用。

(3) 糖尿病：与高血压及高脂血症的研究相比较，糖尿病患者血糖控制与改善微血管障碍的研究相对较少。研究发现，2 型糖尿病患者中应用格列本脲或格列美脲联合二甲双胍，能够显著改善其内皮功能及增加冠脉的 CFR。在 1 型糖尿病患者中应用胰岛素能够增加 CFR，长期疗效有待观察。

(4) 其他危险因素控制：晚近研究发现，肥胖患者减轻体重可以使双嘧达莫诱导的冠脉血流量增加，而这种改善与脂肪细胞因子的增加相关。吸烟者的冠脉血流储备明显下降，而维生素 C 可以使吸烟者的 CFR 明显改善。

2. 控制心绞痛症状　对于非阻塞性稳定型冠心病患者出现心绞痛症状，应考虑给予药物治疗，以减轻心绞痛症状，改善患者的生活质量。

(1) β 受体阻滞剂：由于 β 受体阻滞剂能够抑制交感神经兴奋、减慢心率、减少心肌耗氧量及增加冠脉的灌注，在抗心绞痛中发挥重要作用，尤其是针对交感活性增高或心率较快的患者。研究发现，与安慰剂或其他药物比较，β 受体阻滞剂在非阻塞性冠心病患者合并微血管病变中能够减轻心绞痛症状，减少 24 小时动态心电图中 ST 段压低的时间和次数。亦有研究发现，β 受体阻滞剂阿替洛尔对减少心脏 X 综合征患者心绞痛的发作频率有效。

(2) 钙通道阻滞剂：在大血管痉挛性心绞痛中，推荐服用钙通道阻滞剂。一项始于 1988 年的针对血管痉挛性心绞痛患者的研究显示，钙通道阻滞剂可改善患者生存质量，且患者不会出现梗死。Ohba 等研究发现，在微血管痉挛性心绞痛患者中应用钙通道阻滞剂明显减轻心绞痛症状，在随访的 (47.8±27.5) 个月中没有发生不良心血管事件。在非阻塞性冠心病患者合并微血管病变中，目前推荐应用非二氢吡啶药物如地尔硫䓬进行抗心绞痛治疗。复合型 L、T 型钙通道阻滞剂咪拉地尔，可减少冠状动脉血流缓慢综合征患者的心绞痛频率。

(3) 硝酸酯类药物：硝酸酯类药物由于能够扩张静脉减轻心脏前负荷及扩张冠脉，在冠心病心绞痛治疗中应用广泛。然而，在非阻塞性冠心病合并微血管病变以及冠脉痉挛患者中，舌下含服短效硝酸酯类药物作用有限。日本的一项针对1429例血管痉挛性心绞痛患者的观察性研究中发现，服用硝酸盐与否对主要不良心血管事件的影响没有差异（HR=1.28；95% CI 0.72~2.28）。在合并微血管病变应用硝酸酯类药物有时效果欠佳，主要是硝酸酯类药物对微血管扩张作用有限，有时还起到反作用，主要原因在于硝酸酯类药物有时导致低血压的发生，同时激活了交感神经系统，增快了心率。有报道显示静脉内或冠脉内注射硝酸酯类药物能够减少CRF。

(4) 尼可地尔：具有ATP敏感钾离子通道开放剂的作用，同时兼有拟硝酸酯类作用，能够有效地扩张冠脉阻力血管，对非阻塞性冠心病合并微血管病变患者的心绞痛治疗效果较好。IONA研究结果显示尼可地尔能够显著降低稳定型心绞痛不良心血管事件的发生率。JCAD研究发现尼可地尔能够显著降低稳定型心绞痛全因死亡率35%，降低心血管死亡率56%。研究发现冠脉内注射尼可地尔减少ACS及非ACS患者无复流发生率，尼可地尔能够改善稳定性冠心病患者的微血管功能。Yamabe等研究发现口服或静脉内注射尼可地尔2周，能够显著减少24小时动态心电图中ST压低的时间和次数，减少心绞痛症状持续时间。

(5) 伊伐布雷定：伊伐布雷定（ivabradine）为首个选择性特异性心脏起搏电流（I_f）抑制剂，具有特殊的降低心率作用。临床研究表明，其在治疗稳定性心绞痛方面具有良好的疗效和安全性。伊伐布雷定能够改善阻塞性冠心病患者的心绞痛症状和心电图缺血的变化；而在非阻塞性冠心病患者中，仅一项研究显示，与安慰剂比较，伊伐布雷定能够减少非阻塞性冠心病合并微血管病变患者的心绞痛症状。

(6) 曲美他嗪：曲美他嗪可抑制游离脂肪酸的β氧化，使游离脂肪酸代谢减少，从而使心肌以葡萄糖代谢为主产生能量，从而在产生更多的ATP，抑制酸中毒和钙超载，进而改善心绞痛症状。在一项双盲对照研究中，曲美他嗪能够显著增加非阻塞性冠心病合并微血管病变患者的运动耐量，减少ST段压低的持续时间。

(7) 雷诺嗪：脂肪酸部分氧化酶抑制剂，通过改变心脏代谢方式减少心脏需氧量，从而降低心绞痛发作的可能性。同时还具有抑制Na^+内流，促进Ca^{2+}外流，从而减少细胞内钙超载，扩张冠脉，改善心脏的舒张功能的作用。口服雷诺嗪后不引起心率减慢和血压下降。在一项稳定型心绞痛的负荷运动试验表明，与安慰剂组相比，雷诺嗪显著延长了运动试验的持续时间，减少了每周发作心绞痛的次数和频度，延长了出现ST段压低的时间。在一项小样本随机对照研究中，20例非阻塞性冠心病合并微血管病变的女性患者应用雷诺嗪后，能够显著改善心绞痛症状、增加患者CRF。在另一项对照研究中，与安慰剂或伊伐布雷定相比，45例微血管病变患者经过4周治疗后，雷诺嗪能够显著减少心绞痛症状，增加患者的运动耐量。

(8) 茶碱类药物：茶碱类药物是腺苷受体拮抗剂，通过拮抗微血管病变部位的腺苷的分泌而增加冠脉CRF。Picano等研究发现，氨茶碱能够改善微血管病变患者心绞痛症状，改善患者的运动耐量，尤其适合合并COPD患者。在一项研究中观察到，静脉注射氨茶碱能够明显微血管心绞痛症状及心电图ST段压低程度。Radice等观察到口服400mg的氨茶碱能够减轻运动诱发的微血管心绞痛症状及心电图ST段压低程度。

(9) α受体阻滞剂：冠脉阻力血管的收缩，加重了微血管功能障碍，而α受体阻滞剂由于能够扩张冠脉，理论上讲在微血管心绞痛中能够发挥有益作用。Rosen等研究发现，α受体阻滞剂多沙唑嗪能够增加冠脉血流储备，而另一项研究Botker等发现多沙唑嗪并未能减轻心绞痛的症状及改善ST压低情况。α受体阻滞剂在微血管病变中的作用仍需研究证实。

3. 非阻塞性冠心病的二级预防　2013年ESC指南指出，冠心病的二级预防仍然适用于非阻塞性冠心病患者。然而，针对非阻塞性冠心病患者的二级预防不容乐观。Dasari等研究发现，在冠心病的二级预防中，与阻塞性冠心病患者比较，非阻塞性冠心病患者阿司匹林的应用相似，而他汀类药物的应用较少。随访1年后发现，非阻塞性冠心病患者阿司匹林、他汀类药物、ACEI、β受体阻滞剂药物使用率明显低于阻塞性冠心病患者。在开始及1年后非阻塞性冠心病患者的LDL-C的达标率要好于阻塞性冠心病患者[33-36]。Manfrini等研究发现，在非阻塞性冠心病患者中，β受体阻滞剂使用率较高达77.8%，而ACEI药物使用率较低仅为57.7%[37]。Dasari等回顾性分析了2004—2007年在786家美国研究中心的1 489 745例冠脉造影患者的冠心病的二级预防情况，发现与阻塞性冠心病患者比较，15.9%的非阻塞性冠心病患者中阿司匹林、他汀类药物、β 受体阻滞剂和 ACEI/ARB 药物应用明显低于阻塞性冠心病患者(分别为 72.7% vs 90.9%,60.0% vs 80.3%,57.9% vs 79.4%,45.9% vs 58.6%;P 均 <0.0001)。多变量分析发现,非阻塞性冠心病患者更加不愿意应用的药物依次为 ACEI/ARB(OR=0.83,CI 0.80~0.86)、β 受体阻滞剂(OR=0.46,CI 0.44~0.47)、他汀类药物(OR=0.45,CI 0.43~0.48)和阿司匹林(OR=0.37,CI 0.35~0.39)。

(1) 阿司匹林:在 CONFIRM 研究中,共有 27 125 例患者 CT 证实存在非阻塞性冠心病(直径狭窄 1%~49%),观察阿司匹林对非阻塞性冠心病的临床预后的影响,随访了 27.2 个月观察阿司匹林与全因死亡的关系,结果发现阿司匹林与降低死亡率无必然联系[38]。虽然如此,专家仍然认为,根据冠心病的二级预防共识,如果没有禁忌证,所有患者都应当长期服用阿司匹林,但应当告知患者服用剂量和注意事项,提高效果,减少出血风险,阿司匹林推荐剂量为 75~150mg/d,对于老年患者和胃病患者必要时使用 PPI 等预防措施。服药期间避免酗酒。ACS 患者和 PCI 术后患者应当联合使用氯吡格雷。

(2) 他汀类药物:他汀类药物除了调脂作用外,具有保护内皮功能、抗炎、抗氧化作用,在冠心病二级预防中占有重要地位。大量循证医学证据已经证明使用他汀类药物可以降低心血管再发事件和降低死亡率。同样在 CONFIRM 研究中,观察他汀类药物对 27 125 例非阻塞性冠心病患者(直径狭窄 1%~49%)的临床预后的影响,随访 27.2 个月后结果发现,与正常对照组比较,非阻塞性冠心病死亡风险增加了 6%,应用他汀类药物后能够显著降 56% 死亡率(HR=0.44,95%CI 0.28~0.68,P=0.0003),但对于无冠心病没有斑块者来说没有益处[38]。因此,应当常规使用他汀类药物,尽量做到血脂达标,一般将 LDL-C 水平降至 2.6mmol/L(100mg/dl),ACS 患者降至 70mg/dl。

(3) β 受体阻滞剂:β 受体阻滞剂在心血管病的二级预防治疗中有肯定的作用。冠心病心绞痛和心肌梗死患者使用 β 受体阻滞剂有 I 类证据支持,若无禁忌证的心梗后患者使用 β 受体阻滞剂,可明显降低心梗复发率,改善心功能和减少猝死的发生。伴或不伴糖尿病的冠心病患者应用 β 受体阻滞剂可降低死亡率、提高生存率。β 受体阻滞剂不仅可以减少心绞痛发作,改善生活质量,更重要的是可以减少心梗后患者的再梗死率和猝死率,因此,β 受体阻滞剂是治疗冠心病的基本用药,在使用 β 受体阻滞剂药物时,除了避免禁忌证外,应当注意心率和血压,选择合适的剂量。

(4) ACEI:对于冠心病患者应当使用 ACEI,有助于改善内皮、保护心脏功能、预防心室重构等,对于伴有冠心病合并心脏功能不全的患者应当长期使用 ACEI,同样应当根据血压等选择合适的药物和剂量。Manfrini 等研究发现在非阻塞性冠心病患者中 ACEI 药物治疗能够明显降低 6 个月的死亡率(*OR* 0.31)[37]。

四、结 语

与非冠心病相比,非阻塞性冠心病的心血管事件明显增加,因此,对非阻塞性冠心病应给与足够的重视。正确诊断、积极防治至关重要。

(张运 陈文强)

参考文献

[1] Gould KL, Lipscomb K. Effects of coronary stenoses on coronary flow reserve and resistance. Am J Cardiol, 1974, 34(2): 48-55.

[2] Bugiardini R, Bairey Merz CN. Angina with "normal" coronary arteries: a changing philosophy. JAMA, 2005, 293(4): 477-484.

[3] Maddox TM, Stanislawski MA, Grunwald GK, et al. Nonobstructive coronary artery disease and risk of myocardial infarction. JAMA, 2014, 312(17): 1754-1763.

[4] von Mering GO, Arant CB, Wessel TR, et al. National Heart, Lung, and Blood Institute. Abnormal coronary vasomotion as a prognostic indicator of cardiovascular events in women: results from the National Heart, Lung, and Blood Institute Sponsored Women's Ischemia Syndrome Evaluation (WISE). Circulation. 2004. 109(6): 722-725.

[5] Jespersen L, Hvelplund A, Abildstrøm SZ, et al. Stable angina pectoris with no obstructive coronary artery disease is associated with increased risks of major adverse cardiovascular events. Eur Heart J, 2012, 33(6): 734-744.

[6] Marzilli M, Merz CN, Boden WE, et al. Obstructive coronary atherosclerosis and ischemic heart disease: an elusive link! J Am Coll Cardiol, 2012, 60: 951-956.

[7] Bigi R, Cortigiani L, Colombo P, et al. Prognostic and clinical correlates of angiographically diffuse non-obstructive coronary lesions. Heart,

2003,89(9):1009-1013.

[8] Bradley SM,Maddox TM,Stanislawski MA,et al. Normal coronary rates for elective angiography in the Veterans Affairs Healthcare System: insights from the VA CART program(Veterans Affairs Clinical Assessment Reporting and Tracking). J Am Coll Cardiol,2014,63(5):417-426.

[9] Roe MT,Harrington RA,Prosper DM,et al. Clinical and therapeutic profile of patients presenting with acute coronary syndromes who do not have significant coronary artery disease:the Platelet Glycoprotein Ⅱb/Ⅲa in Unstable Angina:Receptor Suppression Using Integrilin Therapy (PURSUIT) Trial Investigators. Circulation,2000,102(10):1101-1106.

[10] Schenck-Gustafsson K,Johnston N. Women with nonobstructive coronary artery disease are not necessarily healthy. J Womens Health(Larchmt), 2015,24(5):329-330.

[11] Lin FY,Shaw LJ,Dunning AM,et al. Mortality risk in symptomatic patients with nonobstructive coronary artery disease:a prospective 2-center study of 2,583 patients undergoing 64-detector row coronary computed tomographic angiography. J Am Coll Cardiol,2011,58(5):510-519.

[12] Hochman JS,Tamis JE,Thompson TD,et al. Sex,clinical presentation,and outcome in patients with acute coronary syndromes. Global Use of Strategies to Open Occluded Coronary Arteries in Acute Coronary Syndromes Ⅱb Investigators. N Engl J Med,1999,341(2):226-232.

[13] Pasupathy S,Air T,Dreyer RP,et al. Systematic review of patients presenting with suspected myocardial infarction and nonobstructive coronaryarteries. Circulation,2015,131(10):861-870.

[14] De Ferrari GM,Fox KA,White JA. Outcomes among non-ST-segment elevation acute coronary syndromes patients with no angiographically obstructive coronary artery disease:observations from 37,101 patients. Eur Heart J Acute Cardiovasc Care,2014,3(1):37-45.

[15] Lee BK,Lim HS,Fearon WF,et al. Invasive evaluation of patients with angina in the absence of obstructive coronary artery disease. Circulation, 2015,131(12):1054-1060.

[16] Montalescot G,Sechtem U,Achenbach S,et al.Task Force Members;ESC Committee for Practice Guidelines;Document Reviewers. 2013 ESC guidelines on the management of stable coronary artery disease:the Task Force on the management of stable coronary artery disease of the European Society of Cardiology. Eur Heart J.2013.34(38):2949-3003.

[17] Steg PG,Greenlaw N,Tendera M,et al.Prospective Observational Longitudinal Registry of Patients With Stable Coronary Artery Disease (CLARIFY) Investigators. Prevalence of anginal symptoms and myocardial ischemia and their effect on clinical outcomes in outpatients with stable coronary artery disease:data from the international observational CLARIFY Registry. JAMA Intern Med,2014,174(10):1651-1659.

[18] Camici PG,Crea F. Coronary microvascular dysfunction. N Engl J Med,2007,356(8):830-840.

[19] Lanza GA,Crea F. Primary coronary microvascular dysfunction: clinical. presentation,pathophysiology,and management. Circulation,2010, 121(21):2317-2325.

[20] Camici PG,d'Amati G,Rimoldi O. Coronary microvascular dysfunction:mechanisms and functional assessment. Nat Rev Cardiol,2015,12(1): 48-62.

[21] Crea F,Camici PG,Bairey Merz CN.Coronary microvascular dysfunction:an update. Eur Heart J,2014,35(17):1101-1111.

[22] Reriani M,Flammer AJ,Li J,et al. Microvascular endothelial dysfunction predicts the development of erectile dysfunction in men with coronary atherosclerosis without critical stenoses. Coron Artery Dis,2014,25(7):552-557.

[23] Al-Fiadh AH,Wong TY,Kawasaki R,et al.Usefulness of retinal microvascular endothelial dysfunction as a predictor of coronary artery disease. Am J Cardiol,2015,115(5):609-613.

[24] Tian J,Dauerman H,Toma C,et al. Prevalence and characteristics of TCFA and degree of coronary artery stenosis:an OCT,IVUS,and angiographic study. J Am Coll Cardiol,2014,64(7):672-680.

[25] Bugiardini R,Manfrini O,De Ferrari GM. Unanswered questions for management of acute coronary syndrome:risk stratification of patients with minimal disease or normal findings on coronary angiography. Arch Intern Med,2006,166(13):1391-1395.

[26] Segev A,Beigel R,Goitein O. Non-obstructive coronary artery disease upon multi-detector computed tomography in patients presenting with acute chest pain:results of an intermediate term follow-up. Eur Heart J Cardiovasc Imaging,2012,13(2):169-173.

[27] Min JK,Dunning A,Lin FY,et al.CONFIRM Investigators. Age-and sex-related differences in all-cause mortality risk based on coronary computed tomography angiography findings:results from the International Multicenter CONFIRM(Coronary CT Angiography Evaluation for Clinical Outcomes:An International Multicenter Registry) of 23,854 patients without known coronary artery disease. J Am Coll Cardiol,2011, 58(8):849-860.

[28] Ahmadi N,Ruiz-Garcia J,Hajsadeghi F,et al. Impaired coronary artery distensibility is an endothelium-dependent process and is associated with vulnerable plaque composition. Clin Physiol Funct Imaging,2014,doi:10.1111/cpf.12220.

[29] Tibirica E,Souza EG,De Lorenzo A,et al. Reduced systemic microvascular density and reactivity in individuals with early onset coronary artery disease. Microvasc Res,2015,97(2):105-108.

[30] Titterington JS,Hung OY,Wenger NK. Microvascular angina:an update on diagnosis and treatment. Future Cardiol,2015,11(2):229-242.

[31] Marinescu MA,Löffler AI,Ouellette M,et al. Coronary microvascular angina,and treatment strategies. JACC Cardiovasc Imaging,2015,8(2): 210-220.

[32] Ohba K,Sugiyama S,Sumida H,et al. Microvascular coronary artery spasm presents distinctive clinical features with endothelial dysfunction asnonobstructive coronary artery disease. J Am Heart Assoc,2012,1(5):e002485.

[33] Newby LK, LaPointe NM, Chen AY, et al. Long-term adherence to evidence-based secondary prevention therapies in coronary artery disease. Circulation, 2006, 113(2): 203-212.

[34] Maddox TM, Ho PM, Roe M, et al. Utilization of secondary prevention therapies in patients with nonobstructive coronary artery disease identified during cardiac catheterization: insights from the National Cardiovascular Data Registry Cath-PCI Registry. Circ Cardiovasc Qual Outcomes, 2010, 3(6): 632-641.

[35] Dasari TW, Golwala H, Koehler M, et al. Is risk factor control and guideline-based medical therapy optimal in patients with nonobstructive coronary artery disease? A Veterans Affairs study. Am J Med Sci, 2013, 345(5): 339-342.

[36] Cheezum MK, Hulten EA, Smith RM, et al.Changes in preventive medical therapies and CV risk factors after CT angiography.JACC Cardiovasc Imaging, 2013, 6(5): 574-581.

[37] Manfrini O, Morrell C, Das R, et al.Evaluation of Methods and Management of Acute Coronary Events Study Group. Effects of angiotensin-converting enzyme inhibitors and beta blockers on clinical outcomes in patients with and without coronary artery obstructions at angiography (from a Register-Based Cohort Study on Acute CoronarySyndromes). Am J Cardiol, 2014, 113(10): 1628-1633.

[38] Chow BJ, Small G, Yam Y, et al.CONFIRM Investigators. Prognostic and therapeutic implications of statin and aspirin therapy in individuals with nonobstructive coronary artery disease: results from the CONFIRM (COronary CT Angiography EvaluatioN For Clinical Outcomes: An InteRnational Multicenter registry) registry. Arterioscler Thromb Vasc Biol, 2015, 35(4): 981-989.

脂代谢相关基因突变与冠心病

冠心病是一种由遗传和环境因素共同作用的多基因遗传性疾病。脂代谢紊乱是冠心病重要危险因素，相关基因突变可导致各类脂质合成、代谢障碍，对动脉粥样硬化发生发展有很大影响。脂代谢相关基因的多态性与冠心病的遗传易感性研究已成为心血管领域的热点问题。

一、低密度脂蛋白代谢相关基因

1. 低密度脂蛋白受体(low density lipoprotein receptor, LDLR) 主要分布于肝脏，位于细胞表面被膜凹的浆膜部位，介导细胞摄取低密度脂蛋白(low density lipoprotein, LDL)以增加其降解。LDLR 是一种多结构域蛋白，在决定胆固醇代谢途径及调节血浆脂蛋白水平等方面发挥核心作用。LDLR 能识别并结合 LDL，进入肝细胞内部被网格蛋白有被小窝内化，网格蛋白解离出 LDLR，而 LDL 则通过溶酶体降解释放出胆固醇，LDLR 又回到肝细胞表面再次结合 LDL，如此循环往复，从而有效清除血浆中的 LDL[1]。*LDLR* 基因定位于染色体 19p13.1~13.3，长约 43kb，包括 17 个内含子和 18 个外显子，存在 5 个不同功能域。*LDLR* 基因突变影响 LDL 代谢途径的各个方面，如破坏 LDLR 蛋白合成以及细胞内转运、内化和再循环等功能，导致血浆 LDL 清除障碍并在血管壁内过度蓄积，促进动脉粥样硬化发生，增加冠心病发病风险。家族性高胆固醇血症(familial hypercholesterolaemia, FH)主要是由 *LDLR* 基因突变导致的一种单基因遗传性疾病，目前已发现 1000 多种 *LDLR* 基因突变与之相关，临床上以血浆胆固醇升高、皮肤黄色瘤和早发冠心病为主要表现，被认为是与冠心病密切相关的疾病[2]。在欧美国家，55 岁以下冠心病患者中 5%~10% 为 FH。流行病学研究证实：未经治疗的杂合子 FH 患者，男性在 60 岁前可能罹患冠心病，而女性则在 55 岁前[3]。此外，基因组相关性研究(GWAS)结果显示：在欧洲人群中，*LDLR* 单核苷酸多态性(single nucleotide polymorphism, SNP)rs1122608 增加冠心病发病风险[4]，而在亚洲人群中却未被证实[5]。近期 Ye 等[6]进行的荟萃分析显示，*LDLR* 第 2 个外显子 rs2228671-T 等位基因的出现可显著降低冠心病发病风险，可看作心脏保护因子，但其出现频率同样存在种族差异，在欧洲人群中约为 12%，而在中国人群中低于 1%。因此，尽管 *LDLR* 基因突变与冠心病关系密切，但种族差异性是未来开展冠心病基因诊断及治疗所必须考虑的重要因素。

2. 载脂蛋白 B(apolipoprotein B, ApoB) ApoB 是乳糜微粒(chylomicron, CM)、LDL 和极低密度脂蛋白(very low density lipoprotein, VLDL)的主要载脂蛋白，作为 LDLR 配体，包括 ApoB48 和 ApoB100 两种亚型。ApoB48 在小肠中产生，仅见于 CM，是 ApoB100 的 N 末端部分。ApoB100 是 LDL 和 VLDL 的主要载脂蛋白，主要功能是结合和转运脂质，介导血浆 LDL 降解与清除，在体内胆固醇代谢平衡中起重要作用。*ApoB* 基因定位于染色体 2q23~24，长约 43kb，包括 28 个内含子和 29 个外显子。*ApoB* 基因突变可导致结构域空间构象变化，与 LDLR 亲和力下降，导致 LDL 清除障碍。*ApoB* 基因突变部位及种类不同，导致血浆 ApoB 及 LDL 水平变化不同，如 R3500Q/W 与高水平 ApoB 及 LDL 水平相关，R3480P 与低水平 ApoB 及 LDL 水平相关，而 R3531C 则无明显变化[7]。与低水平 ApoB(<75mg/dl)相比，高水平 ApoB(>95mg/dl)女性的冠心病及心肌梗死风险分别增加 1.8 倍和 2.6 倍，男性则分别增加 1.9 倍和 2.4 倍[8]。在预测冠心病发病风险方面，ApoB 也明显优于 LDL[9]。此外，关于 *ApoB* 基因多态性的研究主要集中在 XbaI、EcoRI、Ins/Del 等位点，这些位点多态性通过影响 ApoB 及 LDL 水平，在冠心病发生发展中发挥作用，但具体机制仍在进一步研究中[10]。

3. 载脂蛋白 E(Apolipoprotein E, ApoE) ApoE 是一种富含精氨酸的碱性蛋白，是血浆重要载脂蛋白之一，主要存在于 CM 和 VLDL 中，是 LDLR、LDLR 相关蛋白和 VLDL 受体的配体。ApoE 主要由肝脏合成和代谢，在血浆脂蛋白代谢、组织修复、抑制血小板聚集和免疫调节等病理生理过程中均有重要作用。

ApoE 基因位于 19 号染色体,包括 3 个内含子和 4 个外显子,其双 α 螺旋结构是结合和转运脂质的结构基础。*ApoE* 基因有 3 种等位基因 e2、e3 和 e4,形成 6 种基因型:包括 E2/2、E3/3、E4/4、E2/3、E3/4 和 E2/4。*ApoE* 3 种等位基因分布不均匀,以 e3 分布频率最高(70%~80%),其次是 e4(10%~15%)和 e2(5%~10%)。ApoE 不同基因型的冠心病遗传易感性存在明显差异,可能与 ApoE 不同异构体与 LDLR 亲和力不同有关。e4 等位基因与高水平 LDL、ApoB 和低水平 ApoE 显著相关,而 e2 等位基因的作用恰恰相反,e3 等位基因则位于二者之间[11]。Zhang 等[12]的荟萃分析纳入 14 项研究共 5746 例冠心病患者和 19 120 例正常对照者,结果显示:与 e3 等位基因相比,e4 等位基因明显增加冠心病发病风险(尤其是蒙古人群),而 e2 等位基因则显著减少冠心病发病风险(尤其是白种人群),e4 等位基因可视为冠心病独立危险因子。

4. 前蛋白转化酶枯草溶菌素 9(proprotein convertase subtilisin/kexin 9,PCSK9) PCSK9 是来源于肝细胞的一种分泌性蛋白,基因定位于染色体 1p32.3,长约 22kb,含 12 个外显子,编码 692 个氨基酸残基组成的前角蛋白转化酶,由信号肽、前结构域、催化结构域及羧基末端结构域顺序连接而成。目前已证实,*PCSK9* 基因为 FH 第 3 个易感基因(另外两个是 *LDLR* 基因和 *ApoB* 基因)[13]。*PCSK9* 存在两种形式的基因突变:①功能获得型突变:比较少见,可增强 PCSK9 对 LDLR 的降解,上调 LDL 水平,导致高胆固醇血症;②功能缺失型突变:比较常见,可削弱或灭活 PCSK9 上调 LDL 的能力,导致低胆固醇血症,可使 LDL 降低 15%~28%,缺血性心脏病发生率降低 47%~88%[14]。目前已发现的 *PCSK9* 功能获得型突变主要有:E670G、D374Y、S127R、F216L、N157K、C-161T、I474V、R306S、D129G、H553R 和 R128S,尤其是 E670G 可作为血浆高 LDL 水平的独立预测因子,可用于判断冠状动脉粥样硬化的严重程度;*PCSK9* 功能缺失型突变主要有:C679X、Y142X、G106R、N157K、R237W、R46L、Q554E、L253F、A443T 和 S462P[13]。在正常血脂代谢过程中,LDLR 与 LDL 结合形成复合物由网格细胞吞入肝细胞内,LDLR 与 LDL 解离后重新回到肝细胞表面。PCSK9 与 LDL 竞争性结合肝细胞表面 LDLR,PCSK9 催化结构域与 LDLR 表皮生长因子结构域相互作用形成复合物,复合物形成后进入肝细胞溶酶体内降解 LDLR,防止 LDLR 再循环到肝细胞膜表面。由于肝细胞表面 LDLR 减少,LDL 不能被肝脏清除,导致血液中 LDL 水平升高。Li 等[15]进行的前瞻性病例对照研究发现,血浆 PCSK9 水平与冠心病发病风险及病变程度呈正相关。因此,抑制 PCSK9 活性可使血液中 LDL 水平降低。PCSK9 单克隆抗体通过特异性地与 PCSK9 结合,阻断 PCSK9 与 LDLR 复合物的形成,抑制 LDLR 的内吞和降解,很大程度上降低 PCSK9 对肝脏 LDL 清除能力的影响,从而降低 LDL 水平。现有证据表明,PCSK9 单克隆抗体能显著降低 LDL 水平,不良反应较少,但长期安全有效性以及能否减少心血管不良事件仍有待大规模临床试验进一步证实。

二、高密度脂蛋白代谢相关基因

1. 载脂蛋白 AⅠ(apolipoprotein AⅠ,ApoAⅠ) ApoAⅠ存在于高密度脂蛋白(high density lipoprotein,HDL)中,主要生理功能是激活卵磷脂胆固醇乙酰基转移酶,在促进血浆胆固醇脂化和 HDL 成熟过程中发挥重要作用。*ApoA*Ⅰ基因位于 11 号染色体长臂,长约 1863bp,由 3 个内含子和 4 个外显子组成,其 5' 端启动子(-75bp)和第 1 内含子(+83bp)核苷酸突变产生两个基质相关性丝氨酸蛋白酶抑制剂(matrix-associated serine protease Inhibitor,MspI)多态性位点,可影响 ApoAI 和 HDL 水平。MspI 位点多态性是由启动子 -75bp 鸟嘌呤 G 被腺嘌呤 A 替换所致,此单点突变破坏一个 MspI 内切酶识别位点产生 M1 等位基因;第一内含子 +83bp 胞嘧啶 C 被胸腺嘧啶 T 替换,破坏另一个 MspI 识别位点而产生 M2 等位基因。Liao 等[16]研究发现,*ApoA*Ⅰ的 M1 等位基因与高水平 ApoAⅠ及 HDL 密切相关,其在冠心病患者中出现频率显著降低,可预测冠心病发病风险;而 M2 等位基因则与 ApoAⅠ及 HDL 水平无明显关系,对冠心病没有预测价值。

2. 载脂蛋白 AⅣ(apolipoprotein AⅣ,ApoAⅣ) 基因位于 11 号染色体,长约 2690bp,包括 2 个内含子和 3 个外显子,编码 377 个氨基酸,在胆固醇逆向转运中起重要作用,决定体内 HDL 及甘油三酯(triglyceride,TG)水平。*ApoA*Ⅳ基因突变位点较多,主要集中在 A9G、MspI 位点、T347S 和 Q360H 等,其中 T347S 和 Q360H 多见于欧美人群,而 A9G 多见于中国人群[17]。Wong 等[18]研究发现,ApoAⅣ有抗动脉硬化作用,该基因存在 T347S 多态性。与 T 等位基因携带者相比,S 等位基因携带者 ApoAⅣ水平较低,冠心病发病风险明显升高。

3. 三磷酸腺苷结合盒转运体 A1 目前已发现 6 个三磷酸腺苷结合盒转运体(ATP binding cassette transporter,ABC)家族,分别为 A、B、C、D、E、F,共 48 个成员。A 家族有 12 个成员,ABCA1 以 ATP 为能源,促进细胞内游离胆固醇和磷脂流出,转运出的游离胆固醇和磷脂与 ApoAⅠ结合,形成 HDL。*ABCA1* 基因位于染色体 9q31,长约 150kb,包括 49 个内含子和 50 个外显子。*ABCA1* 基因表达主要受肝 X 受体(liver X receptor,LXR)/视黄酸 X 受体(retinoid X receptor,RXR)的调控。*ABCA1* 基因突变可导致脂质转运体功能障碍,游离胆固醇和磷脂流出减少,不能与 ApoAI 有效结合,导致 HDL 合成障碍,引起巨噬细胞内大量胆固醇沉积并侵入血管壁,促进动脉粥样硬化形成及冠心病发生。与冠心病有关的 *ABCA1* 基因多态性包括两部分:①编码区:R219K、I883M、C254T、C69T、V825I、R1587K 等;②启动子区:C-565T、C-17G、G-191C、G-407C 等。上述基因多态性与血脂、动脉硬化及冠心病的关系在不同研究中结论不同。在亚洲人群中,R219K 和 I883M 与高水平 HDL、动脉硬化及冠心病发病率低密切相关,被认为是心血管保护因子[19,20];C69T 增加动脉硬化风险,而 V825I 则与动脉硬化无明显关系[21]。Jensen 等[22]在前瞻性研究中发现:C-565T 和 G-191C 可降低年轻女性的冠心病发病风险,但对血脂水平无明显影响;而在美国人群中,C-17G、R219K 及 I883M 和冠心病无明显相关性。

4. 胆固醇酯转运蛋白(cholesteryl ester transfer protein,CETP) CETP 是人体内唯一能介导血浆脂蛋白(总胆固醇和 TG)进行交换和转运的载脂蛋白,影响 HDL 和 LDL 颗粒大小的分布,其活性和水平直接影响血浆中各种脂蛋白的浓度、脂质的组成和功能,与冠心病发生、发展密切相关。人类 *CETP* 基因定位于染色体 16q21,长约 25kb,包括 15 个内含子和 16 个外显子。*CETP* 基因第 1 个内含子 277 核苷酸处即 TagIB 位点(C277T,rs708272)含有两个等位基因:B1 和 B2,其与 HDL 及冠心病风险相关性的研究最多。多数研究支持 TagIB 位点 B2 等位基因与高水平 HDL 和低水平 TG、LDL 及 CETP 有关,携带者发生冠心病及心肌梗死风险明显降低,B2 等位基因也被视为心脏保护因子[23,24]。近期,Niu 等[25]荟萃分析了近 40 000 例冠心病患者及健康对照人群,却得出相反结论,认为 B1 等位基因携带者 CETP 水平略低,该等位基因才具有心脏保护作用。关于 B1 和 B2 等位基因与血脂及冠心病的关系仍有待进一步明确。此外,*CETP* 基因启动子区的一个位点 C-629A(rs1800775)与 TagIB 位点存在连锁不平衡性,也被证实与血脂水平及冠心病有关,但不同研究结论不同,该位点的具体作用尚不明确[23,26,27]。

三、甘油三酯代谢相关基因

1. 载脂蛋白 CⅢ(apolipoprotein CⅢ,ApoCⅢ)是由 79 个氨基酸残基组成的糖蛋白,主要由肝脏分泌,少部分由小肠分泌,是富含 TG 脂蛋白(CM、VLDL 及 HDL)的主要成分,参与体内脂质代谢,通过抑制载脂蛋白酶来提高血浆中 TG 水平,与代谢综合征和冠心病密切相关。*ApoCⅢ*基因位于 11 号染色体,长约 3133bp,包括 3 个内含子和 4 个外显子,与 *ApoAⅠ*、*ApoAⅣ*及 *ApoAⅤ*基因紧密相连,共同组成一个基因簇。*ApoCⅢ*基因多态性通过影响 ApoCⅢ表达而改变血脂水平,与冠心病关系密切。*ApoCⅢ*基因多态性位点主要包括 C3238G、C-482T 和 T-455C。目前研究最多的是 C3238G,即 SstI 多态性,是 *ApoCⅢ*基因 3′ 端非翻译区多态性位点(rs5128)。C-482T 和 T-455C 是存在于 *ApoCⅢ*基因 5′ 端启动子区的两个多态性位点,其他多态性位点还有 C1100T、T-2854G、R19X 等。Song 等[28]进行的荟萃分析显示,C3238G 的 G 等位基因与高水平 ApoCⅢ、TG 及 LDL 密切相关,而与 HDL 无明显关系。Lin 等[29]的荟萃分析纳入 20 项研究共 15 591 例受试者,分析多个 *ApoCⅢ*基因多态性与冠心病的关系,结果发现:C3238G 的 G 等位基因与亚洲人群冠心病及心肌梗死风险增加密切相关;T-455C 的 C 等位基因轻度增加冠心病及心肌梗死风险;而 C-482T 和 C1100T 则与冠心病无明显关系。最近,Crosby 等[30]证实,*ApoCⅢ*基因无义突变(R19X)有心肌保护作用,R19X 携带者的 TG 和 ApoCⅢ分别下降 39% 和 46%,冠心病风险下降 40%。这可能是由于无义突变终止了 *ApoCⅢ*基因的翻译过程,下调 ApoCⅢ表达,从而延缓动脉硬化进程。

2. 脂蛋白脂酶(lipoprotein lipase,LPL) 基因定位于染色体 8p22,长约 30kb,包括 9 个内含子和 10 个外显子。LPL 是调节 TG 代谢的关键酶,可催化 CM 和 VLDL 中的 TG 降解,在脂质代谢和转运过程中发挥重要作用。*LPL* 基因突变影响 LPL 的催化活性,其水解 TG 的能力下降,血浆中 TG 水平升高,促进动脉硬化进程。*LPL* 基因突变种类达 100 多种,突变位点已由结构基因扩展到调节基因。Sagoo 等[31]对

70 000 余例冠心病及健康对照人群进行荟萃分析，观察 7 种 *LPL* 基因突变（T-93G、D9N、G188E、N291S、PvuⅡ、HindⅢ及 S447X）与血脂水平及冠心病的关系。结果发现：D9N 和 N291S 与高 TG 及低 HDL 水平有关，冠心病风险分别增加 33% 和 7%；HindⅢ和 S447X 与低 TG 和高 HDL 水平有关，冠心病风险分别减少 11% 和 16%；T-93G 和 PvuⅡ与血脂水平及冠心病无明显关系；G188E 样本量太小，未得出有效结论。

3. 载脂蛋白 AV（apolipoprotein AⅤ，ApoAⅤ） ApoAⅤ是 2001 年发现的新型载脂蛋白，由 366 个氨基酸组成，基因定位于染色体 11q23，长约 2.5kb，包括 2 个内含子和 4 个外显子。*ApoAⅤ*基因敲除小鼠的血浆 TG 水平是正常小鼠的 4 倍，提示 ApoAⅤ与 TG 代谢密切相关。目前已发现的 *ApoAⅤ*基因突变超过 10 余种，其中 T-1131C 及 C56G 与高 TG 水平及心肌梗死风险增加相关；G457A 与 TG 水平无关，但使女性人群 HDL 水平升高；而 G553C、C944T 及 A962T 出现频率过低（<1%），无法判断其与血脂水平及冠心病的关系[32]。

四、其他脂代谢相关基因

1. 脂联素（Adiponectin） 脂联素是脂肪细胞分泌的一种内源性生物活性多肽，是调控脂质代谢和血糖稳态的重要因子，具有降血脂、胰岛素增敏、抗动脉硬化等多重作用。脂联素基因定位于染色体 3q27，长约 16kb，包括 2 个内含子和 3 个外显子。在动脉硬化模型中，血浆脂联素水平与 TG 和 LDL 成负相关，与 HDL 成正相关。脂联素抗动脉硬化作用除了与调节脂质代谢有关，还与其影响血管内皮细胞的分泌功能密切相关。脂联素基因存在多种突变，影响血浆脂联素水平，浓度较低者发生冠心病的风险显著增加[33]。Esteghamati 等[34]研究发现，携带 G276T 的 2 型糖尿病患者发生冠心病的风险明显减小，而 T45G 与冠心病无显著相关。Tong 等[35]研究显示，脂联素基因 rs266729 处的 G 次要等位基因是 2 型糖尿病患者发生冠心病的独立预测因子，其携带者血浆脂联素水平显著降低，冠状动脉硬化程度明显加重。

2. 对氧磷酶（paraoxonase，PON） PON 是催化水解磷酸酯键的芳香酯酶，可使 LDL 免受氧化，并清除氧化型 LDL 中的致炎性磷脂而发挥抗动脉硬化作用。*PON* 基因定位于染色体 7q21.3~22.1，包括 *PON1*、*PON2* 和 *PON3* 三种亚型，其中 *PON2* 最早被发现，其次是 *PON3* 和 *PON1*。目前对 *PON1* 的研究最多，*PON1* 基因包括 8 个内含子和 9 个外显子，编码由 354 个氨基酸组成的 PON1 蛋白，主要在肾脏、肝脏和结肠组织中表达。*PON1* 两种常见的基因突变包括第 192 位谷氨酰胺被精氨酸替换（Q192R）和第 55 位亮氨酸被蛋氨酸替换（L55M），其中 Q192R 基因突变可导致 LDL 水平升高并增加早发心肌梗死的风险，192R 等位基因也被认为是早发心肌梗死的独立危险因子[36,37]。*PON2* 和 *PON3* 基因位置与 *PON1* 毗邻，编码的 PON2 和 PON3 蛋白广泛表达于体内重要脏器（心、脑、肾）。与 *PON1* 不同，*PON2* 和 *PON3* 基因突变与冠心病相关性研究的结果大部分为阴性[38]。

3. 脂蛋白(a)［Lipoprotein(a)，LP(a)］ LP(a)是一种特殊的独立血浆脂蛋白，与纤溶酶原结构具有高度同源性，其核心部分为中性脂质和 ApoB100，外围包绕着亲水性的载脂蛋白(a)，两者以二硫键共价连接。研究显示，高水平 LP(a)与冠心病相关，是冠心病发病的独立危险因素。关于 *LP(a)*基因多态性的研究较少，主要集中在 *LP(a)*体积基因多态性与冠心病的关系上。Emanuele 等[39,40]的研究结果表明，在超重及脂代谢紊乱人群中，体积小的 *LP(a)*基因型发生冠心病的风险较高。目前关于 *LP(a)*基因多态性的证据较少，与冠心病的关系仍有待进一步证实。

五、结　　语

综上所述，目前对脂代谢相关基因突变的研究主要集中在单个等位基因突变频率在冠心病和健康人群间是否存在差异，以及各个基因型对血脂水平和冠心病发病风险的影响等方面。然而，冠心病作为多基因、多因素共同作用的疾病，遗传变异仅是影响因素之一。基因与基因以及基因与环境的相互作用如何影响冠心病仍需进一步明确。

（李为民　李俭强）

参考文献

[1] Goldstein JL, Brown MS. The LDL receptor. Arterioscler Thromb Vasc Biol, 2009, 29(4): 431-438.

[2] Vogt A. The genetics of familial hypercholesterolemia and emerging therapies. Appl Clin Genet, 2015, 8(1): 27-36.

[3] Nordestgaard BG, Chapman MJ, Humphries SE, et al. Familial hyper-cholesterolaemia is underdiagnosed and undertreated in the general population: guidance for clinicians to prevent coronary heart disease: consensus statement of the European Atherosclerosis Society. Eur Heart J, 2013, 34(45): 3478-3490.

[4] Kathiresan S, Voight BF, Purcell S, et al. Genome-wide association of early-onset myocardial infarction with single nucleotide polymorphisms and copy number variants. Nat Genet, 2009, 41(3): 334-341.

[5] Zhang L, Yuan F, Liu P, et al. Association between PCSK9 and LDLR gene polymorphisms with coronary heart disease: case-control study and meta-analysis. Clin Biochem, 2013, 46(9): 727-732.

[6] Ye H, Zhao Q, Huang Y, et al. Meta-analysis of low density lipoprotein receptor (LDLR) rs2228671 polymorphism and coronary heart disease. Biomed Res Int, 2014, 2014: 564940.

[7] Benn M. Apolipoprotein B levels, APOB alleles, and risk of ischemic cardiovascular disease in the general population, a review. Atherosclerosis, 2009, 206(1): 17-30.

[8] Benn M, Nordestgaard BG, Jensen GB, et al. Improving prediction of ischemic cardiovascular disease in the general population using apolipoprotein B: the Copenhagen City Heart Study. Arterioscler Thromb Vasc Biol, 2007, 27(3): 661-670.

[9] Cromwel WC, Barringer TA. Low-density lipoprotein and apolipoprotein B: clinical use in patients with coronary heart disease. Curr Cardiol Rep, 2009, 11(6): 468-475.

[10] 许瑛杰，王绿娅．脂质代谢相关基因变异在早发冠心病中作用的研究进展．遗传，2008，30(6)：671-676.

[11] Yousuf FA, Iqbal MP. Review: Apolipoprotein E (Apo E) gene polymorphism and coronary heart disease in Asian populations. Pak J Pharm Sci, 2015, 28(4): 1439-1444.

[12] Zhang Y, Tang HQ, Peng WJ, et al. Meta-analysis for the Association of Apolipoprotein E e2/e3/e4 Polymorphism with Coronary Heart Disease. Chin Med J (Engl), 2015, 128(10): 1391-1398.

[13] Tibolla G, Norata GD. Artali R, et al. Proprotein convertase subtilisin/kexin type 9 (PCSK9): From structure-function relation to therapeutic inhibition. Nutr Metab Cardiovasc Dis, 2011, 21(11): 835-843.

[14] Page MM, Stefanutti C, Sniderman A, et al. Recent advances in the understanding and care of familial hypercholesterolaemia: significance of the biology and therapeutic regulation of proprotein convertase subtilisin/kexin type 9. Clin Sci (Lond), 2015, 129(1): 63-79.

[15] Li S, Zhang Y, Xu RX, et al. Proprotein convertase subtilisin-kexin type 9 as a biomarker for the severity of coronary artery disease. Ann Med, 2015, 47(5): 386-393.

[16] Liao B, Cheng K, Dong S, et al. Effect of apolipoprotein A1 genetic polymorphisms on lipid profiles and the risk of coronary artery disease. Diagn Patho, 2015, 10(1): 102.

[17] Bai H, Liu R, Liu Y, et al. Distribution and effect of apo A-IV genotype on plasma lipid and apolipoprotein levels in a Chinese population. Acta Cardiol, 2008, 63(3): 315-322.

[18] Wong WM, Hawe E, Li LK, et al. Apolipoprotein AIV gene variant S347 is associated with increased risk of coronary heart disease and lower plasma apolipoprotein AIV levels. Circ Res, 2003, 92(9): 969-975.

[19] Mokuno J, Hishida A, Morita E, et al. ATP-binding cassette transporter A1 (ABCA1) R219K (G1051A, rs2230806) polymorphism and serum high-density lipoprotein cholesterol levels in a large Japanese population: cross-sectional data from the Daiko Study. Endocr J, 2015, 62(6): 543-549.

[20] Yin YW, Li JC, Gao D, et al. Influence of ATP-binding cassette transporter 1 R219K and M883I polymorphisms on development of atherosclerosis: a meta-analysis of 58 studies. PLoS One, 2014, 9(1): e86480.

[21] Yin YW, Wang Q, Sun QQ, et al. ATP-binding cassette transporter 1 C69T and V825I polymorphisms in the development of atherosclerosis: a meta-analysis of 18,320 subjects. Thromb Res, 2015, 135(1): 130-136.

[22] Jensen MK, Pai JK, Mukamal KJ, et al. Common genetic variation in the ATP-binding cassette transporter A1, plasma lipids, and risk of coronary heart disease. Atherosclerosis, 2007, 195(1): e172-e180.

[23] Lu Y, Tayebi N, Li H, et al. Association of CETP Taq1B and-629C>A polymorphisms with coronary artery disease and lipid levels in the multi-ethnic Singaporean population. Lipids Health Dis, 2013, 12: 85.

[24] Cao M, Zhou ZW, Fang BJ, et al. Meta-analysis of cholesteryl ester transfer protein TaqIB polymorphism and risk of myocardial infarction. Medicine (Baltimore), 2014, 93(26): e160.

[25] Niu W, Qi Y. Circulating cholesteryl ester transfer protein and coronary heart disease: mendelian randomization meta-analysis. Circ Cardiovasc Genet, 2015, 8(1): 114-121.

[26] Ghatreh Samani K, Noori M, Rohbani Nobar M, et al. I405V and-629C/A polymorphisms of the cholesteryl ester transfer protein gene in patients with coronary artery disease. Iran Biomed J, 2009, 13(2): 103-108.

[27] Tanrikulu S, Ademoglu E, Gurdol F, et al. Association of cholesteryl ester transfer protein-629C>A polymorphism with high-density lipoprotein cholesterol levels in coronary artery disease patients. Cell Biochem Funct, 2009, 27(7): 452-457.

[28] Song Y, Zhu L, Richa M, et al. Associations of the APOC3 rs5128 polymorphism with plasma APOC3 and lipid levels: a meta-analysis. Lipids Health Dis, 2015, 14: 32.

[29] Lin B, Huang Y, Zhang M, et al. Association between apolipoprotein C3 Sst I, T-455C, C-482T and C1100T polymorphisms and risk of coronary heart disease. BMJ Open, 2014, 4(1): e004156.

[30] Crosby J, Peloso GM, Auer PL, et al. Loss-of-function mutations in APOC3, triglycerides, and coronary disease. N Engl J Med, 2014, 371(1): 22-31.

[31] Sagoo GS, Tatt I, Salanti G, et al. Seven lipoprotein lipase gene polymorphisms, lipid fractions, and coronary disease: a HuGE association review and meta-analysis. Am J Epidemiol, 2008, 168(11): 1233-1246.

[32] Hubácek JA, Adámková V, Vrablík M, et al. Apolipoprotein A5 in health and disease. Physiol Res, 2009, 58 Suppl 2: S101-S109.

[33] Zhang H, Mo X, Hao Y, et al. Adiponectin levels and risk of coronary heart disease: a meta-analysis of prospective studies. Am J Med Sci, 2013, 345(6): 455-461.

[34] Esteghamati A, Mansournia N, Nakhjavani M, et al. Association of +45(T/G) and +276(G/T) polymorphisms in the adiponectin gene with coronary artery disease in a population of Iranian patients with type 2 diabetes. Mol Biol Rep, 2012, 39(4): 3791-3797.

[35] Tong G, Wang N, Leng J, et al. Common variants in adiponectin gene are associated with coronary artery disease and angiographical severity of coronary atherosclerosis in type 2 diabetes. Cardiovasc Diabetol, 2013, 12: 67.

[36] Gluba A, Pietrucha T, Banach M, et al. The role of polymorphisms within paraoxonases (192 Gln/Arg in PON1 and 311Ser/Cys in PON2) in the modulation of cardiovascular risk: a pilot study. Angiology, 2010, 61(2): 157-165.

[37] Rahman MF, Hashad IM, Abou-Aisha K, et al. Addressing the link between paraoxonase-1 gene variants and the incidence of early onset myocardial infarction. Arch Med Sci, 2015, 11(3): 513-520.

[38] Abello D, Sancho E, Camps J, et al. Exploring the role of paraoxonases in the pathogenesis of coronary artery disease: a systematic review. Int J Mol Sci, 2014, 15(11): 20997-21010.

[39] Emanuele E, Peros E, Minoretti P, et al. Apolipoprotein(a) size polymorphism is associated with coronary heart disease in polygenic hypercholesterolemia. Nutr Metab Cardiovasc Dis, 2004, 14(4): 193-199.

[40] Emanuele E, Peros E, Minoretti P, et al. Relationship between apolipoprotein(a) size polymorphism and coronary heart disease in overweight subjects. BMC Cardiovasc Disord, 2003, 3(1): 12.

从PROMISE研究看胸痛的诊断：影像学还是功能学检查？

胸痛是冠心病的常见症状，85% 初诊胸痛患者的胸痛与冠心病无关，准确有效评估胸痛是临床工作亟待解决的问题。胸痛的诊断手段主要包括功能性检查（如心电图运动负荷试验、超声心动图负荷试验及核素负荷试验）与解剖影像学检查（如 CTA）两部分。美国每年首次发作胸痛的患者有 400 万接受负荷试验，但得到的诊断信息却有限。我国直接应用 CTA 的情况越来越多，面临过度应用的问题。所以在胸痛的临床实践中需要合理选择影像学和功能学检查。

既往有关胸痛影像与检查的循证医学证据非常薄弱。如今这一现状正在发生巨大改变，多项针对胸痛患者的比较功能性与解剖学检查的大型研究如 ISCHEMIA、RESCUE 和 PROMISE 正在进行中，这些试验旨在了解：①解剖影像学检查如冠脉 CTA 还是功能性检查是诊断冠心病的最佳初始策略？②如何运用检查结果确定最佳的治疗策略？在 ACC 2015 上公布的 PROMISE 研究是迄今为止最大的心血管成像预后研究，入选患者数超过 10 000，统计学的力度强，结论可靠，必将会改变胸痛诊断的临床实践。

一、PROMISE 试验以前的相关研究

近年来，有关冠脉 CTA 与心脏功能性检查的临床试验很多[1]，但在 PROMISE 之前，大多数临床试验仅涉及数百病例。这些研究入选的主要是低到中度冠心病风险的人群。因为对于高危的急性冠脉综合征，冠脉造影是毫无疑问的选择，此时一切负荷功能性检查都是禁忌的；CTA 检测动脉粥样硬化斑块的特异性和敏感性很高，但对急性冠脉综合征患者很难判定“罪犯病变”。以上患者稳定后，残余缺血、支架内再狭窄、搭桥术后的评估则优选功能检测。只有在低到中度冠心病风险人群中冠脉 CTA 的应用价值尚不明确。

在功能性检查中，美国更倾向于核素负荷试验，因为核素成像检测历史悠久，积累了丰富经验，专家们已充分理解了核素图像的意义。美国专家对运动负荷超声心动图诊断能力持怀疑态度，但文献不支持这种观点。美国的心脏病专家实际上不愿将运动负荷心电图作为冠心病可信赖的检查手段。

1. 比较 CTA 和运动负荷心电图　Mollet 等[2]对 62 例典型心绞痛患者行冠脉 CTA、运动负荷心电图和冠脉造影检测，运动心电图的阳性和阴性似然比为 2.3 和 0.3，冠脉 CTA 为 7.5 和 0。若运动心电图阴性则冠脉 CTA 使严重冠心病的检出率从 58% 增加至 91%，而运动心电图结果阳性时则从 89% 增加至 99%。Nieman K 等[3]对 471 例稳定性胸痛的患者行 CTA 和运动心电图检测，部分患者行冠脉造影。CTA 诊断 ≥50% 狭窄病变的敏感性为 96%，特异性为 37%，阳性预测值为 67% 而阴性预测值为 88%；而运动心电图则分别为 71%、76%、80% 和 66%。CTA 较运动心电图对冠心病的诊断率更高。Pontone 等[4]对 681 例可疑冠心病者行运动负荷心电图和 CTA 检查，平均随访 44±12 个月，运动心电图和 CTA 阳性率分别为 61% 和 40%。Kaplan-Meier 生存曲线提示对于 CTA 阳性者，运动负荷心电图仅提供进一步危险分层。不管运动负荷心电图结果如何，CTA 阳性代表无事件生存期更短。对于怀疑冠心病尤其是检查提示低到中等可能冠心病者，CTA 较运动负荷心电图预测价值更高。Cho 等[5]对 2977 例怀疑冠心病的患者行 CTA 和运动心电图检查，平均随访 3.3 年，联合 CTA 和运动心电图较临床危险因素能更好地改善危险分层，但运动心电图不能提供更好的诊断与分层。亚组分析中，无论运动心电图结果如何，CTA 都能对 MACE 风险进行分层。运动心电图阳性只能在中度和重度冠脉狭窄人群中对 MACE 风险进行预测。在怀疑冠心病的患者中，CTA 能独立于运动心电图预测 MACE 事件风险。而运动心电图仅在 CTA 中度和重度冠脉狭窄人群中有累加的预测价值。Rubinshtein 等[6]证实对怀疑冠心病而运动负荷心电图阴性或难以诊断的胸痛患者，冠脉 CTA 是一项快速、无创和直接有效的诊断工具。

Dedic 等[7]对以前不知冠心病史的 471 例患者、Nieman 等[8]对 471 例新发胸痛患者、Versteylen 等[9]对 283 例表现为稳定胸痛的中度可能为冠心病者分别行冠脉 CTA、运动心电图和钙化积分(CCS)检测,长期随访显示 CTA 是不良心脏事件的一项强预测因子,其预测价值强于临床危险因素、运动心电图和心脏钙化积分。冠脉钙化积分检测对于稳定胸痛患者是一项可靠的、可排除严重冠脉病变的手段,冠脉 CTA 对于低、中 CCS 者可排除严重冠脉病变,但对高 CCS 者预测价值有限。联合应用运动心电图和 CTA 有助于表现为稳定胸痛的中度可能为冠心病者明确诊断。

综合以上临床研究结果,可见 CTA 较运动负荷心电图诊断冠心病效率更高,能有效地预测临床事件[10]。对于运动心电图结果不明确或阴性的患者,CTA 有助于进一步诊断。联合应用运动心电图和 CTA 能提高中低危冠心病的诊断效率。

2. 比较 CTA 与核素负荷试验 核素负荷试验在美国应用较为普遍,所以进行了较多的比较 CTA 和核素负荷试验的研究[11]。Budoff 等[12]对 495 例运动心电图不正常者通过两种方法预测冠心病:先行心肌灌注成像(MPI)再行冠脉造影或先行冠脉 CT- 冠脉钙化积分再行冠脉 CTA 进而行冠脉造影。131 例(26.9%)CCS 不正常而行 CTA,40 例(8.1%)因 CTA 上≥50% 狭窄而行冠脉造影,146 例(29.5%)MPI 不正常而行冠脉造影。对于冠脉造影证实的冠心病患者而言,MDCT 较 MPI 花费更低。Cheezum[13]对 241 例和 252 例无冠心病史的有症状者分别行冠脉 CTA 和负荷心肌灌注成像(MPS),结果表明对无冠心病史的低中危患者,同 MPS 相比,CTA 后续评估检查率是相同的,有创性造影和介入率更低,总体花费更低。Min 等[14]通过稳定胸痛的怀疑冠心病者随机接受冠脉 CTA 和心肌灌注成像(MPS)。同 MPS 相比,冠脉 CTA 者治疗更激进、血运重建率更高、总体花费和有效放射剂量更低。Neglia 等[15]对 475 例表现为稳定胸痛、中度可能为冠心病者行冠脉 CTA 或负荷心肌灌注显像(SPECT 或 PET)或室壁运动成像(运动心电图或心脏 MRI),若≥1 个检测不正常则患者接受冠脉造影。冠脉 CTA 诊断准确性最高,敏感性为 91%,特异性为 92%;心肌灌注显像诊断准确性较好,敏感性为 74%,特异性为 73%;室壁运动成像具有相同的诊断准确性,但敏感性低至 49%,而特异性较高为至 92%。室壁运动成像和心肌灌注显像的诊断准确性低于冠脉 CTA。在表现为稳定胸痛的欧洲人群中,在检测明显冠脉病变方面冠脉 CTA 准确性高于非侵入性功能检测。尽管冠脉 CTA 能提供冠脉解剖的细节特征,但其预测心肌缺血的价值尚不明确。Di Carli 等[16]对 110 例怀疑冠心病者行冠脉 CTA 和 PET-CT 显像检测。尽管具有很好的阴性预测值,冠脉 CTA 鉴别心肌缺血的能力较弱。相反,正常负荷 PET-CT 显像在鉴别无亚临床动脉粥样硬化证据的患者方面较弱。在评估怀疑冠心病患者方面冠脉 CTA 和 PET-CT 显像是互补的。

3. 比较冠脉 CTA 与心脏负荷试验 目前尚缺乏直接对比冠脉 CTA 与超声心动图负荷试验的临床试验,一部分研究把心电图运动负荷试验、超声心动图负荷试验及核素负荷试验作为一个整体与冠脉 CTA 进行比较。de Azevedo 等[17]对 529 例怀疑冠心病而运动负荷试验结果不确切的患者行 CTA,随访发现≥50% 的狭窄与心脏事件增加相关。对于运动负荷试验结果不确切的患者,通过冠脉 CTA 评估冠脉病变严重程度可在传统危险因素和冠脉钙化积分之外提供更多的预后信息。Ravipati 等[18]对 145 例怀疑冠心病的患者行 CTA 和冠脉造影检查,对其中的 47 例行运动负荷试验。对 145 例而言,CTA 敏感性为 98%,特异性为 74%,阳性预测值为 90% 而阴性预测值为 94%。对 47 例而言,运动试验敏感性为 69%,特异性为 36%,阳性预测值为 78% 而阴性预测值为 27%;而 CTA 敏感性为 100%,特异性为 73%,阳性预测值为 92% 而阴性预测值为 100%。故对于诊断冠心病而言,CTA 较运动试验敏感性、特异性、阳性预测值和阴性预测值更强。Chan 等[19]证实,不考虑是否有可疑的运动负荷试验结果,冠脉 CTA 能检测大部分冠脉狭窄病变,能有效预测后续冠脉造影或再血管化的可能性。

理论上将影像学和功能学检查结合起来能使临床获益最大化。Halpern 等[20]认为联合应用冠脉 CTA 和负荷试验能使冠心病患者有效射线剂量和影像花费最小化。对于低危冠心病患者先行负荷超声心动图继之冠脉 CTA 的策略是最恰当的,而单用冠脉 CTA 对于中危冠心病患者更适合。Lee 等[21]探讨了针对单用 CTA 诊断策略,在 CTA 之外加用功能学试验能否改善中等度狭窄冠脉病变患者的临床预后。入选 335 例 CTA 证实中度狭窄的胸痛患者,159 例应用单用 CTA 的一步策略,176 例应用联合功能试验的两步策略。一步策略组造影或 PCI 率为 75.5%,而两步策略组为 35.2%。与一步策略组相比,两步策略组不必要的血运重建率较低(71.0% vs 40.9%,$P<0.001$)。两步策略组中只有 2.5% 的接受药物治疗的患者最终接受了延迟的血运重建,而一步策略组中为 14%。一步策略组一级终点事件发生率为 11.3%,而两步策略组为 4.0%。所以功能试验能减少侵入性造影和 PCI,能改善 CTA 上中等狭窄病变患者的临床预后。Priest 等[22]对表现为胸痛的低危冠心病患者,比较应用运动负荷心电图、负荷 SPECT、负荷心脏超声、CTA 与复合 CTA(先 CTA,再 SPECT)诊断策略的经济学和预后结果。结果发现对于低危冠心病患者 CTA 结合 SPECT(必要时)的两步诊断策略更为经济和有效,可减少因假阳性 CTA 结果而导致的住院率。CTA 较运动心电图、SPECT、心脏超声花费更少,质量修正生命年更高。但是对于阴性结果,CTA 较 SPECT 事件发生率更高。

无论是比较冠脉 CTA 与运动负荷心电图还是超声心动图负荷试验及核素负荷试验,大多数试验或研究都显示 CTA 诊断冠心病的能力更强。但这些研究入选的患者数均较少,随访时间不一,提供的证据力度较弱。冠脉 CTA 能鉴别出严重的狭窄病变,但是解剖上的诊断与心肌缺血的功能学意义相关性并不好。所以面对胸痛患者选择解剖学与功能学检查手段时缺乏强有力的循证医学证据,为了解决上述问题,PROMISE 研究应运而生。

二、PROMISE 研究:解剖与功能学检查之比较

PROMISE 研究[23-25]入选了美国和加拿大 193 家医疗中心的 10 003 例有胸痛症状的患者(平均年龄 60.8 岁;女性 52.7%;87.7% 存在胸痛或用力时呼吸困难),以前均未被诊断过冠状动脉疾病(CAD),随机接受冠脉 CTA 或功能学检查(负荷心电图、负荷超声或负荷核素心肌灌注显像),评估和比较解剖学检查(n=4996)和功能学检查(n=5007)对可疑 CAD 的低中危胸痛患者的诊断价值。入选标准包括:可疑 CAD 的胸痛患者,无 CAD 病史,男性≥55 岁 / 女性≥65 岁且无危险因素,或男性 45~54 岁或女性 50~64 岁存在至少一个心脏危险因素。排除血流动力学不稳定、心律失常、急性冠脉综合征、先天性 / 瓣膜性心脏病、心肌病患者。主要复合终点是死亡、心肌梗死、因不稳定心绞痛住院或导管操作导致的主要并发症。次要终点包括侵入性心脏导管术未发现冠心病和辐射暴露。平均随访 25 个月,CTA 组 3.3% 的患者发生主要终点事件,功能检查组为 3%(校正 HR=1.04;95%CI 0.83~1.29),二者差异无统计学意义($P=0.75$)。次要终点显示,尽管冠脉 CTA 组 90 天内接受导管检查的比例更高(12.2% vs 8.1%),但后续有创检查发现无严重狭窄病变的比例低(3.4% vs 4.3%,$P=0.02$),提示其在筛查冠脉是否存在病变方面阳性预测价值高。综上,PROMISE 研究显示,对低中危胸痛疑诊冠心病患者,无论是接受解剖学检查(CTA)还是功能性检查,主次要终点(死亡、心肌梗死、因不稳定性心绞痛住院或诊断性检查所致严重并发症)发生率相近,但冠脉 CTA 在除外无心脏病患者使其免于进一步检查和治疗方面较优,CTA 组放射暴露较高。经济学分析表明,随访 3 年,两组在费用方面无显著差异。该研究提示冠脉 CTA 可作为功能学检查的替代方法,这一来自真实世界的结果为未来疑诊心脏病患者的诊断策略提供了参考。

CTA 观察病变具有优势,但放射暴露成为问题。各种检查手段的放射暴露存在很大差异,PROMISE 试验中功能检查组的放射暴露量取决于不同负荷检查的分配,其中 67.3% 的患者做了核素负荷试验,22.5% 做了负荷超声心动图,10.2% 做了运动心电图。核素负荷试验放射暴露量显著高于 CTA,但不存在放射暴露的负荷心电图和负荷超声占 32%。因此 CTA 组的放射暴露量仍高于功能性检查组(12.0mSv vs 10.1mSv,$P<0.001$)。目前 CTA 常用机型的放射暴露远高于单纯冠脉造影,仅稍低于确诊加治疗的冠脉造影及介入治疗。采用前瞻性门控双源 CTA 可极大降低放射暴露,但仍无法代替功能性检查。目前虽然无证据显示医用范围内放射暴露可升高肿瘤发生风险,但公认的是,放射暴露与肿瘤风险符合线性叠加模型,即放射损伤与肿瘤诱发风险具有累积效应。

对 PROMISE 试验经济学分析结果的解读存在争论。赞成 CTA 者认为,CTA 可指导精确治疗并只允许确实需行血运重建的患者进行介入术;而其他患者可避免侵入性检查并进行非侵入性检查以指导治疗,无需额外的血运重建,成本也会降低。反对者认为,CTA 会增加非侵入性和侵入性检查,因为很多 CTA 发现是不明确的,医生需要进一步明确,因此需做更多检查,辐射暴露和成本都会随之增加。PROMISE 试验初始检查中 CTA 花费 404 美元 / 人,负荷超声心动图 501~514 美元 / 人,运动心电图 174 美元 / 人,核素负荷试验 946~1132 美元 / 人。总体上,功能检测费用较 CTA 便宜,但差异不具有统计学意义。计算治疗累

积总成本与平均成本差异之后发现，功能检测比CTA 3个月时少花费279美元，12个月时少花费358美元，24个月时少花费388美元，36个月时少花费694美元。24~36个月差异可能是由CTA异常患者需行非心血管治疗造成的，其他差异是由于CTA组患者血运重建增加引起的。迄今为止，经济学分析发现的问题是CTA增加了少量费用，但每位患者增加额度不到500美元。

CTA增加了非介入性导管术的使用超过大约4%，CTA组患者血运重建率是51%，而功能组仅为39%。CTA检测冠脉无阻塞性疾病者与功能组相比，涉及介入治疗的比例显著减少，因此CTA能更有效地指导下游的介入治疗。

PROMISE研究中女性患者所占比例高达52.7%，远超过既往研究，其结果对女性CAD患者的诊断检查极具参考意义。该研究显示女性CAD患者以非严重狭窄为主，主要冠脉病变少而多为微血管病变。因此，对许多有胸痛症状女性，如果未经功能学检查而直接进行冠脉CTA，常显示无异常，女性冠脉微循环的病变只有通过功能学检查才能检出。

三、SCOT-HEART研究

SCOT-HEART研究是纳入4146例中低危疑诊冠心病胸痛患者的随机、平行、对照试验[26]。患者随机分配到标准治疗组或标准治疗+CTA组，基线数据显示，47%的患者临床诊断为冠心病，36%的患者诊断为冠心病导致的心绞痛。6周结果显示，CTA重新分类后27%的患者诊断为冠心病，23%诊断为冠心病心绞痛。而标准治疗组仅有1%的患者重新诊断分类($P<0.0001$)。在标准诊断检查基础上，应用CTA可提高冠心病心绞痛的确诊率，减少了冠心病心绞痛的总诊断率。在SCOT-HEART中，CTA带来的进一步获益是建立在标准诊治基础上的，对冠心病的诊断最终是由医生根据CTA结果作出的，研究未涉及临床终点事件、费用-效益比和风险-获益比等问题。

对疑诊CAD患者，SCOT-HEART研究也为冠脉CTA提高诊断准确性并指导后续检查和治疗手段选择的作用提供了支持性证据，在这部分患者中，在功能学检查基础上进行冠脉CTA有助进一步明确诊断。SCOT-HEART试验表明，通过直接观察冠状动脉，临床医生能够更确定心绞痛诊断，也可以帮助排除冠心病诊断。CTA组的非阻塞性冠心病患者可以更准确地接受药物治疗。临床医生遇到胸痛患者时可以考虑进行心脏CT检查。其诊断确定性可以促使更多的患者接受预防性药物治疗，而那些排除冠心病诊断的患者可以进一步接受其他疾病的检查。与其他试验一样，冠脉CTA看起来能增加侵入性血管造影和血运重建的几率；但与这些试验不同的是，该试验显示CTA有助于减少心脏事件。但该结果需要谨慎解读。

四、对临床实践的启示

2014年哈佛大学麻省总医院内科手册提示：冠心病胸痛的无创评估中，CTA不优于超声心动图和负荷超声。对中低危患者，CTA的敏感性和特异性虽高于运动负荷心电图，但胸痛诊断更要考虑的是危险因素和功能障碍：即缺血症状、缺血等同症状和缺血相关危险症状，而不仅是斑块大小、管腔狭窄程度。对中低危胸痛疑诊冠心病患者的检查手段，国内外冠心病指南基本一致地基于Ⅱa级或以上证据水平优先推荐负荷心电图或负荷超声等功能学检查[27,28]：如负荷心电图或其他功能性检查阴性，干预危险因素即可；如负荷心电图或其他功能性检查阳性，予最优内科治疗后再评估，如仍有缺血性胸痛发作，考虑冠脉造影以明确进一步治疗；如负荷心电图或其他功能性检查在低运动量时即强阳性，考虑冠脉造影以明确进一步治疗；如负荷心电图或其他功能性检查无法进行或不能得到明确结论，可考虑冠脉CTA；更多情况下，不推荐常规应用CTA。

功能性检查在美国开展十分普遍，而在我国胸痛评估中存在CTA过度应用、功能学检查应用不足的现象：CTA或被直接用于中、低危的胸痛疑诊冠心病患者或介入和外科手术后随访，甚至有用于常规体检、育龄女性的情况；反观负荷心电图在我国开展渐少、负荷超声多用于科研，负荷核素心肌灌注显像很少开展。这可能与CTA检查过程简单且收费高、基层医生对负荷心电图安全性心存顾虑、负荷超声过程繁琐等有关系。临床实践中参考PROMISE研究结果时需考虑其在我国的适用性。PROMISE研究中超过一半采用负荷核素心肌灌注显像，而我国负荷心电图应用最多，这一差异导致其关于放射损伤的结果可能不适用于我国。

冠心病无创检查的目的是为了更好地识别没有冠脉狭窄的患者以及真正存在冠脉病变且能从介入治疗中获益的患者，不过，如果能够通过非侵入性检查做到让没有冠脉狭窄病变的患者不接受PCI，并确保确实有PCI需要的患者得到的治疗，这是冠心病患者理想的诊疗状态。临床实践中，如何选择CAD的早期检查手段，功能学与解剖学检查作用不同。功能学检查显示心肌缺血，可能是由解剖学狭窄或冠脉微血管功能异常导致。前者是CAD筛查后续有创的冠脉造影关注的重点人群，而后者即使解剖学检查正常也应予以关注，但对这部分人群也要注意鉴别其他导致胸痛的病因。PROMISE研究提示冠脉CTA可作为有胸痛症状疑诊CAD患者的筛查手段，但须注意，其作用不在于指导后续是否要进行介入治疗而是提示是否需要进一步行有创的冠脉造影。建议CAD早期检查时，在符合适应证的情况下，可考虑首先进行有较高敏感性和特异性的功能学检查，对怀疑有严重狭窄的高危患者可选择性直接行冠脉CTA[29-31]。考虑到对预后的影响、放射损伤、价格等因素，对有胸痛等症状疑诊CAD患者，建议首先根据适应证进行功能学检查。

目前并无明确证据显示冠脉CTA在无症状且无危险因素人群中作为筛查手段可减少不良事件。但对有明显症状或者高危患者，可选择冠脉CTA以明确冠脉病变指导后续检查和进一步治疗。PROMISE研究的积极意义在于帮助筛选冠脉CTA适用人群，并提醒我们制定相关规范，避免过度应用。而实际上，在指南、PROMISE研究及相关评论中，均将冠脉CTA列为备用手段，即在负荷心电图、负荷超声等无法应用的前提下，冠脉CTA是一种备选手段。

总之，从诊治经济学、主次要终点事件、费用-效益比和风险-获益比上看，与功能检测相比，冠脉CTA并无明显优势，高放射暴露及潜在的造影剂肾损伤风险决定了冠脉CTA在胸痛评估中的备选地位。但对特定人群而言，冠脉CTA有助于明确冠脉病变指导后续检查和进一步治疗，可作为功能学检查的替代手段。我们应综合考虑解剖学和功能学检查手段的优劣，并将二者结合起来，这才是CAD早期检查的最有效手段。我们应遵循医学证据和指南，理性选择胸痛评估方法。

（田野　赵继义）

参考文献

[1] Hecht HS.Is coronary computed tomographic angiography the "gold standard" for coronary artery disease? J Cardiovasc Comput Tomogr, 2009, 3(5): 334-339.

[2] Mollet NR, Cademartiri F, Van Mieghem C, et al.Adjunctive value of CT coronary angiography in the diagnostic work-up of patients with typical angina pectoris. Eur Heart J, 2007, 28(15): 1872-1878.

[3] Nieman K, Galema T, Weustink A, et al.Computed tomography versus exercise electrocardiography in patients with stable chest complaints: real-world experiences from a fast-track chest pain clinic.Heart, 2009, 95(20): 1669-1675.

[4] Pontone G, Andreini D, Bartorelli AL, et al.A long-term prognostic value of CT angiography and exercise ECG in patients with suspected CAD. JACC Cardiovasc Imaging, 2013, 6(6): 641-650.

[5] Cho I, Shim J, Chang HJ, et al.Prognostic value of multidetector coronary computed tomography angiography in relation to exercise electrocardiogram in patients with suspected coronary artery disease. J Am Coll Cardiol, 2012, 60(21): 2205-2215.

[6] Rubinshtein R, Halon DA, Gaspar T, et al.Usefulness of 64-slice multidetector computed tomography in diagnostic triage of patients with chest pain and negative or nondiagnostic exercise treadmill test result. Am J Cardiol, 2007, 99(7): 925-929.

[7] Dedic A, Genders TS, Ferket BS, et al.Stable angina pectoris: head-to-head comparison of prognostic value of cardiac CT and exercise testing. Radiology, 2011, 261(2): 428-436.

[8] Nieman K, Galema TW, Neefjes LA, et al.Comparison of the value of coronary calcium detection to computed tomographic angiography and exercise testing in patients with chest pain. Am J Cardiol, 2009, 104(11): 1499-1504.

[9] Versteylen MO, Joosen IA, Winkens MH, et al.Combined use of exercise electrocardiography, coronary calcium score and cardiac CT angiography for the prediction of major cardiovascular events in patients presenting with stable chest pain. Int J Cardiol, 2013, 167(1): 121-125.

[10] Gerber TC, Kantor B, Chareonthaitawee P.Coronary computed tomographic angiography and exercise electrocardiography: a great match or unequal partners? Eur Heart J, 2007, 28(15): 1787-1789.

[11] Dorbala S, Hachamovitch R, Di Carli MF.Myocardial perfusion imaging and multidetector computed tomographic coronary angiography: appropriate for all patients with suspected coronary artery disease? J Am Coll Cardiol, 2006, 48(12): 2515-2517.

[12] Budoff MJ, Karwasky R, Ahmadi N, et al.Cost-effectiveness of multidetector computed tomography compared with myocardial perfusion imaging as gatekeeper to invasive coronary angiography in asymptomatic firefighters with positive treadmill tests.J Cardiovasc Comput Tomogr, 2009, 3(5): 323-330.

[13] Cheezum MK, Hulten EA, Taylor AJ.Cardiac CT angiography compared with myocardial perfusion stress testing on downstream resource utilization. J Cardiovasc Comput Tomogr, 2011, 5(2): 101-109.

[14] Marwick TH, Cho I, Ó Hartaigh B, et al. Finding the Gatekeeper to the Cardiac Catheterization Laboratory: Coronary CT Angiography or Stress Testing? J Am Coll Cardiol, 2015, 65(25): 2747-2756.

[15] Versteylen MO, Joosen IA, Winkens MH, et al.Combined use of exercise electrocardiography, coronary calcium score and cardiac CT angiography for the prediction of major cardiovascular events in patients presenting with stable chest pain. Int J Cardiol, 2013, 167(1): 121-125.

[16] Di Carli MF, Dorbala S, Curillova Z, et al. Relationship between CT coronary angiography and stress perfusion imaging in patients with suspected ischemic heart disease assessed by integrated PET-CT imaging. J Nucl Cardiol, 2007, 14(6): 799-809.

[17] de Azevedo CF, Hadlich MS, Bezerra SG, et al.Prognostic value of CT angiography in patients with inconclusive functional stress tests. JACC Cardiovasc Imaging, 2011, 4(7): 740-751.

[18] Ravipati G, Aronow WS, Lai H, et al.Comparison of sensitivity, specificity, positive predictive value, and negative predictive value of stress testing versus 64-multislice coronary computed tomography angiography in predicting obstructive coronary artery disease diagnosed by coronary angiography.Am J Cardiol, 2008, 101(6): 774-775.

[19] Chan RH, Javali S, Ellins ML, et al.Utility of 64 detector coronary computed tomographic angiography in patients with and without prior equivocal stress tests. Int J Cardiovasc Imaging, 2011, 27(1): 135-141.

[20] Halpern EJ, Fischman D, Savage MP, et al.Decision analytic model for evaluation of suspected coronary disease with stress testing and coronary CT angiography. Acad Radiol, 2010, 17(5): 577-586.

[21] Lee S, Kim YJ, Lee SP, et al. Coronary computed tomography angiography alone versus confirmatory functional testing for guiding treatment strategy for patients with intermediate coronary artery stenosis. Am J Cardiol, 2015, 115(5): 602-608.

[22] Priest VL, Scuffham PA, Hachamovitch R, et al. Cost-effectiveness of coronary computed tomography and cardiac stress imaging in the emergency department: a decision analytic model comparing diagnostic strategies for chest pain in patients at low risk of acute coronary syndromes. JACC Cardiovasc Imaging, 2011, 4(5): 549-556.

[23] Douglas PS, Hoffmann U, Lee KL, et al; PROMISE investigators.PROspective Multicenter Imaging Study for Evaluation of chest pain: rationale and design of the PROMISE trial. Am Heart J, 2014, 167(6): 796-803.

[24] Desai MY, Schoenhagen P.Noninvasive testing strategies in symptomatic, intermediate-risk CAD patients: a perspective on the "PROMISE" trial and its potential implementation in clinical practice. Cardiovasc Diagn Ther, 2015, 5(2): 166-168.

[25] Douglas PS, Hoffmann U, Patel MR, et al; PROMISE Investigators. Outcomes of anatomical versus functional testing for coronary artery disease. N Engl J Med, 2015, 372(14): 1291-1300.

[26] SCOT-HEART investigators.CT coronary angiography in patients with suspected angina due to coronary heart disease (SCOT-HEART): an open-label, parallel-group, multicentre trial.Lancet. 2015, 385(9985): 2383-2391.

[27] Fihn SD, Gardin JM, Abrams J, et al.American College of Cardiology Foundation; American Heart Association Task Force on Practice Guidelines; American College of Physicians; American Association for Thoracic Surgery; Preventive Cardiovascular Nurses Association; Society for Cardiovascular Angiography and Interventions; Society of Thoracic Surgeons. 2012 ACCF/AHA/ACP/AATS/PCNA/SCAI/STS Guideline for the diagnosis and management of patients with stable ischemic heart disease: a report of the American College of Cardiology Foundation/American Heart Association Task Force on Practice Guidelines, and the American College of Physicians, American Association for Thoracic Surgery, Preventive Cardiovascular Nurses Association, Society for Cardiovascular Angiography and Interventions, and Society of Thoracic Surgeons.J Am Coll Cardiol, 2012, 60(24): e44-e164.

[28] Task Force Members, Montalescot G, Sechtem U, et al.2013 ESC guidelines on the management of stable coronary artery disease: the Task Force on the management of stable coronary artery disease of the European Society of Cardiology. Eur Heart J, 2013, 34(38): 2949-3003.

[29] Hecht HS.A paradigm shift: coronary computed tomographic angiography before stress testing. Am J Cardiol, 2009, 104(4): 613-618.

[30] Marwick TH, Cho I, Ó Hartaigh B, et al.Finding the Gatekeeper to the Cardiac Catheterization Laboratory: Coronary CT Angiography or Stress Testing? J Am Coll Cardiol, 2015, 65(25): 2747-2756.

[31] Shaw LJ, Berman DS.Functional versus anatomic imaging in patients with suspected coronary artery disease. Cardiol Clin, 2009, 27(4): 597-604.

比伐芦定治疗急性冠脉综合征的证据

急性冠脉综合征(acute coronary syndrome,ACS)是冠状动脉粥样硬化斑块破裂或糜烂,继发完全或不完全闭塞性血栓形成为病理基础的一组临床综合征,包括不稳定型心绞痛、ST段抬高型心肌梗死(STEMI)和非ST段抬高型心肌梗死。动脉粥样硬化斑块破裂后,随之触发的血小板激活和凝血酶形成,最终导致血栓形成,是ACS的主要发病机制[1,2]。

近年来大量的试验和临床研究表明,防栓、抗栓不仅是预防缺血事件发生的重要手段,而且对ACS患者急诊经皮冠状动脉介入治疗(percutaneous coronary intervention,PCI)术中及术后支架内血栓和再梗死具有预防作用[3-6],是ACS治疗的基石。但是,因出血并发症可导致后续死亡率增高[7-10],抗栓药物的应用需充分权衡获益与出血风险,平衡抗栓及出血间的矛盾,致力于寻找出ACS急性期及其PCI围术期最合适的抗凝药物及其应用方法和剂量。

在目前ACS围术期的基础抗栓治疗中,联合使用阿司匹林及ADP受体阻滞剂的治疗已经达成共识[11-14]。在此基础上,选用何种抗凝药物可以更好地减少ACS血栓事件,同时降低患者出血风险、改善患者预后,成为重要的热点研究内容。普通肝素因其起效快、抗凝效果肯定,一直是血栓栓塞性疾病中抗凝治疗的首选药物。然而,普通肝素治疗也存在一定的局限性,如对凝血酶的抑制作用不完全且不稳定、抗凝效果不可预测、不同个体差异大、需要频繁的实验室监测、有肝素诱导的血小板减少(HIT)及其血栓栓塞症的风险、对血栓内已和纤维蛋白结合的凝血酶无效等[15]。这些缺点可被新型直接凝血酶抑制剂比伐芦定最大程度地克服[16],近年来,比伐芦定在ACS围术期的应用成为国际上心血管学界的热点问题,掀起了直接PCI抗凝方案合理选择的大讨论,从ACUITY[17]、HORIZONS-AMI[18]到EuroMax研究[19],均发现在缺血和出血结局的主要复合终点上,比伐芦定优于或不劣于肝素。但是2014年英国利物浦心胸医院发布的HEAT-PPCI研究却发现,肝素完胜比伐芦定,比伐芦定组患者出血并不减少,肝素组心梗复发和支架内血栓发生率更低[20]。此后,比伐芦定成为PCI抗凝之争的焦点。2015年中国82家研究中心合作完成的BRIGHT研究在*Journal of the American Medical Association*正式发表,进而引来众多关注。BRIGHT研究旨在为国产比伐芦定在急性心肌梗死(AMI)中国人群中的抗凝疗效和安全性积累证据,研究结果发现,与肝素或肝素联合替罗非班相比,PCI术中和术后持续静滴3~4小时比伐芦定减少了出血事件,对缺血事件无影响,还克服了既往研究中支架内血栓增加的问题[21],本文将主要结合上述临床试验介绍比伐芦定治疗ACS的最新证据。

一、比伐芦定的药理学特点

比伐芦定(bivalirudin)是2000年和2004年先后经美国食品药品监督管理局和欧洲药品管理局批准上市的直接凝血酶抑制剂,是由20个氨基酸组成的多肽,相对分子量为2180,结构式为Phe-Pro-Arg-Pro-Gly-Gly-Gly-Gly-Asn-Gly-Asp-Phe-Glu-Glu-Ile-Pro-Glu-Glu-Tyr-Leu。与水蛭素不同,比伐芦定与凝血酶的结合是可逆的[22]。其氨基端的D-Phe-Pro-Arg-Pro-(Gly)4区域是与凝血酶活性点相互作用的位点。它可与游离型或与结合型凝血酶催化位点和底物识别位点发生特异性结合,从而直接抑制凝血酶的活性[23]。且因凝血酶可水解本品多肽顺序中Arg3和Pro4之间的肽键,使本品失活,所以比伐芦定对凝血酶的抑制作用是可逆、短暂的,停药后出血风险较小[24,25]。比伐芦定可延长正常人血浆活化部分凝血酶原时间、凝血酶时间和凝血酶原时间,比伐芦定经静脉"弹丸式"注射可在5分钟内达到峰浓度,肾功能正常者其半衰期为25分钟(普通肝素半衰期为60~90分钟),上述凝血参数可在短期(治疗结束后1~2小时)内恢复正常,所以比伐芦定在使用中具有良好的可控性[22-24]。其清除与肾小球滤过率(GFR)密切相关,轻微肾功能损伤不影响其清除,肾功能中重度损伤(GFR<60ml/min)患者的清除率下降约20%,透析患者下降低约

80%，所以肾功能损伤的患者在用药时，应适当减量并监测活化凝血时间（ACT）[25]。既往研究包括早期的 BAT[26]、REPLACE-2[27]、ISAR-REACT-3[28]等众多研究均表明，与肝素相比，比伐芦定能够显著降低患者出血风险，提升 PCI 围术期安全性。

二、 比伐芦定治疗 ACS 的临床试验证据

1. ACUITY 研究——在非 ST 段抬高 ACS 中与普通肝素的比较 ACUITY 试验由美国哥伦比亚大学医学中心 Gregg W. Stone 教授牵头，共入选 17 个国家 13 819 例高危的非 ST 段抬高型 ACS 患者，旨在对比研究比伐芦定与传统的肝素联合血小板糖蛋白Ⅱb/Ⅲa 抑制剂（GPI）治疗在高危 ACS 患者中的疗效和安全性[29]。随机分为 3 个非盲治疗组：普通肝素或低分子肝素与 GPI 联用组，比伐芦定与 GPI 联用组以及单用比伐芦定治疗组，主要终点事件包括 30 天内死亡，心梗及计划外的血运重建和主要出血事件。结果显示[17,30]：标准普通肝素 / 低分子肝素联合 GPI 组与比伐芦定联合 GPI 组之间在 30 天的复合缺血终点（9% vs 8%，P=0.16）或者严重出血（8% vs 7%，P=0.32）无显著差异；由于复合缺血终点显示比伐芦定单药组不劣于标准普通肝素 / 低分子肝素联合 GPI（9% vs 8%，P=0.45），但是严重出血发生率显著降低(4% vs 7%，P<0.001，RR 0.52，95%CI 0.4~0.66)，因此 30 天净临床不良结果（NACE）发生率（12% vs 13%，P=0.057，RR 0.87，95%CI 0.75~1.00)，比伐芦定单药组优于标准普通肝素 / 低分子肝素联合 GPI 组。ACUITY 研究随访 1 年显示复合缺血事件或死亡率 3 种抗凝治疗无显著差异[31]。

因此，进行早期介入治疗的中高危 ACS 患者，比伐芦定是普通肝素或依诺肝素与 GPI 联用的合适替代药物。与肝素 +GPI 联用或比伐芦定 +GPI 联用相比，比伐芦定单药治疗可使患者有更为明显的净临床获益。

1. HORIZONS-AMI 研究——在 STEMI 中与普通肝素联用 GPI 的比较 发现比伐芦定在急诊 PCI 中重要作用的 HORIZONS-AMI 研究，是一项针对 STEMI 患者的大规模、前瞻性、开放、多中心的随机对照研究，由 Gregg W. Stone 教授牵头。试验入组 3602 例出现症状≤12 小时的 STEMI 患者，经阿司匹林和噻吩吡啶疗法预治疗后随机分组至肝素 +GPI 组（1802 例）或比伐芦定单药组（1800 例），紧急血管造影后分为 PCI、CABG 和药物治疗组[32]。试验证明：STEMI 患者行 PCI 术，与肝素 +GPI 比较，单用比伐芦定能够显著减少 30 天内的 NACE 发生率（9.2% vs 12.1%，RR 0.76，95%CI 0.63~0.92，P=0.005）、严重出血事件（4.9% vs 8.3%，RR 0.60，95% CI 0.46~0.77，P<0.001）、心源性死亡（1.8% vs 2.9%，RR 0.62，95%CI 0. 4~0.95，P=0.03）和全因死亡(2.1% vs 3.1%，RR 0.66，95%CI 0.44~1.00，P=0.047）[18]。HORIZONS-AMI 研究随访 1 年结果显示：单用比伐芦定较肝素 +GPI 能显著减少 16% 的 NACE、39% 的严重出血事件、31% 的全因死亡和 43% 的心源性死亡事件（P<0.05）[33]。随访 2 年结果显示：主要出血事件降低 36%（6.4% vs 9.6% P<0.001)，再次心梗发生率降低 25%（5.1% vs 6.9%，P=0.038)，心源性死亡率降低 41%（2.5% vs 4.2%，P=0.005)，全因死亡率降低 25%（4.6% vs 6.1%，P=0.049)；两组支架内血栓、靶血管重建以及卒中发生率相似[33]。2011 年公布的该研究随访 3 年结果同样显示出了单用比伐芦定的优势：心源性死亡发生率 2.9% vs 5.1%，P=0.001；全因死亡率 5.9% vs 7.7%，P=0.03；严重出血发生率 6.9% vs 10.5%，P=0.0001[34]。

2. EuroMax 研究——在 STEMI 转运途中与肝素的比较 HORIZONS-AMI 研究结果公布以后，针对 STEMI 的治疗发生了很多改变，如经桡动脉行 PCI 手术开展数量的增加、新型 P2Y12 受体拮抗剂的应用增加，以及 GPI 的应用减少等等。为此，Gregg W. Stone 教授牵头进行 EUROMAX 研究，旨在评估在当代新的治疗实践中，拟行 PCI 手术的 STEMI 患者转运期间使用比伐芦定是否优于肝素联合或不联合 GPI 治疗[35]。研究的主要终点为非 CABG 相关的死亡或大出血等复合终点事件；次要终点是死亡、再次心肌梗死或非 CABG 相关的大出血等复合终点事件。研究结果显示[19]，比伐芦定与对照组相比，可降低主要终点（5.1% vs 8.5%，RR 0.60，95%CI 0.43-0.82，P=0.001）及次要终点（6.6% vs 9.2%，RR 0.72，95%CI 0.54~0.96，P=0.02）事件风险。比伐芦定还降低大出血事件的发生率(2.6% vs 6.0%，RR 0.43，95%CI 0.28~0.66，P<0.001)。但是，比伐芦定组患者急性支架血栓风险高于对照组（1.1% vs 0.2%，RR 6.11，95%CI 1.37~27.24，P=0.007)。两组患者死亡率以及再次心肌梗死发生率无显著区别。以上结果在亚组患者中保持一致[36,37]。

3. HEAT-PPCI 研究——在 STEMI 直接 PCI 中与普通肝素的比较 尽管上述众多研究证实了比伐芦

定在介入治疗中的有效性和安全性，但是2014年4月英国利物浦心胸医院AdeelShahzad教授等发表的HEAT-PPCI研究结果却对此提出质疑。该研究是一项单中心开放性研究，入选1829例STEMI接受直接PCI的患者，随机分为肝素治疗组和比伐芦定治疗组，两组均在有指征患者中紧急联用GPI，主要疗效和安全终点分别为术后28天严重不良心血管事件（MACE，包括全因死亡、脑血管事件、再发心梗、计划外靶病变血运重建）和严重出血。研究结果表明[20]：比伐芦定组发生主要终点事件77例，肝素组49例。比伐芦定组MACE发生率显著高于肝素组（8.7% vs 5.7%，RR 1.52，95%CI 1.1~2.1，P=0.01），两组主要安全性终点严重出血发生率无差异（3.5% vs 3.1%，P=0.59）；比伐芦定组支架内血栓（包括BARC定义确诊及高度疑诊者）发生率高于肝素组（3.4% vs 0.9%，RR 3.91，95%CI 1.6~9.5，P=0.001）。但是由于该研究为单中心研究，所有的不良事件未经过独立第三方判定，且后获取知情同意的做法引发了很大争议。

4. BRIGHT研究——在AMI中与普通肝素或普通肝素联用GPI的比较　在比伐芦定相关众多研究中，也不乏来自中国研究者的声音。中国AMI患者急诊PCI围术期应用国产比伐芦定的疗效及安全性（BRIGHT）研究，共有国内82家中心参加，自2012年8月至2013年6月该研究共入选2194例拟行急诊PCI的AMI患者，术中随机接受国产比伐芦定、普通肝素或普通肝素联合替罗非班三种不同的抗凝治疗方案，观察并比较术后30天及1年各组患者的疗效终点及安全终点[21]。主要结果为①该研究充分反映出中国AMI治疗和急诊PCI临床实践的特点：桡动脉穿刺入路应用比例接近80%；血栓抽吸接近26%；接受急诊PCI治疗患者接近97%，其中置入药物洗脱支架者超过99%；抗血小板药物均为氯吡格雷（替格瑞洛尚未在中国上市），充分反映出中国AMI急诊介入治疗的现况；②比伐芦定组患者术后30天NACE发生率（包括全因死亡、再梗死、急诊靶血管重建、卒中和任何出血）显著优于其他两组（比伐芦定组、肝素组、肝素联合替罗非班组分别为8.8%、13.2%、17.0%，P<0.001）；③30天严重不良心脑血管事件发生率3组间差异无统计学意义（比伐芦定组、肝素组、肝素联合替罗非班组分别为5.0%、5.8%、4.9%，P=0.74）；④与单独应用肝素、肝素联合替罗非班相比，单独应用比伐芦定组患者整体出血事件分别减少46%和66%，3组术后30天支架内血栓（分别为0.6%、0.9%、0.7%，P=0.74）和急性支架内血栓发生率（均为0.3%）差异无统计学意义；1年随访结果与此相似；⑤比伐芦定组患者PCI术中一次给药的ACT达标率更高（比伐芦定组、肝素组、肝素联合替罗非班组分别为96.3%、86.7%、93.4%，P<0.01），ACT时间更接近理想抗凝状态（比伐芦定组、肝素组、肝素联合替罗非班组分别为298.4秒±90.3秒、262.7秒±70.7秒、261.4秒±77.4秒，P<0.01）；⑥亚组分析显示，STEMI亚组分析结果与全组分析结果相一致；出血中高危亚组患者（女性、eGFR≤60ml/min、CRUSADE评分>30分）可从比伐芦定治疗中得到更多益处。

已有大量研究证实，PCI前常规给予负荷剂量氯吡格雷预处理的起效时间与其负荷剂量有关，300mg负荷剂量的氯吡格雷应用后6~24小时起效，600mg负荷剂量应用后2~6小时起效。比伐芦定的半衰期只有25分钟，而完成急诊PCI的时间通常不超过1小时。这就意味着，如果术后立即停用比伐芦定，此时绝大多数患者体内的氯吡格雷尚未发挥作用，存在长达2~4小时缺乏有效抗栓药物浓度的“空白期”（仅有阿司匹林起作用），这正是PCI后急性支架内血栓形成的高峰期。既往同类临床研究都采取在PCI手术结束后立即停用比伐芦定，而BRIGHT研究首次提出了AMI急诊介入治疗术后延长高剂量比伐芦定注射至少30分钟~4小时[平均数为（234±117）分钟，中位数时间为180（148，240）分钟]的新策略，有效填补了介入术后抗栓治疗的空白窗，在减少出血风险的同时也有效降低了支架内血栓发生率，对比伐芦定这一抗凝新药起到了扬长避短的作用。

BRIGHT研究发布后备受国内外心血管专家关注。哈佛大学医学院Faxon和Cavender教授发表同期述评[38]：BRIGHT研究的贡献在于，引发对介入抗栓治疗中肝素最佳剂量等问题的探讨；为延长比伐芦定给药时间的临床价值提供了证据，延长应用比伐芦定可以安全有效地减少支架内血栓；使每位患者都能获得最优的个体化抗栓效果是抗栓治疗的最终目标，为实现这一目标，需要更多的类似BRIGHT一样的研究！*Journal of the American Medical Association* 主编Howard Bauchner在接受《中国医学论坛报》采访中，也对BRIGHT研究给予了高度评价，认为BRIGHT研究的关注点（在接受直接PCI的AMI患者中应用比伐芦定）是临床中常见且重要的问题，全球的心血管介入医生几乎每天都要面对；其研究设计严谨（多中心随机对照），结果分析坚实可信；研究前在clinicaltrials.gov进行了注册，且研究报告忠实地遵循了研究注册和统计分析计划。

三、比伐芦定在临床实际中的应用

虽然比伐芦定的临床药效存在一定争议，但是越来越多的临床指南将比伐芦定纳入其中却是不争的事实。2012 年中国 PCI 指南推荐比伐芦定用于 NSTEMI 和 STEMI 患者的抗凝治疗（Ⅰ类推荐）[14]。2013 年 ACCF/AHAPCI 指南建议无论是否应用普通肝素，比伐芦定都可用于 PCI 抗凝（ⅠB 类推荐）；同时指出，HIT 或存在 HIT 高风险的患者主张应用比伐芦定替代普通肝素（Ⅱa 类推荐）[13]，在 2013 年 ACCF/AHA STEMI 指南中建议，相比肝素联合 GPI 治疗，比伐芦定应当优先用于出血高危患者（Ⅱa 类推荐）[13]。这些均说明在非高危患者的 PCI 术中，比伐芦定可替代普通肝素和 GPI 的联合运用。2014 年欧洲心脏血运重建指南建议稳定心绞痛和非 ST 段抬高 -ACS 患者 PCI 术中首选比伐芦定（Ⅰ类推荐），但由于受到 HEAT-PPCI 研究结论的影响，将比伐芦定在 STEMI 患者术中抗凝的推荐等级降为Ⅱa[12]。

四、小结与展望

在过去的 20 多年里，PCI 围术期抗凝已由单独应用肝素到肝素 +GPI，发展至如今比伐芦定的出现，由于比伐芦定明显减少出血风险，进一步拓宽了冠心病（尤其是 ACS）患者 PCI 手术的指征。每一种新兴治疗药物从出现到广泛临床应用都必然伴随诸多争议，但随着临床研究的深入，相信比伐芦定在 ACS 介入治疗领域的运用前景会愈加广阔。

（韩雅玲　李洋）

参 考 文 献

[1] Libby P. Mechanisms of acute coronary syndromes and their implications for therapy. N Engl J Med, 2013, 368: 2004-2013.

[2] Giugliano RP, Braunwald E. The year in acute coronary syndrome. J Am Coll Cardiol, 2014, 63: 201-214.

[3] Steg PG, James SK, Atar D, et al. ESC Guidelines for the management of acute myocardial infarction in patients presenting with ST-segment elevation. Eur Heart J, 2012, 33: 2569-2619.

[4] O'Gara PT, Kushner FG, Ascheim DD, et al. 2013 ACCF/AHA guideline for the management of ST-elevation myocardial infarction: executive summary: a report of the American College of Cardiology Foundation/American Heart Association Task Force on Practice Guidelines. J Am Coll Cardiol, 2013, 61: 485-510.

[5] Hamm CW, Bassand JP, Agewall S, et al. ESC Guidelines for the management of acute coronary syndromes in patients presenting without persistent ST-segment elevation: The Task Force for the management of acute coronary syndromes (ACS) in patients presenting without persistent ST-segment elevation of the European Society of Cardiology (ESC). Eur Heart J, 2011, 32: 2999-3054.

[6] Amsterdam EA, Wenger NK, Brindis RG, et al.2014 AHA/ACC Guideline for the Management of Patients with Non-ST-Elevation Acute Coronary Syndromes: a report of the American College of Cardiology/American Heart Association Task Force on Practice Guidelines. J Am Coll Cardiol, 2014, 64: e139-e228.

[7] Eikelboom JW, Mehta SR, Anand SS, et al.Adverse impact of bleeding on prognosis in patients with acute coronary syndromes.Circulation, 2006, 14: 774-782.

[8] Verheugt FW, Steinhubl SR, Hamon M, et al.Incidence, prognostic impact, and influence of antithrombotic therapy on access and nonaccess site bleeding in percutaneous coronary intervention. JACC CardiovascInterv, 2011, 4: 191-197.

[9] Ndrepepa G, Schuster T, Hadamitzky M, et al.Validation of the Bleeding Academic Research Consortium definition of bleeding in patients with coronary artery disease undergoing percutaneous coronary intervention. Circulation, 2012, 125: 1424-1431.

[10] Yoon YH, Kim YH, Kim SO, et al.Impact of in-hospital bleeding according to the bleeding academic research consortium classification on the long-term adverse outcomes in patients undergoing percutaneous coronary intervention. Catheter Cardiovasc Interv, 2015, 85: 63-71.

[11] 中华医学会心血管病学分会 . 急性 ST 段抬高型心肌梗死诊断和治疗指南 . 中华心血管病杂志，2015，43：380-393.

[12] Kolh P, Windecker S. ESC/EACTS myocardial revascularization guidelines 2014. Eur Heart J, 2014, 35: 3235-3236.

[13] O'Gara PT, Kushner FG, Ascheim DD, Casey DE, Jr., Chung MK, de Lemos JA, et al. 2013 ACCF/AHA guideline for the management of ST-elevation myocardial infarction: a report of the American College of Cardiology Foundation/American Heart Association Task Force on Practice Guidelines. J Am Coll Cardiol, 2013, 61: e78-e140.

[14] 中华医学会心血管病学分会 . 中国经皮冠状动脉介入治疗指南 2012（简本）. 中华心血管病杂志，2012，40：271-277.

[15] Warkentin TE, Levine MN, Hirsh J, et al.Heparin-induced thrombocytopenia in patients treated with low-molecular-weight heparin or

unfractionated heparin.N Engl J Med, 1995, 332: 1330-1335.

[16] Shah PB, Ahmed WH, Ganz P, et al.Bivalirudin compared with heparin during coronary angioplasty for thrombus-containing lesions.J Am Coll Cardiol, 1997, 30: 1264-1269.

[17] Stone GW, McLaurin BT, Cox DA, et al.Bivalirudin for patients with acute coronary syndromes. N Engl J Med, 2006, 355: 2203-2216.

[18] Stone GW, Witzenbichler B, Guagliumi G, et al.Bivalirudin during primary PCI in acute myocardial infarction. N Engl J Med, 2008, 358: 2218-2230.

[19] Steg PG, van't Hof A, Hamm CW, et al.Bivalirudin started during emergency transport for primary PCI. N Engl J Med, 2013, 369: 2207-2217.

[20] Shahzad A, Kemp I, Mars C, et al. Unfractionated heparin versus bivalirudin in primary percutaneous coronary intervention (HEAT-PPCI): an open-label, single centre, randomised controlled trial. Lancet, 2014, 384: 1849-1858.

[21] Han Y, Guo J, Zheng Y, et al.Bivalirudin vs heparin with or without tirofiban during primary percutaneous coronary intervention in acute myocardial infarction: the BRIGHT randomized clinical trial. JAMA, 2015, 313: 1336-1346.

[22] Gladwell TD. Bivalirudin: a direct thrombin inhibitor. Clin Ther, 2002, 24: 38-58.

[23] Bates SM, Weitz JI.Direct thrombin inhibitors for treatment of arterial thrombosis: potential differences between bivalirudin and hirudin.Am J Cardiol, 1998, 82: 12P-8P.

[24] Nawarskas JJ, Anderson JR.Bivalirudin: a new approach to anticoagulation. Heart Dis, 2001, 3: 131-137.

[25] Reed MD, Bell D.Clinical pharmacology of bivalirudin.Pharmacotherapy, 2002, 22: 105S-111S.

[26] Bittl JA, Chaitman BR, Feit F, et al.Bivalirudin versus heparin during coronary angioplasty for unstable or postinfarction angina: Final report reanalysis of the Bivalirudin Angioplasty Study. Am Heart J, 2001, 142: 952-959.

[27] Rajagopal V, Lincoff AM, Cohen DJ, et al.Outcomes of patients with acute coronary syndromes who are treated with bivalirudin during percutaneous coronary intervention: an analysis from the Randomized Evaluation in PCI Linking Angiomax to Reduced Clinical Events (REPLACE-2) trial. Am Heart J, 2006, 152: 149-154.

[28] Kastrati A, Neumann FJ, Mehilli J, et al. Bivalirudin versus unfractionated heparin during percutaneous coronary intervention. N Engl J Med, 2008, 359: 688-696.

[29] Stone GW, Bertrand M, Colombo A, et al.Acute Catheterization and Urgent Intervention Triage strategY (ACUITY) trial: study design and rationale.Am Heart J, 2004, 148: 764-775.

[30] Stone GW, White HD, Ohman EM, et al. Bivalirudin in patients with acute coronary syndromes undergoing percutaneous coronary intervention: a subgroup analysis from the Acute Catheterization and Urgent Intervention Triage strategy (ACUITY) trial. Lancet, 2007, 369: 907-919.

[31] Stone GW, Ware JH, Bertrand ME, et al.Antithrombotic strategies in patients with acute coronary syndromes undergoing early invasive management: one-year results from the ACUITY trial. JAMA, 2007, 298: 2497-2506.

[32] Mehran R, Brodie B, Cox DA, et al.The Harmonizing Outcomes with RevasculariZatiON and Stents in Acute Myocardial Infarction (HORIZONS-AMI) Trial: study design and rationale. Am Heart J, 2008, 156: 44-56.

[33] Mehran R, Lansky AJ, Witzenbichler B, et al.Bivalirudin in patients undergoing primary angioplasty for acute myocardial infarction (HORIZONS-AMI): 1-year results of a randomised controlled trial. Lancet, 2009, 374: 1149-1159.

[34] Stone GW, Witzenbichler B, Guagliumi G, et al.Heparin plus a glycoprotein Ⅱb/Ⅲa inhibitor versus bivalirudinmonotherapy and paclitaxel-eluting stents versus bare-metal stents in acute myocardial infarction (HORIZONS-AMI): final 3-year results from a multicentre, randomised controlled trial.Lancet, 2011, 377: 2193-2204.

[35] Steg PG, van't Hof A, Clemmensen P, et al.Design and methods of European Ambulance Acute Coronary Syndrome Angiography Trial (EUROMAX): an international randomized open-label ambulance trial of bivalirudin versus standard-of-care anticoagulation in patients with acute ST-segment-elevation myocardial infarction transferred for primary percutaneous coronary intervention. Am Heart J, 2013, 166: 960-967.

[36] Hamon M, Coste P, Van't Hof A, et al. Impact of arterial access site on outcomes after primary percutaneous coronary intervention: prespecified subgroup analysis from the EUROMAX trial. Circ Cardiovasc Interv, 2015, 8: e002049.

[37] Stone GW, Mehran R, Goldstein P, et al. Bivalirudin versus heparin with or without glycoprotein IIb/IIIa inhibitors in patients with STEMI undergoing primary percutaneous coronary intervention: pooled patient-level analysis from the HORIZONS-AMI and EUROMAX trials. J Am Coll Cardiol, 2015, 65: 27-38.

[38] Cavender MA, Faxon DP.Can BRIGHT restore the glow of bivalirudin? JAMA, 2015, 313: 1323-1324.

2 型急性心肌梗死的诊治与研究进展

中华心血管病学会分会与中华心血管病杂志编委会于 2015 年 5 月《中华心血管杂志》发布了我国新版《急性 ST 段抬高型心肌梗死诊断与治疗指南》。该文推荐我国采用国际第三版“心肌梗死全球定义”，将急性心肌梗死（心梗）分为 5 型，并对各型的定义作了描述。近年来国际上讨论与争议最多的是 2 型心梗的定义、诊断标准与治疗问题，特别是 2 型心梗与 1 型心梗、与各种非心肌缺血引起的心肌损伤 / 坏死如何鉴别更受到学者们的重视，现将近年对该专题的研究进展作一简介。

一、2 型急性心梗的定义

迄今 2 型心梗的诊断标准是某些专家主观性的意见，而不是根据客观指标制订的统一标准。

1. 1 型心梗抑或 2 型心梗　临床上，如能获得充分病史资料则 1 型与 2 型心梗的鉴别通常并无困难。1 型心梗患者大多突然出现缺血性胸痛且伴特征性缺血性心电图改变，患者发病前病史中并无心肌供氧 / 耗氧失衡的表现。

心肌钙蛋白在 1 型心梗中常呈升高与回落的动态变化，升高幅度亦大于 2 型心梗；急诊冠状动脉造影中，1 型心梗患者多有新发生的动脉阻塞现象，其特点符合粥样硬化斑块溃疡破裂或伴血栓形成所致的血管闭塞（罪犯性病变），心电图则多数呈 ST 段抬高性心梗图形改变；而 2 型心梗患者几乎总是表现为非 ST 段抬高性心梗。有作者认为，大多数围术期心梗实质是 2 型心梗，尤其是心电图不出现 ST 段抬高时。临床上另一困惑是，当患者同时出现血流动力学状态改变（如低血压或高血压）时，如何鉴别 1 型或 2 型心梗。一般，可根据何者为先判断 1 型或 2 型心梗，即先有不同的血流动力学障碍的各种因素，然后出现心梗表现包括心电图 ST 段压低改变，则以 2 型心梗可能为大。

2. 2 型心梗的定义　除通常使用的急性心梗（AMI）生物标志物诊断标准外，临床诊断 2 型心梗的基本依据是患者具备各种不同的心肌氧供需失衡的病因：

(1) 心肌氧供应降低的原因：①贫血：血红蛋白 <5.5mmol/L（男性）；<5.0mmol/L（女性）；②休克（血压 <90mmHg 且伴代谢性酸中毒、动脉氧张力 <8KPa 与少尿（<30ml/h，持续 3 小时以上）或有缺氧性脑病；③严重的心动过缓；④有各种可引起冠状动脉栓塞的疾病；⑤冠状动脉痉挛；⑥呼吸衰竭（动脉氧张力 <8kPa，急性呼吸衰竭持续 20 分钟以上）。

(2) 心肌氧需要量增加的原因：①室性快速性心律失常≥20 分钟；②室上性快速性心律失常≥20 分钟（心室率 >150 次 / 分）；③高血压性肺水肿；④高血压（血压 >160mmHg）伴左室肥厚。

二、1 型、2 型心梗与非缺血性心肌损伤 / 坏死的鉴别

1. 1 型心梗　①呈自发性发病且伴心电图 ST 段明显改变；②患者多有缺血性症状胸痛或其同等症状表现（如气短、突发低血压、恶性心律失常、晕厥等）；③心肌钙蛋白水平升高明显且伴动态改变；④患者无心肌耗氧量增加或供氧量不足的因素；⑤冠状动脉造影示斑块溃疡、破裂、血栓形成等改变。

2. 2 型心梗　①患者大多有心肌耗氧量增加和（或）供氧量不足的各种因素；②心电图改变多为非特异性；③心肌钙蛋白水平仅轻度升高且少动态演变；④常无典型胸痛或其同等症状表现；⑤冠脉造影大多无斑块破裂与血栓形成。

3. 非缺血性心肌损伤 / 坏死　①多见于危重疾病如败血症、重症肺炎、呼吸衰竭、严重慢性心衰、肾衰竭等患者；②心电图改变常不显著或呈非特异性；③心肌钙蛋白水平仅轻微升高且无升高与降低的动态变化；④无典型缺血性胸痛或胸部不适；⑤冠脉造影通常无斑块破裂与血栓形成。

2 型心梗抑或非缺血性心肌损伤伴坏死这是临床另一具有挑战性诊断难题。一般而言，心肌损伤多

发生在严重全身性疾病患者，如败血症、严重肺炎、多脏器疾病等。该类患者原无冠心病病史亦无动脉粥样硬化的多重危险因素。

入院后无典型心肌缺血症状以及相应的心电图改变，但肌钙蛋白与炎症性细胞因子升高，且肌钙蛋白升高在短时间内没有1型心梗的动态变化，则此类患者多属于非缺血性心肌损伤/坏死而非急性心梗，不应给予介入性干预，因该类危重患者对冠脉造影及围术期使用的抗血小板药与抗凝类药物治疗，不仅耐受性差且易出现不良反应。由此可见，急需开展临床研究，并寻找能鉴别2型心梗或非缺血性心肌损伤的可靠手段。为此，国外正在积极研制能揭示动脉粥样硬化斑块破裂的特异性生物标志物，以精确辨认斑块破裂，从而指导临床医师选择及时的PCI治疗。

非心梗性心肌坏死（cTnI>0.03μg/L）的各种原因：①cTnI水平升高与继发性心肌缺血有关（高血压性心肌病、冠状动脉血管炎、急性心肌炎）；②与心肌缺血无关的cTnI水平升高（射频消融治疗、化疗、外科心脏切口等）；③心外因素引起的cTnI水平升高（感染、脑卒中、肾衰等）；④由2种或2种以上心脏或心外因素引起的cTnI水平升高；⑤来源不明的cTnI水平升高。

三、流行病学与临床病例分析研究

11个急性心梗的汇总分析报道显示：按新的分型标准将入院的急性心梗患者分为1型心梗与2型心梗，不同研究报道的比例差异极大。最低者2型心梗为1.6%与3.2%，最高者在662例急性心梗回顾性分析中显示2型心梗占71.2%。现将几个代表性临床病例分析研究简介如下：

1. 丹麦Saaby等[4]对丹麦4所医院在2010年1月—2011年1月间收治的7230例曾测定心肌钙蛋白I的患者进行了前瞻性分析。结果4499例入选，按最新国际诊断急性心梗及分类的标准进行筛选，结果479例符合1型或2型急性心梗诊断标准，其中360例符合1型心梗诊断标准，119例符合2型心梗诊断标准，分析显示2型心梗患者中，女性、年长者与同时患有多种疾病者较多，但2型心梗患者中45%无显著冠状动脉病变；1型心梗患者中则仅12%无显著冠脉病变（$P<0.001$）。对接受研究的全部患者的临床资料分析显示，快速性心律失常、贫血与呼吸衰竭为引起2型心梗的三大主要发病因素。

上述2型心梗患者引起心肌氧供/氧耗平衡失调的机制分别为：贫血30例、呼吸衰竭30例、室上性心律失常28例、多种因素者15例、室性快速性心律失常14例、急性肺水肿13例、休克9例、心动过缓性心律失常4例、高血压1例、冠状动脉栓塞0例、冠状动脉痉挛0例。

2. Ambrose 2012年首次报道对一组临床判断为1型或2型急性心梗患者进行了冠状动脉血管造影研究。

224例接受冠脉造影检查的急性心梗患者中，1型心梗占193例，2型心梗占31例。1型心梗患者中，73例（37.8%）为STEMI，120例（62.2%）为NSTEMI。几乎所有1型STEMI患者（95%）中，冠脉造影均有罪犯性病变，仅1.4%为非阻塞性/正常或为支血管病。

在1型NSTEMI患者中，罪犯性病变占56%，且其中大多数（73%）为复杂性病变，非阻塞性/正常或为3支病变分别仅占10%与27%；在31例2型心梗患者中，仅1例有罪犯性病变，但非阻塞性/正常或3支血管病分别占36%与30%。

上述研究发现表明，1型与2型心梗在病变性质方面有很大不同。

3. Saaby等2014年首次发表按急性心梗的新分类标准对2型心梗患者死亡率前瞻性研究报告。对1年内因急性心梗而住院的488例患者（其中119例为2型心梗）进行平均为期2.1年的随访，结果150例死亡，其中2型心梗死亡率为49%，1型心梗死亡率为26%（$P<0.001$）。多因素COX回归分析显示，下列因素为本组患者死亡率独立预测因素：吸烟、高龄、过去有心梗史、2型心梗、高胆固醇血症与糖尿病史。经多变量调整后2型心梗的HR为2.0（95%CI 1.3~3.0）。

回顾分析显示，2型心梗患者住院期间较少接受PCI干预，亦较少接受双联抗血小板药、他汀类与β受体阻滞剂治疗。作者最后认为，2型心梗患者死亡率（约50%）高于1型心梗患者的原因除与患者年龄较大与患有多种疾病外，亦与心梗本身性质有关。

4. 2015年Baron报告瑞典全国2011年73所医院登记入院的19 763例急性心梗患者，按心梗5类标准分型，1 型心梗占 88.5%，2 型心梗占 7.1%。分析显示 2 型心梗患者的特点为高龄、女性、患者多种疾病、贫血、肾功能障碍、心肌坏死范围较小。另一特点为冠脉造影正常比例较高(42.4% vs 7.4%)，但 2 型心梗患者粗略的 1 年死亡率显著高于 1 型心梗(24.7% vs 13.5%，P<0.001)，但调整后 HR 为 1.03，与 1 型心梗患者无差别。值得指出的是，2 型心梗患者中仅 36% 接受冠脉造影，而 1 型心梗者为 77%。

四、2 型心梗的治疗

迄今有关 2 型心梗的治疗研究资料十分有限，1 型心梗和 2 型心梗的临床鉴别有时也并不容易，同时，目前并无统一的急性期与长期处理的专家共识或指南。基于上述现状，各国对 2 型心梗的治疗策略是不同的。但多数学者意见是，首先应积极处理潜在疾病并纠正心肌氧供需的失衡，对无禁忌证的患者可给予肠溶阿司匹林与 β 受体阻滞剂。多数学者也认为，对可疑 2 型心梗但不伴斑块破裂征象如 ST 段抬高与 cTnI 水平明显升高伴动态变化等表现的患者，不应常规使用双联抗血小板药与抗凝剂，因该类病人极容易出现出血等药物严重不良反应；对 cTnI 水平升高较明显但患有预后不良疾病的危重患者，亦应采取保守策略而不应按 1 型心梗的治疗方案处理；反之，对预后较好病情稳定且无潜在出血风险的 2 型心梗患者可考虑实施冠脉造影，以指导进一步治疗；对收治在重症监护病房且 cTnI 水平升高的患者，如仔细评估后认定 cTnI 水平升高与潜在冠心病有关，则应尽早进一步作无创或有创冠状动脉或心肌灌注检查，以指导下一步针对性治疗。

结　　语

1. 2 型心梗系因心肌氧供需失衡导致心肌缺血与坏死的一种继发性心梗，它有别于自发性 1 型心梗，前者急诊冠脉造影检查中多无动脉粥样斑块破裂、溃疡、夹层与血栓形成，但目前临床诊断 2 型心梗是主观性的，而不是根据客观标准制定的，其中实验室依据即 cTnI 水平升高诊断心肌损伤 / 坏死的特异性也是相对的，因各种非心肌缺血性心肌损伤 / 坏死的 cTnI 水平亦可呈现升高。

2. 迄今 2 型心梗的真实发病率、临床特征、诊断标准与治疗策略均未充分阐明亦无统一标准。但急性心梗 5 型分类法的建立与公布，是人类对急性冠心病认识的深化。目前急需开展循证医学研究，并探索研制能反映斑块破裂的新的特异性标志物与 2 型心梗的治疗策略，以利于鉴别 1 型或 2 型心梗与合理治疗，这也可为冠心病的精准医学深入研究提供新的信息。

(黄元铸)

参 考 文 献

[1] 中华医学会心血管病学分会，中华心血管病杂志编委会 . 急性 ST 段抬高型心肌梗死诊断和治疗指南 . 中华心血管病杂志，2015，43：380-393.

[2] Thygesen K，Alpert JS，White HD. Joint ESC/ACCF/AHA/WHF Task Force for the Redefinition of Myocardial Infarction. Universal definition of myocardial infarction.Eur Hear J，2007，28：2525-2538.

[3] Saaby L，Poulsen TS，Hobond S，et al.Classification of myocardial infarction：frequency and features of type 2 MI.Am J Med，2013，126：789-797.

[4] Saaby，LS，Poulsen TS，Axel CPD，et al. Mortality rate in type 2 myocardial infaction：observations from an unselected hospital cohort.Am J Med，2014，127：295-302.

[5] Alpert JS，Thygesen KA，White ND，et al.Diagnostic and therapeutic implications of type 2 myocardial infarction：review and commentary.Am J Med，2014，127：105-108.

[6] Szymariski FM，Karpiriski G，Platek AE，et al.Clinical characteristics，aetiology and occurrence of type 2 acute myocardial infarction.Kardiol Pol，2014，72：339-344.

[7] Sandoval Y，Smith SW，Sarah E，et al.Supply/Demand type 2 myocardial infarction.J Am Coll Cardiol，2014，63：2079-2087.

[8] Collinson PO. Type 2 myocardial infarction.Heart，2015，101：89-90.

[9] Baron T，Hanbraeus K，Sundstrom J，et al. Type 2 myocardial infarction in clinical practice.Heart，2015，101：101-106.

[10] Sandoval Y，Apple FS，Smith SW.Type 2 myocardial infarction Potential hazards of nomenclature systems：User discretion advised.Int J Cardiology，2015，179：371-374.

急性心肌梗死直接PCI:完全血运重建还是仅处理罪犯血管?

急性心肌梗死(AMI)是冠心病死亡的主要原因,在西方发达国家已成为死亡的主要原因之一,在我国亦有逐年增加且日益年轻化的趋势。对急性ST段抬高型心肌梗死(STEMI)的治疗关键是尽早、充分、持续地开通犯罪血管,挽救濒死心肌,防治远期的左室重构,进而降低死亡率。目前,直接经皮冠状动脉冠脉介入治疗(PPCI)被认为是STEMI最有效的再灌注措施[1-3]。对于单支血管病变的STEMI患者,应尽早行PPCI开通犯罪血管。然而,对于合并多支血管病变(MVD)的STEMI患者,PPCI时是否应同期处理非犯罪血管则长期存在争议。

研究发现,41%~67%的STEMI患者合并MVD[4],死亡与主要不良心脏事件(*MACE*)发生率均显著高于单支病变(SVD)患者。目前,STEMI合并MVD时PPCI的处理策略主要有以下两种:①PPCI时仅处理犯罪血管,必要时再择期处理非犯罪血管;②PPCI时完全血运重建。基于早期研究结果,传统观点和指南均不推荐在PPCI时同期处理非犯罪血管。然而,随着技术与经验的积累、介入器械的改进(如血栓抽吸、药物涂层支架等),以及新型抗栓药物的广泛应用,完全血运重建策略在PPCI中的应用重新受到关注。最新的PRAMI、CvLPRIT及DANAMI-3 PRIMULTI试验研究结果显示,PPCI时同期处理非犯罪血管的获益可能更大。新近更新的2014年欧洲的血运重建指南也将STEMI患者PPCI时干预non-IRA的推荐级别由不推荐(Ⅲ类)提高为Ⅱb类推荐[2]。本文结合基础研究、循证医学证据和指南分析几种策略的基础与临床研究现状,并探讨未来的发展方向。

一、PPCI时仅处理犯罪血管的策略

PPCI时仅处理犯罪血管能简化手术操作,缩短手术时间,避免了同期处理非犯罪血管导致的并发症;然而,该策略也可能因其他未处理病变引起缺血再发,甚至短期内被迫再次血运重建。对非犯罪血管行择期PCI治疗,还不可避免地增加了手术次数和费用。此外,非犯罪血管择期PCI的理想时机至今也尚无定论。

1. 理论依据　2002年澳大利亚学者Hanratty等通过比较急性心肌梗死期(心肌梗死<12小时)和非心肌梗死期(梗死后9个月内)的冠脉造影结果发现,非梗死相关血管的最小管腔直径(mm)在梗死期的冠脉造影中显得更小[(1.53±0.51)mm vs (1.78±0.65)mm,P<0.001],管腔狭窄程度(%)更重[(49.3±14.5)mm vs (40.4±16.6)mm,P<0.0001][5]。该研究提示,急性心肌梗死期非犯罪血管的病变狭窄程度被夸大,PPCI只处理犯罪血管可避免很多非必要的PCI。Gibson等[6]通过比较溶栓前后非犯罪血管的血流发现,犯罪血管血流改善后非犯罪血管血流也得到明显改善。由此,推测急性期的非犯罪血管可能会更不稳定,PPCI处理可能造成更多的并发症。

2. 循证医学证据　Cavender等[7]发表的一项包括31 681例患者的大型注册研究发现,与仅处理犯罪血管相比,同期处理非犯罪血管组的住院死亡率、导管室死亡率,以及出血并发症发生率更高。在合并心源性休克患者中,同期处理非犯罪血管组的住院死亡率和肾衰竭发生率也更高。作者认为,无论是否合并心源性休克,PPCI时均不宜同期处理非犯罪血管。APEX-AMI试验[8]入选2201例合并多支病变的STEMI患者,结果发现,同期处理非犯罪血管组和仅处理犯罪血管组的90天死亡率分别为12.5%和5.6%(P<0.001),同期干预非犯罪血管增高死亡率。纽约注册研究显示,与同期处理多支病变相比,对血流动力学稳定的STEMI患者仅处理罪犯血管的住院死亡率明显降低(0.9% vs 2.4%,P=0.04)[9]。另一项研究的结果显示,在PPCI平均7.5天后行FFR检查发现非罪犯血管的狭窄严重程度往往被高估而侵入治疗非罪

犯血管后并没有增加患者的左室射血分数或降低 MACE 的发生率。此外，一项包括 4 项前瞻性研究和 14 项回顾性研究共 40 280 例患者的荟萃分析发现，与同时处理非犯罪血管组相比，仅处理犯罪血管组的短期和长期死亡率更低[10]。上述循证医学证据均支持在 PPCI 时仅处理犯罪血管，择期处理非犯罪血管可能更具优势。然而，非犯罪血管择期 PCI 的理想时机至今仍尚无定论。此外，上述研究多是观察性试验或注册研究，缺少大型前瞻性的随机对照试验的证据支持。因此，对于 MVD 的 STEMI 患者，PPC 仅处理犯罪血管观点仍存在争议。

二、PPCI 时完全血运重建策略

部分学者认为，对于合并 MVD 的 STEMI 患者，PPCI 时同期处理可能不稳定的非犯罪血管病变，不仅能减少后期不良事件，改善血流动力学状态，避免多次操作带来的不适，还能降低医疗费用。不过，同期处理非犯罪血管必将增加对比剂用量和对比剂肾病的风险，增加单次 X 线辐射剂量，还有可能因同时处理非犯罪血管病变而增加 PPCI 的并发症。

1. 理论依据　对 100 例因急性心肌梗死猝死（6 小时内）的患者行尸检发现，部分患者可见多支冠状动脉同时闭塞[11]。HORIZONS AMI 试验通过血管内超声（IVUS）研究 STEMI 患者非犯罪血管的病变情况，经过 13 个月后随访发现，非犯罪血管的薄帽纤维粥样瘤（TCFA）的比例显著增加，表现为不稳定斑块[12]。上述研究显示，急性心肌梗死时可能同时存在多支犯罪血管或在急性心肌梗死的应激状态下（氧化应激、炎症等），非犯罪血管病变也变得不稳定，甚至可能演变成新的犯罪血管，导致更大面积心肌梗死。因此，在 STEMI 急性期同期处理非犯罪血管可能会有更大的临床获益。

2. 循证医学证据　Qarawani 等[13]入选 120 例合并多支病变的 STEMI 患者，其中 95 例于 PPCI 时同期处理非犯罪血管，25 例仅处理犯罪血管。随访发现，同期处理非犯罪血管组的 MACE 发生率更低，住院期间再发心肌缺血、再梗死、再次介入干预、急性心力衰竭等的发生率降低，住院天数缩短。PRAMI 试验[14]将 465 例接受直接 PCI 的患者随机分为预防性 PCI 组（同期处理非犯罪血管，234 例）和非预防性 PCI 组（仅处理犯罪血管，231 例）。平均随访超过 23 个月发现，预防性 PCI 组的复合终点（心源性死亡、非致死性心肌梗死以及顽固性心绞痛）发生率为 9%，而非预防性 PCI 组则高达 23%，差异有统计学意义。CvLPRIT 试验将接受直接 PCI 的 296 例患者随机分为仅处理犯罪血管组（n=146）和完全血运重建组（处理犯罪血管时同期处理其他狭窄程度 >70% 的血管，n=150），主要终点为 12 个月死亡、心肌梗死、心力衰竭和缺血驱动的血运重建[15]。结果显示，仅处理犯罪血管组与完全血运重建组患者的主要终点事件发生率分别为 21.2% 与 10.0%，且差异无统计学意义（HR 0.45，P=0.009）。在 2015ACC 大会上公布的 DANAMI-3 PRIMULTI 试验再次肯定了对多支血管病变的 STEMI 患者进行完全血运重建优于仅处理罪犯血管。这项大型的随机对照研究共纳入 627 例多支血管病变的 STEMI 患者，将其随机分为仅处理犯罪血管组（n=313）和完全血运重建组（n=314）。结果显示，在平均随访 27 个月后，仅处理犯罪血管组较完全血运重建组再次血运重建率明显升高（17% vs 5%，P<0.001）。两组全因死亡率和非致命性心肌梗死的发生率相当。

PRAMI、CvLPRIT 及 DANAMI-3 PRIMULTI 试验结果提示，在使用新型抗栓药物和新型药物洗脱支架的条件下，STEMI 患者 PPCI 时采取同期处理非犯罪血管的完全介入策略可能获益，尤其是可能导致较大面积心肌缺血且存在高度狭窄的非犯罪血管病变。然而，上述研究尽管为前瞻性随机对照试验研究，但样本量均较少，且随访时间仍不够长，因而仍需更多强有力的证据支持。

三、延迟同期处理犯罪血管和非犯罪血管的策略

DEFER-STEMI 试验[16]将 110 例接受急诊 PCI 的 STEMI 的患者随机分为延迟置入支架组（n=52）和即刻置入支架组（n=48）。延迟置入支架是指开通血管后，将患者转入 CCU 并给予血小板糖蛋白（GP）Ⅱb/Ⅲa 抑制剂和低分子肝素治疗，4~16 小时（中位数时间小时）后再行支架置入术。研究结果示，延迟置入支架组的无复流或慢血流的发生率远低于即刻置入支架组。在心肌梗死后第 2 天，心脏磁共振显示，延迟置入支架组的微血管阻塞及中位数心肌梗死面积也更轻。该策略提示，开通犯罪血管后暂时不置入支架，随后充分使用抗栓药物，延迟 4~16 小时后再同时处理犯罪血管和非犯罪血管可能具有更多优势，其临

床价值尚有待进一步研究证实。

四、临床建议与研究展望

基于早期研究证据，多项指南均建议合并多支病变的STEMI患者急诊PCI时仅应处理犯罪血管。2013年美国的AHA/ACC SETMI指南及2015年《中国急性ST段抬高型心肌梗死诊断和治疗指南》甚至明确推荐对于无血流动力学障碍患者，不应对非犯罪血管进行PPCI（Ⅲ类推荐，C类证据）。然而，这些指南推荐意见的证据多来源于前期观察性试验或注册研究，缺少前瞻性的随机对照试验的证据支持。因此，对于MVD的STEMI患者，PPCI时是否应同期处理非犯罪血管仍存在争议。

随着PRAMI、CvLPRIT及DANAMI-3，PRIMULTI试验等随机对照试验结果的发布，最新临床指南中的相关表述也出现了一些变化。2014年欧洲血运重建指南建议，对于合并MVD的STEMI患者，除非合并心源性休克和持续性心肌缺血，直接PCI时仅应干预罪犯血管（Ⅱa类推荐，B类证据）。直接PCI后数日或数周内有缺血症状或证据者，应考虑分期处理非犯罪血管病变（Ⅱa类推荐，B类证据）。对于存在明显非犯罪血管病变的患者，也可考虑PPCI时有选择地同期处理非罪犯血管（Ⅱb类推荐，B类证据）。基于现有证据，对于合并MVD的STEMI患者，应结合患者的生命体征、血流动力学状态、犯罪血管的特点和处理结果，非犯罪血管斑块的稳定程度(如IVUS或OCT评估)与功能意义(FFR检测)等综合考虑急诊PCI策略。对于合并心源性休克或严重血流动力学不稳定，以及处理犯罪血管后仍有持续性心肌缺血的患者，应考虑同期处理非犯罪血管。对于存在严重狭窄、斑块极不稳定（采用造影或介入影像学评估）、一旦闭塞将导致大面积心肌缺血的非犯罪血管病变，也可考虑在成功处理犯罪血管后同期进行处理。

总之，现有研究多为注册研究和回顾性研究，由于单纯干预犯罪血管组和同期干预组的样本量差别较大，容易造成统计学上的偏倚；仅有的几项前瞻性随机对照研究样本量均偏小，说服力还不足；多数研究将心源性休克排除在外，而这部分高危患者可能更需要同时处理多支血管；此外，新型抗凝、抗血小板药物、血栓祛除装置等器械的应用也将对研究结果产生影响。必须设计样本量更大、随访时间更长并采用硬终点的随机对照试验，解决该重要临床争议。正在进行的ASSIST AMI试验、CULPRIT-SHOCK试验、COMPLETE试验等将提供更多证据，结果值得期待。

（聂绍平 公威）

参考文献

[1] O'Gara PT, Kushner FG, Ascheim DD, et al. 2013 ACCF/AHA guideline for the management of ST-elevation myocardial infarction: executive summary: a report of the American College of Cardiology Foundation/American Heart Association Task Force on Practice Guidelines. J Am Coll Cardiol, 2013, 61: 485-510.

[2] Task Force members, Windecker S, Kolh P, et al. 2014 ESC/EACTS Guidelines on myocardial revascularization: The Task Force on Myocardial Revascularization of the European Society of Cardiology (ESC) and the European Association for Cardio-Thoracic Surgery (EACTS)Developed with the special contribution of the European Association of Percutaneous Cardiovascular Interventions (EAPCI). Eur Heart J, 2014, 35: 2541-2619.

[3] 中华医学会心血管病学分会，中华心血管病杂志编辑委员会．急性ST段抬高型心肌梗死诊断和治疗指南．2010, 38: 675-690.

[4] Widimsky P, Holmes DRJr. How to treat patients with ST-elevation acute myocardial infarction and multi-vessel disease? Eur Heart J, 2011, 32: 396-403.

[5] Hanratty CG, Koyama Y, Rasmussen HH, et al. Exaggeration of nonculprit stenosis severity during acute myocardial infarction: implications for immediate multivessel revascularization. J Am Coll Cardiol, 2002, 40: 911-916.

[6] Gibson CM, Ryan KA, Murphy SA, et al. Impaired coronary blood flow in nonculprit arteries in the setting of acute myocardial infarction. The TIMI Study Group. Thrombolysis in myocardial infarction. J Am Coll Cardiol, 1999, 34: 974-982.

[7] Cavender MA, Milford-Beland S, Roe MT, et al. Prevalence, predictors, and in-hospital outcomes of non-infarct artery intervention during primary percutaneous coronary intervention for ST-segment elevation myocardial infarction (from the National Cardiovascular Data Registry). Am J Cardiol, 2009, 104: 507-513.

[8] Toma M, Buller CE, Westerhout CM, et al. Non-culprit coronary artery percutaneous coronary intervention during acute ST-segment elevation myocardial infarction: insights from the APEX-AMI trial. Eur Heart J, 2010, 31: 1701-1707.

[9] Hannan EL, Samadashvilv Z, Walford G, et al.Culprit vessel percutaneous coronary intervention versus multivessel and staged percutaneous coronary intervention for ST-segment elevation myocardial infarction patients with multivessel disease. JACC-CardiovascInte, 2010, 3:22-31.

[10] Vlaar PJ, Mahmoud KD, Holmes DRJr, et al. Culprit vessel only versus multivessel and staged percutaneous coronary intervention for multivessel disease in patients presenting with ST-segment elevation myocardial infarction: a pairwise and network meta-analysis. J Am Coll Cardiol, 2011, 58:692-703.

[11] Davies MJ, Thomas A.Thrombosis and acute coronary-artery lesions in sudden cardiac ischemic death. New Engl J Med, 1984, 310:1137-1140.

[12] Zhao Z, Witzenbichler B, Mintz GB, et al. Dynamic nature of nonculprit coronary artery lesion morphology in STEMI: a serial IVUS analysis from the HORIZONS-AMI trial. JACC-CardiovascImag, 2013, 6:86-95.

[13] Qarawani D, Nahir M, Abboud M, et al.Culprit only versus complete coronary revascularization during primary PCI.Int J Cardiol, 2008, 123:288-292.

[14] Wald DS, Morriss JK, Wald NJ, et al.Randomized trial of preventive angioplasty in myocardial infarction. New Engl J Med, 2013, 369:1115-1123.

[15] Gershlick AH, Khan JN, Kelly DJ, et al.Randomized trial of complete versus lesion-only revascularization in patients undergoing primary percutaneous coronary intervention for STEMI and multivessel disease: the CvLPRIT trial. J Am Coll Cardiol, 2015, 65:963-972.

[16] Carrick D, Oldroyd KG, McEntegart M, et al.A randomized trial of deferred stenting versus immediate stenting to prevent no-or slow-reflow in acute ST-segment elevation myocardial infarction (DEFER-STEMI). J Am Coll Cardiol, 2014, 63:2088-2098.

急性心肌梗死溶栓后介入治疗的时机选择

急性ST段抬高型心梗(STEMI)再灌注治疗的主要手段包括溶栓和直接PCI术。相比溶栓治疗,直接PCI术如能在指南推荐的时间窗内由有经验的术者迅速完成,则具有更高的血管开通率和较少的冠脉再闭塞率,同时避免了溶栓带来的出血风险。但即便在直接PCI已被普遍接受和开展的今天,溶栓治疗在部分急性心梗患者中仍然具有应用价值。溶栓治疗本身具有较高的血管再通率。早年安慰剂对照研究发现,每1000例STEMI患者在发病6小时内接受溶栓治疗可以预防30例的早期死亡。溶栓治疗启动更为迅速,对人员和设备没有特殊要求。研究发现,当预计的door-to-balloon和door-to-needle时间差,即"PCI相关的延误"(PCI-related delay)超过一定限度,直接PCI相对溶栓治疗的获益将完全消失。因此,对于再灌注方式的选择,2012年欧洲心脏病学会(ESC)急性心梗指南明确建议:对于发病在12小时内患者,如果首次医疗接触(first medical contact,FMC)后120分钟内无法进行直接PCI的可以进行溶栓治疗(Ⅰ类推荐,A级证据)。对于起病后早期(<2小时)、梗死面积较大而出血风险较小的患者,如果预计FMC至球囊扩张时间>90分钟可以进行溶栓治疗(Ⅱa类推荐,B级证据)。如有可能应该进行院前的溶栓治疗(Ⅱa类推荐,B级证据)。

溶栓后进行冠脉造影并酌情进行血运重建治疗十分必要。溶栓后如不进行冠脉造影则无法直接判定梗死相关动脉的开通与否,无法了解整个冠状动脉的病变情况。溶栓治疗本身也并不能解除梗死相关动脉的残余狭窄和血管再闭塞的风险。但多年来对于溶栓后的冠脉介入的时机把握一直存在争议。由于我国幅员辽阔,很多医疗机构不具备施行直接PCI的条件,在很长一段时间内溶栓治疗仍将是许多急性心梗患者首选的再灌注方式。探讨如何更优化地结合溶栓和PCI这两种治疗手段,把握好溶栓后冠脉造影和介入治疗的时机有着重要意义。

急性心梗溶栓后进行PCI的方式至少有:易化PCI(facilitated PCI)、补救性PCI(rescue PCI)和常规冠脉造影备PCI(routine angiography with intent to PCI)。

一、易化PCI曾经是研究的热点

易化PCI指的是术前给予药物治疗以期改善术前冠脉通畅率随后有计划施行的即刻PCI(planned immediate PCI)。使用的药物包括大剂量肝素、血小板糖蛋白Ⅱb/Ⅲa受体抑制剂(GPI)、全量或减量溶栓药物(通常半量)。易化PCI应与急性心梗时的下列PCI模式相区别:没有溶栓治疗的直接PCI、术中方给予GPⅡb/Ⅲa受体抑制剂的PCI、成功溶栓后的早期或延迟的PCI以及溶栓失败后的补救性PCI。最初人们推测易化PCI可能具有下列优点:能够早期实现再灌注、缩小梗死面积、稳定患者病情、减少梗死相关动脉的血栓负荷、提高手术的成功率、使更多患者获得高的TIMI血流分级并提高患者的生存率。易化PCI的潜在风险包括增加出血的发生,尤其对于老年患者。尽管理论上易化PCI存在一定优势,但相关临床研究并未显示这一治疗模式能缩小梗死面积或改善临床终点。有关易化PCI的最大临床试验是ASSENT-4 PCI(Assessment of the Safety and Efficacy of a New Treatment Strategy with Percutaneous Coronary Intervention)研究。研究入组了1667例患者,随机分入全量溶栓(tenecteplase)后易化PCI和直接PCI组。研究由于易化PCI组住院期间死亡率高(6% vs 3%;P=0.01)而提前终止。易化PCI组90天死亡、休克、心衰的复合终点明显高于直接PCI组(18.6% vs 13.4%;P=0.0045),并且具有增加90天死亡率的趋势(6.7% vs 4.9%;P=0.14)。主张易化PCI的学者认为该研究中易化PCI组的抗栓药物治疗不足和结果有关(例如未持续肝素滴注、未给予负荷剂量氯吡格雷等)。Keeley等对于17项比较易化PCI和直接PCI的研究进行了荟萃分析。其中9项仅使用GPI(n=1148),6项包括溶栓治疗(ASSENT-4 PCI,n=2953),2项采用溶栓加GPI(n=399)。与直接PCI相比,易化PCI策略明显增加了死亡、心梗、紧急血运重建、卒中和大出血的发生率。

因此，目前研究证据并不支持易化 PCI 这一策略。尤其认为有计划地全量溶栓后即刻施行 PCI 的治疗模式是有害的。

关于溶栓失败后的补救性 PCI 首先要讨论溶栓后疗效判定的问题。溶栓治疗后的 TIMI 3 级血流预示着患者的近期和远期生存率较高。传统预测溶栓后再通与否的间接指标包括：症状改善或消失，抬高的 ST 段回落以及出现再灌注心律失常（例如加速性室性自主心律），但其准确度并不高。相对突然的胸痛完全缓解并伴有 ST 段回落 >70% 高度提示正常冠脉血流的恢复。溶栓后 60~90 分钟 ST 段完全或近乎完全回落是梗死相关动脉开通的重要标志。缺乏 ST 段回落提示预后不佳。联合使用溶栓后 2 小时 ST 段回落 <50% 和缺乏再灌注心律失常，对于预测 TIMI 血流 <3 级的敏感度为 81%，特异度 88%，阳性预测值 87%，阴性预测值 83%。溶栓后 60~90 分钟在 ST 段抬高最为显著的导联如果 ST 段回落没有超过 50%，强烈提示必须进行即刻的冠脉造影和补救性 PCI。当然对溶栓后发生心源性休克或严重急性心衰患者毫无疑问应进行紧急冠脉造影。

二、补救性 PCI 的研究证据并不多

在支架时代对于溶栓失败有一些临床研究和荟萃分析。这些研究表明溶栓失败后的补救性 PCI 具有降低死亡率的趋势，并可以显著降低心梗和心衰风险。在 REACT（Rapid Early Action for Coronary Treatment）研究中，427 例溶栓后 90 分钟根据心电图判定未成功再灌注的患者随机分为 3 组：补救性 PCI、保守治疗和再次溶栓组。与其他两组相比，补救性 PCI 组中 6 个月死亡、再梗、卒中、严重心衰的复合终点事件发生更少（无事件生存率分别为 84.6%、70.1%、68.7%，P=0.004）。获益主要由再梗的减少所驱动，生存获益并不显著。补救性 PCI 组的小出血发生率高，但 3 组间大出血发生率并没有差别。其他研究报道，相比保守治疗施行补救性 PCI 有更高的围术期出血和卒中发生率。但如果存在心源性休克、严重低血压、心衰或心电图提示心梗范围广泛（包括前壁心梗和累及右室或伴有胸前导联 ST 段压低的下壁心梗）时上述围术期风险的重要性就不太突出。在这种情况下，溶栓失败后越早启动 PCI 治疗获益越大。而另一方面，当患者症状已有改善，或对于局限的下壁心梗即便仍有持续 ST 段抬高，采用保守治疗的方法可能是合理的。

三、常规冠脉造影备 PCI

随着支架技术和抗血小板药物的进展，人们对于溶栓后即刻或早期进行介入治疗又恢复了兴趣。该治疗模式的优点在于能够在无 PCI 能力的中心启动急性心梗的救治，使得整个医疗系统有充裕的时间能安排“非紧急”的转送以便实施冠脉造影和 PCI。常规转运实施冠脉造影并酌情进行 PCI 的治疗策略首先得到了溶栓研究回顾性分析的支持。研究提示，溶栓后在住院期间进行 PCI 治疗能减少心梗复发和死亡率。评价溶栓后常规冠脉造影检查的随机临床研究由于规模较小或仅采用替代终点而具有一定局限性，并且报告的结果并不完全一致。然而，大部分相关研究显示早期转运后行 PCI 的患者临床转归较好，特别是高危患者。

在 GRACIA（Grup de Analisis de la Cardiopatia Isquemica Aguda）研究中，对于 362 例成功溶栓后 6~24 小时的稳定患者进行早期介入诊疗和缺血指导策略的比较。结果显示，早期介入治疗能改善患者结局，包括明显降低随访 1 年的死亡、再梗和缺血驱动的血运重建。

TRANSFER-AMI（Trial of Routine Angioplasty and Stenting after Fibrinolysis to Enhance Reperfusion in Acute Myocardial Infarction）研究是评价转运冠脉造影和对高危患者进行血运重建的最大规模研究（n=1059）。研究显示，即刻转运行冠脉造影的患者其 30 天复合终点（包括死亡、再次心梗、缺血复发、心衰或休克）的发生率明显降低。包括该研究在内的一些发现提示，和缺血指导的策略或 / 和延迟到 24 小时 ~2 周的常规心导管术相比，高危的 STEMI 患者似乎能从转运后早期介入治疗中获益。这一策略的获益主要在于降低了再次心梗和缺血的发生率。因此，结果有利于尽早转运和施行血运重建术。

NORDISTEMI（Norwegian Study on District Treatment of ST-Elevation Myocardial Infarction）研究比较了溶栓后常规即刻转运行 PCI 和保守治疗的策略。保守治疗的策略包括在无 PCI 能力的中心施行缺血指导的治疗或转送施行补救性 PCI。尽管该项研究不能显示两种治疗策略对于 1 年时包括死亡、再次心梗、脑卒中、缺血复发在内的主要终点的明显差别。但即刻转运组中死亡、再次心梗和卒中的发生率更低。该

研究中所报道的危险降低幅度和 TRANSFER-AMI 研究中的高危组患者相当（RR 0.64；95%CI 0.47~0.87；*P*=0.004）。

在一项包括 7 项溶栓后早期转运行心导管术的随机临床研究在内的荟萃分析中，溶栓后常规早期进行心导管术能显著减少 30 天和 1 年的死亡和心梗的发生，同时并未增加大出血的发生。荟萃分析中纳入了包括随机入组高危患者的研究和并未强制收入高危患者的研究。一项荟萃回归分析（meta-regression）发现，入组高危患者的研究中早期 PCI 的获益更大。因此，临床研究结果支持溶栓后应早期进行冠脉造影并酌情进行 PCI。

关于溶栓后常规进行 PCI 的另一个关键的问题在于溶栓和后续 PCI 之间的合理时间延迟。相关临床研究一般使用 0~24 小时作为"早期侵入"的时间窗。设定这一时间窗的主要目的在于试图能够使研究组和对照组产生最大的结局差别，但并不能经验地认为只有在溶栓后 24 小时内进行 PCI 才产生获益。在不同临床研究中溶栓至后续 PCI 的时间延迟上有一定区别。如 CAPITAL-AMI（Combined Angioplasty and Pharmacological Intervention versus Thrombolytics ALone in Acute Myocardial Infarction）研究为 1.3 小时。GRACIA-1 研究为 16.7 小时。在 CARESS-in-AMI（Combined Abciximab REteplase Stent Study in Acute Myocardial Infarction）等数项研究中，溶栓和 PCI 的时间差为 2~3 小时。由于出血风险可能增加，不建议在溶栓后立即（2~3 小时内）施行旨在准备进行血运重建的心导管术。只有溶栓失败及存在大量濒危心肌才考虑在这个时间段内施行补救性 PCI 术。这也就是为什么目前指南建议对于成功溶栓的患者在 3~24 小内常规进行冠脉造影。同时也可以推测，即便在溶栓 24 小时以后对于通畅但存在狭窄的梗死相关动脉进行介入治疗仍然有益。

深入分析，溶栓后 PCI 的时机把握事实上包括对手术对象和时间的选择。我们不难看出易化 PCI、补救性 PCI 以及溶栓后常规造影并酌情实施 PCI 的差异。易化 PCI，强调对于全部溶栓患者应在溶栓后立即进行 PCI。实际谈不上时机的把握。补救性 PCI 强调溶栓后是否进行早期 PCI 视溶栓效果而定，只对溶栓失败的患者立即进行早期 PCI。因此它更强调对患者的选择。从时间上看，理论上补救性 PCI 可能在溶栓结束后即刻至溶栓后 60~90 分钟开始。当然溶栓最初成功后出现缺血复发，血流动力学不稳定、致命性心律失常或血管再闭塞迹象时也需要进行紧急 PCI。而溶栓后常规冠脉造影备 PCI 强调了所有患者均应在溶栓后接受冠脉造影，但时间因该不早于溶栓后 2~3 小时。

综上所述，经过最近 10 余年的研究和争论，目前对于溶栓后 PCI 的时机把握逐步形成了一定的共识。以 2014 年欧洲 ESC/EACTS 心肌血运重建指南为例：①所有溶栓后患者应该在 24 小时内转运至有 PCI 能力的中心（Ⅰ类推荐，A 级证据）；②溶栓成功后 24 小时内进行冠脉造影，并酌情进行梗死相关动脉的血运重建（Ⅰ类推荐，A 级证据）；③对溶栓后发生心源性休克或严重急性心衰患者应进行紧急冠脉造影（Ⅰ类推荐，B 级证据）；④对于溶栓失败（溶栓后 ST 段回落 <50% 或胸痛持续）的患者进行紧急的补救性 PCI（Ⅰ类推荐，A 级证据）；⑤溶栓成功后出现缺血复发，血流动力学不稳定、致命性心律失常或血管再闭塞迹象时进行紧急 PCI（Ⅰ类推荐，A 级证据）；⑥成功溶栓后冠脉造影的合理时机为 3~24 小时。（Ⅱa 类推荐，A 级证据）。美国 ACCF/AHA 2013 年版急性心梗指南的相关推荐与欧洲指南基本相似，仅在推荐级别和表述上略有不同。值得注意的是美国指南将成功溶栓 24 小时后进行冠脉造影作为Ⅱb 类推荐。

（杭靖宇 魏盟）

【附】2014 ESC/EACTS 心肌血运重建指南对于溶栓后冠脉造影和血运重建的建议

Management and revascularization after fibrinolysis

Recommendations	Class[a]	Level[b]	Ref[c]
Transfer to a PCI-capable centre is indicated in all patients within 24 hours after fibrinolysis.	I	A	215,272-274,283

续表

Recommendations	Class[a]	Level[b]	Ref[c]
Coronary angiography with the intent to revascularize the infarct-related artery is indicated after successful fibrinolysis within 24 hours.	Ⅰ	A	215,273,274,282,284
Emergency angiography with the intent of revascularization is indicated in cardiogenic shock or acute severe heart failure after fibrinolysis.	Ⅰ	B	283
Emergency rescue PCI is indicated when fibrinolysis has failed(<50% ST-segment resolution or persistent pain at 60 minutes).	Ⅰ	A	273,282,284
Emergency PCI is indicated in the case of recurrent ischaemia, haemodynamic instability and life threatening ventricular arrhythmias or evidence of reocclusion after initial successful fibrinolysis.	Ⅰ	A	282,284
Optimal timing of angiography for stable patients after successful fibrinolysis: 3-24 hours.	Ⅱa	A	278

TOTAL 不是终结：血栓抽吸装置争议与共识

直接经皮冠状动脉介入治疗（PCI）是急性 ST 段抬高型心肌梗死（STEMI）公认的关键治疗方法。但在相当一部分患者中，开通心外膜冠状动脉血管后心肌并没有获得充分灌注，即出现慢再流（slow-flow）或者无再流（no-reflow），机制主要是微循环阻塞。多个研究表明：微循环阻塞增加心肌梗死早期并发症，促进左室重构，影响患者的远期预后[1]。对于 STEMI 患者而言，冠状动脉内血栓发生率高达 95%~99%，远端血栓栓塞是微循环阻塞的主要原因。因而，机械移除冠状动脉内血栓，降低冠脉内血栓负荷，减少远端血栓栓塞的发生率，从而改善患者临床预后，就是血栓抽吸装置（aspiration Thrombectomy）应用的理论基础。目前临床上常用的血栓抽吸装置包括手动抽吸导管（Export、Diver、CE 及 Thrombus）和机械抽吸装置（Angiojet、X-Sizer 及 TVAC 等）。多个临床研究都表明机械抽吸装置没有明显临床获益[2]，且复杂费时，失败率高，欧美指南均已不推荐；手动抽吸导管操作快速简便，费用低廉，是临床应用的最主要装置。

目前指南主要基于 TAPAS 研究结果，2008 年 ACC/AHA 指南认为直接 PCI 术中常规血栓抽吸是合理的（Ⅱa 类推荐，B 级证据）[3]，并在 2013 年更新指南时保留了这一推荐[4]。但随着 TASTE 研究及 TOTAL 研究等大型、多中心随机试验公布后，对于直接 PCI 术中是否常规应用血栓抽吸装置出现了越来越多的争议。

一、TOTAL 研究以前的研究概况

早期的 REMEDIA[5]、VAMPIRE[6]、DEAR-MI[7]及 EXPORT[8]等研究表明，与单纯的直接 PCI 相比，联合应用血栓抽吸能增加急性心肌梗死患者介入治疗后心肌灌注分级，改善患者预后。2008 年 *The New England Journal of Medicine*（NEJM）发表的 TAPAS 研究[9]是一项规模较大的单中心前瞻性随机对照研究，共纳入 1071 例 STEMI 患者，采用美敦力公司的 Export 抽吸导管。试验主要终点是术后即刻心肌灌注分级，次要终点包括术后 ST 段回落的程度、持续 ST 段抬高及病理性 Q 波的程度。结果显示，手动抽吸导管可以改善心肌灌注，包括心肌呈色（MBG）分级增加及抬高的 ST 段回落更明显。1 年的随访表明，心源性死亡在血栓抽吸组为 3.6%，单纯 PCI 组为 6.7%（HR 1.93；95%CI 1.11~3.37；P=0.020），1 年的心源性死亡或非致死性心梗也明显降低（P=0.009），考虑其原因可能与抽吸导管应用后心肌灌注更好，从而更清晰地评估靶病变，选择更合适的支架有关。随后在 *European Heart Journal* 上发表的包含 11 个临床试验的荟萃分析也表明 PCI 联合血栓抽吸可以使患者全因死亡率明显降低（P=0.04）。这 2 项研究是目前指南制定的主要基石。但 TAPAS 研究存在明显的缺陷，其一，单中心研究可能存在选择偏倚；其二，获益机制不明，两组间心肌酶水平升高相同，却有 1 年的生存获益；其三，样本量小，不足以支撑其临床生存获益，结果可能是机会性的。

2012 年 *Journal of the American College of Cardiology* 上发表的 IN FUSE-AMI 研究[10]是一项多中心前瞻性研究，入选 452 例接受直接 PCI 的前壁心肌梗死患者，结果表明血栓抽吸未能减少患者梗死面积，该研究虽然样本量小，把握度不够，未能获得临床终点，但也对常规血栓抽吸的应用提出了质疑。

2013 年 Kumbhani 等[11]发表的荟萃分析共囊括了 IN FUSE-AMI 研究在内的 25 项随机对照研究中的 5534 例患者，其中手动抽吸导管包括 18 个研究共 3936 例患者。分析结果显示，与单纯直接 PCI 相比，使用手动血栓抽吸装置能显著降低 STEMI 患者 6 个月死亡率（2.7% vs 3.9%，P=0.049），而使用机械抽吸导管未获得阳性结果（4.5% vs 3.9%，P=0.57）。

2013 年 *The New England Journal of Medicine* 上发表的 TASTE 研究[12]是大规模、多中心随机对照研究，首次采用以注册研究为基础的试验理念，纳入 7244 例 STEMI 患者进行分组（3621 例入选 PCI 联合血栓抽吸组，3623 例入选单纯 PCI 组），主要终点为术后 30 天全因性死亡率，次要终点为术后 30 天的再住院率。结果表明，30 天血栓抽吸组死亡率为 2.8%，单纯 PCI 组为 3.0%（HR 0.94；95%CI 0.72~1.22；P=0.63）；30 天

两组患者再住院率分别为 0.5% 和 0.9%（P=0.06）；血栓抽吸组支架内血栓减少差异无统计学意义（0.2% vs 0.5%，P=0.06），卒中、心力衰竭及左心室功能等差异无统计学意义。

2014 年 Lagerqvist 等[13]在 *The New England Journal of Medicine* 上公布了 TASTE 研究的 1 年随访结果，7244 例无 1 例失访，全因死亡率血栓抽吸组为 5.3%，单纯 PCI 组为 5.6%（HR 0.94；95%CI 0.78~1.15；P=0.57）；1 年内因心梗再住院率分别为 2.7% 和 2.7%（P=0.81）；支架内血栓为 0.7% 和 0.9%（P=0.51）；1 年全因死亡、再住院及支架内血栓的复合终点分别为 8.0% 和 8.5%（P=0.48）。而且即使对术前血栓负荷进行分级后，亚组分析结果仍然相同。总之，TASTE 研究表明，直接 PCI 术前常规使用抽吸导管，对于患者 30 天及 1 年的全因死亡率、再梗死发生率及支架内血栓发生率均无明显有益影响，也没有增加卒中等并发症。该研究主要缺点在于，作为一个登记性随访研究，数据缺乏系统性评估；对于多中心研究，分中心存在质控问题；抽吸导管没有限定，对结果可能有影响；排除了心源性休克等高危患者，而这部分患者恰恰可能是获益最大的人群；事件发生率只有预估的一半左右，所以样本量仍然不够，对全因性死亡率的判断把握度不足。

Kumbhani 等[14]纳入 TASTE 研究 30 天的结果，又进行了一个共纳入 20 个研究，包括 11 321 例患者，平均随访期限 2.7 个月的荟萃分析。结果表明，总心血管不良事件的复合终点（MACE），包括死亡、再发心梗及支架内血栓，血栓抽吸组为 5.6%，单纯 PCI 组为 6.9%（P=0.006）。全因死亡率没有明显降低（2.8% vs 3.5%，P=0.06），但血栓抽吸组晚期（6~12 个月）死亡率显著降低（3.3% vs 5.2%，P=0.016）。

二、TOTAL 研究结果

2015 年 4 月发表于 NEMJ 杂志的 TOTAL 研究（Randomized Trial of Routine Aspiration ThrOmbecTomy With PCI Versus PCI ALone in Patients With STEMI Undergoing Primary PCI）[15]是迄今为止关于血栓抽吸导管规模最大的随机临床研究。其设计初衷就是要解决 TAPAS 研究及 TASTE 研究的矛盾结果，弥补 TASTE 研究的不足，为将来的指南奠定基础。TOTAL 研究共入选了 10 732 例 12 小时内的 STEMI 患者，随机入选至手动血栓抽吸组（n=5033 例）和单纯 PCI 组（n=5030 例）。血栓抽吸组统一使用 EXPORT 手动抽吸导管。主要终点是 180 天心血管死亡、再发心肌梗死、心源性休克或纽约心脏病协会（NYHA）心功能Ⅳ级的心力衰竭，主要安全终点是 30 天卒中发生率。研究结果表明，主要终点血栓抽吸组为 6.9%，单纯 PCI 组为 7.0%（HR 0.99；95%CI 0.85~1.15；P=0.86）；心源性死亡率为 3.3% 对 3.5%（HR 0.90；95%CI 0.73~1.12；P=0.34）；主要终点加支架内血栓或靶血管重建为 9.9% 对 9.8%（HR 1.00；95%CI 0.89~1.14；P=0.95）；30 天卒中发生率血栓抽吸组为 0.7%，单纯 PCI 组为 0.3%（HR 2.06；95%CI 1.13~3.75；P=0.02）。分析结果显示，对于 STEMI 患者，PCI 术前常规使用手动抽吸导管未能降低 180 天心血管死亡、再发心肌梗死、心源性休克或 NYHA 心功能Ⅳ级心力衰竭，而且使用抽吸导管增加 30 天卒中发生率。

TOTAL 研究主题明确，设计严谨，样本量大，其结果相比 TASTE 研究具有更强的说服力及临床指导意义，对于之前的一些死亡方面获益的小规模研究提出了质疑，并且提示目前指南的Ⅱa 类推荐应该下调。同时，研究者进一步指出，小规模的临床研究获得阳性结果后应该以大规模随机对照研究来证实，暗示目前指南的合理性。此外，临床研究的终点如果仅仅是实验室指标的改善而不是临床硬终点，将其转化为临床实践指导必须非常谨慎，例如，在 TOTAL 研究中，血栓抽吸组 ST 段回落更明显（ST 段回落 <70% 的比例血栓抽吸组为 27.0%，单纯 PCI 组为 30.2%，P<0.001），远端血管栓塞发生率更低（1.6% vs 3.0%，P<0.001），这与 TAPAS 研究的结果是一致的，但这类检查指标的改善并未能带来临床主要终点的改善。该研究也提示我们在解读临床研究时，对待替代终点的阳性结果需要仔细甄别。笔者预计，随着 TOTAL 研究的发布，无论指南是否修改，临床常规应用抽吸导管的比例将会大幅降低。

TOTAL 研究主要缺陷在于其卒中发生率，血栓抽吸组明显升高的卒中发生率无法解释。按常理推断，血栓抽吸组卒中发生率增加多数由于操作时不够细心，导致栓子脱落至主动脉，应该主要发生在围术期，即术后 24 小时内，但该研究提供的曲线表明，血栓抽吸组在整个住院（平均 6 天）期间持续增加。不过由于卒中发生率相对不高，研究的样本量还不足以达到可以明确区别两组之间卒中时间差异。

TOTAL 研究还存在其他一些不足之处，其一，总体不良事件发生率过低，只有预估的一半左右（和

TASTE 研究存在相同的问题),这直接导致其样本量由最早估计的 4000 例患者增加到最后的 10 732 例患者,因而提示该研究可能排除了部分高危患者,而正是这部分高危患者最有可能从血栓抽吸导管中获益;其二,1/10 的患者起初分配到单纯 PCI 组,由于血栓负荷过重过渡到血栓抽吸组,而这部分患者明显可以从血栓抽吸中受益;其三,该研究在术前进行了血栓分级,并没有在导丝通过或小球囊预扩张后重新分级,有经验的介入医生都知道,有时候闭塞段看起来血栓负荷不重,但导丝通过后可以看见远端大量血栓;其四,多中心研究存在水平参差不齐的问题,有少部分中心事件发生率明显高于平均值,上海第十医院徐亚伟等入选了 358 例患者,其单中心统计结果表明抽吸导管明显获益;其五,研究的平均缺血时间(症状出现到手术开通时间)较低,血栓抽吸组为 181 分钟,单纯 PCI 组为 173 分钟,在我国大部分地区明显难以达到,部分学者研究表明,抽吸导管的使用可能存在“U”形曲线,即很早期及较晚期应用获益较大,因而是否在不同的时段具有不同的获益尚需要进一步的研究证实;最后,该研究术前糖蛋白Ⅱb/Ⅲa 受体阻滞剂使用比例偏低(血栓抽吸组为 22.7%,单纯 PCI 组为 25.3%),金属裸支架使用比例偏高(血栓抽吸组为 52.4%,单纯 PCI 组为 52.2%),这都与我国目前的临床实践不符,因而在应用该研究结果时尚需仔细评估具体患者的情况。

三、争议与共识

急性心肌梗死仍然是人类健康的主要杀手之一,尽管随着介入技术的飞速发展和卫生教育的进步,门-球囊时间明显缩短,但 10 余年来 STEMI 的死亡率却没有明显的下降[16]。中国则形势更为严峻,China PEACE 研究[17]表明,2001—2011 年,10 年间接受急诊 PCI 的患者由 10.2% 上升至 27.6%,院内死亡率却没有明显变化(从 10.3% 到 10.1%),远高于欧美国家的平均水平。因而,对于我国介入医生而言,提高对介入治疗器械的认识、规范治疗流程显得尤为重要。

微循环堵塞引起的无再流及心肌损伤据估计占最终心肌梗死面积的一半左右。微循环堵塞至少有四个相互作用的原因:微循环栓塞、缺血引起的微循环损伤、再灌注损伤及微循环对损伤的个体易感性[18]。反对常规使用血栓抽吸导管的学者认为,抽吸导管只能针对微循环栓塞这一个环节发挥作用;抽吸导管本身可能将血栓捣碎并引起远端栓塞;抽吸导管自身附着的血栓可能脱落至其他非梗死血管或主动脉而导致周围动脉栓塞;抽吸导管外径较大,对血管内膜会造成进一步的损伤。而建议常规使用血栓抽吸导管的学者们认为,大多数 STEMI 都有明显的冠脉内血栓形成,物理移除这些血栓,类似 PCI 术和溶栓治疗比较,从物理原理而言必将获益;即使长期预后价值面临争议,使用抽吸导管后短期确实可以减少无再流及慢血流,改善 ST 段回落、TIMI 血流、MBG 等反映心肌灌注的指标。

TOTAL 研究是循证医学的巨大胜利,设计精密的临床研究,不但可能改写指南,更能颠覆包括笔者在内众多介入医生的临床经验认识。但我们必须清醒地认识到,血栓抽吸导管只是直接 PCI 这个复杂手术中的一个环节,影响因素很多,正如当年 HORIZONS-AMI 研究[19]肯定比伐芦定有长期生存获益,而去年的 HEAT 研究[20]又认为普通肝素优于比伐芦定一样,TOTAL 研究并不能否定血栓抽吸导管的作用。其结果提示我们,要更多地把注意力由治疗措施转移到具体患者身上,针对每一个患者进行仔细评估,进行个体化治疗。笔者认为,对于冠脉内血栓负荷较重、高危的如左主干病变及伴心源性休克、开通时已经接近或超过发病 12 小时及支架内血栓等患者,应推荐常规使用手动血栓抽吸导管。

(马爱群 白晓君)

参考文献

[1] Stone GW, Peterson MA, Lansky AJ, et al. Impact of normalizedmyocardial perfusion after successful angioplasty in acutemyocardial infarction. J Am Coll Cardiol, 2002, 39: 591-597.

[2] Bavry AA, Kumbhani DJ, Bhatt DL. Role of adjunctive thrombectomy and embolic protection devices in acute myocardial infarction: a comprehensive meta-analysis of randomized trials. Eur Heart J, 2008, 29: 2989-3001.

[3] Kushner FG, Hand M, Smith SC Jr, et al. 2009 focused updates: ACC/AHA guidelines for the management of patients with ST-elevation myocardial infarction (updating the 2004 guideline and 2007 focused update) and ACC/AHA/SCAI guidelines on percutaneous coronary intervention (updating

the 2005 guideline and 2007 focused update): a report of the American College of Cardiology Foundation/American Heart Association Task Force on Practice Guidelines. J Am Coll Cardiol, 2009, 54: 2205-2241.

[4] O'Gara PT, Kushner FG, Ascheim DD, et al. 2013 ACCF/AHA guideline for the management of ST-elevation myocardial infarction: executive summary: a report of the American College of Cardiology Foundation/American Heart Association Task Force on Practice Guidelines. J Am Coll Cardiol, 2013, 61: 485-510.

[5] Burzotta F, Trani C, Romagnoli E, et al. Manual thrombus-aspiration improves myocardial reperfusion: the randomized evaluation of the effect of mechanical reduction of distal embolization by thrombusaspiration in primary and rescue angioplasty (REMEDIA) trial. J Am Coll Cardiol, 2005, 46: 371-376.

[6] Ikari Y, Sakurada M, Kozuma K, et al. Upfront thrombus aspiration in primary coronary intervention for patients with ST-segment elevation acute myocardial infarction: report of the VAMPIRE (VAcuuM aspiration thrombus REmoval) trial. J Am Coll Cardiol Intv, 2008, 1: 424-431.

[7] Silva-Orrego P, Colombo P, Bigi R, et al.Thrombus aspiration before primary angioplasty improves myocardial reperfusion in acute myocardial infarction: the DEAR-MI (Dethrombosis to Enhance Acute Reperfusion in Myocardial Infarction) study.J Am Coll Cardiol, 2006, 48: 1552-1559.

[8] Chevalier B, GilardM, Lang I, et al. Systematic primary aspiration in acute myocardial percutaneous intervention: a multicentrerandomised controlled trial of the export aspiration catheter. Euro Intervention, 2008, 4: 222-228.

[9] Svilaas T, Vlaar PJ, van der Horst IC, et al.Thrombus aspiration during primary percutaneous coronary intervention. N Engl J Med, 2008, 358: 557-567.

[10] Stone GW, Maehara A, Witzenbichler B, et al. Intracoronary abciximab and aspiration thrombectomy in patients with large anterior myocardial infarction: the INFUSE-AMI randomized trial. JAMA, 2012, 307: 1817-1826.

[11] Kumbhani DJ, Bavry AA, Desai MY, et al. Role of aspiration and mechanical thrombectomy in patients with acute myocardial infarction undergoing primary angioplasty: An updated meta-analysis of randomized trials. J Am Coll Cardiol, 2013, 62: 1409-1418.

[12] Fröbert O, Lagerqvist B, Olivecrona GK, et al. Thrombus aspiration during ST-segment elevation myocardial infarction. N Engl J Med, 2013, 369: 1587-1597.

[13] Lagerqvist B, Fröbert O, Olivecrona GK, et al.Outcomes 1 year after thrombus aspiration for myocardial infarction. N Engl J Med, 2014, 371: 1111-1120.

[14] Kumbhani DJ, Bavry AA, Desai MY, et al. Aspiration thrombectomy in patients undergoing primary angioplasty: totality of data to 2013. Catheter Cardiovasc Interv, 2014, 84: 973-977.

[15] Jolly SS, Cairns JA, Yusuf S, et al.Randomized trial of primary PCI with or without routine manual thrombectomy. N Engl J Med, 2015, 372: 1389-1398.

[16] Menees DS, Peterson ED, Wang Y, et al.Door-to-balloon time and mortality among patients undergoing primary PCI. N Engl J Med, 2013, 369: 901-909.

[17] Li J, Li X, Wang Q, et al. ST-segment elevation myocardial infarction in China from 2001 to 2011 (the China PEACE-Retrospective Acute Myocardial Infarction Study): a retrospective analysis of hospital data. Lancet, 2015, 385: 441-451.

[18] Crea F, Camici PG, Bairey Merz CN. Coronary microvascular dysfunction: an update. Eur Heart J, 2014, 35: 1101-1111.

[19] Stone GW, Witzenbichler B, Guagliumi G, et al. Bivalirudin during primary PCI in acute myocardial infarction. HORIZONS-AMI Trial Investigators. N Engl J Med, 2008, 358 (21): 2218-2230.

[20] Shahzad A, Kemp I, Mars C, et al. Unfractionated heparin versus bivalirudin in primary percutaneous coronary intervention (HEAT-PPCI): an open-label, single centre, randomised controlled trial. HEAT-PPCI trial investigators. Lancet, 2014, 384 (9957): 1849-1858.

冠心病伴有严重左室收缩功能不全的血运重建治疗

随着我国人民生活水平的不断提高、不良生活方式的持续积累、多重危险因素的叠加效应、社会老龄化的加速进程，以及我国医疗保障水平的提高，冠心病特别是心肌梗死的发病率和患病率近年来明显上升，并呈现年轻化、老龄化和农村化的趋势，已成为危害我国城乡居民健康或生命的主要疾病。因此，临床上冠心病伴或不伴心衰症状的严重左室收缩功能不全患者已很常见。此类患者绝大多数存在左室扩大、左室收缩功能不全，超声心动图检查提示左室舒张末期内径（LVED）≥60mm，左室射血分数（LVEF）≤40%；绝大多数有过一次或多次急性心肌梗死（AMI）病史，有过左心衰竭、肺水肿史或反复心衰病史；绝大多数又有严重冠脉狭窄病变的存在，多为多支、弥漫、严重冠脉病变，其中至少1~2支呈完全阻塞状态，部分有冠心病旁路移植术（CABG）病史以及经皮冠心病介入治疗（PCI）史；绝大多数患者均需要冠脉血运重建治疗（coronary revascularization），并因此显著获益，能够改善长期预后。虽然外科CABG是此类患者冠脉血运重建治疗的首选，但是对于有CABG禁忌证或CABG高危患者，如合并脑血管病、肺部疾病、肾功能不全、严重心功能不全、高龄（如≥75岁）、女性、低体重和体质虚弱状态而不能耐受外科手术者，则需要PCI治疗。

一、病 理 生 理

根据心血管病事件链的规律可以看出，从心血管病危险因素出发，途经冠脉粥样硬化和左心室肥大，心肌梗死、心室重构和心脏扩大，心衰或终末期心衰，最终到达死亡的“路途”中，急性心肌梗死（AMI）特别是急性广泛前壁ST段抬高心肌梗死（STEMI）或两次不同部位的STEMI，是导致冠心病严重左室收缩功能不全最为关键的一站或原因。当然，也有很少部分合并心肌病变或高血压心肌病变者，在未发生AMI前就出现了左心室收缩功能不全。虽然冠状动脉急慢性严重狭窄或闭塞是其共同发病机制，就冠心病出现严重左心收缩功能不全的病理生理机制，关键还在于影响了大面积心肌的收缩功能所致。

1. MI　MI特别是由于大面积心肌梗死而产生的大面积心肌坏死，是严重左心收缩功能不全的前提或基础。包括第一次大面积STEMI：例如，由于冠脉左主干闭塞或前降支（LAD）开口闭塞而产生的广泛前壁、高侧壁AMI，早期（发作<6小时）未行冠脉再通治疗、冠脉再通治疗太晚（发病>12小时）、冠脉再通治疗未成功、并发冠脉无再流或心肌无再流即大血管成功再通但心肌组织无有效再灌注；左心室大面积坏死可引发心室重构和扩大，左室收缩功能进行性降低，同时伴临床收缩功能不全即心衰的症状。或第二次（已有一次陈旧性MI基础上的）大面积（同上）或非大面积STEMI：例如由于回旋支（LCX）或右冠脉（RCA）急性闭塞而产生的下、后、侧壁STEMI患者，冠脉再通治疗未行、太晚、不成功或者并发了心肌无再流，虽然是非大面积心肌坏死，但与第一次陈旧心肌坏死面积相加之和已属大面积心肌坏死。经过已有或即将发生的左心室重构、扩大和收缩功能进行性降低过程，产生收缩功能不全。第二次STEMI与首次STEMI不同的是，已有两支梗死相关血管闭塞过，冠脉病变多为多支、弥漫、严重狭窄或闭塞病变，而且部分是在已行CABG或PCI的基础上发生。

2. 心肌缺血　心肌缺血是冠心病伴有严重左室收缩功能不全产生和恶化的始动因素，包括有症状心肌缺血和无症状心肌缺血。虽然急性大面积心肌缺血发作（如左主干急性狭窄或堵塞病变，或左主干相当病变，或LAD开口严重狭窄病变），可以产生严重的后果，如急性左心衰竭、肺水肿、血流动力学不稳定、循环衰竭即心源性休克以及严重的心律失常如室性心动过速、心室扑动和心室颤动，然而，产生左室收缩功能低下或不全的心肌缺血多数是在已有1次大面积或2次及以上非大面积心肌梗死，已经产生了左室收缩功能低下的基础上,不断产生心衰发作和心功能恶化乃至严重低下和严重收缩功能不全的过程中起重要作用。个别情况下也可以是由于多支冠脉严重狭窄乃至慢性堵塞病变,伴有侧支循环建立不全(如糖尿病患者),产生慢性大面积无症状(或轻微症状)的心肌缺血甚至冬眠所致。由心肌缺血诱发心衰恶化乃至严重左心收缩功能不全者,往往有多支、严重、弥漫冠状病变存在,甚至有≥1 支慢性完全闭塞病变(CTO)存在,其弥漫程度也经常是超乎想象,多为从冠脉开口至末梢并累及各主要分支的弥漫性病变,以致 CABG 也难以治疗。

3. 心肌抑顿(stunned myocardium) 心肌抑顿是指心肌梗死相关闭塞的冠状动脉开通后,已产生的心肌收缩功能障碍不能立即恢复,需要数周时间才可恢复,提示心肌未坏死,仍存活,功能可恢复。虽然抑顿心肌的存在意味着大面积心肌梗死后的无收缩功能心肌可望在数周后恢复功能,但如果在抑顿心肌收缩功能未恢复前未能给予规范和优化的药物治疗,特别是没有足够地去心室负荷治疗[如利尿剂、硝酸酯、血管紧张素转换酶抑制剂(ACEI)或血管紧张素受体阻滞剂(ARBs)],甚至给予了不恰当增加心脏负荷的治疗(如过度补液,大量极化液或中药针剂),同样会加重心室重构和扩张致左室收缩功能进行性降低甚至严重不全,从而丧失恢复的机会。可见,即使有存活的抑顿心肌存在,若未给予防治心室重构的去心室负荷治疗,反而给予增加心室负荷的不恰当治疗,同样会使心衰难以控制、久治不愈,最后衍变成多脏器功能衰竭或严重左室收缩功能不全。

4. 心肌冬眠(hibernating myocardium) 心肌冬眠也是存活心肌的一种,是指由于冠脉慢性严重供血不足而产生的心肌保护性功能障碍或无收缩运动(少供血就少工作)。给予血运重建治疗如 CABG 或 PCI,开通血管恢复血流后,收缩功能可在数周至数月内恢复。研究已经表明,冬眠心肌是冠心病慢性心衰产生的重要机制,即冠心病心衰患者普遍存在不同程度的冬眠心肌或存活心肌,意味着冠心病伴有严重收缩功能不全者给予冠脉血运重建治疗(CABG 或 PCI)多数是有益的。重要的是,临床上对冠心病产生严重左心收缩功能不全的患者来说,上述 4 种心肌病变往往不是孤立存在而是混合存在着。例如 AMI 在心肌坏死的同时,还存在着缺血心肌和抑顿心肌(血运重建成功者);冠心病伴有慢性收缩功能不全者多是在陈旧心肌梗死(即心肌坏死基础上)发生,又往往同时存在着缺血心肌和冬眠心肌。此类患者,无论是心肌缺血还是冬眠均需血运重建治疗,无论是 AMI 还是慢性心衰,均需要抗心肌缺血治疗。

二、诊断和鉴别诊断

冠心病伴有严重左心收缩功能不全的诊断包括临床、影像学和冠脉造影诊断三方面。

1. 临床诊断 临床上需依据一次或数次陈旧 MI 病史或伴有左心衰竭肺水肿病史或反复心衰史,结合心衰的典型临床表现(活动后气短,平卧时咳嗽、咳白色泡沫痰,夜间阵发性呼吸困难,呼吸困难不能平卧或伴有粉红色泡沫痰,伴呼吸、心率增快,血压升高,双下肺细湿啰音或水泡音,面色苍白、大汗,肢端苍白或发绀),胸片呈心影扩大、肺淤血或水肿时,应考虑有冠心病严重左室收缩功能不全的诊断。

另外,首次大面积 AMI(如广泛前壁、高侧壁心肌梗死)伴急性心衰史的患者也应怀疑严重左室收缩功能不全诊断。

个别情况下,首次心衰患者即使无急性或陈旧 MI 病史,无典型心绞痛发作,也应怀疑左室收缩功能不全诊断。即任何首次心衰的患者,都应除外冠心病或缺血性心室收缩功能不全所致。当然,上述患者都应常规做心电图及心肌标志物检查,除外急性心肌梗死。

2. 影像学诊断 影像学检查可观察并测定左室的大小、形态、结构和功能,是冠心病伴有严重左室收缩功能不全的重要检查方法和诊断依据。影像学检查包括超声心动图、CT、MRI、反射性核素心肌灌注显像(SPECT)和正电子发射断层显像(PET)。其中超声心动图因其无创、便携、无 X 线辐射,具有床旁使用和反复检查的独特优势,是诊断冠心病左室收缩功能不全的一线方法和基础检查。左室收缩功能不全表现为左室扩大,舒张末期内径≥60mm,左室收缩功能低下,射血分数(LVEF)≤40%,有明显的节段性运动异常,可发现大面积心肌变薄、膨出或瘤样扩张,甚至有伴或不伴附壁血栓的室壁瘤形成。超声心动图还可通过识别心肌瘢痕(回声增强)而区别急性或陈旧性心肌梗死;同时还可实时评价房室、瓣膜和心包等心脏结构的情况。冠脉 CT(CTA)除了用于诊断冠脉病变外,还可显示左室大小、形态、结构和功能以及节段性室壁运动异常，但定量测量并非其重点。MRI 除了可以定量测定左室大小、形态、结构和功能外，还能通过灌注显像显示心肌瘢痕从而诊断小面积的陈旧性梗死。另外，放射性核素灌注心肌 SPECT 可以诊断心肌梗死和心肌缺血及其范围，间接推测梗死相关冠脉及其有无严重堵塞，还可测定 LVEF，其与 PET 联用能够检出存活心肌，包括抑顿或冬眠心肌，对于预测冠脉重建治疗后心功能改善甚至明显恢复有独特的价值。

3. 冠状动脉病变的诊断　冠心病伴有严重左室收缩功能不全的根本原因是冠状动脉严重狭窄或闭塞，对冠状动脉狭窄或堵塞病变的检出具有诊断性意义。因此，对所有 AMI 或陈旧 MI 病史合并心衰的患者，均应行冠脉病变检查。即使是无陈旧 MI 病史的首次心衰患者，也应常规检查冠脉病变以明确或除外缺血性心衰的诊断。冠状动脉造影通过注射造影剂清楚显示每根冠状动脉及其分支（≥1mm）腔内有无病变及其堵塞程度，可明确堵塞部位，综合评价冠脉严重狭窄（70%）或堵塞（90%~100%）的范围，是冠心病诊断的金标准。不足之处在于对未严重堵塞的病变或临界病变甚至正常冠脉的斑块难以诊断。另外，冠脉造影属有创检查，虽已普及甚至成为常规检查，但仍有一定风险，尤其是对于病情严重或不稳定者。冠脉 CT（CTA）则是诊断冠脉病变的唯一无创方法，不仅能诊断冠脉病变的程度或堵塞的性质，而且能够评价病变本身是否不稳定（软斑块），既是对冠脉造影的补充，也是 CTA 的独特之处。当然，冠脉造影和 CTA 均需注射碘离子造影剂，有过敏的潜在风险，因此过敏体质者应慎用。

冠状动脉病变的诊断中，只有多支、严重、弥漫狭窄或堵塞病变引起左室收缩功能不全症状者才能确诊。反之，冠脉临界病变或非严重狭窄病变不能解释与左室收缩功能不全症状的因果关系时，应当视为非缺血性心功能不全。

4. 鉴别诊断　冠心病严重左室收缩功能不全的鉴别诊断主要是非缺血性心衰或非缺血性扩张性心肌病，包括高血压性、酒精性、心动过速性、围生期、心肌致密化不全性、右室致心律失常性和应激性心肌病等。鉴别要点在于非缺血性心肌病患者冠脉正常或无严重狭窄堵塞性病变，左室收缩功能普遍减弱（global hypokinesia），无冠心病所致的节段运动异常（regional or segmental hypokinesia），更无大瘤样扩张或室壁瘤形成。

三、PCI 治疗

与心功能正常或轻度低下者的冠心病患者相比，左室收缩功能不全者的 PCI 为高风险，除操作难度更大外，围术期风险也更大。因为任何形式容量负荷的增加，如术中补液、使用造影剂，术后未积极利尿、分支丢失等缺血风险，支架植入后无再流、慢血流的发生，以及各类并发症包括冠脉、外周血管出血和血栓等，一旦出现均可能是致命性的。因此，需首先做好 PCI 术前的风险评估。

1. 术前风险评估　PCI 术前风险评估对于冠心病伴严重左室收缩功能不全者尤为重要，需重点评估病情的稳定性，包括心衰控制、心肌缺血和其他重要脏器功能状态及电解质平衡。目的是确保患者能承受术中、术后的平卧、扩容、强心和利尿等急救措施和可能发生的并发症的打击，顺利度过围术期，早日康复。其中，心衰控制的稳定实际上是心功能的稳定，取决于规范的抗心衰治疗（控制入量、利尿、抗缺血、抗 RAS 制剂和 β 受体阻滞剂），更取决于临床疗效：能平卧，无水肿，无活动性气促与呼吸困难，无肺部湿啰音，心功能代偿状态（NYHA 分级Ⅰ~Ⅱ级），身体处于干重状态。最为重要和关键的是：生命体征平稳，心率、呼吸和血压均在正常范围，X 线胸片显示肺野干净清晰、无肺淤血征象。心肌缺血的稳定性是指临床上无心肌缺血发作。控制心肌缺血对于冠心病伴严重左室收缩功能不全的患者尤为重要，因为心肌缺血与心功能不全可互为因果，产生恶性循环，故必须严格控制。控制心肌缺血的关键在于硝酸酯和 β 受体阻滞剂的合理优化应用，保证日常活动时无心肌缺血发作。若心肌缺血控制欠佳，则需行急诊 PCI 治疗，而此时急诊 PCI 的风险性更大。其他脏器功能，特别是肾、肺功能的稳定或代偿也很重要，肺功能差易并发感染，肾功能不好易出现造影剂肾病或难治性心衰，均不利于 PCI 的顺利完成。水、电解质和酸碱平衡的稳定也是病情稳定的基础和前提，必须调理和稳定好。

2. 适应证和禁忌证　冠心病伴严重左室收缩功能不全患者行 PCI 的目的：一是防治心肌缺血，防治心衰的发生和恶化；二是改善或明显改善甚至较大程度的恢复患者的心功能。可见，PCI 治疗的适应证：①存在心肌缺血，有其症状和证据，如心衰发作伴 ECG ST-T 下移或上抬，主要冠脉及其分支严重狭窄

(≥70%)或堵塞;②存在存活心肌(冬眠心肌),存活心肌的多少不仅决定术后疗效,还决定远期预后。目前公认的存活心肌的检测和识别方法有多巴酚丁胺试验和同位素PET试验。前者通过多巴酚丁胺(20~40μg/min静脉注射)激发收缩运动低下心肌的收缩潜力来预测其存活;后者通过在心肌灌注低下或缺损区域检出心肌代谢而认定其存活,是存活心肌检测的金标准。临床上只要有存活心肌存在,就有PCI指征,并可望大幅改善、消除甚至逆转左室收缩功能不全,个别情况下可使患者扩大的左心室缩小,使心肌收缩功能恢复正常。对冠脉血运重建指征明确者,该做CABG还是PCI?原则上①CABG首选,PCI次选;②不能接受CABG者未必不能接受PCI;③哪个不安全不选择哪个,例如严重慢阻肺是CABG的禁忌证,故不可行CABG,胃出血者无法耐受双抗血小板治疗,则不可行PCI;④哪个安全做哪个,即CABG或PCI都安全时都可选择,此时要结合患者的经济状况和治疗费用,考虑患者及其家人的意见和接受度。

PCI的禁忌证主要包括用药禁忌、操作禁忌和状态禁忌。用药禁忌是指不能使用或不能耐受PCI必须用药。例如胃或脑出血史不能耐受双联抗血小板治疗者,对阿司匹林、氯吡格雷、肝素和造影剂过敏者均应列为PCI禁忌证。操作禁忌是指任何PCI操作都可导致冠脉急性闭塞、破裂,导致死亡发生者,例如LAD或LCX开口的成角病变,导丝难以通过且极易损伤致冠脉急性闭塞者属PCI禁忌证。这一禁忌还与术者的经验和技术成熟程度相关,具有一定的灵活性。状态禁忌是指患者病情极不稳定,不能进行搬运,也不能耐受至少1个小时的平卧,此外还包括肺、肾功能低下,死亡风险极高的状态,如已有多脏器功能衰竭。

3. PCI的基本原则　为了确保冠心病伴严重左室收缩功能不全患者围术期安全而应当遵守的基本原则包括:①事先植入主动脉内球囊反搏(IABP)支持保驾原则。此类患者病情危重,PCI风险很大,必须有IABP支持和保驾,出现PCI冠脉并发症时,能给予更多的时间补救或急救。应当事先使用IABP,不可以备用,因紧急情况下植入IABP需要5~10分钟,事后植入会丧失这5~10分钟的急救黄金时间。②"农村包围城市"原则。先做CTO、血流≤TIMIⅡ级和接受侧支循环的冠脉,再做非CTO、TIMI Ⅲ级和提供了侧支循环的冠脉血管;先做小血管再做大血管;先做RCA或LCX再做LAD;甚至先做分支血管再做主支血管。一旦PCI失败(如冠脉急性闭塞),确保有代偿的血管支持供血,支撑血流动力学,保障着患者安全。③分次原则。1次只做1条主要冠脉病变,或2支小血管病变,化复杂为简单,患者能更好地耐受。另外,万一因阿司匹林或氯吡格雷抵抗出现支架内血栓时,不致引起多支血管急性闭塞,危及生命。④部分原则。只做严重狭窄病变的血管,暂时不做临界病变甚至临界偏重病变,待主要病变供血改善、心肌缺血纠正及改善后再行其他血管的PCI,或等到有症状时再行另一支(些)血管病变PCI。因PCI术后的强化药物治疗能够预防这些血管事件,采用部分原则既可解决重要问题,还减少了PCI风险。⑤术后CCU监护24~48小时原则。顺利度过PCI术后风险最高的阶段,确保PCI的成功和安全。同时,术后24~48小时择期在CCU拔除IABP也更安全。

4. 随访和治疗　为使冠心病伴严重左室收缩功能不全患者获得好的长期预后,术后密切随访和规范治疗必不可少。应当给予患者心衰治疗的长期用药方案、措施和指导;双联抗血小板1~2年,预防支架内血栓形成;控制危险因素,降压、降糖、降脂;改变不良生活方式,知道戒烟、限酒、减轻体重、合理膳食和运动;强化药物治疗,做好二级预防的用药和指导。提供急救方案、措施和指导。监督患者定期随诊,行心电图、超声心动图、血常规和血生化等常规检查,关注心功能指标改善情况,术后一年左右可行冠脉CT,评估支架和主要血管畅通情况,坚持每年1~2次的随诊。

与心功能正常或大致正常者相比,冠心病伴严重左室收缩功能不全这类高危患者的PCI较为复杂,需要丰富的理论知识、多年的临床经验、娴熟的PCI技术以及PCI围术期支持才能取得成功,从而挽救患者的生命,争取改善其长期预后。

(杨跃进)

冠状动脉分叉病变的新技术与新策略

冠状动脉分叉病变在冠脉介入治疗非常常见，占冠脉介入治疗的15%~20%[1]，在冠脉介入治疗史上一直扮演着重要的角色。关于冠脉分叉病变的研究文献汗牛充栋，然而其治疗策略仍然存在很大的争议。单纯球囊扩张时代，由于主支分支均有极高的急性闭塞率，分叉病变几乎就是介入治疗的禁区。相较单纯球囊扩张而言，金属裸支架明显改善了分叉病变急性期并发症的发生，但是其半年32%的靶病变失败率以及1年38%的主要不良心血管事件（MACE）发生率仍然让介入医生对分叉病变的治疗望而却步。药物洗脱支架的应用使得支架内再狭窄率明显降低，年事件发生率下降到10%左右，人们自然期望药物洗脱支架能够在分叉病变的治疗中也能够发挥更大的作用。然而，尽管药物洗脱支架的技术不断更新，分叉病变的处理策略也在不断变化，较高的事件发生率仍然让分叉病变的治疗充满挑战。

一、关于冠状动脉分叉病变分型的一些新观点

讨论病变的分类既要考虑到分支与主支血管的角度，又要准确判断斑块的位置。但必须强调的是所有的分型均是基于二维影像结果来区分的，影像边支开口治疗效果的三个因素：嵴的移行、斑块的铲雪效应以及夹层的发生均是在三维空间中发生。寄希望于简化的平面二维分型方法能够准确预测三维空间事件的发生，本身就存在悖论。所以，所有分型方法在预测边支开口事件的预测中都是不完美的，甚至在某些时候存在误导，可能陷术者于万劫不复之境地。对Lefevre、Duke、Safian以及Medina分型进行对比可看出，所有分型均是基于二维分叉斑块分布图像（表1）。

表1　各种冠状动脉分叉病变分型对比

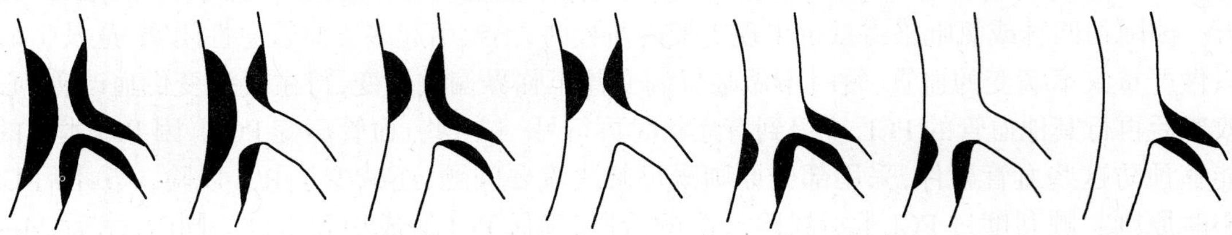

Mdina	1,1,1	1,1,0	1,0,1	1,0,0	0,1,1	0,1,0	0,0,1
Duke	D	C	F	A	未包含	B	E
Safian	ⅠA	ⅠB	ⅡA	ⅡB	ⅢA	ⅢB	Ⅳ
Lefevre	1	2	未包含	3	4c	4a	4b

分支开口在主支支架植入后是否会受到影响主要取决于三个因素：斑块的铲雪效应，嵴的移行以及边支开口是否形成夹层。①斑块的铲雪效应：通常认为如果分支血管不是从主支血管病变处发出，且开口部狭窄<50%，介入治疗后发生分支血管闭塞的危险性小。如果分支血管是从主支血管病变段发出，且开口部的狭窄>50%，分支血管发生闭塞的危险性最大。当然斑块铲雪效应与主边支血管之间的夹角也明显相关，两者的夹角越接近垂直关系，铲雪效应越小。②嵴的移行：嵴的移行主要与主、边支血管之间的夹角相关。一般可分为两型：Y型（分支和主支血管的角度<70°，嵴的移行大，斑块的移行也大）以及T型（分支和主支血管角度>70°，嵴的移行小，斑块的移行也小）。③边支开口是否形成夹层与边支开口斑块负荷大小、斑块稳定程度、边支病变长度以及边支的扩张策略选择等均相关。斑块负荷小、稳定、短病变以及采用切割球囊等均可能使边支开口发生夹层的概率降低。

分型仅仅利于术者之间的相互交流，对边支是否会受累的判断价值有限。太过于依赖分型来决定边

支的处理策略有时候可能会产生灾难性的后果。再次强调，不能完全依赖于二维的分型来指导现实中三维空间的治疗策略。对于临床上判断不能丢失的边支，如急性前壁心梗中近端未受累及的对角支或是前降支 CTO 病变中代偿的对角支，在功能学上均有重大意义，不能因为在二维分型上认为其闭塞可能性小而不采取保护措施，一旦发生闭塞将产生灾难性的后果。

二、关于边支保护策略的一些新观点

为方便交流，目前在学术交流中还采用各种分型方法对病变的特征进行描述，但在临床实践中不建议根据某种分型方法来“预测”边支是否会发生闭塞，只要临床判断某个边支的丢失可能产生不能承受之不良后果，就应当采取必要的保护措施，确保边支的通畅。分支血管的保护指在对主支血管进行介入治疗前，将第二根引导钢丝放在分支血管予以保护。既往的观点认为是否需要对分支血管予以保护主要是根据治疗主支血管病变时分支发生闭塞的危险和分支血管的大小而定。甚至有学者根据主支支架植入后分支是否容易闭塞将分叉病变的形态分为两类，认为对于不容易发生闭塞分叉病变的形态，直径≥1mm 的分支血管仅 4% 发生血管闭塞，可以不需要钢丝保护；而仅对于容易发生闭塞分叉病变的形态(其边支闭塞率高达 67%)进行钢丝保护。甚至有观点主观地根据边支血管直径来决定是否进行边支保护，认为对于较小的分支血管(直径 <2.0mm)也不需要保护，仅在主支血管扩张后分支血管明显受压的情况下予以保护。

但我们认为上述观点都应该摒弃，甚至不愿意把“容易闭塞边支”、“不容易闭塞边支”的特点进行描述。我们认为边支闭塞的发生根据二维造影图像来预测是存在一定误差的。正如上述统计，即使在“不容易闭塞边支”的病例中，其边支闭塞的发生率仍然高达 4%，在冠脉介入 1 年总体 MACE 事件发生率在 10% 左右的药物洗脱支架时代，4% 的边支闭塞意味着在这部分分叉病变的患者中其事件发生率上升了 40%，这是非常可怕的数据。在每年各大会议的并发症专场均可见边支闭塞导致灾难性后果的个案报道，小小钝缘支闭塞导致心脏破裂，对角支闭塞导致室颤甚至死亡的个案报道屡见不鲜。所以我们呼吁，对分叉病变的介入治疗要保证所有边支在术后均有良好血流，“逢边支必保”是我们一直努力的目标。对于一些高危患者，如心梗后患者、糖尿病多支病变患者，每一根通畅的“小支”可能都是其心功能代偿的保证，任意一个“小支”的丢失可能都是不可挽回的，都应该预先予以保护，而不应该发生闭塞后，再后悔保护钢丝未到位。

边支的处理策略对保证边支的通畅率极其重要。主支血管球囊扩张后应依据分支血管的大小、开口部是否有病变以及主支血管球囊扩张后斑块移位等进行综合考虑，有选择地应用球囊扩张分支血管，然后再根据分支血管大小确定是否置入支架和(或)仅在紧急情况下(如出现缺血的症状和心电图变化、明显的夹层、濒临闭塞或急性闭塞)置入支架。若分支血管开口有病变或存在斑块移位的危险，应进行球囊扩张，可以防止主支血管置入支架后发生分支血管闭塞，而且由于扩张后斑块移位还可能有利于再将导引钢丝通过支架网眼送入支架血管。就边支与主支的扩张顺序对不同病变应有不同的策略，为保证主支血流的通畅，一般先对主支进行预扩张，然后再根据边支开口的受累情况决定其处理策略；而在一些边支开口重度狭窄，临床判断边支开口在主支扩张后闭塞可能性极大的患者中也可先进性边支的扩张。总之，在整个 PCI 过程中尽量保持所干预血管血流状态良好极其重要，谨防术中心梗等严重并发症的发生。

三、关于单支架技术与双支架技术的争论

冠脉分叉病变介入治疗的主要挑战就是其不良事件的发生率远远高于非分叉病变。在药物洗脱支架时代，分叉病变的治疗主要包括两种：主边支均植入支架的双支架策略与仅主支植入支架的单支架策略。单双支架的争论伴随着分叉病变介入治疗发展的全过程。关于单双支架治疗分叉病变的临床实验的荟萃分析常见报道，就目前临床实验数据，与单支架策略相比较，复杂的双支架技术增加术后心梗的发生[2-6]。

然而在 Nordic-Baltic 分叉研究Ⅳ中在真分叉病变中如果包含大边支是双支架策略的急性心梗发生率并不高于单支架策略[7]。不同分叉病变临床试验在病人选择上有很大的偏移，左主干分叉病变的比例在很多实验中占有较大的比例。术者的技巧要求在分叉病变不同策略的要求中存在很大的区别，单支架策略中术者操作技巧对结果的影响小，而双支架策略中术者经验以及操作技巧对完成最后的对吻扩张至关

重要。所以双支架技术患者事件发生率的发生受到更多因素的影响，尤其是术者因素对结果的影响尤为明显。

目前分叉病变治疗在国内发展似乎进入单支架时代，在很多中心，单支架策略横行，很多在解剖上可能只适合双支架技术的患者也被“简单处理”。美其名曰“复杂病变简单处理”。基于这种“简单理论”，有的中心甚至连边支的保护措施都没有，主观认为边支“不至于”闭塞，这其实存在很大的误区。我们认为，单支架技术术后低事件发生率的基础是保证边支的有效血流，特别是一些重要的“边”支，如前降支闭塞患者近端较大的通畅对角支，在前降支闭塞这种背景下，对角支对保持左室功能至关重要。曾经有报道前降支 CTO 病变介入治疗成功，然而由于介入过程中导致“边支”——对角支闭塞，最终却以室颤收场。在分叉病变的介入治疗中，术者的注意力一般都会被主支所吸引，但我们要时刻保持警惕，保证边支功能是分叉病变治疗术后低事件发生率的关键所在。简单或复杂，其实都是一种手段，都是保证分叉病变良好治疗效果的手段。“患者需要什么”而非“医生能做什么”，我们临床决策的依据不能为了“简单”而“简单”，当然也不能为了“复杂”而“复杂”。

四、关于边支保护技术的一些新进展

传统的边支保护技术均是导丝保护技术。近年来有专家提出了边支球囊保护技术。包括边支球囊被动保护技术以及边支球囊主动保护技术。被动边支保护技术是指在主支血管植入支架同时，在边支开口预置一球囊，球囊近端在主支支架内，远端在边支内。释放主支支架后造影，如果边支闭塞，可以原位扩张边支球囊后退出球囊，重置边支导丝，根据主边支情况选择单纯后扩张主支或是主边支对吻扩张；如果边支血流尚可直接退出边支球囊，重置边支导丝，再根据主边支情况选择单纯后扩张主支或是主边支对吻扩张；主动边支球囊保护技术边支球囊的放置位置与前相同，但在主支支架释放之前先扩张边支球囊，在保持边支球囊充盈状态下释放主支支架，再重置边支导丝，再根据主边支情况选择单纯后扩张主支或是主边支对吻扩张。目前边支球囊保护技术有小规模研究以及病例报道发现安全有效。但在具体技术方面，如球囊大小，主、分支长度分配，保护球囊扩张压力，主支支架释放压力等方面有待进一步研究。特别是使用腔内技术评价边支球囊扩张对主支支架形态的影响至关重要。

（许锋 吕树铮）

参考文献

[1] Lassen JF, Holm NR, Stankovic G, et al.Percutaneous coronary intervention for coronary bifurcation disease: consensus from the first 10 years of the European Bifurcation Club meetings. EuroIntervention, 2014, 10(5): 545-560.

[2] Karrowni W, Makki N, Dhaliwal AS, et al.Single versus double stenting for unprotected left main coronary artery bifurcation lesions: a systematic review and meta-analysis. J Invasive Cardiol, 2014, 26(6): 229-233.

[3] Gao XF, Zhang YJ, Tian NL, et al.Stenting strategy for coronary artery bifurcation with drug-eluting stents: a meta-analysis of nine randomised trials and systematic review. EuroIntervention, 2014, 10(5): 561-569.

[4] Moussa ID.Coronary artery bifurcation interventions: the disconnect between randomized clinical trials and patient centered decision-making. Catheter Cardiovasc Interv, 2011, 77(4): 537-545.

[5] Zamani P, Kinlay S.Long-term risk of clinical events from stenting side branches of coronary bifurcation lesions with drug-eluting and bare-metal stents: an observational meta-analysis. Catheter Cardiovasc Interv, 2011, 77(2): 202-212.

[6] Athappan G, Ponniah T, Jeyaseelan L.True coronary bifurcation lesions: meta-analysis and review of literature. J Cardiovasc Med (Hagerstown), 2010, 11(2): 103-110.

[7] Leesar MA, Hakeem A, Azarnoush K, et al.Coronary bifurcation lesions: Present status and future perspectives. Int J Cardiol, 2015, 187: 48-57.

Impella 在高危 PCI 中的应用

随着术者水平的提高和器械的改进，越来越多的复杂冠脉病变得以通过 PCI 进行血运重建。但是高危患者（如心源性休克的急性心肌梗死患者、左心室射血分数（LVEF）<40% 的患者）和高危病变（如无保护左主干病变）的 PCI，依然是令术者提心吊胆的陷阱。目前常用的动脉内球囊反搏（IABP），只有轻度增加冠脉灌注和减轻左室后负荷的作用，并不能有效支持循环。

Impella 系统是德国 Abiomed 公司生产的微型心室辅助系统。其中 Impella 2.5、Impella CP、Impella 5.0、Impella LD 用于左室辅助，基本原理是将一个微型泵跨过主动脉瓣，血液入口端在左室内，出口端在升主动脉根部，将血液从左室泵入升主动脉内，以增加心排出量，对循环的支持显著优于 IABP，并有减轻心脏前负荷、轻度增加冠脉灌注等作用。Impella RP 以相同的原理用于右室辅助。泵为持续工作，与心动周期无关。Impella 2.5 和 CP 的血泵尺寸为 12F，可从外周动脉经皮穿刺置入，最大流量分别为 2.5L/min 和 4L/min。Impella 5.0 和 LD 的血泵尺寸为 21F，可提供 5L/min 的最大流量，前者通过切开股动脉（或腋动脉）置入，后者需要开胸切开升主动脉置入。

Impella 依据不同流量，可提供完全或部分的循环辅助，适应证包括高危 PCI 辅助、高危心内电生理检查及射频消融术辅助、心外科围术期低心排出量、暴发性心肌炎、心脏移植术前过渡等。其中通常用于高危 PCI 临时辅助的是 Impella 2.5 和 CP，说明书中要求的辅助时间 <6 小时，但多项注册研究中真实世界中辅助时间可达数日。目前国内仅 Impella 2.5 可用。

Impella 2.5 的主要禁忌证：①左室附壁血栓；②主动脉瓣机械瓣或心脏收缩装置；③主动脉瓣狭窄 / 钙化（瓣口面积≤0.6cm^2）；④中到重度主动脉瓣关闭不全（超声评估主动脉瓣反流分级≥+2）；⑤严重外周动脉疾病使 Impella 无法置入；⑥不能耐受系统性抗凝；⑦严重的主动脉疾病[1]。

此外，患者自身解剖结构特殊，如下肢动脉入路过于迂曲、体态偏小或特别高、收缩期左室长轴 <7cm 或 >11cm，可能导致无法成功放置。

Impella 2.5 使用中出现过的潜在风险包括急性肾功能不全；主动脉瓣反流；主动脉瓣损伤；房颤；出血；心源性休克；心脏压塞；心肺复苏；脑血管意外 / 卒中、短暂脑缺血发作（TIA）；死亡；器械故障或移位；血管造影不成功；溶血；肝功能衰竭；穿刺部位感染；肢体缺血；心肌梗死；需要心、胸或腹部手术；穿孔；肾衰竭；再次血运重建；呼吸功能不全；败血症；严重低血压；血小板减少；血栓性血管（非中枢神经系统）并发症；血管损伤；室性心律失常（室速或室颤等）[1]。

Impella 2.5 可提供 P0~P9 共 10 个辅助级别，其中建议的持续辅助级别为 P8，流量为 1.9~2.5L/min。可经超声指导调整 Impella 导管的位置，其最佳的位置为血泵的入口在左室主动脉瓣下 3.5cm 处，远离乳头肌和瓣环结构，血泵的出口在主动脉上一定距离，导管弯向左心尖的方向，与心脏壁的方向相反，没有弯曲或堵住二尖瓣。Impella 2.5 工作中，患者需要平卧，不得抬高患者头部超过与床 30°，需保持穿刺部位伸直；维持 ACT>250 秒；不能进行 MRI 检查；除颤时，严禁触碰 Impella 导管、连接线，或者 Impella 自动控制台。Impella 2.5 可根据患者情况选择快速撤机或逐步撤机。直到从心室拔出导管前，严禁降低流量到低于 0.5L/min。撤出时需待 ACT 降至 150 秒以内，穿刺部位压迫止血 40 分钟。

急性心肌梗死（AMI）发生心源性休克的患者预后极差，是高危的 PCI 患者。Impella-EUROSHOCK-registry 是一项多中心回顾性注册研究[2]。研究共包括 120 例 AMI 发生心源性休克的患者，平均年龄 63.6 岁，93.2% 接受了 primary PCI，平均 LVEF 27%，69.2% 接受机械通气，40.8% 在 Impella 前 72 小时内接受过心肺复苏。研究目的是观察 Impella 2.5 对这些高危患者的循环支持情况。Impella 置入成功率 99.2%，支持时间 43.5±49.6 小时。30 天死亡率 64.2%，Impella 支持中死亡率 42.0%。术后 48 小时乳酸下降程度有统计学意义，提示组织灌注改善。USpella Registry 的数据则显示，与 Primary PCI 术后再置入 Impella 相比,AMI发生心源性休克的患者在 Primary PCI 术前接受 Impella2.5 支持,可以得到更完全的血运重建,住院死亡率显著下降(65.1% vs 40.7%,P=0.003)[3]。ISAR-SHOCK 是一项小样本量,前瞻性随机对照的研究,比较 Impella 2.5(n=13)与 IABP(n=13)用于心源性休克患者循环辅助的效果[4]。其中 Impella 组有 1 例患者在置入前死亡。除 IABP 组有 1 例患者接受 CABG 外,其余 24 例均接受了 PCI 治疗。结果显示辅助后 30 分钟时,Impella 比 IABP 显著增加了心指数(Impella:DeltaCI=(0.49±0.46)L/(min·m^2);IABP:DeltaCI=(0.11±0.31)L/(min·m^2);P=0.02)。两组术后 30 天死亡率均为 46%。与 Impella 2.5 相比,Impella 5.0 可提供更完全的循环支持,使心源性休克患者 30 天生存率提高至 75%[5],因此今后 Impella CP 的广泛应用可能为心源性休克患者带来更好的疗效。

Maini 等[6]分析了美国真实世界中 Impella 2.5 在高危 PCI 中的作用。175 例连续的高危 PCI 患者在术前预置了 Impella 2.5。高危 PCI 的定义包括 EF 降低、复杂冠脉解剖和其他系统严重合并症,但不包括 STEMI 和心源性休克患者。平均年龄 70 岁,89% 为多支病变,51% 为无保护 LM 病变,EF 平均 31%。结果显示,PCI 成功率 99%,平均 SYNTAX 积分从术前 36±15 降至 18±15,围术期的血流动力学情况、NYHA 心功能分级、EF 均有改善。术后 30 天 MACE 事件发生率 8%,生存率 96%,术后 6 个月和 12 个月的生存率分别为 91% 和 88%。Europella Registry 是一项回顾性多中心注册研究,评价 Impella 2.5 用于高危 PCI 的安全性和有效性[7]。研究包括 144 例连续患者,平均年龄 71.8 岁,基线时 63.9% 的患者 EF<40%。平均 EuroSCORE 为 8.2,PCI 涉及 LM 病变、唯一未闭塞一支冠脉、复杂的多支病变的比例为 52%、17% 和 82%。研究结果显示术后 30 天死亡率 5.5%。

PROTECT Ⅱ是一项前瞻性、多中心(北美、欧洲)、随机对照研究,比较 Impella 2.5 和 IABP 对 452 例复杂 3 支病变或无保护 LM 病变,合并严重收缩性心力衰竭患者(平均 EF24%)接受 PCI 的辅助作用[8]。一级终点 30 天 MACE 事件发生率 Impella 2.5 35.1% vs IABP 40.1%(P=0.227),因此研究被提前终止。但 90 天 MACE 率在意向性治疗分析(intention-to-treat analysis,即按照最初分组对全部人群进行分析)中 Impella 2.5 40.6% vs. IABP 49.3%(P=0.066);在按方案分析(per-protocol analysis,只分析实际完成试验的人群)中 Impella 2.5 40.0% vs IABP 51.0%(P=0.023),相对风险下降 22%。

阜外医院自 2014 年 9 月尝试过 2 例 Impella 2.5 支持下的高危 PCI。

病例 1:男性,50 岁,2012 年出现胸痛憋气,外院诊断"陈旧下壁心肌梗死",于 LCX 置入支架 1 枚。2014 年 7 月外院诊断"急性前壁心肌梗死、心力衰竭"。2014 年 9 月我院超声心动图:左心室舒张末期内径(LVEDD)82mm,LVEF 20%,左室心尖部、前壁、下后壁、侧壁运动幅度明显减低,二尖瓣探及中量反流。2014 年 9 月 9 日 N 末端脑钠肽前体(NTpro-BNP)10 209pg/ml。冠脉造影:LAD 近段 100% 闭塞,LCX 中段原支架内 100% 闭塞,RCA 中段 90% 狭窄。经强化药物治疗,患者仍胸痛憋气,夜间不能平卧,血压维持 90~95/60~75mmHg,心率 105~115 次 / 分。2014 年 9 月 22 日置入 Impella 2.5,并于 RCA 置入支架 1 枚,但尝试开通 LAD 及 LCX 未成功。手术过程顺利,患者血流动力学稳定。术后患者无胸痛、憋气等不适,可平卧休息,血压维持在 90~105/70~90mmHg。但在置入 Impella 后约 3 小时出现肉眼血尿,急查游离血红蛋白 3400mg/L,经调整血泵位置,血尿仍无改善。于置入 6 小时后撤除 Impella,次日肉眼血尿消失。患者病情稳定出院,但随访得知在术后 1 个月时死亡。

病例 2:男性,63 岁,自 2006 年出现心力衰竭症状。2014 年 11 月我院超声心动图:LVEDD 80mm,LVEF 26%,左室壁运动不协调,收缩幅度明显减低。冠脉造影:LAD 中段狭窄 90% 伴钙化,LCX 远段狭窄 80%,PDA 狭窄 80%。于 Impella 2.5 支持下,于 LAD 置入支架 1 枚,手术过程顺利,术中患者血流动力学稳定。术后维持 Impella 支持,泵流量约 2L/min,但患者出现短阵室速,经超声指导下调整 Impella 在左室深度,室速消失。术后尿潜血 3+。于置入 6 小时后撤除 Impella,2 日后出院,随访患者病情稳定,无心脏事件。由此两例患者的经验可见,Impella 2.5 可以对 PCI 围术期提供有效的循环支持,但决定患者长期愈合的仍是患者自身的心脏情况。Impella 可能因为血泵位置变化而刺激心室,诱发室性心律失常,可经超声指导下调整血泵位置来解决。血泵工作对血细胞有破坏作用,引起溶血,可尝试通过旋转或调整血泵在左室的深度、降低血泵流量等方法来减少溶血。今后还需要更多病例以进一步积累经验。

目前 Impella 系统在中国的价格昂贵,但真正限制其在临床应用的主要因素为医疗制度不完善。渴望这种状况在不久的未来得以改善，使更多患者受益。

（罗 彤）

参 考 文 献

[1] IMPELLA® 2.5 WITH THE AUTOMATED IMPELLA® CONTROLLER INSTRUCTIONS FOR USE & CLINICAL REFERENCE MANUAL（UNITED STATES ONLY）. http://abiomed.com/assets/Impella-2.5-IFU-2015.pdf.

[2] Lauten A, Engstrom AE, Jung C, et al. Percutaneous left-ventricular support with the Impella-2.5-assist device in acute cardiogenic shock: results of the Impella-EUROSHOCK-registry. Circ Heart Fail, 2013, 6: 23-30.

[3] O'Neill WW, Schreiber T, Wohns DH, et al.The current use of Impella 2.5 in acute myocardial infarction complicated by cardiogenic shock: results from the USpella Registry. J Interv Cardiol, 2014, 27: 1-11.

[4] Seyfarth M, Sibbing D, Bauer I, et al.A randomized clinical trial to evaluate the safety and efficacy of a percutaneous left ventricular assist device versus intra-aortic balloon pumping for treatment of cardiogenic shock caused by myocardial infarction. J Am Coll Cardiol, 2008, 52: 1584-1588.

[5] Lemaire A, Anderson MB, Lee LY, et al.The Impella device for acute mechanical circulatory support in patients in cardiogenic shock. Ann ThoracSurg, 2014, 97: 133-138.

[6] Maini B, Naidu SS, Mulukutla S, et al.Real-world use of the Impella 2.5 circulatory support system in complex high-risk percutaneous coronary intervention: the USpella Registry.Catheter Cardiovasc Interv, 2012, 80: 717-725.

[7] Sjauw KD, Konorza T, Erbel R, et al.Supported high-risk percutaneous coronary intervention with the Impella 2.5 device the Europella registry. J Am Coll Cardiol, 2009, 54: 2430-2434.

[8] O'Neill WW, Kleiman NS, Moses J, et al.A prospective, randomized clinical trial of hemodynamic support with Impella 2.5 versus intra-aortic balloon pump in patients undergoing high-risk percutaneous coronary intervention: the PROTECTⅡ study. Circulation, 2012, 126: 1717-1727.

生物可降解支架是将来的金标准吗?ABSORB Ⅱ研究解读

经皮冠状动脉介入治疗(percutaneous coronary intervention,PCI)经历了单纯球囊扩张(percutaneous transluminal coronary angioplasty,PTCA)、裸金属支架(bare metal stent,BMS)及药物洗脱支架(drug eluting stent,DES)等3个里程碑式的阶段。由于药物洗脱支架在降低再狭窄发生的同时,会延迟内皮愈合、引起管壁慢性炎症,增加晚期支架内血栓的发生,而且,金属支架的存在会影响血管的舒缩功能,并干扰CT血管造影(CT angiography,CTA)等影像学检查。目前认为金属支架在完成阻止血管弹性回缩、抑制血管内膜增生等功能后,其在血管内持续存在已无必要反而可能有害,因此,生物可降解支架的研制具有极大的吸引力。

依维莫司生物可吸收支架(bioresorbable vascular scaffold,BVS)是目前临床应用较广泛的支架,相关临床研究及证据也较充分。ABSORB研究选用依维莫司BVS由多聚乳酸(poly lactide acid)制成,约2年左右可在体内完全降解。ABSORB研究公布于2006年,是全球首个评价BVS治疗冠心病安全性及可行性的临床研究。该研究是一项前瞻性、非随机(开放标签)、两个阶段(Cohort A/B)的多中心临床研究,主要研究终点为主要心脏不良事件(major adverse cardiovascular events,MACE)和支架内血栓发生率等;另一项主要终点为影像学评价,包括冠脉造影(coronary angiogram,CAG)、血管内超声(intravascular ultrasound,IVUS)、光学相干体层成像(optical coherence tomography,OCT)等影像学技术。ABSORB Cohort A研究入选30例患者,研究显示第一代可降解支架在6个月时随着支架降解,支撑力下降并出现弹性回缩,因此导致晚期管腔丢失增高。随访3年仅有1例发生MACE,且无支架血栓事件。ABSORB Cohort A研究初步证明依维莫司BVS具有良好的近、中期效果和较好的安全性。

ABSORB Cohort B研究纳入101例患者,选用第二代BVS 1.1支架,结果证实6个月时晚期管腔丢失与金属药物支架类似,植入BVS后不良事件发生率处于低水平,且无支架血栓事件。3年主要心脏不良事件(包括心梗、心源性死亡、血运重建)发生率为10%,与最佳的金属药物洗脱支架相当。此外,在纳入45例患者的亚组中,在第1年和第3年的测量结果显示,血管舒缩功能改善,晚期管腔获得增加了7.2%。ABSORB Cohort B试验也已表明,置入BVS后不良事件发生率处于低水平,无支架内血栓事件,晚期管腔丢失与DES类似。

ABSORB Extend研究入选全球812例患者接受BVS治疗,冠状动脉病变较Cohort A/B研究更为复杂,2010年1月至2012年10月入选的585例患者中,93%的病变为ACC/AHA分型B型病变,92.6%的患者仅有1处病变,81.8%的病变以Abbott BVS 3.0mm×18mm支架治疗。植入成功率为98.5%,手术成功率为96.8%。6个月随访,1例患者发生心源性死亡(0.2%),14例心肌梗死(2.8%),3例(0.6%)因缺血事件行靶病变血运重建(1例CABG,2例PCI),MACE发生率为3.0%,有3例患者发生支架内血栓(0.6%)。450例患者1年随访MACE略低于最佳的金属药物洗脱支架。其中糖尿病亚组分析发现,主要心脏不良事件发生率在糖尿病患者与非糖尿病患者相似。

ABSORBⅡ研究

1. 研究背景　自2012年8月以来,生物可降解支架被快速应用于临床,但目前关于生物可降解支架的临床应用尚无随机研究的相关数据。该研究旨在比较依维莫司BVS和依维莫司洗脱金属支架(Xience,Abbott Vascular)在缺血性心脏病治疗中的作用,2014年9月ABSORBⅡ研究公布了其随访1年的部分研究结果。

2. 方法

(1) 研究设计及研究对象：ABSORBⅡ研究为一项随机、单盲、平行对照、多中心的前瞻性临床研究，研究比较依维莫司 BVS 和依维莫司洗脱金属支架在缺血性心脏病治疗中的作用。

纳入标准：18~85 岁，存在心肌缺血证据、冠状动脉存在一处或位于不同冠状动脉的两处新发病变。排除标准：入组前心肌酶升高的急性心肌梗死、入组前有正在发生心肌梗死证据者，血流动力学不稳定的心律失常、射血分数（EF）<30%。

研究期间患者所植入支架种类对患者及咨询医师保密，对研究者及手术医师开放。

(2) 研究方案：所有患者均在器械植入前后行冠状动脉血管造影、IVUS 和 IVUS 虚拟组织成像（IVUS Virtual Histology，IVUS-VH）。所有患者在 30、180 天，1 年时进行随访。支架植入前、180 天、1 年随访时填写西雅图心绞痛评分问卷。180 天、1 年随访时行运动试验、记录心电图，最大运动量时 ST-T 压低 0.1mV 或出现胸痛定义为心绞痛。心绞痛再发或恶化在严重事件表中收集，除外那些有住院指征及手术指征行手术治疗后 7 天内发生心绞痛者。

研究的主要终点是血管舒缩（3 年时血管内注射硝酸酯类药物前后的平均管腔直径变化评估），以及术后 3 年时应用硝酸酯类药物后的最小管腔直径减去术后即刻应用硝酸酯类药物后的最小管腔直径。IVUS 的次要终点包括定量分析管腔面积、斑块面积、支架面积、新生内膜面积。

复合次要临床终点包括死亡（心源性、血管源性、非心血管源性），心肌梗死（Q 波型、非 Q 波型、靶血管相关或非靶血管相关）、靶病变血运重建、靶血管血运重建、非靶血管血运重建、所有冠脉血运重建治疗（所有临床适应证及非临床适应证的血运重建）。

评价支架内血栓时间（急性、亚急性、晚期、极晚期）和即刻支架内血栓证据（确定的、很可能的、可能的），即刻成功，包括植入成功[成功输送及于目标病变处释放支架并成功回收输送系统，且定量冠状动脉造影（quantitative coronary angiography，QCA）测量最终支架内残余狭窄 <50%]，手术成功（支架植入成功且无心源性死亡、靶血管心肌梗死、住院期间靶病变再次血运重建）。

3. 研究结果

(1) 2011 年 12 月 28 日至 2013 年 6 月 4 日欧洲及新西兰 46 个中心共纳入 501 例患者，以 2∶1 比例随机分组：Absorb BVS 组 335 例，364 处病变；Xience 组 166 例，182 处病变。

(2) 两组支架植入成功率及手术成功率无差异。两组植入支架大小、支架植入术后即刻弹性回缩相似。支架内球囊后扩张所占比例亦无差异，但 Xience 组球囊扩张压力、支架球囊及后扩张球囊最大压力时球囊直径明显高于 Absorb 组。因此，Xience 组即刻及最终获得的最小管腔直径、最小管腔面积均明显大于 Absorb 组。

(3) 西雅图心绞痛调查问卷从心绞痛稳定性、频率、活动受限程度、心绞痛主观感受、治疗满意度五个方面评估，与术前比较，术后 180 天、1 年时心绞痛各方面改善程度在两组之间无差异，问卷调查前 1 月内无心绞痛发作 Absorb 组 94 例（29%），Xience 组 48 例（29%），1 年随访问卷调查前 1 月内无心绞痛发作，Absorb 组 227 例（74%），Xience 组 113 例（74%）。

术后分析显示，干预 1 年时，Absorb 组心绞痛的累积发生率与 Xience 支架组相比更低[72（22%）vs 50（30%），P=0.04]；除外因指征住院期间及支架植入 7 天内的心绞痛发作，Absorb 组心绞痛发生率亦低于 Xience 组[54（16%）vs 42（26%），P=0.01]。

6 个月随访时对 465 例（93%），1 年随访时对 430 例（86%）患者行运动试验，Absorb 组及 Xience 组出现运动心电图 ST-T 压低≥0.1mV 或胸痛，6 个月及 1 年时分别 18% vs 20%（P=0.57），15% vs 15%（P=0.90）。

(4) 1 年靶病变失败，支架水平的临床终点（device-oriented clinical Endpoint，DoCE），包含心源性死亡、靶血管心肌梗死、存在临床适应证的靶病变血运重建的复合终点，Absorb 组 5%（16 例），Xience 组 3%（5 例，P=0.35）。1 年时患者水平的临床终点（patient-oriented clinical endpoint，PoCE），包含全因死亡、心肌梗死、再次血运重建的复合终点，Absorb 组 7%（24 例），Xience 组 9%（15 例，P=0.47）。1 例 Xience 组患者发生非心源性死亡，死于癌症。Absorb 组 15 例（4%），Xience 组 2 例（1%）发生心肌梗死（P=0.06），主要为非 Q 波型心肌梗死，Absorb 组 13 例（4%），Xience 组 2 例(1%，P=0.16)。两组再次血运重建率分别为 4%（12 例）及 7%

(12 例,P=0.08)。

(5) Absorb 组发生 2 例明确的支架内血栓(1 例支架植入 24 小时内的急性血栓,1 例支架植入 2 天时发生的亚急性支架内血栓)及 1 例极可能的支架内血栓(支架植入术后 335 天),明确的支架内血栓发生率 Absorb 组 0.6%,Xience 组 0%(P=1.0),明确的或极可能的支架内血栓总体发生率 Absorb 组 0.9%,Xience 组 0%(P=0.55)。

(6) 血管造影显示两组并发症发生率差异无统计学意义,Absorb 组 56 例(16%),Xience 组 33 例(20%,P=0.39),Xience 组 39/503 边支闭塞(8%)较 Absorb 组 52/998 边支闭塞(5%)多发(P=0.07)。

15 例围术期心肌梗死患者,10 例(67%)为 1 型心肌梗死(边支闭塞),3 例(20%)为 2 型心肌梗死(其他血管造影并发症)。多因素分析显示,植入支架重叠是围术期心肌梗死唯一的独立预测因子(OR=4.36,95%CI 1.48~12.61,P=0.012)。

4. 研究结论及启示 ABSORB Ⅱ研究结果显示两组患者支架置入成功率相当。与依维莫司洗脱金属支架相比,依维莫司生物可吸收支架 IVUS 及血管造影所示的早期管腔获得较小,但两种支架植入急性期回弹程度相似,早期管腔获得方面的差异与支架置入后的即刻支架回弹无关,而是与置入支架后扩张期间所用的球囊压力及扩张直径的差异有关。BVS 减少早期管腔获得可能与扩张生物可吸收支架时使用的球囊更小、压力更低有关。尽管两组术后最小管腔直径及最小管腔面积存在差异,两组运动试验结果显示血管功能并无差异,表明临床可忽略术后管腔容积的细小差异。

生物可吸收支架及金属支架组围术期心肌梗死发生率、运动能力及心绞痛状态均无显著统计学差异。与 Xience 支架相比,Absorb BVS 治疗 6 个月时硝酸酯类药物的应用有所减少,并在 12 个月时仍有减少趋势(差异无统计学意义)。事后分析显示,干预 1 年时,与 Xience 支架组相比,Absorb BVS 组心绞痛的累积发生率更低。术后 1 年时,两组患者的支架水平的临床终点及患者水平的临床终点发生率无差异。从上述置入 1 年后与 Xience 支架的长期随访对比结果来看,Absorb BVS 具备较好的应用前景。

生物可吸收支架组发生 3 例明确或可疑支架内血栓,而金属支架组无支架内血栓形成。生物可吸收支架在预防极晚期支架内血栓中可能的优势有待长期随访研究证实。

5. 研究的局限性 该研究中研究者并非处于盲态,心绞痛也不是硬终点,故其结果尚不足以作出明确结论,需进一步开展具有充足效力的试验。虽然 Absorb 支架横断面(1.4mm)与 Xience 支架横断面(1.1mm)存在差异,且目前研究显示对于简单病变,两组支架植入成功率相似,但该结果并不能外推至所有存在 PCI 治疗适应证的患者,哪些患者或病变类型更适合生物可吸收支架还需要进一步研究。

该研究显示生物可降解支架即刻回弹与既往研究报道无明显差别。既往报道过度扩张引起聚合物支架破裂,由于担心聚合物的脆性,术者倾向于释放生物可降解支架时扩张支架的力度小于释放金属支架时,OCT 指导生物可降解支架的扩张可能有利于其安全应用。此外,Absorb BVS 的安全性也有待进一步评估,只有研究充分证实 Absorb BVS 减少心绞痛的作用优于现有支架,且支架内血栓形成发生率较低,才能有助于临床应用的开展。

综上所述,生物可吸收支架与药物涂层金属支架植入成功率相当,围术期心肌梗死发生率、运动耐力及心绞痛状态均差异无统计学意义,术后 1 年心绞痛的累积发生率低于药物涂层金属支架,但生物可吸收支架内存在血栓形成,还需要进一步加大样本量和延长随访时间。为了积累更多的循证医学证据,欧洲、澳洲、拉美和亚洲(包括中国 ABSORB China RCT)开展了 BVS 研究,随着循证医学证据的不断积累和技术的不断改进,相信在不远的将来,完全可降解支架将成为冠脉介入治疗领域中一颗冉冉升起且熠熠生辉的新星。

(李保 杨滨)

药物洗脱支架的新技术与新证据

药物洗脱支架(DES)是目前临床冠心病介入治疗中使用最多的支架类型。自2002年DES被使用以来,该型支架因可显著降低支架内再狭窄率而被广泛使用。第一代药物支架多使用不锈钢作为支架材料,表面覆以多聚合物,内含抗细胞增殖药物,主要为西罗莫司或紫杉醇。随着使用的深入,人们发现第一代DES相比前代裸金属支架(BMS)具有更高的支架内血栓发生率。病理检查发现,DES植入后晚期血栓发生主要与药物局部作用导致血管内皮化延迟或导致内皮功能异常和血管壁对支架涂层过敏或者产生局部炎症反应有关。虽然临床上强化双联抗血小板药物以及支架植入技术上的改进可减少血栓事件的发生,但药物支架本身的设计仍是最重要的因素,DES支架结构设计改良成为目前减少DES血栓形成的研究热点,新型药物支架已开始崭露头角。本篇就目前DES研究领域的一些新技术与新证据做一简要概述。

一、传统金属支架的改进

目前临床普遍使用的DES多为第二代DES,其在第一代DES的基础上进行了诸如支架平台、多聚物涂层和载药方面的改进。在此基础上一些企业进一步进行相关改进,并称为“第三代”DES。这类DES多数还只是在原有第二代DES基础上的一些细微改进,除可降解支架外,尚无法称为新一代DES。这些DES需要改进的主要有:

1. 支架结构的改进

(1) 合金的变化:第一代DES主要采用不锈钢作为支架材料,缺点是金属本身具有致栓性,且支架的输送性、支撑力、X线下可视性均欠佳。目前第二代DES普遍采用了钴铬合金(如雅培公司的Xience V、美敦力公司的Endeavor Resolute)或铂铬合金(波科公司的Promus Element及其后续系列支架)。相对于不锈钢支架,钴铬或铂铬合金的示踪性、柔顺性、径向支撑力均有了显著提升,且由于含铁量减少,该类支架均具有良好的磁共振相容性。

(2) 支架平台的改变:支架平台的设计改进有利于维持支架的径向支撑力,增强其推送性并改进某些潜在的缺陷。例如波科公司的Promus Element以及Promus Element Plus均采用了Omega平台,该平台的设计使支架的通过性及柔顺性较优,但同时带来了支架易纵向短缩的缺陷[1],改进的Promus Premiere支架采用了新的Premiere平台,其在支架近段增加了连接点以增强近段纵向支撑力,从而避免了支架短缩。此外,新的支架平台还有一些细节上的改变,例如美敦力公司的Endeavor Integrity系列支架采用新的Integrity平台,该平台采用连续正弦波技术,提高了支架的径向支撑力和通过性。而最新的Onyx系列支架则进一步减少了支架丝直径,有利于内皮覆盖。在保持支撑力不变的情况下,追求更薄的支架丝以减少局部炎症反应,加速内皮覆盖,这已成为新的支架设计的一个趋势。早期的Cypher支架丝厚度为0.14mm,目前第二代DES厚度普遍<0.1mm,甚至<0.08mm。尽管尚缺乏大规模临床数据的支持,一些动物试验结果显示这种设计更有利于加速内皮覆盖,并减少局部炎症[2]。

2. 支架载药方式的改变

(1) 载药种类的变化:第一代DES所载抗细胞增殖药物主要为西罗莫司或紫杉醇,如今第二代DES普遍沿用或使用更为有效的抗细胞增殖药物。例如美敦力公司的Endeavor系列支架,使用亲脂性更强的佐他莫司,雅培和波科的支架使用依维莫司,Biotronik公司的Biolimus A9等。这些药物其实均属于西罗莫司衍生物,在于第一代DES的对比中,第二代DES整体效果占优,但在同为第二代DES的相互对比中使用不同种类抗细胞增殖药物的支架在主要不良心血管事件(MACE)、靶病变血运重建(TLR)等方面却体现出一致性[3],提示第二代DES优势的效果可能是来源于整体设计的改进而非单一载药改变的结果。

(2) 多聚物涂层的变化:DES植入后除药物及金属支架本身作用外,多聚物涂层也是导致局部炎症的一个重要因素。第一代 DES 如 Cypher 采用了 PBMA 作为载药涂层，支架局部炎症反应相对明显；第二代 DES 多采用新型亲水性涂层，如美敦力公司的 Biolinx 涂层。此外，不少厂家开始使用可降解聚合物材料来作为支架载药涂层，理论上可进一步减少局部炎症反应，降低再狭窄及血栓事件。一些企业采用特殊工艺，如国内的乐普 Nano 支架，其采用直接在支架表面处理形成纳米微孔，将西罗莫司经特殊处理载入支架表面，其 FIM 研究显示 6 个月和 1 年时 MACE、晚期管腔丢失率与采用不可降解涂层的 Partner 支架相比无统计学差异。Firehawk 支架采用了单面凹槽技术，将西罗莫司于多聚物置入支架外侧面的凹槽中，植入血管后可逐步缓慢释放，TARGET Ⅰ研究显示其 1 年 MACE、TLR、支架内再狭窄（ISR）和支架内血栓发生率均为 0。

整体而言，支架结构的改进使得第二代 DES 较第一代在 TLR、靶病变晚期管腔丢失（LLL）、晚期血栓形成以及 MACE 事件方面均有了显著提升。此外，由于支架设计整体上的改进，部分第二代 DES 有一定证据支持其可采用相对更短的双联抗血小板药物治疗（DAPT）时间。SECURITY 研究对比了使用第二代 DES 患者 6 个月和 12 个月双抗治疗时间的疗效差异，结果显示 6 个月双抗治疗非劣效于 12 个月[4]。2014 美国心脏协会年会（AHA2014）上公布的 ITALIC 试验显示，对于能够耐受阿司匹林的患者，第二代 DES 置入术后 DAPT 6、24 个月的出血和栓塞事件无差异[5]。2013 年 ESC 稳定性冠状动脉疾病管理指南中指出，接受第二代 DES 置入的患者 DAPT 应用 6~12 个月（Ⅰ类推荐，B 级证据）；去年公布的 2014 年 ESC/ESA 非心脏手术心血管评估和治疗指南中指出，稳定型 CAD 患者置入新一代 DES 后 DAPT 持续 6 个月，如果有必要，接受第二代 DES 的患者 DAPT 可少于 3 个月。虽然最近的 DAPT 研究认为延长 DAPT 治疗有利于降低心血管事件，但需要指出的是，DAPT 研究中所纳入的支架类型更为广泛，包括了 BMS 和第一代 DES。有关第二代 DES 植入术后最佳 DAPT 时间仍需进一步的临床研究提供新的证据。

二、可降解支架

相对于裸金属支架（BMS），DES 的问世革命性地降低了再狭窄率，但是却仍然存在晚期血栓和再狭窄的问题。一方面，支架植入术后数月，血管壁已无需支架的支撑作用，而持续的金属存在可导致局部血管的慢性炎症反应、新生粥样硬化斑块、晚期管腔丢失以及血栓形成；另一方面，DES 表面载药涂层对再狭窄与血栓形成也明确有关。因而，可降解支架的概念很快进入支架设计者的视野。目前已进入临床使用的可降解支架大致可分为涂层可降解支架及完全可降解支架。严格意义上来说，前者只是以往金属药物涂层支架的一种改良，但因其部分成分可降解，故将其列入本节叙述。

1. 完全可降解涂层药物洗脱支架（biodegradable-polymer drug-eluting stent，BP-DES） 第二代 DES 多采用不可降解的永久聚合物涂层，尽管缺乏相应证据，但一般认为该涂层可能会诱发植入部位慢性炎症，导致再狭窄或血栓形成，故完全可降解涂层药物洗脱支架进入了支架设计者的视野。值得骄傲的是，2006 年世界上第一款上市的 BP-DES 是由山东吉威医疗生产的 EXCEL 支架。该支架采用聚乳酸（PLA）进行单面涂层，所载药物为西罗莫司。韩雅玲院士主持的一项回顾性 CREATE 研究共纳入 2040 例患者，分析显示，使用该型支架，6 个月的双抗时间较传统 12 个月的双抗时间具有更低的出血事件发生率（3.0% vs 5.5%，P=0.021），且不增加再狭窄和血栓的发生率[6]。印度一项前瞻性、多中心、“真实世界”的研究显示，该型支架具有更低的再狭窄率和血栓发生率，且更短的双抗时间（6 个月）并不影响该结果[7]。其改进了支架骨架（钴铬合金）的新一代产品 EXCELⅡ支架目前正进行随机对照临床研究（CREDITⅡ），首次人体实验（CREDIT 研究）结果显示该新型支架在安全性上不亚于其第一代产品[8]。国产支架中赛诺医疗科技研发的 BUMA 支架也是该类型支架，其采用聚乳酸 - 羟基乙酸共聚物（PLGA）作为载药涂层，所载药物为西罗莫司，该涂层可在支架植入术后 3 月内完全降解。OCT 研究表明，该型支架相对于 Xience V 支架，3 个月时的支架小梁内皮覆盖率、平均内膜厚度及内膜面积均更优[9]。

由日本 Terumo 公司推出的 NOBORI 支架采用与 EXCEL 相同的 PLA 涂层，同时应用了较西罗莫司有更强抗增殖作用 Biolimus A9 作为载药。2014 年 12 月 *EuroIntervention* 发表了 NOBORI 1 试验最终结果。NOBORI 1 试验是一项前瞻性多中心随机对照试验，共纳入 363 例 2 支心外膜血管有两个及以下 de novo 病变的患者，随机分配到 Nobori 药物洗脱支架组（n=238）和 Taxus Express/Liberté 药物洗脱支架组（n=125）。该研究此前的数据显示，Nobori 药物洗脱支架置入 9 个月时能够显著降低阶段内和支架内晚期管腔丢失。

5 年随访数据显示，与 Taxus Express/Liberté 药物洗脱支架组相比，Nobori 药物洗脱支架组死亡和心梗复合终点发生率相似。对心梗（5.9% vs 8.8%；P=0.38）和 Q 波心梗（0.8% vs 4.8%；P=0.02）单独分析发现，Nobori 药物洗脱支架可降低其发生率，且试验组靶病变血运重建（TLR）率更低（6.3% vs 16%；P=0.005）。NOBORI 1 试验 5 年随访数据显示了 Nobori 药物洗脱支架长期良好的安全性和有效性[10]。

波科公司生产的 SYNERGY 支架采用了 PLGA 可降解聚合物涂层，所载药物为依维莫司，设计者设计药物释放时间与涂层降解时间基本一致，均为 3 个月左右。2012 年公布的 EVOLVE 研究显示，与前代产品 Promus Element 支架相比，SYNERGY 或载药量减半的 SYNERGY 支架组 TLF 无显著差异，6 个月时晚期管腔丢失在两个 SYNERGY 组均优于对照组[11]。最新公布的 EVOLVEⅡ研究是一项评估 SYNERGY 支架对比 Promus Element Plus 支架的前瞻性、随机、多中心对照研究，共纳入 1684 例非 ST 段抬高型急性冠脉综合征（ACS）或稳定型心绞痛患者，1：1 随机分组对照，结果显示，12 个月时的靶病变失败率（TLF）在两组分别为 6.7%（SYNERGY）和 6.5%（PROMUS Element Plus），非劣效性检验显示两组间差异无统计学意义。TLR 和确定 / 可疑的支架内血栓比例分别为 2.6% 、1.7%（P=0.21）和 0.4%、0.6%（P=0.50）[12]。

Orsiro 支架采用了类似设计，涂层为 PLGA，所载药物为西罗莫司，BIOFLOW-Ⅱ研究显示其 9 个月时终点事件发生率非劣效于对照组 Xience Prime 支架[13]。

整体上来看，BP-DES 支架在使用疗效上不劣于第二代 DES，且由于其涂层可降解的特性，在某些方面如缩短双联抗血小板药物治疗时间上可能具有一定的优势。

2. 完全可降解支架（bioabsorbable vascular scaffold，BVS） 如字面意义，BVS 在植入体内后最终可完全降解，其在植入早期可提供与金属支架类似的支撑力，防止血管弹性回缩，在植入后期因其逐渐降解，使靶病变区血管舒缩功能恢复，且不影响再次手术，最终可避免作为异物引起植入部位局部炎症反应，从而避免晚期血栓事件的发生。这些优点使 BVS 成为了替代当前 DES 的理想选择。其主要研发方向目前集中在金属可降解支架和聚合物可降解支架两类。

（1）金属可降解支架：目前采用金属作为支架基材的完全可降解支架主要使用铁或镁合金作为主要材料。铁作为人体需要的金属元素，其在体内的降解速度较慢，且降解时释放的铁离子通过抑制平滑肌细胞增殖相关基因可发挥防止支架内再狭窄的作用。铁金属支架还具有相当出色的径向支撑力，故其支架丝可设计的较薄。目前铁可降解支架尚停留在动物试验阶段，Peuster 等研究显示，在新西兰兔降主动脉植入铁可降解支架对实验动物无明显全身或局部铁毒性，观察 6~18 个月无明显支架内血栓事件发生[14]。目前尚无有关药物涂层铁降解支架的相关研究的报道。镁合金支架是另一类研究较多的可降解支架。镁合金具有较好的生物相容性，且相对于目前热门的 PLLA 多聚合物可降解支架，镁合金支架具有极佳的径向支撑力和延展性。此外，镁作为人体的必须元素，广泛参与机体的多项酶促反应，且本身具有舒张冠状动脉，抑制内皮介导的冠脉收缩作用。使用不同的金属元素和稀土元素制备的镁合金，其在体内的降解时间大大延长，可达 2~12 个月以上。Heublein 等首次采用 AE21 镁合金制作可降解支架，并将其植入小型猪冠脉内，结果显示植入后 35 天植入部位内膜增生明显，但随后随着支架的吸收，血管正性重构又使管腔再度扩大[15]。Biotronik 公司采用 WE43 镁合金制作了 AMS 镁合金可降解支架。PROGRESS-AM 研究评估了第一代 AMS 支架在单靶病变冠心病患者中的植入效果，然而，由于其过快的降解速度，结果令人沮丧，4 个月时的再狭窄率达到了 47.5%，缺血驱动的 TLR 达到了 23.8%（4 个月）、45%（1 年）[16]。随即 Biotronik 公司开发了其第二代镁合金可降解支架，改进了降解速度，同时调整了支架杆的截面设计（由长方形改成了接近正方形）及支架网孔设计，支架小梁的厚度从 165μm 降低到了 120μm，同时表面覆盖含 0.07μg/mm^2 紫杉醇的 PLGA 涂层，命名为 DREAMS 1st。FIM 研究 BIOSOLVE-I 研究显示，该型支架 1 年 TLF 为 7%[17]。之后该公司继续研发了 DREAMS 2nd 支架，主要改进了支架网孔设计，使其具有更佳的延展性，支架小梁厚度调整为 150μm，并更改涂层为包含西罗莫司的 PLA 涂层。动物试验显示，植入 56 天，DREAMS 2nd 较 1st 具有更小的炎症反应和更佳的内皮化率。其人体研究 BIOSOLVE-Ⅱ 已于 2013 年启动，结果有待公布。

（2）生物可降解支架（bioresorbable vascular scaffold，BVS）：由于雅培公司 Absorb 系列研究的成功，使的该类支架成为了目前可降解支架领域的明星。目前临床使用的聚合物可降解支架材料主要为多聚乳酸（PLLA）。2000 年，日本 Kyoto 公司公布了第一款进入临床评估的 BVS，Igaki-Tamai 支架首次临床试验结果，显示其管腔丢失与BMS相似。然而该支架需要使用热源进行加热膨胀，最终仅被批准用于外周血管。当前应用最多、研究最广泛是Abbott BVS，其支架骨架为PLLA，载药涂层为PDLLA，所载药物为依维莫司，研发者设计该支架药物在4个月时释放完全，其支架径向支撑力可维持6个月，然后开始逐步衰减，至2年左右时完全降解。早期1.0版本的BVS支架在ABSORB Cohort A研究中存在6个月造影随访管腔丢失过高（从植入后即刻6.14mm^{2}到6个月时5.19mm^2）的问题，提示该版本BVS早期径向支撑力不足，尽管如此，2年随访仍显示晚期管腔面积较植入6个月时有明显增加（恢复至5.46mm^2）。1.1版BVS改进了支架结构设计，改善了支撑力不足的问题，ABOSRB Cohort B研究中6个月管腔丢失明显减少（从6.53mm^{2}至6.36mm^2），2年随访MACE发生率为8.9%，且2年腔内影像学随访（IVUS、OCT）提示管腔面积较植入当时有明显增加，血管舒缩功能检测也有显著改善。ABSORB EXTEND试验是进一步评估1.1版BVS在真实世界性能的研究，采用前瞻性、单组、开放性设计，预计共纳入800例不多于2处de novo病变的患者，对照组采用Xience V支架。目前其首批512例患者的初步研究结果已发表，结果显示，BVS组1年随访缺血驱动的MACE发生率仅为4.3%[18]，ARC定义的可疑支架内血栓发生率为0.8%。亚组分析显示BVS对于糖尿病患者其治疗效果不亚于Xience V支架[19]。此外，对Absorb Cohort A+B 4年研究数据的分析显示，植入BVS患者4年的MACE发生率9.9%，低于Xience V支架SPIRITI-Ⅲ系列研究中13.3%的数据。Kocka等[20]进行了一项真实世界的研究，对比了BVS在STEMI患者中植入的安全性与可行性，结果显示出其1年随访终点与对照组无差异，为BVS植入适应证的拓宽提供了一定依据。目前，旨在评估BVS优越性及非劣效性的ABSORBⅡ研究正在进行中，初步1年随访数据显示，BVS组1年MACE为5%而对照组Xience V支架为3%（P=0.35），产生该结果的主要原因为BVS组心梗发生率较高（4% vs 1%）以及支架内血栓问题（0.9% vs 0%）[21]。有关BVS的真实效果仍需要进一步真实世界的研究得出结论。此外，旨在为中国地区上市的ABSORB China研究目前已完成招募，正在随访过程中。

除ABSORB BVS外，Elixir公司的DESolve采用了PLLA作为支架材料，所载药物为Novolimus，目前已进行了FIM研究，1年的随访期间出现1例心源性死亡（外科CABG及瓣膜置换术后）及1例TLR，其单组研究DESolve NX已在进行中，2013年EuroPCR会议期间公布了其6个月随访结果，但其后有关进一步的研究数据尚未正式公布。

国内乐普公司研发的NeoVas完全可降解支架采用了PLLA作为支架材料，涂层为PDLLA，载药为西罗莫司。2015年CIT会议期间公布了其FIM研究6个月随访结果，显示在晚期管腔丢失、支架内膜覆盖率及新生内膜面积等指标方便不亚于ABSORB Cohort B研究结果，且安全性良好。进一步的RCT研究正在进行中。此外，由葛均波院士主持研发的XinSorb聚合物完全可降解支架也完成了FIM研究，正进行RCT研究。

三、结　　语

当前，第二代DES仍处于不断改进之中，完全可降解支架方兴未艾，且有可能引领未来支架发展的方向。更低的再狭窄、更少的MACE事件以及更短的双联抗血小板治疗时间正不断成为新支架设计的目标。各类新技术在药物洗脱支架设计中的应用不断推动支架技术的进步，为冠心病患者预后做出更大的贡献。

（金重赢　傅国胜）

参考文献

[1] Park KW, Kang SH, Kang HJ, et al. A randomized comparison of platinum chromium-based everolimus-eluting stents versus cobalt chromium-based Zotarolimus-Eluting stents in all-comers receiving percutaneous coronary intervention: HOST-ASSURE (harmonizing optimal strategy for treatment of coronary artery stenosis-safety & effectiveness of drug-eluting stents & anti-platelet regimen), a randomized, controlled, noninferiority trial. J Am Coll Cardiol, 2014, 63 (25 Pt A): 2805-2816.

[2] Wilson GJ, Marks A, Berg KJ, et al. The SYNERGY biodegradable polymer everolimus eluting coronary stent: Porcine vascular compatibility and polymer safety study. Catheter Cardiovasc Interv. 2015.

[3] Sen H, Lam MK, Lowik MM, et al. Clinical Events and Patient-Reported Chest Pain in All-Comers Treated With Resolute Integrity and Promus

Element Stents: 2-Year Follow-Up of the DUTCH PEERS (DUrable Polymer-Based STent CHallenge of Promus ElemEnt Versus ReSolute Integrity) Randomized Trial (TWENTE II). JACC Cardiovasc Interv, 2015, 8 (7): 889-899.

[4] Colombo A, Chieffo A, Frasheri A, et al. Second-generation drug-eluting stent implantation followed by 6-versus 12-month dual antiplatelet therapy: the SECURITY randomized clinical trial. J Am Coll Cardiol, 2014, 64 (20): 2086-2097.

[5] Gilard M, Barragan P, Noryani AA, et al. 6-versus 24-month dual antiplatelet therapy after implantation of drug-eluting stents in patients nonresistant to aspirin: the randomized, multicenter ITALIC trial. J Am Coll Cardiol, 2015, 65 (8): 777-786.

[6] Zhang L, Li Y, Jing QM, et al. Dual antiplatelet therapy over 6 months increases the risk of bleeding after biodegradable polymer-coated sirolimus eluting stents implantation: insights from the CREATE study. J Interv Cardiol, 2014, 27 (2): 119-126.

[7] Hiremath S, Chandra P, Desai D, et al. A prospective, multi-centric, observational registry to evaluate performance of Excel DES in 'real world, all comers' patient population. Indian Heart J, 2014, 66 (6): 691-695.

[8] Wang G, Sun Z, Jin Q, et al. First-in-man study evaluating the safety and efficacy of a second generation biodegradable polymer sirolimus-eluting stent in the treatment of patients with de novo coronary lesions: clinical, Angiographic, and OCT outcomes of CREDIT-1. Catheter Cardiovasc Interv, 2015, 85 (Suppl 1): 744-751.

[9] Qian J, Zhang YJ, Xu B, et al. Optical coherence tomography assessment of a PLGA-polymer with electro-grafting base layer versus a PLA-polymer sirolimus-eluting stent at three-month follow-up: the BuMA-OCT randomised trial. EuroIntervention. 2014, 10 (7): 806-814.

[10] Chevalier B, Wijns W, Silber S, et al. Five-year clinical outcome of the Nobori drug-eluting coronary stent system in the treatment of patients with coronary artery disease: final results of the NOBORI 1 trial. EuroIntervention, 2015, 11 (5): 549-554.

[11] Meredith IT, Verheye S, Dubois CL, et al. Primary endpoint results of the EVOLVE trial: a randomized evaluation of a novel bioabsorbable polymer-coated, everolimus-eluting coronary stent. J Am Coll Cardiol, 2012, 59 (15): 1362-1370.

[12] Kereiakes DJ, Meredith IT, Windecker S, et al. Efficacy and safety of a novel bioabsorbable polymer-coated, everolimus-eluting coronary stent: the EVOLVE II Randomized Trial. Circ Cardiovasc Interv, 2015, 8 (4).

[13] Windecker S, Haude M, Neumann FJ, et al. Comparison of a novel biodegradable polymer sirolimus-eluting stent with a durable polymer everolimus-eluting stent: results of the randomized BIOFLOW-II trial. Circ Cardiovasc Interv, 2015, 8 (2): e001441.

[14] Peuster M, Wohlsein P, Brugmann M, et al. A novel approach to temporary stenting: degradable cardiovascular stents produced from corrodible metal-results 6-18 months after implantation into New Zealand white rabbits. Heart, 2001, 86 (5): 563-569.

[15] Heublein B, Rohde R, Kaese V, et al. Biocorrosion of magnesium alloys: a new principle in cardiovascular implant technology. Heart, 2003, 89(6): 651-656.

[16] Erbel R, Di MC, Bartunek J, et al. Temporary scaffolding of coronary arteries with bioabsorbable magnesium stents: a prospective, non-randomised multicentre trial. Lancet, 2007, 369 (9576): 1869-1875.

[17] Haude M, Erbel R, Erne P, et al. Safety and performance of the drug-eluting absorbable metal scaffold (DREAMS) in patients with de-novo coronary lesions: 12 months results of the prospective, multicentre, first-in-man BIOSOLVE-I trial. Lancet, 2013, 381 (9869): 836-844.

[18] Abizaid A, Ribamar CJJr, Bartorelli AL, et al. The ABSORB EXTEND study: preliminary report of the twelve-month clinical outcomes in the first 512 patients enrolled. EuroIntervention, 2015, 10 (12): 1396-1401.

[19] Muramatsu T, Onuma Y, van Geuns RJ, et al. 1-year clinical outcomes of diabetic patients treated with everolimus-eluting bioresorbable vascular scaffolds: a pooled analysis of the ABSORB and the SPIRIT trials. JACC Cardiovasc Interv, 2014, 7 (5): 482-493.

[20] Kocka V, Maly M, Tousek P, et al. Bioresorbable vascular scaffolds in acute ST-segment elevation myocardial infarction: a prospective multicentre study 'Prague 19'. Eur Heart J, 2014, 35 (12): 787-794.

[21] Serruys PW, Chevalier B, Dudek D, et al. A bioresorbable everolimus-eluting scaffold versus a metallic everolimus-eluting stent for ischaemic heart disease caused by de-novo native coronary artery lesions (ABSORB Ⅱ): an interim 1-year analysis of clinical and procedural secondary outcomes from a randomised controlled trial. Lancet, 2015, 385 (9962): 43-54.

建立血管"弹性参数"理念，推广经前臂动脉入径7F指引导管在复杂冠脉病变中的应用

随着冠脉介入治疗技术的成熟和器械的日臻完善，经皮冠状动脉介入治疗(PCI)的血管入路从既往单一的股动脉入径扩展至当前经前臂(桡/尺)动脉的多条入径，冠心病介入治疗技术的微创化不断普及、深入并提高到一个新的水平。与经股动脉冠脉介入治疗相比，经桡动脉冠脉介入治疗有着创伤小、局部出血/血肿并发症少、不影响抗栓抗凝治疗、术后无需长时间卧床、明显减轻术者及患者的心理负担等诸多优点[1-3]。因此，经桡动脉冠脉介入治疗不仅具有血管入径优势，更有着整体治疗优势，从而提高了PCI的整体治疗获益。2014年《中国心血管病报告》显示，我国经桡动脉入路行PCI的比例已高达到86.01%，有些冠脉介入中心甚至达到95%以上[4]。可以说，我国经桡动脉冠脉介入治疗技术目前已经走在欧美国家前列，在一定程度上体现着我国冠脉介入治疗技术的特点与优势。

目前我国经桡动脉入路不仅作为冠脉造影和冠脉介入治疗的常规途径，而且已经深入应用到左主干病变、多支病变、分叉病变以及慢性完全闭塞病变(CTO)等复杂病变的介入治疗。6F指引导管是经桡动脉入径冠状动脉介入治疗时最常选用的指引导管，经验丰富的术者应用6F指引导管可以完成大部分的介入手术操作，包括最终对吻(final kissing)、分步挤压(step crush)和裙裤(Culottes)双支架术，应用子母管、微导管、血栓抽吸导管，以及血管内超声(IVUS)和光学相干断层扫描(OCT)检查等。然而，当处理左主干末端病变、真性分叉病变、严重钙化病变及CTO等高危复杂病变时，常常要求指引导管内至少要容纳两根以上的指引导丝及两套球囊或支架输送系统，以保证PCI手术的安全和成功，为此多数介入医师会放弃桡动脉入径而选择股动脉入径行PCI治疗。因此，是否能够应用7F鞘管和7F指引导管行经桡动脉PCI术，是当前进一步推广经桡动脉微创化PCI术中遇到的主要困难和挑战。

据报道国内外关于桡动脉直径的结果差异较大[5-8]，可能与地域、人种、测量部位、测量方法等因素有关。最近关于中国汉族人群前臂动脉解剖特点的研究发现[5]，中国汉族人群桡动脉平均直径(3.04±0.43)mm，其中男性(3.12±0.41)mm，女性(2.75±0.38)mm。以Medtronic公司产品为例，6F动脉鞘管的外径约为2.52mm，6F指引导管的外径为2.08mm，7F动脉鞘管的外径约为2.85mm，7F指引导管的外径为2.39mm，经比较显示：国人中86.1%的男性和57.0%的女性的桡动脉直径大于6F动脉鞘管，59.3%的男性和24.9%的女性桡动脉直径大于7F动脉鞘管。因此，直观桡动脉内径是很难允许应用7F指引导管完成介入治疗的。然而临床实践中发现国人的桡动脉大多数均可允许6F动脉鞘管置入。因此，超声测得前臂动脉血管直径参数，它并不是一个"死数"，而是一个可变的"活数"。因此，我们首次提出了前臂血管的"弹性参数"这一概念，这样更有利于我们对测量到的前臂血管直径参数有一个全面的认识。"弹性参数"在前臂动脉主要表现：前臂动脉血管在外因(导管刺激、大量β受体阻滞剂的应用、重度吸烟等)或内因(疼痛、焦虑、紧张)的刺激下，血管会出现痉挛，直径变细，即使小于血管直径的导管或鞘管系统也可能无法通过；而给予了维拉帕米、硝酸甘油、地尔硫䓬等血管扩张药物预处理后[9,10]，桡动脉可以明显扩张，且血管的生物学特性亦发生改变，管壁变薄、变软、张力降低，血管痉挛的发生率显著降低，并可容纳比其原直径更大的鞘管置入。我们利用OCT技术观察到桡动脉血管在受到导管刺激后血管内腔直径和面积明显变小，之后给予鞘管内注射硝酸甘油，血管痉挛消失，血管直径明显变大，增大幅度可达30%~50%(见文末彩图2)；同时桡动脉中层平滑肌变薄，桡动脉张力降低，顺应性增强，与导管的相容性增加。前臂动脉的血管生物学特点为经桡动脉入径使用7F指引导管完成复杂冠脉病变介入治疗提供了可能。

经桡动脉入径应用7F指引导管的主要问题是，7F指引导管是否会增加术后桡动脉闭塞的发生率。虽然临床上前臂动脉闭塞后患者一般无明显临床表现，但前臂动脉闭塞后会影响后续二次应用前臂动脉

进行介入治疗，以及桡动脉作为冠脉旁路移植血管和肾脏透析入径血管的使用等[11]。相关研究表明[12-14]，术后桡动脉闭塞的原因可能与以下因素相关：前臂动脉穿刺次数、前臂动脉血管的直径与鞘管或导管直径比值、术后加压包扎时间、围术期抗凝力度、使用非亲水涂层鞘管等。文献报道经桡动脉应用6F指引导管行冠状动脉介入治疗术后桡动脉的闭塞率为0.7%~5.3%[5,12,15]。关于经前臂动脉应用7F指引导管的文献报道较少，Egred等[16]报道了77例患者经桡动脉应用7F指引导管处理冠脉复杂病变，介入术后随访4~6个月，未发现桡动脉闭塞。Kwan等[17]报道，自2010年12月至2011年2月，共116例患者应用7F无鞘指引导管治疗分叉病变、左主干病变及CTO病变，手术成功率95%，术后7天桡动脉闭塞的发生率为5%，术后30天随访时桡动脉闭塞率为2.5%。上述研究虽然样本量偏小，但仍可证实7F指引导管用于前臂动脉时具有较高的成功率和安全性。

作为国内外先期开展全部经前臂（桡/尺）动脉入径行PCI治疗的冠状动脉介入中心，在已有成熟血管入径技术的基础上，河北医科大学第二医院心内科探讨了在前臂动脉入径充分局部麻醉和应用血管扩张药物干预下，应用7F指引导管处理分叉血管病变，并与6F指引导管进行对照研究，以期证明经桡动脉入径应用7F指引导管处理分叉病变的可行性与安全性[10]。该研究入选了2012年1月至2014年7月经冠状动脉造影示分叉病变且适合行PCI的患者229例，随机分成经桡动脉6F指引导管组（6F组，113例）和7F指引导管组（7F组，116例）。6F组常规鞘管置入：常规选取右桡动脉作为入径血管，穿刺点位于桡骨茎突近段3~5cm处，在1%利多卡因局部麻醉下，应用套管针进行桡动脉血管穿刺，成功后沿套管送入导丝，再次局部麻醉后沿导丝置入6F动脉鞘；7F组则先行6F鞘管置入，通过原6F鞘管注射硝酸甘油200~400μg，充分预扩张桡动脉，并再次给予1%利多卡因充分局部麻醉；退出6F鞘，将7F动脉鞘沿原导丝送入桡动脉，即刻通过鞘管再次注射硝酸甘油200~400μg，若发生痉挛或遇到置管阻力较大，可酌情追加硝酸甘油剂量或给予非二氢吡啶类钙离子阻滞剂。对比观察两组患者动脉鞘管置入成功率、手术操作成功率、完成PCI操作时间、X线透视时间和对比剂用量。随访住院期间、术后30天内的入径血管相关并发症及主要不良心血管事件。研究结果：6F组有4例患者换用7F指引导管进行手术操作；7F组均成功完成PCI术，无患者转至6F组。与6F组相比，7F组完成PCI操作时间更短[(52±9.2)min vs (60±10.7)min，P<0.0001]，球囊应用数量更少[(2.9±0.6)枚 vs (3.2±0.4)枚，P=0.002)]，X线透视时间更短[(24±8.2)分 vs (28±9.4)分，P=0.02)]。两组对比剂用量比较，差异无统计学意义[(152±25.8)ml vs (158±23.5)ml，P=0.20)]。住院期间6F组和7F组前臂血肿[(4/113例(3.5%)vs 6/116例(5.2%)]及桡动脉闭塞[(4/113例(3.5%) vs 9/116例(7.8%)]的发生率分别比较，差异均无统计学意义。出院后30天随访，两组桡动脉闭塞的发生率相似[(2/99例(2.0%) vs 4/103例(3.9%)]，且均未见掌弓循环障碍的临床表现。我们的研究结果表明：在血管扩张药物的作用下，桡动脉血管内径增大，可容性增强，利于7F指引导管分叉病变治疗操作，安全可靠，且并未增加血管并发症。

在经前臂动脉应用7F指引导管时应注意：第一，由于没有专用的7F前臂动脉穿刺鞘，只能通过鞘管升级的办法置入7F动脉鞘管。在7F动脉鞘管置入前，对前臂动脉内外进行了双重干预，即充分的血管外麻醉及充分的血管内血管扩张药物预处理，不但可以大大降低鞘管置入的阻力，而且也可以减轻鞘管对前臂动脉内膜的损伤。第二，术后止血方法的改进：目前采用的通畅止血法，不完全压闭前臂动脉，以保证术后前臂指血氧饱和度维持在90%以上，该止血方法在一定程度上减少了PCI术后血栓形成的机会。第三，术者应具有丰富的经前臂动脉入径介入治疗经验，前臂动脉一次穿刺成功率高，导管操作经验丰富，在一定程度上可以减少反复导管操作对前臂动脉的损伤。

总之，在血管扩张药的作用下，前臂动脉内径增大，有利于经前臂动脉应用7F经指引导管处理复杂冠脉病变，不仅可以增加PCI手术的安全性，缩短手术时间，同时并未增加前臂血管并发症，值得在经前臂动脉行PCI治疗经验丰富的中心推广。

（傅向华　樊延明）

参考文献

[1] Jolly SS, Yusuf S, Cairns J, et al. Radial versus femoral access for coronary angiography and intervention in patients with acute coronary syndromes

(RIVAL): a randomised, parallel group, multicentre trial. Lancet, 2011, 377 (9775): 1409-1420.

[2] 傅向华,马宁,刘君,等.选择性经皮尺动脉入径冠状动脉血管成形治疗的可行性研究.中华心血管病杂志,2003,31(5):337-340.

[3] 傅向华,马宁,刘君等.经桡动脉与股动脉入径直接经皮冠状动脉介入治疗急性心肌梗死的对比研究.中华心血管病杂志,2003,31(8):573-577.

[4] Kim SH, Kim EJ, Cheon WS, et al. Comparative study of nicorandil and a spasmolytic cocktail in preventing radial artery spasm during transradial coronary angiography. Int J Cardiol, 2007, 120 (3): 325-330.

[5] Li L, Zeng ZY, Zhong JM, et al. Features and variations of a radial artery approach in southern Chinese populations and their clinical significance in percutaneous coronary intervention. Chin Med J (Engl), 2013, 126 (6): 1046-1052.

[6] Yoo BS, Yoon J, Ko JY, et al. Anatomical consideration of the radial artery for transradial coronary procedures: arterial diameter, branching anomaly and vessel tortuosity. Int J Cardiol, 2005, 101 (3): 421-427.

[7] Pancholy SB, Heck LA, Patel T. Forearm arterial anatomy and flow characteristics: a prospective observational study. J Invasive Cardiol, 2015, 27 (4): 218-221.

[8] Kotowycz MA, Johnston KW, Ivanov J, et al. Predictors of radial artery size in patients undergoing cardiac catheterization: insights from the Good Radial Artery Size Prediction (GRASP) study. Can J Cardiol, 2014, 30 (2): 211-216.

[9] Boyer N, Beyer A, Gupta V, et al. The effects of intra-arterial vasodilators on radial artery size and spasm: implications for contemporary use of trans-radial access for coronary angiography and percutaneous coronary intervention. Cardiovasc Revasc Med, 2013, 14 (6): 321-324.

[10] 傅向华,耿巍,谷新顺,等.血管扩张药物干预下经桡动脉入径应用 7 Fr 指引导管治疗冠状动脉分叉病变的可行性与安全性.中国介入心脏病学杂志,2014,22(12):749-754.

[11] Mamas MA, Fraser DG, Ratib K, et al. Minimising radial injury: prevention is better than cure. Euro Intervention, 2014, 10 (7): 824-832.

[12] Garg N, Madan BK, Khanna R, et al. Incidence and predictors of radial artery occlusion after transradial coronary angioplasty: Doppler-guided follow-up study. J Invasive Cardiol, 2015, 27 (2): 106-112.

[13] Sciahbasi A, Rigattieri S, Sarandrea A, et al. Radial artery occlusion and hand strength after percutaneous coronary procedures: Results of the HANGAR study. Catheter Cardiovasc Interv, 2015.

[14] Buturak A, Gorgulu S, Norgaz T, et al. The long-term incidence and predictors of radial artery occlusion following a transradial coronary procedure. Cardiol J, 2014, 21 (4): 350-356.

[15] Stella PR, Kiemeneij F, Laarman GJ, et al. Incidence and outcome of radial artery occlusion following transradial artery coronary angioplasty. Cathet Cardiovasc Diagn, 1997, 40 (2): 156-158.

[16] Egred M. Feasibility and safety of 7-Fr radial approach for complex PCI. J Interv Cardiol, 2011, 24 (5): 383-388.

[17] Kwan TW, Cherukuri S, Huang Y, et al. Feasibility and safety of 7F sheathless guiding catheter during transradial coronary intervention. Catheter Cardiovasc Interv, 2012, 80 (2): 274-280.

冠心病患者心率控制的意义——SIGNIFY 研究解读

2014 年 8 月 31 日，英国皇家布鲁顿医院的 Kim Fox 博士在欧洲心脏病学会（ESC）年会上公布了伊伐布雷定治疗冠脉疾病获益研究（SIGNIFY 研究）的结果[1]。同年 9 月，该研究结果在著名的 *The New England Journal of Medicine* 上发表。该研究是一项多中心、随机、双盲、安慰剂对照研究，共有 51 个国家 1139 个中心参加，入选 19 102 例无临床心力衰竭（心衰）症状的稳定性冠状动脉疾病患者。纳入标准为窦性心律，心率 >70 次 / 分，至少符合一项主要冠脉疾病危险因素（例如 CCS2 级或以上或最近因冠脉事件入院）或两项次要危险因素（例如低高密度脂蛋白，吸烟或年龄≥70 岁）；排除标准为左室功能不全及不稳定心血管条件。在标准的背景治疗中加入伊伐布雷定，希望通过比较 55 岁以上冠心病患者服用伊伐布雷定和安慰剂的效果，表明伊伐布雷定对这类患者是否获益。

多个临床研究表明心率增加是心血管疾病的重要危险因素。BEAUTIFUL 研究表明，对于高危冠心病合并心功能不全患者，伊伐布雷定能单纯减慢心率平均达 6 次 / 分以上，但该药并不能降低各种心血管事件发生率[2]。也有研究表明，伊伐布雷定主要作用于窦房结，在不影响血压和左心功能的情况下降低心率，可改善患者的稳定性冠状动脉疾病及左心功能不全，能将心率控制在 < 70 次 / 分。为了证实以上的假设展开了 SIGNIFY 研究。研究纳入 19 102 例患者，平均年龄为 65 岁，72.4% 为男性，接近 3/4 既往有心梗病史，2/3 既往行 PCI 或 CABG，63.1% 存在“活动受限”心绞痛（CCS2 级及以上），平均左室射血分数为 56.4%。83% 患者在随机前按照指南服用 β 受体阻滞剂（剂量为可耐受剂量）。患者随机分配到伊伐布雷定组（*n*=9550）和安慰剂组（*n*=9552），伊伐布雷定常规予每次 7.5mg，每日两次，≥75 岁患者每次 5mg，随剂量调整，最高剂量达每次 10mg（平均剂量为 8.2mg，2 次 / 日），以达到心率 55~60 次 / 分，分别于用药后第 1、2、3、6 个月及以后每 6 个月对患者进行随访以调整用药剂量。安慰剂组平均剂量为 9.5mg，每日两次。在此期间，患者接受冠心病基础治疗（阿司匹林、他汀、ACEI、β 受体阻滞剂等）。主要终点是心血管原因死亡或非致死性心肌梗死的复合终点。结果表明，3 个月时，伊伐布雷定组平均心率为（60.7±9.0）次 / 分，安慰剂组为（70.6±10.1）次 / 分。随访期间，共有 1972 例伊伐布雷定组及 1384 例安慰剂组中途退出研究，分别占 20.6% 和 14.5%，主要原因是有症状或无症状的心动过缓。平均随访 27.8 个月，伊伐布雷定组在主要终点发生率与安慰剂组差异无统计学意义（6.8% 和 6.4%，HR=1.08，95%CI 0.96~1.20；*P*=0.20）。在心血管原因死亡（HR=1.10，95%CI 0.94~1.28；*P*=0.25）及非致死性心肌梗死（HR=1.04，95%CI 0.90~1.21；*P*=0.60）方面差异无统计学意义。在各种原因死亡中比较两组也无差异（HR=1.06，95%CI 0.94~1.21；*P*=0.35）（表 1，图 1）。

表 1　终点事件

终点	伊伐布雷定（*n*=9550）	安慰剂（*n*=9552）	危险比（95%CI）	*P* 值
	病人数目（No.）			
主要终点：心血管原因性死亡或非致死性心肌梗死	654（6.8）	611（6.4）	1.08（0.96~1.20）	0.20
次要终点				
死亡				
任何原因	485（5.1）	458（4.8）	1.06（0.94~1.21）	0.35
心血管原因	329（3.4）	301（3.2）	1.10（0.94~1.28）	0.25
冠脉原因	263（2.8）	249（2.6）	1.06（0.89~1.26）	0.52

续表

终点	伊伐布雷定(*n*=9550)	安慰剂(*n*=9552)	危险比(95%CI)	*P* 值
冠状动脉重建术				
任一	562(5.9)	564(5.9)	1.00(0.89–1.12)	0.98
任选	270(2.8)	305(3.2)	0.89(0.75–1.04)	0.15
被诊断为心衰	216(2.3)	181(1.9)	1.20(0.99–1.46)	0.07
心肌梗死				
致死性或非致死性	392(4.1)	372(3.9)	1.06(0.92–1.22)	0.43
非致死性	351(3.7)	339(3.5)	1.04(0.90–1.21)	0.60
致死性或非致死性或冠脉重建术	718(7.5)	739(7.7)	0.97(0.88–1.08)	0.59
致死性或非致死性心肌梗死或冠脉重建术或不稳定心绞痛	766(8.0)	782(8.2)	0.98(0.89–1.08)	0.70
心血管原因性死亡,非致死性心肌梗死或非致死性中风	774(8.1)	731(7.7)	1.06(0.96–1.18)	0.22
冠脉原因性死亡或非致死性心肌梗死	590(6.2)	562(5.9)	1.05(0.94–1.18)	0.37
非致死性心肌梗死,冠脉重建或不稳定心绞痛	734(7.7)	759(7.9)	0.97(0.87–1.07)	0.53

注:参照 Cox 比例风险回归模型估计,根据基线上心绞痛(CCS class≥Ⅱ)存在与否进行调整。冠脉原因死亡包括心衰原因死亡,心肌梗死死亡,冠状动脉手术相关死亡,推测的心律失常性死亡,未知原因的猝死。心血管原因性死亡包括冠脉原因性死亡,排除冠脉手术之外的心血管手术相关死亡,致死性中风,心血管原因其他死亡,不明原因性非猝死,不可归类的死亡。CI 表示置信区间。

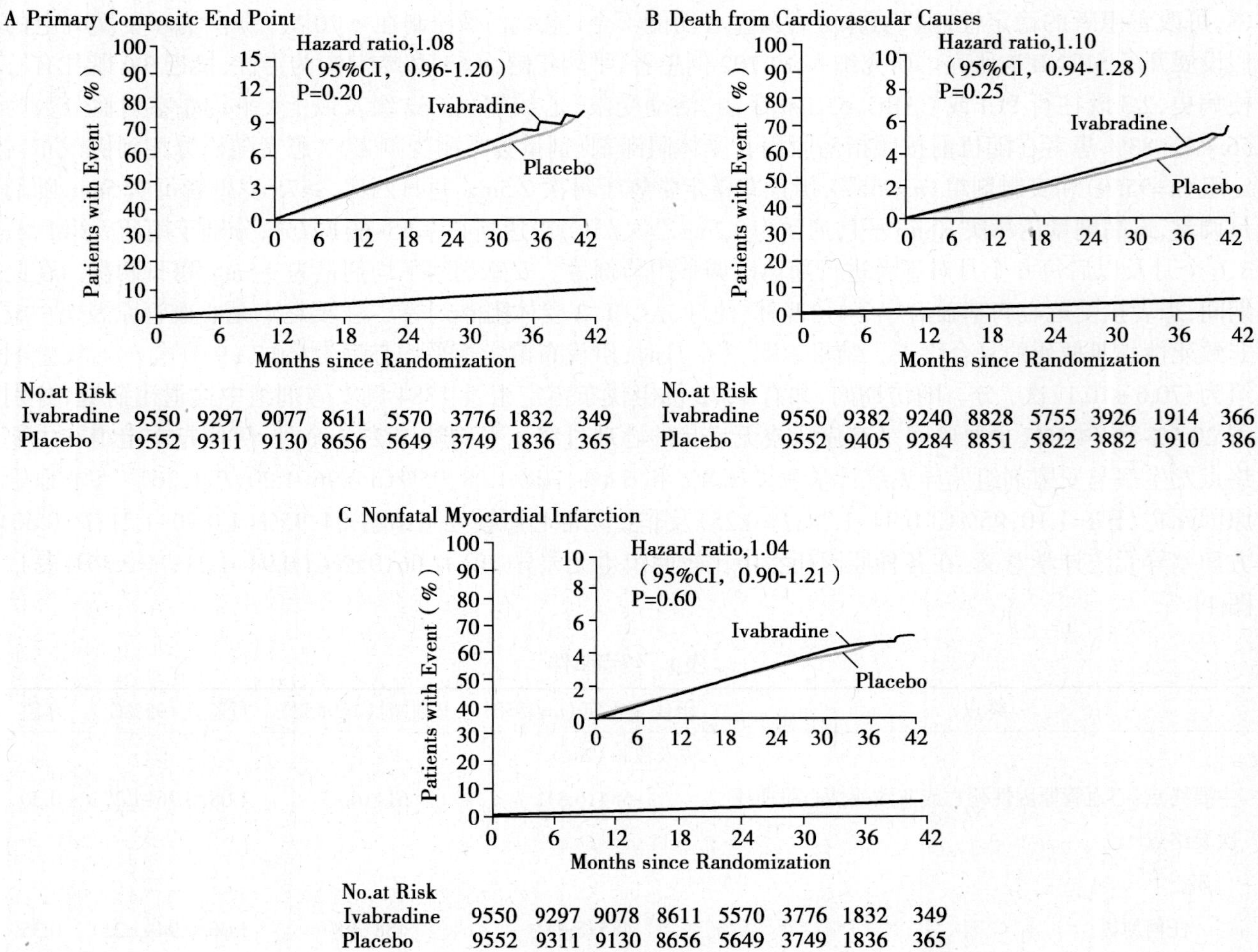

图 1 Kaplan-Meier 主要复合终点及其成分

主要终点包括心血管原因性死亡或非致死性心肌梗死。插图显示扩大后的 Y 轴相同的数据。CI 表示置信区间在对 12 049 例 CCS 分级≥2 级患者的亚组分析中，伊伐布雷定和安慰剂组主要终点事件发生率分别为 7.6% 和 6.5%（HR=1.18，95%CI 1.03~1.35，交互 P=0.02）。在对 7053 例 CCS 分级为 1 级或无症状患者的分析中，伊伐布雷定和安慰剂组差异无统计学意义（HR=0.89，95%CI 0.74~1.08；P=0.25）。伊伐布雷定对于 CCS 分级≥2 级患者中终点事件的影响表现一致（心血管原因死亡：HR=1.16，95%CI 0.97~1.40；P=0.11；非致死性心肌梗死：HR=1.18，95%CI 0.97~1.42；P=0.09）（图 2）。心率、心梗史、血运重建病史、β 受体阻滞剂与预后之间也无显著相互作用。伊伐布雷定比安慰剂组心动过缓的发生率更高（18.0% vs 2.3%，P<0.001）。最终得出结论：在无心衰的稳定冠状动脉疾病患者中，在标准背景疗法基础上，增加伊伐布雷定，虽然可以减慢心率，但并没有改善预后。

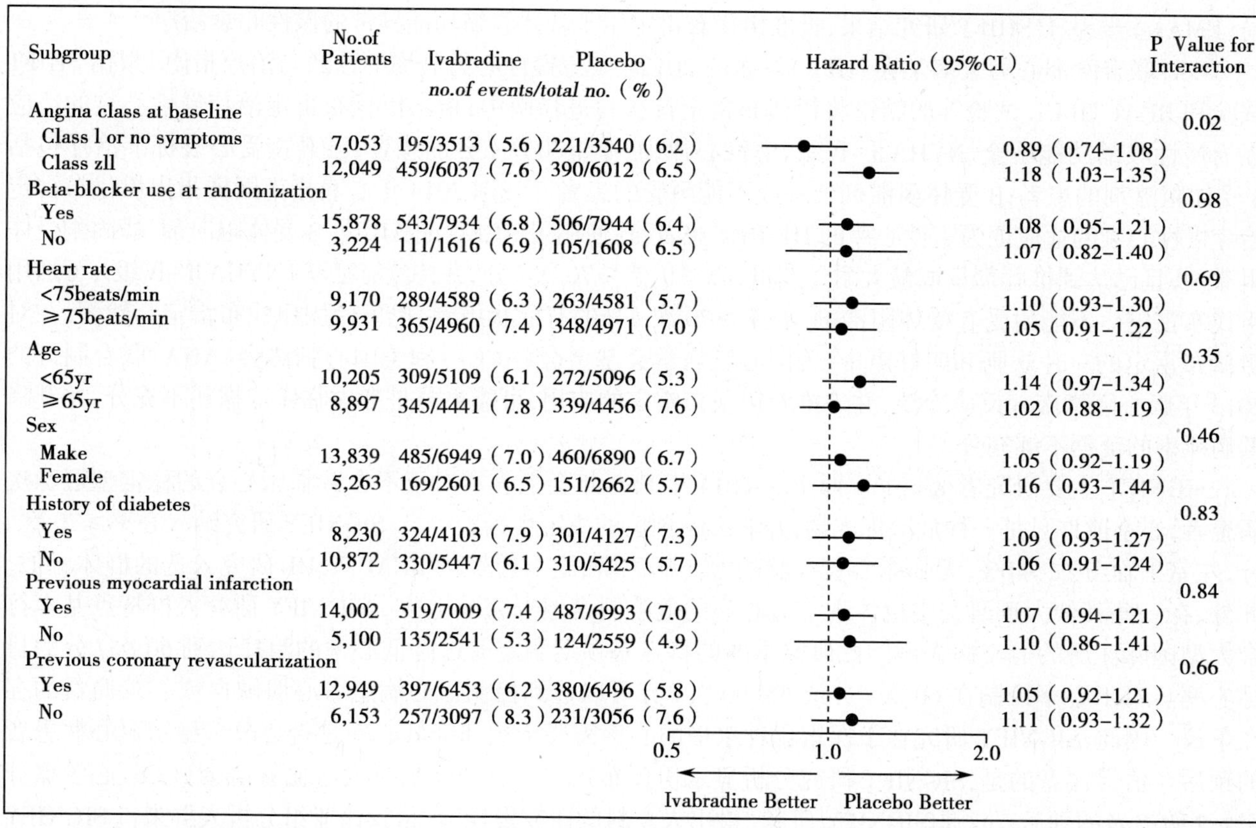

图 2 预先设定的亚组中主要终点组合森林图：该数据是初次发生事件患者的数目和比例。参照 Cox 比例风险回归模型估计，根据基线上心绞痛（CCS class≥Ⅱ，范围从Ⅰ到Ⅳ，级别越高表明由于心绞痛体力活动受限越大）存在与否进行调整

多项流行病学研究、基础及临床研究均提示，快速心率与心血管事件的发生和不良预后关系非常密切，减慢心率有利于心血管疾病的治疗[3-5]。临床上常用的减慢心率的药物是 β 受体阻滞剂，但许多不良反应限制了临床应用。I_f 是心脏窦房结起搏电流，伊伐布雷定可以特异性阻断 I_f 通道，使动作电位舒张期除极减缓，减慢心率，对心内传导、心肌收缩力或心室复极无影响，对机体糖脂代谢也无影响，是非常值得探究的新药，目前已经开展了针对伊伐布雷定对心血管疾病作用的研究。INITIATIVE 研究是直接比较伊伐布雷定与 β 受体阻滞剂的研究，入选 939 例稳定型心绞痛患者，随机接受伊伐布雷定或阿替洛尔治疗[6]。该研究表明伊伐布雷定在提高运动耐量和减少心绞痛发作方面与 β 受体阻滞剂相当且安全性更佳。ASSOCIATE 研究入选了 889 例稳定型心绞痛患者，在使用阿替洛尔的基础上，随机予伊伐布雷定或安慰剂。研究结果显示伊伐布雷定可改善患者的运动耐量，延长平板运动试验总运动时限，显著优于安慰剂[5]。BEAUTIFUL 研究入选 10 917 例冠心病伴左心室功能障碍患者，患者接受了最佳的标准治疗后加用伊伐布雷定，发现联合使用伊伐布雷定后患者的心血管事件、因心衰而住院治疗和心血管死亡的发生风险均减少[2]。研究认为伊伐布雷定的降低心率作用可以帮助已经接受了最佳心血管治疗策略的患者进一步降低其心血管事件的发生率，并且安全，有良好的耐受性，可以和常规的心血管处方药物联合使用。

2010 年 ESC 年会上报道的 SHIFT 研究是大规模的以事件发生和死亡率为终点的慢性心衰治疗研究，旨在评价传统的药物治疗再联合伊伐布雷定能否进一步改善心衰患者的预后[3]。这项研究在 37 个国家的 677 个研究中心进行，共纳入 6558 例中至重度收缩性心衰伴心率增加的患者。研究发现伊伐布雷定组主要终点发生率即心血管死亡率和心衰住院率的降幅以及心衰死亡率的降幅都有差异，严重不良事件发生率显著低于安慰剂组。SHIFT 研究证明，心率在心衰的病理生理机制中扮演着重要作用，是治疗该病的有效靶点，心衰伴左心室收缩功能不全的患者在标准治疗基础上加用伊伐布雷定后可显著降低心衰死亡率和住院率。2011 年 ESC 年会公布了 SHIFT 生活质量亚组分析结果，提示伊伐布雷定还可显著提高心衰患者生活质量，这与 β 受体阻滞剂可能降低患者生活质量构成了鲜明对照。因此，2012 年欧洲药物管理局（EMA）主要基于 SHIFT 研究结果，批准伊伐布雷定用于合并收缩功能异常的慢性心衰治疗。

ESC 联合欧洲心力衰竭学会（HFA）发布的 2012 年《急慢性心力衰竭的诊断与治疗指南》根据 SHIFT 试验和 BEAUTIFUL 试验等的结论将伊伐布雷定首次写进指南中，指出伊伐布雷定治疗慢性心衰的适应证为慢性收缩功能不全，NYHA Ⅱ~Ⅳ级，窦性心律，心率≥70 次 / 分的患者；已经接受心衰标准治疗包括 β 受体阻滞剂的患者；β 受体阻滞剂禁忌或不能耐受的患者。我国 2014 年心衰指南同样指出伊伐布雷定治疗慢性心衰的适应证为窦性心律的 HF-REF 患者，在使用了 ACEI（或 ARB）、β 受体阻滞剂、醛固酮受体阻滞剂，且已达到推荐剂量或最大耐受剂量，心率仍然≥70 次 / 分，并持续有症状（NYHA Ⅱ~Ⅳ级），可加用伊伐布雷定。不能耐受 β 受体阻滞剂、心率≥70 次 / 分的有症状患者，也可使用伊伐布雷定。然而，在对伊伐布雷定的一片欢腾和叫好声中，美国心脏病学会基金会（ACCF）和美国心脏协会（AHA）联合制订的 2013 年版心衰指南却反应冷淡，并未推荐伊伐布雷定的应用，可能主要是考虑临床证据还不充分，尤其降低病死率的证据不够充分。

SIGNIFY 主要研究者 Kim Fox 博士在 2014 年 ESC 年会上表示对于不合并临床心衰的稳定型冠脉疾病患者，心率或许只是一种危险标志物，并非影响预后的决定性因素[1,7]。SIGNIFY 研究纳入心率≥70 次 / 分，左室射血分数 >40%，无临床心衰症状的冠心病患者，这与曾经的 BEAUTIFUL 研究入选的群体相似。此外，在一些其他大型研究中也体现了冠心病的危险因素但未完全干预。SIGNIFY 研究人群特点基本符合大型国际注册的冠心病人群。此研究重要的特点是预期测定通过降低心率的治疗达到 60 次 / 分的目标心率。对于心率控制在 60 次 / 分或 55~60 次 / 分可以达到控制冠心病患者心肌缺血或心绞痛目的存在争议。因此，SIGNIFY 研究在于探索哪种水平的心率需要干预和降低心率是否会改善稳定冠心病患者的预后。值得注意的是，SIGNIFY 研究分析显示伊伐布雷定显著恶化加拿大心血管协会（CCS）心绞痛分级≥2 级患者的预后。这是 SIGNIFY 研究“最出人意料的研究发现”。尽管该亚组分析人群来自 SIGNIFY 这一中性研究，但患者数目大于总纳入患者数目的一半，超过了 12 000 例。今年 5 月，EMA 批准的伊伐布雷定 2 个适应证为联合或替代 β 受体阻滞剂治疗慢性稳定性心绞痛以及中 ~ 重度充血性心衰伴左室功能异常和心率增快，并声明考虑到 SIGNIFY 亚组分析结果（伊伐布雷定危害严重心绞痛患者），将会重新评估是否继续批准伊伐布雷定。EMA 指出 SIGNIFY 研究中伊伐布雷定剂量大于欧洲批准的 7.5mg，2 次 / 日的最大剂量。该药物在中国也比较受认可，但并未在美国获得批准上市。既往在心衰患者中进行的研究证实伊伐布雷定的疗效较好，小规模心绞痛研究以及心衰研究亚组分析也证实了其对心绞痛的疗效，尤其是对心率 >70 次 / 分者。然而，在 SIGNIFY 研究中伊伐布雷定的疗效令人失望，对无心衰临床表现的慢性稳定型心绞痛患者其并未显示出优于安慰剂的获益。杜克大学的 Ohman 和 Alexander 在评论该研究时指出我们应该谨慎解读亚组分析结果[8]，下一步研究应该确认心绞痛分级是否确实需要被谨慎看待。目前来说，他们推荐谨慎对待更为严重类型的心绞痛患者，并考虑启动伊伐布雷定之前调整 β 受体阻滞剂剂量达到有效水平。Grassi[9]认为 SIGNIFY 研究提出的假设是建立在健全的病理生理与临床背景上的，但得到的结论并非理想的原因是伊伐布雷定药物的选择。伊伐布雷定是慢性稳定型心绞痛也是收缩期心衰患者抗心绞痛药物，BEAUTIFUL 研究也仅在亚组中冠心病心率≥70 次 / 分而无心衰的患者中得到阳性结果。与 BEAUTIFUL 研究及 SHIFT 研究相似的是 SIGNIFY 研究发现伊伐布雷定可以增加房颤的发生，在应当获益的快心率患者中尤著，因此这些患者终止用药。也有人提出该研究伊伐布雷定药物剂量过高，导致亚组中患者心率明显降低到发生 J 型现象的阈值以下。INVEST 研究也提出冠心病患者降低心率 >55 次 / 分可能造成心血管事件发生率的反弹而非降低[10]。这一发现启示:快速心率不一定是药物治疗的靶点,而意味着心脏事件中的快心率应当减慢到保守程度(60~70 次 / 分)。SIGNIFY 研究对临床实践可能会产生重要影响。一方面,药物的治疗地位可能受到影响,EMA 正在重新审查其在慢性稳定型心绞痛治疗中的作用和安全性。另一方面,研究也动摇了慢性稳定型心绞痛患者"心率越慢越好"的观念。SIGNIFY 研究对临床实践将会产生一定的影响。

(李曦铭 丛洪良)

参考文献

[1] Fox K, Ford I, Steg PG, et al. Ivabradine in stable coronary artery disease without clinical heart failure. N Engl J Med, 2014, 371: 1091-1099.

[2] Fox K, Ford I, Steg PG, et al. Ivabradine for patients with stable coronary artery disease and left-ventricular systolic dysfunction (BEAUTIFUL): a randomised, double-blind, placebo-controlled trial. Lancet, 2008, 372: 807-816.

[3] Swedberg K, Komajda M, Böhm M, et al. Ivabradine and outcomes in chronic heart failure (SHIFT): a randomised placebo-controlled study. Lancet, 2010, 376: 875-885.

[4] Tardif JC, Ponikowski P, Kahan T. Efficacy of the I(f) current inhibitor ivabradine in patients with chronic stable angina receiving beta-blocker therapy: a 4-month, randomized, placebo-controlled trial. Eur Heart J, 2009, 30: 540-548.

[5] Tardif JC, Ponikowski P, Kahan T, et al. Effects of ivabradine in patients with stable angina receiving β-blockers according to baseline heart rate: an analysis of the ASSOCIATE study. Int J Cardiol, 2013, 168: 789-794.

[6] Tardif JC, Ford I, Tendera M, et al. Efficacy of ivabradine, a new selective I(f) inhibitor, compared with atenolol in patients with chronic stable angina. Eur Heart J, 2005, 26: 2529-2536.

[7] Fox K, Ford I, Steg PG, et al. Rationale, design, and baseline characteristics of the Study assessInG the morbidity-mortalitybeNefits of the If inhibitor ivabradine in patients with coronarY artery disease (SIGNIFY trial): a randomized, double-blind, placebo-controlled trial of ivabradine in patients with stable coronary artery disease without clinical heart failure. Am Heart J, 2013, 166: 654-661.

[8] Ohman EM, Alexander KP. The Challenges with Chronic Angina. N Engl J Med, 2014, 371: 1152-1153.

[9] Grassi G. Evaluation of the SIGNIFY trial. Expert Opin Pharmacother, 2015, 16: 1861-1864.

[10] Kolloch R, Legler UF, Champion A, et al. Impact of resting heart rate on outcomes in hypertensive patients with coronary artery disease: findings from the International Verapamil-SR/trandolapril Study (INVEST). Eur Heart J, 200829: 1327-1334.

脂蛋白相关磷脂酶 A_2 抑制剂治疗稳定性冠心病的尝试：STABILITY 研究

目前动脉粥样硬化性心血管疾病是全人类患病和死亡的首要原因[1]。众所周知，冠心病主要因冠状动脉内粥样硬化斑块积聚而逐渐形成，粥样硬化斑块破裂后导致血栓形成，是心脏病发作及卒中等心血管事件发生的主要原因。为了减少心血管事件的发生率，目前临床上采取的主要方式是严格控制相关危险因素，如降低低密度脂蛋白胆固醇（LDL-C）水平、控制高血压和糖尿病以及戒烟等。然而，即便如此，冠脉事件的发生率、再发率和致死率仍很高。在一项关于他汀类药物的研究中，入选的急性冠脉综合征患者虽经过规范化治疗，但其死亡率以及随访两年内的冠脉事件再发率依然 >22.4%[2]。

一、脂蛋白相关磷脂酶 A_2 在冠心病中的作用机制

研究表明，粥样硬化是一种炎症相关性疾病，炎症反应在动脉粥样斑块的发生、发展以及破裂脱落等过程中均起着重要的作用，故循环中的炎症标志物作为心血管事件危险预测的指标引起了人们的关注。

脂蛋白相关磷脂酶 A_2（lipoprotein-associated phospholipase A_2，Lp-PLA_2）亦被称为血小板活化因子乙酰水解酶（PAF-AH），是磷脂酶 A_2（phospholipase A_2，PLA_2）超家族中的一员，由巨噬细胞、单核细胞、T-淋巴细胞和肥大细胞产生及分泌[3]。Lp-PLA_2 可以水解磷脂甘油支架 sn-2 位上的乙酰基，生成溶血卵磷脂（lysoPC）和游离的氧化脂肪酸（OxFA）[4]。约 80% 的 Lp-PLA_2 通过载脂蛋白 B 与低密度脂蛋白（low-density lipoprotein，LDL）结合，20% 通过其他载脂蛋白与高密度脂蛋白（high-density lipoprotein，HDL）结合[5]。动脉壁上的 LDL 在氧化应激的作用下转化为氧化型低密度脂蛋白（ox-LDL），ox-LDL 颗粒表面含有较多的氧化磷脂，磷脂可以激活 LDL 中的 Lp-PLA_2，分解氧化的磷脂（主要是卵磷脂），产生 OxFA 和 lysoPC。这两种较强的致炎和致粥样硬化的因子通过上调黏附因子、细胞因子和 CD40 配体的表达水平，削弱内皮依赖的血管扩张功能，同时刺激巨噬细胞的增殖、炎症细胞的趋化、产生金属蛋白酶，最终导致粥样斑块的形成和动脉壁特性的改变[6]。巨噬细胞吞噬 ox-LDL，变成泡沫细胞，而这些活化的巨噬细胞和泡沫细胞会产生更多的 Lp-PLA_2 释放入血液循环中，重复上述过程。

二、Lp-PLA_2 与冠心病的相关性研究

在动物、人类粥样硬化模型中，Lp-PLA_2 浓度明显增加[7,8]。近年来许多临床前研究、流行病学调查及临床试验显示，Lp-PLA_2 与心血管疾病关系密切，血液中高水平的 Lp-PLA_2 通常也意味着心血管疾病的发生风险增高[9]。

很多研究发现在健康人群以及具有血管疾病的患者中，血浆 Lp-PLA_2 水平升高能够明显增加心血管病风险[10]。WOSCOPS 研究（The West of Scotland Coronary Prevention Study）首次提出 Lp-PLA_2 和心血管疾病之间的关系，在 580 例苏格兰男性人群中观察 Lp-PLA_2、高敏 C 反应蛋白（hs-CRP）、纤维蛋白原、白细胞计数等炎性反应标志物是否与冠脉事件有关，血浆 Lp-PLA_2 水平最高者的冠心病风险是 Lp-PLA_2 水平最低者的 2 倍[11]。白细胞计数、Hs-CRP、纤维蛋白原水平是冠脉事件的有力预测因子。但校对年龄、收缩压、脂蛋白水平后发现，上述三个变量与冠脉事件的相关性明显降低，而 Lp-PLA_2 水平对冠脉事件依然具有较强的预测作用，说明 Lp-PLA_2 是冠心病的独立危险因素之一。此后一些流行病学研究也发现 Lp-PLA_2 和冠心病的发展之间存在相关性[12,13]。在对 32 项前瞻性研究进行 Meta 分析时发现，79 036 例受试者血浆 Lp-PLA_2 活性和冠心病风险相关，矫正传统危险因素后，Lp-PLA_2 水平每升高 1 个标准差，相对风险增加 1.1（95%CI 1.05~1.16）[14]。

由于越来越多的临床研究均提示 Lp-PLA_2 对冠状动脉粥样硬化性疾病有较强的预测能力，在美国成人治疗组Ⅲ（Adult Treatment Panel Ⅲ，ATPⅢ）及美国心脏协会（American Heart Association，AHA）、疾病控制中心（Centers for Disease Control，CDC）的指南中，Lp-PLA_2 被推荐用于辅助行中高危患者的10年冠心病风险评估。Lp-PLA_2 对明确高危或极高危患者血管炎症具有诊断价值，可筛选出能从强化调脂治疗中获益的人群，但并不推荐作为治疗目标[15]。

三、Lp-PLA_2 抑制剂治疗稳定性冠心病有效性的争议

尽管现阶段已有多种治疗药物，包括他汀、抗血小板药物、肾素-血管紧张素-醛固酮系统抑制剂、β受体阻滞剂和糖尿病药物等，患者1年内的心血管疾病死亡率、心肌梗死发生率或卒中发生率仍为5.31%，而且既往有症状、冠脉病变、脑血管事件或外周血管事件的患者，其事件发生率可增至12.58%[16]。因此，仍然需要其他新的治疗方法来控制粥样硬化的进展。上述研究表明，Lp-PLA_2 目前已经成为新的冠心病治疗靶点，而 Lp-PLA_2 抑制剂也被视为他汀类药物的有力补充而备受青睐。

越来越多的证据表明 Lp-PLA_2 抑制剂具有抗粥样硬化作用。Lp-PLA_2 特异性抑制剂——Darapladib 已被成功研制并且得到应用。Darapladib 是新型口服活性选择性 Lp-PLA_2 抑制剂，Wilensky 等[17]报道，使用 Darapladib 能够阻止糖尿病/高胆固醇血症猪模型中的冠脉粥样斑块的进展。临床研究显示，在急性冠脉综合征或冠心病患者中，Darapladib 与现有药物联合应用治疗粥样硬化具有一定的安全性和耐受性。160mg 的剂量能够对血浆 Lp-PLA_2 水平产生明显而持久的抑制，阻止斑块坏死中心的进展[18]。

在Ⅱ期临床研究中，Darapladib 表现出了较强的炎症抑制作用[19]。这是一项多中心、随机、双盲、平行组的研究，入选959例冠心病和冠心病等危症患者，LDL-C 基线水平为（67±22）mg/dl，在进行了阿托伐他汀（20mg 或者 80mg）治疗后，随机接受不同剂量的 Darapladib（40、80、160mg）或者安慰剂治疗12周。结果发现，与安慰剂组相比，不同 Darapladib 剂量组的 Lp-PLA_2 酶活性分别下降43%、55% 和66%（P<0.001）。接受 Darapladib 160mg/d 治疗12周的受试者同样接受了一系列炎性介质的检测，与安慰剂组相比，治疗组的白细胞介素-6水平下降12.3%（P=0.028），循环中 hs-CRP 水平也下降了13%（P=0.15）。研究表明，对于冠心病患者，Darapladib 降低 Lp-PLA_2 的作用是剂量依赖性的，这种作用独立于基线 LDL-C 或 HDL-C 水平以及阿托伐他汀治疗策略。研究结果也显示，高剂量的 Darapladib 应用于已经接受他汀治疗的患者具有一定的抗炎作用，并且未见不良反应。

对于稳定性冠心病患者，抑制炎症可以减缓动脉粥样硬化的进展，而对于稳定斑块是否也有一定的作用？国际生物标记和影像研究（IBIS）是一项随机、双盲、对照试验，旨在探讨 Darapladib 逆转、稳定斑块的功效[19]。研究入选330例冠脉造影确诊冠状动脉疾病的患者，随机给予 Darapladib 160mg/d 或安慰剂，持续治疗12个月后观察两组间主要终点和次要终点的差异。结果显示，Darapladib 组的 Lp-PLA_2 水平显著降低59%（P<0.001），两组间主要治疗终点，如冠状动脉粥样硬化斑块变形性（P=0.22）和 hs-CRP 水平（P=0.35）差异均无统计学意义；两组间斑块总体积变化同样无明显差异（P=0.95）。在次要治疗终点中，斑块坏死核心体积在安慰剂组中显著增大［（4.5±17.9）mm^3，P=0.009］，而 Darapladib 则能够有效抑制坏死核心体积的增大［（-0.5±13.9）mm^3，P=0.71］，两组间差异明显（-5.2mm^3，P=0.012）。尽管接受了标准治疗，对照组的斑块坏死核心体积依然不断扩大，而 Lp-PLA_2 抑制剂能够阻止斑块坏死核心的发展，因此选择性 Lp-PLA_2 抑制剂可能代表一种稳定动脉粥样硬化斑块的新型治疗手段，而这将会是冠心病治疗新的靶点。

然而在Ⅲ期临床试验中，Darapladib 的研究结果差强人意。STABILITY（STabilization of Atherosclerotic plaque By Initiation of darapLadIbTherapY）是 Darapladib 促动脉粥样硬化斑块稳定作用的一项国际化、多中心、随机、双盲、安慰剂对照、以临床事件为终点的大型研究[20]。研究共入选稳定性冠心病患者15 828例，在标准治疗的基础上随机分为 Darapladib 组（Darapladib 肠溶片160mg）或安慰剂组。该研究的主要终点为包括心血管死亡、非致死性心梗和非致死性脑卒中在内的复合终点，次要终点包括主要终点以及主要冠脉事件（冠心病或心梗死亡、心肌缺血紧急冠脉血运重建）和全部冠脉事件（冠心病、心梗死亡，不稳定型心绞痛住院或者冠脉血运重建）。平均随访3.7年的结果表明，在主要终点方面，Darapladib 没有优势（Darapladib 组769次事件，安慰剂组819次事件，HR=0.94，P=0.20）。但与安慰剂组相比，Darapladib

组主要冠脉事件及全部冠脉事件的风险略下降(737 次对 814 次,HR=0.9,P=0.045;1159 次对 1269 次,HR=0.91,P=0.02)。主要研究终点无明显差异的原因可能是:①现有治疗已将冠脉风险大大降低,本研究中超过 1/3 患者的 LDL-C 水平 <70mg/dl,随机前有 75% 的患者接受再血管化治疗,这些因素都导致两组的心血管事件发生率较低;②本研究严格纳入慢性稳定性冠心病病例,患者动脉粥样硬化斑块中 Lp-PLA$_2$ 酶含量及活性不高,其中 96% 患者接受他汀治疗,而他汀可以使 Lp-PLA$_2$ 水平降低 35%[21],因此患者血浆和组织细胞中 LDL-C 水平均很低(基线 LDL-C 中位值为 80mg/dl)。Lp-PLA$_2$ 酶以 ox-LDL 为底物,形成的产物能导致炎症,由于底物不足,该酶的致病效应削弱,Lp-PLA$_2$ 酶抑制剂的作用亦随之减弱。因此 Lp-PLA$_2$ 抑制剂对已经接受他汀治疗患者的额外作用被明显削弱了。因此,在他汀有效降低 LDL-C 水平前提下,Lp-PLA$_2$ 抑制剂类药物在稳定性冠心病中的抗炎症作用受到限制。

尽管未降低主要终点事件发生率,Darapladib 降低了次要终点——主要冠脉事件发生率:与安慰剂组患者中的 814 例(10.3%)冠脉事件相比,Darapladib 组发生冠脉事件的患者 737 例(9.3%),表明 Darapladib 使冠脉事件危险相对减少了 10%。

STABILITY 研究是首次评价炎症预防机制的研究,对生物标志物的后续分析,包括 Lp-PLA$_2$ 水平和 STABILITY 遗传亚组的研究,可能有助于提供 Darapladib 预防稳定冠心病患者冠状动脉事件的相关资料。因此,Polfus 等[22]进行了 Lp-PLA$_2$ 的基因学研究,对大规模群体动脉粥样硬化风险(Atherosclerosis Risk in Communities study,ARIC)研究中的 6325 例受试者进行外显子的测序,发现编码 Lp-PLA$_2$ 的 *PLA2G7* 基因功能缺失突变对 Lp-PLA$_2$ 的活性有较大的影响。但体质指数(BMI)相关的功能缺失突变与其他心血管危险因素并无相关性。对欧洲人进行平均 25.1 年的随访,携带 *rs140020965 Q287X* 突变(功能缺失突变)患者发生冠心病的风险不低于未发生该变异的患者(HR=1.06;95%CI -0.33~-2.45;P=0.93),且携带突变对心血管疾病的死亡率也没有明显影响。该结论同样适用于研究中的非裔美国人,携带 *rs34159425 L389S* 的患者 Lp-PLA$_2$ 活性明显降低,但是变异基因与冠心病发病率或心血管死亡率并无相关性(HR=0.92;95%CI 0.35~1.49;P=0.78)。在一项 Meta 研究中发现,*PLA2G7* 功能的缺失和心血管或者冠心病危险因素无关[23]。基因研究,特别是罕见的功能缺失变异研究往往预示着靶向药物的诞生,这些药物可降低危险因子水平和患病风险。然而关于 Lp-PLA$_2$ 的基因学研究结果表明,Lp-PLA$_2$ 是脂蛋白代谢和炎症的生物学标记,但与冠心病的发生并无因果关系。

就 Darapladib 而言,SOLID-TIMI52(Stabilization of Plaque Using Darapladib-Thrombolysis in Myocardial Infarction 52)和 STABILITY 试验均失败了,结果未显示急性冠脉综合征入院患者和慢性冠状动脉疾病患者(既往心梗、血运重建或多支冠脉病变)的心血管事件和生存获益。基因学研究虽然发现 *PLA2G7* 变异所致 Lp-PLA$_2$ 活性降低的程度与 Darapladib 相似,但也未能得到 Lp-PLA$_2$ 活性降低与冠心病风险相关的结论。

上述数据并不能否认炎症在粥样硬化中的地位和作用,而摆在我们面前的一个巨大挑战是如何发展和应用抗炎药物来进行冠心病的二级预防。众所周知,炎症通过多种通路参与疾病的发展,如果只阻断某一特定通路,炎症反应可能会通过其他途径来代偿。另一方面,Lp-PLA$_2$ 的重要作用超过现有的冠心病二级预防药物这一观点也是不合适的。因此,这些数据不能良好预示 Lp-PLA$_2$ 抑制剂可降低一般人群的冠心病风险。同时,研究者承认明确药物功效的唯一直接方法是在合适的人群中进行临床对照试验。我们应该重新审视研究受试者,关注具有高基线水平 Lp-PLA$_2$、耐受他汀类药物及有高水平氧化应激的患者,他们可能从此类药物中获益。

四、小　　结

Lp-PLA$_2$ 作为冠脉事件的独立的危险预测因子,在冠心病发生发展中起着重要作用,因此其活性抑制受到关注。未来我们期待更多有针对性的大型临床研究来进一步说明它在动脉粥样硬化事件中减少高危斑块的形成、降低心血管病事件发生的作用。

(王尹曼　钱菊英)

参考文献

[1] Heidenreich PA, Trogdon JG, Khavjou OA, et al. Forecasting the future of cardiovascular disease in the United States: a policy statement from the American Heart Association. Circulation, 2011, 123(8): 933-944.

[2] Cannon CP, Braunwald E, McCabe CH, et al. Intensive versus moderate lipid lowering with statins after acute coronary syndromes. N Engl J Med, 2004, 350(15): 1495-1504.

[3] Ikonomidis I, Michalakeas CA, Lekakis J, et al. The role of lipoprotein-associated phospholipase A2 (Lp-PLA(2)) in cardiovascular disease. Rev Recent Clin Trials, 2011, 6(2): 108-113.

[4] MacPhee CH, Moores KE, Boyd HF, et al. Lipoprotein-associated phospholipase A2, platelet-activating factor acetylhydrolase, generates two bioactive products during the oxidation of low-density lipoprotein: use of a novel inhibitor. Biochem J, 1999, 338(Pt 2): 479-487.

[5] Stafforini DM, McIntyre TM, Carter ME, et al. Human plasma platelet-activating factor acetylhydrolase. Association with lipoprotein particles and role in the degradation of platelet-activating factor. J Biol Chem, 1987, 262(9): 4215-4222.

[6] Ikonomidis I, Kadoglou NN, Tritakis V, et al. Association of Lp-PLA2 with digital reactive hyperemia, coronary flow reserve, carotid atherosclerosis and arterial stiffness in coronary artery disease. Atherosclerosis, 234(1): 34-41.

[7] Hakkinen T, Luoma JS, Hiltunen MO, et al. Lipoprotein-associated phospholipase A(2), platelet-activating factor acetylhydrolase, is expressed by macrophages in human and rabbit atherosclerotic lesions. ArterioscIerThrombVasc Biol, 1999, 19(12): 2909-2917.

[8] Kolodgie FD, Burke AP, Skorija KS, et al. Lipoprotein-associated phospholipase A2 protein expression in the natural progression of human coronary atherosclerosis. ArterioscIerThrombVasc Biol, 2006, 26(11): 2523-2529.

[9] Kim JY, Hyun YJ, Jang Y, et al. Lipoprotein-associated phospholipase A2 activity is associated with coronary artery disease and markers of oxidative stress: a case-control study. Am J Clin Nutr, 2008, 88(3): 630-637.

[10] Epps KC, Wilensky RL. Lp-PLA(2)-a novel risk factor for high-risk coronary and carotid artery disease. J Intern Med, 2011, 269(1): 94-106.

[11] Packard CJ, O'Reilly DS, Caslake MJ, et al. Lipoprotein-associated phospholipase A2 as an independent predictor of coronary heart disease. West of Scotland Coronary Prevention Study Group. N Engl J Med, 2000, 343(16): 1148-1155.

[12] Lee JH, Engler MM. Lipoprotein-associated phospholipase A(2): a promising vascular-specific marker for screening cardiovascular risk? Prog Cardiovasc Nurs, 2009, 24(4): 181-189.

[13] Cook NR, Paynter NP, Manson JE, et al. Clinical utility of lipoprotein-associated phospholipase A(2) for cardiovascular disease prediction in a multiethnic cohort of women. Clin Chem, 2012, 58(9): 1352-1363.

[14] Lp PLASC, Thompson A, Gao P, et al. Lipoprotein-associated phospholipase A(2) and risk of coronary disease, stroke, and mortality: collaborative analysis of 32 prospective studies. Lancet, 2010, 375(9725): 1536-1544.

[15] Davidson MH, Corson MA, Alberts MJ, et al. Consensus panel recommendation for incorporating lipoprotein-associated phospholipase A2 testing into cardiovascular disease risk assessment guidelines. Am J Cardiol, 2008, 101(12A): 51F-57F.

[16] Steg PG, Bhatt DL, Wilson PW, et al. One-year cardiovascular event rates in outpatients with atherothrombosis. JAMA, 2007, 297(11): 1197-1206.

[17] Wilensky RL, Shi Y, Mohler ER 3rd, et al. Inhibition of lipoprotein-associated phospholipase A2 reduces complex coronary atherosclerotic plaque development. Nat Med, 2008, 14(10): 1059-1066.

[18] Serruys PW, Garcia-Garcia HM, Buszman P, et al. Effects of the direct lipoprotein-associated phospholipase A(2) inhibitor darapladib on human coronary atherosclerotic plaque. Circulation, 2008, 118(11): 1172-1182.

[19] Mohler ER 3rd, Ballantyne CM, Davidson MH, et al. The effect of darapladib on plasma lipoprotein-associated phospholipase A2 activity and cardiovascular biomarkers in patients with stable coronary heart disease or coronary heart disease risk equivalent: the results of a multicenter, randomized, double-blind, placebo-controlled study. J Am Coll Cardiol, 2008, 51(17): 1632-1641.

[20] Investigators S, White HD, Held C, et al. Darapladib for preventing ischemic events in stable coronary heart disease. N Engl J Med, 2014, 370(18): 1702-1711.

[21] Ridker PM, MacFadyen JG, Wolfert RL, et al. Relationship of lipoprotein-associated phospholipase A(2) mass and activity with incident vascular events among primary prevention patients allocated to placebo or to statin therapy: an analysis from the JUPITER trial. Clin Chem, 2012, 58(5): 877-886.

[22] Polfus LM, Gibbs RA, Boerwinkle E. Coronary heart disease and genetic variants with low phospholipase A2 activity. N Engl J Med, 2015, 372(3): 295-296.

[23] Casas JP, Ninio E, Panayiotou A, et al. PLA2G7 genotype, lipoprotein-associated phospholipase A2 activity, and coronary heart disease risk in 10 494 cases and 15 624 controls of European Ancestry. Circulation, 2010, 121(21): 2284-2293.

延长 PCI 术后双联抗血小板治疗时间的利弊分析

对急性冠脉综合征(acute coronary syndrome,ACS)和药物治疗无效的稳定型心绞痛患者,经皮冠脉内介入术(percutaneous coronary intervention,PCI)是临床上一种有效的治疗手段,冠脉支架的应用显著地改善了 PCI 的安全性和有效性,但支架内血栓(stent thrombosis,ST)是其严重并发症,尽管 ST 的发生率很低,但后果相当严重。研究显示,ST 的心肌梗死发生率为 64%[1],死亡率 9%~45%[2],从冠脉支架被应用开始,人们就在寻求着通过药物、支架工艺和植入技术等方面的改进,减少 ST 的发生。

PCI 早期,应用的都是金属裸支架(bare metal stents,BMS),术后只进行单一抗血小板治疗(阿司匹林),加上支架释放时的低压球囊扩张等因素,ST 的发生率在 20% 左右[3]。因意识到支架植入后抗血小板治疗的重要性,随后的文献出现了多种相关治疗策略报道,如增加阿司匹林的口服剂量、联用双嘧达莫和阿司匹林等,结果都不尽理想。尽管联合应用华法林和阿司匹林治疗可使 PCI 术后患者 ST 发生率降低到 3%~5%,但出血的发生率很高[4]。Colombo 等[5]首次在 PCI 术后应用双联抗血小板治疗(dual antiplatelet therapy,DAPT),即噻吩砒啶类药物噻氯匹定加阿司匹林,并对支架植入技术进行改进(使用高压球囊达到支架充分扩张),术后 6 个月随访造影时,ST 发生率降到 1.6%,之后的 ISAR 研究和 STARS 研究[6,7]确立了噻吩砒啶类药加阿司匹林为冠脉支架术后减少 ST 的标准方案,尽管这种 DAPT 方案在支架前时代就业已存在。

以后的研究显示,第二代噻吩砒啶类药物氯吡格雷联用阿司匹林或噻氯匹定联用阿司匹林一样有效,且前者耐受性更好,少有血小板减少性紫癜发生较少,氯吡格雷逐渐在临床上替代了噻氯匹定[8,9]。近年来,第三代噻吩砒啶类药物普拉格雷和非噻吩砒啶类的新型 P2Y12 受体抑制剂替格瑞洛等也开始在临床上广泛应用。与氯吡格雷比较,这些药物的作用更强,抗血小板作用更稳定、个体变异性更小(图 1)。

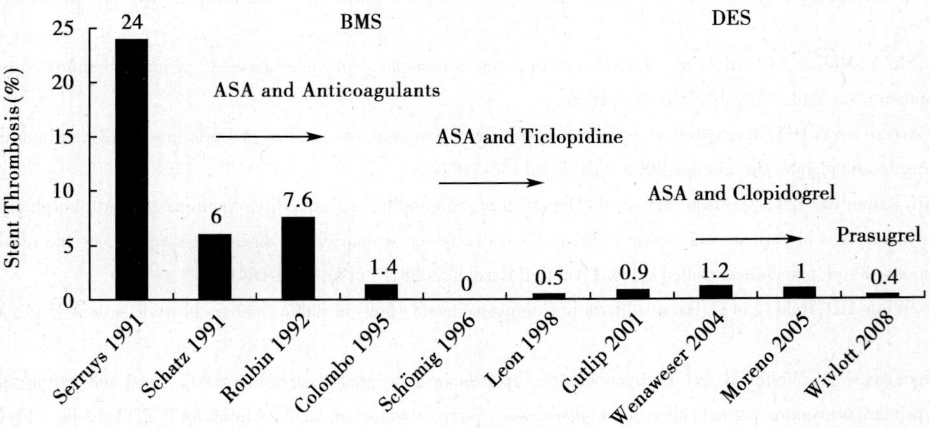

图 1　ST 发生率与抗血小板方案的关系

与 BMS 比较,药物洗脱支架(drug-eluting stents,DES)的应用明显减少了支架内再狭窄(in-stent restenosis)的发生,同时也降低了冠脉靶病变处的血运重建率。过去十余年,DES 逐渐成为对症状性冠脉病变患者治疗的优先选择,尽管第一代 DES(包括紫杉醇药物支架和西罗莫司药物支架)和 BMS 的早期 ST(30 天内)发生率相似[10],但长期随访研究发现第一代 DES 的晚期 ST(f>30 天 ~1 年)和很晚期 ST(>1 年)的发生率更高。有研究显示,从冠脉支架植入后 6 个月 ~3 年,DES 较 BMS 每年增加死亡和(或)心肌梗死发生率 0.5%~1.0%，PCI 术后的长期 DAPT 成为 DES 植入后缺血事件减少的关键[11]。

目前指南对 PCI 术后 DAPT 治疗时间的建议基本上依据观察性研究，这些研究显示，提前停止氯吡格雷是 ST 发生的预测因子之一。2011 年 ACC/AHA 指南建议，ACS 患者冠脉支架术后（BMS 或 DES），P2Y12 受体抑制剂（普拉格雷、替格瑞洛或氯吡格雷）联合阿司匹林的治疗时间至少应为 12 个月（Ⅰ类推荐，证据级别 B），对稳定冠脉疾病患者冠脉支架（DES）术后 DAPT 方案为氯吡格雷（75mg，每日一次）加上阿司匹林至少 12 个月[12]。对 ACS 患者，最近更新的 ESC 指南也同样推荐冠脉支架（BMS 或 DES）术后 DAPT 的时间为 12 个月[13]。但对稳定冠脉疾病患者，ESC 指南与 ACC/AHA 指南的相关推荐内容有着较大不同，ESC 建议在 BMS 植入后的 DAPT 治疗时间为 1 个月，DES 植入后 DAPT 治疗时间为 6 个月。

目前第二代 DES 的工艺较第一代又得到较大的改进，一是将西罗莫司（sirolimus，雷帕霉素 rapamycin）涂层药物换为西罗莫司的衍生物依维莫司（everolimus，又称 40-O-2 羟乙基 - 雷帕霉素）、二是支架（stent）新型材料的应用使壁变得更薄，以及聚合物（polymer）的生物相容性更好等，从而使支架覆盖处再内皮化过程加速又不使其瘢痕增生过快。一荟萃资料显示，在两年的观察期内，第二代 DES 的 ST 发生率低于 BMS[14]；最近也有两个研究结果一致认为，第二代 DES 的晚期和晚晚期 ST 的发生率低于第二代 BMS[15、16]。

由于第二代 DES 的工艺得到进一步改进，以及新型强效 P2Y12 受体抑制剂的应用，现有不少观察者在质疑上述指南所推荐的 PCI 术后 DAPT 治疗时间是否过长？事实上，在过去的几年间，已有数个临床随机对照研究（RCT）评估了对相对低危的冠脉疾病患者在 DES 植入后更短时间（3 或 6 个月）DAPT 的疗效，其中包括有 Excellent 试验、Optimize 试验、Reset 试验等等[17-21]。这些研究的结果基本显示，与更长时间（≥1 年）的 DAPT 治疗相比，短期 DAPT 治疗同样可行、安全，并且出血事件的概率更低。尽管上述研究显示了 DAPT 停止后不良事件发生率低这一事实，但这些研究都存在样本量偏小证据力度不足的情况，并且多数研究仅评估净缺血事件和净出血事件。

迄今为止，有关支持 PCI 术后延长 DAPT 治疗时间超过 1 年的证据亦不多。ARCTIC - Interruption 研究入选了 1259 例接受 PCI 术治疗的患者[22]。接受了 1 年的 DAPT 后，患者被随机分为两组，一组（n=635）继续接受 DAPT 治疗 6~18 个月，另一组（n=624）只接受阿司匹林治疗。经过平均 17 个月的随访，发现，继续 DAPT 超过 1 年并未给患者带来益处，首要复合终点包括死亡、心肌梗死、ST、卒中、或急诊血运重建术在两组均为 4%，相反，继续 DAPT 治疗组中重大出血事件发生了 7 例（1%），而另一组中重大出血事件只发生了 1 例（<0.5%），轻微出血在继续 DAPT 组也较另一组常见，分别为 12 例（2%）和 3 例（1%），P=0.04。当然该研究存在着很大局限性，首先是病例数偏少，其次，研究存在病例选择性偏倚，很多在 PCI 术后 1 年内发生过心血管事件的高危患者并未入选。

最近公布的 DAPT 研究是一个国际性多中心、随机、安慰剂对照和双盲的研究，目的主要是评估 PCI 术后延长 DAPT 的益处与风险[23]。研究入选植入 DES 且适宜接受 DAPT 治疗的患者 9960 例，植入的 DES 都是美国 FDA 批准应用于临床的，DES 类型共有 2 种，包括 西罗莫司药物支架（cypher，Cordis 公司）、佐他莫司药物支架（endeavor，Medtronic 公司）、紫杉醇药物支架（TAXUS，Boston Scientific 公司）和依维莫司药物支架（Xience，Abbott Vascular 和 Promus，Boston Scientific 公司），患者在 PCI 术后接受了 12 个月的 DAPT 治疗（噻吩砒啶类药氯吡格雷或普拉格雷加阿司匹林）之后，再被随机分为继续接受 DAPT（噻吩砒啶治疗组）或安慰剂加阿司匹林（安慰剂组）18 个月，研究的复合首要终点是在延长 DAPT 治疗期间 ST、重大不良心脑血管事件（MACCE）发生率，DAPT 研究入选了 ST 发生很多高危因素的患者，其中包括植入支架治疗心肌梗死的患者，病例种类较齐全，患者血管病变特点也多种多样。结果显示，与安慰剂组比较，治疗组的 ST 发生率明显降低（0.4% vs 1.4%，P <0.001），MACCE 发生率也显著降低（4.3% vs 5.9%，P<0.001），治疗组心肌梗死发生率同样显著降低（2.1% vs 4.1%，P<0.001）。曾有研究发现，应用不同类型的药物支架[24,25]和不同的 P2Y12 抑制剂[26]具有不同的 ST 和心肌梗死发生率，与那些研究结果不同的是，该研究发现，不论患者植入哪种类型的支架和口服哪一品种的噻吩砒啶类药物，PCI 术后 DAPT 治疗超过 1 年都能降低患者的缺血风险，即使是在应用依维莫司药物支架的 4703 例患者中，延长 DAPT 时间同样可较安慰剂组显著降低 ST 和心肌梗死发生率。

当然，该研究也发现，延长 DAPT 治疗使患者获益的同时也增加了出血的风险。在延长治疗的 18 个月间，治疗组和安慰剂组的中度或严重出血发生率分别为 2.5% 与 1.6%（P=0.001）。导致治疗组出血率显著增高的原因主要是该组患者中度出血（GUSTO 标准[27]）发生率高，而 GUSTO 标准的严重出血事件发生率分别为 0.81% 与 0.56%（P=0.15）。BARC 标准[28]的致死性出血事件发生率两组分别为 0.15% 与 0.09%（P=0.38）。延长 DAPT 治疗除了增加出血的风险，似乎也增加了死亡率。研究发现，在延长治疗 18 个月间，治疗组全因死亡率较安慰组高（2.0% vs 1.5%，P=0.05），导致这一结果的原因主要是治疗组的非心因性死亡率较安慰剂组显著增高（1.1% vs 0.6%，P=0.01）。分析患者非心因性死亡的原因，治疗组出血相关死亡患者数为 11 例，安慰剂组为 3 例，两组出血相关死亡率差异无统计学意义（P=0.06），尽管在随机分组后，两组的癌症诊断率并无差异，但治疗组癌症相关死亡率较安慰剂组高（0.62% vs 0.28%，P=0.02），这可能与在随机分组时更多的癌症患者被分入治疗组有关。在 DAPT 研究中，给予患者治疗的噻吩砒啶类药物有两种，一种是普拉格雷（n=3461），另一种是氯吡格雷（n = 6500），只有普拉格雷曾在既往一个研究中被发现应用后伴有更高的癌症发生率[26]，那么普拉格雷是否会增加新发癌症或增加癌症相关死亡？该研究的亚组分析结果是否定的，在应用普拉格雷的 3461 例患者中，继续接受普拉格雷联合阿司匹林治疗者在延长治疗期间新发癌症病例数为 29 例（1.7%），对照组新发癌症病例数为 25 例（1.5%，P=0.68），继续治疗组癌症相关死亡数为 7 例（0.4%），而对照组为 8 例（0.5%，P=0.80）。目前美国 FDA 也在专门调查应用普拉格雷治疗与新发癌症的关系[29]。延长 PCI 术后 DAPT 治疗的安全性还可从 Elmariah 等[30]近期进行的一个荟萃研究获得信息，该研究入选了 14 个临床试验，其中包括 DAPT 试验，病例数超过 69 000 例，平均随访期 24 个月，目的是评估延长 DAPT 治疗时间对全因死亡、心血管死亡和非心血管死亡的影响，结果显示，延长 DAPT 治疗时间与单纯阿司匹林治疗或短期 DAPT 治疗（≤6 个月）相比，并不增加患者全因死亡率（P=0.33），也不增加心血管死亡率或非心血管死亡率。

DAPT 研究结论是，对植入 DES 的患者，不论患者植入 DES 的种类或应用噻吩砒啶类药物有何不同，延长 DAPT 超过 1 年都可降低患者缺血事件发生的风险，但延长 DAPT 的临床获益会被出血事件所抵消。

当然，随机研究，包括 DAPT 试验，都存在一个内在的局限性，入选的病例都是高度选择的人群。近期 Yeh 等[31]的研究比较了 DAPT 试验入选患者和在 Cath PCI 注册研究中进行 PCI 术患者的临床特点，尽管 DAPT 试验入选患者在种族、性别还有合并症，如高血压的患病情况等方面与 Cath PCI 注册研究中患者的情况差异无统计学意义，但 DAPT 试验入选患者慢性心血管疾病的患病率更低。

总之，目前阿司匹林联用 P2Y12 受体抑制剂已被临床广泛用来防止多种心血管疾病的缺血并发症，包括冠脉疾病、外周动脉疾病和脑血管疾病等，对于任何一种疾病，为达到最佳获益与风险平衡的 DAPT 时间均未确定。对于 PCI 术后存在发生缺血事件高危的患者，DAPT 可预防潜在致命的缺血事件，但长期的 DAPT 发生不良反应（主要是出血）的风险肯定存在，会抵消患者的获益，临床医生在决定患者是否应该接受长期或短期 DAPT 治疗前，需考虑的不仅仅是植入的支架类型，还应考虑的因素有病变长度和位置、操作本身复杂与否、患者是否存在伴随疾病等。对于植入多个支架、分支病变支架、长支架、左主干病变处支架、静脉桥血管处支架、慢性闭塞病变或靶血管内径偏小处支架术的患者，DAPT 时间可能应适当延长。另外，从病理生理上来看，ST 发生机制极富多样性，晚期 ST 发生很大可能是再狭窄机制，而很晚期 ST 的发生有可能是慢性炎症所致，如果这是事实，那么是不可能通过 DAPT 来预防或减少其发生的。因此对于 ST 这样一个复杂和多因素病因的、发生率很低而又在 PCI 术后很长时间内都可能发生的并发症，目前很难设计出一个理想的随机对照研究来明确最佳的 DAPT 时间。

（光雪峰 张小勇）

参 考 文 献

[1] Iakovou I, Schmidt T, Bonizzoni E, et al, Incidence, predictors, and outcome of thrombosis after successful implantation of drug-eluting stents. JAMA, 2005, 293: 2126-2130.

[2] Cutlip DE, Baim DS, Ho KK, et al.Stent thrombosis in the modern era: a pooled analysis of multicenter coronary stent clinical trials. Circulation,

2001,103:1967-1971.

[3] Serruys PW,Strauss BH,Beatt KJ,et al.Angiographic follow-up after placement of a self-expanding coronary-artery stent. N Engl J Med,1991, 324:13-17.

[4] Fischman DL,Leon MB,Baim DS,et al. A randomized comparison of coronary-stent placement and balloon angioplasty in the treatment of coronary artery disease. Stent Restenosis Study Investigators. N Engl J Med,1994,331:496-501.

[5] Colombo A,Hall P,Nakamura S,et al. Intracoronary stenting without anticoagulation accomplished with intravascular ultrasound guidance. Circulation,1995,91:1676-1688.

[6] Leon MB,Baim DS,Popma JJ,et al. A clinical trial comparing three antithrombotic-drug regimens after coronary-artery stenting. Stent Anticoagulation Restenosis Study Investigators. N Engl J Med,1998,339:1665-1671.

[7] Schomig A,Neumann FJ,Kastrati A,et al.A randomized comparison of antiplatelet and anticoagulant therapy after the placement of coronary-artery stents. N Engl J Med,1996,334:1084-1089.

[8] Bertrand ME,Rupprecht HJ,Urban P,et al. Double-blind study of the safety of clopidogrel with and without a loading dose in combination with aspirin compared with ticlopidine in combination with aspirin after coronary stenting:the clopidogrel aspirin stent international cooperative study (CLASSICS). Circulation,2000,102:624-629.

[9] Bhatt DL,Bertrand ME,Berger PB,et al. Meta-analysis of randomized and registry comparisons of ticlopidine with clopidogrel after stenting. J Am Coll Cardiol 2002;39(1):9-14.

[10] Mauri L,Hsieh WH,Massaro JM,Ho KK,D' Agostino R,Cutlip DE. Stent thrombosis in randomized clinical trials of drug-eluting stents. N Engl J Med,2007,356(10):1020-1029.

[11] Lagerqvist B,James SK,Stenestrand U,et al. Long-term outcomes with drug-eluting stents versus bare-metal stents in Sweden. N Engl J Med, 2007,356(10):1009-1019.

[12] Levine GN,Bates ER,Blankenship JC,et al.2011 ACCF/AHA/SCAI guideline for percutaneous coronary intervention. A report of the American College of Cardiology Foundation/American Heart Association Task Force on Practice Guidelines and the Society for Cardiovascular Angiography and Interventions. J Am Coll Cardiol,2011,58:e44-122.

[13] Windecker S,Kohl P,Alfonso F,et al. 2014 ESC/EACTS guidelines on myocardial revascularization:The task force on myocardial revascularization of the European society of cardiology (ESC) and the European Association for cardio-thoracic surgery (EACTS) developed with the special contribution of the European association of percutaneous cardiovascular interventions (EAPCI). Eur Heart J,2014,35(37):2541-2619.

[14] Palmerini T,Biondi-Zoccai G,Della Riva D,et al. Stent thrombosis with drug-eluting and bare-metal stents:evidence from a comprehensive network meta-analysis. Lancet,2012,379:1393-1402.

[15] Raber L,Magro M,Stefanini GG,et al.Very late coronary stent thrombosis of a newer-generation eerolimus-eluting stent compared with early-generation drug-eluting stents:a prospective cohort study. Circulation,2012,125:1110-1121.

[16] Stefanini GG,Byrne RA,Serruys PW,et al.Biodegradable polymer drug-eluting stents reduce the risk of stent thrombosis at 4 years in patients undergoing percutaneous coronary intervention:a pooled analysis of individual patient data from the ISAR-TEST 3,ISAR-TEST 4,and LEADERS randomized trials. Eur Heart J,2012,33:1214-1222.

[17] Feres F,Costa RA,Abizaid A,et al.Three vs twelve months of dual antiplatelet therapy after zotarolimus-eluting stents:the OPTIMIZE randomized trial. JAMA,2013,310:2510-2522.

[18] Gwon HC,Hahn JY,Park KW,et al.Six-month versus 12-month dual antiplatelet therapy after implantation of drug-eluting stents:the Efficacy of Xience/Promus Versus Cypher to Reduce Late Loss After Stenting (EXCELLENT) randomized,multicenter study. Circulation,2012,125:505-513.

[19] Kim BK,Hong MK,Shin DH,et al.A new strategy for discontinuation of dual antiplatelet therapy:the RESET Trial (REal Safety and Efficacy of 3-month dual antiplatelet Therapy following Endeavor zotarolimus-eluting stent implantation). J Am Coll Cardiol,2012,60:1340-1348.

[20] Park SJ,Park DW,Kim YH,et al.Duration of dual antiplatelet therapy after implantation of drug-eluting stents. N Engl J Med,2010,362:1374-1382.

[21] Valgimigli M,Campo G,Monti M,et al.Short- versus long-term duration of dual-antiplatelet therapy after coronary stenting:a randomized multicenter trial. Circulation,2012,125:2015-2026.

[22] Collet JP,Silvain J,Barthélémy O,et al. Dual-antiplatelet treatment beyond 1 year after drug-eluting stent implantation (ARCTIC-Interruption): a randomised trial. Lancet,2014,384:1577-1585.

[23] Mauri L,Kereiakes DJ,Yeh RW,et al. Twelve or 30 months of dual antiplatelet therapy after drug-eluting stents. N Engl J Med,2014,371: 2155-2166.

[24] Stone GW,Rizvi A,Sudhir K,et al. Randomized comparison of everolimusand paclitaxel-eluting stents:2-year follow- up from the SPIRIT (Clinical Evaluation of the XIENCE V Everolimus Eluting Coronary Stent System) IV trial. J Am Coll Cardiol,2011,58:19-25.

[25] Wijns W,Steg PG,Mauri L,et al. Endeavour zotarolimus-eluting stent reduces stent thrombosis and improves clinical outcomes compared with cypher sirolimus-eluting stent:4-year results of the PROTECT randomized trial. Eur Heart J,2014,35:2812-2820.

[26] Wiviott SD, Braunwald E, McCabe CH, et al. Prasugrel versus clopidogrel in patients with acute coronary syndromes. N Engl J Med, 2007, 357: 2001-2015.

[27] The GUSTO Investigators. An international randomized trial comparing four thrombolytic strategies for acute myocardial infarction. N Engl J Med, 1993, 329: 673-682.

[28] Mehran R, Rao SV, Bhatt DL, et al. Standardized bleeding definitions for cardiovascular clinical trials: a consensus report from the Bleeding Academic Research Consortium. Circulation, 2011, 123: 2736-2747.

[29] Prasugrel. Silver Spring, MD: Food and Drug Administration. http://www.accessdata.fda.gov/drugsatfda_docs/nda/2009/ 22307s000_RiskR_P4.pdf.

[30] Elmariah S, Mauri L, Doros G, et al. Extended duration dual antiplatelet therapy and mortality: a systematic review and meta-analysis. Lancet, 2015, 385: 792-798.

[31] Yeh RW, Czarmy MJ, Normand SL, et al. Evaluating the generalize ability of a large streamlined cardiovascular trial: Comparing hospitals and patients in the Dual Antiplatelet Therapy Study versus the National Cardiovascular Data Registry. Circ Cardiovasc Qual Outcomes.2015.8: 96-102.

替格瑞洛的新证据与争议

急性冠脉综合征(ACS)的管理不断发展,包括迅速进行血运重建、强效的抗栓治疗等,这些措施都以降低缺血性并发症的发生风险为目标。双重抗血小板治疗是ACS患者的标准治疗。阿司匹林联合P2Y12抑制剂(氯吡格雷、普拉格雷或替格瑞洛)的双重治疗被国内外指南一致推荐为标准双联抗血小板治疗。

P2Y12受体抑制剂分为两类:①不可逆性抑制剂,即噻吩吡啶类药物,包括第一代药物噻氯匹定,第二代药物氯吡格雷和第三代药物普拉格雷;②可逆性抑制剂,即非噻吩吡啶类,包括替格瑞洛和正在研究中的坎格雷洛。

两类药物的主要区别包括:①噻吩吡啶类药物普拉格雷和氯吡格雷为前体药,普拉格雷经肠道吸收后,被酯酶快速水解为中间代谢产物,需肝脏内CYP依赖性氧化作用生成活性代谢产物,与血小板P2Y12不可逆结合。氯吡格雷经肠道吸收后,需要经过两次CYP依赖性氧化作用,生成活性代谢产物。而替格瑞洛作为环戊基三唑嘧啶类药物,本身为活性药物,无需在体内进一步生物转化,能在肠道快速吸收,直接作用于血小板二磷酸腺苷(ADP)受体P2Y12。②氯吡格雷的活性代谢物不可逆地结合到P2Y12受体上,导致受体对血小板生命的无功能化。而替格瑞洛通过变构调节部位发挥效应,可逆地结合到不同于ADP结合点的P2Y12受体上,抑制ADP信号传导和受体结构变化。它通过把受体锁定在非活化状态,从而抑制受体结构变化。受体在替格瑞洛分子离开后依然具有功能,ADP仍然能结合到它原来的位点上,受体被抑制的程度和ADP诱导的信号传递抑制取决于替格瑞洛的血药浓度。

因此,与氯吡格雷相比,替格瑞洛的优势主要表现在:①直接发挥作用,快速起效:与氯吡格雷比较,更加快速和强效地抑制血小板聚集;②作用更强更一致:替格瑞洛不受CYP2C19基因代谢的影响,作用更一致;③可逆性结合:停药后较氯吡格雷更快失去效应,且在停药后循环中所有血小板均可恢复功能。临床前研究数据提示可逆性P2Y12抑制剂较不可逆性抑制剂具有更宽的治疗窗,提示了可逆性P2Y12抑制剂有更好的安全性平衡。

2013年Nylander等的研究表明,替格瑞洛除了P2Y12拮抗机制之外,也通过腺苷抑制血小板聚集。通过抑制红细胞和其他细胞对腺苷的摄取,诱导血液中腺苷浓度升高,从而产生额外的抗血小板效应。这是替格瑞洛独特的腺苷机制,与P2Y12途径组成了替格瑞洛的双重作用机制。腺苷机制产生了额外的血小板聚集/活化抑制作用,同时带来心肌保护、血管舒张等有益作用,这些机制可能与替格瑞洛的临床获益相关,但也可能是替格瑞洛不良反应(呼吸困难)的产生机制[1]。

替格瑞洛近来被美国心脏病学会(ACC)和欧洲心脏病学会(ESC)指南推荐用于ACS患者。基于替格瑞洛的显著临床获益和安全性证据,多项国内外权威指南均已在抗血小板治疗中对替格瑞洛做出了Ⅰ类推荐。2014年ESC血运重建指南和2014年AHANSTE-ACS指南,将替格瑞洛作为优先推荐,并且强调了只有在替格瑞洛或者普拉格雷无法获得或者使用时,给予氯吡格雷治疗。替格瑞洛于2012年11月在中国获批,并得到了2012中国PCI指南和NSTE-ACS指南的推荐。2015中国STEMI指南,把替格瑞洛作为Ⅰ类推荐用药。现总结近年来替格瑞洛用于冠心病特别是ACS治疗的主要临床证据,以及目前仍存在的争议。

一、替格瑞洛治疗冠心病的临床证据

1. PLATO研究　ACS患者服用替格瑞洛是否比氯吡格雷更好?PLATO研究回答了这个问题。该项研究结果于2009年ESC年会上发布,同时在*The New England Journal of Medicine*上发表[2]。

PLATO是一项多中心、随机、双盲对照试验,在43个国家862个中心,共纳入18 624例ACS患者,将替格瑞洛和氯吡格雷在预防心血管事件发生方面的疗效进行了比较。研究表明,与氯吡格雷相比,替格瑞洛治疗12个月后主要终点事件发生率显著降低(9.8% vs11.7%,HR=0.84,95%CI 0.77~0.92,$P<0.001$),替格瑞洛组无论心血管死亡率还是总体死亡率,均明显低于氯吡格雷组。在PLATO定义的主要出血和致死性出血、TIMI主要出血、需要输红细胞、致死性出血的安全性方面,替格瑞洛组和氯吡格雷组之间差异无统计学意义。但替格瑞洛可导致非CABG相关的主要出血增加。PLATO研究的主要结论:在ACS患者中,替格瑞洛治疗较氯吡格雷治疗可更显著降低血管原因导致的死亡、心肌梗死或卒中发生率,同时不增加总体主要出血发生率,但非操作相关的出血发生率有所增加。

PLATO研究侵入性亚组评估了计划接受侵入性治疗(冠状动脉造影、PCI或CABG)的ACS患者使用替格瑞洛的获益(主要终点,9.0% vs 10.7%,HR=0.84 95%CI 0.75~0.94,$P=0.0025$),结果与PLATO研究总体结果一致。在支架血栓方面,替格瑞洛组患者与氯吡格雷组相比,确定的支架内血栓、确定或很可能的支架内血栓、全部支架内血栓(包括确定、很可能或可能的支架内血栓)风险也显著降低(1.3% vs 1.9%,HR=0.67,95%CI 0.50~0.91,$P=0.009$)。

PLATO研究奠定了替格瑞洛在ACS患者中抗血小板治疗的地位。随后,评估氯吡格雷与新型抗血小板药物疗效和安全性的大型临床研究不断发表,为抗血小板药物的规范使用提供了更多的循证证据。

2. PEGASUS TIMI 54研究 PLATO研究入选的均为ACS患者,那么稳定性冠心病患者是否适合服用替格瑞洛呢?2015年ACC年会期间公布的PEGASUS TIMI54研究回答了这个问题[3]。

研究背景:APOLLO-HELICON研究和APOLLO四国研究分析指出,既往有心肌梗死(心梗)病史的患者,在心梗后1年内再发心血管事件的风险最高,且在随后3年内会出现心梗、卒中或死亡。这些数据提示,既往有心梗的患者长期的致残率和致死率均明显增高,这类患者迫切需要更好的治疗策略。因此,PEGASUS-TIMI54研究旨在评价替格瑞洛联合阿司匹林治疗既往1~3年内有过心梗病史患者的有效性和安全性。

研究设计:PEGASUS-TIMI 54是一项随机、双盲、安慰剂对照、国际多中心临床研究,该研究纳入约21 162例患者(中国也是参与研究的国家之一,入组383例患者)。患者入组前1~3年曾有心梗,且伴有至少1个动脉粥样硬化性血栓形成高危因素。受试者随机分为3组,分别给予替格瑞洛90mg Bid、60mg Bid或安慰剂治疗,研究的所有患者同时推荐给予包括阿司匹林75~150mg/d在内的标准二级预防治疗。研究的主要终点为心血管死亡、心梗或卒中的复合终点。主要安全性终点为TIMI、PLATO、GUSTO定义的主要出血。

研究显示,替格瑞洛90mg和60mg剂量组分别使主要终点事件发生率较安慰剂组显著降低(90mg替格瑞洛组:7.85% vs 9.04%,HR 0.85;95%CI 0.75~0.96;$P=0.008$;60mg替格瑞洛组:7.77% vs 9.04%,HR 0.84;95%CI 0.74~0.95;$P=0.004$)。替格瑞洛组的TIMI主要出血发生率高于安慰剂组(2.6% vs 2.3% vs 1.06%,P均<0.001),三组颅内出血或致死性出血发生率无统计学差异(0.63% vs 0.71% vs 0.60%)。此项研究证实,90mg和60mg替格瑞洛均能够显著降低既往1~3年内有心梗病史的稳定性冠心病患者的MACE事件,同时不增加非致死性颅内出血或致死性出血。替格瑞洛两种剂量的总体有效性相似,60mg替格瑞洛的出血和其他不良反应似乎更低。因此,对于出血风险较小、既往有心梗病史的稳定性冠心病患者,推荐长期使用新型抗血小板药物替格瑞洛60mg Bid。

与PLATO研究的比较:①PEGASUS研究和PLATO研究均为替格瑞洛的随机、双盲、国际多中心大型临床研究,但PLATO研究的目标人群是ACS患者,而PEGASUS入选的是既往有心梗病史的稳定性冠心病患者。PEGASUS研究极大地丰富了替格瑞洛的研究证据,也证实了无论对于ACS患者还是既往心梗的稳定性冠心病患者,使用替格瑞洛均显著降低了MACE事件。②PLATO研究比较了替格瑞洛90mg Bid和氯吡格雷75mg Qd,联合阿司匹林治疗ACS患者的效果。而PEGASUS研究考虑到在长期治疗中,稳定期血栓负荷低于急性期,对抗血小板药物的剂量需求低,因而设置了替格瑞洛60mg Bid的小剂量组。研究显示,无论是60mg还是90mg均达到主要研究终点,且没有发现任何预期之外的安全性问题。从剂量的角度,60mg作为替格瑞洛的一个新的剂量类型,有望在更多人群中应用并带来获益。③对于双联抗血小板药物的治疗时长,PLATO研究已经证实替格瑞洛相比氯吡格雷的疗效优势30天即可显现,12个月内持续增加。提示随着治疗时间的延长,替格瑞洛的获益会进一步增加。而PEGASUS研究结果,则证实了对于既往心梗史的稳定性冠心病患者，对于出血风险较低的人群，长达3年使用替格瑞洛是能够获益的。

3. DISPERSE研究和DISPERSE-2研究[4,5] 替格瑞洛服用多少剂量最为合适？DISPERSE研究和DIS-PERSE-2研究对此给出了答案。

DISPERSE研究入选了200例稳定性冠心病患者，在常规阿司匹林治疗基础上，随机分为以下不同剂量组：加用替格瑞洛50mg Bid、100mg Bid、200mg Bid、400mg Qd组和氯吡格雷75mg Qd组。排除近期抗凝治疗者、已经进行除阿司匹林之外的抗血小板治疗者、PCI术后、ACS、妊娠期、肝功能衰竭、肾衰竭者。随访28天，观察血小板活性和不良反应的发生率。结果发现，替格瑞洛3个较高剂量组都表现出更高的血小板抑制率，但400mg剂量组不良反应发生率显著高于其他组，包括主要出血1例。这也是替格瑞洛最终批准剂量为90mg，每天2次的依据之一。

DISPERSE-2是关于药效和安全性的Ⅱ期临床研究。入选990例NSTEMI患者，随机分组，在阿司匹林基础上，接受氯吡格雷75mg Qd和替格瑞洛90mg Bid或替格瑞洛180mg Bid，观察12周。研究主要目的是观察治疗4周内的主要出血事件，次要终点是观察心梗、死亡和严重复发缺血的发生率。结果提示在随机后4周内三组出血事件差异无统计学意义，但是在随机48小时内，氯吡格雷组主要出血发生率高于替格瑞洛两个剂量组。与DISPERSE研究相似，该研究中也观察到，替格瑞洛90mg Bid组和180mg Bid组呼吸困难的发生率高于氯比格雷组（10.5% vs 15.8% vs 6.4%）。研究的有效性结果显示，替格瑞洛两个剂量组血小板抑制率均显著高于氯吡格雷组，并且表现出良好的降低心肌梗死的获益趋势（5.6% vs 3.8% vs 2.5%，P=0.41，P=0.06）。

4. ONSET/OFFSET研究[6] 该研究回答的问题是：替格瑞洛首次剂量后多久起效，停药后多久作用消失。这是一项多中心、随机、双盲对照研究，主要入选美国和英国的123例稳定性冠心病患者。研究目的是在稳定性冠心病患者中观察氯吡格雷600mg负荷剂量和替格瑞洛180mg负荷剂量的抗血小板作用。

研究方法：分3组，替格瑞洛组：第1天给予180mg起始剂量，当晚再给予90mg，此后90mg Bid维持剂量；氯吡格雷组：第1天600mg起始剂量，从第2天起每天75mg Qd维持剂量；安慰剂组：每天给予安慰剂口服。所有患者同时口服阿司匹林75~100mg Qd。治疗6周后，所有患者进入10天的停药期。主要研究终点为ONSET：首次负荷剂量2小时的IPA（20μmol/L ADP，final extent）和OFFSET：末次剂量后4~72小时的IPA曲线斜率。

结果：①Onset主要终点结果：首次负荷剂量2小时后替格瑞洛组的IPA显著大于氯吡格雷组（88% vs 38%，P<0.0001）。②Offset主要终点结果：末次剂量后4~72小时替格瑞洛组IPA下降快于氯吡格雷组（-1.04 vs-0.48 IPA%/h，P<0.0001）；③Onset次要终点结果：IPA最大值在替格瑞洛组大于氯吡格雷组；替格瑞洛组服用负荷剂量2小时IPA达到最大值，而氯吡格雷组为7.8小时；负荷剂量后0.5小时、24小时内和维持治疗6周的各个时间点，替格瑞洛组IPA均大于氯吡格雷组；替格瑞洛负荷剂量后1小时，IPA大于氯吡格雷负荷剂量后的最大IPA；负荷剂量后2小时，替格瑞洛组比氯吡格雷组有更多患者达到IPA>50%和IPA>70%；④Offset次要终点结果：末次剂量后24和48小时，平均IPA在两组间无差异。72小时和120小时后，平均IPA在替格瑞洛组显著低于氯吡格雷组，此后平均IPA在两组间无差异；⑤不良反应发生率：出血性事件发生率替格瑞洛组28.1%、氯吡格雷组13.0%、安慰剂组8.3%；各组均未发生主要出血事件。呼吸困难的发生率：替格瑞洛组25%、氯吡格雷组4%，安慰剂组0%。其中替格瑞洛组有3例患者因为呼吸困难退出研究。

主要结论：在稳定性冠心病患者，替格瑞洛与氯吡格雷相比，起效更快，停药后抗血小板聚集作用也下降更快。

2015年6月，发表在IJC的后裔研究，是一项多中心、开放性、随机、为期6周的Ⅳ期研究，比较在以阿司匹林作为基础治疗的中国非ST段抬高或ST段抬高型急性冠脉综合征（ACS）患者中，替格瑞洛与氯吡格雷抗血小板作用的起效和维持效应。研究入选60例ACS患者，分别给予替格瑞洛180mg负荷剂量，90mg Bid维持剂量和氯比格雷600mg负荷剂量，75mgQd维持，治疗6周。研究显示，与ONSET/OFFSET研究结果一致，在负荷剂量2小时后，替格瑞洛组IPA均值是氯比格雷的4.93倍(48.20% vs 9.78%，P=0.002)；在各个时间点，替格瑞洛组的IPA均显著高于氯比格雷组（P<0.05)；24小时内，替格瑞洛组

100% 的患者达到 PRU<240,氯比格雷组仅为 75.9%。

研究提示,替格瑞洛在中国人群同样更快、更好地抑制血小板聚集,且该效应在维持阶段持续存在。提示对于中国的 ACS 患者,替格瑞洛可能是比氯吡格雷更好的选择。

5. RESPOND 研究[7] 氯吡格雷抵抗者改用替格瑞洛效果如何?该研究采用交叉设计,评价氯吡格雷无反应和有反应患者服用替格瑞洛的抗血小板作用,并观察两种药物转换服用后的血小板聚集反应。

入选 18 岁以上稳定性冠心病患者 98 例,其中氯吡格雷反应者 57 例,氯吡格雷无反应者 41 例,每类患者随机分为氯吡格雷组和替格瑞洛组,给药方案与 PLATO 研究相同,治疗 2 周后互换。所有入选患者均同时服用阿司匹林 75~100mg Qd。研究主要结果:在氯吡格雷无反应者:①换用替格瑞洛后,IPA 升高了约 40%,血小板聚集率从(59±9)% 降至(35±11)%(P<0.0001);②从替格瑞洛换用氯吡格雷后,血小板聚集率从(36±14)% 升高至(56±9)%(P<0.0001)。在氯吡格雷反应者:①服用替格瑞洛者血小板聚集率显著低于服用氯吡格雷者;②从氯吡格雷换为替格瑞洛后,IPA 在服用替格瑞洛负荷剂量后 1 小时达到最大(图 1)。

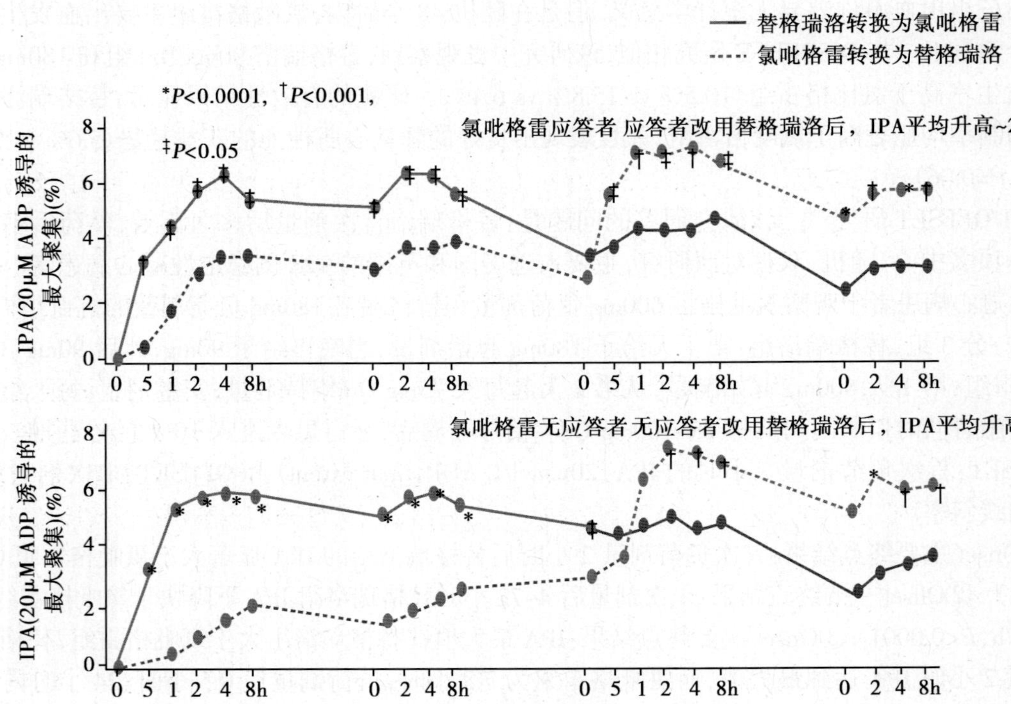

图 1 RESPOND 研究结果

结果提示:与氯吡格雷反应状态无关,无论在氯吡格雷有反应还是无反应患者中,替格瑞洛都体现出更强的血小板抑制作用。在从氯吡格雷更换为替格瑞洛时,抗血小板作用迅速增强;反之,血小板抑制作用减弱。这也为 PLATO 研究中替格瑞洛显示出的明显的临床获益提供了药效动力学方面的支持。

6. ATLANTIC 研究[8] 国内外指南均推荐 ACS 患者应及早启动抗血小板治疗,那么 STEMI 患者何时开始抗血小板治疗?2014 年 ESC 公布的 ATLANTIC 研究回答了这一问题。

该研究目的是探索 STEMI 行直接 PCI 的患者术前启动替格瑞洛的时机,评估院前对比院内开始替格瑞洛治疗对心肌再灌注的影响。共入组 13 个国家的 1862 例患者,均为年龄≥18 岁、诊断为 STEMI、拟行直接 PCI 的患者。入选患者随机分为 2 组:①院前组:入院前(医疗接触时)即给予替格瑞洛 180mg 负荷剂量口服;②院内组:入院后、PCI 术前给予替格瑞洛 180mg 负荷剂量口服。两组患者维持治疗方案均为替格瑞洛 90mg Bid。研究终点:两个主要终点旨在评估院前对比院内开始替格瑞洛治疗的效果:①首次血管造影罪犯冠脉的 TIMI 血流(评估 TIMI 血流 3 级的患者比例);②救护车评估与 PCI 前院内评估之间 ST 段抬高回落(评估 ST 段回落≥70% 的患者比例)。主要安全性终点为治疗 48 小时内及 30 天治疗期间非 CABG 相关主要出血、危及生命出血或次要出血。

结果:①院前对比院内启动替格瑞洛中位时间:仅相差 31 分钟;②院前较院内提前 31 分钟使用替格瑞洛降低了术后 24 小时(0% vs 0.8%,P=0.008)和 30 天支架血栓发生率(0.2% vs 1.2%,P=0.02);③院前较院内使用替格瑞洛相比未增加非 CABG 相关的出血风险;④主要终点:组间无差异,但在吗啡未治疗者 ST 短回落未达 70% 的风险显著降低。

研究提示:①院前较院内启动替格瑞洛虽然仅提前了 31 分钟,但可降低 PCI 术后 24 小时支架血栓;②证实了院前启动替格瑞洛的安全性:院前对比院内启动替格瑞洛不增加出血风险;③主要终点无显著差异,或许与两组相差时间太短或使用吗啡药物有关。

ATLANTIC 为指南推荐 STEMI 患者 PCI 术前尽早启动抗血小板治疗提供了证据支持,2012 年 ESC 关于 STEMI 的治疗指南推荐 STEMI 患者应在院前救治过程中启动治疗,包括开始给予抗血小板药物治疗。

7. 在糖尿病合并 ACS 患者中比较替格瑞洛和氯吡格雷的抗血小板作用的一项前瞻性、单中心、单盲、交叉研究[9]连续入选 30 例 ACS 合并糖尿病患者,随机接受替格瑞洛 90mg Bid 或普拉格雷 10mg Qd 治疗 15 天。结果发现,与普拉格雷相比,替格瑞洛治疗显著降低血小板反应性(45.2PRU 95%CI 27.4~63.1 vs 80.8PRU 95%CI 63.0~98.7)。提示对于糖尿病合并 ACS 的患者,替格瑞洛与普拉格雷两种治疗均可有效治疗血小板高反应性,其中替格瑞洛可以更显著抑制血小板功能。这与 PLATO 研究重点糖尿病亚组分析结果一致。

PLATO 研究中的糖尿病亚组分析纳入了 PLATO 研究中伴糖尿病的 4662 例 ACS 患者,其中 1036 例应用胰岛素治疗,患者随机接受替格瑞洛(n=2326)或氯吡格雷(n=2336)治疗。结果提示,在罹患糖尿病的患者中,替格瑞洛治疗有降低患者主要终点事件(由心血管死亡、心梗、卒中组成)发生风险(HR 0.88,95%CI 0.76~1.03)、全因死亡风险(HR 0.82,95%CI 0.66~1.01)、支架内血栓风险(HR 0.65,95%CI 0.36~1.17)的趋势,且不增加主要出血风险(HR 0.95,95%CI 0.81~1.12),提示替格瑞洛为合并糖尿病 ACS 患者的理想抗血小板药物。

8. 替格瑞洛 PARTHENON 系列研究展望 2014 年 ESC 年会公布了替格瑞洛的 PARTHENON 系列研究计划,包括 PLATO 研究、PEGASUS-TIMI54 研究、SOCRATES 研究、EUCLID 研究和 THEMIS 研究,共 5 个随机、双盲、多中心国际研究。PARTHENON 计划涵盖了动脉粥样硬化疾病患者的心血管风险谱,分别涵盖了 ACS 人群、既往有心梗史的稳定性冠心病人群、卒中 /TIA 人群、糖尿病人群和外周动脉疾病人群。该系列研究为替格瑞洛未来广泛的适应证奠定了基础。

二、替格瑞洛临床使用的争议

各项临床研究在观察替格瑞洛疗效的同时,也观察了不良反应,及其带来的关于替格瑞洛临床使用的争议。

1. 出血并发症 在 PLATO 研究中,关键排除标准包括过去 6 个月内发生出血风险增加、具有临床意义的血小板减少或贫血、既往颅内出血、胃肠道出血,或过去 30 天内接受了大手术。研究结果显示,虽然替格瑞洛和氯吡格雷 PLATO 主要出血发生率、TIMI 主要出血发生率相似,两组致死性出血发生率也无差异,但替格瑞洛组非 CAGB 主要出血和非操作相关主要出血发生率显著高于氯吡格雷组(4.5 vs 3.8%,P=0.02;3.1 vs 2.3%,P=0.05)。

因此,应权衡替格瑞洛用药对患者带来的已知出血风险增加与预防动脉粥样硬化血栓事件获益之间的平衡。如有临床指征,以下患者应慎用替格瑞洛:有出血倾向(如近期内创伤、手术、凝血功能障碍、活动性或近期胃肠道出血)的患者慎用替格瑞洛。有活动性病理性出血的患者、有颅内出血病史的患者、中重度肝损害的患者禁用替格瑞洛。

在服用替格瑞洛后 24 小时内联合使用其他可能增加出血风险的药物,如非甾体抗炎药、口服抗凝药和(或)纤溶剂的患者,慎用替格瑞洛。

目前尚缺乏有关替格瑞洛对血小板成分输入时止血作用的证据,循环中的替格瑞洛可能会抑制已输入的血小板功能。

2. 呼吸困难 PLATO 研究中替格瑞洛组呼吸困难的发生率高于氯吡格雷组(13.8% vs 7.8%,

$P<0.001$)。对于替格瑞洛导致的呼吸困难,可能的机制是由于腺苷脱氨酶的抑制导致全身腺苷浓度增加[10]。呼吸困难是一种来自生理和感官的主观发现,可能由于全身腺苷浓度增高,导致受体活动放大和延长。然而,PLATO 呼吸困难亚组中显示,在发生替格瑞洛相关呼吸困难的患者中,没有发现肺功能损害,替格瑞洛的疗效也没有减少,这使临床医生无需停药而继续治疗。同时,PLATO 研究报道的呼吸困难症状多为轻度至中度,多数在早期单次发作,无需停药即可缓解。在 DISPERSE-2 研究中,呼吸困难的发生率为 10.5%,发生呼吸困难的患者中,有 27% 在 24 小时内症状缓解,25% 在 24 小时后缓解,还有 48% 的患者在治疗期间持续存在呼吸困难(>15 天)。

但既往有哮喘和慢性阻塞性肺疾病史的患者,更易发生替格瑞洛相关的呼吸困难,导致依从性不佳以及疾病恶化。患者长期应用替格瑞洛对肺功能的影响目前也尚无定论。因此,最重要的是医护人员持续监测这些患者,使他们保持药物治疗的依从性,并且当呼吸困难不能耐受时提供相应的处理。

3. 心动过缓　由于早期临床研究中经常观察到无症状的心动过缓,因此在 PLATO 研究中,排除了心动过缓事件风险较大的患者(如病态窦房结综合征、2 或 3 度房室传导阻滞或心动过缓相关晕厥但未植入起搏器者)。在 PLATO 的 Holter 亚组分析发现,在 ACS 急性期,替格瑞洛组发生 RR 间歇≥3 秒的患者多于氯吡格雷,提示在可能发生心动过缓的患者中,使用替格瑞洛时需谨慎。

但是,在 PLATO 研究中,替格瑞洛与 β 受体阻滞剂或钙通道阻滞剂(地尔硫䓬或维拉帕米)或地高辛合用后,并未观察到具有临床意义的不良事件发生。但是,在与已知可引起心动过缓的药物联合用药时仍应更加谨慎。

4. 血肌酐和尿酸水平升高　在替格瑞洛治疗期间,肌酐水平可能会升高,其发病机制目前仍不清楚。因此对于年龄≥75 岁、中重度肾损害和合并 ACEI/ARB 类药物治疗的患者需谨慎使用。对服用替格瑞洛的患者需定期监测肾功能。如果出现血肌酐升高,停药是否会恢复目前尚无数据。

在 PLATO 研究中观察到,替格瑞洛组患者高尿酸血症发病风险高于氯吡格雷组,因此对于既往有高尿酸血症或痛风性关节炎的患者应慎用替格瑞洛。尿酸性肾病患者应禁用替格瑞洛。

5. 研究结果是否适用于中国人群　中国指南对于替格瑞洛的推荐力度小于欧洲及美国指南,可能与相关临床研究多在欧美国家完成有关,但由于 PLATO 研究体现的疗效及安全性优势,自 2012 年以来替格瑞洛已经获得了中国 NSTE-ACS 指南、PCI 指南及 STEMI 指南的推荐。PLATO 研究共入选 18 624 例 ACS 患者,其中 1714 例来自亚洲和澳大利亚,虽然只有 416 例来自中国,但是亚洲人群获益与 PLATO 研究总体结果一致。PEGASUS 研究中也入选了 383 例中国患者。另外替格瑞洛正在进行的针对卒中患者的 SOCRATES 研究、外周血管病患者的 EUCLID 研究和针对糖尿病患者一级预防的 THEMIS 研究中国均有分中心参加。

目前有两项在中国患者中进行的大规模替格瑞洛安全性研究,分别入组约 2000 例和 1000 例 ACS 患者。这两个研究将会进一步验证替格瑞洛在中国患者中的疗效及安全性。

替格瑞洛于 2013 年在中国上市,临床实践经验逐渐增多,未来还需要更多的临床实践和研究证据的支持。

(李凌　赵晓燕)

参考文献

[1] Nylander S, Femia EA, Scavone M, et al. Ticagrelor inhibits human platelet aggregation via adenosine in addition to P2Y12 antagonism. J Thromb Haemost, 2013, 11(10): 1867-1876.

[2] Wallentin L, Becker RC, Budaj A, et al. Ticagrelor versus clopidogrel in patients with acute coronary syndromes. N Engl J Med, 2009, 361(11): 1045-1057.

[3] Bonaca MP, Bhatt DL, Cohen M, et al. Long-term use of ticagrelor in patients with prior myocardial infarction.N Engl J Med, 2015, 372(19): 1791-1800.

[4] Husted S, Emanuelsson H, Heptinstall S, et al. Pharmacodynamics, pharmacokinetics, and safety of the oral reversible P2Y12 antagonist AZD6140 with aspirin in patients with atherosclerosis: a double-blind comparison to clopidogrel with aspirin. Eur Heart J, 2006, 2(9)7: 1038-1047.

[5] Cannon CP, Husted S, Harrington RA, et al. Safety, tolerability, and initial efficacy of AZD6140, the first reversible oral adenosine diphosphate receptor antagonist, compared with clopidogrel, in patients with non - ST-segment elevation acute coronary syndromes primary results of the DISPERSE2 trial. J Am Coll Cardiol, 2007, 50(19): 1844-1851.

[6] Gurbel PA, Bliden KP, Butler K, et al. Randomized double-blind assessment of the ONSET and OFFSET of the antiplatelet effects of Ticagrelor versus Clopidogrel in patients with stable coronary artery disease. Circulation, 2009, 120(25): 2577-2585.

[7] Gurbel PA, Bliden KP, Butler K, et al. Response to ticagrelor in clopidogrelnonresponders and responders and effect of switching therapies: the RESPOND study. Circulation, 2010, 121(10): 1188-1199.

[8] Montalescot G, Lassen JF, Hamm CW, et al. Ambulance or in-catheterization laboratory administration of ticagrelor for primary percutaneous coronary intervention for ST-segment elevation myocardial infarction: rationale and design of the randomized, double-blind Administration of Ticagrelor in the cath Lab or in the Ambulance for New ST elevation myocardial Infarction to open the Coronary artery (ATLANTIC) study. Am Heart J, 2013, 165(4): 515-522.

[9] Alexopoulos D, Xanthopoulou I, Mavronasiou E, et al. Randomized assessment of ticagrelor versus prasugrelantiplatelet effects in patients with diabetes. Diabetes Care, 2013, 36(8): 2211-2216.

[10] Belchikov YG, Koenig SJ, Dipasquale EM, et al. Potential role of endogenous adenosine in ticagrelor-induced dyspnea. Pharmacotherapy, 2013, 33(8): 882-887.

传统治疗措施的重新评价：硝酸酯类药物

硝酸酯类药物在临床上有着近150年的用药历史。在过去的数十年硝酸酯类药物的适应证不断扩展，目前在缺血性心脏病发作的治疗和预防、急性心肌梗死及心力衰竭（心衰）的治疗等方面一直发挥着重要的作用。临床常用的硝酸酯类药物主要包括以下3种：硝酸甘油（nitroglycerin，NTG，GTN）、硝酸异山梨酯（isosorbide-dinitrate，ISDN，消心痛）、单硝酸异山梨酯（isosorbide-nononitrate，ISMN，IS-5-MN），亚硝酸异戊酯及戊四醇酯在临床的应用较少。

一、硝酸酯类药物的药理学特性及作用机制

硝酸酯类药物进入体内后，在血管平滑肌细胞和血小板内主要通过特异性代谢酶合成一氧化氮（NO）而起到扩张静脉、小动脉、冠状动脉（冠脉）作用，同时激活鸟苷酸环化酶，使血管平滑肌和血小板内的环磷酸鸟苷（cGMP）浓度增加，抑制 Ca^{2+} 内流，增加细胞内 Ca^{2+} 排出，从而使细胞内 Ca^{2+} 水平降低，引起血管平滑肌舒张，血小板活性下降，从而起到抗血小板聚集及阻断血小板活性作用。通过抑制血管平滑肌增殖、延缓心室肥厚及心室腔扩张，改善心室重构。因此，硝酸酯类药物与内源性血管舒张因子（EDRF）区别显著：发挥作用为非内皮依赖性，即无论是对内皮功能正常抑或动脉粥样硬化等所导致的受损内皮血管，均可发挥明确的舒血管效应。

硝酸酯类药物的血管舒张效应呈剂量相关的、特异的血管选择性。低剂量时主要舒张大的容量静脉，使回心血量降低，左心室容积、舒张期末压以及室壁张力随之下降，心脏前负荷降低，心肌氧需求量（MVO_2）减少，每搏量下降。随着剂量增加，大、中传输动脉扩张，阻力下降。高浓度时，外周阻力小动脉舒张，血压下降，心脏后负荷降低，进一步降低 MVO_2。但这一效应可部分被反射性心动过速和收缩力增强而抵消。只有在极高浓度时才使微动脉扩张，对心肌产生不利影响（“冠脉窃血”现象）。

硝酸酯类药物作为非内皮依赖性的血管扩张剂，对外周和冠脉血管均发挥舒张效应。在冠脉循环局部，有机硝酸酯类药物可扩张心外膜大的传输动脉，预防或逆转冠状动脉收缩或痉挛，舒张侧支循环动脉，使侧支循环血流增加，改善缺血区域的血供，硝酸酯类药物在临床常用的剂量范围内选择性地舒张心外膜大的传输动脉和侧支动脉，而不扩张微动脉的血管效应，可有效避免“冠脉窃血”现象的发生，这点与其他血管扩张剂如硝普钠、腺苷或双嘧达莫形成鲜明对照。后者由于选择性显著扩张微动脉，而对大、中动脉的作用较弱或缺如，造成缺血区血流向非病变区流动，导致窃血现象的发生。目前已有研究证据表明，造成上述现象发生的原因，可能与冠脉微循环中缺乏使硝酸盐转化为NO所需要的代谢酶，而硝普钠等却可经过非酶途径，在冠脉循环中直接产生NO，使微动脉扩张。

以往认为有机硝酸酯类药物预防和纠正心肌缺血的原因，主要源于外周循环扩张，心肌耗氧量下降。近年发现是对上述冠脉循环的局部作用，使冠脉血流重新分布，增加缺血区氧供，同时在抗血小板聚集、抗栓、抗增殖效应以及改善血管内皮功能等方面亦发挥着十分重要的作用。硝酸酯类药物静脉应用具有起效快、便于调节的特点，主要用于急性冠脉综合征（ACS）、急性心衰或慢性心衰加重期、高血压急症、冠脉旁路移植术（CABG）围术期和经皮冠脉造影或介入术中。

二、硝酸酯类药物静脉制剂的临床应用指南

1. ACS　硝酸酯类药物作为抗心肌缺血药物用于ACS（包括急性ST段抬高型心肌梗死、非ST段抬高型心肌梗死以及不稳定型心绞痛），是控制急性心肌缺血最常用的药物之一。

硝酸酯类药物静脉应用在ACS治疗中的定位：①改善缺血相关症状：硝酸酯类药物静脉应用是改善和预防ACS患者心肌缺血相关症状的首选治疗措施；②缩小心肌梗死面积：硝酸酯类药物静脉应用可通

过改善心肌缺血，缩小急性心肌梗死面积，尤其是未进行再灌注治疗的患者。动物研究显示，硝酸异山梨酯静脉应用可明显缩小急性心肌梗死大鼠的梗死面积，促进缺血心肌的毛细血管新生，对心肌缺血损伤具有保护作用。一组99例急性心肌梗死患者研究显示，在未接受血运重建的患者中，硝酸异山梨酯静脉应用组与安慰剂对照组相比心肌梗死面积明显缩小；在溶栓治疗的患者中，硝酸异山梨酯静脉应用与对照组（安慰剂）相比，未能进一步减小患者心肌梗死的面积。

ACS时应用指征为ACS起初发病48小时内为控制心肌缺血，或为控制合并存在的高血压、心衰需要持续静脉应用硝酸酯。症状缓解后12~24小时可停止静脉用药。ACS时硝酸酯类药物静脉应用注意事项：①处理好硝酸酯类药物与其他抗心肌缺血药物的关系：硝酸酯、β受体阻滞剂及钙通道阻滞剂是用于抗心肌缺血的三大类药物。硝酸酯类药物与β受体阻滞剂均为抗心肌缺血的首选药物，ACS时硝酸酯类药物与β受体阻滞剂常联合应用，如合用出现低血压等不能耐受情况时，应优先保留β受体阻滞剂，停用硝酸酯类药物。因β受体阻滞剂既可改善缺血症状又可改善预后，而硝酸酯类药物主要用于改善症状，尚无改善心血管预后的证据。如果已经使用了β受体阻滞剂、硝酸酯类药物，仍有心绞痛发作，或考虑为痉挛性心绞痛时可选用钙通道阻滞剂。②下壁、右室心肌梗死时慎用硝酸酯类药物：下壁、右室心肌梗死患者常因右室功能障碍，而致左室舒张末期容量减少，出现低血压，硝酸酯类药物的血管扩张作用易致左室前负荷进一步下降，加重低血压状态，不宜使用。但如出现血压升高伴心肌缺血相关症状或心衰时，在严密监测下可应用硝酸酯类药物。

2. 急性心衰或慢性心衰加重期　硝酸酯类药物通过扩张静脉，降低心室舒张末期压，降低前负荷；扩张阻力血管，降低后负荷，被广泛用于心衰的治疗。研究显示，对于心衰患者，持续静脉滴注硝酸酯类药物（硝酸甘油、硝酸异山梨酯），可持续稳定降低肺动脉舒张压、肺动脉平均压，降低肺动脉楔压，缓解肺淤血、肺水肿，显著改善症状。研究显示，静脉滴注硝酸甘油或硝酸异山梨酯对血流动力学参数的影响是相似的，均能降低右房压、肺动脉楔压、平均动脉压、肺循环阻力及体循环阻力，增加心脏每搏量、每搏做功指数及心排出量。

硝酸酯类血管扩张剂静脉应用主要用于ACS、缺血性心肌病等合并的急性左心衰竭或慢性心衰急性加重期。通过改善血流动力学状态，缓解心衰相关症状。硝酸酯类药物静脉应用后一旦血流动力学状态稳定，应转向能够改善心血管预后的β受体阻滞剂、血管紧张素转换酶抑制剂治疗以及基础疾病本身的治疗。如病情需要可辅以口服的硝酸酯类、利尿剂、洋地黄类药物等改善血流动力学状态和症状的治疗。

硝酸酯类药物与硝普钠作为血管扩张剂均为控制急性左心衰竭的首选药物之一。但不建议硝普钠用于冠心病所致心衰。硝普钠因扩张微动脉作用易导致冠脉“窃血”现象。缺血区心肌由于组织代谢的原因，微动脉已经出现扩张，硝普钠具有扩张微动脉作用，应用后主要使非缺血区微动脉扩张，由此造成冠脉血流向非缺血区，形成冠脉“窃血”现象。而硝酸酯类药物在临床常用剂量范围内，无冠脉“窃血”现象发生。硝普钠其他不良反应：一项研究表明，急性心肌梗死患者应用硝普钠后导致病死率升高；硝普钠还可产生羟自由基及过氧亚硝酸根而致脂质过氧化，出现细胞水平的毒性作用；肝肾功能不全患者由于硝普钠代谢及清除受到影响，易致氰化物蓄积。

3. CABG围术期和经皮冠脉造影或介入术中的应用　CABG围术期心肌缺血是严重的并发症之一，与围术期心肌梗死和心律失常密切相关，也是决定患者术后转归的关键因素。围术期因麻醉、气管插管、手术创伤、应激、局部炎症反应、冠脉和桥血管痉挛等均可导致心肌氧供需失衡、血压升高。40%的CABG术后死亡是由于心肌缺血导致的。CABG围术期高血压发生率为33%~61%。静脉硝酸酯类可用于控制围术期高血压、心肌缺血。

在经皮冠脉造影或介入术中，冠脉内注射硝酸甘油、硝酸异山梨酯可迅速缓解术中冠脉痉挛；亦可用于缓解心肌缺血及鉴别冠脉狭窄的性质。冠脉内注射硝酸酯类药物后若狭窄迅速明显减轻或消失，提示冠脉痉挛所致；若狭窄更加严重，提示动脉粥样硬化病变所致。因为硝酸酯类药物扩张了正常冠脉，使原有狭窄显得更加严重。

三、硝酸酯类药物的耐药及应对措施

临床使用硝酸酯类药物的最大限制因素是耐药问题，在持续治疗过程中，其血流动力学和抗心绞痛作用迅速减弱甚至完全消失，机制尚未完全阐明。随着近年研究的不断深入，已发现硝酸酯类药物耐药性的产生涉及多种代谢酶活性、内源性活性物质水平及受体活性变化。持续硝酸甘油治疗引起的氧自由基生成增多及生物活性增强，可能是硝酸甘油耐药形成的重要机制。在应用硝酸甘油 48~72 小时后，血管壁细胞内超氧阴离子产物 O^{2-} 生成增加，可能来源于尼克酰胺腺嘌呤二核苷酸氧化酶（NADPH）、NOS、活黄嘌呤氧化酶。O^{2-} 与 NO 可以迅速反应生成氧化亚硝酸盐，降低了 NO 的利用度，减弱了血管舒张活性，同时氧化亚硝酸盐具有收缩血管的作用。NO 的利用降低也使其激活内皮细胞中 cGMP 的作用减弱，从而影响血管扩张性磷蛋白（VASP）磷酸化调节细胞内钙离子浓度而产生的舒血管作用，导致疗效减弱。

其他解释这一现象的假说包括：神经内分泌激活使 AngⅡ、儿茶酚胺及精氨酸血管升压素（AVP）等缩血管活性物质释放增多；持续应用硝酸甘油期间由于水钠潴留和体液从细胞内移向细胞外，血浆容量扩张引起前负荷增加；特异性降解 cGMP 的磷酸二酯酶（PDE）活性显著增强，导致 cGMP 降解加快，细胞内 Ga^{2+} 浓度升高，继发于鸟苷酸环化酶下调引起的环磷酸鸟苷减少，抑制血管平滑肌的舒张并使其收缩敏感性提高；超氧阴离子促进 NO 的耗竭等。然而补充巯基、利尿、抗氧化剂等相应治疗并未取得一致的积极结果。因此人们希望从其他方面来预防或改善硝酸酯类药物的耐药。

临床上应对硝酸酯类耐药的主要方法：确保在 24 小时内，至少有 8~12 小时的“无硝酸酯期”（nitrate-freeinterval），例如采用偏心给药（eccentric dosing），普通剂型 ISDN 如硝酸异山梨酯每天 4 次给药时，应分布在上午 7、11 时，下午 3、7 时，距次日给药的间隔至少 10~12 小时；普通剂型的 ISDN 每天 2 次给药时，应分别在上午 8 时及下午 2 时，距次日给药的间隔保持在 14 小时左右。偏心给药法虽可避免硝酸酯的耐药性，但一方面，在较长时间的“无硝酸酯期”内易于发生反跳性心肌缺血，另一方面也使长期治疗的依从性极差，甚至几乎无法实现。随着先进的长效 5-ISMN 问世，每天 1 次给药，通过其本身具有的 10 小时低浓度药物期，可使这一问题得到解决。应用硝酸酯后，头痛的发生率 15%~30%，其发生是药物产生疗效的标志之一。发生的频度和强度与药物剂量呈正相关，但服药 1~2 周后，一般可逐渐消失。因此，初始可从小剂量开始，几天后增至目标剂量。口服阿司匹林亦可使其缓解，且不损害抗心绞痛作用，因此可将两者同时给药。需注意的是，头痛消失并不意味着硝酸酯药物抗心绞痛作用亦随之消失。

四、持续应用硝酸酯类药物对机体的不利影响

对于持续或大剂量应用硝酸酯类药物后机体产生耐药性，在过去仅仅被认为是其治疗效果的丧失，但通过近 10 年研究发现，硝酸酯类药物产生耐药后可能具有潜在危害，如氧化应激反应所致内皮细胞损伤及交感神经兴奋或反跳性缺血而加剧心绞痛的发生。

持续使用硝酸酯类扩张外周血管可以使血压及冠状动脉灌注压过度降低，可能引起交感神经系统兴奋性持续增加。由于交感神经系统的兴奋性增强使其与迷走神经系统间的生理平衡被打乱，心脏节律及变时性发生了改变，导致心律失常发生率增加，同时心肌收缩力加强，增加心肌耗氧量，诱发或加剧心绞痛发作。另一方面，大量研究表明当硝酸酯类药物产生耐药性后停药，血浆无硝酸盐间期就会发生反跳性心肌缺血、运动能力降低和夜间心绞痛发作次数增多的现象。原因可能是由于硝酸盐持续给药过程中，血管对缩血管物质的敏感性增高，当血浆硝酸盐水平急剧下降至零，此时血管对缩血管物质的仍保持高敏感性，在外源性 NO 作用消失及引起内源性 NO 产生不足的情况下却不能有效扩张，可能引起冠状动脉痉挛，心绞痛阈值降低，从而加重诱发心绞痛、心肌梗死甚至猝死。

当血管内皮细胞内氧自由基生成增加时，活性氧（ROS）的产生速率大于清除速率而在细胞内蓄积。ROS 通过调节相关细胞因子的表达，刺激血管平滑肌内皮细胞增生与肥大引发细胞凋亡，诱导 T 细胞和巨噬细胞在血管内皮损伤处聚集促进病变发展，从而介导血管内皮的氧化损伤。同时多项研究发现硝酸酯类药物耐受可引起冠状动脉对乙酰胆碱、外周动脉对血管紧张素Ⅱ和肾上腺素的敏感性增强，引发一系列调节血管反应性氧化物平衡的重要酶——过氧化物歧化酶、蛋白激酶 C 及前列腺素合酶等的变化，进一步导致 ROS 的稳态失调，参与血管内皮的损伤。也有报道显示，硝酸酯类药物对血管内皮的损伤，不仅产生于耐受剂量。在临床常规剂量下也可能引起内皮功能障碍。

综上所述，硝酸酯类药物可使心肌耗氧量降低，缓解心肌供氧与耗氧之间的矛盾，迅速缓解心绞痛，是

临床控制心绞痛急性发作的首选药物。但持续应用硝酸酯类药物易产生耐药性，丧失治疗效果。并且用量过大时则可能因血压降低或冠脉灌注压过低，引起交感神经兴奋，加快心率和心肌收缩力，诱发心绞痛。长期使用还可导致机体生成过多氧自由基诱导氧化应激反应，损伤血管内皮。现阶段硝酸酯类药物仍应主要作为心绞痛发作时的急救药物，而不作为平时的预防用药。

（张钲 彭瑜）

创新无止境——冠状窦缩小装置治疗心绞痛：COSIRA 研究

冠心病心肌缺血引起的心绞痛大部分可以通过最佳的传统抗心绞痛药物治疗或联合介入以及外科冠脉血运重建使症状得到控制，但 5%~10% 的患者心绞痛症状难以通过以上方式获得缓解，称为顽固性心绞痛（refractory angina pectoris，RAP）。RAP 以反复发作的难以控制的胸痛为特点，不仅严重影响患者的生活质量，还增加患者经济和社会医疗负担。RAP 治疗是心血管疾病领域亟待攻克的难题之一，而传统的治疗方法效果欠佳。近年来，随着对该疾病认识的不断深入，生物医学、介入技术等领域的快速发展，RAP 的治疗不断涌现出新的技术和方法。虽然很多技术尚处于早期研发与临床前期的试验阶段，但仍然为我们带来更多希望。2015 年 2 月 *The New England Journal of Medicine* 发表了一项治疗 RAP 的新技术——冠状窦缩小装置的二期临床试验（COSIRA 研究）结果，再次为 RAP 的治疗带来新的希望。

一、RAP 的定义及其流行病学

RAP 指不适合接受进一步冠状动脉介入治疗或冠状动脉旁路移植术的冠状动脉疾病（表 1），在使用最大耐受剂量的传统抗心绞痛药物治疗情况下仍然不能控制的，反复发作持续 3 个月以上的心绞痛状态[1]。据现有数据估计，老年人群的 RAP 患病率为 3‰~7‰，占冠心病的 5%~10%；欧洲每年新增 RAP 患者约（3~5）万例；而美国有 RAP 患者（60~180）万例，估计每年新增（5~10）万例；覆盖我国 24 个临床医疗中心的大型国际临床研究（TIMACS 研究）数据显示，2007—2008 年我国 RAP 患者在非 ST 段抬高型急性冠脉综合征人群中所占的比例约为 22.6%，与 1999—2000 年开展的覆盖中国 38 个临床医疗中心的 OASIS Registry 研究相比，不到十年竟然增长了 17.4%[1-3]。RAP 死亡率相关数据仍然有限，大多来源于小样本的冠脉介入相关队列研究，随访时间较短，并且由于人群基线资料的差异、样本量小等原因所得出的数据存在较大差异。近期两个较大样本的前瞻性研究专门针对 RAP 的长期预后做出了评价。Henry 等[4]对 1200 例 RAP 患者进行长期随访，随访时间平均 5.1 年，最长 16 年，超过 9 年的占 14.7%。结果显示，其 1、5、9 年的死亡率分别为 3.9%、20.1% 和 28.4%，每年增长不超过 4%。另外，美国杜克大学心血管疾病数据库 1997—2010 年的数据显示，77 257 例行冠脉介入诊疗术的患者中，1908 例为 RAP，约占 24.7%；1 年随访死亡率是 4%，3 年随访的死亡率、心血管事件再住院率、复合不良事件（死亡、心肌梗死、卒中、心脏再住院、血运重建）发生率分别为 13.0%、43.5% 和 52.2%，总的再住院医疗花费约 10 185 美元 / 人[5]。以上研究结果表明，RAP 患病率较低，但呈逐年增长趋势，长期死亡率与慢性稳定性缺血性心脏病相当。另外，长期持续的反复胸痛发作、活动耐量下降，使再住院率升高，不仅严重影响了患者的生活质量，还增加了患者的医疗费用和社会的经济负担。

表 1　不适合进一步行传统冠脉血运重建术的常见情况

- 弥漫性冠状动脉病变，血管纤细，无法行冠状动脉介入治疗和冠状动脉旁路移植术者
- 由于合并其他脏器病变，冠状动脉介入治疗和冠状动脉旁路移植术危险性较大者
- 多次冠状动脉介入治疗和（或）冠状动脉旁路移植术后症状复发，无法再次手术者
- 移植材料缺乏者
- 左室功能受损，曾行冠状动脉介入治疗和（或）冠状动脉旁路移植术者
- 年龄——通常合并存在以上情况

二、非传统治疗技术和方法

随着 RAP 患病率的逐年增长、人们对该疾病认识的不断深入以及对该疾病治疗思路的不断创新，RAP 治疗领域不断涌现出新的技术和方法。在此，结合现有的基础和临床研究数据，对研究较为深入的几种非传统治疗技术及其疗效做一概述（表 2）。

表 2 RAP 治疗指南相关推荐

临床指南	ECCP	SCS	TENS	PMLR	TMLR
ECS（2013）	Ⅱa 类推荐 B 级证据	Ⅱb 类推荐 B 级证据	Ⅱb 类推荐 B 级证据	—	Ⅲ类推荐 A 级证据
CCS/CPS（2012）	弱推荐 低质量证据	弱推荐 中等质量证据	—	弱推荐 中等质量证据	不推荐 高质量证据
ACC/AHA（2002）	Ⅱb 类推荐 B 级证据	Ⅱb 类推荐 B 级证据	—	—	Ⅱa 类推荐 A 级证据

1. 透壁激光心肌血运重建术　透壁激光心肌血运重建术被认为能够改善 RAP 患者的临床状态，包括开胸的激光心肌血运重建术（transmyocardial laser revascularization，TMLR）和经皮导管的激光心肌血运重建术（percutaneous myocardial laser revascularization，PMLR），其原理是利用 CO_2 激光、钬激光、准分子激光等在缺血的左心室壁制造多个直径约 1mm 的孔道，使左心室腔内的血液经激光孔道进入心肌内，可能通过直接灌注、新生血管形成以及去神经作用改善心肌缺血缺氧，达到治疗心肌缺血、缓解胸痛的目的。

TMLR 在早期研究中被证实能够促进新生血管形成、改善心肌缺血，但随着研究的深入，潜在的风险也逐渐被人们所认识[6]。最近纳入 7 个研究共 1137 例患者的 Meta 分析显示，TMLR 治疗组比常规药物治疗组，可以显著改善心绞痛症状，心绞痛改善 2 个 CCS 分级的比例分别是 43.8% 和 14.8%（OR=4.63，95%CI 3.43~6.25）。意向性分析两组间 30 天死亡率（4% vs 3.4%）和 1 年死亡率（12.2% vs 11.9%）差异均无统计学意义，但 30 天死亡率 TMLR 治疗组和常规药物治疗组分别为 6.8% 和 0.8%（OR=3.76，95%CI 1.63~8.66）。其他不良事件，如心肌梗死、心律失常或心力衰竭等，由于在不同的研究中不是独立的终点事件或缺乏一致的定义而不能做出具体评估[7]。以上结果表明，TMLR 能否改善心绞痛症状仍存在争议，但显著增加术后死亡率，带来的风险大于潜在的临床获益，不适合应用于 RAP 的临床治疗。

PMLR 技术是通过介入对 TMLR 技术的改进，消除 TMLR 治疗开胸手术对患者带来的不良影响。目前研究显示 PMLR 治疗 RAP 对全因死亡率无显著影响，能够改善心绞痛症状和生活质量，但运动耐受时间并未显著延长[8]。由于受多种因素的影响，如生活质量评价方法的差异、心理精神因素的影响等，其有效性和安全性并不肯定，在成为临床常规治疗前还需要进一步的研究支持。

2. 神经调节　研究报道了应用于 RAP 的治疗的多种神经阻滞及调控技术，例如星状神经节阻滞、胸椎旁阻滞等，通过阻断或调控疼痛感觉传入神经信号缓解心绞痛症状。而脊髓电刺激（spinal cord stimulation，SCS）和经皮神经电刺激（transcutaneous electrical nerve stimulation，TENS）被认为是其中比较有应用前景的两种方法。

SCS 用于 RAP 治疗的研究起始于 20 世纪 80 年代，是一种对心肌疼痛刺激进行感觉阻断的神经调节技术，相关机制仍未明确。目前存在多种假说，可能通过对交感神经系统的调节起到抗缺血的作用，通过“盗血现象”中腺苷的激活和消除使心肌灌注血流再分配，从而提高心肌缺血疼痛的阈值等[9]。虽然欧洲心脏病学会和美国心脏协会的指南已推荐其使用（Ⅱb 类推荐，B 级证据），但其治疗 RAP 有效性的证据仍不足，仍未能在临床上推广应用。目前，世界范围内使用 SCS 治疗 RAP 的病例约 3500 例，主要集中在瑞典、荷兰、丹麦、瑞士和意大利等。一项纳入了比较 SCS 治疗安全性和有效性的 9 个随机对照临床试验的 Meta 分析显示，这种侵入性的治疗方法与常规治疗相比，并未显著增加并发症的风险，短期（1~6 个月）随访表明，可以改善 RAP 的症状，但其中最新的一项多中心试验表明两组之间差异无统计学意义[10]。另外，有学者提出，SCS 可能因掩盖心肌缺血症状而导致不能识别的威胁生命的心脏事件。但是 Andersen 等[11]研究结果表明，SCS治疗组比传统药物治疗组急性心肌梗死及其他突发心脏事件的发生率差异无统计学意义。因此，SCS在正式纳入RAP的常规治疗前，还需要大型的、严格设计的多中心研究进一步证实其有效性。目前正在开展的SCS与标准治疗对比治疗RAP的成本效果分析研究——RASCAL研究有望为评估SCS的临床应用价值评估带来更多证据[12]。

TENS用于RAP治疗已有30余年的研究历史。早期研究显示TENS用于RAP的治疗能够减少心绞痛发作频率、短效硝酸酯类的使用，增加活动耐量，改善生活质量[13,14]。有研究显示，TENS用于心绞痛治疗能降低系统血管阻力，从而减少心肌氧耗，改善心肌氧供需平衡[15]。然而，Jessurun等[16]对10例行TENS治疗的心绞痛患者进行冠脉内血流动力学变化监测的研究，并未发现冠脉血管总血流量或者其他血流动力学的改变。

近期一项小样本量RCT研究惊奇地发现，使用TENS治疗后，健康对照组发生了血管舒张，而RAP组却没有明显变化[17]。由于TENS长期电极放置使电极放置部位皮肤激惹、不适，阻力逐渐增加，减弱TENS治疗效果等原因，应用前景有限，相关的RCT研究很少，且样本量均较少，其对于RAP治疗的价值难以评价。目前，在一些国家，TENS仅作为SCS植入前的一种检测方法使用。

3. 增强型体外反搏(enhanced external counter-pulsation，EECP) EECP是通过气囊包裹在下肢和臀部，在心室舒张期充气加压使舒张压明显增高，增加冠脉灌注；收缩期排气减压，减轻心脏射血阻力，减少心肌氧耗，从而达到改善心肌缺血的目的。研究表明其改善心肌缺血的机制，可能为冠脉血流增加所致的切应力促进侧支循环和新生血管的形成、内皮功能的改善以及内皮源性血管活性因子的分泌，但临床证据相对缺乏[18]。MUST-EECP研究将139例患者随机分为治疗组和假治疗组，结果显示治疗后1周的心绞痛发作频率、短效硝酸酯类的使用、运动耐受时间等指标均未得到显著改善，而皮肤磨损、腿部或腰部疼痛等次要不良事件发生率达到55%。该研究治疗及观察期限较短，并不能以此否定EECP的长期治疗效果[19]。另外纳入7个前后对照的观察性研究结果显示，心绞痛症状改善≥1个CCS分级的比例为45.5%(95%CI 31.9~61.6)[20]。EECP作为一种无创治疗方法，在RAP治疗应用有着很大的发展空间，但长期应用的有效性和安全性的证据仍需更多的数据支持。

4. 新型药物治疗 对RAP的治疗在开发新的治疗技术手段的同时，也对新型抗心绞痛药物进行了一系列的探索。近30年的研究发现，一些非心血管药物或者非传统意义上的抗心肌缺血药物具有改善心肌缺血、缓解心绞痛症状的潜在作用(表3)。研究表明，别嘌醇可能通过抑制次黄嘌呤氧化酶，减少氧化应激所产生的氧耗，促进脂肪酸和丙酮酸为缺血心肌提供能量，从而改善心绞痛症状，增加运动耐受时间[21,22]；雷诺嗪则有选择性的抑制心肌细胞动作电位的晚期钠离子电流的作用，通过减轻细胞内钙离子负荷，缓解心室复极和舒张功能的异常，增加冠脉灌注，从而降低心绞痛发作频率、减少硝酸酯类用量、增加活动耐量，并且对血压和心率不产生明显影响[23,24]；伊伐布雷定被证明能够抑制窦房结I_f起搏电流、减慢心率、延长心脏舒张期以增加冠脉灌注时间、减轻心肌耗氧，从而改善心绞痛症状、增加活动耐量，但最近研究(SIGNIFY研究)显示伊伐布雷定可能会增加活动受限的心绞痛患者心血管内死亡和心肌梗死的风险[25-27]；曲美他嗪促进心肌细胞葡萄糖代谢维持细胞内ATP水平为缺血心肌提供能量以保持细胞自稳态，从而降低心绞痛发作频率、减少硝酸酯类用量、增加活动耐量[28,29]；尼可地尔可以促进线粒体膜ATP敏感性钾通道的开放，可能通过模拟缺血预处理、扩张外周血管及冠状动脉，从而降低心绞痛发作频率、增

表3 新型药物治疗RAP

	改善心绞痛症状	延长活动耐受时间	减少硝酸酯类用量	提高生活质量	证据来源
别嘌醇	NA	+	NA	NA	单个小样本RCT[a]
雷诺嗪	+	+	+	NA	多个小样本RCT[a]
曲美他嗪	+	+	+	NA	多个小样本RCT[a]
尼可地尔	+	+	NA	NA	多个小样本RCT[a]
伊伐布雷定	+	+	NA	NA	多个大样本RCT[a]

注：NA：not available；a：多数RCT研究人群为慢性稳定性心绞痛，而非特定RAP人群

加活动耐量、减少远期心血管事件[30]。然而，以上药物治疗心绞痛相关临床研究还存在很多不足，例如，部分研究治疗周期、随访时间短，对其长期疗效无法评价；很多研究没有对死亡率、不良事件、生活质量进行比较；样本量小；大多数研究入选人群为慢性稳定性心绞痛患者，而不是针对 RAP 特定人群。所以，以上新型抗心绞痛药物治疗 RAP 的有效性及安全性还有待进一步证实。

三、冠状窦缩小装置治疗 RAP 及 COSIRA 研究

2015 年 2 月 *The New England Journal of Medicine* 发表了冠状窦缩小装置（图 1）治疗 RAP 的Ⅱ期临床试验（COSIRA 研究）结果，为 RAP 治疗带来了新的希望。早在 20 世纪中叶，Fauteux[31]等学者陆续报道了通过外科手术结扎心脏静脉治疗心绞痛的方法。动物模型发现无论是冠状窦缩窄还是完全闭塞均可以促进心外膜和心肌新生血管网的形成，对缺血心肌血供支持治疗方法的认识不再停留在传统的病变动脉开通上，而将减少心脏静脉血流流出量从而增加冠状动脉灌注压，当做 RAP 治疗研究的新切入点[32]。

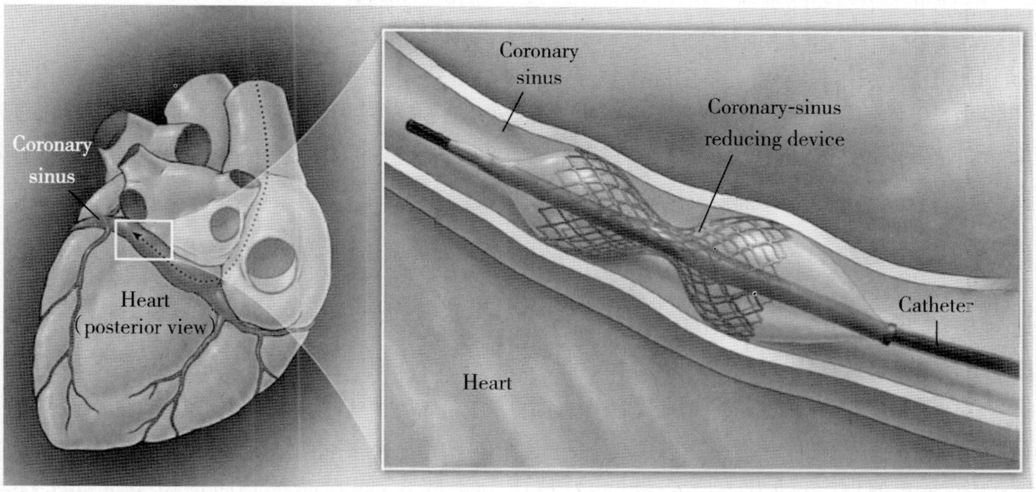

图 1 NEMJ：冠状动脉缩小装置

20 世纪 90 年代中期，研究者设计了一个沙漏状不锈钢球囊膨胀式支架，通过造成局部狭窄增加冠状窦压力，从而使心肌毛细血管灌注压增高，改善心肌氧供，减轻心绞痛症状。早期在猪的冠心病模型对该设计做了初步实验，将该装置经导管植入猪的冠状窦，使冠状窦局部狭窄，直径缩小至 3mm，8~12 周后发现心外膜和心肌新生血管网生成。经过几年的探索，对该装置进行深入研究和改进，终于生产出第一个用于人体的经皮静脉冠状窦缩小支架（coronary sinus reducer stent，CSRS）。2004 年，首次对 15 例患者植入了该装置，术中和术后 6 个月随访发现，无主要不良事件和手术相关并发症的发生，而心绞痛 CCS 评分较基线水平显著降低（1.64 vs 3.07，P<0.0001）。另外，负荷诱发的 ST 段压低程度、多巴酚丁胺负荷超声心动图及 SPECT 评估的心肌缺血范围和程度均得到改善。3 年随访未发现死亡、心肌梗死以及装置植入相关不良事件，而心绞痛症状和心肌缺血客观评价指标持续改善。对其中 11 例患者进行冠脉 CTA 检查发现，所有 CSRS 通畅、无移位[33,34]。该研究结果令人鼓舞，受到广泛关注，并于 2010 年启动了其二期临床试验——COSIRA 研究。2014 年 Konigstein 等[34]报道了入选 23 例 RAP 患者置入 CSRS 的前瞻性研究结果，其中 21 例成功植入该装置。在手术过程及术后 6 个月的随访过程中，未发生装置相关的不良事件，而术后 6 个月心绞痛 CCS 评分较基线水平显著降低（2.0 vs 3.3，P<0.01），运动耐受时间显著延长（5：16 vs 3：16，P=0.05），SPECT 总负荷评分以及总负荷评分与总静息评分的差值均显著减少（21.5±10 vs 13.2±9，P=0.01；11.1±6 vs 4.7±4，P=0.007），多巴酚丁胺负荷超声心动图评估的室壁运动指数显著升高（1.9±0.4 vs 1.4±0.4，P=0.046）。

随后的 COSIRA 研究希望通过小样本双盲随机对照试验进一步验证上述的结果。Verheye 等[35]纳入 2010—2013 年 11 个中心，年满 18 周岁、CCS 心绞痛分级在Ⅲ~Ⅳ级、左室射血分数 >25% 且右心导管

造影证实冠状窦解剖适合 CSRS 置入的 RAP 患者(研究排除了 3 个月内发生急性冠脉综合征;6 个月内冠脉血运重建手术史;置入永久性起搏器或自动除颤器的患者),随机分为 2 组,其中试验组 52 例患者接受冠状动脉缩小装置植入手术治疗,而对照组 52 例接受假手术治疗;主要终点为心绞痛症状改善至少 2 个 CCS 分级的患者比例。受试者平均年龄为(67.8±9.4)岁,男性占 81%,既往心梗占 54.8%,合并糖尿病和高血压病分别为 44.2% 和 79.8%。双联抗血小板治疗在术前 1 周至术后 6 个月内使用,CSRS 置入成功率为 96%,2 例因装置不能通过静脉瓣而置入失败。治疗 6 个月后,试验组和对照组平均 CCS 分级分别从 3.2±0.4 和 3.1±0.3 降至 2.1±1.0 和 2.6±0.9;心绞痛症状改善≥2 个 CCS 分级的患者比例分别是 35% 和 15%(P=0.02);心绞痛症状改善≥1 个 CCS 分级的患者比例分别是 71% 和 42%(P=0.003);评价生活质量的西雅图心绞痛量表平均得分提高了 17.6 分和 7.6 分(P=0.03);平均运动耐受时间分别提高了 59 秒(13%)和 4 秒(1%)(P=0.07)。然而,两组在改善运动至心电图 ST 段压低 1mm 的时间和多巴酚丁胺负荷超声心动图室壁运动指数方面没有显著差异。在安全性方面,试验组和对照组分别有 1 例和 3 例患者发生心肌梗死;严重不良事件分别为 10 例和 24 例;对照组有 1 例患者随访 118 天时死于多器官功能衰竭;6 个月随访时,对试验组 36 例患者行 CTA 检查证实无支架闭塞或移位发生。

CSRS 是 RAP 治疗技术的又一次创新,目前有限研究结果显示,该治疗技术不增加患者的死亡率和不良事件的发生率,并且显著改善心绞痛症状及生活质量。但在增加运动耐量和室壁运动方面,COSIRA 研究与早期的小样本临床研究结果存在差异,其确切治疗效果还需要严格设计的大规模临床研究加以验证。

四、总结与展望

随着近年生活方式的改变、人口的老龄化以及冠心病治疗水平的提高,RAP 患病率逐年增长,虽然不显著增加患者的远期死亡率,但长期反复发作胸痛降低了患者的生活质量,增加了患者的医疗费用和社会的经济负担。因此,其治疗应该以疼痛的控制及生活质量的改善为其首要目标,心肌血供及生存率的改善为其最终目标。通过对其治疗方法和技术不断探索和创新,已有多种治疗技术在改善症状及提高生活质量方面取得一定效果,但其疗效并不完全肯定,有待进一步证实;而在改善心肌血供及远期生存率方面,还需继续探索出能够达到预期治疗目标的新技术。近年来,除了 COSIRA 研究的冠状窦缩小装置治疗技术,还有很多相当有前景的治疗技术和方法尚处于研究的起步阶段,例如细胞治疗、基因治疗等,虽然还不能为我们呈现令人兴奋的数据,但其相同领域的研究成果足以使我们充满信心。在未来的 10~20 年内,RAP 治疗可能取得重大突破,在不断创新的过程中,多种技术的联合治疗可能成为新的探索方向。

(谭宁 吴登轩)

参 考 文 献

[1] Mannheimer C, Camici P, Chester MR, et al. The problem of chronic refractory angina; report from the ESC Joint Study Group on the Treatment of Refractory Angina. Eur Heart J, 2002, 23(5): 355-370.

[2] Mukherjee D, Bhatt DL, Roe MT, et al. Direct myocardial revascularization and angiogenesis--how many patients might be eligible. Am J Cardiol, 1999, 84(5): 598-600, A8.

[3] 白莹,梁岩,谭慧琼,等. 不同时期中国非 ST 段抬高型急性冠状动脉综合征患者临床特征与预后. 中华心血管病杂志, 2014, 42: 655-660.

[4] Henry TD, Satran D, Hodges JS, et al. Long-term survival in patients with refractory angina. Eur Heart J, 2013, 34: 2683-2688.

[5] Povsic TJ, Broderick S, Anstrom KJ, et al. Predictors of long-term clinical endpoints in patients with refractory angina. J Am Heart Assoc, 2015, 4:.

[6] Mukherjee D, Ellis SG. New options for untreatable coronary artery disease: angiogenesis and laser revascularization. Cleve Clin J Med. 2000. 67(8): 577-583.

[7] Briones E, Lacalle JR, Marin-Leon I, et al. Transmyocardial laser revascularization versus medical therapy for refractory angina. Cochrane Database Syst Rev, 2015, 2: CD003712.

[8] Oesterle SN, Sanborn TA, Ali N, et al. Percutaneous transmyocardial laser revascularisation for severe angina: the PACIFIC randomised trial. Potential Class Improvement From Intramyocardial Channels. Lancet, 2000, 356: 1705-1710.

[9] Borjesson M, Andrell P, Mannheimer C. Spinal cord stimulation for long-term treatment of severe angina pectoris: what does the evidence say.

Future Cardiol,2011,7:825-833.

[10] Tsigaridas N,Naka K,Tsapogas P,et al. Spinal cord stimulation in refractory angina. A systematic review of randomized controlled trials. Acta Cardiol,2015,70:233-243.

[11] Andersen C,Hole P,Oxhoj H. Does pain relief with spinal cord stimulation for angina conceal myocardial infarction. Br Heart J,1994,71:419-421.

[12] Eldabe S,Raphael J,Thomson S,et al. The effectiveness and cost-effectiveness of spinal cord stimulation for refractory angina(RASCAL study): study protocol for a pilot randomized controlled trial. Trials,2013,14:57.

[13] Mannheimer C,Carlsson CA,Emanuelsson H,et al. The effects of transcutaneous electrical nerve stimulation in patients with severe angina pectoris. Circulation,1985,71:308-316.

[14] Mannheimer C,Carlsson CA,Vedin A,et al. Transcutaneous electrical nerve stimulation(TENS) in angina pectoris. Pain,1986,26:291-300.

[15] Jessurun GA,Hautvast RW,Tio RA,et al. Electrical neuromodulation improves myocardial perfusion and ameliorates refractory angina pectoris in patients with syndrome X:fad or future. Eur J Pain,2003,7:507-512.

[16] Jessurun GA,Tio RA,De Jongste MJ,et al. Coronary blood flow dynamics during transcutaneous electrical nerve stimulation for stable angina pectoris associated with severe narrowing of one major coronary artery. Am J Cardiol,1998,82:921-926.

[17] Hallen K,Hrafnkelsdottir T,Jern S,et al. Transcutaneous electrical nerve stimulation induces vasodilation in healthy controls but not in refractory angina patients. J Pain Symptom Manage,2010,40:95-101.

[18] Bonetti PO,Barsness GW,Keelan PC,et al. Enhanced external counterpulsation improves endothelial function in patients with symptomatic coronary artery disease. J Am Coll Cardiol,2003,41:1761-1768.

[19] Arora RR,Chou TM,Jain D,et al. Effects of enhanced external counterpulsation on Health-Related Quality of Life continue 12 months after treatment:a substudy of the Multicenter Study of Enhanced External Counterpulsation. J Investig Med,2002,50:25-32.

[20] McGillion M,Arthur HM,Cook A,et al. Management of patients with refractory angina:Canadian Cardiovascular Society/Canadian Pain Society joint guidelines. Can J Cardiol,2012,28:S20-41.

[21] Mellin V,Isabelle M,Oudot A,et al. Transient reduction in myocardial free oxygen radical levels is involved in the improved cardiac function and structure after long-term allopurinol treatment initiated in established chronic heart failure. Eur Heart J,2005,26:1544-1550.

[22] Noman A,Ang DS,Ogston S,et al. Effect of high-dose allopurinol on exercise in patients with chronic stable angina:a randomised,placebo controlled crossover trial. Lancet,2010,375:2161-2167.

[23] Chaitman BR,Pepine CJ,Parker JO,et al. Effects of ranolazine with atenolol,amlodipine,or diltiazem on exercise tolerance and angina frequency in patients with severe chronic angina:a randomized controlled trial. JAMA,2004,291:309-316.

[24] Stone PH,Gratsiansky NA,Blokhin A,et al.Antianginal efficacy of ranolazine when added to treatment with amlodipine:the ERICA(Efficacy of Ranolazine in Chronic Angina) trial. J Am Coll Cardiol,2006,48:566-575.

[25] Fox K,Ford I,Steg PG,Tardif JC,et al. Ivabradine in stable coronary artery disease without clinical heart failure. N Engl J Med,2014,371:1091-1099.

[26] Tardif JC,Ford I,Tendera M,et al. Efficacy of ivabradine,a new selective I(f) inhibitor,compared with atenolol in patients with chronic stable angina. Eur Heart J,2005,26:2529-2536.

[27] Fox K,Ford I,Steg PG,et al. Relationship between ivabradine treatment and cardiovascular outcomes in patients with stable coronary artery disease and left ventricular systolic dysfunction with limiting angina:a subgroup analysis of the randomized,controlled BEAUTIFUL trial. Eur Heart J,2009,30:2337-2345.

[28] Kantor PF,Lucien A,Kozak R,et al. The antianginal drug trimetazidine shifts cardiac energy metabolism from fatty acid oxidation to glucose oxidation by inhibiting mitochondrial long-chain 3-ketoacyl coenzyme A thiolase. Circ Res,2000,86:580-588.

[29] Ciapponi A,Pizarro R,Harrison J. Trimetazidine for stable angina. Cochrane Database Syst Rev,2005,(4):CD003614.

[30] Di SS,Liguori V,Petitto M,et al. A double-blind comparison of nicorandil and metoprolol in stable effort angina pectoris. Cardiovasc Drugs Ther,1993,7:119-123.

[31] Fauteux M. Treatment of coronary disease with angina by pericoronary neurectomy combined with ligation of the great cardiac vein;a case report. Am Heart J,1946,31:260-269.

[32] Ido A,Hasebe N,Matsuhashi H,et al. Coronary sinus occlusion enhances coronary collateral flow and reduces subendocardial ischemia. Am J Physiol Heart Circ Physiol,2001,280:H1361-H1367.

[33] Banai S,Ben MS,Parikh KH,et al. Coronary sinus reducer stent for the treatment of chronic refractory angina pectoris:a prospective,open-label,multicenter,safety feasibility first-in-man study. J Am Coll Cardiol,2007,49:1783-1789.

[34] Konigstein M,Meyten N,Verheye S,et al. Transcatheter treatment for refractory angina with the Coronary Sinus Reducer. EuroIntervention,2014,9:1158-1164.

[35] Verheye S,Jolicoeur EM,Behan MW,et al. Efficacy of a device to narrow the coronary sinus in refractory angina. N Engl J Med,2015,372:519-527.

2014年ESC/EACTS心肌血运重建指南要点解读

2014年欧洲心脏病学(ESC)年会上,ESC联合欧洲心胸外科协会(EACTS)共同发布了《2014年ESC/EACTS心肌血运重建治疗指南》。新指南在复习了包括93 533例患者的100项临床试验的基础上,进行了较大幅度的修订,全面、系统、较为详尽地对这一领域的诊治规范提出了新的推荐意见。现就指南主要内容进行解读。

一、评分和危险分层

新指南强调对患者进行充分评估,根据风险/获益比决定是否进行血运重建及血运重建策略的选择,同时,指南还建议由心脏团队(heart team,包括非介入心血管医生、介入心血管医师及心脏外科医生)根据冠脉解剖、疾病、年龄、并发症、患者意愿及医院、术者经验进行治疗策略的选择。指南介绍了一些危险分层模型,这些模型多基于解剖结构或临床危险因素制定,可用于评估短期及长期预后风险。

1. 短期(住院或30天)预后风险评估模型　基于一系列研究结果,新指南不再推荐使用EroSCORE评估冠状动脉旁路移植术(CABG)患者的手术死亡风险(Ⅲ,B),推荐使用新的EuroSCOREⅡ评估CABG患者的住院死亡风险(Ⅱa,B)。指南仍推荐使用STS评分评估CABG患者住院或30天死亡率及住院期间发病率(Ⅰ,B)。此外,ACEF评分可用于评估CABG及PCI短期风险,NCDE CathPCI模型用于评估PCI患者的短期死亡风险,但上述二类模型作用有限(Ⅱb,C)。

2. 中长期(≥1年)预后风险评估模型　新版指南着重介绍了SYNTAX评分系统,对左主干或三支病变患者的冠脉解剖难度进行分级,用于预测接受PCI和CABG的患者发生长期心脏和脑血管不良事件的风险(Ⅰ,B)。指南推荐可用于评估CABG患者中长期预后的其他风险模型包括SYNTAX Ⅱ及ASCERT CABG。用于评估PCI患者中长期预后风险的模型包括SYNTAX Ⅱ,ASCERT PCI及Logistic Clinical SYNTAX。

新指南强调,现有风险评估模型无法准确评估患者预后,不同人群使用风险评分的结果也可能不同。因此,危险分层应作为参考,最终临床决策还需心脏团队根据风险/获益比进行决定。

二、决策过程和患者知情同意

新指南强调了临床决策途径和患者知情同意的重要性。根据患者临床表现选择决策途径、患者知情同意的方式以及血运重建的时机。在紧急情况下,不强制由心脏团队共同制定临床决策,同时可采取口头知情同意的方式(如休克及STEMI患者)。对于稳定冠状动脉疾病或择期行血运重建的患者,应当由心脏团队进行讨论,共同制定血运重建策略;同时,应详细告知患者关于血运重建操作的短期和长期获益与风险及治疗选择,并取得书面知情同意。

三、诊断策略:功能测试和影像学检查

拟诊冠状动脉疾病和症状稳定患者的诊断性检查指征:无症状的冠状动脉疾病高危(如合并糖尿病)患者,指南不推荐行影像学检查及功能测试。对于有症状的患者,根据ESC指南中的标准评估冠状动脉疾病的检测前概率(pre-test probability),将严重病变的可能性分为低度(<15%)、中度(15%~85%)及重度(85%)。严重病变可能性低的患者不推荐行影像学及功能检查。对于中度可能患者,指南建议行功能检测,包括负荷超声、核素成像、负荷磁共振成像、PET灌注成像(Ⅰ,A)以及联合或杂交成像(Ⅱa,B)测试;相对

于有创的血管造影（Ⅱb,A）,优先推荐 CT 血管显像（Ⅱa,A）。若患者存在重度严重病变可能,推荐有创血管造影检查,不推荐行其他影像学或功能学检查。

四、稳定性冠状动脉疾病的血运重建治疗

1. 稳定型心绞痛或无症状性心肌缺血患者的血运重建指征　下列情况行血运重建治疗能够改善临床预后:①左主干病变(狭窄 >50%,有资料证明缺血或分数血流储备(FFR)≤0.80 且狭窄 <90%);②前降支近段病变;③两支或三支血管病变合并左室功能受损(左室射血分数 <40%);④缺血面积大(>10% 左心室);⑤单支残余冠状动脉病变。对于冠状动脉病变合并心绞痛、药物治疗不能缓解的患者行心肌血运重建可改善症状。

2. 血运重建方式的选择　单支或双支血管病变不伴前降支近段狭窄,PCI 优于 CABG;若合并前降支近段狭窄,PCI 或 CABG 均可(PCI 推荐等级由原来的Ⅱa,B 提升至Ⅰ,A 及Ⅰ,C)。对于左主干病变及三支血管病变,指南推荐根据 SYNTAX 积分评估严重程度选择血运重建策略:左主干病变及三支血管病变 SYNTAX 积分≤22 分,PCI 或 CABG 均可(PCI 推荐等级由ⅡaB 提升为ⅠB);若 SYNTAX 积分 >32 分,推荐 CABG,不推荐行 PCI。对于 SYNTAX 积分 23~32 分的左主干病变患者,优先考虑 CABG(PCI 推荐等级由原来倾向于无效的Ⅱb,B 提升为倾向于有效的Ⅱa,B);SYNTAX 积分 23~32 分的三支血管病变患者,推荐行 CABG,不推荐行 PCI。

五、非 ST 段抬高型急性冠状动脉综合征（NSTE-ACS）的血运重建治疗

对于 NSTE-ACS 患者,冠状动脉造影和血运重建时机应基于患者风险特征。有创治疗指征的高危因素主要标准包括:①肌钙蛋白升高或降低;②症状发作与缓解时动态 ST-T 波改变;③GRACE 评分 >140 分。次要标准包括①糖尿病;②肾功能不全[eGFR<60ml/(min·1.73m^2)];③左心室功能不全(射血分数 <40%);④梗死后早期心绞痛;⑤近期 PCI;⑥既往 CABG;⑦中重度 GRACE 风险评分。

NSTE-ACS 有创评估和血运重建治疗时机及策略选择　对于缺血程度高危(反复发作心绞痛、相关心力衰竭(心衰)、心源性休克、威胁生命的室性心律失常或血流动力学不稳定)患者,推荐 2 小时内行紧急冠脉造影,其推荐等级由原来的Ⅱa,C 提升为Ⅰ,C。具有上述主要高危风险中至少一条的患者应在 24 小时内行早期介入检查。若具有高危风险标准中至少一条或症状反复出现的患者,应当在首次接诊的 72 小时内行介入检查。症状不反复的低危患者决定是否行介入检查前可选择可诱导缺血发作的非有创检查。对于血运重建策略的选择,指南建议根据当地心脏团队方案、患者临床状态、并发症以及病变严重程度选择罪犯病变 PCI、多支血管 PCI 或 CABG。例如可根据斑块的分布和血管成像特征如 SYNTAX 评分选择血运重建策略。指南推荐 PCI 时选择新一代药物洗脱支架(DES)治疗。

六、ST 段抬高型心肌梗死（STMI）患者的血运重建

由于症状发作后 2~3 小时内实施再灌注治疗能最大程度获益,及时实施再灌注治疗减少时间延迟是治疗 STEMI 患者的重要问题。STEMI 患者的最优化治疗应基于不同技术水平的医院构成的区域网络,通过有效的急救服务相互关联。这些网络的目标是提供最优的护理,减少延迟以改善临床结局。

1. STEMI 患者首次医疗接触后再灌注治疗策略及介入治疗理想间隔时间　对于 STEMI 患者来说,尽量缩短总缺血时间(total ischaemic time,从症状发作到接受再灌注治疗时间)非常重要。若患者首诊医院为有能力行直接 PCI 的中心,要求首次就诊到球囊充盈(first-medical-contact-to-balloon,FMCTB)时间 <90 分钟。进门至球囊充盈(door-to-balloon,DTB)时间应 <60 分钟。若患者首次就诊为不能行直接 PCI 的中心,且能满足 FMCTB 时间 <120 分钟、进门至出门(door-in to door out,DI-DO,定义为到达转诊医院至转出)时间 <30 分钟,则立即转运至有条件行直接 PCI 的中心。若无法满足 FMCTB 及 DI-DO 的时间要求,则应立即行溶栓治疗,后立即转至 PCI 中心进行评估。若溶栓成功,建议 3~24 小时内行冠脉造影,若溶栓失败,则立即行扑救 PCI。

2. 直接PCI的指征 再灌注治疗适用于所有发病<12小时且ST段持续抬高或(推测的)新出现左束支传导阻滞的患者。若患者存在持续性缺血证据或出现威胁生命的心律失常,尽管发病>12小时、疼痛消失或心电图已回落基线,仍可行直接PCI。如果STEMI引起严重的急性心衰或心源性休克,无论发病时间长短,都应当行直接PCI。有经验的团队及时给予溶栓治疗后建议行直接PCI再灌注治疗。发病12~48小时入院的患者应考虑直接PCI再灌注治疗。

3. 直接PCI医疗服务系统 STEMI患者院前治疗应基于区域网络系统,该系统旨在提供有效和迅速的再灌注治疗,并且为让尽可能多的患者接受直接PCI而努力。所有急诊医疗服务体系、急诊室、冠心病监护病房和导管室必须具备书面更新的STEMI治疗方案,最好能与区域网络共享。直接PCI中心必须提供每天24小时每周7天的服务,确保直接PCI尽快实施,能在患者到达医院后60分钟内进行。患者转到PCI中心行直接PCI时应绕过急诊室,直接转运到导管室。

4. 直接PCI治疗策略及技巧 指南建议,直接PCI应仅限于罪犯病变,除非合并心源性休克或对假定罪犯病变实施PCI后仍有缺血发作。直接PCI后数天至数周仍有症状或缺血的多支血管病变STEMI患者应考虑分阶段处理非罪犯病变。某些特定患者直接PCI处理罪犯血管同时对其他非罪犯病变行血运重建仍有争议(Ⅱb,B)。直接PCI中应植入支架,推荐使用新一代DES,推荐使用桡动脉途径,对某些特定患者可考虑行血栓抽吸术。

5. 溶栓后治疗及血运重建治疗 指南建议,所有患者在溶栓后24小时内转到能进行PCI的中心。若溶栓成功,建议24小时内行冠状动脉造影,以便对梗死相关动脉行血运重建。溶栓成功的稳定患者的最佳造影时间是3~24小时。若溶栓后出现心源性休克或急性重度心衰,应行紧急血管造影和血运重建。若溶栓失败(ST段回落率<50%或60分钟内持续疼痛),应行紧急补救性PCI。若溶栓后患者仍有反复心肌缺血、血流动力学不稳定、危及生命的心律失常或证据表明溶栓成功后再闭塞,应当行紧急PCI。

七、特殊人群血运重建治疗

1. 合并心衰和心源性休克

(1) 慢性心衰和收缩性左心室功能不全(射血分数<35%)患者的血运重建:新指南指出,慢性心衰和收缩性左心室功能不全(射血分数<35%)有存活心肌的患者应考心肌血运重建治疗。若存在严重左主干狭窄及与左主干相当的前降支和回旋支近段狭窄、严重的前降支狭窄和多支病变建议行CABG术。合并室壁瘤的患者,若存在破裂风险,可能形成大血栓或引起心律失常时,应考虑在CABG过程中行室壁瘤切除术。若前降支区域存在瘢痕,特别是手术后预期左室收缩末期容积指数<$70ml/m^2$的患者,应考虑CABG和心室重建术。若解剖结构合适,存在存活心肌,可考虑行PCI,不建议手术。

(2) 心源性休克的治疗:基本治疗包括药物治疗、正性肌力支持、机械通气、血运重建、修复机械并发症。新指南不再推荐心源性休克患者常规使用IABP。若患者病情不稳定,可予短期机械循环支持。若患者心功能恢复,可予撤机,若心功能不恢复,则评估神经/终末器官功能,如已存在不可逆的神经损害则予撤机;若神经功能正常,可将机械循环辅助作为临终治疗或者等待心脏移植。

(3) 急性心衰患者合并急性冠脉综合征(ACS)的治疗:ACS合并心源性休克患者的血运重建是一个里程碑式的治疗。急性心衰合并ACS患者应当行急诊超声心动图评估左室和瓣膜功能并排除机械并发症,急性心衰或心源性休克患者应行急诊有创评估。若冠脉解剖结构合适,建议行急诊PCI;若冠脉解剖结构不合适PCI,建议行急诊CABG。急性心肌梗死合并机械并发症时,心脏团队应进行紧急讨论,若患者血流动力学不稳定或出现心源性休克,建议紧急手术。2010年指南推荐血流动力学不稳定患者(尤其是出现心源性休克或合并机械并发症时)常规使用主动脉球囊反搏泵(IABP)(Ⅰ,C)。最近IABP-SHOCK Ⅱ研究表明,急性心肌梗死合并心源性休克患者使用IABP既不能降低30天死亡率,也无长期获益。基于上述研究,新指南不建议心源性休克患者常规使用IABP(Ⅲ,A),仅当出现机械并发症导致血流动力学不稳定或心源性休克时可考虑使用IABP(Ⅱa,C)。出现心源性休克时是否短期应用机械辅助循环或经皮修复室间隔缺损仍有争议。

2. 糖尿病 血运重建建议:稳定性冠心病和ACS患者的血运重建指征和非糖尿病患者相似,且所有糖尿病患者确诊冠心病以后应当接受指南指导药物治疗。合并糖尿病的 STEMI 患者在允许时间范围内，直接 PCI 优于溶栓治疗。NSTE-ACS 患者早期接受有创治疗优于无创治疗。对于多支血管病变和(或)有证据显示缺血的稳定患者，血运重建可减少心脏不良事件。对于稳定的多支血管病变的冠心病患者，若手术风险在可接受范围内，CABG 优于 PCI，基于 BARI 2D 及 FREEDOM 等研究结果，其推荐等级由ⅡaB 调整为ⅠA；若 SYNTAX 评分≤22，PCI 可替代 CABG。指南推荐 PCI 时使用新一代 DES。CABG 时建议选择双侧乳内动脉移植。服用二甲双胍的患者冠脉造影 /PCI 后 2~3 天须密切观察肾功能。

3. 慢性肾病(CKD)

(1) 中重度 CKD 患者的血运重建：中重度慢性肾病合并多支血管病变和存在症状 / 缺血的患者，若预测的手术风险在可接受的范围内并且预期生存率超过 1 年，CABG 优于 PCI；若预测手术风险较高或预测生存率少于 1 年，PCI 优于 CABG。冠脉造影后对比剂对肾功能无影响时行 CABG。PCI 时推荐新一代 DES，CABG 时是否选择体外循环尚存争议。

(2) 造影剂肾病的预防：拟行冠脉造影或多排螺旋 CT 的患者，应评估患者发生造影剂相关急性肾损伤的风险。对于中重度 CKD 患者，建议用等渗盐水进行水化，应用低渗或等渗造影剂，推荐应用等渗造影剂，尽量减少造影剂用量。基于近年发表的研究结果，新指南首次将他汀类药物作为预防造影剂肾病单独一类药物，推荐诊断性造影前短期应用大剂量他汀治疗(瑞舒伐他汀 40/20mg 或阿托伐他汀 80mg 或辛伐他汀 80mg)。若造影剂肾病高风险或操作前不能完成预防性水化的患者，可考虑呋塞米匹配的水化治疗，但仍存争议(Ⅱb，A)。不建议使用 N- 乙酰半胱氨酸或输注 0.84% 碳酸氢钠替代标准水化。对于重度慢性肾脏病患者进行复杂 PCI 前 6 小时是否预防性血液过滤仍有争议(Ⅱb，B)。不建议将预防性肾脏替代疗法作为预防性措施。

4. 瓣膜病变

(1) 诊断方法：严重瓣膜性心脏病有以下情况患者在瓣膜手术前应进行冠脉造影检查：①冠状动脉疾病史；②怀疑心肌缺血；③左室收缩功能不全；④40 岁男性和绝经后女性；⑤冠状动脉疾病心血管危险因素≥1。评估中度二尖瓣反流建议行冠脉造影。若冠状动脉疾病可能性较低或冠脉造影不可行或风险高的严重瓣膜性心脏病患者，建议在瓣膜手术前行 CT 血管成像检查。

(2) 直接瓣膜置换和冠状动脉造影血运重建：拟行主动脉瓣 / 二尖瓣手术且冠状动脉直径狭窄 >70% 的患者推荐 CABG 治疗，若狭窄 50%~70%，可以考虑行 CABG。需要行 TAVI 手术或经导管二尖瓣介入治疗且冠状动脉近段狭窄 >70% 的患者可行 PCI。

(3) 直接血运重建和非冠状动脉造影介入：行 CABG 患者，若存在重度二尖瓣反流，且左室射血分数 >30%，应行二尖瓣手术。若为中重度二尖瓣反流，左室射血分数≤35%，可考虑行修复术。对于中度二尖瓣反流的患者可考虑行负荷试验评估缺血和反流的程度，二尖瓣手术有助于改善症状。有 CABG 适应证和中度主动脉瓣狭窄的患者应当考虑接受主动脉瓣手术。

5. 颈动脉疾病

(1) CABG 术前颈动脉筛查：指南推荐，既往发生卒中 / 短暂性脑缺血发作或存在颈动脉杂音、多支血管病变、有周围血管疾病、年龄 >70 岁的患者在 CABG 前建议行颈动脉多普勒超声检查。若超声显示颈动脉狭窄 >70%，且拟行心肌血运重建治疗的患者应考虑 MRI、CT 或数字减影血管造影检查。近期没有卒中 / 短暂性脑缺血发作需接受紧急 CABG 的不稳定性冠脉疾病患者不建议筛查颈动脉狭窄。

(2) 拟行 CABG 患者的颈动脉血运重建建议：行颈动脉内膜剥脱术或颈动脉支架术的团队要求既往无神经系统症状的患者手术 30 天内死亡 / 卒中率 <3%，有神经系统症状患者则 <6%。包括神经病学专家在内的多学科团队对病情讨论后针对每个患者行颈动脉血运重建。手术时机(同步或分阶段)应由当地专家根据临床表现决定，首先解决最重要的症状。对于近 6 个月内有短暂性脑缺血发作 / 卒中病史的患者，若颈动脉狭窄 70%~99%，可行颈动脉血运重建；若颈动脉狭窄 50%~69%，是否行颈动脉血运重建仍有争议。若患者 6 月内无短暂性脑缺血发作 / 卒中病史，存在双侧颈动脉狭窄 70%~99% 或单侧颈动脉狭窄 70%~99% 且对侧颈动脉闭塞或颈动脉狭窄 70%~99% 且既往有同侧无症状性脑梗死的男性患者，是否行颈动脉血运重建尚存争议。

(3) 抗栓治疗策略：应根据患者并发症、大动脉解剖情况、CABG 紧急性以及当地专家意见对选择拟行 CABG 患者的颈动脉血运重建方式（颈动脉内膜剥脱术或颈动脉支架术），以下情况考虑颈动脉支架术：①放疗后或手术后狭窄；②肥胖、气管切开术、喉头麻痹；③颈动脉不同部位狭窄或上游颈内动脉狭窄；④严重并发症禁忌行颈动脉内膜剥脱术。颈动脉血运重建后都应服用阿司匹林，若行颈动脉支架术，阿司匹林和氯吡格雷双联抗血小板治疗至少 1 个月。

6. 外周动脉　血运重建建议：合并外周动脉疾病的冠心病患者，根据血运重建一般建议及患者病情选择 PCI 或 CABG。对于 ACS 患者，除周围血管疾病威胁生命或肢体而不能延迟血管手术者外，建议延迟周围血管疾病手术，优先处理冠脉疾病。稳定患者如持续存在广泛缺血症状或心脏高危风险，在高风险血管手术前可接受预防性心肌血运重建治疗，但仍有争议（Ⅱb，B）。

7. 再次血运重建策略

(1) CABG 桥血管通畅率

桥血管	1 年通畅率	4~5 年通畅率	≥10 年通畅率
大隐静脉桥	75%~95%	65%~85%	32%~71%
桡动脉	92%~96%	90%	63%~83%
左乳内动脉	>95%	90%~95%	88%~95%
右乳内动脉	>95%	>90%	65%~90%

(2) CABG 早期术后缺血或移植失败：下列情况建议行冠脉造影：①缺血症状和（或）生物标志物异常提示围术期心肌梗死；②缺血性心电图改变提示大面积心肌缺血；③新出现的显著室壁运动异常；④血流动力学不稳定。由心脏团队根据血运重建的可行性、缺血区域、并发症和临床状况选择行 CABG 还是 PCI。如技术可行，优先选择 PCI，若施行 PCI，血运重建应针对自体冠状动脉或乳内动脉桥血管，而非闭塞或严重病变的大隐静脉桥血管。

(3) CABG 术后疾病进展和晚期桥血管退化：症状严重的药物难治性患者或广泛缺血患者，若技术可能，建议再次接受血运重建。若技术上可行，首选 PCI，优先对自体冠状动脉施行 PCI。若技术上可行，乳内动脉移植患者可考虑 PCI（Ⅱb，C），大隐静脉桥 PCI 建议选用药物洗脱支架，同时建议使用远端保护装置。若要再次行 CABG，首选乳内动脉，若无乳内动脉或病变和解剖结构不适合 PCI，也可考虑再次行 CABG（Ⅱb，C）。

(4) 支架内再狭窄：若技术上可行，建议再次 PCI，可选用药物洗脱支架或药物涂层球囊，可用 IVUS 和（或）OCT 检查支架相关问题。

(5) 支架内血栓：若发生支架内血栓，可行紧急 PCI 恢复支架和血管通畅及心肌再灌注，双联抗血小板治疗推荐普拉格雷或替格瑞洛。PCI 时可考虑辅助性血栓抽吸和高压球囊扩张，可应用 IVUS 和（或）OCT 检查支架相关问题。

(6) 杂交手术：指南推荐可考虑在经验丰富的中心对特殊患者实施（Ⅱb，C）。

8. 心律失常

(1) 血运重建后心律失常：心房颤动高危患者 CABG 术前可预防性给予胺碘酮，术后如无禁忌证可服用 β 受体阻滞剂减少房颤发病率，术后新发房颤患者的卒中和栓塞风险增高，抗栓治疗应持续至少 3 个月并需重新评估卒中风险，术中封堵或切除左心耳能否降低房颤患者的卒中风险尚有争议（Ⅱb，C）。PCI 患者术中或术后接受抗血小板治疗仍出现新发房颤者，卒中和栓塞风险增高，应在房颤抗栓治疗指南指导下接受抗凝治疗，若存在长期联合抗血小板 + 口服抗凝治疗禁忌，可考虑接受经皮左心耳封堵术 + 抗血小板治疗（Ⅱb，C）。

(2) 血运重建预防心律失常：院外发生心脏骤停的幸存者，即使没有明显的引起心律失常的非冠状动脉造影病因，无论心电图表现如何，只要条件允许均应立即行冠状动脉造影和血运重建。电风暴患者应考虑紧急冠脉造影和血运重建。对于左室射血分数≤35% 的冠脉疾病患者应行缺血检查和血运重建，血运重建后对左室重构逆转性评估6个月以上才能施行一级预防性ICD置入术。

八、手术操作要点

1. CABG手术要点 指南建议由专门的心脏手术团队按照书面方案实施手术。

(1) 移植血管的选择：内镜大隐静脉采集术可减少腿部创伤并发症的发生率。应考虑常规行内乳动脉骨骼化。糖尿病或采集双侧内乳动脉的患者建议行内乳动脉骨骼化。建议行冠状动脉完全血运重建治疗。选择乳内动脉移植到前降支。<70岁的患者应考虑接受双侧乳内动脉移植。桡动脉移植只限于目标血管高度狭窄的情况下。若患者静脉血管质量较差，可不考虑患者年龄，均应用动脉血运重建。预期寿命较长的患者采用动脉血运重建。

(2) 手术建议：尽量避免对主动脉操作。大手数量非体外循环中心的高危患者可考虑接受非体外循环CABG。为预防围术期卒中，升主动脉明显粥样硬化的患者建议选择非体外循环CABG和(或)升主动脉非接触体外循环技术。孤立性前降支病变患者应考虑微创CABG。>70岁和(或)广泛动脉粥样硬化的患者应考虑行心电图诱导的CT扫描或升主动脉周围扫描。术中应常规行桥血管血流评估。

2. PCI手术要点

(1) 冠脉内诊断技术应用：对缺血证据不充分的稳定患者推荐用FFR评估血流动力学相关的冠状动脉造影病变。多支血管病变可行FFR引导的PCI。无保护左主干病变推荐应用IVUS评估其严重程度及最佳治疗。某些特定患者可应用IVUS或OCT优化支架置入术。应用IVUS或OCT评估支架失败的机制。

(2) 特殊病变PCI建议：开口病变PCI应选用药物洗脱支架。分叉病变通常只在主干血管置入支架，必要时对边支血管行球囊成形术和(或)支架置入术。预期可减轻缺血症状和(或)缓解心绞痛症状的患者，可考虑对慢性完全闭塞病变(CTO)行PCI治疗。逆向CTO病变通常不作为首选途径，可考虑作为正向途径失败后备选途径。

九、抗栓治疗

与2010年指南相比，新指南在充分复习了近4年临床证据的基础上，对心肌血运重建抗栓策略进行了较大幅度的修订。

1. 稳定性冠状动脉患者PCI的抗栓治疗 新指南推荐，择期PCI患者术前2小时以上服用600mg或更高剂量的氯吡格雷(Ⅰ,A)，而不再推荐300mg的氯吡格雷负荷剂量。若患者已接受了75mg/d的维持剂量治疗，PCI术前是否给予600mg或更高剂量的氯吡格雷治疗尚存争议(Ⅱb,C)。择期行PCI的患者应服用阿司匹林，若无预先口服，建议口服负荷剂量为150~300mg。建议使用阿司匹林终生单抗血小板治疗。新指南一项重要改变在于支架术后双联抗血小板治疗的疗程：裸金属支架置入术后双联抗血小板治疗至少持续1个月(Ⅰ,A)，药物洗脱支架置入术后双联抗血小板治疗应持续6个月(Ⅰ,B)。而出血高危患者药物洗脱支架置入术后可考虑<6个月的短期双联抗血小板治疗(Ⅱb,A)。缺血高危而出血低危患者双联抗血小板治疗应超过6个月。只在紧急情况下(如血栓形成、慢血流、血管闭塞)考虑应用糖蛋白Ⅱb/Ⅲa受体抑制剂。PCI术后应使用肝素治疗，其推荐等级由原来的Ⅰ,C上调至Ⅰ,B。肝素诱导血小板减少的患者或出血高危患者可应用比伐芦定。此外，新指南指出在PCI术中也可考虑使用静脉注射伊诺肝素(Ⅱa,B)。

2. NSTE-ACS行PCI抗栓治疗 指南推荐，无论何种治疗策略，若无禁忌，所有NSTE-ACS患者口服150~300mg负荷剂量的阿司匹林后，以75~100mg/d剂量维持。除非存在禁忌或出血风险过高，在阿司匹林基础上加用P2Y12受体阻滞剂并维持超过12个月。与2010年旧版指南相比，普拉格雷和替格瑞洛成为NSTE-ACS患者一线抗血小板治疗药物。已行冠状动脉造影并计划行PCI的患者服用普拉格雷(60mg负荷剂量，10mg/d维持)；若事先不清楚冠脉解剖，不能确定是否行PCI的患者不建议预先使用普拉格雷。缺血事件中重度风险的患者建议使用替格瑞洛(180mg负荷剂量，90mg，2次/日维持)。不能应用普拉格雷或替格瑞洛或存在禁忌证的患者使用氯吡格雷(600mg负荷剂量，75mg/d维持)。不建议常规预先使用糖蛋白Ⅱb/Ⅲa受体抑制剂，仅在紧急情况下或存在血栓并发症时应用。

此外，指南推荐所有患者在抗血小板治疗基础上应用抗凝治疗，根据患者缺血和出血风险以及药物有效性 - 安全性选用抗凝药物，基于 ACUITY、ISAR-REACT 4 研究结果，PCI 中可用比伐芦定替代普通肝素联用糖蛋白Ⅱb/Ⅲa 受体抑制剂（Ⅰ，A）。不能应用比伐芦定的患者使用普通肝素（Ⅰ，C）。若使用磺达肝癸那治疗，PCI 时仍需静脉应用普通肝素。预先使用皮下注射依诺肝素的患者，PCI 时可使用伊诺肝素抗凝。考虑有创治疗的患者，除非有其他指征，应当停用抗凝治疗。指南不建议交叉使用普通肝素和低分子肝素。

3. STEMI 患者直接 PCI 抗栓治疗　指南推荐，无论采用何种治疗策略，所有无禁忌的 STEMI 患者均应口服阿司匹林，起始 150~300mg 负荷剂量，75~100mg/d 维持（Ⅰ，A）。在阿司匹林基础上加用 P2Y12 受体阻滞剂并维持超过 12 个月。多项随机对照临床研究证实 P2Y12 受体抑制剂预处理可减少短期不良心脏事件，故新指南推荐除非有禁忌证如出血风险过高（Ⅰ，A）首次接诊即应给予 P2Y12 受体抑制剂（Ⅰ，B）。与 NSTE-ACS 相同，若无禁忌证，建议首选普拉格雷（60mg 负荷剂量，10mg/d 维持）或替格瑞洛（180mg 负荷剂量，90mg，2 次 / 日维持）。仅普拉格雷或替格瑞洛不能应用或存在禁忌的患者应用氯吡格雷（600mg 负荷剂量，75mg/d 维持）。紧急情况或出现无复流及血栓并发症时可以考虑应用糖蛋白Ⅱb/Ⅲa 受体抑制剂。高危患者转运至直接 PCI 中心前上游给予糖蛋白Ⅱb/Ⅲa 受体抑制剂优于导管室给药，但其应用仍存在争议（Ⅱb，B）。

所有患者在抗血小板治疗基础上应用抗凝治疗，根据患者缺血和出血风险以及药物的有效性 - 安全性选用抗凝药物。HORIZONS-AMI 和 EUROMAX 研究显示，与使用肝素（常规或临时合用 GPI）相比，STEMI 患者直接 PCI 期间使用比伐芦定可显著减少死亡和主要出血事件风险，但均伴有急性支架内血栓风险增高。HEAT PPCI 研究表明，比伐芦定与肝素（仅紧急情况下合用 GPI）相比不减少主要出血，反而显著增加缺血事件风险，主要是支架内血栓风险显著增高。目前仍推荐普通肝素静脉推注，可联合应用糖蛋白Ⅱb/Ⅲa 受体抑制剂，也可使用比伐芦定，其推荐等级由Ⅰ，B 下调至Ⅱa，A。也可考虑使用伊诺肝素（Ⅱa，B）。

4. 需口服抗凝药物治疗患者的 PCI 抗栓治疗　有口服抗凝药物明确适应证的患者，在口服抗血小板治疗基础上加用口服抗凝药物。对出血风险低（HAS-BLED≤2）且需口服抗凝药物治疗的患者，新一代药物洗脱支架优于裸金属支架。合并房颤且 CHA2DS2-VASc≤1 的稳定性冠心病患者可考虑用双联抗血小板治疗。若 CHA2DS2-VASc 评分≥2 且出血风险低（HAS-BLED≤2），稳定性冠心病患者置入裸金属支架或新一代药物洗脱支架可使用新型（非维生素 K 阻滞剂）口服抗凝剂 + 阿司匹林 + 氯吡格雷三联抗凝至少持续 1 个月，之后抗凝药物 + 阿司匹林或氯吡格雷双联至少 12 个月。ACS 患者无论置入何种支架，起始三联抗凝治疗 6 个月，之后抗凝药物 + 阿司匹林或氯吡格雷双联疗法至少 12 个月。若 HAS-BLED≥3，无论患者临床状况（SCAD 或 ACS）及支架类型（裸金属支架或新一代药物洗脱支架），起始三联抗凝治疗持续 1 个月，之后用抗凝药物 + 阿司匹林或氯吡格雷双联治疗至少 12 个月。某些特定患者可用抗凝药物 + 氯吡格雷双联疗法替代初始三联疗法（Ⅱb，C）。不建议将替格瑞洛或普拉格雷作为三联疗法的一部分。对于 PCI 后出血风险低危的 ACS 患者，可在接受阿司匹林和氯吡格雷治疗基础上加用小剂量利伐沙班（2.5mg，每日 2 次），但仍有争议。对于接受口服抗凝药物治疗的患者，PCI 术中需给予不经肠道的抗凝药物。直接 PCI 后立即停用围术期胃肠外抗凝药物（比伐芦定、依诺肝素或普通肝素）。

5. CKD 患者抗栓药物的剂量调整　指南指出，如无禁忌，CKD 患者应接受与其他患者相同的一线抗栓治疗。其中口服抗血小板药物包括阿司匹林、氯吡格雷、普拉格雷及替格瑞洛，无需调整剂量。普通肝素静注时无需调整剂量。应用阿西单抗时需考虑出血风险。依诺肝素、磺达肝癸那、比伐芦定、依替巴肽及替罗非班需根据肾功能调整剂量或禁用。

6. 抗血小板治疗的通用建议　既往胃肠道出血或消化性溃疡病史或具有其他危险因素的患者（如幽门螺杆菌感染、年龄≥65 岁及需合并使用抗凝剂、非甾体类抗炎药或甾体类药物）建议双联抗血小板治疗与质子泵抑制剂联用。稳定性冠状动脉疾病若阿司匹林不耐受可选用氯吡格雷。不建议常规行血小板功能或基因检测，高危患者（支架血栓史、依从性差、耐药、高出血风险者）可考虑行血小板功能检测或基因检测（Ⅱb，C）。用药期间不建议中断抗血小板治疗，需行非急诊外科大手术（包括 CABG）时，替格瑞洛或氯吡格雷停用 5 天，普拉格雷停用 7 天。若临床允许且患者栓塞风险高可考虑继续使用药物而无须停药。

CABG 术后尽快恢复抗血小板治疗，若需延期使用，建议行血小板功能检测，不建议随意延期。

十、术者及医院资质

1. CABG 术者及医院要求　行 CABG 的医院 CABG 手术量应≥200 例 / 年。应常规向国家注册中心和(或)EACTS 数据库报告 CABG 预后情况。外科术者独立手术前应在他人指导下完成至少 200 例 CABG。常规选择乳内动脉，使用量应 >90%。

2. PCI 术者及医院要求　医生应在心脏介入中心完成 1~2 年的常规培训，且所在医院完成 PCI 手术量应≥800 例 / 年，能为 ACS 患者提供全天候的救治系统。医生在培训中心时在他人指导下以第一术者或独立完成手术至少 200 例 PCI(其中 1/3 应为急诊手术或为 ACS 患者)后才有独立手术资质。ESC 对术者及医院每年手术量有规定：① 术者完成的针对 ACS 患者的 PCI 术≥75 例 / 年，所在医院应≥400 例 / 年，且可为 ACS 患者提供全天候救治；②术者完成针对稳定性冠状动脉患者的 PCI 术应≥75 例 / 年，所在医院应≥200 例 / 年。PCI 术 <400 例 / 年的医院应与高手术量(≥400 例 / 年)医院建立合作机制，且有书面协议、术者交流及相关支持人员。对非急诊高危 PCI 手术，如左主干远端病变、复杂的分叉病变、仅剩一支冠状动脉供血、复杂的慢性闭塞性病变，应当由有经验的术者完成，且所在医院有循环支持设备及监护室，同时有心脏外科待命。

十一、药物治疗、二级预防和随访

1. 二级预防　二级预防和心脏康复是血运重建整体治疗的一部分，这些措施可减少死亡率和致残率，成本效益更高，并可改善症状。

(1) 改善生活方式及康复治疗：冠状动脉疾病患者均应改善生活方式，包括戒烟、规律运动、健康饮食。所有住院或急性缺血事件后接受介入或外科 CABG 治疗的患者日常生活中需注意心脏康复治疗，并提高对治疗的依从性。

(2) 控制血脂：如无禁忌，所有血运重建的冠状动脉疾病患者长期服用他汀治疗，LDL-C 目标值 <70mg/dl(<1.8mmol/L)。

(3) 抗血小板：所有冠状动脉疾病患者服用低剂量阿司匹林(75~100mg/d)。如不能耐受阿司匹林患者建议选用氯吡格雷。

(4) 控制血压：冠状动脉疾病患者收缩压目标值 <140mmHg，舒张压目标值 <90mmHg，糖尿病患者舒张压目标值 <85mmHg。

(5) 控制血糖：HbA1c 应控制在 7% 以下，可预防微血管病变。

(6) ACEI/ARB：冠脉疾病患者如存在其他情况(如心衰，高血压、糖尿病)建议服用 ACEI。不能耐受 ACEI 建议选用 ARB。

(7) 控制心衰：合并心衰或心梗后左室射血分数 <40% 的冠状动脉疾病患者需口服 ACEI，若不能耐受可予 ARB。若无禁忌证，所有心衰或左室功能不全患者应服用 β 受体阻滞剂。若症状持续(NYHA-Ⅳ级)且射血分数 <35%，在 ACEI(ARB)及 β 受体阻滞剂基础上，建议加用醛固酮受体阻滞剂。

2. 随访　对无症状的某些特定患者，建议早期接受影像检查。PCI>2 年、CABG>5 年的患者应常规行负荷试验，高危患者(如无保护左主干狭窄)PCI 后随访 3~12 个月期是否应复查造影仍有争议。有症状的患者若负荷试验提示低危应强化药物治疗及生活方式改善，高危患者应复查冠状动脉造影。

总之，2014 年新版指南强调了以患者为中心的风险 - 获益评估、心脏团队多学科联合治疗决策及患者知情同意。在心肌血运重建的适应证、治疗策略及方法选择等多方面提出了翔实有效的指导意见；对血运重建相关抗栓治疗进行了较大幅度修改；提出了具体的临床随访方案。对我国临床心血管诊疗实践具有一定的参考和借鉴作用。

(杜润　张瑞岩)

多模态冠脉影像学进展

近年来中国冠心病发病率逐年增高并有年轻化的趋势。介入治疗是改善心肌供血、缓解冠心病症状的有效治疗方法之一，随着介入器械的改进以及操作技术的提高，接受介入治疗的患者也在逐年增加，已从10年前的全年几万例增加到现在的全年45万例以上，数量上仅次于美国。冠心病的诊断及介入治疗需要影像学支持，冠脉CT、冠脉造影等X线影像学技术可以让我们清楚地看到冠脉的解剖结构以及病变情况，在DSA指引下完成冠脉病变的球囊扩张以及支架置入。经过近10年的发展，对冠脉病变的影像学评价也从单一的X线影像发展到应用超声波、光学技术以及血流生理学评价技术，为精准评价冠脉病变、指导介入治疗以及术后效果评价提供了可靠手段。解放军总医院承办的"心脏影像及心脏干预大会"见证了我国冠脉影像学的发展和进步，最初会议的主题是2003年启动的血管内超声指导冠脉介入研讨会，至今年冠脉影像的会议内容已涵盖了冠脉的解剖结构以及生理功能等各方面，在国内冠脉影像技术应用方面起到了积极的推动作用。

冠脉CT是无创评估冠脉病变的常用方法之一，10年前临床应用的是16层、64层CT，时间分辨率和空间分辨率都较低，因此在冠脉病变的评价上具有一定的局限性，随后双源CT以及近年的320排CT、宝石CT、第二代FLASH双源CT的临床应用，不仅可以清晰显示冠脉狭窄，而且还可以评估斑块稳定性、心脏功能、心肌灌注以及存活心肌，我们在国内率先倡导心脏专科影像指导诊治的概念，并引入国内心内科首台双源冠脉专用CT机，年完成心内科冠脉诊疗的患者达7000人次，摸索应用艾司洛尔静脉注射及"Double Flash"技术不断提高CT检查的成功率，同时评价支架和旁路移植术后患者的血管情况。此外，CT指导慢性闭塞病变的介入治疗，提高了慢性闭塞病变的介入治疗成功率，也实现了冠脉CT从诊断模式向指导治疗模式的转变。

冠状动脉粥样硬化斑块是冠心病的主要原因，血管的狭窄、斑块破裂及血栓形成是心血管事件发生的主要机制，因此评估动脉粥样硬化斑块的进展和稳定性具有重要意义。从技术层面上看，近10年冠脉造影评估冠脉病变没有太多进展，三维重建定量(3D QCA)分析冠状动脉粥样硬化病变可以算是亮点之一，该技术应用序列冠脉造影(CAG)评价冠状动脉管腔狭窄变化情况。由于心脏血管是三维立体的，具有空间和时间的不均匀性，传统CAG是在二维平面上进行研究，由于投影角度有限，仅以某一个平面的血管狭窄度作为判断标准，存在较大偏差。基于荷兰莱顿大学医学中心与Medis公司研发一种新型冠脉造影的三维重建定量分析工作软件，可根据两幅投射体位角度>25°以上造影图像，对靶病变血管实现三维重建，并自动分析靶病变的长度、直径、狭窄、斑块体积、推荐最佳投照角度等参数值。为客观评价冠状动脉粥样硬化病变进展提供依据，解放军总医院心脏中心采用该项技术分析了分叉病变的最佳评价角度及随访患者的动脉粥样硬化进展临床特征，获得同行认可。

如何实现冠脉病变的精准介入治疗和提高治疗效果是介入医生面临的重要问题。10年前的介入治疗主要是基于DSA模式，依据冠脉造影结果进行介入治疗，这就存在对冠脉病变的评估不足进而影响治疗决策的问题，例如分叉病变的斑块如何分布的，病变的钙化程度如何，造影上的临界病变是否需要置入支架等，而病变的这些信息与治疗策略选择和治疗效果密切相关。冠脉腔内影像技术的代表是血管内超声(IVUS)、光学相干断层成像(OCT)以及血流储备分数(FFR)等技术，在国内经历了从无到有、再到精准指导介入治疗的过程。

IVUS能提供管腔和管壁的横截面图像，并对病变进行精确定量测定，包括狭窄节段和参考节段的血管直径、血管的横截面积，能了解斑块的分布、偏心或向心性，斑块的组成、性质，钙化的程度等，IVUS还可以评价斑块的稳定性，早期识别易损斑块，并为左主干支架、分叉病变、钙化病变等介入治疗提供有效的指导策略。IVUS全国大概有300多台，年手术使用量2万多人次，占PCI总量的4.4%，目前IVUS在国内大的心脏中心虽然已是常用的冠脉评价方法，但限于其检查费用较高，作为临床常规应用可能还需要一段时间。

OCT 是目前分辨率最高的腔内成像技术，不仅可识别斑块大体形态特征、斑块类型、脂质核大小、新生血管、巨噬细胞浸润和血栓程度及类型等，还可较好的识别易损斑块、评估斑块进展情况以及早期识别支架内新生动脉粥样硬化等，也是我国同步于国外的影像技术之一。OCT 的临床应用，让我们清晰地看到了支架与血管壁的相互关系、支架表面的内膜覆盖以及支架内血栓形成的原因等，我们在支架置入后的内膜覆盖以及晚期支架内动脉粥样硬化斑块等方面的研究同步于国外同行，研究结果也得到了认可。OCT 于 2003 年获得批准应用于临床，2005 年 OCT 被引入中国，我国学者应用 OCT 在冠脉斑块及介入治疗后效果评价等方面做了大量工作，研究结果得到国外同行的认可，国内开展 OCT 技术的中心也从最初的 1~2 家增加到 2014 年的 52 家，2014 年的 OCT 手术年 2500 例，仅为年介入手术量的 0.5%，仍有较大的提升空间。

冠脉压力导丝测定冠脉血流储备分数（FFR）克服了冠状动脉造影及 IVUS 只能对病变狭窄程度进行影像学评价的缺点，后两者关于狭窄到底对远端血流产生了多大影响（功能评价）不得而知；且这些图像形态学的方法不能识别造成患者心肌缺血的病变，还可能高估或低估病变的严重程度，导致需要治疗的病变没有处理或过度处理不需治疗的病变，目前全国装机约 200 台，但每月完成 1 例检查的仅占 96 家，2014 年的全年 FFR 检查手术量约 7500 例，约占年 PCI 手术量的 1.6%。

无创冠脉功能的评价除了运动心电图和负荷超声技术之外，负荷核素心肌灌注显像技术和心肌磁共振检查也在不断发展，尽管相比有创介入影像进展较迟缓，但也越来越受到业界的关注，心血管病分会也成立了心脏影像学组，与放射科同道一同致力于发展中国心脏影像事业，但目前仍有较大的改进空间，例如我国有 1387 所三级甲等医院，只有 615 个核医学科，美国 PCI 术 120 万例，核素心肌灌注检查近 1000 万例；2013 年我国 PCI 近 45 万例，但全国核素心肌灌注才有 10 万例。

影像学是评价冠脉病变和指导治疗的重要方法，新的影像技术的应用，提高了我国冠心病的诊治水平，我国冠心病介入治疗技术发展和成熟的 10 年，也是我国冠脉影像技术不断发展和推广的 10 年。冠脉影像学恰是介入医生的眼睛，影像技术的不断进步，可以让医生更精确的评估冠脉病变、制定更加合理的介入治疗方案，实现精准介入治疗的目标，进一步提高冠心病介入治疗效果，使冠心病患者有更大程度的获益。

（陈韵岱 田峰）

2014年ACC/AHA非ST段抬高急性冠脉综合征治疗指南的要点解读

急性冠脉综合征(ACS)是以冠状动脉粥样硬化斑块破裂及血栓形成,引起完全或不完全管腔闭塞为病理基础的一组临床综合征,包括急性ST段抬高型心肌梗死(STEMI)、急性非ST段抬高型心肌梗死(NSTEMI)和不稳定型心绞痛(UA),后两者合称为非ST段抬高急性冠脉综合征(NSTE-ACS)。约30%的ACS患者属于STEMI,另外70%左右的ACS患者属于NSTE-ACS。美国心脏病学院(ACC)和美国心脏协会(AHA)于2014年9月23日发表了《非ST段抬高急性冠状动脉综合征(NSTE-ACS)治疗指南》,新版指南较2007年ACCF/AHA指南和2012年ACCF/AHA指南修订进一步进行了全面更新,诠释了2012年以来在治疗NSTE-ACS患者方面所取得的重大进展,快速更新反映了该领域技术发展日新月异,现将新版指南解读如下。

一、术语更新和诊治策略更新

1. NSTE-ACS替代不稳定型心绞痛和急性非ST段抬高型心肌梗死　新指南采用了新的名称和术语,用非ST段抬高急性冠脉综合征替代了不稳定性心绞痛和非ST段抬高型心肌梗死,反映了目前临床上对这种频发且紧急的心脏疾病的思考方式,并强调不稳定型心绞痛和非ST段抬高型心肌梗死在病理生理学上的连续性。而且,表现为不稳定型心绞痛和非ST段抬高型心肌梗死的患者,从临床表现上确实难以区分。事实上,新版指南是对2007年版ACC/AHA不稳定型心绞痛和非ST段抬高型心肌梗死管理指南及其后续更新的首次完整修订。是为了强调不稳定型心绞痛和非ST段抬高型心肌梗死在病理生理学上的连续性。

2. "缺血指导策略"取代"初始保守管理"　新指南使用"缺血指导策略"(ischemia guided strategy)这一术语代替了"初始保守管理"(initial conservative management),更清楚地表达了这种方法的生理学基本原理。缺血指导策略包括指南指导的药物治疗,冠状动脉造影仅用于伴有难治或复发性缺血症状或血流动力学不稳定的患者。新指南更改的目的基于:①高危非ST段抬高急性冠脉综合征患者早期接受介入治疗的观点已经基本被认可,而早期或一开始即使保守治疗,也是为介入治疗进行铺垫和准备,从这点来说保守治疗本身已变得更为积极;②这一名称更改可以与ST段抬高型心肌梗死指南接轨。

3. 强调更积极的治疗策略　治疗方面,新指南治疗策略更为积极;一方面,早期介入策略被普遍接受;而药物治疗方面,早期开始药物治疗,对于缺血指导策略的低危患者也可以从指南指导的早期药物治疗中充分获益。此外,新指南提出,随着新型强效抗栓药物广泛应用,仍然面临着如何平衡降低主要心脏不良事件与增加出血风险的挑战。

4. 使用第三版心肌梗死全球通用定义　本指南强调第三版心肌梗死全球通用定义,区分原发性冠状动脉病变引起的心肌梗死(如自发性破裂斑块)以及与降低心肌氧供应和(或)需求增加相关、缺少冠状动脉直接病变的心肌梗死。随着肌钙蛋白检测的敏感性不断提高,第三版心肌梗死全球通用定义强调肌钙蛋白在心肌梗死诊断中的地位。

5. 出院后干预及多学科管理　指南中还对出院后患者教育、危险因素控制干预、双联抗血小板规范化治疗、胆固醇管理和心脏康复治疗等多方面内容都进行了更为详尽的阐述和意见推荐。在住院期间涉及NSTE-ACS的管理,这是患者在急性期获得良好预后的关键;出院计划则需要指导长期门诊随访的患者和家庭教育。此外,指南认为临床和基础科学领域的专家应通力合作,致力于NSTE-ACS患者的管理,包括心脏病、心脏外科、内科、急诊医学、药理学及临床化学等多学科的共同参与。

二、 早期临床评估和初步评价

1. 临床评估和初步评价　疑似 ACS 患者应根据 ACS 和不良预后的可能性进行风险分层，以决定是否需要住院治疗，协助治疗方案的抉择。疑似 ACS 且有高危特征（如持续性胸痛、严重呼吸困难、晕厥 / 晕厥前状态）的患者应即刻转送急诊科，如果条件允许，输送全程需有紧急医疗设备支持。

2. 早期风险分层

(1) 对于预后的推荐内容概要：早期风险分层：对于临床症状考虑为 ACS 的患者，应快速确定 ACS 的可能性，10 分钟内行 12 导联心电图检查；对于初始无诊断性心电图结果但有症状的患者，每隔 15~30 分钟行连续心电图监测；运用风险评分评估 NSTE-ACS 患者预后，合理利用风险分层模式制订治疗方案；新版指南倡导应用 TIMI 风险评分和 GRACE 风险评分对患者进行风险分层；对于伴有 ACS 症状，但缺乏心肌缺血的客观证据（心电图无缺血性改变，肌钙蛋白水平正常）的患者在急诊室转出前或在转出后 72 小时进行无创的影像学检查是合理的。

(2) 对于心脏生物标志物和心肌梗死通用定义的推荐内容概要：对所有症状符合 ACS 的患者行心肌肌钙蛋白检测，应在发病即刻和发病后 3、6 小时检测心肌肌钙蛋白 I 或 T 的水平；对于有心电图改变和(或)中、高风险 ACS，但初始肌钙蛋白水平正常的患者，6 小时后再检测肌钙蛋白水平；症状不明确时，需考虑呈现时间，以评估肌钙蛋白值；相比运用目前的高敏肌钙蛋白检测技术，CK-MB 和肌红蛋白都无益于 ACS 的诊断。

肌钙蛋白水平升高程度有助于判断短期和长期预后；对于心肌梗死患者，每隔 3~4 天重测 1 次肌钙蛋白值，评估心肌梗死情况；测定肌钙蛋白水平的同时，可考虑检测脑钠肽，进一步了解预后。

三、标准初始治疗

对于有 NSTE-ACS 相关症状的患者，包括症状复发、心电图缺血样改变或者心肌肌钙蛋白阳性的患者，可收入院治疗。治疗目标是快速解除缺血状态，防止进一步演变成心肌梗死和死亡。

1. 规范化的内科药物治疗

(1) 氧气：仅在氧饱和度 <90%、呼吸困难或其他低氧血症等缺氧表现的高危特征时，给予吸氧。

(2) 硝酸酯类药物：存在持续性缺血性胸痛症状者可舌下含服硝酸甘油，症状不缓解时每 5 分钟重复，共 3 次。若症状仍不缓解，可考虑静脉用药；伴持续性心肌缺血、心衰或高血压的患者可静脉应用硝酸甘油；近期使用过磷酸二酯酶抑制剂的患者禁用硝酸酯类药物。

(3) 镇痛治疗：经过抗缺血药物充分治疗后若缺血性胸痛症状仍不缓解，可考虑静脉应用吗啡；除阿司匹林外，NSTE-ACS 患者应用非甾体类抗炎药（NSAIDs）可增加患者发生严重不良心脏事件的风险，故 NSTE-ACS 患者住院期间禁止应用此类药物。

(4) β 受体阻滞剂：若无心力衰竭表现、心排出量降低、心源性休克高风险或其他 β 受体阻滞剂禁忌证的情况下，争取在住院 24 小时内应早期启动 β 受体阻滞剂治疗；伴病情稳定的心衰或左心收缩功能降低的 NSTE-ACS 患者，应用 β 受体阻滞剂时应选用美托洛尔缓释剂、卡维地洛或比索洛尔；若患者初诊时存在 β 受体阻滞剂禁忌证，应在随后的治疗过程中再次评估，确定可否应用此类药物并明确后续使用是否有意义；对于左室收缩功能正常的 NSTE-ACS 患者，可继续应用 β 受体阻滞剂；若患者存在心源性休克的危险因素，禁止静脉应用 β 受体阻滞剂。

(5) 钙通道阻滞剂（CCBs）：经 β 受体阻滞剂和硝酸酯类药物治疗后仍存在反复缺血症状的患者，若无禁忌证可服用非二氢吡啶类钙通道阻滞剂；存在复发性心肌缺血且应用 β 受体阻滞剂存在禁忌的患者，若不伴左心室功能异常、心源性休克高危因素、PR 间期 >0.24 秒、二度或三度房室传导阻滞但未安装起搏器等情况，可应用非二氢吡啶类钙通道阻滞剂治疗；若 β 受体阻滞剂治疗无效或有禁忌证或不能耐受，可选用钙通道阻滞剂治疗（避免应用短效非二氢吡啶类钙通道阻滞剂）；对于冠状动脉痉挛的患者，推荐使用长效钙通道阻滞剂和硝酸酯类药物；在未应用 β 受体阻滞剂的情况下，禁忌使用短效硝苯地平。

(6) 他汀类药物治疗：对于所有无禁忌证患者，应在早期开始并持续使用高强度的他汀类药物治疗，并最好是在 24 小时内完善空腹血脂检查。

(7) 血管紧张素转化酶抑制剂(ACEI)和血管紧张素受体阻滞剂(ARB):对于所有无禁忌证患者,应在早期开始并持续应用于左室射血分数≤40%、高血压、糖尿病或稳定的慢性肾脏病患者;不能耐受 ACEI 治疗的心衰或左室射血分数 <40% 的心肌梗死患者,可用 ARB 治疗。

2. 对确诊或疑似 NSTE-ACS 患者抗栓治疗的推荐 2014 年新指南首次在美国指南中对 P2Y12 受体阻滞剂在抗血小板的推荐力度方面进行了区分,与欧洲指南的推荐趋于一致,新型 P2Y12 受体阻滞剂的地位基于临床试验的结果得到明显提升。

(1) 阿司匹林:对于所有无禁忌证的 NSTE-ACS 患者,起病后应尽快给予阿司匹林咀嚼片 162~325mg,长期使用阿司匹林维持剂量 81~162mg/d。

(2) P2Y12 受体阻滞剂:对于早期 PCI 策略的患者,行 PCI 置入支架前应给予负荷剂量的血小板 P2Y12 受体阻滞剂,可选择氯吡格雷 600mg、普拉格雷 60mg 或替格瑞洛 180mg。无论接受早期介入治疗或缺血指导策略治疗,若无禁忌证,均应在阿司匹林基础上联合一种血小板 P2Y12 受体阻滞剂治疗 12 个月,可以选择氯吡格雷(负荷剂量 300~600mg 后以 75mg,每日一次维持);或替格瑞洛(负荷剂量 180mg 后以 90mg,每日 2 次维持)。在 NSTE-ACS 患者(无论接受了早期侵入性策略还是缺血指导策略),血小板 P2Y12 受体阻滞剂治疗时优先选择替格瑞洛而非氯吡格雷是合理的。在接受 PCI 且出血并发症风险不高的 NSTE-ACS 患者,优先选择普拉格雷而非氯吡格雷是合理的。对于 PCI 患者初始抗血小板治疗推荐的循证证据,2014 年新指南指出,在置入冠脉支架的 ACS 患者,有研究显示普拉格雷或替格瑞洛治疗相比氯吡格雷能够减少缺血性事件的复合终点发生和支架内血栓形成发生。

2014 年新指南指出,对于接受早期侵入性治疗或缺血指导策略的患者,替格瑞洛优于氯吡格雷。替格瑞洛是一种口服的、可逆性的血小板 P2Y12 受体阻滞剂,血浆半衰期相对较短(12 小时);相比氯吡格雷起效更快、更一致;此外,由于其作用是可逆性的,因此血小板功能恢复更快。2009 年发表于 *The New England Journal of Medicine* 的 PLATO 研究比较了替格瑞洛(180mg 负荷剂量,之后 90mg 每日 2 次维持)和氯吡格雷(300~600mg 负荷剂量,之后 75mg/d 维持),主要复合终点为血管死亡、心肌梗死和卒中。在该研究纳入的 NSTE-ACS 患者中,发现替格瑞洛与氯吡格雷相比能够使复合终点事件减少 16%,替格瑞洛治疗组患者的死亡率更低,同时替格瑞洛相比氯吡格雷不增加总体严重出血的发生率。基于 PLATO 研究在 NSTE-ACS 患者中所取得的减少复合终点事件和死亡率的研究结果,新指南做出了替格瑞洛优先于氯吡格雷的临床推荐。

(3) 糖蛋白(GP)Ⅱb/Ⅲa 抑制剂:对接受早期侵入性治疗和双联抗血小板药物(DAPT)治疗,且有中高危特征(如肌钙蛋白阳性)的患者应用 GPⅡb/Ⅲa 抑制剂;优先考虑依替巴肽或替罗非班。

(4) 非口服的抗凝和纤溶治疗:2014 年新指南指出,所有 NSTE-ACS 患者无论初始治疗策略如何,均应在抗血小板药物基础上应用抗凝药物。

依诺肝素:每 12 小时皮下注射 1mg/kg(肌酐清除率 <30ml/min 的患者减少剂量至每日 1mg/kg),在整个住院期间应用或直至行 PCI 时;初始静脉负荷剂量为 30mg。

比伐芦定:对于接受早期侵入性策略的患者应用比伐芦定治疗,直至诊断性冠脉造影或 PCI,负荷剂量为 0.10mg/kg,后持续输注 0.25mg/(kg·h),对于已接受双联抗血小板治疗的患者,仅必要时给予 GPⅡb/Ⅲa 抑制剂。

磺达肝癸钠:2.5mg/d 皮下注射,在整个住院期间应用或直至行 PCI 时。如果应用了磺达肝癸钠的患者接受 PCI 治疗,为降低导管内血栓形成的风险,需要附加抗凝治疗降低Ⅱa 因子活性,给予静脉普通肝素治疗 48 小时或者直至行 PCI,初始负荷剂量 60U/kg(最大剂量 4000U),后持续输注 12U/(kg·h)(最大 1000U/h)。

NSTE-ACS 患者不推荐使用静脉纤溶治疗;无论初始治疗策略如何,所有 NSTE-ACS 患者均应推荐给予抗凝联合抗血小板治疗,PCI 治疗后应停止抗凝治疗,除非有令人信服的理由需要继续该治疗。

四、心肌血管重建

关于冠状动脉血管重建方面,2014 年新指南强调了稳定型缺血性心脏病和 NSTE-ACS 患者的治疗方案的不同，NSTE-ACS 患者更适合采用血管重建治疗。因为 ACS 所引起的心肌缺血更容易演变成心肌梗死，甚至死亡。另外，ACS 患者用血管重建治疗比药物治疗更能有效地减少心绞痛的发生。在血管重建术式的选择上，也存在许多影响因素。一般而言，多血管病变的范围和复杂程度越大，CABG 预后比多血管病变 PCI 治疗的预后越好。

对于选择早期侵入性策略的患者需接受侵入性诊断性评估（冠脉造影）。选择初始缺血指导策略的患者，若出现以下情况，指南要求进行侵入性诊断性评估：①药物治疗失败的患者（难治性心绞痛、静息心绞痛或积极药物治疗时疗效有限）；②非侵入性的运动试验提示有缺血的客观证据（心电图动态变化、心肌灌注缺损）的患者；③有提示极高危预后风险临床指标（例如高 TIMI 或 GRACE 评分）的患者。

2014 年新指南细化对早期侵入性策略选择的临床建议：在有顽固性心绞痛、血流动力学或心脏电活动不稳定的 NSTE-ACS 患者（无严重并存疾病或禁忌证时），应行紧急 / 立即侵入性策略（若冠脉解剖允许，拟进行血运重建的患者行诊断性冠脉造影）；初始病情稳定的 NSTE-ACS 患者（无严重并存疾病或禁忌证时）如临床事件风险较高，也推荐采用早期侵入性策略。下述情况不推荐早期侵入性策略：①在有严重并存疾病的患者（例如肝脏、肾脏、肺功能衰竭、癌症）不推荐早期侵入治疗策略，因为此时血运重建和并存疾病的风险可能超过血运重建的获益；②TIMI 风险评分或 GRACE 风险评分提示 ACS 可能性较低、低风险且肌钙蛋白阴性的女性和缺乏高风险特征的患者推荐缺血指导策略；当选择缺血指导策略时，出院前推荐完成非侵入性负荷测试，从而了解严重缺血发生的负荷阈值。

五、后期医院护理、出院以及出院后的护理

NSTE-ACS 患者的治疗目标是尽可能恢复患者日常活动能力，根据情况调整治疗方案，纠正不良生活方式和危险因素。有 NSTE-ACS 症状的患者即高危人群，后续的心血管疾病预防工作便显得特别有效。一般而言，即使患者出院，住院期间的治疗方案也应该继续维持。出院后的治疗目标也应以改善预后为主，如控制症状、处理危险因素，如吸烟、高血压、血脂异常、肥胖等。治疗方案也应该根据住院期间的检查结果、CAD 的危险因素、药物耐受性和近期的手术情况而采用个体化治疗。经典的 A（阿司匹林、血管紧张素转换酶抑制剂），B（降压、β 受体阻滞剂），C（戒烟、降低胆固醇），D（合理饮食、控制糖尿病），E（运动、教育）方案仍可有效指导治疗。

六、特殊病患群体推荐

1. 老年 NSTE-ACS（≥75 岁） 合理应用药物治疗、早期侵入性治疗和血管重建治疗；个体化药物治疗，根据老年患者的体重和肌酐清除率调整剂量，减少各种原因引起的不良事件；制订以老年患者为中心的治疗方案，充分考虑患者的个人意愿、并发症、功能和认知状态以及预期寿命；推荐比伐芦定替代普通肝素加 GPⅡb/Ⅲa 的方案，减少缺血事件效果相当，且出血风险较低；血管重建治疗更适合选用 CABG，特别是有糖尿病和多血管病变的患者，有利于提高生存率，减少心血管疾病事件。

2. 心衰 对于有心衰病史的 NSTE-ACS 处理和无心衰患者的风险分层指南和推荐内容一样；综合考虑 CAD 程度、相关的心脏病变、左室功能不全和既往治疗选择最佳的血管重建策略。

3. 心源性休克 由于出现心脏泵衰竭，建议早期行血管重建治疗。

4. 糖尿病 对于合并糖尿病的 NSTE-ACS 患者采用与无糖尿病患者类似的急性期药物治疗、运动试验、冠脉造影和血运重建治疗决策。糖尿病患者的心血管风险高且更多有合并症，往往斑块不稳定，伴随多种缺血危险因素，预后差。研究显示，新型抗血小板药物相比氯吡格雷可以给糖尿病患者带来更多获益。TRITON-TIMI38 研究中，普拉格雷相比氯吡格雷能够降低缺血事件风险，同时不增加 TIMI 严重出血的发生率。在 PLATO 试验中，替格瑞洛相比氯吡格雷降低缺血事件风险（无论患者是否合并糖尿病及血糖控制情况如何），同时不增加严重出血的风险。

5. CABG 术后患者 建议根据指南推荐给予抗血小板和抗凝治疗以及早期侵入性治疗策略。

6. 围术期 NSTE-ACS 患者 对于非心脏手术所导致的 NSTE-ACS 患者给予指南推荐的药物治疗方案；对围术期 NSTE-ACS 患者需直接根除病因。

7. 慢性肾脏病(CKD)患者 CKD是NSTE-ACS预后不良的主要危险因素,合并CKD的患者往往同时合并高龄、心功能差、外周血管疾病等高危因素,缺血与出血事件的发生率均显著增加。因而需要评估肌酐清除率,根据药物动力学数据调整药物剂量;对行冠脉和左室血管造影的患者,充分补液;对轻度(2期)和中度(3期)CKD患者考虑侵入性治疗策略治疗。

8. 女性患者 对急性期和二级预防采用与男性同样的药物治疗,注意根据体重和肾功能情况调整抗血小板和抗凝药物剂量以减少出血风险;对于有NSTE-ACS症状和高危表现(如肌钙蛋白阳性)的女性患者,采用早期侵入性治疗策略;对于孕妇,若缺血指导策略无法解决危及生命的合并症,则考虑心肌血管重建治疗;对于低危特征的女性患者,不应采用早期侵入性治疗。

9. 贫血、出血和输血患者 评估所有患者的出血风险;根据体重制定抗凝和抗血小板治疗,并为CKD患者调整用药降低出血风险;对于血流动力正常且血红蛋白水平 >8g/dl 的患者,常规输血无益。

10. 服用可卡因和甲基苯丙胺的患者 除了有急性中毒征象(如欣快、心动过速、高血压等)和应用β受体阻滞剂的患者,对近期有服用可卡因和甲基苯丙胺的患者,采用常规治疗;对于有急性中毒征兆、高血压和心动过速的患者,可单独应用苯二氮草类药物或者联合使用硝酸甘油治疗;对于近期有服用可卡因和甲基苯丙胺且有急性中毒征兆的患者,不应使用β受体阻滞剂治疗,因为存在导致冠状动脉痉挛的可能。

11. 血管痉挛性心绞痛(变异型心绞痛)患者 单独使用钙通道阻滞剂或者联合使用硝酸酯类药物;应用HMG-CoA还原酶抑制剂、戒烟和纠正动脉粥样硬化危险因素;对阵发性胸痛合并一过性ST段抬高的患者,推荐有创或无创冠状动脉造影检查排除严重的冠脉疾病;对疑似血管痉挛性心绞痛,但临床标准和非侵入性检查无法确诊时,可以考虑在冠脉造影期间行激发试验。

12. 冠状动脉造影血管正常的ACS患者 若疑似内皮功能不全,但造影正常,可以考虑应用侵入性的生理评估(如冠脉血流储备分数测定)。

13. 应激性心肌病(Takotsubo心肌病)患者 对于有ACS和非阻塞性CAD表现的患者,需考虑应激性心肌病可能;行心室造影术、超声心动图或MRI,确诊或排除诊断;若血流动力学检查正常,则常规治疗(ACEI、β受体阻滞剂、阿司匹林和利尿剂);若有左室血栓给予抗凝治疗;对于有症状的低血压患者,在无左室流出道梗阻的前提下,可给予儿茶酚胺类药物治疗;对于顽固性休克的患者,可考虑使用主动脉内球囊反搏治疗;对于左室流出通道梗阻患者,考虑使用β受体阻滞剂;为防止左室血栓形成,可考虑给予预防性抗凝治疗。

(戴宇翔 葛均波)

参考文献

[1] Amsterdam EA, Wenger NK, Brindis RG, et al. 2014 ACC/AHA guideline for the management of patients with non-ST-elevation acute coronary syndromes: a report of the American College of Cardiology/American Heart Association Task Force on Practice Guidelines. Circulation, 2014, 130: 2354-2394.

[2] Danchin N, Cucherat M, Thuillez C, et al. Angiotensin converting enzyme inhibitors in patients with coronary artery disease and absence of heart failure or left ventricular systolic dysfunction. Arch Intern Med, 2006, 166: 787-796.

[3] Sorbets E, Labreuche J, Simon T, et al. Renin-angiotensin system antagonists and clinical outcomes in stable coronary artery disease without heart failure. Eur Heart J, 2014, 35: 1760-1768.

[4] Lindholm D, Varenhort C, Cannon CP, et al. Ticagrelor vs. clopidogrel in patients with non-ST-segment elevation acute coronary syndrome with or without revascularization: results from the PLATO trial. Eur Heart J, 2014, 35: 2083-2093.

[5] Wiviott SD, Desai N, Murphy SA, et al. Efficacy and safety of intensive antiplatelet therapy with prasugrel from TRITON-TIMI 38 in a core clinical cohort defined by worldwide regulatory agencies. Am J Cardiol, 2011, 108: 905-911.

[6] Stone GW. Balancing ischaemia and bleeding with dual antiplatelet therapy: a resolute endeavor. Eur Heart J, 2014, 35: 1914-1916.

[7] Lip GY, Windecker S, Huber K, et al. Management of antithrombotic therapy in atrial fibrillation patients presenting with acute coronary syndrome and/or undergoing percutaneous coronary or valve interventions: a joint consensus document of the European Society of Cardiology Working Group on Thrombosis, European Heart Rhythm Association (EHRA), European Association of Percutaneous Cardiovascular Interventions (EAPCI) and European Association of Acute Cardiac Care (ACCA) endorsed by the Heart Rhythm Society (HRS) and Asia-Pacific Heart Rhythm Society (APHRS). Eur Heart J, 2014, 35: 3155-3179.

[8] SEARCH Collaborative Group. Effects of homocysteine - lowering with folic acid plus vitamin B12 vs placebo on mortality and major morbidity in myocardial infarction survivors: a randomized trial. JAMA, 2010, 303: 2486-2494.

[9] O'Donoghue M, Boden WE, Braunwald E, et al. Early invasive vs conservative treatment strategies in women and men with unstable angina and non-ST-segment elevation myocardial infarction: a meta-analysis. JAMA, 2008, 300: 71-80.

[10] Salisbury AC, Reid KJ, Marso SP, et al. Blood transfusion during acute myocardial infarction: association withmortality and variability across hospitals. J Am Coll Cardiol, 2014, 64: 811-819.

分层、抗栓和重建——解读欧洲 2015 年 NSTE-ASC 指南

2015 年 8 月 29 日，欧洲心脏病学会(ESC)在线发表《2015 年非 ST 段抬高急性冠状动脉综合征(NSTE-ACS)诊断与治疗指南》[1]，对 2011 年发表的指南[2]进行了全面更新，充分反映了 4 年来相关领域的进展。新版指南以风险分层、抗栓治疗和血运重建为主题，最大特点是简明和实用。

一、为什么要更新 2011 年版指南

主要背景有 3 个方面。首先，根据 ECS 指南编写和更新原则，每隔 4 年要对上一版指南进行全面更新，以反映相关领域的最新进展，指导医务人员的临床实践。其次，急性冠状动脉综合征(ACS)的年发生率约为 3‰，仍然是全球关注的问题。尽管过去 10 年 ST 段抬高型心肌梗死(STEMI)的发生率已经下降，但是 NSTE-ACS 发生率却增高，住院期间死亡率不低于 STEMI，出院后 6 个月内死亡率甚至高于 STEMI。NSTE-ACS 是一种异质性疾病，症状、患者特征、疾病严重程度以及短期和长期结果不尽相同。这种异质性对诊断提出了严重挑战，并且治疗手段多样，从保守治疗到介入治疗，再到外科手术。目前临床对其诊断与治疗还没有引起足够重视，因此制订 NSTE-ACS 指南十分必要。最后，上一版指南发布后的一些重要研究进展推动了指南更新。这些进展集中反映在对 ACS 发病机制的认识渐趋深入，高敏肌钙蛋白检测广泛应用于临床诊断与风险分层，FFR(功能评估)和冠状动脉 CTA(解剖评估)的应用，新型 P2Y12 受体阻滞剂普拉格雷和替格瑞洛临床应用经验和研究数据的积累，坎格雷洛这种即刻起效，尤适合急诊应用的静脉 P2Y12 受体阻滞剂开始应用于临床，新一代药物洗脱支架的广泛应用，三联抗凝和抗血小板治疗，以及对延长或缩短双联抗血小板治疗(DAPT)时间认识的深入等。

新版指南编写组由 43 个国家的专家参与编写，具有广泛代表性。新版指南的篇幅略有增加，引用文献增加了 78 篇。新版指南由正文和网络补遗两部分组成，以保证指南的简明和实用。同时，新版指南还特别增加了诊断与风险评估、抗栓治疗和血运重建 3 个主题的问与答部分，每个主题有 40 个问题。此外，ESC 一如既往地提供了本版指南的口袋本、PDA 版和将要发布的 PPT 版。这些对于指南理解和推广非常重要。

二、诊断与风险分层

诊断工具主要有心电图、生物标志物(主要是肌钙蛋白)和无创检查(包括功能学和解剖学检查等)，新版指南提出一个很好的流程，有助于临床医师根据患者情况具体选择应用，可操作性极强。

静息 12 导联心电图是评估拟诊 ACS 患者的一线诊断工具。新版指南建议在患者到达急诊科后 10 分钟内获得心电图，或者理想的是在院前与医疗急救人员接触时获得，并且由有资质的医师即刻判读。虽然多达三分之一以上的 NSTE-ACS 患者心电图可以正常，但是特征性异常表现包括 ST 段下移、一过性 ST 段抬高和 T 波改变。如果标准导联记录不能诊断而患者又有提示进行性心肌缺血的体征或症状，则应当记录其他导联。记录 V_7~V_9 以及 V_{3R} 和 V_{4R} 导联分别可以显示左回旋支闭塞或右心室心肌梗死。在有体征和症状的患者，持续性 ST 段抬高提示 STEMI，并且要即刻施行再灌注治疗。比较心电图记录具有价值，尤其是对有心电图异常的患者。新版指南建议在症状持续存在或反复发生或诊断不确定时，再做后续的 12 导联心电图。在束支传导阻滞或起搏心律的患者，心电图对诊断 NSTE-ACS 没有帮助。

在 NSTE-ACS，快速诊断和风险分层对挽救生命的治疗或对针对具体风险的治疗至关重要。新版指南中，心脏高敏肌钙蛋白的检测已经引起了高度关注。与传统肌钙蛋白检测比较，高敏检测能够可靠检测出

循环血液中较低水平的肌钙蛋白，阴性预测值高，缩短了“检测肌钙蛋白的盲区”，可以更早诊断 ACS。因此，目前建议优先选择高敏肌钙蛋白检测。与肌酸激酶及其同工酶和肌红蛋白比较，心脏肌钙蛋白是反映心肌细胞损伤更敏感和更特异的标志物。如果临床表现提示心肌缺血，则心脏肌钙蛋白动态升高超过正常人群的第 99 百分位，提示心肌梗死。在心肌梗死患者，心脏肌钙蛋白水平在症状发作后快速升高（若采用高敏检测，通常在 1 小时内），并且在一定时间内（通常为数天）持续升高。技术进步导致心脏肌钙蛋白检测更加精确，使检测和定量心肌细胞损伤的能力提高。在欧洲，绝大部分的心脏肌钙蛋白检测都是在自动平台上完成，并且是敏感（例如可以在 20%~50% 的健康人检测到心脏肌钙蛋白）或高敏（在 50%~90% 的健康人检测到）的检测。建议使用高敏检测替代不敏感的检测。目前大部分应用的试剂条检测均不能视为敏感或高敏检测。因此试剂条检测的明显优势（检测时间短）被其较低的敏感性、较低的诊断准确性和较低的阴性预测值所抵消。总体上，与试剂条检测比较，自动检测得到了更全面的评估。随着这些技术的不断进步，并且性能特点与检测和医院相关，不再提出有关检测地点（中心实验室与床旁）的建议。来自大规模多中心研究的数据一致显示，与传统检测比较，敏感和心脏高敏肌钙蛋白检测提高了就诊时诊断心肌梗死的准确性，尤其在胸痛发作后早期就诊的患者，可以更快速地诊断和排除心肌梗死。

由于采用高敏检测诊断就诊时急性心肌梗死的敏感性和诊断准确性更高，因此可以缩短到第 2 次检测心脏肌钙蛋白的时间。这可以大大缩短诊断延迟，可以缩短在急诊科的等待时间，并且减少费用。新版建议采用 0 小时 /3 小时流程。作为一种可供选择的方法，当有心脏高敏肌钙蛋白检测行之有效的流程时，建议采用 0 小时 /1 小时流程。0 小时 /1 小时流程有赖于两个概念：首先，心脏高敏肌钙蛋白是一个连续变量，随着心脏高敏肌钙蛋白检测值的增加，心肌梗死的可能性增大。其次，可以将早期 1 小时内绝对水平的变化，作为 3 小时或 6 小时内绝对变化的替代指标，因此增加就诊时心脏肌钙蛋白检测的诊断价值。0 小时 /1 小时流程的判定水平具有检测特异性。这些流程应当永远与全面的临床评估和 12 导联心电图结合，并且在进行性胸痛或胸痛复发时，应当再次抽取血标本。

以患者临床表现、心电图变化和生物标志物检测结果作为风险分层的工具。除了某些临床统一使用的风险特征例如高龄、糖尿病和肾功能不全之外，最初临床表现能够高度预测早期预后。与体力活动诱发的症状比较，静息时的胸痛预后更差。在间断有症状的患者，在核心事件发生前的频繁症状发作，也会对预后产生负面影响。就诊时心动过速、低血压、心力衰竭和新出现的二尖瓣反流，提示预后不良，需要得到快速诊断和处理。

最初的心电图可以预测早期风险。与心电图正常的患者比较，ST 段下移患者的预后较差。ST 段下移的导联数和 ST 段下移的幅度，可以提示缺血范围，并且一方面与预后有关，另一方面可以从有创治疗策略中获益。在两个或两个相邻导联 ST 下移≥0.05mV，同时有相应的临床表现，提示 NSTE-ACS，并且与预后不良有关。ST 段下移伴一过性 ST 段抬高，提示为高危亚组患者，而相关的 T 波倒置并不能改变 ST 段下移的预后价值。虽然就诊时不伴有其他心电图异常的孤立性 T 波倒置与不良预后无关，但是它往往会加速诊断和治疗。

除了诊断价值以外，心脏肌钙蛋白水平对于临床和心电图表现评估短期和长期死亡率的价值具有补充意义。虽然心脏高敏肌钙蛋白 T 和 I 的诊断准确性相当，但是心脏高敏肌钙蛋白 T 的预后价值更大。就诊时高敏肌钙蛋白水平越高，患者死亡风险越大。已经显示，多种生物标志物与 NSTE-ACS 死亡率相关，其中几种对心脏肌钙蛋白评估预后具有补充价值。还应当在所有 NSTE-ACS 患者评估血清肌酐和估测的肾小球滤过率。已经得到广泛证实的脑钠肽（B 型脑钠肽、N 末端 B 型脑钠肽和中间区域 A 型脑钠肽前体），在心脏肌钙蛋白的基础上提供了预后信息。在某种程度上，同样应用于高敏 C 反应蛋白和新型生物标志物，例如中间区域肾上腺髓质素前体、生长分化因子 15 和和肽素。

对于 NSTE-ACS，通过评分定量评估缺血性风险，要优于单独临床评估。GRACE 风险评分对于入院和出院提供了最准确的风险评估。GRACE 2.0 风险计算器不需要计算分数，可以直接评估住院、6 个月、1 年和 3 年的死亡率。同时还能提供 1 年死亡或心肌梗死联合风险。TIMI 风险评分采用 7 项参数加法评分系统。这个评分使用简单，但是其识别精度不如 GRACE 风险评分和 GRACE 2.0 风险计算。

必须快速评估拟诊 NSTE-ACS 的患者，识别有致命性心律失常风险并且需要密切监测以及即刻冠状动脉造影的进行性心肌缺血的患者。应当在综合性急诊科或胸痛单元观察拟诊 NSTE-ACS 的患者，直到能够诊断或排除心肌梗死的诊断。最大的挑战是如何整合临床表现与心电图、肌钙蛋白检测和影像检查所获得的信息，提出一个标准化的治疗策略。评估急性风险可以帮助最初评估、选择治疗科室（CAD 监护病房或重症监护病房、即刻治疗病房、住院监护病房或普通病房）和如何治疗，包括抗栓治疗和冠状动脉造影时机。就诊时风险最高，并且可以持续升高数天，但是随着时间降低，取决于临床表现、合并性疾病、冠状动脉解剖和血运重建治疗。应当与患者及其家属交流评估风险的结果。

恶性心律失常是导致 NSTE-ACS 患者早期死亡的重要原因，新版指南首次提出对这类患者要常规监测心律 24 小时。早期血运重建治疗以及使用抗栓药物和 β 受体阻滞剂，可以明显降低急性期致死性心律失常的发生率(<3%)，而多数心律失常事件发生在症状发作 12 小时之内。发生威胁生命心律失常的患者，更多有严重心力衰竭、左室射血分数 <30% 和 3 支 CAD。发生心律失常低危的 NSTEMI 患者，需要在即刻或 CAD 监护病房监测心律≤24 小时，或监测到冠状动脉血运重建治疗。而发生心律失常中、高危患者，需要在加强或 CAD 监护病房监测心律 >24 小时，这取决于临床表现、血运重建治疗的彻底性和血运重建治疗后的时间。

除了短期危险因素之外，有许多情况与长期风险有关，包括疾病过程复杂、左心室收缩功能不全、心房颤动、严重 CAD、血运重建治疗状态、无创检查显示残余缺血的证据和心脏以外的合并性疾病。现代 NSTE-ACS 注册研究显示，1 年死亡、心肌梗死和反复发生的 ACS>10%。尽管早期事件与冠状动脉斑块破裂和相关的血栓形成有关，但是后者中多数可以是由于冠状动脉和全身动脉粥样硬化进展的结果。

严重出血事件与 NSTE-ACS 的死亡率增高有关。CRUSADE 出血风险评分考虑了患者基线特征（女性、糖尿病史、周围血管疾病史或卒中）、入院时临床参数（心率、收缩压和心力衰竭体征）和入院时实验室检查（血细胞比容、计算后的肌酐清除率），评估患者住院期间发生严重出血时间的可能性。ACUITY 出血风险评分包括 6 项独立的基线预测因素（女性、高龄、血清肌酐水平升高、白细胞计数、贫血和 NSTEMI 或 STEMI 表现）和 1 项与治疗相关的参数（使用普通肝素和糖蛋白Ⅱb/Ⅲa 抑制剂而不是单独比伐芦定）。该风险评分能够识别 30 天内非 GABG 相关的严重出血和后续 1 年死亡率风险增高。总体上，对于接受冠状动脉造影 ACS 患者，CRUSADE 和 ACUITY 评分对严重出血的预测价值尚可，而 CRUSADE 评分的鉴别价值最高。

三、抗血小板治疗

抗血小板治疗涉及药物选择、使用时机和使用时间 3 个方面。新版指南建议所有 ACS 患者应用包括阿司匹林加上一种 P2Y12 受体阻滞剂的双联抗血小板治疗。与氯吡格雷比较，新的 P2Y12 受体阻滞剂(替格瑞洛和普拉格雷）能够提高抗缺血效果，因而优先建议应用。然而，由于 ACCOAST 试验显示普拉格雷的出血风险太高，不建议在 NSTE-ACS 患者接受冠状动脉造影前预先应用普拉格雷。坎格瑞洛和沃拉帕沙（vorapaxar）已经获准应用于临床，但是新版指南认为，根据目前有限并且结果有些矛盾的已经发表的资料，还难以提出任何建议。

氯吡格雷（负荷剂量 300~600mg，维持剂量 75mg/d）是一种无活性的前体药物，需要经过肝脏的细胞色素 P450（CYP）系统的氧化生成活性代谢产物。约 85% 的前体药物经酯酶水解灭活，仅有 15% 的氯吡格雷可以转化为活性代谢产物，选择性地和不可逆地抑制血小板 P2Y12 受体，进而抑制 ADP 诱导的血小板聚集。DAPT 可以降低 NSTE-ACS 患者的反复缺血性事件发生率，但是多达 10% 的 ACS 患者在第一年内仍再次发生缺血性事件，其中支架内血栓的发生率高达 2%。这种残余风险可以部分解释为对氯吡格雷的反应不足导致了对血小板抑制程度的欠佳。药效动力学和药代动力学研究表明对抗血小板药物的反应的确存在个体差异，反应过低者会增加缺血风险；相反，反应过高者则会增加出血风险。有证据表明关键基因的多态性参与了氯吡格雷活性代谢产物生成及其临床效果的差异。

普拉格雷（负荷剂量 60mg，维持剂量 10mg/ 天）也是一种前体药物，可以不可逆地抑制血小板 P2Y12 受体，并且比氯吡格雷起效更迅速、抑制程度更强。普拉格雷严重出血发生率更多见，主要由于自发性出血和致死性出血的增加。普拉格雷使 CABG 早期出血的发生率至少增加 4 倍。普拉格雷可以显著降低全部患者以及接受药物洗脱支架的患者明确的或可能的支架内血栓发生率。因此，如果正在使用氯吡格雷的患者发生了支架内血栓，应当换用普拉格雷。普拉格雷禁用于可能对既往卒中或短暂性脑缺血发作的患者、年龄 >75 岁或低体重（<60kg）的患者。

替格瑞洛是一种口服的、可逆的 P2Y12 受体阻滞剂，其血浆半衰期为 6~12 小时。另外，替格瑞洛还可以通过平衡型核苷转运蛋白 1(ENT1) 来抑制腺苷的再摄取。替格瑞洛比氯吡格雷起效更快、效果更强，而且失效也更快，因此，血小板功能可以迅速恢复。替格瑞洛可以增加经 CYP3A 途径代谢的药物浓度（例如辛伐他丁），同时，中度的 CYP3A 抑制剂（例如地尔硫䓬）也可以增加血浆替格瑞洛的浓度，可能会延迟其失效时间。替格瑞洛对于所有 NSTE-ACS 患者均获益，并且可以显著降低支架内血栓的发生率。替格瑞洛除了增加轻微或非 CABG 相关的严重出血发生率以外，不良反应还包括呼吸困难（不包括支气管痉挛）、增加无症状心室停搏发生率以及尿酸水平。

坎格瑞洛是一种三磷酸腺苷类似物的静脉制剂，能够可逆地且高亲和力地与血小板 P2Y12 受体结合，血浆半衰期仅 <10 分钟。在 NSTE-ACS 患者中，静脉注射坎格瑞洛后可以迅速高效地抑制 ADP 诱导的血小板聚集，并且停药后 1~2 小时内血小板功能可以恢复正常。坎格瑞洛可以降低接受 PCI 的 ACS 患者围术期死亡、心肌梗死、缺血导致的再次血运重建以及支架内血栓的相对风险。虽然坎格瑞洛增加了 TIMI 严重和轻微出血发生率，但是并没有增加输血率。坎格瑞洛已分别在 2015 年 3 月和 6 月获准在欧洲和美国上市。

DAPT 优化时间仍有争论，并且应当根据缺血与出血风险来个体评估。延长超过 1 年以上的双联抗血小板治疗可以获益。根据新近发表的 DAPT 和 PEGASUS 试验的结果，在高危缺血和低危出血的患者，可以考虑使用到 30 个月（应用普拉格雷或氯吡格雷）或者到 48 个月（优先应用替格瑞洛，1 年后减量为 60mg，每日 2 次）。相反，在高危出血的患者，可以考虑缩短治疗时间。

四、血运重建治疗

主要包括冠状动脉造影的应用、常规有创治疗策略与选择性有创治疗策略的比较，以及血运重建治疗的时机。

有创冠状动脉造影检查始终是 NSTE-ACS 患者治疗的核心。绝大多数情况下，医师应当做到：①根据冠状动脉阻塞性病变确诊 ACS（或者除外冠状动脉来源的胸痛），接下来指导抗栓治疗或者避免不必要的使用抗栓药物；②明确罪犯病变；③明确是否需要进行血运重建治疗，以及选择何种方式（PCI 或 CABG）。

NSTE-ACS 患者冠状动脉造影的结果多种多样，包括完全正常的血管到严重弥漫的冠状动脉病变。多达 20% 的 NSTE-ACS 患者的冠状动脉没有病变或者仅为非阻塞性病变，在阻塞性冠状动脉病变的患者中，40%~80% 的患者存在多支病变。冠状动脉桥血管病变和左主干病变分别占 NSTE-ACS 患者的 5% 和 10%。STEMI 和 NSTEMI-ACS 患者的罪犯病变均最常位于左前降支（多达 40%）。另外，NSTE-ACS 患者的罪犯病变常位于血管的近段和中段，且出现率相似。

对患者进行短期和长期的风险分层冠状动脉造影部分强调了 NSTE-ACS 患者可以有不同的造影表现，提出了如何鉴别罪犯病变的方法，阐述了 FFR 的应用价值。冠状动脉造影检查发现的罪犯病变至少存在以下 2 种形态特征：管腔内血栓样的充盈缺损（急性血管闭塞且闭塞近端呈方形或凸面形，血管虽然通畅但在狭窄处或狭窄附近出现充盈缺损，周围出现对比剂滞留）、斑块溃疡（血管壁外对比剂显示出模糊轮廓）、不规则斑块（边缘不规则或突出）、夹层或血流受限。近 1/4 的 NSTEMI 患者存在冠状动脉的急性闭塞，冠状动脉造影检查时 2/3 的闭塞血管已经出现侧支循环。因此鉴别急性、亚急性以及慢性闭塞往往具有挑战性，仅仅通过冠状动脉造影来识别罪犯病变存在相当的困难。然而，由于 NSTEMI 患者存在血流动力学异常以及急性微循环功能障碍，无法达到冠状动脉的最大程度扩张。因此，FFR 会被高估，而血流动力学相关的狭窄会被低估。目前，有关 FFR 指导 PCI 治疗对于 NSTE-ACS 患者的价值尚没有明确答案。

关于血运重建治疗的时机，新版指南根据患者的风险分层结果明确提出分为即刻（2 小时以内）、早期（24 小时以内）和有创（72 小时以内）3 种策略，这种具体化定义对文献数据统计、临床应用和研究都具有更强的实用性。

1. 即刻有创治疗策略(<2 小时) 随机对照研究通常都将极高危的 NSTE-ACS 患者排除在外。若不处理,这类患者的短期及长期预后极差,无论心电图或生物标志物如何,都建议紧急有创治疗(入院后 2 小时内,类似于 STEMI 的处理),进行血运重建。对于院外发生心脏骤停且心电图无 ST 段抬高的患者应当进行个体化治疗,应当在急诊科进行多学科联合会诊。意识清醒的患者应当立即进行冠状动脉造影检查,昏迷的患者应当首先排除非冠状动脉病变引起的心脏骤停,一旦排除,只要情况允许应立即行冠状动脉造影检查。

2. 早期有创治疗策略(<24 小时) 早期有创治疗策略是指入院 24 小时内完成冠状动脉造影检查。早期有创治疗策略显著降低再发心肌缺血,缩短住院时间,有降低严重出血和主要不良心血管事件发生率的趋势。因此,建议至少包括一项高危因素的患者采取早期有创治疗策略。

3. 有创治疗策略(<72 小时) 建议无缺血症状但是至少有 1 项中危因素的患者在 72 小时内完成有创治疗。如果患者需要转运,应当遵循 72 小时的时间窗。

4. 选择性有创治疗策略 无缺血症状并且无任何一项危险因素的患者可以认为低缺血风险。建议这类患者首先进行无创的负荷试验(首选影像学检查),如果能够诱发缺血,再进行有创检查。

总之,尽早采取有创治疗措施比延迟有创治疗可以降低反复心肌缺血的风险,缩短住院时间。有创冠状动脉造影检查和血运重建治疗的最佳时间应当根据风险分层个体化制定。建议极高危(至少有一项极高危因素)的患者采取紧急有创治疗策略(<2 小时);建议高危(至少有一项高危因素)患者采取早期有创治疗策略(<24 小时);如果至少有一项中危因素,从就诊到冠状动脉造影检查的时间窗最长不要超过 72 小时;对于低危患者,建议首先进行无创的负荷试验(首选影像学检查),如果能够诱发缺血,再进行有创检查。

与经股动脉途径比较,经桡动脉途径可以减少出血发生率和明显降低总死亡率,因而优先选择应用于 NSTE-ACS 患者,但是要求术者有足够的经桡动脉途径的经验。

对于选择血运重建治疗(PCI 还是 CABG)取决于患者的临床情况、合并性疾病和冠状动脉病变的严重程度。然而,目前还没有在 NSTE-ACS 背景之下比较 PCI 与 CABG 的随机试验。对于多支血管病变,应当根据当地医院的治疗流程讨论血运重建治疗策略,或只处理罪犯病变,或分次 CABG,或多支病变一次行 PCI,或多支病变 CABG。

五、小 结

新版指南将 NSTE-ACS 患者的诊断和处理小结为 6 步,覆盖了患者从入院到出院全程,极具临床操作性。包括最初评估,诊断、风险分层和心律监测,抗栓,有创策略选择,血运重建方式,出院和出院后处理。

新版指南具有 6 大亮点,包括最高级别建议应用经桡动脉施行冠脉造影和冠状动脉介入治疗、建议使用 Hs-cTnT 1 小时检测流程、根据缺血与出血的风险选择 DAPT 的时间、不建议预先使用 P2Y12 受体阻滞剂、建议监测 24 小时心律和在口服抗凝药的基础上如何实施 DAPT。同时,新版指南也提出了 15 个目前没有答案的问题,指明了将来研究的方向。

此外,新版指南强调了二级预防对改善 NSTE-ACS 之后的寿命和预防长期心血管事件的重要性。这些措施包括生活方式的改善、运动、戒烟和应用明确能够改善预后的药物,其中强化他汀治疗十分重要。如果单独使用他汀没有使低密度脂蛋白胆固醇达标,根据新近发表的 IMPROVE-IT 研究的结果,应当加用依泽麦布。

(颜红兵)

参考文献

[1] Roffi M, Patrono C, Collet JP, et al. 2015 ESC Guidelines forthe management of acute coronary syndromes in patients presenting without persistent ST-segment elevation. Eur Heart J, 2015, pii: ehv320.

[2] Hamm CW, Bassand JP, Agewall S, et al. 2011 ESC Guidelines forthe management of acute coronary syndromes in patients presentingwithout persistent ST-segment elevation. Eur Heart J, 2011, 32: 2999-3054.

第三篇 心律失常

如何识别心外膜起源的心动过速

随着对心脏电生理认识的提高，绝大多数快速性心律失常都能通过射频消融术来解决。通常经心内膜电生理标测即可明确心律失常的机制和起源，进而发放射频能量行干预治疗，达到治疗心律失常的目的。然后某些情况下当于心内膜无法明确心律失常起源点或有效靶点时，须考虑心外膜可能是心律失常的起源点或参与了心律失常的折返。虽然全面的心脏电生理检查可明确心律失常的发生机制并制订消融策略，但体表心电图以及一些心内电生理标测结果就可能高度提示心律失常起源于心外膜。了解这些对于我们选择合适的消融策略是非常重要的。

在心外膜参与的心动过速中，以室速最为常见，特别是非缺血性心肌病室速，心外膜室速发生率约35%；其次是缺血性心肌病室速，发生率约16%；此外，致心律失常性右室心肌病（ARVC）的病人心外膜室速发生率约45%。当然，对于心脏结构正常的心律失常，也有一些是起源于心外膜，主要有以下几种：①心外膜的房室旁路，包括冠状静脉参与、心耳与心室之间的房室旁路；②心耳参与的房速，因为心房肌较心室肌薄，盐水灌注大头的能量可轻易能穿透心外膜，但由于心耳内梳状肌分布特征以及心耳内消融易穿孔的风险，部分需要从心外膜消融甚至外科切除；③无器质性心脏病心外膜室速，其主要起源于冠状静脉系统，包括心大静脉、前室间静脉；以及起源于消融导管不易到达的左室顶部。下面我们对这些心外膜心律失常的心电图特征及心内电生理特征等作一简要介绍。

一、室　　速

在心外膜起源或参与的心动过速中，室速处于第一位。心电图的鉴别基于以下假定：QRS波的起始部分代表心室激动缓慢由心外膜向心内膜除极；而后心室除极传导至心内膜通过希浦系统快速激动心室。鉴别心外膜的心电图特征包括一般特征以及定位特征。

一般特征包括以下几个参数：

(1) 假性delta波（pseudo-delta wave，PdW）：指胸前导联的QRS波起点至最早快速波折起始处的时间间期。Berruezo等研究了右束支阻滞形态的缺血性或扩张性心肌病室速病人的心电图，这部分病人心内膜消融失败而通过心外膜途径消融成功。他们发现假性delta波≥34毫秒在预测心外膜起源室速的敏感性和特异性分别为83%、95%。Bazan等在15个病人（9例非缺血性心肌病、6例心脏结构正常）中验证了这一参数，主要是通过心内外膜多部位起搏图形来分析。他们发现心外膜起源室速的假性delta波显著长于心内膜起源；假性delta波≥34毫秒诊断敏感性为96%，但在预测左室心外膜起源室速的特异性较低（27%）。

(2) 类本位曲折时间（intrinsicoid deflection time，IDT）：是指V2导联的QRS波起点至R波峰顶的时间间期。IDT≥85毫秒在预测心外膜起源室速的诊断敏感性和特异性分别为87%、90%。Bazan等的研究表明相比心内膜起搏，心外膜起搏的IDT时间更长，然而IDT≥85毫秒诊断敏感性和特异性只有39%、24%。

(3) shortest precordial complex（RS）：是指在任一胸前导联的QRS波的起点至第一个S波底部的时间间期。Berruezo的研究表明RS≥121毫秒的诊断敏感性和特异性为76%、85%；而Bazan的研究的诊断敏感性和特异性分别为53%、79%。

(4) QRS波时程：指在胸前导联从最早心室激动至QRS终点的时间间期。心外膜起源室速其QRS波时程长于心内膜，但没有一个明确参数能区分心内外膜起源。

(5) 最大偏转指数(maximum deflection index，MDI)：指任一胸前导联 QRS 波起点至最早最大偏转时间间期与最大 QRS 波时程比值。MDI ≥0.55 在预测起源于瓦氏窦附近及左室顶部附近结构正常的心外膜室速有很强的特异性和敏感性，但在预测器质性心脏病心外膜室速方面资料甚少。

(一) 器质性心脏病心外膜室速

根据上述参数，Bazan 等提出了鉴别非缺血性心肌病心外膜室速鉴别流程。

除了鉴别心外膜起源的常规指标，还有一些定位心外膜起源部位的指标。心内外膜起源的室速心电图存在差异，这基于两个原因：心外膜层的心室肌缓慢传导以及除极方向。当起源于心外膜时，QRS 波的起始部通常表现为 Q 波，而起源于心内膜时通常表现为 rS 波。

1. 左心室

(1) 左心室基底部：室速起源于基底部表现为胸前导联正向一致性。I 导联有 Q 波、下壁导联无 Q 波是左室上基底部心外膜起源；相反地，下壁导联有 Q 波是左室下基底部心外膜起源的预测指标。

(2) 左心室心底部：心底部上部室速胸前导联呈现负向一致性和电轴右偏。I 导联有 Q 波支持心底部上部区域心外膜起源；当下壁导联呈同负向波支持心底部下部区域心外膜起源。

(3) 左心室心尖部：室速起源左心室心尖部表现为胸前导联负向一致性，V4~6 呈现 QS 形，V2 起始部 Q 波预测此区域心外膜起源室速。

以上这些定位指标对应都是对于非缺血性心肌病室速，而对于缺血性心肌病室速，心肌梗死导致的 Q 波会影响这些鉴别指标的应用。

2. 右心室　通过对左室心内外膜起搏心电图分析发现：I、V2 导联呈现 Q 或 QS 提示右心室前壁心外膜起源室速；下壁导联 Q 波提示右心室下壁心外膜起源室速。用于鉴别左心室心外膜起源的常用指标并不适用于右室，这是由于右室心肌较薄且蒲肯野纤维分布并不丰富，进而导致心内外膜传导速度差异并不显著。

对于器质性心脏病而言，其室速形态多变，一般存在多种不同来源的室速，体表心电图特征有助于我们快速确定标测的路径及大致的区域，表 1 为不同类型心脏病室速的心内外膜室速鉴别流程。

表 1　结构性心脏病心外膜室速鉴别流程

缺血性心肌病	扩张型心肌病	ARVC(LBBB VT)
一般标准 PdW ≥34ms IDT ≥85ms RS ≥121ms MDI ≥0.55	一般标准 PdW ≥34ms IDT ≥85ms RS ≥121ms MDI ≥0.55	一般标准 PdW、IDT、RS 可能高于心外膜
定位标准 对于非 Q 波缺血性心肌病，不同导联 Q 波对应该区域心外膜室速出口； 通过心外膜与心内膜起搏图形与临床发作室速相比较	定位标准 下壁导联 Q 波代表左室下部； I 导联 Q 波代表上基底部或心底部上部； 上基底部心外膜室速下壁导联无 Q 波； 通过心外膜与心内膜起搏图形与临床发作室速相比较	定位标准 导联 Q 波代表对应局部心室激动； 通过心外膜与心内膜起搏图形与临床发作室速相比较

(二) 结构正常心外膜室速

心脏结构正常心外膜室速主要起源于心大静脉(GCV)、前室间静脉(AIV)以及左室顶部(LV summit)，这些结构与左、右室流出道毗邻，其心电图形态特征与流出道室速相似，但仍有其自身特征。

MDI 是区分结构正常室速起源的重要指标，MDI ≥0.55 的心外膜室速诊断敏感性和特异性分别为 100%、98.5%。LIN 等研究表明 IDT>70 毫秒、MDI ≥0.55 强烈提示室速起源于冠状静脉系统。

起源于 GCV 室速要与 LVOT 室速相鉴别，起源于 GCV 室速 MDI ≥0.55，PdW、IDT、RS 显著长于心内膜室速，起源于远端 GCV 的室速其 V5、V6 导联有 S 波，V1 导联呈 RBBB 图形；起源于 GCV 与 AIV 连接处的室速胸前导联移行在 V2 导联之前，V1 导联可呈 RBBB 或 LBBB 图形。起源于 AIV 室速要与 RVOT 室速相鉴别，其 MDI ≥0.55，V1 导联为 rS 形，V5、V6 导联无 S 波，V1 导联 r 波振幅高于 V2 导联。起源于左室顶部室速 MDI ≥0.55，PdW ≥34 毫秒，IDT ≥85 毫秒，下壁导联 R 波振幅较高，V1 导联呈 LBBB 图形，移行在 V2 导联，V5、V6 导联无 S 波。符合下列心电图特征（aVL/aVRQ 波比率 >1.85，V1 导联 R/S 比率 >2，V1 导联无 q 波）的左室顶部室速能通过心外膜成功消融。

当心内电生理检查符合以下特征，要考虑对应的心外膜起源室速：①心内膜最早激动点呈现一片，在最早激动点 $2cm^2$ 区域激动差值不超过 10 毫秒要考虑对应心外膜起源；②在心内膜最早激动点处记录到的近场电位前有一远场电位；③在心内膜最早激动点起搏不能夺获远场电位，起搏 QRS 波群形态与临床室速形态并不一致。此外，当在心内膜进行电压标测时，即使双极电压正常，当左室单极电压≤8.3mV、右室单极电压≤5.5mV 要考虑对应心外膜存在瘢痕，室速可能与心外膜有关。

二、房 室 旁 路

（1）冠状静脉系统房室旁路：冠状静脉系统有连接心房与心室之间的肌束，Ⅱ导联负向 delta 波预测在冠状静脉、心中静脉消融成功的敏感性和特异性为 87%、79%；aVR 导联尖的正向 delta 波，V6 导联深的 S 波（R>S）预测在冠状静脉消融成功的敏感性和特异性为 91%、99%。除此之外，在冠状静脉消融靶点，通常能记录到一个类旁道电位的高频电位，位于最早心室激动之前。当后间隔旁路在左后间隔和右后间隔处寻找不到理想消融靶点，要想到冠状静脉旁路的可能性。

（2）心耳与心室之间连接：心耳与心室之间存在肌束连接，而对于连接右心耳与右心室之间的房室旁路，心电图无显著特点。当怀疑旁路位于三尖瓣环 9 点至 12 点种位置时，在心动过速发作时 VA 间期较长，三尖瓣环反复消融不成功时要考虑右心耳 - 右心室房室旁路。对于左心耳与左心室连接房室旁路资料较少，但左心耳偏前，该类型心电图与二尖瓣环前游离壁旁路相似，其前向不应期较短，有效不应期一般在 200 毫秒左右，易发生室颤。当左侧前游离壁旁路最早心房逆向激动在左心耳附近，而在二尖瓣环反复消融不成功时要考虑左心耳 - 左心室旁路，一般常规射频消融很难成功，需外科手术切除。

三、房 速

（1）左心耳房速：左心耳房速与左上肺静脉（LSPV）房速相似，但相对于 LSPV，左心耳更偏前。当心电图呈 LSPV 房速的特征（V1 和下壁导联宽而钝挫的正向 P 波）并同时表现为Ⅰ导联深的负向 P 波时应考虑左心耳起源。Ⅰ、aVL 导联负向 P 波预测左心耳房速敏感性和特异性分别为 92%、97%。

（2）右心耳房速：右心耳与三尖瓣环上部房速其心电图特征类似，表现为 V1、V2 导联负向 P 波，部分 V1 导联有钝挫，V6 导联为正向 P 波，下壁导联呈低幅正向 P 波。

总之，体表心电图特征及一些腔内电生理特征对于鉴别和发现心外膜心动过速是非常有帮助的，但最终的诊断确立还需要进一步详细的心脏电生理标测。

（郑强荪 刘雄涛）

参 考 文 献

[1] Yoav Michowitz，Bernard Belhassen. Electrocardiographic recognition of epicardial arrhythmias. Card Electrophysiol Clin，2010，2：25-33.

[2] Berruezo A，Mont L，Nava S，et al. Electrocardiographic recognition of the epicardial origin of ventricular tachycardias. Circulation，2004，109：1842-1847.

[3] Bazan V，Gerstenfeld EP，Garcia FC，et al. Site specific twelve-lead ECG features to identify an epicardial origin for left ventricular tachycardia in the absence of myocardial infarction. Heart Rhythm，2007，4：1403-1410.

[4] Bazan V，Bala R，Garcia FC，et al. Twelve-lead ECG features to identify ventricular tachycardia arising from the epicardial right ventricle. Heart Rhythm，2006，3：1132-1139.

[5] Ermengol Vallès，Victor Bazan，Francis E Marchlinski. ECG criteria to identify epicardial ventricular tachycardia in nonischemic cardiomyopathy. Circ Arrhythm Electrophysiol，2010，3：63-71.

[6] Timir S，Karl J，Sanjaya K，et al. Mapping and ablation of epicardial idiopathic ventricular arrhythmias from within the coronary venous system.

Circ Arrhythm Electrophysiol, 2010, 3: 274-279.

[7] Mathew, Fermin C Garcia. An organized approach to the localization, mapping, and ablation of outflow tract ventricular arrhythmias. J Cardiovasc Electrophysiol, 2013, 24: 1189-1197.

[8] Yi-He Chen, Jia-Feng Lin. Catheter ablation of idiopathic epicardial ventricular arrhythmias originating from the vicinity of the coronary sinus system. J Cardiovasc Electrophysiol, 2015 Jul 14.

[9] Andrew W The, Peter M Kistler. Using the 12-lead ECG to localize the origin of ventricularand atrial tachycardias: Part1. Focal Atrial Tachycardia. J Cardiovasc Electrophysiol, 2009, 20: 706-709.

β受体阻滞剂在长QT综合征中的应用

先天性长QT综合征(congenital long QT syndrome,cLQTS)是遗传性离子通道疾病,以QT间期延长为特征,易出现恶性室性心律失常尤其是尖端扭转型室速(TdP)、晕厥及心源性猝死。美国cLQTS的患病率约1∶(2000~7000),每年约3000~4000例心脏性猝死由LQTS所致,且cLQTS发病年龄小,易累及儿童和年轻人,对家庭及社会造成很大影响,需尽早明确诊断、给予治疗。临床上LQTS最常用的治疗药物是β受体阻滞剂,但在治疗过程中仍存在诸多问题,如选择何种β受体阻滞剂、β受体阻滞剂使用多大剂量、如何加量、如何判断达到靶剂量等,还需进一步进行探讨。

一、β受体阻滞剂是长QT综合征的一线治疗药物

依据是否伴有耳聋将cLQTS区分为:Romano-Ward综合征(RWS)和Jervell and Lange-Nielsen综合征(JLNS)。RWS是一种常见的LQTS,呈常染色体显性遗传;JLNS较罕见,为常染色体隐性遗传。目前根据基因型将LQTS分为LQTS1~13和JLNS1~2亚型[1]。其中,常见的亚型是LQT1、LQT2和LQT3,它们占所有亚型的92%,分别是编码缓慢延迟整流钾电流(slowly delayed rectifier K^+ current,I_{Ks})、快速延迟整流钾电流(rapidly delayed rectifier K^+ current,I_{Kr})和钠电流(Na^+ current,I_{Na})等3种电流通道蛋白α亚单位的KCNQ1、KCNH2和SCN5A基因突变,引起相应的离子通道功能异常,使除极钠离子内流失活延迟或复极钾离子外流减少,最终导致复极过程延长[2]。

cLQTS的治疗包括改变生活方式、避免应用延长QT间期的药物、药物治疗以及选择部分患者行植入式心脏复律除颤器(implantable cardioverter defibrillator,ICD)植入术或左心交感神经节切除术(left cardiac sympathetic denervation,LCSD)。其中,cLQTS的治疗基础仍是药物治疗,药物治疗可预防cLQTS患者发生恶性心律失常,临床证据最强的药物即为β受体阻滞剂[3]。在2013年发布的HRS/EHRA/APHRS遗传性心律失常诊治专家共识[1]中,推荐β受体阻滞剂作为LQTS的一线治疗选择,包括没有临床症状或QTc间期正常的患者,除非患者具有活动性哮喘等使用β受体的禁忌证(见表1)。

表1 长QT综合征(LQTS)治疗的专家共识

类别	编号	内容
Ⅰ类:	1.	对于所有长QT综合征患者,建议调整以下生活方式:①避免应用延长QT间期的药物;②识别和纠正因腹泻、呕吐、代谢紊乱及为减肥不均衡饮食所致的电解质紊乱
	2.	以下情况的长QT综合征患者建议应用β受体阻滞剂:①QTc≥470ms的无症状患者,和(或)②有晕厥症状的或有记录到室速或室颤(VT/VF)的患者
	3.	以下情况的高危的长QT综合征患者建议行左心交感神经切除术(LCSD):①拒绝植入ICD或具备ICD植入禁忌证的患者,和(或)②不能耐受、不愿接受β受体阻滞剂或对β受体阻滞剂有禁忌,β受体阻滞剂不能有效终止晕厥或心律失常的患者
	4.	对于心脏骤停幸存的长QT综合征患者建议植入ICD
	5.	对于所有想从事竞技体育的长QT综合征患者应请临床专家评估风险
Ⅱa类:	6.	对QTc≤470ms的无症状的长QT综合征患者,应考虑β受体阻滞剂
	7.	长期应用β受体阻滞剂时,仍有晕厥事件发作的长QT综合征的患者,应考虑置入ICD
	8.	长期应用β受体阻滞剂或已置入ICD的长QT综合征患者,应考虑左心交感神经切除术(LCSD)
	9.	对于QTc>500ms的LQT3患者,可加服钠通道阻滞剂作为辅助药物治疗,在严格药物治疗后QTc可缩短>40ms
Ⅲ类:	10.	未尝试过β受体阻滞剂的无症状性长QT综合征患者,不建议置入ICD,特殊情况下除外

二、β受体阻滞剂治疗cLQTS的机制

循证医学实践证实,应用β受体阻滞剂可以减少cLQTS患者心脏事件的发生率,尤其是LQT1和

LQT2 的患者[4]，但是 β 受体阻滞剂治疗 LQTS 的电生理机制尚不十分清楚，可能是多种机制的综合作用。

1. 广谱的离子通道阻滞作用[5] 当机体受到外源性或内源性儿茶酚胺刺激时，体内的儿茶酚胺浓度可增加 100~1000 倍，当儿茶酚胺与心肌细胞的 β 受体结合后，通过一系列的酶促反应，发生连锁的瀑布反应，使心肌细胞的 Ca^{2+}、K^+、Na^+ 等通道的构型改变、离子通道的通透性改变，最终导致 Ca^{2+}、Na^+ 的内流增加，K^+ 的外流增多。交感神经兴奋后，这一广泛的离子通道作用可引起：①4 期自动去极化速率加快，促使各种异常自律机制的形成，心室或心房肌的自律性增强；②不应期缩短、传导性改变等，易发生折返性心律失常；③室颤阈值降低。β 受体阻滞剂通过和儿茶酚胺竞争心脏的 β 肾上腺素能受体，阻滞交感神经引起的一系列心肌细胞离子通道改变，表现出广谱的离子通道阻滞作用。

2. 减少跨室壁复极离散度 正常人心室三层细胞的复极时间依次为心外膜＜心内膜＜心中膜，电生理研究发现，中膜细胞复极时间最长主要是因为含有一组独特的 M 细胞，其电生理特性不同于心外膜、心内膜心肌细胞。M 细胞表达了更多的晚 I_{Na}(late-I_{Na})，而 I_{Ks} 的密度较小，其动作电位时程最长，从而产生了跨室壁复极离散度（TDR）；并且，M 细胞更容易诱发早期后除极（EADs）[2]。长 Q-T 间期综合征时，由于钾或钠离子通道发生突变，这种效应会被放大，导致 M 细胞的复极时间进一步延长、跨室壁复极离散度增加，使得各层心肌的不应期离散度也增加，为折返的形成提供了条件，可导致各种触发活动，特别是 EADs，从而形成 R-on-T 的室性期前收缩，诱发尖端扭转型室性心动过速[6]。常见的 LQTS 致病离子流基础为 I_{Kr} 和 I_{Ks}，其离子通道功能受到肾上腺素和儿茶酚胺水平的影响，其中 I_{Ks} 是肾上腺素能敏感钾电流，在交感神经兴奋时复极时间延长、跨室壁复极离散度进一步增加，是发生恶性心律失常的基础。正因为如此，β 受体阻滞剂通过抗肾上腺素能作用，可降低 LQTS 患者心脏事件的发生率，对 LQT1 患者的治疗效果尤其显著[5]。

3. 中枢性抗心律失常作用[7] 不少 β 受体阻滞剂为脂溶性，容易通过血脑屏障进入中枢，与中枢部位的 β 受体结合后起到中枢性抗心律失常作用。

三、β 受体阻滞剂治疗 cLQTS 具有非等效性

肾上腺素受体分为 3 种类型，即 β_1 受体、β_2 受体和 β_3 受体。β_1 受体主要分布于心肌，激动后引起心率和心肌收缩力增加；β_2 受体存在于支气管和血管平滑肌，激动后引起支气管扩张、血管扩张、内脏平滑肌松弛等；β_3 受体主要存在于脂肪细胞上，激动后引起脂肪分解。根据 β 受体阻滞剂对不同受体的作用，将其分为 3 类：①非选择性的 β 受体阻滞剂，同时阻断 β_1 和 β_2 受体，如普萘洛尔、纳多洛尔等；②选择性的 β 受体阻滞剂，对 β_2 受体影响小或几乎无影响，如比索洛尔、美托洛尔等；③阻断 α_1 和 β 受体，具有外周扩血管作用，如卡维地洛。不同 β 受体阻滞剂在临床应用中的作用不可简单互换，在高血压及心力衰竭治疗方面都具有等效性。如在高血压治疗中，卡维地洛、奈必洛尔在降低中心静脉压和减轻主动脉僵硬方面优于阿替洛尔和美托洛尔，并且对胰岛素敏感性的影响小于美托洛尔。

那么，β 受体阻滞剂在治疗 cLQTS 患者时是否具有等效互换性呢？近年来，多个临床研究都给出了否定的答案，揭示出在降低 LQTS 心脏事件方面，β 受体阻滞剂并不具有等效性。

Priya Chockalingam 等 2012 年发表在 *JACC* 上的研究[8]指出：在 LQT1 和 LQT2 的患者中，普萘洛尔缩短 QT 间期和防止心脏事件的效果明显优于美托洛尔。该研究选择了临床上常用的 3 种 β 受体阻滞剂：普萘洛尔、美托洛尔、纳多洛尔，共纳入 382 例经基因筛查证实为 LQTS 的患者，分别给予 3 种药物治疗，结果发现，普萘洛尔缩短 QTc 间期的效果最显著（见文末彩图 3）；而美托洛尔组致命性事件的发生率高于普萘洛尔和纳多洛尔组（见文末彩图 4）。

关于各类 β 受体阻滞剂在 LQTS 的治疗中孰优孰劣，不同的研究得出的结论并不完全相同。Ilan Goldenberg 等[9]的研究显示，在 LQT1 型患者中，阿替洛尔和纳多洛尔预防心血管事件发生的疗效显著，优于普萘洛尔和美托洛尔；而 LQT2 型患者中只有纳多洛尔可显著预防心血管事件的发生，但并未解释其具体机制。Kawakami 等[10]评价了不同 β- 受体阻滞剂对 I_{Kr} 的影响，发现普萘洛尔和卡维地洛对 I_{Kr} 的抑制作用呈浓度依赖性，高浓度的美托洛尔阻滞 I_{Kr} 通道，而阿替洛尔对 I_{Kr} 无明显抑制作用。他们认为，LQT2 患者的 I_{Kr} 通道存在缺陷，而 LQT1 患者由于 I_{Ks} 通道异常使心肌复极时对 I_{Kr} 通道的依赖增加，因

此，对 I_{Kr} 通道阻滞活性越小的β受体阻滞剂就越适合治疗这些患者。治疗剂量的美托洛尔和阿替洛尔对 I_{Kr} 无明显抑制作用，所以二者更适用于治疗先天性 LQT1 和 LQT2。但是，临床所见与上述观点并不一致。Chatrath 等[11]观察到，服用阿替洛尔的患者较服用普萘洛尔的患者具有更高的心脏事件发生率。而 Vincent 等[12]的研究显示，对于 LQT1 患者，不同β受体阻滞剂治疗组心血管事件的发生率并不存在显著差异。

四、β受体阻滞剂非等效性的机制

关于不同β受体阻滞剂为何具有非等效性，Priya Chockalingam[8]认为，普萘洛尔与纳多洛尔具有 peak-I_{Na} 电流的阻滞作用，这是美托洛尔并不具备的；同时，普萘洛尔有独特的 late-I_{Na} 阻滞作用。在生理状态下，late-I_{Na} 是一个缓慢失活钠电流，出现在动作电位的复极期，这时的钠内流很弱，持续时间较长(10~100 毫秒)，对 APD 和 QT 间期影响不大；但是在 LQTS 患者中，由于合并了钾离子通道的异常，钾电流被抑制，与此相关的心脏复极储备能力下降，late-I_{Na} 电流也可导致 APD 和 QT 间期的明显延长，产生致心律失常作用，并可能引起心肌细胞的收缩及舒张功能异常[13]。普萘洛尔的 late-I_{Na} 阻滞作用可能是其可以明显缩短 QTc 间期的直接原因。

John R Bankston 等[14]的研究也发现，普萘洛尔具有阻滞 late-I_{Na} 的作用，而且明显强于其阻滞 peak-I_{Na} 电流的作用，可能对 LQT3 型患者具有一定的治疗作用。Ahrens 等[15]重新评价了β受体阻滞剂对 LQT3 的影响，发现低剂量普萘洛尔(33nmol/L)通过增加 APD 和 TDR 促进心律失常的发生，而高剂量普萘洛尔(3μmol/L)能降低 APD 和 TDR。Alessandra Besana 等[16]的研究同样证实，普萘洛尔与纳多洛尔具有阻断钠电流的作用，但只有普萘洛尔具有频率依赖性阻滞作用(见文末彩图 5,6)，同时普萘洛尔还具有阻断 late-I_{Na} 的作用(见文末彩图 7)，因此普萘洛尔在 LQTS 患者的治疗中效果最好。

五、指南中关于β受体阻滞剂的推荐

在 2013 年 HRS/EHRA/APHRS 发布的遗传性心律失常诊治专家共识[1]中，关于β受体阻滞剂的推荐也受到了上述研究的影响。共识中指出：“目前，还没有大量的证据来证明到底该使用选择性作用于心脏的β受体阻滞剂还是非选择性作用于心脏的β受体阻滞剂；然而，对于合并有哮喘的患者首选前者。长效的β受体阻滞剂例如纳多洛尔或缓释的普萘洛尔应该作为首选，因为这类药物每天只需给药 1~2 次，避免了血药浓度大范围的波动。最近的研究也显示，这类药物与美托洛尔相比疗效更佳，尤其是对于有症状的患者。”

六、各种β受体阻滞剂的用量

目前尚没有足够的研究揭示 LQTS 患者使用β受体阻滞剂的最有效剂量，但目前临床一致认为β受体阻滞剂应使用到患者能够耐受的足量[1]。目前常用的β受体阻滞剂为普萘洛尔和纳多洛尔。国内普遍使用的是普萘洛尔，美托洛尔和阿替洛尔由于疗效不佳不作首选药物。开始时给予患者常规剂量治疗，如果没有明显的心率减慢和(或)房室传导阻滞，患者可以耐受时，应逐渐加大剂量，达到患者体重的足量剂量。普萘洛尔的足量剂量为 2~4mg/kg，纳多洛尔为 1~2mg/kg。普萘洛尔通常可从每日 3 次每次 10mg 起用，每隔 5~7 日加量 5mg，直至患者能耐受的最大剂量。不同β受体阻滞剂的剂量可相互换算，160mg 普萘洛尔相当于 10mg 比索洛尔、100mg 美托洛尔、80mg 纳多洛尔，在需要更换药物时应通过换算调整剂量。

七、总　　结

β受体阻滞剂通过控制交感神经活性、抑制多种离子通道，为 LQTS 患者带来更高的生活质量，显著降低了 LQTS 患者心血管事件的发生率，是 LQTS 患者的一线治疗方法。但是，不同种类β受体阻滞剂在 LQTS 患者的治疗中并不具有等效性，根据目前研究结果，应将缓释的普萘洛尔或纳多洛尔作为首选药物，同时应强调β受体阻滞剂的足量使用。正确选择β受体阻滞剂的种类及应用合适的剂量对降低 LQTS 患者的心律失常风险及猝死发生率具有更大的意义。

（郭继鸿 吴寸草）

参考文献

[1] Priori SG, Wilde AA, Horie M, et al. Hrs/ehra/aphrs expert consensus statement on the diagnosis and management of patients with inherited primary arrhythmia syndromes: Document endorsed by hrs, ehra, and aphrs in may 2013 and by accf, aha, paces, and aepc in june 2013. Heart rhythm, 2013, 10: 1932-1963.

[2] 彭晖，吴永全. B 受体阻滞剂与先天性长 qt 综合征. 中华临床医师杂志(电子版), 2013, 7: 7551-7553.

[3] Priori SG, Napolitano C, Schwartz PJ, et al. Association of long qt syndrome loci and cardiac events among patients treated with beta-blockers. JAMA, 2004, 292: 1341-1344.

[4] Moss AJ, Zareba W, Hall WJ, et al. Effectiveness and limitations of beta-blocker therapy in congenital long-qt syndrome. Circulation, 2000, 101: 616-623.

[5] 胡英，徐蓉，杨珍珍，等. B 受体阻滞剂在抗心律失常治疗中的应用优势. 中华临床医师杂志(电子版), 2013, 7: 4950-4952.

[6] 李运田，杜大勇，赖小辉，等. 普萘洛尔治疗长 qt 综合征的电生理机制探讨. 中国民康医学杂志, 2006, 18: 344-348.

[7] 郭继鸿. B 受体阻滞剂在心律失常治疗中的应用. 中国心脏起搏与心电生理杂志, 2007, 21: 4-6.

[8] Chockalingam P, Crotti L, Girardengo G, et al. Not all beta-blockers are equal in the management of long qt syndrome types 1 and 2: Higher recurrence of events under metoprolol. Journal of the American College of Cardiology, 2012, 60: 2092-2099.

[9] Goldenberg I, Bradley J, Moss A, et al. Beta-blocker efficacy in high-risk patients with the congenital long-qt syndrome types 1 and 2: Implications for patient management. Journal of Cardiovascular Electrophysiology, 2010, 21: 893-901.

[10] Kawakami K, Nagatomo T, Abe H, et al. Comparison of herg channel blocking effects of various beta-blockers-- implication for clinical strategy. British journal of pharmacology, 2006, 147: 642-652.

[11] Chatrath R, Bell CM, Ackerman MJ. Beta-blocker therapy failures in symptomatic probands with genotyped long-qt syndrome. Pediatric cardiology, 2004, 25: 459-465.

[12] Vincent GM, Schwartz PJ, Denjoy I, et al. High efficacy of beta-blockers in long-qt syndrome type 1: Contribution of noncompliance and qt-prolonging drugs to the occurrence of beta-blocker treatment "failures". Circulation, 2009, 119: 215-221.

[13] 卫晓红，吴林. 阻滞延迟钠电流：治疗心律失常的新曙光. 心血管病学进展, 2013, 34: 18-22.

[14] Bankston JR, Kass RS. Molecular determinants of local anesthetic action of beta-blocking drugs: Implications for therapeutic management of long qt syndrome variant 3. Journal of molecular and cellular cardiology, 2010, 48: 246-253.

[15] Ahrens-Nicklas RC, Clancy CE, Christini DJ. Re-evaluating the efficacy of beta-adrenergic agonists and antagonists in long qt-3 syndrome through computational modelling. Cardiovascular research, 2009, 82: 439-447.

[16] Besana A, Wang DW, George A Jr., et al. Nadolol block of nav1.5 does not explain its efficacy in the long qt syndrome. Journal of cardiovascular pharmacology, 2012, 59: 249-253.

心房颤动消融治疗——冷冻与射频治疗优劣的比较

心房颤动(简称房颤)是临床最常见的心律失常之一。据统计,中国 30 岁至 85 岁的人群房颤患病率为 0.77%,60 岁以上人群男女患病率分别为 1.92% 与 1.83%,80 岁以上人群患病率为 7.5% 以上。房颤可以无症状,也可有心悸、胸闷,甚至晕厥。房颤主要并发症为血栓栓塞、心力衰竭和生活质量下降等。房颤的治疗包括心脏节律控制、心率控制和血栓栓塞预防。虽然尚无临床研究证据证明节律控制在卒中预防、降低死亡率方面优于心率控制,但较心率控制相比,节律控制能明显改善房颤患者症状。节律控制措施包括药物复律、直流电复律、射频消融等。2014 AHA/ACC/HRS 房颤治疗指南推荐[2]:至少 1 种以上Ⅰ类或Ⅲ类抗心律失常药物治疗无效或患者不能耐受的有症状阵发性房颤或持续性房颤,应推荐射频消融(Ⅰa 类);有症状的阵发性房颤复发患者,应推荐射频消融(Ⅰb 类);至少 1 种以上Ⅰ类或Ⅲ类抗心律失常药物治疗无效或患者不能耐受的有症状且持续时间长(>12 个月)的长程持续性房颤,应推荐射频消融(Ⅰb 类)。该指南进一步明确确定了射频消融作为房颤一线治疗的地位。

目前房颤非药物治疗措施包括射频消融、冷冻球囊消融、微波消融和外科手术治疗等,其中临床最多采用的方法是射频消融与冷冻球囊消融。在这两种消融方法中,哪种方法治疗房颤效果更优,本文对此进行相关比较。

一、射频消融术

射频消融用于房颤的治疗已有十余年历史,电生理医师们对其有比较全面的了解,是目前介入治疗房颤的主要方法。

房颤射频消融的策略包括单纯 CPVI、CPVI+ 线性消融、CPVI+ 碎裂电位消融和 CPVI+ 心房基质改良等。采取何种消融策略取决于房颤发生的机制,其发生机制不仅包括肺静脉肌袖异常电活动的触发活动,还包括左心房解剖重构等维持机制。对于阵发性房颤与持续性房颤的射频消融,CPVI 仍是消融的基石。CPVI 主要是逐点消融,并连接成完整的消融损伤大圈。若有触发灶的房颤,射频消融除了 CPVI 外,还需清除触发灶;持续性房颤患者通常还行线性消融或碎裂电位标测和消融。有学者对碎裂电位消融的价值提出了异议。南京医科大学第一附属医院心内科在近期开展的持续性房颤射频消融研究中,首先采用 CPVI 消融术式,之后再在窦律下(如经 CPVI 消融术后仍为房颤,则通过电转复复律)行左房电压标测,针对低电压区的碎裂电位再行基质改良。研究结果显示,射频消融术后一年的窦律维持率达 80% 以上。

房颤复发主要原因是由于肺静脉 - 左房电传导恢复。CPVI 需要达到连续、透壁的心房壁损伤,这依赖于导管稳定、有效的贴靠。贴靠不佳则影响消融效果,而接触压力过大则增加食管 - 心房瘘、心脏穿孔等并发症风险。早期,贴靠力度只能靠术者手感、X 线、阻抗和消融局部温度等综合判断,对术者经验要求较高,且缺乏定量指标。实时压力接触监测导管的问世明显提高了导管操作的安全性,并且能更好控制消融点损伤的大小,从而增加消融的有效性。

总之,射频消融治疗房颤,适合阵发性房颤及持续性房颤,可以根据不同的发生机制采取不同术式进行治疗,以提高手术成功率。

二、冷冻消融

冷冻球囊消融的原理是将冷冻球囊送堵至肺静脉前庭,冷冻能量可对球囊接触的周边组织造成直接或间接损伤。冷冻消融分冷却和复温两个阶段,在冷却阶段,球囊表面形成的冰晶对组织细胞有直接破坏作用;而在复温阶段,冰晶融化导致的微循环障碍,可使组织产生不可逆损伤。冷冻可直接造成肺静脉与左心房连接处肌袖心肌细胞崩解、电传导阻滞,从而隔离肺静脉,有效治疗房颤。冷冻损伤可以是永久的,也可以是可逆的。在一般情况下，温度高于 -30℃产生的损伤是可逆的，除非延长冷冻时间。但这是冷冻消融的一个非常有临床价值的特征，因为可以应用它在有风险的正常传导系统区域局部进行标测与消融。当然，在冷冻时必须监测导管位置和心电图变化，以避免造成不必要的损伤。

目前使用的冷冻球囊产品有两代。第一代为 Arctic Front 球囊，直径为 23mm 和 28mm 两种。球囊分内、外两层，液氮注入内球囊，外球囊起保护作用。第一代球囊的有效冷冻区域在球囊的“赤道”附近（白色部分）；第二代球囊是 Arctic Front Advance（未在中国上市），其比第一代球囊增加了液氮的灌注孔，第二代球囊有效冷冻区域在球囊的前半部分（白色部分），其较第一代球囊冷冻效果更佳（见文末彩图 8）。

对于第一代冷冻球囊来说，直径为 23mm 球囊的操纵性较好，易于进入肺静脉，其手术时间及 X 线曝光时间相对较短。但 23mm 的球囊也有缺点，主要是直径偏小，不能很好地嵌合在肺静脉前庭部，容易滑入肺静脉内，导致膈神经损伤的发生率增加。2008 年，Neumann 等报道 346 例阵发性房颤的冷冻消融结果，共 26 例患者出现膈神经损伤，其中 24 例使用了 23mm 球囊。直径为 28mm 的球囊和肺静脉前庭部的嵌合性较好，难以滑入肺静脉，但右下肺静脉消融较困难。临床具体操作时，可在一种直径球囊不能达到最佳效果时，试用另一种直径的球囊。

第二代冷冻球囊的设计根据临床使用的反馈，在以下几个方面进行了改进：①冷源能量释放由 4 孔增加到 8 孔，加快了冷源能量释放速度，使冷冻球囊表面温度一致率由 47% 提高到 83%，冷源的组织渗透能力明显提高，使用第二代冷冻球囊持续冷冻 2~3 分钟即可达到第一代球囊冷冻 4min 的损伤深度；②球囊表面有效冷源释放面由带状面改为半球面，增加了球囊有效冷冻面与肺静脉口部组织的接触面积，避免了第一代冷冻球囊消融术中 CPVI”缝隙”现象；③球囊内芯伸缩杆距离由 7mm 缩小至 2mm，增加了球囊前半部分的变形能力，提高了对肺静脉口部形态的适应性；④冷冻输送鞘前端可折叠段的弯曲度由 90° 增加至 135°，提高了导管的柔韧性，使得球囊更加容易与下肺静脉接触。至于第二代冷冻球囊的效果，Aryana 等在 340 例房颤患者中进行对比研究，相对于一代冷冻球囊，二代冷冻球囊的急性和长期的肺静脉隔离率均提高，并且有更快的球囊冷却及复温时间，消融时间更短，而两者的不良事件相似。前瞻性、多中心、跨国 FREEZE 队列研究亚组分析提示：第二代冷冻球囊有更短的操作时间和更高的急性 CPVI 率，这也导致更少的辐射暴露以及更少的双气囊使用。其发生更多的膈神经麻痹趋势并不显著，安全性良好。

冷冻球囊的优势在于可一次性做到连续损伤，能简化操作和减少手术时间，结合 Achieve 环状电极还可实时监测肺静脉是否隔离；冷冻还可促进球囊和心房壁的贴靠。与射频消融相比，冷冻损伤保留了心肌超微结构的完整性，减少了心包压塞和心房食管瘘等严重并发症发生；因其心内膜损伤较轻，致栓塞风险较小；冷冻消融时患者疼痛感较轻，减少了麻醉、镇静药物用量。值得强调的是，冷冻球囊技术的使用不涉及很多电生理知识，有心脏介入经验的心内科医师只要稍加培训和通过数量较少的病例摸索就可熟练开展这项技术。简而言之，学习曲线短，该技术实施起来更简单，可使更多医生接受。

但鉴于持续性房颤的发生机制，介入治疗持续性房颤多需要基质改良，而由于球囊的结构特点，冷冻消融不适宜心房基质改良，对需要心房基质改良者如线性消融、碎裂电位消融、右心房消融者，冷冻球囊尚显不足。故冷冻消融目前主要适用于阵发性房颤，对于持续性房颤及部分阵发性房颤，单独使用冷冻消融疗效有限。

三、射频消融与冷冻消融的疗效比较

（一）采用压力感应导管与一代冷冻球囊对阵发性房颤消融疗效的比较

Mugnai 等报道一项射频消融与冷冻消融相比较的单中心研究，2008 年 1 月至 2011 年 12 月，396 例患者分别进入射频消融组（n=260）和冷冻消融（n=136）。平均随访（23 ± 13）个月（中位数 27，范围 4~68），窦律维持率在射频消融组与冷冻组分别为 57.3%（149 例）vs 63.2%（86 例）（P=0.25）。手术时间冷冻组明显缩短[（112 ± 58）分钟 vs（192 ± 49）分钟，P<0.000001]，但 X 线透视时间两组差异不显著[（36 ± 14）分钟 vs（31 ± 17）分钟，P=0.45]。并发症的发生率两组相似，但冷冻组膈神经麻痹发生率较高（P<0.00001）。随访期间所有膈神经麻痹好转。

德国注册的不同能源的房颤消融研究是一项样本量较大的前瞻性多中心注册研究，共有 3775 例阵发性房颤的患者入选。根据所使用的消融能源分为冷冻消融组[n=905 例(24.0%),中位年龄 63 岁,64.3% 为男性]和射频消融组[n=2870 例(76.0%),中位年龄 63 岁,62.7% 为男性]。合并症和基线临床特征两组相似。研究结果显示手术时间和急性成功率两组相似(97.5% vs 97.6%,P=0.81)。X 线曝光时间冷冻消融组较高。总体并发症发生率两组相当(4.6% vs 4.6%,P=1.0)。膈神经麻痹更多见于冷冻组(2.1% vs 0.0%,P<0.001),其他并发症则射频组较多(4.6% vs 2.7%,P<0.05)。

(二)采用压力感应导管与二代冷冻球囊对阵发性房颤消融疗效的比较

Squara 等比较压力感应导管与第二代冷冻球囊对阵发性房颤消融的有效性和安全性,入选 376 例阵发性房颤患者,其中冷冻消融组 198 例,射频消融组 178 例。研究结果显示,冷冻组手术时间显著短于射频组[(109.6 ± 40)分钟 vs(122.5 ± 40.7)分钟,P=0.003],X 射线曝光时间与剂量两组无统计学差异(P=0.1,P=0.22)。并发症发生率两组相似,冷冻组 13 例(7.3%),射频组 14 例(7.1%),P=0.93。一过性膈神经麻痹只发生在冷冻组(10 例,5.6%,P=0.001),严重非致命性并发症(栓塞事件,心包压塞或食管损伤)只发生在射频组(5 例,2.5%,P=0.03)。两组均无围术期死亡病例。单次消融术后 18 个月两组无任何房性心律失常事件发生。由此得出结论:采用压力感应导管和二代冷冻球囊进行 CPVI 术式消融,疗效与并发症发生率两组相似。

在 Jourda 等单中心前瞻性研究中,入选的 150 例患者随机进入射频组与冷冻组,每组各 75 例,两组患者基线资料相似[平均年龄(61.2 ± 9.9)岁,女性 25.3%,平均 CHA2DS2-VASC 评分 1.4 ± 1.3,平均 HAS-BLED 评分为 1.4 ± 0.6]。研究结果表明手术时间射频组长于冷冻组[(110.7 ± 32.5)分钟 vs(134.5 ± 48.3)分钟,P=0.001],X 线曝光时间与 X 射线曝光剂量冷冻组明显,但两组并发症发生率无显著差异(2.7% vs 1.3%,P=0.56)。随访 12 个月,房颤复发在冷冻组与射频组分别为 14.7% vs 12.0%,差异无统计计学意义(P=0.682)。研究结果进一步表明阵发性房颤无论采用压力感应导管还是冷冻球囊消融,均具有相似的疗效和安全性。

(三)采用压力感应导管与二代冷冻球囊对持续性房颤消融疗效的比较

冷冻球囊消融主要适用于阵发性房颤,但也有学者尝试用于持续性房颤消融的治疗。Ciconte 等对持续性房颤患者分别采用压力感应导管与二代冷冻球囊,以比较其疗效与安全性。研究入选 100 例持续性房颤患者,平均年龄(62.4 ± 9.6)岁,男性 74 例(74%),随机分入射频消融组和冷冻组,研究终点为 CPVI 和 1 年窦律维持率。结果显示:冷冻组较射频组平均手术时间与 X 线曝光时间均明显缩短。3 个月空白期后,在未使用抗心律失常药物情况下,两组无房性心动过速发生率分别为 60% vs 56%(P>0.05)。该研究显示两组疗效相似,而冷冻组手术时间与 X 线曝光时间更短,曝光剂量更少。

四、总　　结

综上所述,CPVI 术式是导管消融治疗房颤的基石,尤其是对阵发性房颤。与传统的射频消融术比较,冷冻球囊消融术学习曲线短,操作简单,无需三维标测。对于阵发性房颤患者,冷冻消融与射频消融相比,其有效性与安全性无显著性差异,且手术时间更短,X 线曝光时间更少。但对于持续性房颤患者,就目前研究资料显示,选择射频消融术可能更加合适。

(张凤祥　曹克将)

参考文献

[1] 周自强,胡大一,陈捷,等. 中国心房颤动现状的流行病学研究. 中华内科杂志,2004:15-18.

[2] January CT, Wann LS, Alpert JS, et al. 2014 AHA/ACC/HRS guideline for the management of patients with atrial fibrillation: a report of the American College of Cardiology/American Heart Association Task Force on Practice Guidelines and the Heart Rhythm Society. J Am Coll Cardiol, 2014, 64: e1-76.

[3] Haissaguerre M, Jais P, Shah DC, et al. Spontaneous initiation of atrial fibrillation by ectopic beats originating in the pulmonary veins. N Engl J Med, 1998, 339: 659-666.

[4] Packer DL, Kowal RC, Wheelan KR, et al. Cryoballoon ablation of pulmonary veins for paroxysmal atrial fibrillation: first results of the North

American Arctic Front (STOP AF) pivotal trial. J Am Coll Cardiol, 2013, 61: 1713-1723.

[5] Providencia R, Lambiase PD, Srinivasan N, et al. Is there still a role for CFAE ablation in addition to pulmonary vein isolation in patients with paroxysmal and persistent atrial fibrillation? A Meta-Analysis of 1415 Patients. Circ Arrhythm Electrophysiol, 2015.

[6] Cappato R, Negroni S, Pecora D, et al. Prospective assessment of late conduction recurrence across radiofrequency lesions producing electrical disconnection at the pulmonary vein ostium in patients with atrial fibrillation. Circulation, 2003, 108: 1599-1604.

[7] Marijon E, Fazaa S, Narayanan K, et al. Real-time contact force sensing for pulmonary vein isolation in the setting of paroxysmal atrial fibrillation: procedural and 1-year results. J Cardiovasc Electrophysiol, 2014, 25: 130-137.

[8] Neumann T, Vogt J, Schumacher B, et al. Circumferential pulmonary vein isolation with the cryoballoon technique results from a prospective 3-center study. J Am Coll Cardiol, 2008, 52: 273-278.

[9] Aryana A, Morkoch S, Bailey S, et al. Acute procedural and cryoballoon characteristics from cryoablation of atrial fibrillation using the first- and second-generation cryoballoon: a retrospective comparative study with follow-up outcomes. J Interv Card Electrophysiol, 2014, 41: 177-186.

[10] Straube F, Dorwarth U, Vogt J, et al. Differences of two cryoballoon generations: insights from the prospective multicentre, multinational FREEZE Cohort Substudy. Europace, 2014, 16: 1434-1442.

[11] Mugnai G, Chierchia GB, de Asmundis C, et al. Comparison of pulmonary vein isolation using cryoballoon versus conventional radiofrequency for paroxysmal atrial fibrillation. Am J Cardiol, 2014, 113: 1509-1513.

[12] Schmidt M, Dorwarth U, Andresen D, et al. Cryoballoon versus RF ablation in paroxysmal atrial fibrillation: results from the German Ablation Registry. J Cardiovasc Electrophysiol, 2014, 25: 1-7.

[13] Squara F, Zhao A, Marijon E, et al. Comparison between radiofrequency with contact force-sensing and second-generation cryoballoon for paroxysmal atrial fibrillation catheter ablation: a multicentre European evaluation. Europace, 2015, 17: 718-724.

[14] Jourda F, Providencia R, Marijon E, et al. Contact-force guided radiofrequency vs. second-generation balloon cryotherapy for pulmonary vein isolation in patients with paroxysmal atrial fibrillation-a prospective evaluation. Europace, 2015, 17: 225-231.

[15] Ciconte G, Baltogiannis G, de Asmundis C, et al. Circumferential pulmonary vein isolation as index procedure for persistent atrial fibrillation: a comparison between radiofrequency catheter ablation and second-generation cryoballoon ablation. Europace, 2015, 17: 559-565.

心房颤动导管消融围术期抗凝治疗进展

心房颤动(房颤)作为临床上最常见的心律失常之一,常可导致卒中及体循环栓塞性疾病,有着较高的致残率及致死率,并严重影响患者生存质量,甚至危及生命。治疗房颤的手段主要有药物治疗和非药物治疗两大类,近年来,非药物治疗房颤的技术发展迅速,其中导管射频消融术已被国内外指南推荐为治疗症状明显的阵发性房颤的一线方案。成功的导管消融不仅可缓解房颤患者的临床症状,改善生活质量,减少再住院率,还可有效地减少房颤相关的卒中及血栓栓塞事件。抗凝治疗固然是房颤管理重要环节,贯穿于房颤治疗的始终。但由于房颤患者固有的血栓栓塞风险以及导管消融术式复杂,术中鞘管的置入、长时间的左心房操作、肝素的抗凝、消融过程中心内膜损伤范围较大、激活凝血系统、房颤心律转变为窦性心律引起的血流动力学变化及术后心房功能短期顿抑等因素,使得消融围术期的卒中、血栓栓塞、出血事件更为常见,而这显然有悖于房颤的治疗目的。因此,制定合理、有效、安全的房颤导管消融围术期抗凝治疗方案对于防治这些并发症的发生显得至关重要。

一、术前抗凝治疗方案

(一)肝素桥接治疗

传统的观念认为,房颤患者在导管消融术前要求进行3周以上的华法林抗凝治疗(INR维持在2.0~3.0),且持续治疗至术前3~5天(约3~5个半衰期),并应用肝素(低分子肝素或普通肝素)作为华法林的桥接治疗。尽量在术前24小时内行经食管心脏彩超(TEE)检查,排除心房血栓;在术前停用华法林期间,给予低分子肝素或普通肝素作为华法林的桥接治疗,使INR降低至1.5以下。若INR>1.5但患者需要及早手术,可予患者口服小剂量(1~2mg)维生素K,使INR尽快恢复正常。应用低分子肝素抗凝的患者,应在术前8~10小时停药,应用普通肝素抗凝的患者,应在术前3~4小时停药。

(二)华法林连贯(不间断华法林)治疗

随着围术期不间断华法林抗凝治疗的证据不断累积,近年来传统观念受到一定的挑战及质疑。目前已有较多临床研究显示,围术期不间断华法林治疗比低分子肝素或普通肝素桥接治疗在降低围术期血栓栓塞及出血事件上更具有优势,而且逐渐成为国外经验丰富的电生理中心的一线(首选?)方案。据2012年HRS/EHRA/ECAS房颤导管消融手术专家共识[1]中统计,有近50%的专家采用上述方案。2014年来自欧洲20个国家78家中心的数据[2]也显示,房颤导管消融术采用不间断华法林抗凝治疗占71.6%,而采用肝素桥接仅有27%;在年手术量超过400例的中心均不采用肝素桥接,而年手术量小于100例的中心超过50%仍采用肝素桥接治疗方案。围术期不间断华法林治疗方案具体实施为:导管消融术前1~2个月给予华法林抗凝,每周监测国际标准化比值(INR),消融时不停用华法林,维持INR值在较低的治疗强度(理想值2.0~2.5),术前INR<2.0的患者行TEE以排除左心房血栓。消融术中用普通肝素维持活化凝血时间(ACT)在目标值(通常为300~400秒),导管消融术后继续服用华法林至少2个月。上述策略最早于2007年由美国克利夫兰中心的学者Wazni等[3]报道。该研究对比持续性房颤导管消融依诺肝素桥接(205例)和不间断华法林(150例)两种方法的疗效与安全性。结果显示不间断华法林组无卒中及短暂性脑缺血发作(TIA),8例轻微出血,1例心包积液,均低于依诺肝素组,因此提出不间断华法林治疗可安全有效地替代桥接治疗。随后2009年Hussein等[4]报道3025例行肺静脉隔离消融术的房颤患者,不间断华法林治疗和传统桥接治疗相比,心脏压塞发生率更低(0.16% vs 1.22%)及缺血性卒中发生率更少(0.098% vs 0.940%)。2010年Di Biase等[5]报道了一项多中心临床研究,纳入6454例房颤导管消融术患者,分为8mm消融导管+桥接抗凝组(2488例)、盐水灌注导管+肝素桥接抗凝组(1348例)和盐水灌注导管+不间断华法林组(2618例),结果显示,3组围术期卒中和TIA发生率分别为1.1%、0.9%和0%($P<0.05$),

而主要出血事件发生率比较，三组间差异无统计学意义。2012 年发表的一项荟萃分析[6]共纳入 9 项研究 27 402 例房颤导管消融术患者，不间断华法林组（6400 例）较肝素桥接组（21 002 例）围术期血栓栓塞并发症的发生率显著下降（OR 0.10，*P*<0.001），主要出血风险未增加（OR 0.67，*P*=0.30），小出血风险显著下降（OR 0.38，*P*=0.002）。2014 年发表的 COMPARE 研究[7]是一项多中心、前瞻性、非盲法、随机、平行对照试验，该研究纳入 1584 例 CHADS2 评分≥1 分的房颤患者，按 1∶1 随机分为低分子肝素桥接组（790 例）和不间断华法林组（794 例），主要终点为消融术后 48 小时的血栓栓塞事件发生率，其结果显示：肝素桥接组有 39 例患者发生血栓栓塞事件[卒中 3.7%（29 例），TIA 1.3%（10 例）]，阵发性房颤、持续性房颤和永久性房颤血栓栓塞事件数分别为 2 例（0.87%）、4 例（2.3%）和 33 例（8.5%）；在持续华法林治疗组的永久性房颤患者中，仅观察到 2 例（0.25%）卒中（*P*<0.001），并且提示停用华法林治疗为围术期发生血栓栓塞的强预测因素（OR 13，*P*<0.001）。同时，比较两组间大出血及心脏压塞发生率，其差异无统计学意义，肝素桥接组小出血发生率较不间断华法林组显著升高（22.0% vs 4.1%，*P*<0.001）。不间断华法林抗凝同样可以降低围术期无症状脑缺血事件的发生率，2014 年 Di Biase 等[8]报道的一项前瞻性、多中心临床研究显示，围术期不间断华法林治疗的无症状脑缺血发生率显著低于低分子肝素桥接组（2% vs 14%，*P*<0.001）。上述研究均提示围术期不间断华法林抗凝策略较低分子肝素桥接更为安全有效。当然，从卫生经济学的角度来说，华法林相对于低分子肝素价格低廉，不间断华法林抗凝治疗策略能够使患者经济上受益，更能提高其依从性。但也有部分学者对围术期不间断华法林抗凝治疗的安全性提出质疑。2014 年发表的一项多中心、回顾性研究[9]显示，不间断华法林治疗组、达比加群组、肝素桥接治疗组三组之间相比，虽然在所有消融手术并发症的发生率方面，差异并无统计学意义，但主要并发症（卒中、TIA、大出血事件）的发生率方面，不间断华法林治疗组较达比加群组、肝素桥接治疗组高（4.3% vs 0.8% vs 2.6%，*P*=0.01），其原因不明确，可能与各中心患者个体差异、术者手术技巧等因素相关。而 Winkle[10]也认为，不间断华法林抗凝策略不能视为灵丹妙药而应用于任一中心的所有患者，因为目前所报道的不间断华法林抗凝方案的不良事件发生率低，其原因还可能与鞘管、导管的改进，消融技术的改良，术者水平的提高等因素相关。因此，各中心需依据自身经验及实际情况选择合理的、个体化的抗凝策略。

（三）新型口服抗凝药物治疗

新型口服抗凝药物（NOAC），如直接凝血酶抑制剂（达比加群酯）及Ⅹa 因子抑制剂（利伐沙班、阿哌沙班），具有起效快、代谢快，无需监测，不通过肝脏 P450 酶代谢，不易受其他食物、药物影响等特点，相关研究也已证实其预防血栓栓塞事件疗效不劣于华法林，安全性优于华法林，故在房颤抗凝治疗领域中扮演着越来越重要的角色，且近年来在房颤导管消融围术期的应用亦积累了一定的经验。

1. 直接凝血酶抑制剂（达比加群酯） 2012 年 Lakkireddy 等[11]报道了一项多中心、前瞻性、非随机对照研究，入选了 290 例房颤射频消融的患者，达比加群酯组和华法林组各 145 例。达比加群酯组手术当天早晨停服一顿，术后 3 小时内恢复，华法林组不停用。结果显示达比加群酯组 3 例（2.1%）发生脑卒中，华法林组无血栓栓塞事件（*P*=0.25）。但达比加群酯引起的大出血风险(6% vs 1% *P*=0.019)、总出血风险((14% vs 6% *P*=0.031)、出血及栓塞总风险（16% vs 6% *P*=0.009）均明显高于华法林，且达比加群酯是围术期出血及栓塞的独立危险因素（OR 2.76，*P*=0.01）。分析认为，出血事件增多可能与该方案中达比加群酯是在手术当天清晨停药，停药时间短，且在术后 3 小时就服用，相当于围术期间未中断达比加群抗凝相关。但随后的几项小规模临床研究（同为达比加群酯不间断使用或术前停药时间小于 12 小时）却得出不同的结果。Snipelisky 等[12]报道 156 例房颤消融患者，125 例口服华法林，31 例口服达比加群酯。华法林组术前停服一顿，达比加群酯组手术当天早晨停服一顿，比较第 1 个 48h 及第 1 周出血并发症的发生率。结果显示两组均无大出血发生，小出血发生率两组差异无统计学差异。Maddox 等[13]的研究包含了达比加群酯组 212 例，华法林组 251 例，围术期均不停用。结果显示两组间在围术期栓塞及出血并发症亦无统计学意义。2015 年的一项研究[14]报道了达比加群酯组（173 例），华法林组（190 例）围术期均不停用，比较了大出血事件的发生率(1% vs 1%)，小出血的发生率(血管穿刺处血肿)(5% vs 5%)以及血栓栓塞事件发生率(0% vs 1%)两组间差异亦无统计学意义。

而有关延长达比加群的术前停药时间（12~36 小时）与间断或不间断华法林抗凝作比较的数项研究，

其结果均提示达比加群在房颤消融围术期的卒中、血栓栓塞、出血风险与华法林相当。Bassiouny 等[15]回顾了 999 例行房颤射频消融的患者，达比加群酯组 376 例，不间断华法林组 623 例。达比加群酯组术前停用 1~2 个剂量，比较手术后 30 天内出血及栓塞并发症的发生率。结果显示两组在血栓栓塞、大出血、心脏压塞、咯血、腹股沟血肿的发生率及出血和栓塞总的发生率的差异均无统计学意义。Imamura 等[16]入选了 227 例患者，达比加群酯组 101 例，华法林及肝素桥接组 126 例。达比加群酯组根据患者房颤类型及 CHADS2 评分决定术前停药时间，阵发性房颤患者 CHADS2 0~1 分，术前停药 24 小时；阵发性房颤 CHADS2≥2 分或持续性房颤，术前停药 12 小时，华法林组术前均停药 3 天，低分子肝素桥接。达比加群酯组术后 3 小时恢复，华法林组术后联合低分子肝素，研究显示两组在血栓栓塞、大出血和小出血方面均无统计学差异。Kim 等[17]观察了 763 例患者，达比加群酯组 191 例，不间断华法林组 572 例。达比加群酯组术前 1 天晚上停药，术后 4 小时恢复。结果显示两组均无血栓事件，两组的大、小出血和心包填塞发生率均无统计学差异。Nin 等[18]报道了关于围术期达比加群酯和华法林随机对照研究，两组各 45 例。两组术前停抗凝药 1 天，结果显示达比加群酯组股静脉穿刺处再出血发生率明显低于华法林组（P=0.013）。Kaiser 等[19]回顾性分析了 254 例患者，达比加群酯组 122 例，术前 24~30 小时停用，术后在止血后 4~6 小时恢复；华法林组 135 例，不间断使用。结果显示两组在血栓栓塞、轻微出血、大出血及出血和血栓栓塞总风险方面差异均无统计学意义。

此外，数项荟萃分析[20-22]也进一步显示了达比加群在房颤消融围术期抗凝治疗与华法林相比同样安全有效。但 2014 年发表的一项大样本量荟萃分析[23]显示，达比加群可能会增加房颤导管消融围术期卒中及血栓栓塞风险，同时，该荟萃分析对其他荟萃分析的统计学方法提出了质疑。该研究共纳入 2001 年 1 月至 2013 年 6 月的 17 个观察性研究和 1 个随机对照研究共 5513 例房颤导管消融术患者，达比加群组发生卒中或 TIA 14 例高于华法林组 4 例（OR 3.94，95% CI 1.54~10.08），血栓栓塞事件方面，达比加群酯组 16 例高于华法林组 7 例（OR 2.81，95% CI 1.23~6.45），而两组间大出血、心脏压塞、腹股沟血肿发生率比较，差异无统计学意义，但达比加群组小出血事件发生率减少（OR 0.60，95% CI 0.41~0.87）。

虽然，上述绝大多数研究及荟萃分析的结果显示达比加群酯在房颤消融围术期替代华法林抗凝同样安全有效，甚至提出在减少小出血风险、减少消融手术时长方面更有优势，但目前公布的研究因入选患者基线资料不匹配、围术期给药方式不统一、绝大多数来自于小规模的回顾性、观察性研究而不是随机对照研究，一定程度上会影响结论的可信度，尤其在达比加群酯术前停药小于 12h 的安全性方面尚有争议。2014 年由 Calkins[24]等发起的一项国际多中心、随机对照的有关房颤围术期不间断达比加群酯（150mg，bid）与不间断华法林（INR2.0~3.0）抗凝方案的对比研究（RE-CIRCUIT study），将会提供一些更有价值的数据供临床参考。

2. Xa 因子抑制剂（利伐沙班、阿哌沙班）　Xa 因子抑制剂（利伐沙班、阿哌沙班）在房颤围术期的应用研究相对于达比加群酯较少，但近两年也积累了初步的经验。2014 年 Lakkireddy 等[25]报道房颤导管消融围术期使用利伐沙班的前瞻性、多中心、注册研究结果。该研究纳入北美 8 个研究中心 642 例房颤导管消融术患者，其中，不间断华法林及利伐沙班各 321 例，使用利伐沙班患者在手术当天行 TEE 以排除左心房血栓。华法林组在导管消融术前 3 周 INR 达标的患者无需行 TEE，7 例术前 INR 未达标的患者手术当天行 TEE。随访 30 天，两组间大出血事件（1.6% vs 2.2%）、轻微出血事件（5.0% vs 5.9%）和血栓栓塞事件（0.3% vs 0.3%）比较，差异均无统计学意义。2015 年的 VENTURE-AF[26]随机研究纳入了 248 例患者，随机分配到不间断利伐沙班 20mg/d 组和不间断华法林组，消融前开始服用直至术后 4 周。结果显示大出血发生率及血栓栓塞事件发生率均很低，分别为 0.4% 和 0.8%，且不良事件均发生在华法林组。

2015 年 Nagao 等报道的一项回顾性研究[27]，对比房颤导管消融围术期应用阿哌沙班（105 例）和不间断华法林抗凝（237 例）的疗效及安全性，血栓栓塞事件（0% vs 0.4%），大出血事件（1.0% vs 1.3%），小出血事件（3.8% vs 5.1%），差异均无统计学意义。Di Biase[28]等新近报道了一项前瞻性、多中心（来自欧美 4 家中心）的注册研究中，对比房颤消融围术期，不间断阿哌沙班（200 例）和不间断华法林抗凝（200 例），其结果显示两组均无血栓栓塞事件发生，大出血事件（1% vs 0.5%），小出血事件（3.5% vs 2.5%），总出血事件（4.5% vs 3.0%），其差异亦均无统计学意义。

总体上看，目前绝大多数研究肯定了NOAC在房颤导管消融围术期的应用价值，但由于NOAC面世时间尚短，研究数据仍较匮乏，实际应用中仍存在诸多问题，如不同肾功能状况的患者术前和术后何时给药、不同种类的新型口服抗凝药如何选择等，仍然有待于更多的临床实验加以验证。而且目前尚缺乏定量评价NOAC抗凝强度的简便有效方法，临床尚无特异性拮抗剂，这给围术期应用带来潜在风险，一旦出现严重出血并发症，处理更为棘手。目前对于NOAC围术期应用主要集中在国外经验丰富的心电生理学诊疗中心，据欧美研究调查[2]显示，不间断NOAC仅占1.4%，绝大多数中心会选择术前12~24小时，甚至更早停用NOAC，以减少相关出血风险。对于初步开展导管消融术的中心，因手术并发症相对较高，应用时更应慎重。

二、术中抗凝治疗方案

由于导管消融术中多种血栓栓塞危险因素均可导致脑卒中的发生，故消融术中规范化的抗凝治疗对减少卒中事件亦非常重要。据Di Biase等人报道[5]显示，房颤消融术中相关血栓栓塞事件的发生率为0.5%~4.0%，其中缺血性卒中为0.23%，短暂脑缺血发作为0.71%。2010年欧美报道调查2003—2006年期间182个电生理中心共20 825次导管消融术显示，围术期症状性卒中及短暂性脑缺血发生率分别为0.23%和0.9%[29]。国外通过心腔内超声心动图证实房间隔穿刺过程中，穿刺房间隔后短时间内鞘管及导管头端即可能立即产生血栓，早期的全身肝素化（房间隔穿刺之前或即刻）可降低这种风险[30]。并且，为了保证达到并维持肝素化的效果，术中应严密监测活化的凝血时间（ACT）。有限的临床资料表明，术中维持ACT水平在300~400秒之间可以有效减少血栓形成、血栓栓塞事件及无症状栓塞的发生。2012 HRS/EHRA/ECAS房颤导管手术专家共识也对此做出相应规定，在给予负荷量肝素后，应使ACT达到300~400秒，此后应每30分钟测定一次，并酌情补充肝素，使手术全程的ACT维持在300~350秒之间。另外，对于术前未停用华法林的患者，术中的抗凝原则同肝素桥接治疗的患者，术前应测定ACT的基础值，术中应给予相对低剂量的肝素，使ACT达到并维持在350秒。但也有个别研究指出，对于不间断华法林抗凝治疗的患者，尽管INR较高，但术中无需特别调整肝素用量[31]。由于肝素和华法林的抗凝机制不同，针对它们采取拮抗措施的效果也各异。对于采用肝素桥接治疗的患者发生出血并发症后，首选鱼精蛋白进行拮抗，其作用迅速，数分钟之内即可使ACT下降，相对安全有效。然而，对于采用不间断华法林抗凝的患者，一旦发生出血并发症，特别是心脏压塞等急症后，由于术前长期口服华法林已经严重干扰了维生素K依赖性凝血因子（Ⅱ、Ⅶ、Ⅸ、Ⅹ）的合成，从而导致其绝对缺乏，人体需要重新合成新的凝血因子来改善凝血功能。即使静脉补充维生素K，其拮抗作用也需要2~3天才能得以发挥，因此，应及时补充已耗竭的凝血因子，以逆转华法林的抗凝效果。消融完成后，可应用鱼精蛋白拮抗肝素的抗凝活性，使ACT下降至200~250秒内即可拔除股静脉鞘管。需要注意的是，围手手术期应用NOAC与不间断华法林相比，术中要达到同等ACT目标值，通常需要更大剂量的普通肝素及更长的时间。Armbruster等[32]报道，为了达到ACT目标值350秒，消融术中所需普通肝素华法林组5600U，达比加群组12 900U，利伐沙班组15 100U，阿哌沙班组1470U；ACT达标时间华法林组28分钟，达比加群组57分钟，利伐沙班组63分钟，阿哌沙班组72分钟；NOAC组与华法林组所需肝素量及达标时间比较，差异均有统计学意义（P均<0.001），其机制尚未明确。故对于不间断NOAC患者，术中ACT目标值是否等同于华法林，或者ACT究竟维持在多少为合适范围，目前也尚无定论。

由于国内尚缺乏术中抗凝相关的研究，所以目前国内的抗凝强度是参照欧美指南进行的，但国人与欧美人种的凝血体质、对抗凝药物耐受程度的不同，欧美指南所提出的抗凝强度是否适合国人体质，导管消融术中最佳ACT值是否存在种族差异等问题仍然有待进一步的大规模研究来提供关于国人术中抗凝治疗强度的高级别证据。

三、术后抗凝治疗方案

消融术后由于射频能量的损伤、局部炎症反应和心肌顿抑等因素的存在，心脏机械运动功能并不能完全恢复，是血栓形成的高危期。有研究表明，房颤导管消融虽然能降低症状性卒中的发生，但无症状性脑梗死的发生比例并不低。2010 年 Gaita[32]等研究了 232 例接受消融治疗的房颤患者,术后仅 0.4% 患者发生症状性脑梗死,但磁共振成像检查提示有 14% 的患者发生无症状脑缺血。2013 年,Martinek MP[33]等报道了一项旨在通过术前和术后核磁共振(MRI)对 INR 治疗范围内的无症状性脑损伤患者发生情况的研究,研究共纳入连续的 131 例接受导管射频消融的阵发性房颤患者(80 例)和持续性房颤患者(51 例)。所有的患者均接受术前和术后头颅 MRI,术后 MRI 发现 16 例患者出现新的栓塞性病变(12.2%),但他们均无症状。新近的研究[34]显示,房颤患者射频消融后停止口服抗凝药明显增加术后前三个月的卒中、TIA 或系统性栓塞的风险。这项研究共纳入 6886 例接受导管消融的房颤患者,在消融后最初 3 个月内的任何时间停药的患者卒中风险是仍然服药患者的 8 倍(HR 8.06,$P<0.05$)。故消融术后短期规范化甚至强化的抗凝治疗毋庸置疑。国内外指南及专家共识建议:所有房颤消融术后患者至少不低于 2~3 个月的抗凝治疗。对于接受桥接抗凝治疗的患者,在拔除股静脉鞘管后 4~6 小时开始应用华法林和低分子肝素重叠治疗,直到 INR 达到治疗窗(2.0~3.0)后开始停用低分子肝素;对于未中断华法林的患者,术后无需使用低分子肝素,继续应用华法林,使 INR 维持在 2.0~3.0 即可。另外 NOAC 也可替代华法林用于房颤消融术后抗凝,而且现有的研究已证实其预防血栓栓塞事件的疗效不劣于华法林,出血事件可能略低于华法林。

然而,关于心房颤动导管消融术后长期抗凝的必要性,国际上尚未达成共识。对于那些消融成功的患者,若术后能够维持长期窦性心律,则理论上可以停止抗凝治疗,且较早期的研究则也倾向于停止长期抗凝。Nademanee 等[35]曾于 2008 年报道即使是脑卒中高危的心房颤动患者,导管消融术成功后停用华法林也是安全的。2010 年 Sakis[36]等发布了导管消融术成功后停用华法林的多中心对比研究结果:来自全球的 3355 例患者行导管消融,术后 2692 例患者术后常规抗凝 3~6 个月后终止抗凝治疗,纳入未抗凝组,663 例患者按常规抗凝治疗并纳入抗凝组。经过(28 ± 13)个月及(24 ± 15)个月随访后,两组分别有 2 例(0.07%)及 3 例(0.45%)发生缺血性脑卒中($P=0.06$),1 例(0.04%)及 13 例(2%)发生大出血事件($P<0.01$),两组均无其他血栓栓塞事件发生,提示房颤导管消融成功后 3~6 个月继续或停止抗凝对卒中、血栓栓塞事件的发生均无显著影响,而长期抗凝其出血风险则明显升高。但应注意,上述研究为均为非随机、对照研究,证据水平不高,目前尚无大规模的前瞻性临床实验评价房颤消融术后患者可安全中止抗凝,故其结论的可信度需值得进一步推敲。而最近的研究[34]也报道了与上述结论不一致结果,对于 CHA2DS2-Vasc>2 分的患者,成功消融术后 3 个月后停止抗凝使得卒中风险明显升高(HR 2.48,$P<0.05$)。由于目前监测房颤复发手段比较局限,而房颤早晚期复发、消融术后无症状房颤均很常见,有研究[37]表明,房颤消融术后,无症状房颤患者从术前的 5% 增加到术后 12 个月的 36%,故停用抗凝治疗无疑将增加这些患者血栓栓塞危险。这也是术后不能停用抗凝治疗的原因之一。此外,大范围的消融会影响左房的收缩功能,收缩功能的降低使得左房血液流动缓慢,易于形成血栓。随着时间的推移,左心房的功能将得到恢复,但完全恢复的具体时间尚不清楚。这是不能停用华法林的又一个原因。真实世界中华法林因其易受食物、药物等影响,药物起效、失效时间长,治疗窗口窄,出血风险相对较高等因素,导致患者服药依从性差,长期抗凝的达标率低,即使在发达国家,也只有 60% 患者能接受长期、有效的华法林抗凝治疗。而随着近几年 NOAC 逐渐被 FDA 批准及各大指南的推荐,将大大简化目前长期的华法林抗凝策略,进而提高患者抗凝治疗的依从性、安全性、优效性,从而便于长期抗凝策略的有效实施。目前国内外的指南均一致推荐下列方案:①所有房颤患者消融术后抗凝至少 2 月;②术后 2 个月后是否停用抗凝药取决于患者卒中危险因素;③对于 CHA2DS2-VASc 或 CHADS2 ≥2 分的患者,无论术后是否发生房颤,均应终身抗凝;④对于 CHA2DS2-VASc 或 CHADS2 1 分的患者,可不进行抗凝治疗,也可口服一种抗凝药或阿司匹林进行治疗,但具体偏向哪种治疗及偏向的程度,各个指南不尽相同;CHA2DS2-VASC=0 分,不推荐进行抗凝治疗。而对于长期抗凝治疗选择华法林还是 NOAC 更好,目前指南也尚未作出明确规定。

四、总结与展望

随着房颤导管消融术的更广泛开展,新研究证据的不断涌现,抗凝策略也在不断发展和更新之中。在临床实践中既不能忽视房颤消融围术期存在的卒中及血栓栓塞的风险,同时也应意识到合理、规范的抗凝治疗对于房颤患者管理的重要性及必要性。在遵循共识指南推荐抗凝方案的同时,积极地探索房颤导管消融围术期抗凝前沿、焦点及热点问题。由于目前推荐方案的证据多来源于国外的临床研究或专家共识，这就需要我们寻找适合中国房颤患者的医疗模式而不是盲目照搬欧美指南，应在国内积极开展多中心临床实验的基础上，总结出适合国人的安全有效、经济简便的房颤导管消融围术期抗凝策略，这对于目前我国房颤患者众多，但医疗资源却相对紧缺的大环境有着重要的现实意义。

（严健华　李毅刚）

参考文献

[1] Calkins H, Kuck KH, Cappato R, et al. 2012 HRS/EHRA/ECAS Expert Consensus Statement on Catheter and Surgical Ablation of Atrial Fibrillation: recommendations for patient selection, procedural techniques, patient management and follow-up, definitions, endpoints, and research trial design. Europace, 2012, 14(4): 528-606.

[2] Chen J, Todd DM, Hocini M, et al. Current periprocedural management of ablation for atrial fibrillation in Europe: results of the European Heart Rhythm Association survey. Europace, 2014, 16(3): 378-381.

[3] Wazni OM, Beheiry S, Fahmy T, et al. Atrial fibrillation ablation in patients with therapeutic international normalized ratio: comparison of strategies of anticoagulation management in the periprocedural period. Circulation, 2007116(22): 2531-2534.

[4] Hussein AA, Martin DO, Saliba W, et al. Radiofrequency ablation of atrial fibrillation under therapeutic international normalized ratio: a safe and efficacious periprocedural anticoagulation strategy. Heart Rhythm, 2009, (10): 1425-1429.

[5] Di Biase L, Burkhardt JD, Mohanty P, et al. Periprocedural stroke and management of major bleeding complications in patients undergoing catheter ablation of atrial fibrillation: the impact of periprocedural therapeutic international normalized ratio. Circulation, 2010, 121(23): 2550-2556.

[6] Santangeli P, Di Biase L, Horton R, et al. Ablation of atrial fibrillation under therapeutic warfarin reduces periprocedural complications: evidence from a meta-analysis. Circ Arrhythm Electrophysiol, 2012, (2): 302-311.

[7] Di Biase L, Burkhardt JD, SantangeliP, et al. Periprocedural stroke and bleeding complications in patients undergoing catheter ablation of atrial fibrillation with different anticoagulation management: results from the Role of Coumadin in Preventing Thromboembolism in Atrial Fibrillation (AF) Patients Undergoing Catheter Ablation (COMPARE) randomized trial. Circulation, 2014, 129(25): 2638-2644.

[8] Di Biase L, Gaita F, Toso E, et al. Does periprocedural anticoagulation management of atrial fibrillation affect the prevalence of silent thromboembolic lesion detected by diffusion cerebral magnetic resonance imaging in patients undergoing radiofrequency atrial fibrillation ablation with open irrigated catheters? Results from a prospective multicenter study. Heart Rhythm, 2014, 11(5): 791-798.

[9] Arshad A, Johnson CK, Mittal S, et al. Comparative safety of periablation anticoagulation strategies for atrial fibrillation: data from a large multicenter study. PacingClinElectrophysiol. 2014, 37(6): 665-673.

[10] Winkle RA. Uninterrupted warfarin anticoagulation for atrial fibrillation ablation: too good to be true? Pacing Clin Electrophysiol, 2014, 37(6): 661-664.

[11] Lakkireddy D, Reddy YM, Di Biase L, et al. Feasibility and safety of dabigatran versus warfarin for periprocedural anticoagulation in patients undergoing radiofrequency ablation for atrial fibrillation: results from a multicenter prospective registry. J Am Coll Cardiol, 2012, 59(13)1168-1174.

[12] Snipelisky D, Kauffman C, Prussak K, et al. A comparison of bleeding complications post-ablation between warfarin and dabigatran. J Interv Card Electrophysiol, 2012, 35(1): 29-33.

[13] Maddox W, Kay GN, Yamada T, et al. Dabigatran versus warfarin therapy for uninterrupted oral anticoagulation during atrial fibrillation ablation. J Am Coil Cardiol, 2013, 24(8): 861-865.

[14] Nagao T, Inden Y, Shimano M, et al. Feasibility and safety of uninterrupted dabigatran therapy in patients undergoing ablation for atrial fibrillation. Intern Med, 2015, 54(10): 1167-1173.

[15] Bassiouny M, Saliba W, Rickard J, et al. Use of dabigatran for periprocedural anticoagulation in patients undergoing catheter ablation for atrial fibrillation.Circ Arrhythm Electrophysiol, 2013, 6(3): 460-466.

[16] Imamura K, Yoshida A, Takei A, et al. Dabigatran in the peri-procedural period for radiofrequency ablation of atrial fibrillation: efficacy, safety, and impact on duration of hospital stay. J Interv Card Electrophysiol, 2013, 37(3): 223-231.

[17] Kim JS, She F, Jongnarangsin K, et al. Dabigatranvs warfarin for radiofrequency catheter ablation of atrial fibrillation. Heart Rhythm, 2013, 10(4): 483-489.

[18] Nin T, Sairaku A, Yoshida Y, A, et al. randomized controlled trial of dabigatran versus warfarin for periablation anticoagulation in patients undergoing ablation of atrial fibrillation. Pacing Clin Electrophysiol, 2013, 36(2): 172-179.

[19] Kaiser DW, Streur MM, Nagarakanti R, et al. Continuous warfarin versus periproceduraldabigatran to reduce stroke and systemic embolism in patients undergoing catheter ablation for atrial fibrillation or left atrial flutter. J Interv Card Electrophysiol, 2013, 37(3): 241-247.

[20] Providencia R, AlbenqueJP, Combes S, et al. Safety and efficacy of dabigatran versus warfarin in patients undergoing catheter ablation of atrial fibrillation: a systematic review and meta-analysis. Heart, 2014, 100(4): 324-335.

[21] Bin AA, Khan AR, Tleyjeh IM, et al. Safety and efficacy of interrupted dabigatran for peri-procedural anticoagulation in catheter ablation of atrial fibrillation: a systematic review and meta-analysis. Europace, 2013, 15(10): 1412-1420.

[22] Hohnloser SH, Camm AJ, Safety and efficacy of dabigatran etexilate during catheter ablation of atrial fibrillation: a meta analysis of the literature. Europace, 2013, 10: 1407-1411.

[23] Sardar P, Nairooz R, Chatterjee S, et al. Meta-analysis of risk of stroke or transient ischemic attack with dabigatran for atrial fibrillation ablation. Am J Cardiol, 2014, 113(7): 1173-1177.

[24] Calkins H, Gerstenfeld EP, Schilling R, et al. RE-CIRCUIT Study-Randomized Evaluation of DabigatranEtexilate Compared to Warfarin in Pulmonary Vein Ablation: Assessment of an Uninterrupted Periprocedural Anticoagulation Strategy. Am J Cardiol, 2015, 115(1): 154-155.

[25] Lakkireddy D, Reddy YM, DiBiase L, et al. Feasibility and safety of uninterrupted rivaroxaban for periprocedural anticoagulation in patients undergoing radiofrequency ablation for atrial fibrillation: results from a multicenter prospective registry. J Am Coll Cardiol, 2014, 63(10): 982-988.

[26] Cappato R, Marchlinski FE, Hohnloser SH, et al. Uninterrupted rivaroxaban vs. uninterrupted vitamin K antagonists for catheter ablation in non-valvular atrial fibrillation. Eur Heart J, 2015, 36(28): 1805-1811.

[27] Nagao T, Inden Y, Shimano M, et al. Efficacy and safety of apixaban in the patients undergoing the ablation of atrial fibrillation. Pacing Clin Electrophysiol, 2015, 38(2): 155-163.

[28] Di Biase L, Lakkireddy D, Trivedi C. Feasibility and safety of uninterrupted periproceduralapixaban administration in patients undergoing radiofrequency catheter ablation for atrial fibrillation: Results from a multicenter study. Heart Rhythm, 2015, 12(6): 1162-1168.

[29] Cappato R, Calkins H, Chen SA, et al. Updated world wide survey on the methods, efficacy, and safety of catheter ablation for human atrial fibrillation. Circ Arrhythm Electrophysiol, 2010, 3(1): 32-38.

[30] Shah D.Filamentous thrombi during left-sided sheath assisted catheter ablations. Europace, 2010, 12: 1657-1658.

[31] Hakalahti A, Uusimaa P, Ylitalo K, et al. Catheter ablation of atrial fibrillation in patients with therapeutic oral anticoagulation treatment. Europace, 2011, 13(5): 640-645.

[32] Gaita F, Caponi D, Pianelli M, et al. Radiofrequency catheter ablation of atrial fibrillation: a cause of silent thromboembolism? Magnetic resonance imaging assessment of cerebral thromboembolism in patients undergoing ablation of atrialfibrillation. Circulation, 2010, 122(17): 1667-1673.

[33] Martinek M, Sigmund E, Lemes C, et al. Asymptomatic cerebral lesions during pulmonary vein isolation under uninterrupted oral anticoagulation. Europace, 2013, 15(3): 325-331.

[34] Michael O'Riordan. Stopping Anticoagulation After Ablation Increases Stroke Risk in First 3 Months. Medscape, May 21, 2015.

[35] Nademanee K, Schwab MC, Kosar EM, et al. Clinical outcomes of catheter substrate ablation for high-risk patients with atrial fibrillation. J Am Coll Cardiol, 2008, 51(8): 843-849.

[36] Sakis T, Andrea C, Francis EM, et al. The risk of thromboembolism and need for oral anticoagulation after successful atrial fibrillation ablation. JACC, 2010, 2(23): 735-743.

[37] Hindricks G, Piorkowski C, Tanner H, et al. Perception of atrial fibrillation before and after radiofrequency catheter ablation: relevance of asymptomatic arrhythmia recurrence. Circulation, 2005, 112(3): 307-313.

持续性房颤导管消融策略的比较：Less may be more?

心房颤动（房颤）是一种进展性疾病，常由阵发性走向持续性，再向长程持续性房颤转变。持续性房颤的病理生理机制复杂，迄今尚未完全明确。房颤导致心房电学和组织学特性发生改变，形成心房重构。此重构包括早期的电学重构和较晚期的结构重构，二者相互影响又相互促进。心房重构随着房颤进程而进展，持续性房颤往往存在心房较为严重的电学重构和结构重构。

导管消融是目前治疗房颤的有效手段，无论是阵发性或是持续性房颤，导管消融治疗的地位越来越高。但是，由于持续性房颤机制的复杂性和个体差异，以及目前标测技术和消融技术欠完善等因素，持续性房颤的导管消融治疗一直以来是房颤消融领域的难点。两项5年随访资料显示，其消融成功率显著低于阵发性房颤，随着随访时间的延长，成功率逐年下降，以致术后5年单次射频消融术后窦性心律维持率仅20%~30%，多次消融的远期成功率在45%~63%[1,2]。

随着房颤的进展，肺静脉肌袖触发灶在持续性房颤中的作用逐渐减弱，而肺静脉外的心房基质扮演越来越重要的角色。在环肺静脉电隔离的基础上，其他辅助消融被应用于持续性房颤的治疗。各中心从实践经验中积累的消融策略不尽相同，从肺静脉电隔离术到辅助线性消融、碎裂电位消融，再到近年来报道的神经丛消融、房颤转子消融及基质消融，关于各消融策略的成功率也众说纷纭。本文通过回顾近年来发表的重要临床研究结果，比较持续性房颤导管消融的几种主要策略，以供临床心脏电生理工作者参考和讨论。

一、持续性房颤传统消融方法

（一）肺静脉的消融

Haissaguerre 等[3]研究揭示肺静脉为房颤，特别是阵发性房颤的重要起源部位，奠定了肺静脉消融治疗房颤的基石。针对肺静脉的消融策略，由早期的直接点状消融肺静脉内病灶，发展为针对肺静脉肌袖的节段性消融，再到后期 Pappone 等[4]提出三维标测系统指导下环肺静脉消融术。肺静脉内消融往往容易引起肺静脉狭窄，加上研究提示房颤的发生与肺静脉前庭关系密切，目前已广泛接受的肺静脉消融为围绕一侧肺静脉的大环消融术，即环肺静脉电隔离术。2007年的一项随机对照研究表明，环肺静脉电隔离术与节段性消融术相比，验证肺静脉隔离的大环肺静脉消融术远期[（15±4）个月]无房颤生存率要优于节段性消融术（67% vs 49%，$P<0.05$）[5]，说明环肺静脉消融术治疗房颤的机制可能与干预肺静脉前庭的基质密切相关。

然而，单次环肺静脉消融术治疗房颤的远期成功率仍不理想[6]，目前认为房颤远期复发与肺静脉隔离后传导恢复有关，因此在首次手术中，如何做到肺静脉的长期电隔离，是目前环肺静脉消融的重点[7,8]。器械方面，如三维标测系统的升级换代、各种消融导管特别是压力导管的应用等，为透壁和持久的环肺静脉电隔离提供了强有力的支持。消融策略方面，很多电生理中心在术中加强对肺静脉的充分隔离，如采用隔离后时间等待，或隔离后应用腺苷/三磷酸腺苷（ATP）激发潜在肺静脉传导恢复等，目前认为都可提高消融成功率[9-11]。

（二）线性消融

线性消融从早期仿外科迷宫手术开始被应用于房颤消融治疗，传统线性消融包括左房顶部线、二尖瓣峡部线、三尖瓣峡部线等。传统线性消融结合心房解剖特点，旨在干预心房内折返环的形成及部分基质。线性消融在治疗房颤中具有较长的历史，先前的研究提示肺静脉隔离附加线性消融可能有助于提高房颤消融的成功率[12,13]，但线性消融带来的顾虑是：①消融难度较高。特别是二尖瓣峡部线，消融过度可导致心脏压塞等严重并发症，消融不足则导致不完全阻滞，后则可能会引起房速/房扑，甚至呈无休止快心室率。因此，线性消融所带来的获益被医源性的折返性心动过速抵消。②完全性双向阻滞的检测方法特异性不高。特别是二尖瓣峡部线，即使目前的检测证实已达双向阻滞，但此方法多为粗略的，而且术后再传导的可能性高达 30% 以上。③目前的消融线多为主观解剖设计，未结合心房实际基质特点，只是经验性。

（三）碎裂电位消融

碎裂电位消融（CAFE）是针对心房特殊电位的消融策略，其概念由 Nademanee 等[14]于 2004 年正式提出。碎裂电位是一种心房连续碎裂的激动电位，定义为：①心房波有 2 个或 2 个以上波折，并在基线上下连续碎裂曲折超过 10 秒；②心房电位超过 10 秒的平均周长缩短（<120 毫秒）。碎裂电位消融的终点目前推荐为：①消融部位碎裂电位消失；②房颤不能诱发（阵发性房颤）和（或）房颤终止转为窦性心律（持续性房颤）[15]。碎裂电位消融目前的局限性在于：①心房内碎裂电位受影响因素较多；②碎裂电位较难区分“主动驱动”与“被动驱动”；③消融终点较难明确。因此，各中心碎裂电位消融的远期成功率报道不一。最近发表的 Meta 分析（共纳入 1415 例患者）指出，肺静脉隔离基础上增加 CFAE 消融，并不增加持续性或长持续性房颤的远期成功率[16]。

二、持续性房颤传统消融策略比较

目前认为，维持机制在持续性房颤中占据重要地位。环肺静脉消融后，房颤往往不能终止，针对心房其他解剖部位或一些特殊电位的消融往往被采用，意图干预更多的房颤维持基质。近 10 年来，持续性房颤的消融，传统消融策略多采用递进式消融[17]。在肺静脉隔离后，行碎裂电位消融、冠状窦等特殊部位消融、线性消融等，直至房颤波相对规则或消融转为窦性心律。消融转窦律被认为与远期成功率相关，但递进式消融也存在不少争议，消融方法较为激进，可能过多干预了心房基质，使得该术式医源性的心律失常相对较多。针对 CFAE 电位等消融策略的不确定性和复杂性，北京安贞医院提出了持续性房颤的“2C3L”消融策略（环肺静脉消融 + 左心房顶部线消融 + 二尖瓣峡部消融 + 三尖瓣峡部消融），2015 年发表在 *Europace* 的随机对照研究结果显示，与递进式消融相比，“2C3L”消融策略远期成功率相似，且在手术时间、X 线曝光量、射频能量上较递进式消融减少。该研究表明，虽然“2C3L”是相对简化的术式，但并不降低持续性房颤的消融成功率[18]。

2015 年 5 月新英格兰杂志上发表了 Star AF Ⅱ研究结果。这项全球 48 个中心参加，共纳入 589 例患者的随机对照研究，被认为是房颤射频消融史上里程碑式的研究之一。研究比较三种房颤消融策略在持续性房颤受试者中的有效性：肺静脉前庭隔离（PVI）、肺静脉前庭隔离联合以复杂碎裂电位为代表的基质消融（PVI+CFE 消融）、肺静脉前庭隔离联合经验性线性基质消融（PVI+ 线性消融）。研究入选年龄≥18 岁，房颤持续时间 7 天至 3 年，以往未曾接受过消融治疗的持续性房颤患者，按 1∶4∶4 分组，PVI 67 例，PVI+CFE 263 例，PVI+LINE 259 例。经过严格的 18 个月术后随访，发现三组在主要终点（单次消融后，无论是否服用 AADs，没有记录到 >30 秒的 AF 发生）的发生率无显著性差异（59% vs 49% vs 46%）；在次要终点，如二次消融术后成功率，围术期主要并发症等方面亦无显著性差异[19]。

Star AF Ⅱ研究结果在电生理界引起了广泛的讨论，其结果提示：在肺静脉隔离基础上，过多地干预心房组织，可能并不带来临床获益。虽然部分电生理医生其消融线的阻滞率高、碎裂电位的识别和消融能力强，但对绝大多数电生理医生而言，辅助线消融双相阻滞的难度大、碎裂电位的准确识别和成功消融难度大、医源性心律失常增加、并发症可能增加，因此传统的辅助消融策略——辅助线消融和碎裂电位消融的地位受到极大的挑战。电生理医生应该思考如下问题：在真实世界里目前简化的术式可能带来更大的获益，“Less may be more”。

然而，虽然 Star AF Ⅱ研究中单独 PVI 消融的远期成功率不劣于另两组，甚至略高于另两组，我们仍需要认识到的是，其 18 个月的远期成功率并不理想，仅为 59%，明显低于近年来阵发性房颤的成功率报道，可见肺静脉及前庭在持续性房颤患者中不及其在阵发性房颤中的重要。如何攻克持续性房颤这一难题，肺静脉以外的消融策略仍然是我们需要努力研究的方向。另外，对于病程更长的房颤，其结论是否也适用，需要进一步的临床研究证实。

近年来，随着标测技术的进步以及临床和基础研究的进展，更多的消融策略也相继出现，为提高持续性房颤消融成功率带来了一些曙光。

三、其他消融策略

（一）房颤转子（rotor）消融

Narayan 等通过 64 极单极篮状导管，全景接触式标测心房，定位房颤的“驱动灶”，并进行基质改良（FIRM），FIRM 策略下设计的 CONFIRM 研究及后期扩展（3 年）的随访显示，FIRM 指导下消融的远期成功率明显优于传统消融组（77.8% vs 38.5%，P=0.001）[20]。近年来，Haissaguerre 团队也报道了通过无创体表心电图成像技术（ECGI）标测并指导消融房颤转子的技术，通过对消融固定转子区域及线性消融游走转子出现概率较大区域，从而干预房颤的发生和维持[21]。房颤转子的标测和消融是近年来房颤消融领域的新突破，但其是否代表房颤的本质，不同方法标测的转子有无区别，转子的机制又是如何，还有待大量的临床研究来证实。

（二）神经丛消融

近年来的基础和临床研究发现心脏自主神经系统在房颤的发生和维持中扮演着重要角色，心脏神经丛消融也被证实可有效提高房颤消融的成功率。Katritsis DG 等研究提示环肺静脉隔离附加心脏神经丛消融，2 年随访成功率显著高于单独肺静脉隔离或单独神经丛消融组[22]。同期，Pokushalov 等发表的随机对照研究显示，对于持续性 / 长程持续性房颤患者，肺静脉隔离 + 神经丛消融术，术后 3 年随访成功率要优于肺静脉隔离 + 线性消融组，且前者消融相关性的房扑较少[23]。心脏神经丛消融，能否从目前较充分的动物研究成果，转化为广泛应用的临床消融手段，还需消融技术上的进步和更大范围的临床研究支持。

（三）心房基质改良消融

持续性房颤往往伴随着较为严重的心房纤维化和疤痕形成，促进房颤发生和维持，左心房低电压区存在被认为是房颤消融术后复发的独立危险因素[24]。三维标测系统及高密度标测技术的出现，心房基质标测指导下的消融策略也是近年来持续性房颤消融的热点之一。2014 年 Rolf S 等发表在 *Circulation A&E* 上研究表明，肺静脉隔离基础上增加基于左房电压标测的机制改良术，随访 12 个月无房颤房速复发率可达 70%，略高于无低电压基质患者（62%，但无显著性差异）[25]。国内正在开展的 Stable-SR 多中心随机对照研究，也将会对心房基质消融和传统线性消融 + 碎裂电位消融策略进行系统的比较。基质标测指导下消融，可能有助于改良心房“致病”基质，保留“健康”基质，有客观的判断标准和消融终点，且较传统的线性消融 / 碎裂电位消融更加省时省力，有利于推广。但目前对于心房电压的认识，包括低电压是否与纤维化一致，电压值是否与局部组织厚度、接触力、心房节律等相关，远期成功率如何，还有待进一步的临床和基础研究证实。

四、结 语

环肺静脉消融术对持续性房颤有较为明确的治疗作用。目前的标测和消融手段下，传统的线性消融和碎裂电位消融可能并不会带来临床净获益。基于对持续性房颤机制的深入理解，研究更多的可重复、可推广的精确性消融策略，将会进一步提高远期成功率。现阶段，房颤转子消融、神经丛消融、心房基质改良等消融策略，值得我们进一步的关注。

（蒋汝红 蒋晨阳）

参考文献

[1] Tilz RR，Rillig A，Thum AM，et al. Catheter ablation of long-standing persistent atrial fibrillation：5-year outcomes of the hamburg sequential ablation strategy. Journal of the American College of Cardiology，2012，60：1921-1929.

[2] Weerasooriya R，Khairy P，Litalien J，et al. Catheter ablation for atrial fibrillation：Are results maintained at 5 years of follow-up？ Journal of the American College of Cardiology，2011，57：160-166.

[3] Haissaguerre M，Jais P，Shah DC，et al. Spontaneous initiation of atrial fibrillation by ectopic beats originating in the pulmonary veins. N Engl J Med，1998，339：659-666.

[4] Pappone C, Rosanio S, Oreto G, et al. Circumferential radiofrequency ablation of pulmonary vein ostia: A new anatomic approach for curing atrial fibrillation. Circulation, 2000, 102: 2619-2628.

[5] Arentz T, Weber R, Burkle G, et al. Small or large isolation areas around the pulmonary veins for the treatment of atrial fibrillation? Results from a prospective randomized study. Circulation, 2007, 115: 3057-3063.

[6] Ouyang F, Tilz R, Chun J, et al. Long-term results of catheter ablation in paroxysmal atrial fibrillation: Lessons from a 5-year follow-up. Circulation, 2010, 122: 2368-2377.

[7] Ouyang F, Antz M, Ernst S, et al. Recovered pulmonary vein conduction as a dominant factor for recurrent atrial tachyarrhythmias after complete circular isolation of the pulmonary veins: Lessons from double lasso technique. Circulation, 2005, 111: 127-135.

[8] Verma A, Kilicaslan F, Pisano E, et al. Response of atrial fibrillation to pulmonary vein antrum isolation is directly related to resumption and delay of pulmonary vein conduction. Circulation, 2005, 112: 627-635.

[9] Matsuo S, Yamane T, Date T, et al. Reduction of af recurrence after pulmonary vein isolation by eliminating atp-induced transient venous re-conduction. J Cardiovasc Electrophysiol, 2007, 18: 704-708.

[10] Wang XH, Liu X, Sun YM, et al. Early identification and treatment of pv re-connections: Role of observation time and impact on clinical results of atrial fibrillation ablation. Europace, 2007, 9: 481-486.

[11] Macle L, Khairy P, Weerasooriya R, et al. Adenosine-guided pulmonary vein isolation for the treatment of paroxysmal atrial fibrillation: An international, multicentre, randomised superiority trial. Lancet, 2015.

[12] Willems S, Klemm H, Rostock T, et al. Substrate modification combined with pulmonary vein isolation improves outcome of catheter ablation in patients with persistent atrial fibrillation: A prospective randomized comparison. European Heart Journal, 2006, 27: 2871-2878.

[13] Knecht S, Hocini M, Wright M, et al. Left atrial linear lesions are required for successful treatment of persistent atrial fibrillation. European Heart Journal, 2008, 29: 2359-2366.

[14] Nademanee K, McKenzie J, Kosar E, et al. A new approach for catheter ablation of atrial fibrillation: Mapping of the electrophysiologic substrate. Journal of the American College of Cardiology, 2004, 43: 2044-2053.

[15] Calkins H, Kuck KH, Cappato R, et al. 2012 hrs/ehra/ecas expert consensus statement on catheter and surgical ablation of atrial fibrillation: Recommendations for patient selection, procedural techniques, patient management and follow-up, definitions, endpoints, and research trial design. Europace, 2012, 14: 528-606.

[16] Provid ê ncia R LP, Srinivasan N, Ganesha Babu G, et al. Is there still a role for cfae ablation in addition to pulmonary vein isolation in patients with paroxysmal and persistent atrial fibrillation? A meta-analysis of 1,415 patients. Circ Arrhythm Electrophysiol, 2015 [Epub ahead of print].

[17] Rostock T, Steven D, Hoffmann B, et al. Chronic atrial fibrillation is a biatrial arrhythmia: Data from catheter ablation of chronic atrial fibrillation aiming arrhythmia termination using a sequential ablation approach. Circulation Arrhythmia and Electrophysiology, 2008, 1: 344-353.

[18] Dong JZ SC, Yu RH, Long Y, et al. Prospective randomized comparison between a fixed '2c3l' approach vs. Stepwise approach for catheter ablation of persistent atrial fibrillation. Europace, 2015; [Epub ahead of print].

[19] Verma A, Jiang CY, Betts TR, et al. Approaches to catheter ablation for persistent atrial fibrillation. The New England journal of medicine, 2015, 372: 1812-1822.

[20] Narayan SM, Baykaner T, Clopton P, et al. Ablation of rotor and focal sources reduces late recurrence of atrial fibrillation compared with trigger ablation alone: Extended follow-up of the confirm trial (conventional ablation for atrial fibrillation with or without focal impulse and rotor modulation). Journal of the American College of Cardiology, 2014, 63: 1761-1768.

[21] Haissaguerre M, Hocini M, Shah AJ, et al. Noninvasive panoramic mapping of human atrial fibrillation mechanisms: A feasibility report. Journal of cardiovascular electrophysiology, 2013, 24 711-717.

[22] Katritsis DG, Pokushalov E, Romanov A, et al. Autonomic denervation added to pulmonary vein isolation for paroxysmal atrial fibrillation: A randomized clinical trial. Journal of the American College of Cardiology, 2013, 62: 2318-2325.

[23] Pokushalov E, Romanov A, Katritsis DG, et al. Ganglionated plexus ablation vs linear ablation in patients undergoing pulmonary vein isolation for persistent/long-standing persistent atrial fibrillation: A randomized comparison. Heart rhythm : the official journal of the Heart Rhythm Society, 2013, 10: 1280-1286.

[24] Verma A, Wazni OM, Marrouche NF, et al. Pre-existent left atrial scarring in patients undergoing pulmonary vein antrum isolation: An independent predictor of procedural failure. Journal of the American College of Cardiology, 2005, 45: 285-292.

[25] Rolf S, Kircher S, Arya A, et al. Tailored atrial substrate modification based on low-voltage areas in catheter ablation of atrial fibrillation. Circulation. Arrhythmia and electrophysiology, 2014, 7: 825-833.

房颤外科消融治疗——when, why and how?

房颤是临床常见的心律失常，而外科消融是房颤的重要治疗方式。本文着重讨论何时需要进行外科房颤消融（when）、为什么要进行外科房颤消融即外科消融的意义（why）以及外科消融的策略（how）。

一、房颤外科手术简介

房颤外科手术由最初的迷宫手术发展到能量消融、微创房颤消融以及新近的杂交手术，经历了 30 余年的历史。但迄今为止治疗房颤最有效的方式还是外科迷宫手术。

1. 迷宫手术　迷宫Ⅲ手术能够成功恢复房室同步和窦性心律，并能降低远期卒中发生率[1,2]。迷宫Ⅲ手术也因治疗房颤 15 年的成功率仍可达 95% 以上[3]而成为目前房颤治疗的"金标准"。但其手术操作复杂、技术困难及创伤大、学习曲线长，因而未能得到广泛应用。随着新的消融能量和消融设备的出现，用能量消融代替"切和缝"的改良迷宫手术目前已成为房颤外科治疗的主流术式。目前使用的消融能量包括：射频、冷冻、微波、激光和高强度聚焦超声。其中射频和冷冻是目前使用较多的消融能量。国内外多个研究报道了心脏手术同期双极射频消融的临床疗效，术后 1 年窦性率约为 87%~93%[4-9]。虽然改良迷宫手术是简化了的迷宫手术，但文献报道其疗效和经典迷宫Ⅲ手术相当[10,11]。冷冻消融的制冷源包括液氮、氩气、氦气。Rahman 等[12]报道心脏手术同期行心内膜冷冻消融迷宫手术，术后 6 个月、12 个月、24 个月成功率分别为 91%、81%、70%。Funatsu 等[13]报道二尖瓣手术同期行心内膜冷冻迷宫手术，术后 3 年和 5 年的无房颤复发率分别为 84.1% 和 80.2%。

2. 微创外科房颤手术　2005 年 Wolf 最早报道了胸腔镜辅助下微创房颤外科消融手术，手术过程包括双侧肺静脉隔离消融、左心耳切除、Marshall 韧带离断、心外膜部分去神经化治疗等，手术经双侧肋间小切口进行。术后平均随访 6 个月，成功率为 91.3%，无手术死亡，无起搏器植入[14]。

3. 杂交手术治疗房颤　杂交手术目前已成功用于治疗冠心病、复杂先天性心脏病、动脉瘤等疾病，但杂交技术目前尚未真正应用于房颤治疗。杂交手术能将内外科优势结合起来，有助于提高房颤外科治疗的成功率。2012 年最早的同期杂交手术被报道，术后 1 年房颤成功率阵发房颤 93%，持续房颤 90%，显著高于单一的内、外科房颤消融[15]。

二、外科房颤消融的意义（why）及时机（when）

外科房颤消融分为两种情况，一种是心脏手术同期房颤消融；另一种是孤立性房颤的外科消融。以下将分开讨论两种手术的意义及时机。

1. 心脏手术同期外科房颤消融的意义及时机　房颤外科消融手术已广泛用于临床，既往回顾性研究也表明心脏手术同期行外科房颤消融能够有助于恢复窦性心律、提高远期生存率、降低卒中风险、延缓三尖瓣关闭不全进程、减少抗凝及瓣膜相关并发症和改善生活质量。

虽然迷宫手术有着良好的近远期疗效，但真实世界中外科消融开展的情况却不容乐观。据 James L Cox 的统计，2009 年全美所有心脏外科手术患者中术前有房颤病史的约有 81 000 人，但仅有 21 000 名患者在心脏手术同期接受了房颤外科治疗，这意味着约有四分之三的房颤患者没能得到同期治疗[16]。而美国胸外科学会（STS）的数据提示临床中仅有 40.6% 术前合并房颤的患者进行了同期房颤外科手术[17]。进一步分析发现，单纯二尖瓣手术同期进行房颤手术的比例最高，达 61.5%；单纯 CABG 同期房颤消融的比例最低为 27.5%[17]。据统计中国每年房颤外科消融的数量也仅有 5000 例左右，这一数量仅占术前房颤患者的 20%~30%。2010 年在美国胸外科协会（AATS）年会上曾进行问卷调查，调查结果显示影响外科医生进行消融的原因包括：担心增加手术难度；增加体外循环时间；增加病人风险；外科医生对消融疗效的质疑以及缺乏统一的房颤外科消融的标准和共识[16]。2014 AHA/ACC 房颤指南中建议在心脏手术同期进行房颤消融，推荐等级为Ⅱa，而证据水平仅为 C。但发表在 2015 年《新英格兰杂志》上的一项随机对照研究有助于明确心脏手术同期房颤消融的意义和必要性、安全性[18]。260 例二尖瓣疾病合并房颤患者被随机分为单纯二尖瓣手术组（*n*=127）和二尖瓣手术联合房颤消融组（*n*=133），主要观察终点为术后 6 个月和 12 个月均无房颤复发，监测手段为 72 小时动态心电图；次要终点为死亡、MACE 事件、生活质量以及严重不良事件。研究结果提示同期房颤消融的患者术后有较高的窦性率、不增加死亡风险、不增加严重不良事件，但房颤消融可能会增加永久性起搏器植入的风险。此研究明确了心脏手术同期房颤消融会改善房颤患者的节律控制和临床预后，但不会增加手术风险，该研究的出现将有可能将指南对心脏手术同期房颤消融的证据水平提高到 B 级。

外科手术同期房颤消融疗效好并适用于各种类型房颤，因此 2014AHA/ACC 房颤指南推荐房颤患者在其他心脏手术同期均应行外科消融（推荐等级Ⅱa）[19]。

2. 孤立性房颤外科消融的意义及时机 对于孤立性房颤，早期有采用大切口进行迷宫手术的报道。自微创房颤消融手术出现后，大切口进行孤立性房颤消融已不多见。多个研究报道了微创房颤消融的预后，术后 1 年房颤消融成功率约为 65%~86%[20-24]，不同研究间成功率的差异与研究中房颤类型的差异有关。近来，研究报道了微创房颤消融手术的远期预后，阵发房颤术后 5 年的成功率约为 69%，术后中风率为 0.3%[25,26]。Wang 等[27]回顾性对比了长期持续房颤患者微创外科消融（*n*=83 例）和导管消融（*n*=83 例）的疗效，平均随访 2.2 年，微创外科消融的成功率明显高于导管消融（74.7% vs 59%，*P*=0.047）。FAST 研究是第一个对比微创外科房颤消融和导管消融的随机对照研究，该研究将 124 名房颤患者随机分为微创外科消融组（*n*=61）和导管消融组（*n*=63）[28]。结果提示术后 1 年微创外科消融组成功率明显高于导管消融组（65.6% vs 36.5%，*P*=0.0022），而外科消融围术期并发症的发生率明显高于导管消融（34.4% vs 15.9%，*P*=0.027），但围术期至术后 1 年两组并发症的发生率无明显差异[28]。

微创外科消融具有导管消融不具有的优势：①微创外科双极消融消融线的质量高；②微创外科消融能同期处理左心耳，降低中风风险；③可以经心外膜消融自主神经节和切断 Marshall 韧带。因此，以下情况适用于微创外科消融：①2 次及以上导管消融失败的患者；②持续房颤患者；③左房内径大于 40mm 的患者。

三、怎样进行外科消融即房颤外科消融策略(how)

1. 心脏手术同期房颤消融策略

(1) 不同心脏手术同期房颤消融策略的选择：改良迷宫手术是目前大切口房颤消融的主流术式，消融径线包括：左房消融（PVI、Marshall 韧带切断、左房后壁消融线、二尖瓣峡部消融、左上肺静脉 - 左心耳消融线、左心耳去除）和右房消融（上下腔静脉消融线、界嵴 - 冠状窦、三尖瓣峡部、右心耳消融线）。指南推荐在心脏手术同期进行房颤消融。James L Cox 建议对于二尖瓣手术患者，无论是阵发房颤还是非阵发房颤都采用完整的改良迷宫手术消融径线；对于主动脉瓣手术和冠脉搭桥手术，阵发性房颤患者可采用单纯 PVI 而不必打开心房，非阵发性房颤患者需要进行完整的改良迷宫手术消融径线。

(2) 单极消融和双极消融的选择：单极消融能保证消融线的连续性，但不能提供是否造成透壁损伤的可靠消息，不能保证消融透壁。而双极消融不仅能保证消融线的连续性而且可以提供损伤是否透壁的可靠消息，克服单极消融的不足。动物实验提示单极消融的透壁率仅为 33.3%，而双极消融的透壁率可达 92.3%[29]。故目前普遍的观点认为双极消融消融线的质量和临床疗效要优于单极消融。

(3) 左房消融和双房消融的选择：肺静脉和左房后壁在房颤发生中具有重要作用[30]，因此许多外科医生试图采用单一左心房消融代替完整的迷宫手术，取得了良好的消融效果。较早的一项荟萃分析[31]和一项系统评价[32]提示双房消融疗效优于单纯左房消融。2015 年 *Europace* 一项荟萃分析回顾了既往 10 个研究共 2225 例患者的数据，发现双房消融和单纯左房消融术后 30 天死亡率和远期死亡率无明显差异，左房消融能够降低起搏器植入风险；术后 1 年，双房消融治疗房颤的成功率高于单纯左房消融，但 1 年以后双房消融的这种优势消失，两种消融方式的成功率无显著差异[33]。而另一项荟萃分析也得出相似结论，单纯左房消融和双房消融在术后窦性率、死亡率、脑血管事件方面无显著差异，单纯左房消融能减少体外循环时间，降低术后永久性起搏器植入风险。目前关于这一问题尚存争议，还需要进一步的研究来确认。

2. 微创外科房颤消融策略

(1) 二尖瓣峡部的消融策略：二尖瓣峡部消融是微创房颤消融技术上面临的最大挑战。第一通常二尖瓣峡部消融线位于二尖瓣后瓣环，但心脏跳动时视野是非常有限的；第二，在这个位置消融容易损伤到冠状动脉回旋支；第三，冠状静脉窦常作为二尖瓣峡部心外膜的标志是不可靠的，单纯冠状窦消融并不能完全阻断二尖瓣峡部[34]。为解决这一问题，Edgerton 等[35]开创了 Dallas 消融线，这一手术在房顶线 - 左纤维三角间进行消融，试图从前方阻断二尖瓣环。随访 6 个月持续性房颤和长期持续性房颤的窦性维持率分别为 90% 和 75%[36]。Wang 等[37]回顾了 103 例长期持续性房颤患者采用微创 Dallas 消融的预后，术后 2 年和 3 年的消融成功率分别为 74.8% 和 68.9%，左房内径 >55mm 是房颤复发的独立危险因素。Dallas 消融线主要是针对二尖瓣环依赖的心律失常，对于非阵发性房颤有一定意义，而对于阵发性房颤意义可能不大。2015 年一项随机对照研究发现相对于肺静脉隔离，Dallas 消融线并不能改善阵发性房颤患者的临床预后[38]。不过该研究是采用内科导管完成所有消融，不是采用外科双极消融完成手术，是否对结论有影响尚不明确。

(2) 右房消融策略：房扑和房速是房颤射频消融术后房颤复发的常见类型。房扑房速多由左房和右房内的大的折返环引起。故增加右房消融线可能有助于减少术后房扑房速的发生。因此可以在微创房颤右侧消融时，用双极消融钳子进行上下腔静脉间连线消融、右心耳消融，以及用双极消融笔进行右房侧壁线的消融。

3. 杂交手术消融策略　杂交房颤消融也是解决单纯微创房颤技术不能消融二尖瓣峡部和三尖瓣峡部的有效方法。但目前杂交房颤手术刚刚开展，尚缺乏足够的临床经验，尚存在一些争论，比如同期杂交手术？还是分期杂交手术？如果分期，先内科消融还是先外科消融？

四、小　　结

综上所述，房颤患者在其他心脏手术同期均应行外科消融；症状性房颤在其他方法无法治疗时可以选择微创外科房颤消融；大左房（>40mm）以及导管消融失败的房颤患者可以选择微创外科房颤消融。

（孟　旭）

参考文献

[1] Prasad SM, Maniar HS, Camillo CJ, et al. The cox maze iii procedure for atrial fibrillation: Long-term efficacy in patients undergoing lone versus concomitant procedures. The Journal of Thoracic and Cardiovascular Surgery, 2003, 126: 1822-1828.

[2] Raanani E, Albage A, David TE, et al. The efficacy of the cox/maze procedure combined with mitral valve surgery: A matched control study. European Journal of Cardio-Thoracic Surgery : Official Journal of the European Association for Cardio-thoracic Surgery, 2001, 19: 438-442.

[3] Cox JL, Schuessler RB, Boineau JP. The development of the maze procedure for the treatment of atrial fibrillation. Seminars in Thoracic and Cardiovascular Surgery, 2000, 12: 2-14.

[4] Gaynor SL, Diodato MD, Prasad SM, et al. A prospective, single-center clinical trial of a modified cox maze procedure with bipolar radiofrequency ablation. The Journal of Thoracic and Cardiovascular Surgery, 2004, 128: , 535-542.

[5] Benussi S, Nascimbene S, Calori G, et al. Surgical ablation of atrial fibrillation with a novel bipolar radiofrequency device. The Journal of Thoracic and Cardiovascular Surgery, 2005, 130: 491-497.

[6] Benussi S, Galanti A, Zerbi V, et al. Electrophysiologic efficacy of irrigated bipolar radiofrequency in the clinical setting. The Journal of Thoracic and Cardiovascular Surgery, 2010, 139: 1131-1136.

[7] Miyairi T, Miura S, Kigawa I, et al. Mid-term results of a closed biatrial procedure using bipolar radiofrequency ablation concomitantly performed with non-mitral cardiac operations. Interactive Cardiovascular and Thoracic Surgery, 2009, 9: , 169-172.

[8] 崔永强，孟旭，李岩，等．干式双极射频消融手术治疗器质性心房颤动．中国医药，2010，5 (6)：522.

[9] 王辉山，汪曾炜，李新民，等．141 例心脏手术同期施行双极射频迷宫手术治疗心房颤动．中华胸心血管外科杂志，2009，25：371-374.

[10] Chiappini B, Martin-Suarez S, LoForte A, et al. Cox/maze iii operation versus radiofrequency ablation for the surgical treatment of atrial fibrillation: A comparative study. The Annals of Thoracic Surgery, 2004, 77: 87-92.

[11] Lall SC, Melby SJ, Voeller RK, et al. The effect of ablation technology on surgical outcomes after the cox-maze procedure: A propensity analysis. The Journal of Thoracic and Cardiovascular Surgery, 2007, 133: 389-396.

[12] Rahman NM, Chard RB, Thomas SP. Outcomes for surgical treatment of atrial fibrillation using cryoablation during concomitant cardiac procedures. The Annals of Thoracic Surgery, 2010, 90: 1523-1527.

[13] Funatsu T, Kobayashi J, Nakajima H, et al. Long-term results and reliability of cryothermic ablation based maze procedure for atrial fibrillation concomitant with mitral valve surgery. European Journal of Cardio-Thoracic Surgery: Official Journal of the European Association for Cardio-thoracic Surgery 2009, 36: 267-271; discussion 271.

[14] Wolf RK, Schneeberger EW, Osterday R, et al. Video-assisted bilateral pulmonary vein isolation and left atrial appendage exclusion for atrial fibrillation. The Journal of Thoracic and Cardiovascular Surgery, 2005, 130: 797-802.

[15] Pison L, La Meir M, van Opstal J, et al. Hybrid thoracoscopic surgical and transvenous catheter ablation of atrial fibrillation. Journal of the American College of Cardiology, 2012, 60: 54-61.

[16] Cox JL. A brief overview of surgery for atrial fibrillation. Annals of Cardiothoracic Surgery, 2014, 3: 80-88.

[17] Ad N, Suri RM, Gammie JS, et al. Surgical ablation of atrial fibrillation trends and outcomes in north america. The Journal of Thoracic and Cardiovascular Surgery, 2012, 144: 1051-1060.

[18] Gillinov AM, Gelijns AC, Parides MK, et al. Surgical ablation of atrial fibrillation during mitral-valve surgery. The New England Journal of Medicine, 2015, 372: 1399-1409.

[19] January CT, Wann LS, Alpert JS, et al. 2014 aha/acc/hrs guideline for the management of patients with atrial fibrillation: A report of the american college of cardiology/american heart association task force on practice guidelines and the heart rhythm society. Circulation, 2014, 130: e199-267.

[20] Krul SP, Driessen AH, van Boven WJ, et al. Thoracoscopic video-assisted pulmonary vein antrum isolation, ganglionated plexus ablation, and periprocedural confirmation of ablation lesions: First results of a hybrid surgical-electrophysiological approach for atrial fibrillation. Circulation Arrhythmia and Electrophysiology, 2011, 4: 262-270.

[21] Edgerton JR, Brinkman WT, Weaver T, et al. Pulmonary vein isolation and autonomic denervation for the management of paroxysmal atrial fibrillation by a minimally invasive surgical approach. The Journal of Thoracic and Cardiovascular Surgery, 2010, 140: 823-828.

[22] Han FT, Kasirajan V, Kowalski M, et al. Results of a minimally invasive surgical pulmonary vein isolation and ganglionic plexi ablation for atrial fibrillation: Single-center experience with 12-month follow-up. Circulation Arrhythmia and Electrophysiology, 2009, 2: 370-377.

[23] Bagge L, Blomstrom P, Nilsson L, et al. Epicardial off-pump pulmonary vein isolation and vagal denervation improve long-term outcome and quality of life in patients with atrial fibrillation. The Journal of Thoracic and Cardiovascular Surgery, 2009, 137: 1265-1271.

[24] Yilmaz A, Geuzebroek GS, Van Putte BP, et al. Completely thoracoscopic pulmonary vein isolation with ganglionic plexus ablation and left atrial appendage amputation for treatment of atrial fibrillation. European journal of cardio-thoracic surgery: official journal of the European Association for Cardio-Thoracic Surgery, 2010, 38: 356-360.

[25] Hu QM, Li Y, Xu CL, et al. Analysis of risk factors for recurrence after video-assisted pulmonary vein isolation of lone atrial fibrillation--results of 5 years of follow-up. The Journal of Thoracic and Cardiovascular Surgery, 2014, 148: 2174-2180.

[26] De Maat GE, Pozzoli A, Scholten MF, et al. Long-term results of surgical minimally invasive pulmonary vein isolation for paroxysmal lone atrial fibrillation. Europace, 2015.

[27] Wang J, Li Y, Shi J, et al. Minimally invasive surgical versus catheter ablation for the long-lasting persistent atrial fibrillation. PloS one, 2011, 6: e22122.

[28] Boersma LV, Castella M, van Boven W, et al. Atrial fibrillation catheter ablation versus surgical ablation treatment (fast): A 2-center randomized clinical trial. Circulation, 2012, 125: 23-30.

[29] Bugge E, Nicholson IA, Thomas SP. Comparison of bipolar and unipolar radiofrequency ablation in an in vivo experimental model. European journal of cardio-thoracic surgery: official journal of the European Association for Cardio-thoracic Surgery, 2005, 28: 76-80; discussion 80-72.

[30] Haissaguerre M, Jais P, Shah DC, et al. Spontaneous initiation of atrial fibrillation by ectopic beats originating in the pulmonary veins. The New England Journal of Medicine, 1998, 339: 659-666.

[31] Barnett SD, Ad N. Surgical ablation as treatment for the elimination of atrial fibrillation: A meta-analysis. The Journal of Thoracic and Cardiovascular Surgery, 2006, 131: 1029-1035.

[32] Khargi K, Hutten BA, Lemke B, et al. Surgical treatment of atrial fibrillation; a systematic review. European Journal of Cardio-Thoracic Surgery, 2005, 27: 258-265.

[33] Phan K, Xie A, Tsai YC, et al. Biatrial ablation vs. Left atrial concomitant surgical ablation for treatment of atrial fibrillation: A meta-analysis. Europace, 2015, 17: 38-47.

[34] Shinbane JS, Lesh MD, Stevenson WG, et al. Anatomic and electrophysiologic relation between the coronary sinus and mitral annulus: Implications for ablation of left-sided accessory pathways. American Heart Journal, 1998, 135: 93-98.

[35] Edgerton JR, Jackman WM, Mack MJ. A new epicardial lesion set for minimal access left atrial maze: The dallas lesion set. The Annals of Thoracic Surgery, 2009, 88: 1655-1657.

[36] Edgerton JR, Jackman WM, Mahoney C, et al. Totally thoracoscopic surgical ablation of persistent af and long-standing persistent atrial

fibrillation using the "dallas" lesion set. Heart Rhythm, 2009, 6: S64-70.

[37] Wang JG, Xin M, Han J, et al. Ablation in selective patients with long-standing persistent atrial fibrillation: Medium-term results of the dallas lesion set. European Journal of Cardio-Thoracic Surgery, 2014, 46: 213-220.

[38] Kim TH, Park J, Park JK, et al. Linear ablation in addition to circumferential pulmonary vein isolation (dallas lesion set) does not improve clinical outcome in patients with paroxysmal atrial fibrillation: A prospective randomized study. Europace, 2015, 17: 388-395.

达比加群预防房颤卒中：血药浓度监测是否必要？

华法林广泛应用于临床抗凝治疗已 50 余年，对心房颤动（房颤）栓塞的预防起到了重要作用。但是因其治疗窗口窄，与食物药物相互作用明显而难以获得长期“稳态”，需频繁抽血监测，使得华法林在实用性和安全性方面具有其特殊的劣势，也就促生了新型抗凝药的研发与推广。

直接凝血酶抑制剂——达比加群酯，属于非肽类的凝血酶抑制剂，通过特异性和选择性地阻断凝血酶（游离型或结合型）的活性而发挥抗凝效果，是首个获得广泛注册批准的新一代直接口服抗凝药物，美国食品药品管理局（FDA）和欧洲药品管理局（EMA）分别于 2010 年 10 月和 2011 年 8 月批准达比加群酯用于非瓣膜病房颤的卒中预防。2011 年美国心脏学会（AHA）/ 美国心脏病学会基金会（ACCF）/ 美国心律协会（HRS）联合更新的《心房颤动患者管理指南》，推荐达比加群作为华法林的一种替代手段可有效用于房颤卒中的预防。2013 年 2 月，达比加群酯获得中国国家食品药品监督管理局批准进入我国，目前已在全球超过 100 个国家和地区获得了上市批准。

2009 年刊登于 *The New England Journal of Medicine* 杂志的 RE-LY（Randomized Evaluation of Long-term Anticoagulation Therapy）研究为达比加群的临床推广起到了决定性的作用。RE-LY 研究是一项全球、随机、开放标签、盲法评估预后的非劣效性Ⅲ期临床试验，入选了 44 个国家 900 多个研究中心的 18 113 例患者，比较分析了两种剂量达比加群酯（110mg bid 和 150mg bid）与华法林在伴有卒中危险因素房颤患者的抗栓效果。研究显示，达比加群酯 110mg bid 在预防卒中和周围栓塞效果方面不劣于华法林，但主要出血事件的发生率却低于华法林(2.71% vs 3.36%，P=0.003)，颅内出血发生率分别为 0.12% 和 0.38%（P<0.001）；而达比加群酯 150mg bid 抗栓效果优于华法林，栓塞风险相对减少 35%，但主要出血事件发生率与口服华法林者无差异，且颅内出血发生率低于华法林（0.1% vs 0.38%）。达比加群酯在房颤抗栓方面具有良好的疗效和安全性。但是随着达比加群酯的推广，也出现了关于服用达比加群酯后相关的出血、致命事件的报道，如何更加精准的用好达比加群酯成为关注的热点。

一、达比加群与出血风险

目前关于达比加群的临床研究表明，应用达比加群酯后的出血事件的发生接近或低于华法林。RE-LY 研究后继续对患者进行长达 2.3 年随访的 RELY-ABLE（Long Term Multi-center Extension of Dabigatran Treatment in Patients with Atrial Fibrillation）研究显示，达比加群酯组的卒中与大出血发生率维持在低水平，与 RE-LY 研究期间的结果一致，达比加群酯 110mg bid 的大出血发生率较 150mg bid 更低（2.99%/ 年 vs 3.74%/ 年），二者间颅内出血和消化道出血发生率无差异（0.14%/ 年 vs 0.13%/ 年；1.56%/ 年 vs 1.54/ 年）。

达比加群酯的欧洲说明书推荐：年龄小于 80 岁、出血低中风险（HAS-BLED 评分 <3 分）且未应用维拉帕米者，推荐 150mg bid 剂量，否则应用 110mg bid。一项对 RE-LY 研究数据的析因分析研究比较了按照欧洲说明书应用达比加群酯与华法林的安全性，结果显示应用欧洲说明书推荐模拟的达比加群酯治疗的患者栓塞发生率、颅内出血发生率和血管性死亡率和总死亡率均较应用华法林者降低，且除胃肠道大出血发生率无差异外，总体大出血事件、致命性大出血、颅内出血和任何出血事件也较应用华法林者降低(图 1)。因此基于年龄和出血风险推荐的治疗剂量方案，可为达比加群酯剂量的选择提供重要指导意义。

另外，关于达比加群的抗栓效果及出血风险其他大型临床试验如：如丹麦的达比加群酯和华法林疗效与安全性的比较大型队列研究（4978 例）、RE-LY 亚洲人群亚组分析研究（2782 例）、来自马来西亚的回顾性队列研究（510 例）、来自中国香港的研究（122 例），均显示达比加群的出血风险相近或低于华法林。

虽然研究显示达比加群的出血风险不高于华法林，当仍不断有关于服用达比加群酯出血事件的报道。

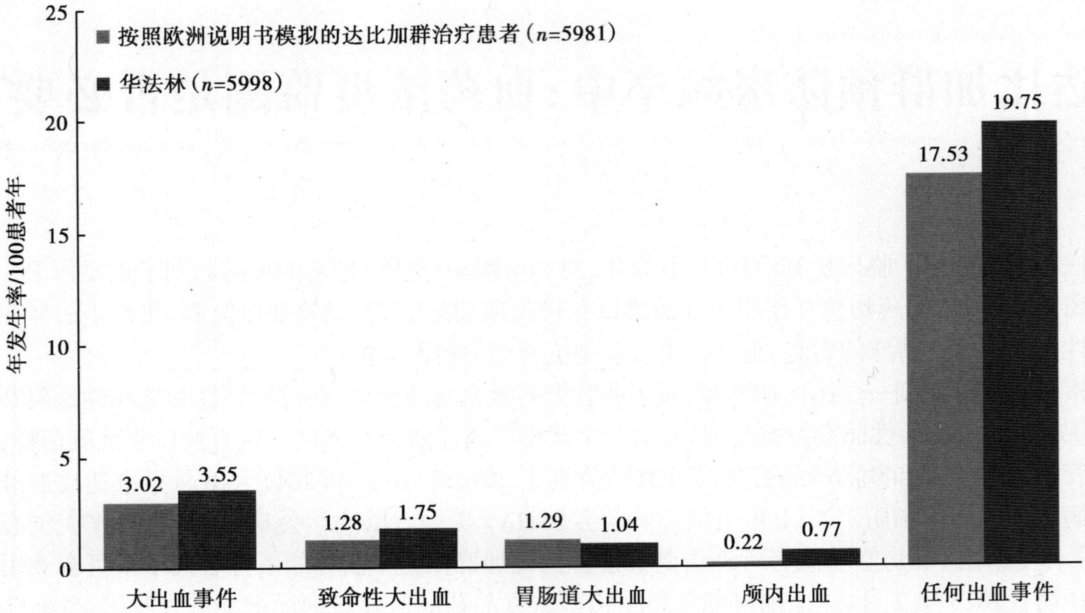

图 1 RE-LY 数据析因分析，按欧洲说明书使用达比加群酯患者与应用华法林患者的比较，终点事件（A）和出血事件（B）的组间比较[8]

2011 年美国、欧洲、日本的相应药品监管专家就达比加群上市后发生的数千例出血事件进行了分析总结，发现出血事件主要发生在应用 150mg bid 剂量的老年患者。严重出血事件和死亡患者的平均年龄为 80 岁，且 26.1% 发生在用药后 10 天内，67.8% 发生在 30 天内。并且发现至少 10% 的 150mg bid 剂量的患者血药峰浓度大于 383ng/ml，而达比加群在 48~50ng/ml 时就会发挥良好抗栓效果。

出血事件的发生可能与患者的某些自身因素相关。RE-LY 研究发现，年龄大于 80 岁和肾功不全是出血的高危因素，另外，Ho 等也发现，年龄大于 70 岁（RR=2.63）和慢性肾脏病（RR=2.73）是应用达比加群酯后发生出血事件的独立预测因素。也有研究发现，遗传学特异性对与比加群的出血风险具有一定相关性，Pare 等对达比加群酯代谢过程中的酯酶基因 CES1 以及达比加群转运过程中的人渗透性糖蛋白（P-glycoprotein，P-gp）外转运体 ABCA1 的常见遗传变异进行分析，发现 RE-LY 研究对象中携带 CES1 rs2244613 次要等位基因的患者占 32.8%，该基因可降低达比加群活性代谢物的作用时间，可能会降低出血风险。

二、达比加群的药代动力学和药效学特点

达比加群酯是一种非活跃的药物前体，口服后迅速吸收，在体内转化成具有直接抗凝血活性的达比加群。活性成分——达比加群是一种可逆性、竞争性的直接凝血酶抑制剂，直接抑制凝血瀑布过程中的最后环节——阻止纤维蛋白原裂解为纤维蛋白。直接凝血酶有一个活性部位和两个外结合位点，结合位点 1 可结合纤维蛋白并使其与活性部位绑定，结合位点 2 是肝素结合区。达比加群结合在凝血酶活性部位，因而无论凝血酶是否与纤维蛋白结合，都会失去活性，这一特点不同于普通肝素和低分子肝素，后二者不会对已结合纤维蛋白的凝血酶产生抑制作用。

健康人群中，达比加群在空腹状态下口服 2 小时（餐后则推迟 2 小时左右）后可达到血药浓度高峰，高脂、高糖饮食会延迟达比加群酯的吸收，但峰浓度值及药时曲线下面积（AUC）不受影响（图 2），4~6 小时后达比加群快速分布至体内，并且浓度下降至峰值的 30% 以下，快速分布后接着就是药物的缓慢清除（半衰期 12~17 小时）。在每日总用量 10~1200mg 范围内，达比加群血药浓度峰值和 AUC 与剂量呈线性关系（图 3）。因此达比加群具有可预测性的药代动力学特点，且体重、性别、吸烟和饮酒并不对其产生影响。

达比加群口服后生物利用度为 3%~7%，80% 以原形经肾脏代谢清除，药物的肾脏清除率在 50~100ml/min。因此肌酐清除率（CrCl）是影响药物代谢的重要因素，慢性肾功能不全患者在应用达比加群时需警

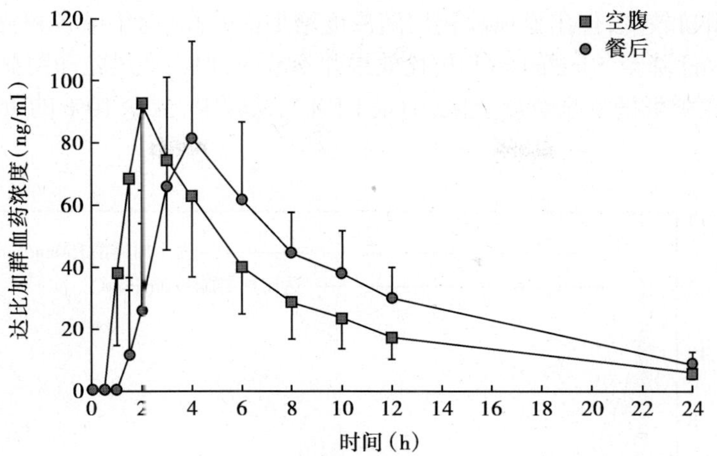

图 2　健康人群单次口服（空腹和进食后状态下）150mg 达比加群后血药浓度与时间的关系

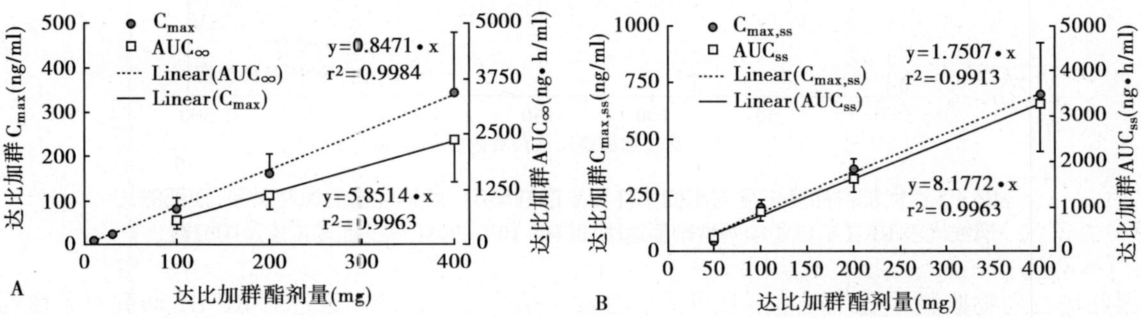

图 3　A. 达比加群最大血药浓度（C_{max}）和药物曲线下面积（AUC）与达比加群酯用量的关系；B. 稳定状态下 C_{max}（$C_{max,ss}$）和 AUC（AUC_{ss}）与单次和多次口服达比加群酯后的关系

惕肾功对血药浓度的影响。严重肾功能不全患者（CrCl<30ml/min）血药浓度增高明显。有研究发现老年女性的血药浓度—时间曲线下的面积（AUC）高于男性 20%~30%，同样剂量情况下，与年青志愿者相比，年老者血药浓度高于年轻者 1.7~2 倍，这可能也与 CrCl 相关。研究发现，通过计算模型演算出 CrCl 每下降 10ml/min，达比加群药物在体内暴露增加 11%。对于 150mg bid 剂量时，CrCl 在大于 90ml/min、60~90ml/min、40~60ml/min 和小于 40ml/min 时达比加群血药浓度峰值分别为 100ng/ml、140ng/ml、180ng/ml 和 240ng/ml。虽然达比加群治疗窗相对较宽（欧洲药物管理局规定，达比加群治疗浓度为 48~200ng/ml），对于 CrCl>30ml/min 者，达比加群剂量可 150mg bid，但对于 CrCl 在 15~30ml/min 者，应减量至 75mg bid（根据达比加群药代动力学特点所定，未经过循证医学证据论证），CrCl<15ml/min 或透析者为达比加群禁忌。

达比加群不经过肝脏细胞色素 P450 代谢，而且不影响从肝脏 CYP2C9 及 CYP3A4 酶系统代谢的药物的活性，因此经上述代谢的药物不会对达比加群产生影响。同样的，肝功损害者对药代动力学的影响也较小，有研究表明，肝脏轻度受损者（Child-Pugh B 级），单次服用达比加群酯 150mg 后，AUC 与健康人群无差异。而达比加群酯是 P-gp 的底物，P-gp 结合达比加群，使其与抑制剂膜转运蛋白和诱导物相互作用，P-gp 诱导剂（利福平、卡马西平等）可显著降低达比加群的浓度而降低达比加群酯的疗效，应避免联用；P-gp 抑制剂（酮康唑、胺碘酮、维拉帕米等）可能增加达比加群的浓度，联用时应谨慎甚至避免联用，必要时需进行相关的指标监测。

三、达比加群实验室监测指标

近期研究发现缺血性卒中和出血事件与达比加群浓度具有相关性，服用同样剂量的达比加群后血药浓度表现出了明显的个体差异。应用 150mg bid 剂量不同健康患者的稳态血药浓度变化可接近 5.2 倍。

虽然达比加群的治疗窗口较宽，但出血风险仍旧随浓度增加而升高，老年患者和肾功损害患者尤其明显。达比加群浓度从 300ng/ml 降至 50ng/ml 时其抗栓效果并不减弱，但出血风险却明显减小（从 10% 降至 3%）（图 4）。200ng/ml 是达比加群的安全浓度上限，但是 RE-LY 试验中，至少 10% 的 150mg bid 的患者药物浓度大于 200ng/ml。

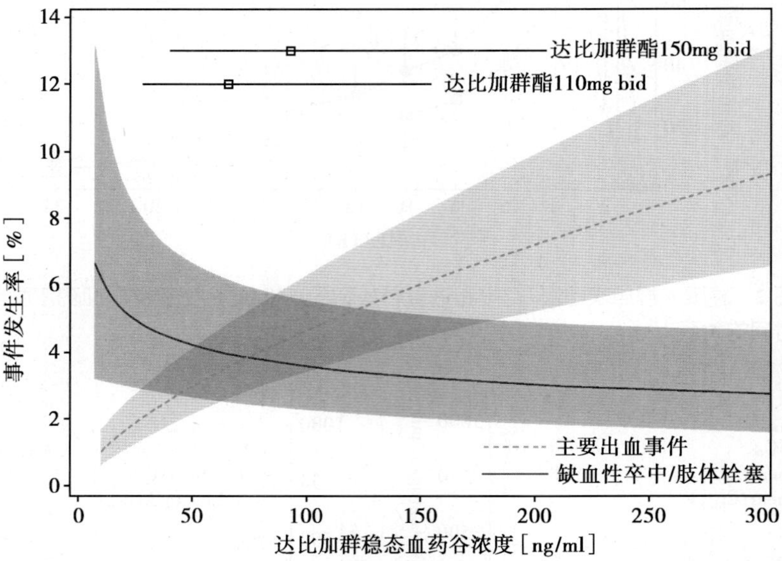

图 4 达比加群血药浓度与出血事件和缺血性卒中 / 肢体栓塞的风险关系，顶部的横线代表 RE-LY 试验中两种剂量达比加群的 10%~90% 间的血药浓度及中位数

因此进行药物监测并适当调整剂量可能会有益于某些高危人群。通过对 RE-LY 研究对象血药浓度的相关因素分析发现，低 CrCl（<80ml/min）、高龄（≥75 岁）、低体重（<50kg）和高出血风险（HASBLED 评估）的患者达比加群的血药浓度偏高，尽管达比加群血药浓度（38.9~215ng/ml）变异很大，但缺血性卒中的发生风险并无统计学差异，但在高血药浓度的患者中，其出血风险却相应增高，特别是年龄≥75 岁的患者中。另外，根据 BMJ 调查，勃林格殷格翰公司通过根据 RE-LY 亚试验建立模型发现如果将药物浓度控制在 90~140ng/ml 间，则一半以上的患者可能需要减少剂量，从而可能减少出血风险而不影响抗凝效果。若伴有易发生达比加群血药稳态浓度偏高的因素——老年、肾功损害、低体重，进行监测抗凝效果并个体化调整剂量可能会获益。

（一）液相色谱法联合质谱检测（liquid chromatography-tandem mass spectrometry，LC-MS/MS）

LC-MS/MS 属于达比加群血药浓度检测的金标准，目前关于达比加群抗凝检测方面的通常采用 LC-MS/MS 作为标准进行对比。

（二）血浆凝血酶原时间（prothrombin time，PT）

PT 是临床上常用的凝血功能指标，是加入外源性凝血激活物——组织凝血活酶和钙离子后血浆凝固所需的时间，是外源凝血系统较为敏感和最为常用的筛选试验。PT 可反映Ⅰ（纤维蛋白原）、Ⅱ（凝血酶原）、Ⅴ、Ⅶ和Ⅹ因子活性，因为其Ⅱ、Ⅶ和Ⅹ因子的合成需要维生素 K 参与，常用于监测华法林抗凝效果。PT 的缺点之一是其测试敏感性受测定试剂的影响而不同，因此为了校正这种影响，PT 常通过国际敏感指数换算成国际标准组织化比值（international normalized ratio，INR），使得不同实验室和不同试剂测定的 PT 具有可比性。

在健康志愿者的实验室研究中，达比加群可引起浓度依赖性的 PT 升高，但是敏感性并不高，有研究通过 5 项不同促凝血酶原试剂评价在达比加群浓度波峰和波谷时的 PT/INR，INR 均未超过 1.2；也有研究显示，只有当达比加群血药浓度大于 400ng/ml 时，INR 才表现出升高（≥1.2），因此高于治疗浓度的达比加群才对 PT/INR 有显著影响（图 5B）。

INR 的测定有床旁检测途径（point-of-care INR，POC-INR），有研究发现，在床旁即时测试时达比加群可

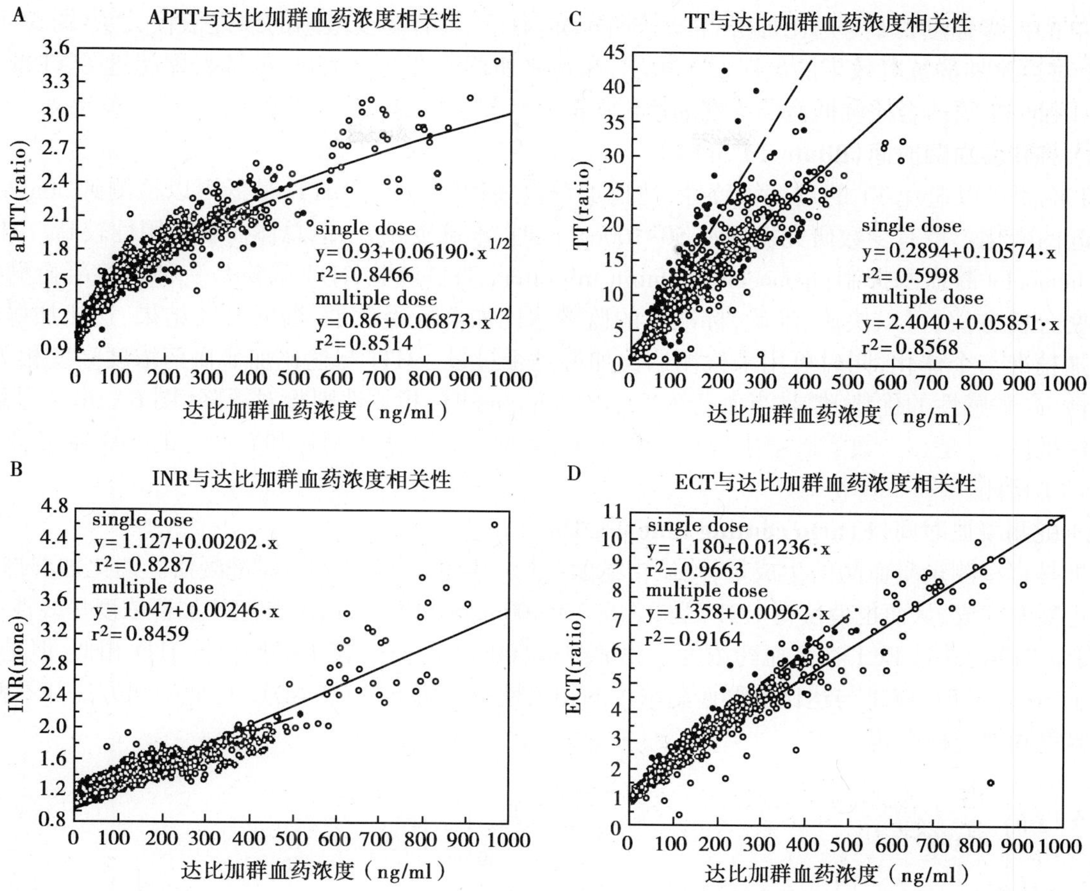

图5　通过单次或多次口服10~400mg达比加群酯后计算出的达比加群血药浓度与APTT、INR、TT和ECT间的关系　●单次用药，○多次用药

以引起INR的假性升高（较实验室检测升高2~4倍左右），例如：在应用达比加群后测得POC-INR升高至7.1，但最后实验室测定INR仅为1.7。综上，PT/INR因其低敏感性和高变异性使得其并不适合指导达比加群出血患者的治疗。

（三）稀释凝血酶原时间（dilute PT，dPT）

dPT最初用来狼疮凝血的监测，但目前发现也可以用于监测新型抗凝药物。不同于PT，dPT应用相似的经稀释的促凝血酶原试剂，可增加检测方法的敏感性。Wong等通过体外家兔模型实验发现dPT与达比加群的抗凝效果具有明显相关性，敏感性比PT和APTT更高，但目前缺乏FDA认证，仍需更多临床研究的证据。

（四）活化部分凝血活酶时间（activated partial thromboplastin time，APTT）

APTT反映了Ⅰ、Ⅱ、Ⅴ、Ⅷ～Ⅻ因子参与的内源性凝血过程，抑制上述因子都会引起APTT的升高。APTT最常用于检测普通肝素的抗凝效果，相对PT而言，APTT是反映达比加群抗凝效果更为敏感的指标。但是高于治疗量的达比加群对APTT的影响呈曲线特征，达比加群浓度从0到200~300ng/ml之间呈线性，之后便呈缓慢上升并趋于稳定（图5A），因此在高于浓度时，APTT并不能准确评估达比加群的抗凝程度，应慎重对待APTT结果。并且不同的APTT试剂对达比加群的敏感性差异较大，有研究应用9种不同APTT试剂测试达比加群血药峰值120ng/ml时的APTT，结果显示9种APTT结果波动于26.0~91.9秒之间。另外，APTT对达比加群并非完全敏感，Hawes等发现应用达比加群150mg bid的患者中，有18%APTT在正常范围内；另一项研究也发现，有的患者虽然达比加群血药浓度60ng/ml，但APTT却正常。

（五）凝血酶时间（thrombin time，TT）

TT试验是血浆中加入标准化的凝血酶后血液凝固的时间，通过测量血浆内凝血酶活性从而可以反映达比加群的抗凝强度，TT 与达比加群（常规剂量或高剂量）具有高度敏感的线性依赖关系（图 5C）。但是由于 TT 对达比加群抗凝效果的反应过于敏感，在达比加群浓度超过 150ng/ml 时，即超过了 TT 测量的最大限度，因此 TT 更适合监测低血药浓度的达比加群。

（六）稀释凝血酶时间（dilute TT，dTT）

dTT 检测可以避免 TT 的过度敏感性，达比加群以线性特点延长 dTT，最低可以检测到 50ng/ml 达比加群引起的变化。也有少数研究发现在 50~100ng/ml 时，准确度稍差，但总体而言实用性较高。dTT 中常用的是 hemoclot 凝血酶抑制（hemoclot thrombin inhibitor，HTI）试验，HTI 试验是一种直接凝血酶抑制剂定量精密分析方法，可以快速、准确、标准化的监测达比加群抗凝效果，根据 HTI 结果，达比加群的应用可以更加精准与个体化，同时可用来检测达比加群是否过量。HTI 与达比加群血药浓度高度相关，具有可重复性、高敏感性的优势，但是当血药浓度小于 50ng/ml 时，相关性则相对下降（图 6A，6B）。目前 dTT 并未广泛推广，只是在少数实验室中进行科研而用，有学者统计澳大利亚和新西兰的 592 家实验室，仅 9 家进行 dTT 检测。

（七）蛇酶凝血时间（Ecarin clotting time，ECT）

ECT 是直接测量凝血酶的生成量，测试中蛇酶（蝰蛇毒）激活凝血酶原促进凝血。达比加群抑制凝血酶而阻止凝血完成，从而也就使得 ECT 延长。在 10~400mg/d 剂量时，ECT 与达比加群浓度呈线性关系（图 6C），优于 APTT。并且 ECT 在高血药浓度达比加群（>600ng/ml）时也较 TT 敏感，同 HTI 相似，但是当血药浓度小于 50ng/ml 时，ECT 与达比加群血药浓度的相关性也有所下降（图 6D）。但此检测方法并不普及，并且各实验室间缺乏标准化。

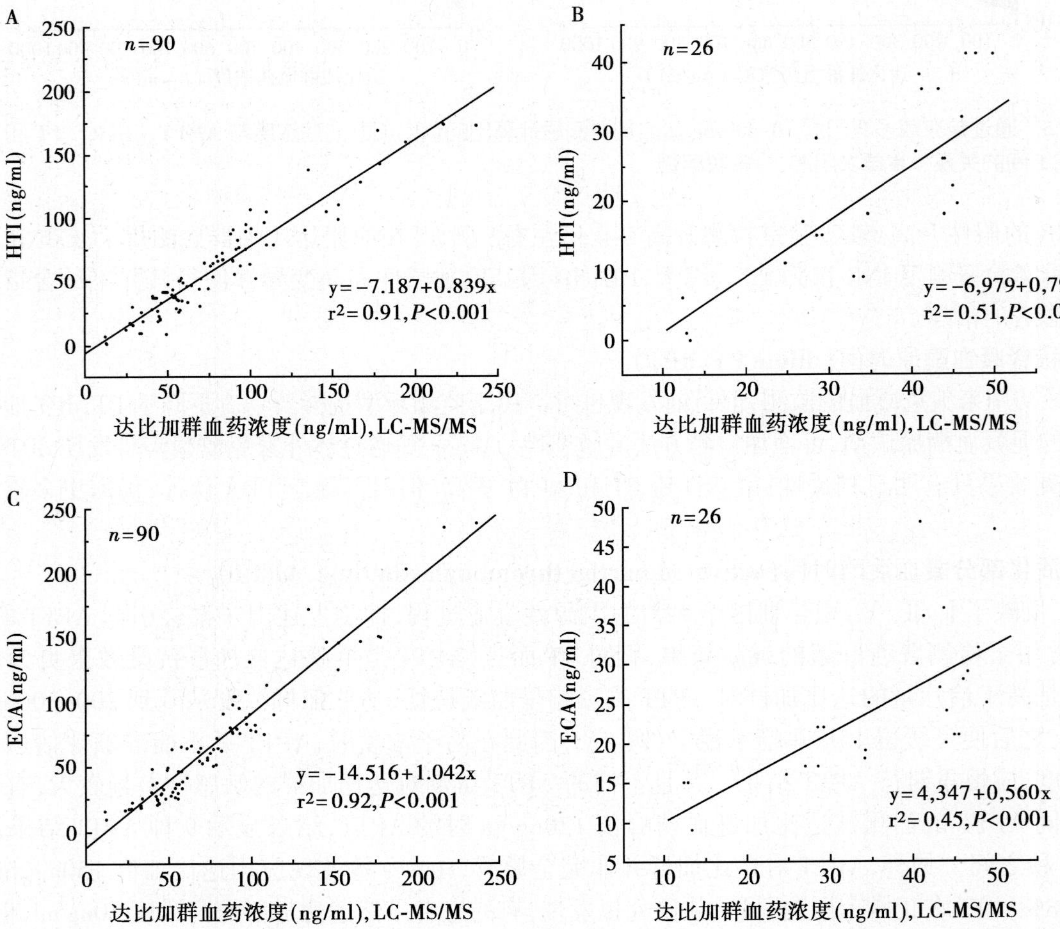

图 6 A 代表 HTI 与达比加群所有样本血药浓度的相关性，B 代表 HTI 与达比加群低血药浓度（<50ng/ml 时）的相关性；C 代表 HTI 与达比加群所有样本血药浓度的相关性，D 代表 ECT 与达比加群低血药浓度（<50ng/ml 时）的相关性 [37]

（八）抗Ⅱa因子显色分析

抗Ⅱa因子显色分析可能会反映达比加群的抗凝效果，虽然目前还未用于达比加群的监测，有研究已经发现其与来匹卢定具有高度的线性相关关系，理论上也适用于达比加群的监测，故未来可能会在此方面应用。

四、达比加群逆转制剂

新型抗凝血剂上市初面临最大的缺憾是无相应拮抗剂，应用新型抗凝药发生出血事件或用药过量时没有解毒剂逆转其抗凝作用。目前达比加群拮抗剂——idarucizumab的研发取得重要进展。idarucizumab的主要成分是一种单克隆抗体片段，能够与达比加群酯以1∶1比例高度结合。近期在*The Lancet*刊登的研究报道了特异性拮抗剂idarucizumab逆转达比加群酯抗凝效应的研究结果，该实验在达比加群末次给药后2小时给予idarucizumab静脉输注，5分钟后抗凝作用即刻逆转至基线水平，且idarucizumab 2g或以上的剂量可使逆转效应持续超过24小时，表明idarucizumab可迅速、完全、持久地逆转达比加群的抗凝效应。目前，idarucizumab已提交FDA、EMA和加拿大卫生部进行上市审批。该拮抗剂的诞生为达比加群应用的安全性提供了一定保障，也使得达比加群的药物监测更具临床意义，根据监测结果除调整达比加群用量外，不久的将来应用idarucizumab进行拮抗，二者的联合可在发生达比加群血药浓度过量、出血事件及面临急诊手术时精准的拮抗达比加群的抗凝效果，并评价抗凝强度。

五、结　　语

检测凝血功能的指标如PT、PT/INR、APTT、TT均不能很好评估达比加群的抗凝效果，dTT、ECT可相对准确地反映达比加群抗凝强度，LC-MS/MS则属于达比加群血药浓度检测的金标准（图7）。虽然BMJ杂志调查并刊登关于达比加群一些所谓的隐藏中出血风险问题，但并不影响大局，达比加群仍是非瓣膜房颤华法林抗栓治疗安全有效的替代药物。然而不可否认的是，临床上需要对某些病例量化达比加群的抗凝效果，部分患者根据药物浓度优化剂量后可能会获益更大，肾功能与P-gp是达比加群酯在其用药过程中的主要因素，对于治疗失败、疑似过量、老年、肾功损害、极端体重（过高或过低体重）、口服P-gp抑制剂（或其他可疑相互作用的药物）以及发生出血事件或需要接受急诊手术的患者，药物监测可以使患者的管理更加科学化与精准化。但是，不论测量达比加群药物浓度精确度如何，目前尚需相关前瞻性研究来定义理想治疗浓度和治疗中明确药物浓度是否会产生更优越的临床疗效。

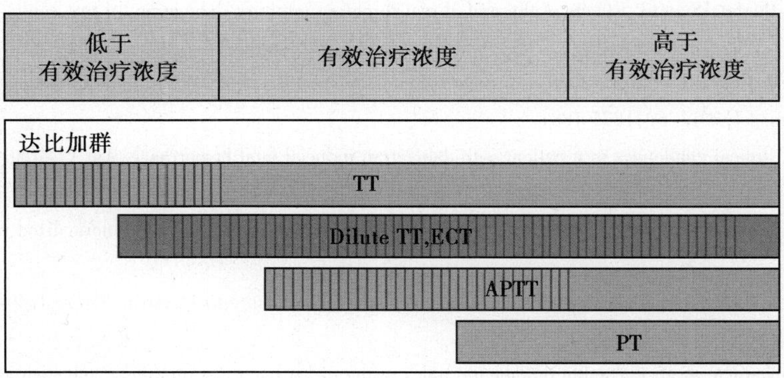

图7　水平条代表相关指标可以监测的血药浓度范围，垂直条码区代表指标与血药呈线性关系时的血药浓度范围[25]

（杨延宗　孙源君）

参考文献

[1] Hauel NH, Nar H, Priepke H, et al. Structure-based design of novel potent nonpeptide thrombin inhibitors. J Med Chem, 2002, 45(9): 1757-1766.

[2] Connolly SJ, Ezekowitz MD, Yusuf S, et al. Dabigatran versus warfarin in patients with atrial fibrillation - N Eng J Med, 2009, 361: 1139-1151.

[3] Truumees E, Gaudu T, Dieterichs C, et al. Epidural hematoma and intraoperative hemorrhage in a spine trauma patient on Pradaxa (dabigatran). Spine, 2012, 37: E863-865.

[4] Legrand M, Mateo J, Aribaud A, et al. The use of dabigatran in elderly patients. Arch Intern Med, 2011, 171: 1285-1286.

[5] Wychowski MK, Kouides PA. Dabigatran-induced gastrointestinal bleeding in an elderly patient with moderate renal impairment. Ann Pharmacother, 2012, 46: e10.

[6] Hohnloser SH, Oldgren J, Yang S, et al. Myocardial ischemic events in patients with atrial fibrillation treated with dabigatran or warfarin in the RE-LY (Randomized Evaluation of Long-Term Anticoagulation Therapy) trial. Circulation, 2012, 125: 669-676.

[7] Connolly SJ, Wallentin L, Ezekowitz MD, et al. The Long Term Multi-Center Extension of Dabigatran Treatment in Patients with Atrial Fibrillation (RELY-ABLE) study. Circulation, 2013, 128: 237-243.

[8] Larsen TB, Rasmussen LH, Skjøth F, et al. Efficacy and safety of dabigatran etexilate and warfarin in "real-world" patients with atrial fibrillation: a prospective nationwide cohort study. J Am Coll Cardiol, 2013, 61 (22): 2264-2273.

[9] Hori M, Connolly SJ, Zhu J, et al. Dabigatran versus warfarin: effects on ischemic and hemorrhagic strokes and bleeding in Asians and non-Asians with atrial fibrillation. Stroke, 2013, 44 (7): 1891-1896.

[10] Yap LB, Rusani BI, Umadevan D, et al. A single centre experience of the efficacy and safety of dabigatran etexilate used for stroke prevention in atrial fibrillation. J Thromb Thrombolysis, 2014, 38 (1): 39-44.

[11] Ho JC, Chang AM, Yan BP, et al. Dabigatran compared with warfarin for stroke prevention with atrial fibrillation: experience in Hong Kong. Clin Cardiol, 2012, 35 (12): E40-45.

[12] Paré G, Eriksson N, Lehr T, et al. Genetic determinants of dabigatran plasma levels and their relation to bleeding. Circulation, 2013, 127 (13): 1404-1412.

[13] Di Nisio M, Middeldorp S, Büller HR. Direct thrombin inhibitors. N Engl J Med, 2005, 353 (10): 1028-1040.

[14] Troconiz IF, Tillmann C, Liesenfeld KH, et al. Population pharmacokinetic analysis of the new oral thrombin inhibitor dabigatran etexilate (BIBR 1048) in patients undergoing primary elective total hip replacement surgery. J Clin Pharmacol, 2007 Mar, 47 (3): 371-382.

[15] Beasley BN, Unger EF, Temple R. Anticoagulant options—why the FDA approved a higher but not a lower dose of dabigatran. N Engl J Med, 2011, 364: 1788-1790.

[16] Stangier J, Rathgen K, Stähle H, et al. Pharmacokinetics and pharmacodynamics of dabigatran etexilate in subjects with moderate hepatic impairment [abstract no. P-W-673; online]. XXIst Congress of the International Society of Thrombosis and Haemostasis, 2007: 6-12.

[17] Reilly PA, Lehr T, Haertter S, et al. The effect of dabigatran plasma concentrations and patient characteristics on the frequency of ischemic stroke and major bleeding in atrial fibrillation patients: the RE-LY trial (randomized evaluation of long-term anticoagulation therapy). J AmColl Cardiol, 2014, 63: 321- 328.

[18] Cuker A, Siegal DM, CrowtherMA, et al. Laboratory measurement of the anticoagulant activity of the non-vitamin K oral anticoagulants. J Am Coll Cardiol, 2014, 64: 1128-1139.

[19] Lindahl TL, Baghaei F, Blixter IF, et al. Effects of the oral, direct thrombin inhibitor dabigatran on five common coagulation assays. Thromb Haemost, 2011, 105: 371-378.

[20] Antovic JP, Skeppholm M, Eintrei J, et al. Evaluation of coagulation assays versus LC-MS/MS for determinations of dabigatran concentrations in plasma. Eur J Clin Pharmacol, 2013, 69: 1875-1881.

[21] Cano EL, Miyares MA. Clinical challenges in a patient with dabigatran-induced fatal hemorrhage. Am J Geriatr Pharmacother, 2012, 10: 160-163.

[22] DeRemer CE, Gujral JS, Thornton JW, et al. Dabigatran falsely elevates point of care international normalized ratio results. Am J Med, 2011, 124: e5-6.

[23] Samama MM, Martinoli JL, LeFlem L, et al. Assessment of laboratory assays to measure rivaroxaban—an oral, direct factor Xa inhibitor. Thromb Haemost, 2010, 103: 815-825.

[24] Wong PC, Crain EJ, Watson CA, et al. Favorable therapeutic index of the direct factor Xa inhibitors, apixaban and rivaroxaban, compared with the thrombin inhibitor dabigatran in rabbits. J Thromb Haemost, 2009, 7: 1313-1320.

[25] Lippi G, Favaloro EJ. Activated partial thromboplastin time: new tricks for an old dogma. Semin Thromb Hemost, 2008, 34: 604-611.

[26] Helin TA, Pakkanen A, Lassila R, et al. Laboratory assessment of novel oral anticoagulants: method suitability and variability between coagulation laboratories. Clin Chem, 2013, 59: 807-814.

[27] Hawes EM, Deal AM, Funk-Adcock D, et al. Performance of coagulation tests in patients on therapeutic doses of dabigatran: a cross-sectional pharmacodynamic study based on peak and trough plasma levels. J Thromb Haemost, 2013, 11: 1493-1502.

[28] Samama MM, Guinet C. Laboratory assessment of new anticoagulants. Clin Chem Lab Med, 2011, 49: 761-772.

[29] Samoš M, Stančiaková L, Ivanková J, et al. Monitoring of dabigatran therapy using Hemoclot (®) Thrombin Inhibitor assay in patients with atrial fibrillation. J Thromb Thrombolysis, 2015, 39 (1): 95-100.

[30] Skeppholm M, Hjemdahl P, Antovic JP, et al. On the monitoring of dabigatran treatment in "real life" patients with atrial fibrillation. Thromb Res, 2014, 134(4): 783-789.

[31] Favaloro EJ, Bonar R, Butler J, et al. Laboratory testing for the new oral anticoagulants: a review of current practice. Pathology, 2013, 45: 435-437.

[32] Amiral JJ, Vissac AM, Peyrafitte M. New assays for measuring direct thrombin inhibitors in plasma. Thromb Haemost, 2009, 7: 2.

[33] Pollack CV Jr, Reilly PA, Eikelboom J, et al. Idarucizumab for Dabigatran Reversal. N Engl J Med, 2015.

围术期房颤的预防:新的进展

心房颤动(房颤)是心脏、肺、食管等心胸外科手术围术期的常见并发症,延长患者住院和重症监护时间,增加脑卒中等不良事件发生率,增加死亡率,造成严重的医疗负担。围术期房颤好发于术后 2~4 天,多数研究表明 90%~98% 的新发围术期房颤在 4~6 周之内可自愈,但另有报道显示,围术期房颤患者出院时有一半仍为房颤心律,术后 6 个月 39% 的患者仍有房颤发作。

围术期房颤的发病率与手术种类和患者自身临床特点有关。心血管手术中,冠状动脉旁路移植术(CABG)患者围术期房颤的发生率近 30%;瓣膜置换或修复术的患者,围术期房颤发生率约为 40%;而在混合手术中,围术期房颤发生率高达 50%。在胸外科手术操作中,损伤较小的纤维支气管镜检查或经胸腔镜肺楔形切除术,房颤发生风险较低(<5%);肺段切除术或胸交感神经切除术中,房颤发生风险有所增高(5%~10%);而在开胸手术如肺移植、食管切除术等大型手术中,房颤的发生风险较高(>15%)。此外,高龄患者,女性,合并高血压、糖尿病和吸烟等也是围术期房颤发生的高危因素。

围术期房颤的发生机制较为复杂,可能与患者自身存在易感基质(susceptibility substrate)和手术应激触发等因素有关,如自主神经功能紊乱、神经体液调节障碍、急性心房扩张或牵张、氧化应激和急性炎症反应等。针对患者的易感因素以及可能存在的机制,目前已有不少临床研究报道,探讨围术期房颤的药物预防效果,简述如下。

一、β 受体阻滞剂

早期多项随机临床试验证实,术前和围术期应用 β 受体阻滞剂可以显著降低新发房颤和缺血性心血管事件的发生率。真实世界的大型观察性研究也表明,围术期应用 β 受体阻滞剂具有显著的心脏保护作用(OR 0.32; 95% CI 0.22~0.46),而术后过早停用 β 受体阻滞是发生房颤的独立危险因素(OR 1.91; 95% CI 1.52~2.40)。2006 年的一项荟萃分析纳入了 31 项研究的 4452 名患者,结果表明应用 β 受体阻滞剂可以明显减少房颤发生;其中 14 项研究的分析结果表明索他洛尔减少围术期房颤的效果比其他 β 受体阻滞剂更明显。近期发表在 *Cochrane Database* 的系统综述,回顾了 33 项共纳入 4698 例患者的临床研究,结果表明应用 β 受体阻滞剂患者围术期房颤的发生率为 16.3%,而对照组为 31.7%(OR 0.33; 95%CI 0.26~0.43)。

然而,在最近一项基于美国国家心脏外科手术数据库的回顾性分析中,共纳入 506 110 名行 CABG 的患者,根据术前 24 小时是否应用 β 受体阻滞剂分为两组进行倾向性评分匹配分析。结果表明,应用 β 受体阻滞剂的患者新发房颤概率更高[21.50% vs 20.10%; OR 1.09; 95% CI 1.06~1.12; *P*<0.001]。由此引发诸多争议,该项结果与既往研究存在差异的原因仍在探索,可能与混杂因素校正相关,对此可能仍需进一步研究。尽管如此,仍需遵循指南。2006 年美国和欧洲联合房颤指南中,对心胸外科手术的患者,推荐应用 β 受体阻滞剂预防围术期房颤(I A),但索他洛尔推荐证据为Ⅱ bB。2014 年美国胸外科协会(AATS)发布外科术中和术后房颤预防和管理指南,推荐所有胸外科手术患者术前服用 β 受体阻滞剂(除非禁忌),且术后应该继续服用,以预防房颤或房扑发生(I A)。对于术后血压处于临界状态的患者,部分医生担心 β 受体阻滞剂可能会使血压进一步降低。对此,AATS 新指南推荐减少 β 受体阻滞剂剂量或延长用药间歇,而不是停用。

二、血管紧张素转换酶抑制剂 / 血管紧张素受体阻滞剂(ACEI/ARB)

尽管 ACEI/ARB 对多数心血管病患者的益处已得到证实,并且临床上大量的患者长期应用 ACEI/ARB,但关于 ACEI/ARB 对围术期房颤预防作用的临床研究非常有限,样本量较小且试验设计不够严谨。最近的一项随机对照试验纳入445例行择期心脏手术的患者，术前四天至一周随机接受安慰剂、雷米普利（前三天2.5mg qd，此后5mg qd，仅术后第一天减为2.5mg qd）和螺内酯（25mg qd）治疗。结果显示，围术期房颤的发生率在三组中分别为27.2%、27.8%和25.9%（P=0.95），表明雷米普利和螺内酯均不能预防围术期房颤的发生。另一项小规模的随机对照试验纳入128例行CABG或瓣膜置换术的患者，随机分为ACEI组（n=49）、ACEI加坎地沙坦组（n=49）和未接受ACEI/ARB治疗的对照组（n=30）。结果表明，对照组中围术期房颤发生率明显高于另外两组（33.3% vs 12.2% vs 10.2%）。单因素分析表明应用ACEI和ACEI加坎地沙坦都是预防围术期房颤的有利因素，但经多因素校正后其保护作用失去显著性。

大型的观察性研究也对ACEI预防房颤的作用进行了探讨，但结果不一致。早期一项多中心前瞻性队列研究中，共纳入4657例接受CABG的患者，结果发现术后停用ACEI使围术期房颤发生风险增高69%，多因素分析表明术后续用ACEI是预防围术期房颤的保护性因素（OR 0.62；95% CI 0.48~0.79）。2009年美国心脏病学会公布的一项研究，前瞻性观察了10 023例行CABG的患者，对其中3052例应用ACEI的患者与未应用组进行倾向性评分匹配分析。结果表明应用ACEI的患者围术期房颤发生率明显高于对照组（25% vs 20%；OR 1.34；95% CI 1.18~1.51；P<0.01）。随后一项针对8889例CABG患者进行的回顾性分析也表明ACEI对围术期房颤没有预防作用。

三、他汀

一般认为他汀具有抗炎、改善内皮功能、减轻心肌缺血再灌注损伤的效果，因此推测其可能对围术期房颤有预防作用。近期发表的一项荟萃分析，纳入11个相关的随机对照试验，包括1105例接受心脏外科手术的患者，其中552例术前接受他汀治疗。结果显示，他汀治疗组围术期房颤发生率明显低于对照组（19% vs 36%；OR 0.41；95% CI 0.31~0.54；P<0.0001）。而且，在不同年龄、性别、左心室功能、合并症及联用其他治疗情况的亚组分析中均保持一致的结果，提示他汀对围术期房颤有预防作用。最新发表的系统综述回顾了17个随机对照试验，纳入2138例心脏手术患者，汇总分析表明，外科术前他汀治疗能够显著降低围术期房颤的发生率（OR 0.54；95%CI 0.43~0.67；P<0.01）。此外，他汀治疗还能缩短重症监护时间和总体住院时间。另一项更大规模的荟萃分析纳入了12项随机对照试验和42项观察性研究，共计90 000例心脏外科手术患者。结果同样表明，术前应用他汀治疗可显著降低术后新发房颤的发生率（OR 0.68；95%CI 0.54~0.85；P<0.01），并且明显缩短重症监护和住院时间。

以上研究一致表明他汀对心脏外科围术期房颤具有显著的预防作用，但是对胸外科手术患者的研究相对较少。因此，2014年的AATS外科术中和术后房颤预防和管理指南中，对未曾服用过他汀药物、且围术期房颤风险中危或高危（>5%）的患者，可以考虑服用阿托伐他汀预防房颤，但推荐证据较弱（ⅡbC）。

四、n-3多不饱和脂肪酸

n-3多不饱和脂肪酸（n-3 PUFAs），是多不饱和脂肪酸中第一个不饱和键出现在碳链甲基端的第三位，是一类不饱和脂肪酸的统称，也叫ω-3多不饱和脂肪酸。亚麻籽、大豆油等植物油以及鱼油中n-3 PUFAs含量丰富。基础研究表明PUFAs有显著的抗氧化和抗心律失常作用。

目前为止最大的一项多中心随机对照试验OPERA，纳入了1516例心脏手术患者，随机接受鱼油（术前3~5天，每天10g，1g含有≥840mg n-3-PUFAs）或安慰剂，主要研究终点为术后发生持续时间大于30秒的房颤，次要终点为术后房颤持续1小时，症状明显或需要转律治疗。结果表明，PUFA干预组与安慰剂组主要终点事件发生率无明显差异（30.7% vs 30%；OR 0.96；95%CI，0.77~1.20；P=0.74）；次要终点事件发生率也无明显差异（P=0.70）。最近的一项荟萃分析纳入了8个随机对照研究（包括2687例心脏手术患者），结果表明，在非盲的随机对照试验中，短期应用PUFA对房颤有保护作用，而在安慰剂对照的试验中则没有显著效果，提示短期应用PUFA不能减少围术期房颤的发生。有趣的是，在Rodrigo等的一项研究中，将患者随机分为药物治疗组和安慰剂对照组，药物组中给予 PUFA 2g/d、维生素 C 1g/d 和维生素 E 400IU/d，主要终点事件为术后发生房颤，次要终点为氧化应激和炎症相关的生物指标。结果表明，药物组房颤发生率显著低于对照组（9.7% vs32%；OR 0.28；95%CI 0.14~0.56）；而且对照组炎症和氧化应激因子含量显著高于药物组，药物组患者中抗氧化酶活性则高于对照组。

五、镁 剂

研究表明，心脏外科术后低镁血症与术后房性心律失常相关，因此补镁可能对术后房性心律失常有预防作用。一项荟萃分析纳入了 20 项随机对照试验（共 2490 例患者），结果表明，镁剂可显著降低术后房颤的发生率（18% vs 28%；OR 0.54；95%CI 0.38~0.75）。在 2014 年 AATS 外科术中和术后房颤预防和管理指南中，推荐对于血清镁水平较低或整体镁缺乏的患者，可考虑静脉补镁以预防术后房颤发生（ⅡbC）。

六、胺 碘 酮

胺碘酮是Ⅲ类抗心律失常药物，同时又兼有 α 和 β 受体阻滞的作用，是临床常用的抗房颤药物。对心脏手术患者，也可能起到预防围术期心律失常的作用。较早发表在新英格兰医学杂志上的一项随机对照试验以及随后的 ARCH 试验和大规模的 PAPABEAR 试验，均证实胺碘酮可降低心脏手术围术期房颤的发生率。但在一项荟萃分析中却得出相反的结果，该荟萃分析纳入 18 项临床研究共 3408 例患者，结果表明应用胺碘酮会增加心动过速的发生风险（OR 1.70；95%CI 1.05~2.74），尤其是静脉应用更易发生。

2014 年美国 AHA/ACC/HRS 房颤管理指南中，对于行心胸外科手术的房颤高危患者，推荐应用胺碘酮预防围术期房颤（ⅡaA）。2014 AATS 术后房颤预防和管理指南中，对于围术期发生房颤的中高危患者（肺切除术或食管切除术），可考虑给予胺碘酮以预防术后房颤的发生。不同的是，胺碘酮口服应用为Ⅱa 类推荐 A 级证据，静脉应用则为ⅡbB 推荐。

七、钙通道阻断剂

较早的一项荟萃分析纳入 41 项研究共 3327 例患者，表明应用非二氢吡啶类钙通道阻断剂（地尔硫䓬）能显著降低术后室上性心动过速（包括房颤、房扑和室上速）的发生（OR 0.62，95% CI 0.41~0.93；*P*=0.02）。2014 年 AATS 外科术中和术后房颤预防和管理指南中，对某些人群（如老年患者、高血压或既往有房颤病史），在心功能保留且术前未服用 β 受体阻滞剂的情况下，可考虑应用地尔硫䓬预防围术期房颤或房扑发生（ⅡaB）。

八、肉毒杆菌毒素

既往的动物实验研究发现，在心外膜脂肪垫植入肉毒杆菌毒素，可通过麻痹自主神经节，可抑制房颤发生。基于此实验研究结论，Pokushalov 等在外科手术中进行了随机队列研究，选择拟行 CABG 且既往有阵发性房颤病史的患者共 60 例，随机分为注射肉毒杆菌毒素或生理盐水组（各 30 例）。随访 30 天结果显示，肉毒杆菌毒素组房颤发生率显著低于生理盐水注射组（7% vs 30%）；术后随访 30 天至 1 年时间内，肉毒杆菌毒素与生理盐水注射组的房颤再发率分别为 0 与 27%；两组均无注射相关并发症发生。该项研究引起广泛关注，但仍需要进一步研究验证，目前指南未作推荐。

小 结

心胸外科围术期新发房颤不容忽视，为避免额外的病死率和医疗负担，应积极预防以降低其发生率。但迄今研究表明不同手术的房颤风险度差异较大，药物预防效果在不同的研究中也参差不齐，可能与患者自身因素以及手术损伤程度相关。对于多数患者，应用 β 受体阻滞剂具有显著的保护作用；积极补充镁剂也能有效预防房颤；对围术期房颤高危患者，应用胺碘酮和地尔硫䓬可能也是合理的，但应注意其副作用；

他汀对心脏手术患者保护作用的结论较为一致，但对胸外科手术患者的作用目前证据较少；ACEI/ARB 和 n-3 PUFAs 的预防效果目前争议较大，不能作为常规临床应用，仍需进一步大型随机对照试验证实。相信随着临床研究的进展，能够寻找到围术期房颤的最佳防治措施。

（杨天和）

左心耳封堵的适应证选择——从临床研究到实践

心房颤动(房颤)是临床上常见的心律失常,是引起缺血性脑卒中的主要原因之一。抗凝治疗是目前预防房颤患者血栓栓塞事件的主要方法,然而口服抗凝药物存在诸多问题,导致临床实践中房颤患者规范化抗凝治疗严重不足。20 世纪 30 年代就有学者认识到左心耳是房颤患者发生血栓形成的重要部位,并提出干预左心耳以预防血栓栓塞事件。近年来,随着介入技术的发展,经皮左心耳封堵术已成为预防房颤患者血栓栓塞事件的重要策略。

一、房颤增加血栓栓塞事件

房颤是临床上最常见的心律失常之一,普通人群中房颤发病率为 0.5%~1.3%,随着年龄增长,其发病率逐渐升高,50 岁以上人群,年龄每增加 10 岁,房颤发病率约增加 1 倍,80 岁以上人群房颤发病率高达 10%。保守估计,我国目前房颤患者数量超过 800 万。房颤最主要的危害之一是促进血栓形成,导致卒中、外周血管栓塞等并发症,增加致残率和致死率。卒中为房颤最常见、危害最大的并发症。Framingham 研究显示,非瓣膜性房颤引起卒中的风险较正常人群高 5 倍,而瓣膜性房颤患者脑卒中风险更是高出常人 17.6 倍。世界范围内每年约有 1500 万人罹患卒中,其中 20%~25% 归因于房颤。房颤导致卒中的风险随年龄增加而增加:50~59 岁的房颤患者卒中风险为 1.5%,而 80~89 岁的房颤患者卒中风险则高达 23.5%[1]。与其他病因导致的卒中相比,房颤所致的卒中致残率和致死率更高,患者住院时间更长,且更易复发卒中。

二、房颤抗凝治疗现状

一直以来,口服抗凝药物是预防房颤患者发生血管栓塞事件的主要方法。华法林为最常用的口服抗凝药物。研究证实,房颤患者接受规范化的华法林抗凝治疗可使卒中风险降低约 68%。然而,华法林存在治疗窗窄、剂量个体差异大、需定期监测凝血功能、与食物和其他药物易发生相互作用等诸多弊端,导致临床实践中患者的依从性差,规范化抗凝治疗严重不足。流行病学调查显示,普通房颤患者接受华法林抗凝治疗不足 2%,住院房颤患者接受华法林抗凝不足 7%。国外的临床研究表明,由于担心重要器官出血,60~69 岁的房颤患者中服用华法林预防血栓栓塞的比例仅为 57%,而 80~89 岁的房颤患者中不足 1/3 接受华法林抗凝治疗[2]。此外,存在抗凝治疗禁忌证的房颤患者也无法从药物抗凝治疗中受益。近年来新型抗凝药物如达比加群、阿哌沙班、利伐沙班逐步应用于临床,初步研究显示其有效性和安全性不劣于华法林,且无需定期监测国际标准化比值(INR),但其在中国房颤患者中的有效性和安全性尚缺乏循证医学证据,且价格昂贵,短期内难以迅速普及应用。此外,新型抗凝药物仍存在需长期使用、增加出血风险等不足。

三、左心耳封堵预防血栓栓塞的临床研究进展

左心耳内存在丰富的肌小梁及梳状肌,血液易淤积于此。窦性心律时,左心耳因具有正常收缩和排空的能力,不易形成血栓。房颤时左心耳的充盈和排空速度降低,导致血液在左心耳淤积,形成血栓的病理基础。研究提示,60% 的风湿性心脏病房颤患者心源性血栓来自左心耳,90% 以上的非瓣膜性房颤患者血栓形成于左心耳[3]。因此,左心耳封堵对预防房颤患者血栓栓塞具有重要的理论依据。临床试验上使用较多的左心耳封堵装置主要有 PLAATO、WATCHMAN 和 AMPLATZER Cardiac Plug。

PLAATO 封堵器以自动膨胀的镍钛记忆合金笼为骨架,表面覆盖可扩张的聚四氟乙烯膜,封堵器骨架上有数个锚状结构,有助于封堵器固定于左心耳开口处。PLAATO 装置最早于 2001 年 8 月应用于临床,欧美多家中心使用 PLAATO 装置对华法林抗凝禁忌的脑卒中高危房颤患者行左心耳封堵。2009 年 Block

等[4]报道了PLAATO封堵器植入术后随访5年的一项试验结果，在纳入的64例患者中仅1例并发症（心脏压塞）与植入手术直接相关，随访期间脑卒中/短暂性脑缺血发生率为3.8%/年，低于CHADS2评分预测的年发生率6.6%/年。欧洲PLAATO研究入选180例房颤患者，其中162例患者封堵手术成功，6例患者出现心脏压塞，2例患者死亡，随访期间卒中发生率仅为每年2.3%，显著低于预测的卒中发生率（6.6%/年），证实PLAATO系统预防房颤患者血栓栓塞事件的有效性和安全性[5]。目前，PLAATO封堵器因为商业原因已经停产。

WATCHMEN封堵器为自膨式镍钛合金结构，周围有固定倒钩，但心房面由聚四氟乙烯多孔渗透膜覆盖。由Mayo医学中心牵头，59个研究中心参与，共纳入美国和欧洲的707例患者的PROTECT-AF研究比较了口服华法林抗凝与WATCHMEN封堵器预防脑卒中的疗效和安全性，平均随访18个月，研究结果显示，WATCHMEN封堵器预防脑卒中的有效性不劣于长期华法林抗凝治疗，但封堵组不良事件发生率较华法林组高[6]。PROTECT-AF后续注册研究（CAP）提示，随着术者手术经验的积累，植入WATCHMEN封堵器的安全性可得到明显提高[7]。PROTECT-AF试验随访延长至2.3年时进一步证实，左心耳"局部"干预预防卒中的疗效仍不劣于华法林[8]。PROTECT-AF试验还发现，不论入选患者之前是否接受过华法林抗凝治疗，左心耳封堵均显著改善患者生活质量[9]。对于口服抗凝药物有禁忌或不能耐受抗凝药物的房颤患者，ASAP注册研究也显示植入WATCHMEN封堵器预防血栓栓塞是安全、有效的[10]。另一项比较WATCHMEN封堵器与华法林抗凝治疗的随机、对照临床试验PREVAIL研究进一步证实，对于非瓣膜性房颤患者，左心耳封堵术的有效性和安全性不劣于华法林，且与PROTECT-AF试验相比，手术安全性得到明显改善[11]。Protect AF研究长期随访结果（平均随访3.8年）显示，WATCHMEN封堵器在卒中、体循环栓塞和心血管死亡的复合终点上优于华法林。更为重要的是，Watchman封堵器在预防心血管性死亡和全因死亡的终点上优于华法林[12]。最近一项纳入PROTECT-AF和PREVAIL研究的Meta分析显示，与华法林抗凝治疗相比，左心耳封堵术虽未能显著降低全因卒中/体循环栓塞和全因死亡，但可明显降低出血性卒中、心血管性死亡/不明原因死亡以及非手术相关大出血发生率[13]。

AMPLATZER Cardiac Plug封堵器为双碟样结构，由置于左心耳内的蝶形叶片和封堵左心耳口的蝶形帽组成。2011年，Park等[14]报道了欧洲地区应用AMPLATZER Cardiac Plug封堵器的试验结果，137例入选的非瓣膜性房颤患者中132例患者植入成功，10例患者发生严重并发症。2012年，Lam等[15]研究显示，亚太地区20例植入AMPLATZER Cardiac Plug封堵器的非瓣膜性房颤患者中，19例患者封堵成功，仅发生两例手术并发症：冠状动脉空气栓塞和食管损伤各1例；全部患者随访1个月时行经食管超声检查，证实左心耳封堵成功，且无封堵装置相关血栓形成；平均随访12.7个月期间未出现血栓栓塞事件或死亡事件。2013年，Urena等[16]随访20个月发现，对于口服抗凝药物禁忌、血栓栓塞高危的非瓣膜性房颤患者，使用AMPLATZER Cardiac Plug封堵器显著降低血栓栓塞和出血事件，且随访6个月内无明显残余渗漏和器械相关血栓形成。最近，22个中心参与，共入选1047例患者，平均随访13个月的AMPLATZER Cardiac Plug封堵器多中心临床试验结果证实，植入AMPLATZER Cardiac Plug封堵器显著降低非瓣膜性房颤患者的栓塞和出血风险[17]。

四、左心耳封堵的适应证

基于左心耳封堵预防血栓栓塞的循证医学证据，2012年欧洲心脏病学会（ESC）房颤管理指南首次对左心耳封堵给予明确推荐：长期口服抗凝药物治疗存在禁忌伴血栓栓塞高危因素的非瓣膜性房颤患者可考虑采用左心耳封堵预防血栓栓塞（Ⅱb类推荐）[18]。

2014年，美国心脏协会（AHA）、美国心脏病学学会（ACC）和心律学会（HRS）联合发布的房颤管理指南虽未对左心耳干预预防血栓栓塞给予明确推荐意见，但全面回顾了左心耳封堵预防血栓栓塞的最新临床证据，说明左心耳封堵已经引起了专家组的重视[19]。同年，加拿大心血管病学会（CCS）房颤管理指南中建议左心耳封堵可应用于卒中高危（CHADS2评分≥2分）且抗栓治疗存在禁忌的非瓣膜性房颤患者（Conditional推荐）[20]。

2014年，欧洲心律协会（EHRA）和欧洲经皮心血管介入协会（EAPCI）发布的经导管左心耳封堵专家共识指出，对于出血风险高危、患者拒绝口服抗凝药物或口服抗凝治疗禁忌的患者，可行左心耳封堵治疗。同时指南还指出，对于适合口服抗凝治疗的患者，亦应向患者介绍左心耳封堵相关信息，在充分评估患者获益/风险比及尊重患者意愿的基础上，合适的患者可考虑行左心耳封堵[21]。

2014年，中华医学会心电生理和起搏分会、中华医学会心血管病学分会和中国医师协会心律学专业委员会联合发布《左心耳干预预防心房颤动患者血栓栓塞事件：目前的认识和建议》，明确指出经皮左心耳封堵的适应证：CHA_2DS_2-VASC评分≥2的房颤患者，同时具有下列情况之一：①不适合长期口服抗凝者；②服用华法林，国际标准化比值（INR）达标的基础上仍发生卒中或栓塞事件者；③HAS-BLED评分≥3[22]。

最近，EHRA开展的一项有关左心耳封堵临床应用的调查显示，94%的医学中心将卒中高危（CHA_2DS_2-VASC评分≥2）且抗凝治疗禁忌作为左心耳封堵的治疗适应证。55%的中心将卒中高危（CHA_2DS_2-VASC评分≥2）且出血风险高危（HAS-BLED评分≥3），或口服抗凝治疗无效作为左心耳封堵的治疗适应证。此外，将卒中高危（CHA_2DS_2-VASC评分≥2）且合并终末期肾病、或接受三联抗栓治疗，或进行肺静脉电隔离作为左心耳封堵的治疗适应证的比例分别为30%、24%和15%。仅1%的中心将左心耳封堵作为出血风险低的房颤患者口服抗凝药物治疗的替代选择[23]。

五、小 结

从目前的实践和临床研究来看，随着左心耳封堵器械的进步以及经验的积累，左心耳封堵可作为房颤患者预防血栓栓塞事件的重要措施之一。对于血栓栓塞风险高危的非瓣膜性房颤患者，如长期口服抗凝药物治疗禁忌，或治疗无效，或存在出血风险高危，左心耳封堵可作为替代治疗方法。而对于可耐受长期口服抗凝药物治疗的房颤患者，左心耳封堵尚不能完全替代口服抗凝药物。

（黄从新）

参考文献

[1] 黄从新，张澍，马长生，等．心房颤动：目前的认识和治疗建议——2012. 中华心律失常学杂志，2012，16：246-289.

[2] Scowcroft AC，Lee S，Mant J. Thromboprophylaxis of elderly patients with AF in the UK：an analysis using the General Practice Research Database（GPRD）2000-2009. Heart，2013，99：127-132.

[3] Al-Saady NM，Obel OA，Camm AJ. Left atrial appendage：structure，function，and role in thromboembolism. Heart，1999，82：547-554.

[4] Block PC，Burstein S，Casale PN，et al. Percutaneous left atrial appendage occlusion for patients in atrial fibrillation suboptimal for warfarin therapy：5-year results of the PLAATO（Percutaneous Left Atrial Appendage Transcatheter Occlusion）Study. JACC Cardiovasc Interv，2009，2：594-600.

[5] Bayard YL，Omran H，Neuzil P，et al. PLAATO（Percutaneous Left Atrial Appendage Transcatheter Occlusion）for prevention of cardioembolic stroke in non-anticoagulation eligible atrial fibrillation patients：results from the European PLAATO study. Euro Intervention，2010，6：220-226.

[6] Holmes DR，Reddy VY，Turi ZG，et al. Percutaneous closure of the left atrial appendage versus warfarin therapy for prevention of stroke in patients with atrial fibrillation：a randomised non-inferiority trial. Lancet，2009，374：534-542.

[7] Reddy VY，Holmes D，Doshi SK，et al. Safety of percutaneous left atrial appendage closure：results from the Watchman Left Atrial Appendage System for Embolic Protection in Patients with AF（PROTECT AF）clinical trial and the Continued Access Registry. Circulation，2011，123：417-424.

[8] Reddy VY，Doshi SK，Sievert H，et al. Percutaneous left atrial appendage closure for stroke prophylaxis in patients with atrial fibrillation：2.3-Year Follow-up of the PROTECT AF（Watchman Left Atrial Appendage System for Embolic Protection in Patients with Atrial Fibrillation）Trial. Circulation，2013，127：720-729.

[9] Alli O，Doshi S，Kar S，et al. Quality of life assessment in the randomized PROTECT AF（Percutaneous Closure of the Left Atrial Appendage Versus Warfarin Therapy for Prevention of Stroke in Patients With Atrial Fibrillation）trial of patients at risk for stroke with nonvalvular atrial fibrillation. J Am Coll Cardiol，2013，61：1790-1798.

[10] Reddy VY，Möbius-Winkler S，Miller MA，et al. Left Atrial Appendage Closure with the Watchman Device in Patients with a Contraindication for Oral anticoagulation：The ASAP Study（ASA Plavix Feasibility Study with Watchman Left Atrial Appendage Closure Technology）. J Am Coll Cardiol，2013，61：2551-2556.

[11] Holmes DR Jr，Kar S，Price MJ，et al. Prospective Randomized Evaluation of the Watchman Left Atrial Appendage Closure Device in Patients

With Atrial Fibrillation Versus Long-Term Warfarin Therapy:The PREVAIL Trial. J Am Coll Cardiol,2014,64:1-12.

[12] Reddy VY,Sievert H,Halperin J,et al. Percutaneous left atrial appendage closure vs warfarin for atrial fibrillation:a randomized clinical trial. JAMA,2014,312:1988-1998.

[13] Holmes DR Jr,Doshi SK,Kar S,et al. Left Atrial Appendage Closure as an Alternative to Warfarin for Stroke Prevention in Atrial Fibrillation:A Patient-Level Meta-Analysis. J Am Coll Cardiol,2015,65:2614-2623.

[14] Park JW,Bethencourt A,Sievert H,et al. Left atrial appendage closure with Amplatzer cardiac plug in atrial fibrillation:initial European experience. Catheter Cardiovasc Interv,2011,77:700-706.

[15] Lam YY,Yip GW,Yu CM,et al. Left atrial appendage closure with AMPLATZER cardiac plug for stroke prevention in atrial fibrillation:initial Asia-Pacific experience. Catheter Cardiovasc Interv,2012,79:794-800.

[16] Urena M,Rodés-Cabau J,Freixa X,et al. Percutaneous left atrial appendage closure with the AMPLATZER cardiac plug device in patients with nonvalvular atrial fibrillation and contraindications to anticoagulation therapy. J Am Coll Cardiol,2013,62:96-102.

[17] Tzikas A,Shakir S,Gafoor S,et al. Left atrial appendage occlusion for stroke prevention in atrial fibrillation:multicentre experience with the AMPLATZER Cardiac Plug. EuroIntervention,2015,10 pii:20140825-01.

[18] Camm AJ,Lip GY,De Caterina R,et al. 2012 focused update of the ESC Guidelines for the management of atrial fibrillation:an update of the 2010 ESC Guidelines for the management of atrial fibrillation. Developed with the special contribution of the European Heart Rhythm Association. Eur Heart J,2012,33:2719-2747.

[19] January CT,Wann LS,Alpert JS,et al. 2014 AHA/ACC/HRS guideline for the management of patients with atrial fibrillation:a report of the American College of Cardiology/American Heart Association Task Force on practice guidelines and the Heart Rhythm Society. Circulation,2014,130:e199-267.

[20] Verma A,Cairns JA,Mitchell LB,et al. 2014 focused update of the Canadian Cardiovascular Society Guidelines for the management of atrial fibrillation. Can J Cardiol,2014,30:1114-1130.

[21] Meier B,Blaauw Y,Khattab AA,et al. EHRA/EAPCI expert consensus statement on catheter-based left atrial appendage occlusion. Europace,2014,16:1397-1416.

[22] 黄从新,霍勇,张澍,等. 左心耳干预预防心房颤动患者血栓栓塞事件:目前的认识和建议. 中华心律失常学杂志,2014,18(6):401-415.

[23] Pison L,Potpara TS,Chen J,et al. Left atrial appendage closure-indications,techniques,and outcomes:results of the European Heart Rhythm Association Survey. Europace,2015,17:642-646.

严格控制危险因素预防心房颤动消融治疗后房颤复发

心房颤动(简称房颤)是最常见的心律失常之一,并且随着年龄的增长,房颤发生率明显增加,60岁以下人群房颤发生率约为1%,75~84岁人群房颤发生率12%。房颤患者症状变异很大,而与之相关的血流动力学异常(心力衰竭发生率是正常人3倍),以及血栓栓塞事件(卒中发生率为正常人5倍)可对患者预后产生不良影响,增加其死亡率(为正常人2倍)[1]。除了传统的抗凝治疗和心率及心律控制外,消融治疗作为有可能根治房颤的重要方法,其临床应用逐渐增多,然而由于房颤发生和维持机制的复杂性,以及消融技术本身的限制,房颤消融术后远期复发率偏高的问题影响了其在临床的广泛应用。本文就房颤消融术后复发的流行病学、影响因素和预测指标,以及危险因素控制对房颤复发的影响综述如下。

一、房颤消融术后复发的流行病学

房颤消融术后复发率高低因房颤类型的不同而有较大差异。目前认为房颤消融术后3个月内复发较为常见,但并不影响消融手术的远期成功率;而研究显示,阵发性房颤其单次消融术后远期房性心律失常发生率为45.9%,在非阵发性房颤其单次消融术后远期复发率高达58.2%,而通过多次消融,其远期房性心律失常发生率可降低至20.2%[2]。与单纯药物治疗相比,房颤消融治疗在窦律维持方面具有明显优势(表1)。

表1 房颤导管消融与抗心律失常药物疗效比较的随机对照研究[2]

研究	病例数	终点事件	房颤复发(%)[a]	
			导管消融	抗心律失常药物
导管消融 vs 药物(一线治疗)				
Wazni,等,2005	70	1年房颤复发	13	63
Cosedis Nielsen,等,2012	294	累积房颤负荷[b]	13	19
Morillo,等,2014	127	2年房颤复发	54.5	72.1
导管消融 vs 药物(二线治疗)				
Jaïs,等,2008	112	1年房颤复发	11	77
Wilber,等,2010	167	9个月房颤复发	34	84
Packer,等,2013	245	1年房颤复发	30.1	92.7
Mont,等,2014[c]	146	1年房颤复发	29.6	56.3

注:[a]各组患者两种疗法间房颤复发率除Cosedis Nielsen,等,2012的研究外差异均有显著性;[b]房颤负荷表示为房颤复发时间90%区间;[c]该研究纳入患者为持续性房颤

二、房颤消融术后复发的影响因素和预测指标

房颤消融术后复发的影响因素主要包括两个方面。首先是患者因素,研究显示肺静脉及左心耳电机械重构严重的患者,其消融术后房颤复发率相应增高。此外,房颤病程亦是影响患者远期预后的重要因素,病程越长,房颤术中消融成功率越低,而术后复发率越高。其他包括高血压、糖尿病、肥胖、睡眠呼吸暂停(obstructive sleep apnea,OSA)等危险因素在内均是影响房颤消融术后复发的因素。除了患者因素,消融手术本身亦是影响房颤复发的重要因素。1998年法国的Haissaguerre等证实肺静脉局灶发放快速冲动可诱发房颤,消除房颤触发灶可终止房颤发生,目前对于阵发性房颤进行肺静脉隔离仍为普遍接受的消融策略,但房颤导管消融策略仍在不断探索,2012年美国的Narayan等报道了房颤“转子”(rotor)的存在,其报

道的 CONFIRM 研究显示，针对性的消融这些“转子”或者异位兴奋灶，不仅能在术中即刻终止房颤，同时可带来远胜于传统消融术式的单次消融随访成功率（82.4% vs 44.9%），进一步研究发现，传统消融术式的成功率高度依赖于消融位点是否经过了房颤“转子”及在不经意间将其消融的比例，消融线经过“转子”的无房颤率为 80.3%，而未经过房颤“转子”的消融成功率仅为 18.2%[3]。2012 年的房颤导管消融专家共识推荐，针对持续性房颤应该采用包括 CFAE（碎裂电位消融）和线性消融在内的更为广泛的消融策略，而新近发表的 STAR-AF Ⅱ研究则发现相比与单纯肺静脉隔离（PVI），PVI 联合 CFAE 或线性消融，其窦性心律的维持率无显著差异，且后两种消融策略显著延长手术时间，增加 X 线曝光量。因此目前关于持续性房颤的最佳消融策略仍存在争议。我国学者结合自身实践，在房颤消融策略上亦做了很多有益探索，比如姚焰教授提出的“7”字消融、马长生教授提出的“2C3L”消融、赵学教授提出的肺静脉前庭放射式消融、陈明龙教授提出的基质改良等。除了传统的利用射频能源进行房颤消融以外，近年来将冷冻能源与球囊导管相结合的冷冻球囊消融是房颤消融领域的一项新技术，包括 STOP-AF 试验在内的研究显示，冷冻球囊消融房颤具有与传统射频消融技术类似的安全性和有效性，而其手术操作步骤较传统射频消融明显简化，有利于相关技术的推广和普及。

至于房颤消融术后复发的预测指标，研究发现房颤消融术后早期复发率方面：持续性房颤高于阵发性房颤（47% vs 33%）、65 岁以上高于 65 岁以下（48% vs 28%）、有结构性心脏病者高于无结构性心脏病者（47%~74% vs 29%~50%）。而房颤消融术后早期复发虽与手术成功率及远期预后无直接相关性，但可在一定程度上提示较高的晚期复发率。包括高血压、对多种抗心律失常药物无效、左心房瘢痕等多与较高的房颤复发率有关，而房颤消融术中患者直接恢复为窦律往往提示较低的房颤复发率。国内张树龙等学者研究发现既往用来预测阵发性房颤发展为持续性房颤的 HATCH 评分（卒中或一过性脑缺血发作和心力衰竭为 2 分，高血压、年龄≥75 岁及慢性阻塞性肺疾病均为 1 分，评分范围为 0~7 分）在预测房颤射频消融术后复发亦有一定价值[4]。Vizzardi E 等针对既往研究结果，总结了房颤消融术后复发相关预测指标（表 2）。

表 2　房颤消融术后复发预测指标[5]

ECG parameters	
P-wave duration	
P-wave dispersion	
intra-atrial conduction time, IACT	
atrial fibrillation frequency	
atrial fibrillation cycle lengths, AFCLs	
heart rate variability	
imaging parameters	
echocardiographic	left atrial diameter, LAD
	mitral inflow patterns
	E/e' index
	left atrial electromechanical conduction time, EMT
	TEE:
	LAA peak flow (LAAPF), LAA ejection fraction (LAAEF), left atrial spontaneous echo contrast (LASEC), pulmonary veins systolic (PVSF) and diastolic flows (PVDF)
	left atrial expansion index
	atrial compliance: left atrial strain rate (LASR)
MRI/CT	providing detailed information about the anatomy
biomarkers	
C-reactin protein, CRP	
aldosterone	
homocysteine	
natriuretic peptides	
endothelin, ET	
matrix Metalloproteinases, MMPs	
ADAMTS 13, vWF/ADAMTS13 ratio	
NT-proBNP, hsTnT, MR-proANP, MR-proADM, CT-proAVP, CT-proET-1	

三、危险因素控制对房颤消融术后复发的影响

除了改良消融术式，和应用抗心律失常药物以外，危险因素控制对于减少房颤消融术后复发具有重要意义。

（一）高血压（hypertension）

高血压与房颤的关系已被证实，挪威的一项针对2000名健康男性随访35年的资料显示，收缩压（SBP）140mmHg以上者房颤风险是140mmHg以下者的1.6倍，舒张压（DBP）80mmHg以上者房颤风险是80mmHg以下者的1.79倍[6]，另一项研究则显示在女性人群中收缩压在140~159mmHg和160mmHg以上者房颤风险分别是120mmHg以下者的1.17和2.21倍[7]。

血压升高与房颤发生率增加有关，同时有研究显示过严的血压控制亦可使房颤发生率增加。一项病例对照研究的数据显示：针对收缩压<120mmHg、120~139mmHg、140~149mmHg、150~159mmHg、160~169mmHg和≥170mmHg者，其房颤风险的OR值分别为1.99（1.10~3.62），1.19（0.78~1.81），1.40（0.93~2.09），2.02（1.30~3.15），2.27（1.31~3.93），和1.84（0.89~3.80）[8]。而AFFIRM研究亦发现，房颤患者治疗后血压水平与全因死亡率间存在“U”形相关，即血压控制在110/60mmHg以下者，其死亡率反而增加[9]。

目前认为高血压导致的心房重构是房颤发生率增加的主要机制，而研究发现心房重构与肾素-血管紧张素系统活性增加有关，那么抑制肾素-血管紧张素系统的ACEI和ARBs类药物理论上可逆转心房重构，预防房颤发生。LIFE研究发现，尽管氯沙坦与阿替洛尔降低血压的程度类似，但氯沙坦组房颤发生率低于阿替洛尔组（0.66% vs 1.01%，$P<0.001$）[10]；与之类似，VALUE则发现缬沙坦组患者房颤发生率低于氨氯地平组（3.67% vs 4.34%，$P=0.0455$），且前者持续性房颤的发生率亦低于后者（1.35% vs 1.97%，$P=0.0046$）[11]。此外，一项纳入11项研究56 308例患者资料的荟萃分析显示，ACEI和ARBs类药物可降低房颤风险28%（$P=0.0002$）[12]。上述研究表明，ACEI和ARB类药物在控制血压的同时，通过逆转心房重构，可减少房颤发生。

（二）肥胖（obesity）

肥胖患者房颤发生率增加已为许多研究所证实，目前认为肥胖导致房颤涉及以下机制：①肥胖患者拥有更大的左心房，后者与房颤发生具有明显的相关性；②肥胖患者易并发左心室舒张功能障碍，导致左房高负荷，诱发房颤；③肥胖患者心包脂肪量相应增加，研究显示心包脂肪是房颤发生的独立预测因素。一项纳入16个研究123 249患者资料的荟萃分析显示，肥胖患者房颤发生率增加49%[13]。另一项大型队列研究则发现，无论男女，体重指数[BMI=体重(kg)/身高$(m)^2$]每下降1个单位，房颤风险相应降低4%[14]。肥胖除了与新发房颤有关外，研究发现，其与房颤进展亦有明显的相关性，多因素分析显示，肥胖是房颤进展的独立预测因素，较小体重指数的患者，由阵发性房颤进展为持续性房颤的几率更低。

既然肥胖与房颤发生率增加有关，那么减重能否减少房颤发生，甚至终止发颤？最新发表的LEGACY研究结果令人振奋，该研究发现控制体重可有效减轻房颤负荷，与未减重或体重指数降低10%以下的患者相比，体重指数降低10%以上者恢复窦律的几率增加6倍[15]。此外，亦有研究发现，即便是在体重控制不佳的患者，体育锻炼亦可在一定程度上减少房颤发生。上述研究提示，房颤并非不可逆转，通过控制体重和适当的体育锻炼是可以预防和控制房颤的。

（三）糖尿病（diabetes mellitus）

研究发现近20%房颤患者同时合并有2型糖尿病，糖尿病与房颤的关系亦为多个研究所证实。一项纳入11个研究共108 703例患者的荟萃分析显示，2型糖尿病可使房颤发生风险增加40%[16]。而另一项研究显示未控制的糖尿病病程每增加一年，房颤风险增加3%[17]。此外，一项纳入3600例患者的病例对照研究则表明，随血糖控制好坏（依据糖化血红蛋白，HbA1c评价），房颤发生风险相应增减，不同水平的糖化血红蛋白，其对应的房颤风险分别为：HbA1c ≤7，OR=1.06（0.74~1.51）；7<HbA1c ≤8，OR=1.48（1.09~2.01）；8<HbA1c ≤9，OR=1.46（1.02~2.08）；HbA1c >9，OR=1.96（1.22~3.14）[17]。提示对于长期血糖控制较佳（HbA1c ≤7）的患者，其房颤风险可能降低。

（四）睡眠呼吸暂停（obstructive sleep apnea，OSA）

睡眠呼吸暂停对房颤发生的影响已为大量研究证实，并且其独立于高血压、肥胖等指标对房颤发生产生影响。最新发表的一项纳入 6841 例患者随访 11.9 年的资料显示，单因素分析时年龄、体重指数、高血压、糖尿病、瓣膜性心脏病、冠心病、心力衰竭和慢性阻塞性肺疾病均是房颤发生的危险因素，而多因素分析则发现仅室息或低通气指数（hypopnea index，AHI）>5 次 / 小时，以及氧饱和度 <90% 是房颤发生的独立预测因子[18]。而 OSA 导致房颤的机制，Dimitri H 等研究认为继发于低电压、广泛传导异常和更长窦房结恢复时间的心房重构是导致房颤发生率增加的主要机制。Rajagopalan N 则认为 OSA 导致的跨壁压差(transmural pressure）增大，引起心房和肺静脉拉伸，进而导致心房和肺静脉扩张，并最终导致房颤发生。而 Linz D 等发现气道阻塞期间出现的低气道压力引起的迷走神经张力增加可能与房颤发生率增加有关。其他包括 OSA 导致的血清淀粉样蛋白(serum amyloid)、C- 反应蛋白（C-reactive protein）和白细胞介素 -6(interleukin-6)等炎症因子水平的增高亦可能与房颤发生有关。

其实除了增加房颤发生率，研究显示，OSA 还可降低房颤患者对抗心律失常药物的敏感性。Monahan K 等通过将 61 例有症状房颤患者应用抗心律失常药物，同时应用多导睡眠仪（polysomnography）对其进行监测，结果发现重度 OSA 患者对药物治疗的反应明显低于轻度 OSA 患者（39% vs 70%，P=0.02)，同时对抗心律失常药物无反应者，其低通气指数（AHI）亦明显高于有反应者[(34 ± 25)events/hour vs (22 ± 18) events/hour，P=0.05][19]。

除了降低房颤患者对抗心律失常药物的敏感性，OSA 还可增加房颤导管消融术后复发率。Ng CY 等通过对 6 项研究 3995 例患者资料的荟萃分析发现，相比于无 OSA 患者，有 OSA 患者房颤导管消融术后复发率增加 25%（RR=1.25，P=0.003）[20]。幸运的是，有研究发现采用持续气道正压通气（continuous positive airway pressure，CPAP）的方法改善 OSA 可减少房颤消融术后复发。Li L 对 5 项研究 3743 例患者资料的荟萃分析发现，OSA 患者房颤发生率增加 31%，在未应用 CPAP 治疗的患者其房颤风险增加 57%，而通过 CPAP 治疗可使导管消融术后房颤复发率进一步降低[21]。

（五）过量饮酒（alcohol consumption）

过量饮酒对于心脏的损害很早即为人们所认识，除了酒精性心肌病，过量饮酒导致的心律失常亦很常见。丹麦的哥本哈根心脏研究（Copenhagen City Heart Study）显示，大量饮酒者（>420g/w)，其房颤发生率增加 45%[22]。而另一项针对 79 019 例患者的研究则发现，不同程度饮酒者房颤风险分别为：12~72g/w，RR 值为 1.01（0.94~1.09）；84~168g/w，RR 值为 1.07（0.98~1.17)；180~252g/w，RR 值为 1.14（1.01~1.28)；>252g/w，RR 值为 1.39（1.22~1.58）[23]。提示在中量饮酒者，其房颤发生率亦增加。据此有学者推测，少量饮酒，甚至戒酒有可能减少房颤发生，但相关结论仍需研究证实。

（六）过度体育活动（physical activity）

已经证实适度的体育锻炼对心血管健康有益，然而在运动员等强体力活动者，房颤的发生率反而有所增加。Karjalainen J 等最早在对赛跑运动员随访 10 年的研究发现，其房颤发生率是同龄匹配人群的 5.5 倍[24]。Khan H 等针对 1950 例中年男性随访 19.5 年的数据亦显示，随心肺功能（cardiorespiratory fitness，CRF）的增加，房颤发生率有中等程度的增加[25]。而体育活动导致房颤的机制，推测可能与儿茶酚胺和自主神经张力的增高，心房牵张，右室心肌病等有关。那么与运动员房颤发生率增加的因素是运动强度，还是运动时间？相关研究显示，运动时间与房颤发生率间具有明显相关性，长时间的耐力运动是导致房颤发生率增加的主要原因[26,27]。据此，目前认为适当的体育锻炼对心血管健康是有益的，但因避免长时间进行耐力运动，因为其可能导致房颤发生率增加。

（七）咖啡因（caffeine）

咖啡因存在于咖啡和茶叶中，不同于一般的理解，现有研究认为适度的咖啡因摄入可降低房颤发生率。Cheng M 等对 6 项研究 228 465 例患者资料的荟萃分析发现，咖啡因摄入可降低房颤发生率，亚组分析则显示，小剂量咖啡因摄入降低房颤发生率为 11%，而大剂量降低房颤发生率高达 16%，进一步研究发现，每增加 300mg/d 咖啡因摄入，房颤发生率降低 6%，二者具有剂量反应关系[28]。那么对于房颤或有房颤高危因素患者，是否应常规推荐喝咖啡或茶？对此，部分学者持保留意见，其理由是不同个体对咖啡因反应变异很大，很难一概而论，因此旨在通过喝咖啡或茶预防或治疗房颤，目前尚未取得共识。

四、总　结

到目前为止我们对于房颤确切的触发和维持机制并未完全了解，虽然通过药物或导管消融的方法可以使部分患者恢复窦律，但仍存在成功率偏低，和复发率偏高的问题。通过学者们的不懈努力，我们发现了很多与房颤有关的危险因素，虽然有如年龄、性别等不可控因素，但像高血压、肥胖、睡眠呼吸暂停等均是可以控制的，而针对这些可控因素的调节，不仅可以减少房颤发生，而且在增加房颤患者对抗心律失常药物的敏感性，减少导管消融术后房颤复发方面具有非常重要的意义。

（严激　刘志泉）

参考文献

[1] January CT, Wann LS, Alpert JS, et al.2014 AHA/ACC/HRS guideline for the management of patients with atrial fibrillation: a report of the American College of Cardiology/American Heart Association Task Force on Practice Guidelines and the Heart Rhythm Society. J Am Coll Cardiol, 2014 Dec 2, 64(21): e1-76.

[2] Prystowsky EN, Padanilam BJ, Fogel RI. Treatment of Atrial Fibrillation. JAMA, 2015 Jul 21, 314(3): 278-288.

[3] Narayan SM, Krummen DE, Shivkumar K, et al. Treatment of atrial fibrillation by the ablation of localized sources: CONFIRM (Conventional Ablation for Atrial Fibrillation With or Without Focal Impulse and Rotor Modulation) trial.J Am Coll Cardiol, 2012 Aug 14, 60(7): 628-636.

[4] 缪丹丹，臧小彪，张树龙，等. HATCH 评分对心房颤动射频消融术后复发的预测价值. 中华心血管病杂志，2012，40(10): 821-824.

[5] Vizzardi E, Curnis A, Latini MG, et al. Risk factors for atrial fibrillation recurrence: a literature review. J Cardiovasc Med (Hagerstown), 2014 Mar, 15(3): 235-253.

[6] Grundvold I, Skretteberg PT, Liestøl K, et al. Upper normal blood pressures predict incident atrial fibrillation in healthy middle-aged men: a 35-year follow-up study. Hypertension, 2012, 59(2): 198-204.

[7] Conen D, Tedrow UB, Koplan BA, et al. Influence of systolic and diastolic blood pressure on the risk of incident atrial fibrillation in women. Circulation, 2009, 119(16): 2146-2152.

[8] Thomas MC, Dublin S, Kaplan RC, et al. Blood pressure control and risk of incident atrial fibrillation. Am J Hypertens, 2008, 21(10): 1111-1116.

[9] Badheka AO, Patel NJ, Grover PM, et al. Optimal blood pressure in patients with atrial fibrillation (from the AFFIRM Trial). Am J Cardiol, 2014, 114(5): 727-736.

[10] Wachtell K, Hornestam B, Lehto M, et al. Angiotensin II receptor blockade reduces new-onset atrial fibrillation and subsequent stroke compared to atenolol: the Losartan Intervention For End Point Reduction in Hypertension (LIFE) study. J Am Coll Cardiol, 2005 Mar 1, 45(5): 712-719.

[11] Schmieder RE, Kjeldsen SE, Julius S, et al. Reduced incidence of new-onset atrial fibrillation with angiotensin II receptor blockade: the VALUE trial. J Hypertens, 2008, 26(3): 403-411.

[12] Healey JS, Baranchuk A, Crystal E, et al. Prevention of atrial fibrillation with angiotensinconverting enzyme inhibitors and angiotensin receptor blockers: a meta-analysis. J Am Coll Cardiol, 2005, 45(11): 1832-1839.

[13] Wanahita N, Messerli FH, Bangalore S, et al. Atrial fibrillation and obesity--results of a meta analysis. Am Heart J, 2008, 155(2): 310-315.

[14] Wang TJ, Parise H, Levy D, et al. Obesity and the risk of new-onset atrial fibrillation. JAMA, 2004, 292(20): 2471-2477.

[15] Pathak RK, Middeldorp ME, Meredith M, et al. Long-Term Effect of Goal Directed Weight Management in an Atrial Fibrillation Cohort: A Long-term Follow-Up Study (LEGACY Study).J Am Coll Cardiol, 2015, 65(20): 2159-2169.

[16] Huxley RR, Filion KB, Konety S, et al. Meta-analysis of cohort and case-control studies of type 2 diabetes mellitus and risk of atrial fibrillation. Am J Cardiol, 2011, 108: 56-62.

[17] Dublin S, Glazer NL, Smith NL, et al. Diabetes mellitus, glycemic control, and risk of atrial fibrillation. J Gen Intern Med, 2010, 25(8): 853-858.

[18] Cadby G, McArdle N, Briffa T, et al. Severity of obstructive sleep apnea is an independent predictor of incident atrial fibrillation hospitalization in a large sleep-clinic cohort. Chest, 2015 Apr 30. doi: 10.1378/chest.15-0229.

[19] Monahan K, Brewster J, Wang L, et al. Relation of the Severity of Obstructive Sleep Apnea in Response to Anti-Arrhythmic Drugs in Patients With Atrial Fibrillation or Atrial Flutter. Am J Cardiol, 2012, 110(3): 369-372.

[20] Ng CY, Liu T, Shehata M, et al. Meta-analysis of obstructive sleep apnea as predictor of atrial fibrillation recurrence after catheter ablation. Am J Cardiol, 2011, 108(1): 47-51.

[21] Li L, Wang ZW, Li J, et al. Efficacy of catheter ablation of atrial fibrillation in patients with obstructive sleep apnoea with and without continuous positive airway pressure treatment: a metaanalysis of observational studies. Europace, 2014, 16(9): 1309-1314.

[22] Mukamal KJ, Tolstrup JS, Friberg J, et al. Alcohol consumption and risk of atrial fibrillation in men and women: the Copenhagen City Heart

Study. Circulation, 2005, 112(12): 1736-1742.

[23] Samokhvalov AV, Irving HM, Rehm J. Alcohol consumption as a risk factor for atrial fibrillation: a systematic review and meta-analysis. Eur J Cardiovasc Prev Rehabil, 2010, 17(6): 706-712.

[24] Karjalainen J, Kujala UM, Kaprio J, et al. Lone atrial fibrillation in vigorously exercising middle aged men: case-control study. BMJ. 1998; 316: 1784-1785.

[25] Khan H, Kella D, Rauramaa R, et al. Cardiorespiratory fitness and atrial fibrillation: A population-based follow-up study. Heart Rhythm, 2015 Jul, 12(7): 1424-1430.

[26] Elosua R, Arquer A, Mont L, et al. Sport practice and the risk of lone atrial fibrillation: a case-control study. Int J Cardiol, 2006, 108: 332-337.

[27] Baldesberger S, Bauersfeld U, Candinas R, et al. Sinus node disease and arrhythmias in the long-term follow-up of former professional cyclists. Eur Heart J, 2008, 29(1): 71-78.

[28] Cheng M, Hu Z, Lu X, et al. Caffeine intake and atrial fibrillation incidence: dose response meta-analysis of prospective cohort studies. Can J Cardiol, 2014, 30(4): 448-454.

孤立性房颤:真的存在吗?

房颤是临床常见的疾病,在心律失常入院患者中,房颤约占1/3,而在一般人群中,发生率约为0.4%~1%,且呈现持续增长的趋势。孤立性房颤通常是指年龄<60岁的年轻患者,排除一切心肺、甲状腺及高血压等疾病后的房颤,通常认为预后良好。近年来研究发现,孤立性房颤与很多危险因素有关,如:遗传变异、社会经济因素、酗酒、运动、失眠、炎症、亚临床粥样硬化、肥胖及代谢综合征等。而且,一些潜在病理生理机制被认为与孤立性房颤相关,包括:心房结构及电重构、炎症等。随着越来越多病因及诱因被发现,孤立性房颤的诊断越来越受到挑战,业界对孤立性房颤是否真的存在产生了质疑。

本文将有关孤立性房颤命名的由来、流行病学、危险因素、发病机制、治疗和预后等方面进行综述。

一、孤立性房颤的命名

1954年,Evans和Swann建议将未能发现其他心脏疾病和甲状腺功能异常的房颤叫做孤立性房颤。在此之后,随着越来越多房颤相关疾病被发现,孤立性房颤的定义也发生了变化。2014年AHA/ACC/HRS房颤治疗指南指出:孤立性房颤是一种历史称谓,是指没有心肺疾病、高血压和糖尿病的临床或超声证据的房颤。但是,目前越来越多学者质疑孤立性房颤定义的准确性,可以预见的是,孤立性房颤的定义将会发生变化,进一步修正或是废除,都有可能。

二、孤立性房颤的流行病学现状

由于诊断标准及调查人群的不同,各地报道的孤立性房颤在房颤患者中所占比例差异很大。D George Wyse等在pubmed中检索出125项关于孤立性房颤的研究,总结出孤立性房颤占0.2%~68%。这是由于各项研究入选标准、检测工具及调查人群不同所致,如:Framingham Heart Study使用现代高血压诊断标准(≥160/95mmHg),并且未使用彩超评估,所以报道孤立性房颤发生率为11%;Olmsted County队列研究采用了较为严谨的筛选标准,其孤立性房颤占新发房颤患者的1.27%。由此可见,孤立性房颤诊断标准的不一致性会给临床及科研工作带来很大误差,影响结论的可靠性。

三、孤立性房颤的危险因素

房颤是一种多种病因、多种诱因和多种机制共同作用的临床病症。因为孤立性房颤的诱发因素尚不明确,可能是多因素或不同的因素所致,而且可能存在多因素之间复杂的内在作用机制。传统认为房颤的危险因素包括:年龄、性别、高血压、冠心病、心肌病、心衰、风湿性心脏病、病态窦房结综合征、预激综合征、甲亢等。新发现的房颤危险因素有:遗传基因、肥胖、失眠、炎症、糖尿病、代谢综合征、酗酒、生气、剧烈体育运动和氧化应激等。随着越来越多新的危险因素被证实与房颤相关,真正意义上的孤立性房颤会越来越少。正如Frost所说:也许我们应该停止使用这个名词,因为最后我们总会发现这种房颤有一个原因存在。

四、孤立性房颤的基因遗传

1997年,Brugada通过连锁分析3个房颤家系发现,致病基因位于10q22-q24,虽然其中确切的基因机制并不清楚,但提示了房颤的基因遗传特点。 过去十几年中,至少25个基因被证实与房颤相关。GWAS研究发现:位于PITX2基因上的SNP(rs2200733)与房颤具有强相关性,位于其他基因的一些SNP则会增加房颤易感性。但目前还未发现位于氨基酸编码区的SNP,推测其是通过影响启动子或增强子的功能来上调或下调基因表达。而研究报道的房颤相关罕见基因突变则多位于心肌缝隙连接蛋白、信号分子、离子通道以及辅助亚基的编码区。其中,大部分突变都已做了功能学检测,不论蛋白功能增强还是减低,都可通过影响除极或复极来增加房颤易感性。例如:研究发现的第一个房颤致病基因是 KCNQ1,编码 Kv7.1 电压门控钾通道,组成延迟整流钾电流的慢激活成分,在心肌复极时起重要作用。在此之前,该基因已被发现是 LQT1 的致病基因。实验室研究发现,在房颤的心房肌细胞中,KCNQ1 表现为功能增强,而在 LQT1 的心室肌细胞中,该基因表现为功能减弱或缺失。当 Kv7.1 钾通道功能增强时,导致复极加速,动作电位时程缩短,有效不应期也缩短,细胞更容易兴奋,引起房颤。与非孤立性房颤相比,孤立性房颤患者中基因突变比例更高。Olesen 等研究发现在早发型孤立性房颤患者中约 7.6% 有罕见基因突变,且其中 96% 已被证实具有功能学的显著改变。Zoller 等则发现房颤的家族遗传史会使孤立性房颤患者的再入院率增高,而遗传对孤立性房颤的初次入院率影响更大。

五、孤立性房颤的发病机制

房颤的发生是多种机制共同作用的结果,通常包括触发及维持,局灶机制多参与了房颤的触发,多子波假说则参与了房颤的维持。心房电重构及结构重构、炎症、基因遗传等也不同程度的影响房颤的发生。Wijffels 等研究发现阵发性房颤的山羊模型心房组织有效不应期缩短,对异常电活动的反应性增加,目前认为此现象与钾、钠、钙、氯等离子通道功能改变有关。当出现心房扩大及纤维化等结构改变时,更容易形成较多的微折返环,此时若有心房异位电活动,则可能导致房颤发生。年龄及基础疾病会显著影响心房结构及功能,而房颤本身也会导致心房结构和电重构,更利于房颤的复发和维持,即"房颤引发房颤"。在慢性持续性房颤患者中,这种重构通常不可逆。例如:左房扩大被认为是房颤的致病因素,并与恶性事件的发生率成正相关,但同时房颤也会导致左房增大,所以在诊断孤立性房颤时应把左房增大当成病因还是结果很难抉择。与之相似的还有炎症与房颤,快速的心房活动会引起钙超载与细胞凋亡,导致低水平的炎症反应,而血液中的炎性因子(C- 反应蛋白、白介素等)也会通过补体途径破坏心房组织或直接破坏细胞膜。正因为这种互为因果的关系,孤立性房颤的诊断很难是孤立的。

六、孤立性房颤的诊断可用于指导治疗与预后吗

房颤具有很高的心血管致残率与致死率,其并发症主要有:血栓栓塞性脑卒中、充血性心衰等,严重影响生活质量,需要长期服药治疗。目前认为孤立性房颤预后良好,血栓栓塞、心力衰竭的发生率相对较低。而在孤立性房颤中,慢性孤立性房颤与阵发性孤立性房颤相比,有更高的血栓发生率和病死率,因此,慢性孤立性房颤预后不是很好。Weijs 等认为,孤立性房颤或特发性房颤并非单独存在,而可能是一些疾病在起始阶段的表现。Jahangir 等对 76 名孤立性房颤患者进行了一项长达 30 年的随访研究发现,伴随疾病可以显著改变房颤患者的进展和预后,随着患者年龄增大或患上高血压、心衰、糖尿病等疾病后,血栓栓塞风险加大。2014 年 AHA/ACC/HRS 房颤治疗指南指出,由于孤立性房颤定义具有可变性,所以不能用来指导治疗。因此,医生在治疗孤立性房颤时,不应该只关注房颤本身,也要关注其潜在的危险因素或伴随疾病的亚临床表现,加强疾病检测手段,从而可针对房颤病因治疗,避免进一步恶化。

七、结　　论

孤立性房颤仍是一种排他性诊断,临床上只有经过询问病史、体格检查、心电图、超声、胸片、甲状腺素水平及运动试验后,才能确诊。随着越来越多新的房颤危险因素及致病机制被发现,孤立性房颤将很难孤立。由于现代医学诊断水平的限制,不能排除所有潜在的房颤危险因素,所以孤立性房颤定义缺乏实用性。将来人们可能会找到更加完善的方法来发现孤立性房颤的病因,孤立性房颤的诊断终将成为历史。

(郑敏　浦介麟)

参考文献

[1] Kozlowski D, Budrejko S, Lip LY, et al. Lone atrial fibrillation: what do we know? Heart, 2010, 96(7): 498-503.

[2] Potpara TS, GY Lip. Lone atrial fibrillation: what is known and what is to come. Int J Clin Pract, 2011, 65(4): 446-457.

[3] Evans W, P Swann. Lone auricular fibrillation. Br Heart J, 1954, 16(2): 189-194.

[4] January CT, Wann LS, Alpert JS, et al. 2014 AHA/ACC/HRS guideline for the management of patients with atrial fibrillation: a report of the American College of Cardiology/American Heart Association Task Force on Practice Guidelines and the Heart Rhythm Society. J Am Coll Cardiol, 2014, 64(21): e1-76.

[5] Wyse DG, Van Gelder IC, Ellinor PT, et al. Lone atrial fibrillation: does it exist? J Am Coll Cardiol, 2014, 63(17): 1715-1723.

[6] Brand FN, Abbott RD, Kannel WB, et al. Characteristics and prognosis of lone atrial fibrillation. 30-year follow-up in the Framingham Study. JAMA, 1985, 254(24): 3449-3453.

[7] Jahangir A, Lee V, Friedman PA, et al. Long-term progression and outcomes with aging in patients with lone atrial fibrillation: a 30-year follow-up study. Circulation, 2007, 115(24): 3050-3056.

[8] Shiroshita-Takeshita A, BJ Brundel, S Nattel. Atrial fibrillation: basic mechanisms, remodeling and triggers. J Interv Card Electrophysiol, 2005, 13(3): 181-193.

[9] Hong K, Q Xiong. Genetic basis of atrial fibrillation. Curr Opin Cardiol, 2014, 29(3): 220-226.

[10] 周琪,张萍,郭继鸿. 孤立性房颤的临床特征及亚型分析. 临床心电学杂志, 2007, 2: 119-120.

[11] 何斌,杨午鸣. 关于孤立性房颤非疾病诱发因素的分析. 浙江中医药大学学报, 2010, 5: 793-794.

[12] Frost L. Lone atrial fibrillation: good, bad, or ugly? Circulation, 2007, 115(24): 3040-3041.

[13] Brugada R, Tapscott T, Czernuszewicz GZ, et al. Identification of a genetic locus for familial atrial fibrillation. N Engl J Med, 1997, 336(13): 905-911.

[14] Olesen MS, Darbar D, Guicheney P, et al. Atrial fibrillation: the role of common and rare genetic variants. Eur J Hum Genet, 2014, 22(3): 297-306.

[15] Gudbjartsson DF, Arnar DO, Helgadottir A, et al. Variants conferring risk of atrial fibrillation on chromosome 4q25. Nature, 2007, 448(7151): 353-357.

[16] Mahida S, Lubitz SA, Rienstra M, et al. Monogenic atrial fibrillation as pathophysiological paradigms. Cardiovasc Res, 2011, 89(4): 692-700.

[17] Darbar D, Herron KJ, Ballew JD, et al. Familial atrial fibrillation is a genetically heterogeneous disorder. J Am Coll Cardiol, 2003, 41(12): 2185-2192.

[18] Olesen MS, Refsgaard L, Holst AG, et al., Very early-onset lone atrial fibrillation patients have a high prevalence of rare variants in genes previously associated with atrial fibrillation. Heart Rhythm, 2014, 11(2): 246-251.

[19] Moe GK, JA Abildskov. Atrial fibrillation as a self-sustaining arrhythmia independent of focal discharge. Am Heart J, 1959, 58(1): 59-70.

[20] Scherf D. Studies on auricular tachycardia caused by aconitine administration. Proc Soc Exp Biol Med, 1947, 64(2): 233-239.

[21] 何森,王斯,陈晓平. 心房颤动发病机制的研究进展. 华西医学, 2012, 5: 794-797.

[22] Wijffels MC, Kirchhof CJ, Dorland R, et al. Atrial fibrillation begets atrial fibrillation. A study in awake chronically instrumented goats. Circulation, 1995, 92(7): 1954-1968.

[23] Edward Glasscock, Niels Voigt, Mark D, et al. Expression and function of Kv1.1 potassium channels in human atria from patients with atrial fibrillation. Basic Res Cardiol, 2015, 110(5): 505.

[24] Lu Y, Hou S, Huang D, et al. Expression profile analysis of circulating microRNAs and their effects on ion channels in Chinese atrial fibrillation patients. Int J Clin Exp Med, 2015, 8(1): 845-853.

[25] Ou XH, Li ML, Liu R, et al. Remodeling of Kv1.5 channel in right atria from Han Chinese patients with atrial fibrillation. Med Sci Monit, 2015, 21: 1207-1213.

[26] Scardi S, Mazzone C, Pandullo C, et al. Lone atrial fibrillation: prognostic differences between paroxysmal and chronic forms after 10 years of follow-up. Am Heart J, 1999 137(4 Pt 1): 686-691.

[27] Osranek M, Bursi F, Bailey KR, et al. Left atrial volume predicts cardiovascular events in patients originally diagnosed with lone atrial fibrillation: three-decade follow-up. Eur Heart J, 2005, 26(23): 2556-2561.

[28] Wyse DG. Idiopathic atrial fibrillation: a rose by any other name? Europace, 2012, 14(2): 151-152.

[29] Smit MD, IC Van Gelder. Is inflammation a risk factor for recurrent atrial fibrillation? Europace, 2009, 11(2): 138-139.

[30] Engelmann MD, JH Svendsen. Inflammation in the genesis and perpetuation of atrial fibrillation. Eur Heart J, 2005, 26(20): 2083-2092.

[31] Weijs B, U Schotten, HJ Crijns. Pathophysiology of idiopathic atrial fibrillation - prognostic and treatment implications. Curr Pharm Des, 2015, 21(5): 551-572.

[32] January CT. 2014 AHA/ACC/HRS guideline for the management of patients with atrial fibrillation: a report of the American College of Cardiology/American Heart Association Task Force on Practice Guidelines and the Heart Rhythm Society. J Am Coll Cardiol, 2014, 64: e1-76.

缺血性脑卒中患者中房颤的筛查

一、缺血性脑卒中患者中房颤筛查的意义

房颤是最为常见的心律失常，也是缺血性卒中的强危险因素和常见原因，全部卒中的 20%、心源性卒中的 50% 可归因于房颤，尤其在老年患者中更是如此。随着老年人口数的增长，房颤发病率在全球范围内呈增长趋势。预计在 2030 年，美国房颤患者将达到 500 万 ~1600 万[1]，在日本将超过 100 万[2]。随着年龄的增长，房颤在卒中病因中的比重也逐渐增加。在 50~59 岁间，1.5% 的卒中源于房颤，当年龄在 80~89 岁时，这个比例增加至 23.5%[3]。在风湿性心脏病患者中，房颤所致卒中的发生率甚高，是无房颤患者的 17 倍[4]。

房颤可以表现为持续性（持续时间 >7 天）和阵发性（在 7 天内自行终止）。众所周知，房颤患者具有卒中的高度风险，然而这些认识大多数来源于持续性房颤患者的资料。研究表明，在卒中和短暂性脑缺血发作（transient ischemic attack，TIA）患者中，阵发性房颤较持续性房颤发生率更高[5]。

由于可能是一过性（比如阵发性房颤所致）或可逆性（如药物诱发的血管病变引起）原因所致，加之采用的诊断方法无法囊括所有的可能病因，使得相当一部分缺血性卒中的原因不明，这个比例可高达 25%~40%[6-10]。

隐匿性阵发性房颤就是这些不明原因缺血性卒中的常见原因之一[11]。根据 6319 例电话传输心电图记录的回顾分析，在患者所有的阵发性房颤 / 房扑记录中，无症状发作者占到大约 1/4，说明阵发性房颤 / 房扑的无症状发作并不少见[12]。另外，回顾分析显示，在入院时经持续性 ECG 监测未见房颤，或在卒中发生后 25 天内 24 小时 Holter 未检出房颤的急性缺血性卒中患者中房颤检出率高达 6.8%[13]。ASSERT（Asymptomatic Atrial Fibrillation and Stroke Evaluation in Pacemaker Patients and the Atrial Fibrillation Reduction Atrial Pacing Trial）试验[14]入选了 2580 名年龄≥65 岁、有高血压病史但无房颤病史的患者，发现在 >6 分钟的亚临床房颤（subclinical atrial fibrillation，SCAF）和缺血性卒中 / 体循环栓塞之间有着显著的相关性（HR 2.49；95%CI 1.28~4.85；P=0.007）。有趣的是，SCAF 和卒中 / 血栓栓塞之间的时间关系则呈现出非常明显的多样性。在中位数为 228 天的持续性监测时间段内，2% 的患者在卒中或体循环栓塞时有房颤发生，6% 患者在卒中 / 体循环栓塞发生前 30 天内检测到 SCAF，28% 的患者在卒中或体循环栓塞发生 >30 天前检测到 SCAF，16% 的患者仅在卒中后检测到 SCAF[15]。因此，可能短暂发作房颤预示着持续时间更长的阵发性房颤（持续时间足够长进而导致血栓栓塞的发生）的存在，或作为一种共存疾病，促进非心源性栓塞性卒中的发生。

另外一项报道[16]显示，在既往无房颤病史，且经包括 24 小时 ECG 监测后原因仍不确定的不明原因卒中或 TIA 患者中，持续时间≥30 秒的阵发性房颤检出率达 16.1%，因此房颤患者的数量可能被低估。

2015 年发表的一项关于 14 062 名具有中至高卒中风险的房颤患者的研究表明，持续性房颤患者血栓栓塞事件的风险较阵发性房颤者更高，生存率更低[17]。且与其他类型的卒中相比，房颤相关性卒中的短期和长期复发率、致死率和长期致残率、院内死亡率均高[18,19]，医疗费用更为昂贵[20]，脑梗死面积通常较大，病情较重，预后较差[21]，甚至在 $CHADS_2$ 或 CHA_2DS_2-VASc 评分为 0 或 1 分的患者中也是如此。因此有必要发展对隐匿性房颤更加敏感的识别手段和方法，以及早识别房颤并给予相应的治疗。

与抗血小板治疗相比较，及时识别房颤后启动抗凝治疗可以使卒中的发生进一步减少 40%[22]。在房颤相关卒中的二级预防中，口服抗凝药的效果显著优于抗血小板治疗，可以减少 2/3 的卒中和体循环栓塞风险[22]。相反地，作为非心源性血栓栓塞所致缺血性卒中首选方案的抗血小板治疗，用作房颤的二级预防时，其效果明显较低[23]。既往有卒中、TIA 或血栓栓塞性病史的患者 $CHADS_2$ 评分和 CHA_2DS_2-VASc 评

分至少2分，并具有再发卒中的高危风险，有充分的证据表明这些患者适宜选择抗栓治疗[24]。因此，如果房颤未能识别，由于不能选择最佳的策略，其二级预防治疗常不理想。因此，在抗凝治疗开始前房颤的早期识别对于预防心源性卒中非常重要。作为预防心源性卒中的第一步，需要在日常的医疗工作中尽可能检出无症状性阵发性房颤，然后再在这些患者中考虑启动抗凝治疗。

然而，阵发性房颤的检出并非易事，由于其症状不特异，且症状和房颤发作之间关联性不明显，再加上发作常呈间断性，使得其检出率较低，这依然是临床上面临的一个重要问题[25-31]。

二、阵发性房颤的预测因素

体表心电图和超声心动图是阵发性房颤主要的预测手段，可以帮助发现一些房颤发生倾向的线索。心电图预测指标包括左房肥大、PR间期延长或变异性增加、左室肥厚、频发房早。经胸超声心动图是应用广泛、携带方便、非侵入性且低成本的心脏解剖评估手段。经食管超声心动图虽具有侵入性，但其敏感性和特异性均高，可用来评估主动脉和心脏等作为栓子潜在来源的结构，这些栓子可以由房颤引起。房颤的超声心动图预测参数包括心腔内径和收缩/舒张功能。由于超声心动图可以提供诸如左房内径等参数，因此，在选择患者进行长时程心电监测的过程中很有帮助[32]。阵发性房颤的其他预测因素还有年龄≥55岁、糖尿病、女性、卒中严重程度、神经系统成像显示非腔隙性前循环梗死、皮质梗死[33-37]。上述预测因子的病理生理学意义在于它们可以改变心房节律，最终导致房颤的发生。Umuttan等[38]的研究还发现急性缺血性卒中后24小时内12导联ECG的P波离散度(P-wave dispersion，Pd)是阵发性房颤的独立预测因素，其预测阵发性房颤的临界值是57.5毫秒，曲线下面积为0.80($P<0.001$)，在单份12导联ECG上，Pd高于57.5毫秒预测阵发性房颤的敏感性为80%，特异性为73%。

Yodogawa K等[39]的研究还表明平均ECG技术中的心房晚电位和房性期前收缩的数目在房颤组中显著高于无房颤组，提示心房晚电位和房早与房颤的发生显著相关。Simon K等[40]也报道室上性期前搏动和短阵室上性心动过速的数目是不明原因卒中患者未来发生房颤的高危因素。

在上述众多的预测因素中，房性期前收缩和左房扩大最为重要。所有的卒中患者在入院时应当对其心电图进行仔细分析，以识别房性期前收缩，以便对进一步的长程监测作出选择[41]。几项研究已经表明左房内径、左房容积与罹患房颤、缺血性卒中、充血性心衰、心血管及全因死亡率显著相关[42-44]。在Framingham研究[45]中，左房内径每增加5mm，房颤的风险增加39%。在Cardiovascular Health Study研究中，左房内径每增加5mm，房颤的风险增加4倍[46,47]。在基线无房颤的患者中，左房容积指数>32ml/m^{2}可独立于其他参数预测初次缺血性卒中[48]。

有研究者已经尝试将这些预测因素整合起来，形成了一种进行风险评估的评分体系，从而为阵发性房颤的预测提供了一个参考模式[49,50]。值得注意的是，由于大部分房颤没有症状，因此症状在阵发性房颤的识别中预测价值不大[51]。

三、缺血性卒中患者中房颤的筛查方法

当前，有多种监测技术可用来诊断房颤，包括常规12导联ECG、24小时或48小时Holter监测、动态心电图监测仪、事件监测仪、持续性动态心电图远程监控、植入式循环记录仪等。其中长程监控(>72小时)对房颤的检出率显著高于院内远程监控和Holter监测等短程监控方式。

(一) 不明原因卒中患者房颤的院内短程监测

尽管早期即予以严密监测，仍有相当一部分由隐匿性房颤而引发心源性栓塞的患者未能得到诊断。有限的时间窗限制了卒中后院内心律监测对间歇性房颤的识别。因此在疑有房颤的不明原因卒中患者中，常建议增加心律监测的强度。但是，关于最佳开始时间、监测方法和监测持续时间仍不十分清楚。动态Holter监测可以用来持续性监测24~72小时。患者以日记的方式记录下与心律失常相关的症状，此方法适用于每日都有症状发作的情况。缺血性卒中或TIA后单份12导联ECG上新发房颤的检出率大约在2%~4%[52-54]，而持续性心律监测对急性缺血性卒中患者中新发房颤的检出率在2.4%~18.5%[55-64]。

尽管受到心律失常检出率低、阴性预测价值较低、在未经筛选的患者中成本效益较低等原因的限制，

24 小时 Holter 仍然是传统的最为常用的监测方法[65-77]。在卒中或 TIA 的幸存者中，72 小时 ECG 监测是可行的方法，并能提升无症状性房颤的检出率[78]。

为了提高房颤的检出率，帮助识别具有阵发性房颤风险的卒中患者的临床评分体系应运而生[50,56]。Wallmann 等[41]发现在 24 小时 Holter 中如果有 >70 次房性期前收缩，预示着如果将监测时间延长至 7 天，房颤的检出率将增加 26%。新近的一项涉及缺血性卒中患者的 32 项研究的荟萃分析表明[79]，经筛选的患者（如老年和不明原因卒中者）中隐匿性房颤的检出率（13.4%，95%CI 9.0%~18.4%）显著高于未经筛选者（6.2%，95%CI 4.4%~8.3%），提示对监测对象进行预筛选有助于提高房颤的检出率。

（二）不明原因卒中门诊患者中房颤事件的监测

事件监测仪是较长时程的记录方式，典型时程为 7~30 天。适用于当患者有症状并可以触发记录，症状发作频率为每周至少 1 次或每月数次时。由于仅在有事件发生时进行记录，无症状性房颤可能被遗漏。而且患者需理解和学会如何激活设备，这对于老年或残疾患者可能有一定困难。

几项研究评估了其在经诸如远程监测和（或）Holter 监测等传统方法仍然原因不明的卒中患者中的应用。Barthelemy 等[63]用事件记录仪在 28 名患者中检出 14.3% 的房颤。Jabaudon 等[53]和 Wallmann 等[41]采用 7 天 Holter 分别对 149 名和 127 名患者进行了监测，隐匿性房颤检出率分别 5.7% 和 14.2%。后来的研究结果显示，频发房早（>70/24 小时）患者中房颤的检出率为 26.0%，而在偶发房早患者中检出率仅为 6.5%。2 项观察研究进一步探讨了长程（30 天）事件监测在已经进行了常规监测方法的患者中的增量作用，结果表明事件监测新检出隐匿性房颤患者 7%~20%[80,81]。

为进一步探讨不明原因卒中或 TIA 患者中房颤的发病情况，一项开放式、多中心随机对照研究——30-Day Cardiac Event Monitor Belt for Recording Atrial Fibrillation after a Cerebral Ischemic Event（EMBRACE）——入选了 572 例无房颤病史、6 个月内发生不明原因卒中或 TIA 的患者[16]。这些患者被随机分为非侵入性动态心电监测组和经典的 24 小时 Holter 监测组（对照组）。在 30 天时，在非侵入性动态心电监测组中，16.1% 的患者检测到≥30 秒的房颤，而对照组中只有 3.2%（P<0.001）。非侵入性动态心电监测组 9.9% 的患者检测到了持续时间≥2.5 分钟的房颤，而对照组中仅为 2.5%（P<0.001）。90 天时，非侵入性动态心电监测组中有更多的患者被予以口服抗凝药物治疗（18.6% vs 11.1%，P=0.01）。基于以上结果，EMBRACE 研究提示，在新近发生不明原因卒中患者的房颤识别中，30 天事件触发记录较传统的 24 小时 Holter 监测更为有效。

（三）不明原因卒中患者中房颤的院外远程监测

当患者症状发作不频繁或一过性、且症状性发作和无症状性发作两者都需要监测时，持续动态远程监测是首选方式。它是由一个寻呼机大小的装置连续发出 ECG 信息到一个患者携带的便携式监测仪或手机上，再通过无线方式将数据转移到一个数据监测中心，在那里，技术人员对数据资料进行分析并告知医生。当前应用的此类设备主要有 CARDIONET、ECAT 和 LIFEWATCH。由于此项技术中所有的数据资料都被纳入分析范畴，无需在心律事件发生时由患者激活设备。

实时连续心脏监测系统（如 Mobile Cardiac Outpatient Telemetry，MCOT），代表了一种新的监测方式，其设计理念是要克服和解决传统的 Holter 和事件记录仪的局限性。当记录到自发或者由患者触发的事件后，记录的信息发送到一个中央监测站进行分析，并被转发给医生。几项研究凸显了 MCOT 在不明原因卒中患者中识别隐匿性房颤的作用，其检出率接近 9%（0~24%）[34,82,83]。在这些系列研究中，心律失常监测的时程被延长，提示延长监测时间（>7 天）可以提高心律失常的检出率。然而，长程 MCOT 监测的依存性并不理想，在最大的研究系列中，大约 80% 的患者完成了 14 天，62% 的患者完成了 21 天[34]。

（四）心脏植入性电子设备（cardiac implantable electronic devices，CIEDs）在房颤识别中的作用

CIEDs 是无症状心律失常识别的金标准，这是由于它们对心律失常的监测是完全的、不间断的。新近一项以 10 016 名无持续性房颤的 CIEDs 患者作为对象的研究结果表明，在中位数为 24 个月的随访期间，43% 的患者检出至少有 1 天有≥5 分钟的房颤负荷，出现最大房颤负荷的时间中位数为 6 个月，Cox 回归分析表明房颤负荷是缺血性卒中的独立预测因子[84]。

几项研究比较了间歇性 ECG 监测和 CIEDs。Ziegler 等[85]进行了一项 574 例有已发房颤病史的 CIED

患者的回顾性研究。结果显示，与持续性 CIEDs 监测相比，间歇性监测的敏感性显著较低（每年 1 次 24 小时记录者为 31.3%，每季度 1 次 24 小时记录者为 54.2%，每月 1 次 24 小时记录者为 71.0%，7 天监测者为 48.9%，30 天监测者为 64.6%），且阴性预测价值低（分别为 21.5%、29.2%、39.4%、26.9% 和 34.7%）。除此之外，间歇性监测明显低估了总的 AT/AF 负荷（$P<0.001$）。Botto 等[86]报道了相似的发现，在监测时程分别为 24 小时、1 周、1 个月时，检出 >5 分钟房颤的敏感性分别是 44.4%、50.4% 和 65.1%。

基于 CIEDs 的高度敏感性和特异性，对于它们在识别无症状阵发性房颤中的作用的研究热情再次兴起。在植入了起搏器或除颤器，但无已知房颤病史的患者中，先前未识别的阵发性房颤的检出率达 30%~35%[14,87]。在有卒中或 TIA 病史，并有起搏器或除颤器临床适应证的患者中，在（1.1 ± 0.7）年的随访期间，28% 的患者检出了隐匿性房颤（>5 分钟）[88]。在亚组分析中，大部分患者的 AT/AF 发作为偶发，73% 的患者有 AT/AF 发作的天数低于记录天数的 10%，60% 的患者在植入术后 1 个月才检出首次发作。

CIEDs 对心律失常的持续性监测有明显优势，但它们的使用仅限于有起搏器和除颤器临床适应证的患者。近年来，原因不明卒中的长程监测的焦点逐渐向植入性皮下监测装置转移。

（五）植入式心脏监测仪（insertable cardiac monitors，ICM）对房颤的识别

ICM 或植入式循环记录仪（insertable loop recorder，ILR）是一种植入到左前胸部皮下的装置，没有导线，不受 MRI 的影响，记录时程≤3 年，能够连续不间断地进行心律失常监测。具有患者激活和自动记录两种记录模式，并有自动检测程序以区分缓慢性和快速性心律失常，且有一项独有的房颤检测程序，能监测症状性和无症状性房颤发作，以评估房颤发作的次数和持续时间。

当需要 4 周以上的持续长程监测，尤其是当症状发作不频繁时，ILR 的诊断阳性率最大。然而，不同与 CIEDs 的是，这些皮下监测装置不能很好地感知心房内膜的活动。其房性心律失常由一个专门的房颤识别程序进行检测和分类，这个程序分析在一个最小时间间隔内（通常 2 分钟）检测到的连续 R-R 间期的非规律性，并以 R-R 间期之间的差异为基础对心律失常进行分类。其敏感性和特异性受到外来噪音（尤其是肌电位）、频发的房性和室性期前收缩、窦性心律失常的限制，因此需要对记录的 ECG 进行人工图形查核以明确之。基于上述原因，ILR 对房性心律失常的敏感性较高，但特异性不足[89]。

尽管如此，以 ICM 为基础方法的房颤监测在原因不明卒中患者评估中的应用已经成为近来研究的热点。作为对传统的研究方法，包括头颅成像、超声心动图、12 导联 ECG、院内远程监测和 24 小时 Holter 的补充，至今已有 6 项观察研究评估了其特殊的房颤检测程序。Dion 等[90]对 24 例不明原因卒中患者进行了平均为 14.5 个月的 ICM 监测，未能检出 1 例 SCAF。与此不同的是，另外 5 项观察研究检出了显著的 SCAF 负荷。造成这种差别的原因可能是 Dion 等使用了较老式的 ICM，这种 ICM 依赖于心室率检测房颤，这种方法敏感性低，常会低估房颤负荷。而应用特殊的房颤检测程序（如 Lorenz plots）能够检测到较高的隐匿性房颤发生率。Christensen LM 等[91]在 18 个月的研究间期在 85 例患者中用 ICM 识别出 14 例 SCAF（≥2 分钟）。房颤检出的平均时间是 109 天，大多数发作时间较短（2~10 分钟）。Cotter 等[30]在 51 名患者中识别出 13 名（25.5%）患者有 SCAF（≥2 分钟），检出房颤的时间中位数为 48 天。Etgen 等[92]使用的阵发性房颤的定义更为严格（≥6 分钟），并在 22 名患者中识别出 6 名 SCAF（27.3%），时间中位数为 161 天。Rojo-Martinez 等[93]在中位数为 281 天的随访期间，在 101 名患者中检出 SCAF 患者（≥2 分钟）34 名。Ritter 等[54]比较了 ICM 和 7 天 Holter 在不明原因卒中患者中房颤的检出率。入选 60 名原因不明的急性卒中患者，卒中发生后行 ICM 植入术，然后行 7 天 Holter 监测。经过最短 12 个月的随访后，10 例患者经 ICM 识别出了 >2 分钟的间歇性房颤（17%，平均检出时间为 64 天），而经 7 天 Holter 监测，仅 1 例（1.7%）患者检出房颤。

在比较不同方法间的诊断效果时必须考虑到几个影响因素。特别是房颤的发生率受到遗传差异以及原因不明卒中的定义（如包括长程院内心律失常监测、食管超声心动图和高凝状态的筛查）的严格程度的影响。同样，研究设计方面的差异、不同监测时程（如敏感性随着监测时程的延长而增加）、定义的不一致（如房颤持续时间的定义不严格时预期发生率较高）等都能够影响房颤的检出率。

为了克服这些局限，CRYSTAL-AF（Cryptogenic Stroke and Underlying Atrial Fibrillation）研究被设计为一项大规模、前瞻性、多中心、国际性、随机对照试验[94]。总共 441 例近期发生不明原因卒中或 TIA［（38.1 ± 27.6）天］但无房颤病史的患者按 1∶1 比例被随机分为标准心律失常监测组（对照组，$n=220$）和皮下心脏监测仪植入组(ICM,n=221)。入选患者经12导联ECG、24小时ECG、经食道超声心动图、头颈部CT血管造影和MRI血管造影及经导管血管造影、高凝状态的筛查(年龄<55岁)仍不能明确卒中原因。一级终点是卒中后6个月内检测到房颤(持续时间>30秒)的时间。ICM组中在6个月时房颤检出率为8.9%(n=19),而对照组为1.4%(n=3)。当监测时间由6个月延长至12个月时,ICM组中另有10例初发房颤被检出(12.4%,n=29),而对照组中为1例(2.0%,n=4)。从分组到检出房颤的时间中位数分别为84天(ICM组)和53天(对照组)。ICM组中29例房颤患者中有23例(79%)的第一次房颤发作没有症状,而在对照组的4例中有2例(50%),凸显了基于症状的监测及间歇性短时程监测的局限性。在12个月时,ICM组中有15例(7.1%)患者发生了缺血性卒中或TIA,而在对照组中为19例(9.1%)。与ICM相关的最常见的不良事件为感染(1.4%,n=3)、植入部位的疼痛(1.4%,n=3)和刺激/炎症(1.9%,n=4)。6个月时ICM保持率为98.1%,在12个月时为96.6%。

Choe WC等[95]的研究表明ICM的长程持续性心电监测较任何相类似的间断性监测方法对发现不明原因卒中患者中的房颤明显有效。Cotter PE等[30]的研究显示在不明原因卒中患者中,由ILR的房颤检出率为25.5%,房颤相关因素包括年龄增长、房间传导阻滞、左房容积、房性期前收缩。未来不明原因卒中患者的房颤筛查中,ILR将扮演中心角色。

四、B型利尿钠肽(B-type natriuretic peptide,BNP)和基因检测在房颤预测中的作用

几年来,BNP与房颤的相关性及其在房颤识别中的作用得到越来越多的重视,并有了阶段性研究成果。Kara等[96]的研究探讨了在无已知心脏病的普通人群中BNP水平和新发房颤之间的关系。结果表明,BNP升高的水平是房颤发生的预测因素,且独立于传统的房颤危险因素之外。此外,该研究还发现识别偶发房颤的BNP临界值是35pg/ml,性别特异性阈值在男性为31pg/ml,女性为35pg/ml。由于血浆BNP水平在人群中的分布有性别和年龄差异[97,98],这项研究的BNP性别特异性阈值有一定的参考价值。

BNP首次在猪脑组织中发现[99],后来发现除了脑组织外,BNP还可以从心室心肌组织中释放[100]。BNP在室壁张力增加时分泌,血浆BNP水平代表心肌负荷过度的程度,因此循环BNP水平测定主要用于各种临床背景下心力衰竭的诊断和治疗[101]。

研究发现,甚至在无心衰的患者中,房颤亦与显著升高的BNP水平相关[102,103],BNP测定有理由成为怀疑无症状房颤存在的预测方法,或者成为识别未来发生偶发房颤高危患者的一种筛选方法。在心肌梗死后患者的筛查中,新发房颤患者的BNP中位数是186.6pg/ml,而在无房颤患者中为35.2pg/ml。识别具有新发房颤风险患者的BNP临界值是65.0 pg/ml[13]。另一方面,在普通健康人群的研究中,新发房颤者的BNP中位数是33.2pg/ml,而在无房颤者中为16.9pg/ml[96]。在无心衰的持续性房颤患者中平均血浆BNP水平为134pg/ml。在房颤患者中,N-末端Pro-BNP不但能在CHA_2DS_2-VASc的基础上作为卒中/体循环栓塞的补充预测方法,还是全因死亡率的预测因子[104]。

尽管在有和无新发房颤的群体之间,BNP中位数有显著差异,两组中BNP水平的分布却存在着较为广泛的重叠[96]。另外,与有偶发房颤者相比,无偶发房颤但BNP较高的对象往往较年轻、肥胖发生率低、男性较少、高血压发生率也较低,相反地,与无偶发房颤者相比较,尽管BNP水平较低但有偶发房颤的对象年龄偏高、肥胖更为常见,且高血压发生率更高。这些结果与经典的房颤危险因素相一致。

另外一项发表于2010年的报道用多因素分析[105]评估了生物标志物对偶发房颤的预测能力。3120名Framingham研究群体被随访了9.7年,结果表明,包括BNP、N-末端Pro-ANP、炎症因子(C-反应蛋白和纤维蛋白原)、氧化应激(同型半胱氨酸)、肾素-血管紧张素-醛固酮系统(肾素和醛固酮)、血栓、内皮功能(D-二聚体和Ⅰ型纤溶酶原激活物抑制因子)和微血管损伤(尿微量白蛋白)等在内的十种生物活性因子与房颤的发作相关。在这些变量中,经对数变换的BNP(HR 1.62)和C-反应蛋白(HR 1.25)是偶发房颤的显著独立预测因子。在临床危险因素的基础上,BNP提升了房颤患者的危险分层[105]。

除BNP外,房颤风险的生物学标志研究在近年来引起了广泛的兴趣,至今,已有12个常见的单核苷酸多态性与房颤相关联[106-111]。Tada H等[112]将12个房颤相关的基因突变位点组成了一个房颤基因风险

评估积分系统(AF genetic risk score,AF-GRS),并入选 27 471 名对象,用 Cox 模型对已知的房颤危险因素进行校正,以评价房颤基因评估系统与房颤发作和缺血性卒中的关系。房颤事件随访时间中位数为 14.4 年,缺血性卒中随访时间中位数为 14.5 年,AF-GRS 得分最高的受试者较得分低者发作性房颤和缺血性卒中的风险较高,AF-GRS 能识别出 20% 的高危患者,这些患者房颤风险增高 2 倍,缺血性卒中风险增加 23%。另外一些研究也得出了相似的结论[113-116]。

五、未来方向和展望

口服抗凝药物在房颤相关的缺血性卒中的预防方面较抗血小板治疗显著有效,从而促使不明原因卒中时隐匿性房颤的筛查成为研究的热点,并取得了重要的进展。技术的进步为长程心律失常监测装置的出现和发展铺平了道路,这些装置可以识别出逃脱常规监测方式的偶发而短暂的房颤发作,从而增强不明原因卒中评估中病因的诊断率。

有人提出了“房颤密度(AF density)”的概念,强调在较短的时间内房颤事件的时间丛集,这个概念强化了在这些患者中进行长程监测的必要[117]。新的皮下植入式心脏监测仪显示很好地识别阵发性房颤的潜力,具有较高的患者依存性,监测持续时间也更长。iPhone 显示具有识别阵发性房颤的潜力,有望成为将心脏监测在大众中普及的一种方法。

尽管缺血性卒中患者中房颤的评估取得了一定的进展,仍有许多不确定的领域需要未来的研究明确之:比如评估心律监测的首选时间和方法;明确适用长程心律监测的理想人群的特征;SCAF 的最佳定义,以便予以干预;评估干预是否改善终点,在长期随访期间,口服抗栓药物治疗 SCAF 如何影响卒中或体循环栓塞的发生率等等。这些问题都需要在未来的研究中进一步解答。

(杨震 贾绍斌)

参 考 文 献

[1] Miyasaka Y,Barnes ME,Gersh BJ,et al. Secular trends in incidence of atrial fibrillation in Olmsted County,Minnesota,1980 to 2000,and implications on the projections for future prevalence. Circulation,2006,114:119-125.

[2] Ohsawa M,Okayama A,Sakata K,et al. Rapid increase in estimated number of persons with atrial fibrillation in Japan:an analysis from national surveys on cardiovascular diseases in 1980,1990 and 2000. J Epidemiol,2005,15:194-196.

[3] Wolf PA,Abbott RD,Kannel WB. Atrial fibrillation as an independent risk factor for stroke:the Framingham Study. Stroke,1991,22:983-988.

[4] Wolf PA,Dawber TR,Thomas HE Jr,et al. Epidemiologic assessment of chronic atrial fibrillation and risk of stroke:the Framingham study. Neurology,1978,28:973-977.

[5] Rizos T,Wagner A,Jenetzky E,et al. Paroxysmal atrial fibrillation is more prevalent than persistent atrial fibrillation in acute stroke and transient ischemic attack patients. Cerebrovascular Diseases,2011,32:276-282.

[6] Sacco RL,Ellenberg JH,Mohr JP,et al. Infarcts of undetermined cause:the NINCDS Stroke Data Bank. Ann. Neurol,1989,25:382-390.

[7] Petty GW,Brown RD,Whisnant JP,et al. Ischemic stroke subtypes:a population based study of incidence and risk factors. Stroke,1999,30:2513-2516.

[8] Kolominsky-Rabas PL,Weber M,Gefeller O,et al. Epidemiology of ischemic stroke subtypes according to TOAST criteria:incidence,recurrence,and long-term survival in ischemic stroke subtypes:a population-based study. Stroke,2001,32:2735-2740.

[9] Lee BI,Nam HS,Heo JH,et al. Yonsei Stroke Registry. Analysis of 1,000 patients with acute cerebral infarctions. Cerebrovasc Dis,2001,12:145-151.

[10] Liao J,Khalid Z,Scallan C,et al. Noninvasive cardiac monitoring for detecting paroxysmal atrial fibrillation or flutter after acute ischemic stroke:a systematic review. Stroke,2007,38:2935-2940.

[11] Seet RCS,Friedman PA,Rabinstei AA. Prolonged rhythm monitoring for the detection of occult paroxysmal atrial fibrillation in ischemic stroke of unknown cause. Circulation,2011,124:477-486.

[12] Atarashi H,Ogawa S,Inoue H. Relationship between subjective symptoms and trans-telephonic ECG findings in patients with symptomatic paroxysmal atrial fibrillation and flutter. J Cardiol,2008,52:102-110.

[13] Shibazaki K,Kimura K,Fujii S,et al. Brain natriuretic peptide levels as a predictor for new atrial fibrillation during hospitalization in patients with acute ischemic stroke. Am J Cardiol,2012,109:1303-1307.

[14] Healey JS,Connolly SJ,Gold MR,et al. Subclinical atrial fibrillation and the risk of stroke. N Engl J Med,2012,366:120-129.

[15] Brambatti M, Connolly SJ, Gold MR, et al. Temporal relationship between subclinical atrial fibrillation and embolic events. Circulation, 2014, 129: 2094-2099.

[16] Gladstone DJ, Spring M, Dorian P, et al. Atrial fibrillation in patients with cryptogenic stroke. N Engl J Med, 2014, 370: 2467-2477.

[17] Benjamin AS, Anne SHellkamp, Yuliya L, et al, on behalf of the ROCKET-AF Steering Committee and Investigators. Higher risk of death and stroke in patients with persistent vs. paroxysmal atrial fibrillation: results from the ROCKET-AF Trial. European Heart Journal, 2015, 36: 288-296.

[18] Bruggenjurgen B, Rossnagel K, Roll S, et al. The impact of atrial fibrillation on the cost of stroke: the berlin acute stroke study. Value Health, 2007, 10: 137-143.

[19] Winter Y, Wolfram C, Schaeg M, et al. Evaluation of costs and outcome in cardioembolic stroke or TIA. J Neurol, 2009, 256: 954-963.

[20] Matthew S, Joseph M, Iris L, et al. Impact of Atrial Fibrillation on Stroke-Related Healthcare Costs. J Am Heart Assoc, 2013, 2: e000479.

[21] Kubo M, Kiyohara Y, Ninomiya T, et al. Decreasing incidence of lacunar vs other types of cerebral infarction in a Japanese population. Neurology, 2006, 66: 1539-1544.

[22] Hart RG, Pearce LA, Aguilar MI. Meta-analysis: antithrombotic therapy to prevent stroke in patients who have nonvalvular atrial fibrillation. Annals of Internal Medicine, 2007, 146: 857-867.

[23] Connolly S, Pogue J, Hart R, et al. Clopidogrel plus aspirin versus oral anticoagulation for atrial fibrillation in the Atrial fibrillation Clopidogrel Trial with Irbesartan for prevention of Vascular Events (ACTIVE W): a randomised controlled trial. Lancet, 2006, 367: 1903-1912.

[24] Fuster V, Rydén LE, Cannom DS, et al. American College of Cardiology/American Heart Association Task Force on Practice Guidelines; European Society of Cardiology Committee for Practice Guidelines; European Heart Rhythm Association; Heart Rhythm Society. ACC/AHA/ESC 2006 Guidelines for the Management of Patients with Atrial Fibrillation: a report of the American College of Cardiology/American Heart Association Task Force on Practice Guidelines and the European Society of Cardiology Committee for Practice Guidelines (Writing Committee to Revise the 2001 Guidelines for the Management of Patients With Atrial Fibrillation): developed in collaboration with the European Heart Rhythm Association and the Heart Rhythm Society. Circulation, 2006, 114: e257-e354.

[25] Page RL, Wilkinson WE, Clair WK, et al. Asymptomatic arrhythmias in patients with symptomatic paroxysmal atrial fibrillation and paroxysmal supraventricular tachycardia. Circulation, 1994, 89: 224-227.

[26] Kottkamp H, Tanner H, Kobza R, et al. Time courses and quantitative analysis of atrial fibrillation episode number and duration after circular plus linear left atrial lesions: trigger elimination or substrate modification: early or delayed cure? J Am Coll Cardiol, 2004, 44: 869-877.

[27] Piorkowski C, Kottkamp H, Tanner H, et al. Value of different follow-up strategies to assess the efficacy of circumferential pulmonary vein ablation for the curative treatment of atrial fibrillation. J Cardiovasc Electrophysiol, 2005, 16: 1286-1292.

[28] Strickberger SA, Ip J, Saksena S, et al. Relationship between atrial tachyarrhythmias and symptoms. Heart Rhythm, 2005, 2: 125-131.

[29] Ziegle PD, Koehler JL, Mehra R. Comparison of continuous versus intermittent monitoring of atrial arrhythmias. Heart Rhythm, 2006, 3: 1445-1452.

[30] Cotter PE, Martin PJ, Ring L, et al. Incidence of atrial fibrillation detected by implantable loop recorders in unexplained stroke. Neurology, 2013, 80: 1546-1550.

[31] Verma A, Champagne J, Sapp J, et al. Discerning the incidence of symptomatic and asymptomatic episodes of atrial fibrillation before and after catheter ablation (DISCERN AF): a prospective, multicenter study. JAMA, 2013, 173: 149-156.

[32] Stahrenberg R, Edelmann F, Haase B, et al. Transthoracic echocardiography to rule out paroxysmal atrial fibrillation as a cause of stroke or transient ischemic attack. Stroke, 2011, 42: 3643-3645.

[33] Tayal AH, Tian M, Kelly KM, et al. Atrial fibrillation detected by mobile cardiac outpatient telemetry in cryptogenic TIA or stroke. Neurology, 2008, 71: 1696-1701.

[34] Miller DJ, Khan MA, Schultz LR, et al. Outpatient cardiac telemetry detects a high rate of atrial fibrillation in cryptogenic stroke. Journal of the Neurological Sciences, 2013, 324: 57-61.

[35] Bhatt A, Majid A, Razak A, et al. Predictors of occult paroxysmal atrial fibrillation in cryptogenic strokes detected by long-term noninvasive cardiac monitoring. Stroke Research and Treatment, 2011, 2011: 172074.

[36] Gaillard N, Deltour S, Vilotijevic B, et al. Detection of paroxysmal atrial fibrillation with transtelephonic EKG in TIA or stroke patients. Neurology, 2010, 74: 1666-1670.

[37] Osama A, Thomas JJ, Sumit RM, et al. Prevalence and Predictors of Paroxysmal Atrial Fibrillation on Holter Monitor in Patients With Stroke or Transient Ischemic Attack. Stroke, 2010, 41: 2596-2600.

[38] Umuttan D, Ebru AD, Mehmet T, et al. P-wave Dispersion for Predicting Paroxysmal Atrial Fibrillation in Acute Ischemic Stroke. Int J Med Sci, 2012, 9: 108-114.

[39] Yodogawa K, Seino Y, Ohara T, et al. Prediction of atrial fibrillation after ischemic stroke using P-wave signal averaged electrocardiography. Journal of Cardiology, 2013, 61: 49-52.

[40] Simon K, Dirk GD, Ralf D, et al. Supraventricular Premature Beats and Short Atrial Runs Predict Atrial Fibrillation in Continuously Monitored Patients With Cryptogenic Stroke. Stroke, 2014, 45: 884-886.

[41] Wallmann D, Tüller D, Wustmann K, et al. Frequent atrial premature beats predict paroxysmal atrial fibrillation in stroke patients: an opportunity for a new diagnostic strategy. Stroke, 2007, 38: 2292-2294.

[42] Benjamin EJ, D'Agostino RB, Belanger AJ, et al. Left atrial size and the risk of stroke and death. The Framingham Heart Study. Circulation, 1995, 92: 835-841.

[43] Laukkanen JA, Kurl S, Huttunen M, et al. Left atrium size and the risk of cardiovascular death in middle-aged men. Arch Intern Med, 2005, 165: 1788-1793.

[44] Pritchett AM, Mahoney DW, Jacobsen SJ, et al. Diastolic dysfunction and left atrial volume: a populationbased study. J Am Coll Cardiol, 2005, 45: 87-92.

[45] Vaziri SM, Larson MG, Benjamin EJ, et al. Echocardiographic predictors of nonrheumatic atrial fibrillation. The Framingham Heart Study. Circulation, 1994, 89: 724-730.

[46] Psaty BM, Manolio TA, Kuller LH, et al. Incidence of and risk factors for atrial fibrillation in older adults. Circulation, 1997, 96: 2455- 2461.

[47] Tsang TS, Barnes ME, Bailey KR, et al. Left atrial volume: important risk marker of incident atrial fibrillation in 1655 older men and women. Mayo Clin Proc, 2001, 76: 467-475.

[48] Barnes ME, Miyasaka Y, Seward JB, et al. Left atrial volume in the prediction of first ischemic stroke in an elderly cohort without atrial fibrillation. Mayo Clin Proc, 2004, 79: 1008-1014.

[49] Malik S, Hicks WJ, Schultz L, et al. Development of a scoring system for atrial fibrillation in acute stroke and transient ischemic attack patients: the LADS scoring system. Journal of the Neurological Sciences, 2011, 301: 27-30.

[50] Suissa L, Bertora D, Lachaud S, et al. Score for the targeting of atrial fibrillation (STAF): a new approach to the detection of atrial fibrillation in the secondary prevention of ischemic stroke. Stroke, 2009, 40: 2866-2868.

[51] Schwartzman D, Blagev DP, Brown ML, et al. Electrocardiographic events preceding onset of atrial fibrillation: insights gained using an implantable loop recorder. Journal of Cardiovascular Electrophysiology, 2006, 17: 243-246.

[52] Bell C, Kapral M. Use of ambulatory electrocardiography for the detection of paroxysmal atrial fibrillation in patients with stroke. Canadian TaskForce on Preventive Health Care. Can J Neurol Sci, 2000, 27: 25-31.

[53] Jabaudon D, Sztajzel J, Sievert K, et al. Usefulness of ambulatory 7-day ECG monitoring for the detection of atrial fibrillation and flutter after acute stroke and transient ischemic attack. Stroke, 2004, 35: 1647-1651.

[54] Ritte MA, Kochhauser S, Duning T, et al. Occult atrial fibrillation in cryptogenic stroke: detection by 7-day electrocardiogram versus implantable cardiac monitors. Stroke, 2013, 44: 1449-1452.

[55] Sutamnartpong P, Dharmasaroja PA, Ratanakorn D, et al. Atrial fibrillation and paroxysmal atrial fibrillation detection in patients with acute ischemic stroke. J Stroke Cerebrovasc Dis, 2014, 23: 1138-1141.

[56] Fujii S, Shibazaki K, Kimura K, et al. A simple score for predicting paroxysmal atrial fibrillation in acute ischemic stroke. J Neurol Sci, 2013, 328: 83-86.

[57] Lazzaro MA, Krishnan K, Prabhakaran S. Detection of atrial fibrillation with concurrent Holter monitoring and continuous cardiac telemetry following ischemic stroke and transient ischemic attack. J Stroke Cerebrovasc Dis, 2012, 21: 89-93.

[58] Kallmunzer B, Breuer L, Hering C, et al. A structured reading algorithm improves telemetric detection of atrial fibrillation after acute ischemic stroke. Stroke, 2012, 43: 994-999.

[59] Gumbinger C, Krumsdorf U, Veltkamp R, et al. Continuous monitoring versus HOLTER ECG for detection of atrial fibrillation in patients with stroke. Eur J Neurol, 2012, 19: 253-257.

[60] Hidalgo V, Rodriguez C, Ois S, et al. Cardiac monitoring in stroke units: importance of diagnosing atrial fibrillation in acute ischemic stroke. Rev Esp Cardiol, 2009, 62: 564-567.

[61] Adams HPJ, Del Z, Alberts MJ, et al. Guidelines for the early management of adults with ischemic stroke. Circulation, 2007, 115: e478-e534.

[62] Bansil S, Karim H. Detection of atrial fibrillation in patients with acute stroke. J Stroke Cerebrovasc Dis, 2004, 13: 12-15.

[63] Barthelemy JC, Feasson-Gerard S, Garnier P, et al. Automatic cardiac event recorders reveal paroxysmal atrial fibrillation after unexplained strokes or transient ischemic attacks. Ann Noninvasive Electrocardiol, 2003, 8: 194-199.

[64] Rem JA, Hachinski VC, Boughner DR, et al. Value of cardiac monitoring and echocardiography in TIA and stroke patients. Stroke, 1985, 16: 950-956.

[65] Kessler DK, Kessler KM. Is ambulatory electrocardiography useful in the evaluation of patients with recent stroke? Chest, 1995, 107: 916-918.

[66] Hornig CR, Haberbosch W, Lammers C, et al. Specific cardiological evaluation after focal cerebral ischemia. Acta Neurol Scand, 1996, 93: 297-302.

[67] Schuchert A, Behrens G, Meinertz T. Impact of long-term ECG recording on the detection of paroxysmal atrial fibrillation in patients after an acute ischemic stroke. Pacing Clin Electrophysiol, 1999, 22: 1082-1084.

[68] Schaer BA, Zellweger MJ, Cron TA, et al. Value of routine Holter monitoring for the detection of paroxysmal atrial fibrillation in patients with cerebral ischemic events. Stroke, 2004, 35: e68-e70.

[69] Shafqat S, Kelly PJ, Furie KL. Holter monitoring in the diagnosis of stroke mechanism. Intern Med J, 2004, 34: 305-309.

[70] Gunalp M, Atalar E, Coskun F, et al. Holter monitoring for 24 hours in patients with thromboembolic stroke and sinus rhythm diagnosed in the emergency department. Adv Ther, 2006, 23: 854-860.

[71] Tagawa M, Takeuchi S, Chinushi M, et al. Evaluating patients with acute ischemic stroke with special reference to newly developed atrial fibrillation in cerebral embolism. Pacing Clin Electrophysiol, 2007, 30: 1121-1128.

[72] Douen AG, Pageau N, Medic S. Serial electrocardiographic assessments significantly improve detection of atrial fibrillation 2.6-fold in patients with acute stroke. Stroke, 2008, 39: 480-482.

[73] Stahrenberg R, Weber-Kruger M, Seegers J, et al. Enhanced detection of paroxysmal atrial fibrillation by early and prolonged continuous holter monitoring in patients with cerebral ischemia presenting in sinus rhythm. Stroke, 2010, 41: 2884-2888.

[74] Dangayach NS, Kane K, Moonis M. Paroxysmal atrial fibrillation in cryptogenic stroke. Ther Clin Risk Manag, 2011, 7: 33-37.

[75] Doliwa SP, Anggardh RE, Frykman KV, et al. Improved screening for silent atrial fibrillation after ischaemic stroke. Europace, 2012, 14: 1112-1116.

[76] Rizos T, Guntner J, Jenetzky E, et al. Continuous stroke unit electrocardiographic monitoring versus 24-hour Holter electrocardiography for detection of paroxysmal atrial fibrillation after stroke. Stroke, 2012, 43: 2689-2694.

[77] Thakkar S, Bagarhatta R. Detection of paroxysmal atrial fibrillation or flutter in patients with acute ischemic stroke or transient ischemic attack by Holter monitoring. Indian Heart J, 2014, 66: 188-192.

[78] Martin G, Marek J, Gerhard H, et al. Improved Detection of Silent Atrial Fibrillation Using 72-Hour Holter ECG in Patients With Ischemic Stroke A Prospective Multicenter Cohort Study. Stroke, 2013, 44: 3357- 3364.

[79] Kishore A, Vail A, Majid A, et al. Detection of atrial fibrillation after ischemic stroke or transient ischemic attack: a systematic review and meta-analysis. Stroke, 2014, 45: 520-526.

[80] Elijovich L, Josephson SA, Fung GL, et al. Intermittent atrial fibrillation may account for a large proportion of otherwise cryptogenic stroke: a study of 30-day cardiac event monitors. J Stroke Cerebrovasc Dis, 2009, 18: 185-189.

[81] Flint AC, Banki NM, Ren X, et al. Detection of paroxysmal atrial fibrillation by 30-day event monitoring in cryptogenic ischemic stroke: the Stroke and Monitoring for PAF in Real Time (SMART) Registry. Stroke, 2012, 43: 2788-2790.

[82] Bhatt A, Majid A, Razak A, et al. Predictors of occult paroxysmal atrial fibrillation in cryptogenic strokes detected by long-term noninvasive cardiac monitoring. Stroke Res Treat, 2011, 2011: 172074.

[83] Kamel H, Navi BB, Elijovich L, et al. Pilot randomized trial of outpatient cardiac monitoring after cryptogenic stroke. Stroke, 2013, 44: 528-530.

[84] Giuseppe B, Taya VGlotzer, Massimo S, et al. Device-detected atrial fibrillation and risk for stroke: an analysis of >10 000 patients from the SOS AF project (Stroke prevention Strategies based on Atrial Fibrillation information from implanted devices). European Heart Journal, 2014, 35: 508-516.

[85] Ziegler PD, Koehler JL, Mehra R. Comparison of continuous versus intermittent monitoring of atrial arrhythmias. Heart Rhythm, 2006, 3: 1445-1452.

[86] Botto GL, Padeletti L, Santini M, et al. Presence and duration of atrial fibrillation detected by continuous monitoring: crucial implications for the risk of thromboembolic events. J Cardiovasc Electrophysiol, 2009, 20: 241-248.

[87] Ziegler PD, Glotzer TV, Daoud EG, et al. Detection of previously undiagnosed atrial fibrillation in patients with stroke risk factors and usefulness of continuous monitoring in primary stroke prevention. Am J Cardiol, 2012, 110: 1309-1314.

[88] Ziegler PD, Glotzer TV, Daoud EG, et al. Incidence of newly detected atrial arrhythmias via implantable devices in patients with a history of thromboembolic events. Stroke, 2010, 41: 256-260.

[89] Hindricks G, Pokushalov E, Urban L, et al. Performance of a new leadless implantable cardiac monitor in detecting and quantifying atrial fibrillation: results of the XPECT trial. Circ Arrhythm Electrophysiol, 2010, 3: 141-147.

[90] Dion F, Saudeau D, Bonnaud I, et al. Unexpected low prevalence of atrial fibrillation in cryptogenic ischemic stroke: a prospective study. J Interv Card Electrophysiol, 2010, 28: 101-107.

[91] Christensen LM, Krieger DW, Hojberg S, et al. Paroxysmal atrial fibrillation occurs often in cryptogenic ischaemic stroke. Final results from the SURPRISE study. Eur J Neurol, 2014, 21: 884-889.

[92] Etgen T, Hochreiter M, Mundel M, et al. Insertable cardiac event recorder in detection of atrial fibrillation after cryptogenic stroke: an audit report. Stroke, 2013, 44: 2007-2009.

[93] Rojo ME, Sandin FM, Calleja SAI, et al. High performance of an implantable Holter monitor in the detection of concealed paroxysmal atrial fibrillation in patients with cryptogenic stroke and a suspected embolic mechanism. Rev Neurol, 2013, 57: 251-257.

[94] Sanna T, Diener HC, Passman RS, et al. Cryptogenic stroke and underlying atrial fibrillation. N Engl J Med, 2014, 370: 2478-2486.

[95] Choe WC, Passman RS, Brachmann J, et al. A Comparison of Atrial Fibrillation Monitoring Strategies After Cryptogenic Stroke (from the Cryptogenic Stroke and Underlying AF Trial). Am J Cardiol, 2015 [Epub ahead of print].

[96] Kara K, Geisel M, Möhlenkamp S, et al. B-type natriuretic peptide for incident atrial fibrillation The Heinz Nixdorf Recall. J Cardiol, 2015, 65: 453-458.

[97] Redfield MM, Rodeheffer RJ, Jacobsen SJ, et al. Plasma brain natriuretic peptide concentration: impact of age and gender. J Am Coll Cardiol,

2002,40:976-982.

[98] Kara K,Mahabadi AA,Geisel MH,et al. B-type natriuretic peptide:distribution in the general population and the association with major cardiovascular and coronary events-the Heinz Nixdorf Recall Study. Clin Res Cardiol,2013,103:125-132.

[99] Sudoh T,Kangawa K,Minamino N,et al. A new natriuretic peptide in porcine brain. Nature,1988,332:78-81.

[100] Kinnunen P,Vuolteenaho O,Ruskoaho H. Mechanisms of atrial and brain natriuretic peptide release from rat ventricular myocardium:effect of stretching. Endocrinology,1993,132:1961- 1970.

[101] Maisel AS,Krishnaswamy P,Nowak RM,et al. Rapid measurement of B-type natriuretic peptide in the emergency diagnosis of heart failure. N Engl J Med,2002,347:161-167.

[102] Knudsen CW,Omland T,Clopton P,et al. Impact of atrial fibrillation on the diagnostic performance of B-type natriuretic peptide concentration in dyspneic patients:an analysis from the breathing not properly multinational study. J Am Coll Cardiol,2005,46:838-844.

[103] Kodani E,Matsumoto S,Igawa O,et al. Effect of carvedilol on reduction in heart rate in patients with chronic atrial fibrillation. J Clin Med Res,2013,5:451-459.

[104] Vanessa R,Juan AV. Usefulness of N-Terminal Pro-B-Type Natriuretic Peptide Levels for Stroke Risk Prediction in Anticoagulated Patients With Atrial Fibrillation. Stroke,2014,45:696-701.

[105] Schnabel RB,Larson MG,Yamamoto JF,et al. Relations of biomarkers of distinct pathophysiological pathways and atrial fibrillation incidence in the community. Circulation,2010,121:200- 207.

[106] Gudbjartsson DF,Arnar DO,Helgadottir A,et al. Variants conferring risk of atrial fibrillation on chromosome 4q25. Nature,2007,448:353-357.

[107] Lubitz SA,Sinner MF,Lunetta KL,et al. Independent Susceptibility Markers for atrial fibrillation on Chromosome 4q25. Circulation,2010,122:976-984.

[108] Benjamin EJ,Rice KM,Arking DE,et al. Variants in ZFHX3 are associated with atrial fibrillation in individuals of European ancestry. Nat Genet,2009,41:879-881.

[109] Gudbjartsson DF,Holm H,Gretarsdottir S,et al. A sequence variant in ZFHX3 on 16q22 associates with atrial fibrillation and ischemic stroke. Nat Genet,2009,41:876-878.

[110] Ellinor PT,Lunetta KL,Glazer NL,et al. Common variants in KCNN3 are associated with lone atrial fibrillation. Nat Genet,2010,42:240-244.

[111] Ellinor PT,Lunetta KL,Albert CM,et al. Meta-analysis identifies six new susceptibility loci for atrial fibrillation. Nat Genet,2012,44:670-675.

[112] Tada H,Shiffman D,Smith JG,et al. Twelve-SNP Genetic Risk Score Identifies Individuals at Increased Risk for Future Atrial Fibrillation and Stroke. Stroke,2014,45:2856-2862.

[113] Everett BM,Cook NR,Conen D,et al. Novel genetic markers improve measures of atrial fibrillation risk prediction. Eur Heart J,2013,34:2243-2251.

[114] Glynn RJ,Ridker PM,Goldhaber SZ,et al. Effects of random allocation to vitamin E supplementation on the occurrence of venous thromboembolism:report from the Women's Health Study. Circulation,2007,116:1497-1503.

[115] Lubitz SA,Lunetta KL,Lin H,et al. Novel genetic markers associate with atrial fibrillation risk in europeans and Japanese. J Am Coll Cardiol,2014,63:1200-1210.

[116] Malik R,Bevan S,Nalls MA,et al. Multilocus genetic risk score associates with ischemic stroke in case-control and prospective cohort studies. Stroke,2014,45:394-402.

[117] Charitos EI,Stierle U,Ziegler PD,et al,A comprehensive evaluation of rhythm monitoring strategies for the detection of atrial fibrillation recurrence:insights from 647 continuously monitored patients and implications for monitoring after therapeutic interventions. Circulation,2012,126:806-814.

房颤患者的管理能否改善预后
——真实世界中的指南实践

心房颤动（简称房颤）是最常见的心律失常。房颤的机制复杂，发病的影响因素众多，其患病率随年龄增长而不断增加[1]，大约有1/3的房颤患者年龄大于80岁[1,2]。从病理生理上看，房颤可降低心输出量，在疾病进程中，房颤可增加心衰风险，同时可增加患者的痴呆风险及死亡率。与不合并房颤的患者相比，合并房颤的患者住院率可增加一倍，而房颤本身也是患者住院的重要原因与主诉[3]。因此，针对房颤的治疗和管理具有重要意义。虽然诸多指南为我们的临床实践提供了许许多多的建议，但是房颤治疗仍然是我们工作中的挑战，如何真正改善房颤患者的预后也是我们每一个医生不断追问的问题。

抗栓治疗、心率及节律控制系日常房颤管理中的重要环节和重点，其对房颤预后的可产生明显影响，多方发布的指南都对相关的管理策略进行了阐述；而同时在临床实践中，仍然会有诸多上述知识和技术之外的因素会影响我们对房颤干预的效果，我们将结合相关研究对以上几方面内容做以探讨。

一、抗栓治疗管理

众所周知，房颤患者心房内血栓形成的风险大大增加，血栓的脱落可进一步导致栓塞事件的发生。房颤对死亡率的影响很大程度上与其增加卒中及体循环栓塞相关。房颤可使缺血性卒中发生的风险增加5倍，而房颤相关卒中的发生率亦会伴随年龄增加而增加，由50~59岁区间的4.9%增加至80~89岁区间的20.2%[4]。同时，房颤相关卒中有着更高的死亡率、致残率，并导致住院时间增加、生活质量下降[5]。因此对房颤相关卒中的预防是房颤管理的重点，而抗栓治疗管理被证明可以降低房颤相关卒中风险[6]，其自然也成为了诸多指南中房颤管理的重心。

（一）维生素K拮抗剂（VKA）

以华法林为代表的VKA是较早用于房颤血栓控制的药物，其干预维生素K相关凝血因子的合成，进而预防血栓形成。华法林是已被广泛应用的抗凝药物，Hart等人进行的囊括了29个随机对照试验28 044例患者的Meta分析[7]对华法林的有效性做出了积极的评价：与安慰剂相比，华法林（根据INR调节剂量）可以明显降低卒中发生的风险达64%（95%CI 49%~74%），同时根据该Meta分析，华法林可以降低卒中的致残率，并对房颤相关卒中的一级和二级预防都有着积极作用；在出血风险方面，该Meta分析提示与安慰剂相比华法林可增加出血风险，但其绝对数量小，在相关的2900例病例中，仅有6例服用华法林的患者发生颅内出血（安慰剂组3例）；而全因死亡方面，华法林明显优于安慰剂，降低了26%的风险（95%CI 3%~43%）。因而，华法林对于房颤抗栓的积极作用确切，是应用最广泛的房颤抗凝用药[8]，然而其起效慢、药物相互作用复杂、剂量依赖性强、用药需监测INR等特点会造成依从性下降、相关风险增加等不利因素[9]。

（二）新型口服抗凝药（NOACs）

正是基于VKA相关的一系列缺点，NOACs的应用越来越受到重视。现今被批准应用于房颤抗凝治疗的NOAC越来越多，总体来讲其可分为两类：直接凝血酶抑制剂（达比加群）和Xa因子抑制剂（利伐沙班和阿哌沙班）。而对于其作用效果的临床研究也越来越多。在2011年前后发布的RE-LY研究[10]结果第一次让我们认识到NOACs可能有着替代华法林的潜力—固定剂量的达比加群可以起到与华法林相当或不劣于华法林的抗凝效果并可在出血并发症方面存在优势。Ruff等新近发布了一项纳入了RE-LY研究等关于NOAC临床试验在内的Meta分析[11]，有力支持了NOACs在房颤抗栓管理中的应用：该分析纳入了42 411例口服NOACs的患者以及29 272例口服华法林的患者，其结果提示：与华法林相比，NOACs

可降低 19% 的卒中或栓塞风险(RR 0.81;95%CI 0.73~0.91),同时 NOACs 可较华法林降低全因死亡率(RR 0.90;95%CI 0.85~0.95)及颅内出血风险(RR 0.48;95%CI 0.39~0.59);低剂量的 NOACs 可起到与华法林相当的预防栓塞事件的作用(P>0.05),而对出血事件的影响倾向于减少,但缺血性卒中的发生率有所增加(RR 1.26,95%CI 1.02~1.60,P=0.045)。由于尚缺乏相关研究,各个 NOAC 的临床效果孰优孰劣尚难定论,但是现有的证据向我们展示了这类药物作为华法林替代用药的作用,可以为我们在临床决策中提供更多的选择。

(三) 抗血小板药物

抗血小板药物中最常用的是阿司匹林和氯吡格雷。关于阿司匹林,Hart 等人进行的 Meta 分析及相关的临床研究[7]对其在房颤抗栓管理中的作用进行了评价:相对于安慰剂(总计纳入 6 项研究、4876 例患者),阿司匹林降低了 22% 的卒中发生率(95%CI 6%~35%),然而我们需要注意的是这一获益全部来源于一项被纳入的研究:SPAT-1 研究。在该研究中,阿司匹林降低了 42% 的卒中风险,但是其用量达 325mg/d,同时这一研究的不同分组间具有很高的异质性,这些都影响了对于结果的评判。SPAT-1 研究证明对于老年房颤患者(>75 岁)阿司匹林不能降低卒中风险。这些结果都不利于阿司匹林单独应用于房颤的抗血栓治疗的决策。对于氯吡格雷,尚无研究对比氯吡格雷与阿司匹林两者单独作用的效果。而 ACTIVE-W 和 ACTIVE-A 研究[12,13]向我们揭示了这样一个结论:双联抗血小板治疗可以降低卒中的发生率,但是其作用劣于华法林;同时双联抗血小板治疗抗卒中的作用优于阿司匹林单独使用,但会增加出血风险。对于 NOACs 与抗血小板药物的比较,除 AVERROES 研究外目前并无太多的研究,这一研究比较了阿司匹林与阿哌沙班在房颤抗栓中的作用,得出了在抗栓方面阿哌沙班优于阿司匹林的作用。因此,使用抗血小板药物进行房颤抗栓治疗并不被指南大力推荐。

二、心率与节律控制

心率和节律控制是临床常用的房颤管理策略,二者的选择和决策也是心血管医生在处理房颤患者时常常遇到的难题。一系列临床试验被用于诠释二者对预后的影响:AFFIRM 研究[14]发现心率控制与节律控制在降低全因死亡率和卒中风险上没有统计学差异;RACE 研究[15]得出了在降低死亡率方面心率控制的作用不劣于节律控制的结论;AF-CHF 研究[16]在合并心衰(EF ≤35%)和房颤的人群中进行了随机对照研究,发现心率控制和节律控制在心血管死亡、全因死亡、心衰加重及卒中等方面没有明显区别。诸如此类的研究结果提示这两种策略在死亡率、卒中、心血管风险的管理上并无明显区别,然而一项基于决奈达隆的临床研究(ATHENA 研究)发现使用能够有效维持窦性心律的药物决奈达隆可以降低房颤相关的不良事件[17],学术界普遍认为单独这一研究结论似乎并不能转变对待两种策略的评价,况且在这一研究中的决奈达隆也起到了心率控制的作用。因而对于心率控制和节律控制的选择更多是基于症状或患者个体化条件进行的决策。下面将就这两种策略各自的意义和方案进行一些回顾:

(一) 心率控制

心率控制是房颤管理中重要的组成部分。其在症状控制、降低发生率以及减少心律失常心肌病方面具有重要意义[3]。心率控制常用的药物包括 β 受体阻滞剂、非二氢吡啶类钙离子拮抗剂、地高辛以及包括胺碘酮和索他洛尔在内的抗心律失常药物。这些药物的优劣比较多见于早期的小规模临床研究,相关结论的可靠性尚值得商榷,而它们的选择可能更多依赖患者个体情况以及合并症等方面因素。根据临床试验的结果,每种药物也各有特点:① β 受体阻滞剂:静脉应用 β 受体阻滞剂已被证明可用于急性房颤的心室率控制[18],而其口服长期给药也是临床试验中最常被用到的心率控制策略之一[14],β 受体阻滞剂针对心衰改善心功能的作用也同样在其控制心衰房颤患者心室率的研究中得以体现,并且可以同其他心率控制药物联合应用[3];②非二氢吡啶类钙离子拮抗剂:地尔硫䓬和维拉帕米是常用的药物,它们既可静脉应用也可口服给药,它们的有效性得到了相关研究的证实,同时应当注意的是对于合并心衰和预激综合征的房颤患者这类药物是不宜应用的[3,19,20];③地高辛:地高辛可有效控制房颤患者的心室率,可与其他药物联合应用,对于 AFFIRM 研究的分析结果显示了地高辛有增加死亡率的可能,但进一步的分析却认为尚无明确的证据证明这一结论[21],因而我们认为尚没有明确的证据质疑地高辛的安全性,但也认为地高辛不应作为一线药物用于房颤患者的心率控制[3];④其他抗心律失常药:包括胺碘酮及I类抗心律失常药物在内的多种药物可考虑用于房颤的心率控制[2,3],但其应用多数是在其他药物效果不佳或无法使用时采取。其中需要注意的是胺碘酮,虽然胺碘酮能够明确延长房室结和旁路的不应期,ESC 的指南也仍然将胺碘酮列为房颤合并预激综合征患者的推荐用药,但是在 2014 年美国 AHA 颁布的指南中,列举了静脉注射胺碘酮诱发房颤合并预激综合征患者发生室速的证据[3],因此在房颤合并旁路前传的患者应用胺碘酮时(尤其是静脉给药时)应格外注意安全性及相关监测。

(二)节律控制

就目前指南的推荐程度看,节律控制的选择是在心率控制基础之上进行,且多数基于患者的症状和心率控制的满意程度进行决策。常用的药物包括胺碘酮、普罗帕酮、索他洛尔等。正如前文所述,节律控制似乎未能在心率控制的基础上进一步改善患者的预后,在作者看来这一结论可能仍然受到当前相关治疗策略水平的限制,即:我们的节律控制方法是否足够理想将影响我们对预后的判断:如节律控制手段的有效性是否足够好、其不良反应尤其是对心脏的不良影响的程度是否明显等。更有观点指出在房颤发生早期进行节律控制能够更有效的减少房颤复发并改善预后[22-24]。同时,关于作为心律控制手段之一的导管消融对房颤干预的积极作用也越来越多地被报道[25],而房颤导管消融理论与技术的不断进步也会为消融效果的优化提供基础。因此,相信关于心律控制对房颤预后影响的研究可能在今后会有更进一步的突破。或许到时我们对于“心率 vs 心律”的认识会有很大的变化。

三、真实世界管理实践的影响因素及问题

结合相关指南中对房颤管理的目标的阐述和相关处理建议,房颤管理的目标可表述如下:①预防血栓和栓塞;②解除症状;③对于房颤合并疾病的妥善处理;④良好的心率控制;⑤纠正节律异常[2,3]。我们的治疗和管理能否达到上述目标必然与患者的预后相关,而由于房颤本身机制复杂、与之相关的疾病条件多变、患者个体差异大加之医患双方主观因素的影响,在真实世界中的房颤管理更显得复杂异常、难于优化,一系列因素也会显著地影响房颤患者的预后。在 ESC 成员国家,一项旨在对当前房颤治疗的现状做以评价的注册研究—EORP-AF 正在进行,其基线资料和 1 年随访资料的发表[8,26],带给我们一些相关信息,例如:房颤患者的一年随访死亡率仍然高达 5.7%,接受抗栓治疗的患者不断增多,但抗栓治疗的合理化程度仍然有待提高等。这也从一个侧面向我们揭示了真实世界房颤治疗管理的复杂性。虽然我们尚未获得国内相类似的资料,但是相信在我国的真实环境中复杂的影响因素对房颤预后的影响比之 ESC 成员国家当会有过之而无不及。面对真实世界中的房颤,我们认为医生对患者个体化策略的制订、患者依从性及不断进步的干预策略及认识三个方面将会对患者的预后产生相应的影响:

(一)个体化评估及策略选择

任何治疗都可以说是“双刃剑”,不良反应必然与治疗相伴随,对于每个房颤患者,个体化评估和管理一定会对治疗效果及不良反应之间的平衡造成影响。对于抗栓治疗,一些心血管学会和组织[3,27]都给出了自己对于血栓及出血风险评估的评分标准或判定流程(例如 CHA_2DS_2-VASc 评分及 HAS-BLED 评分),根据评估的结果指南会建议应用不同的抗栓治疗策略。Friberg 等[28]的研究显示 CHA_2DS_2-VASc 评分指导下的华法林治疗可以使评分≥1 的患者获得净获益,而评分为 0 的患者未获得净获益,由此个体化评估的重要性可见一斑。同时,对于心率及节律控制,指南中建议根据每个患者的症状进行决策,例如在心率控制仍不能有效改善症状的情况下进行节律控制的建议[2]。然而,在真实世界中我们仍然见到个体化决策的不足之处,例如 EORP-AF 研究中展示出大约 50%CHA_2DS_2-VASc 评分 0 分的患者仍然在使用抗凝治疗(虽然部分是由于复律需要)[8],而我们在临床实践中也会看到过多的高危患者使用阿司匹林单药预防血栓。因而,进一步加强个体化评估及个体化管理决策将是进一步改善房颤管理预后的重要手段。

(二)患者依从性

治疗过程是由众多环节组成的,如果说医生的决策是治疗的起始点,患者可以说是疾病诊疗过程这一链条的终端,他们是治疗的接受者,同时也要负起自我管理的责任,因而患者对治疗的接受程度会在很大程度上影响管理的效果。其自身对房颤管理的重视度、患者的依从性和对治疗决策的支持程度必将影

响管理决策的执行效果[29],同时一些临床研究认为NOACs可以使患者获益更多,而究其原因在于服用NOACs可为患者带来更好的依从性[30],而我们在临床工作中自然也会不断看到许多因患者依从性不佳中断治疗的病例。这一系列事实都在告诉我们依从性的重要性。在2014年最新的NICE指南更将依从性纳入决策的过程,甚至强调医生需要与患者进行抗栓治疗决定的讨论[27]。所以,作为预后的重要影响因素,患者的依从性将是我们在真实世界中实践指南房颤管理不可忽视的部分。

(三)机制和治疗策略的探索

事实上,对于房颤管理的新认识、新方法仍然在不断更新和出现。包括房颤射频消融、左心耳封堵、新型治疗药物在内的诸多方法对预后的作用也不断被研究和探索。虽然目前而言,房颤管理和治疗的主体仍然是目前主流药物的干预,但是随着新事物的不断发展,其对整个房颤人群预后的影响也将不断增大。而随着对于房颤认识的不断加深,也必然产生更多的治疗理论、策略和方法,这些在给予我们更多选择的同时,从另一个方面也增加了我们面临抉择时的选项和决策的复杂程度。因此面对这些新事物,机遇和挑战并存将是一个不争的事实。作为医生,我们需要不断更新自身的认识才能做出更加合理的决策。

综上所述,在当今医疗实践中,指南和诸多临床研究为我们进行房颤管理、改善患者预后提供了许多参考和建议,在这些有力的证据增强我们对房颤管理和治疗的信心的同时,我们也应当看到房颤管理中仍然存在的挑战以及真实世界中实践优化管理的复杂。而通过合理的手段将理论与实践结合,将指南与真实世界相联系,将管理和改善预后相偶联会是我们今后很长一段时间的任务。

(孙欢　杨萍)

参考文献

[1] Wolf PA, Benjamin EJ, Belanger AJ, et al. Secular trends in the prevalence of atrial fibrillation: The Framingham Study. American Heart Journal, 1996, 131: 790-795.

[2] Camm AJ, Kirchhof P, Lip GY, et al. Guidelines for the management of atrial fibrillation: the Task Force for the Management of Atrial Fibrillation of the European Society of Cardiology (ESC). European Heart Journal, 2010, 31: 2369-2429.

[3] January CT, Wann LS, Alpert JS, et al. 2014 AHA/ACC/HRS guideline for the management of patients with atrial fibrillation: a report of the American College of Cardiology/American Heart Association Task Force on practice guidelines and the Heart Rhythm Society. Circulation, 2014, 130: e199-267.

[4] Bjorck S, Palaszewski B, Friberg L, et al. Atrial fibrillation, stroke risk, and warfarin therapy revisited: a population-based study. Stroke; A Journal of Cerebral Circulation, 2013, 44: 3103-3108.

[5] Lip GY. Stroke and bleeding risk assessment in atrial fibrillation: when, how, and why? European Heart Journal, 2013, 34: 1041-1049.

[6] Camm AJ, Lip GY, De Caterina R, et al. 2012 focused update of the ESC Guidelines for the management of atrial fibrillation: an update of the 2010 ESC Guidelines for the management of atrial fibrillation—developed with the special contribution of the European Heart Rhythm Association. Europace, 2012, 14: 1385-1413.

[7] Hart RG, Pearce LA, Aguilar MI. Meta-analysis: antithrombotic therapy to prevent stroke in patients who have nonvalvular atrial fibrillation. Annals of internal medicine, 2007, 146: 857-867.

[8] Lip GY, Laroche C, Ioachim PM, et al. Prognosis and treatment of atrial fibrillation patients by European cardiologists: one year follow-up of the EUR Obs ervational Research Programme-Atrial Fibrillation General Registry Pilot Phase (EORP-AF Pilot registry). European Heart Journal, 2014, 35: 3365-3376.

[9] De Caterina R, Husted S, Wallentin L, et al. Vitamin K antagonists in heart disease: current status and perspectives (Section Ⅲ). Position paper of the ESC Working Group on Thrombosis--Task Force on Anticoagulants in Heart Disease. Thromb Haemost, 2013, 110: 1087-1107.

[10] Eikelboom JW, Wallentin L, Connolly SJ, et al. Risk of bleeding with 2 doses of dabigatran compared with warfarin in older and younger patients with atrial fibrillation: an analysis of the randomized evaluation of long-term anticoagulant therapy (RE-LY) trial. Circulation, 2011, 123: 2363-2372.

[11] Ruff CT, Giugliano RP, Braunwald E, et al. Comparison of the efficacy and safety of new oral anticoagulants with warfarin in patients with atrial fibrillation: a meta-analysis of randomised trials. Lancet Local Messages Held at Gerstein, U of Toronto, 2014, 383: 955-962.

[12] Connolly S, Pogue J, Hart R, et al. Clopidogrel plus aspirin versus oral anticoagulation for atrial fibrillation in the Atrial fibrillation Clopidogrel Trial with Irbesartan for prevention of Vascular Events (ACTIVE W): a randomised controlled trial. Lancet Local Messages Held at Gerstein, U of Toronto, 2006, 367: 1903-1912.

[13] Connolly SJ, Pogue J, Hart RG, et al. Effect of clopidogrel added to aspirin in patients with atrial fibrillation. The New England Journal of

Medicine, 2009, 360: 2066-2078.

[14] Wyse DG, Waldo AL, DiMarco JP, et al. A comparison of rate control and rhythm control in patients with atrial fibrillation. The New England Journal of Medicine, 2002, 347: 1825-1833.

[15] Van Gelder IC, Hagens VE, Bosker HA, et al. A comparison of rate control and rhythm control in patients with recurrent persistent atrial fibrillation. The New England Journal of Medicine, 2002, 347: 1834-1840.

[16] Roy D, Talajic M, Nattel S, et al. Rhythm control versus rate control for atrial fibrillation and heart failure. The New England Journal of Medicine, 2008, 358: 2667-2677.

[17] Hohnloser SH, Crijns HJ, van Eickels M, et al. Effect of dronedarone on cardiovascular events in atrial fibrillation. The New England Journal of Medicine, 2009, 360: 668-678.

[18] Demircan C, Cikriklar HI, Engindeniz Z, et al. Comparison of the effectiveness of intravenous diltiazem and metoprolol in the management of rapid ventricular rate in atrial fibrillation. EMJ, 2005, 22: 411-414.

[19] Lundstrom T, Ryden L. Ventricular rate control and exercise performance in chronic atrial fibrillation: effects of diltiazem and verapamil. Journal of the American College of Cardiology, 1990, 16: 86-90.

[20] Jacob AS, Nielsen DH, Gianelly RE. Fatal ventricular fibrillation following verapamil in Wolff-Parkinson-White syndrome with atrial fibrillation. Ann Emerg Med, 1985, 14: 159-160.

[21] Gheorghiade M, Fonarow GC, van Veldhuisen DJ, et al. Lack of evidence of increased mortality among patients with atrial fibrillation taking digoxin: findings from post hoc propensity-matched analysis of the AFFIRM trial. European Heart Journal, 2013, 34: 1489-1497.

[22] Cosio FG, Aliot E, Botto GL, et al. Delayed rhythm control of atrial fibrillation may be a cause of failure to prevent recurrences: reasons for change to active antiarrhythmic treatment at the time of the first detected episode. Europace, 2008, 10: 21-27.

[23] Kirchhof P, Bax J, Blomstrom-Lundquist C, et al. Early and comprehensive management of atrial fibrillation: executive summary of the proceedings from the 2nd AFNET-EHRA consensus conference 'research perspectives in AF'. European Heart Journal, 2009, 30: 2969-2977c.

[24] Van Gelder IC, Haegeli LM, Brandes A, et al. Rationale and current perspective for early rhythm control therapy in atrial fibrillation. Europace, 2011, 13: 1517-1525.

[25] Al-Khatib SM, Allen LaPointe NM, Chatterjee R, et al. Rate- and rhythm-control therapies in patients with atrial fibrillation: a systematic review. Annals of Internal Medicine, 2014, 160: 760-773.

[26] Lip GY, Laroche C, Dan GA, et al. A prospective survey in European Society of Cardiology member countries of atrial fibrillation management: baseline results of EUR Observational Research Programme Atrial Fibrillation (EORP-AF) Pilot General Registry. *Europace*, 2014, 16: 308-319.

[27] National Clinical Guideline C. National Institute for Health and Clinical Excellence: GuidanceAtrial Fibrillation: The Management of Atrial Fibrillation. London: National Institute for Health and Care Excellence (UK) Copyright (c) National Clinical Guideline Centre, 2014.

[28] Friberg L, Rosenqvist M, Lip GY. Net clinical benefit of warfarin in patients with atrial fibrillation: a report from the Swedish atrial fibrillation cohort study. Circulation, 2012, 125: 2298-2307.

[29] Lahaye S, Regpala S, Lacombe S, et al. Evaluation of patients' attitudes towards stroke prevention and bleeding risk in atrial fibrillation. ThrombHaemost, 2014, 111: 465-473.

[30] Banerjee A, Lane DA, Torp-Pedersen C,. Net clinical benefit of new oral anticoagulants (dabigatran, rivaroxaban, apixaban) versus no treatment in a 'real world' atrial fibrillation population: a modelling analysis based on a nationwide cohort study. ThrombHaemost, 2012, 107: 584-589.

ICD 植入术中除颤阈值测试:目前的观点

心脏性猝死是心血管疾病的主要死亡原因,大约 80% 是由恶性室性心律失常如室性心动过速或心室颤动引起。研究表明,我国每年心脏性猝死人数高达 54 万,而且大多发生在院外,抢救存活率极低。因此,对心脏性猝死的高危人群进行积极地预防,有助于降低猝死发生率与病死率。目前,植入型心律转复除颤器(ICD)被公认为是最有效的心脏性猝死预防措施。ICD 应用早期,除颤阈值(defibrillation threshold, DFT)测试曾是植入术中不可或缺的一部分。评估 ICD 疗效的随机临床试验,也大多进行了术中 DFT 测试。然而,随着 ICD 除颤性能的改进、ICD 适应证拓展至猝死一级预防人群以及对 DFT 测试并发症的顾虑,术中测试 DFT 的必要性引起争议。本文旨在综述 DFT 测试的是与非,陈述目前的观点。

一、除颤阈值测试的基本概念

所谓除颤阈值指将室颤成功转复为窦性心律所需的最小能量。DFT 测试的目的是:①验证高压电路的完整性;②确保正确感知室颤;③确保除颤成功;④指导设定安全、适当的室性心律失常治疗程序。理想的除颤阈值可以保证患者安全,减少 ICD 除颤所需要的能量,延长 ICD 寿命。

DFT 测试方案中最常用的方法有两种:10J 安全范围法及逐级降低能量测试法。10J 安全范围法是以低于最大除颤能量至少 10J 以上的能量进行除颤,仅需诱发 1 次室颤,是目前临床最为常用的方法。逐级降低能量测试法需多次诱发室颤,精确,但临床少用。通常情况下,测试的 DFT 只是除颤成功的概率性。临床上以成功概率曲线来描述,横坐标为除颤能量,纵坐标为成功率。当然,DFT 测试存在一定风险,包括需要麻醉、血流动力学紊乱、复律困难、血栓栓塞、死亡等。

二、DFT 测试相关临床试验数据

随着 ICD 适应人群的拓展,规范 ICD 植入流程变得更加重要。但关于 ICD 植入过程中 DFT 测试的必要性问题,尚无确切结论。与常规测试 DFT 相比,ICD 植入术中省略 DFT 测试的疗效和安全性如何呢?权威数据包括观察性研究 SAFE-ICD[1]和前瞻性随机对照临床试验 SIMPLE[2]、NORDIC ICD[3]研究。

(一) SAFE-ICD(Safety of Two Strategies of ICD Management at Implantation)

2012 年公布的 SAFE-ICD 是一项前瞻性、观察性研究,目的在于评估初次植入 ICD 时进行 DFT 测试和不进行 DFT 测试两种策略的结果。来自意大利 41 个研究中心的 2120 例患者入选本研究,其中 DFT 测试组 836 例,未测试组 1284 例,随访 2 年。研究主要终点是 ICD 植入时严重并发症、随访期内心脏性猝死或复苏发生率的复合终点。

研究中共有 34 例患者发生了终点事件。其中,12 例发生植入术中并发症(DFT 测试组 8 例,未测试组 4 例),22 例随访期间发生猝死或复苏(DFT 测试组 10 例,未测试组 12 例)。终点事件年发生率分别为 DFT 测试组为 1.15%,未测试组为 0.68%,但差值 0.47% 无统计学意义。随访 2 年时两组全因死亡率亦相近。

这一大规模的队列研究表明,对初次植入 ICD 患者术中进行或不进行 DFT 测试都是安全的,事件发生率都很低且无明显差异。提示在进行 ICD 植入时,可以不必进行除颤阈值的测试。

SAFE-ICD 研究的不足之处在于其仅仅是观察性研究,而随机对照试验有助于确定 DFT 测试是否仍必须。在此背景下,进行了下述的 SIMPLE 研究。

(二) SIMPLE(Shockless Implant Evaluation)

2014 年美国心律学年会公布、并在 2015 年刊登在 *Lancet* 的重量级证据 SIMPLE 试验是一项非劣性、单盲、随机、对照、多中心临床试验。目的是评价在 ICD 植入过程中,进行 DFT 测试对患者长期临床预后的影响。研究共纳入首次经静脉植入 ICD 作为猝死一级或二级预防的患者,排除标准包括右侧植入 ICD、妊娠、等待心脏移植、无法完成随访等。按 1∶1 比例随机分为 DFT 测试组和未测试组。DFT 测试方案设定为 1 次 17J 或 2 次 21J 成功终止室颤。ICD 治疗方案均设定为心动过速区首次电击能量为 31J。研究采用非劣效性检验设计。疗效主要终点是心律失常性死亡或正当电击失败率的复合终点。除颤测试安全性终点是 ICD 植入 30 天时的副作用，主要终点包括死亡、心肌梗死、卒中、系统性或肺栓塞、需要静脉利尿或强心治疗的心力衰竭、需要胸外按压或主动脉内球囊反搏、需要应用血管收缩剂 15 分钟以上、计划外 ICU 停留、插管、气胸、心脏穿孔、ICD 感染、动脉并发症、吸入性肺炎。

研究共纳入 2500 例患者，包括 DFT 测试组 1253 例、未测试组 1247 例。平均随访 3.1 年。结果显示：心律失常性死亡或电击失败率在 DFT 未测试组为 90 例（7%），略少于测试组的 104 例（8%），HR 为 0.86（95%CI 0.65~1.14；非劣效性 $P<0.0001$），见图 1。未测试组中安全性终点事件发生率为 5.6%（69/1236），测试组中 6.5%（81/1242），$P=0.33$。次要安全终点，即直接由测试导致的安全事件，未测试组为 3.2%，测试组为 4.5%，$P=0.08$。需要静脉用药治疗的心力衰竭是最常见的副作用，测试组发生率为 2%（20/1236）、未测试组为 2%（28/1242），$P=0.25$。

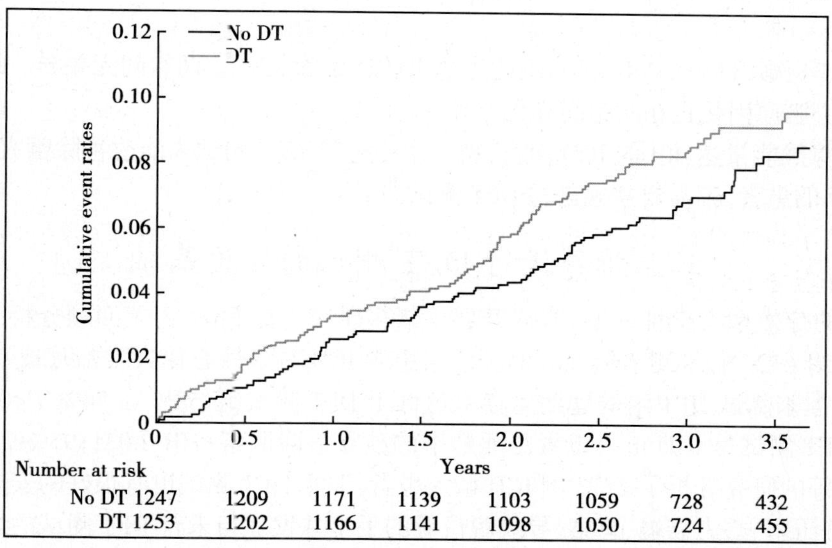

图 1 SIMPLE 临床试验显示 DFT 测试组和未测试组的电击失败率或心律失常性死亡无统计学差异

研究提示：ICD 植入术中常规除颤测试不增加安全性复合终点，包括 DFT 测试相关的并发症。DFT 测试是安全的，耐受性良好。但是，绝大多数 ICD 患者进行 DFT 测试没有获益，并不能提高电击转复的效果，亦不能降低心律失常性死亡。鉴于此，研究者指出，DFT 测试在早期的 ICD 不可靠时可能有用，但在现代的 ICD 装置中，植入 ICD 时不进行常规测试应该是首选，只有偶尔出现的特殊情况下进行测试才有价值。

（三）NORDIC ICD（NO Regular Defibrillation testing In Cardioverter Defibrillator Implantation）

近日在 *European Heart Journal* 在线公布的 NORDIC ICD 研究是一项前瞻性、随机、对照、多中心、非劣性设计的临床试验，目的在于评估植入 ICD 时 DFT 测试对于随访期间首次电击有效性的影响。研究共纳入欧洲 5 国 48 个中心的 1077 例患者，均经左侧植入 ICD，按 1∶1 比例随机分为 DFT 测试组（540 例）、未测试组（537 例）。两组治疗程序均将 ICD 电击设置为 40J。主要研究终点是室性心动过速和室颤事件的首次电击成功。操作相关的研究终点包括重新放置、总的透视时间和植入耗时。安全性终点包括操作相关的严重不良反应、室速 / 室颤转复率和全因死亡、心脏性死亡或心律失常性死亡。

DFT 测试组平均随访 22.7 个月，未测试组 22.9 个月。研究发现：在未测试组 ICD 首次电击成功率不劣于 DFT 测试组（97.1% vs 94.1%，$P<0.001$）。值得注意的是，未测试组成功率较测试组高 3.0%，见图 2。安全性方面，术后 30 天内共 168 例（15.7%）患者出现操作相关的严重不良反应，其中 DFT 测试组 94 例

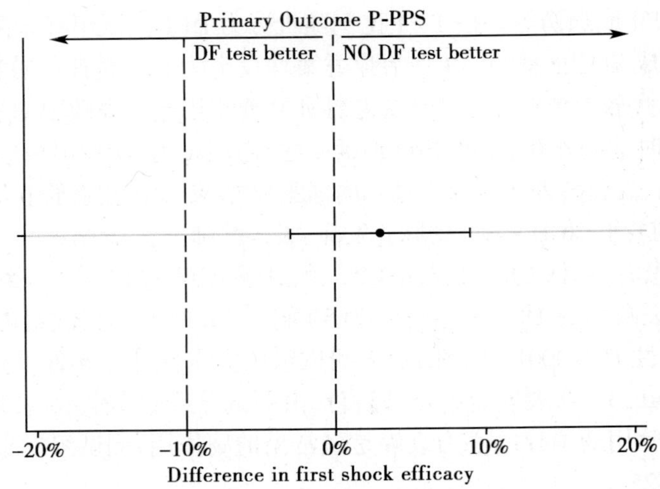

图 2 NORDIC ICD 临床试验显示 DFT 未测试组的主要研究终点不劣于测试组

(17.6%)、未测试组 74 例(13.9%),*P*=0.095。不适当电击的比例为 3.7%。两组间无差异。此外,全因死亡率、心脏原因死亡、非心脏原因死亡在两组间亦无差异。

研究提示,就除颤能量达 40J 的 ICD 而言,植入术中进行 DFT 测试未能改善除颤有效性。提出,对于首次左侧植入 ICD 的患者,不需要常规进行 DFT 测试。

三、推荐进行 DFT 测试的理论基础

就 DFT 测试的疗效和安全性问题,既往开展了诸多研究。如 Pires[4]等回顾分析了 835 例植入 ICD 的患者,DFT 测试组 632 例,未测试组 203 例。两组患者 ICD 对室性心律失常治疗成功率以及心脏性猝死生存率无差异,但未测试 DFT 组的远期生存率远低于 DFT 测试组(58% vs 74%,*P*<0.0005)。多元回归分析发现,未行 DFT 测试是 ICD 植入患者总死亡率的独立危险因素(HR 2.031;95%CI 1.253~3.290;*P* = 0.004)。Healey[5]等的研究分析了 2173 例 ICD 植入患者,证实 DFT 测试也有很好的安全性,包括死亡、心肌梗死、卒中、心脏压塞、心力衰竭、感染、导线脱位等的手术并发症与未行 DFT 测试的患者相比没有统计学差异(8.7% vs 8.3%;*P*=0.07)。上述不再加以赘述。

ICD 应用历程中,DFT 测试曾是 ICD 植入过程中的标准流程。较精确的 DFT 测试,可程控较低的除颤能量,而低除颤能量具有充电时间短、对心肌损伤小和节约电能等优点。需要强调的是,针对高 DFT 情况进行 DFT 测试是十分必要的。良好的 DFT 是保证 ICD 正常工作的前提,通常人们认为 DFT 与 ICD 最大释放能量之间应有 10J 的安全范围,这样才能保证 ICD 放电的有效性。DFT 大于 25J 或与 ICD 最大释放能量之差小于 10J 视为高 DFT。研究表明,部分患者置入 ICD 后可能会出现高 DFT 的情况,这对患者来说是有生命危险的[6]。造成高 DFT 的原因有很多,比如心脏结构的改变、心肌缺血、心肌肥厚、射血分数显著减低、某些药物如胺碘酮的应用。提示我们,尤其是有高 DFT 危险因素的患者行 DFT 测试还是有必要的。目前,针对高 DFT,即转复 VF 失败或未能达到 10J 的安全范围,可采取的措施包括:①重新放置导线;②反转极性;③移去(用帽套住)近端线圈;④加一根皮下电极;⑤双相波转为单相波;⑥如需要,则使用更高输出能量的 ICD。

四、不常规行 DFT 测试的理论基础

(一)工程学的长足发展改善了 ICD 的除颤性能

近年来,双相波除颤、新型 ICD 导线、高除颤能量、快速的能量供给等技术的改进,极大地改善了 ICD 的除颤性能。除颤阈值通常低于最大输出能量 10~20J。首次 ICD 电击成功率约为 90%,后续的电击罕见失败。而且,正如 SCD-HeFT[7]和 MADIT-Ⅱ[8]研究中所显示,植入 ICD 的患者中仅有不足 30% 需要除颤治疗,大多数需要 ICD 治疗的心律失常为室速,通过抗心动过速起搏即可终止,即便需要电复律,所需能量

亦比 DFT 小得多。

（二）DFT 测试不能预测除颤成功率亦不能改善预后

近年来，诸多研究证实，DFT 测试不但未能预测除颤成功与否，亦不能改善患者生存率。Blatt JA[9]等对 SCD-HeFT 研究中 717 例植入 ICD 的患者 DFT 进行分析发现：平均随访 45.5 个月，低 DFT 组（<10 J，n=547）和高 DFT 组（>10 J，n=170）存活率无差别（P=0.41）。两组室速首次放电成功率均高，与基础 DFT 无关。提示，DFT 不能预测患者临床实际遇到的室性心律失常的首次除颤成功率，不能预测长期死亡率。Michowitz Y[10]连续入选 256 例植入 CRTD 的患者，分为测试组（204 例）和未测试组（52 例）。两组基线数据包括心衰严重程度是匹配的。测试组共发生 4 例（2%）心衰加重，其中一例死亡，而未测试组无并发症发生。平均随访（32 ± 20）个月后，两组的适当电击比例无差异（31% vs 25%，P=0.49）。测试组中有 3 例电击失败，尽管当时测试数据满意，而在未测试组中未发生电击失败。两组的存活率无差异。研究提示：CRTD 植入术中测试除颤有效性可增加并发症，不能预测长期的电击有效性，也不能改善预后。Bianchi[11]等人的研究入选了植入 ICD 的缺血性心肌病患者 291 例，137 例进行了 DFT 测试，154 例未测试 DFT。平均随访 23 个月，测试组和未测试组总死亡率（20% vs 16%）、心血管死亡率（13% vs 10%）以及心脏性猝死率（3% vs 0.6%）无统计学差异。2013 年关于未测试 DFT 疗效的荟萃分析纳入涉及 5020 例患者的 8 项研究，其中 3068 人进行了 DFT 测试，1952 人未进行 DFT 测试。平均随访 24 个月。结果发现：DFT 测试不能降低总体死亡率或心律失常死亡率[12]。

（三）DFT 测试有一定风险可增加操作并发症

ICD 植入术中 DFT 测试存在着一定的风险，如低血压、心力衰竭加重、血栓栓塞、需全身麻醉等。而且，随着 ICD 适应证的扩大，更多伴有严重心功能不全的患者预防性植入 ICD 行 SCD 的一级预防。而此类患者更易于因诱发室颤导致心肌抑制或缺血、脑灌注减低、无休止 VF，甚至死亡等不良后果。Semmler V[13]的研究证实 ICD 电击可导致高敏肌钙蛋白 T 升高，提示心肌损伤。Brignole[14]等报道在 7857 例 ICD 植入患者中 22 例（0.4%）出现 DFT 测试相关的致命性并发症，其中 4 例死亡（0.07%），8 例心脏骤停（0.15%），6 例心源性休克（0.11%），3 例卒中（0.05%），1 例肺栓塞（0.02%）。加拿大 21 个中心 6 年植入 ICD 病例数为 19 067 例，3 例 DFT 测试相关死亡，5 例 DFT 测试相关卒中，27 例需要延长复苏，2 例延长复苏后遗留临床后遗症[15]。

（四）诱发的心律失常不等同于自发心律失常

ICD 植入术中常用的诱发室速或室颤的方法包括：T 波电击（T-shock）、50Hz 直流电诱发、短阵（或猝发性）快速心室刺激、程序电刺激（S1S2）。人为诱发的室颤和自发性室颤是不同的。以往研究表明，诱发的室颤较自发的室颤更规整，诱发方式不同时室颤的周长及向量指数等重要特征也不同，使得室颤的诱发方式也会影响 DFT。此外，患者精神状态也直接影响除颤效果。植入术中诱发室颤时患者处于镇静或浅麻醉状态，而自发室颤多发生在交感兴奋性增高、心肌缺血、电解质紊乱、心力衰竭加重等情况下。而且，研究表明 DFT 受体位（立位 DFT> 卧位 DFT）、昼夜节律（DFT 高峰出现在上午）以及 VTVF 持续时间（>15sDFT 升高）等的影响。

再者，DFT 测试还延长手术和住院时间，增加医疗花费。

综上，DFT 测试并没有被证实可以改善 ICD 电击成功率，亦不能降低死亡率。而且，DFT 测试相关并发症亦不常见，一旦发生通常十分严重甚至致命。而且因除颤测试时需要麻醉或深度镇静，因此增加了手术复杂程度和花费。鉴于除颤测试无明显疗效且顾虑其安全性，因此有观点认为在部分情况下应术中省略 DFT 测试。

五、目 前 观 点

2014 年《中华心律失常学杂志》刊登了我国《植入型心律转复除颤器治疗的中国专家共识》[16]，就 DFT 测试给出建议：ICD 植入过程中，针对一级预防的患者，推荐不常规进行 DFT 测试。而对二级预防的患者，可根据患者基础心脏疾病、心功能状况以及室性心律失常类型等，由植入医生决定是否进行 DFT 测试。

总之，由于 DFT 测试未被证实可以改善电击成功率和预后，且可能导致并发症和费用增加，目前对于是否进行 DFT 存在争议。相信重量级临床试验 SIMPLE、NORDIC ICD 的公布，将影响临床实践和相关指南的修订。目前，DFT 测试的比例呈明显下降趋势，但在获得更具有结论性的证据之前，不能对所有的患者都不进行 DFT。植入医师需根据临床经验和现有的理论基础，个体化的决定是否需进行 DFT 测试。

（华伟 牛红霞）

参考文献

[1] Brignole M, Occhetta E, Bongiorni MG, et al. SAFE-ICD Study Investigators.Clinical evaluation of defibrillation testing in an unselected population of 2,120 consecutive patients undergoing first implantable cardioverter-defibrillator implant. J Am Coll Cardiol, 2012, 60(11): 981-987.

[2] Healey JS, Hohnloser SH, Glikson M, et al. Shockless IMPLant Evaluation [SIMPLE] investigators. Cardioverter defibrillator implantation without induction of ventricular fibrillation: a single-blind, non-inferiority, randomised controlled trial (SIMPLE). Lancet, 2015, 385(9970): 785-791.

[3] Bänsch D, Bonnemeier H, Brandt J, et al. NORDIC ICD Trial Investigators.Intra-operative defibrillation testing and clinical shock efficacy in patients with implantable cardioverter-defibrillators: the NORDIC ICD randomized clinical trial.Eur Heart J, 2015, 25, pii: ehv292. [Epub ahead of print]

[4] Pires LA, Johnson KM.Intraoperative testing of the implantable cardioverter-defibrillator: how much is enough? J Cardiovasc Electrophysiol, 2006, 17(2): 140-145.

[5] Healey JS, Birnie DH, Lee DS, et al. Ontario ICD Database Investigators.Defibrillation testing at the time of ICD insertion: an analysis from the Ontario ICD Registry. J Cardiovasc Electrophysiol, 2010, 21(12): 1344-1348.

[6] Tokano T, Pelosi F, Flemming M, et al. Long-term evaluation of the ventricular defibrillation energy requirement. J Cardiovasc Electrophysiol, 1998, 9(9): 916-920.

[7] Bardy GH, Lee KL, Mark DB, et al. Sudden Cardiac Death in Heart Failure Trial (SCD-HeFT) Investigators.Amiodarone or an implantable cardioverter-defibrillator for congestive heart failure.N Engl J Med, 2005, 352(3): 225-237.

[8] Daubert JP, Zareba W, Hall WJ, et al. MADIT II Study Investigators. Predictive value of ventricular arrhythmia inducibility for subsequent ventricular tachycardia or ventricular fibrillation in Multicenter Automatic Defibrillator Implantation Trial (MADIT) II patients. J Am Coll Cardiol, 2006, 47(1): 98-107.

[9] Blatt JA, Poole JE, Johnson GW, et al. SCD-HeFT Investigators.No benefit from defibrillation threshold testing in the SCD-HeFT (Sudden Cardiac Death in Heart Failure Trial). J Am Coll Cardiol, 2008, 52(7): 551-556.

[10] Michowitz Y, Lellouche N, Contractor T, et al. Defibrillation threshold testing fails to show clinical benefit during long-term follow-up of patients undergoing cardiac resynchronization therapy defibrillator implantation. Europace, 2011, 13(5): 683-688.

[11] Bianchi S, Ricci RP, Biscione F, et al. Primary prevention implantation of cardioverter defibrillator without defibrillation threshold testing: 2-year follow-up. Pacing Clin Electrophysiol, 2009, 32(5): 573-578.

[12] Stavrakis S, Patel NH, Reynolds DW. Defibrillation threshold testing does not predict clinical outcomes during long-term follow-up: a meta-analysis. Pacing Clin Electrophysiol, 2013, 36(11): 1402-1408.

[13] Semmler V, Biermann J, Haller B, et al. ICD Shock, Not Ventricular Fibrillation, Causes Elevation of High Sensitive Troponin T after Defibrillation Threshold Testing-The Prospective, Randomized, MulticentreTropShock-Trial. PLoS One, 2015, 10(7): e0131570.

[14] Brignole M, Raciti G, Bongiorni MG, et al. Defibrillation testing at the time of implantation of cardioverter defibrillator in the clinical practice: a nation wide survey. Europace, 2007, 9(7): 540-543.

[15] Birnie D, Tung S, Simpson C, et al. Complications associated with defibrillation threshold testing: the Canadian experience. Heart Rhythm, 2008, 5(3): 387-390.

[16] 中华医学会心电生理和起搏分会，中华医学会心血管病学分会，中国医师协会心律学专业委员会植入型心律转复除颤器治疗专家共识工作组．植入型心律转复除颤器治疗的中国专家共识．中华心律失常学杂志，2014，18(4): 242-253.

器质性室速导管消融的终点再评价

室速是导致心源性猝死最常见的原因之一，多发生于有器质性心脏病的患者。其治疗包括转复并维持窦性心律，管理潜在的心脏疾病和预防室速的再次发作。对于绝大多数器质性心脏病的患者，安装植入式心律转复除颤器（implantable cardioverter-defibrillator，ICD）是心源性猝死一级和二级预防的一线治疗措施。虽然ICD可挽救患者生命，但其是一种姑息性治疗，不改善患者发病的基质，也不能预防室速的再次发作。而且，ICD反复放电能够引起创伤后应激综合征，降低患者的生活质量；同时，增加心衰住院和死亡率。虽然抗心律失常药物可减少ICD放电的次数，但其疗效令人失望且不良反应较多。目前导管消融已发展为管理室速的一种非常有前景的治疗措施，可减少室速的负荷，即使是进展性心脏病的患者。器质性室速的发展和维持多与心肌的瘢痕形成有关，消融的目标是破坏室速折返环路的关键区域。识别器质性室速消融的最佳终点对提高导管消融的成功率至关重要。本文回顾国内外文献，主要对器质性室速的导管消融终点进行评价。

一、程序刺激不能诱发室速

消融结束后传统进行程序刺激以评价急性成功率和预测远期的预后。程序刺激不能诱发室速是室速消融最经典的终点，也是唯一被现行的临床实践指南认可的评价指标。早期的研究发现室速不能诱发与无室速生存显著相关，但后续的研究发现室速不能诱发，并不同样地预测长期的无室速生存。Marchlinski等对室速不诱发作为消融终点进行了荟萃分析，他们发现室速不诱发率和长期的复发没有显著相关性（r=-0.0571；P=0.82）[1]。这些结果表明程序刺激不能诱发室速并不是器质性室速消融的充分终点。值得注意的是，Marchlinski等的分析结果可能受到一些干扰因素的影响，如围术期抗心律失常药物的使用、不同的麻醉方式以及未统一的程序刺激方案。

程序刺激诱发室速存在一定的概率性，起搏部位可能与室速的诱发有一定的关系。在缺血性心肌病的患者，左室刺激诱发临床发作的室速要优于右室刺激。Santangeli等在156名行心梗后室速消融的患者中比较了不同部位刺激与诱发临床发作室速的关系。31%的患者行右室刺激可诱发临床室速，而69%的患者行左室瘢痕内刺激可诱发临床室速[2]。一般而言，左束支阻滞相关室速容易被右室刺激所诱发，而右束支阻滞相关室速容易被左室侧壁的刺激诱发。可以推测，右室和左室多部位刺激作为室速的消融终点可提高长期无室速生存的预测价值。但这一假设需要前瞻性设计的研究加以证实。在非缺血性心肌病的患者中，以室速不诱发预测无室速生存的研究不多。Piers等在45名非缺血性心肌病的患者中调查了程序刺激不能诱发室速的预测价值。他们的研究发现手术结束时诱发任何室速是室速复发的最强预测因子（HR 8.20；95%CI 2.37~28.43；P=0.001）[3]。

程序刺激作为消融终点存在一定的局限性。到目前为止，没有专门设计的前瞻性研究评价以室速不诱发作为消融终点来预测导管消融后室速复发的价值。程序刺激常常诱发多种形态的室速，此时难以评价之前未曾记录室速的临床相关性。除了非临床且快频率的室速，大多数中心会将每一种室速作为消融对象。另一个局限是，在一定比例的患者中消融前常常不能诱发任何室速。多部位刺激可能增加室速诱发的机会，静滴异丙肾上腺素后重复刺激是否增加获益还需要进一步的研究证实。

二、基质改良的消融终点

大多数器质性室速不能诱发或患者不能耐受，无法进行精细的激动标测和拖带标测，因而基质消融策略被发展和采纳。基质改良是通过线性或片状消融阻断折返环的出口或峡部，或者消除异常电位和识别缓慢传导区域。基质消融需要新的终点来评价线性消融的完整性以及消除异常电位的有效性。下面分别对不同基质消融策略的终点进行讨论。

三、线性消融

线性消融通常采用逐点消融的方式。理论上，当消融线是完整的，沿着消融线进行高输出起搏不能夺获心肌。基于临床经验，多数研究者采用10mA和2毫秒的输出验证局部心肌的兴奋性。Marchlinski等报道了一例法洛四联症合并瘢痕性室速的病例，通过消融前后起搏形态的突然改变可以说明线性损伤达到阻滞。可能的解释是阻滞后起搏的出口发生改变[4]。类似验证三尖瓣峡部达到双向阻滞，也可通过起搏观察消融线两侧的激动顺序和传导时间来判断消融线是否达到阻滞。起搏消融线近端，远端激动最晚，反之亦然。如果传导时间≥室速周长表明消融线达双向阻滞。

四、消融/消除晚电位

碎裂电位可在瘢痕位置被记录，但并非室速折返环的特异性成分。而孤立的延迟电位是室速折返环相对特异的标志，现行被作为基质消融策略的靶点之一。一些研究采用了不同的方法去评价晚电位消融的终点，包括完全消除晚电位，高输出起搏不能夺获心肌。然而，现行的标测和消融技术并不总是可以达到晚电位的完全消除。在一个观察性研究中，Jais等以高频晚电位（所谓local abnormal ventricular activities，LAVA）为瘢痕性室速的消融靶点，仅仅70%的患者可成功消除这些异常电位[5]。Nogami等也报道了同样的结果，在18名致心律失常型右室心肌病的患者中，16例记录到晚电位，但是射频消融仅仅完全消除其中的5例（31%）患者。还有5例患者的晚电位出现改变，包括电分离，二度传入阻滞，或电位进一步延迟。在余下的6例患者，消融对晚电位没有影响。他们的研究也发现，晚电位消除或激动改变与无室速生存是相关的[6]。最近，DiBiase等联合应用晚电位消除和高输出起搏（20mA和10毫秒）失夺获来确认有效的消融[7]。在可持续记录晚电位的部位进行高输出起搏效果尤其显著。如果失夺获，最好的解释是远场电位或局部夺获但传出阻滞，同时也表明可以停止放电。值得注意的是，晚电位从瘢痕的边缘通过传导通路呈一定的顺序激动。因此，一旦识别晚电位的特异性激动顺序，局部消融最早的晚电位可消除后续的延迟电位。Berruezo等应用高密度标测致心律失常型右室心肌病患者的心内外膜基质，可记录不同部位晚电位的激动顺序，从而识别传导通路[8]。该研究的消融终点是消除所有传导通路（即瘢痕去通道策略），消融后100%的患者不能诱发室速，平均随访11个月，无室速生存率达91%。

晚电位消融也存在一定的局限。首先，晚电位可位于旁观者的位置，消融这些部位不产生临床获益。尤其面临挑战的是，一个延迟电位对于某一种室速是旁观者，但也可能参与其他室速的发生和维持。如何判断晚电位的临床相关性以及与临床发作心律失常的关系需要进一步的研究去评价。第二个主要的局限是晚电位有一定的部位依赖性，即不同部位起搏，晚电位的检出率不同。早期的研究发现，右室起搏较窦性心律下可检出更多的晚电位[9]。目前尚没有建立基于瘢痕定位和室速形态以识别晚电位的最佳起搏部位。第三，还需要优化记录技术以识别晚电位及其消除。最后，从不同部位起搏重复标测总的晚电位消除也需要进一步研究去确认。

五、Box消融

Box消融的目标是隔离室速折返环的关键核心。Box消融首先要发现关键部位，可基于电压通道、记录到晚电位的部位、起搏QRS波形态匹配的部位、长的S-QRS间期、拖带确认的峡部以及室速消融终止的部位加以识别。然后，线性消融折返环的各个入口和出口。消融结束后在Box内部多个部位进行高输出起搏，如果失夺获表明达到消融终点。如果初次消融后未达到电隔离的消融终点，应再次标测寻找可能的漏点以及消融延迟电位。

六、影像辅助下可视的损伤形成

通过影像技术直视导管-组织的接触、导管稳定性和损伤形成。Ren等在猪的陈旧性心梗模型上通过腔内超声观察到射频能量传递时损伤形成的病理过程，为腔内超声实时监测损伤形成奠定了理论基础[10]。应用其他影像技术如磁共振仍处于研究阶段。T2 加权磁共振影像可识别在病理上与损伤大小相关的高强度区域[11,12]，而 T1 加权序列可用于检测损伤形成[13]。钆对比增强序列扫描是非侵入性识别消融损伤的金标准。

七、总　结

虽然导管消融治疗器质性室速的远期效果仍然不是最理想的，但是导管消融作为治疗瘢痕性室速的手段已被广泛认可。传统地，程序刺激不诱发室速作为消融终点未获得一致的结论。荟萃分析的结果不支持将室速不诱发作为唯一的消融终点，也表明评价新的消融终点以提高消融预后的重要性。基于基质改良的线性消融，沿消融线高输出起搏失夺获、消融线两侧起搏 QRS 波形态改变和激动标测确认双向传导阻滞可用于评价线性损伤的完整性。以晚电位为消融靶点的研究评价了不同的消融终点，包括完全消除晚电位、晚电位激动改变和高输出起搏失夺获。Box 消融可减少不必要的消融损伤，该种方法的消融终点是瘢痕核心关键成分的电隔离，可通过 Box 内多部位起搏加以验证。最后，通过非侵入性的影像技术如腔内超声或心脏磁共振直接观察损伤形成需要更多的研究来证实其是否可用作评价消融终点的指标。

（吴书林　刘洋）

参 考 文 献

[1] Santangeli P, Frankel DS, Marchlinski FE. End points for ablation of scar-related ventricular tachycardia. Circulation Arrhythmia and Electrophysiology, 2014, 7: 949-960.

[2] Santangeli P, Di Biase L, Burkhardt DJ, et al. Stimulation within the scar is superior to right ventricular stimulation for the induction of clinical arrhythmias in patients with post-infarction ventricular tachycardia. Circulation, 2012, 126: A15834.

[3] Piers SR, Leong DP, van Huls van Taxis CF, et al. Outcome of ventricular tachycardia ablation in patients with nonischemic cardiomyopathy: The impact of noninducibility. Circulation Arrhythmia and Electrophysiology, 2013, 6: 513-521.

[4] Bala R, Dhruvakumar S, Latif SA, et al. New endpoint for ablation of ventricular tachycardia: Change in qrs morphology with pacing at protected isthmus as index of isthmus block. Journal of Cardiovascular Electrophysiology, 2010, 21: 320-324.

[5] Jais P, Maury P, Khairy P, et al. Elimination of local abnormal ventricular activities: A new end point for substrate modification in patients with scar-related ventricular tachycardia. Circulation, 2012, 125: 2184-2196.

[6] Nogami A, Sugiyasu A, Tada H, et al. Changes in the isolated delayed component as an endpoint of catheter ablation in arrhythmogenic right ventricular cardiomyopathy: Predictor for long-term success. Journal of Cardiovascular Electrophysiology, 2008, 19: 681-688.

[7] Di Biase L, Santangeli P, Burkhardt DJ, et al. Endo-epicardial homogenization of the scar versus limited substrate ablation for the treatment of electrical storms in patients with ischemic cardiomyopathy. Journal of the American College of Cardiology, 2012, 60: 132-141.

[8] Berruezo A, Fernandez-Armenta J, Mont L, et al. Combined endocardial and epicardial catheter ablation in arrhythmogenic right ventricular dysplasia incorporating scar dechanneling technique. Circulation Arrhythmia and Electrophysiology, 2012, 5: 111-121.

[9] Arenal A, Glez-Torrecilla E, Ortiz M, et al. Ablation of electrograms with an isolated, delayed component as treatment of unmappable monomorphic ventricular tachycardias in patients with structural heart disease. Journal of the American College of Cardiology, 2003, 41: 81-92.

[10] Ren JF, Callans DJ, Michele JJ, et al. Intracardiac echocardiographic evaluation of ventricular mural swelling from radiofrequency ablation in chronic myocardial infarction: Irrigated-tip versus standard catheter. Journal of Interventional Cardiac Electrophysiology: An International Journal of Arrhythmias and Pacing, 2001, 5: 27-32.

[11] Lardo AC, McVeigh ER, Jumrussirikul P, et al. Visualization and temporal/spatial characterization of cardiac radiofrequency ablation lesions using magnetic resonance imaging. Circulation, 2000, 102: 698-705.

[12] Schmidt EJ, Reddy VK, Ruskin JN. Nonenhanced magnetic resonance imaging for characterization of acute and subacute radiofrequency ablation lesions. Heart rhythm: the official journal of the Heart Rhythm Society, 2007, 4: 215-217.

[13] Dickfeld T, Kato R, Zviman M, et al. Characterization of acute and subacute radiofrequency ablation lesions with nonenhanced magnetic resonance imaging. Heart rhythm: the official journal of the Heart Rhythm Society, 2007, 4: 208-214.

心脏性猝死的一级预防:现状与未来

世界卫生组织定义的心脏性猝死(sudden cardiac death,SCD)为在症状出现后1小时内突然意外死亡,或在24小时内观察到的无症状死亡,排除终末事件可能为突发性心律失常的非心脏疾病,如肺栓塞、药物过量等[1]。SCD在普通人群中(包括国人在内)发病率约为30~50例/100 000人年[2,3],它具有突发、迅速、不可预知、死亡率高等特征,是直接危害人类生命健康的一大杀手,有效地对其进行一级预防具有重大意义。近三十余年来,在此领域开展了诸多的研究与探索,包括高危患者的筛选、药物及非药物等多项预防措施等,现就该领域的现状及未来的发展作一综述。

一、高危患者筛选

尽管多个观察性研究提示LVEF下降是预测SCD的较好指标。然而心脏性猝死人群中近50%的患者之前并无诊断的心脏性疾病,另外40%发生在有心脏性疾病但LVEF>40%的患者,剩余约10%的患者有结构性心脏并且LVEF<40%[4]。因此,LVEF在一般人群中预测SCD的能力是有限的。大部分心脏性猝死患者由冠心病所致,在该类患者中目前应用最为广泛并且被指南推荐的预测因子也是低LVEF。然而,研究发现这个预测因子敏感性并不高,许多发生了心脏性猝死的患者LVEF>30%,相反,在依据低LVEF而植入ICD进行一级预防的患者中,仅仅只有20%出现了室速、室颤诱发的放电治疗[5]。

经导管心脏电生理检查被认为对SCD具有预测价值,特别是针对陈旧性心肌梗死及致心律失常右室心肌病(ARVC)患者,但其预测的敏感性及特异性明显受刺激方式及阳性结果定义的影响(阵发性多形性室速、室扑、室颤通常认为是非特异性的反应)[6]。MUSTT研究发现在诱发及未诱发心律失常的两组患者中,随访期间其全因死亡率无差异,这个研究结果对经导管心脏电生理检查的预测价值提出了质疑[7]。

心率变异指标中较快的静息心率被认为是SCD的危险因子,DINAMIT研究入选这类患者,结果发现这些患者并未在ICD中得到更多的生存获益[8]。

CABG-Patch研究的目的是评估信号平均心电图(SAECG)中心室晚电位的预测价值,该结果显示根据心室晚电位筛选出的高危患者同样未在ICD中得到更多的生存获益[9]。

T波电交替虽然被认为有预测价值,但目前仍无充分的证据支持它可以用来指导ICD的治疗。REFINE研究显示,在心肌梗死的2~4周内,许多预测因子,包括T波电交替、心率变异性、SAECG及压力感受器灵敏度均无预测意义[10]。

心血管磁共振(CMR)是近来备受关注、且被寄予厚望的SCD预测手段[10]。CMR扫描可以测量心肌梗死面积大小、判断是否有存活心肌以及梗死灶的部位,具有较高的时间和空间分辨率。晚期钆强化(LGE)能够可靠地识别透壁或心内膜下心肌梗死以及急性梗死区域内的微血管阻塞区。在缺血性心脏病中,LGE的存在是独立于左室射血分数和其他常规临床标志之外的不良心脏事件的主要预测因子。研究表明,心肌收缩功能异常,但无LGE或LGE透壁程度小于25%,是室壁增厚率和心肌收缩功能恢复的预测因子。目前针对CMR对SCD预测价值的研究正在进行。在澳大利亚及新西兰进行的PROTECT-ICD研究中,对近期急性心肌梗死的患者通过心室程序刺激进行危险分层,观察早期植入ICD是否可以预防快速心律失常导致的SCD,用以评估心脏电生理检查对合并左室收缩功能障碍的陈旧性心肌梗死患者是否需要ICD植入的指导价值。该研究的一个亚组将进行CMR扫描,以识别瘢痕特征并观察其与诱发心律失常是否具有相关性。我们期待这些以及未来的研究结果能够提升对SCD的预测能力。

SCD遗传学证据的不断增加,显示遗传因素是一般人群危险评估的重要组成部分。目前发达国家对遗传性心律失常的基因检测已经用于辅助诊断,中国专家意见还不统一。由于基因检测结果对临床决策有影响，因此应该对结果仔细分析和判断。很多的基因突变检测阳性者实际是无遗传表型信息的DNA变异，称之为“意义不明的变异”。表型缺失或不典型临床表型的个体基因检测假阳率较高。因此，中国专家目前不提倡对共识列出的所有疾病进行统一的基因检测方案，基因检测内容应该针对表型有选择性。如果临床诊断存在疑问，应首先推荐患者到相关的专科中心进行临床评估，而不是直接进行基因检测。基因检测不能视为独立的检查，需要注意以下内容：①先证者疾病诊断的可靠性和专家意见；②基因检测的概率及检测前已告知患者基因检测的内在不确定性；③重视通过家族史来评价疾病外显率和表达率[11]。尽管如此，基因检测仍然被认为是有希望的预测因子，未来需开展进一步的研究，以明确基因检测在SCD高危患者筛选中的意义并规范对检测结果的评判。

总之，目前心脏性猝死风险的预测手段众多，但是在单独应用以判断某具体患者的SCD风险层面，其敏感性、特异性均有待于提高，寻找更简单、无创、廉价、敏感性和特异性均较高的新预测手段是我们未来努力的方向。

二、药物治疗

（一）β-受体阻滞剂

研究显示能够有效预防SCD的药物并不多，其中β-受体阻滞剂是目前最为广泛推荐并使用的药物。β-受体阻滞剂是治疗长QT综合征（LQTS）的基本药物，其作用机制是降低交感神经兴奋性，从而限制休息及活动时的QT间期延长。最近关于β-受体阻滞剂治疗LQT-1及LQT-2的数据分析显示，在预防心脏事件方面，纳多洛尔对LQT-2的疗效优于美托洛尔、阿替洛尔及普萘洛尔，而上述药物对LQT-1的疗效相同[12]。

儿茶酚胺敏感性多形性室性心动过速（CPVT）发生在无器质性心脏病且心电图QT间期正常的患者，以儿童多见，多因运动或情绪激动诱发多形性室速。此类患者静息时心电图正常，心脏电生理检查因很难诱发出多形性室速而无诊断价值。因此，对因精神紧张诱发室速及已确诊的儿童患者均建议给予β-受体阻滞剂，对SCD进行一级预防[13]。

许多研究已证实β-受体阻滞剂可以有效地预防冠心病、缺血性心肌病所致室速、室颤而诱发的SCD[6]，其他抗心律失常药物无明确效果。其中索他洛尔是一个例外，它虽然是β-受体阻滞剂，但因其具有Ⅲ类抗心律失常药物的作用机理，既不能降低亦未增加SCD的发生，目前建议将其用于ICD植入术后的患者，作为预防反复发生室速、室颤的优先选择药物[6]。对于非缺血性心肌病患者，目前唯一有效的SCD一级预防的药物仍然是β-受体阻滞剂[14,15]。另外，能否保证24小时有效的药物浓度直接影响药物的选择，成人应避免使用美托洛尔普通片剂，建议尽量使用长效制剂，同时应根据患者的耐受情况调整药物至最大剂量。

总之，β-受体阻滞剂是目前得到充分证实具有SCD一级预防作用的药物。对于β-受体阻滞剂的使用已不再是进行全球推广的问题，而是要评估每一位患者的个体需求及每种药物的药理特点。患者不能耐受通常是临床医生用药的顾虑。第三代β-受体阻滞剂，以卡维地洛及拉贝洛尔为代表，同时具有通过阻断α-肾上腺素受体和（或）释放一氧化氮而发挥舒张血管的作用。它们通过降低外周血管阻力来降低血压，同时保持或提高心输出量。目前看来此类药物具有良好的耐受性，将为不能耐受的患者提供可以替代的药物。未来的研究需进一步证实这些药物的有效性及安全性。

（二）其他药物

研究显示胺碘酮可以减少陈旧性心肌梗死患者室速、室颤及SCD的发生，但并不能降低总死亡率[16]。肾素-血管紧张素-醛固酮系统的激活在缺血性心肌病SCD的发生中发挥了重要作用，因此ACEI、ARB及醛固酮拮抗剂的使用是必要的。研究证实ACEI及醛固酮拮抗剂可以降低SCD的发生率及全因死亡率，对于ACEI不能耐受的患者，ARB具有同样的效果[6]。另外、他汀类药物不仅可以降低血脂，同样可以降低SCD的发生率及全因死亡率[6]。

三、心律转复除颤治疗

在严重左室收缩功能减退（LVEF≤35%）患者的SCD一级预防中，许多研究已证实植入型心律转复除颤器（ICD）具有明确的降低死亡率的作用[17,18]。但在真实世界中ICD的使用明显不足，近期公布的美国俄勒冈心脏性猝死研究（Oregon SUDS）显示，社区内符合ICD植入指南且发生了SCD的患者中，仅仅13.1%在SCD发生前植入了ICD[19]。即使在心衰人群中，从登记及住院的资料看，ICD的使用率仍然只有30%~40%。真实世界中影响ICD一级预防的因素多种多样，其中年龄、性别及心衰症状的严重程度都会影响ICD一级预防的使用。另外，社会经济及医疗保险状态也是重要的影响因素。就中国目前的情况看，除了患者与医生的认识以外，社会经济及医疗保险状态的影响似乎更大。针对国内目前现状，中国专家提出了ICD的"1.5级预防"的概念。"1.5级预防"是指在符合一级预防适应证的基础上，同时满足以下一项或一项以上高危因素：①不明原因晕厥史；②室性心律失常：主要指非持续性室速；③更低的LVEF值（≤0.25）。已有研究显示，当一级预防适应证患者合并上述高危因素时，全因病死率和发生SCD的风险更高，自ICD疗法中获益更大[20,21]。目前由中国专家发起针对ICD的"1.5级预防"的全球多中心研究正在进行。

在新的器械方面，为减少ICD植入的相关并发症，近期已开发出一种非静脉途径植入的新型ICD。这种新型ICD的脉冲发生器通过乳房下外侧的一个切口植入到身体的左外侧部，而电极则通过隧道植于胸骨旁。因无心脏内的电极，其植入并发症少，即使发生多是囊袋伤口感染，可以通过抗生素来治疗。它与传统的ICD一样可以识别持续性室速、室颤，并进行有效的放电治疗。但是它不能给予抗心动过缓及超速抑制起搏。目前正在努力解决如何克服T波过感知，如何在室颤区鉴别快室率房颤及室速、室颤等问题。尽管如此，目前的研究显示，新型ICD不恰当放电的比例与传统ICD相同。新型的ICD无疑是经静脉途径出现电极感染等并发症患者的替代选择[22]。

针对一些特殊患者，特别是诱发室速、室颤的原因是可逆的，需要暂时的ICD治疗，或者其ICD植入指征尚需进一步评估，如急性心肌梗死及冠脉搭桥术后早期患者，往往存在尚未控制的心衰。还有一些患者发生SCD的原因是可逆的，或因ICD系统感染已行电极拔除等待再次手术过程中。为避免这些患者离开医院可能发生的风险，现开发出一种可穿戴式ICD。这种救生背心式的设备有2个背部除颤电极片，1个前胸部除颤电极片，4个非粘贴心电图电极连接到一个监测器，这样可以通过监测进行同步或非同步电除颤。目前限制其使用的主要原因是患者必须持续穿戴。实验中，患者每天穿戴的时间是19~24小时，约14%的患者完全终止了穿戴[23]。进一步的研究希望能够解决如何使患者更加舒适、安全地穿戴等问题。

自动体外除颤器（AED）目前已经普遍用于公共区域，非专业人士也可以用它挽救患者生命。家庭AED研究（HAT）是一个随机、对照研究，用来评估家庭使用AED的优点、缺点及风险。该研究选择前壁心肌梗死患者，暂无ICD指征，与其共同生活者可以进行CPR、能够呼救、能够使用AED。将这些患者随机分为接受或不接受家庭AED组。研究结果显示家庭AED并未降低全因死亡率。因此，从公共策略角度，家庭AED可能是无效的，但是对于那些未植入ICD的高危患者提供家庭AED是合理的[24]。在此领域尚需开展更多的观察与研究评估配置家庭AED的有效性及合理性。

四、导管消融治疗

从SCD的发病机制看，估计50%~70%的SCD是由致死性心律失常所致，而其中大部分是与冠心病相关[25-27]。缺血性心脏病可能因ACS期间的急性缺血，或者更多的是因心肌坏死形成心肌瘢痕产生折返机制，导致室速或室颤。另外大约10%~15%的SCD由非缺血性心脏病所致，其主要的发生机制也是瘢痕相关的单形性室速[28]。剩下的5%~10%的SCD发生在先天性心脏病或心脏结构正常的患者，也就是通常所说的离子通道病。

目前多个研究证实了射频消融可以减少缺血性心脏病室速、室颤的发生，能有效地预防SCD。SMASH-VT研究[29]入选了128例因陈旧性心肌梗死且具有ICD植入指征的患者，分为单纯ICD植入组及ICD植入加预防性室速消融组。随访23个月发现，单纯ICD植入组有更多的需要ICD治疗的事件发生，而联合治疗组死亡率有下降趋势。Thermocool研究[30]也证实，成功的射频消融治疗可以有效预防室速的发生。Della Bella等进行的一个前瞻性研究证实了成功的射频消融在SCD一级预防中的意义[31]。研究入选528例患者，分别患不同的结构性心脏病，其中55%缺血性心脏病，21%非缺血性心脏病。这些患者因心室电风暴、无休止或持续发作的室速进行了急诊的射频消融术。经过 26 个月的随访，成功消融组患者 SCD 的发生率明显降低。

非缺血性心肌病，虽然在心律失常的发生机制上与缺血性心脏病有相似之处，但由于其进行性心肌细胞变性及心肌纤维化的病理特点，射频消融在这类患者的长期获益还有待于进一步研究。

一些小规模的研究已证实了射频消融治疗结构性心脏病合并束支折返性室速有很高的成功率。因此，ACC/AHA/EUS 及 EURA/HRS 均将其作为导管消融的Ⅰ类指征[31,32]。Brugada 综合征及长 -QT 综合征合并多形性室速、室颤的患者，往往由室性早搏、特别是起源于右室流出道的室性早搏触发，对这类患者进行导管消融治疗虽然不是 SCD 一级预防的第一选择，但可以减少 ICD 放电，降低 SCD 的发生率。

目前室颤及快室速消融最大的难点是如何维持发作时血流动力学的稳定，经皮心室辅助装置提供了血流动力学的支持，为心律失常机制的分析、标测及消融提供了有力的帮助。尽管尚需大规模的前瞻性研究证实其是否能带来生存获益，但依据目前的证据，建议 ICD 二级预防的患者应尽早转移到有经验的中心，进行室速导管消融治疗。对于一级预防的患者尚无相关证据。

总之，随着技术的进步，导管消融已展示出令人振奋的前景。当然，还有一些细节需达成共识，比如如何选择合适的患者、合适的时间、如何定义成功的室速消融等。

五、自主神经功能调节治疗

越来越多的证据显示，交感神经兴奋在 SCD 及室性心律失常的发生中起着重要作用。调节自主神经系统功能是目前新兴的预防 SCD 的治疗手段。首先是 Chen 等发现，刺激心肌梗死后的动物模型的交感神经可以诱发室速、室颤[33]。随后的研究亦证实交感神经激活可以延长 Q-T 间期，增加室性心律失常的发生[34]。但目前关于交感神经系统促使室性心律失常发生的机制尚不十分明确。

Nademanee 等对 49 例室颤后存活的患者进行交感神经阻滞试验，对比交感神经阻滞及标准治疗的疗效，随访一周即发现交感神经阻滞组的死亡率明显低于标准治疗组[35]。另一个入选了 147 例患者的研究发现，左侧心交感神经移除术（LCSD）可以有效地降低高危 LQTs 的死亡率[36]。目前建议对 LQTs 的高危患者，如因婴幼儿体形小而不能植入 ICD，或使用 β 受体阻滞剂后仍有晕厥发生，或伴有哮喘禁忌证，或不能耐受 β- 受体阻滞剂的均可以考虑行 LCSD。小规模的研究提示 LCSD 联合 β- 受体阻滞剂治疗 CPVT 是有效的[37]。LCSD 能否取代药物治疗及 ICD 治疗还需进一步研究，但是一个很有前景的治疗方法。

Bourke 等报道，胸段硬膜外麻醉及 LCSD 均可减少心室电风暴发作，而且是经药物及导管消融治疗无效的室性心律失常[38]。作者认为，胸段硬膜外麻醉通过阻断第 8 胸椎段的双侧神经节，提供了一种短暂、有效、完全的交感神经阻断方法。这种技术可以在床旁通过局部麻醉完成，作为心室电风暴的桥接治疗手段，对于病情不稳定的患者具有更好的可行性。

与降低交感神经兴奋性相反，刺激迷走神经可以减少室性心律失常的发生。动物实验已证实，直接迷走神经刺激可以降低心肌梗死后 SCD 的风险[39]。对犬心肌缺血模型进行胸段脊髓刺激，可以使室性心律失常的发生率从 59% 下降至 23%[40]。但目前此类研究尚未在人体进行。

可以预测，通过自主神经功能调节对 SCD 进行一级预防是另一个令人振奋且具有良好发展前景的治疗手段。未来将就其作用机制、安全性、有效性等方面开展更多的研究。

（苏晞 蒋萍）

参考文献

[1] Chugh SS, Jui J, Gunson K, et al. Current burden of sudden cardiac death: multiple source surveillance versus retrospective death certificate based review in a large U.S. community. J Am Coil Cardiol, 2004, 44(6): 1268-1275.

[2] Atwood C, Eisenberg MS, Herlitz J, et al. Incidence of EMS treated out of hospital cardiac arrest in Europe.Resuscitation, 2005, 67(1): 75-80.

[3] Hua W, Zhang LF, Wu YF, et al. Incidence of sudden cardiac death in China: Analysis of 4 regional populations.J Am Coll Cardiol, 2009, 54(12): 1110-1118.

[4] Wellens HJ, Schwartz PJ, Lindemans FW, et al. Risk stratification for sudden cardiac death: current status and challenges for the future. Eur Heart

J,2014,35(25):1642-1651.

[5] Kuriachan V,Exner DV. Role of risk stratification after myocardial infarction. Current Treatment Options Cardiovascular Medicine,2009,11:10-21.

[6] Zipes DP,Camm AJ,Borggrefe M,et al. ACC/AHA/ESC 2006 guidelines for the management of patients with ventricular arrhythmias and the prevention of sudden cardiac death. RevPort Cardiol,2007,27(9):883-937.

[7] Buxton AE,Lee KL,Fisher JD,et al. Relation of ejection fraction and inducible ventricular tachycardia to mode of death in patients with coronary artery disease:an analysis of patients enrolled in the multicenter unsustained tachycardia trial. Circulation,2002,106:2466-2472.

[8] Hohnloser SH,Kuck KH,Dorian P,et al. Prophylactic use of an implantable cardioverter-defibrillator after acute myocardial infarction. N Engl J Med,2004,351:2481-2488.

[9] Bigger JT Jr. Prophylactic use of implanted cardiac defibrillators in patients at high risk for ventricular arrhythmias after coronary-artery bypass graft surgery. N Engl J Med,1997,337:1569-1575.

[10] Zaman S,Kovoor P. Sudden cardiac death early after myocardial infarction:pathogenesis,risk stratification,and primary prevention. Circulation,2014,129:2426-2435.

[11] 浦介麟. 遗传性心律失常基因检测中国专家共识精要. 中国实用内科杂志,2013,33(1):33-37.

[12] Abu-Zeitone A,Peterson DR,Polonsky B,et al. Efficacy of different beta-blockers in the treatment of long QT syndrome. J Am Coll Cardiol,2014,64:1352-1358.

[13] van der Werf C,Zwinderman AH,Wilde AA,et al. Therapeutic approach for patients with catecholaminergic polymorphic ventricular tachycardia:state of the art and future developments.Europace, 2012,14:175-183.

[14] Packer M,Bristow MR,Cohn JN,et al. The effect of carvedilol on morbidity and mortality in patients with chronic heart failure.N Engl J Med,1996,334:1349-1355.

[15] Packer M,Coats AJ,Fowler MB,et al. Effect of carvedilol on the morbidity of patients with severe chronic heart failure:results of the Carvedilol. Circulation,2002,106:2194-2199.

[16] Connolly SJ,Hallstrom AP,Cappato R,et al. Meta-analysis of the implantable cardioverter defibrillator secondary prevention Eur Heart J,2000,21:2071-2078.

[17] Moss AJ,Zareba W,Hall WJ,et al. Prophylactic implantation of a defibrillator in patients with myocardial infarction and reduced ejection fraction. N Engl J Med,2002,346(12):877-883.

[18] Bardy GH,Lee KL,Mark DB,et al. Amiodarone or an implantable cardioverter defibrillator for congestive heart failure. N Engl J Med,2005,352(3):225-237.

[19] Narayanan K,Reinier K,Uy-Evanado A,et al. Frequency and determinants of implantable cardioverter defibrillator deployment among primary prevention candidates with subsequent sudden cardiac arrest in the community.Circulation,2013,128(16):1733-1736.

[20] Buxton AE,Lee KL,Hafley GE,et al.Limitations of ejection fraction For prediction of sudden death risk in patients with coronary artery disease:Lessons from the Mus. J Am Coil Cardiol,2007,50:1150-1157.

[21] Chen J,Johnson G,Hellkamp AS,et al.Rapid rate nonsustained ventricular tachycardia found on implantable cardioverter defibfillator interrogation:relationship to outcomes in the SCD—HeFF(Sudden Cardiac Death in Heart Failure). J Am Coil Cardiol,2013,61:2161-2168.

[22] Lambiase PD,Srinivasan NT. Early experience with the subcutaneous ICD.Curr Cardiol Rep,2014,16:516.

[23] Klein HU,Goldenberg I,Moss AJ. Risk stratification for implantable cardioverter defibrillator therapy:the role of the wearable cardioverter-defibrillator. Eur Heart J,2013,34:2230-2242.

[24] Bardy GH,LeeK L,Mark DB,et al. Home use of automated external defibrillators for sudden cardiac arrest. N Engl J Med,2008,358:1793-1804.

[25] Chugh SS,Reinier K,Teodorescu C,et al. Epidemiology of sudden cardiac death:clinical and research implications. ProgCardiovasc Dis,2008,51:213-228.

[26] Goldberger JJ,Cain ME,Hohnloser SH,et al. AHA/ACC/HRS scientific statement on noninvasive risk stratification techniques for identifying patients at risk for sudden cardiac death. Heart Rhythm,2008,5:21.

[27] Zheng ZJ,Croft JB,Giles WH,et al. Sudden cardiac death in the United States,1989 to 1998. Circulation,2001,104:2158-2163.

[28] Caceres J,Jazayeri M,McKinnie J,et al. Sustained bundle branch reentry as a mechanism of clinical tachycardia. Circulation,1989 Feb,79:256-270.

[29] Reddy VY,Reynolds MR,Neuzil P,et al. Prophylactic catheter ablation for the prevention of defibrillator therapy. N Engl J Med,2007,357:2657-2665.

[30] Stevenson WG,Wilber DJ,Natale A,et al. Irrigatedradiofrequency catheter ablation guided by electroanatomic mapping for recurrent ventricular tachycardia after myocardial infarction:the multicenter thermocoolventricular tachycardia ablation trial. Circulation,2008,118:2773-2782.

[31] Della Bella P,Baratto F. Management of ventricular tachycardia in the setting of a dedicated unit for the treatment of complex ventricular arrhythmias:long-term outcome after ablation. Circulation,2013,127:1359-1368.

[32] Zipes DP,Camm AJ,Borggrefe M,et al. ACC/AHA/ESC 2006guidelines for management of patients with ventriculararrhythmias and the

prevention of sudden cardiac death.Circulation,2006,114:385-484.

[33] Chen PS,Chen LS,Cao JM,et al. Sympathetic nerve sprouting,electricalremodeling and the mechanisms of sudden cardiac death. Cardiovasc Res,2001,50:409-416.

[34] Cao JM,Fishbein MC,Han JB,et al. Relationship between regional cardiac hyperinnervation and ventriculararrhythmia. Circulation,2000,101:1960-1969.

[35] Nademanee K,Taylor R,Bailey WE,et al. Treating electrical storm:sympathetic blockade versusadvanced cardiac life support-guided therapy. Circulation,2000,102:742-747.

[36] Wilde AA,Bhuiyan ZA,Crotti L,et al. Left cardiac sympathetic denervation for catecholaminergic polymorphic ventricular tachycardia. New Engl J Med,2008,358:2024-2029.

[37] Schwartz PJ,Priori SG,Cerrone M,et al. Left cardiac sympathetic denervation in the management of high-risk patients affected by the long-QT syndrome. Circulation,2004,109:1826-1833.

[38] Bourke T,Vaseghi M,Michowitz Y,et al. Neuraxial modulation for refractory ventricular arrhythmias:value of thoracic epidural anesthesia and surgical left cardiac sympathetic denervation. Circulation,2010,121:2255-2262.

[39] Brack KE,Winter J,Ng GA. Mechanisms underlying the autonomic modulation of ventricular fibrillationinitiationetentative prophylactic properties of vagusnervestimulation on malignant arrhythmias in heart failure. HeartFail Rev,2013,18:389-408.

[40] Issa ZF,Zhou X,Ujhelyi MR,et al. Thoracic spinal cord stimulation reduces the risk of ischemic ventricular arrhythmias in a post infarction heart failure canine model. Circulation,2005,111:3217-3220.

无导线起搏技术的应用前景

自1958年问世以来，植入型心脏电子起搏器已成为缓慢性心律失常的一线治疗手段。作为起搏环路的重要组成部分，导线将脉冲发生器的能量传递至心肌并夺获心肌，形成起搏心律。历经半个多世纪的发展与创新，心脏电子起搏器由最初开胸植入单根导线起搏心室，逐步发展为经静脉植入两至三根导线以提供房室生理性起搏甚至双室同步起搏。

科技的发展日新月异，但经静脉导线植入仍然是目前起搏技术的核心与基石，然而，导线相关的并发症是困扰临床医生的重要问题。导线脱位与断裂、静脉血栓栓塞、三尖瓣反流以及导线系统感染等导线相关并发症，不仅影响起搏器的正常工作，而且严重危害患者的生命健康与生活质量。随着人类寿命的延长，许多患者可能需要植入新的导线，也在一定程度上增加了导线相关并发症的发生。导线拔除具有一定的难度和风险，需要在较大的电生理中心并由技术熟练、经验丰富的医生完成。因此寻找能够替代导线传递起搏能量，却又能减少导线相关并发症的治疗手段成为今后起搏治疗的趋势。

此外，考虑到右室起搏的危害，寻找新的起搏位点成为如今研究的热点。在心脏再同步化治疗中，除了右心房、右心室导线的植入，术者还需在冠状静脉分支中植入导线起搏左室。由于解剖结构的变异与左室瘢痕组织的影响，左室导线植入难度增加，并且很有可能无法将导线送至最佳起搏点，使心脏再同步化治疗的效果大打折扣。左室多点起搏能够明显改善心肌重构，减少心衰症状，提高治疗的反应率，但由于需要植入多根左室导线，增加了手术难度与并发症的风险。左室心内膜起搏能够不受静脉走行位置的影响，而且提供更加生理性的起搏激动顺序，但左室导线的植入需要穿间隔操作，技术难度高，目前在临床尚未得到广泛的应用。无导线起搏则可满足多点起搏与心内膜起搏的需要，并且避免了导线植入的复杂操作与相关并发症。

如何克服导线的束缚进而完成起搏器的“无线”革命，是目前心律失常治疗的新领域，研究报道尚不多。本文根据现有文献，对无导线起搏器的研究进展做一综述。

一、可植入心脏内的微型起搏器

早在1970年，Spickler等便提出了心内起搏器（intracardiac pacemaker）的概念并设计了可植入右心室的心内起搏器（直径8mm，长度18mm）与递送鞘管（图1）。该起搏器通过其前端的钩状突起旋转固定于心肌，核能电池能够维持至少5年的使用寿命。研究者发现在健康犬植入起搏器模型7个月无不良事件发生，血流动力学无明显改变；而在完全房室传导阻滞犬右心室植入有功能的心内起搏器10周，电生理参数均维持稳定。由于当时科学技术条件的限制，该起搏器不具备感知功能，且核能电池存在着放射污染等问题难以解决，限制了其之后的研发道路。但心内起搏器概念的提出及初步实践，为之后无导线起搏技术的

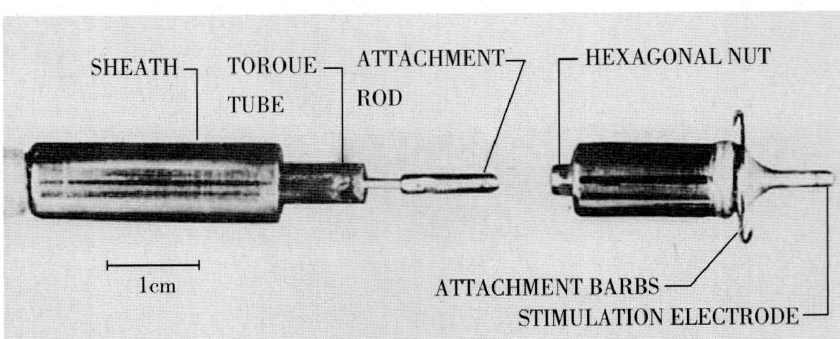

图1 心内起搏器及递送鞘管

发展奠定了基础，也成为目前微型起搏器的雏形。

随着起搏技术及能源材料的发展，新的微型起搏器应运而生。可供临床应用的微型起搏器需要满足以下标准：①基于导管设计的递送系统，能够在X线指导下进行介入操作；②具有高集成能量的微型电池，至少不劣于目前临床应用的传统起搏器；③低能耗设计，延长电池的使用寿命；④能够可靠的固定于心肌，脱位与穿孔风险低；⑤能够通过体外仪器进行程控，便于测试与调整起搏对数的设置；⑥简单易行的植入操作，不会因植入手术给患者带来额外的并发症风险；⑦可以通过非开胸手术的方法取出已植入的器械。

美国圣犹达公司研发的无导线心脏起搏器(leadless cardiac pacemaker, LCP, Nanostim Inc.，美国，图2)与美国美敦力公司研发的Micra经导管无导线起搏系统(Micra transcatheter pacing system, Medtronic, Inc.，美国)是这个家族的新成员，均为VVIR型起搏器，可在X线指导下经皮操作，通过专用的递送系统经静脉置入右心室。二者在器械尺寸及固定方式有所不同。LCP长度为42mm，直径5.99mm，钛合金金属外壳，通过前端螺旋(长度为1.3mm)固定于心肌，而螺旋周围的三个尼龙钉齿则可以固定于肌小梁以巩固螺旋的固定效果(图2)。LCP以器械头端的激素涂层为阴极，器械外壳无涂层部分为阳极环，感知心室电活动并发放脉冲起搏心室，阴极与阳极之间的距离大于10mm。而Micra装置长度为25.9mm，直径6.7mm，含氟化碳的钡酸锂银电池，通过前端4个镍钛合金翼固定于心肌。与LCP类似，Micra装置以器械头端的激素涂层电极为阴极，器械外壳上的氮化钛涂层部分为阳极环，阴极至阳极间距为18mm。无论是LCP还是Micra装置，尾端均有锚定装置，便于器械的植入、释放与取出。

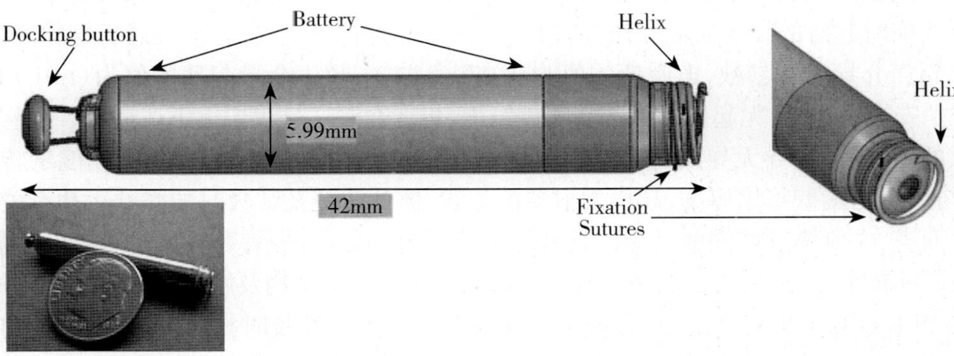

图2 美国圣犹达公司研发的无导线心脏起搏器

2014年，Koruth等发表了LCP的动物实验详细研究结果。研究者们在18只健康羊完成了LCP的植入，分为短期随访组与长期随访组。短期随访组的11只动物90天随访结果显示无脱位及栓塞事件发生，具有较高的安全性。处死后大体解剖结果显示所有器械均位于右室心尖部，且无心肌穿孔事件及心包炎症反应。在LCP远端心内膜组织可见中度纤维化，三尖瓣组织无损伤。在电生理参数方面，短期随访组植入时的起搏阈值为(1.0 ± 0.5)V(脉宽0.5毫秒)，起搏阻抗(835.3 ± 449.7)Ω，感知R波为(9.0 ± 3.7)mV。术后14天，起搏阈值为(0.4 ± 0.2)V(脉宽0.5毫秒)，起搏阻抗(589.6 ± 82.8)Ω，感知R波为(7.4 ± 3.2)mV。而在90天随访时，起搏阈值为(0.7 ± 0.2)V(脉宽0.5毫秒)，起搏阻抗(511.3 ± 127.7)Ω，感知R波为(8.1 ± 3.9)mV，无明显差异。长期随访组的7只动物在随访18个月的起搏阈值为(0.5 ± 0.3)V(脉宽0.5毫秒)，起搏阻抗(867.7 ± 205)Ω，感知R波为(9.9 ± 3.8)mV，表现了电生理性能的稳定性。除了植入的安全性及可靠性，Sperzel等进行了LCP的拔除动物实验。10只羊的LCP在植入5个月(159~161天)后均被成功拔除，自穿刺送入鞘管至拔除LCP撤出鞘管平均耗时仅为2分35秒，并且无栓塞、穿孔等不良事件发生，证明LCP的拔除在技术上是安全可行的。

2013年10月，LCP通过欧盟标准认证并获准在部分欧洲国家上市。2014年，Reddy等发表了LCP临床试验的研究结果。LEADLESS研究是一项多中心前瞻性的非盲临床试验，探讨LCP的临床应用安全性及有效性。在此研究中，研究者完成了33例患者的植入，手术成功率为97%，平均耗时(28 ± 17)分钟。随访90天不良事件发生率为6%，仅有3例患者发生了再次入院。在电生理参数方面，术后12周起搏阈值与阻抗比植入时均有明显下降。LCP在2.5V/0.4ms输出，起搏阻抗500Ω，60次/分100%起搏的情况下预估寿命长达 8.4 年，能够满足患者的临床需要。

2013 年，Bonner 等发表了美敦力公司的无导线起搏器（Micra 装置）的动物实验结果，研究者将 Micra 装置植入 16 只健康羊的右心室，6 周后测试发现电生理参数稳定，并且无不良事件发生。而 Chen 等也将于今年发表右心室中植入两个 Micra 装置的动物实验结果。探讨 Micra 装置临床安全及有效性的研究已在全球范围内启动，2013 年 12 月在奥地利成功入选第一例患者并手术成功，目前已完成逾 500 例患者，尚无器械相关不良事件的报道。国内阜外医院于 2015 年 2 月植入第 1 例经静脉 Micra 无导线起搏器，目前已完成 5 例 Micra 装置的临床植入。

二、经能量转换的无导线起搏器

（一）超声能量介导

2006 年，Echt 等首先在猪模型上完成了超声介导无导线临时起搏的前期实验。研究者经 6F 电生理导管植入接收起搏电极（receiver-electrode），将超声发射器（transmitter）置于体表并发送 320~330kHz 的超声能量，接收起搏电极将接收的超声能量转换为电脉冲起搏心脏。研究者在右房、左右心室的 30 个位点进行有效性测试，对比直接电信号起搏与超声能量转换的起搏参数发现二者起搏阈值无明显差异（1.4V 与 1.3V，P=0.14）。而在安全性测试中，研究者以高于起搏输出的频段（460kHz）持续扫描 2 小时，测试中动物无血流动力学改变，病理检查也无炎症、损伤及坏死表现，证明超声能量并不引起组织的机械及热学损伤。长期的动物实验结果表明无脱位、心肌损伤、血栓形成及栓塞等不良事件。2007 年，Lee 等进行了超声介导的无导线临时起搏的临床研究。研究者在 24 例患者的右房、左右心室及冠状静脉测试了 80 个位点的电起搏和超声介导起搏参数，电起搏阈值为（0.97 ± 0.67）V，超声介导起搏阈值为（1.01 ± 0.67）V，二者无统计学差异。安全性方面，无起搏相关不良事件发生，患者在测试过程中无不适症状。

值得注意的是，超声介导无导线起搏能量转化率偏低，仅为 0.063%。声窗是影响能量转化效率的重要因素，主要与患者的胸壁组织厚度、超声发射器的位置、体位改变及呼吸时的胸廓运动有关。对于普通的起搏器患者而言，左侧第五肋间胸骨旁区具有较好的声窗，可以减少骨和肺组织对超声能量的吸收，受体位及呼吸的影响较小，能够提高电能转换效率。心衰患者的心脏结构及解剖位置发生一定的变化，研究者对比 42 例 LVEF ≤35% 患者仰卧位、右侧 90°、坐位与站位不同呼吸时相的声窗发现，右侧位吸气末声窗最小[（9.2 ± 0.8）cm^2]，站位正常呼吸相声窗最大[（11.5 ± 5.9）cm^2]。但无论何种体位，在吸气末患者均有足够的声窗（≥2cm^2），为超声介导无导线起搏应用于心衰患者提供理论可行性。

WiCS-LV（wireless cardiac stimulation-LV，EBR systems，Inc.，美国）是超声介导无导线左室起搏系统（图 3），包括脉冲发生器（generator）、超声发射器（transmitter）以及接收起搏电极（receiver-electrode）。它可与起搏器、植入式心脏转复除颤器（implantable cardioverter defibrillator，ICD）或心脏再同步化治疗（cardiac resynchronization therapy，CRT）共同植入，植入左心室的接收起搏电极可以感知右室导线的起搏信号，几乎同时（间期 3 毫秒）触发左室起搏，达到左右心室同步化的治疗目的。

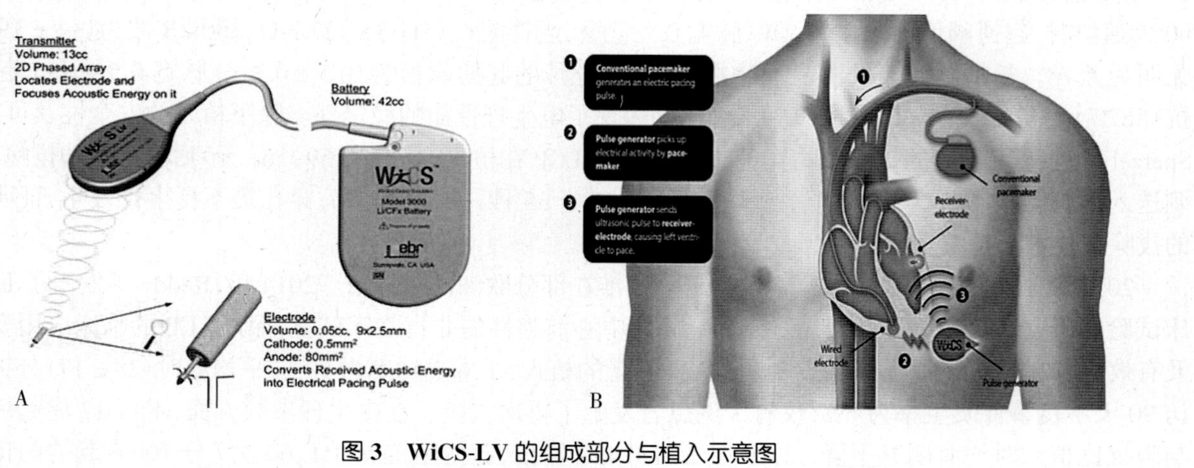

图 3 WiCS-LV 的组成部分与植入示意图

目前无导线左心室心内膜起搏再同步化研究(WiSE-CRT)正在欧洲12个医学中心进行。2013年,Auricchio等首次公布了三例患者的植入经验:经左侧股动脉送入带接收起搏电极的导管与长鞘,通过调整长鞘的弯度至理想起搏位点,经导管注入造影剂显影左室壁并使长鞘与左室壁贴合良好。推送导管使接收电极前端的钩状突起插入左室心内膜并再次造影确认。释放接收电极后撤出导管与长鞘,封堵动脉。术中静脉给予肝素维持ACT在200~250毫秒,动脉封堵后停用肝素使ACT降至180毫秒以下。在左侧胸壁或上腹部及相应肋间隔分别做6cm与3cm的切口制作皮下囊袋置入脉冲发生器与超声发射器,通过皮下隧道将二者连接。三例患者在植入术中及出院前均无不良事件发生,6个月随访时电生理参数稳定,心衰症状缓解。2014年,Auricchio等发表了WiSE-CRT研究的最新进展:研究入选了7例CRT植入失败、2例CRT治疗无反应与8例由普通起搏器或ICD升级为CRT的患者,其中13例完成了WiCS-LV系统的植入,手术成功率为76.5%。接收电极距超声发射器的平均距离为7.2cm。术中测试左室R波高度为(5.6±3.2)mV,起搏阈值为(1.6±1.0)V/0.62ms。术后1个月与6个月随访时,分别有10例及11例患者双室起搏良好,QRS宽度较右室起搏明显缩窄,LVEF较植入前明显增加,2/3的患者NYHA心功能分级提升至少一个等级。安全性方面,本研究中共有19例严重不良事件发生,但其中63%与器械植入无关。围术期有3例患者出现心包积液,其中1例患者死亡。术中有3例患者左室失夺获,1例通过外科手术调整电极位置,1例通过器械程控调整输出,1例反复尝试调整电极位置仍然无法夺获左室,关闭器械。在6个月随访期间,有1例患者电池提前耗竭,2例患者电极调整,1例患者腹股沟血肿。目前尚无膈神经刺激的报道。

(二)电磁能量介导

2009年,Wiekeke等利用植入皮下或胸大肌下的发射器产生交替变化的磁场,植入心脏中的接收电极将电磁能量整合为方波电脉冲起搏心室。研究者仅在一只猪上完成了电磁介导无导线起搏的探索性研究,发现在0.15~0.5mT磁场强度下可转化生成(0.4~2.0)V/0.4ms的起搏电脉冲稳定起搏心室,并且实验中无穿孔及热损伤等不良事件发生。2013年,Wieneke等进一步对利用磁能量进行心脏起搏的可行性进行了研究。取羊5个不同的心脏位点(3个右心室,2个左心室)进行试验,结果显示发射器与接收器距离62~102mm范围内,均能实现起搏成功,因心脏搏动引起的距离、角度等变换不会影响起搏阈值。影响磁能量消耗的主要因素是发射器与接收器的距离与起搏阈值。由于利用磁能量出现较晚,目前文献报道较少,且相关临床试验尚未开展。

三、小　　结

随着科学技术的发展与创新,经静脉植入导线仍然是目前起搏器治疗的关键环节。导线相关的并发症发生率高,给患者的生命健康带来不利影响。无导线起搏技术避免了导线的静脉植入与存留,减少了相关并发症的发生,具有良好的发展前景。微型起搏器将电池、环路和起搏电极集成为可全部置入心腔内的"袖珍胶囊",而经能量转换的无导线起搏通过超声或电磁能量转换成为起搏电脉冲,改变了起搏器的能量传输方式,是起搏技术的巨大革新。但目前无导线起搏器均为单腔起搏,无法提供双腔起搏及感知,且无除颤功能,仍需进一步改善。除此以外,由于上述技术尚处于动物实验或初步临床研究阶段,需要等待进一步的临床研究证据,真正广泛应用于临床还有待时日。随着无导线起搏技术的迅猛发展,我们相信在不远的未来,起搏治疗将进入"无线"时代。

(郑晓琳　陈柯萍　张澍)

心脏辅助装置在室性心动过速导管消融中的应用进展

器质性心脏病所致快速室性心动过速(室速)多伴有血流动力学不稳定,是一种威胁生命的心律失常。近年来,对心肌梗死后室速和致心律失常性右室心肌病所致室速的标测发现,绝大多数器质性心脏病所致室速是瘢痕相关性折返性心动过速。随着技术及器械的进步,对室速折返环关键区域的导管消融逐渐成为药物难治性室速患者,特别是频繁出现ICD放电患者的一线治疗方案。尽管起搏标测、电解剖标测识别疤痕区域、非接触球囊标测、舒张期电位标测等方法已取得了一定的消融成功率,激动标测和拖带标测仍是最有效的标测手段。由于大多数室速易发生血流动力学不稳定,激动标测和拖带标测受限,手术效果不甚理想。心脏辅助装置(VAD)作为循环辅助工具,能在室速诱发时提供稳定的循环支持,增加导管消融的有效性及安全性。VAD可分为经皮临时VAD和持续性VAD,前者又可分为经皮VAD(PLVAD)及体外膜肺氧合(ECMO)。

一、经皮临时心脏辅助装置下的导管消融

(一)经皮左心室辅助装置

PLVAD均为轴流泵,目前临床应用的有TandemHeart和Impella两种装置。TandemHeart装置通过建立左房-股动脉旁路系统提供循环支持,流入鞘管经股静脉-房间隔途径置入左心房,抽取氧合血液,通过体外中心血泵,再经流出鞘管将血液输送至一侧或两侧股动脉,能够提供最高至4L/min的血流速度。Impella装置通过建立左房-升主动脉旁路系统提供循环支持,导管经股动脉逆行将流入口置于左心室,流出口置于升主动脉段,流入口与流出口之间内置一微型轴流泵,通过内置的导线与体外控制器连接,从左室抽取的氧合血液泵入升主动脉,Impella 2.5能够提供最高至2.5L/min的血流速度。这两种装置各有利弊:TandemHeart装置能提供更高的血流速度,但需经房间隔穿刺于左心房放置一个14F的鞘管,对同样需经房间隔途径的导管消融术有一定影响;Impella装置提供相对较低的血流速度,但经股动脉逆行进入左室,不存在上述问题。不论应用何种装置,都应避免相互触碰,否则会限制消融导管在心脏内的活动范围。

Abuissa等在Impella系统支持下,对3例器质性心脏病所致的多形性室速患者进行了导管消融,Impella泵设定为最高输出速度2.5L/min,尽管明显低于正常的每分搏出量,但在长时间室速过程中(最长持续达3小时),这3例患者未出现症状性体循环灌注不足及脏器功能失代偿,且术后精神状态及肾功能基本正常。在随后6个月的随访期间未再发作临床可见的室速。同样的,Friedman等报道了1例55岁的室速患者,在窦律下行导管消融后仍有室速反复发作,频繁出现ICD放电,遂决定再次行导管消融术。二次消融时在TandemHeart系统的支持下诱发室速并保持血流动力学稳定,消融成功。

(二)体外膜肺氧合

ECMO主要由膜肺和血泵组成,分别用来替代肺功能和心脏功能,血液从静脉引出,通过膜肺进行氧合,排除二氧化碳,在体外血泵的推动下,将氧合血液回流入静脉或动脉。ECMO最初用于冠状动脉血运重建的导管介入治疗。Carbucicchio等尝试在ECMO的帮助下,对19例伴有反复室性心律失常发作的器质性心脏病患者进行导管消融,包括冠心病11例、扩张型心肌病6例、致心律失常性右心室发育不良2例。平均手术时间为4小时20分钟,平均ECMO应用时间为125分钟。在ECMO支持下平均动脉压由室速发作时的平均45mmHg上升到68mmHg,能较好地耐受手术。结果显示,10例患者消融成功,未再诱发室

速；余9例可诱发出室速，其中5例仅能诱发出非临床可见的室速图形，4例仍能诱发出临床可见的室速图形。

尽管初期的临床经验较少，但这一系列的病例报告显示，PLVAD及ECMO对血流动力学的支持作用是确切的，在室速消融方面有着良好的应用前景。

二、持续性心室辅助装置

持续性VAD将心脏内的一部分血液引流到辅助装置中，并通过VAD提供的机械动力将其重新注入循环系统，部分或完全替代心脏的泵血功能，从而减轻心脏负担，保证全身组织、器官的血液供应。即使在经验丰富的电生理中心，应用导管消融术完全治愈反复发作的瘢痕依赖性持续性室速仍较为困难。这些难治性室速患者往往预后不良，频繁发作的ICD放电加重心功能及心理负担。持续性VAD不但可以给予心衰伴电风暴患者循环支持，还有可能阻止室速的反复发作。即使仍有室速发作，由于VAD能维持血流动力学稳定，可显著改善患者的临床症状及生活质量。

研究发现，持续性VAD术后患者心肌细胞β受体的敏感性及其在心肌细胞内的分布密度增加，使得心肌收缩力增强。Drakos等研究植入持续性VAD的15例患者后发现，心脏微血管密度增加了33%。此外，有报道称持续性VAD能在导管消融中给予循环辅助，从而增加手术成功率，降低手术风险。若患者合并有严重的右室射血分数减低，可能需要双心室辅助装置。Farrar等证明，在等待心脏移植的患者中，双心室辅助装置，可以使其耐受较长时间的室颤及心脏停搏。

大多数患者植入持续性VAD后能较好地耐受室速，但如果VAD植入术后患者仍反复发作恶性心律失常，可能导致右室功能受损，血流动力学不稳定，导管消融是可选方案之一。虽然VAD可维持血流动力学稳定，使医生能更精细有效地进行激动标测和拖带标测，但在导管消融过程中仍有几个亟待解决的问题：首先，由于心室负荷减轻，左室容积会明显缩小，影响导管移动；其次，应避免导管消融损坏VAD；再次，尽管有血流动力学上的支持，右心衰竭患者仍难以耐受长时间的室速，为了避免右心功能失代偿，应限定手术中室速的持续时间。尽管这些技术相当困难，在一些拥有专业器械及丰富经验的电生理中心，VAD下室速导管消融还是安全有效的。

三、心室辅助装置相关的室性心律失常

尽管VAD可以阻止电风暴患者反复发作室速，对于部分患者来说，植入这些装置也可引发恶性室性心律失常，带来严重的后果。一项大型回顾性研究分析了100例植入VAD的成年患者，发现单形性室速较植入之前显著增加，而多形性室速或室颤有所减少。研究显示，应用VAD后室性心律失常的发生率约为22%~36%。而Anderson等发现，对于长期应用非搏动性VAD的患者，持续性室性心律失常的发生率高达52%，其中75%的室性心律失常发生在植入VAD后的前4周，无患者因此死亡或症状恶化。Bedi等研究发现，植入VAD后一周之内发生室性心律失常常导致预后不良，死亡率高达54%。

VAD能减轻心脏负担，但也可导致一系列不适当的心肌电重构及结构重构。对于植入VAD的患者，可在术后早期观察到QTc延长，提示室速的发生率可能增加。Harding等认为，在左室流出道植入VAD鞘管时可造成心肌损伤，进而引起传导阻滞、传导延迟等，并增加室性心律失常的发生率。Ziv等发现，电解质异常也可能为VAD术后室性心律失常发生的独立危险因素。当前一些VAD不能很好地根据自身心脏负荷调整泵血速度，一旦回心血量减少，心脏负荷就会锐减，导致心肌做功增加及室性心律失常。Bedi等认为，缺血性心肌病所致心衰患者VAD术后室性心律失常发生率高，可能与心肌重构、纤维化及心内膜下持续缺血有关。另外，有室性心律失常史的患者在植入VAD前可能已经植入了ICD，这种情况下，VAD可与ICD相互作用，影响ICD的程控。Refaat等的研究提示，VAD术后室性心律失常发生率的增加与未应用β受体阻滞剂显著相关。许多患者在植入VAD前心衰症状明显，有严重的液体潴留，未应用β受体阻滞剂治疗，建议植入VAD后加用β受体阻滞剂以减少恶性心律失常的发生，改善预后。

综上所述，目前导管消融术治疗器质性心脏病所致的室速仍富有挑战性。VAD能够提供循环支持，

从而允许对室速患者进行更精确的电生理检查，为解决这个问题提供了一个新技术，前景令人期待。当然，目前应用 VAD 对血流动力学不稳定的室速进行消融也存在较多问题：技术相关并发症，如增加单形性室速的发生率、溶血、出血、血栓栓塞等；操作复杂，需多学科（如心内科、心外科、麻醉科等）密切合作；消融费用明显增加；仍缺乏大样本量的临床证据等。因此，需严格筛选病例，多专业通力合作，以达到最优化治疗，减少并发症的发生。

（程晓曙　鲍慧慧）

妊娠期心律失常的处理策略进展

妊娠合并心律失常很常见，是孕产妇和围产儿病死率的高危因素之一[1]。虽然大部分妊娠期出现的都是良性心律失常，仅需观察，但对于危险的或伴有血流动力学不稳定的心律失常应当及时处理。在处理妊娠期心律失常时，应充分评估治疗方法对母亲和胎儿的安全性。本文就妊娠期心律失常的处理策略进展做一简单概述。

一、妊娠期心律失常简述

孕妇在妊娠期间心律失常的发生率会增加，其中最常见的心律失常是房性和室性早搏，据文献报道50%~60% 的孕妇在妊娠期间会出现早搏，而大部分患者在分娩后能得到缓解[2]。阵发性室上性心动过速(SVT)也较多见，可在妊娠后首次发作，或是在妊娠后症状加重。妊娠期间新发室性心动过速(VT)、心房颤动(AF)和心房扑动(简称房扑)较少见，但需要查明原因，多数患者伴有心脏瓣膜病、扩张型或肥厚型心肌病等结构性心脏病。先天性恶性心律失常，包括长 QT 综合征、Brugada 综合征等也可见于妊娠期。

妊娠期间心律失常发病率增加的具体机制目前尚不清楚，可能与妊娠后血流动力学、激素和自主神经的改变有关[3]。循环血容量在妊娠的早期开始增加，在中期(32~34 周)达到高峰。妊娠期间心率会增加15%，每搏输出量增加 35%，心输出量在前三个月平均为 6.7L/min，而在 7~9 个月可达到 8.7L/min。增加的血浆容量会牵拉心房和心室肌细胞，可能会刺激压力激活离子通道引发早期后除极，缩短不应期，延迟传导和增加空间离散度。妊娠期心脏扩大也容易形成潜在的稳定折返，促进心律失常的发生和维持。激素和自主神经的改变同样可能参与了心律失常的发生。雌二醇和黄体酮在动物研究中显示出具有促心律失常的作用。此外，雌激素还可以增加心肌肾上腺素能受体的数量，而且妊娠期间肾上腺素的反应性似乎也会增加。

二、妊娠期心律失常的一般处理策略

(一) 抗心律失常药物

目前缺乏随机对照试验和系统研究来评估妊娠期使用抗心律失常药物的有效性和安全性。因此，大部分抗心律失常药物都被美国食品和药物管理局(FDA)定义为 C 类，即尚不能排除对胎儿的风险(表 1)[3,4]。在妊娠期间使用抗心律失常药物时，首先要考虑对胎儿潜在的风险。胎儿器官形成是在妊娠的前三个月，这段时期胎儿对致畸因素最为敏感。在怀孕的中后期使用抗心律失常药物时，应考虑药物对胎儿生长发育、胎儿心律失常以及宫缩的影响，应选择最低有效剂量[5]。表 2 列举了妊娠期间使用抗心律失常药物的特点[3]。

表 1　FDA 对孕妇药物的分类定义(www.fda.gov)

分类	定义	代表性抗心律失常药物
A	临床对照试验显示无风险 充分的临床对照试验证实在妊娠期间对胎儿无风险。对胎儿产生危害的可能性很小	
B	无临床对照试验显示有风险 重复的动物实验显示对胎儿无风险，但缺乏相应的临床试验结果；或动物实验显示对胎儿有害，但临床对照试验显示没有增加胎儿致畸的风险。对胎儿产生危害的可能性似乎很小但并没有排除	利多卡因、索他洛尔、吲哚洛尔

续表

分类	定义	代表性抗心律失常药物
C	不能排除有风险 重复的动物实验显示对胎儿有害，但缺乏相应的临床对照试验结果；或缺乏动物和临床试验评估其安全性。只有当对胎儿潜在获益大于潜在的风险时，才应当使用这类药物	奎尼丁、丙吡胺、普鲁卡因胺、美西律、弗卡尼、普罗帕酮、普萘洛尔、美托洛尔、溴苄胺、伊布利特、多非利特、维拉帕米、地尔硫䓬、地高辛、腺苷
D	有证据显示有风险 有阳性临床证据显示对胎儿有风险。尽管潜在的获益可能超过潜在的风险，也应告知患者使用后对胎儿潜在的风险	苯妥英、胺碘酮、阿替洛尔
X	孕妇禁用 动物或临床研究发现对胎儿有致畸作用，或有临床证据显示使用的风险超过任何可能的益处。对可能怀孕的女性患者均禁用	决奈达隆

表 2 妊娠期间使用抗心律失常药物的特点

药物名称	药物分类	FDA 风险分类	潜在的不良反应	是否致畸	哺乳期使用
奎尼丁	ⅠA	C	血小板减少、耳毒性、TdP	否	慎用
普鲁卡因胺	ⅠA	C	药源性红斑狼疮、TdP	否	可短期使用
丙吡胺	ⅠA	C	子宫收缩	否	可使用
利多卡因	ⅠB	B	心动过缓、中枢神经系统的不良反应	否	可使用
美西律	ⅠB	C	心动过缓、中枢神经系统的不良反应、新生儿 Apgar 评分较低	否	可使用
弗卡尼	ⅠC	C	心脏结构正常的患者耐受性较好	否	可使用
普罗帕酮	ⅠC	C	同弗卡尼	否	不清楚
普萘洛尔	Ⅱ	C	心动过缓、发育迟缓、缺氧	否	可使用
美托洛尔	Ⅱ	C	同普萘洛尔	否	可使用
阿替洛尔	Ⅱ	D	低出生体重儿	否	不能使用
吲哚洛尔	Ⅱ	B	…	否	可使用
索他洛尔	Ⅲ	B	β 受体阻滞剂效应、TdP	否	慎用
胺碘酮	Ⅲ	D	甲状腺机能减退、发育迟缓、早熟	是	避免使用
多非利特	Ⅲ	C	TdP	不清楚	不清楚
决奈达隆	Ⅲ	X	血管和四肢异常、唇裂	是	禁用
伊布利特	Ⅲ	C	TdP	不清楚	不清楚
维拉帕米	Ⅳ	C	母亲低血压、胎儿心动过缓	否	可使用
地尔硫䓬	Ⅳ	C	同维拉帕米	不清楚	可使用
腺苷	N/A	C	呼吸困难、心动过缓	否	不清楚
地高辛	N/A	C	低体重儿	否	可使用

FDA：美国食品和药物管理局；TdP：尖端扭转型室速

（二）心脏电复律

当心律失常引起孕妇的血流动力学不稳定时，在妊娠的任何时期都可以选择心脏电复律[5]。对于药物治疗无效的心律失常，电复律同样是有效的选择，而且电复律不会影响胎儿血流[6]。此外，由于只有非常少量的电流会到达胎儿，电复律导致胎儿心律失常的风险也很小。在孕晚期使用电复律有着一个理论上的风险，即可能触发早产。也有病例报道了电复律导致胎儿心律失常从而需要紧急剖宫产，因此使用电复律时建议应监测胎儿的一般情况[7]。

(三)导管射频消融、埋藏式复律除颤器(ICD)和起搏器

目前很少有研究报道妊娠期间使用导管射频消融。总的来说,只有在合理的药物治疗无效,而且期望益处大于对母亲和胎儿潜在的风险时,才应选择射频消融。与非妊娠的患者相比,妊娠患者选择射频消融的潜在风险包括胎儿射线暴露和母亲血流动力学不稳定导致的胎儿受伤害。此外,妊娠增大的子宫也会使患者较难摆合适的体位。在妊娠后期的患者选择射频消融时,应同时做好紧急剖宫产的计划和准备。射频消融时,应尽量减少对胎儿的射线暴露,尤其在胎儿器官和神经发育比较关键的孕早期。从受精卵着床到妊娠8周,胎儿致畸的射线阈值从100mGy增至250mGy。在妊娠8~25周,胎儿射线暴露60~310mGy可能会导致胎儿智力缺陷[8]。胎儿射线暴露在50mGy以内不会引起胎儿异常或流产,因此合理的胎儿射线暴露阈值是50mGy[9]。妊娠期间行射频消融应常规使用腹部屏蔽罩。Damilakis等在SVT(12例房室结折返型和8例WPW综合征)的妊娠患者中研究了胎儿理论上的射线暴露值,发现在腹部屏蔽罩的保护下,胎儿在消融术中理论上的射线暴露值 <1mGy。随后,许多研究相继报道了妊娠期间使用导管射频消融治疗顽固性的心律失常是安全有效的。随着电解剖标测和心脏内超声技术的广泛应用,射线暴露的风险将会降低,甚至将来射频消融不再有电离辐射[10]。

植入ICD或起搏器只需要小剂量的射线暴露,所以同样可以安全地在妊娠患者中开展。而且ICD放电不会对胎儿造成伤害,因此对致命的室性心律失常或心源性猝死的预防均可以考虑植入ICD。

三、妊娠期间特殊心律失常的处理策略

(一)心悸和早搏

心悸是孕妇在妊娠期间的一个常见的症状。许多患者在妊娠期间都会感觉到自己的心跳加快、心跳更有力。有研究发现在心脏结构正常的孕妇中(无论有症状或无症状),房性和室性早搏的发生率均较高(房性57%、室性 >50%)[2]。如果出现不能耐受的症状时,可以使用心脏选择性β受体阻滞剂治疗,但最好是在妊娠三个月后。

(二)SVT

SVT是孕妇最常见的持续性心律失常,就医病人中发病率约24/10万[11]。目前尚不清楚妊娠是否会增加孕妇新发SVT的风险,但妊娠前患有SVT的患者在妊娠期间可能会出现症状加重。通常情况下,孕妇对SVT耐受性较好,但在有结构性心脏病的孕妇中可以出现血流动力学的恶化,进而造成胎儿血流减少。

1. 房室结折返性心动过速(AVNRT) 患有AVNRT的孕妇应尽量避免诱发因素,如果心律失常急性发作可首先采用迷走手法来中止。如果迷走手法无效,患者血流动力学比较稳定,腺苷是一个安全有效的选择,可中止约90%阵发性SVT的发作[4]。如果腺苷仍无效,可以选择静脉使用美托洛尔或普萘洛尔。维拉帕米可作为三线治疗药物。

对于频繁发作并伴有症状的患者,可选择美托洛尔或维拉帕米来预防SVT的发作。尽管地高辛对孕妇是安全的,但其单独使用的效果欠佳,所以一般联用β受体阻滞剂来治疗AVNRT[5]。对于症状明显但对房室结阻滞药物无效的患者,可使用索他洛尔或弗卡尼。少数药物治疗无效、血流动力学异常的AVNRT孕妇可选择导管射频消融(控制胎儿射线暴露在较低水平)来治疗。

2. 房室旁路和WPW综合征 预激患者在妊娠期间很可能出现心律失常。大部分表现为顺向型房室折返性心动过速,这种心律失常急性发作的处理同AVNRT。孕妇患者在妊娠期间如果出现AF合并预激,或伴有不明原因的稳定的宽QRS的心动过速,可选择静脉使用普鲁卡因胺。β受体阻滞剂、钙通道阻滞剂、或弗卡尼可作为隐匿型旁道的孕妇患者的长期治疗药物。维拉帕米或地高辛不应用于有WPW综合征的孕妇患者,因为在出现AF时会增加快旁道传导的风险。对于没有怀孕的WPW综合征患者,导管射频消融是一个重要治疗方法,但这种方法在妊娠期间应尽量避免。不过也有研究报道,在一些选择的孕妇患者中,导管射频消融也是安全的[12]。

3. 房性心动过速(简称房速) 房速是孕妇相对少见的一种心律失常,但妊娠可以促进房速的发生和维持。房速一般是持续性的,并对药物治疗、甚至电复律的效果均较差,并可能会出现心动过速性心肌病。

在紧急治疗时可先选择腺苷,有时可以中止房速的发作。否则,可选择β受体阻滞剂、钙通道阻滞剂或地高辛来控制心率。如果这些药物均不能控制,可以考虑索他洛尔或弗卡尼。对于持续发作、症状明显的房速,导管射频消融是安全的[10]。

(三)房颤和房扑

房颤(AF)和房扑在孕妇中较为少见,在就医病人中的发病率约2/10万[11]。尤其在结构正常或无AF病史的孕妇中,AF是十分罕见的。但随着越来越多的不孕症患者治疗后成功怀孕,这些孕妇的年龄较大,AF也可能成为较为常见的妊娠期心律失常。超过一半的既往有AF病史的孕妇患者在妊娠期间会出现症状性AF。妊娠期间出现静脉栓塞的风险增高,因此任何新发AF的孕妇患者都应排除肺动脉栓塞。

当孕妇发生血流动力学不稳定的AF或房扑时,应选择电复律。对于血流动力学稳定的孕妇,有病例报告显示弗卡尼和伊布利特可以安全地使其转复为窦性心律[13]。而对于大部分患者,可选择β受体阻滞剂、钙通道阻滞剂或地高辛来控制心率。如果心率控制失败或患者不能耐受AF发作(如二尖瓣狭窄),可选择抗心律失常药物(首选索他洛尔或弗卡尼)来控制心律。决奈达隆在妊娠期间禁用,也鲜有研究使用多非利特。胺碘酮对胎儿有伤害的风险,因此只适用于致命性的心律失常。在妊娠期间,没有指征行AF导管射频消融。典型的房扑似乎可以行三尖瓣峡部消融,但目前尚没有相关文献报道。

有血栓栓塞风险的AF和房扑孕妇应建议行系统的抗凝治疗。尽管阿司匹林对低风险的AF孕妇的益处尚不明确,但鉴于妊娠期间孕妇处于高凝状态,推荐患有AF的孕妇即使没有抗凝的指征也应服用阿司匹林[14]。华法林有潜在的胎儿致畸风险,尤其在孕早期。因此,在妊娠的前三个月和最后一个月抗凝应首选低分子量肝素或未分级肝素[13,14]。妊娠的4~9个月可考虑使用华法林。持续发作的患者在电复律治疗前也推荐使用华法林。目前几乎还没有研究在妊娠期间使用新型口服抗凝药物(达比加群、利伐沙班)或静脉使用直接凝血酶抑制剂,妊娠的患者不推荐常规用这些药物[15]。

(四)室性心动过速和心源性猝死

室性心动过速(VT)和室颤在妊娠期间非常少见,就医病人中的发病率为2/10万[11]。室性心律失常通常发生在有结构性心脏病或有VT病史的孕妇中,这些患者复发VT的风险高达27%[16]。

1. 结构性心脏病的孕妇出现VT　多种类型的心肌病(包括肥厚型心肌病和致心律失常型右室心肌病)的女性患者在妊娠期间可能出现VT[17]。先天性心脏病患者有较高的VT风险,孕妇中的发病率为(4.5~15.9)/1000[1]。没有已知的结构性心脏病的孕妇在妊娠的最后一个月或分娩后出现心力衰竭,此时应考虑围产期心肌病可能。这部分患者的VT发病率尚不清楚,但已有病例报道了围产期心肌病的患者在妊娠期间出现VT[18]。

结构性心脏病的孕妇患者在治疗VT时应综合考虑患者的心脏情况。当VT急性发作伴血流动力学不稳定时应紧急行电复律治疗。而血流动力学能耐受的VT应首选利多卡因复律,利多卡因无效时可使用普鲁卡因胺或奎尼丁。胺碘酮只适用于其他治疗方法无效的致命性心律失常。发作VT的结构性心脏病的孕妇患者接受慢性抗心律失常药物治疗是有必要的,β受体阻滞剂如美托洛尔或普萘洛尔适用于大部分患者。这些药物无效时,也可考虑索他洛尔。美西律和奎尼丁也是合理的可选药物。ⅠC类的抗心律失常药物会增加非怀孕的结构性心脏病患者的死亡率,因此对妊娠的患者也不考虑使用。

如前所述,孕妇患者在妊娠期间选择低射线暴露的导管射频消融来治疗心律失常是安全、有效的。然而,相关的文献报道仅限于SVT的治疗。VT的射频消融通常持续时间较长,需要全麻和更多的射线暴露。目前文献报道仅有1例致心律失常的右室心肌病的患者在孕36周时发生心室电风暴而成功的接受了VT消融[19]。尽管如此,考虑到目前经验较少、风险较高,因此只有药物治疗无效的致命性心律失常才应考虑行VT消融。

2. 无结构性心脏病的孕妇出现VT　特发性VT通常对儿茶酚胺敏感,表现为血流动力学较稳定,预后较好。心脏选择性的β受体阻滞剂通常对流出道VT有效。对于症状明显而β受体阻滞剂无效的患者可考虑索他洛尔或弗卡尼。分支型VT通常对维拉帕米敏感,维拉帕米既可以用于急性VT中止,也可以用于预防VT复发。在非妊娠的患者中,导管射频消融是特发性VT患者的一个有效的治疗方法,但目前尚没有文献报道特发性VT的孕妇患者行VT消融。

长 QT 综合征的女性患者在妊娠期间室性心律失常的风险是否会增加还存在争议。待其分娩后由于心率、压力的下降以及睡眠模式的改变会增加室性心律失常的风险。一项回顾性研究纳入了 422 例长 QT 综合征的女性患者(111 例先证者),结果显示与怀孕前 40 周相比,先证者在分娩后 40 周更可能出现晕厥、心脏骤停或猝死(23.4% vs 3.8%)[3]。β 受体阻滞剂可以降低长 QT 综合征患者怀孕前,妊娠期间和分娩后的心脏事件。因此,长 QT 综合征患者在怀孕期间和分娩后应坚持服用 β 受体阻滞剂。治疗时首选普萘洛尔,因为美托洛尔对 1 型和 2 型长 QT 综合征患者可能效果欠佳[20]。

3. 妊娠期间植入 ICD　孕妇患者在妊娠期间出现不稳定的室性心律失常或有高猝死风险时可考虑植入 ICD。植入 ICD 的安全性在原则上与导管射频消融相似。妊娠期间可用较少射线暴露成功的植入 ICD,也可以在超声指导下(无射线暴露)植入 ICD[21]。研究发现与妊娠前相比,妊娠不会增加 ICD 相关的并发症或 ICD 放电,而且 ICD 的放电对妊娠过程也没有影响。

(五) 心动过缓和传导异常

妊娠期间,窦房结功能异常和房室传导阻滞是很罕见的,尤其是在结构正常的心脏中[11]。先天性完全性心脏阻滞有时是在妊娠期间首次被诊断。无临床症状的完全性心脏阻滞的患者如没有其他传导性疾病或结构性心脏病则预后较好。在过去,完全性心脏阻滞的患者在劳累和分娩时会进行临时起搏。但近期越来越多的研究显示对于稳定的完全性心脏阻滞的患者进行临时起搏是不必要的[22]。孕妇患者如出现症状性或血流动力学不稳定的心动过缓性心律失常时可能需要永久起搏治疗。同 ICD 一样,永久起搏器也可用少量的射线暴露来成功的植入。

(六) 胎儿心律失常

SVT 是最常见的胎儿心律失常,尽管 VT 也有被报道。胎儿 SVT 可能是阵发性也可能是持续性,可能导致胎儿水肿,而胎儿水肿在治疗后可能会被逆转。弗卡尼、索他洛尔和地高辛可用于胎儿 SVT 的治疗[23]。

四、结　　论

妊娠期心律失常较常见,可能会遇到各种类型的心律失常。多种抗心律失常药物都可以在妊娠期间使用,但目前缺乏相关的临床研究,今后需要更多的前瞻性和注册研究来评估这些药物在妊娠患者中的安全性。在妊娠前三个月应尽量限制抗心律失常药物的使用。对于顽固性的致命性的心律失常,可以考虑风险更高的电复律或介入治疗。在屏蔽罩、现代电描测系统和心腔内超声的辅助下,心律失常的导管消融可以在较少的射线暴露下开展,减少手术的风险。

(江洪　黄兵)

参考文献

[1] Siu SC, Sermer M, Colman JM, et al. Prospective multicenter study of pregnancy outcomes in women with heart disease. Circulation, 2001, 104(5): 515-521.

[2] Shotan A, Ostrzega E, Mehra A, et al. Incidence of arrhythmias in normal pregnancy and relation to palpitations, dizziness, and syncope. Am J Cardiol, 1997, 79(8): 1061-1064.

[3] Enriquez AD, Economy KE, Tedrow UB. Contemporary management of arrhythmias during pregnancy.CircArrhythmElectrophysiol, 2014, 7(5): 961-967.

[4] Joglar JA, Page RL. Management of arrhythmia syndromes during pregnancy. Curr Opin Cardiol, 2014, 29(1): 36-44.

[5] Cox JL, Gardner MJ. Treatment of cardiac arrhythmias during pregnancy. Prog Cardiovasc Dis, 1993, 36(2): 137-178.

[6] Wang YC, Chen CH, Su HY, et al. The impact of maternal cardioversion on fetal haemodynamics. Eur J Obstet Gynecol Reprod Biol, 2006, 126(2): 268-269.

[7] Barnes EJ, Eben F, Patterson D. Direct current cardioversion during pregnancy should be performed with facilities available for fetal monitoring and emergency caesarean section. BJOG, 2002, 109(12): 1406-1407.

[8] Patel SJ, Reede DL, Katz DS, et al. Imaging the pregnant patient for nonobstetric conditions: algorithms and radiation dose considerations. Radiographics, 2007, 27(6): 1705-1722.

[9] Best PJ, Skelding KA, Mehran R, et al. SCAI consensus document on occupational radiation exposure to the pregnant cardiologist and technical personnel. Euro Intervention, 2011, 6(7): 866-874.

[10] Ferguson JD, Helms A, Mangrum JM, et al. Ablation of incessant left atrial tachycardia without fluoroscopy in a pregnant woman. J Cardiovasc Electrophysiol, 2011, 22(3): 346-349.

[11] Li JM, Nguyen C, Joglar JA, et al. Frequency and outcome of arrhythmias complicating admission during pregnancy: experience from a high-volume and ethnically-diverse obstetric service. Clin Cardiol, 2008, 31(11): 538-541.

[12] Kanjwal Y, Kosinski D, Kanj M, et al. Successful radiofrequencycatheter ablation of left lateral accessory pathway using transseptal approach during pregnancy. J Interv Card Electrophysiol, 2005, 13: 239-242.

[13] Camm AJ, Kirchhof P, Lip GY, et al. Guidelines for the management of atrial fibrillation: the Task Force for the Management of Atrial Fibrillation of the European Society of Cardiology (ESC). Eur Heart J, 2010, 31(19): 2369-2429.

[14] January CT, Wann LS, Alpert JS, et al. 2014 AHA/ACC/HRS guideline for the management of patients with atrial fibrillation: a report of the American College of Cardiology/American Heart Association Task Force on Practice Guidelines and the Heart Rhythm Society. J Am Coll Cardiol, 2014, 64(21): e1-e76.

[15] Ekbatani A, Asaro LR, Malinow AM. Anticoagulation with argatroban in a parturient with heparin-induced thrombocytopenia. Int J Obstet Anesth, 2010, 19(1): 82-87.

[16] Silversides CK, Harris L, Haberer K, et al. Recurrence rates of arrhythmias during pregnancy in women with previous tachyarrhythmia and impact on fetal and neonatal outcomes. Am J Cardiol, 2006, 97(8): 1206-1212.

[17] Bauce B, Daliento L, Frigo G, et al. Pregnancy in women with arrhythmogenic right ventricular cardiomyopathy/dysplasia. Eur J Obstet Gynecol Reprod Biol, 2006, 127(2): 186-189.

[18] Puri A, Sethi R, Singh B, et al. Peripartum cardiomyopathy presenting with ventricular tachycardia: a rare presentation. Indian Pacing Electrophysiol J, 2009, 9(3): 186-189.

[19] Stec S, Krynski T, Baran J, et al. "Rescue" ablation of electrical storm in arrhythmogenic right ventricular cardiomyopathy in pregnancy. BMC Cardiovasc Disord, 2013, 13: 58.

[20] Chockalingam P, Crotti L, Girardengo G, et al. Not all beta-blockers are equal in the management of long QT syndrome types 1 and 2: higher recurrence of events under metoprolol. J Am Coll Cardiol, 2012, 60(20): 2092-2099.

[21] Tuzcu V, Kilinc OU. Implantable cardioverter defibrillator implantation without using fluoroscopy in a pregnant patient. Pacing Clin Electrophysiol, 2012, 35(9): e265-e266.

[22] Hidaka N, Chiba Y, Fukushima K, et al. Pregnant women with complete atrioventricular block: perinatal risks and review of management. Pacing Clin Electrophysiol, 2011, 34(9): 1161-1176.

[23] Jaeggi ET, Carvalho JS, De Groot E, et al. Comparison of transplacental treatment of fetal supraventricular tachyarrhythmias with digoxin, flecainide, and sotalol: results of a nonrandomized multicenter study. Circulation, 2011, 124(16): 1747-1754.

2014年NICE心房颤动管理指南解读

2014年6月，英国国家卫生与临床优化研究所（NICE）在2006版《心房颤动管理指南》基础上发布了新的房颤管理指南。新指南在有关房颤的诊断以及基本治疗原则等方面继承了上一版指南核心思想和描述。但由于近几年来房颤研究领域取得了一系列快速进展，特别是新型抗凝药物在预防卒中领域中的地位快速提升以及导管消融，左心耳封堵等非药物治疗措施的积极开展，NICE认为有必要对上一版指南在卒中和出血事件的风险评估，提高房颤患者治疗依从性等方面做出新的修正。本文对2014版《NICE心房颤动管理指南》的亮点做出摘录。

一、强化以患者需求为核心的治疗理念

从整体来看，新版指南格外突出以患者为中心的治疗理念，同时肯定了获得及时而专业治疗的重要性。

新版指南回顾了上版指南发布以来的实施情况，大约仅有55%的房颤患者达到了2006版《NICE房颤管理指南》提出的抗凝标准[1]。房颤患者依从性差是房颤治疗整体效果欠佳的重要因素。因此新版指南强调因地制宜，根据患者临床特征和偏好制定个体化的治疗方案，并保证此类方案记录在册并顺利实施。从具体方面来看，个体化治疗方案应体现如下内容：

1. 普及患者对卒中的认知以及预防卒中的措施。
2. 心率控制。
3. 症状评估，判断是否采取心律控制。
4. 确保患者遇到疑难困惑时有明确的咨询对象。
5. 必要时予以心理支持。
6. 向患者提供最新且全面的房颤信息，包括：房颤的病因，预后以及并发症；心率和心律控制；当前采取抗凝治疗的手段；有关抗凝治疗的实用性建议以及社会支持等。

针对患者想要获得专业治疗的愿望，新版指南予以了肯定。同时对于及时转诊的标准给出了明确定义：在末次治疗失败后不超过4周，或心脏复律治疗后4周内复发房颤。

二、卒中和出血事件风险评估标准进一步细化和规范

2014版《NICE心房颤动管理指南》借鉴了2010版《欧洲心脏学会（ESC）房颤治疗指南》率先提出的，以及在2014版《AHA/ACC/HRS美国心房颤动患者管理指南》中同样采用的CHA_2DS_2-VASc评分体系（附表1），对各类型房颤、房扑以及虽转复为窦性心律但仍有复发房颤风险的患者进行卒中风险评估。研究证明CHA_2DS_2-VASc较$CHADS_2$能更为全面，更为细致地识别低、中危栓塞风险的房颤患者。对于将要使用或者已经开始使用抗凝治疗的患者，新指南推荐使用HAS-BLED评分系统（附表2）对出血事件的风险进行评估。同时注意监测和纠正相关危险因素，如未受控制的高血压；INR控制不佳；同时使用如阿司匹林等非甾体抗炎药；损伤性酒精摄入等。

在权衡抗凝治疗的获益与风险方面，新版指南仍然肯定了抗凝治疗对于大多数房颤患者获益大于风险，甚至提出不能仅仅因为患者存在跌倒风险而停止抗凝治疗；但同时警告对于某些本身已具有高出血风险的房颤患者，抗凝治疗应格外谨慎，须密切监测出血风险。

新版指南建议所有房颤患者每年应至少进行一次卒中以及出血风险的评估，特别是年龄大于65岁，或在任何年龄出现糖尿病、心力衰竭、外周动脉疾病、冠心病、卒中/短暂性脑缺血（TIA）/全身性栓塞等疾病的房颤患者。对于正在服用抗凝药物的患者，指南建议每年应进行至少一次抗凝效果和治疗方案评估，

若发生临床相关事件影响抗凝或出血风险的，还应适当增加评估次数。

三、预防卒中的药物治疗：排除低危人群，弱化阿司匹林

基于 CHA_2DS_2-VASc 评分(附表 1)，2014 版《NICE 心房颤动管理指南》认为：

1. 男性为 0 分，女性为 1 分无需进行抗凝治疗。
2. 评分为 1 分的男性房颤患者，考虑进行抗凝治疗，同时注意评估出血风险。
3. 评分为 2 或者高于 2 的房颤患者，应给予抗凝治疗，同时注意评估出血风险。

为提高患者的依从性和治疗的有效性，指南建议医生与患者仔细沟通，根据患者个人的临床特点和需求制定个性化的抗凝方案。值得注意的是，2014 版《AHA/ACC/HRS 美国心房颤动患者管理指南》认为，对于 CHA_2DS_2-VASc 为 1 分的患者，可不抗凝，也可使用抗凝药，也可使用阿司匹林(Ⅱb 类建议)；2012 年 ESC 指南只是建议应用抗凝药物；而 2014 版《NICE 心房颤动管理指南》则明确提出，对于房颤患者不要仅仅给予阿司匹林单药用于预防卒中。可见，虽然三版指南对于是否给予低危栓塞风险的房颤患者以抗凝治疗尚有争议，但弱化抗血小板治疗，突出抗凝治疗的共识无疑体现了当前房颤预防卒中治疗的主流意见。

在选择具体的抗凝剂方面，2014 版《NICE 心房颤动管理指南》非常谨慎，力求做到公平和循证，因此并没有在传统的维生素 K 拮抗剂(如华法林)以及非维生素 K 拮抗剂(如阿哌沙班、利伐沙班、达比加群酯等)之间显露偏好。然而鉴于目前传统的维生素 K 拮抗剂较新型抗凝剂应用更为广泛的现实，对于使用维生素 K 拮抗剂进行抗凝治疗的房颤患者，指南建议在患者每次随访时计算其治疗窗内时间(time in therapeutic range, TTR)*，同时结合国际标准化比值(international normalized ratio, INR)来评估患者的抗凝效果。抗凝效果差的患者需要重新制订抗凝方案。

抗凝效果差的评价标准为符合下列条件之一：

1. 过去 6 个月中 2 次 INR 超过 5，或 1 次 INR 超过 8。
2. 过去 6 个月中 2 次 INR 低于 1.5。
3. TTR 低于 65%。

其中，计算 TTR 时应使用经过验证的、可靠的测量方法(如 Rosendaal 方法等)，进行计算机辅助药物定量，或在测试范围内人工药物定量；至少需要 6 个月的稳定期数据；且须排除治疗开始后前 6 周的监测数据。

指南同时建议为改善抗凝效果，可考虑并纠正(如果可行)以下因素：患者的认知能力；对治疗方案的依从性；基础疾病；药物的相互作用；以及生活方式等(如饮食和饮酒)。

*TTR 是一种对抗凝效果的评估手段，即患者 INR 达标时长占抗凝治疗总时长的比例。较高的 TTR 意味着栓塞事件及出血事件发生率同时减低。

四、预防卒中的非药物治疗：左心耳封堵，谨慎推荐

2012 年的 ESC 年会上，左心耳封堵术首次被纳入 ESC 房颤管理指南，并作为Ⅱb 类推荐适应证。2014 版《NICE 心房颤动管理指南》建议对于存在抗凝禁忌或对抗凝治疗不能耐受的房颤患者，可考虑左心耳封堵术。同样，2014 版《AHA/ACC/HRS 美国心房颤动患者管理指南》也介绍了经皮房间隔穿刺左心耳封堵治疗，但是并没有给出明确建议，说明该治疗手段目前仍处于观察阶段，需要更多的临床数据支持。2014 年一篇发表于 *JAMA* 的名为 PROTECT AF 临床研究结果显示，在预防卒中风险升高的非瓣膜性房颤患者的复合终点不良事件方面，左心耳封堵优于华法林[2]。近日，美国 FDA 正式批准了 WATCHMAN™ 左心耳封堵器上市，从而成为目前唯一一个获得我国 CFDA 批准，美国 FDA 批准以及欧洲 CE 认证的左心耳封堵器。目前，左心耳封堵术在我国刚刚起步。2014 年 11 月 6 日，我国张玉顺医生团队完成了西北首例左心耳封堵术。有理由相信，在规范化的操作培训基础上，辅以严格的管理和考核制度，有步骤、有条理地开展左心耳封堵术，会成为日后房颤患者进行预防卒中非药物治疗的重要手段。随着临床资料的不断完善，左心耳封堵术在下版指南中应会得到更为全面的阐述和推荐。

五、心率控制和节律控制的药物治疗

鉴于目前没有明确证据表明在预防卒中或降低死亡率方面，节律控制优于心率控制。因此，2014 版《NICE 心房颤动管理指南》指出房颤治疗的主要目的是改善症状。对于大多数房颤患者(除新发房颤或可逆因素导致的房颤外)，心率控制为一线治疗策略。具体用药方面，β 受体阻滞剂(索他洛尔除外)，非二氢吡啶类钙离子拮抗剂可作为单药物起始治疗。对于不进行或者很少进行体力活动的非阵发性房颤患者，地高辛单药治疗可作为首选。若单药治疗仍不满意，且该症状确是由心室率控制效果不佳引起，可考虑在 β 受体阻滞剂、地尔硫䓬，以及地高辛三种药物中联合两种进行治疗。

对于心率控制后仍有症状或心率控制效果不佳的房颤患者，指南建议考虑药物节律控制或电复律(或两者同时使用)。复律后需评估患者是否应长期服用控制节律药物。如需长期服用药物控制节律，若无明显禁忌可考虑 β 受体阻滞剂(索他洛尔除外)为一线药物，同时注意其禁忌证，如心动过缓、哮喘或周围血管疾病等。若患者存在服用 β 受体阻滞剂禁忌或者效果不佳，可考虑更换其他控制节律的药物，同时注意患者存在的并发症等因素。新版指南提出，阵发性房颤患者应长期服用节律控制药物，目标是尽可能延长窦性心律时间；复律后可能复发的房颤患者也应长期服用节律控制药物，目标是增加维持窦性心律的可能性。

六、非药物治疗

2014 版《NICE 心房颤动管理指南》对于左室射频消融作为药物治疗失败后的备选方案予以了肯定。并且提出，消融效果早期优于晚期，阵发性房颤优于持续性房颤。针对药物治疗效果欠佳或不适合患者：

1. 对于阵发性房颤患者，给予左室导管消融。
2. 对于持续性房颤患者，给予左室导管消融或手术消融。
3. 针对症状性房颤患者，在其他心胸外科手术同时，给予左室手术消融。
4. 针对永久性房颤伴由快速心室率导致的左室功能不全患者，给予房室结消融后起搏治疗。若行房室结消融并起搏治疗，需评估患者症状，判断起搏后是否需要后续消融以及优化药物治疗方案。

指南图表附录

附表 1 CHA_2DS_2-VASc 卒中风险分层评分系统

项目	评分	项目	评分
充血性心力衰竭或左室功能障碍(C)	1	血管疾病 *(V)	1
高血压(H)	1	年龄 64 岁至 75 岁(A_1)	1
年龄达到或超过 75 岁(A_2)	2	女性患者(sex category, Sc)	1
糖尿病(D)	1	总分最大值	9(A_1/A_2)
卒中，短暂缺血性发作或系统性血栓栓塞(S_2)	2		

* 血管疾病的定义为既往有心肌梗死，外周动脉疾病或主动脉斑块等病史

附表 2 HAS-BLED 出血事件风险分层评分系统

项目	评分	项目	评分
高血压(H)	1	INR 不稳定(L)	1
肝、肾功能异常，每项 1 分(A)	1 或 2	年龄超过 65 岁(E)	1
卒中(S)	1	有吸毒或酗酒史，每项 1 分(D)	1 或 2
出血事件(B)	1	总分最大值	9

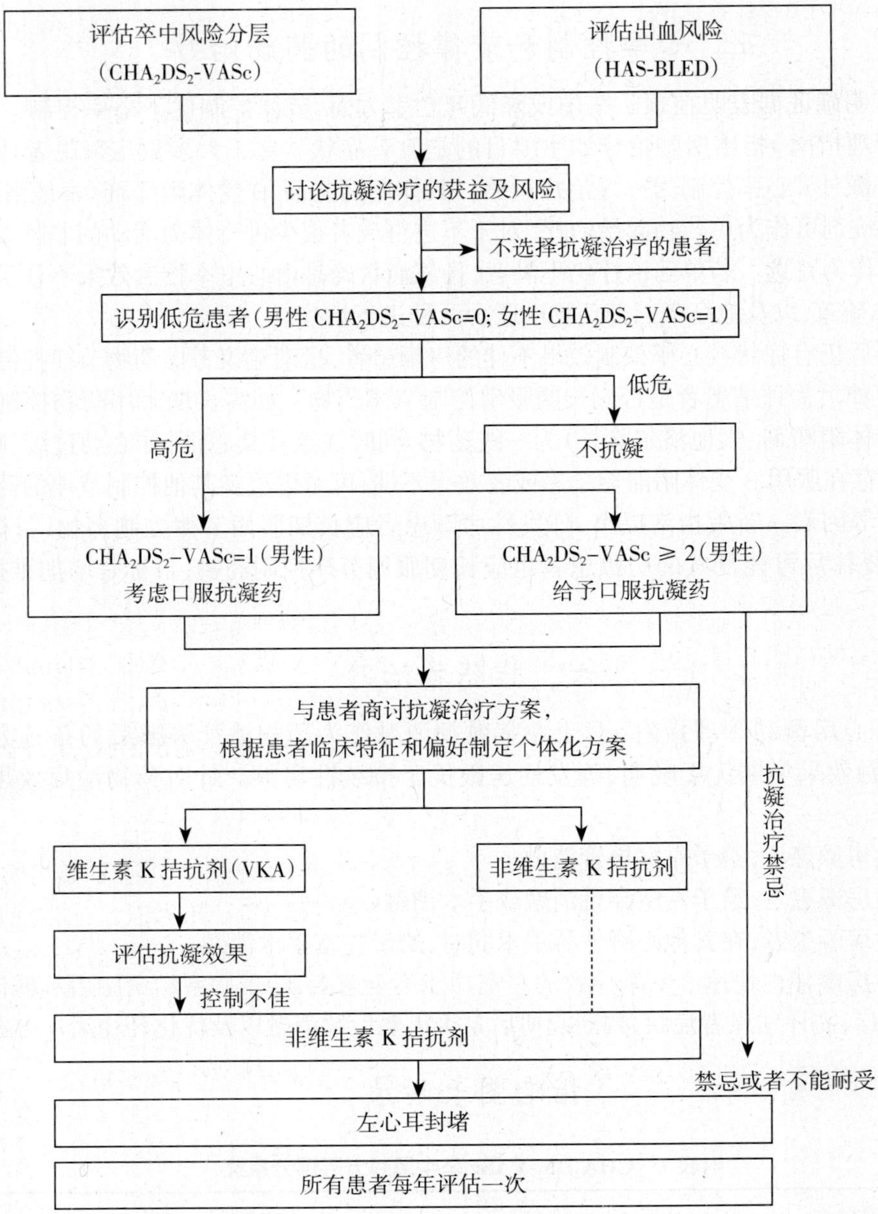

附图 1 非瓣膜病房颤患者推荐卒中预防流程图

（袁祖贻）

参考文献

[1] Cowan C, Healicon R, Robson I, et al. The use of anticoagulants in the management of atrial fibrillation among general practices in England. Heart, 2013, 99(16): 1166-1172.

[2] Reddy VY, Stevert H, Haiperin J, et al. Percutaneous left atrial appendage closure vs warfarin for atrial fibrillation: a randomized clinical trial. JAMA, 2014, 312(19): 1988-1998.

第四篇　心脏结构与心脏功能

欧洲急性心力衰竭入院前及院内早期管理的建议解读

急性心力衰竭(心衰)是一组多种病因引起的急性临床综合征,常常危及生命,需要立即进行医疗干预。急性心衰治疗需要包括急诊医生、心脏医生、重症医生、护士和其他医护人员共同协作。近年来慢性心衰的治疗已取得重要进展,而急性心衰的治疗进展缓慢。目前各国有关急性心衰的指南中,大部分治疗决策缺乏循证医学的证据,主要是依据专家推荐意见。2015 年 5 月,*European Heart Journal* 刊发由欧洲心脏学会心力衰竭委员会、欧洲急诊学会等联合制定的《急性心力衰竭入院前及院内早期管理的建议》,该共识实用性强,包括有关急性心衰院前、院内处理的指导;出、入院的标准;对急性心衰认识存在的不足和展望等。该共识不是替代目前的有关指南,而是根据最新的资料,基于专家建议,为临床医生和相关护理人员提供急性心衰早期处理的指导。

该共识中,首先对急性心衰给出了定义,指出大部分急性心衰为慢性心衰急性失代偿,多表现为伴随显著血压增高的突发呼吸困难。其次,最近数据显示与急性冠脉综合征相似,"及时治疗"(time-to-treatment)的理念在急性心衰中非常重要,强调所有怀疑急性心衰患者必须尽早接受合理的治疗,因此,院前的处理是急性心衰处理中关键的组成部分。第三,大部分急性心衰患者在急诊时血压正常或增高,同时伴有淤血的症状或体征。而由于低心排出量导致的症状性低血压或低灌注的患者相对较少,但这些患者预后极差,多在 CCU 和 ICU。因此,准确评估病情是急性心衰合理治疗的前提和基础。

一、急性心衰的定义及流行病学

急性心衰是指一组多种病因引起的急性临床综合征,心衰症状和体征迅速发生或急性加重,伴有血浆利钠肽水平的升高,严重威胁生命,必须立即进行医疗干预,通常需要紧急入院。大多数急性心衰患者血压正常或升高,多伴有淤血的症状和体征,而低心输出量症状少。表 1 显示在不同初始救治场所(ICU/CCU、急诊病房、院前)的急性心衰患者的临床特征存在差异,在院前及急诊科的急性心衰患者的血压水平更高,以女性及老年人多见。

表 1　临床研究中急性心衰的临床特点

救治场所	ICU/CCU		急诊科		院前	
研究名称	Eruo-HF Ⅱ	EFICA	ADHERE	ATTEND	DucrosL 等	SporerKA 等
样本量(n)	3580	599	159 168	1100	207	319
男性(%)	61	59	49	59	41	47
年龄	70	73	73	72	81	77
SP>140mmHg(%)	63	60	74	71	75	77
心源性休克或 SP<90mmHg(%)	3.9	29	3	NA	1	3
初始 SP	135	126	144	147	170	167

SP,收缩压

二、急性心衰院前及早期诊疗策略

尽早治疗可使许多心血管疾病患者获益，如急性心肌梗死的治疗。近来认识到尽早治疗在急性心衰处理中的作用，“及时治疗”的理念对急性心衰的患者极其重要，建议中首先强调“最佳治疗时间”（time-to-treatment）：即所有心衰患者应尽可能早地给予合适的治疗。在入院前，急性心衰患者可以获益的措施如下：

1. 尽早进行无创监测　包括血氧、血压、呼吸频率及连续心电监测，在急救车上就进行，必须几分钟之内完成。

2. 给氧治疗　根据临床情况决定是否氧疗，血氧饱和度 <90%，给予常规氧疗。

3. 呼吸窘迫者　给予无创通气。

4. 药物治疗　根据血压和（或）淤血程度决定应用血管扩张剂和（或）利尿剂。

5. 尽快转运至最近的医疗机构［心脏专科和（或）CCU/ICU］。

6. 一旦进入急诊科 /CCU/ICU，立即开始体检、临床评估及治疗。

急性心衰获得早期治疗的方式之一就是展开院前急救。一些诊断和治疗的方法可以应用于院前阶段（救护车上），包括利钠肽的快速检测、无创通气（可降低气管插管的风险，并且改善急性心源性肺水肿的近期预后）、静脉应用硝酸酯药物及呋塞米。应注意院前治疗不能延误急性心衰患者转运到最适宜的医疗机构。注册研究数据表明，对急性心衰患者尽早开始治疗非常重要，因此在进行相关的检查后，尽早开始治疗是合理的。此外，当依据查体急性心衰的临床诊断已明确时，应立即开始治疗，而不是等待进一步的检查。

三、到达急诊科 /CCU/ICU 后的初步临床评价及处理

对于疑似急性心衰患者，到达急诊科 /CCU/ICU 后，初步临床评价及处理见图 1，首先应排除心源性休克。初始临床评估最重要的目的是根据呼吸困难的程度、血流动力学状态和心律判断心肺功能的不稳定程度。有呼吸衰竭或者血流动力学不稳定的患者需要立即转入可以立即提供呼吸和循环支持的场所。需评估的内容如下：

1. 首先判断

(1) 呼吸困难严重程度：包括呼吸频率，对仰卧位的耐受程度，呼吸费力及缺氧的程度。

(2) 血压。

(3) 心律及心率。

(4) 体温情况，是否存在低灌注征象（手足发冷，脉压变小，精神状态）。

2. 进一步评估患者是否存在淤血，包括外周水肿、湿啰音（尤其是无发热的患者）、颈静脉压力。

3. 检查包括

(1) 心电图：在急性心衰中，心电图很少正常，对心衰无特异性的诊断价值，但是必须做以排除 ST 段抬高急性心肌梗死。

(2) 实验室检查（见后）。

(3) 胸部超声：床旁胸部超声可发现肺间质水肿的征象（B 线），腹部超声可检查下腔静脉直径和腹水。

(4) 胸片：是应用最广泛的方法之一，可评估肺静脉淤血，胸腔积液，以及间质水肿或者肺泡水肿（最特异的指标），并可排除其他原因导致的呼吸困难(例如肺炎）。由于有接近 20% 的急性心衰患者胸片正常，其敏感性不高。

4. 除非患者出现血流动力学不稳定，多数不需要立即行超声心动图，但需在后续检测中进行，尤其是新发心衰患者。

5. 尽量避免导尿术，应权衡获益与泌尿系感染以及长期卧床导致相关并发症的风险。

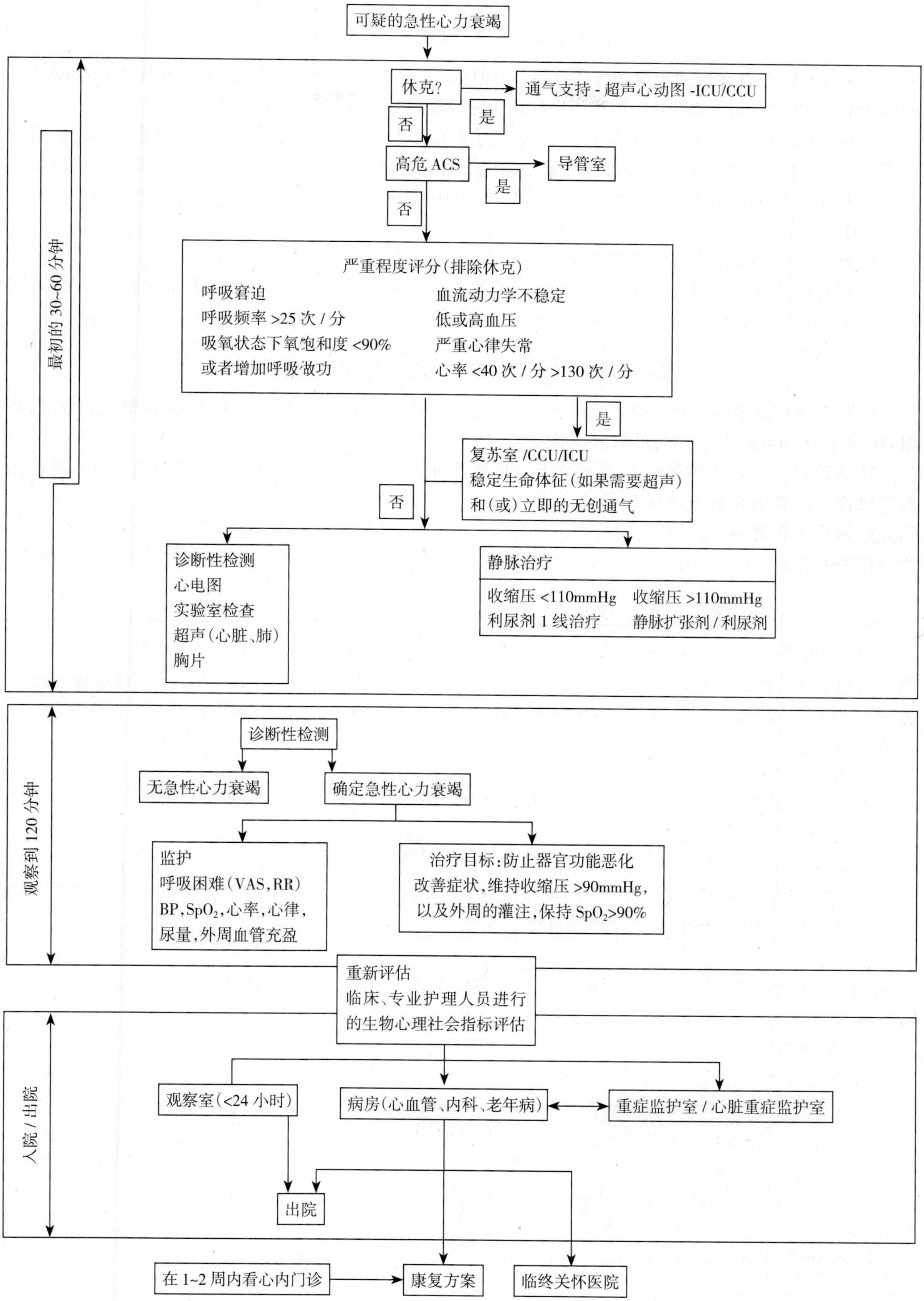

图1 急性心衰的处理流程

四、急性心衰的实验室检查

1. 对于所有急性呼吸困难或者怀疑急性心衰的患者，均需检查血浆钠尿肽水平（BNP、NT-proBNP 或 MR-proANP）以鉴别非心源性呼吸困难。最好是床旁快速检测法，并在出院前复查。

2. 应立即完成下列检测 肌钙蛋白、BUN（或尿素）、肌酐、电解质、血糖和血常规。随着肌钙蛋白检测敏感性提高，绝大多数急性心衰患者肌钙蛋白水平有升高，很难和急性冠脉综合征分开。肌钙蛋白测量可用于预测预后，肌钙蛋白水平增高预示预后较差。住院病人应每 1~2 天测量肌酐，尿素氮和电解质。急性心衰治疗中出现急性肾损伤是预后差的危险因素。

3. 疑似急性肺栓塞需 D- 二聚体检测。

4. 通过静脉血气分析可检测 pH 值和 CO_2，判断是否存在呼吸或代谢酸中毒。除非有特殊需要，否则不需常规动脉血气检查。

五、氧疗和（或）机械通气支持（图 2）

1. 监测脉搏血氧饱和度（SpO_2） 轻度急性心衰即可出现 SpO_2 的下降。根据 SpO_2 调整吸氧浓度，必要时可提升至 100%，尽力避免低氧血症的发生。

2. 入院时及时查酸碱平衡，特别是伴有急性肺水肿或有 COPD 者，可采静脉或动脉血。有心源性休克症状的患者，应行动脉血气分析。

3. 血氧饱和度 <90% 应给与氧疗。

有呼吸窘迫者应尽快给无创通气。无创通气不仅可以减轻症状，而且可以降低气管内插管的概率。

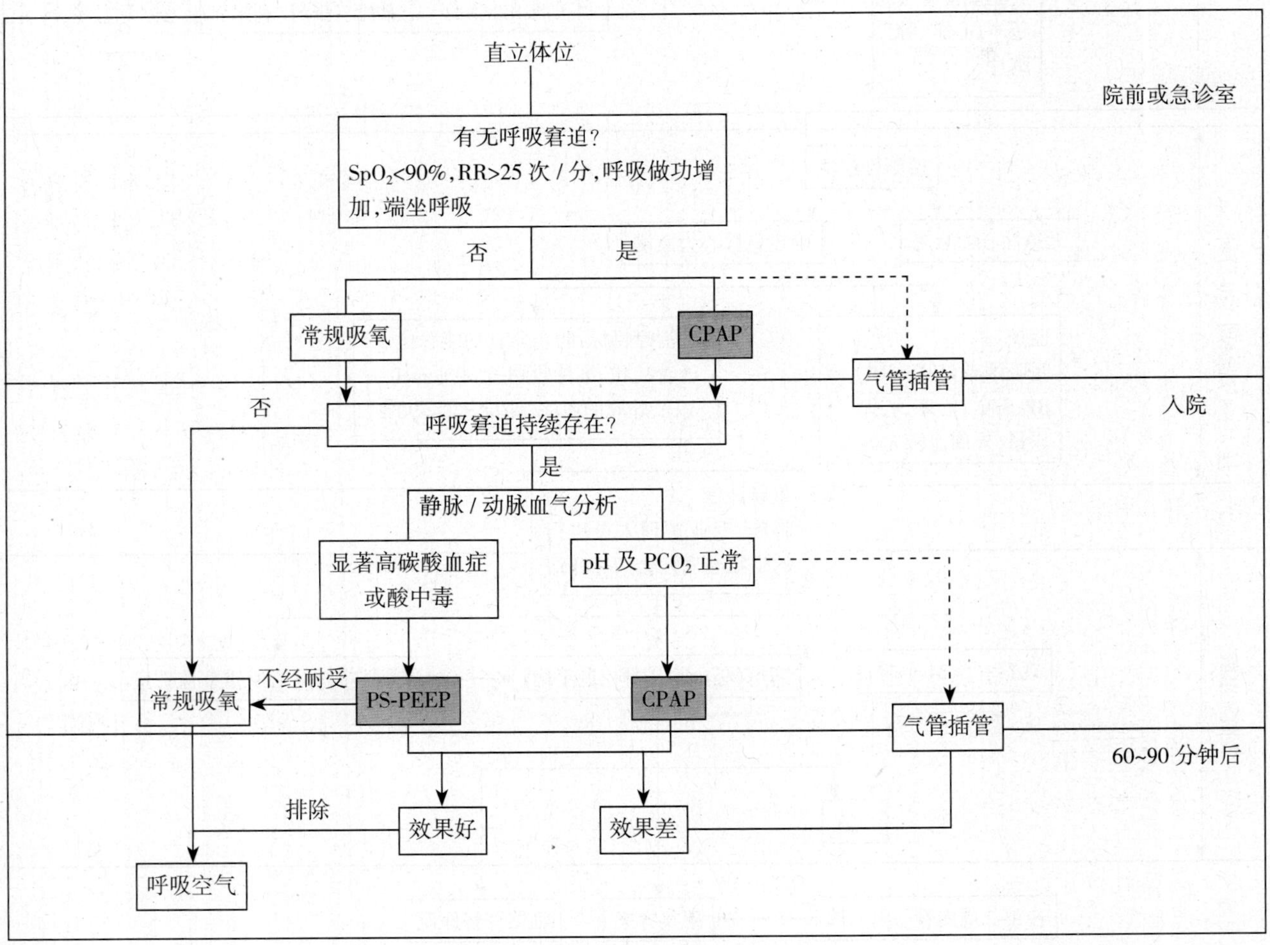

图 2 氧疗和（或）机械通气支持

持续气道正压通气(CPAP)操作较压力支持 - 呼气末正压通气(PS-PEEP)更为简单,可在院前选用,入院后,若出现酸中毒或高碳酸血症,尤其对于既往有 COPD 病史或出现呼吸肌疲劳的患者则首选压力支持 - 呼气末正压通气。

六、早期静脉应用利尿剂及血管扩张剂

1. 所有急性心衰患者均可静脉给予 20~40mg 呋塞米作为初始治疗。静脉使用袢利尿剂为最常用的急性心衰治疗措施,能有效减轻淤血状态。

2. 存在高容量负荷时,静脉使用利尿剂的剂量与急性心衰的分型有关:新发心衰或无利尿剂维持治疗者,静脉呋塞米 40mg;长期口服利尿治疗的慢性心衰患者,呋塞米静脉注射首次剂量至少应等同于口服剂量。在急性失代偿性心衰患者利尿剂治疗策略(DOSE)临床试验中,高剂量组呋塞米的用量是住院前口服剂量的 2.5 倍,其能更有效地缓解呼吸困难等症状,但导致了肾功能一过性的恶化。一项注册研究显示在第一个 24 小时内呋塞米用量超过 160mg 的患者中死亡率升高,但对心衰病人的病情进行匹配后,认为在急性心衰早期阶段,利尿剂剂量本身并不影响近期死亡率。在临床应用中,早期应用利尿剂是恰当的,但应限制其用量,以能有效减轻容量负荷的最小剂量为佳。

3. 收缩压正常或轻度升高(≥110mmHg)时,可静脉给予血管扩张剂作为初始的对症治疗,亦可选择舌下给予硝酸酯类药物。静脉血管扩张剂是急性心衰患者第二位常用药物。注册研究显示,早期运用(<6 小时)扩血管药物与低死亡率相关,延迟给药则与高死亡率相关。但急性心衰患者应用静脉血管扩张剂,尤其是硝酸酯类是否改善临床预后的相关随机对照研究证据很少。硝普钠可用于动脉血压明显升高的患者,具有较好的降压效果,但须进行有创血压监测。联合使用利尿剂与血管扩张剂能改善症状,减轻淤血。

4. 心衰患者合并房颤时,指南推荐可静脉给予强心苷类药物快速控制心室率。此外,β 受体阻滞剂亦可作为心衰合并房颤患者控制心室率的一线药物。

七、急性心衰(心源性休克除外)慎用的药物

急性心衰患者不推荐常规使用阿片类药物。小规模的研究显示吗啡有降低前负荷、降低后负荷、减慢心率和缓解呼吸困难的作用。然而,急性失代偿性心衰国家注册研究(ADHERE)中,147 362 例急性心衰患者,应用吗啡者(14.1%),机械通气增多,住院时间更长,在 ICU 时间更长,死亡率更高。因为目前没有证据显示吗啡能改善预后,并且可能有害,使用时应个体化应用,不推荐常规使用,对老年或合并 COPD 者应慎重。

拟交感神经药物或缩血管药物在急性心衰患者(心源性休克除外)中作用有限,仅适用于在充足血容量的条件下,仍然有持续性低灌注、低血压状态的病人。指南指出,当收缩压 >110mmHg 时不推荐应用缩血管药物,无低心排表现时不推荐常规使用拟交感神经药物,当收缩压正常或升高时应用多巴酚丁胺治疗肺水肿尚无证据。

八、对于慢性心衰口服药物治疗的管理

对慢性心衰失代偿急性加重的患者,应尽量继续使用循证医学推荐的药物,如在射血分数下降心衰患者中应用 ACEI/ARB、β 受体阻滞剂及醛固酮受体拮抗剂,但血流动力学不稳定(SBP<85mmHg;心率<50 次 / 分),血钾>5.5mmol/L 或严重肾功能不全时应停用。应根据病情进行调整或停药(表 2)。β 受体阻滞剂在急性心衰患者中可继续使用,但存在心源性休克时停用。对于新发心衰患者,在血流动力学稳定后,应给予能改善心衰预后的药物。

表 2 急性心衰患者口服药物治疗管理

	血压正常 / 高血压	低血压		心率低		血钾		肾损害	
		85~100mmHg	<85mmHg	<60 ≥50 次 / 分	<50 次 / 分	≤3.5mg/dl	>5.5mg/dl	Cr<2.5，eGFR>30	Cr>2.5，eGFR<30
ACE-I/ARB	复查 / 加量	减量 / 停药	停药	不变	不变	复查 / 加量	停药	复查	停药
β 受体阻滞剂	不变	减量 / 停药	停药	减量	停药	不变	不变	不变	不变
MRA	不变	不变	停药	减量	不变	复查 / 加量	停药	减量	停药
利尿剂	加量	减量	停药	减量	不变	复查 / 不变	复查 / 加量	不变	复查
其他血管扩张剂（硝酸酯类）	加量	减量 / 停药	停药	减量	不变	不变	不变	不变	不变
其他减慢心率药物（胺碘酮、CCB、伊伐布雷定）	复查	减量 / 停药	停药	停药	停药	复查 / 停药（*）	不变	不变	不变

注：CCB，钙拮抗剂；Cr，血肌酐水平（mg/dl）；eGFR，估算肾小球滤过率 ml/（min·1.73m²）；MRA，盐皮质激素受体拮抗剂；（*）胺碘酮

九、急诊出院注意事项

1. 患者临床状况在入急诊后几小时会发生显著变化，因此对初始治疗的临床反应是指导下一步措施的重要参考指标。

2. 经初始治疗后可考虑出院的指标如下：

（1）患者自觉症状改善。

（2）静息心率小于 100 次 / 分：静息心率 <100 次 / 分表明症状改善，治疗反应良好。

（3）无直立性低血压。

（4）尿量正常。

（5）不吸氧时氧饱和度 >95%。

（6）无或仅中度肾功能恶化。

3. 从急诊快速出院后应启动慢性疾病管理计划，一旦有失代偿症状及体征应立即治疗。

4. 新发急性心衰患者不宜由急诊科直接出院，需要进一步评估。

急性心衰患者出院后死亡率和再入院率很高，大部分的研究关注如何识别高风险病人，并给予更好的管理以降低再入院率和死亡率。而对于急诊科的低危急性心衰病人研究很少，目前缺乏行之有效的评价策略，如何避免不必要的住院和减少再住院率还需要进一步研究。

降低急性心衰患者住院率会降低医疗成本。没有已知高危特征（例如：脑钠肽水平显著升高、低血压、肾功能恶化、低钠血症、肌钙蛋白阳性）的急性心衰患者可以在急诊观察室接受治疗，并在随后的时间里评价对初始治疗的反应。除此之外，急诊医师在患者离院前必须考虑其合并症、心理及社会因素，最后应联系相关医生或护士，安排患者早期门诊随访。

十、病房 /ICU/CCU 住院标准

1. 若患者存在严重呼吸困难和血流动力学不稳定状态，应将其转入具备能立即进行心肺复苏的场所。

2. 对急性心衰住院患者需采取针对性专科护理及诊疗过程。

3. 高危患者应入 CCU 治疗，急性心衰伴急性冠脉综合征患者应入 CCU 治疗，具体内容如下：

(1) 通过临床风险评估判断急性心衰患者是否需入院诊疗。

(2) ICU 收治标准包括：呼吸频率大于 25 次 / 分；血氧饱和度低于 90%；辅助肌参与呼吸；收缩压低于 90mmHg。

(3) 需要气管插管（或已插管）、低灌注征象（少尿、四肢厥冷、意识改变、乳酸大于 2mmol/L，代谢性酸中毒、静脉血氧饱和度低于 65%）亦是 ICU 收治指征。

4. 若患者进入 ICU/CCU 治疗，其后应转入心脏病房继续治疗。

5. 医院应该设置一个部门，使得所有的急性心衰患者获得心脏专科医师的建议。

十一、院内监护

1. 每日测量体重，体液出入量。

2. 常规无创监测脉搏，呼吸频率和血压。

3. 每日监测肾功能和电解质。

4. 出院前利钠肽的检测有助于出院后的诊疗计划。住院期间利钠肽水平明显下降的患者 6 个月内心血管死亡率或再住院率均较低。

十二、出院标准及高危患者随访

急性心衰患者出院标准：血流动力学稳定；血容量正常；给予有循证医学证据的口服药物；肾功能稳定至少有 24 小时；为患者提供患者教育及自我管理建议。

患者应该随访：出院 1 周之内应由全科医生进行随访；应在出院 2 周内由医院心脏内科小组进行随访；若合并慢性心衰，应由专业的心衰治疗小组进行随访。提高依从性是减少急性心衰诱因的重点。

十三、心源性休克的定义、初始处理及监测

心源性休克的定义：尽管积极补液，但仍存在低血压（SBP<90mmHg 超过 30 分钟）和全身低灌注表现［少尿 <0.5ml/（kg·h），且至少 6 小时，肢端冰冷，神志改变，乳酸 >2mmol/L，代谢性酸中毒，SvO_2<65%］。导致心源性休克原因很多，包括低灌注进展、慢性心衰终末期、由急性心肌梗死或急性瓣膜病变等导致的急性发作。药物治疗的目的在于增加心排量及血压以保证器官灌注。

当患者被疑诊为心源性休克时应迅速进行评估，包括：心电图和超声心动图、有创的动脉血压监测。监测心源性休克患者的血流动力学状态的最佳方式尚无定论。心源性休克的治疗目标：增加心输出量和血压，改善重要脏器的灌注，具体如下：

1. 补液　如果怀疑患者存在容量不足，应快速补液（生理盐水或乳酸林格氏液，>200ml/15~30min），为一线治疗。

2. 正性肌力药物　增加心输出量，可用多巴酚丁胺，左西孟坦（特别是口服 β 受体阻滞剂的慢性心衰患者）。

3. 缩血管药物　持续低灌注，收缩压难以维持时，可用血管升压药，去甲肾上腺素优于多巴胺，可联用去甲肾上腺素和多巴胺。

4. 均应迅速转移至有条件的医疗机构（可进行心导管治疗、短期机械辅助装置治疗）。

5. 主动脉内球囊反搏术（IABP）不作为常规推荐；主动脉内球囊反搏是目前应用最广泛的左室血流动力学辅助装置。近来，IABP-SHOCK Ⅱ临床试验显示在行早期血管重建的合并心源性休克的急性心梗患者中，IABP 没有显著减低 30 天的死亡率，应用 IABP 并未改善急性心梗伴心源性休克患者的预后。

6. 对于难治性的心源性休克，应根据患者年龄、并发症及神经系统功能综合考虑是否进行短期机械辅助装置（LVAD）治疗（图 3）。LVAD 可用于对常规治疗无效的心衰患者，但现阶段的经验及证据仍匮乏。有报道应用 LVAD 患者较用 IABP 患者的血流动力学改善更好，但预后无差别。目前 LVAD 尚不作为一线治疗推荐，并且目前尚不知何种机械辅助装置疗效更好。

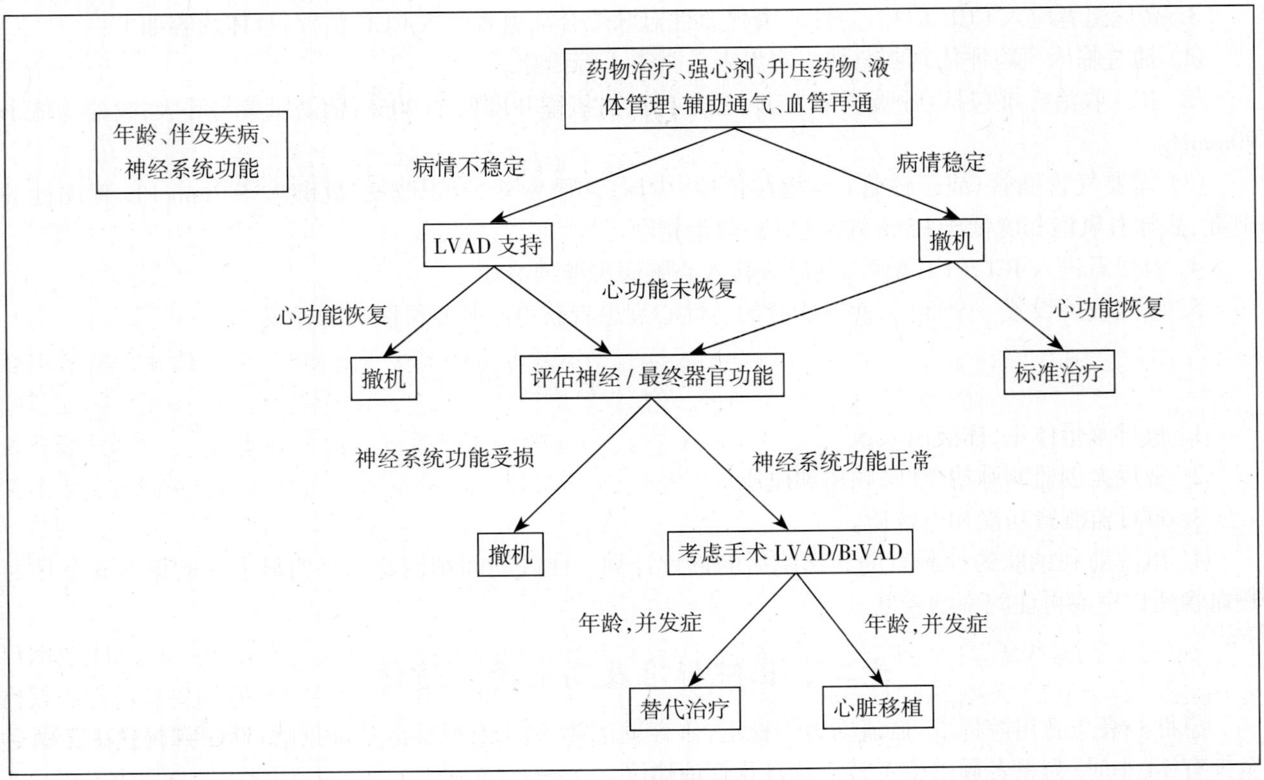

图 3 心室机械辅助装置的使用流程

十四、展　　望

急性心衰目前仍有一些领域需要深入的探索和研究。生物标志物可用于判断心衰严重程度，它对疾病的危险分层、指导治疗、有效检测手段等方面需进一步研究。目前仍需要对急性期治疗，再入院的情况以及死亡率(包括短期和长期)进行更深入的研究。目前有个新的模式叫做"心衰诊疗小组(HF-teams)的家庭随访(home visit)"，此种模式可以减少急性心衰患者在急诊科的就诊率和入院率。

最近Ⅲ期和Ⅳ期研究为急性心衰的临床治疗提供了前景。这些研究包括 RELAX-AHF(serelaxin)，ATOMIC-AHF、PRONTO、TRUE-AHF、ARTS-HF。

(王华　杨杰孚)

经导管主动脉瓣置换术治疗二叶式主动脉瓣狭窄的现状及展望

二叶式主动脉瓣（bicuspid aortic valve，BAV）是一种非常常见的先天性心脏病，可导致主动脉瓣重度狭窄或关闭不全，增加感染性心内膜炎的风险，常合并主动脉疾病如升主动脉扩张、主动脉瘤和夹层等。随着影像学、外科手术和经导管介入治疗的不断发展，BAV 的诊治也取得了重大突破，尤其在将导管介入治疗方面。本文重点阐述经导管主动脉瓣置换术（transcatheter aortic valve replacement，TAVR）治疗 BAV 狭窄的现状及展望。

一、二叶式主动脉瓣的特点

BAV 的患病率高，约为 1%，是最常见的先天性心脏病，男女比例为(2~3)：1[1]。在一项 21 417 例尸检研究中，共有 293 例确诊患有 BAV，发病率 1.37%[2]。复旦大学中山医院对 287 556 例患者进行心超检查，发现 2430 例患者是 BAV，发病率为 0.85%[3]。在某些特定的患者人群中，BAV 发病率明显高于普通人群，超过 50% 的主动脉缩窄患者及 30% 的女性 Turner 综合征患者合并 BAV[1]。部分 BAV 为遗传性疾病，遗传方式为不完全外显的常染色体显性遗传，且具有基因多态性[4]。DiGeorge 综合征和腭心面综合征的患者中，有染色体 22q11.2 缺失者，常伴发 BAV。导致 BAV 进展的特殊基因位点或结构蛋白等尚未明确，eNOS、NKX2.5 和 NOTCH 信号系统可能参与了 BAV 的发生发展[5]。

BAV 解剖变化较多，包括脊数目不同（无脊、1 或 2 道脊）、瓣叶融合方式不同、瓣叶融合程度不同（部分或完全融合）等[6]。临床上，根据脊的数目，可将 BAV 分为 type 0（无脊）、type 1(1 道脊）及 type 2(2 道脊)。任何两个瓣叶均可发生融合，左冠瓣和右冠瓣融合最常见（70%~86%），其次是右冠瓣与无冠瓣融合（12%），左冠瓣与无冠瓣融合者很少(3%)[7]。BAV 的瓣叶融合方式可预测临床预后，与左冠瓣和右冠瓣融合相比，右冠瓣与无冠瓣融合导致的主动脉瓣狭窄或反流进展更快[8]。

BAV 狭窄的典型病理改变包括：瓣叶的钙化严重而不均匀；瓣叶大小不对称、高度不一致；瓣环多为椭圆形，完全失去了 3 叶式主动脉瓣瓣环的类圆形外观；常合并有升主动脉疾病，如升主动脉扩张、主动脉瘤和夹层等。这些因素都给 BAV 的诊治尤其是经导管介入治疗增加了手术操作难度和并发症发生的概率。

二、二叶式主动脉瓣诊治的最新指南推荐

经胸超声心动图（TTE）是早期诊断 BAV 及其伴随主动脉疾病的主要手段，在 TTE 评估升主动脉困难的情况下，可采用 CT 或 MRI 来综合评估，若 CT 或 MRI 有禁忌时则采用经食管超声心动图来评估[9]。

目前尚无确切有效的药物能够治疗 BAV 狭窄及伴发的主动脉病变，传统的治疗手段仍是外科手术。对于有临床症状、合并主动脉瓣重度狭窄或关闭不全、手术风险低中危的 BAV 患者，外科手术是该类患者的首选治疗方案，主要的术式包括换瓣手术、ROSS 手术以及部分主动脉瓣关闭不全的修复手术等。部分患者行主动脉瓣换瓣手术时，需同时行升主动脉置换，尤其升主动脉直径 >4.5cm 或主动脉直径增加速度每年≥0.5cm 的患者[9,10]。

部分钙化不明显的 BAV 重度狭窄的患者，可考虑单纯的主动脉瓣球囊扩张，但需要注意的是，相当一部分经皮主动脉瓣球囊成形术的 BAV 患者仍会再次出现狭窄，需要进一步干预[9]。

经导管主动脉瓣置换术（TAVR）是近年来心血管介入治疗领域里程碑式的进展，PARTNER 系列研究和 CoreValve US Pivotal 研究均证实了 TAVR 在外科手术禁忌或高危重度主动脉瓣狭窄患者中的安全性和

有效性[11-14]。因此，欧美心脏瓣膜病管理指南均推荐外科手术禁忌或高危、预期寿命超过12个月的症状性主动脉瓣重度狭窄患者作为TAVR的适应证[9,15]。但是在这些研究中，BAV患者均被排除在外，指南也将BAV列为目前TAVR治疗的相对禁忌证[15]。但在实际的临床工作当中，因BAV重度狭窄而需要接受TAVR治疗的患者数量众多，因此，剖析BAV重度狭窄患者TAVR治疗过程中存在的问题，并找到合理的解决方法至关重要。

三、TAVR治疗BAV重度狭窄可能存在的问题

对于应用TAVR治疗BAV重度狭窄，许多研究者和临床医生存在着多种顾虑，主要有以下几个方面：

（一）自身的解剖学结构

BAV的瓣环非圆形、不对称、钙化重而不均匀等解剖学特点导致置入的瓣膜难以充分扩展并完全贴壁，可导致TAVR术后主动脉瓣周漏[16,17]；干扰术前对患者瓣膜、瓣环等评估的准确性，影响瓣膜选择和置入深度的估计，增加人工瓣膜置入后移位的可能性，有报道显示BAV患者TAVR术后瓣膜移位的概率高达9.3%[18]，这进一步增加了术后瓣周漏的风险[19,20]。同时，研究表明，三叶式主动脉瓣(tricuspid aortic valve，TAV)重度狭窄患者TAVR术后的主动脉瓣周漏程度与患者预后密切相关[21]。但是，BAV重度狭窄患者术前合并主动脉瓣反流的比例高，患者对术后瓣周漏的耐受程度可能与TAV患者不同，因此术后瓣周漏程度及其类型对BAV狭窄患者预后的影响仍不明确。另外，BAV的两个瓣膜多不等大，被置入的瓣膜挤压后，较大的自身瓣膜可能遮挡冠状动脉开口，造成冠状动脉堵塞[22]。

（二）合并的升主动脉病变

既往研究发现BAV与升主动脉扩张、升主动脉病变之间有密切的联系，而且这些病人可能较早出现主动脉夹层及破裂[23]，因此BAV患者接受TAVR治疗可能存在更大的风险。同时TAVR并不能直接解决BAV患者可能并存的升主动脉病变，TAVR治疗后对其升主动脉病变会带来不良影响亦或改善作用亦不明确。

（三）目前的瓣膜设计

市场上的人工瓣膜是主要针对正常的TAV设计研发的，BAV的解剖结构不同于正常的TAV，因而存在人工瓣膜与BAV无法良好匹配的问题[24,25]。BAV不对称的结构可能会使人工瓣膜承受不均的张力和径向作用力，导致植入的瓣膜无法按照其原有的形状进行充分的扩张或者膨胀，瓣膜发生变形，从而影响瓣叶的开放与闭合以及血流动力学，最终影响瓣膜的使用期限以及TAVR手术的长期疗效。

四、TAVR治疗BAV重度狭窄的相关临床研究

目前关于TAVR治疗BAV重度狭窄的研究较少，考虑到BAV特殊的解剖结构和术后可能的并发症，到目前为止关于TAVR的随机对照研究都将BAV排除在外。但是，临床实际中BAV重度狭窄的患者不在少数，尤其在我国TAVR手术中BAV患者的比例在30%~50%左右，因此，许多国外以及我国有经验的中心已对BAV重度狭窄患者中开展TAVR手术，积累了一定的经验。

Costopoulos C[26]等从2007年到2012年纳入接受TAVR治疗的21例BAV患者和447例TAV患者，首次比较了TAVR治疗BAV和TAV重度狭窄的手术及临床结果。与TAV组相比较，BAV组患者更年青[(76.7 ± 7.1) vs (79.8 ± 7.4)岁，P=0.06]，主动脉瓣环更大[(25.0 ± 1.8)mm vs (23.6 ± 2.1)mm，P=0.01]。在瓣膜选择无差异的情况下，BAV组瓣膜置入成功率较低(85.7% vs 94.4%，P=0.10)，术后瓣周漏的发生率无增加，30天复合安全终点相似(23.8% vs 21.0%，P=0.76)。但是，术后30天和1年的死亡率要高于TAV组，分别为(14.2% vs 3.6%，P=0.02)和(32% vs 14%，P=0.03)，而心血管相关死亡率没有统计学差异(11% vs 7%，P=0.62)。从研究结果看，TAVR治疗BAV患者的死亡率高于TAV患者，但这可能与样本量较小、研究入选时的学习曲线等密切相关。

Kochman J等[25]从2009年到2012年以1∶3的比例配对研究TAVR治疗BAV和TAV重度狭窄的预后，BAV和TAV的患者分别纳入28例和84例，两组患者在术前基线水平、操作路径、瓣膜选择上都进行了良好的配对。结果显示BAV组与TAV组相比，瓣膜置入成功率(93% vs 93%，P=1.0)、主动脉瓣环破

裂(2 组均为 0%)、转外科手术(4% vs 0%, P=0.25)都无统计学差异,术后的平均跨瓣压[(11.5 ± 6.4)mmHg vs (10.4 ± 4.5)mmHg, P=0.33]、大于 2 级的主动脉瓣反流(32% vs 23%, P=0.45)、30 天死亡率(4% vs 7%, P=0.68)、1 年全因死亡率(19% vs 18%, P=1.00)也均无统计学差异。该研究认为,在经选择的手术高危 BAV 重度狭窄中 TAVR 治疗是安全的。

Mylotte D 等[27]和 Yousef A 等[18]的研究是目前报导的 BAV 病例数最多的两项多中心观察性研究,分别纳入了 139 例和 108 例经 TAVR 治疗的 BAV 重度狭窄患者。Mylotte D 的研究中,患者的平均年龄和 STS 评分分别为(78.0 ± 8.9)岁和(4.9 ± 3.4)%,单纯 BAV 狭窄为 65.5%,单纯 BAV 关闭不全为 0.7%,二者混合的为 33.8%。1 型的 BAV 最多占 68.3%,0 型 BAV 次之占 26.7%,2 型为 5.0%。其中 91 例患者选用的是自膨胀式瓣膜,48 例球囊膨胀式瓣膜。瓣膜置入的成功率为 89.9%,30 天和 1 年的死亡率分别为 5% 和 17.5%,与 TAVR 治疗 TAV 的类似。但是,术后主动脉壁反流≥2 级的发生率为 28.4%,而基于 CT 指导下选择瓣膜患者中的主动脉瓣反流≥2 级的发生率仅为 17.4%,多变量分析发现基于 CT 指导下的 TAVR 与术后主动脉瓣反流的减少显著相关。Yousef A 总结了 2005 年到 2014 年 21 个中心的 108 例 BAV 患者,平均年龄(75.5 ± 14.4)岁,NYHA Ⅲ ~ Ⅳ级的占 72.5%,Logistic Euro 评分为(17.2 ± 12.2)%。与 Mylotte D 等的结果相似,1 型 BAV 最常见,占 73.1%。其中 61 例患者选用的是自膨胀式瓣膜,47 例球囊膨胀式瓣膜。瓣膜置入成功率为 85.2%,术后 AR ≥++ 的发生率为 30.8%,新起搏器植入占 19.4%,随访 30 天死亡率为 8.3%,30 天复合安全终点发生率为 26.9%,随访 1 年时的总死亡率为 16.9%,心血管相关死亡率为 10.1%。进一步的分析发现,瓣周漏的发生并不增加 30 天和 1 年的死亡率。两项研究结果均表明 TAVR 治疗 BAV 重度狭窄是可行、安全有效的。

本中心[28]对 2013 年到 2014 年开展的前 40 例接受 TAVR 的患者进行分析,其中 15 例患者为 BAV。BAV 组患者与 TAV 组相比较,主动脉瓣膜面积更小[(0.47 ± 0.13)cm^2 vs (0.59 ± 0.14)cm^2, P=0.02],升主动脉直径更宽[(40.4 ± 4.4)mm vs (36.4 ± 4.3)mm, P=0.01]。研究发现中国接受 TAVR 手术的人群中 BAV 的比例远远高于西方人群,本研究达到 37.5%,且最常见的 BAV 类型是 0 型(73.3%),其次为 1 型(26.7%),这与另一在中国人群中的研究结果一致[29]。研究均选用自膨胀式瓣膜,手术即刻成功率两组均为 100%,与 TAV 组相比较,BAV 组瓣膜置入成功率(86.7% vs 88.0%)、30 天死亡率(6.7% vs 8.0%)以及复合终点发生率(13.3% vs 12.0%)均无统计学差异,起搏器植入率和瓣周漏等并发症以及左室射血分数和心功能分级的改善等均相似。因此,目前的研究结果提示 TAVR 可以安全有效地用于治疗中国 BAV 重度狭窄的患者。但是,本研究样本量小且为单中心,有待于多中心、更大样本量、长期的研究结果进一步证实。

五、TAVR 治疗 BAV 重度狭窄的操作技巧

(一) 完善术前影像学评估

术前对患者进行超声心动图尤其是多层螺旋 CT 扫描检查,明确 BAV 的分型(0 型、1 型、2 型、功能性二瓣化)、瓣环的椭圆程度(长径及短径)、瓣环的周长及周长径、瓣叶的对称性、瓣叶的钙化程度和分布、冠状动脉的开口分布及高度等,这对于瓣膜尺寸的选择、手术风险的评估及后续手术策略的制定有着非常重要的意义。

(二) 选择合适大小的瓣膜

针对 BAV 患者瓣膜尺寸的选择,虽没有明确的循证医学依据,目前常经验性地采用"球囊实时测量"(balloon sizing)并结合 CT 测量指导下的"降低尺寸(down sizing)"策略,即在 TAV 瓣膜尺寸选择指南的基础上,选择小一号的瓣膜。我们的实践表明,选择合适大小的瓣膜可以提高手术操作过程中的可控性,使瓣膜移位、瓣周漏的发生率降低。

(三) 适度高位植入技术

第一代自膨胀式瓣膜释放过程中由于整个系统张力传递的关系容易导致瓣膜移位,加上 BAV 特殊的解剖学结构,更加容易发生瓣膜置入过深的情况,使并发症的发生概率增加。我们的实践表明,在选择合适大小瓣膜的基础上,适度高位植入技术(从 0~2mm 的深度开始释放瓣膜)可使瓣膜移位的发生率降低,因严重瓣周漏而需要置入第二个瓣膜的机会明显减少。

六、展　望

经导管介入治疗BAV重度狭窄是目前TAVR领域的热点之一，目前的临床研究数量少、样本量小，证据强度较低，心脏瓣膜病治疗指南将BAV患者视为TAVR的相对禁忌证。关于TAVR治疗BAV重度狭窄还有许多问题有待于进一步研究，包括如何选择合适的患者、如何选择合适的瓣膜、手术过程中的操作技巧、术后并发症的预防和处理、判断预后的预测因素等。但同时，目前有限的研究也让我们对TAVR治疗BAV重度狭窄患者充满信心，在仔细患者筛选和谨慎手术操作的前提下，TAVR治疗BAV重度狭窄患者是可行、安全和有效的。我们深信，在器械持续改进、经验不断累积的情况下，BAV重度狭窄的TAVR治疗必将得到广大专家的认可和心脏瓣膜病指南的推荐，最终使更多的BAV狭窄患者得到科学合理的治疗。

（刘先宝　王建安）

参考文献

[1] Braverman AC. The bicuspid aortic valve and associated aortic disease. In: Valvular heart disease, 4th, otto cm, bonow ro. (eds), saunders/Elsevier, Philadelphia. 2013: 179-195.

[2] Larson EW, Edwards WD. Risk factors for aortic dissection: A necropsy study of 161 cases. The American journal of cardiology. 1984, 53: 849-855.

[3] Pan W, Zhou D, Cheng L, et al. Candidates for transcatheter aortic valve implantation may be fewer in china. Int J Cardiol. 2013, 168: e133-134.

[4] Cripe L, Andelfinger G, Martin LJ, et al. Bicuspid aortic valve is heritable. Journal of the American College of Cardiology. 2004, 44: 138-143.

[5] Garg V. Molecular genetics of aortic valve disease. Curr Opin Cardiol. 2006, 21: 180-184.

[6] Sievers HH, Schmidtke C. A classification system for the bicuspid aortic valve from 304 surgical specimens. J Thorac Cardiovasc Surg. 2007, 133: 1226-1233.

[7] Sabet HY, Edwards WD, Tazelaar HD, et al. Congenitally bicuspid aortic valves: A surgical pathology study of 542 cases (1991 through 1996) and a literature review of 2,715 additional cases. Mayo Clin Proc. 1999, 74: 14-26.

[8] Fernandes SM, Khairy P, Sanders SP, et al. Bicuspid aortic valve morphology and interventions in the young. Journal of the American College of Cardiology. 2007, 49: 2211-2214.

[9] Nishimura RA, Otto CM, Bonow RO, et al. 2014 AHA/ACC guideline for the management of patients with valvular heart disease: A report of the american college of cardiology/american heart association task force on practice guidelines. Journal of the American College of Cardiology. 2014, 63: e57-185.

[10] Warnes CA, Williams RG, Bashore TM, et al. ACC/AHA 2008 guidelines for the management of adults with congenital heart disease: A report of the american college of cardiology/american heart association task force on practice guidelines (writing committee to develop guidelines on the management of adults with congenital heart disease). Circulation. 2008, 118: e714-833.

[11] Leon MB, Smith CR, Mack M, et al. Transcatheter aortic-valve implantation for aortic stenosis in patients who cannot undergo surgery. N Engl J Med. 2010, 363: 1597-1607.

[12] Popma JJ, Adams DH, Reardon MJ, et al. Transcatheter aortic valve replacement using a self-expanding bioprosthesis in patients with severe aortic stenosis at extreme risk for surgery. Journal of the American College of Cardiology. 2014, 63: 1972-1981.

[13] Kodali SK, Williams MR, Smith CR, et al. Two-year outcomes after transcatheter or surgical aortic-valve replacement. New Engl J Med. 2012, 366: 1686-1695.

[14] Adams DH, Popma JJ, Reardon MJ, et al. Transcatheter aortic-valve replacement with a self-expanding prosthesis. The New England journal of medicine. 2014, 370: 1790-1798.

[15] Joint Task Force on the Management of Valvular Heart Disease of the European Society of C, European Association for Cardio-Thoracic S, Vahanian A, et al. Guidelines on the management of valvular heart disease (version 2012). Eur Heart J. 2012, 33: 2451-2496.

[16] Zegdi R, Blanchard D, Azarine A, et al. Elliptical shape of a sapien xt prosthesis deployed in a patient with bicuspid aortic valve stenosis. J Heart Valve Dis. 2012, 21: 764-766.

[17] Chiam PT, Chao VT, Tan SY, et al. Percutaneous transcatheter heart valve implantation in a bicuspid aortic valve. JACC Cardiovasc Interv. 2010, 3: 559-561.

[18] Yousef A, Simard T, Webb J, et al. Transcatheter aortic valve implantation in patients with bicuspid aortic valve: A patient level multi-center analysis. International journal of cardiology. 2015, 189: 282-288.

[19] Himbert D, Pontnau F, Messika-Zeitoun D, et al. Feasibility and outcomes of transcatheter aortic valve implantation in high-risk patients with

stenotic bicuspid aortic valves. The American journal of cardiology. 2012, 110: 877-883.

[20] Zegdi R, Lecuyer L, Achouh P, et al. Increased radial force improves stent deployment in tricuspid but not in bicuspid stenotic native aortic valves. Ann Thorac Surg. 2010, 89: 768-772.

[21] Athappan G, Patvardhan E, Tuzcu EM, et al. Incidence, predictors, and outcomes of aortic regurgitation after transcatheter aortic valve replacement meta-analysis and systematic review of literature. J Am Coll Cardiol. 2013, 61: 1585-1595.

[22] Hayashida K, Bouvier E, Lefevre T, et al. Transcatheter aortic valve implantation for patients with severe bicuspid aortic valve stenosis. Circ-Cardiovasc Inte. 2013, 6: 284-291.

[23] Tadros TM, Klein MD, Shapira OM. Ascending aortic dilatation associated with bicuspid aortic valve: Pathophysiology, molecular biology, and clinical implications. Circulation. 2009, 119: 880-890.

[24] Bauer T, Linke A, Sievert H, et al. Comparison of the effectiveness of transcatheter aortic valve implantation in patients with stenotic bicuspid versus tricuspid aortic valves (from the german tavi registry). Am J Cardiol. 2014, 113: 518-521.

[25] Kochman J, Huczek Z, Scislo P, et al. Comparison of one- and 12-month outcomes of transcatheter aortic valve replacement in patients with severely stenotic bicuspid versus tricuspid aortic valves (results from a multicenter registry). Am J Cardiol. 2014, 114: 757-762.

[26] Costopoulos C, Latib A, Maisano F, et al. Comparison of results of transcatheter aortic valve implantation in patients with severely stenotic bicuspid versus tricuspid or nonbicuspid valves. The American journal of cardiology. 2014, 113: 1390-1393.

[27] Mylotte D, Lefevre T, Sondergaard L, et al. Transcatheter aortic valve replacement in bicuspid aortic valve disease. Journal of the American College of Cardiology. 2014, 64: 2330-2339.

[28] Liu XB, Jiang JB, Zhou QJ, et al. Evaluation of the safety and efficacy of transcatheter aortic valve implantation in patients with a severe stenotic bicuspid aortic valve in a chinese population. Journal of Zhejiang University. Science. B. 2015, 16: 208-214.

[29] Zhao Z-GG. Transcatheter aortic valve implantation in bicuspid aortic valves: Insights from a dedicated prospective study. Experimental and clinical cardiology. 2014, 20: 974-981.

心力衰竭时心脏和全身代谢异常

心脏是一个需要大量能量的器官。肌纤维收缩和舒张，转运钙离子进入肌浆网，以及舒张期细胞外和细胞内的离子浓度复原都需要能量[1]。心力衰竭是指各种病因引起的初始心肌损伤，导致心脏结构或功能的变化，伴有心室充盈或射血能力受损的一组临床综合征。越来越多的研究发现心肌能量代谢障碍是心力衰竭形成的重要因素。早在2007年Neubauer S在新英格兰医学杂志中，将心衰描述为缺乏燃料的发动机，明确指出“心脏有如一匹虚弱且疲惫的马，若能给予其足够的营养，便可恢复其精力并长时间工作，即使工作水平有所降低”[2]。因此，心肌的能量代谢治疗有可能成为慢性心衰的全新的治疗靶点。同时，心力衰竭作为一种复杂疾病综合征，也伴有一系列机体全身代谢功能的障碍，本文将分析这一领域的有关研究进展，探讨心力衰竭中心脏和全身的代谢异常。值得注意的是，疾病的病因不同、持续时间不同和进展的阶段不同，心肌底物的利用是不同的。糖尿病心肌病以及其他特殊代谢性疾病如糖原累积症等引起的心衰，其能量代谢存在特殊性，本文中将不对其进行探讨。

一、正常及异常的心肌能量代谢

正常心肌细胞主要以有氧代谢供能为主。正常人体在静息状态下，心脏可以利用冠脉循环中60%~65%的O_2，明显高于其他器官。心脏在代谢调控范围内可以利用多种能量底物，如脂肪酸、葡萄糖、乳酸、酮体、氨基酸等。①游离脂肪酸只能在线粒体内进行有氧代谢。脂肪酸在胞浆内被活化为酯酰CoA后，通过肉碱酯酰转移酶Ⅰ和Ⅱ（CPTⅠ和CPTⅡ）转运至线粒体内并开始脂肪酸β氧化反应，生成乙酰CoA，最终进入三羧酸循环产生ATP。②葡萄糖代谢分为两种，一种是在胞浆内进行的糖无氧酵解反应，该反应可高效、迅速的产生ATP，同时产生乳酸，然而过量的糖无氧酵解会使心肌细胞内形成过多的乳酸堆积，导致酸中毒；另一种是在线粒体内进行的糖有氧氧化反应，最终产生乙酰CoA，进入三羧酸循环，产生ATP和CO_2。葡萄糖有氧代谢与三羧酸循环相结合后所释放的能量远高于单纯进行无氧酵解。每摩尔葡萄糖无氧酵解代谢成乳酸，可产生2mol ATP；而1mol葡萄糖在线粒体内进行有氧氧化可产生36mol或38mol ATP。在生理条件下，心肌细胞中>95%的ATP来源于线粒体中脂肪酸和葡萄糖的氧化磷酸化，而仅有5%的能量来源于糖的无氧酵解和柠檬酸循环（又称Krebs循环）[3]。心肌细胞的主要能量来源是游离脂肪酸。每摩尔游离脂肪酸氧化能提供4倍于1mol葡萄糖氧化产生的ATP。然而游离脂肪酸氧化的效率低于葡萄糖，同样提供一分子ATP，脂肪酸氧化比葡萄糖氧化多消耗10%至12%的氧。也就是说，在心脏氧供受损时，葡萄糖在线粒体内进行的有氧氧化更具备氧利用优势。

心力衰竭时，心肌处于缺血、缺氧状态，葡萄糖和游离脂肪酸在线粒体内的氧化代谢下降，而在胞浆内完成的糖无氧酵解成为合成ATP的主要来源。随着心肌缺血、缺氧的逐渐加重，葡萄糖供应随之下降，细胞内糖原贮存显著消耗。当糖无氧酵解显著增加时，造成大量乳酸堆积，引起细胞内酸中毒而导致心脏效率下降。同时，脂肪酸氧化迅速下降或停止，循环中脂肪酸浓度增加，高浓度脂肪酸一方面抑制心功能，增加缺血性损伤；另一方面抑制丙酮酸脱氢酶，影响葡萄糖和乳酸氧化，加重酸中毒。所以，在中重度缺血时，葡萄糖的氧化磷酸化与无氧酵解是不匹配的，此时游离脂肪酸氧化增强会加重心肌的缺氧和细胞内酸中毒，从而可能会加重心肌细胞的损伤，甚至导致心肌细胞死亡。

目前已有研究证实在心衰早期的病理性肥厚的心肌中，游离脂肪酸氧化的比例是正常或轻度增加的，然而随着心衰的进一步进展，在终末期心衰阶段，脂肪酸氧化逐渐减少，并伴有葡萄糖无氧酵解增加。同时，越来越多研究发现在终末期心衰患者中心肌ATP浓度、肌酸激酶活性、磷酸肌酸浓度以及磷酸肌酸/ATP比值均显著降低。心衰时总ATP较生理条件下减少达30%。此外，有研究报道在心衰患者心肌中磷酸肌酶的浓度降低，这使磷酸肌酸的穿梭效率显著降低，从而使衰竭心脏的能量利用进一步恶化。因此，在衰竭的心肌细胞中，心脏能量代谢系统的核心成分的表达均显著的下调。然而，目前尚不清楚这些能量物质浓度的改变仅仅是反映左室功能异常的生物标志物还是心功能异常的驱动因素。尽管目前已提出许多假设来解释心衰中 ATP 下降的原因，其中一个涉及心衰底物利用的机制备受关注，即能量代谢途径中核心物质的基因转录受到核受体家族的调节，尤其是脂肪酸激活的过氧化物酶体增生物激活受体（PPAR）以及核受体共活化物即 PPAR 共活化物 -1（PCG-1）的调节。

二、心脏脂类及糖类能量物质的代谢联系

心肌中脂肪酸代谢和葡萄糖代谢之间并非孤立的存在，两者之间存在一个负反馈调节[4]。该负反馈调节中的关键环节将成为治疗心力衰竭能量代谢的重要靶点。因此了解脂肪酸代谢和糖代谢之间的负反馈调节的机制对理解心衰的能量代谢治疗具有重要意义。脂肪酸氧化代谢增强可以抑制葡萄糖的氧化代谢：脂肪酸氧化产生的柠檬酸可以抑制磷酸果糖激酶的活性，抑制葡萄糖的氧化；同时，脂肪酸氧化增强可以增加乙酰 CoA 和 NADH 水平，通过抑制丙酮酸脱氢酶复合物活性，进而可抑制葡萄糖有氧氧化。同时，葡萄糖有氧氧化过程中产生的 NADH 又可以反过来抑制脂肪酸 β 氧化反应中所需酶的活性，如 β-HAD 以及乙酰 CoA 脱氢酶等从而抑制脂肪酸氧化。此外，血浆中葡萄糖、乳酸或胰岛素水平增加，可促进乙酰 CoA 的合成，刺激丙二酰 CoA 生成，从而抑制脂肪酸的氧化。

三、激素类物质及其他调节分子对能量代谢的影响

心肌细胞的能量代谢受多种内分泌因子调节。

(1) 激素类物质对心肌底物利用具有短期调节作用：包括胰岛素、胰高血糖素样肽（GLPs）、雌激素以及儿茶酚胺等。心肌细胞的糖代谢取决于细胞内葡萄糖的浓度。葡萄糖通过葡萄糖转运体（GLUT）顺着细胞内外浓度阶差进入细胞内。其中 GLUT1 是持续表达的，而 GLUT4 位于细胞内囊泡内，在胰岛素、儿茶酚胺等激素的刺激下或肌肉的收缩下，GLUT4 易位至细胞膜参与细胞的糖代谢。胰高血糖素样肽 -1（GLP-1）能在血糖升高时诱导胰岛 B 细胞释放胰岛素。近期研究发现心肌细胞上存在 GLP-1 受体同时发现 GLP-1 参与心肌细胞代谢的调节[5]。在快速起搏诱导的动物心衰模型中，给予 GLP-1 能使 GLUT1 表达上调并将其转运至心肌细胞膜上，且该转运是不依赖于胰岛素 /Akt-1 信号通路的。同时另一动物实验研究证实 GLP-1 能够改善快速起搏诱导的狗心衰模型的左室功能[1]。雌激素是重要的代谢调节因子。已有动物实验和临床试验证实循环中雌激素水平的降低将导致整个机体的代谢、脂肪分布以及胰岛素作用的异常。绝经后女性的腹型肥胖是其中表现之一。曾有研究显示雌激素替代治疗可以使绝经后女性糖尿病发生风险降低，甚至使冠心病女性糖尿病的发生率明显降低[6]，但是这种获益是有限的，激素替代治疗带来的血栓栓塞风险超过这种获益。此外，雌激素（E2）对于线粒体功能的调节具有重要作用。包括 ATP 的生成，线粒体膜电位的产生以及线粒体的生成，钙浓度的调节等。近期的研究证实 E2 受体（ER）位于线粒体内并可直接通过该受体产生相关生物学效应。其中，ERα 是 E2 介导的抗氧化应激过程中引起线粒体呼吸链（MRC）蛋白以及抗氧化应激蛋白增加的必要因子。尽管如此，由于激素替代治疗将增加血栓形成及栓塞风险，以及增加乳腺及子宫内膜癌等生殖系统肿瘤的风险，目前尚不推荐将雌激素替代治疗用于绝经女性糖尿病及其他代谢综合征的 2 级预防治疗。

(2) 钠尿肽（NP）近年来被认为是一种代谢类激素。近期研究认为运动时机体生理性的刺激心肌 NP 的释放，可以增加脂肪组织中脂肪酸动员，并增加其在骨骼肌中的氧化反应。多个临床研究发现尽管心衰患者血浆中 NP 水平非常高，然而在肥胖和 2 型糖尿病等代谢性疾病中血浆 NP 的水平则持续性地降低。同时低的血浆 NP 水平也是新发糖尿病的重要预测因子[7]。NP 已被证实能够促进脂肪分解，其机制为通过激活 cGKIα 信号通路，使激素敏感酯酶（HSL）和 perilipin-1 磷酸化，从而启动脂肪分解的过程。同时，NP 能参与激活棕色脂肪的产热效应。近期，Bordicchia 等人研究证实将小鼠暴露于低温条件下（4℃）持续约 6 小时将使心肌 BNP 的产生迅速增加。Miyashita 等研究发现过表达 BNP 的转基因小鼠能一定程度上减少高脂肪饮食诱导的体重增加。这可能与 BNP 诱导的脂肪细胞及骨骼肌细胞中线粒体呼吸增强有关。此外，许多临床研究报道胰岛素的敏感性与人体内血浆 BNP 水平呈负相关，提示 BNP 可能具有改善胰岛

素敏感性作用，维持血浆 NP 水平可能成为代谢性疾病新的治疗方法。

在各种转录因子中，过氧化物酶体增生物激活受体（PPAR）参与了脂肪酸代谢的酶的表达，PPAR 表达随着脂肪酸利用受限而相应下降。PPAR 的下调被认为是调节底物利用的主要机制。核受体转录因子与表达基因反应过程需要共活化物的参与，其中一种核受体共活化物即 PPAR 共活化物 -1（PCG-1）是线粒体代谢功能的主要调节因子。它可以激活与脂肪酸的摄取、氧化和氧化磷酸化紧密相关的多种基因。实验研究显示抑制 PCG-1 可以导致线粒体基因表达下调。PCG-1 缺乏可以加速心衰进程，这表明该共活化物可能具有心肌保护功能。近期动物研究证实在容量负荷的心衰动物模型中，PPARα 激动剂 GW7647 能通过激活脂肪酸 β 氧化反应来改善心肌的收缩功能[8]。

四、心力衰竭对全身代谢的影响

心力衰竭是一种系统性、多器官综合征，包括外周反射途径反馈信号激活、多激素通路全身性紊乱及整体性代谢失衡。总体来说，心力衰竭造成全身性分解 - 合成失衡，此时合成代谢途径受阻，而分解代谢途径占据主导地位，最终出现衰竭。

分解代谢在整体上的净优势造成了心衰患者系统性组织消耗增多，其中骨骼肌消耗是与临床最密切的一个方面，脂肪及骨骼也会受到影响。而作为全身性组织消耗的结果，心衰患者体重减低可作为分解代谢优势的临床表现及疾病进展的指征。

骨骼肌是体力活动的重要效应器官，也是身体最大的氨基酸“储藏池”。其中过氧化物酶增殖体激活受体（PPAR）在心脏及骨骼肌能量代谢调节中起核心作用，这与通过诱导共激活因子破坏其调节作用与肌肉氧化能力降低相关。有研究指出心衰过程中，全身循环及骨骼肌都存在促炎因子水平升高，包括 TNF-β、IL-6 及 IL-1β。上述因子会触发多个信号级联反应，如通过增加解偶联蛋白激活、胰岛素抵抗、生长激素抑制和分解代谢活化等机制诱导一氧化氮合酶活性、促进氧自由基积累，损害心肌功能，降低能量效率。肌生成抑制蛋白是 TGF-β 家族的一个细胞因子，作为一个潜在的肌肉生长调节因子，得到了越来越多的关注。其高表达于骨骼肌，在心肌及脂肪低表达，但是可以通过诱导提高表达水平。心衰过程中的肌生成抑制蛋白溢出可能引起了纤维类型转移、胰岛素抵抗及骨骼肌消耗。骨骼肌氨基酸池正常状态为一种动态平衡，但是心衰破坏了这一平衡，多数心衰患者出现肌肉萎缩，这一过程要早于体重减轻。骨骼肌萎缩是心力衰竭患者产生乏力、呼吸困难等症状的因素之一。

心力衰竭对脂肪组织代谢的作用亦为明显。脂肪组织的多个信号通路可影响代谢，引起能量消耗。脂肪组织分解代谢作用增强主要与儿茶酚胺活化、TNF-α 及钠尿肽的脂解作用增强有关。上述各种组织消耗最终会导致心脏性恶病质，而心脏恶病质是心力衰竭患者不良预后的重要因素。有研究显示血清总胆固醇水平是评估终末期心衰患者预后的一个新的预测因素，血清中总胆固醇水平并非越低越好[9]。低血清总胆固醇水平将显著增加终末期心衰患者的死亡率[10]。Charach G 等在研究中纳入 297 名重度心衰患者（平均 NYHA 2.8），将受试者根据 LDL 水平分为≤89mg/dl，89~115mg/dl，>115mg/dl 三组，平均随访 3.7 年，结果显示基础 LDL 水平高的患者预后明显好于 LDL 水平低的患者，这与前人的研究结果相一致[11]。近期来自 SHIFT 研究的事后分析再次证实这一点：总胆固醇水平 <3.4mmol/L 与 >4.5mmol 比较，总死亡率的 RR 1.42；$P<0.001$；心血管死亡率 RR 1.39；$P<0.005$；心衰住院率 RR1.73；$P<0.001$。总胆固醇水平在 3.41~4.49mmol/L 与≥4.5mmol 比较，总死亡率、心血管死亡率和心衰住院率没有显著性差异。在一个心导管注册研究队列中，将总胆固醇分为 4 相界，最低和最高相界组死亡率较高，彼此无差异，中间 2 个相界组死亡率较低，Q3 相界（总胆固醇 168~200mg/dl）与 Q1 相界（总胆固醇 <141mg/dl）比较死亡率的差异达到显著性差异，HR 0.66 $P=0.027$。

根据循证医学的证据，美国指南不推荐慢性心衰患者（包括缺血性）应用他汀治疗。心衰进展期或终末阶段患者往往同时存在多器官功能障碍，例如：胃肠淤血吸收减少，合并心肝综合征和心肾综合征，贫血，低蛋白血症等，能量代谢处于负平衡状态，使用他汀对患者并无益处。但是对急性冠脉综合征（包括 STEMI）的患者，冠状动脉病变是诱发心脏重构，发生心衰的始动环节，这部分患者应用他汀是可以改善血运重建，降低心衰的发生。ACS 同时存在心衰时也是能够应用他汀的。慢性心衰发生发展的 AB 阶段，有应用他汀指征的患者可以应用他汀作为一级和二级预防。

五、优化心力衰竭能量代谢的治疗探索

1. 促进底物利用，改善心肌代谢　L-卡尼汀是脂肪酸代谢的必需辅助因子，它能将心肌细胞胞浆中堆积的游离脂肪酸转入线粒体，此外，L-卡尼汀能激活肉碱乙酰转移酶（CPT-1），使线粒体内乙酰 CoA/CoA 比值降低，使丙酮酸脱氢酶活性增加，葡萄糖氧化增强，从而改善心肌能量代谢。同时，L-卡尼汀可清除细胞内的酰基，解除堆积的长链酰基对细胞的毒性。Caponnetto 等研究报道丙酰 L-卡尼汀能显著改善 NYHA Ⅱ级心衰患者的临床症状、运动耐量以及射血分数水平。

辅酶 Q10 是呼吸链重要组成部分，它不但是电子传递链枢纽而且在调节线粒体的氧化应激上起到重要作用。心衰病人补充辅酶 Q10 可能增加 ATP 合成，对心肌有保护作用。Q-SYMBIO 是一项随机双盲多中心研究，用以研究辅酶 Q10 辅助治疗对慢性心衰引起的症状改善、BNP 变化和远期预后的影响。该研究纳入 420 名中至重度心力衰竭患者（NYHA Ⅲ～Ⅳ级），治疗组患者接受 100mg 辅酶 Q10 治疗，每日三次；对照组患者服用对应剂量的安慰，随访 2 年，主要结局是第一次发生主要不良心血管事件的时间，包括因心衰加重而住院、心血管死亡，紧急心脏置换，以及机械循环支持。结果显示：与安慰剂相比，辅酶 Q10 能显著降低中至重度心衰患者心血管死亡率、全因死亡率及心衰相关住院率[12]。

2. 调节葡萄糖及脂肪酸代谢平衡，降低心肌氧耗　长期应用β受体阻滞剂能够通过神经内分泌拮抗及血流动力学效应有效改善心脏的作功能力，提高心衰患者的生存率。近年来，有些学者认为这些有利的作用可能部分源于β受体阻滞剂对心肌能量代谢的作用，且不同类型的β受体阻滞剂代谢作用可能有所区别。在扩张型心肌病大动物模型中，卡维地洛可降低循环中的脂肪酸水平，减少心肌脂肪酸摄取 20%~60%，促进葡萄糖摄取。Al-Hesayen 等[11]发现在慢性心衰患者中，卡维地洛治疗 4 个月后引起心肌游离脂肪酸摄取下降 20%，而美托洛尔对游离脂肪酸代谢无明显影响。卡维地洛与美托洛尔相比能更好地增加心肌葡萄糖摄取，提高心输出量，降低左室舒张末压和系统血管阻力，最终改善心功能[12]。Wallhaus 等[13]发现在卡维地洛治疗 3 个月后，缺血性心衰患者的心肌游离脂肪酸摄取下降 57%，左室射血分数得到显著改善。目前初步的证据显示，卡维地洛对衰竭心肌细胞的底物代谢具有积极的作用。

肉碱脂酰转移酶 -1（CPT-1）是调控游离脂肪酸进入线粒体的关键酶。CPT-1 抑制剂哌克昔林、乙莫克舍可减少心肌脂肪酸的摄取，增加葡萄糖和乳酸的氧化发挥能量代谢调节作用。哌克昔林是目前正在研究 CPT-1 抑制剂，它能特异地抑制心脏的 CPT-1 活性。一些小型、安慰剂对照的临床试验发现，哌克昔林能改善心肌收缩功能障碍患者的生活质量，提高左室射血分数。Abozguia 等[13]在有症状的非梗阻型肥厚型心肌病患者中随机给予哌克昔林或安慰剂治疗，结果发现哌克昔林能够提高心肌磷酸肌酸 /ATP 比值，增加运动峰耗氧量，改善患者的心脏功能。既往哌克昔林曾因肝毒性及神经毒性的副作用限制了其临床应用。最新的研究证实，如果监测血药浓度，将血药浓度维持在 150~600ng/ml，在不影响其有效性的同时，可显著减少其毒性的发生。乙莫克舍是一种不可逆的 CPT-1 抑制剂。Rupp 等在压力超负荷诱导的大鼠心脏肥厚模型中研究发现，乙莫克舍能够预防病理性基因表达的始动和心衰的发展。临床试验也显示出乙莫克舍治疗的患者心功能得到改善的趋势，提示抑制 CPT-1 可能对心肌具有积极的作用。

雷诺嗪是部分脂肪酸β氧化反应抑制剂，一直以来被用于抗心绞痛的治疗。雷诺嗪可以通过增强丙酮酸脱氢酶活性来增强葡萄糖氧化反应。此外，雷诺嗪能通过抑制晚钠电流，降低心肌细胞内钠离子浓度，进一步促进钙离子外流，从而改善心肌舒张。因此，雷诺嗪被认为在改善射血分数代偿的心衰患者的舒张功能方面具有重要前景。然而近期的一个随机对照研究 RALI-DHF 结果显示雷诺嗪除对血流动力学指标左室舒张末压力和肺毛细血管楔压有轻微影响外，并未显著改善射血分数代偿心衰患者的超声心动图指标及运动耐量[14]。然而由于该研究纳入病例数较少，观察时间较短，雷诺嗪对射血分数代偿心衰患者是否能够获益还亟待进一步研究。

3. 维持高能磷酸化合物水平　磷酸肌酸属于人体内源性物质，是心肌和骨骼肌等高耗能组织细胞的

化学能量储备，在肌肉收缩的能量代谢中发挥重要作用。心力衰竭患者心肌细胞处于能量缺乏状态，心力衰竭早期即伴随着磷酸肌酸水平的降低，作为细胞能量储备的磷酸肌酸水平下降与心肌细胞存活和舒缩功能恢复之间存在密切关系。心力衰竭时心肌细胞内 ATP 及磷酸肌酸含量降低，有学者证实外源性磷酸肌酸可直接渗透至心肌细胞内，为 Na^+-K^+-ATP 泵与 Ca^{2+} 泵提供能量，并使细胞内 Ca^{2+} 顺利进入血浆，同时为肌动蛋白 - 肌球蛋白的滑行提供能量，使心肌收缩力迅速恢复，改善心脏功能。体内高能磷酸化合物保持一个较高的水平是心脏代谢保护的基础，而外源性磷酸肌酸的补充为优化心衰能量代谢提供了新的途径。

4. 激活丙酮酸脱氢酶活性及葡萄糖氧化代谢　直接激活心肌细胞葡萄糖氧化反应在改善心衰患者心功能的治疗中具有重要前景。通过抑制 PDK 能使丙酮酸脱氢酶活性增强，使进入线粒体内的丙酮酸增加，从而使心肌细胞得葡萄糖氧化反应增加。

二氯乙酸（DCA）是直接的 PDK 抑制剂，其可以通过激活丙酮酸脱氢酶活性从而增强心肌细胞的葡萄糖氧化反应。近期的动物研究结果显示，长期给 Dahl 盐敏感型大鼠输注 DCA 能延缓从心肌肥厚到心力衰竭的进程，增加能量储备，降低心肌的氧化应激反应[15]。目前有限的临床试验结果与该动物实验结果一致。有研究证实，给 10 名心衰患者静脉输注 DCA 能增加其每搏输出量，然而，该临床研究病例数少，其对心衰治疗的有效性还有待更多的临床研究进一步证实。

六、总结与展望

近年来一系列基础和临床研究提示，心肌细胞能量代谢障碍在心衰的发生发展中起着重要作用。心衰时伴随着一系列心脏能量和底物代谢的变化，发生了“代谢重构”。心衰早期心肌底物利用的变化多为心脏自我保护的适应性改变。然而，到心衰中晚期，脂肪酸氧化减少，同时不匹配的葡萄糖无氧酵解及有氧氧化反应增加最终导致了能量的缺乏、收缩功能的下降以及心衰的进展。这些底物利用的变化部分归因为调节心肌代谢的酶的功能及表达下调。通过代谢调节药物来抑制脂肪酸氧化和增加葡萄糖有氧氧化是治疗心衰的新的靶点。然而，目前绝大多数的代谢调节药物的有效性及安全性还亟待大规模临床试验的验证。

（帅欣欣　卢永昕）

参考文献

[1] Nikolaidis LA, Elahi D, Hentosz T, et al. Recombinant glucagon-like peptide-1 increases myocardial glucose uptake and improves left ventricular performance in conscious dogs with pacing-induced dilated cardiomyopathy. Circulation, 2004, 110: 955-961.

[2] Neubauer S. The failing heart--an engine out of fuel. N Engl J Med, 2007, 356: 1140-1151.

[3] Doenst T, Nguyen TD, Abel ED. Cardiac metabolism in heart failure: implications beyond ATP production. Circ Res, 2013, 113: 709-724.

[4] Fukushima A, Milner K, Gupta A, et al. Myocardial Energy Substrate Metabolism in Heart Failure : from Pathways to Therapeutic Targets. Curr Pharm Des, 2015.

[5] Ardehali H, Sabbah HN, Burke MA, et al. Targeting myocardial substrate metabolism in heart failure: potential for new therapies. Eur J Heart Fail, 2012, 14: 120-129.

[6] Gupte AA, Pownall HJ, Hamilton DJ. Estrogen: an emerging regulator of insulin action and mitochondrial function. J Diabetes Res, 2015, 2015: 916585.

[7] Coue M, Moro C. Natriuretic peptide control of energy balance and glucose homeostasis. Biochimie, 2015.

[8] Lam VH, Zhang L, Huqi A, et al. Activating PPARalpha Prevents Post-Ischemic Contractile Dysfunction in Hypertrophied Neonatal Hearts. Circ Res, 2015, 117: 41-51.

[9] Horwich T. Low-density lipoprotein in the setting of congestive heart failure: is lower really better ? Curr Atheroscler Rep, 2009, 11: 343-349.

[10] Horwich TB, Hamilton MA, Maclellan WR, et al. Low serum total cholesterol is associated with marked increase in mortality in advanced heart failure. J Card Fail, 2002, 8: 216-224.

[11] Charach G, George J, Roth A, et al. Baseline low-density lipoprotein cholesterol levels and outcome in patients with heart failure. Am J Cardiol, 2010, 105: 100-104.

[12] Mortensen SA, Rosenfeldt F, Kumar A, et al. The effect of coenzyme Q10 on morbidity and mortality in chronic heart failure: results from

Q-SYMBIO: a randomized double-blind trial. JACC Heart Fail, 2014, 2: 641-649.

[13] Abozguia K, Elliott P, McKenna W, et al. Metabolic modulator perhexiline corrects energy deficiency and improves exercise capacity in symptomatic hypertrophic cardiomyopathy. Circulation, 2010, 122: 1562-1569.

[14] Maier LS, Layug B, Karwatowska-Prokopczuk E, et al. RAnoLazIne for the treatment of diastolic heart failure in patients with preserved ejection fraction: the RALI-DHF proof-of-concept study. JACC Heart Fail, 2013, 1: 115-122.

[15] Kato T, Niizuma S, Inuzuka Y, et al. Analysis of metabolic remodeling in compensated left ventricular hypertrophy and heart failure. Circ Heart Fail, 2010, 3: 420-430.

收缩性心力衰竭治疗进入新纪元:PARADIGM-HF研究

心力衰竭是一组因心脏收缩或舒张功能异常导致的、以肺循环(左心衰竭)或(和)体循环(右心衰竭)血液淤滞为主要特征的临床综合征。临床表现包括不同程度的呼吸困难、颈静脉充盈、肝大、肝颈回流征阳性、水肿等,是终末期心脏疾病的常见表现。研究报道其5年病死率高达50%以上,尽管近10多年来药物治疗和器械治疗在一定程度上提高了患者的生活质量并改善了预后,心力衰竭依然是目前心脏病学领域尚未解决的难题。2014年欧洲心脏学会年会上发布了PARADIGM-HF(Prospective comparison of ARNI with ACEI to Determine Impact on Global Mortality and morbidity in Heart Failure trial)研究的结果,在世界范围内引起了不小的反响。本文就该研究的背景、结果、意义以及对未来心力衰竭治疗模式和治疗指南可能产生的影响介绍如下。

一、现阶段心力衰竭的标准药物治疗

根据左心室射血分数(LVEF)将心力衰竭分为收缩功能降低的心力衰竭(heart failure with reduced ejection fraction,HFrEF,简称收缩性心力衰竭)和收缩功能尚存的心力衰竭(heart failure with preserved ejection fraction,HFpEF,简称舒张性心力衰竭)。前者LVEF通常低于45%,而后者LVEF通常≥45%。

针对HFrEF的药物治疗,临床上目前以抑制心力衰竭所导致的代偿性内源性神经内分泌过度激活为主,特别是抑制肾素-血管紧张素系统(RAS)以及交感神经系统的药物。大量临床研究证实,药物治疗能改善慢性收缩性心力衰竭患者的预后,降低死亡率,延长患者的生存时间,这些药物包括血管紧张素转化酶抑制剂(ACEI)/血管紧张素Ⅱ受体拮抗剂(ARB)、β-受体阻滞剂和醛固酮拮抗剂。针对收缩性心力衰竭发病机制的这些药物治疗被誉为心力衰竭治疗的“金三角”,现阶段被各个国家的心力衰竭指南推荐用于HFrEF的标准治疗。

而对HFpEF,以往的临床研究并没有显示在HFrEF治疗中取得显著疗效的ACEI/ARB、β-受体阻滞剂和醛固酮拮抗剂能显著改善这些患者总的心血管预后,个别研究提示这些治疗仅能在一定程度上减少患者因心力衰竭住院的次数。因此,临床上对HFpEF目前尚无针对性的治疗方法,急性期的治疗以积极控制诱发心力衰竭急性发作的诱因为主(包括降血压、控制容量负荷、控制心室率、改善心肌缺血等),而长期治疗以控制各种心血管危险因素、预防心肌病变进展为主。

尽管如此,有关心力衰竭的药物治疗依然是心血管领域内关注的焦点,从基础到临床,人们为进一步提高患者的存活、改善生活质量、降低医疗费用进行着不懈的努力。另一方面,近二十年来,由于急性冠脉综合征冠脉介入治疗的广泛开展,以及对各种心血管危险因素的积极控制,在很大程度上延长了心血管疾病患者的寿命,但随之而来的是存活至心力衰竭阶段的患者数量增加;此外,随着人口的老龄化,人群中心力衰竭的患病率也不断增高。

二、对内源性血管活性肽和脑啡肽酶的认识和研究进展

内源性血管活性肽是机体产生的调节血管功能、心肌结构与凋亡、水电解质平衡的一组肽类物质,包括利钠肽、肾上腺髓质素、缓激肽、血管紧张素、降钙素基因相关肽等。这些物质具有抑制神经内分泌活性、调节血管张力、抑制心肌肥厚和纤维化、抑制水钠潴留等多方面的作用。基础和临床研究显示,心力衰竭患者体内上述物质的水平代偿性增高,属于机体适应性的保护机制,有助于改善心力衰竭症状,并对心肌组织具有一定的保护作用。内源性血管活性肽在体内主要经脑啡肽酶的作用转变成无活性的代谢产物。

脑啡肽酶是一种存在于多种组织的膜连接内肽酶,利钠肽为其重要代谢底物,因此脑啡肽酶抑制剂的应用可以升高内源性利钠肽(包括心房利钠肽、脑钠肽等)的水平和活性。研究显示,人体内静脉应用脑

钠肽酶抑制剂 candoxatril 可以促进尿钠排泄；可降低心力衰竭患者的右心房压和肺毛细血管楔压[1]。对脑啡肽酶的抑制所产生的保护机制，使其成为心力衰竭药物治疗的一个新的潜在靶点。但后续的临床研究并没有显示长期口服 candoxatril 具有显著的降压作用，导致该药的开发工作停止[2]。分析原因，可能是 candoxatril 同时抑制血管紧张素Ⅱ的降解，从而抵消了通过升高内源性利钠肽所获得的降血压作用。

三、收缩性心力衰竭治疗的 PARADIGM-HF 研究

PARADIGM-HF 研究[3]的目的是为了明确在接受除 RASI 之外常规抗心力衰竭治疗的 HFrEF 患者中，与单独 ACEI（依那普利 20mg）治疗相比，同时抑制血管紧张素Ⅱ受体和脑啡肽酶（LCZ696 400mg）是否能够进一步显著改善患者的心血管预后。从研究的设计来说，该研究是为了验证 LCZ696 是否能取代 ACEI 或 ARB 在收缩性心力衰竭治疗中的地位。

PARADIGM-HF 研究入选了 8399 例 NYHA 心功能Ⅱ、Ⅲ或Ⅳ级、LVEF≤40% 的患者，在常规推荐的抗心力衰竭治疗基础上，随机、双盲接受 LCZ696 200mg bid（n=4187，平均给药剂量 375mg/d）或依那普利 10mg bid（n=4212，平均剂量 18.9mg/d）治疗。研究的主要终点虽然是心血管死亡或心力衰竭加重住院的联合终点，次要终点包括全因死亡、新发心房颤动、肾功能显著下降以及治疗 8 个月时 Kansas 心肌病问卷积分较基线的变化情况。PARADIGM-HF 研究的样本量根据心血管死亡（而不是根据主要研究终点）的发生数量进行计算，而且数据监察委员会只能根据心血管死亡显著差异的情况提前终止研究。由此可见，该研究试图通过前瞻性设计，确定两种不同的治疗策略对心血管死亡的影响。

受试者平均年龄 63.8 岁，缺血性心肌病约占 60%，平均 LVFE29.5%，平均 N- 末端脑钠肽前体水平约 1600pg/ml，NYHA 心功能Ⅱ级或Ⅲ级患者约占 94.5%。受试者中高血压患者比例为 71%，糖尿病患者约占 35%，约 36% 的患者合并心房颤动。入选 PARADIGM-HF 研究之前，绝大多数受试者已经接受了 ACEI 或(和)ARB 的治疗，约 93% 的患者接受了 β- 受体阻滞剂的治疗，约 55% 的患者接受了醛固酮拮抗剂的治疗，约 15% 的患者接受了心脏除颤 - 起搏器置入。

PARADIGM-HF 研究在平均随访了 27 个月后，根据预设的规则提前终止，因为 LCZ696 在此过程中已经充分显示出显著优势。研究结束时，LCZ696 治疗组和依那普利治疗组分别有 914 例患者（21.8%）和 1117 例患者（26.5%）到达了主要研究终点，LCA696 治疗使患者主要心血管终点的相对危险性降低了 20%（HR 0.80；95%CI 0.73~0.87；P<0.001）；LCZ696 治疗组和依那普利治疗组分别有 711 例患者（17.0%）和 835 例患者（19.8%）死亡，LCA696 治疗使患者的全因死亡相对危险性降低了 16%（HR 0.84；95%CI 0.76~0.93；P<0.001）。其中心血管原因死亡在 LCZ696 治疗组和依那普利治疗组分别有 558 例（13.3%）和 693 例（16.5%），LCA696 治疗使患者的心血管死亡相对危险性降低了 20%（HR 0.80；95%CI 0.71~0.89；P<0.001）。与依那普利治疗组相比，LCZ696 治疗使心力衰竭加重的主要几率降低了 21%（HR 0.79；95%CI 0.71~0.89；P<0.001），并使心力衰竭的临床症状和运动受限状况显著改善（P=0.001）。两组治疗对新发房颤和预设肾脏终点（终末期肾病、eGFR 较基线下降≥50% 或较基线下降 >30ml/min 至 60ml/min 以下）发生率的影响没有显著差异。预设的亚组分析显示，LCZ696 治疗与依那普利治疗在主要研究终点和心血管死亡方面的疗效差异不受年龄、性别、种族、心力衰竭病程、心功能状态、eGFR 水平、是否合并糖尿病、高血压、心房颤动、是否接受 RASI 或醛固酮拮抗剂治疗等因素的影响。

药物治疗的安全性方面，与依那普利治疗组相比，LCZ696 治疗组低血压发生率（14.0% vs 9.2%；P<0.001）显著增高，轻度血管性水肿的发生率呈增高趋势（P=0.19），而肾功能受损（肌酐升高≥2.5mg/dl）（3.3% vs 4.5%；P=0.007）、血钾≥6.0mmol/L（4.3% vs 5.6%；P=0.007）和咳嗽的发生率（11.3% vs 14.3%；P<0.001）显著降低。

四、PARADIGM-HF 研究的意义和启示

在 PARADIGM-HF 研究中，LCZ696 的临床获益是建立在绝大多数患者均接受了 β 受体阻滞剂和醛固酮拮抗剂治疗的前提下，与肯定有效的、目前被誉为 HFrEF 治疗基石的 ACEI 进行的比较。在 CONSENSUS 研究[4]中，HFrEF 患者接受依那普利 40mg/d（平均剂量 16.6mg/d）治疗，与安慰剂治疗比较，

全因死亡显著降低达 27%；在 SOLVD 研究[5]中，与安慰剂治疗相比，依那普利 20mg/d（平均剂量 18.4mg/d）治疗使全因死亡显著降低达 16%。因此，LCZ696 是在依那普利疗效的基础上，进一步使患者全因死亡的危险性降低了 20%。PARADIGM-HF 研究入选了已经接受指南推荐的 HFrEF 治疗、具有广泛代表性的患者人群，以 NYHA 心功能Ⅱ和Ⅲ级的患者为主，与依那普利比较所得到的绝对获益是每治疗 35 例患者 27 个月即可减少一例全因死亡的发生，因此研究的结论有望应用到大多数 HFrEF 患者。

由于 LCZ696 同时具有抑制 RAS 和脑啡肽酶的作用，PARADIGM-HF 研究结果充分显示对肾素血管紧张素系统和脑啡肽酶的联合抑制优于单用 ACEI 治疗，研究者由此认为 LCZ696 未来将替代 RASI 用于心力衰竭的治疗。在目前的 HFrEF 治疗中，ACEI 与 ARB 联合应用的有效性并没有得到充分验证，而且两药联合的安全性，尤其在同时使用醛固酮拮抗剂的情况下发生高钾血症的危险性在很大程度上限制了 ACEI 与 ARB 的联合应用。由此看来，如果没有进一步的研究结果显示 LCZ696 与 ACEI 联用优于单用 LCZ696，如果在扩大的临床应用中 LCZ696 没有出现其他安全性方面的问题，如果不考虑该药价格方面的因素，LCZ696 确实可能替代 RASI（ACEI 或 ARB）用于 HFrEF 的治疗。

人们普遍关心的另一个问题就是 LCZ696 治疗的安全性。由于对血管紧张素Ⅱ AT1 受体的阻断以及对脑啡肽酶的抑制作用，LCZ696 所产生的明显扩血管作用使患者症状性低血压的发生率显著升高，但因低血压导致停药的发生率在两组之间并没有明显差别。此外，药物引起的症状性低血压也没有对肾功能造成不良影响，肾功能恶化的发生率在 LCZ696 治疗组反而显著降低，可能归功于药物治疗对心功能的有益影响改善了肾脏的血液灌注。总体来说，LCZ696 在治疗过程中没有出现安全性方面的严重问题，全因停药率和药物不良反应相关的停药率均低于依那普利治疗组。

LCZ696 是血管紧张素Ⅱ受体拮抗剂缬沙坦与脑啡肽酶抑制剂 1∶1 通过化学键连接而成的化合物，临床前研究显示 LCZ696 具有显著的降低血压、扩张血管、抑制心肌重构、抑制水钠潴留等方面的作用。PARADIGM-HF 研究从临床角度进一步证实了 LCZ696 对肾素血管紧张素系统和内源性血管活性肽降解的双重抑制作用，可以获得治疗 HFrEF 的协同心血管疗效。但是 PARADIGM-HF 研究尚不能回答 LCZ696 主要通过抑制哪几种内源性血管活性肽而发挥显著抗心力衰竭作用。众所周知，升高利钠肽的浓度可以带来显著的血管扩张、促进尿钠排泄、抑制肾素血管紧张素系统、降低交感张力、抗增殖和抑制心肌肥厚的作用；然而对氨基肽酶 P 降解的抑制可能影响缓激肽的降解而增加血管性水肿的发生率，对血管紧张素Ⅱ降解的抑制有可能增强肾素血管紧张素系统的活性并升高血压。因此，进一步的研究应关注在改善心力衰竭血流动力学和抑制神经内分泌过度激活方面发挥最主要作用的内源性血管活性肽，针对性的抑制其降解可能会带来更大程度的临床获益。

总之，PARADIGM-HF 研究为心力衰竭的治疗带来了新的启示和治疗理念，作用于不同靶点的双重抑制剂或多重抑制剂的开发可能由此拉开序幕。一种药物同时干预多个治疗靶点，在获得协同抗心力衰竭疗效的同时，减轻和抵消药物作用于某个靶点可能带来的有害的神经内分泌改变和药物不良反应，由此进一步改善终末期心血管病患者的临床预后，并使心力衰竭的药物治疗进入一个新纪元。

（严晓伟）

参考文献

[1] Northridge DB, Jardine AG, Alabaster CT, et al. Effects of UK 69 578: a novel atriopeptidase inhibitor. Lancet, 1989, 2: 591-593.

[2] Bevan EG, Connell JM, Doyle J, et al. Candoxatril, a neutral endopeptidase inhibitor: efficacy and tolerability inessential hypertension. J Hypertens, 1992, 10: 607-613.

[3] McMurray JJ, Packer M, Desai AS, et al. Angiotensin-neprilysin inhibition versus enalapril in heart failure. N Engl J Med, 2014, 371: 993-1004.

[4] The CONSENSUS Trial Study Group. Effects of enalapril on mortality in severe congestive heart failure: results of the Cooperative North Scandinavian Enalapril Survival Study (CONSENSUS). N Engl J Med, 1987, 316: 1429-1435.

[5] The SOLVD Investigators. Effect of enalapril on survival in patients with reduced left ventricular ejection fractions and congestive heart failure. N Engl J Med, 1991, 325: 293-302.

机械循环辅助装置在心力衰竭救治中的作用

过去的几十年间，治疗心力衰竭的新型药物不断出现，机械循环辅助装置（mechanical circulatory support，MCS）也层出不穷，各种经皮穿刺植入的短期心室辅助装置（percutaneous ventricular assist devices，pVADs）发展迅速，临床应用例数迅速增加。新型机械循环辅助装置或全人工心脏（total artificial heart，TAH）能够降低终末期心力衰竭等待心脏移植患者的死亡率。而且随着医学生物工程技术的不断发展，机械循环辅助装置作为终末期心力衰竭病人的最终治疗也取得了较好的临床效果。本文就机械循环辅助装置在各种急慢性心力衰竭治疗中的应用情况作如下介绍。

一、心力衰竭的流行病学

心力衰竭目前已成为影响全人类健康的严重问题，有统计资料表明，美国的心衰病人达 580 万，全世界有超过 2300 万名患者，有学者预计，2030 年到 2040 年间其数量可能增加一倍。美国每年用于心衰治疗的费用高达 390 亿美元。尽管目前心衰的常规药物治疗已取得较大进步，但心衰患者的预后仍然较差，1 年死亡率为 39%，5 年死亡率高达 50%，其死亡率与高度恶性肿瘤相似。心衰患者出现心力衰竭症状，经常规药物治疗仍然不能维持血流动力学稳定或缓解症状时，就需要使用 MCS 来挽救生命。自 1967 年以来，心脏移植成为心衰治疗的“金标准”，加上免疫抑制剂的使用，其 1 年生存率为 90%，3 年生存率能到 82%。然而，由于心脏供体的缺乏，全世界范围内心脏移植的数量受限于 4000 例左右，高达 45% 的心衰病人在等待心脏移植期间死亡。

近年来随着人口老龄化的进展，急性心肌梗死（acute myocardiol infraction，AMI）诊疗技术的不断进步，慢性心衰患者人数不断增多，急性心力衰竭的发病率也有所升高。针对急性心力衰竭而开发的 pVADs 近年来发展迅速，pVADs 可快速经皮植入，迅速稳定患者的血流动力学指标，为下一步治疗赢得机会。

二、短期经皮植入式心室辅助装置（pVADs）

急性心力衰竭可表现为急性左心衰、急性右心衰或急性双心室功能衰竭。急性左心衰常见原因有：心内直视手术术后、心肌炎、缺血 / 梗死（ST 段抬高性心肌梗死）、瓣膜功能障碍（急性二尖瓣反流）等。慢性心衰病人也可表现为急性左心室功能衰竭，常见的诱因有：缺血、心律失常、肾脏或肺脏功能衰竭、过量饮食。但临床上往往并不存在这些明显的诱因。单纯右心功能衰竭可能继发于严重肺脏疾病，如肺栓塞、肺炎或急性呼吸窘迫综合征（acute respiratory distress syndrome，ARDS）。右心功能衰竭更多见于左心功能衰竭继发或急性右冠堵塞引起的严重右心心肌梗死。

急性心力衰竭或常规药物治疗难以缓解的心源性休克（cardiogenic shock，CS）需要考虑使用临时性短期循环辅助装置（temporary circulatory support，TCS）来挽救生命。急性心衰的 TCS 辅助装置应具有易植入（经皮穿刺）、性能稳定、并发症相对较低、辅助效果良好等特点。pVADs 可快速经皮植入，迅速稳定患者的血流动力学指标，为下一步治疗赢得时间，在急性心力衰竭的治疗中发挥重大作用。近期有研究报道调查了 2004—2011 年间美国 MCS 的使用情况，其结果表明：与 2004—2007 年相比较，2007—2011 年间，pVADs 使用量增加 1511%，而非 pVADs 增加 101%。同期死亡率从 41.1% 下降至 33.4%，CS 病人死亡率从 51.6% 下降至 43.1%。

来自于国际机械循环辅助联合注册（Interagency Registry for Mechanically Assisted Circulatory Support，INTERMACS）的数据显示：对于 CS 病人而言，适当的时机开始 pVADs 辅助能够改善血流动力学指标、减少相关药物剂量（包括正性肌力药物、血管活性药物和利尿剂），并逆转多器官功能衰竭（multisystem organ dysfunction，MOSF）的病变进程，提高出院存活率。pVADs 装置作为 CS 病人桥对心脏功能恢复（bridge to recovery）更加有效。当患者自身心脏功能恢复可能性极低时，及时桥对长时间辅助的 VAD 装置（bridge to long term VAD)也是挽救患者生命的重要途径。也有文献报道,pVADs更适合桥对下一步治疗(bridge to further therapy),可以对神经系统功能状态难以判断的危重症病人提供良好的血流动力学支持来稳定病情,争取时间进一步判断是否有必要继续下一步治疗,如桥对长时间心室辅助装置或心脏移植(bridge to transplantation)。

目前临床常用的pVADs主要有:主动脉内球囊反搏(intra-aortic balloon pump,IABP)、TandemHeart、Impella、体外膜肺氧合(extracorporeal membrane oxygenation,ECMO)和各种离心泵系统等(表1,图1)。

表1 几种pVADs装置性能比较

	Impella 2.5	Impella CP	Impella 5.0	ECMO	TandenHeart®	IABP
驱动泵	轴流泵	轴流泵	轴流泵	离心泵	离心泵	气动泵
作用原理	跨瓣膜	跨瓣膜	跨瓣膜			反博
插管内径	12F	14F	21F	18~21F 15~22F	21F 15~17F	7~9F
心排量(L/min)	2.5	3.7	5.0	≥4.5	4.0~5.0	0.5~1.0
植入复杂性	中等	中等	较高	中等	较高	较易
外科切开	不	不	需要	需要	需要	不
房间隔造瘘	不	不	不	不	需要	不
出血并发症	中等	中等	中等	较高	较高	较低

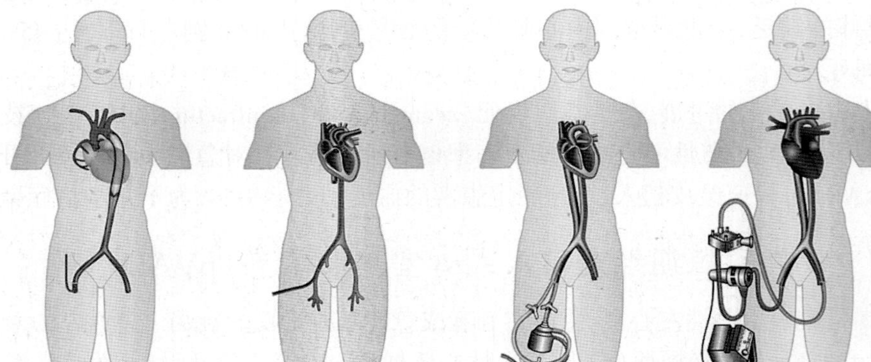

A IABP B Impella C TandemHeart D ECMO

图1 几种pVADs示意图

(来自于Werdan K, Gielen S, Ebelt H, et al. Mechanical circulatory support in cardiogenic shock. Euro Heart J, 2014;35: 156-167.)

1. IABP 通过放置于降主动脉内的气囊在心脏舒张期充气和收缩期放气,增加冠状动脉舒张期灌注压,减轻左心室后负荷。IABP可使衰竭的左心心排量增加约1L/min(15%~30%的心排量)。来自于欧洲的一项研究结果表明,654例CSMI患者中25%使用IABP辅助,IABP将死亡率从56.9%降低为36.1%。但近年来随着SHOCK Ⅱ临床试验结果的公布,急性心肌梗死合并CS病人接受PCI治疗时使用IABP并未改善这部分高危患者的住院死亡率。鉴于该研究的结果,目前ACC/AHA指南和ESC指南都将CS时使用IABP的推荐等级从Ⅰ类分别降到了Ⅱa和Ⅱb类。

虽然欧美国家的心脏病指南中将IABP的推荐等级部分调低,但临床实际工作中,仍有心脏中心积极推荐特定高危冠心病接受再血管化治疗时预防性使用IABP(即这些高危病人尚未出现血流动力学不稳定或心源性休克之前使用IABP),以降低再血管化治疗(冠脉介入或冠脉搭桥)期间相关并发症的发生率。另外,有学者提出,高危的标准主要有(具备以下一条以上者即可视为高危病人):近期急性心肌梗死(2周以内)、术前合并常规药物难以缓解的持续性心绞痛症状、左主干病变、缺血性左心室功能低下(左心室射血分数≤35%)、弥漫性多处严重狭窄病变、急诊手术或再次手术。目前不同的心脏中心对于高危患者的定义及预防性使用IABP的标准并未达成共识,不同的心脏中心仅根据自身的临床经验来判断是否行IABP辅助治疗。未来应该通过大规模、多中心、前瞻性临床随机对照研究,从循证医学角度来证实。正确识别高危人群,正确把握IABP辅助时机,降低高危冠心病病人围再血管化治疗期的相关风险,从而保证这部分病人最大程度的获益。选择合适的人群与最佳的辅助介入时机等均有待于进一步大规模循证医学研究来证实。

IABP辅助同样存在缺陷。IABP辅助循环作用有限,并不具有心肌保护作用,而且发挥辅助作用时需要自身心脏具有一定的功能。所以,心脏功能严重衰竭时,IABP就不能起到很好的辅助作用。仍然需要进一步使用更为高级的MCS来挽救患者生命。

2. ECMO　ECMO技术是引流患者静脉血至体外完成气体交换后再由离心泵输回人体的过程。ECMO是一种改良的体外循环系统,由泵、膜肺和热交换器等组成,有学者称之为可以"走出"手术室的简化体外循环装置。ECMO根据其血液引流和输回的位置不同可分为VV ECMO和VA ECMO两种基本形式。VA ECMO既可以提供心脏辅助,又可以提供呼吸辅助。成人循环辅助时VA ECMO可以通过中心(经右心房和升主动脉插管)或外周(股静脉和股动脉插管)路径来建立。VA ECMO能够提供稳定的血流动力学辅助,显著降低左心室前负荷,但VA ECMO可能增加衰竭左心室的后负荷,增加衰竭左心室的室壁张力,不利于衰竭左心室的功能恢复。少部分患者可能VA ECMO辅助期间出现左心功能进一步恶化,继发肺淤血、左心室血栓形成等并发症。部分ECMO中心积极推荐VA ECMO辅助期间联合IABP辅助来缓解此现象。虽然理论上可能存在积极作用,但其临床有效性仍然有待于进一步证实。

ECMO技术可以采取经皮穿刺法植入,具有安装简单、费用低廉和同时提供双心室及呼吸功能辅助等特点。各种微循环ECMO设备不断出现,大大增加了安装和转运的便携性。因此,近年来广泛用于各种原因导致的急性心力衰竭的抢救性治疗。我国现有的ECMO技术主要用于成人循环辅助,以心脏病人围术期的辅助治疗为主。

目前VA ECMO循环辅助适应证主要包括:心脏术后心源性休克、移植或心室辅助的过渡、急性暴发性心肌炎、AMI合并CS病人、高危心脏病人围术期辅助等。VA ECMO也可用于呼吸衰竭合并心脏功能不良患者的辅助治疗。近年来,VA ECMO技术的适应证在不断扩展,逐渐成为了一种多学科交叉的医学技术。

ECMO循环辅助的成功率主要与心力衰竭的原因和ECMO辅助前损伤的严重程度有关。VA ECMO用于心脏术后心源性休克循环辅助时患者的出院存活率为36%~42%;用于院内心跳骤停的ECPR抢救性治疗时成功率为27%;治疗急性暴发性心肌炎合并CS时成功率为71%;而用于院外心跳骤停的抢救性治疗成功率仅为4%。目前VA ECMO用于循环辅助的相关研究主要是回顾性临床经验报道,VA ECMO合适的介入时机并不明确,大规模的多中心前瞻性临床研究仍然缺乏。因此,目前ACC/AHA仍然没有给出CS患者接受VA ECMO辅助的使用建议。欧洲STEMI指南中关于VA ECMO并没有明确给出其临床应用指征,专家共识认为对于CSMI患者,尽管使用血管活性药物和IABP辅助治疗但血流动力学指标仍然持续恶化时,可以积极考虑行VA ECMO辅助,为Ⅱb类/C级推荐水平。另外,VA ECMO辅助也可用于VAD辅助期间出现机械故障导致的心力衰竭或急性右心功能衰竭的辅助治疗。

ECMO长时间辅助时,其相关并发症明显较多。因此,衰竭心脏自身功能恢复可能性较小时,在ECMO辅助的同时应积极考虑后续治疗,如桥对长时间辅助的VAD装置或进行心脏移植。近年来ECMO技术在呼吸衰竭和医院内外心跳骤停的抢救性治疗中进展迅速,以ECMO为基础,采用多种医学学科共同挽救危重症病人生命可能是未来重要的发展方向。

3. Impella系统　Impella通过跨主动脉瓣放置高速旋转的轴流泵,将左心室血液泵入升主动脉,为衰竭的左心室提供辅助。目前临床常用的有两种,即Impella Recover LPw 2.5和Impella Recover LPw 5.0,前者能够提供2.5L/min的辅助流量,后者能够提供5.0L/min的辅助流量,前者可以经皮穿刺植入,而后者需要外科切开股动脉或腋动脉植入。Impella的生理作用是降低左心室后负荷、降低心肌耗氧量,同时能够增加心排量、冠脉血流和外周器官血流灌注。

已有几项研究结果表明:对于STEMI和高危PCI病人,Impella可以提供安全而有效的循环辅助。Impella装置辅助开始后左心室舒张末期压力和PCWP明显下降,左心室完全卸负荷,冠脉血流量和灌注压均增加，而心肌氧耗量相对降低。EUROSHOCK 是一项有关 CS 时 Impella 系统临床有效性的多中心注册研究，共纳入 120 例接受 Impella 辅助的 CSMI 患者，其结果显示：30 天死亡率有所降低，而且 Impella 植入后 24 小时和 48 小时的乳酸水平明显下降。此外，另一项 ISAR-SHOCK 随机对照研究选择分别接受 Impella 2.5 或 IABP 辅助 CSMI 患者，其结果显示：Impella 病人的 CI 和平均动脉压明显升高，而且乳酸水平较低。两组患者的生存率，严重出血、下肢缺血、心律失常和感染等并发症的发生率没有差异。有学者建议对于严重 CSMI 患者，Impella 5.0 系统可以提供更好的血流动力学辅助。研究证实对于心脏术后低心排（心排量为 1L/min）患者，与 IABP 相比，接受 Impella 5.0 辅助的生存率较高。

目前仍然缺乏大规模的 RCT 研究来证实 Impella 应用于 CS 的临床有效性。有 Meta 分析纳入三项相关研究共计 100 例心肌梗死 CS 患者，比较了三种装置的有效性（其中两项是 TandemHeart，一项是 Impella 2.5，分别与 IABP 相比较），主要临床终点事件是血流动力学指标和 30 天生存率。结果显示：LVAD 组患者的 CI、平均动脉压更高，PCWP 更低，但 30 天临床结果并无差异，下肢缺血和感染发生率也无差异；LVAD 组患者出血相关并发症的发生率较 IABP 组病人高。与 Impella 装置相比，TandemHeart 组病人的下肢缺血和出血的发生率较高。Cochrane 报告显示：在 CSMI 患者中，与 Impella 2.5 装置相比，TandemHeart 组患者的血流动力学指标维持更加稳定，但患者的临床转归并没有差异。

因此，欧洲心脏病协会指南中对于出现 CS 的难治性 CSMI 患者，推荐使用 Impella 装置为 Ⅱb/C 级证据水平。另外，Impella 泵存在溶血、腹股沟处出血和下肢缺血等并发症，也无呼吸辅助作用。

4. TandemHeart 系统　TandemHeart 系统通过高速旋转的离心泵，从左心房抽出动脉血，再经股动脉回输体内，可提供 4L/min 的辅助流量。已有多项研究表明 TandemHeart 系统提供的血流动力学辅助效果明显优于 IABP，患者动脉压和心排量升高，而 PCWP、中心静脉压和肺动脉压降低，心肌氧耗量较低，左、右心室压力负荷均较低，更有利于衰竭的心脏功能恢复。但目前仍然没有足够的临床证据来证实 TandemHeart 系统能较 IABP 改善高危 PCI 患者的临床生存率。另外，TandemHeart 系统引起的出血、下肢缺血、脑中风和感染等并发症的发生率相对较高。而且，TandemHeart 系统植入相对较为复杂，需要具有一定临床经验（经皮穿刺导管房间隔造瘘技术）的医师经过专业培训才能完成。临床实际工作中高危 PCI 患者在导管室出现心跳骤停、需紧急床旁胸外按压时，并不适合选用该系统。这些缺点均限制了 TandemHeart 系统的临床普及性。

目前仍然没有关于 TandemHeart 系统用于 CSMI 病人临床效果的 Meta 分析和 RCT 研究。欧洲的指南中 CS 病人使用 TandemHeart 系统为Ⅱb 类推荐。

5. 其他血泵系统　各种离心泵也可作为 pVADs 装置使用，如 Centrimag 持续性离心泵等。Centrimag 是一种磁力驱动的 VAD 装置，可以提供左心室或右心室辅助。这种持续性轴流泵没有轴心，其溶血和血栓栓塞并发症发生率较低。如果患者同期合并肺功能衰竭，可以在体外并联膜式氧合器，同时提供呼吸辅助，类似于 ECMO 装置，同时提供心脏和肺脏辅助。

目前针对急性心力衰竭可以选用的 pVAD 有多种，开始 pVAD 辅助后患者的血流动力学指标明显改善，但患者的出院存活率并未得到明显改善。尽管目前临床可以使用的经皮植入式 LVAD 越来越多，但其临床有效性、安全性、临床适应证和合适的植入时机等仍然不明确，相关的临床 RCT 研究仍然较少。有学者提出进一步深入研究心源性休克的发病机制、选择合适的辅助介入时机和尽可能降低 pVADs 相关并发症的发生率可能是提高救治成功率的关键。

短期 pVADs 可以提供短时间的循环辅助，如果患者的心脏功能短时间不能恢复，pVADs 长时间辅助的相关并发症明显增多，这时需要桥对长期 VAD 装置或心脏移植挽救患者的生命。

三、长期心室辅助装置

慢性心衰患者的常规治疗效果较差，如血流动力学指标难以维持、心衰症状反复出现并有加重趋势时，可考虑进行心脏移植。尽管心脏移植已成为慢性心衰治疗的“金标准”，但受到供体缺乏的限制，大部分病人在等待心脏移植期间仍然需要使用长期 VAD 装置来挽救生命。据 INTERMACS 统计结果显示：2006 年 6 月至 2014 年 12 月，全美 149 个心衰治疗中心共进行了 12 474 例 VAD 辅助，其中 2013 年全年美国长期 VAD 用于慢性心衰的辅助治疗达 2511 例，几十年来一直处于相对稳定状态。

VAD 装置在严重慢性心力衰竭治疗中的作用根据其辅助目的可分为四类，即桥对心脏移植（bridge to transplant，BTT）、获得移植资格（bridge to candidacy，BTC）、最终治疗（destination therapy，DT）和自身心脏功能恢复（bridge to recovery，BTR）。近年来随着 VAD 设备的不断改良，从表 2 可以看出 VAD 作为 DT 的比例越来越高。

表 2　VAD 辅助目的及比率

辅助目的	2008（%）	2010（%）	2012（%）	辅助目的	2008（%）	2010（%）	2012（%）
桥对心脏移植（BTT）	49.6	29.2	21.0	桥对恢复（BTR）	2.1	0.8	1.0
获得移植资格（BTC）	41.2	38.3	33.1	总植入病例数量	726	729	896
最终治疗（DT）	5.4	30.6	44.0				

1. 桥对心脏移植　20 世纪 60 年代出现的第一代 VAD 装置、80 年代出现的可植入式气动全人工心脏及近几年出现的性能优良的持续性轴流泵均可作为 BTT 时的辅助工具。相关的临床研究结果显示，VAD 用作桥对心脏移植时其生存率为 65%，而常规药物治疗的生存率仅为 50%。早在 1994 年，美国 FDA 已批准 VAD 在心衰患者桥对心脏移植使用，随后几十年内 VAD 辅助装置经历了三代革新，其性能更加优良，辅助期间并发症大大降低。因此，作为 BTT 使用时其辅助存活率有所提高。

2. 最终治疗　对于不适合进行心脏移植的终末期心力衰竭患者，进行 VAD 辅助时，其辅助目的即为最终治疗。证明 HeartMateR VE 能作为桥对移植后，研究者进行了一项 REMATCH 研究，共纳入 129 例不适合心脏移植的心衰患者［NYHA Ⅳ级、左心室射血分数 <25%、氧耗峰值 <12ml/（kg·min）或需要使用血管活性药物来维持循环稳定］，以评估该装置作为最终治疗的临床效果。其中接受 VAD 辅助治疗的患者 68 例，仅接受常规保守治疗的对照组 61 例。结果显示：随访 30 个月时，VAD 植入可使死亡风险降低 48%，且 1 年死亡率下降 27%。另外，所有接受可植入式 VAD 装置的患者在 1 年随访时均存活，NYHA 心功能分级为Ⅱ级，且生活质量得到明显改善。随后，美国 FDA 于 2003 年批准通过使用 HeartMateR VE 作为 DT。然而，随访 1 年示 VAD 装置的更换率为 13%，而 2 年时高达 63%。因此，随后又出现了并发症相对较低的 HeartMateR XVE 装置。因此，随着 VAD 性能的不断提升和最终治疗理念的不断完善，接受 VAD 作为最终治疗的患者其生存率可能进一步提高。

3. 桥对恢复　临床实践中发现约 5%~10% 的心衰患者在接受长期 VAD 辅助后出现自身心脏功能恢复，甚至可以撤除 VAD 装置现象。推测其可能原因是 VAD 辅助期间心室完全卸负荷，衰竭的心肌细胞发生重构、恢复功能[38]。已有大量的实验研究表明：VAD 辅助时，心肌细胞能够在细胞、分子水平得到不同程度恢复。有研究报道对 154 例 VAD 辅助患者进行了 3.6 年的随访，其中 10 例患者尝试撤除 VAD 装置，8 例成功脱机。衰竭心脏自身功能恢复的患者多为心肌炎或肥厚型心肌病患者，而缺血性心脏病患者中心肌恢复自身功能者较少。

2013 年美国 ACC/AHA 指南中指出以下情况时可以考虑使用 VAD 装置：终末期收缩功能衰竭计划接受心脏移植者为Ⅱa 类推荐；接受短期 TCS 辅助桥对心脏功能恢复或心脏移植为Ⅱa 类推荐；作为最终治疗的长时间辅助也为Ⅱa 类推荐。

随着生物医学工程技术的不断发展，微型化的 LVAD 更加易于植入，辅助期间出血和血栓栓塞并发症的发生率也较低。未来的 VAD 生物相容性更高，血栓栓塞并发症发生率较低，抗凝要求也相应降低。针对不同的患者，VAD 辅助的适应证和介入时机以及合适的桥对心脏移植时机等均有待进一步深入的临床研究。在不久的将来，VAD 装置有望成为心力衰竭治疗中与心脏移植并驾齐驱的有效治疗方式。

（侯晓彤　杨峰）

参考文献

[1] Bui AL, Horwich TB, Fonarow GC. Epidemiology and risk profile of heart failure. Nat Rev Cardiol, 2011, 8:30-41.

[2] Subramaniam K. Mechanical circulatory support. Best Practice & Research Clinical Anaesthesiology, 2015, 29:203-227.

[3] Levy D, Kenchaiah S, Larson MG, et al. Long term trends in the incidence of and survival with heart failure. N Engl J Med, 2002, 347:1397-1402.

[4] The International Society for Heart and Lung Transplantation. Heart/Lung Registries: Quarterly Data Report. 2014. Available at: http://www.ishlt.org/registries/quarterlyDataReport.asp.

[5] Rihal CS, Naidu SS, Givertz MM, et al. 2015 SCAI/ACC/HFSA/STS Clinical Expert Consensus Statement on the Use of Percutaneous Mechanical Circulatory Support Devices in Cardiovascular Care: Endorsed by the American Heart Association, the Cardiological Society of India, and Sociedad Latino Americana de Cardiologia Intervention; Affirmation of Value by the Canadian Association of Interventional Cardiology-Association Canadienne de Cardiologie d' intervention. J Am Coll Cardiol, 2015, 65:e7-e26.

[6] Lawson WE, Koo M. Percutaneous ventricular assist devices and ECMO in the management of acute decompensated heart failure. Clinical Medicine Insight: Cardiology, 2015; 9:41-48.

[7] Stretch R, Sauer CM, Yuh DD, et al. National trends in the utilization of short-term mechanical circulatory support. J Am Coll Cardiol, 2014, 64:1407-1415.

[8] Kar B, Basra SS, Shah NR, et al. Percutaneous circulatory support in cardioegnic shock: interventional bridge to recovery. Circulatory, 2012, 125:1809-1817.

[9] Peura JL, Colvin-Adams M, Francis GS, et al. Recommendations for the use of mechanical circulatory support: device strategies and patient selection. A scientific statement from the American Heart Association. Circulation, 2012, 126:2648-2667.

[10] Zeymer U, Bauer T, Hamm C, et al. Use and impact of intra-aortic balloon pump on mortality in patients with acute myocardial infarction complicated by cardiogenic shock: results of the Euro Heart Survey on PCI. EuroIntervention, 2011, 7:437-441.

[11] Thiele H, Zeymer U, Neumann FJ, et al. Intraaortic balloon support for myocardial infraction with cardiogenic shock. N Engl J Med, 2012, 367:1287-1296.

[12] Thiele H, Zeymer U, Neumann FJ, et al. Intraaortic balloon pump in cardiogenic shock Ⅱ (IABP-SHOCK Ⅱ) trial investigators. Intra-aortic balloon counterpulsation in acute myocardial infraction complicated by cardiogenic shock (IABP-SHOCK Ⅱ): final 12 month results of a randomized, open-label trial. Lancet, 2013; 382:1638-1645.

[13] O'Gara PT, Kushner FG, Ascheim DD, et al. 2013 ACCF/AHA guideline for the management of ST-elevation myocardial infarction: a report of the American College of Cardiology Foundation/American Heart Association Task Force on Practice Guidelines. Circulation, 2013, 127:e362-e425.

[14] Fihn SD, Blankenship JC, Alexander KP, et al. 2014 ACC/AHA/AATS/PCNA/SCAI/STS focused update of the guideline for the diagnosis and management of patients with stable ischemic heart disease: a report of the American College of Cardiology/American Heart Association Task Force on Practice Guidelines, and the American Association for Thoracic Surgery, Preventive Cardiovascular Nurses Association, Society for Cardiovascular Angiography and Interventions, and Society of Thoracic Surgeons. Circulation, 2014, 130:1749-1767.

[15] Task Force on the management of ST-segment elevation acute myocardial infraction of the European Society of Cardiology (ESC), Steg PG, James SK, et al. ESC Guidelines for the management of acute myocaridial infraction in patients presenting with ST-segment elevation. Eur Heart J, 2012; 33:2569-2619.

[16] Grieshaber P, Niemann B, Roth P, et al. Prophylactic intra-aortic balloon counterpulsation in cardiac surgery: it is time for clear evidence. Critical Care, 2014, 18:662.

[17] Zangrillo A, Pappalardo F, Dossi R, et al. Preoperative intra-aortic balloon pump to reduce mortality in coronary artery graft: a meta-analysis of randomzied controlled trails. Critical Care, 2015, 19:10.

[18] Ranucci M, Castelvecchio S, Biondi A, et al. A randomized controlled trial of preoperative intra-aortic balloon pump in coronary patients with poor left ventricular function undergoing coronary artery bypass surgery. Crit Care Med, 2013, 41:2476-2483.

[19] Yu P, Cassiere H, Dellis S, et al. Propensity-matched analysis of the effect of preoperative intraaortic balloon pump in coronary artery bypass grafting after recent acute myocardial infraction on postoperative outcomes. Critical Care, 2014, 18:531.

[20] Grieshaber P, Niemann B, Roth P, et al. Prophylactic intra-aortic balloon counterpulsation in cardiac surgery: it is time for clear evidence. Critical Care, 2014, 18:662.

[21] Ihdayhid AR, Chopra S, Rankin J. Intra-aortic balloon pump: indications, efficacy, guidelines and future directions. Curr Opin Cardiol, 2014, 29:285-292.

[22] Kapelios C, Terrovitis J, Siskas P, et al. Counterpulsation: a concept with a remarkable past, an established present and a challenging future. Inter J Cardiology, 2014; 172:318-325. Werdan K, Gielen S, Ebelt H, et al. Mechanical circulatory in cardiogenic shock. Euro Heart J, 2014, 35:156-167.

[23] Abrams D, Combes A, Brodie D. Extracorporeal membrane oxygenation in cardiopulmonary disease in adults. J Am Coll Cardiol, 2014, 63:2769-2778.

[24] Lawler PR, Silver DA, Scirica BM, et al. Extracorporeal membrance oxygenation in adults with cardiogenic shock. Circulation, 2015, 131: 676-680.

[25] Schmidt M, Burrell A, Roberts L, et al. Predicting survival after ECMO for refractory cardiogenic shock: the survival after veno-arterial-ECMO (SAVE)-score. Eur Heart J, 2015, in press.

[26] Anderson JL, Adams CD, Antman EM, et al. 2011 ACCF/AHA Focused Update Incorporated Into the ACC/AHA 2007 Guidelines for the Management of Patients With Unstable Angina/Non-ST-Elevation Myocardial Infraction: a report of the American College of Cardiology Foundation/American Heart Association Task Force on Practice Guidelines. Circulation, 2011, 123: e426-e579.

[27] Rihal CS, Naidu SS, Givertz MM, et al. 2015 SCAI/ACC/HFSA/STS clinical expert consensus statement on the use of percutaneous mechanical circulatory support devices in cardiovascular care. J Am Coll Cardiol, 2015, in press.

[28] Thiele H, Smalling RW, Schuler GC. Percutaneous left ventricular assist devices in acute myocardial infarction complicated by cardiogenic shock. Eur Heart J, 2007, 28: 2057-2063.

[29] Ouweneel DM, Henriques JPS. Percutaneous cardiac support devices for cardiogenic shock: current indications and recommendations. Heart, 2012, 98: 1246-1254.

[30] Lauten A, Engstroöm A, Jung C, et al. Percutaneous left ventricular support with the Impella 2.5 assist device in acute cardiogenic shock-results of the Impella EUROSHOCK-Registry. Circ Heart Fail, 2013, 61: 23-30.

[31] Seyfarth M, Sibbing D, Bauer I, et al. A randomized clinical trial to evaluate the safety and efficacy of a percutaneous left ventricular assist device vs. intra-aortic balloon pumping for treatment of cardiogenic shock caused by myocardial infarction. J Am Coll Cardiol, 2008, 52: 1584-1588.

[32] Engstroöm AE, Cochieri R, Driessen AH, et al. The Impella 2.5 and 5.0 devices for ST-elevation myocardial infarction patients presenting with severe and profound cardiogenic shock: the Academic Medical Center intensive care unit experience. Crit Care Med, 2011, 39: 2072-2079.

[33] Siegenthaler MP, Brehm K, Strecker T, et al. The Impella recover microaxial left ventricular assist device reduces mortality for postcardiotomy failure: a three-center experience. J Thorac Cardiovasc Surg, 2004, 127: 812-822.

[34] Cheng JM, den Uil CA, Hoeks SE, et al. Percutaneous left ventricular assist devices vs. intra-aortic balloon pump counterpulsation for treatment of cardiogenic shock: a meta-analysis of controlled trials. Eur Heart J, 2009, 30: 2102-2108.

[35] Unverzagt S, Machemer MT, Solms A, et al. Intra-aortic balloon pump counterpulsation (IABP) for myocardial infarction complicated by cardiogenic shock. Cochrane Database Syst Rev, 2011, 7: CD007398.

[36] Burkhoff D, Cohen H, Brunckhorst C, et al, TandemHeart Investigators Group. A randomized multicenter clinical study to evaluate the safety and efficacy of the TandemHeart percutaneous ventricular assist device vs. Conventional therapy with intraaortic balloon pumping for treatment of cardiogenic shock. Am Heart J, 2006, 152: 469. e1-469, e8.

[37] Kar B, Gregoric ID, Basra SS, et al. The percutaneous ventricular assist device in severe refractory cardiogenic shock. J Am Coll Cardiol, 2011, 57: 688-696.

[38] Khera R, Cram P, Lu X, et al. Trends in the use of percutaeous ventricular assist devices: analysis of national inpatients sample data, 2007 through 2012. JAMA Intern Med, 2015, 175: 941-950.

[39] Kirkpatrick JN, Wieselthaler G, Strueber M, et al. Ventricular assist devices for treatment of acute heart failure and chronic heart failure. Heart, 2015, 101: 1091-1096.

[40] Kirklin JK, Naftel DC, Kormos RL, et al. Fifth INTERMACS annual report: Risk factor analysis from more than 6000 mechanical circulatory support patients. J Heart Lung Transplant, 2013, 32: 141-156.

[41] Lietz K, Long JW, Kfoury AG, et al. Outcomes of left ventricular assist device as destination therapy in the post-REMATCH era: Implications for patient selection. Circulation, 2007, 116: 497-505.

[42] Lazar RM, Shapiro PA, Kaski B, et al. Neurological events during long-term mechanical circulatory support for heart failure the Randomized of Mechanical Assistance for the Treatment of Congestive Heart Failure (REMATCH) experience. Circulation, 2004, 109: 2423-2427.

[43] Drakos SG, Kfoury AG, Stehlik J, et al. Bridge to recovery: understanding the disconnect between clinical and biological outcomes. Circulation, 2012, 126: 230-241.

[44] Hall JL, Brisks EJ, Grindle S, et al. Melcular signature of recovery following combination left ventricular assist device (LVAD) support and pharmacologic therapy. Eur Heart J, 2007, 28: 613-627.

[45] Simon MA, Kormos RL, Murali S, et al. Myocardial recovery using ventricular assist devices: prevalence, clinical characteristics, and outcomes. Circulation, 2005, 112: S132-S136.

[46] Yancy CW, Jessup M, Bozkurt B, et al. 2013 ACCF/AHA guideline for the management of heart failure: A report of the American College of Cardiology Foundation/American Heart Association Task Force on Practice Guidelines. J Am Coll Cardiol, 2013, 62: e147-e239.

如何正确看待“β 受体阻滞剂用于慢性心力衰竭伴心房颤动不能降低患者病死率”的荟萃分析结果?

2014 年发表的一篇荟萃分析评估了在慢性心力衰竭(心衰)并发心房颤动(房颤)患者中应用β受体阻滞剂的疗效,结果病死率与安慰剂对照组相比并未降低。这一结果十分出乎意料,在心血管领域引起了讨论和热评,还被中国医学论坛报评为 2014 年十大国际医学新闻之一,足见其产生的巨大震撼力。我们应该如何看待这一篇荟萃分析和它的结论? 在心衰并发房颤患者中β受体阻滞剂是否仍是基本的治疗药物? 是否应该继续推荐使用?

一、荟萃分析的背景

心衰是一个严重的公共卫生问题。心衰的患病率在全球均呈上升的趋势,美国约为 2%~3%,现症患者约 600 万。中国近几年的患病率据估计约为 1.3%,现症患者约 1000 万例,在数量上为全球之最。在美国,因心血管病住院的耗费中心衰超过其他疾病,位居首位。在现代治疗条件下心衰的病死率大致与常见的恶性肿瘤如乳腺癌、大肠癌等相仿,即 5 年平均病死率在 60%~80%。因此,心衰当之无愧地被称为心血管疾病中的恶性疾病。而且心衰患者由于常伴气急、水肿等症状,活动耐力严重受限,生活质量甚至低于某些恶性肿瘤以及肾衰竭需要做血液透析的患者。

心衰并发房颤常见且预后更差。心衰可伴多种并发症如肾功能损害(心肾综合征)、各种心律失常、COPD、冠心病和心肌缺血、贫血、抑郁症和认识功能低下等。其中房颤是心衰的常见并发症。心衰患者中伴房颤者约占 1/3。心衰本身已有不同程度的心功能障碍,心搏出量降低,而房颤又使心搏出量减少 1/3;房颤导致的血栓栓塞事件进一步增加心衰患者的病死率和心血管事件发生率。现代的心衰治疗是一个系统工程,需要进行综合性管理,除了给予标准优化抗心衰治疗外,适当处理并发症也是重要的内容。减少房颤带来的各种危害,改变患者的预后一直是心衰患者临床处理的靶标。

β受体阻滞剂在心衰并发房颤患者中的应用价值存在争议。此种争议此前并不涉及该药是否应该应用,也未对其作为此类患者标准方案主要药物的地位提出质疑。此种争议只是尚不能肯定其确切疗效。心衰的其他并发症如糖尿病、COPD、冠心病心肌缺血等,应用β受体阻滞剂患者同样可以获益,且获益程度较无这些并发症的患者更大。例如心衰伴糖尿病患者的病死率显著增加。在高血压等情况下,糖尿病患者并不考虑应用β受体阻滞剂,这是担心该药可能导致糖代谢障碍。但 UKPDS 的 20 年随访结果表明,高血压伴糖尿病的患者长期应用β受体阻滞剂,不仅降压效果良好,患者的病死率甚至还低于使用钙拮抗剂或血管紧张素转换酶抑制剂(ACEI)等其他常见降压药物的患者。证实心衰伴糖尿病的患者长期应用β受体阻滞剂可以降低病死率。

β受体阻滞剂在心衰伴房颤患者中的应用并无定论。临床上尚未做过专门的、深入的研究,没有令人信服的证据。此前心衰研究的亚组分析并不能证实其疗效,又不能否定之,因为纳入的此类病例数有限,缺乏足够的把握度检出两组病死率的差异。这一问题目前尚无前瞻性研究,而且也不能开展,如果用安慰剂作对照,显然不符合临床试验伦理学要求。由此这一问题成为一个悬案高高挂起,而将β受体阻滞剂的应用视为理所当然。新的荟萃分析正是针对上述情况所做的一件实实在在的工作。

由 Fether 教授牵头的“β受体阻滞剂心衰协作组”,其工作是通过确定那些最有可能获益的人群,从而改善和提高β受体阻滞剂的在心衰患者中的使用率。在心衰伴窦律患者中β受体阻滞剂是推荐积极应用的药物，由于疗效存在异质性，正在进行年龄、性别及其他特征心衰人群的亚组分析以解释窦律患者中β受体阻滞剂使用异质性的原因。关于心衰伴房颤的荟萃分析正是由该协作组启动并实施完成的，旨在解决心衰处理这一心血管领域中悬而未决的问题。

根据研究结果，作者提出两条主要建议，一是在心衰伴房颤患者中β受体阻滞剂的应用不宜优先于其他控制心率的药物；二是不能认为该药是改善此类患者预后的标准治疗，即不推荐常规应用。对于一个近20年来一直被公认为心衰治疗基石之一的药物，现在要将其踢出一线药物行列（尽管只是在伴房颤的特定人群），其产生的震动堪比美国高血压指南JNC8将β受体阻滞剂剔出一线降压治疗。

二、荟萃分析的研究方法

1. 病例的来源　研究者从既往应用β受体阻滞剂治疗心衰的7项主要临床试验和另外4项研究的随机患者中，按预先设定的标准挑选出适合的病例并汇总在一起。这11项研究所汇总的病例占该分析中患者总数95.7%（表1）。

表1　荟萃分析采集病例的主要临床研究

试验名称	研究时间	应用的药物	试验名称	研究时间	应用的药物
MDC	1992	美托洛尔	MERIT-HF	1999	美托洛尔
CIBIS	1994	比索洛尔	COPERNICUS	2001	卡维地洛
US卡维地洛	1996	卡维地洛	CAPRICORN	2001	卡维地洛
ANZ	1995	卡维地洛	BEST	2001	布新洛尔
CIBIS Ⅱ	1999	比索洛尔	SENIORS	2005	奈比洛尔

2. 终点设定　主要研究终点是全因病死率，包括在研究早期终止后或在随访中出现的所有死亡。平均随访时间为1.5年（SD1.1），范围0.9~3.5年。主要二级终点是心血管死亡、全因病死率和心血管住院的复合终点，以及非致死性脑卒中。心衰住院结局包括全因住院的时间、心血管或心衰住院的次数和时限。其他分析的结局还有临床结局，即心血管死亡和心衰相关住院的复合终点。药物安全性结局在于停用研究药物的原因，包括低血压、心动过缓、肾功能损害、心衰恶化或任何其他不良反应。

三、主要研究结果

1. 基本情况　心衰患者共18 254例，其中窦性心律者13 946例，占76%；房颤者3066例，占17%。窦性心律或房颤的诊断均依据基线的心电图检查。列为房颤的患者中房扑占4%。另有1124例（6%）为其他异常心律，大多为起搏心律或心脏传导阻滞，118例（<1%）基线心电图缺如或无法判定。

2. 基线特征　β受体阻滞剂组和安慰剂组基线特征相似（表2）。心衰伴房颤组与窦律组基线特征也相似。入选前心衰病史的中位数为3年，房颤组患者平均年龄较窦性心律组大5岁，男性比例较高。收缩压和肾小球滤过率有微小差异，LVEF则相似。房颤组中症状重者（NYHA Ⅲ~Ⅳ级）居多，应用利尿剂、醛固酮拮抗剂、地高辛、口服抗凝剂比率较高，而ACEI/ARB则相似。

表2　荟萃分析汇总患者的基线特征

	窦性心律（n=13 946）	房颤（n=3066）		窦性心律（n=13 946）	房颤（n=3066）
年龄（岁）	64（54~71）	69（60~74）	糖尿病	3221（25%）	674（23%）
女性	3498（25%）	594（19%）	心衰的时限	3.0（1.0~6.0）	3.0（1.0~7.0）

续表

	窦性心律（n=13 946）	房颤（n=3066）		窦性心律（n=13 946）	房颤（n=3066）
NYHA Ⅲ或Ⅳ级	7782（63%）	1901（72%）	应用利尿剂	11 888（85%）	2866（93%）
收缩压（mmHg）	123（110~140）	127（113~140）	ACEI 或 ARB	13 213（95%）	2898（95%）
舒张压（mmHg）	78（70~82）	80（70~85）	醛固酮拮抗剂	1093（8%）	500（17%）
心率（/min）	80（72~88）	81（72~92）	地高辛	7380（53%）	2560（83%）
体重指数（kg/m^2）	27（24~31）	27（25~31）	口服抗凝剂	3652（26%）	1772（58%）
eGFR（mi/min）	64（52~78）	61（49~74）	LVEF	0.27（0.21~0.33）	0.27（0.22~0.33）

eGFR：估计的肾小球滤过率，ACEI：血管紧张素转换酶抑制剂，ARB：血管紧张素 II 受体拮抗剂，LVEF：左室射血分数

3. 终点事件

（1）死亡率：房颤组（21%，633 例 /3064 例）较窦律组（16%，2237 例 /13 945 例）显著增高。两组最常见的死因为猝死和心衰。致死性脑卒中少见，房颤者多于窦律组（表 3）。与窦律组相比，房颤组的住院次数、每例每年住院率以及平均住院时间均增多（表 4）。

表 3 心衰伴窦性节律或房颤患者的死因

	窦性节律组死亡（n=2237）	房颤组死亡（n=633）
急性心肌梗死	126（6%）	13（2%）
猝死	927（41%）	231（36%）
心衰	539（24%）	184（29%）
心脏性（非心衰）死亡	59（3%）	11（2%）
脑卒中	43（2%）	27（4%）
血管性（非卒中）死亡	99（4%）	38（6%）
非心血管死亡	180（8%）	45（7%）
原因不明	264（12%）	84（13%）

表 4 两组患者住院比较

	窦性节律组（n=13 645）	房颤组（n=3002）
全因住院		
≥1 次住院	5150（38%）	1205（40%）
每例患者［平均（范围）］	0.78（0~26）	0.79（0~26）
每例患者 / 年	0.86	0.94
心血管住院		
≥1 次住院	3508（26%）	866/3002（29%）
每例患者［平均（范围）］	0.45（0~16）	0.49（0~14）
每例患者 / 年	0.52	0.60
住院时间（平均，中位数，范围）	9.7d，6d（1~368）	11.9d，8d（1~179）
心衰住院		
≥1 次住院	2241（16%）	631/3002（21%）
每例患者［平均（范围）］	0.30（0~16）	0.36（0~14）
每例患者 / 年	0.36	0.41
住院时间（平均，中位数，范围）	9.8d，6.5d（1~148）	12d，8d（1~179）

(2) 与安慰剂组比较，β 受体阻滞剂组的全因死亡率或住院率在窦律组均显著降低，但在房颤组则无差异，窦律和房颤组差异极其显著（P=0.002）。心血管死亡的情况亦相似。同样的，窦律组应用 β 受体阻滞剂后心血管住院率显著降低（HR 0.78），在房颤组则无差异（HR 0.91），窦律组与房颤组也有显著差异（P=0.05）。心衰相关住院或复合临床结局（死亡或心血管住院，心血管死亡或心衰相关住院）情况亦相似。β 受体阻滞剂对窦律组或房颤组的非致死性脑卒中则无影响（表 5）。

(3) 窦律组在随访中 610 例（5%）发生房颤，独立危险因素有高龄、男性、BMI ≥30kg/m^2、基线 NYHA 分级Ⅲ ~ Ⅳ级。β 受体阻滞剂组的房颤发生率为 4%（253 例 /6722 例），较安慰剂组（6%，357 例 /6362 例）显著降低 33%。

(4) β 受体阻滞剂组达最大研究剂量的比率为 84%，安慰剂组为 73%，两组中窦律者和房颤者的比率以及与基线相比的差异均相似。β 受体阻滞剂组和安慰剂组因不良反应而终止药物的比率均为 15%，这一比率在窦律组（14%）和房颤组（15%）也相似。

表 5　两组的主要终点和二级终点比较

	事件数 / 样本量	窦律组 β-B/ 安慰剂		房颤组 β-B/ 安慰剂		P 值 房颤 / 窦律
		HR（95%CI）	P 值	HR（95%CI）	P 值	
全因病死率（包括所有报告病例）	2870/17 009	0.73（0.67~0.80）	<0.001	0.97（0.83~1.14）	0.73	0.002
全因病死率（研究期间死亡）	2577/17 009	0.73（0.67~0.80）	<0.001	0.93（0.79~1.10）	0.43	0.01
心血管死亡（包括所有报告病例）	2297/17 009	0.72（0.65~0.79）	<0.001	0.92（0.77~1.10）	0.35	0.01
首次心血管住院	4374/16 644	0.76（0.72~0.81）	<0.001	0.89（0.80~1.01）	0.06	0.01
首次心衰相关住院	2872/16 644	0.71（0.65~0.77）		0.91（0.78~1.07）	0.26	
心血管死亡（研究期间）或心衰相关住院	4151/16 644	0.70（0.65~0.75）	<0.001	0.90（0.79~1.03）	0.13	<0.001
非致死性脑卒中	296/16 644	1.02（0.78~1.32）	0.91	1.04（0.66~1.63）	0.87	0.94

四、荟萃分析研究的主要结论和建议

这一荟萃分析的主要结论为：

1. 与窦律组相比，房颤组的病死率和反复住院率较高，住院时间较长，提示病情显著恶化，预后更差。

2. 心衰伴房颤患者应用 β 受体阻滞剂与安慰剂相比并不能显著降低全因病死率、心血管住院率或复合临床结局。合并心衰和房颤患者并不能从应用 β 受体阻滞剂中获益。而且分析表明，房颤组患者不存在异质性，即所有的房颤患者均不能获益。

根据上述结论，荟萃分析的作者 Fether 教授等明确提出本文开头的两条让人震撼的建议。

五、研究的局限性

1. 尽管这一荟萃分析的研究方法是正确和合理的，在病例选择上客观无偏倚，但严格说来，这仍是一项事后分析和回顾性分析，并非前瞻性研究。因此，其结果有参考价值，但决非最后结论，诚如作者承认，需要作进一步研究。

2. 研究所采集的病例资料陈旧。这些选择的病例主要来自既往的 11 项大样本随机对照研究。这些研究无疑是 β 受体阻滞剂治疗心衰的经典之作，奠定了此类药在心衰治疗中的地位。但需清楚，这都是 15~20 年前的研究，与当今世界的真实情况已有所不同。从基础治疗来讲，ACEI/ARB 应用比率很高，但醛固酮拮抗剂的使用率并不高（8%~17%）。近期研究表明，醛固酮拮抗剂不仅适用人群范围已扩大至心功能Ⅱ级，而且其降低心脏性猝死率的益处也获得肯定，已成为心衰标准治疗不可或缺的成员。

3. 房颤组抗凝治疗欠佳。房颤伴心衰的患者都需要积极的抗凝治疗，且抗凝强度宜强一点（INR 2.5~3.5）。但该研究中伴房颤者口服抗凝剂（华法林）的应用率仅58%。一般情况下，排除禁忌证后，华法林使用率达到85%~90%是合理的。从临床角度看，房颤的预后可能更逊于心衰，且更难预测。心衰伴房颤的病死率和各种心血管事件的发生率并非只是简单的加法，而是更多更严重。因此，此类患者预后的决定因素不再是心衰本身，房颤可能起更大的作用。治疗上抗凝药物的重要性就突现出来。房颤所致的不良事件包括全因死亡、心血管死亡和再住院等较窦律组显著增加。此种状况原本应该由抗凝治疗发挥作用，而该研究人群中，由于抗凝治疗不够，使得β受体阻滞剂改善预后的有益作用被稀释了，导致研究呈中性的结果。换言之，该研究中房颤患者应用β受体阻滞剂未能获益，并非药物无效，而是抗凝治疗不足。

4. 思维逻辑值得商榷。β受体阻滞剂对房颤的治疗作用已得到公认，一是可以减少房颤的发生和复发，这在荟萃分析中也获得肯定；二是能有效控制快速心室率；三是可以减少和预防心衰。该药并不能减少房颤所致的脑卒中和死亡，不能改善此类患者的预后，这也是公认的。按照此项研究的方法，ACEI/ARB可能同样也不能降低心衰伴房颤患者的病死率和再住院率。这样的结果完全可能。因为ACEI已证实可以减少房颤和预防复发，也可以减少和预防心衰，但同样不能改善房颤患者的预后。ACEI作为慢性收缩性心力衰竭治疗基石的地位是不容怀疑的。如果出现这样的结果会给我们带来什么样的思索？难道对于心衰伴房颤患者既不需要应用β受体阻滞剂，也不需要应用ACEI？

六、进一步的讨论和分析

1. 心衰和房颤是两种常见的、患病率仍在增加的疾病。过去25年欧美国家心衰的发生率较稳定，而房颤仍呈上升趋势，且并非仅仅因为人群的老龄化。两病常伴发。观察性研究表明，有明显症状的心衰患者约14%~15%伴有房颤。

2. 心衰和房颤的相互影响。心衰时心腔内压和容量负荷增加，神经内分泌系统过度激活，导致心房重构和电重构，使房颤更易出现。同样的，房颤既可以是心衰的直接原因，如心动过速性心肌病所致心衰，又可以因房室不同步和心脏舒张性充盈受损而诱发心衰。房颤显著增加各种严重事件的发生率，两病并发必定意味着预后不良，对这两种病均进行有效的治疗极为重要。

3. 所有近期指南中药物的推荐应用均来自心衰伴窦性心律患者的临床试验（即本文所引用的研究），在这些研究中对房颤亚组的分析，大多并未显示β受体阻滞剂可显著降低主要终点事件，但一般认为这是亚组的样本量较少所致，故心衰伴房颤患者使用β受体阻滞剂仍一致获得推荐。

4. β受体阻滞剂在心衰伴房颤患者中疗效欠佳的原因可能在于若干病理生理学的差异。一是房颤患者减慢心率治疗已证实并不能改善生存状况。二是房颤的不规则心律已认定对心脏收缩功能和舒张功能有决定性作用，且独立于心律的影响。三是房颤所致的心肌在细胞分子水平上和心脏结构上的改变，可影响药物的治疗效果。不过，这些差异并不能充分解释为何β受体阻滞剂对心衰有益的生物学效应，却未能给伴房颤的心衰患者同样带来有益的治疗结果，从而改善预后？其实质就在于该药本来就不是改善房颤预后的药物。

5. 这一荟萃分析证实β受体阻滞剂对心衰伴房颤者并无益处，但也并不会增加病死率和住院率，其应用在临床上仍是安全的，这一点十分重要。

七、笔者的建议

荟萃分析的结果就其本身而言是可信的，结论也是正确的，然而，此文作者的建议却不正确不合理。为此，笔者不得不提出自己的建议供同道参考和批评指正。

1. 心衰伴房颤患者的死亡和再住院风险显著增加，β受体阻滞剂并不能降低风险和改善预后。警示我们应加强治疗房颤的各种策略，尤其需要长期和合理应用华法林或新型口服抗凝剂（如达比加群等）。

2. 慢性收缩性心衰伴房颤患者，为了改善心衰预后，其标准和基本治疗中β受体阻滞剂是不可或缺的，仍是此类患者的基本治疗药物。该药对于心衰的治疗价值无可争议，心衰的合并症很多，任何有合并症的心衰患者都应维持抗心衰的基本治疗药物，当然也包括β受体阻滞剂。可以设想一下，这样的患者如不用β受体阻滞剂会是怎样的结果？必定死亡和再住院更多。因此，β受体阻滞剂在心肌梗死或伴快速心室率房颤且有症状的患者中必须使用；无心衰所致症状的患者同样需要应用。众所周知，房颤使心输出量减少约1/3，即使心室率并不快，其对血流动力学的影响也是很显著的。房颤往往是心衰发生的主要诱因。因此，一般的房颤患者如无症状可不考虑心率控制，如伴心衰则必须控制心室率，不仅为了减轻症状，更重要的是为了维持心功能状态，防止心衰发生和恶化。此时，β受体阻滞剂是唯一可以有效控制心率，又能长期应用的药物。

3. 这一荟萃分析的局限性如此清晰，其结果只能作为参考和提示，决不能看作最终结论。未来应进行前瞻性临床研究以获得证据，或进行前瞻性注册登记研究，在真实世界中采集海量的大数据，评价β受体阻滞剂对心衰伴房颤患者的疗效，尤其对预后指标的影响，方能得到确切的和最终的结论。

（黄　峻）

射血分数保留的心力衰竭——现代的理解与挑战

射血分数保留的心力衰竭(heart failure with preserved ejection fraction,HFPEF)是老年人群心力衰竭(heart failure,HF)中最常见的形式,老年女性发病率相对高,与射血分数下降心力衰竭(heart failure with reduced ejection fraction,HFREF)相比,其发病率呈不断增加趋势。对临床医师和基础研究学家来说,该病仍然是一个最具挑战性的临床综合征。近年的研究结果显示:指南推荐的传统心衰治疗药物与措施对该病的治疗获益非常有限。过去,该病被简单认为是主要由舒张功能障碍引起。然而,新近的研究表明:HFPEF以范围广泛的心脏和心脏以外器官结构与功能异常,并表现为多器官储备力下降。本章通过复习文献,加深对HFPEF病理生理、发病机制的理解,借鉴现有的关于HFPEF临床研究结果,提高认识。面对未来关于HFREF治疗与挑战。

一、流行病学

HFPEF为老年人心衰的主要形式,随着人口老龄化,心衰的患病率在65岁以后的男女中均以每十年翻一倍增加,患病率从20~39岁年龄组的不到0.5%提高至80岁以上组的>10%。在西方的国家,HFPEF的主要患病人群以老年为主,并以女性居多(图1)[1]。同时高血压,糖尿病,房颤(AF)共患病相对较高。在一些研究中,HFPEF的死亡率类似于HFREF,HFPEF的社区队列研究中五年生存率小于50%[2]。在一项包含31个研究的荟萃分析中HFPEF的合并死亡率为121例/1000人年(95% CI 117~126)。失代偿的HFPEF住院治疗的预后似乎也差,约1/3的病人再次住院或于出院后90天内死亡[3]。HFPEF似乎比HFREF的非心血管事件再住院和死亡率更多。

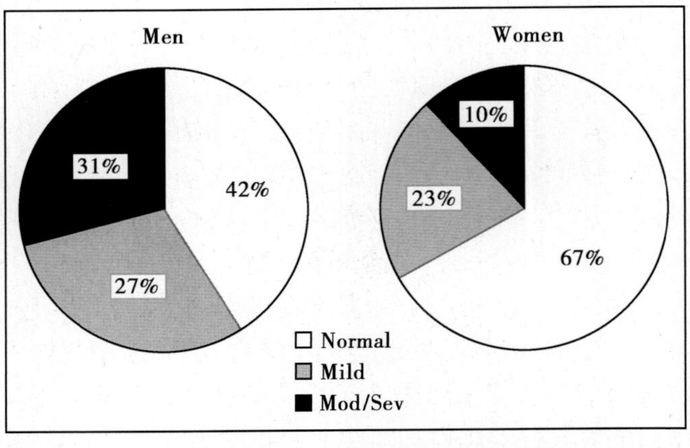

图1 在有心力衰竭临床表现的患者中,射血分数正常(Normal)、轻度下降(Mild)、中/重度(Mod/Sev)下降三种不同状况在性别中构成比的比较

合并症数量和升高的全因住院和死亡率相关。

二、衰老、心脏重塑与结构异常

衰老是心脏舒张功能恶化的独立危险因素。衰老过程心血管结构和功能在不断改建,如心室僵硬度增加,血管顺应性下降与功能障碍,细胞的能量代谢障碍与细胞内Ca^{2+}的自我调控受损,β肾上腺素再摄取降低等内环境失调等,已被确定在HFPEF发生、发展中起重要作用。

(一)衰老心脏重塑的分子机制

心脏的老化与线粒体功能障碍相关,研究观察到:线粒体蛋白氧化、功能水平降低的线粒体装置部件的增加;衰老过程细胞内大分子增多、线粒体自噬增强,功能失调的线粒体逐渐被清除,心肌细胞绝对值减少,间质相对增加[4]。此外,在老化的心脏中观察到局部血管紧张素Ⅱ水平升高,刺激了线粒体膜上NADPH氧化酶的NOX4亚型,NADPH氧化酶产生过多的氧自由基(ROS)导致线粒体组件氧化应激损伤的恶性循环,进一步促进心肌纤维化[5]。

老化对心脏重塑影响的另一新机制是全身的促炎状态，机体炎症本底的增加引起冠状动脉微血管内皮的炎症。冠状动脉微血管内皮细胞损伤表现为：内皮细胞黏附分子表达的上调，促进、产生过多 ROS，ROS 反过来又可以引起一氧化氮（NO）合成酶解偶联和 NO 生物利用度的减少。低 NO 生物利用度和高 ROS 导致环磷酸鸟苷和 PKG 活性降低。因此，这种炎症最终导致间质纤维化增加和心肌细胞僵硬。

心脏衰老诱导的心肌细胞坏死、凋亡和自噬过程导致的代偿性重塑，细胞内以生长因子 β 信号转化所致的胶原蛋白合成增加为特征细胞内级联反应。老化也会发生（基质金属蛋白酶系）MMPs 和 TIMPs（蛋白酶抑制剂）平衡间的漂移，过多的Ⅰ型胶原沉积可能是由于合成过多和降解减少，如部分 MMPs 的下调和 TIMPs 的上调导致的基质降解的减少。在 HFPEF 患者中显示出心肌细胞僵硬度增加，并由肌联蛋白低磷酸化介导，涉及亚硝基氧化应激增加，环磷酸鸟苷（GMP）的缺乏。另外在解释心脏老化部分，心脏淀粉样蛋白沉积似乎是另一种看似合理的 HFPEF 发生的生物学机制[6]。最终导致基质积聚增加，由此引起的心脏僵硬和心脏顺应性降低。

（二）衰老心脏与舒张不良的分子机制

衰老的心肌细胞主动舒张松弛时间延长，其中包括 Ca^{2+} 循环的处理能力下降所致的心室舒张延迟。最近研究发现，在衰老心肌中观察到氧化应激增加，导致肌质网 Ca^{2+} ATP 酶（SERCA）泵的氧化损坏，钙离子释放障碍，延长舒张松弛所用时限。肌联蛋白通过蛋白激酶 A（PKA）和蛋白激酶 G（PKG）通路参与了细胞的僵硬化过程，肌联蛋白像一个大分子弹簧，会随着构象改变和转录后修饰而改变其弹性。如果以 PKA、PKG、钙调蛋白激活酶Ⅱ δ 为靶点进行干预能减少被动的僵硬化。

心脏变时功能障碍，衰老导致 β 肾上腺素受体（AR）脱敏，虽然衰老本身对静息心率、收缩力或心输出量（CO）影响不大，但它减弱了在对 β1-AR 刺激的反应，影响运动时心率的提高和心脏收缩功能和心输出的能力增加。

老化和交感神经系统活性增加相关，特征性表现为血浆去甲肾上腺素和循环中肾上腺素水平的升高。在衰老过程中，心脏 β1-AR 下调，以及 β1- 和 β2-AR 从 GS 脱敏，降低了心肌收缩力和对肾上腺素介导的应激因子反应。心脏 β-AR 对儿茶酚胺的正性肌力作用反应丧失，这些被认为是在心脏衰老中引起老化进展和临床异常的原因[7]，虽然其中的机制尚不十分清楚。随着衰老，对 β-AR 肾上腺素能刺激反应迟钝同样引起力 - 频率关系的受损。休息时异常的左室、动脉耦合和舒张功能障碍可在运动中表现突出来。

（三）心脏老化的其他分子机制

其中之一可能是淀粉样蛋白的沉积，例如野生型转甲状腺素（wtTTR）。研究提示 wtTTR 沉积与性别、衰老有明确的联系，几乎全部出现在 65 岁以上的男子中。由于衰老和氧化应激增加相关，wtTTR 的氧化修饰可能解释了老年性系统性淀粉样变性和年龄的关系。由于 wtTTR 在心肌间质和冠状动脉内壁沉积引起的老年性淀粉样变与左心室壁增厚，舒张功能障碍，且与 HFPEF 有关。其他数据显示，以美国社区为基础的样本中，约 30% 的 75 岁以上的 HFPEF 患者有 wtTTR 的心脏沉积[8]。最近的尸检资料显示在诊断时 EF>40% 的心衰心脏，总体的 wtTTR 在左室和（或）壁间冠状血管的沉积增加，相比对照组，也表现纤维化明显。

MicroRNA（miRNA）是内源性非编码小分子 RNA，20~23 个核苷酸长度，它已经成为翻译后的许多心血管病进程中的重要调节因子，最近，令人振奋的研究已经揭示 miRNA-34a 牵涉到心脏老化并可能在心脏老化中经由细胞凋亡，DNA 损伤，以及端粒缩短等起到重要作用[9]。miRNA-21 也已经被证明，在 HFREF 中，可以抑制心脏成纤维细胞的凋亡，导致心肌肥厚和心肌纤维化，但 miRNA-21 在 HFPEF 中的作用仍然有待探索。最近研究表明，miRNA-21 通过上调抗凋亡基因 *Bcl-2* 的表达，由此抑制心脏纤维降解来促进 HFPEF 的发展[10]。

三、血流动力学因素

HFPEF 患者心脏对运动耐受不良为其特征：表现为变时功能不全，即心率在运动高峰时降低。在一些研究中，变时功能不全被作为解释 HFPEF 运动时心输出量减少的唯一的机制，临床上，是主要或唯一的心脏不能耐受运动的原因。左心室舒张僵硬度增加的 HFPEF 患者，有等容舒张期间左室压力衰减的延长，受损的二尖瓣环纵向运动，舒张早期发生左室的顺应性受损，被动舒张期僵硬度增加，这些现象在有运动应激时显得特别明显，使得左室的充盈是以左房的高压力为代价[11]，舒张末期压力 - 容积关系曲线向上和向左的移位(图 2)。

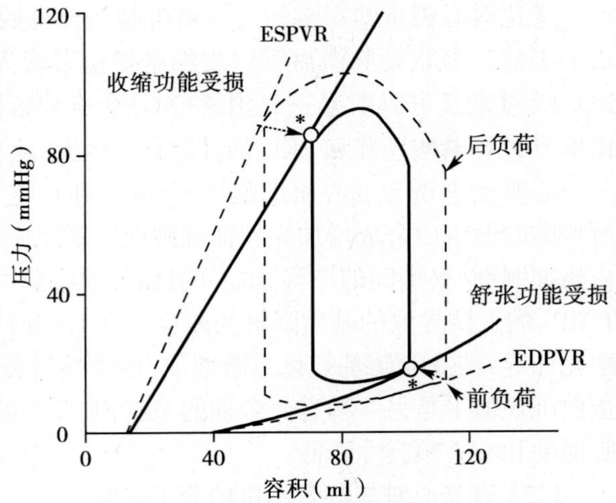

图 2 心脏在收缩与舒张受损的状态下压力 - 容积环的调节 当心脏舒张不良时，EDPVR(舒张末期压力 - 容积)曲线向左、向上移位(图右下方箭头所示)；影响压力 - 容积环，即正常虚线部分向实线部分移位，心搏出量在一定程度上减少；此外，EDPVR 的左、上移位的重要意义在于影响心脏的变时功能

心脏舒张不良所增加的充盈压归咎于内在的心室僵硬，以及在较高心率时舒张时间的缩短。心肌坚硬度增加包括细胞的肥厚与胞外间质的增加。过去认为，左心室显著肥厚是 HFPEF 共同主要的特性。然而近年发现，一些 HFPEF 患者有向心性重构表现(室腔变小)而无室壁肥厚，部分病人甚至有正常的几何结构。此外，有研究提示：老年 HFPEF 患者与有高血压病但没有心衰者相比，左室重量并无明显增加。Solomon 等发现，只有 8% 的明确诊断的有症状的 HFPEF 患者具有显著左心室肥厚[12]。因此，与先前提出的心肌肥厚是 HFPEF 的特点相悖，左心室肥厚可能并不是 HFPEF 独特的或本质上的特征。

长期左室舒张末压增高可诱发左房扩大。左房扩大在一定程度上可以作为功能障碍严重程度和持续时间的综合评估。应该指出，左室收缩和舒张功能障碍都会影响左房大小，虽然 HFPEF 患者经常有左房扩大，然而左房扩大不是 HFPEF 的特异性表现。在 HFPEF 患者中，有心房顺应性受损和心房泵功能受损的证据，这不仅是在静止条件下观察到的，在运动时也能看到，说明心房收缩储备显著受损。组织型多普勒应变和斑点跟踪显示 HFPEF 中左房应变性减少。HFPEF 者心房不同步也常见。左房功能在 HFPEF 者的重要性一直被观察者强调，因为 HFPEF 患者的左房耐受不良，尤其可能存在有快速心室反应和左心室充盈时间减少时。在一个以社区为基础的研究中，约 2/3 的 HFPEF 患者自然病程中出现心房颤动，并与死亡风险升高相关。

HFPEF 的左室僵硬度增，乃至左心房的储备功能下降，进而出现肺静脉和肺动脉的压力增大。长期肺循环高压会诱导产生一些生物活性物质，并且出现与肺毛细血管楔压(PCWP)不匹配的跨肺压力梯度增加，从而导致平均肺动脉升高。由于右室对压力负荷敏感，当肺动脉压持续增高时，容易出现右室功能障碍。长期肺动脉高压会导致右室肥厚，随后出现收缩功能障碍，三尖瓣反流和心输出量减少。

随着年龄的增长心室和血管坚硬度增加、顺应性降低，尤其有基础疾病存在时，如高血压，肥胖，糖尿病，慢性肾病等更为明显。在 HFPEF 患者中血管硬化表现突出。心室、血管联合硬化意味着心室充盈量的微小变化也能诱发动脉血压大幅波动，当每搏输出量几乎不增加时，而心脏做功却明显增加。在心室、血管硬化的背景下，后负荷量急剧增加会增加心脏代谢需求，从而增加心输出时的能量消耗。这也可能解释运动时收缩末期容积和 EF 的减少，运动耐受性减少。

Tartiere-Kesri 等研究证明，HFPEF 者适度的运动后，在休息时被低估了近端大血管后负荷急剧增加，并且和不利的心室动脉耦合和运动不耐受相关[13]。主动脉和大动脉僵硬作为正常的老化过程的一部分，可被众多 HFPEF 相关的疾病加重。主动脉扩张性和颈动脉扩张性在老年 HFPEF 患者中均严重降低，并与运动耐受力正相关，并可通过运动时 O_2 摄取峰值(peak VO_2)客观测量(图 3)。

研究显示：微血管内皮功能障碍是不良预后的独立预测因子，心肌微血管密度在 HFPEF 患者中显著降低，独立于冠状动脉疾病和高血压，在校正分析中似乎解释了纤维化增多。研究提示，并存病如高血压、肥胖、糖尿病等可使微血管永久稀疏。在 HFPEF 中，大腿肌肉毛细血管密度可降低约 50%，这与患者运动能力的降低有关[14]。高龄和 HFPEF 患者常见的合并症包括肥胖，系统性高血压和 2 型糖尿病已被证明与心脏微血管功能障碍，也包括其他的器官，如骨骼肌的障碍有关。这支持了原先由保卢斯提议的 HFPEF 发病贯穿整体(多器官功能低下)的假说。

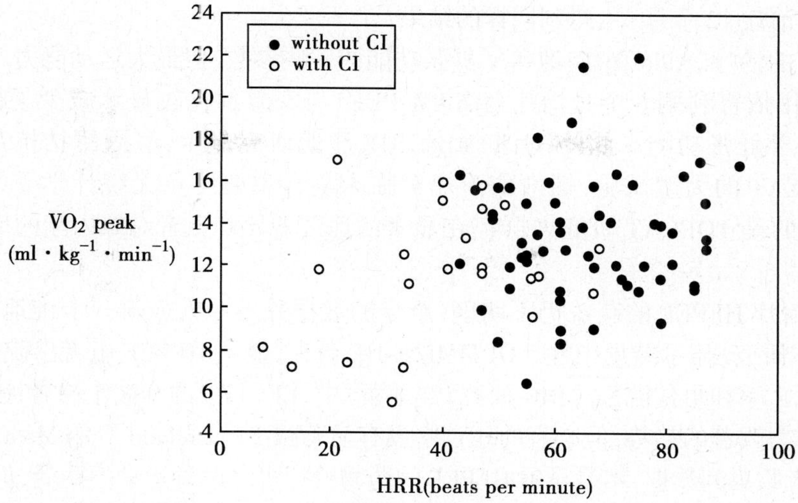

图3　射血分数降低和射血分数保留的心力衰竭老年患者有(○)和无(●)变时性功能不全(CI)时心率储备(HRR)与运动耗氧量峰值(VO2峰)的关系。有CI(R=0.39 P=0.04)和无CI(R=0.41 P=0.01)HRR和VO_2高峰之间有显著的相关性

四、非血流动力学因素

HFPEF及其共存病如肥胖、高血压、糖尿病、慢性阻塞性肺病、贫血、房颤和外周动脉疾病等均有亚临床炎症本底增高，诱发系统性炎症状态，诱导冠状微血管内皮细胞的氧化应激。这导致心肌一氧化氮(NO)生物利用度降低和心肌细胞PKG活性减弱，心肌因此变得僵硬和肥大。衰老与全身促炎症状态相关，细胞因子水平增加(白细胞介素6，肿瘤坏死因子α，可溶性ST2中，和五聚环蛋白3)，即使不存在具体的疾病也可能会导致多器官功能下降[15]。

五、临床诊断

目前要精确地诊断HFpEF仍然存在困难。尽管HFpEF的诊断中仍存在以下的问题：①静息条件下心室充盈压可正常，仅在活动时增加，因而常规检查的灵敏度受限；② HFPEF患者表型多种多样，需确定其不同的病理生理亚型；③重要的共存疾病对于诊断阈值存在影响；④保留射血分数EF的界值如何定义才最合适；⑤对于EF 40%~50%以及EF值动态变化的患者如何分类。尽管如此，新近在欧洲心脏杂志发表的诊断标准仍有重要的临床参考意义。诊断标准包括以下三点[16]：

1. 心衰的诊断和体征　包括典型的心衰症状，呼吸困难，端坐呼吸，夜间阵发性呼吸困难，活动耐量下降，乏力；存在典型的心衰体征：颈静脉充盈，肝颈静脉回流征阳性，第三心音，双下肢水肿，肺部啰音。

2. 左室保留射血分数的证据　左室EF ≥50%，一般无左室扩大。

3. 左室舒张功能不全的证据　结构上左室肥厚，左房扩大；多普勒超声检查，显示E/e'时间延长，二尖瓣血流异常，肺静脉A反流时间延长；生物标志物增加，BNP或者NT-Pro-BNP升高；心律失常如房颤存在；有创血流动力学异常依据，左室舒张末期压力增高，tau延长；左室僵硬度增大。

六、药物治疗的困惑与挑战

(一) 传统心衰药物治疗的循证获益与困惑

作用于肾素-血管紧张素-醛固酮系统(RAAS)药物，一直被认为是对HFPEF的干预的可行措施。迄今为止，RAAS阻断剂治疗HFPEF的3个大型的随机试验中(CHARM-Preserved；PEP-CHF；I-PRESERVE)，没有一项试验显示主要终点的获益。仅在其中之一的CHARM-Preserved的研究中显示：3年随访，坎地沙坦可降低心衰住院率(HR 0.86；95%CI 0.74~1.0，P=0.051)。其余2个研究包括：PEP-CHF(培哚普利)和I-PRESERVE(厄贝沙坦)均显示治疗后生存率和心衰再住院总体上没有差异。Kitzman等采用依那普利对 HFPEF 治疗 12 个月[17],得到同样的结果。

螺内酯 12 个月的治疗(Aldo-DHF)改善了舒张功能的一些参数,但最大运动能力、临床症状和生活质量并没有改变。采用依普利酮 6 个月治疗(RAAM-PEF)与安慰剂比较显示减少了循环中的胶原蛋白含量并一定程度改善舒张功能。此外,OPTIMIZE-HF 注册研究显示:醛固酮拮抗剂对所有原因的死亡改变不大。TOPCAT 的大型试验,螺内酯治疗对临床复合主要终点无统计学受益。但住院率有适度下降。值得提出的是 TOPCAT 研究人群存在显著的地区差异和患者对螺内酯的反应性不同,研究定论仍有待证实。

β 受体阻滞剂治疗 HFPEF 的获益仍不明朗,至今的数据并不令人鼓舞。卡维地洛(J-DHF 研究)和奈必洛尔(ELANDD 研究)显示结局中性。OPTIMIZE-HF 研究,显示 HFPEF 患者出院后继续 β 阻滞剂治疗 1 年,并没改善死亡率和再住院率。DIG 研究(洋地黄)中,EF>45%的 988 个患者地高辛治疗与安慰剂比较,虽然有运动耐力改善的趋势,但心衰的死亡率没有显著减少。Holland 等的 Meta 分析,从 30 个报告 53 878 例入选的患者收集到数据,结果显示 HFPEF 的药物治疗可以改善运动不耐受,但不改善死亡率[18]。Kosmala W 等研究窦房结 I_f 钠离子通道选择性抑制剂(伊伐布雷定)治疗 61 例 HFPEF 患者,显示能减少患者心室率,但对心肌收缩或心肌松弛时 peak VO_2 增加和 E/E′ 参数减少无影响。

存在的困惑与挑战:①迄今为止,为什么貌似有利于 HFREF 病理生理机制的心衰传统治疗药物,对 HFPEF 的主要结果没有改善?②是否在 HFPEF 多器官功能低下和心脏储备不足背后,存在着提高整体临床结果的靶向治疗方法?

(二)新型药物治疗的探索与前景

磷酸二酯酶 5 抑制剂(PDE5I)通过增加 cGMP 的水平,阻断分解代谢,增加与心衰相关的多种器官中的 PKG 活性。在 RELAX 研究中,西地那非 20mg 每天 3 次,连用 3 个月,接着剂量增加 1 倍,继续连续应用 3 个月,结果与安慰剂(113 例 vs 103 例)比较,6 分钟步行距离、心超的血流动力学指标、生活质量、神经激素水平均无明显改善。DILATE-1 的研究表明,利奥西呱(riociguat),一种可溶性的鸟苷酸环化酶激动剂治疗,结果显示:对 HFPEF 和肺动脉高压的患者的平均肺动脉压峰值变化这一主要终点产生没有统计学差异[19]。

机制上,他汀类药物通过阻断几种鸟苷三磷酸结合蛋白质的活动,抑制炎症过程,在实验模型中能抑制左心室肥厚,降低胶原合成。尽管在有共存病如冠心病、高血压病等 HFPEF 患者中观察的数据表明,他汀类药物作为 HMG 的辅酶 A 还原酶抑制剂,能改善死亡率,但仍缺乏有说服力的大型临床研究[20]。

脑啡肽酶是一种锌依赖性金属蛋白酶,它降解有生物活性的钠尿肽,并且不影响未激活的 NT-proBNP[22]。PARAGON 研究:缬沙坦与 LCZ696(ARB/ 脑啡肽抑制剂的混合制剂)的随机、双盲、对比研究中,与单独的缬沙坦治疗组比较,LCZ696 组显著降低了 HFPEF 患者 NT-proBNP 水平,减小左房直径,并在 36 周时表现出改善纽约心功能分级的趋势[21]。PARAGON 研究仍在进行中。

RALI-DHF 研究,是一项随机、双盲、安慰剂对照治疗研究,观察心肌细胞动作电位晚期钠离子电流抑制剂雷诺嗪对 HFPEF 患者的疗效,结果显示:雷诺嗪治疗 14 天后的最大氧耗和运动耐量有所改善。然而,与对照组比较,有关的血流动力学数据如左心室舒张末期压力、毛细血管楔压的改善无统计学差异。

serelaxin,人类松弛素 -2 的重组体,用于急性心衰的患者,可改善症状及预防器官损伤,相比安慰剂降低了在 180 天内的死亡率。与 HFREF 相比,serelaxin 治疗 HFPEF 的耐受性良好,并有效地缓解患者的呼吸困难,似乎对患者的生存率有改善作用[22]。

给 HFPEF 患者提供有益 miRNA 或封锁有害的 miRNA 的治疗策略目前正在进行临床前研究[23]。如前所述,野生型转甲状腺素(wtTTR)的心脏沉积与心脏老化、坚硬度增加密切相关。tafamidis 是一种含活性成分氯苯唑酸的药,临床上用于治疗转甲状腺素蛋白家族性淀粉样多发性神经病(TTR-FAP),适用于Ⅰ期有多发性神经病症状的成年患者,这些小分子药物制剂已被证明能增加 TTR 的天然态的稳定性,减少其变异,因此被认为可以稳定由心肌淀粉样变所致的 HFPEF 患者的心肌病理恶化,并改善舒张功能[24]。采用小干扰 RNA(siRNA)进行核糖核酸(RNA)干扰和反义核苷酸沉默 *TTR* 基因的方法,对有甲状腺素运载蛋白淀粉样变的限制型心肌病所致的 HFPEF 个体中正在进行药物安全性和耐受性的Ⅰ期临床研究。我们拭目以待，期望这些新方法带来的临床益处能为未来 HFPEF 的治疗带来新希望。

七、非药物治疗与策略

运动训练与饮食习惯的改变被认为是治疗 HFPEF 患者的有效方法：即使代偿良好，运动不耐受仍是 HFPEF 患者的主症状。它是病情恶化和死亡的独立预测因子，运动不耐受已成为 HFPEF 的药物试验中的主要终点指标。因此运动训练作为一种潜在的治疗方法被关注。Kitzman 等首先通过一个随机、单盲、对照试验，对平均 70 岁的 HFPEF 患者进行研究，比较 16 周运动耐力训练后的获益情况，结果运动训练增加了最大摄氧量 peak VO_2、6 分钟步行距离，同时改善了生存质量分数。此外，Kitzman 等的另一研究发现，在不改变颈动脉僵硬度或肱动脉血流介导的血管舒张的情况下，HFPEF 患者的最大摄氧量 peak VO_2 显著增加[25]。因此认为，运动训练是一种对临床状态稳定的 HFPEF 患者能提高运动耐力的有效非药物治疗手段。限制钠盐摄取量也被认为是协助治疗 HFPEF 患者的有效手段，在多个"盐敏感"的 HFPEF 实验模型中，高钠消耗加剧氧化应激和不良的心血管重构。在一个 HFPEF 高血压患者的限钠饮食 21 天的研究中，结果显示改善了舒张功能和心室血管耦合状况，有效改善动脉弹性。

器械治疗：新近研究创建了左心房分流的房间隔缺损模型，作为一个"解压"阀门降低左心房的压力，研究结果，能使左心房舒张末期压降低和肺毛细血管楔压明显减少。一项初步研究显示，一个房间隔装置被成功植入 HFPEF 患者的队列并导向休息时血流动力学改善，获得令人鼓舞的早期临床效果[26]。通过使用植入装置（Rheos）刺激颈动脉窦的压力反射疗法（BAT），BAT 的可能潜在好处包括：调节交感、迷走平衡，逆转左心室肥厚，抑制 RAAS 的过度激活，扩张动静脉等。BAT 在 HFPEF 的潜力正通过 HOPE4HF 试验进行探索。通过微创手术，植入微型心室辅助装置（关闭泵）于右锁骨下皮下袋（如起搏器），从左心房引流血液并从锁骨下动脉输出，中断了 HFREF 中渐进的血流动力学恶化[27]。然而，其在 HFPEF 的作用尚未确定。

八、小　　结

严格来说，HFPEF 确实是一个老年综合征，有复杂，多因素的病理生理和临床异质性，与多种老年化有关的疾病（高血压、冠心病、2 型糖尿病）共存病，常常具有多种心血管和非心血管的功能异常，多器官储备力的降低，可以概括为一种老年化系统性的疾病。鉴于该综合征的病理生理复杂性，老化的叠加后临床表现的异质性。现有的心衰治疗药物的效果不理想，给临床医生带来的困惑与挑战是不言而喻的。未来探索建立更接近临床的可靠动物模型，加深对 HFPEF 的发病机制的理解；探索有效的药物与非药物治疗方法；同时也期望设计更合理、更有说服力的临床、随机、双盲对照研究问世，指导临床实践。

（黄至斌　高修仁）

参考文献

[1] Kitzman DW, Gardin JM, Gottdiener JS, et al. Importance of heart failure with preserved systolic function in patients≥65 Years of Age. CHS Research Group. Cardiovascular Health Study. Am J Cardiol, 2001, 87: 413-419.

[2] Tribouilloy C, Rusinaru D, Mahjoub H, et al. Prognosis of heart failure with preserved ejection fraction: a 5 year prospective population based study. Eur Heart J, 2008, 29: 339-347.

[3] Fonarow GC, StoughWG, AbrahamWT, et al. Characteristics, Treatments, and Outcomes of Patients With Preserved Systolic Function Hospitalized for Heart Failure: A Report From the OPTIMIZE-HF Registry. J Am Coll Cardiol, 2007, 50: 768-777.

[4] Taneike M, Yamaguchi O, Nakai A, et al. Inhibition of autophagy in the heart induces age-related cardiomyopathy. Autophagy, 2010, 6: 600-606.

[5] Mollnau H, Wendt M, Szocs K, et al. Effects of angiotensin II infusion on the expression and function of NAD(P)H oxidase and components of nitric oxide/cGMP signaling. Circ Res, 2002, 90: E58-65.

[6] Mohammed SF, Mirzoyev S, Edwards W, et al. Left ventricular amyloid deposition in patients with heart failure and preserved ejection fraction. JACC Heart Fail, 2014, 2: 113-122.

[7] Li H, Ma X, Ye F, et al. Expressions of cardiac sympatheticnorepinephrine transporter and beta1-adrenergic receptor decreased in aged rats. J Zhe Jiang Univ Sci B, 2009, 10: 203-210.

[8] Mirzoyev SA, Edwards WD, Mohammed SF, et al. Cardiac amyloid deposition is common in elderly patients with heart failure and preserved ejection fraction. Circulation, 2010: 122.

[9] Boon RA, Iekushi K, Lechner S, et al. MicroRNA-34 a regulates cardiac ageing and function. Nature, 2013, 495: 107-110.

[10] Dong S, Ma W, Hao B, et al. microRNA-21 promotes cardiac fibrosis and development of heart failure with preserved left ventricular ejection fraction by up-regulating Bcl-2. Int J Clin Exp Pathol, 2014, 7: 565-574.

[11] Ohara T, Niebel C, Stewart K, et al. Loss of adrenergicaugmentation of diastolic intra-LV pressure difference in patients with diastolicdysfunction: evaluation by color M-mode echocardiography. JACC Cardiovasc Imaging, 2012, 5: 861-870.

[12] Solomon SD, Verma A, Desai A, et al. Effect of Intensive Versus Standard Blood Pressure Lowering on Diastolic Function in Patients With Uncontrolled Hypertension and Diastolic Dysfunction. Hypertension, 2010, 55: 241-248.

[13] Tartiere-Kesri L, Tartiere JM, Logeart D, et al. Increased Proximal Arterial Stiffness and Cardiac Response With Moderate Exercise in Patients With Heart Failure and Preserved Ejection Fraction. J Am Coll Cardiol, 2012, 59: 455-461.

[14] Kitzman DW, Nicklas B, Kraus WE, et al. Skeletal muscle abnormalities and exercise intolerance in older patients with heart failure and preserved ejection fraction. Am J Physiol Heart Circ Physiol, 2014, 306: H1364-1370.

[15] Franceschi C, BonafeM, Valensin S, et al. Inflammaging: An evolutionary perspective on immunosenescence. Ann N Y Acad Sci, 2000, 908: 244-254.

[16] Michel Komajda, Carolyn SP Lam. Heart failure with preserved ejection fraction: A clinical dilemma. European Heart Journal, 2014, 35: 1022-1032.

[17] Kitzman DW, Hundley WG, Brubaker P, et al. A randomized, controlled, double-blinded trial of enalapril in older patients with heart failure and preserved ejection fraction; effects on exercise tolerance, and arterial distensibility. Circ Heart Fail, 2010, 3: 477-485.

[18] Holland DJ, Kumbhani DJ, Ahmed SH, et al. Effects of Treatment on Exercise Tolerance, Cardiac Function, and Mortality in Heart Failure With Preserved Ejection Fraction: A Meta-Analysis. J Am Coll Cardiol, 2011, 57: 1676-1686.

[19] Bonderman D, Pretsch I, Steringer-Mascherbauer R, et al. Acute hemodynamic effects of riociguat in patients with pulmonary hypertension associated with diastolic heart failure (dilate-1): A randomized, double blind, placebo-controlled, single-dose study. Chest J, 2014, 146: 1274-1285.

[20] Fukuta H, Little W. Observational studies of statins in heart failure with preserved systolic function. Heart Fail Clin, 2008, 4: 209-216.

[21] Solomon S, Zile M, Pieske B, et al. The angiotensin receptor neprilysin inhibitor LCZ696 in heart failure with preserved ejection fraction: a phase 2 double-blind randomised controlled trial. Lancet, 2012, 380: 1387-1395.

[22] Filippatos G, Teerlink JR, Farmakis D, et al. Serelaxin in acute heart failure patients with preserved left ventricular ejectionfraction: results from the RELAX-AHF trial. Eur Heart J, 2014, 35: 1041-1050.

[23] Boon RA, Iekushi K, Lechner S, et al. MicroRNA-34 a regulates cardiac ageing and function. Nature 2013, 495: 107-110.

[24] Bartolini M, Andrisano V. Strategies for the inhibition of protein aggregation inhuman diseases. Chem Bio Chem, 2010, 11: 1018-1035.

[25] Kitzman D, Brubaker P, Herrington D, et al. Effect of endurance exercise training on endothelial function and arterial stiffness in older patients with heart failure and preserved ejection fraction: A randomized, controlled, single-blind trial. J Am Coll Cardiol, 2013, 62: 584-592.

[26] Sondergaard L, Reddy V, Kaye D, et al. Transcathetertreatment of heart failure with preserved or mildly reduced ejection fractionusing a novel interatrial implant to lower left atrial pressure. Eur J Heart Fail, 2014, 16: 796-801.

[27] Meyns B, Klotz S, Simon A, et al. Proof of concept: hemodynamic response to long-term partial ventricular support with the synergy pocket micro-pump. J Am Coll Cardiol, 2009, 54: 79-86.

右心功能衰竭诊治进展

众多心肺及全身性疾病可以累及右心功能，最终可导致右心衰竭，但是由于右心衰竭的病因复杂，右心室功能的测定方法、右心室特性、右心室肥厚的机制和作用、肺部疾病对右心功能影响、右心衰模型的建立、靶向性治疗方法等与左心衰竭的差异较大，导致缺乏对右心衰竭的关注。目前我国尚无右心衰竭患病率的流行学数据，美国估计右心衰竭的患病率为5%，与左心衰竭相当。

中华医学会心血管病学分会2012年制定了《右心衰竭诊断和治疗中国专家共识》，对右心衰竭的诊断和治疗进行了总体阐述。2014年的《中国心力衰竭诊断和治疗指南2014》中也有专门篇幅介绍了右心衰竭的病因、诊断和治疗策略，提高了我国右心衰竭的诊断和治疗水平。

一、右心衰竭的定义

右心衰竭是指任何原因引起的右心室收缩和(或)舒张功能障碍，不足以提供机体所需要的心输出量时所出现的临床综合征。右心衰竭的诊断至少具备两个特征：与右心衰竭一致的症状与体征；右心结构和(或)功能异常，或有右心内压增加的客观依据。

二、右心衰竭的病因及发生机制

右心衰竭的病因多样复杂，主要有肺动脉高压、先天性心脏病、冠状动脉疾病、左心室功能衰竭、瓣膜性心脏病、肺源性疾病等。其中左心衰竭是造成右心衰竭的最常见原因，右心衰竭是左心衰竭不良预后的独立预测因素，其次为肺源性疾病和肺动脉高压。

右心衰竭的发生机制包括压力负荷过重、容量负荷过重、心肌缺血或心肌梗死、心肌疾病、心包疾病、复杂性先天性心脏病以及反流障碍性疾病等，神经体液因素如肾素血管紧张素醛固酮系统、儿茶酚胺系统和脑钠肽等均与右心衰竭的发生发展相关。

三、右心衰竭的临床表现及诊断

右心衰的常见临床表现包括：①液体潴留，如外周水肿、腹水、全身性水肿等；②心脏收缩储备能力下降及心排量减少，表现为运动耐量减退、乏力、疲劳等；③房性或室性心律失常；④心室充盈受限的症状、体征，如颈静脉怒张及肝颈静脉回流征阳性等；⑤肝大和压痛、胃肠道淤血等。

根据《中国心力衰竭诊断和治疗指南2014》，右心衰竭诊断标准建议如下：

1. 存在可能导致右心衰竭的病因。包括左心衰竭、肺动脉高压(包括COPD所致)、右室心肌病变(包括右心室梗死，限制型心肌病和致心律失常右室心肌病等)、心脏瓣膜病变，以及严重复杂先天性心脏病等。

2. 存在右心衰竭的症状和体征。主要由于体循环静脉淤血和右心排血量减少。症状主要有活动耐量下降，乏力以及呼吸困难。体征主要包括颈静脉压增高的征象，肝脏增大，中心性水肿(如胸腔积液、腹水、心包积液)和外周水肿等。

3. 存在右心结构和(或)功能异常和心腔内压力增高的客观证据。主要来自影像学检查，包括超声心动图、核素显像、磁共振成像等。右心导管可提供心腔内压力增高和功能异常的证据。

四、评价右心衰和右心室功能的常用检查

1. 常规体表心电图　可以提示右房室肥大、有无右室梗死，对于肺动脉栓塞者可有S1Q3T3征象，结合动态心电图可以诊断心律失常和心率变异性。

2. 胸部平片和CT　有助于肺部疾病的诊断，也可发现右房室增大及肺高压的迹象，胸部CT血管成

像还可以诊断有无肺动脉栓塞。

3. 超声心动图 对左室功能评估较为准确可靠，对右室功能的评估存在局限性，但由于其可以同时发现心脏的结构异常，间接估测肺动脉压力以及可以方便检查和随访，仍推荐为主要的检查方法，随着超声心动图新技术的不断出现，这一检查手段日趋重要，对于右室功能的检查也逐渐重要，传统的评估方法有三尖瓣 E/A、E/e 三尖瓣脉冲多普勒最大峰速、脉冲多普勒心肌功能指数、右心室射血分数（right ventricular ejection fraction），RVEF 等，新的评估方法包括：三尖瓣环收缩期位移（TAPSE）、三尖瓣减速时间（DT）、斑点示踪右室三维重建、组织多普勒心肌功能指数及右心室面积变化指数等。

4. 心脏磁共振成像技术 可以较为精准地评估右心形态功能、右室心腔容积、射血分数、心肌厚度及质量，对于右室心肌病变如致心律失常右室心肌病（ARVD）及右室心肌致密化不全等具有较特异的诊断价值。但由于检查技术的局限性限制了该项技术的临床应用。值得注意的是，钆增强心脏磁共振技术对于左室疤痕的判断较为敏感可靠，但是由于右室室壁相对较薄，对于右室疤痕的检测易受到多种因素如呼吸、心脏搏动等影响，从而降低了敏感性和特异性，限制了临床应用的普及。

5. 右心导管检查 是肺动脉高压的诊断和评估是必要的检查方法，可以准确测定肺动脉压力、肺血管阻力及心脏每搏输出量及心指数，结合吸入试验可帮助确定治疗方案。对于急性心力衰竭血流动力学监测有助于鉴别诊断及治疗方案的调整，临床常用的监测指标有：右心房压、右心室压、肺动脉压（收缩压及平均压）、肺血管阻力、心脏指数，并可检测右房室至肺动脉各部位的血氧饱和度。

除了常规的实验室检查外，B 型钠尿肽（BNP）、D- 二聚体、肌钙蛋白等可以考虑进行检测。THOMAS 等对于确诊左心衰竭和右心衰竭的生物学标志物进行了检测，发现一些右室特异性表达的标志物：SERPINA3（serpin peptidase inhibitor，clade A member 3）、STEAP4（six transmembrane epithelial antigen of prostate family member 4）、SPARCL1（SPARC-like 1）、VSIG4（V-set and immunoglobulin domain-containing 4 protein），为血清学特异性检查项目提供了新的思路和线索。

五、右心衰的治疗原则

右心衰竭由于病因多样复杂、病理生理机制不尽相似等原因，治疗方案难以统一，宜根据病情个体化确定治疗方案，治疗原则有：

1. 一般治疗措施 包括控制液体潴留、限制钠盐摄入（<2g/d）、体重监测、谨慎应用利尿剂等。合并肺高压的右心衰患者进行分级体力活动可能有益，慢性严重的肺高压患者中等强度的锻炼活动可显著提高其运动能力及生活质量，但应限制或避免长时间运动。低氧血症可导致肺血管收缩而引起肺高压，氧疗适用于右心衰合并低氧血症患者，伴有肺循环 - 体循环分流的右心衰竭者通常不能获益。右心衰患者使用器械辅助通气时则应注意避免内源性呼气末正压、吸气末压≥30mmHg、允许性高碳酸血症、酸中毒以及肺泡缺氧。

2. 病因及原发病治疗 对导致临床症状加重的常见原因加以识别，如用药依从性差、无限制钠饮食、不合理应用非甾体抗炎药、非二氢吡啶类钙拮抗剂、抗心律失常药物等。

针对不同病因所致的右心衰，原发病治疗是最重要的环节。肺高压患者根据分级采用相应的治疗，前列腺素类药物、磷酸二酯酶抑制剂、内皮素受体拮抗剂对肺动脉高压有效，联合治疗可显著改善患者活动耐量。急性失代偿肺动脉高压患者吸入一氧化氮（NO）、静脉或吸入依前列醇、伊洛前列素及正性肌力药物不仅常用且有效。根据第五届世界肺高血压大会建议，不同心功能分级下药物推荐见表 1。

表 1 肺动脉高压初始治疗及药物推荐

推荐级别	证据水平	WHO-FC Ⅱ级	WHO-FC Ⅲ级	WHO-FC Ⅳ级
Ⅰ	A 或 B	安立生坦、波森坦、马西生坦 利奥西呱 西地那非、他达那非	安立生坦、波森坦、马西生坦 伊诺前列素（吸入）、依前列醇（静脉）、曲前列素（皮下 / 吸入） 西地那非、他达那非 利奥西呱	依前列醇（静脉）

续表

推荐级别	证据水平	WHO-FC Ⅱ级	WHO-FC Ⅲ级	WHO-FC Ⅳ级
Ⅱa	C		伊诺前列素(静脉) 曲前列素(静脉)	安立生坦、波森坦、马西生坦 伊诺前列素(静脉/吸入)、依前列醇(静脉)、曲前列素(皮下/静脉/吸入) 西地那非、他达那非 利奥西呱
Ⅱb	B		贝前列素钠	
	C		起始联合治疗	

对急慢性肺动脉栓塞者可行肺动脉内膜剥除术。下壁心梗易同时合并右室心梗,应注意及时扩容,优先考虑再血管化治疗,可提高 RVEF、降低传导阻滞的发生率。一般不考虑溶栓治疗。瓣膜性心脏病或先天性心脏病患者,应积极考虑手术或介入治疗。

3. 降低前负荷 对右心衰患者进行前负荷的临床评估仍有争议,且急、慢性右心衰相关评估指标有异议,中心静脉压及右心室舒张末压有时并不能反映前负荷状态。

4. 改善后负荷 降低肺动脉高压治疗可使患者运动耐量和右心室功能显著提高。研究显示吸入 NO 对于右室心梗合并心源性休克患者可能有益,NO 对血流动力学改善可能与肺血管选择性扩张,降低右心室后负荷有关。

5. 增强心肌收缩力 急性血流动力学紊乱的右心衰患者常需使用正性肌力药物及血管升压药物,多巴酚丁胺可提高心输出量,降低肺血管阻力,联合吸入 NO 亦显示临床获益;合并严重低血压患者可合并使用多巴胺,也可考虑联用米力农等强心药物。肺高压者短期应用地高辛可提高心输出量,但缺乏中长期的随访资料。COPD 患者应用地高辛治疗并不能提高最大耗氧量及改善运动耐量,亦不能提高 RVEF。

6. 维持窦性节律 房颤患者维持窦性节律及控制心室率对右心衰患者尤为重要,必要时可电复律。高度房室传导阻滞可影响血流动力学。可考虑房室顺序起搏。

7. 右心室再同步化治疗 右心室再同步化治疗处于起步阶段,样本量小,对于长期生存率、起搏部位和模式选择等还需要进一步的探讨。

8. 预防猝死 对右心衰患者猝死风险的评估仍有困难。治疗右心衰原发病可减少室性心动过速或猝死的发生率。现有相关研究主要集中在 ARVD 及法洛四联症。法洛四联症患者 QRS 间期延长(≥180 毫秒)对预测持续性室速和猝死有较好的敏感性,但特异性稍差。埋藏式心律转复除颤器适用于 ARVD 高危因素患者(既往有心搏骤停史、持续性室速发作史、室速发作高危患者等)。单形性室性心动过速可考虑导管消融治疗。

9. 抗凝 建议适应证为:心内血栓、确诊的栓塞性疾病(肺栓子或反常栓子)、肺动脉高压(原发性肺动脉高压以及硬皮病、先心病相关的肺高压是否应用需专家决定)、右心室功能显著障碍合并阵发性或持续性房扑房颤、既往发作栓塞性事件而无可逆因素、机械性右房室瓣或肺动脉瓣。

10. 神经激素抑制剂 全心衰患者应用 RAS 系统抑制剂可提高 RVEF、降低右室舒张末容积及充盈压;小规模研究提示卡维地洛、比索洛尔可改善右心室收缩功能。BNP 治疗仍有争议。

11. 房间隔造口术 在肺高压中治疗效果尚不确切,仅见于个案报道或小型回顾性研究。

12. 右心室辅助装置 急性右心衰患者且药物治疗无效,右心室辅助装置可提供短期支持以缓解或等待手术治疗。永久植入辅助装置则暂无相关研究。

13. 心脏移植 心脏移植适用于顽固性右心衰的部分患者,但多数患者需要同时评估肺功能,有时需要考虑心肺联合移植。

(徐东杰 孔祥清)

参 考 文 献

[1] 中华医学会心血管病学分会,中华心血管病杂志编辑委员会 . 右心衰竭诊断和治疗中国专家共识 . 中华心血管病杂志,2012,40(6):449-461.

[2] 中华医学会心血管病学分会,中华心血管病杂志编辑委员会 . 中国心力衰竭诊断和治疗指南 2014. 中华心血管病杂志,2014,42(2):98-122.

[3] Galie N, Corris PA, Frost A, et a1. Updated treatment algorithm of pulmonary aterial hypertension. J Am Coll Cardiol, 2013, 62: D60-72.

[4] TG MD, Yang KC, Brittain E, et al. Ventricular Myocardial Biomarkers in Human Heart Failure. Journal of Cardiac Failure, 2015, 21(5):398-411.

心力衰竭患者水盐代谢的管理与进展

心力衰竭(心衰)是一组复杂的临床症候群,见于各类心血管疾病的终末阶段。近年来,尽管预防和治疗手段不断进步,心衰发病率和死亡率仍在逐年攀升;发达国家成年人群中,心衰的发生率约为1%~2%;我国10省市20个城区和农村调查资料显示,目前中国35~74岁人群中慢性心力衰竭的发病率为0.9%,男性与女性的发病率分别为0.7%和1.0%。

当前,心衰的治疗理念主要聚焦于拮抗神经内分泌系统过度激活,阻断它们与心室重塑之间的恶性循环。但是,水盐代谢失衡、钠水潴留仍然是心衰发生、发展的重要病理生理改变,水盐代谢的管理在心衰患者治疗中仍占据不可替代的重要地位,关系到心衰患者的症状改善、病情进展与转归,以及其他药物疗效的发挥。

一、心力衰竭与水盐代谢失衡

正常情况下,人体中体重70%是体液,其中绝大部分为水、溶解于其中的电解质(如钾、钠)及有机物质。体液包括以下几部分:血浆(约占体重5%)组织间液(约占体重15%)及细胞内液(约占体重50%)。心脏和肾脏是体内运转体液的两个主要器官,它们通过利尿作用调节机体的水盐代谢,通过一系列机制及反馈环路共同维持循环系统的稳态。心力衰竭发生时,由于心脏结构和(或)功能异常,导致心室充盈或射血功能受损,加之一系列神经-内分泌系统过度激活状态,体液不能正常运转而滞留于体循环或肺循环,临床上出现一系列外周水肿和(或)呼吸困难的症状及体征。

钠水潴留、血容量增加是心力衰竭时机体重要的代偿机制。早期的血容量增加可代偿性引起心输出量增加,有利于增加外周重要器官、组织血液灌注。随着病情的进展,钠水潴留成为加重心脏前、后负荷的不良因素;一方面,增加心脏的做功和氧耗,导致外周水肿和(或)肺淤血;另一方面,引起左室舒张末压升高,室壁张力增加,进一步引起心室重塑而促进心力衰竭的恶化与进展。

心力衰竭过程中钠水潴留的发生与神经-内分泌系统过度激活密切相关;由此肾脏发生了一系列病理生理改变,肾小球钠水滤过减少、肾小管重吸收增加,最终导致钠水潴留。心衰发生时心输出量降低,肾血流灌注减少,代偿性引起肾血管收缩;刺激一系列球旁器可导致肾素分泌增加,进而促进血管紧张素Ⅱ(AngⅡ)释放;后者可进一步刺激入球和出球小动脉收缩,促进近端小管钠潴留及醛固酮释放。同时,醛固酮增加钠在集合管的重吸收,加重钠水潴留的状况。静脉压升高延缓肾循环血液回流,也可引起肾小球滤过率下降,尿钠排出减少。此外,由于肾缺血、扩张肾血管的物质如前列腺素合成和释放减少,也是加重肾血流减少和肾小球滤过率下降的原因之一。

肾小管重吸收增加也是心力衰竭时发生钠水潴留的重要机制。由于交感神经兴奋性增加,肾脏出球小动脉收缩更加明显,肾小球滤过压相对较高,血液中非胶体成分滤出增加;肾小管周围毛细血管中胶体渗透压升高,促进肾小管钠水重吸收增加。由于肾素-血管紧张素-醛固酮系统(RAAS)过度激活,醛固酮合成增加,与远曲小管、集合管受体结合,增加其对钠水重吸收。心衰时在各种神经、体液介质的介导下,高渗的髓质部分血流量增加,也加速了钠水重吸收。

另外,其他血管活性物质也在此病理过程中发挥作用,如去甲肾上腺素、血管升压素和内皮素可选择性收缩血管;而前列腺素、心房钠尿肽和脑钠肽可扩张肾血管。总之,在心脏结构和(或)功能受损的前提下,在神经-内分泌系统的调节下,心衰患者体内出现了水盐代谢失衡状态,是导致心衰症状、病情恶化的重要因素,也是心衰患者治疗的重要靶点。

二、权威指南对心衰患者水盐代谢管理的建议

鉴于水盐代谢管理在心衰患者治疗中的重要地位与作用,国内、外不同版本的权威指南均有相关内容

的阐述与建议。

《中国心力衰竭诊断和治疗指南 2014》中涉及水盐代谢的内容，主要集中在以下几方面：①液体潴留及严重程度的判断。指南提出短时间内体质量增加是液体潴留的可靠指标；其他征象包括颈静脉充盈、肝颈静脉回流征阳性、肺和肝脏充血和水肿。如体质量在 3 天内突然增加 2kg 以上，应考虑发生了钠水潴留，需要利尿或加大利尿剂的剂量。②调整心衰患者生活方式。限钠有助于控制 NYHA 心功能分级Ⅲ～Ⅳ级心衰患者的充血症状和体征；对于严重的低钠血症（血钠 <130mmol/L）患者，应当考虑限制液体摄入量（<2L/d）；严重心衰患者液体量控制在 1.5~2.0L/d，有助于减轻充血症状和体征；然而，轻中度症状患者常规限制液体并无益处。③利尿剂临床应用方面。指南建议有液体潴留证据的所有心衰患者，均应给予利尿剂（I类，C 级推荐）；应用方法是从小剂量开始，逐渐增加剂量直至尿量增加，体质量每天减轻 0.5~1.0kg 为宜。一旦症状缓解、病情控制，即以最小有效剂量长期维持，并根据液体潴留情况随时调整剂量。④血液超滤治疗属于Ⅱa 类 B 级推荐，适用于某些特定患者，如高容量负荷且利尿剂抵抗的患者，或肾功能进行性减退、血肌酐 >500μmol/L 的患者。

《2013 ACC/AHA 心力衰竭治疗指南》中，依然强调心衰患者限制水、钠的摄入；对于 D 阶段特别是有低钠血症的患者，为减轻充血症状，认为限制液体摄入量（1.5~2L/d）是合理的选择（Ⅱa 类推荐）；对于无症状的心衰患者，限钠是合理的选择，以减轻充血症状（Ⅱa 类 C 级推荐）。干预水盐代谢，利尿剂应用方面的推荐：对于有液体潴留证据的射血分数减低的心衰（HFrEF）患者，如果无禁忌证，推荐用利尿剂以缓解症状（I类 C 级推荐）；对射血分数保留的心衰（HFpEF）患者，应当使用利尿剂以缓解由于容量负荷过重所致的症状（I类 C 级推荐）。醛固酮受体拮抗剂的应用，也在一定程度上影响心衰患者水盐代谢；本指南推荐对于 NYHA 心功能分级Ⅱ～Ⅳ级和 LVEF≤35% 的患者，如无禁忌证，建议应用此类药物（I类 A 级推荐），以降低发病率和死亡率（严密监测血钾、肾功能）；对于急性心肌梗死（AMI）后 LVEF<40%、发生了心衰症状或有糖尿病史的患者，如无禁忌证，推荐应用醛固酮受体拮抗剂（I类 B 级推荐）。

对于住院的心衰患者，存在显著液体负荷过重者，推荐及时静脉内应用袢利尿剂治疗，以降低死亡率（I类 B 级推荐）；如果患者已经在接受袢利尿剂治疗，初始的静脉内剂量应当等于或超过其长期每天口服的剂量，并以间歇推注或连续输注的方式给予药物，同时连续评估尿量和充血体征和症状的变化（I类 B 级推荐）。住院期间应当仔细测量患者液体入量和出量、生命指征、测定体重、系统灌注和充血的临床体征和症状等，来监测心衰的治疗效果；静脉内使用利尿剂期间，建议每天测定血电解质、尿素氮和肌酐浓度（I类 C 级推荐）。当利尿剂不足以缓解症状时，应用下列两种方法之一以强化利尿是合理的选择：加大静脉内利尿剂的剂量（Ⅱa 类 B 级推荐）；加用第二类利尿剂（如噻嗪类）（Ⅱa 类 B 级推荐）。

本指南中，关于心衰患者的肾脏替代治疗（血液超滤治疗）属于Ⅱb 类推荐。

《2012 ESC 急、慢性心力衰竭治疗指南》一如既往的推荐了利尿剂在心衰患者中的应用；其中新型醛固酮受体拮抗剂依普利酮的应用，公认为本版指南六大亮点之一；指南中提供了文献证据，支持依普利酮用于轻度心衰和 AMI 后心衰患者，可降低死亡率和心衰再住院的情况。

三、水盐代谢管理中常见的临床问题

（一）利尿剂地位的评价及常见副作用

利尿剂是唯一能充分控制和有效消除心衰患者液体潴留的药物；合理使用利尿剂是其他药物治疗心衰取得成功的关键因素之一；利尿剂是心衰标准治疗中必不可少的组成部分。但是目前，尚无利尿剂对心衰患者死亡率和发病率影响的有力研究和证据；且单用利尿剂治疗并不能维持长期的临床稳定。

利尿剂的副作用耳熟能详，最常见的是电解质紊乱，如低钾血症、低镁血症和低钠血症。其次，利尿剂的使用还可激活内源性神经内分泌系统，特别是 RAAS 系统和交感神经系统，而对心衰预后产生不利影响；因此利尿剂应当与 ACEI/ARB 和 β 阻滞剂联合应用。另外，利尿剂的应用还可导致血容量不足，而发生低血压或肾功能恶化；并可对糖、脂代谢产生不利影响。

（二）利尿剂抵抗的认识

目前尚无公认的利尿剂抵抗的定义。一般认为，心衰患者使用利尿剂的剂量不断增加，而效果不明显、最终无反应，可称为利尿剂抵抗；有文献报道，心衰患者中利尿剂抵抗的发生率可高达 1/3，常见于慢性心衰或长期应用利尿剂的患者，与总死亡率、猝死和泵衰竭导致的死亡独立相关。

利尿剂抵抗的发生机制可能涉及多方面的因素，归纳有以下三方面：①利尿剂药代动力学、药效学发生改变。袢利尿剂的作用具有明显的剂量 - 效应关系；心衰时在多种因素的作用下，利尿剂在体内的药代动力学、药效学发生改变，导致袢利尿剂在尿液中分泌不足，峰浓度下降，达峰时间及 $t_{1/2}$ 延长；同时利尿剂量效曲线右移或下移，利尿效应下降；因此，同等剂量药物不能达到预期的治疗效果。②肾功能状态的影响。一般情况下，心衰患者常伴有不同程度的肾功能损伤，导致肾小管分泌利尿剂能力减低；及内源性有机阴离子积聚与利尿剂竞争有机阴离子转运体；二者均能使小管液中利尿剂浓度减低，降低利尿剂的疗效。另外，心衰时肾血流减少，神经内分泌激活肾动脉进一步收缩，均减少利尿剂局部的分泌，影响利尿疗效的发挥。③电解质紊乱，如低钠血症、利尿后钠潴留、高盐摄入等体内电解质紊乱的情况，影响了肾小管钠水重新收紊乱，影响了利尿剂有效作用的发挥。另外，发生利尿剂抵抗的机制还包括，心衰状态下远端肾小管上皮细胞增生、利尿剂吸收障碍；以及低蛋白血症（活性利尿剂吸收及分泌作用下降）和药物间相互作用（如同时服用非甾体类抗炎药，抑制了环氧酶活性，使体内前列腺素合成减少，从而减少肾血流影响利尿剂的分布）等。

利尿剂抵抗的处理对策 首先在确定是否存在“抵抗”之前，必须全面、优化心衰治疗方案，评估肾功能状态；评估利尿剂种类选择是否适当，剂量、给药方法是否适当；评估是否存在药物间相互作用，以及是否存在电解质紊乱、血容量不足等干扰因素。一旦确定存在“利尿剂抵抗”，《中国心力衰竭诊断和治疗指南 2014》推荐：增加利尿剂的剂量；静脉推注联合持续静脉滴注利尿剂；2 种及以上利尿剂联合使用；应用增加肾血流的药物，如小剂量多巴胺或萘西立肽；纠正低氧、酸中毒、低钠和低钾血症等，尤其注意避免和纠正低血容量状态。另外，尚有将高渗盐水或白蛋白与袢利尿剂短期混合应用的方法，已有几项有关试验证实了上述方法的积极疗效，有助于恢复有效动脉容量和增强利尿剂的反应性。

（三）低钠血症的临床处理

《2014 年欧洲低钠血症诊疗指南》指出，血清钠低于 135mmol/L 称为低钠血症，是临床常见的水盐代谢失衡；根据低钠的程度，又分成轻、中、重度低钠血症；总发生率约占住院患者的 30%。心衰患者，特别是终末阶段的心衰患者，容易发生低钠血症；而低钠血症又是造成心衰住院病死率、再住院率和出院后死亡的独立危险因素。《中国心力衰竭诊断和治疗指南 2014》指出，心衰患者的低钠血症应注意区别稀释性低钠血症和缺钠性低钠血症；其中前者又称难治性水肿，见于心力衰竭进行性恶化者；出现水、钠潴留，且水潴留多于钠潴留，患者尿少而相对密度低，又称高容量性低钠血症；本指南中建议按照利尿剂抵抗处理。后者常发生于大量利尿后，水、钠同时丢失，属容量减少性低钠血症，患者可有体位性低血压，尿少而相对密度高。

目前尚无心衰合并低钠血症的治疗指南，心衰伴稀释性低钠血症的治疗还处在经验性阶段。这类患者的治疗比较棘手，传统的治疗措施包括限盐、强化利尿（按利尿剂抵抗处理）以及阻断神经内分泌激活等方面。《2014 年欧洲低钠血症诊疗指南》传递了以下几方面的治疗理念：①首先紧急处理严重的低钠血症，推荐静脉输注高渗盐水（3%）；②严密监测下纠正低血钠，避免矫枉过正、导致渗透性脱髓鞘综合征，而持续严重损伤大脑；③强调检查尿渗透压和尿钠指标，以便明确低钠血症的病因及分类；④中重度低钠血症患者的一线治疗应是限制液体摄入。

（四）血液超滤治疗

血液超滤治疗是全血通过半透膜时，利用跨膜压力梯度分离、清除血液中的水分、电解质、细胞因子及部分代谢废物的治疗；可迅速纠正体内水、电解质紊乱和酸碱平衡失调，使心衰症状得到缓解。超滤清除液体的速度与液体自水肿间质中重吸收的速度相同，故不会刺激神经内分泌激活，也不会造成血管内容量持续减少；且超滤清除等渗性液体，一般不会增加电解质紊乱的风险。血液超滤可根据心衰患者液体负荷程度调节液体清除量与速度，具有可预测性；因此与利尿剂相比，对液体负荷的调控更强力、更精准。

关于血液超滤用于心衰治疗的临床研究，现有证据的结果不尽相同。2007 年发布的前瞻性、随机、多中心的 UNLOAD 研究，入选了 28 个中心 200 例心衰患者，比较了血液超滤和袢利尿剂的治疗。结果显示，超滤治疗与静脉连续应用袢利尿剂相比，超滤组体质量减低更明显[(5.0 ± 3.1) kg vs (3.1 ± 3.5) kg，P=0.001]、纯液体量清除更多；3个月随访期间，超滤组因心衰再入院率更低(18% vs 32%，P=0.037)，低钾血症发生率更低(1% vs 12%，P=0.018)。2012年发表的CARRESS-HF研究入选了188例急性失代偿性心衰伴严重肾功能恶化的患者，随机分配到药物阶梯治疗和血液超滤治疗组。结果显示，治疗后96小时，超滤组血Cr水平较基线水平平均增加(20.3 ± 61.9)μmol/L，而药物治疗组平均减少(3.5 ± 46.9)μmol/L(P=0.003)；两组治疗在体质量减轻方面作用相似；随访60天时，两组病死率和因心衰再住院率方面无显著差别；但血液超滤组的严重不良事件发生率更高(72% vs 57%，P=0.03)。

超滤治疗可能对急性心衰治疗有益，但并非常规治疗手段。如前所述，《中国心力衰竭诊断和治疗指南2014》中，血液超滤的治疗界定为Ⅱa类B级推荐，适用于特定人群，如高容量负荷且合并利尿剂抵抗，低钠血症且有相应的临床症状(神志障碍、肌张力减退、腱反射减弱或消失、水肿)，以及肾功能进行性减退、血肌酐>500μmol/L或符合急性血液透析指征的患者。《2013 ACC/AHA心力衰竭治疗指南》中超滤治疗属于Ⅱb类推荐，用于以下两类患者：①有明显容量负荷过重的患者，为了减轻充血症状和液体重量，可以考虑超滤治疗(B级)；②药物治疗无效的难治性充血患者，可以考虑超滤治疗(C级)。

四、影响水盐代谢的新型抗心衰药物

近年来，相对于传统的强心、利尿和扩血管药物，心衰治疗领域涌现了一系列新型药物，如钙离子增敏剂左西孟旦，窦房结抑制剂伊伐布雷定和肾素抑制剂阿利吉仑等。其中有些药物的应用，可对患者水盐代谢产生影响，如依普利酮、托伐普坦和重组人脑钠肽，临床治疗应用过程中应当关注其水盐代谢方面的影响。

（一）依普利酮

依普利酮作为一种选择性醛固酮受体拮抗剂，对心衰患者的水盐代谢可产生轻微的影响。重要的是，它能够抑制心肌细胞外基质的纤维增生、抑制心肌重塑，一些临床研究已经证实了依普利酮改善心衰患者预后的良好效果，因此被国内外权威心衰指南推荐使用。另外，依普利酮只作用于盐皮质激素受体，而不作用于雄激素和孕酮受体；与螺内酯相比，其不良反应相对少见。

EPHESUS研究是观察依普利酮治疗AMI后心衰效果和生存率的研究，共纳入6632例AMI后3~14天、EF≤40%、心衰或糖尿病的患者。在ACEI/ARB(87%)、β受体阻滞剂(75%)等常规治疗基础上，患者随机分为安慰剂或依普利酮(25~50mg qd)治疗组。结果显示，依普利酮治疗可使全因死亡下降15%，一级联合终点事件(心血管病性死亡或因心血管事件住院)下降17%，降低心源性猝死21%(P<0.05)。EMPHASIS-HF研究纳入了2737例年龄≥55岁、NYHA分级Ⅱ级、EF≤30%(如果QRS时限>130毫秒则EF≤35%)的患者。患者在既往6个月内有心血管住院经历，应用了ACEI、ARB和β受体阻滞剂的治疗。结果依普利酮的治疗可使心血管死亡或心衰住院的风险下降27%；使得全因死亡、心血管死亡、全因住院和心衰住院率分别降低24%、24%、23%和42%。这些获益发生在启动治疗平均21个月内，独立于ACEI和β受体阻滞剂等常规治疗的效应。

依普利酮可引起高钾血症和肾功能恶化，特别是老年人可能更常见。为了规避其水盐代谢方面的不良影响，用药过程中需要连续监测血电解质和肾功能状态。

（二）托伐普坦

托伐普坦是选择性血管加压素V2受体拮抗剂，通常被归类为利尿剂的一种；但它与传统利尿剂存在着很大的差别：托伐普坦只排水，不排钠；可升高血浆中钠离子浓度，导致渗透压增高，有助于组织内水分转移入血管而后从尿液排出。

EVEREST研究观察了因充血性心衰加重(NYHA分级Ⅲ或Ⅳ级，射血分数≤40%，容量超负荷状况)的住院患者；随机分为托伐普坦治疗组(n=2072)或安慰剂治疗组(n=2061)。在心衰常规治疗基础上，加用托伐普坦(30mg qd)或安慰剂，观察中位数时间为9.9个月。结果显示，托伐普坦能快速、有效降低体质量；且不增加全因死亡率、心血管死亡率及心衰住院率；在低钠亚组中(Na^+<130mmol/L)，托伐普坦治疗可使心血管死亡率和心衰住院率降低；整个试验期间，托伐普坦对肾功能无不良影响；因此，对于心衰恶化住院患

者，托伐普坦能缓解短期症状，又具有长期治疗的安全性。

《中国心力衰竭诊断和治疗指南 2014》中，托伐普坦推荐用于充血性心衰、常规利尿剂效果不佳、有低钠血症或有肾功能损害倾向的患者，可显著改善充血相关症状，且无明显短期和长期不良反应。

（三）萘西立肽（rh-BNP）

萘西立肽主要的药理作用是扩张静脉和动脉，降低心脏前、后负荷而改善心衰症状，因此临床上归类为血管扩张剂。实际上，此药还具有促进钠排泄和利尿作用，而影响心衰患者的水盐代谢。

2001 年萘西立肽获准应用于急性心衰的治疗。VMAC、PROACTION 等研究结果显示，萘西立肽可给急性心衰患者带来临床症状和血流动力学方面的改善。ASCEND-HF 研究评估了萘西立肽治疗急性失代偿性心衰的安全性和疗效。研究共入选 7000 多例心衰住院患者，所有患者均在常规治疗基础上，随机分为萘西立肽组(3496 例)或安慰剂组(3511 例)。萘西立肽 24 小时持续静滴，共 7 天，起初给予一个负荷剂量。结果表明：萘西立肽在急性心衰患者中应用是安全的，但未能改善预后；两组主要复合终点(30 天死亡和再住院率)，以及全因死亡率均无显著差异；萘西立肽可使气急等症状轻度减轻，但与安慰剂组相比无显著差异；重要的是，本研究中萘西立肽应用未见肾功能恶化，证实其应用的安全性。

基于上述的研究结果，《中国心力衰竭诊断和治疗指南 2014》中，萘西立肽推荐用于急性心衰患者，证据级别Ⅱa 类 B 级。

综上所述，水盐代谢失衡是心衰发生、发展过程中重要的病理生理改变，而水盐代谢管理也是心衰治疗策略中不可替代的重要组成部分；因此，国内外权威指南中，均有心衰患者水盐代谢管理相关内容的阐述与更新。临床实践环境中，水盐代谢管理的处置可能会遇到一些现实的问题，需要给予关注、仔细斟酌及妥当处理，如利尿剂的副作用、利尿剂抵抗的问题；低钠血症的处理，血液超滤的应用选择等等；最后，使用新型抗心衰药物时，应当充分评估和利用其对水盐代谢的影响，以求避免副作用、获得最佳的临床治疗效果。

（李虹伟　赵树梅）

心力衰竭远程监测及患者自我管理的进展

心力衰竭是一种常见的临床综合征，有发病率高、死亡率高以及再住院率高的特点。流行病学资料表明心力衰竭的患病率约为1%~2%，并且随着年龄的增加其患病率显著增高，65~70岁心衰的患病率2%左右，而85岁以上人群心衰患病率在10%左右。AHA新近发布的数据表明2030年心衰的患病率预计将会进一步升高46%。虽然心衰药物和器械等治疗手段已经有了很大进展，但心衰再住院率并没有显著改善。心衰患者30天再入院率为20%~30%，1年的再住院率高达50%。这不仅严重影响了患者的生活质量，也是巨大的经济负担。因此如何有效降低心衰患者再住院率仍是一个巨大挑战[1,2]。

现有的资料表明，心衰患者从病情相对稳定的代偿期到需要住院治疗的失代偿期大多是一个连续发展的过程。在心衰恶化之前往往会出现左心房压力和肺动脉压力升高等血流动力学变化以及液体潴留所致胸闷、气短及双下肢水肿加重等症状和体征，从而使临床工作者在心衰恶化早期阶段对其进行干预以减少心衰恶化事件的发生成为可能[3]。目前许多国家对心衰患者的管理已经不再仅仅局限于短期的住院治疗和门诊随诊，而是采取包括远程监测、患者教育、患者自我管理等需要心血管病医师、专业护理人员、患者及其家属，甚至是营养学家、物理治疗师共同参与的多学科综合管理策略[4,5]。一方面，心衰患者的远程监测能够使患者在院外的监测数据传输给临床工作者，从而使临床医师能够对心衰患者的状态进行多次评估，早期发现并干预血流动力学变化以此减少心衰恶化事件的发生；另一方面，通过患者教育使患者了解并管理自身疾病，积极参与到心衰的远程监测过程中，能够进一步改善临床预后。心衰的远程监测和患者的自我管理两者相辅相成，互为补充，共同在心衰患者的管理中起着重要的作用。

一、心衰的远程监测

心衰的远程监测是指利用现代电子设备和通信手段，将监测到的院外心衰患者的症状、体重、胸内及心内阻抗、血流动力学参数等数据传输给临床工作者，使临床工作者可以依据监测到的数据对患者及时进行药物调整等治疗措施，防止心衰的进一步恶化，降低再住院率。

（一）症状的监测

呼吸困难和乏力是心衰患者经常出现的症状，其他常见的症状还有头晕、食欲下降等。对心衰患者症状的远程监控主要通过电话随访、互助式语音系统、网络填报等方式进行。多项荟萃分析取得了令人振奋的结果，其分析数据表明通过上述方式对症状进行远程监测能够显著降低心衰患者的死亡率以及再住院率[6-8]。但是最近两个前瞻性大规模随机对照研究Tele-HF研究和TIM-HF研究却得出了相反的结论。Tele-HF研究通过电话互动语音系统采集入选心衰患者的症状等相关信息，临床医师以此为依据对患者进行干预管理并未降低180天的全因再住院率，也未降低心衰相关的再住院率、心衰住院次数及时间[9]。而TIM-HF研究依据便携式电子设备及蓝牙输送系统所监测的体重、血压、心电图数据对心衰患者进行管理也并未获得益处[10]。这些临床试验的阴性结果一方面可能是由于症状的出现往往已经是心衰失代偿的晚期阶段，再住院已经不可避免，另一方面也因其胸闷、气短等症状对心衰恶化评估的特异性及敏感性较低所致。

（二）体重的监测

对心衰患者而言，体重增加往往是液体潴留导致容量负荷增加的第一征象，并对临近的心衰恶化有重要的预测价值。有数据表明心衰相关再住院前30天即可观察到体重的缓慢增加，并且在住院前7天体重增加更为显著[11]。WHARF等临床研究也提示心衰患者体重的增加与再住院相关，通过监测体重进行早期药物干预能显著降低心衰患者的再住院率和死亡率。但是也有许多学者认为指南推荐的体重监测（3天体重增加 >2kg）对心衰恶化评估的敏感性、特异性及预测价值均不高，心衰再入院患者中仅仅50%有体重明显增加。基于体重监测对心衰患者进行远程管理并不能有效降低心衰患者再住院率或死亡率。有数据显示体重增加的心衰患者中只有60%会出现心衰恶化相关的再住院，约40%的患者虽有明显的体重增加却并未导致心衰相关再入院的发生；而大部分因心衰恶化住院的患者（50%~80%）也并没有明显的体重增加。这可能是由于体重不仅与液体潴留有关，它同时还反映了体脂、肌肉等质量的变化[12]。

对心衰患者而言，其本身的基础代谢率增加，分解/合成代谢失衡，从而导致机体脂肪消耗和肌肉萎缩。当心衰恶化时交感神经及肾素血管紧张素系统进一步被激活，促进机体代谢性消耗，脂肪及肌肉质量下降，甚至出现心源性恶病质。有数据表明NYHA心功能分级Ⅱ到Ⅳ级的心衰患者8%~15%存在着心源性恶病质，并且大约10%的进展期心衰患者会发展为恶病质[13]。此时机体代谢性消耗和液体潴留并存，临床上可见虽然患者胸闷、气短等心衰症状恶化但体重却并没有明显增加。另一方面当心衰改善时，脂肪、肌肉等合成代谢增加，患者体重增加却并没有心衰症状加重、液体潴留等情况[14]。由此可见，虽然指南中推荐了常规的体重监测用于心衰患者的管理，但我们不能仅仅依靠体重的变化对心衰进行评估，还需结合患者的营养状况等对其进行综合评价。

（三）阻抗的监测

阻抗是ICD或CRT用于心衰监测的重要参数，其主要包括胸内阻抗和心内阻抗两个部分。胸内阻抗监测是指植入的ICD或CRT所记录的右室电极与胸前区皮下装置盒之间的阻抗变化。当有电流通过肺组织时，肺淤血所致的胸内液体聚集较正常的肺组织具有更好的导电性，相应的会引起胸内阻抗下降。有研究表明胸内阻抗与心衰患者住院期间的肺毛细血管楔压以及净液体出量呈负相关，而且肺循环负荷增加导致心衰症状加重或住院之前即可监测到胸内阻抗的下降。但随后的多项研究均表明虽然胸内阻抗较体重变化对心衰恶化更为敏感，但因其受多种胸内其他因素的影响而特异性较低，因此并不能对心衰恶化起到很好的预测价值[15]。心内阻抗监测通常是指心脏再同步化治疗装置所检测的右室与左室电极之间的阻抗变化。虽然心内阻抗比胸内阻抗具有更好的左室射血分数、左室收缩末容积等血流动力学参数相关性，但依然受阵发性房颤、运动、水钠摄取过量等因素的影响，阳性预测价值并不高[16]。

（四）血流动力学监测

心衰患者血流动力学的变化早于症状的恶化和体重的增加。症状、体重和阻抗等监测手段在心衰远程管理中改善临床预后的不确定性促进了植入性血流动力学监测系统（implantable continuous hemodynamic monitor，ICHM）的发展。ICHM装置的出现使临床工作者能够对右心室压力、左心房压力和肺动脉压力等血流动力学参数进行持续性实时监测，在心衰恶化早期即能进行药物等治疗策略的调整，防止心衰恶化相关再住院的发生。

Chronicle右心室压力监测装置（Medtronic Inc.，Minneapolis）是第一个连续性血流动力学监测系统，它由处理及储存信息的程控装置和带有传感器的经静脉导线组成，外观及植入过程均与单导线起搏器类似。Chronicle右心室压力监测装置能够持续监测并储存右室收缩压、右室舒张压、右室压力上升及下降的最大速率、肺动脉舒张期压力估算值的数据，其准确性甚至可以和右心导管所测得血流动力学参数相媲美。许多小样本的研究表明Chronicle装置可以安全有效地用于院外心衰患者血流动力学监控。但是2008年的一项大规模随机、对照、单盲、前瞻性多中心研究COMPASS-HF试验却发现，与单纯接受最佳药物治疗的对照组相比，依据监测到的血流动力学参数进行药物调整的Chronicle装置组并未显示出住院、急诊就诊以及需要静脉输液治疗的门诊就诊情况等一级有效性复合终点下降的临床获益[17]。随后的REDUCEhf研究也得出了相同的阴性结果。尽管如此，持续性血流监测系统还是为心衰患者的远程管理带来了新的希望。

左心房压力监测装置是另一种持续性血流动力学监测系统，由植入型传感器导线、皮下感应线圈、患者咨询组件（PAM）以及临床医师的个人电脑软件组成。传感系统植入房间隔并定向于左心房，可以将测量的左房压力、体温和心内心电图等与高保真生理波形（左房压力图和心内心电图）一起储存至PAM。近期的HOMOSTASIS研究表明依据左心压力监测数据指导心衰患者治疗可以有效降低左房平均压，提高左室射血分数并改善患者症状及预后[18]。但HOMOSTASIS研究是一项前瞻性观察性研究，今后尚需大规模随机对照研究进一步证实HOMOSTASIS的研究结果。

与上述 Chronicle 右心室压力监测装置、左心房压力监测装置的阴性或不确定性结果相比，CardioMEMS 装置是第一个有明确循证医学证据支持其可以使心衰患者临床获益的植入性血流动力学监测系统。该装置由一个经静脉导管植入的无线压力传感器和一个电子系统组成。压力传感器植入肺动脉分支后可用于监测心衰患者的肺动脉压力及心率，并通过体外的感应装置将肺动脉压力信息传输到安全数据库，供医生通过 CardioMEMS 网站实时监测。2011 年 CHAMPION 研究对 CardioMEMS 装置来说具有里程碑的意义[19]。该研究是一项前瞻性单盲随机化试验，共招募了 550 名伴有呼吸困难的 NYHA Ⅲ级心衰患者，旨在明确 CardioMEMS 无线肺动脉压力监测指导治疗能否减少心衰恶化，从而降低心衰患者再住院率。该研究通过动态调整(加减)抗心衰药物的剂量维持肺动脉收缩压 15~30mmHg，肺动脉舒张压 8~20mmHg，肺动脉平均压 10~25mmHg。研究结果表明与标准治疗组相比，依据 CardioMEMS 系统上传的肺动脉压力数据调整治疗策略能够使心衰患者的再住院率减少 37%。进一步的亚组分析发现平均随访 17.6 个月，与标准治疗组相比，在射血分数(EF 值)正常和 EF 值降低的患者中，调整治疗组能分别使再住院率下降 50% 和 26%。基于 CHAMPION 研究结果，2014 年 5 月 28 日，CardioMEMS 成为美国食品和药品管理局(FDA)批准的第一个用于心衰患者的无线、植入式血流动力学监测系统，可用于过去 1 年内有心衰住院史的 NYHA Ⅲ级患者的心衰监测。但是无线肺动脉压力监测是一项侵入性操作，花费较高，它并不能用于所有心衰患者的远程管理。目前认为反复心衰住院、液体负荷状态评估存在困难，或通过其他远程监测方式无法有效监测体重及症状的患者，能够从持续肺动脉压力监测中取得最大临床获益，是 CardioMEMS 装置植入的适应证。而通过 BNP 等指标对心衰患者进行危险分层是否有助于指导 CardioMEMS 系统植入还有待进一步研究。

二、远程监测后药物的调整

既往的研究数据表明大约 90% 心衰相关住院是由于液体负荷过重所致，因此及时调整利尿剂的剂量、减轻液体潴留则可能避免心衰的进一步恶化和随之而来的再住院。呋塞米是最常用的利尿剂，但是心衰时胃肠道淤血水肿会显著降低呋塞米的生物利用度，导致其生物利用度变化较大，10%~90% 均有报道。托拉塞米是另一种常用的袢利尿剂，因受肠壁水肿的影响较小而具有较高并且稳定的生物利用度。而且与其他袢利尿剂相比，托拉塞米可以阻断交感神经系统及醛固酮活性，具有延缓心室重构的作用；同时还可以减少尿钾排泄，虽然其血药浓度半衰期及作用时间相对较长，但是出现低血钾等电解质紊乱的情况却比呋塞米要少。因此有学者认为在利尿治疗方面首选托拉塞米[20]。当通过远程监测手段发现患者体重增加，胸内或心内阻抗降低，肺动脉压力、左心房压力以及右心室压力升高等心衰恶化指标时，临床医师通常会首先指导患者将原有的袢利尿剂加量以取得更好的利尿效果。心衰患者对不同袢利尿剂的反应差别很大，当托拉塞米治疗效果不佳时换用呋塞米有可能会产生很好的效果，反之亦然。另外，在袢利尿剂基础上加用噻嗪类利尿剂也可加强利尿效果，但当肌酐清除率小于 30ml/min 时禁用噻嗪类利尿剂。然而需要注意的是，当远程监测数据提示患者液体负荷显著加重，临床医师评估心衰恶化相关再入院风险明显增加时，或患者无法依据远程指导进行利尿剂调整时，则需告知患者尽快至医疗机构接受静脉利尿剂，以及时减轻液体潴留，改善症状及血流动力学指标，避免再入院的发生。如果在充分利尿治疗后患者血流动力学监测数据仍未达到正常范围内，则可加用硝酸盐进行治疗，同时严格限制水钠摄入[21]。

另一方面，部分心衰患者由于胃肠道淤血食欲下降、摄入减少，或者由于过度的限盐限水等可能会出现肺动脉压力、左心房压力以及右心室压力低于正常值等有效血容量不足的情况。此时，相应减少或暂停利尿剂的使用是必要的，并应适当增加钠盐和水的摄入。如果患者存在体位性低血压，应停用血管扩张剂[21]。

β 受体阻滞剂和 ACEI 类药物在心衰中的作用已经毋庸置疑。当远程监测数据提示患者心衰恶化时，应当首先评估病情的加重是否与 β 受体阻滞剂应用有关，而不应武断地停止 β 受体阻滞剂的使用。2014 年中国心力衰竭诊断与治疗指南认为如果病情恶化确实与 β 受体阻滞剂使用有关，可暂时减量或暂停使用；如病情恶化与 β 受体阻滞剂无关则无需停用。如果心衰患者血压低于 90/60mmHg，在停用血管扩张剂及减少利尿剂用量后未见明显改善者，可酌情减量或暂停使用 β 受体阻滞剂和(或)ACEI。

三、患者的自我管理

心力衰竭患者的自我管理是指在心力衰竭的治疗过程中，患者能够依据医嘱服用药物、对自身症状和体征进行监测并能相应的采取调整药物剂量或及时就医等措施，以提高生活质量，延长健康寿命。即使对于那些定期门诊复查或电话随访的心衰患者，自我管理也是必不可少的。AHA 及 ESC 指南均对患者的自我管理做了相关推荐，其中包括用药依从性、水钠摄入、体重监测、戒烟限酒、适量运动等多个方面[13,22]。

（一）提高用药依从性

心衰患者需要服用的药物种类很多，包括 β 受体阻滞剂、ACEI 类药物、醛固酮受体拮抗剂、利尿剂等。坚持按医嘱服药是治疗心衰的关键。有数据表明心衰患者的用药依从性从 2% 至 90% 不等，其中 Butler 等人的一项大规模研究发现心衰患者出院后 30 天 ACEI 类药物的使用率即下降至 80%，此后进一步下降至 60%。药物依从性不佳的原因很多，出院时对用药医嘱缺乏了解可能是其首要原因，其他还包括对不同医生所开具的不同处方感到困惑、药物费用、怀疑药物的有效性以及担心药物副作用等。临床工作者应尽可能地向患者详细阐述各种药物所能带来的临床获益，使其了解药物治疗的必要性，以提高用药依从性。

（二）尽早识别心衰恶化的症状和体征

许多学者发现心衰患者从症状出现到寻求医治在时间上存在着延迟，这可能是由于患者并没有进行规律的症状监测或不能有效识别心衰症状所致。既往的研究发现心衰患者中只有不到一半的患者会每天监测体重，即使是刚刚出院的患者，其出院 1 周内也很少进行体重的监测。这一方面是由于患者的错误认识，认为体重反映的是脂肪增长而并非液体潴留状态，另一方面也因为体重增加和心衰的其他症状如呼吸困难或水肿相关性较差，患者认为当没有心衰症状时体重的增加与心衰恶化无关。无法有效识别心衰相关症状也有报道，部分患者并不认为无明显原因的体重增加 3 磅（1 磅 =0.45kg）或更多以及胸痛程度和频率增加是重要的心衰症状。早期识别呼吸困难加重或体重增加等心衰症状是患者启动自我治疗策略的前提，此时如果限制水钠摄入，相应的增加利尿剂剂量，或即时进行医疗诊治等就可以有效避免心衰的继续恶化，减少心衰再住院。但是呼吸困难、乏力、体重增加等对心衰评估的敏感性及特异性均较低，目前仍没有一个很好的办法来教会患者如何识别有意义的心衰恶化相关症状。ESC 指南推荐心衰患者应规律监测体重，如果无明显诱因体重在 3 天内增加大于 2kg 则应采取相应的措施，如利尿剂加量或及时就医等。临床工作者应向患者强调体重监测的重要性，鼓励患者进行规律的体重监测，教会患者进行简单的利尿剂剂量调整，并能够对自身症状是否有改善以及是否需要寻求医疗帮助进行评估。

（三）控制饮食

以往的指南中推荐的钠摄入量多少不等，这可能是因为迄今为止尚无很好的对照试验证据支持。有许多早期研究认为钠摄入过多会诱发急性心衰发作，但其中的研究对象不能反映现今心衰患者饮食及药物的治疗现状。一项新近的研究表明，在大剂量利尿剂、螺内酯和限制液体入量的情况下，正常饮食(3g 钠)较低钠饮食（2g)6 个月的再住院率显著下降，血浆 BNP、醛固酮以及肾素活性也显著降低，从而提示严格限钠可能会导致心衰代偿期患者肾功能恶化和神经内分泌失衡而影响临床预后。2009 年的 AHA 推荐每天钠摄入不超过 2.3g，但是应当依据心衰的严重程度和患者服用药物等情况进行个体化推荐。对于近期住院的不稳定的心衰患者而言，钠摄入小于 2.3g/d 可能是合理的，但对于已经适应相对高钠饮食的稳定心衰患者并不强求进一步降低钠的摄入。

（四）限制液体入量

尽管指南认为液体负荷过重会导致心衰症状恶化以及再入院，对心衰患者不利，但是迄今为止并没有客观的大规模临床试验明确心衰患者适合的液体入量。AHA 指南推荐心衰患者的液体入量应小于 2L/d，特别是对于已经限钠和利尿剂治疗但仍有严重低钠血症、持续或反复液体潴留的患者。ESC 指南也推荐在严重症状和低钠血症的患者中限制液体 1.5~2.0L/d，但是对于轻中度症状的患者常规限制液体入量并无临床获益。一项随机对照研究表明对于稳定的心衰患者在监测体重的基础上不严格限制液体入量是安全有益的；而且如果过度限水还会导致血容量不足，患者会出现低血压、头晕甚至嗜睡，并会加重肾功能的损害和电解质紊乱。监测液体入量是心衰患者自我管理中的一个重要部分，临床医师应当告知轻中度心衰患者在监测体重、量出为入的基础上常规饮水，避免摄入不足；但是当出现突然体重增加等情况时则应相应的减少液体摄入。

（五）适量运动

运动对于心衰患者的益处已被很多研究所证实。规律的运动不仅可以改善心衰患者的血氧供应、通气功能、心率变异性，还可以减少抑郁、提高活动能力和生活质量。新近的 HF-ACTION 研究还发现运动训练可以减低全因死亡率和全因再住院率的一级终点。AHA 和 ACC 指南推荐运动作为目前或既往射血分数减低的症状性心衰患者的辅助治疗，认为运动对该类患者是有益的，证据级别Ⅰ B。除了 NYHA 心功能Ⅳ级或存在严重心绞痛等情况，所有的慢性心衰患者包括严重的症状性左室功能不全的心衰患者也能从运动中获益，当然其运动程度要依据正规的运动试验来制定。但是心衰患者中很少有人会进行运动训练，有些研究数据显示超过一半的心衰患者从不进行任何运动。临床工作者应当鼓励患者进行适当的运动训练。目前并没有统一的制度推荐心衰患者应当进行何种运动。ESC 推荐每周 3 次，每次 20 分钟的运动训练，运动时心率应控制在最大心率的 60%~70%。

（六）限制饮酒

虽然很少有循证医学证据，但是一般仍会推荐心衰患者限制饮酒。一方面可能是由于长期饮酒有导致心肌病、营养及维生素缺乏、心律失常的风险，另一方面也因为有报道认为饮酒会导致射血分数的降低。目前 AHA 指南推荐每天饮酒不应超过 1~2 杯（6~8 盎司 / 杯，1 盎司 =28.35g），或者男性不超过 2 杯、女性不超过 1 杯，ESC 推荐每日饮酒量 10~20g。酒精性心肌病患者则应当戒酒。

（七）戒烟

目前并没有关于戒烟对心衰患者预后的前瞻性研究，但是吸烟会促进血管收缩和炎症反应，一些观察性研究表明戒烟可以降低心衰的发生率和死亡率，改善临床预后。但是仍有许多心衰患者吸烟，一项新近的研究表明大约一半的心血管疾病患者，包括心衰患者为吸烟者。而在近期出院的急性心衰患者中出院时只有 50% 的患者被建议戒烟，其中只有四分之三的患者能够接受建议戒烟。

（八）体重下降

体重下降反映了心衰时机体合成分解代谢的负平衡，严重时会导致心源性恶病质。恶病质是多种慢性疾病包括心衰晚期出现的重要并发症，是机体耗竭的终末阶段。心衰患者体重的管理不仅仅是要警惕液体潴留所致的体重增加，还应注意有无明显的体重下降，避免心源性恶病质的发生。心衰患者一旦出现恶病质则提示预后不佳，对收缩性心衰以及心肌梗死后急性心衰患者而言已有充分的证据表明体重下降和 BMI 降低与患者死亡率增加有关。最近一项专家共识将恶病质定义为：①一年内因慢性疾病体重下降至少 5%，或 BMI<20kg/m^2；②满足至少以下条件中的 3 个：肌力下降、乏力、厌食、低去脂体重指数、生化异常如炎症、贫血或低血清白蛋白。也有学者将心源性恶病质定义为除外液体潴留等情况体重 6 个月内下降 6%。通常脂肪组织的减少合并四肢肌肉的萎缩是心源性恶病质的显著特征。即使没有明显的体重下降，在 NYHA Ⅱ或Ⅲ级的心衰患者中也有 50% 的患者存在下肢肌肉萎缩。因此临床工作者应当告知患者监测是否有食欲下降、无明显诱因的体重减轻和肌肉萎缩等症状。但是也并非越胖越好，严重肥胖仍会降低心衰患者的生活质量并升高死亡率，因此 AHA 推荐如果 BMI>40kg/m^2 则应当适当降低体重 BMI<40kg/m^2，并认为 BMI<30kg/m^2 是合适的。ESC 推荐更严格的体重限制，认为 BMI>30kg/m^2 即应开始降低体重以预防心衰进展、减轻心衰症状、改善生活质量。

心衰的远程监测和患者的自我管理是心衰治疗的重要组成部分。远程监测手段使临床工作者能够对液体潴留所致的心衰症状和血流动力学变化进行持续性评估并及时调整治疗方案。患者的自我管理不仅能够增加患者的用药依从性，这是心衰治疗的基石；还能使患者将监测到的症状、体重等变化更为准确的告知医师，进而加强心衰远程监测的有效性。两者相互促进，共同发展，使临床医师在心衰的治疗过程中能够“运筹于帷幄之中，而决胜于千里之外”成为可能。临床工作者应当对所有心衰患者加强教育，使其掌握自我管理的方法；同时结合现有可行的远程监测手段，使患者取得最大的临床获益。

（张骞 刘小慧 董建增）

参考文献

[1] Mosterd A, Hoes AW. Clinical epidemiology of heart failure. Heart, 2007, 93(9): 1137-1146.

[2] Heidenreich PA, Albert NM, Allen LA, et al. Forecasting the impact of heart failure in the United States: a policy statement from the American Heart Association. Circulation Heart Failure, 2013, 6(3): 606-619.

[3] Sousa C, Leite S, Lagido R, et al. Telemonitoring in heart failure: a state-of-the-art review. Portuguese journal of cardiology, 2014, 33(4): 229-239.

[4] Lee DS, Stukel TA, Austin PC, et al. Improved outcomes with early collaborative care of ambulatory heart failure patients discharged from the emergency department. Circulation, 2010, 122(18): 1806-1814.

[5] Sato Y. Multidisciplinary management of heart failure just beginning in Japan. Journal of Cardiology, 2015.

[6] Inglis SC, Clark RA, McAlister FA, et al. Which components of heart failure programmes are effective? A systematic review and meta-analysis of the outcomes of structured telephone support or telemonitoring as the primary component of chronic heart failure management in 8323 patients: Abridged Cochrane Review. European Journal of Heart Failure, 2011, 13(9): 1028-1040.

[7] Winkler S, Koehler F. A meta-analysis of remote monitoring of heart failure patients. Journal of the American College of Cardiology, 2010, 55(14): 1505-1506; author reply 1506-1507.

[8] Kotb A, Cameron C, Hsieh S, et al. Comparative effectiveness of different forms of telemedicine for individuals with heart failure (HF): a systematic review and network meta-analysis. PloS one, 2015, 10(2): e0118681.

[9] Chaudhry SI, Mattera JA, Curtis JP, et al. Telemonitoring in patients with heart failure. The New England Journal of Medicine, 2010, 363(24): 2301-2309.

[10] Koehler F, Winkler S, Schieber M, et al. Impact of remote telemedical management on mortality and hospitalizations in ambulatory patients with chronic heart failure: the telemedical interventional monitoring in heart failure study. Circulation, 2011, 123(17): 1873-1880.

[11] Chaudhry SI, Wang Y, Concato J, et al. Patterns of weight change preceding hospitalization for heart failure. Circulation, 2007, 116(14): 1549-1554.

[12] Kataoka H. A new monitoring method for the estimation of body fluid status by digital weight scale incorporating bioelectrical impedance analyzer in definite heart failure patients. Journal of Cardiac Failure, 2009, 15(5): 410-418.

[13] Riegel B, Moser DK, Anker SD, et al. State of the science: promoting self-care in persons with heart failure: a scientific statement from the American Heart Association. Circulation, 2009, 120(12): 1141-1163.

[14] Murray CM, Agha SA, Rathi S, et al. The evaluation and monitoring of volume status in congestive heart failure. Congestive Heart Failure, 2008, 14(3): 135-140.

[15] Conraads VM, Tavazzi L, Santini M, et al. Sensitivity and positive predictive value of implantable intrathoracic impedance monitoring as a predictor of heart failure hospitalizations: the SENSE-HF trial. European Heart Journal, 2011, 32(18): 2266-2273.

[16] Maines M, Landolina M, Lunati M, et al. Intrathoracic and ventricular impedances are associated with changes in ventricular volume in patients receiving defibrillators for CRT. Pacing and Clinical Electrophysiology: PACE, 2010, 33(1): 64-73.

[17] Bourge RC, Abraham WT, Adamson PB, et al. Randomized controlled trial of an implantable continuous hemodynamic monitor in patients with advanced heart failure: the COMPASS-HF study. Journal of the American College of Cardiology, 2008, 51(11): 1073-1079.

[18] Ritzema J, Troughton R, Melton I, et al. Physician-directed patient self-management of left atrial pressure in advanced chronic heart failure. Circulation, 2010, 121(9): 1086-1095.

[19] Abraham WT, Adamson PB, Bourge RC, et al. Wireless pulmonary artery haemodynamic monitoring in chronic heart failure: a randomised controlled trial. Lancet, 2011, 377(9766): 658-666.

[20] Houston BA, Kalathiya RJ, Kim DA, et al. Volume Overload in Heart Failure: An Evidence-Based Review of Strategies for Treatment and Prevention. Mayo Clinic Proceedings, 2015.

[21] Adamson PB, Abraham WT, Aaron M, et al. CHAMPION trial rationale and design: the long-term safety and clinical efficacy of a wireless pulmonary artery pressure monitoring system. Journal of Cardiac Failure, 2011, 17(1): 3-10.

[22] Lainscak M, Blue L, Clark AL, et al. Self-care management of heart failure: practical recommendations from the Patient Care Committee of the Heart Failure Association of the European Society of Cardiology. European Journal of Heart Failure, 2011, 13(2): 115-126.

心力衰竭的细胞和基因治疗进展

心力衰竭是世界性问题，目前全球患病人数超过 3800 万[1]，是心血管疾病死亡率增加的主要因素，已造成全球的健康重负。在我国，心血管病患者约 2.9 亿，其中心衰患者 450 万[2]。长期以来，临床药物（β受体阻滞剂、血管紧张素转化酶抑制剂 / 血管紧张素受体拮抗剂、醛固酮抑制剂、利尿剂、窦房结离子通道抑制剂）和植入性器械治疗（心脏再同步化治疗、左心室辅助装置）为抗争心衰做出了巨大贡献，但仍受囿于相关副作用、耐受性、药效、费用、感染、血栓等因素[3,4]。基因治疗和细胞治疗，使得人们可以直接且特异地在分子和细胞水平调控异常病变，近年已经从基础研究进入了临床试验阶段，展示了具有革命性和突破性的治疗前景，但也存在着喜忧参半的现状。

一、基 因 治 疗

心衰的基因治疗是通过化学、物理或生物等各种技术，将目的基因导入受体的心肌细胞或组织中，通过纠正基因缺陷或增加新功能，起到治疗或减轻心衰的作用。

（一）基因的选择

在心衰中受影响的基因大致可分为三类。第一类为编码已确认的可影响心衰进程的蛋白质的基因，比如，编码钙处理蛋白、β 肾上腺素能受体系统、肾素 - 血管紧张素系统的基因，因其与心衰的作用明确，最有可能作为进行基因治疗的候选基因；第二类基因的表达与心衰有关，但没有明显证据表明其起到影响心衰的作用，比如编码氨基末端脑钠肽原（NT-proBNP）的 *NPPB*，通过作为心衰的生物标志物，而不作为基因治疗的候选基因；第三类基因为通过基因芯片发现的数以千计的在心衰中出现变化的基因，此类基因由于其与心衰的关系有待阐明，尚不适合作为用于基因治疗的候选基因。

（二）载体的选择

目前，虽然有少数研究尝试使用裸病毒，但这种情况下，带负电荷的 DNA 链难以穿透同样带负电荷的细胞膜，并且裸 DNA 极易降解，导致作用时间难以持久。因此，绝大多数基因治疗的研究均使用载体传递目的基因。常用的载体主要为病毒载体和非病毒载体。

1. 非病毒载体　在非病毒载体中，主要应用的是裸质粒 DNA 和脂质体。裸质粒 DNA 可以直接注射至治疗区，相对简单便捷，但是其进入细胞并行使功能的效率偏低，大多持续 3~4 周，具有一定的免疫原性。脂质体是一种带有电荷的脂质颗粒包裹的 DNA，能够与细胞的磷脂表面融合，进入细胞，转染效率比裸 DNA 高，并能携带较大的 DNA 分子，缺点是脂质体的不断积累能够引起毒性，目前主要用于肿瘤和囊性纤维病的治疗。总的来说，非病毒载体虽然更加安全，但转染效率很低，靶向差，大多用于局部给药。

2. 病毒载体　病毒载体主要包括逆转录病毒、慢病毒、疱疹病毒、痘病毒、腺病毒、腺相关病毒等。相对于非病毒载体，病毒载体的转染效率明显高得多，但存在安全性问题。

逆转录病毒可以整合目的基因到宿主细胞的基因组中，利于长期表达，但转染效率低，只能转染分裂细胞，存在随机插入和致瘤性的风险；慢病毒较逆转录病毒具有感染静止细胞和分裂细胞的特点，由于其基本来源于免疫缺陷性病毒，严格意义上也属于逆转录病毒，也具有随机插入和致瘤性的风险，且免疫原性较强；疱疹病毒和痘病毒尽管有较高的转染非分裂细胞能力，但免疫原性较高，安全性低，且制备十分复杂，难以获得；腺病毒是一种比较常用的病毒，转染效率高，不会把外来基因整合到基因组中，并能持续数周到数月，相对比较安全；腺相关病毒（AAV）是一种细小病毒，仅含有单链的病毒 DNA，转染效率较腺病毒更高，经过重组后，能够仅含有治疗基因，因此致瘤性很低，是一种很有前景的选择。关于腺相关病毒应用的主要障碍在于部分人群血清中存在相关的中和抗体（neutralizing antibody），导致疗效降低。

目前，腺相关病毒是唯一可以整合在染色体上长期表达且致瘤性极低的病毒载体。因此，腺相关病毒在心衰的基因治疗中，是非常理想的基因转移系统。现有的Ⅱ期临床试验，均使用腺相关病毒。腺相关病毒有 13 个血清型，其中 AAV1、AAV6、AAV8 和 AAV9 对骨骼肌和心肌的趋向性最高。

（三）基因传递方法的选择

选定目的基因和载体后，还需要有合适的基因传递方法，以确保基因治疗主要针对衰竭心脏，转染进足够多的心肌细胞或心脏其他细胞，获得足够长的疗效。关于基因传递方法，主要有血管腔内转移和直接注射。

1. 血管腔内转移

(1) 冠状动脉内导管基因传递 是目前最常用的方法，也是最有临床推广价值的心脏基因转导技术。已有诸多实验证实利用此技术转移目的基因的有效性及安全性。以常规冠脉内导管方法进行基因转导注射时，可以发现所转入基因主要在左心室表达，右心室没有表达或者表达水平很低。而对于以右心衰为主要表现的动物模型，可通过冠脉右主干注射目的基因以获得满意的表达水平。其转移效率受到动物类型、导管及载体的生物相容性、晶体溶液的使用、高冠脉流率、暴露时间、病毒浓度和温度的影响。单纯冠脉输注可能无效，需结合其他辅助措施来提高转导效率，如提高血管床通透性、增加灌注压以及提高细胞与心室充分接触的时间等。目前已有一些研究通过阻断冠状静脉窦增加载体在血管内停留时间、逆行灌注以及建立再循环的闭环系统，从而达到提高转移效率的目的。近来有研究试图应用基因洗脱支架来达到基因传递的目的。

(2) 静脉逆灌注：在啮齿类动物实验中，高浓度的病毒载体可通过静脉逆灌注进行有效转导。但是由于人体较大的血容量，将导致到达心肌的病毒载体有效浓度得到稀释，而过高浓度的病毒载体又将引发转导的安全性问题。一些使用大动物的实验证实，应用心肌趋向性腺病毒相关性载体可有效转导目标基因。

2. 直接注射

(1) 直接心肌注射：直接心肌注射是目前研究较为充分的一种基因转导方式，但此方法只能在注射的局部及其周围获得令人较为满意的表达，而且除非利用极细的针头，这种基因转导方法均会造成心肌组织不同程度的损伤。

(2) 心包腔内注射：其原理为心包及心肌层解剖结构相比邻，以及心包腔内注射相对较易实现病毒载体的传递。经过心包腔内注射，所转入基因可分布到约 40% 的心肌表面，尤其在左心室前壁及室间隔可以获得满意表达，但心内膜下转染少，如同时输注胶原酶和透明质酸酶，有助于通过心包层细胞内及细胞间质的屏障，增加心内膜下转染。

(3) 心室内注射：通过心室内注射技术可以在动物模型上获得最活跃的目的基因表达，这些研究均通过钳夹主动脉和(或)肺动脉以获得尽可能长的转染时间。主动脉和肺动脉交叉钳夹技术，可减少回心血量，左心室舒张末压基本不升，使静脉灌注在较低血流压力下进行，病毒能有效进入心内膜，并且目标基因较少在肝脏、肺等其他脏器表达，但此方法不利于心肌保护[5]。

（四）作用靶点的选择

无论何种病因引起的心衰，其共同特征均为钙稳态失调和心肌收缩舒张功能损坏[6]。正常情况下，细胞内钙稳态通过细胞膜和肌质网两个钙循环来维持，胞膜存在三种钙转运系统，电压依赖式钙通道（L 型为主），钠 - 钙交换体（NCX），以及钙泵（PMCA）；肌质网通过肌质网钙释放通道（主要为兰尼碱受体 RyR2），肌质网钙泵（SERCA2a），以及肌质网腔内钙结合蛋白进行钙转运。上述钙处理蛋白在心衰心脏的收缩功能不全中起到了核心作用，一旦这些钙处理蛋白有异常，就很可能导致心肌质网功能失调，进而导致心衰[7-9]。因此，转化医学和临床试验中的心衰基因治疗主要针对钙处理蛋白进行。此外，围绕与心肌收缩舒张和心肌肥大密切相关的 β 肾上腺素能受体系统和 miRNA 进行基因治疗也是近年来受到瞩目的方向。

1. SERCA2a 心肌细胞收缩时，肌质网钙释放通道开放，使 Ca^{2+} 由肌质内质网进入胞质中，而舒张时由 SERCA 将 Ca^{2+} 重新摄取。心衰时 SERCA2a 的 mRNA 和蛋白水平明显下降，其活性也减低，导致肌质网摄取 Ca^{2+} 的速度减低，影响心肌收缩功能[10]。目前大多数针对钙稳态的基因治疗均以增加 SERCA 或降低受磷蛋白（PLB）对 SERCA2a 的抑制作用为目标。将 *SERCA2a* 基因以腺病毒或腺相关病毒载体转入心肌梗死或压力超负荷所致心衰大鼠、羊、猪心脏和临床心衰患者分离出来的心肌细胞，均可改善心肌的收缩功能，并可减轻室性心律失常[1]。在二尖瓣反流的实验猪中，经 AAV1 转入 SERCA2a 通过增加内皮细胞的一氧化氮合酶表达而改善冠脉血流[6,11]。在野百合碱引起的肺动脉高压所致的右心功能不全小鼠中，AAV1/SERCA2a 减轻肺动脉重构和延缓右室重构进程[6,11]。

2. 小分子泛素样修饰体 -1（SUMO-1） SUMO-1 是类泛素蛋白家族的重要成员之一，通过名为 SUMO 化（SUMOylation）的转录后修饰与 SERCA2a 发生相互作用，以增强 SERCA2a 的稳定性和活性。SUMO-1 含量在实验动物和临床患者的衰竭心脏中降低，在小鼠中敲除 SUMO-1 则出现明显心衰。在衰竭心脏 SERCA2a 的 SUMO 化也随之降低。经 AAV9 转入 SUMO-1，可以逆转主动脉缩窄小鼠的心肌肥厚和心功能不全[12]。在心肌梗死的实验猪上也发现，AAV1/SUMO-1 改善心肌梗死心脏的心功能并逆转左室重构[13]。

3. 受磷蛋白（PLN） PLN 是一种小膜蛋白，为 5 个单体结合成的一个五聚体，未磷酸化的 PLB 抑制 SERCA2a 与 Ca^{2+} 的亲和力，降低 SERCA2a 的活性。PKA 和 CaMK 可催化 PLN 磷酸化，后者与 SERCA2a 解离，消除对 SERCA2a 的抑制作用，使钙泵与 Ca^{2+} 的亲和力增高，Ca^{2+} 转运速度加快。通过 AAV 转入 PLN 突变体能消除心肌梗死大鼠的左室重构[14]。在实验羊中也得到发现，通过转入 PLN 抑制性肽，SERCA2a 活性增强，左室收缩和舒张功能均明显改善[15]。将携带重组 S16EPLN（一种受磷蛋白抑制剂）基因的腺相关病毒转移入心肌梗死后心衰大鼠模型体内，可以改善心功能，延缓心室重构。在分离的人心肌细胞中也发现，使用腺病毒载体转入反义 PLN 基因，明显改善心肌细胞的收缩和舒张速率[14]。

4. 蛋白磷酸酶 1（PP1）和蛋白磷酸酶 1 抑制因子 -1（I-1） PP1 去磷酸化 PLN，增加 PLN 对 SERCA2a 的抑制作用。I-1 抑制 PP1，因此 PP1 间接抑制 SERCA2a，I-1 则增强 SERCA2a 活性。心衰患者心脏 PP1 活性增加，I-1 表达降低。在主动脉缩窄小鼠，心脏持续性活化的（constitutively active）I-1 过表达通过间接增加 PLN 的磷酸化改善心功能。近年来，在心肌梗死的实验猪上进行的几个独立研究发现，AAV2、AAV8、AAV9 作为载体传递 I-1 后，心功能明显改善[6,16]。

5. S100A1 钙传感蛋白 S100A1 通过对 RyR2 和 SERCA2A 的调控，介导钙离子的释放、摄取和转运，是心肌维持收缩和舒张功能最重要的调节因子之一。心衰时心肌中钙传感蛋白 S100A1 表达下降。Most 等经腺病毒将 *S100A1* 基因转移心肌梗死后心衰大鼠及体外培养的心肌梗死后心衰的大鼠心肌细胞，发现其可增加肌质网对 Ca^{2+} 的摄取，减少 Ca^{2+} 向外转运，恢复肌质网内 Ca^{2+} 的负荷。此外，他们也发现经冠脉内灌注携带重组 S100A1 基因的腺病毒则可改变 Ca^{2+} 调节，恢复心脏收缩功能。在心肌梗死的实验猪模型和分离的临床心衰患者的心肌细胞上均发现经腺病毒或腺相关病毒转入 S100A1 可通过增加 RYR2 和 SERCA2a 活性改善心功能[1,17]。

6. 其他作用靶点 围绕肾上腺素能系统在基因水平上进行干预是心衰基因治疗另一个发展方向。在心脏中，儿茶酚胺通过与 β 肾上腺素能受体（β-AR）结合，激活 G 蛋白和腺苷酸环化酶（AC），从而增高心肌细胞内环磷酸腺苷（cAMP）的浓度，继而活化蛋白激酶 A（PKA），增加心率和增强心肌收缩性，诱导心肌蛋白合成、心肌肥大[18]。衰竭心脏对 β 肾上腺素能受体激动剂的反应性明显降低，这归因于交感神经长期兴奋抑制了 β-AR 的合成，受体与 AC 脱偶联和下游 cAMP 介导的传导途径修饰（如 Gi 增高导致 Gs/Gi 比值下降）。G 蛋白偶联受体激酶 -2（GRK2）是 β-AR 的脱敏剂，通过增加 β-AR 或 βARKct（GRK2 的抑制剂）或 AC 的表达，均可以显著增加转基因动物心肌收缩性和左室功能。Jones 等发现心脏手术时，将编码人 β_2-*AR* 基因的腺病毒转染至猪心肌细胞，有助于改善左室收缩功能。值得注意的是，持续刺激 β-AR 系统会产生心肌毒性和心律失常，加速心衰的发生。已有实验显示，强烈表达 β_2-AR 的转基因小鼠行主动脉缩窄术后，左室心功能不全程度高于野生型小鼠。直接升高腺苷酸环化酶或可避免持续刺激 β-AR 而引发的潜在风险，Lai 等经冠状动脉将编码 AC6 的腺病毒转入猪心衰模型，发现可改善左室功能、延缓左室重构，而 β-AR 和 G 蛋白的数量没有增加[19]。进一步研究发现，过表达 βARKct 较过表达 β-AR 能更有效地改善运动耐量、心脏功能、心室重构及心衰相关性全身炎症反应等，提示扭转对 β-AR 的脱敏比单纯增加 β-AR 的数量更有效。在心肌梗死后的实验猪心衰模型中发现，AAV6.βARKct 基因治疗可逆转心功能不全和心肌重塑，提示抑制 GRK2 是治疗心衰的一个较有前景的靶点。

miRNA 是 21-23 碱基长度的非编码小 RNA，在心血管病的病理进程中起了重要作用。通过腺相关病毒转入 RNA 以提升起到治疗作用的 miRNA 水平，或转入短发夹 RNA 和小干扰 RNA 造成基因沉默，降低引起不良效应的 miRNA 水平，目前在基础研究中已经得到实现。通过 AAV9 转入 miR-1 会明显减轻主动脉缩窄大鼠的心肌肥厚和心功能不全[6]。通过 AAV9 转入 miR-378 也会明显减轻主动脉缩窄小鼠的心肌肥厚和心功能不全。在心肌梗死小鼠和主动脉缩窄小鼠，miR-34 上调，注射 miR-34 的抑制剂（antimiR-34）则明显改善心功能[20]。在主动脉缩窄后的小鼠和临床心衰患者，miR-25 上调。上调的 miR-25 通过抑制 SERCA2a 的作用，促进心功能不全的发生。通过 AAV9 使得 miR-25 过表达明显降低心脏收缩功能，通过注射 miR-25 的抑制剂（antimiR-25）则明显延缓心衰进展[21]。以 miRNA 为基础的基因治疗效果目前还没有来自大型实验动物上的报道，未来也还有待临床试验进一步验证其疗效。

（五）近期临床试验进展

CUPID 系列研究是针对晚期心衰患者进行 AAV1.SERCA2a（商用名 MYDICAR）基因治疗的系列临床试验。从 2009 年报道了Ⅰ期临床试验结果以来，至 2015 年已完成Ⅱb 期。2009 年公布的一项针对晚期心衰患者所做的Ⅰ/Ⅱ期 CUPID 研究观察了 AAV1 包装的人 SERCA2a 治疗晚期心衰的效果。该研究纳入了 9 例慢性心衰患者，心功能 NYHA 分级Ⅲ/Ⅳ级，LVEF≤30%，受试者随机分配至 3 个 AAV1.SERCA2a 中的一个剂量组，持续观察 12 个月，在治疗 6 个月后进行了初步分析。有 5 名患者症状获得改善，有 4 名患者机体功能得到改善，有 2 名患者生物标志物指标（NT-proBNP）得到改善，有 6 名患者左心室功能或左室重构获得改善，有 1 名患者病情出现恶化。另外 2 名患者因体内已经存在病毒载体的抗体，因而病情未出现好转。更为重要的是，MYDICAR 在试验中表现出较好的安全性[22]。2011 年完成的 CUPID Ⅱ期是双盲、随机、安慰剂对照的临床研究，其范围扩大至 39 例晚期心衰患者，受试者随机分配至 3 个 AAV1.SERCA2a 中的一个剂量组或安慰剂对照组，经单次冠脉内注射进行干预。大剂量治疗组在治疗 6 个月和 12 个月后，症状好转，运动能力提高，NT-proBNP 水平降低，左室主张末期容积下降。此外，所有 AAV1.SERCA2a 干预患者在治疗后 6 个月和 12 个月均出现运动能力改善，心血管事件发生率降低，慢性心衰相关的住院率下降[23]。2014 年报道的 CUPID Ⅱ期研究是 2011 年该研究的延续，针对的是单次 AAV1.SERCA2a 治疗后随访 3 年的情况。该研究发现，各基因治疗组在死亡率、心衰加重情况、心衰相关的住院率、心脏移植和左心室辅助装置的需求均有不同程度的下降，其中在大剂量治疗组最为明显，后者的心血管事件复发风险较安慰剂对照组下降了 82%。大剂量治疗组所有患者所转染入的 *SERCA2a* 基因在患者体内仍存在。AAV1.SERCA2a 治疗所有治疗组均显示了较好的安全性[24]。最新的 CUPID Ⅱb 期是双盲、随机、安慰剂对照、多国、多中心的研究，于 2014 年从 10 个国家招募了 250 名中度到重度心衰患者，预计在 2015 年完成。在 2014 年，CUPID Ⅱb 显示了 AAV1.SERCA2a 的安全性和潜在益处[25]。但在 2015 年 4 月 26 日，生产 MYDICAR 的 Celladon 公司宣布 CUPID Ⅱ2b 研究错过一级和二级终点。该研究的一级终点为心衰诱发住院事件，二级终点为全因死亡、心脏移植、和体外循环支持治疗事件。随后 Celladon 公司确认将分析 CUPID Ⅱb 研究结果与此前相关研究结果出现明显差异的原因，并暂停 CUPID Ⅱb 研究。

二、心力衰竭的细胞治疗

使用干细胞治疗实现心肌细胞的再生是最近 10 多年来心血管疾病治疗的一个热点方向。以干细胞为基础的心力衰竭治疗已经逐步在临床得以推广，并且已经有大量的临床研究证实了干细胞治疗心血管疾病的有效性。而这种治疗的有效性与心肌的局部微环境、干细胞的种类、细胞植入的途径及时间窗等因素有着密切的关系。这种干细胞治疗的初步研究结果报道不尽相同，而且干细胞治疗的远期疗效及安全性一直存在着争议，因此目前的临床试验研究仍然处在前期的谨慎摸索阶段。

（一）外源性细胞途径

1. 骨骼肌成肌细胞　缺血性心脏病最初的细胞治疗研究使用的是骨骼肌成肌细胞，它具有骨骼肌再生的能力，易于在体外扩增，并且能够来源于自身，没有免疫源性[26]。虽然临床前的一些研究证明心肌内注射骨骼肌成肌细胞能够改善左室功能，但是大型的临床试验包括 MAGIC[27]和 MARVEL[28]均发现与安慰剂相比缺乏疗效。进一步研究表明注射的此类细胞不能与周围的心肌细胞电整合（因不表达连接蛋白 -43），有诱发恶性心律失常的倾向，并且不能再生为心肌组织[29,30]。因此考虑到缺乏显著改善临床症状的证据及其潜在危害的心律失常，骨骼肌成肌细胞已经不再作为细胞治疗中的候选细胞。

2. 骨髓干细胞 随着近几十年骨髓移植在血液学领域的进展，骨髓细胞已被选为心肌细胞治疗的候选细胞之一。这些细胞有许多优势：包括易于获取大量的纯细胞群，可以进行异体的注射，其中包括有各种不同类型的干细胞和祖细胞。由于这些原因，骨髓细胞已经在临床前和临床上进行了最为广泛的心脏治疗的相关试验。Orlic 等人早期研究支持骨髓细胞能够分化成心肌细胞[31]，几项研究表明骨髓细胞能改善心脏功能并且减少心肌梗死面积[32]。其他几项研究着重于骨髓细胞中的造血干细胞（HSC）。HSC 仅占普通骨髓单核细胞数量的约 0.1%，表面标记为 CD133 和 CD34[33]。造血干细胞在临床前研究中被证明能促进新生血管形成和防止左室重构[34]，进一步说明骨髓细胞治疗具有积极效果。与造血干细胞密切相关的是循环骨髓单核细胞，后者被认为能特异性分化为内皮细胞。内皮祖细胞的特征在 1997 年由 Asahara 等人报导，即不仅表达造血干细胞的标记 CD34，也表达内皮标志物蛋白（最常见的 VEGF-R2），并且被认为在心肌缺血的条件下，在新生血管形成和维持内皮完整性的过程中起着重要作用[35]。一些临床研究（如 ACT34-CMI[36]，TOPCARE-AMI[37]，TOPCARE-CHD[38]）用患者自体 $CD34^+$ 细胞应用于各种缺血性心肌病，也证实了此种细胞治疗的有效性。目前正在进行的 RENEW 研究将证实心肌内自体 $CD34^+$ 细胞移植对顽固性心绞痛的有效性[39]。

除了骨髓细胞的外源移植，另一个相关的治疗策略是对损伤心肌使用造血生长因子，包括粒细胞集落 - 刺激因子、粒细胞巨噬细胞集落 - 刺激因子和巨噬细胞集落 - 刺激因子[40]。其作用是内源性动员骨髓干细胞中的造血干细胞和内皮祖细胞来改善其心脏功能。虽然早期的相关研究证实了其能够改善心功能，减少左室重构[40]，然而，近期一些研究报导的有效性却不尽相同[41]。

干髓细胞治疗研究结果的异质性，可能与细胞的分离、存储以及扩增过程均有关系。目前进行的相关研究中选取的特定纯化骨髓细胞有望对将来形成高效精准的干细胞治疗开辟出一条新路[41]。

3. 骨髓间充质干细胞 另一种细胞治疗基于分离出的骨髓间充质干细胞（MSC），这些细胞首先由 Friedenstein 等人在 40 多年以前分离出来，其来源包括成骨细胞、软骨细胞、脂肪细胞、骨骼肌、肝细胞，甚至神经元细胞[42]。目前间充质干细胞分化成心肌细胞还存在争议，然而一些研究表明骨髓间充质干细胞能够转化为心肌细胞[43]。因此，骨髓间充质干细胞被认为是心肌修复细胞治疗的主要来源之一。目前国际细胞治疗协会建议的 MSC 标准包括：①正常培养条件下有成形能力并且具有成纤维细胞样的形态；②在体外能够分化成成骨细胞、脂肪细胞和软骨细胞；③细胞表面标记 CD73、CD90 和 CD105 表达，不表达 CD11b、CD14、CD19、CD34、CD45、CD79A 和 HLA-DR（人白细胞抗原）[44]。骨髓间充质细胞能够通过分泌 IL-6、TGF-β 和前列腺素 E2 来抑制先天性免疫细胞的炎症反应[45]，此外，骨髓间充质干细胞被证实能够通过抑制 T 细胞的增殖来调节适应性免疫系统[46]。这些特性被认为能够改善心肌缺血性损伤。

骨髓间充质干细胞能够从多种组织类型中分离出来，其中包括骨髓、脂肪组织、肺组织、脐带血以及外周血，但是最易获取的是骨髓组织以及脂肪组织，特别是脂肪来源的骨髓间充质干细胞（ADC）能够通过脂肪抽吸大量获得。因此，大量的骨髓间充质干细胞的临床前研究均来源于这两种组织。大动物的实验研究证实，骨髓间充质干细胞能够减少心肌梗死面积并且改善心功能。这些实验采用的细胞植入途径包括静脉注射、冠脉内注射、经导管心肌内注射以及直接外科心肌内注射[47]。改善心功能的具体机制目前仍不十分清楚，其可能与抗炎作用，或者旁分泌招募内源性干细胞减少纤维化反应和促进愈合有关。

基于临床前研究的结果，多个临床试验评估了使用骨髓和脂肪来源的 MSC 细胞在急性心肌缺血和缺血性心肌病中的作用。PROMETHUS 研究利用患者自体干细胞在慢性缺血性心肌病冠状动脉旁路移植术后（CABG）治疗的基础上改善心室收缩功能和减少瘢痕形成[48]。

4. 心脏祖细胞 过去曾一直认为心脏是完全终末分化且没有再生能力的器官。然而多个研究发现出生后的确有新的心肌细胞产生，尽管产生效率非常低[49]。许多类型的心脏祖细胞（CPC）已经被报道，它们共同的特征是具有自我更新和分化成三种主要心肌细胞类型的多能干细胞。临床上已报道的这些类型的细胞有 c-Kit^+ 细胞、Sca-1^+ 细胞、ISL-1^+ 细胞、SSEA-1^+ 细胞、侧群细胞和 Telocytes 细胞[50]。

Beltrami 等人在 2003 年首次报导心脏祖细胞能够分化成心肌细胞、内皮细胞和平滑肌细胞[51]。这些细胞表达酪氨酸激酶受体 c-kit，缺乏造血干细胞的标记，具有多能克隆和自我更新的能力。在利用人 c-Kit^+ 细胞减轻免疫缺陷小鼠心肌梗死模型程度的研究中，c-Kit^+ 细胞能分化成三种主要心脏细胞，并且心脏彩超结果显示能够改善心脏功能[52]。

目前研究中的另一种热点细胞是心肌球来源的成体干细胞(CDC),于 2004 年首先从小鼠和人类活检标本中分离[53]。CDC 形成异源细胞群体的聚集体,并且表达干细胞标志物如 c-Kit⁺,Sca-1⁺ 和 CD34。进一步研究显示 CDC 具有多分化潜能的特性,这些细胞具有不同阶段的分化潜能。临床前实验显示,在冠脉内注射 CDC 细胞后,MRI 检测发现实验猪的心肌梗死面积减少[54]。此后不久进行的临床试验(CADUCEUS)将心内膜心肌活检获得的自身 CDC 细胞,进行冠脉内注射,发现能够减少急性心肌梗死病人的梗死面积[55]。

5. 多能干细胞 多能干细胞具有分化成所有细胞谱系的能力,从而为很多棘手的疾病包括终末期心脏衰竭提供了新的治疗选择。胚胎干细胞能在体外分化为心脏"祖"细胞或成熟的心肌细胞从而对受损的心肌进行修复[56]。但是,其局限性包括不能分离出纯度高的组织特异性的祖细胞来进行有效的移植和再生,并且在残留的移植细胞中具有分化为畸胎瘤的潜在风险以及相关的伦理问题[57]。此外,胚胎干细胞尚不确定是否可以与周围的心肌组织进行功能性的电整合。这些问题均限制了人类胚胎干细胞用于心脏疾病的治疗。

Yamanaka 在 2006 年的报告认为在终末分化的小鼠成纤维细胞中可以转入四种特定转录因子(Oct3/4, SOX2, C-Myc 和 Klf4)被"重编程"为原始的胚胎干细胞,从而为心脏再生医学带来了新的希望[58]。这些细胞称为 iPS 细胞,可绕过与胚胎干细胞相关的伦理问题,其来源细胞可以大量获得。而在小鼠中进行的研究表明 iPS 细胞治疗成功减轻了心肌梗死程度[59]。然而对于成瘤性的担忧限制了对 iPS 细胞的直接应用。

iPS 细胞在心脏再生医学中最有前途的应用是作为成年心肌细胞移植的细胞来源。早期的研究中胚胎干细胞分化为心肌细胞的百分比小于 1%,而目前可以达到 70%[60]。胚胎干细胞来源的心肌细胞的扩增可以通过使用心脏特异性启动子来实现[61]。到目前为止,胚胎干细胞及 iPS 细胞均能成功地分化为心肌细胞。然而对这些来源的心肌细胞的电生理特性研究提示其具有不成熟的动作电位和收缩性质,因此需要进一步研究分化条件使其能够产生与原来心肌具有相同或兼容的特性[62]。

利用多能干细胞来源的心肌细胞的体内研究目前已经开展,在心肌梗死的模型中已证实能够改善左室收缩功能[63]。然而心律失常几乎存在于所有接受细胞治疗的动物实验中,移植性细胞诱发的致心律失常的机制目前还不完全清楚。因此在进入临床研究前需要进一步的解决抑制细胞的致心律失常问题。

(二) 内源性细胞治疗

细胞疗法依靠外源性细胞的输入对心血管疾病的治疗带来了极大的希望。然而仍存在亟待解决的问题,如细胞存活率低,植入细胞数量的有限以及功能性成熟的细胞较少,提示需要发展新的治疗方案。通过内源性心肌细胞再生成心脏组织的方法,如直接将心肌成纤维细胞直接重新编程分化为心肌细胞或者刺激心肌细胞增殖,可以避开外源性细胞治疗的局限性。

1. 内源性的细胞直接重编程 iPSCs 以及胚胎干细胞能够分化为功能性心肌细胞的能力早已得到证实。然而,与胚胎干细胞一样,对于 iPSC 的利用也出现了一些问题,如有可能分化为非目标类型的细胞以及畸胎瘤的形成。因而设想,直接将成纤维细胞重编程为心肌细胞会绕过这些障碍。而成纤维细胞在心脏中大量存在,也说明这种设想存在有一定的可行性。直接将成纤维细胞转化为心肌细胞是由 IEDA 首次报道[64]。研究者发现,该组合的 3 种转录因子,GATA4、MEF2C 和 TBX5(又称为 GMT 组合)是能够将小鼠皮肤和心脏成纤维细胞转化为心肌样细胞,被称为(iCMs)。iCMs 表现出与原有的心肌细胞相类似的基因表达图谱、成纤维细胞基因的表达沉默,并且一小部分细胞能够自发地收缩。然而这种转换效率非常低,并且多数 iCMS 只是部分被重新编程。同样,Protze 等人展示出时间依赖性小鼠胚胎成纤维细胞通过慢病毒表 MEF2C 和 TBX5 转化为心肌样细胞[65],而 Song 等人报道需要 4 个转录因子(GATA4、HAND2、MEF2C 和 TBX5)[66]。Jayawardena 等人更是证明 4 个 miRNA(miR-1、miR-133、miR-208 和 miR-499)和 JAK 抑制剂足以直接将小鼠成纤维细胞转换为具有心肌细胞特征的细胞[67]。Muraoka 等人证实在 GMT 组合中加入 miR-133 导致增加了七倍跳动的心肌细胞的生成[68]。

与体外实验相比,在体内重新编程内源性心肌特征的 iCMS 的比例显著升高。最近,用慢病毒包裹的

miR-1、miR-133、miR-208 和 miR-499 能够将梗死小鼠心脏的成纤维细胞直接重编程为心肌样细胞，并且能够减少心肌梗死面积和改善心脏功能[69]。

最近的研究已经证明人成纤维细胞可转化为具有心肌特性的细胞[70]。虽然人的细胞更具有挑战性，然而不同转录因子和 miRNA 的组合（GATA4、HAND2、TBX5、心肌素和 miRNA 中的 miR-1 和 miR-133、GMT、ZFPM2）、TGF-β、Mesp 等已经成功地将人成纤维细胞转化为人心肌细胞样细胞。这些结果还需要大型动物的体内实验以及必要的临床试验来进一步证实。

2. 内源性心肌细胞的激活 哺乳动物心肌长期以来被认为是有丝分裂后的终末分化的细胞无法重新进入细胞周期。目前许多研究都对此提出了质疑，并且在成年的心脏中提供心肌细胞分裂的证据[7,9]。然而，虽然出生后心脏在损伤后可以表现出强大的再生能力[71]，在成年的心脏中，心肌细胞的增殖率过低，不足以替代丢失的组织。为了努力"重新激活"成熟的心肌细胞，一些研究提出了多种生长和转录因子、细胞周期因子、miRNA 等，作为潜在的促进内源性心肌细胞增殖的治疗手段[72]。

骨膜素是一种细胞外基质（ECM）蛋白，由成纤维细胞产生，已被证实可以改善心脏功能和心肌梗死面积。骨膜素的保护作用被归因于能够增加心肌 DNA 的合成，有丝分裂和胞质分裂以及促进血管新生。然而，使用骨膜素来治疗心肌病目前仍存在争议，需要进一步研究[73]。Neuregulin 是另一种表现出很强的治疗潜力的蛋白质。这种生长因子促进心肌在小鼠梗死模型中的心肌细胞重新进入细胞周期，并且具有促血管生成和抗凋亡功能。Neuregulin 治疗后能减少瘢痕组织，改善心脏功能和减少心肌肥大[74]。最近，Polizzotti 等人报道 Neuregulin 治疗存在"治疗窗"，即在小鼠出生后一天和人类出生后的 6 个月，在此期间 Neuregulin 治疗可更高地促进心肌细胞再生率[75]。Ⅱ期临床试验检查 Neuregulin 对于心衰患者的治疗效果，目前得到的结果非常令人鼓舞[76]。胰岛素生长因子 1（IGF1）和成纤维细胞生长因子 1（FGF1）也被提出能促进心肌细胞增殖。小鼠过表达心肌特异性 IGF1 表现出心肌细胞增生而导致心脏的增大[77]，生长因子途径的蛋白如 IGF、Hedgehog 和 TGF-β 也被认为是促进心肌细胞增殖的调控因子。

除了外源性蛋白激活心肌细胞增殖外，转录因子表达的改变以及细胞周期基因的改变也是一种可替代治疗选择。也就是说，心肌特异性 TALE 家族转录因子的缺失能够促进出生后 7~14 天心肌细胞的增殖。而过表达该转录因子能够减少心肌细胞的增殖和再生[78]。同样，Cheng 等人的研究结果显示过表达 Cycling-A2 能够通过促进心肌细胞重新进入细胞周期从而导致心肌细胞再生而进一步改善心功能[79]。

近来，一些 miRNA 已被认可为潜在的治疗手段[71]。高通量的 miRNA 芯片证实了有 40 种 miRNA 能够调节心肌细胞 DNA 的合成与分裂。其中的两种（has-miR-590 和 has-miR-199a）能够促进小鼠心肌梗死后心肌细胞的再生和恢复心功能[80]。

通过分子手段途径来激活内源性心肌细胞进行增殖为心脏疾病的细胞治疗提供了一种新的思路，并且较其他几种细胞疗法具有明显的优势。通过成纤维细胞的重组或者心肌细胞重新进入细胞周期的方法进行的心肌再生治疗策略，都会绕过植入干细胞分化为心肌细胞的治疗策略中存在的细胞存活率以及与周围心肌组织的电整合问题。

三、基因和细胞联合治疗

细胞治疗和基因治疗是近年来防治心力衰竭的研究热点，但基因治疗存在表达失控的问题，细胞移植治疗存在移植细胞活力差的问题，随着分子生物学的发展而出现的细胞移植联合基因治疗（cell-based gene therapy），又称基因修饰的细胞移植（gene-modified cell therapy），一方面通过在体外细胞水平进行基因转染，调控基因表达，提高安全性；另一方面利用目的基因修饰移植细胞，提高细胞移植存活率和增强移植细胞的功能，可以综合两者的优势，增加细胞治疗的效果，改善心功能。近年来的基础研究展示了振奋人心的成果，提示了细胞移植联合基因治疗可能是心衰领域的革命性进展。Jiang 等[81]将同时过表达血管生成素 -1（Ang-1）和 Akt 的间充质干细胞（MSCs）经心肌内注射导入心肌梗死大鼠，3 个月后发现，该组大鼠与空白对照组和无基因转染的 MSCs 治疗组相比，血管密度提高明显，心脏彩超结果显示心功能维持较好。Pim-1 是有着与 Akt 类似功能的蛋白激酶，将过表达 Pim-1 的心脏祖细胞注射入心肌梗死小鼠心肌，发现较心脏祖细胞对照组，注射组的心脏祖细胞的生存、增殖和再生能力增强，促进了心脏修复[82]。Haider 等用胰岛素样生长因子-1（IGF-1）修饰 MSCs，然后注射入急性心肌梗死大鼠心肌，1 周后发现基因修饰的 MSCs 组大鼠与裸病毒 MSCs 组和空白对照组比较，心肌内有更多的 MSCs 被动员到达和存活于病变心肌处，血管密度相对增多，心功能改善明显。Li 等将经腺病毒途径过表达人松弛素（elastin）的骨髓间充质细胞注射入大鼠心肌，术后 9 周，经基因和细胞联合治疗的心肌梗死大鼠提高了单用细胞治疗的疗效，更好地保护了心功能[83]。将过表达 GATA4：细胞穿透蛋白 VP22 质粒的心脏成纤维细胞转移入心肌梗死大鼠心脏，发现其比绿色荧光蛋白：VP22 质粒处理的心脏成纤维细胞转入组，能更好地提高心功能，减少心肌重塑。近期发现，使用慢病毒载体调低 MSCs 的 miR-377 水平，发现其降低可增加 VEGF 的表达，增加血管密度，减少纤维化，改善心功能[84]。虽然在细胞移植治疗中联合基因治疗为心力衰竭的治疗提供了更有前景的治疗手段，但考虑到基因过度表达和细胞过度增殖的副作用，应用于临床试验还需谨慎，现阶段也暂无相关的临床试验。

四、问题和展望

虽然心衰的基因和细胞治疗无论在动物实验还是临床试验中都取得了可观的成就，展示了具有革命性和突破性的成果，但也存在着诸多问题。首先，由于细胞生理环境和生命周期非常复杂，对于基因治疗来说，其效果并不能保持很长时间，导致患者也可能需要接受多个疗程的治疗。虽然有的研究通过加大治疗剂量来达到使相关基因长期表达和细胞较长时间存活分化的效果，但加大剂量的长期安全性仍有待设计相关临床试验来阐明。对于细胞治疗来说，外源性细胞植入心肌后多种因素造成其存活率较低，其中包括缺乏必要的促存活因子，与细胞基质作用的生理性信号途径缺失，局部微环境中血管供应有限，血管供应的相互作用有限，细胞输入后的炎症环境的负面影响以及无法与原有的心肌细胞进行电耦合等各种局部微环境不利因素。目前的策略是通过改善移植后细胞所在的微环境来增加停留在心肌内细胞的存活率和促进心肌细胞的增殖。

其次，人体的免疫系统功能强大，对外来的基因具有很强的排斥性，不但降低了治疗效力，还给重复治疗带来了困难。载体和细胞的选择，也是治疗中遇到的一大问题。如何寻找低毒、低免疫原性、高特异性的载体和干细胞是研究者们努力的一个方向。

再次，在实际治疗中，许多疾病都是多基因致病，比如高血压、糖尿病等，目前的基因治疗还远不能有效地治疗这类疾病。通过调控多个基因进行多基因联合治疗（如 SERCA2a 和 SUMO1）最近已经在小鼠身上取得成效。近年来通过转入数种转录因子，使得成纤维细胞转变为心肌样细胞也获得了成功。这些成果也为将来进行多基因联合干预的基因和细胞治疗指出了新的发展方向。

最后，由于实验动物和临床患者之间的物种差异性、实验条件和治疗方法的差别，迄今为止，在动物实验中取得的辉煌战果，大多未能满意延续到临床患者。甚至在动物实验和临床试验上，都出现了不少令人困惑甚至是相悖的结论。比如，CUPID Ⅱb 研究未能获得 CUPID Ⅰ期和Ⅱ期的类似疗效，调低 PLN 和调高 β-AR 的基因治疗产生的保护作用与自然发生的 *PLN* 突变和药物持续刺激 β-AR 系统产生的心肌毒性和心律失常，近期的两项针对细胞治疗与急性心肌梗死的大型荟萃分析得出完全相反的结论。这些都提示了更进一步精细调控的复杂性和必要性。

目前基因和细胞治疗大部分仍停留在动物实验阶段，并取得了可喜的成果，用于临床研究的基因和细胞治疗仍处在起步阶段，对其有效性及安全性仍需进一步验证，距离临床常规应用也只是踏出了万里长征的第一步。尽管如此，这些临床试验的成果必将为心血管病基因治疗提供更多更新更有价值的参考。随着高特异性的载体和基因表达调控的不断实现，以 iPS 为首的细胞治疗技术不断改进，以及 3D 干细胞培养和外泌体（exosome）介导的基因传递和细胞间信号传递等新技术和新概念的不断涌现，心衰的基因和细胞治疗正在展示出越来越清晰的梦幻宏图。

（游洁芸　叶勇　吴剑　邹云增）

参考文献

[1] Braunwald E. The war against heart failure: the Lancet lecture. Lancet, 2015, 385: 812-824.

[2] 陈伟伟,高润霖,刘力生,等. 中国心血管病报告 2013 概要. 中国循环杂志,2014,29:487-491.

[3] Ye Y, Gong H, Wang X, et al. Combination Treatment With Antihypertensive Agents Enhances the Effect of Qiliqiangxin on Chronic Pressure Overload-induced Cardiac Hypertrophy and Remodeling in Male Mice. J Cardiovasc Pharmacol, 2015, 65: 628-639.

[4] You J, Wu J, Jiang G, et al. Olmesartan Attenuates Cardiac Remodeling Through DLL4/Notch1 Pathway Activation in Pressure Overload Mice. J Cardiovasc Pharmacol, 2013, 61: 142-151.

[5] Zou Y, Li J, Ma H, et al. Heat shock transcription factor 1 protects heart after pressure overload through promoting myocardial angiogenesis in male mice. J Mol Cell Cardiol, 2011, 51: 821-829.

[6] Hammoudi N, Ishikawa K, Hajjar RJ. Adeno-associated virus-mediated gene therapy in cardiovascular disease. Curr Opin Cardiol, 2015, 30: 228-234.

[7] Netticadan T, Temsah RM, Kawabata K, et al. Sarcoplasmic reticulum Ca(2+)/Calmodulin-dependent protein kinase is altered in heart failure. Circ Res, 2000, 86: 596-605.

[8] Wu J, You J, Wang S, et al. Insights into the activation and inhibition of angiotensin Ⅱ type 1 receptor in the mechanically loaded heart. Circ J, 2014, 78: 1283-1289.

[9] 吴剑,邹云增. ACE/Ang Ⅱ/AT1 轴与 ACE2/Ang(1-7)/Mas 轴的平衡失调在心血管病中的作用. 中国医学前沿杂志(电子版),2013,5:38-42.

[10] Zou Y, Liang Y, Gong H, et al. Ryanodine receptor type 2 is required for the development of pressure overload-induced cardiac hypertrophy. Hypertension, 2011, 58: 1099-1110.

[11] Hadri L, Bobe R, Kawase Y, et al. SERCA2a gene transfer enhances eNOS expression and activity in endothelial cells. Mol Ther, 2010, 18: 1284-1292.

[12] Kho C, Lee A, Jeong D, et al. SUMO1-dependent modulation of SERCA2a in heart failure. Nature, 2011, 477: 601-605.

[13] Tilemann L, Lee A, Ishikawa K, et al. SUMO-1 gene transfer improves cardiac function in a large-animal model of heart failure. Sci Transl Med, 2013, 5: 211ra159.

[14] Hayward C, Patel H, Lyon A. Gene therapy in heart failure. SERCA2a as a therapeutic target. Circ J, 2014, 78: 2577-2587.

[15] Kaye DM, Preovolos A, Marshall T, et al. Percutaneous cardiac recirculation-mediated gene transfer of an inhibitory phospholamban peptide reverses advanced heart failure in large animals. J Am Coll Cardiol, 2007, 50: 253-260.

[16] Ishikawa K, Fish KM, Tilemann L, et al. Cardiac I-1c overexpression with reengineered AAV improves cardiac function in swine ischemic heart failure. Mol Ther, 2014, 22: 2038-2045.

[17] Brinks H, Rohde D, Voelkers M, et al. S100A1 genetically targeted therapy reverses dysfunction of human failing cardiomyocytes. J Am Coll Cardiol, 2011, 58: 966-973.

[18] Osadchii OE. Myocardial phosphodiesterases and regulation of cardiac contractility in health and cardiac disease. Cardiovascular drugs, 2007, 21: 171-194.

[19] Lai NC, Roth DM, Gao MH, et al. Intracoronary adenovirus encoding adenylyl cyclase VI increases left ventricular function in heart failure. Circulation, 2004, 110: 330-336.

[20] Bernardo BC, Gao XM, Winbanks CE, et al. Therapeutic inhibition of the miR-34 family attenuates pathological cardiac remodeling and improves heart function. Proc Natl Acad Sci USA, 2012, 109: 17615-17620.

[21] Wahlquist C, Jeong D, Rojas-Munoz A, et al. Inhibition of miR-25 improves cardiac contractility in the failing heart. Nature, 2014, 508: 531-535.

[22] Jaski BE, Jessup ML, Mancini DM, et al. Calcium upregulation by percutaneous administration of gene therapy in cardiac disease (CUPID Trial), a first-in-human phase 1/2 clinical trial. J Card Fail, 2009, 15: 171-181.

[23] Jessup M, Greenberg B, Mancini D, et al. Calcium Upregulation by Percutaneous Administration of Gene Therapy in Cardiac Disease (CUPID): a phase 2 trial of intracoronary gene therapy of sarcoplasmic reticulum Ca2+-ATPase in patients with advanced heart failure. Circulation, 2011, 124: 304-313.

[24] Zsebo K, Yaroshinsky A, Rudy JJ, et al. Long-term effects of AAV1/SERCA2a gene transfer in patients with severe heart failure: analysis of recurrent cardiovascular events and mortality. Circ Res, 2014, 114: 101-108.

[25] Greenberg B. Gene therapy for heart failure. J Cardiol, 2015, 66: 195-200.

[26] Menasche P. Skeletal myoblasts for cardiac repair: Act II? Journal of the American College of Cardiology, 2008, 52: 1881-1883.

[27] Menasche P, Alfieri O, Janssens S, et al. The Myoblast Autologous Grafting in Ischemic Cardiomyopathy (MAGIC) trial: first randomized placebo-controlled study of myoblast transplantation. Circulation, 2008, 117: 1189-1200.

[28] Povsic TJ, O'Connor CM, Henry T, et al. A double-blind, randomized, controlled, multicenter study to assess the safety and cardiovascular effects of skeletal myoblast implantation by catheter delivery in patients with chronic heart failure after myocardial infarction. American heart journal, 2011, 162: 654-662 e651.

[29] Gepstein L, Ding C, Rahmutula D, et al. In vivo assessment of the electrophysiological integration and arrhythmogenic risk of myocardial cell transplantation strategies. Stem cells, 2010, 28: 2151-2161.

[30] Beitnes JO, Oie E, Shahdadfar A, et al. Mesenchymal stem cells from skeletal muscle and adipose tissue improve LV function after myocardial infarction, but do not differentiate into cardiomyocytes. Eur Heart J, 2010, 31: 397.

[31] Orlic D, Kajstura J, Chimenti S, et al. Bone marrow cells regenerate infarcted myocardium. Nature, 2001, 410: 701-705.

[32] Orlic D, Kajstura J, Chimenti S, et al. Bone marrow stem cells regenerate infarcted myocardium. Pediatr Transplant, 2003, 7: 86-88.

[33] Dimmeler S, Burchfield J, Zeiher AM. Cell-based therapy of myocardial infarction. Arteriosel Throm Vas, 2008, 28: 208-216.

[34] Martin-Rendon E, Brunskill SJ, Hyde CJ, et al. Autologous bone marrow stem cells to treat acute myocardial infarction: a systematic review. Eur Heart J, 2008, 29: 1807-1818.

[35] Urbich C, Dimmeler S. Endothelial progenitor cells - Characterization and role in vascular biology. Circulation research, 2004, 95: 343-353.

[36] Losordo DW, Henry TD, Davidson C, et al. Intramyocardial, Autologous CD34+Cell Therapy for Refractory Angina. Circulation research, 2011, 109: 428-436.

[37] Schachinger V, Assmus B, Britten MB, et al. Transplantation of progenitor cells and regeneration enhancement in acute myocardial infarction-Final one-year results of the TOPCARE-AMI trial. Journal of the American College of Cardiology, 2004, 44: 1690-1699.

[38] Assmus B, Honold J, Schachinger V, et al. Transcoronary transplantation of progenitor cells after myocardial infarction. New Engl J Med, 2006, 355: 1222-1232.

[39] Povsic TJ, Junge C, Nada A, et al. A phase 3, randomized, double-blinded, active-controlled, unblinded standard of care study assessing the efficacy and safety of intramyocardial autologous CD34+ cell administration in patients with refractory angina: Design of the RENEW study. Am Heart J, 2013, 165: 854-861.

[40] Yano T, Miura T, Whittaker P, et al. Macrophage colony-stimulating factor treatment after myocardial infarction attenuates left ventricular dysfunction by accelerating infarct repair. Journal of the American College of Cardiology, 2006, 47: 626-634.

[41] Engelmann MG, Theiss HD, Hennig-Theiss C, et al. Autologous bone marrow stem cell mobilization induced by granulocyte colony-stimulating factor after subacute ST-segment elevation myocardial infarction undergoing late revascularization - Final results from the G-CSF-STEMI (Granulocyte colony-stimulating factor ST-Segment elevation myocardial infarction) trial. Journal of the American College of Cardiology, 2006, 48: 1712-1721.

[42] Kim PJ, Mahmoudi M, Ge XH, et al. Direct Evaluation of Myocardial Viability and Stem Cell Engraftment Demonstrates Salvage of the Injured Myocardium. Circ Res, 2015, 116: e40-50.

[43] Xu WR, Zhang XR, Qian H, et al. Mesenchymal stem cells from adult human bone marrow differentiate into a cardiomyocyte phenotype in vitro. Experimental biology and medicine, 2004, 229: 623-631.

[44] Dominici M, Le Blanc K, Mueller I, et al. Minimal criteria for defining multipotent mesenchymal stromal cells. The International Society for Cellular Therapy position statement. Cytotherapy, 2006, 8: 315-317.

[45] Raffaghello L, Bianchi G, Bertolotto M, et al. Human mesenchymal stem cells inhibit neutrophil apoptosis: A model for neutrophil preservation in the bone marrow niche. Stem cells, 2008, 26: 151-162.

[46] Di Nicola M, Carlo-Stella C, Magni M, et al. Human bone marrow stromal cells suppress T-lymphocyte proliferation induced by cellular or nonspecific mitogenic stimuli. Blood, 2002, 99: 3838-3843.

[47] Williams AR, Hare JM. Mesenchymal Stem Cells Biology, Pathophysiology, Translational Findings, and Therapeutic Implications for Cardiac Disease. Circ Res, 2011, 109: 923-940.

[48] Karantalis V, DiFede DL, Gerstenblith G, et al. Autologous Mesenchymal Stem Cells Produce Concordant Improvements in Regional Function, Tissue Perfusion, and Fibrotic Burden When Administered to Patients Undergoing Coronary Artery Bypass Grafting. Circ Res, 2014, 114: 1302-1310.

[49] Ali SR, Hippenmeyer S, Saadat LV, et al. Existing cardiomyocytes generate cardiomyocytes at a low rate after birth in mice. P Natl Acad Sci USA, 2014, 111: 8850-8855.

[50] Chen CH, Sereti KI, Wu BM, et al. Translational aspects of cardiac cell therapy. Journal of cellular and molecular medicine, 2015, 19: 1757-1772.

[51] Beltrami AP, Barlucchi L, Torella D, et al. Adult cardiac stem cells are multipotent and support myocardial regeneration. Cell, 2003, 114: 763-776.

[52] Bolli R, Tang XL, Sanganalmath SK, et al. Intracoronary Delivery of Autologous Cardiac Stem Cells Improves Cardiac Function in a Porcine Model of Chronic Ischemic Cardiomyopathy. Circulation, 2013, 128: 122-131.

[53] Messina E, De Angelis L, Frati G, et al. Isolation and expansion of adult cardiac stem cells from human and murine heart. Circ Res, 2004, 95: 911-921.

[54] Smith RR, Barile L, Cho HC, et al. Regenerative potential of cardiosphere-derived cells expanded from percutaneous endomyocardial biopsy specimens. Circulation, 2007, 115: 895-908.

[55] Makkar RR, Smith RR, Cheng K, et al. Intracoronary cardiosphere-derived cells for heart regeneration after myocardial infarction (CADUCEUS):

a prospective, randomised phase 1 trial. Lancet, 2012, 379: 895-904.

[56] Laflamme MA, Chen KY, Naumova AV, et al. Cardiomyocytes derived from human embryonic stem cells in pro-survival factors enhance function of infarcted rat hearts. Nat Biotechnol, 2007, 25: 1015-1024.

[57] Cao F, Lin S, Xie XY, et al. In vivo visualization of embryonic stem cell survival, proliferation, and migration after cardiac delivery. Circulation, 2006, 113: 1005-1014.

[58] Takahashi K, Yamanaka S. Induction of pluripotent stem cells from mouse embryonic and adult fibroblast cultures by defined factors. Cell, 2006, 126: 663-676.

[59] Nelson TJ, Martinez-Fernandez A, Yamada S, et al. Repair of Acute Myocardial Infarction by Human Stemness Factors Induced Pluripotent Stem Cells. Circulation, 2009, 120: 408-416.

[60] Yang L, Soonpaa MH, Adler ED, et al. Human cardiovascular progenitor cells develop from a KDR plus embryonic-stem-cell-derived population. Nature, 2008, 453: 524-526.

[61] Zandstra PW, Bauwens C, Yin T, et al. Scalable production of embryonic stem cell-derived cardiomyocytes. Tissue Eng, 2003, 9: 767-778.

[62] Binah O, Dolnikova K, Sadan O, et al. Functional and developmental properties of human embryonic stem cells-derived cardiomyocytes. J Electrocardiol, 2007, 40: S192-S196.

[63] Fernandes S, Naumova AV, Zhu WZ, et al. Human embryonic stem cell-derived cardiomyocytes engraft but do not alter cardiac remodeling after chronic infarction in rats. Journal of molecular and cellular cardiology, 2010, 49: 941-949.

[64] Ieda M, Fu JD, Delgado-Olguin P, et al. Direct reprogramming of fibroblasts into functional cardiomyocytes by defined factors. Cell, 2010, 142: 375-386.

[65] Protze S, Khattak S, Poulet C, et al. A new approach to transcription factor screening for reprogramming of fibroblasts to cardiomyocyte-like cells. Journal of molecular and cellular cardiology, 2012, 53: 323-332.

[66] Song KH, Nam YJ, Luo X, et al. Heart repair by reprogramming non-myocytes with cardiac transcription factors. Nature, 2012; 485: 599-604.

[67] Jayawardena TM, Egemnazarov B, Finch EA, et al. MicroRNA-Mediated In Vitro and In Vivo Direct Reprogramming of Cardiac Fibroblasts to Cardiomyocytes. Circ Res, 2012, 110: 1465-1473.

[68] Muraoka N, Yamakawa H, Miyamoto K, et al. MiR-133 promotes cardiac reprogramming by directly repressing Snai1 and silencing fibroblast signatures. Embo J, 2014, 33: 1565-1581.

[69] Jayawardena TM, Finch EA, Zhang LN, et al. MicroRNA Induced Cardiac Reprogramming In Vivo Evidence for Mature Cardiac Myocytes and Improved Cardiac Function. Circ Res, 2015, 116: 418-424.

[70] Fu JD, Stone NR, Liu L, et al. Direct Reprogramming of Human Fibroblasts toward a Cardiomyocyte-like State. Stem Cell Rep, 2013, 1: 235-247.

[71] Porrello ER, Mahmoud AI, Simpson E, et al. Regulation of neonatal and adult mammalian heart regeneration by the miR-15 family. P Natl Acad Sci USA, 2013, 110: 187-192.

[72] Xie M, Cao N, Ding S. Small Molecules for Cell Reprogramming and Heart Repair: Progress and Perspective. Acs Chem Biol, 2014, 9: 34-44.

[73] Ladage D, Yaniz-Galende E, Rapti K, et al. Stimulating Myocardial Regeneration with Periostin Peptide in Large Mammals Improves Function Post-Myocardial Infarction but Increases Myocardial Fibrosis. PloS one, 2013, 8: e59656.

[74] Bersell K, Arab S, Haring B, et al. Neuregulin1/ErbB4 signaling induces cardiomyocyte proliferation and repair of heart injury. Cell, 2009, 138: 257-270.

[75] Polizzotti BD, Ganapathy B, Walsh S, et al. Neuregulin stimulation of cardiomyocyte regeneration in mice and human myocardium reveals a therapeutic window. Sci Transl Med, 2015, 7: 281ra45.

[76] Mendes-Ferreira P, De Keulenaer GW, Leite-Moreira AF, et al. Therapeutic potential of neuregulin-1 in cardiovascular disease. Drug Discov Today, 2013, 18: 836-842.

[77] Reiss K, Cheng W, Ferber A, et al. Overexpression of insulin-like growth factor-1 in the heart is coupled with myocyte proliferation in transgenic mice. P Natl Acad Sci USA, 1996, 93: 8630-8635.

[78] Mahmoud AI, Kocabas F, Muralidhar SA, et al. Meis1 regulates postnatal cardiomyocyte cell cycle arrest. Nature, 2013, 497: 249-253.

[79] Cheng RK, Asai T, Tang HY, et al. Cyclin A2 induces cardiac regeneration after myocardial infarction and prevents heart failure. Circ Res, 2007, 100: 1741-1748.

[80] Eulalio A, Mano M, Dal Ferro M, et al. Functional screening identifies miRNAs inducing cardiac regeneration. Nature, 2012, 492: 376-381.

[81] Shujia J, Haider HK, Idris NM, et al. Stable therapeutic effects of mesenchymal stem cell-based multiple gene delivery for cardiac repair. Cardiovasc Res, 2008, 77: 525-533.

[82] Fischer KM, Cottage CT, Wu W, et al. Enhancement of myocardial regeneration through genetic engineering of cardiac progenitor cells expressing Pim-1 kinase. Circulation, 2009, 120: 2077-2087.

[83] Li SH, Sun Z, Guo L, et al. Elastin overexpression by cell-based gene therapy preserves matrix and prevents cardiac dilation. J Cell Mol Med, 2012, 16: 2429-2439.

[84] Wen Z, Huang W, Feng Y, et al. MicroRNA-377 regulates mesenchymal stem cell-induced angiogenesis in ischemic hearts by targeting VEGF. PLoS One, 2014, 9: e104666.

TAVI治疗的新器械与新进展

长期以来，外科主动脉瓣膜置换术（surgical aortic valve replacement，SAVR）一直是主动脉瓣狭窄（aortic stenosis，AS）的标准治疗方法，但至少1/3的患者因高龄、左室功能差、合并其他疾病等因素，未进行SAVR[1]。正是在这种情况下，一种不需要开胸和体外循环的微创技术——经导管主动脉瓣植入术（transcatheter aortic valve implantation，TAVI）应运而生。2002年，Cribier及其同事成功开展了世界首例TAVI[2]。经过10余年的迅速发展，目前TAVI已成为外科手术风险高或不能外科手术、有症状的严重AS有效的替代治疗方案。随机对照试验显示，对于外科手术风险高的AS患者，TAVI不劣于，甚至优于SAVR[3]。随着器械的改进和高质量临床证据的积累，近来TAVI已逐渐被用于治疗外科手术中低危的AS患者，以及二叶式主动脉瓣、单纯主动脉瓣反流、外科生物瓣退化等既往被排除于TAVI临床试验之外的患者。

一、TAVI新器械

（一）SAPIEN 3

目前临床上应用最广泛的球囊扩张式瓣膜是SAPIEN系列瓣膜。该系列瓣膜采用牛心包制成，支架材料为钴铬合金。SAPIEN 3是继SAPIEN XT之后推出的最新一代球囊扩张式瓣膜。相对于SAPIEN XT，SAPIEN 3主要有以下改进：

1. 瓣膜和支架可以折叠得更小，输送鞘管更小，最小输送鞘管仅为14F。
2. 支架外增加了一个向外突出的袖口。
3. 输送系统可以更好的定位，并且可以在释放后小幅度调整瓣膜位置[4]。和SAPIEN XT相比，SAPIEN 3对患者入路血管条件的要求进一步降低，瓣膜释放位置更加精准[5]，瓣周漏的风险明显降低。

2015年美国心脏病学会（American College of Cardiology，ACC）年会上公布了PARTNER Ⅱ SAPIEN 3研究的短期结果，显示了SAPIEN 3瓣膜优异的临床效果[6]。该研究共纳入583例无法进行外科手术或手术风险高的患者（高危组）和1076例外科手术中等风险的患者（中危组），均采用SAPIEN 3瓣膜进行TAVI，80%以上的患者TAVI通过股动脉入路完成，其余患者通过经心尖或经升主动脉入路完成。30天结果显示，两组患者死亡率和脑卒中发生率均明显低于以往研究中报道的数据：高危组30天死亡率为2.2%（经股动脉：1.6%，经心尖/升主动脉：5.4%），心血管死亡率为1.4%，30天脑卒中发生率为1.5%，致残性脑卒中发生率为0.9%；中危组30天死亡率为1.1%（经股动脉：1.1%，经心尖/升主动脉：1.6%），心血管死亡率为0.9%，30天脑卒中发生率为2.6%，致残性脑卒中发生率为1.6%。此外，该研究中其他多种并发症的发生率，包括严重血管并发症（约5%）、明显瓣周漏（中度3.8%，重度0.1%）、瓣环断裂（约0.2%）、冠状动脉口堵塞（约0.3%）等，均低于先前使用早期瓣膜装置的TAVI研究中观察到的结果。实际上，与SAPIEN XT相比，采用SAPIEN 3进行TAVI时，只有需起搏器植入的传导阻滞这一并发症的发生率更高（约10%），其原因尚不清楚，有专家认为可能与研究早期术者使用SAPIEN 3的经验较少，将瓣膜放置得较深有关，随着术者经验的积累，这一并发症的发生率有可能会逐渐降低。

（二）Lotus

Lotus瓣膜为美国波士顿科技公司推出的新一代的瓣膜装置。瓣膜由牛心包附着于网状的镍钛合金支架构成，支架下部附着有自适应膨胀材料，可减少瓣周漏。该瓣膜系统有较好的操控性，采用机械性扩展方式释放瓣膜，在展开过程的早期即发挥功能，位于纵轴中点的非透光标记可以辅助操作者精确定位，如发现瓣膜释放位置不当，可在瓣膜未脱离操作系统前再次定位或重回收瓣膜。整个操作过程不需要快速心室起搏[7]。该瓣膜目前有23mm和27mm两种型号，均采用18F输送鞘。

REPRISE Ⅱ[8]研究对 Lotus 瓣膜系统的安全性和有效性进行了评估。该研究共纳入 120 例高危主动脉瓣重度狭窄患者，瓣膜全部成功植入，植入后平均主动脉跨瓣压差从(46.4 ± 15.0)mmHg 降至(11.5 ± 5.2) mmHg。30 天死亡率和致残性脑卒中率分别为 4.2% 和 1.7%；仅 1 例患者发生中度瓣周漏，无重度瓣周漏发生，但是永久起搏器植入率却达 28.6%。全球性的随机对照研究 PERRISE Ⅲ的结果令人期待。

(三) Direct Flow Medical

Direct Flow Medical 瓣膜采用无金属支架设计，牛心包制成的瓣膜附着于中部管状的桥接系统，瓣膜两端为聚酯环，起始由盐水和造影剂填充，充入速凝聚合物后可快速定型。在定形之前该瓣膜可重新定位和回收，定型后两端的环状结构可有效减少瓣周漏[9]。该瓣膜目前有 25mm 和 27mm 两种型号，适用于直径为 19~26mm 瓣环。DISCOVER[10]研究显示，术后 30 天死亡率和中度及以上残余主动脉瓣反流的发生率均仅 1%。

(四) 其他瓣膜

除上述瓣膜外，其他新一代的瓣膜装置也处于快速发展中，如 Portico、JenaValve、SymetisAcurate、Trinity、Thubikar 等。针对第一代瓣膜容易出现的并发症和不足，如出血、传导阻滞、瓣周漏、不能再回收或不能再定位等，这些瓣膜装置进行了不同程度的改进。这些新瓣膜的出现有望进一步改善 TAVI 的治疗效果，但目前仍处于临床研究的早期阶段，治疗效果和安全性还有待进一步验证。

二、TAVI 新证据

(一) 外科手术高风险患者中的 TAVI 随机对照试验

1. PARTNER 研究　PARTNER(Placement of Aortic Transcatheter Valves)随机对照试验旨在评估 TAVI (使用 Edwards SAPIEN 瓣膜)相对于 SAVR 和保守治疗(包括药物和主动脉瓣球囊扩张)的安全性和有效性。研究共纳入 1057 名症状性重度 AS 患者，其中 358 名为不能进行 SAVR 的患者(B 队列)[11,12]，另外 699 名为可行 SAVR 但手术风险高的患者[美国胸外科医师学会(Society of Thoracic Surgeons，STS)评分 >10%，A 队列][13,14]，主要终点均为全因死亡。B 队列患者随机接受 TAVI 或内科保守治疗，结果显示，TAVI 明显优于内科保守治疗，可明显降低术后 1 年和 2 年的全因死亡风险(30.7% vs. 50.7%，$P<0.001$；54.1% vs. 80.9%，$P<0.001$)[11,12]。A 队列的患者随机接受 TAVI 或 SAVR 治疗，结果显示 TAVI 不亚于 SAVR，接受两种治疗的患者术后 1 年和 2 年全因死亡风险无明显差别(24.2% vs. 26.8%，$P=0.44$；33.9% vs. 35.0%，$P=0.78$)。

关于 TAVI 这一新兴技术，其瓣膜耐久性一直是业界最为担心的问题。近期公布的 PARTNER 研究 5 年随访结果显示，TAVI 继续保持着相对于内科保守治疗的优效性和相对于 SAVR 的非劣性[15,16]，在很大程度上消除了这方面的疑虑。对于无法进行外科手术的患者(B 队列)，TAVI 相对于内科保守治疗明显降低了 5 年全因死亡风险(71.8% vs. 93.6%；HR 0.50；95% CI 0.39~0.65)[15]；在外科手术风险高的患者(A 队列)中，接受 TAVI 和接受 SAVR 者相比，5 年全因死亡风险相近(67.8% vs. 62.4%；HR 1.04；95% CI 0.86~1.24)[16]。更重要的是，A、B 两个队列的 TAVI 组中均未观察到结构性瓣膜退化现象，进一步证明 TAVI 瓣膜是经久耐用的[15,16]。

2. 美国 CoreValve 高风险研究　美国 CoreValve 高风险研究(US CoreValve High Risk Study)纳入了 795 例可进行 SAVR 但手术风险高的症状性重度 AS 患者[17]。与 PARTNER-A 研究不同，该研究未采用 STS 评分(>10%)作为入选试验的必要标准，最终纳入的患者手术风险相对较低，平均 STS 评分为 7%。纳入患者被随机分配至 TAVI 组(390 例)或 SAVR 组(357 例)，接受 CoreValve 植入或 SAVR，主要终点为全因死亡。结果显示，TAVI 术后 1 年全因死亡率明显较低，TAVI 优于 SAVR(14.2% vs. 19.1%，优效性：$P=0.04$)。此外，该研究还发现，TAVI 组术后脑卒中发生率与 SAVR 组相当，1 年脑卒中发生率甚至有低于后者的趋势(8.8% vs. 12.6%，$P=0.10$)。

2015 年 ACC 年会上公布的 CoreValve 高风险研究 2 年随访结果进一步证实了基于 1 年随访结果所得出的结论[18]。2 年时，TAVI 组全因死亡风险明显低于 SAVR 组，TAVI 优于 SAVR(22.2% vs. 28.6%，优效性：$P=0.04$)，尽管两组大卒中发生率无明显差异(6.8% vs. 9.8%，$P=0.25$)，但 TAVI 组所有类型卒中(包括大卒中、小卒中和短暂脑缺血发作）的发生率明显低于 SAVR 组（10.9% vs. 16.6%，P=0.05）。

（二）外科手术中低危患者中的 TAVI 研究

尽管目前的指南仍然只推荐将 TAVI 用于治疗无法进行外科手术或手术风险高的患者，但 TAVI 实际上已被用于治疗外科手术中危甚至低危的患者。以美国为例，PARTNER 研究 A 队列纳入的患者平均 STS 手术风险评分为 11.8%[13,14]，而 STS/ACC 经导管瓣膜治疗（transcatheter valve therapy，TVT）注册登记研究显示，Edwards SAPIEN 瓣膜获批上市后，"真实世界"中接受 TAVI 治疗的患者中位 STS 评分仅为 7.0%（四分位间距：5%~11%）[19]。

1. 观察性研究　已有研究对中低危患者中 TAVI 的临床效果进行了评估。Wenaweser 等[20]连续纳入了 389 例接受 TAVI 治疗的患者，按 STS 评分分为低危（STS<3%，n=41）、中危（3%≤STS≤8%，n=254）和高危（STS>8%，n=94）三组，30 天全因死亡率分别为 2.4%、3.9% 和 14.9%（P=0.001），1 年全因死亡率分别为 10.1%，16.1% 和 34.5%（P=0.0003），提示与高危组患者相比，中低危患者 TAVI 术后临床结局明显更好。Piazza 等[21]纳入了倾向性评分匹配、STS 评分介于 3%~8% 之间的 TAVI 患者和 SAVR 患者各 255 例，两组患者 30 天死亡率分别为 7.8% 和 7.1%（P=0.74），1 年死亡率分别为 16.5% 和 16.9%（P=0.64），提示对于中危患者，TAVI 同样不劣于 SAVR。

2. 随机对照试验　NOTION（Nordic Aortic Valve Intervention）研究旨在比较外科手术风险较低的 AS 患者中 TAVI 与 SAVR 的安全性和有效性[22]。该研究共纳入北欧 3 个心脏中心的 280 例 AS 患者，平均年龄 79.1 岁，平均 STS 评分为 3.0%，超过 80% 的患者外科手术风险低（STS 评分 <4%）。这些患者被随机分配至 TAVI 组和 SAVR 组，分别采用 CoreValve 进行 TAVI 或采用外科生物瓣进行 SAVR。1 年随访结果显示，TAVI 组和 SAVR 组的主要复合终点事件（全因死亡、脑卒中或心肌梗死）发生率无明显差异（13.1% vs. 16.3%，优效性：P=0.43）。与先前在高危患者中进行的研究一致，NOTION 研究显示 TAVI 与 SAVR 有明显不同的并发症发生谱。与 SAVR 组相比，TAVI 组术后需植入永久起搏器的传导阻滞、中重度瓣周漏的发生率较高，而严重或致命性出血、急性肾损伤、新发房颤的发生率较高。1 年时，TAVI 组瓣膜有效开口面积的改善更明显[增加的有效瓣口面积：$(1.0 \pm 0.5)cm^2$ vs. $(0.6 \pm 0.5)cm^2$，P<0.001]。NOTION 研究说明，在外科中低危患者中，TAVI 至少不劣于 SAVR。NOTION 研究开始于 TAVI 发展的早期阶段（2007 年），当时器械、术者经验等尚有待成熟，假以现有条件，TAVI 组可能会获得更好的结果。

PARTNER Ⅱ-A 和 SURTAVI（surgical and Transcatheter Aortic Valve Implantation）是 2 项目前在外科手术中等风险的 AS 患者中进行的随机对照试验，这 2 项研究将分别纳入约 2000 例和 2500 例 STS 评分大于 4% 和介于 4%~10% 的 AS 患者，随机分配至 TAVI 组（PARTNER Ⅱ-A 研究中使用 Edwards SAPIEN XT 瓣膜，SURTAVI 研究中使用 CoreValve）和 SAVR 组。合并冠心病且需要血运重建的 AS 患者也将被纳入试验，随机接受经皮冠脉介入治疗及 TAVI 或冠脉搭桥及 SAVR。PARTNER Ⅱ-A 和 SURTAVI 的研究结果有望为 TAVI 在外科手术中等风险的 AS 患者中的应用提供进一步的证据支持，并促使指南将 TAVI 的推荐适应证扩大至这类患者。

三、TAVI 应用进展

除了外科手术中低危的 AS 患者外，TAVI 还被越来越多地用于治疗二叶式主动脉瓣、单纯主动脉瓣反流、外科生物瓣退化等既往被排除于临床试验之外的患者。

（一）二叶式主动脉瓣

二叶式主动脉瓣（BAV）是最常见的先天性心脏结构异常，同时也是 AS 的主要病因。尽管 BAV 患者出现狭窄的年龄较轻，高龄重度 AS 患者中 BAV 仍占 20% 以上[23]。我国 TAVI 候选患者中 BAV 比例可能较国外更高[24]。国内几个大的中心在对患者进行术前影像学评估时发现 BAV 约占 50%。但 BAV 既往被认为具有瓣环极度偏心、瓣叶钙化重且分布不均、瓣环过大、合并升主动脉扩张等解剖特征，TAVI 术后瓣周漏、瓣膜移位、生物瓣叶早期退化等的风险较高，因此长期被视为 TAVI 的相对禁忌证，PARTNER 研究也将其列为排除标准。不过随着 TAVI 技术逐渐成熟，已有一些将 TAVI 用于治疗 BAV 患者的报道。

Hayashida 等[25]将 21 例 BAV 患者与 229 例三叶瓣患者的 TAVI 手术结果进行了对比，结果显示两组患者在器械成功率（100% vs. 92.8%，P=0.37）、术后残余轻度及以上主动脉瓣反流（19.0% vs. 14.9%，P=0.54）、术后平均跨瓣压差[（10.0 ± 3.4）mmHg vs.（9.7 ± 4.1）mmHg，P=0.58]、30 天死亡率（4.8% vs. 8.2%，P=1.00）等方面均无明显差别。德国 TAVI 注册登记研究中[26]，共有 38 例 BAV 患者。与 1357 例三叶瓣患者相比，BAV 患者残余中度及以上主动脉瓣反流的比例明显较高（25% vs. 15%，P=0.05），但 30 天（11% vs 11%，P=1.0）和 1 年（13% vs. 20%，P=0.11）死亡率无明显差别。1 例 BAV 患者由于术后出现主动脉夹层进行了开胸手术。Kochman 等[27]将 28 例 BAV 患者和 84 例手术风险评分、瓣环径、植入瓣膜类型和尺寸匹配的三叶瓣患者（1∶3 配比）的 TAVI 结果进行了比较，结果显示两组在器械成功率（93% vs. 93%，P=1.0）、术后残余轻度及以上主动脉瓣反流（32% vs. 23%，P=0.45）、术后平均跨瓣压差[（11.5 ± 6.4）mmHg vs.（10.4 ± 4.5）mmHg，P=0.33）]、30 天（4% vs. 7%，P=0.68）及 1 年（19% vs. 18%，P=1.00）死亡率等方面均无明显差别。

上述结果提示，对于经过选择的 BAV 重度狭窄患者，TAVI 是可行和安全的，手术成功率、术后生存率及血流动力学改善等与三叶瓣患者相似，但瓣周漏、主动脉夹层等并发症的潜在风险可能较高，长期的安全性和有效性仍有待进一步研究。

（二）单纯主动脉瓣反流

与 AS 相比，单纯主动脉瓣反流的发生率较低（不到前者的 1/3）。不过与 AS 一样，已有明显临床症状的主动脉瓣反流患者如未经治疗预后较差，年死亡率约为 10%~20%[28]。SAVR 是主动脉瓣反流的标准治疗方案，但部分患者由于存在外科禁忌或手术风险过高，不适合进行外科手术，这些患者有可能从 TAVI 中获益。

Roy 等[29]分析了 43 例来自于 14 个中心的因单纯主动脉瓣反流（无 AS）而接受 TAVI 治疗的患者。患者平均年龄为（75.3 ± 8.8）岁，女性占 53%，平均 Logistic EuroSCORE 为 26.9% ± 17.9%，平均 STS 评分为 10.2% ± 5.3%。17 例（39.5%）患者主动脉瓣存在一定程度的钙化。TAVI 均采用 CoreValve。在 42 例（97.7%）患者中，TAVI 获得成功。8 例患者（18.6%）因残余主动脉反流植入了第二瓣膜，值得注意的是，这部分患者的主动脉瓣均无钙化。而在主动脉瓣存在一定程度钙化的患者中，均无须植入第二枚瓣膜（P=0.014）。术后残余轻度以上主动脉瓣反流的患者 9 例（20.9%）。30 天时，严重脑卒中发生率为 4.7%，全因死亡率为 9.3%。完成 1 年随访的 28 例患者中，6 例死亡，全因死亡率为 21.4%。

上述结果提示，对于单纯主动脉瓣重度反流患者，在外科手术风险过高或存在手术禁忌、且经过严格评估与仔细筛选的前提下，TAVI 是一种可供选择的治疗方案，但需认识到的是，其操作难度相对较大，且需植入第二枚瓣膜以及残余明显主动脉瓣反流的风险较高。尽管新一代瓣膜装置可能将有助于降低这些风险，但 TAVI 在单纯主动脉瓣反流中的应用仍然会比较局限，其主要原因是单纯反流的患者相对较少、较年轻（绝大多数仍可以进行外科手术）以及常合并升主动脉病变（需外科处理）。因此，对于绝大多数单纯反流患者而言，SAVR 仍是首选治疗方案。

（三）外科生物瓣退化

近年来，SAVR 已越来越多地采用生物瓣。根据北美 STS 数据库的统计，自 1997 年至 2006 年，单纯 SAVR 中机械瓣的使用比例持续降低，生物瓣的使用比例则由 43.6% 增加至 78.4%[30]。而在 2006 年进行单纯 SAVR 的 15 397 例患者中，65 岁以上患者占 64.9%[30]，按照生物瓣 15 年的使用寿命计算，这些患者出现生物瓣衰退时年龄已超过 80 岁，再次手术风险高，而经导管主动脉“瓣中瓣”植入可能是一种较好的替代治疗方案。

Dvir 等[31]牵头的一项国际多中心注册登记研究纳入了 2007 年至 2013 年 5 月期间 55 个中心因生物瓣退化而进行经导管主动脉“瓣中瓣”植入的 459 例患者，平均年龄（77.6 ± 9.8）岁，男性患者占 56%，中位 STS 评分为 9.8%（四分位间距：7.7%~16%）。生物瓣膜退化表现为狭窄（n=181，39.4%）、反流（n=139，30.3%）或狭窄合并反流（n=139，30.3%）。采用的经导管瓣膜包括 CoreValve 和 Edwards SAPIEN 两种。术后 30 天，35 例（7.6%）患者死亡，存活患者中 92.6% 的纽约心功能分级为Ⅰ或Ⅱ级。8 例（1.7%）患者出现严重脑卒中，25 例（5.4%）残余中度及以上主动脉瓣反流，38 例（8.3%）因出现传导阻滞植入了永久起搏器。植入 CoreValve 的患者术后残余明显反流及需植入永久起搏器的比例均较植入 Edwards SAPIEN 者高

(残余中度及以上反流:8.9% vs. 2.4%,P=0.002;植入永久起搏器:12.2% vs. 4.9%,P=0.005),但均低于常规TAVI中的水平。随访1年,患者总体生存率为83.2%(95% CI 80.8%~84.7%)。经导管瓣膜类型与患者预后无关(P=0.44)。外科置换的生物瓣≤21mm以及退化类型为狭窄是1年死亡的独立预测因子,HR分别为2.04(95% CI 1.14~3.67,P=0.02)和3.07(95% CI 1.33~7.08,P=0.008)。

上述结果说明,对于SAVR术后生物瓣退化的患者,经导管主动脉"瓣中瓣"植入是安全可行的,且残余主动脉瓣反流、传导阻滞等并发症的发生率还明显低于常规TAVI中的水平,患者近、中期临床结局较满意。鉴于此,预计SAVR中生物瓣的使用将会进一步增加,尤其是在那些相对年轻的患者中。而考虑到置换小尺寸生物瓣及退化类型为狭窄的患者进行经导管"瓣中瓣"植入后预后相对较差,外科医生手术时应审慎权衡利弊,尽可能争取更大的有效瓣口面积。

四、总　结

在过去的十余年中,TAVI得到了迅速发展和推广。相信随着TAVI技术的改进和创新,以及相关经验和研究证据的进一步积累,TAVI技术将日趋成熟,并在主动脉瓣疾病的治疗中将占据越来越重要的地位。

(赵振刚　陈茂)

参考文献

[1] Iung B, Cachier A, Baron G, et al. Decision-making in elderly patients with severe aortic stenosis: why are so many denied surgery? Eur Heart J, 2005, 26: 2714-2720.

[2] Cribier A, Eltchaninoff H, Bash A, et al. Percutaneous transcatheter implantation of an aortic valve prosthesis for calcific aortic stenosis: first human case description. Circulation, 2002, 106: 3006-3008.

[3] Adams DH, Popma JJ, Reardon MJ, et al. Transcatheter aortic-valve replacement with a self-expanding prosthesis. N Engl J Med, 2014, 370: 1790-1798.

[4] Binder RK, Rodes-Cabau J, Wood DA, et al. Transcatheter aortic valve replacement with the SAPIEN 3: a new balloon-expandable transcatheter heart valve. JACC Cardiovasc Interv, 2013, 6: 293-300.

[5] Webb J, Gerosa G, Lefevre T, et al. Multicenter evaluation of a next-generation balloon-expandable transcatheter aortic valve. J Am Coll Cardiol, 2014, 64: 2235-2243.

[6] Kodali SK. Clinical and echocardiographic outcomes at 30 days with the SAPIEN 3 transcatheter aortic valve replacement system in inoperable, high-risk and intermediate-risk aortic stenosis patients. San Diego: American College of Cardiology Annual Congress, 2015.

[7] Meredith IT, Hood KL, Haratani N, et al. Boston Scientific Lotus valve. EuroIntervention, 2012, 8 Suppl Q: Q70-74.

[8] Meredith Am IT, Walters DL, Dumonteil N, et al. Transcatheter aortic valve replacement for severe symptomatic aortic stenosis using a repositionable valve system: 30-day primary endpoint results from the REPRISE II study. J Am Coll Cardiol, 2014, 64: 1339-1348.

[9] Giordana F, D' Ascenzo F, Nijhoff F, et al. Meta-analysis of predictors of all-cause mortality after transcatheter aortic valve implantation. Am J Cardiol, 2014, 114: 1447-1455.

[10] Schofer J, Colombo A, Klugmann S, et al. Prospective multicenter evaluation of the direct flow medical transcatheter aortic valve. J Am Coll Cardiol, 2014, 63: 763-768.

[11] Leon MB, Smith CR, Mack M, et al. Transcatheter aortic-valve implantation for aortic stenosis in patients who cannot undergo surgery. N Engl J Med, 2010, 363: 1597-1607.

[12] Makkar RR, Fontana GP, Jilaihawi H, et al. Transcatheter aortic-valve replacement for inoperable severe aortic stenosis. N Engl J Med, 2012, 366: 1696-1704.

[13] Smith CR, Leon MB, Mack MJ, et al. Transcatheter versus surgical aortic-valve replacement in high-risk patients. N Engl J Med, 2011, 364: 2187-2198.

[14] Kodali SK, Williams MR, Smith CR, et al. Two-year outcomes after transcatheter or surgical aortic-valve replacement. N Engl J Med, 2012, 366: 1686-1695.

[15] Kapadia SR, Leon MB, Makkar RR, et al. 5-year outcomes of transcatheter aortic valve replacement compared with standard treatment for patients with inoperable aortic stenosis (PARTNER 1): a randomised controlled trial. Lancet, 2015, 385: 2485-2491.

[16] Mack MJ, Leon MB, Smith CR, et al. 5-year outcomes of transcatheter aortic valve replacement or surgical aortic valve replacement for high surgical risk patients with aortic stenosis (PARTNER 1): a randomised controlled trial. Lancet, 2015, 385: 2477-2484.

[17] Adams DH, Popma JJ, Reardon MJ, et al. Transcatheter Aortic-Valve Replacement with a Self-Expanding Prosthesis. N Engl J Med, 2014, 371: 967-968.

[18] Reardon MJ. A randomized comparison of self-expanding transcatheter and surgical aortic valve replacement in patients with severe aortic stenosis deemed at increased risk for surgery: 2-year outcomes. San Diego: American College of Cardiology Annual Congress, 2015.

[19] Mack MJ, Brennan JM, Brindis R, et al. Outcomes following transcatheter aortic valve replacement in the United States. JAMA, 2013, 310: 2069-2077.

[20] Wenaweser P, Stortecky S, Schwander S, et al. Clinical outcomes of patients with estimated low or intermediate surgical risk undergoing transcatheter aortic valve implantation. Eur Heart J, 2013, 34: 1894-1905.

[21] Piazza N, Kalesan B, van Mieghem N, et al. A 3-center comparison of 1-year mortality outcomes between transcatheter aortic valve implantation and surgical aortic valve replacement on the basis of propensity score matching among intermediate-risk surgical patients. JACC Cardiovasc Interv, 2013, 6: 443-451.

[22] Thyregod HG, Steinbruchel DA, Ihlemann N, et al. Transcatheter Versus Surgical Aortic Valve Replacement in Patients With Severe Aortic Valve Stenosis: 1-Year Results From the All-Comers NOTION Randomized Clinical Trial. J Am Coll Cardiol, 2015, 65: 2184-2194.

[23] Roberts WC, Janning KG, Ko JM, et al. Frequency of congenitally bicuspid aortic valves in patients >/=80 years of age undergoing aortic valve replacement for aortic stenosis (with or without aortic regurgitation) and implications for transcatheter aortic valve implantation. Am J Cardiol, 2012, 109: 1632-1636.

[24] Jilaihawi H, Wu Y, Yang Y, et al. Morphological characteristics of severe aortic stenosis in China: imaging corelab observations from the first Chinese transcatheter aortic valve trial. Catheter Cardiovasc Interv, 2015, 85 Suppl 1: 752-761.

[25] Hayashida K, Bouvier E, Lefevre T, et al. Transcatheter aortic valve implantation for patients with severe bicuspid aortic valve stenosis. Circ Cardiovasc Interv, 2013, 6: 284-291.

[26] Bauer T, Linke A, Sievert H, et al. Comparison of the effectiveness of transcatheter aortic valve implantation in patients with stenotic bicuspid versus tricuspid aortic valves (from the German TAVI Registry). Am J Cardiol, 2014, 113: 518-521.

[27] Kochman J, Huczek Z, Scislo P, et al. Comparison of one- and 12-month outcomes of transcatheter aortic valve replacement in patients with severely stenotic bicuspid versus tricuspid aortic valves (results from a multicenter registry). Am J Cardiol, 2014, 114: 757-762.

[28] Bonow RO, Lakatos E, Maron BJ, et al. Serial long-term assessment of the natural history of asymptomatic patients with chronic aortic regurgitation and normal left ventricular systolic function. Circulation, 1991, 84: 1625-1635.

[29] Roy DA, Schaefer U, Guetta V, et al. Transcatheter aortic valve implantation for pure severe native aortic valve regurgitation. J Am Coll Cardiol, 2013, 61: 1577-1584.

[30] Brown JM, O' Brien SM, Wu C, et al. Isolated aortic valve replacement in North America comprising 108,687 patients in 10 years: changes in risks, valve types, and outcomes in the Society of Thoracic Surgeons National Database. J Thorac Cardiovasc Surg, 2009, 137: 82-90.

[31] Dvir D, Webb JG, Bleiziffer S, et al. Transcatheter aortic valve implantation in failed bioprosthetic surgical valves. JAMA, 2014, 312: 162-170.

ESC 肥厚型心肌病诊断及管理指南重点解析

继《2003 ACC/ESC 肥厚型心肌病临床专家共识》发表 10 年后，于 2014 年 ESC 发表了《肥厚型心肌病诊断及管理指南》，新版指南分 14 个部分，对肥厚型心肌病（hypertrophic cardiomyopathy，HCM）从流行病、病因、诊断、基因筛查、症状评估、症状及其并发症的管理、随访等多方面进行了阐述，本文从临床角度，解析《肥厚型心肌病诊断及管理指南》提及的一些问题。

根据有无左室流出道梗阻（left ventricular outflow tract obstruction，LVOTO），HCM 分为梗阻型及非梗阻型两种类型。对于存在 LVOTO、有症状的 HCM 患者，治疗宗旨是通过药物、外科、乙醇消融或心脏起搏等措施，改善患者的临床症状；对于无 LVOTO、有症状的 HCM 患者，治疗宗旨主要是抗心律失常、降低左室充盈压、控制心绞痛。

一、HCM 伴 LVOTO 管理

HCM 患者超声心动图显示左室流出道压力阶差（left ventricular outflow tract pressure gradient，LVOTPG）≥30mmHg，即为 LVOTO，若静息或应激 LVOTPG ≥50mmHg，可行侵入干预治疗。LVOTPG 介于 30~50mmHg 之间的大多数患者，治疗同非 LVOTO 患者的治疗；少数有症状而无明确病因的 HCM 患者，可以考虑侵入治疗，但缺乏证据。

（一）一般性措施

LVOTO 患者应注意减肥，避免脱水、过量饮酒和一些药物的使用。存在静息或应激 LVOTO 的患者，应避免使用动静脉扩张剂，包括硝酸盐类药物和磷酸二酯酶抑制剂，同时应避免使用地高辛。

对于新发或难以控制的房颤患者，在进行侵入性治疗前，应优先考虑恢复窦性心律或控制心率。

（二）药物治疗

由于缺乏大规模的随机试验，改善心脏功能、减少临床症状、防止疾病进展的 HCM 的药物治疗是根据经验进行的。

对有症状伴 LVOTO 的 HCM 患者，初始治疗建议使用无扩血管作用的 β 受体阻滞剂，并逐渐加至最大耐受剂量。临床有一些 β 受体阻滞剂单药治疗的疗效观察，但很少有研究比较 β 受体阻滞剂之间的疗效。

丙吡胺是Ⅰ A 类抗心律失常药物，可以消除静息 LVOTPG、提高运动耐力和功能、不增加心律失常及心源性猝死（SCD），但存在口眼干燥、尿潴留等抗胆碱能副反应。HCM 伴 LVOTO 患者单用 β 受体阻滞剂治疗无效时，可以加用丙吡胺，逐渐用至最大耐受剂量（通常 400~600mg/d）。如果 QT_C>480 毫秒，应该减量，可与维拉帕米联用，不可与胺碘酮等延长 QT 间期的药物联用。对于房颤的患者慎用，因为可以增加房室传导，增加心室率。

当存在 β 受体阻滞剂禁忌或无效时，可选用维拉帕米，开始剂量 40mg，3 次 / 日，最大剂量 480mg/d。由于维拉帕米可以诱发肺水肿，所以对于严重梗阻（LVOT 压力阶差≥100mmHg）或肺动脉高压的患者，应严密观察。短期口服药物治疗可以提高运动耐量、改善症状、改善左室舒张期充盈压，但不改变收缩功能。地尔硫䓬具有相似的功效，开始剂量 60mg，3 次 / 日，最大 360mg/d。对于存在 β 受体阻滞剂和维拉帕米不耐受或禁忌时，可选用地尔硫䓬。硝苯地平或其他二氢吡啶类钙拮抗剂不推荐治疗 HCM 伴 LVOTO 的患者。

可慎重使用低剂量袢利尿剂或噻嗪类利尿剂，可以改善 HCM 伴 LVOTO 患者的呼吸困难，但应避免发生低血容量。

β 受体阻滞剂可以考虑应用在伴有 LVOTO 的 HCM 新生儿和儿童患者，有限的证据支持维拉帕米可以安全地应用在儿童，没有证据支持丙吡胺应用于儿童。对于存在静息或应激 LVOTO 且伴左房增大的无症状或轻微症状的 HCM 青少年或成人，可以采用药物治疗。

当应用血管扩张剂或正性肌力药物时，有可能诱发严重 LVOTO，产生类似急性心肌缺血，发生低血压和肺水肿，这时治疗应该口服或静推 β 受体阻滞剂和血管收缩剂，如肾上腺素、去甲肾上腺素、间羟胺等，见表 1。

表 1 HCM 伴 LVOTO 药物治疗建议

建议	推荐级别	证据水平
存在静息或应激 LVOTO 的患者，一线推荐应用无血管扩张作用的 β 受体阻滞剂，逐渐加至最大耐受剂量	Ⅰ	B
若存在静息或应激 LVOTO，患者无法耐受 β 受体阻滞剂或有禁忌，推荐维拉帕米，逐渐加至最大耐受剂量	Ⅰ	B
丙吡胺可与 β 受体阻滞剂联用改善症状，剂量可滴定至最大耐受剂量，也可与维拉帕米联用	Ⅰ	B
丙吡胺可单药治疗，改善静息或应激 LVOTO 患者的症状。因为会增加心室率，所以，患有或倾向房颤的患者用药应注意	Ⅱb	C
存在静息或应激LVOTO的儿童或无症状成人患者，可考虑采用β受体阻滞剂或维拉帕米治疗，以减小左室压力	Ⅱb	C
对于有症状的 LVOTO 患者，可考虑谨慎采用低剂量袢利尿剂或噻嗪类利尿剂，改善劳累性呼吸困难	Ⅱb	C
对于 β 受体阻滞剂和维拉帕米不耐受或伴有禁忌证的有症状 LVOTO 患者，应考虑地尔硫草改善症状，剂量滴定至最大耐受剂量	Ⅱa	C
刺激后出现严重 LVOTO 且伴有低血压和肺水肿的患者，应考虑口服或静脉注射 β 受体阻滞剂和血管收缩药物治疗	Ⅱa	C

（三）HCM 伴 LVOTO 侵入治疗

不论 LVOTO 有多重，目前没有证据支持对无症状的 HCM 患者行侵入性治疗。对存在中重度症状（心功能 NYHA Ⅲ ~ Ⅳ级）、伴有 LVOTO 压力阶差 ≥50mmHg，和（或）药物无法控制、反复发作劳累性晕厥的 HCM 患者，采用侵入性治疗。一些中心对症状轻微（NYHA Ⅱ级）、静息或应激 LVOTPG ≥50mmHg 和 SAM 症引发的中重度二尖瓣关闭不全、房颤或中重度左房扩大的 HCM 患者，进行侵入性治疗，但无充足的临床证据。现阶段 HCM 侵入治疗方法主要为外科及室间隔乙醇消融、双腔起搏器。室间隔减薄治疗主要为外科及室间隔乙醇消融。

1. 外科管理 外科最常采用的方法为室间隔心肌切除术（morrow procedure），有效率可达 90% 以上，其死亡率大约在 3%~4%，可以改善 SAM 相关的二尖瓣关闭不全，改善症状，提高运动耐力，70%~80% 的患者会有长期受益，与普通人群比较，有长期的生存率。术前下列因素提示长期预后佳，如年龄 <50 岁、左房 <46mm、男性、无房颤。外科手术与乙醇消融相比，优势在于可以同时处理并存的瓣膜及乳头肌的病变。

2. 室间隔乙醇消融 室间隔乙醇消融疗效及死亡率与外科相似，乙醇消融可以减轻 LVOTO，改善症状。对于心脏磁共振（CMR）发现室间隔广泛瘢痕和严重肥厚（≥30mmHg）的患者，乙醇消融效果不佳。而室间隔厚度 ≤16mm，外科及消融治疗导致的室间隔缺损可能高发。对于儿童、青少年、年轻的 HCM 患者进行消融还存在着争议。建议行心肌声学造影指导消融治疗，不建议采用多支大剂量乙醇消融。

如何选择这两种方法，需要术前由有经验的团队做出评价。两者间缺乏随机对照试验，但多项荟萃分析显示两种方法均可改善患者的心功能，化学消融多发生右束支传导阻滞，发生需要植入永久性心脏起搏器的房室传导阻滞的概率略高，残余 LVOT 压力阶差略高，建议见表 2。

表 2 HCM 伴 LVOTO 室间隔减薄治疗建议

建议	推荐级别	证据水平
建议由多学科 HCM 专家团队中经验丰富的医生，进行室间隔消融术	Ⅰ	C
尽管接受最大耐受药物治疗，NYHY 仍在Ⅲ～Ⅳ级，静息或应激 LVOTPG ≥50mmHg 的患者，建议行室间隔减薄术	Ⅰ	B
尽管给予最佳的药物治疗，仍然存在反复发作劳力性晕厥，且静息或应激 LVOTPG ≥50mmHg 的患者，应考虑进行室间隔减薄术	Ⅱa	C
对于同时出现室间隔减薄适应证和其他需要手术干预的患者(如二尖瓣修复或置换等)，建议行室间隔切除而非室间隔消融术	Ⅰ	C
静息或应激 LVOTPG ≥50mmHg、有症状且伴非 SAM 症引起的中至重度二尖瓣反流的患者，可考虑行二尖瓣修复或置换手术	Ⅱa	C
静息或应激 LVOTPG ≥50mmHg 且二尖瓣叶触及室间隔时，室间隔最大厚度≤16mm，或者在单纯心肌切除手术后，仍有中至重度二尖瓣反流的患者，可考虑行二尖瓣修复或置换	Ⅱb	C

3. 双腔起搏器处理 关于 HCM 伴 LVOTO 起搏器治疗的临床试验还不是很多，三个小规模随机对照研究及几个长期观察研究显示双腔起搏器可以降低 LVOTPG，改善症状及生存质量。一项回顾性研究显示双腔起搏治疗，对 >65 岁的老年人可能更有益处。一项双腔起搏对比乙醇消融的研究显示乙醇消融降低 LVOTPG 更优。最近一个观点认为起搏获益的证据来源于生理学，而缺乏临床相关的终点证据。

对于不适合或不愿意接受室间隔减薄术的有症状的患者或有起搏器适应证的患者可以选择双腔起搏器治疗。在右室心尖部位，选择最敏感且对左心充盈压损伤最小处植入，AV 间期一般在(100 ± 30)毫秒。为保证患者在运动时仍为心室起搏，设定 AV 间期上限值应短于运动下最快窦性心律的 AV 间期，对于一些短 PR 间期的患者指南建议行房室结消融或改良术，而不是推荐。建议见表 3。

表 3 起搏治疗建议

建议	推荐级别	证据水平
对于部分静息或应激 LVOTPG ≥50mmHg、窦性心律且药物治疗无效的患者，若合并室间隔减薄术禁忌证或术后高发传导阻滞，应考虑房室顺序起搏治疗，优化 AV 间期，以降低 LVOTPG，并促进 β 受体阻滞剂和(或)维拉帕米药物治疗	Ⅱb	C
对于静息或应激 LVOTPG ≥50mmHg、窦性心律、药物治疗无效，且伴有 ICD 适应证的患者，应考虑植入双腔 ICD(替代单腔)，以降低 LVOTPG，促进 β 受体阻滞剂和(或)维拉帕米药物治疗	Ⅱb	C

二、无 LVOTO 有症状的 HCM 管理

(一) 合并心力衰竭

对无 LVOTO 合并心力衰竭的 HCM 患者治疗可以采用药物、起搏、心脏移植和应用左室辅助装置等多种方法。

1. 药物治疗 按照心脏收缩功能(ejection fraction，EF)是否正常，分为 EF ≥50% 和 <50% 两种情况，进行药物推荐。

(1) EF ≥50% 心力衰竭患者的治疗建议：药物治疗目的为降低左室舒张压，提高左室灌注。伴发永久性或频繁发作房颤的 HCM 患者，建议转复窦性心律或控制心室率，但对这部分患者不推荐使用地高辛，无确切获益证据支持应用肾素 - 血管紧张素 - 醛固酮系统(RAAS)抑制剂。对于 NYHA 分级Ⅱ～Ⅳ且 EF ≥50% 的 HCM 患者，若无静息和应激 LVOTO，建议应用 β 受体阻滞剂、维拉帕米或地尔硫䓬治疗，也可应用小剂量袢利尿剂或噻嗪利尿剂(Ⅱa C 类推荐)。

(2) EF<50% 心力衰竭患者治疗推荐：若 EF 下降，推荐使用 RAAS 抑制剂。依据《ESC 慢性心力衰竭管理指南》，对于 EF 下降、有症状的无 LVOTO 的 HCM 患者，推荐使用利尿剂、β 受体阻滞剂、ACEI/ARB、

盐皮质受体拮抗剂。考虑 HCM 患者的心腔大小及用药后可能加重收缩性心衰，把“EF<50%”作为考虑应用 RAAS 抑制剂的标准。相对小的左室容积意味着一些患者不能耐受高剂量的血管扩张剂和利尿剂。无 LVOTO、EF 下降伴有房颤的 HCM 患者，推荐使用地高辛 0.125~0.25mg/d，单独或联合 β 受体阻滞剂，控制心律，建议见表 4。

表 4 左室 EF<50% 心力衰竭患者治疗建议

建议	推荐级别	证据水平
对无 LVOTO 且 LVEF<50% 的患者，推荐使用 ACEI 或 ARB（若 ACEI 不耐受），联合 β 受体阻滞剂，以降低心衰住院和早期死亡的风险	Ⅱa	C
对无 LVOTO 且 LVEF<50% 的患者，推荐使用 β 受体阻滞剂，联合 ACEI 或 ARB（若 ACEI 不耐受），以改善症状，并降低心衰住院和早期死亡的风险	Ⅱa	C
对于 NYHA 分级Ⅱ~Ⅳ且 LVEF<50% 的有症状患者，推荐低剂量袢利尿剂，改善症状，降低心衰住院率	Ⅱa	C
对于所有 NYHA 分级Ⅱ~Ⅳ且 LVEF<50% 的有持续性症状的患者，无论是否服用 ACEI 或 ARB（若 ACEI 不耐受）或 β 受体阻滞剂，都应考虑接受盐皮质激素受体拮抗剂治疗，以降低心衰住院率和早期死亡风险	Ⅱa	C
对于 NYHA 分级Ⅱ~Ⅳ、EF<50% 且没有 LVOTO 的永久性房颤患者，推荐低剂量地高辛治疗，控制心率反应	Ⅱb	C

2. 心脏再同步治疗（CRT） HCM 患者很常见有区域性左室收缩和舒张的异质性，左室的不同步是预后不良的标志之一。由于目前缺乏随机试验的证据，CRT 仅推荐用于治疗 LVEF<50% 且药物治疗无效、LBBB 且 QRS>120 毫秒、LVOT 压力阶差 <30mmHg、NYHA 分级Ⅱ~Ⅳ的 HCM 患者（Ⅱb C 类推荐）。若 EF≤35%，植入 CRT 指征参考新版《ESC 慢性心力衰竭管理指南》。

3. 心脏移植 在美国心脏移植患者中，1%~5% 的患者为 HCM，在欧洲等待心脏移植的患者中，约 7% 的患者为 HCM。最佳药物治疗无效或存在顽固性室性心律失常、NYHA 分级Ⅲ~Ⅳ且左室功能下降（EF<50% 的 HCM 患者，推荐原位心脏移植（Ⅱa B 类推荐）。对于左室功能正常（EF ≥50%）伴有舒张期功能障碍引起的严重药物难治性症状（NYHA 分级Ⅲ~Ⅳ），推荐原位心脏移植（Ⅱb B 类推荐）。

4. 左心室辅助装置 由于终末期心衰患者增加而器官供体有限，机械循环支持装置短期应用心脏移植前，或不适合心脏移植的终末治疗。初步数据显示，伴发终末期心衰的 HCM 患者可能获益于持续轴流型左室辅助装置，所以，对于部分最佳药物治疗和器械治疗无效、适合心脏移植的终末期心力衰竭的患者，为改善症状，减少等待期间心衰住院和早期死亡的风险，推荐进行持续轴流型左室辅助装置（Ⅱb C 类推荐）。

三、伴发心绞痛

无静息或应激 LVOTO 或存在冠心病的 HCM 患者，出现劳累性或持续性心绞痛时，可给予 β 受体阻滞剂和钙拮抗剂，提高心脏舒张功能，降低心脏耗氧量，但维拉帕米可激发内膜下灌注损伤（Ⅱa C 类推荐）。对于无 LVOTO 或伴发冠心病，出现心绞痛的 HCM 患者，可考虑小心应用口服硝酸酯类药物（Ⅱb C 类推荐）。

四、房性快速心律失常

HCM 患者最常见的心律失常是心房纤颤，文献报告房颤的患病率和年发病率分别为 22.5% 和 3.1%，其诱因包括：①由舒张功能障碍引起的左房压力增高和左房增大；②左室流出道阻塞；③二尖瓣反流。与阵发性房颤或永久性房颤最紧密的临床特征为年龄和左房增大。其他可能的预测因素包括左室流出道阻塞、P 波 >140 毫秒、阵发性室上性心动过速、ST-T 改变、室性期前收缩、钆增强 CMR 检查、异常冠脉血流储备。

房颤发生血栓栓塞（脑卒中和外周动脉栓塞）的发生率和年发病率分别为 27.1% 和 3.8%，其预测因素包括:①阵发性房颤或症状性房颤;②严重症状(NYHA 分级Ⅲ ~ Ⅳ);③老年;④左房容积指数增高;⑤男性;⑥心衰史。左房大小是 HCM 患者房颤和脑卒中共同的危险因素,窦性心律的患者,左房直径≥45mm,应每 6~12 个月进行一次动态心电图监测以排除房颤。

关于房扑或其他房性心律失常的患病率和临床特征的证据较少,由于其发生血栓栓塞的风险同房颤,所以,也应管理好房扑。

1. 紧急治疗　新发房颤经常伴发心衰症状,应快速治疗。对血流动力学不稳定的患者,应立即直流电心脏复律。如果患者有严重的心绞痛或心衰症状,建议给予静脉 β 受体阻滞剂和胺碘酮。对于血流动力学稳定的患者,建议给予口服 β 受体阻滞剂和非二氢吡啶类钙拮抗剂。

如果存在预激综合征,禁止使用非二氢吡啶类钙离子拮抗剂和腺苷。EF 正常的 LVOTO 患者,不能使用地高辛。同样,Ⅰ C 类抗心律失常药物,如氟卡尼和普罗帕酮,应该避免使用。因为它们可能延长 QRS 时限和 QT 间期,可转成心房扑动,且 1 ∶ 1 心室传导,增加心室率。

当心室率得到控制,且维生素 K 拮抗剂(VKA)抗凝至少 3 周,国际标准化比值(INR)在 2.0~3.0 之间时,可以选择直流电复律。

2. 血栓预防　非瓣膜性房颤患者根据 CHADS2-VASc 评分,评估脑卒中风险,由于 HCM 患者往往比其他高危人群年轻,未包括在临床试验,所以不推荐 HCM 患者使用 CHA2DS2-VASc 评分系统。鉴于 HCM 患者脑卒中的发病率高,因此,无论是阵发性、持续的或永久性房颤,都建议接受维生素 K 拮抗剂治疗。不能或不愿采取口服抗凝剂(OAC)的患者,推荐每天联合使用阿司匹林 75~100mg 和氯吡格雷 75mg 治疗。长期抗栓治疗(无论是 VKA 或阿司匹林与氯吡格雷),建议评估出血的风险。可以应用 HAS-BLED 评分,若 HAS-BLED ≥3 分为高危者,应规律复诊,严密观察以防止出血事件。

尚无 HCM 患者使用新型口服抗凝剂(NOAC)的证据,若 OAC 禁忌,可选择凝血酶抑制剂(达比加群酯)或口服Ⅹa 抑制剂(利伐沙班、阿哌沙班)。

3. 心室率控制　阵发性、持续性或永久性房颤,推荐单独或联合使用 β 受体阻滞剂、非二氢吡啶类钙离子拮抗剂,以控制心室率。药物的选择应分别根据年龄、生活方式和心脏衰竭症状确定,并且使用剂量应避免产生症状性心动过缓,控制心率达到静息 <100 次 / 分。当心室率控制不理想时,可以考虑房室结消融联合永久起搏器治疗。在 HCM 中,缺乏右室起搏对左室功能长期影响的数据,长期或永久性房颤患者在房室结消融术后选择起搏治疗,是符合 ESC 指南的,左室功能受损(LVEF<50%)患者可考虑 CRT。无 LVOTO,地高辛可给(0.125~0.5mg/d),单独或联合使用 β 受体阻滞剂,控制房颤或 EF<50% 的患者的心率,获益与否缺乏证据的支持。

4. 心律控制　无随机对照试验观察 HCM 患者抗心律失常药物或房颤射频消融的长期疗效。对于左房(LA)无明显扩大、存在药物难治性症状或无法服用抗心律失常药物的 HCM 患者,可以行射频消融。治疗建议见表 5。

表 5　房颤 / 房扑治疗建议

建议	推荐级别	证据水平
持续性、永久性或阵发性房颤的患者,无禁忌证时,建议口服抗凝剂 VKA,INR 控制 2.0~3.0	Ⅰ	B
对于房扑患者,抗凝治疗同房颤患者	Ⅰ	C
进行抗血栓治疗前(无论是 VKA 还是抗血小板药物),应考虑利用 HAS-BLED 评分评估出血风险	Ⅱa	B
新发房颤患者,应直流电或胺碘酮复律,恢复窦性心律	Ⅱa	C
直流电复律后,应用胺碘酮治疗,以控制并维持窦性心律	Ⅱa	B
永久或持续性房颤患者,建议用 β 受体阻滞剂、维拉帕米和地尔硫䓬控制心室率	Ⅰ	C
对于出现药物难治性症状或无法服用抗心律失常药物的患者,在未出现严重左心房扩张的情况下,应考虑导管消融术	Ⅱa	B
若抗心律失常药物无效或副作用无法耐受,或是药物无法控制心室率,可考虑进行房室结消融,控制心率	Ⅱb	C

续表

建议	推荐级别	证据水平
若房室结消融后 LVEF ≥50%，建议对阵发性房颤患者植入 DDD 起搏器，而对持续性或永久性房颤患者植入单腔（VVIR）起搏器	Ⅰ	C
房室结消融后，LVEF<50% 的任何类型房颤患者，均可考虑植入 CRT	Ⅱb	C
窦性心律且 LA 直径≥45mm 的患者，可考虑每 6~12 个月进行一次 48 小时动态 ECG 监测	Ⅱa	C
对于 HCM 伴有症状的房颤患者，可考虑在室间隔切除术中，进行消融	Ⅱb	C
若患者拒绝服用 OAC 药物（VKA 或 NOAC），可考虑每日服用阿司匹林 75~100mg 联合氯吡格雷 75mg 进行抗血小板治疗	Ⅱa	B
若房颤患者服用 VKA，剂量调整后未能维持抗凝疗效或副作用过大，或是患者未能参加或接受 INR 监测，建议采用直接凝血酶抑制剂（达比加群）或口服Xa 因子抑制剂治疗	Ⅰ	B
除非患者的房颤病因可逆转，否则在恢复窦性节律前，建议终身接受 OAC 治疗（VKA，INR 2.0~3.0）	Ⅰ	C

五、心源性猝死

目前，成人 HCM 每年的心血管死亡发生率为 1%~2%，SCD、心力衰竭、血栓栓塞是死亡的主要原因。自发性室颤是最常见的致命性心律失常，也包括心脏停搏、房室传导阻滞、无脉性电活动。

对 HCM 患者需要进行临床风险评估，尤其是青少年。以往和 ACCF/AHA 的最新版指南中，一些临床特点：非持续性室速（NSVT）、左心室壁厚度≥30mm、SCD 家族史、不明原因性晕厥、运动反应血压异常，被用于评估风险、指导ICD的治疗。以往评估SCD为观察性的，不能解释个体危险因素的数目和程度的差异，不能量化分层。新的风险评估模型弥补以往的不足，采用 7 个变量，个体化，提高了预测能力。7 个变量为年龄、晕厥、SCD 家族史、LVOTO、左室（LV）最大厚度、LA 大小、NSVT。引入 HCM Risk-SCD 风险评估模型，可以提供个体化的 5 年风险评估，但预测模型缺乏随机试验的验证。公式如下：5 年 SCD 可能性 =1–0.998exp（预后指数）。

预后指数 =［0.15939858× 最大壁厚度（mm）］–［0.00294271× 最大壁厚度^2（mm^2）］+［0.0259082×LA 内径（mm）］+［0.00446131× 最大（静息 /Valsalva 动作）LVOT 压力阶差（mmHg）］+［0.4583082×SCD 家族史］+［0.82639195×NSVT］+［0.71650361× 不能解释的晕厥］–［0.01799934× 临床评估年龄（年）］。

这个模型有局限性，不适合一些患者，如年龄 <16 岁、Anderson-Fabry 病、严重的左心室肥厚（≥35mm）等情况。另外，当模型提供的预测值与临床提供的危险分层不一致时，应全面综合分析决定是否需要植入ICD。危险分层：①5 年 SCD 风险 <4%，低危患者不建议 ICD；②4%≤5 年 SCD 风险 <6%，中危患者可考虑ICD；③5 年 SCD 风险≥6%，高危患者应当植入 ICD。

伴发高危 SCD 的 HCM 患者建议进行一级和二级预防，首先限制运动量，避免参加竞技性运动或剧烈的体力活动。药物预防 SCD 的证据不足，ICD 是预防 SCD 的有效措施。一级预防：根据风险模型危险分层后，高危患者是否接受 ICD 治疗，还决定患者心理和经济等多种因素。二级预防：HCM 患者幸免于心室颤动或室性心动过速，仍存在再次发生致命性心律失常的风险，因此需进行 ICD 的治疗，建议见表 6。

表 6 SCD 预防建议

建议	推荐级别	证据水平
HCM 患者应避免竞争性运动	Ⅰ	C
对于因 VT 或 VF 发生心脏骤停的幸存患者，或自发持续性 VT 引发晕厥或血流动力学异常，且预期寿命 >1 年的患者，建议植入 ICD	Ⅰ	B
对于无复苏后 VT/VF 或自发持续性 VT 引发晕厥或血流动力学异常病史，≥16 周岁的患者，建议采用 HCM 风险 -SCD 评估 5 年后 SCD 的风险	Ⅰ	B
建议在患者初诊或临床状态改变时，进行 5 年 SCD 风险评估，之后每 1~2 年再次评估	Ⅰ	B

续表

建议	推荐级别	证据水平
若患者 5 年后 SCD 风险≥6% 且预期寿命 >1 年，在对患者进行详细临床评估（包括 ICD 植入终身并发症风险和对生活、社会经济状态和心理健康的影响）后，应考虑植入 ICD	Ⅱa	B
若患者 5 年后 SCD 风险≥4% 而≤6%，且预期寿命 >1 年，在对患者进行详细临床评估（包括 ICD 植入终身并发症风险和对生活、社会经济状态和心理健康的影响）后确定植入 ICD 有益，可考虑植入 ICD	Ⅱb	B
若患者 5 年后 SCD 风险 <4%，在对患者进行详细临床评估（包括 ICD 植入终身并发症风险和对生活、社会经济状态和心理健康的影响）后确定植入 ICD 有益，且患者临床特征证明植入 ICD 存在重要预后价值，方可考虑植入 ICD	Ⅱb	B
对于 5 年后 SCD 风险 <4%，且没有临床特征证明植入 ICD 存在重要预后价值的患者，不建议植入 ICD	Ⅲ	B

六、症状性心动过缓、房室传导阻滞

窦房结功能障碍和房室传导阻滞引起的症状性心动过缓，在 HCM 中是相对罕见的，其治疗参照《ESC2013 心脏起搏和再同步化治疗指南》。相比之下，变时性功能不全是很常见的（尤其是 Anderson-Fabry 病），同时也是运动受限的一个重要原因。如果是由房室结阻滞剂引起的房室传导阻滞，应调整药物剂量，重新评估是否需要心脏起搏。频率应答起搏治疗运动不耐受患者的获益是不确定的。同时，长期的右室起搏对左室收缩功能影响也不清楚，所以，心室起搏应尽可能减少，除非治疗 LVOTO。当 EF<50%，可以应用 CRT-P 治疗。

七、室性心动过速

阵发性室性心动过速在动态心电图上很常见。它的患病率随年龄增加而增加，并与左室壁厚度、近期行钆增强 CMR 检查相关。阵发性室速是 SCD 的危险因素，但通常不需要抗心律失常治疗。在运动中或运动后立即出现阵发性室速是非常罕见的，但可能是 SCD 的高危因素。

持续性单形性室速（≥30 分钟）不常见，常见于左室心尖室壁瘤，应除外冠心病。持续性室速作为 SCD 的危险因素，耐受性差的患者，可植入 ICD，配合 β 受体阻滞剂或胺碘酮，改善预后，部分患者可选择电生理和消融。

八、左室中部梗阻和心尖部室壁瘤

大约 10% 的 HCM 患者存在左室中部梗阻，其症状更明显，存在心衰进行性加重和 SCD 的风险。大约 25% 伴有心尖部室壁瘤，增加死亡率。有症状的左室中部梗阻的患者，建议应用大剂量 β 受体阻滞剂、维拉帕米或地尔硫䓬来治疗，但结果不是很理想。多个单中心结果显示经动脉或经心尖或联合经动脉及经心尖切口行心肌切除术，短期效果良好，但经验还很少。

HCM 伴心尖部室壁瘤本身一般不需要治疗，部分患者由于相邻心尖部的瘢痕而出现单形室性心动过速，可进行标测并行射频消融治疗。心尖部室壁瘤很少形成血栓，不需要抗栓治疗。少部分心尖部室壁瘤患者可能增加 SCD 风险，对于 HCM 伴发心尖部室壁瘤的患者，若无高危 SCD 发生的其他因素，不建议预防性植入 ICD。

总之，HCM 患者临床需要解决的问题繁杂，需要根据指南及患者具体的病情，制订个体化的治疗策略。

（李占全　石蕴琦）

二尖瓣疾病治疗新技术介绍与展望

一、引　言

近年来,随着医疗水平和人民生活水平的提高,风湿性心脏瓣膜病的发病率和病死率明显下降。然而由于人口老龄化,退行性瓣膜病日益成为威胁人类健康的新问题,心脏瓣膜病仍是心内科医生面临的一大难题,其中二尖瓣疾病,特别是二尖瓣关闭不全(mitral insufficiency),成为当前心血管学界所关注的热点。

正常的二尖瓣结构由瓣环、瓣叶、腱索和乳头肌组成,任何一个结构受损均会影响二尖瓣的功能。此外,二尖瓣功能的完整性还要求左室结构及功能的正常。内科药物治疗对二尖瓣疾病的治疗效果有限,外科手术治疗一直是二尖瓣疾病传统的标准治疗方法,但外科手术存在创伤大、部分患者难以耐受手术等缺点。为了克服这些缺点,近十余年来,多种经皮二尖瓣治疗新技术相继被研发,如基于外科二尖瓣修复术中"缘对缘"修复技术的经导管二尖瓣钳夹术(MitraClip)以及经导管二尖瓣置入术,使二尖瓣病变的经导管治疗成为可能,且部分技术的安全性及有效性已被证实。这些新技术的不断发展和成熟,使能接受治疗、干预的二尖瓣疾病范围越来越广,二尖瓣疾病的治疗正在发生着革命性的变化,尤其是对于外科手术高危或存在禁忌证的二尖瓣病变患者,经导管瓣膜介入治疗术的发展具有重要意义。本文介绍二尖瓣疾病的新治疗技术并展望其未来。

二、二尖瓣反流的新治疗技术

二尖瓣关闭不全是一种常见的心脏瓣膜病,由于二尖瓣反流(mitral regurgitation,MR)导致心肌重构心室进行性扩大,最终导致心力衰竭。根据发病机制的不同,MR 可以分为原发性(器质性)和继发性(功能性)[1]。原发性 MR 主要是由瓣膜本身结构的器质性病变引起的,病变原因包括退行性病变、肌纤维发育不良、风湿性心脏病、心内膜炎、二尖瓣脱垂。而继发性 MR 是指瓣膜外形基本正常,主要由左室重构或功能障碍引起瓣环继发性扩大所致,病变原因包括心房或者心室疾病如缺血性心脏病、扩张型心肌病造成的心脏扩大[1]。

MR 的治疗主要包括内科药物治疗及外科手术治疗,尽管药物治疗可减轻症状,但不能逆转疾病进程,外科手术曾是唯一经证实有效的治疗方式。2012 年 ESC 和 2014 年 ACC/AHA 瓣膜病指南建议如下患者需进行外科手术治疗:有症状的严重 MR(Ⅰ类推荐)、无症状但左室功能异常(Ⅰ类推荐)、无症状且左室功能无异常但是极有可能修复瓣叶结构(Ⅱa 类推荐)、有症状的功能性(继发性)MR 优化药物治疗后(Ⅱb 类推荐)[2,3]。然而外科手术具有高风险,即便在有手术指征的患者中,也只有 44.3%(美国)和 46.5%(欧洲)患者接受了外科手术治疗[4,5]。同时 MR 的患病率与年龄密切相关,随着年龄增加患病率明显上升,大于 75 岁的老年人群中,MR 患病率已高达 10%[6],老年患者数量的逐渐增加无疑也对 MR 的外科手术治疗提出了挑战,专家们都在积极寻找创伤小、风险相对低的新技术。为此,近年多种针对 MR 的经皮二尖瓣修复技术应运而生,其中主要包括二尖瓣夹合术、瓣环成形术、经皮人工二尖瓣腱索植入术、经导管二尖瓣置换术等术式重建二尖瓣功能。

(一) 二尖瓣夹合术

1. 原理　基于外科二尖瓣手术中的"缘对缘(edge to edge)"修复技术(Alfieri 技术),通过"二尖瓣夹"在二尖瓣前叶及后叶中点处缘对缘夹闭,人为造成二尖瓣双出口,从而减少二尖瓣口有效面积而减轻 MR 程度(见文末彩图 9)。

2. 装置及操作技术　二尖瓣夹子(MitraClip,Evalve Inc.,California)为钴铬合金钳夹装置,表面被覆聚酯物质,有两个夹臂,展开时中间跨度约 2cm。夹子内侧有 U 形齿状结构,有助于关闭夹子捕获瓣叶时的稳定性。手术经股静脉入路，将装置送入右房后，采用房间隔穿刺技术植入超硬导丝，通过超硬导丝植入导引导管至左心房，送入 MitraClip 输送系统，由此系统，将二尖瓣夹送入左房，置于二尖瓣前后瓣叶的中心部位，打开夹臂，使其垂直于瓣叶对合缘长轴，并于心脏舒张期送入左室，从心室面缓慢回撤，钳住二尖瓣瓣叶，将瓣叶"抓"回心房面，从而形成"双孔"结构。释放前，需评估 MR 的减少程度，若未达到最佳状态，可再次钳夹，甚至置入第二个夹子。

3. MitraClip 装置的适应证和患者选择　根据 EVEREST 临床试验[7,8]入选标准，参考适应证主要包括中 ~ 重度(3+)或重度(4+)慢性 MR，有心力衰竭症状患者 LVEF ≥25%，LVESD≤55mm；无心力衰竭症状患者需具备下列至少一项：左心室射血分数 25%~60%，LVESD ≥40mm、新发房颤、肺动脉高压(静息 PASP ≥50mmHg 或≥活动时 60mmHg)；MR 主要由二尖瓣 A2/P2 段对合不良所致。主要排除标准包括二尖瓣口面积 <4.0cm^2；连枷段宽度≥15mm 或连枷段裂隙深度≥10mm；瓣叶对合深度 >11mm 或垂直对合长度 <2mm；严重的瓣环钙化。主要的解剖排除标准包括 A2 和(或)P2 段夹子捕获区域钙化；A2 或 P2 段存在明显裂隙；双瓣叶连枷或严重双瓣叶脱垂；缺乏第一和第二腱索的支持等。

4. 优点　MitraClip 技术创伤小、并发症发生率较低、术后恢复快；MitraClip 具有良好的应用前景，无论是功能性还是器质性 MR，只要瓣膜解剖结构合适，都可行 MitraClip。目前研究已初步显示，MitraClip 在外科手术高危或禁忌的中重度 MR 的心力衰竭患者中也有益处，可以逆转左心室重构、改善患者症状。

5. 缺点　MitraClip 不适用于瓣环、心室过大者，在一定程度上受到二尖瓣解剖形态的限制。在 Franzen 等[9]的研究中，2 例患者没有成功置入夹子，1 例由于收缩期瓣叶对合裂隙宽达 7mm，夹子不能同时捕获两个瓣叶，另 1 例瓣下结构严重增厚钙化，导致腱索断裂。另一个限制是可能的造成医源性二尖瓣狭窄，尽管目前临床试验并未发现术后继发严重二尖瓣狭窄患者[9]。最为担心的是 MitraClip 脱落造成栓塞，但迄今为止尚无 MitraClip 脱落的报道。

6. 相关研究　MitraClip 治疗功能性和退行性 MR 的安全性和有效性研究——EVEREST-Ⅰ研究[7]系统性评估经皮二尖瓣夹合术的疗效和安全性，共入选了 107 例退行性或功能性 MR 且反流 3+ 级的患者，74% 患者手术成功(术后即刻 MR≤2 级)，仅 16% 手术未成功(术后即刻 MR>2 级)，10% 的患者没有完成植入操作。成功植入二尖瓣夹的患者中，二尖瓣面积最小为 1.9cm^2，未发生明显的二尖瓣狭窄。10 例(9%)在术后 30 天发生 MACE 事件，主要是与二尖瓣夹无关的死亡、卒中各 1 例，需要输血的出血 4 例，因房间隔穿刺并发症需手术 2 例，植入二尖瓣夹失败而再次行外科手术 1 例，持续用呼吸机 48 小时以上 1 例。术后 1、2、3 年的生存率分别为 95.9%、92.8%、90.1%，术后 1、2、3 年的免于外科治疗者分别占 88.5%、83.2%、76.3%。结果表明，MitraClip 具有较好的安全性的同时，对大部分成功植入患者的 MR 有明显改善。

在 EVEREST Ⅰ研究的基础上，一项前瞻性、多中心、随机对照的 EVEREST Ⅱ研究[8]对二尖瓣夹合术与外科二尖瓣修复或置换术进行了比较。该研究共入选 279 名退行性或功能性 MR 且反流程度 3+ 级的患者，按 2∶1 的比例随机分为 MitraClip 组(178 例)及外科手术组(80 例)。MitraClip 治疗组中 137 例(76%)手术成功(术后即刻 MR≤2 级)，余 41 例(24%)因为手术未成功，仍有 MR3+ 级而转外科治疗；外科手术组均获得术后即刻 MR≤2 级。采用倾向性治疗分析比较 1 年有效治疗率，MitraClip 组低于外科手术组(55% vs. 73%，P=0.007)，在随后 4 年的随访中 MitraClip 组仍低于外科手术组(39.8% vs. 53.4%，P=0.070)，特别需要注意的是 MitraClip 组 4 年的再外科手术率高达 24.8%，外科手术组仅为 5.5%(P<0.001)。术后 30 天 MACE 事件发生率比较，MitraClip 组显著低于手术组(15% vs. 48%，P<0.001)，术后 1 年死亡率两组均为 6%；与基线相比，两组在 NYHA 心功能分级、左室大小、生活质量上均有提高。结果表明，MitraClip 组与手术组一样可持续改善临床症状和生活质量，而 MitraClip 组在减轻 MR 疗效上不如手术组，再次外科手术率较高，目前标准治疗仍为外科手术，但是 MitraClip 操作安全性更高，可显著减少术后 30 天 MACE 事件发生率，对不能耐受外科手术的患者有明显优势。REALISM 研究[10]在真实世界证实了 MitraClip 这方面的优势，该研究共入选了 141 例具有外科手术禁忌证的退行性变重度 MR 患者(平均年龄 82 岁，NYHA Ⅲ / Ⅳ)，结果显示 MitraClip 植入成功率高达 95.3%；30 天 MACE 事件包括死亡率为 6.3%，心梗为 0.8%，卒中为 2.4%；1 年的随访结果显示共 30 例(23.6%)患者死亡，但存活的患者中有 82.9% 的患者 MR≤2+，86.9% 的患者心功能处于 NYHA Ⅰ ~ Ⅱ级且左室舒张末容积显著降低[(125.1 ± 40.1)ml 至(108.5 ± 37.9)ml，P<0.0001)]。

此外，Lesevic 等[11]最近报道了 MitraClip 对严重心功能不全 MR 患者的中期随访结果；136 例 MR 患者(42 例 LVEF<30%，92 例 LVEF>30%)，中期随访 371 天时显示两组的主要终点包括死亡、再次二尖瓣介入、心功能 NYHA>3 级没有差异(31% vs. 40%，P=0.719)，两组的 MR 程度及 NYHA 均显著改善且没有差异；结论：MitraClip 对 LVEF 中度下降或正常和 LVEF 显著下降的 MR 患者均可带来显著的临床获益。

(二) 经皮二尖瓣瓣环成形术

二尖瓣瓣环成形术是外科修复 MR 的经典术式，通过缩小二尖瓣环，增加瓣叶间的接触面积，达到减少 MR 的目的。经皮二尖瓣瓣环成形术采用相似原理，根据植入装置的不同途径，分为间接瓣环成形术和直接瓣环成形术。

1. 间接瓣环成形术

(1) 原理：将冠状静脉窦作为植入途径，由于冠状静脉窦恰好靠近二尖瓣后叶并包绕瓣环周长的 2/3~3/4，因此通过冠状静脉窦植入器械可以包绕并缩小二尖瓣环，达到减少 MR 的目的。

(2) 装置及操作技术：主要包括有 Carillon 系统(Cardiac Dimension 公司)、Monarc 系统(Edwards Lifesciences 公司)和 PTMA 系统(Viacor 公司)。其中 Carillon 系统在 2011 年获得 CE 认证。该装置入冠状静脉窦后，将“C”形环远端的锚输送到冠状静脉窦远端或心大静脉后固定，通过输送系统收紧合金环，将后瓣“推”向前瓣，从而减小二尖瓣瓣口面积。手术在超声心动图实时监测下进行，达到显著减少 MR 的效果后，释放近端的锚，将其固定在冠状静脉窦近端。若不满意可回收后再放(见文末彩图 10)。

(3) 优点：除具备介入治疗创伤小，恢复快的优势外，经冠状静脉窦途径操作简便，易于上手。

(4) 缺点：主要受冠状静脉窦、二尖瓣环、冠状动脉回旋支之间的解剖位置关系限制。首先，部分患者的冠状静脉窦与二尖瓣环距离较远，走行于心房后壁，特别是左室明显扩大时，两者相距更远，无法完成经皮瓣环成形术。因而，术前冠状动静脉的成像对受试者的选择至关重要。其次，通过外来压力收紧后瓣瓣环，而未能阻止前瓣瓣环的扩大，MR 可能会再次出现。此外，因部分患者回旋支或对角支行走于冠状静脉窦与二尖瓣环之间，可出现冠状动脉受压，甚至发生心肌梗死[12,13]。在植入器械的过程中，也有发生冠状静脉穿孔、血栓形成等严重不良事件的可能。

(5) 相关研究：AMADEUS(Mitral Annuloplasty Device European Union Study)研究为 Carillon 系统Ⅰ期临床试验，共纳入 48 例因扩张型心肌病导致的功能性 MR 患者，30 例(62%)成功植入了 Carillon XE 系统。研究显示该系统可以减少术后即刻 MR 反流程度；植入后 6 个月随访显示，成功植入者 MR 程度较术前减少了 22%~32%，6 分钟步行距离[(307 ± 87)m 至(403 ± 137)m]、生活质量评分均得到改善，但术中有 3 例患者发生了心肌梗死[12]。

EVOTION Ⅰ研究[13]是 Monarc 系统较大规模的临床应用研究，共纳入 72 例功能性 MR ≥2+ 的患者，59 例(82%)患者成功置入 Monarc 系统，其余 13 例因冠状静脉窦解剖结构不适合植入器械失败。1 年的随访结果显示成功植入者的 MR 在 3 个月后均得到不同程度的改善，术前 MR 程度越严重的患者有效率越高，术前 MR3+ 以上的患者 1 年有效率达 85.7%；但是 55% 的患者心大静脉跨过钝缘支，15 例患者冠脉造影显示回旋支受压，2 例发生心肌梗死。该研究结果表明，MONARC 冠状窦装置临床可减轻 MR，但对于心大静脉与冠状动脉解剖上存在交叉的患者，未来研究中应采取必要的措施防止冠状动脉受压。

2. 直接瓣环成形术

(1) 原理：与间接法一样，都是通过缩小二尖瓣瓣环而达到减少反流，而直接法不经冠状静脉窦途径，通过主动脉瓣直接进入左室，抵达二尖瓣环，直接在二尖瓣环上进行操作，通过缝合、折叠或消融等技术使二尖瓣瓣环缩小。

(2) 装置及操作技术：主要包括有 Mitralign 系统(Massachusetts Tewksbury 公司)、Guided Delivery 系统(California Santa Clara 公司)和 QuantumCor 系统(Lake Forest 公司)。Mitralign 系统(见文末彩图 11)将指引导管经主动脉送至左心室，并置于二尖瓣后瓣的中部，沿指引导管分别送两射频导丝穿刺二尖瓣瓣环至左心房，并送入由细绳互相连接的锚定垫子，通过收紧细绳使两垫子相互靠近，与瓣环另一处可进行相同操作，通过垫子的收紧以缩短二尖瓣的瓣环周长，从而减少 MR。Guided Delivery 系统与 Mitralign 系统类似，指引导管至二尖瓣瓣环后，沿瓣环释放 12 枚细线相连的锚定装置，收紧细绳使锚定装置靠近而缩短二尖瓣瓣环的周长。QuantumCor 系统(见文末彩图 12)则是运用射频消融技术以缩短二尖瓣环,主要装置为由电极和电偶组成的环状物,将其置于二尖瓣瓣环,通过放电产生热量,使二尖瓣瓣环产生瘢痕,由于瘢痕收缩而缩短二尖瓣环。

(3) 优点:直接二尖瓣环成形术避免了经冠状静脉窦途径的解剖限制,不必考虑冠状静脉窦、二尖瓣环及冠状动脉的位置,避免了压迫冠状动脉回旋支引起心肌梗死,同时直接在瓣环上进行修复可能具有更好减轻 MR 的效果,同时避免了冠状静脉穿孔等严重并发症的发生。

(4) 缺点:该技术操作复杂、精细,对术者的解剖知识及操作技巧要求高,并且高度依赖于高清晰的、实时的、立体的影像信息。而且 QuantumCor 系统的瘢痕面积难以控制,过大则出现二尖瓣狭窄,过小则残余 MR,并有引起二尖瓣或心脏其他结构穿孔的可能。

(5) 相关研究:该技术目前并未使用于临床,Mitralign 系统与 Guided Delivery 系统已有人体应用经验,正处于初期临床试验阶段,而 QuantumCor 系统尚未在人体使用,还处于动物试验阶段。尽管如此,但因其较间接二尖瓣瓣环成形术的明显优势,而具有良好的发展前景[14]。

(三) 经皮人工二尖瓣腱索植入术

1. 原理 将人工腱索经心尖途径或穿刺房间隔途径送入左心室,将人工腱索一端连接左室心肌,另一端连接二尖瓣,通过调节腱索长度改善 MR 程度,主要用于退行性 MR 患者(见文末彩图 13)。

2. 装置及操作技术 主要包括 MitraFlex 装置、NeoChord 装置及 Babic 装置,其中 MitraFlex 装置是经心尖穿刺途径将人工"腱索"一侧锚定于左室心肌内,另一侧使用二尖瓣夹技术固定于二尖瓣瓣叶上,故该装置联合了人工瓣膜置换和瓣叶缘对缘修复术。NeoChord 装置亦是经心尖途径,至二尖瓣瓣环处抓捕脱垂瓣叶后,穿刺瓣叶,将二尖瓣人工"腱索"固定于瓣叶,并将另一侧拉出心尖外,通过打结固定于心尖。而 Babic 装置是经心尖 - 房间隔穿刺途径联合植入,将装置穿刺瓣叶后夹住瓣叶,并将连接线脱出心尖固定。

3. 优点 与外科修复腱索相比,手术创伤小。

4. 缺点 人工腱索过长可能出现二尖瓣脱垂,过短则限制二尖瓣活动,都可导致残余 MR,对手术操作及超声评估要求较高,同时由于人工腱索位于心室内,高速血流可产生湍流,继发二尖瓣或者心室内血栓。

5. 相关研究 MitraFlex 装置和 Babic 装置都处于临床前期试验阶段,而 NeoChord 装置进入临床试验阶段,早期进行的 7 个中心的 TACT 临床试验,30 天 56% 的患者反流降到 2 级以下,并且最近研发出了可以在乳头肌头部安置的 V-Chordal 装置[15]。

(四) 经皮左室重建术

1. 原理 此治疗方法的出现是基于对功能性 MR 的病理生理的理解。患者由于心肌缺血等原因导致心室重构,左心室不断增大,使瓣环不断扩大,导致瓣叶闭合不全,出现 MR,故恢复左室形态,能缩短二尖瓣瓣环前壁至后壁的距离,有望减轻 MR。

2. 装置及操作技术 主要是 iCoapsys 装置(Myocor 公司)和 Mardil-BACE 装置(Mardil 公司)。iCoapsys(见文末彩图 14)装置由外科 Coapsys 心室辅助装置发展而来,通过经皮方法植入,由 3 个部分组成,包括左心室前壁和后壁的衬垫以及侧壁导流板,三者通过一根可伸缩的绳索相连接。Mardil-BACE(见文末彩图 15)装置需要一个小的开胸切口,通过经心尖途径沿房室沟放置含有囊腔的硅胶带,通过充盈囊腔,以在缩小左室容积的同时缩小二尖瓣环面积,从而减少 MR。

3. 优点 缩小二尖瓣环的同时改善左心室功能障碍,与单纯二尖瓣修复相比,可能获得更长久 MR 的改善。

4. 缺点 目前只有少量临床数据,其长期预后及不良事件尚不清楚。

5. 相关研究 iCoapsys 系统目前仅存在动物实验结果,尽管在动物实验中取得良好的效果,可明显减少 MR,但是缺乏人体上应用的数据,长期安全性和有效性有待进一步的研究[16]。Mardil-BACE 装置在动物实验的基础上,有了少量(11 例)人体应用的经验,但其有效性及预后仍需大量临床试验证实[1,17]。

三、经皮二尖瓣置换术

因经皮主动脉瓣置换术(TAVI)取得了较好的临床疗效,经皮二尖瓣置换术(transcatheter mitral valve replacement,TMVR)也被寄予了厚望。

CardiaQ 支架(见文末彩图 16)被认为是比较有应用前景的一种二尖瓣置换装置,该支架材料为镍钛记忆合金,带有锚定装置有利于支架固定。研发者公布了在急性或者亚急性 MR 的 81 头猪上的试验,结果显示器械输送失败率为 36%,在器械输送成功的模型中有 21% 的 CardiaQ 支架置入位点不成功[1,17]。Tiara 系统由基于镍钛合金的自膨胀框架和可以自行贴合不对称 D 形二尖瓣瓣环的三片式牛心包组成。临床前研究中表现出了很高的植入成功率,其独特的 D 形设计可减少左室流出道阻塞的发生率,但增加了瓣膜周围渗漏的发生率[1]。Fortis 是一种自膨胀式瓣膜,主要材料是牛的心包,优势在于可最大程度上减少瓣周漏。2014 年的 euroPCR 会议上有学者报道了该装置首次应用于人体的经验:4 例外科手术风险极高危的 MR 患者,均成功植入了 Fortis 支架(见文末彩图 17),但术后 3 个月随访时有 3 例死亡,另一例患者的随访资料并未报道[1,18]。目前尚有 Tendyne、Medtronic Inc、Endovalve prosthesis、Carrdio、ValveXchange、Vanguard Heart、welve Inc、Highlife SAS 等带瓣支架处于研究当中[1]。

四、展　望

瓣膜病的介入治疗是近年来心血管领域所取得的重大进展之一,MR 介入治疗技术正处于迅速发展阶段。就目前而言,这些新技术都有各自的优势与缺点,联合各种技术也是不错的选择,如 Mitraclip 修复瓣叶的同时使用二尖瓣瓣环修复术修复瓣环,或许能带来更好的临床疗效与长期预后。TMVR 尚需要大量的临床研究,尤其是与外科二尖瓣修复术相比较来验证其安全性及有效性。随着影像技术的突破及器械的改进,将为二尖瓣介入新技术提供有力的支持,新兴的 MR 介入治疗技术将会不断涌现,甚至在未来可能会替代外科手术。

(周胜华　唐亮)

参考文献

[1] Herrmann HC, Maisano F. Transcatheter therapy of mitral regurgitation. Circulation, 2014, 130(19): 1712-1722.

[2] Vahanian A, Alfieri O, Andreotti F, et al. Guidelines in the management of valvular heart disease. Eur Heart J, 2012, 33: 2451-2496.

[3] Nishimura RA, Otto CM, Bonow RO, et al. 2014 AHA/ACC guideline for the management of patients with valvular heart disease. J Am Coll Cardiol, 2014, 63: e57-e185.

[4] Savage EB, Ferguson TJ, Disesa VJ. Use of mitral valve repair: analysis of contemporary United States experience reported to the Society of Thoracic Surgeons National Cardiac Database. Ann Thorac Surg, 2003, 75(3): 820-825.

[5] Iung B, Baron G, Butchart EG, et al. A prospective survey of patients with valvular heart disease in Europe: The Euro Heart Survey on Valvular Heart Disease. Eur Heart J, 2003, 24(13): 1231-1243.

[6] Van Mieghem NM, Piazza N, Anderson RH, et al. Anatomy of the mitral valvular complex and its implications for transcatheter interventions for mitral regurgitation. J Am Coll Cardiol, 2010, 56(8): 617-626.

[7] Feldman T, Kar S, Rinaldi M, et al. Percutaneous mitral repair with the MitraClip system: safety and midterm durability in the initial EVEREST (Endovascular Valve Edge-to-Edge REpair Study) cohort. J Am Coll Cardiol, 2009, 54(8): 686-694.

[8] Asgar AW, Khairy P. Percutaneous repair or surgery for mitral regurgitation. N Engl J Med, 2011, 365(1): 90-91.

[9] Franzen O, Baldus S, Rudolph V, et al. Acute outcomes of MitraClip therapy for mitral regurgitation in high-surgical-risk patients: emphasis on adverse valve morphology and severe left ventricular dysfunction. Eur Heart J, 2010, 31(11): 1373-1381.

[10] Lim DS, Reynolds MR, Feldman T, et al. Improved functional status and quality of life in prohibitive surgical risk patients with degenerative mitral regurgitation after transcatheter mitral valve repair. J Am Coll Cardiol, 2014, 64(2): 182-192.

[11] Lesevic H, Sonne C, Braun D, et al. Acute and midterm outcome after MitraClip therapy in patients with severe mitral regurgitation and left ventricular dysfunction. Am J Cardiol, 2015, 116(5): 749-756.

[12] Schofer J, Siminiak T, Haude M, et al. Percutaneous mitral annuloplasty for functional mitral regurgitation: results of the CARILLON Mitral Annuloplasty Device European Union Study. Circulation, 2009, 120(4): 326-333.

[13] Harnek J, Webb JG, Kuck KH, et al. Transcatheter implantation of the MONARC coronary sinus device for mitral regurgitation: 1-year results

from the EVOLUTION phase I study (Clinical Evaluation of the Edwards Lifesciences Percutaneous Mitral Annuloplasty System for the Treatment of Mitral Regurgitation). JACC Cardiovasc Interv, 2011, 4(1): 115-122.

[14] Chiam PT, Ruiz CE. Percutaneous transcatheter mitral valve repair: a classification of the technology. JACC Cardiovasc Interv, 2011, 4(1): 1-13.

[15] Seeburger J, Rinaldi M, Nielsen SL, et al. Off-pump transapical implantation of artificial neo chordae to correct mitral regurgitation. J Am Coll Cardiol, 2014, 63: 914-919.

[16] Pedersen WR, Block P, Leon M, et al. iCoapsys mitral valve repair system: Percutaneous implantation in an animal model. Catheter Cardiovasc Interv, 2008, 72(1): 125-131.

[17] Mack M. Presentation at Transcatheter Therapeutics 23rd Annual Scientific Symposium, November 7-11, 2011, San Francisco.

[18] Thomas M. Transcatheter mitral valve implantation first-in-man experience with the Fortis valve. EuroPCR presentation on May 20, 2014, accessed on 6/17/14 at http://www.pcronline.com/Lectures/2014/

复杂性先天性心脏病矫治术后经皮肺动脉瓣植入术临床应用和进展

随着科学技术的发展，经导管瓣膜植入的问世为介入心脏病学翻开了新的篇章。2000 年 10 月，Bonhoeffer 团队首次将自行设计的肺动脉带瓣支架应用于一名 12 岁接受法洛四联症（tetralogy of Fallot，TOF）根治术后出现肺动脉狭窄和反流的患者，获得成功[1]。此后，经皮肺动脉瓣植入术（percutaneous pulmonary valve implantation，PPVI）被日趋增多的先天性心脏病（先心病）患者所使用，目前全球已有近 5000 余例的患者接受 PPVI。

一、复杂先心病右心室流出道矫治术后的疑难问题

右心室流出道（right ventricular outflow tract，RVOT）跨肺动脉瓣补片修复术或带瓣管道重建是复杂先心病外科治疗的经典术式，如 TOF 和肺动脉闭锁根治术，永存动脉干 Ross 手术，大动脉转位、右室双出口 Rastelli 手术等，术后数年其人工或生物带瓣管道出现钙化、变形，导致狭窄和关闭不全，造成右心室扩大，收缩排血功能降低，患者运动耐量明显下降，致命性室性心动过速和猝死的风险增加[2]。再次外科手术更换管道和瓣膜，可改善心功能、提高运动耐量、减少心律失常的发生，但再次（二次以上）手术的风险大，并发症和死亡率明显增高。特别是婴幼儿时期进行手术的患者，一生需进行多次手术，必然导致并发症与死亡率上升。

多年以来，肺动脉瓣关闭不全（pulmonary valve regurgitation，PR）对心室功能不全的影响一直被忽视。约 30% 患者因长期严重 PR 而于 30~40 岁出现症状。TOF 修复术中，其 RVOT、肺动脉瓣环与肺动脉分支解剖差异巨大，不同术式对 PR 严重程度、右心室扩张大小和症状进展存在显著影响。肺动脉瓣反流量取决于肺动脉和右心室舒张期压差，随着时间的推移，显著 PR 将导致右心室扩张。压力 - 容量血流动力学检测显示，右心室容量增加可致使左心室容量降低，心输出量下降[3]。右心室扩张和舒张期室间隔突向左心室导致左心室充盈不足，心室之间机械 - 电活动不同步使两个心室功能和效率减低，还可导致心肌电活动不同步，传导速度缓慢，诱发室性和室上性心律失常[4]。长期 PR 和右心室扩张可引起呼吸困难、疲乏、活动后心悸、晕厥、水肿、运动耐量下降而出现右心衰竭、三尖瓣反流，心源性肝硬化和心源性猝死等临床症状。因此，实施肺动脉瓣置换手术是非常重要的。PPVI 技术能治疗肺动脉瓣梗阻性和反流性病变，改善肺循环与右心室的功能，避免再次开胸手术的风险，延长植入管道患者的寿命。

二、PPVI 适应证选择

2010 年，ESC 推荐的外科肺动脉瓣替换术指征如下：

1. 有症状的重度 PR 患者（证据级别：Ⅰ C）。

2. 无症状的重度 PR 患者如出现以下情况仍考虑瓣膜置换（证据级别：Ⅱ a C）。

（1）客观证据提示活动耐量下降。

（2）进行性右心室扩大。

（3）进行性右心室收缩功能不全。

（4）进行性三尖瓣反流（至少中度以上）。

（5）右心室流出道狭窄，右心室收缩压 >80mmHg（三尖瓣反流速度 >4.3m/s）。

（6）持续性房性 / 室性心动过速[5]。

目前，无论是狭窄还是反流为主的病变，对于 RVOT/ 肺动脉主干功能不良患者何时进行 PPVI 并无明

确指南。治疗时机的选择在狭窄患者中较为简单，患者伴有明显狭窄时症状出现较早。针对PR，多数医疗中心对经导管或外科治疗的适应证，多采用心脏MRI综合评估右心室舒张末期容积和收缩功能，心肺运动试验（作为患者症状的客观评价指标）和出现室性心律失常。PPVI的临床主要标准尚未完全明确，参照2010 ESC推荐PVR指征，目前普遍认为应该包括临床和解剖形态学两个方面（表1），在选择患者前需常规进行超声心动图、心电图、心脏MRI等影像学检查，评估右心室功能和RVOT的解剖学特征。

表1　PPVI临床与形态学适应证[6-9]

1. 临床适应证	
1.1	右心室压力超负荷的临床适应证——PS
	有症状患者右心室收缩压>65%体循环血压
	无症状患者右心室收缩压>75%体循环血压
1.2	右心室容量超负荷的临床适应证——PR
	超声心动图或心脏MRI显示重度PR与重度右心室扩张>150ml/m^{2}和（或）
	右心室/左心室舒张末期容积>1.7和（或）
	心脏磁共振测量反流指数>25%和（或）
	快速进行性右心室扩张和（或）
	重度右心室功能不全和（或）
	有右心衰竭症状及相关心律失常导致的症状（心悸、黑蒙、晕厥等）和（或）
	持续房性或室性心律失常和（或）
	运动耐量受损（心肺运动试验：<65%正常单位体重的最大摄氧量）
2. 形态学适应证	
2.1	右心室-肺动脉环形管道直径为16~22mm（Melody™）
	外科植入右心室-肺动脉环形管道直径至少18mm但不超过29mm（伴有一定程度的管道狭窄）（SAPIEN™）
2.2	排除冠状动脉受压的风险

对于膜性肺动脉瓣狭窄（pulmonary valve stenosis，PS），临床普遍接受的标准是，如有症状，右心室压力应大于体循环压力2/3，如无症状，则应大于3/4，方考虑手术。如有中、重度PR且症状进行性加重，同时合并运动耐量下降，心律失常，右心室扩张和右心室功能不全等，应行肺动脉瓣置换术或植入术。术前仔细选择患者至关重要，应由多学科团队进行综合评估。虽然尚无通用方案进行严格筛选，但仍需全面检查以明确诊断，确定其解剖学结构是否适宜行PPVI。常规检查：①超声心动图：测量RVOT压力阶差，观察是否存在肺动脉瓣下、瓣上和分支狭窄；②心脏MRI：计算反流程度，对RVOT，肺动脉瓣环和肺动脉进行三维重建，并对右心室大小和功能进行量化评估；③心肺运动功能测试：客观评价其功能储备，获取运动时间，最大摄氧量（VO_2峰值），无氧阈值和每分钟通气量/二氧化碳产生率（VE/VCO_2）等参数；④诊断性心导管术：对血流动力学进行评估，证实可以通过RVOT校准后的瓣膜适合于介入治疗；⑤冠状动脉造影：球囊扩张RVOT时是否累及冠状动脉。

三、经皮肺动脉瓣植入术现状

目前临床上获批准应用的PPVI器械系统有两种：Medtronic公司生产的Melody™瓣膜系统和Edwards公司生产的SAPIEN™瓣膜，均已经通过欧洲CE以及美国FDA批准应用于PPVI手术。

Melody™装置组成为在铂-铱球囊扩张式合金支架上缝制有三叶式牛颈静脉瓣膜，扩张时植入瓣膜的内径变化范围较大，为10~22mm，这归功于静脉瓣所制瓣叶的良好弹性和较大的瓣叶结合面[6,10,11]。支架近心端和远心端分别以白线和蓝线标记，该设计可确保术者确认支架内瓣膜方向，避免植入方向发生错误。输送系统设计为球囊内球囊导管，常规尺寸为18~22mm，配有装配系统。输送杆主体为特氟隆(Teflon)材料所制，空腔外以辫状绳索加固，可以在保持可操作性的同时仍具有一定弹性。输送过程中支架外覆可回收鞘管。球囊能序贯扩张，内球囊先扩张(10ml)，外球囊(20ml)再扩张至装置全部释放。注意输送导管顶端为蓝色，应和支架远端的蓝线相匹配，确保装置植入位置正确。

Edwards 植入瓣膜及输送系统，由加拿大 Edwards Life Sciences 公司研制，SAPIEN™ 瓣膜最初设计是用于主动脉瓣植入，但已经得到 CE 认证被批准用于 PPVI[6]。该器械将三个由猪心包制成的瓣叶，手工缝制在有槽沟的不锈钢管状球囊自撑支架上。在支架下端覆以纤维编织物，使其和放置部位的管壁密切贴合，以防渗漏。瓣叶的结构设计适宜于机械受力，且顺应性强，瓣膜材料经过与外科移植瓣膜相同的抗钙化处理。该瓣膜的型号有 23mm 和 26mm 两种。目前推出的最新一代的 Edwards SAPIEN-XT 瓣膜支架采用钴铬合金为材料，更为坚固，体积更小，压缩性更好，最小可通过 18F 鞘管输送；重新设计的瓣膜确保在关闭压力较低时，瓣膜也能关闭，同时耐久性也增加。该瓣膜目前有 20mm、23mm、26mm、29mm 等型号。

表 2 显示关于应用 MELODY™ 瓣膜以及 SAPIEN™ 瓣膜进行 PPVI 的几项主要研究结果。几项单中心和多中心临床试验一致报道应用 MELODY™ 进行 PPVI 围术期并发症发生率低至 6%[10-15]。"MELODY™ 瓣膜注册研究"数据分析显示 1003 例 PPVI 患者的主要手术并发症(例如植入瓣膜破裂，肺动脉分支穿孔，导丝损伤，三尖瓣损伤，人工瓣膜移位，冠状动脉压迫或肺动脉梗阻)发生率为 2.7%~11.9%[16]。SAPIEN™ 瓣膜的"早期阶段的国际多中心临床试验"报道 36 例 PPVI 患者 97% 成功植入人工肺动脉瓣，7 例(20.5%)发生不良事件，主要并发症为人工瓣膜移位，没有植入瓣膜发生破裂[11]。

表 2 PPVI 术后即刻血流动力学结果

参数	美国 Melody 试验 n=124		伦敦 Melody 经验 n=151		慕尼黑 / 柏林 Melody 经验 n=102		费城 Melody 经验 n=104		Edwards 早期经验 n=7		Edwards 后期经验 n=36	
	术前	术后	术前	术后	术前	术后	术前	术后	术前	术后	术前	术后
	(中位数)		(中位数)		(中位数)		(中位数)		(中位数)		(中位数)	
右心室收缩压(mmHg)	65	41	63	45	NA	NA	72	47	NA	NA	55	42
右心室-肺动脉峰值压差(mmHg)	37	12	37	17	37	14	39	11	NA	NA	27	12
右心室与左心室压比值(%)	0.74	0.42	0.69	0.4	0.62	0.3	NA	NA	0.78	0.3	0.6	0.4

所有准备接受 PPVI 的患者大约 5%~6% 有发生冠状动脉阻塞的风险[17]。已有几项报道这种潜在的致命性并发症与早期手术死亡率相关[13]。排除这种并发症的风险是 PPVI 术前准备最困难的步骤之一。如果怀疑存在冠状动脉压迫风险，建议放弃植入任何类型肺动脉瓣，包括 MELODY™ 或 SAPIEN™ 瓣膜。虽然应用 MELODY™ 瓣膜进行 PPVI 的数据较 SAPIEN™ 瓣膜多，但是两者的短中期随访结果相似，长期的随访结果仍不清楚。随访期间 PPVI 的全因死亡率为 0%~5%，似乎与瓣膜本身无关。无论是 MELODY™ 瓣膜或 SAPIEN™ 瓣膜植入失败都可能与支架或者瓣叶缝合障碍有关。Nordmeyer 最新报道 11% 的患者瓣膜支架断裂是导致再次干预的最常见原因[16]。

总体上，来源四个主要短期和中期的观察性研究中 450 例患者 1~5 年随访结果显示：1 年随访期间大约 94% 患者免于瓣膜功能障碍或再次干预[11,13,18,19]。为期一年的随访中，不需要再次干预的患者一直保持轻度或无 PR。超声心动图 1 年随访时，跨 RVOT 平均峰速度为 1.9~2.7m/s。Nordmeyer 报道 MELODY™ 瓣膜注册研究的初步结果，92.5%~94.2% 的随访 1 年患者未发生 PPVI 相关不良事件[16]。目前尚无关于 MELODY™ 瓣膜与传统外科手术进行比较的研究。

对于心功能的预后，已有几项研究显示 PPVI 术后 NYHA 心功能明显改善，而且心功能的改善持续存在于整个随访期间，而与瓣膜病变种类无关(以瓣膜狭窄为主或以瓣膜反流为主)[11,17,19]。

对于心肺运动功能参数，已有少数 PPVI 研究进行评价，主要参数包括单位体重的峰值耗氧量(VO_2/kg)、通气效率和无氧耗氧量[12,20,21]。仅有以狭窄为主的病变 PPVI 术后峰值 VO_2/kg 明显改善。由于 RVOT 明显梗阻可能限制运动试验中心输出量的增加，解除梗阻病变至少可部分逆转运动耐量的限制[21,22]。最近有报道显示，PPVI 术后由最大运动后氧耗量和 CO_2 释放量衰减描述的运动能力恢复。以瓣膜狭窄病变为主与以瓣膜反流为主的患者均观察到运动能力的恢复。这些发现可以解释尽管缺乏最大运动能力的增加，以瓣膜反流病变为主的患者症状仍得到改善，这可能会影响对手术成功的判断[23]。

在心脏 MRI 成像相关研究中，PPVI 术前与术后 1 个月进行右、左心室功能分析以及大血管血流量计算的研究结果不一致，一些研究未发现右心室射血分数有变化[13,18]，另外一些研究报道急性期及短期随访右心室射血分数改善[20,22,24,25]。更重要的是，PPVI 也可致左心室充盈得到改善[24,26,27]。

关于 SAPIEN™ 瓣膜功能的数据有限，主要来源于不到 100 例的短中期观察性研究。COMPASSION 临床试验中，34 例中有 33 例成功植入瓣膜，97%患者在 6 个月随访中免于再次介入治疗[14,15,28,29]。Haas 等研究表明，PPVI 术后跨 RVOT 至肺动脉压差显著降低，右心室收缩压下降，肺动脉舒张压从 6.3 mmHg 升高至 14.5mmHg，作为免于再次干预的 PR 显著减轻的标志[28]。

四、PPVI 适应证的扩展和展望

PPVI 适应证仍缺乏统一的标准，是否应在疾病早期（即右心室舒张末期容积较小时）实施 PPVI，而不是等到需行外科瓣膜替换时才进行，因为介入手术围术期风险比外科开胸手术小。有关外科肺动脉瓣替换术和 PPVI 效果的比较，目前尚无报道。两种手术患者构成并不相同，这包括合并症、外科手术风险、技术难度和是否需行其他修复术等，使得两类人群不具备可比性。此外，关键问题是导管植入的瓣膜长期使用的寿命。再过几年，有望从已发表的队列研究和其他实际工作经验中获得更长时间的随访数据。按照 FDA 的批准条件，美敦力公司尚需对 Melody 瓣膜进行两项后续研究，即医师操作专业化培训和长期风险与获益的研究，将继续报道 150 例参与者介入治疗结果，直至 5 年随访期满[29,30]。第二项研究重新纳入 100 例新患者以评估 PPVI 培训项目是否足够以及项目的安全性。同样，随着参与者的不断增多和随访时间的不断延长，以 Edwards SAPIEN 肺动脉瓣为研究对象的 COMPASSION 试验也在稳步推进[15]。随着患者数量的增加和随访时间的延长，关注 SAPIEN 瓣膜是否仍可将支架断裂发生率保持在低水平状态，支架断裂事件发生率降低是否会引起临床效果差异也让人拭目以待。由于 PPVI 开展的时间较短，尚无长期的随访报告，对于瓣膜的寿命及其长期效果，尚缺乏足够的认识。目前还有其他几种经皮或杂交肺动脉瓣植入系统正在进行体外实验、动物实验或临床前期研究[31-35]。

未来的 PPVI 技术难题在于如何在扩张的 RVOT 植入瓣膜，流出道扩张主要见于 TOF 修复术后。在初步探索 Melody 和 SAPIEN 瓣膜植入到右心室至肺动脉管道上的可行性之后，开始探索如何将瓣膜植入曾行跨瓣环补片修补术的 RVOT，如瓣环直径≤22mm 可植入 Melody 瓣膜，≤26mm 则植入 SAPIEN 瓣膜。有报道显示，如 RVOT 显著扩张，也可采用杂交手术进行修复，即在心脏不停跳状态下先行外科环缩术将 RVOT 缩小然后再行 PPVI[36-39]。如果患者生物瓣环直径较大，可将用于主动脉瓣植入术的 29mm SAPIEN 瓣膜用于 PPVI。将来，可能更广泛地使用三维模型，评估患者是否适合 PPVI 并制订更加周密的手术方案，根据患者特点订制更加符合其解剖形态的瓣膜支架，重塑后可使其与患者独特形态更加吻合[40]。

从目前实施的总体来看，PPVI 是安全、可行、有效的。但与经导管主动脉瓣植入术相比，PPVI 的病例相对较少。PPVI 的器械仍处于研发改进中，适应证也在不断拓展，所以相关技术和材料方面仍存在着很大的提升空间。已有的研究均是单中心的观察性研究，PPVI 长期获益还需更多的研究尤其是随机对照研究来证实，相信不久的将来，PPVI 将会成为复杂先心病患者矫治术后残余 PS 与 PR 的首选常规治疗手段。

（朱鲜阳　肖家旺）

参考文献

[1] Bonhoeffer P, Boudjemline Y, Saliba Z, et al. Percutaneous replacement of pulmonary valve in a right-ventricle to pulmonary- artery prosthetic conduit with valve dysfunction. Lancet, 2000, 356: 1403-1405.

[2] Shimazaki Y, Blackstone EH, Kirklin JW. The natural history of isolated congenital pulmonary valve incompetence: surgical implications. Thorac

Cardiovasc Surg, 1984, 32: 257-259.

[3] Frigiola A, Redington AN, Cullen S, et al. Pulmonary regurgitation is an important determinant of right ventricular contractile dysfunction in patients with surgically repaired tetralogy of Fallot. Circulation, 2004, 110: Ⅱ153- Ⅱ157.

[4] Gatzoulis MA, Balaji S, Webber SA, et al. Risk factors for arrhythmia and sudden cardiac death late after repair of tetralogy of Fallot: a multicentre study. Lancet, 2000, 356: 975-981.

[5] Baumgartner H, Bonhoeffer P, De Groot NM, et al. ESC Guidelines for the management of grown-up congenital heart disease (new version 2010). Eur Heart J, 2010, 31: 2915-2957.

[6] Wagner R, Daehnert I, Lurz P. Percutaneous pulmonary and tricuspid valve implantations: An update. World J Cardiol, 2015, 26: 167-177.

[7] Cullen MW, Cabalka AK, Alli OO, et al. Transvenous, antegrade Melody valve-in-valve implantation for bioprosthetic mitral and tricuspid valve dysfunction: a case series in children and adults. JACC Cardiovasc Interv, 2013, 6: 598-605.

[8] McKenzie ED, Khan MS, Dietzman TW, et al. Surgical pulmonary valve replacement: a benchmark for outcomes comparisons. J Thorac Cardiovasc Surg, 2014, 148: 1450-1453.

[9] Therrien J, Provost Y, Merchant N, et al. Optimal timing for pulmonary valve replacement in adults after tetralogy of Fallot repair. Am J Cardiol, 2005, 95: 779-782.

[10] Gillespie MJ, Rome JJ, Levi DS, et al. Melody valve implant within failed bioprosthetic valves in the pulmonary position: a multicenter experience. Circ Cardiovasc Interv, 2012, 5: 862-870.

[11] Lurz P, Coats L, Khambadkone S, et al. Percutaneous pulmonary valve implantation: impact of evolving technology and learning curve on clinical outcome. Circulation, 2008, 117: 1964-1972.

[12] Lurz P, Giardini A, Taylor AM, et al. Effect of altering pathologic right ventricular loading conditions by percutaneous pulmonary valve implantation on exercise capacity. Am J Cardiol, 2010, 105: 721-726.

[13] Eicken A, Ewert P, Hager A, et al. Percutaneous pulmonary valve implantation: two centre experience with more than 100 patients. Eur Heart J, 2011, 32: 1260-1265.

[14] Boone RH, Webb JG, Horlick E, et al. Transcatheter pulmonary valve implantation using the Edwards SAPIEN transcatheter heart valve. Catheter Cardiovasc Interv, 2010, 75: 286-294.

[15] Kenny D, Hijazi ZM, Kar S, et al. Percutaneous implantation of the Edwards SAPIEN transcatheter heart valve for conduit failure in the pulmonary position: early phase 1 results from an international multicenter clinical trial. J Am Coll Cardiol, 2011, 58: 2248-2256.

[16] Nordmeyer J, Ewert P, Gewillig M, et al. Current results of the melody registry: an international multicenter registry of transcatheter pulmonary valve implantation. JACC, 2014, 63: A480.

[17] Gillespie MJ, McElhinney DB. Transcatheter pulmonary valve replacement: a current review. Current Pediatrics Reports, 2013, 1: 83-91.

[18] Butera G, Milanesi O, Spadoni I, et al. Melody transcatheter pulmonary valve implantation. Results from the registry of the Italian Society of Pediatric Cardiology. Catheter Cardiovasc Interv, 2013, 81: 310-316.

[19] McElhinney DB, Hellenbrand WE, Zahn EM, et al. Short- and medium-term outcomes after transcatheter pulmonary valve placement in the expanded multicenter US melody valve trial. Circulation, 2010, 122: 507-516.

[20] Coats L, Khambadkone S, Derrick G, et al. Physiological and clinical consequences of relief of right ventricular outflow tract obstruction late after repair of congenital heart defects. Circulation, 2006, 113: 2037-2044.

[21] Lurz P, Nordmeyer J, Giardini A, et al. Early versus late functional outcome after successful percutaneous pulmonary valve implantation: are the acute effects of altered right ventricular loading all we can expect？ J Am Coll Cardiol, 2011, 57: 724-731.

[22] Lurz P, Muthurangu V, Schuler PK, et al. Impact of reduction in right ventricular pressure and/or volume overload by percutaneous pulmonary valve implantation on biventricular response to exercise: an exercise stress real-time CMR study. Eur Heart J, 2012, 33: 2434-2441.

[23] Lurz P, Riede FT, Taylor AM, et al. Impact of percutaneous pulmonary valve implantation for right ventricular outflow tract dysfunction on exercise recovery kinetics. Int J Cardiol, 2014, 177: 276-280.

[24] Demkow M, Biernacka EK, Spiewak M, et al. Percutaneous pulmonary valve implantation preceded by routine prestenting with a bare metal stent. Catheter Cardiovasc Interv, 2011, 77: 381-389.

[25] Coats L, Khambadkone S, Derrick G, et al. Physiological consequences of percutaneous pulmonary valve implantation: the different behaviour of volume- and pressure-overloaded ventricles. Eur Heart J, 2007, 28: 1886-1893.

[26] Lurz P, Bonhoeffer P, Taylor AM. Percutaneous pulmonary valve implantation: an update. Expert Rev Cardiovasc Ther, 2009, 7: 823-833.

[27] Lurz P, Nordmeyer J, Coats L, et al. Immediate clinical and haemodynamic benefits of restoration of pulmonary valvar competence in patients with pulmonary hypertension. Heart, 2009, 95: 646-650.

[28] Haas NA, Moysich A, Neudorf U, et al. Percutaneous implantation of the Edwards SAPIEN (™) pulmonic valve: initial results in the first 22 patients. Clin Res Cardiol, 2013, 102: 119-128.

[29] Demkow M, Rużyłło W, Biernacka EK, et al. Percutaneous Edwards SAPIEN (™) valve implantation for significant pulmonary regurgitation after previous surgical repair with a right ventricular outflow patch. Catheter Cardiovasc Interv, 2014, 83: 474-481.

[30] Fraisse A, Aldebert P, Malekzadeh-Milani S, et al. Melody transcatheter pulmonary valve implantation: results from a French registry. Arch

Cardiovasc Dis,2014,107:607-614.

[31] McElhinney DB,Hennesen JT. The Melody valve and Ensemble delivery system for transcatheter pulmonary valve replacement. Ann N Y Acad Sci,2013,1291:77-85.

[32] Wagner R,Daehnert I,Lurz P. Percutaneous pulmonary and tricuspid valve implantations:An update. World J Cardiol,2015,7:167-177.

[33] Mahadevan VS,Jenkins P,Vohra A,et al. Hybrid right atrial approach for trans-catheter pulmonary valve implantation. Int J Cardiol,2015,178:44-45.

[34] Chowdhury SM,Hijazi ZM,Rhodes JF,et al. Changes in speckle tracking echocardiography measures of ventricular function after percutaneousimplantation of the Edwards SAPIEN transcatheter heart valve in the pulmonary position. Echocardiography,2015,32:461-469.

[35] Malekzadeh-Milani S,Patel M,Boudjemline Y. Folded Melody valve technique for complex right ventricular outflow tract. Euro Intervention,2014,9:1237-1240.

[36] Cools B,Brown SC,Heying R,et al. Percutaneous pulmonary valve implantation for free pulmonary regurgitation following conduit-free surgery of the right ventricular outflow tract. Int J Cardiol,2015,186:129-135.

[37] Hascoët S,Acar P,Boudjemline Y. Transcatheter pulmonary valvulation:current indications and available devices. Arch Cardiovasc Dis,2014,107:625-634.

[38] Abbas JR,Hoschtitzky JA. Is there a role for mechanical valve prostheses in pulmonary valve replacement late after tetralogy of Fallot repair? Interact Cardiovasc Thorac Surg,2014,18:661-666.

[39] Mahadevan VS,Jenkins P,Vohra A,et al. Hybrid right atrial approach for trans-catheter pulmonary valve implantation. Int J Cardiol,2015,178:44-45.

[40] Cosentino D,Quail MA,Pennati G,et al. Geometrical and stress analysis of factors associated with stent fracture after melody percutaneous pulmonary valve implantation. Circ Cardiovasc Interv,2014,7:510-517.

AHA 40 岁以上成人先天性心脏病管理科学声明要点解读

随着人口增长和寿命延长，成人先天性心脏病（ACHD）的患病人数近几十年明显增加。先天性心脏病的自然病程是可预测的，须在晚期并发症、获得性心脏病和多器官病变出现前进行干预和长期科学管理，从而改善 ACHD 的预后。尽管 ACHD 的诊断和治疗水平发展较快，但先天性心脏病人群中 20~70 岁年龄段的死亡率比同龄人仍然要高 2~7 倍，规范 ACHD 的诊治和管理，将对提高 ACHD 诊治水平有重要意义。

为了完善 2008 年 ACC/AHA 联合颁布的《成人先天性心脏病管理指南》[1]，2015 年 AHA 制定了《40 岁以上成人先天性心脏病管理科学声明》[2]，该声明涵盖了 40 岁以上 ACHD 患者的诊断与治疗，总结了目前的证据，并概述了哪些新增证据对他们的治疗非常关键。此声明仅限于结构性心脏病，包括先天性心脏病、二叶式主动脉瓣畸形及相关的冠状动脉异常和主动脉病，不包括家族性心肌病、二尖瓣退行性疾病、遗传性心律失常、结缔组织病、家族性主动脉瘤和先天性心脏病患者避孕及生育相关问题。

一、对 40 岁以上新确诊 ACHD 患者的推荐

该声明对 40 岁以上新确诊 ACHD 患者进行了推荐，包括：①对于新出现分流或瓣膜疾病、无血流动力学方面病变的患者，推荐在 ACHD 专科医生的会诊下由普通心脏科医生对其进行评估（Ⅱa；C）。②对较复杂病变、复杂病变和简单病变伴随发绀、肺动脉高血压或复合性瓣膜疾病患者，推荐每年在 ACHD 中心接受评估，由普通心脏医生和 ACHD 专科医生对其进行协同治疗（I；C）。③简单病变的患者可由普通心脏科医生决定随访间隔，只要保证随访不丢失；对较复杂或复杂病变患者，每年应至少在 ACHD 中心接受一次评估，以改善长期预后（I；C）。④伴右心室扩大、不出现肺动脉高压的心房水平分流患者，推荐行介入封堵术，以预防右心室衰竭、提高运动能力和减少房性心律不齐发生（I；B）。⑤伴有梗阻性主动脉缩窄的 ACHD 患者，应考虑介入治疗，以改善高血压和预防心衰（I；C）。⑥新确诊冠状动脉疾病（CAD）的患者应由包括影像学、冠脉疾病血运重建和冠脉疾病管理领域专家的 ACHD 团队进行评估（I；C）。⑦一旦发现复杂 ACHD，应在 ACHD 中心接受多领域专家的协同、全面治疗（I；C）。

二、ACHD 患者心血管危险因素的管理

具有心血管疾病危险因素的 ACHD 患者存在心血管结构、生理和心肌基质异常，危险因素可能导致心肌叠加损害，从而导致心室功能障碍、心律失常和心衰等并发症，预后相对较差[2,3]。因此，ACHD 患者的危险因素的评估和管理对改善 ACHD 预后具有重要的意义，该声明也对心血管疾病常见危险因素的管理进行了推荐。主要包括：

（一）对高脂血症的管理推荐

高脂血症是冠心病的重要危险因素，声明中 ACHD 患者的高脂血症的管理主要是指对冠心病的预防和诊治。

1. ACHD 患者常有冠脉解剖、生理和心肌细胞基质异常，推荐获得性冠心病一级预防，包括危险因素的全面评估与管理（I；C）。

2. 伴随发绀先天性心脏病的高血压患者应谨慎使用血管紧张素转换酶抑制剂（ACEI）、血管紧张素受体拮抗剂（ARB）和利尿剂，且应在 ACHD 中心接受多学科协同治疗（I；C）。

3. 行动脉转接术后的患者有更高的冠心病风险，应在早期就开始优化管理冠心病危险因素（Ⅱa；C）。

（二）对心衰的管理推荐

1. 较复杂或复杂 ACHD 患者有更高心衰风险，临床医生应重视，尽早将患者转诊至 ACHD 中心，启动心衰的预防、治疗计划（I；C）。

2. 在能对 ACHD 进行心衰和电生理诊治的三级治疗保健中心，复杂 ACHD 患者的评估应为多学科协同评估。由于 ACHD 伴心衰的患者与获得性疾病的心衰患者不同，ACHD 治疗应由 ACHD 专科医生负责（I；C）。

3. 移植术的风险 - 获益评估，除考虑移植相关的死亡和并发症外，还应考虑患者是否因接受过手术而产生了抗体和合并多系统功能障碍（肾、肝和肺动脉高压等）（I；C）。

（三）装置置入及管理推荐

1. 在制订手术计划时，为明确血管中的堵塞或栓塞位置，临床医生除了要获得清晰的超声心动、CT 或磁共振成像等图像以外，还要回顾具体的解剖学知识和所有手术记录（I；C）。

2. 进行经静脉置入术前，应运用超声或血管造影综合评估分流情况（I；C）。

3. 矫正性大动脉转位（CCTGA）术后伴永久性心脏起搏器植入的患者，因存在置入心室起搏系统后房室瓣反流加重的风险，推荐进行常规超声心动图监测检查（I；C）。

（四）心律失常的诊断与治疗推荐

1. 右型大动脉转位并发心房错位、左型大动脉转位或房室隔缺损的患者应每年进行心电图检查并定期随访监测心律失常（I；C）

2. 对法洛四联症（TOF）修复术后的患者，建议对无症状患者了解病史、评估右室功能，并定期进行心律失常监测和运动试验（I；C）。

3. 对于新发房内折返性心动过速（IART）的患者，推荐对 baffle pathway、心室功能障碍和心房血栓进行评估（I；C）。

4. 无论是否存在传统的危险因素，ACHD 伴永久性房颤患者推荐使用华法林进行抗凝治疗（I；C）。

5. 对于 ACHD 伴永久性房颤患者，无论是否符合后天性心脏病的房扑 / 房颤患者抗凝治疗通用标准，均推荐对其进行有效的抗凝治疗（I；C）。

6. 对于 ACHD 伴窦房结功能障碍的有症状患者和停搏 - 依赖性室性心动过速（VT）患者，推荐置入 AAIR 或 DDDR 起搏器（I；C）。

7. 对于任何术后有 Mobitz Ⅱ二度或三度房室阻滞且预期无法恢复的患者，推荐置入心脏起搏器（I；C 级证据）。

8. 对于静息心率 <40 次 / 分或窦性停搏 >3 秒的无症状 ACHD 患者，推荐植入起搏器（Ⅱb；C）。

9. 对于有起搏诱导心室功能障碍风险的患者，应以双腔起搏器维持原来的房室传导（I；C）。

10. 对有持续性室速或心脏骤停的患者，应行心导管检查、冠状动脉造影和心电生理测试以完成外科手术术前评估，若有必要，可行术中室速消融术（I；C）。

11. 对心脏骤停的幸存患者和电生理检查发现有持续性室速的患者，建议置入 ICD（I；C）。

（五）肺血管疾病推荐

1. 对于 ACHD 伴有肺动脉高压患者的评估，尤其是分流病变，左侧梗阻性疾病或复杂性先天性心脏病的患者，临床医生应当设置较低的评估阈值。初步评估应包括超声心动图，其次在有经验的 ACHD 中心可行心导管检查（I；C）。

2. 对于艾森曼格综合征患者，ACHD 专员应进行密切随访（I；C）。

3. ACHD 伴肺动脉高压患者适当使用肺动脉血管扩张药物治疗后可改善较多相关功能（Ⅱa；B）

三、非心血管疾病对 ACHD 患者的影响

先心病的早期有效治疗使得 ACHD 患者寿命的延长，非心血管疾病发病率增加。非心血管疾病的发生可导致 ACHD 患者血流动力状态、病理生理状态和社会心理状态发生改变，严重影响 ACHD 患者的生活质量和生存状况。故该声明对 ACHD 患者的非心血管系统疾病的治疗管理做出了针对性推荐。

针对呼吸系统疾病，声明建议对所有 ACHD 患者，应对肺功能进行系统性评估（Ⅱa；C）。对于消化系统疾病，声明推荐：①对有 Fontan 手术史的 ACHD 患者，应对其进行肝功能评估（Ⅰ；B）；②对 1992 年前行先心病外科手术治疗的 ACHD 患者应该进行丙型肝炎筛查（Ⅰ；B）；③欲行外科手术的 ACHD 患者，术前应该常规筛选胆道结石和失眠，尤其是伴有发绀和行 Fontan 手术的患者（Ⅰ；B）。对肾脏系统疾病，该声明指出：①对较复杂或复杂 ACHD 患者，应该对肾功能进行常规评估（Ⅰ；B）；②对肾功能不全的 ACHD 患者，应该尽量避免急性肾功能损伤（Ⅰ；A）。对于肿瘤，声明建议对 ACHD 患者进行常规肿瘤筛查（Ⅰ；C）。对妇科疾病，该声明推荐：①血栓形成风险和激素替代治疗相关，应权衡激素治疗的血栓风险和更年期症状获益（Ⅰ；C）；②阴道激素治疗对绝大多数阴道干燥症有效（Ⅱa；C）。对性功能障碍的 ACHD 患者，该声明推荐：①对 ACHD 患者，应该评估其对性生活的焦虑和抑郁状态（Ⅰ；B）；②在急性心脏事件、新确诊心血管事件或 ICD 植入术后，ACHD 患者及配偶获得医疗保健提供者的咨询建议对于重新开始性生活有获益（Ⅰ；B）；③对大部分无失代偿或加重的心衰、重度或具有明显症状的心脏瓣膜病或控制欠佳的心律失常 ACHD 患者，可进行性生活（Ⅱa；C）④ 5 型磷酸二酯酶抑制剂对具有心血管疾病的男性患者勃起功能障碍有效，在不使用硝酸盐药物时，对大部分患者能进行性生活的患者安全可靠（Ⅰ；C）；⑤ 5 型磷酸二酯酶抑制剂对严重的心室流出道梗阻的 ACHD 患者疗效尚未评估（Ⅱb；C）；⑥对 ACHD 的女性患者，雌激素治疗性交痛有效，且心血管事件风险未增加（Ⅱa，C）。对社会心理问题，声明推荐：①患者和家人心理筛查应该成为 ACHD 患者护理的重要部分，高级执业护士、医师助手、心理学家、社会工作者及临床医师应该协同评估心理状态并为需要心理援助的 ACHD 患者提供帮助（Ⅰ；C）；②若 ACHD 患者心理存在问题，应该进行心理学鉴定，若无必要进行紧急心理干预，则无需特定心理干预（Ⅰ；C）。

四、ACHD 患者的遗传基因筛查和个体检测

ACHD 患者很难获得完整家族史资料，使遗传筛查较困难。遗传基因位点变异可能与 ACHD 症状无明显关系，同时迟发型系统疾病症状也可能在成年时才出现症状。所以，某些基因检测阴性的患者可能需要检测更为敏感的基因。该声明对 ACHD 的基因筛查和基因检测进行了针对性的推荐。

针对 ACHD 的遗传筛查，声明推荐：①三代内近亲有先心病或出生缺陷的 ACHD 患者，推荐进行家族遗传基因鉴定，并记录流产和死产，建档管理（Ⅰ；C）；②详细的病史和体格检查被推荐用于筛选患者心脏畸形，非心脏畸形和其他受累器官，主要包括神经肌肉异常、智力低下、精神异常、矮小、视力或听力下降、免疫缺陷、内分泌紊乱和其他系统疾病（Ⅰ；C）；③患者家族成员建议通过病史、体检和（或）超声心动图筛查先天性缺陷，尤其是有阳性家族史的患者（Ⅱa；C）。这将有助于对有无症状先天性缺陷的家庭成员筛查和先心病患者的家族遗传基础的评估。

针对 ACHD 遗传检测，声明推荐：①对有先心病家族史或父母有多次流产和死胎史的患者应该进行遗传评估（Ⅰ；C）；②具有遗传综合征相关症状的患者应进行遗传评估，主要包括面部畸形、非心血管系统畸形、认知障碍、神经精神障碍或累及多系统的其他疾病（例如，肝、肾、血液、免疫、内分泌和感觉神经疾病）（Ⅱa；C）；③对和遗传综合征相关的某种孤立性心脏缺陷患者，应该行遗传基因检测，这种遗传综合征可能缺乏症状（Ⅱa；C）。

五、ACHD 的诊断技术和方法

超声心动图是对 ACHD 诊断和管理的首选影像学工具，常规用于了解心脏结构，检测和随访心脏瓣膜和心室功能，计算肺动脉、右室和其他心内压力。该声明对于心脏超声诊断和管理 ACHD 进行了推荐：①对于 ACHD 患者的超声心动图应该由先天性和后天获得性心脏病的专科医师解读（Ⅰ；C）；②ACHD 患者的超声心动图应该充分运用相关专业技术（Ⅰ；C）；③ACHD 患者的超声心动图的报告应该包括解剖学诊断和心房或心室、瓣膜和大血管的定量诊断，以方便医生对患者诊断和评估（Ⅰ；C）。对于运动耐受性降低的 ACHD 患者，尤其是肺功能异常的患者，应该进行心脏康复锻炼和培训。

针对心脏导管术，该声明推荐：①ACHD 患者行心导管术检查的介入团队应该由熟悉先心病生理评估和冠脉造影术的介入专家实施（Ⅰ；C）；②若存在冠心病的危险因素，ACHD 患者在行外科手术前，常规行冠

脉造影检查(Ⅱa;C);③对考虑冠心病,但得病风险较低的 ACHD 患者,推荐冠脉 CTA 排除诊断(Ⅱa;C)。

六、ACHD 的治疗

ACHD 的治疗主要有经皮介入治疗和心脏外科治疗,2008 年 ACC/AHA 的成人先天性心脏病指南[1]和 2010 年 ESC 先天性心脏病管理指南[3]对各种成人先天性心脏病的治疗方式进行了系统的文献复习和推荐。AHA 此次编写声明则重点对 ACHD 治疗后残余损害的预防和管理进行了综述和推荐,主要内容包括:① ACHD 患者实施外科手术应该在有丰富手术经验和高手术成功率的医疗中心实施,外科医生应接受 ACHD 外科手术培训(Ⅰ;B);②对于 ACHD 患者,应多学科权衡外科手术、介入治疗和杂交手术的风险和获益后再行初发损害和残留疾病的矫正治疗(Ⅰ;B);③ ACHD 的老年患者再次手术可能会并发胸廓畸形、纵隔粘连、后天获得性心脏病、血管通路受限和其他非心血管疾病,术前应对患者仔细评估风险(Ⅰ;B)。

AHA 的这篇声明综述了 ACHD 的诊断与治疗进展,对 ACHD 的诊断和并发症的诊治,以及随着年龄的增长,多器官功能障碍与获得性心血管疾病的诊治进行了详细介绍。声明还阐述了 ACHD 患者的心血管系统以外疾病的影响,包括肝肾脏疾病、认知功能减退及性功能障碍等老龄化问题及冠状动脉异常或合并肺动脉高压等非心血管疾病。该声明还对遗传基因筛查、影像诊断、心律失常治疗和手术治疗及并发症进行了深入讨论,进一步丰富了 2008 年 ACC/AHA 制定的成人先天性心脏病管理指南内容,为 ACHD 的诊断、治疗和管理提供了更多的依据,具有较强的临床应用价值,进一步规范了 ACHD 的诊治。

(李东泽 曾智)

参考文献

[1] Warnes CA, Williams RG, Bashore TM, et al. ACC/AHA 2008 Guidelines for the Management of Adults with Congenital Heart Disease: Executive Summary: a report of the American College of Cardiology/American Heart Association Task Force on Practice Guidelines (writing committee to develop guidelines for the management of adults with congenital heart disease). Circulation, 2008, 118(23): 2395-2451.

[2] Bhatt AB, Foster E, Kuehl K, et al. Congenital heart disease in the older adult: a scientific statement from the American Heart Association. Circulation, 2015, 131(21): 1884-1931.

[3] Baumgartner H, Bonhoeffer P, De Groot NM, et al. ESC Guidelines for the management of grown-up congenital heart disease (new version 2010). Eur Heart J, 2010, 31(23): 2915-2957.

第五篇 其他临床问题

经胸超声心动图在门诊儿童心脏病患者的初次使用 ACC/AAP/AHA/ASE/HRS/SCAI/SCCT/SCMR/SOPE 适用标准(2014)解读

2014 年美国心脏学会与美国超声心动图学会、儿科超声心动图学会以及一些其他的学会和组织共同参与制定了《经胸超声心动图在门诊儿童心脏病患者初次使用的适用标准》(appropriate use criteria, AUC),其目的是建立并评估门诊儿童心脏病患者初诊使用超声心动图的标准,对一些在门诊儿科超声心动图中常常使用的专业术语进行了定义。这些文件有助于引导临床医师在门诊检查中正确使用经胸超声心动图。

一、AUC 的制定方法

AUC 的制定有赖于多个专家工作组的工作。这些专家工作组由来自临床、超声等多个学科,首先进行了专业术语的制定和规范。之后,在综合循证医学证据和个人临床经验的基础上,专家组经过独立打分和共同讨论等多层次、多回合的沟通进行适应证的评定和分级,确定了各种症状、体征和临床情况下超声心动图的适用性。采用如下评分标准来评定特定临床情况下超声心动图的适用性:

7~9 分:对该特定的临床指征,进行超声心动图检查是"恰当的"。

4~6 分:对该特定的临床指征,进行超声心动图检查是"可能是恰当的"。

1~3 分:对该特定的临床指征,进行超声心动图检查是"基本是不恰当的"。

二、AUC 的实践意义及解读

这是第一份美国心脏学会在儿童心脏病领域的 AUC 文件,尽管关于成人心脏病心血管成像的 AUC 在 2005 年已经使用了,但是这个 AUC 不适用于儿童心脏病。由于超声心动图在门诊系统的高使用率,作为第一个儿童心脏病的 AUC,本文件只限于对门诊首次使用经胸超声心动图的评估。在不同的诊断模式中,超声心动图一直作为实用的、非侵入的高效率的诊断工具,用来评估可疑心脏疾病的结构及血流动力学特征。

应该注意临床实践指南(clinical practice guideline)与该 AUC 是不同的。基于循证医学证据和专家共识的《美国心脏学会临床实践指南》已经用于很多领域。尽管 AUC 也是基于各种证据的,但是它们是基于每天的日常应用中都会遇到的临床情景而创建的,而不是基于目前的证据。超声心动图是最常见的心脏影像学检查,但是有证据表明,对于某些适应证来说,它并不是高性价比、高收益的诊断方法。AUC 强调了合理使用超声心动图的意义。每个患者都具有个体化的特征,超声心动图的使用应考虑到整个临床背景。值得注意的是,目前尚没有关于儿童心脏病超声心动图的最新临床实践指南,因此,本 AUC 可以成为临床医生的指导性文件。

(一) 假设与定义

撰写本 AUC 的一些前提需要重点说明:①在考虑超声心动图检查之前,临床医生已对患者进行了全面的病史询问和体格检查,是否要进行其他具有更好诊断价值的检查也已在申请超声心动图之前为医生所考虑；②超声心动图是由高资历的医生所操作并撰写报告；③尽管 AUC 为经胸超声心动图在特定人群的临床应用提供了一个总体的指导性文件，但在临床实践中是否要做该检查不能完全忽视医生的临床判断，因为可能存在一些本 AUC 未列出的具体情况，使得患者不宜接受本检查；④一些情况下，虽然根据 AUC 认定经胸超声心动图是合适的检查方法，但其他检查已经明确诊断，此时也没必要再进行经胸超声心动图检查。

该文件中所提供的定义由编写组在充分考虑由外部审查和评级小组所提供的文献及各种观点后最终完成。

（二）适应证和评级

本报告中所提出的适应证是在结合外部评审者的建议后，由评级小组成员对这些适应证独立进行评定的。每一项适应证的中位数评分为最终的评级。一般来说，作为“恰当的”适应证包括评估儿童先天或者后天心脏病中的一些新的心脏症状或者临床指征。而“几乎是不恰当”的适应证则包括大量的、不能确定与超声心动图能检测出的结构或功能性心脏异常相关的系统性疾病和家族史。“可能是恰当的”适应证包括不确定或需要进一步的临床信息才能明确的情况。

在先心病的人群中，胸痛、晕厥以及杂音是在门诊超声心动图工作中 3 个常见的就诊原因。基于此原因，表格中对于各种临床情景的使用条件都包含在目前的报告中。尽管杂音是儿童心脏病中超声心动图检查的最常见适应证之一，但是众所周知的是，大量被认为是非病理性杂音的患者，没有必要进行超声心动图检查。目前的文件假设临床医生在考虑超声心动图的使用之前已经尽力了解杂音是否为非病理性的。超声心动图对于可能的或者明确的病理性杂音被定为“几乎是不恰当的”。与其他大概为病理性杂音的症状、体征或者心血管疾病的结果相关的病理性杂音（包括那些在评估后被认为没有明确的无害性的杂音）被认为适合做超声心动图，因为这些情况作为一种潜在的因素暗示了心血管异常的可能。当然，给适合这些适应证之一的患者做完超声心动图以后，对无害性的杂音的最终诊断的能力不能暗示利用超声心动图去排除心血管疾病的理论根据是不合适的。

胸痛和晕厥是在儿童人群中另外两个常见的表现。这些症状的病因学一般是良性的，与成人不同。基于这些原因，是不同于成人的。没有任何心脏病症状和体征的晕厥在成人 AUC 中被认为是合适的，但在本 AUC 中则被认为是“几乎是不恰当的”，但需要同时具备良性的家族史和正常的心电图。超声心动图作为主要的筛选检查与在对杂音、胸痛、晕厥或者其他一些适应证的评估后再进行超声心动图评估相比，哪项更合理，其取决于很多因素，也需要基于案例给予思考。

由于临床表现的复杂性，本文中不同的适应证会有一定的重叠。一些适应证共享相同的伴随结果、症状或者体征，但是不同于最初患者的阐述。就其本身而言，这个分级受最初临床表现和心脏相关疾病的患病率的影响。例如，存在异常心电图的非劳力性胸痛患者与存在异常心电图的心悸患者尽管他们都与不正常心动图相关，但是他们定级不同。鉴于本文中对于异常心电图的粗略定义，对于那些与良性心动图相关的心悸来说，其评估有点低。类似的，与心血管的症状和体征相关的适应证的评估有一点改变，这取决于在临床情景中描述的其他因素。在本 AUC 的应用中，如果患者同时具备多个本 AUC 提到的指征，则需要临床医生根据他们的判断去选择一种最适合个体患者的指征。

（三）与成人心脏超声适用指南比较

目前用于成人超声心动图的 AUC 包括在门诊和住院的经胸、经食管及负荷心脏超声的初诊和随访的评估。相比而言，目前的文件仅仅限于初诊的门诊经胸超声心动图。最初成人经胸和经食管的心脏适用指南在 2007 年发表。在实践应用后的修订版于 2011 年发行。目前所使用的修订版指南包括更多的指征，并且提供了一个更加完整的临床方案。通过比较这修改前后的适用指南表明，修订版本显著提高了鉴别各种临床情况的能力。目前这份关于儿童患者的 AUC 确实已经从上述成人 AUC 的成熟过程和编写经验上受益。本 AUC 在儿童群体中的应用将帮助我们发现遗留或不准确的适应证，而这些发现将会在未来的修订中得以体现。

本 AUC 与目前的成人适用指南相比，二者在很多适应证的评定上是相似的。例如，在这两份文件中，孤立的房性期前收缩与窦性心动过缓被评为不适当的适应证，然而，SVT、VT、病理性杂音，初步疑似肺动脉高压，系统性高血压及疑似心内膜炎的在两份AUC中都被评定为合适。但是，在一些适应证的分级中，例如晕厥和胸痛，由于在成人和儿童患者中常见的潜在原因存在显著的差异，因此二者的适应证评级显著不同。

格式上，二者也有很多不同。在本AUC中，成人适用指南中，超声心动图之前的检查结果被单独列出评分，而在成人适用指南中，这些内容则被合并在一起。另外，本AUC包括一个系统性疾病及家族史相关情况的列表，而这些在成人适用指南中没有提及。

（四）局限性

目前适用指南报告并不完全包括所有的可能的临床方案，并且这也不包括这些适应证，即随访或者住院患者的心脏超声。另外，限制了经胸超声的首次使用，也不包括胎儿或经食管超声心动图。一些适应证不是因为它们超出了本报告中所列出每一个可能情况的范围，也不是因为它们被认为在日常实践中很少见，而是由于它们太过于广泛。这些广泛的适应证例子包括非法药物的使用、胸壁畸形、不明确的与心血管风险可疑相关的染色体异常、结缔组织疾病、神经系统或者精神疾病、胃肠道和肝脏疾病以及一些与家族史相关的适应证。

尽管尝试在这份文件中包含广泛的各种临床方案，但是意识到这并不实际。鉴于《成人超声学的适用指南》的经验，错过一些常见的临床指征并不奇怪。同时也认识到这份文件并没有强调其适用性或者缺乏方法，或者不进行超声心动图的检查。未充分利用超声心动图将会导致其可用性的缺乏（设备，图像或者心脏疾病的描述），被纳税人或者无保险人员否定，专家咨询后的管理计划的改变，或是缺乏良好的临床判断能力。

（五）利用指南改善诊疗

作者预测该指南在儿童中有一些重要的应用。最主要的应用是去支持临床决策，即作出合适的关于儿童的个体化诊疗。需要牢记的是，指南中“恰当的”分类并不是建议所有的符合适应证的患者都要进行超声心动图检查。它更应该被理解成为，如果这样做所获得的信息有助于治疗患者，那么接受这项检查就是合理的。另一方面，“基本是不恰当的”并不意味着不需要进行超声心动图检查。该类别在最初的指南中被定义为“不适合”，但是由于显著的误解，适用指南工作小组改变了其命名，从而强调了个体患者情况的不同，即超声心动图应当合情合理的被使用。

这份文件对于那些申请了大量“几乎不适合”的超声心动图检查的医生来说也是一个教育和改善质量的工具。成人超声心动图AUC的经验展示了医生参与质量改进、跟踪和测试开单行为的评估，有助于减少不恰当检查的比例。更进一步来说，也有一些组织已经将AUC作为质量改进流程的一部分。最终，AUC可能会提供使用AUC所带来的影响，特别是通过在线工具的使用，而非更加繁重及很少的医师驱动的管理控制。

三、总　　结

该AUC为临床医生在门诊儿童患者首次进行经胸超声心动图检查提供了有益的指导，也为在其他儿科心脏病学领域制定相关的AUC奠定了基础。此外，它也是设计教育和质量改善计划的基础。在临床工作中对本AUC实施的评估深入研究的价值不仅仅在于发现目前指南的不足，也有助于了解临床医生申请超声心动图检查的方式和诊疗差异。

（赵莹　杨敏福）

静脉血栓的起源与发生

一、临床提出的质疑

肺动脉栓塞(pulmonary thromboembolism,PE)和深静脉血栓形成(deep venous thrombosis,DVT),合称静脉血栓栓塞症(venous thromboembolism,VTE)。临床可诊断的VTE称为显性VTE,而隐匿性VTE临床难以诊断,往往在尸解时被发现。脑皮质静脉、脑静脉窦DVT,急性PE和慢性血栓栓塞性肺动脉高压、肝小静脉闭塞症、肠系膜静脉DVT、盆腔静脉DVT,外科术后发生的DVT和PE,下肢DVT等,分布在临床多学科,VTE几乎是所有临床学科面对的疾病。其中PE的高发病率、高误诊率和高死亡率已经成为全球性重要的医疗保健问题[1,2]。VTE分为遗传性和获得性两类,据流行病学调查,遗传性VTE的发病率低,大多数为获得性VTE,两者临床不易区分时,统称为症状性VTE。

美国胸科协会(American College of Chest Physicians,ACCP)从1995年推出《VTE诊断、治疗和预防指南》,截至2012年已经出版第9版[3],提出VTE的危险因素,如高龄、感染、恶性肿瘤、自身免疫病、手术、外伤、制动、妊娠、分娩、长途旅行综合征和家族史等。ACCP提出外科手术患者的危险分层,对不同危险分层的患者采用不同措施预防VTE的发生。但实际上同样危险分层的术后患者在类似相同的外部环境下,有的发生VTE,而大多数人并未发生VTE。2008年Shackfore报道[4]从1995年起执行《ACCP指南》到2004年止的10年时间内,共计37 619名外科手术患者,其中84%的患者部分或完全按《指南》方案执行,但症状性VTE的发生例数并未降低,预防危险因素与实际发生VTE有分离现象。

为什么VTE随年龄增加而发病率增加?为什么恶性肿瘤患者发生VTE的比例居高?为什么在相似的感染下,部分人群发生VTE,大部分人群并未发生VTE?术后、妊娠、分娩、长途旅行综合征发生的急性PE猝死令人防不胜防,而同样条件下,大多数人群并未发生VTE;同样是血栓,急性动脉血栓为白色血栓,而急性静脉血栓为红色血栓,病理学上的差异意味着什么?急性PE(DVT)的溶栓时间窗宽,1~14天溶栓有效,3周甚至4周往往也有效,而动脉血栓溶栓时间窗仅有数小时,同一机体的动脉、静脉血栓的治疗差异如此之大,其原因是什么?静脉血栓可以发生自溶,而动脉血栓难以发生自溶;VTE患者口服抗凝用药时程分为3个月、6个月、1年或终生服药,医生选择抗凝药物应用时间的困惑,源于缺乏个体化客观评价指标;临床有少部分VTE患者规范抗凝,INR控制在标准范围内,但最终仍发展为慢性血栓栓塞性肺动脉高压(chronic thromboembolic pulmonary hypertension,CTEPH),对此,医生往往困惑不解。

临床提出的质疑源于VTE的临床实践,VTE的危险因素是易发VTE的临床现象,是循证医学的总结,但不具有疾病发生的因果关系。迄今为止,全球预防VTE投入的卫生资源并未带来预期的效果。VTE的临床预防、治疗指南与临床实践背离现象的合理解释是,VTE的病因学和发病机制并未清楚。

二、急性静脉血栓蛋白组分的分析

导管从急性PE患者肺动脉取出血栓,肉眼所见的急性静脉血栓是红色血栓,从体内取出的急性静脉血栓易碎解。显微镜下所见的红色血栓是由红细胞、血小板、白细胞和血浆蛋白组成。

作者报道[5]急性静脉血栓的蛋白组分绝大多数是纤维蛋白原,仅有少量的纤维蛋白和细胞骨架蛋白,纤维蛋白原与受体蛋白的结合是可逆性的,在理论上解释了急性静脉血栓易自溶、延迟溶栓有效和导管碎栓术易碎解的原因。

红色血栓是由红细胞、血小板、白细胞和纤维蛋白原组成,纤维蛋白原在血栓形成中,与血液细胞如何结合的呢?作者通过串联蛋白质谱(MS/MS)检测及生物信息学分析,确定急性静脉血栓的核心蛋白,是整合素β1、β2和β3亚单位(图1)。

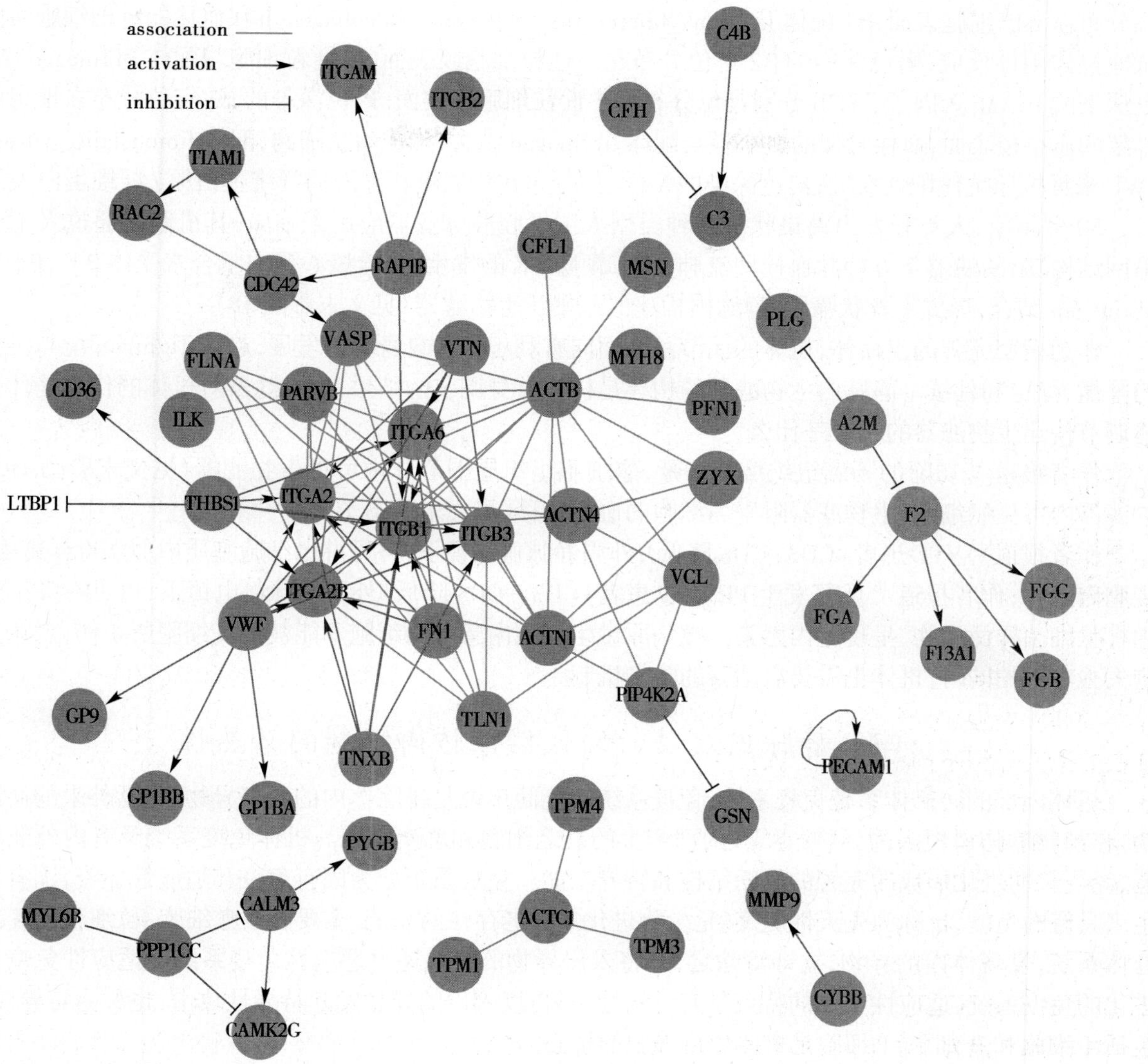

图1　串联蛋白质谱（MS/MS）检测及生物信息学分析，确定急性静脉血栓的核心蛋白，是整合素β1、β2和β3亚单位

整合素是细胞黏附分子家族的重要成员之一，主要介导细胞与细胞、细胞与细胞外基质（ECM）之间的相互黏附，并介导细胞与ECM之间的双向信号传导。整合素与多细胞活动过程中的多种配体结合，参与肿瘤的血管生成，侵袭转移、炎症、伤口愈合和凝血等生理和病理过程[6]。

整合素是由α和β两个亚单位以1∶1非共价键连接形成的跨膜异二聚体，目前在人体已发现18种α亚单位和8种β亚单位，共形成24种有功能的异二聚体，每种组合都可以与某些特定的配体识别，整合素分子中β亚单位的结构不同，分为8组（β1~β8组），同一组不同成员中，β链均相同，α链不同，静息状态下，整合素受体不与配体结合，α和β两个亚单位之间的连接被分开时，整合素发生活化，α亚单位主要介导同配体之间特异性的可逆性连接，β亚单位则主要负责信号转导，调节整合素的亲和性[7-9]。

三、急性静脉血栓核心蛋白的定位

β1亚单位整合素主要分布淋巴细胞、血小板等膜表面，配体为laminin、collagen、thrombospondin、fibronetin和VCAM-1等，β2亚单位整合素主要分布中性粒细胞、单核细胞膜表面，配体为fibrinogen、ICAM、factorⅩ和ic3b，β3亚单位整合素主要分布血小板膜表面，配体为fibrinogen、fibronetin、vitronectin、VWF和thrombospondin等[10-12]。

作者报道[13]采用导管抽取急性PE患者肺动脉内血栓，光镜下免疫组化结果表明，褐色深染的β1定位分布在淋巴细胞表面；β1 配体 laminin、fibronectin、collagen Ⅰ和 collagen-Ⅱ在血栓的淋巴细胞表面未见抗原抗体阳性反应；褐色深染的 β2 定位分布在中性粒细胞膜表面，中性粒细胞与配体 fibrinogen 结合，褐色深染的 ICAM、Ⅹ因子、C3b 分别定位分布在中性粒细胞膜表面；褐色深染的 β3 定位分布在聚集成血栓骨架的血小板表面，血栓骨架的血小板与配体 fibrinogen 结合，构成丝状筛网，配体 fibronectin、vitronectin、vWF 未见抗原抗体阳性反应；褐色深染的Ⅹa 定位分布在构成丝状筛网的纤维蛋白原 / 纤维蛋白表面。

30 多年前，人类开发出鸟巢状等多种类型人工下腔静脉滤器应用于临床，其机制是通过人工构建的筛网结构，阻断滤器下方静脉血栓回流肺动脉，预防 PE 的发生；血栓核心蛋白整合素受体 β3、β2 与配体 fibrinogen 结合，形成了丝状筛网，静脉内构建似鸟巢状生物滤器（见文末彩图 18）。

作为精密完善的生命体，机体的调节总是面向有利于机体自身方向发展，趋向于外部环境与机体内部的平衡、稳定和延续。静脉内生物滤器的构建是机体自身调节的结果，生物滤器对机体的作用是什么？机体调节构建生物滤器的意义是什么？

作者报道[14]切除的肠癌组织病理切片，癌细胞组织周围静脉内可见生物滤器（见文末彩图 19A）。生物滤器内可见癌细胞，生物滤器阻碍癌细胞的血行转移（见文末彩图 19B）。

作者报道[15]VTE 患者（CD3、CD8 降低），外周静脉血电镜下，可见淋巴细胞胞质内似病毒样微生物，呈现胞内感染；作者报道[16]反复发生 PE/DVT 患者（CD3、CD8 降低）外周静脉血电镜下，可见吞噬细胞胞质内杆状细菌样微生物，呈现胞内感染。被病原微生物胞内感染的细胞不能被免疫细胞所杀伤，意味免疫细胞失去功能的同时，机体也需要启动新的防御机制。

四、静脉内启动新的代偿性防御机制的必然性

机体内部的防御体系是免疫系统，免疫系统功能简单说是排除体内的所有异物，包括外来的病原微生物，移植物和伤口侵入的异物、毒素，内部产生的衰老细胞和恶变细胞。机体免疫系统具有内外兼顾的功能，经历长期进化形成的完善的组织结构和特异功能。免疫系统分为固有免疫和适应性免疫，固有免疫是生来具有的免疫，也称为先天性免疫，是生物进化最古老存在的功能，主要有巨噬细胞、粒细胞、NK 细胞和补体系统，发现体内的异物，立即清除之，并将入侵异物的信息递呈适应性免疫系统。适应性免疫是后天进化的免疫系统，适应性免疫的特点是有记忆性，对再度入侵的异物发起特异性攻击，也称为特异性免疫，包括 T 细胞和 B 细胞，T 细胞是机体免疫细胞的核心。

免疫细胞平衡过程是复杂的过程，当免疫细胞平衡功能崩溃，机体失去免疫功能防卫时，胞内感染细胞 / 恶性肿瘤细胞侵入静脉系统，机体的代偿性防御屏障必然启动，代偿性储备功能的释放是生物学的基本规律。静脉内生物滤器的生成，意味着静脉内存在胞内感染细胞 / 恶性肿瘤细胞，也意味是免疫系统失去功能后，新建立防御系统的替代补充。

五、人类基因组学系统性免疫相关基因 mRNA 的表达

人类基因组学方法的特点是体现全局性、综合性和方向性，尽管基因表达指导下的蛋白合成往往存在过程中的差异，需要通过蛋白学和细胞学的验证，但通过研究组间基因组学表达模式的比较，显著差异模块的功能分析，提供了认识疾病发生整体性变化和方向性，这是目前其他检查方法尚不具备的全局性检测功能。

1. PE 组和对照组比较，Gene Ontology 分析结果表明，PE 组基因表达的靶向性指向 T 细胞免疫受体复合物和 T 细胞免疫功能显著下调[17]。

2. 固有免疫，分别比较了 PE 组和对照组，吞噬细胞、NK 细胞、补体系统、细胞因子相关基因表达的差异。

(1) 吞噬细胞相关基因 mRNA 的表达差异：结果显示，与对照组相比，PE 组患者吞噬细胞模式识别受体（*TLR2*、*TLR4*、*CD14*、*MYD88*、*MRC1L1*、*MRC2*、*MSR1*、*SCARA5*、*SCARB2*、*SCARF1*、*SCARF2*）及吞噬细胞调理性受体（*CR1*、*FCGR2A*、*FCGR2B*、*FCGR3A*、*FCGR3B*）mRNA 表达整体上调，其中 *TLR4*、*CD14*、*MYD88*、*SCARB2*、*SCARF2* 及 *CR1*、*FCGR2A* 显著上调（$P<0.001$），提示中性粒细胞、单核细胞功能增加[18]。

(2) NK 细胞相关基因的 mRNA 的表达差异：结果显示，与对照组相比，PE 组 NK 细胞功能相关基因 mRNA 表达呈整体下降趋势，其中 7/10 的凝集素样受体及自然细胞毒效应受体 mRNA 表达显著下调

($P<0.05$),提示 NK 细胞介导的直接杀伤靶细胞能力下降[18]。

(3) 补体系统相关基因的 mRNA 的表达差异:结果显示,与对照组相比,补体前端固有成分基因 14 条,PE 组 *C1QA*、*C1QB*、*C4B*、*CFP* 共 4 条基因的 mRNA 表达显著上调($P<0.01$),*MBL2*、*MASP1* 2 条基因的 mRNA 表达有意义下调($P<0.05$)。补体终末固有成分 7 条基因,PE 组 *C5* 的 mRNA 表达有意义上调($P<0.05$),*C7*、*C9* 有意义下调($P<0.05$),*C6* 显著下调($P<0.01$);补体受体基因 7 条 mRNA 表达,PE 组补体受体基因 7 条均上调,其中 *CR1*、*ITGAM*、*ITGAX*、*C5AR1* 共 4 条基因 mRNA 表达显著上调($P<0.01$);补体调节蛋白基因 7 条 mRNA 表达,PE 组 *CD59* 基因 mRNA 表达有意义上调($P<0.05$),*CD55* 基因 mRNA 表达显著上调($P<0.01$),*CFI* 基因 mRNA 表达有意义下调($P<0.05$),其他 3 条基因 mRNA 呈下调趋势。PE 患者补体前端固有成分、受体及调节蛋白基因 mRNA 表达失衡,提示 PE 组患者补体系统级联反应中断,补体介导的溶膜能力丧失[19]。

(4) 细胞因子相关基因的 mRNA 的表达差异:结果显示,与对照组相比,PE 组干扰素基因:PE 组 12 条Ⅰ型干扰素基因 *IFNA5*、*IFNA6*、*IFNA8*、*IFNA14*、*IFNK*、*IFNW1*,*IFNE1* 表达下调($P<0.05$),*IFN-γ* 基因表达显著下调($P<0.01$)[20]。

白细胞介素基因:PE 组 37 条白介素基因中,12 条表达显著或有意义下调:*IL1A*、*IL9*、*IL17B*、*IL19*、*IL23A*、*IL25*($P<0.05$),*IL2*、*IL3*、*IL13*、*IL22*、*IL24*、*IL31*($P<0.01$);PE 组 *IL10*、*IL28A* 表达有意义上调($P<0.05$)[20]。Th1/Th2 比例降低,提示细胞杀伤功能降低[20,21]。

趋化因子基因:PE 组 12 条 CXC 家族基因表达显著上调的有 *CXCL1*、*CXCL14*($P<0.05$),*CXCL2*、*CXCL6*、*CXCL13*($P<0.01$),*CXCL10* 表达显著下调($P<0.01$);PE 组 23 条 CC 家族基因表达均显著下调($P<0.01$)[20]。

肿瘤坏死因子基因:PE 组 38 条基因中,有意义和显著上调基因:*LTA*、*TNFSF9*、*TNFRSF9*、*TNFRSF10C*($P<0.05$),*TNFSF13*、*TNFRSF1A*、*TNFRSF1B*、*TNFRSF10B*、*TNFRSF10D*、*TNFRSF19L*($P<0.01$);有意义和显著下调基因:*TNFRSF25*($P<0.05$),*TNFRSF11B*、*TNFRSF19*($P<0.01$)[20]。

集落刺激因子基因:PE 组 6 条基因中,*CSF3*、*THPO*、*KITLG*($P<0.05$),及 *CSF2*、*THPO*($P<0.01$)表达有意义或显著下调[20]。

其他细胞因子基因:PE 组 8 条基因中,*TGFB1*、*TGFB1I1*、*EGF*、*VEGF* 表达显著上调($P<0.01$),*TGF-β3* 表达下调($P<0.05$)[20]。

PE 患者多种细胞因子 mRNA 表达失衡,提示杀伤病毒微生物能力降低,对病毒、胞内菌及寄生虫易感[20]。

(5) PE 组中分布于白细胞以及血小板的大部分整合素相关基因 mRNA 表达显著上调;L- 选择素以及 *PSGL-1* 相关基因 mRNA 表达显著上调,E- 选择素相关基因 mRNA 表达显著下调;典型钙黏素及前体钙黏素相关基因 mRNA 表达呈现整体下调趋势,VE- 钙黏素相关基因 mRNA 表达显著下调;免疫球蛋白超家族相关基因 mRNA 表达无明显差异。提示症状性 PE 过程中,白细胞黏附作用明显增强;血小板的黏附作用增强;内皮细胞的活化作用明显减弱;内皮细胞之间的黏合连接作用减弱,内皮通透性增加[22]。

(6) 检测出白细胞相关整合素基因 mRNA13 条,PE 组 β1 及 β2 组整合素基因 mRNA 表达显著上调($P<0.05$);血小板相关整合素基因 mRNA7 条,PE 组 β1 及 β3 组整合素基因 mRNA 表达有意义上调($P<0.05$);其他整合素相关基因 mRNA 10 条中亦有部分表达上调或下调。提示 PE 组患者分布于白细胞以及血小板的大部分整合素基因 mRNA 表达显著上调,纤维连接蛋白及纤维蛋白原相关整合素基因 mRNA 表达亦有显著改变[22]。

3. 适应性免疫,分别比较了 PE 组和对照组,T 细胞、B 细胞相关基因表达的差异。

(1) PE 组 T 淋巴细胞:T 淋巴细胞免疫突触,受体复合物、质膜和受体基因 6 条,PE 组患者 *ZAP70*、*CD247*、*GZMB* mRNA 表达有意义下调($P<0.05$),*GZMA*、*CD3G*、*CD3D* mRNA 表达显著下调($P<0.01$)[28]。

(2) 比较两组 B 细胞相关基因的 mRNA 的表达差异。PE 组共检测 82 条 B 细胞激活相关基因,包括①B 细胞受体相关基因:PE 患者 *LYN*、*CD22*、*SYK* 表达显著上调($P<0.05$),*BTK*、*PTPRC*、*NFAM1* 极显著上调($P<0.01$),FYN 表达显著下调($P<0.05$),*FCRL4*、*LAX1* 极显著下调($P<0.01$)。②T 细胞依赖的 B 细胞激活相关基因:PE 患者 EMR2 表达显著上调($P<0.05$),*TNFSF9*、*CD86*、*ICOSLG*、*CD37*、*CD97* 表达极显著上调($P<0.01$);SPN 表达显著下调($P<0.05$)。③T 细胞非依赖性的 B 细胞激活相关基因:PE 患者 *LILRA1*、

TLR9 表达显著上调（*P*<0.01）。④调节因子相关基因：PE 患者 *CR1*、*LILRB4*、*VAV1* 表达显著上调（*P*<0.01），*SLAMF7* 表达极显著下调（*P*<0.01）。⑤B 细胞相关细胞因子的相关基因：PE 组 *LTA* 表达显著上调（*P*<0.05），*IL10* 表达显著上调（*P*<0.01），*L1A*、*IFNA5*、*IFNA6*、*IFNA8*、*IFNA14* 表达显著下调（*P*<0.05），*IL2*、*IL13*、*IFNG* 表达显著下调（*P*<0.01）。PE 组患者 B 细胞相关基因的表达结果，提示 PE 组患者 B 细胞功能呈现紊乱[23]。

吞噬细胞、NK 细胞、补体系统、T 细胞和 B 细胞是机体固有、适应性免疫系统组成的细胞和分子，每一种成分都有防御某些病原体重要的功能区，共同组成免疫防御的程序，发挥正常防御功能。基因组学表达的总体信息是，PE 组患者吞噬细胞相关基因表达显著上调，NK 细胞相关基因表达显著下调，补体相关基因表达显著紊乱，细胞因子相关基因表达显著失衡，T 细胞相关基因表达显著下调，B 细胞相关基因表达显著紊乱，症状性 PE 组呈现出急性炎症反应和系统性免疫细胞平衡功能崩溃。

六、家族性 VTE DNA 序列突变与 VTE[24]

在一家族性 VTE 患者（图 2A），3 例 VTE 患者同时检测到 DNA 序列穿孔蛋白基因突变，定位在 NK 细胞、T 细胞和补体，表现为杀伤靶细胞的联合免疫功能缺陷。NK 细胞、CD8 细胞和补体形成的膜攻击复合

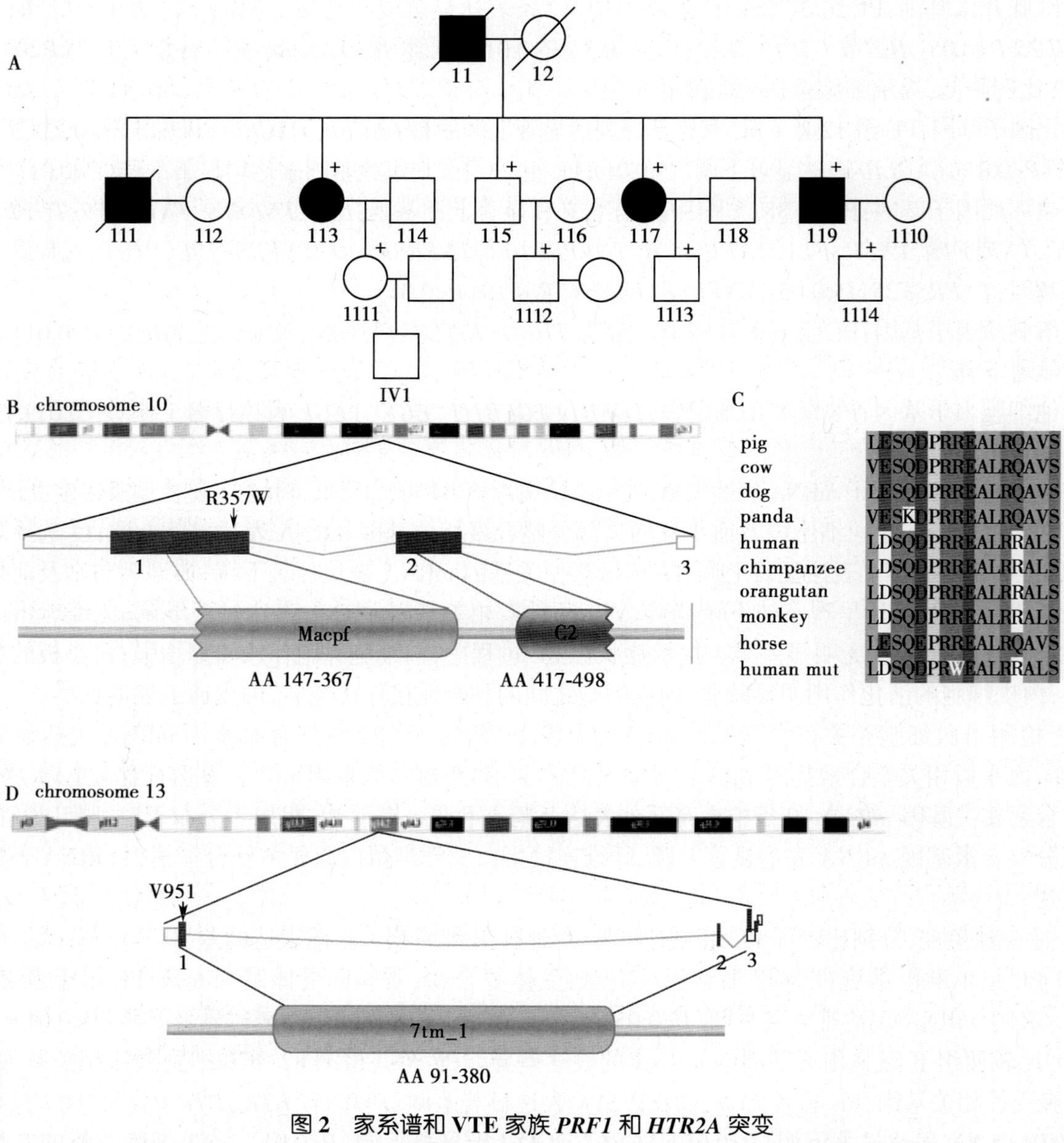

图 2 家系谱和 VTE 家族 *PRF1* 和 *HTR2A* 突变

A：VTE 家族的家系图。+ 表示参与本实验检测和测序的家族成员。填充的符号表示受影响的个体。B：编码 *PRF1* 开放阅读框的外显子染色体定位和基因结构。C：默认设定的 CLUSTALW 法分析 *PRF1* 直系同源保守。*PRF1* 的 R375W 突变序列用白色表示。D：*HTR2A* 染色体定位及其外显子定位。外显子编号表示 *HTR2A* 位于反项链上，V951 突变定位于外显子 1。

物，杀伤异型抗原细胞的步骤分为穿孔蛋白凿开异型细胞膜和并通过膜孔道释放颗粒酶，穿孔蛋白基因突变导致编码蛋白异常(图 2B)，穿孔膜功能丧失。症状性 PE 组基因组学表现为 T 细胞颗粒酶基因 mRNA 表达显著下调，提示细胞杀伤功能降低。家族性 VTE 患者穿孔蛋白 DNA 序列突变与症状性 PE 组患者颗粒酶基因 mRNA 表达显著下调，其免疫细胞杀伤功能。

七、免疫细胞功能与 VTE

Smeeth 报道 VTE 的发生与感染相关，急性呼吸道感染后 2 周至 6 个月内 VTE 的发病风险提高 1.91 倍[25]。两项大规模的病例对照研究也表明急性感染在控制了其他危险因素后可以导致 VTE 的发病风险提高 2~3 倍[26,27]。笔者报道[28]SARS 死者的肺动脉、肾、肝、胰腺等多脏器静脉内发生 DVT，表明病毒感染与 VTE 发生的密切关系。

笔者报道[29]一组急性 PE 患者 CD3、CD8 功能显著降低；笔者报道[30]一组慢性栓塞性肺动脉高压患者 CD3、CD8 功能显著降低；笔者报道[31]一组症状性急性 VTE 患者分别 CD3、CD8、CD16+56、CD19 表达显著降低 / 紊乱，比例高达 95%。VTE 的细胞学表达与基因组学表达基本一致，共同指向免疫细胞平衡功能显著降低。

T 细胞是免疫细胞的核心，Th 细胞通过 Th1、Th2 和 Th17 分别调控细胞免疫、体液免疫和固有免疫的吞噬细胞功能，当 T 细胞发生功能显著低下，降低整体免疫功能。免疫平衡过程是复杂的过程，免疫功能正常，免疫功能降低，免疫功能紊乱，不同的免疫功能决定机体的不同存在状态。免疫细胞平衡功能崩溃是指免疫细胞发生无功能状态或功能严重低下状态。作者报道的 VTE 组患者细胞学结果指向 T 细胞功能显著降低，基因组学表达的图像是整体免疫细胞功能显著下调，表明免疫细胞功能显著减低状态，呈现免疫细胞平衡功能崩溃。

八、恶性肿瘤与 VTE

恶性肿瘤是 VTE 的危险因素。是导致恶性肿瘤患者死亡的主要原因之一[32-34]。恶性肿瘤患者发生 VTE 的风险比非恶性肿瘤患者升高 4~7 倍[35,36]。

恶性肿瘤的发生是机体免疫细胞不能有效、及时清除体内恶变细胞的结果。作者报道[37]乙状结肠腺癌表面可见坏死、肉芽组织形成，小静脉壁破坏，褐色深染的纤维蛋白原在静脉血管内形成丝状筛网。作者报道[37]胃低分化腺癌细胞坏死区，大量红细胞溢出血管外(见文末彩图 20)静脉周围可见核大异型癌细胞，癌组织静脉内，褐色深染的纤维蛋白原形成的细丝状筛网滞留癌细胞；丝状筛网阻止癌细胞血行转移。由此可知，恶性肿瘤患者发生 VTE 和出血是恶性肿瘤细胞增殖浸润破坏周围静脉和动脉血管的结果，是癌细胞增殖期的产物。

九、急性静脉血栓核心蛋白在 VTE 及危险因素人群的表达差异

作者报道[38]1006 例 VTE 组、危险因素组和对照组，采用流式细胞仪检测静脉血栓核心蛋白，健康体检人群确定整合素 β1、β2 和 β3 亚单位表达的正常区间。

VTE 组、危险因素组分别与对照组比较，整合素 β1 亚单位在 VTE 组、危险因素组——急性感染组、恶性肿瘤组、自身免疫组分别表达显著升高($P<0.001$，$P<0.01$)，手术、外伤组未见显著差异($P>0.05$)。

VTE 组、危险因素组分别与对照组比较，整合素 β2 亚单位在 VTE 组表达显著升高($P<0.05$)，危险因素组——急性感染组、恶性肿瘤组、自身免疫组、手术、外伤组整合素 β2 亚单位未见显著差异($P>0.05$)。

VTE 组、危险因素组分别和对照组比较，整合素 β3 亚单位在 VTE 组显著升高($P<0.05$)。感染组、恶性肿瘤组、自身免疫组、手术、外伤组整合素 β3 亚单位表达未见显著差异($P>0.05$，见文末彩图 21)。

十、核心蛋白有可能成为 VTE 诊断的蛋白标志物

作者报道[39]120 例 VTE 患者 ROC 曲线评价诊断试验的有效性，表明整合素 β1、β2、β3 亚单位诊断急性期 VTE 的曲线下面积(AUC)分别为：0.870、0.821 和 0.731。Youden 指数计算理想界值分别为 10.29pg/ml、

91.10pg/ml 和 10.35pg/ml，在此理想界值时诊断 VTE 的敏感性、特异性、阳性预测值和阴性预测值分别为整合素 β1(80.3%、83.7%、71.1% 和 89.3%)，整合素 β2(78.6%、73.7%、59.4% 和 87.6%)，整合素 β3(68.4%、71.2%、54.3% 和 81.8%)。当合并整合素 β1、β2、β3 作为诊断指标时，则 AUC 达到 0.916，敏感性、特异性、阳性预测值和阴性预测值分别为 84.6%、90.8%、81.7% 和 92.0%。临床研究表明，integrin β1、β2、β3 在 VTE 组患者显著升高，并具备较高的特异性和敏感性。

急性静脉血栓形成的上游条件是免疫细胞平衡功能崩溃，是胞内感染细胞 / 恶性肿瘤细胞触发的静脉内免疫黏附性炎症反应，免疫黏附性炎症是机体的防御反应，建立静脉内生物滤器阻止胞内感染细胞 / 恶性肿瘤细胞回流，但以红细胞为主的血细胞滞满生物滤器内，红色血栓形成，机体的防御转变为血栓性疾病。

免疫细胞平衡功能崩溃的人群是静脉血栓易发生的人群，凡是发生静脉血栓者，预示静脉内存在胞内感染细胞 / 恶性肿瘤细胞。高龄、感染、外伤、手术、自身免疫疾病，妊娠、分娩、长途旅行综合征、家族史等 VTE 的危险因素，是在机体免疫细胞平衡功能崩溃下，才有可能发生静脉血栓，而免疫细胞平衡功能健康人群，即便有可见的危险因素，但难以发生胞内感染 / 癌细胞增殖，因此，难有 VTE 发生的风险。

急性静脉血栓的核心蛋白是整合素 β1、β2 和 β3 亚单位，整合素 β1 亚单位是 VTE 危险因素人群的表达特征，而外伤、手术不具有其他危险因素核心蛋白的表达，“外伤、手术”本身可能不是真正的 VTE 危险因素。

预防和降低 VTE 的发生率，提高治愈率，需从疾病发生的中下游延伸至疾病发生的上游。因此，仅仅预防和降低目前已知的危险因素是不全面的，需要增加免疫细胞功能的检测。全身性调理和改善免疫细胞平衡功能，降低机体应激水平，调节神经内分泌功能状态恢复平衡，将是预防、治疗和康复 VTE 的新内容。

（王乐民）

参考文献

[1] Cardiovascular Disease Educational and Research Trust, European Venous Forum, North American Thrombosis Forum, et al. Prevention and treatment of venous thromboembolism. International Consensus Statement (guidelines according to scientific evidence). Int Angiol, 2006, 25: 101-161.

[2] Piazza G, Goldhaber SZ. Physician alerts to prevent venous thromboembolism. J Thromb Thrombolysis, 2010, 30 (1): 1-6.

[3] Guyatt GH, Akl EA, Crowther M, et al. Executive summary: Antithrombotic Therapy and Prevention of Thrombosis, 9th ed: American College of Chest Physicians Evidence-Based Clinical Practice Guidelines. Chest, 2012, 141 (2 Suppl): 7S-47S.

[4] Shackford SR, Rogers FB, Terrien CM, et al. A 10-year analysis of venous thromboembolism on the surgical service: the effect of practice guidelines for prophylaxis. Surgery, 2008, 144 (1): 3-11.

[5] Wang LM, Gong Z, Jiang JF, et al. Confusion of wide thrombolytic time window for acute pulmonary embolism: mass spectrographic analysis for thrombus proteins. Am J Respir Crit Care Med, 2011, 184: 145-146.

[6] Giancotti FG, Ruoslahti E. Integrin signaling. Science, 1999, 285 (5430): 1028-1032.

[7] Takada Y, Ye X, Simon S. The integrins. Genome Biol, 2007, 8 (5): 215.

[8] Xiong JP, Stehle T, Diefenbach B, et al. Crystal structure of the extracellular segment of integrin alpha Vbeta3. Science, 2001, 294 (5541): 339-345.

[9] Humphries MJ. Integrin structure. Biochem Soc Trans, 2000, 28 (4): 311-339.

[10] Solovjov DA, Pluskota E, Plow EF. Distinct roles for the alpha and beta subunits in the functions of integrin alphaMbeta2. J Biol Chem, 2005, 280 (2): 1336-1345.

[11] Gerber DJ, Pereira P, Huang SY, et al. Expression of alpha v and beta 3 integrin chains on murine lymphocytes. Proc Natl Acad Sci USA, 1996, 93 (25): 14698-14703.

[12] Lityńska A, Przybyło M, Ksiazek D, et al. Differences of alpha3beta1 integrin glycans from different human bladder cell lines. Acta Biochim Pol, 2000, 47 (2): 427-434.

[13] Wang LM, Duan QL, Yang F, et al. Activation of circulated immune cells and inflammatory immune adherence are involved in the whole process of acute venous thrombosis. Int J Clin Exp Med, 2014, 7 (3): 566-572.

[14] Wang LM, Duan QL, Yi XH, et al. Venous thromboembolism is a product in proliferation of cancer cells. Int J Clin Exp Med, 2014, 7: 1319-1323.

[15] Wang L, Gong Z, Liang A, et al. Compromised T-cell immunity and virus-like structure in a patient with pulmonary hypertension. Am J Respir Crit Care Med, 2010, 182(3): 434-435.

[16] Wang L, Zhang X, Duan Q, et al. Rod-like Bacteria and Recurrent Venous Thromboembolism. Am J Respir Crit Care Med, 2012, 186(7): 696.

[17] Wang H, Wang C, Zhang L, et al. Analysis of the protein-protein interaction networks of differentially expressed genes in pulmonary embolism. Mol Med Rep, 2015, 11: 2527-2533.

[18] Wang H, Duan QL, Wang LM, et al. Analysis on the pathogenesis of symptomatic pulmonary embolism with human genomics. Int J Med Sci, 2012, 9: 380-386.

[19] Lv W, Wang LM, Duan QL, et al. Characteristics of the complement system gene expression deficiency in patients with symptomatic pulmonary embolism. Thromb Res, 2013, 132: e54-57.

[20] Lv W, Duan QL, Wang LM, et al. Gene expression levels of cytokines in peripheral blood mononuclear cells from patients with pulmonary embolism. Mol Med Rep, 2013, 7: 1245-1250.

[21] Duan QL, Lv W, Wang LM, et al. mRNA expression of interleukins and Th1/Th2 imbalance in patients with pulmonary embolism. Mol Med Rep, 2013, 7: 332-336.

[22] Xie Y, Duan QL, Wang LM, et al. Genomic characteristics of adhesion molecules in patients with symptomatic pulmonary embolism. Mol Med Rep, 2012, 6: 585-590.

[23] Lv W, Duan QL, Wang LM, et al. Expression of B cell related genes in peripheral blood mononuclear cells of patients with symptomatic pulmonary embolism. Mol Med Rep, 2015, 11: 2299-2305.

[24] Duan Q, Lv W, Yang MC, et al. Characterization of immune cells and perforin mutations in familiar venous thromboembolism. Int J Clin Exp Med, 2015, 8(5): 7951-7957.

[25] Smeeth L, Cook C, Thomas S, et al. Risk of deep vein thrombosis and pulmonary embolism after acute infection in a community setting. Lancet, 2006, 367: 1075-1079.

[26] Clayton TC, Gaskin M, Meade TW. Recent respiratory infection and risk of venous thromboembolism: case-control study through a general practice database. Int J Epidemiol, 2011, 40: 819-827.

[27] Schmidt M, Horvath-Puho E, Thomsen RW, et al. Acute infections and venous thromboembolism. J Intern Med, 2012, 271(6): 608-618.

[28] Xiang-Hua Y, Le-Min W, Ai-Bin L, et al. Severe acute respiratory syndrome and venous thromboembolism in multiple organs. Am J Respir Crit Care Med, 2010, 182(3): 436-437.

[29] Wang LM, Song HM, Gong Z, et al. Acute pulmonary embolism and dysfunction of CD3+ CD8+ T cell immunity. Am J Respir Crit Care Med, 2011, 184: 1315.

[30] Song HM, Wang LM, Gong Z, et al. T cell-mediated immune deficiency or compromise in patients with CTEPH. Am J Respir Crit Care Med, 2011, 183: 417-418.

[31] Duan QL, Gong Z, Song HM, et al. Symptomatic venous thromboembolism is a disease related to infection and immune dysfunction. Int J Med Sci, 2012, 9: 453-461.

[32] Chew HK, Wun T, Harvey D, et al. Incidence of venous thromboembolism and its effect on survival among patients with common cancers. Archives of Internal Medicine, 2006, 166: 458-464.

[33] Khorana AA, Liebman HA, White RH, et al. The risk of venous thromboembolism in patients with cancer. Cancer Thromb, 2008, 240-248.

[34] Chew HK, Wun T, Harvey DJ, et al. Incidence of venous thromboembolism and the impact on survival in breast cancer patients. Journal of Clinical Oncology, 2007, 25: 70-76.

[35] Wun T, White RH. Epidemiology of cancer-related venous throm-boembolism. Best Practice and Research Clinical Haematology, 2009, 22: 9-23.

[36] Blom JW, Doggen CJ, Osanto S, et al. Malignancies, pro-thrombotic mutations, and the risk of venous thrombosis. JAMA, 2005, 293: 715-722.

[37] Wang LM, Duan QL, Yi XH, et al. Venous thromboembolism is a product in proliferation of cancer cells. Int J Clin Exp Med, 2014, 7: 1319-1323.

[38] Duan Q, Wang L, Yang F, et al. Internal relationship between symptomatic venous thromboembolism and risk factors: up-regulation of integrin β1, β2 and β3 levels. Am J Transl Res, 2015, 7(3): 624-631.

[39] Song Y, Yang F, Wang L, et al. Increased expressions of integrin subunit beta1, beta2 and beta3 in patients with venous thromboembolism: new markers for venous thromboembolism. Int J Clin Exp Med, 2014, 7: 2578-2584.

成人肺动脉高压的药物治疗

一、简　　介

肺高血压(pulmonary hypertension,PH)是各种原因所致的,以肺动脉压力增高为血流动力学表现的一种疾病或病理生理状态。PH 患者往往因进展性出现的右心衰竭而导致病情加重,甚至致残致死。20 世纪 90 年代初,肺动脉高压治疗进入靶治疗时代。截至目前,已有通过三条不同通路的十余种药物用于肺动脉高压和慢性血栓栓塞性肺高血压患者的治疗。这些新药的上市,在显著改善患者临床症状和血流动力学指标的同时,也明显提高了这一类恶性心肺血管疾病的长期预后。

二、临床分类及治疗原则

根据发病机制、肺动脉病理改变和管理策略的差异,临床中将 PH 分为五大类,分别为:

第一类:肺动脉高压(pulmonary arterial hypertension,PAH):指累及肺动脉本身的原发疾病或其他继发因素所致小肺动脉病变。主要包括:特发性肺动脉高压(idiopathic PAH,IPAH)、遗传性 PAH、药物或毒物相关 PAH、先天性心脏病相关 PAH、结缔组织病相关 PAH、门脉高压相关 PAH、HIV 感染相关 PAH 和血吸虫病相关 PAH。PAH 患者共同的血流动力学定义为:肺动脉平均压(mPAP)≥25mmHg,同时肺小动脉楔压(PAWP)≤15mmHg。目前临床中应用的绝大多数 PAH 靶向治疗药物主要针对第一大类 PAH 患者。

第二类:左心疾病相关 PH:指存在左心基础疾病患者,在疾病进展过程中出现左心室舒张末压或肺静脉压力增高,心导管测定表现为 mPAP≥15mmHg,而 PAWP 也 >15mmHg。可导致左心相关 PH 的基础疾病状态包括左心收缩功能不全、左心舒张功能不全、心脏瓣膜病、先天性或继发性左心室流入道或流出道梗阻。由于无明确循证医学证据,这类患者推荐强化原发基础心脏病治疗,目前不推荐 PAH 靶向治疗药物。

第三类:慢性缺氧性疾病相关 PH:指存在导致慢性缺氧的肺部疾病,在疾病进展过程中出现肺动脉压力增高。可导致 PH 的慢性缺氧性疾病状态包括慢性阻塞性肺疾病、间质性肺疾病、其他限制性或阻塞性通气功能障碍、睡眠呼吸暂停综合征、肺泡低通气、慢性高原病以及部分先天性肺部不良疾病(包括先天性膈疝和支气管肺发育不良)。由于无明确循证医学证据,这类患者推荐强化原发肺部疾病治疗,纠正诱发缺氧加重和气道痉挛因素,一般不推荐肺动脉高压靶向治疗药物。

第四类:慢性血栓栓塞性 PH(CTEPH):指未及时溶解的肺栓塞机化堵塞肺动脉,导致血管床减少;而非堵塞部位小肺动脉则发生不同程度重构所致肺动脉压力和阻力升高的一类疾病。肺动脉主要分支受累的患者应首选考虑行肺动脉内膜剥脱术治疗。对以肺段一级动脉病变为主的外周性 CTEPH 患者、存在手术禁忌证的患者以及肺动脉内膜剥脱术后残余 PH 患者可使用 PAH 药物治疗或介入治疗。

第五类:不明原因或多种因素所致 PH:指数种目前发病机制尚不明确或存在多个导致 PH 危险因素的疾病,主要包括血液系统疾病(溶血性贫血、多发性骨髓瘤、骨髓异常增生综合征等)、系统性疾病(神经纤维瘤、血管炎、结节病)、代谢性疾病(苯丙酮尿症、甲基丙二酸血症)和其他疾病(肿瘤压迫、透析状态)。这些疾病中无大规模临床研究结果证实肺动脉高压靶向药物治疗的疗效和安全性,故不推荐常规使用。

三、PH 患者的管理和药物治疗

PH 患者需进行更细致的生活管理,以提高生活质量并尽可能使诱发疾病加重的风险降低。本文推荐的生活管理方式适合所有类型 PH 患者。而由于发病机制差异,药物治疗策略主要适用于第一大类 PAH 患者和无法手术或术后仍残余肺动脉压力增高的 CTEPH 患者。

（一）生活管理

1. 运动情况 患者应避免过度劳累，但需鼓励进行适当运动锻炼，具体活动量需个体化考虑，以不诱发气促症状显著加重或出现黑蒙、晕厥等症状为限。建议在医生指导下进行运动功能锻炼，可显著改善患者运动耐力。另外，患者需尽量避免前往存在明显缺氧环境或高原地区生活和旅游。

2. 怀孕和节育 合并PH的育龄期妇女怀孕后会显著增加诱发致命性右心衰竭的风险。最新研究显示，在充分应用靶向药物治疗的情况下，合并PH妇女的围生期死亡率为12%。因此，育龄期女患者应采取有效的避孕措施。如果怀孕患者坚持生育，应全程接受肺动脉高压药物治疗（禁忌使用内皮素受体拮抗剂）择期行剖宫产，并需要医院妇产科、麻醉科、重症监护病房以及肺动脉高压管理团队紧密合作。

3. 乘坐飞机 对于PAH患者，乘坐飞机会使得指尖氧饱和度平均下降4.9%。一项对430例PAH患者出行情况进行回顾性分析的研究显示，179例患者曾在确诊PAH后至少乘坐过一次飞机，仅20例患者在飞行过程中或落地后出现不适，其中7例需行药物干预。相比乘坐飞机的患者，不乘坐飞机的患者中心功能Ⅳ级比例更高。因此该研究认为，对于临床病情稳定的PAH患者，乘坐飞机基本是安全且可以耐受的。而对于病情不稳定患者，则建议避免乘坐飞机。

4. 心理社会支持 相当比例患者在诊断PH后，由于活动耐力下降、心衰加重、对预后的担心、住院、经济负担、生活及工作变动等诸多因素的影响而出现焦虑和抑郁状态，从而导致生活质量的进一步下降。部分患者由于对预后的担忧而降低了服药依从性，增加了发生病情恶化的风险。对这些患者及时进行心理干预是极其必要的。

5. 预防感染 PH患者易发生肺部感染，而肺部感染则往往导致病情进展，右心衰加重，诱发咯血，晕厥甚至猝死等严重事件。目前指南均推荐PH患者应接种流感疫苗。另PH患者一旦发生呼吸道或其他系统感染，应积极予以治疗。

6. 择期手术 PH患者外科手术会面临更大风险，主要来源于围术期肺动脉高压危象，右心衰竭加重和肺部感染等问题。因此，如果PH患者面临择期手术的情况，应推荐至具备PH诊治经验的中心进行手术。另外，对于全麻气管插管的患者，术后拔管时易诱发肺动脉高压危象。因此，对于部分手术推荐进行局部阻滞或硬膜外麻醉，而尽量避免选择全麻气管插管。而术前也应考虑将患者口服的PAH治疗药物转为静脉、皮下注射或雾化吸入治疗，直至患者能够进食并吞咽药物时再切换回口服药物治疗。

（二）基础治疗

1. 利尿 右心功能不全导致液体潴留，表现为中心静脉压增高，周围水肿，腹腔脏器淤血，严重患者可出现腹腔积液、心包积液等症状。对于这类患者，应予足量利尿治疗，并限制入水量，入院前三日目标每日负平衡1000~2000ml。

2. 强心 对于PAH患者急性期给予静脉洋地黄类药物能提高患者心输出量，但口服用药的长期疗效尚不明确。目前推荐应用口服洋地黄类药物控制PAH患者心率，尤其是合并快速型房性心律失常的患者。对于右心衰加重住院的患者，临床推荐的一线强心药物为多巴酚丁胺，未达到治疗目标可考虑米力农和左西孟旦。

3. 抗凝 根据近年发表的欧洲COMPARE注册登记研究结果，临床分类第一大类PAH患者中仅IPAH患者能从长期抗凝治疗中获益。但其他具有较高栓塞危险PAH患者，如部分结缔组织病患者或合并房颤患者也应酌情考虑抗凝治疗。CTEPH患者需长期抗凝治疗。但对于反复发生咯血患者，需停止抗凝治疗。目前最常应用的抗凝药物是华法林，目标INR为2~3。新型口服抗凝药在部分PAH患者中应用，但目前尚缺乏循证医学证据支持。

4. 吸氧 目前尚无对照研究证实长期低流量吸氧能改善PAH患者预后。但临床中仍推荐对于静息状态下氧饱和度低于90%患者进行家庭低流量氧疗，以改善缺氧相关临床症状。

（三）PAH靶向药物治疗

1. 钙通道阻滞剂（CCBs） 平滑肌细胞增生、肥厚和血管收缩痉挛是PAH发病的重要机制。有多项研究证实，临床中诊断的IPAH患者中，有一小部分发病机制可能是以血管收缩痉挛为主，应用足量CCBs能明显缓解血管痉挛从而导致肺动脉压力和阻力显著降低，临床症状和长期预后均得到极大改善。这种

CCBs 敏感患者可能是 PAH 早期表现，或许是有和其他 IPAH 截然不同的发病机制，从而导致临床治疗方案和长期预后的极大差异。

既往欧洲和美国 PH 指南均推荐吸入一氧化氮，静脉注射腺苷或依前列醇作为急性肺血管扩张试验用药。2009 年我国荆志成教授团队率先在国际上报道了雾化吸入伊洛前列素也可有效筛选出那些可能对 CCB 治疗长期有效的 IPAH 患者。2013 年世界肺高血压论坛公布的最新指南已将吸入伊洛前列素列为第四个急性肺血管扩张试验用药。国内目前几乎肺血管病中心和越来越多国际中心开始使用此药物进行急性肺血管扩张试验。急性肺血管扩张试验过程中，患者雾化吸入伊洛前列素（10~20μg）后 15 分钟内，患者血流动力学变化需同时满足以下三条标准才能定义为急性肺血管扩张试验阳性：①mPAP 较基线下降 10mmHg 以上；②用药后 mPAP 最低值可降至 40mmHg 以下；③用药后心输出量上升或持平。IPAH 患者中，能在急性肺血管扩张试验中表现为阳性的比例仅有不足 10%。

对于急性肺血管扩张试验阳性患者，可考虑应用 CCB 滴定治疗。目前临床指南推荐可用于此类患者的 CCBs 包括地尔硫䓬、硝苯地平和氨氯地平。为控制肺血管痉挛，CCBs 应用剂量往往显著高于治疗高血压所用剂量。推荐最大剂量：地尔硫䓬 240~720mg/d，硝苯地平 120~240mg/d，氨氯地平 20mg/d。起始剂量一般为常规高血压治疗剂量，监测血压、心率、超声心动图和临床症状的情况下逐渐加量，直至患者肺动脉压力降至接近正常水平或出现无法耐受不良反应。对于无明显心动过缓患者一般首选地尔硫䓬，而对于存在心动过缓患者则可以使用硝苯地平或氨氯地平。

对于接受足量 CCBs 治疗的急性肺血管扩张试验阳性患者，有约 50% 能表现为持续阳性，即仅使用 CCBs 能将患者肺动脉压力控制在正常或接近正常水平，右心结构和功能基本恢复正常，心功能稳定在Ⅰ~Ⅱ级。需强调的是，尽管其他类型 PAH 患者也可在急性肺血管扩张试验中达到阳性标准，但不推荐单独使用 CCBs 治疗，因研究显示这些患者无法从单独 CCBs 治疗中长期获益。国内目前仍有相当多中心滥用 CCB 或其他类型体循环降压药物治疗 PAH，需引起格外注意。

2. 内皮素受体拮抗剂　PAH 患者中内皮素（ET）系统不管在血浆中还是肺组织中都过度激活。尽管目前尚不清楚血浆 ET-1 水平增高是 PAH 使动因素还是继发结果，但均支持 ET-1 在 PAH 的疾病进展中发挥重要作用。ET-1 通过和肺动脉平滑肌细胞上的两个不同的受体异构体（ET_A 和 ET_B）结合从而发挥血管收缩和促进有丝分裂作用。ET_B 受体也在内皮细胞表达，激活 ET_B 可导致血管舒张性物质和抗增殖物质的释放，如一氧化氮和前列环素，能够对抗 ET-1 对肺血管的有害影响。尽管存在受体异构体活性的差异，但临床中双重内皮素受体拮抗剂（同时拮抗 ET_A 和 ET_B）和选择性内皮素受体拮抗剂（仅特异性拮抗 ET_A）治疗 PAH 的疗效似乎是相当的。

（1）波生坦（bosentan）：波生坦是第一个人工合成的内皮素受体拮抗剂（ERA），能同时拮抗 ET_A 和 ET_B 受体。有五项随机对照研究（351 Pilot、BREATHE-1、BREATHE-2、BREATHE-5 和 EARLY）对波生坦治疗 PAH 的临床疗效和安全性进行了评估。结果显示，波生坦能显著改善 PAH 患者的运动耐力、心功能分级、血流动力学和右心功能指标，并能延缓到达临床恶化的时间。在 IPAH 患者中长期应用波生坦治疗也显示出较好的疗效和安全性。成人 PAH 患者波生坦起始剂量为 62.5mg，2 次 / 日，2~4 周后可加量至 125mg，2 次 / 日。

有约 10% 患者在应用波生坦过程中出现转氨酶升高，但仅个别患者会显著增高。转氨酶升高往往在应用波生坦早期即可出现（前 3 个月），且呈剂量依赖性，减量或停药后转氨酶会回落至正常范围。应用波生坦过程中，推荐至少每月监测一次肝功能。如转氨酶增高至正常上限 4 倍以上，可考虑先行减半剂量，密切观察转氨酶变化情况；如转氨酶增高至正常上限 8 倍以上，需暂停应用波生坦治疗。对于存在严重肝脏疾病或转氨酶水平显著增高患者（非心衰原因所致）尽量避免使用波生坦治疗。此外，由于存在生殖毒性，使用波生坦治疗的患者需严格避孕。

自波生坦 2006 年在我国上市后，荆志成教授牵头完成的两项前瞻性，多中心研究显示，波生坦可有效改善第一大类 PAH 患者的运动耐力、心功能分级，降低 mPAP 和肺血管阻力（PVR），改善右心收缩功能并显著降低 NT-proBNP。此外，在我国成人 PAH 患者中，应用波生坦发生转氨酶升高的比例明显低于西方国家患者。

(2) 安立生坦(ambrisentan):安立生坦是一种选择性 ET_A 受体拮抗剂。两项大规模临床随机对照试验(ARIES-1 和 ARIES-2)已证实其能改善 PAH 患者的临床症状、活动耐力、血流动力学指标并延缓到达临床恶化的时间。长期延展研究也进一步证实安立生坦治疗 PAH 患者的疗效和耐受性。成人 PAH 患者推荐的安立生坦起始剂量为 5mg,1 次 / 日,可酌情加量至 10mg,1 次 / 日。

安立生坦应用于 PAH 患者时发生转氨酶升高的比例约为 0.8%~3.0%。有小规模研究显示,对于服用波生坦发生转氨酶异常的患者转化为安立生坦口服治疗后均未发生转氨酶增高。由于安立生坦发生转氨酶升高比例明显较低,且极少发生严重转氨酶升高,故目前指南不推荐在安立生坦治疗过程中定期检测转氨酶水平。安立生坦较常见的不良反应是外周水肿,一般无须处理,严重患者可给予利尿治疗。

安立生坦 2011 年在我国上市用于 PAH 治疗。我国上海和武汉的学者分别开展的临床研究显示,安立生坦短期治疗(12 周)PAH 能显著改善患者 6 分钟步行距离(6MWD)、心功能分级,降低超声心动图估测的肺动脉压力以及 NT-proBNP/BNP 水平。两组患者(共 67 例)均未出现转氨酶水平明显升高,有约 10% 患者出现下肢水肿,给予利尿治疗后可缓解。另一组观察安立生坦治疗我国 PAH 患者的长期研究显示,单独应用安立生坦治疗的患者中位随访 17 个月,心功能分级、6MWD 显著改善,NT-proBNP 水平和超声心动图测定的肺动脉收缩压显著降低,左心室受压情况显著改善。临床未出现无法耐受不良反应,安全性良好。

(3) macitentan:macitentan 是一个经波生坦空间结构改变,具备更高亲脂性和更强受体亲和力的新型双重 ET-1 受体拮抗剂,能更持久地和受体结合,阻断内皮素发挥血管收缩作用。Macitentan 还因对 ET-1 受体的持续拮抗作用而获得更强的组织穿透性。PAH 领域首个以事件驱动的Ⅲ期国际多中心、随机对照临床试验研究(SERAPHIN)显示,和安慰剂组相比,接受口服 macitentan 治疗的 PAH 患者发生首次临床恶化事件的时间明显延迟(HR 3mg 组 HR=0.70,10mg 组 HR=0.55),提示生活质量和长期预后的显著改善。且这种长期获益在有无 PAH 基础靶向治疗的患者中均能得到体现。

Macitentan 不增加发生转氨酶增高和外周水肿的几率,但会增加发生稀释性贫血的可能。Macitentan 已于 2014 年在欧美上市用于第一大类 PAH 治疗,并在最近更新的 PAH 治疗指南中被列为心功能Ⅱ~Ⅲ级患者的一线治疗药物。

3. 5 型磷酸二酯酶(PDE)抑制剂　PDE-5 是鸟苷酸环化酶(cGMP)的降解酶。抑制其通过 NO/cGMP 通路可产生血管舒张作用。自从发现肺血管床存在大量 PDE-5,PDE-5 抑制剂的潜在疗效开始在临床进行深入研究。此外,PDE-5 抑制剂还可表现出抗增殖作用。目前所有临床中批准用于男性勃起功能障碍的 PDE-5 抑制剂,包括西地那非、伐地那非和他达拉非均可用于 PAH 治疗。

(1) 西地那非(sildenafil):西地那非是一种口服的选择性 PDE-5 抑制剂。一项随机对照临床研究(SUPER-1)证实西地那非能显著改善 PAH 患者运动耐力、临床症状和血流动力学指标。长期延展研究(SUPER-2)经过 3.4 年的中位随访期进一步证实,相当比例 PAH 患者能从西地那非治疗中长期获益。有 60% 患者心功能可得到改善或维持稳定,46% 患者 6MWD 可增加或维持稳定,3 年生存率可达 79%,显著高于不应用靶向药物治疗阶段的历史对照组生存率。西地那非治疗 PAH 的获批剂量为 20mg,3 次 / 日,临床中可根据疗效和耐受性加量至 80mg,3 次 / 日。西地那非常见的不良反应包括头痛、潮红、肌肉疼痛及视物模糊等,与其同时能抑制其他 PDE 亚型所致的血管扩张作用相关。

尽管在我国仍无治疗 PAH 适应证,但西地那非在我国 PAH 患者中得以广泛应用。国内多个团队都报道了西地那非能有效治疗 IPAH、结缔组织病相关 PAH、先天性心脏病术后残余 PAH 和艾森曼格综合征患者,改善运动耐力、心功能、血流动力学指标和右心衰程度的安全性及耐受性良好。

(2) 伐地那非:伐地那非是一种高选择性 PDE-5 抑制剂。相比西地那非和他达拉非,伐地那非对 PDE-5 的选择性抑制作用最强。2009 年,荆志成教授团队报道了一项开放性、多中心临床研究,初步发现伐地那非治疗 PAH 疗效确切,耐受性良好。2011 年,荆志成教授团队报道了一项在我国 PAH 患者中进行的随机对照、多中心临床研究,证实伐地那非治疗 PAH 能显著改善患者的 6MWD、心功能分级、血流动力学指标,并能在 24 周观察期内有效减少临床恶化事件的发生。伐地那非在成人患者中的常用剂量为 5mg,2 次 / 日起始,根据疗效和耐受性可加量至 20mg,2 次 / 日。伐地那非常见不良反应和西地那非类似,也主要表现为头痛和潮热。

(3) 他达拉非：他达拉非是一种新型、长效的 PDE-5 抑制剂，消除半衰期为 17.5 小时。此外，他达拉非药代动力学不受进食影响，高脂饮食或饮酒并不会降低药物疗效。2009 年公布的一项随机双盲对照临床研究（PHIRST-1）显示，他达拉非 2.5mg、10mg、20mg 和 40mg 每日一次口服 16 周和安慰剂相比，分别能使得入组的 PAH 患者 6MWD 增加 14m、20m、27m 和 33m。亚组分析显示，无基础 PAH 治疗患者，6MWD 增加 44m；而有基础波生坦治疗患者 6MWD 增加 23m。此外，和安慰剂组相比，他达拉非 40mg，1 次 / 日，能显著延缓到达临床恶化时间，减少住院和心功能恶化事件的发生。他达拉非常见不良反应和其他 PDE-5 抑制剂类似。PHIRST-2 研究是 PHIRST-1 延伸研究，进一步证实他达拉非 20mg，1 次 / 日和 40mg，1 次 / 日治疗 PAH 患者在 52 周的观察期持续有效。分析显示，基础 6MWD 较高或接受波生坦背景治疗的患者相对不易出现临床恶化事件。他达拉非在欧美批准治疗 PAH 的剂量为 40mg，1 次 / 日，但目前在国内绝大多数 PH 诊治中心，成人推荐起始剂量为 10mg，1 次 / 日，如未达到治疗目标且耐受性良好，可逐渐加量至 20~40mg，1 次 / 日。

需要强调的是，目前上述 3 种 PDE-5 抑制剂在国内均无 PAH 治疗适应证。但由于其疗效确切，耐受性及安全性良好，价格相对经济，已在国内得到广泛应用。

4. 前列环素类似物　前列环素主要由内皮细胞产生，能在所有血管床引起血管扩张效应。此外，前列环素也是最强的内源性抑制血小板聚集物质，兼具细胞保护和抗增殖作用。在 PAH 患者中前列环素通路有明显下调，是导致肺血管中收缩血管物质和扩张血管物质失衡的重要原因。现有多种人工合成的前列环素类药物在临床中用于 PAH 治疗，其中非口服使用的前列环素类药物在 PAH 合并重症右心衰竭患者中有非常重要的应用价值。

(1) 依前列醇（epoprostenol）：作为首个上市的人工合成前列环素（flolan），依前列醇被制备成相对稳定的冻干粉剂，需在碱性缓冲液中溶解后注射使用。依前列醇的半衰期较短（3~5 分钟），溶解后在室温下仅能稳定 8 小时。依前列醇使用时需使用微量泵连接埋入中心静脉的导管来持续泵入。已有三项随机对照研究证实持续泵入依前列醇治疗 IPAH 和硬皮病相关 PAH 患者的疗效，除能显著改善患者临床症状、运动耐力和血流动力学指标外，还能显著提高患者长期预后。长期应用依前列醇还对其他相关因素所致 PAH 患者和无法行肺动脉内膜剥脱术的 CTEPH 患者有长期疗效。

依前列醇治疗 PAH 的起始泵入剂量为 2~4ng/(kg·min)，根据疗效和不良反应可逐渐上调至 20~40ng/(kg·min)。泵入依前列醇最常见的不良反应包括潮热、头痛、腹泻和下肢疼痛。此外，和输注系统相关的严重并发症包括微量泵功能异常、局部注射部位疼痛、导管堵塞、感染和毒血症。现已有相关指南指导预防中心静脉导管血行感染。临床应用过程中，需避免突然中断依前列醇治疗，以防止 PAH 反跳，导致临床症状突然加重。

需强调的是，基于循证医学证据，对于心功能Ⅳ级患者，依前列醇是一线推荐使用药物，而且联合其他口服 PAH 靶向治疗药物可能获得更大的临床症状和血流动力学改善。Veletri 是一种新型人工合成前列环素，和 Flolan 使用精氨酸 - 甘露醇作为辅料不同的是，Veletri 使用甘氨酸 - 甘露醇作为辅料，从而具备更稳定的理化特性，使患者可提前 7 天制备 Veletri 溶液。此外，已有研究（EPITOME-1 和 2）证实 Veletri 治疗 PAH 疗效和安全性与 Flolan 相似，使用 Flolan 患者可安全便捷的转为使用 Veletri。目前依前列醇和其他人工合成前列环素尚未在我国上市，缺乏我国患者应用此类药物经验。

(2) 伊洛前列素（iloprost）：伊洛前列素是一种理化性质比较稳定的前列环素类似物，可通过雾化吸入和静脉泵入给药。其中雾化吸入伊洛前列素起效较快，数分钟即可观察到肺循环血流动力学指标的变化。从理论上讲，雾化吸入血管扩张剂能获得更好的肺血管选择性，并减少全身不良反应发生。一项评价伊洛前列素长期疗效和安全性的单中心、开放性研究显示，24 例心功能Ⅲ~Ⅳ级的 IPAH 患者经过 1 年雾化吸入伊洛前列素治疗，6MWD 平均可提高 (75 ± 67)m，而 mPAP 和 PVR 则可分别下降 (7.0 ± 8.7)mmHg 和 (280 ± 323)dyn·s/cm^5。另一项随机对照国际多中心临床研究（AIR）显示，接受雾化吸入伊洛前列素治疗的 PAH 和 CTEPH 患者运动耐量（6MWD 在整体药物治疗组增加 36.4m，IPAH 患者平均增加 58.8m），临床症状和血流动力学指标均得到明显改善，临床恶化事件较安慰剂组则有明显减少。

吸入伊洛前列素治疗 PAH 的长期疗效尚存争议。一项纳入无背景靶向药物治疗 IPAH 和其他类型 PH 患者的开放研究显示，在入组的 63 例患者中，仅有 36 例患者治疗时程超过 2 年(630 天)，其他患者均因临床恶化事件或药物不良反应或其他原因退出研究。在坚持伊洛前列素治疗的患者中，2 年生存率为 85%，显著优于历史对照生存率(63%)。吸入伊洛前列素的不良反应主要有潮热、头痛和咳嗽，个别患者可出现低血压症状，但整体耐受性要显著优于静脉或皮下注射前列环素类药物。伊洛前列素要使用特定雾化泵和吸入装置，以保证雾化颗粒直径在 3~5μm，便于在肺泡内沉积。过大或过小的雾化颗粒则易在雾化装置、口腔或上气道沉积，导致吸入效率显著下降。

伊洛前列素也有静脉注射制剂，其治疗 PAH 患者的急性血流动力学效果和静脉泵入依前列醇类似。由于半衰期较长，泵入伊洛前列素无须担心突然停药可能带来的 PAH 反跳。在欧洲，静脉泵入伊洛前列素的起始剂量 0.5ng/(kg·min)，维持剂量多数在 3ng/(kg·min)左右，个别患者可加量至 10ng/(kg·min)。静脉泵入伊洛前列素的长期疗效目前尚不明确。

伊洛前列素 2006 年于我国上市用于重症肺动脉高压患者的治疗，推荐使用方法为雾化吸入每日 6~9 次，每次 10~20μg(指配制伊洛前列素剂量，雾化效率一般为 25%，实际吸入肺内剂量为 2.5~5μg)。2013 年以前，伊洛前列素是我国唯一可临床应用的非口服前列环素类药物，在治疗合并严重右心衰竭的 PAH 患者，心脏及非心脏手术围术期 PAH 控制以及急性肺血管扩张试验等方面发挥重要作用。由于其雾化吸入给药起效迅速，安全耐受性较好，故长期以来作为治疗心功能Ⅳ级 PAH 患者的一线用药，并可安全的和内皮素受体拮抗剂及 PDE-5 抑制剂联用。

(3) 曲前列尼尔(treprostinil)：曲前列尼尔是依前列醇的三环联苯类似物，具有稳定理化特性，能在常温状态下应用。这些特性允许曲前列尼尔通过静脉或皮下进行注射。而皮下注射相比静脉注射极大减少了发生血行感染的风险。

一项国际多中心、随机对照临床试验显示，皮下注射曲前列尼尔能显著提高 PAH 患者运动耐力，改善血流动力学指标并缓解临床症状。进一步分析显示，基础病情较重的患者和泵入剂量相对较高的患者[剂量在 13.8ng/(kg·min)以上]临床效果更好。注射部位疼痛是皮下泵入曲前列尼尔的最常见不良反应。在试验中，有 8% 患者因注射部位疼痛而终止治疗。此外，注射部位疼痛也导致部分患者无法耐受更高的输注剂量。长期随访显示，接受皮下注射曲前列尼尔单药治疗的患者生存时间得到提高。另一项平均随访时间达 26 个月的开放研究显示，皮下注射曲前列尼尔能持续改善 IPAH 和 CTEPH 患者的运动耐力和临床症状。

皮下注射曲前列尼尔的起始剂量为 1~2ng/(kg·min)，可根据患者病情和耐受不良反应发生情况酌情上调泵入剂量。每个患者的合适剂量有较大个体差异，但大多数患者需维持在 20~80ng/(kg·min)。对于无法耐受皮下注射曲前列尼尔治疗的患者，可改为和依前列醇类似的中心静脉持续泵入治疗。有研究显示，静脉注射曲前列尼尔治疗 PAH 的疗效和依前列醇类似，但所用剂量则是依前列醇的 2~3 倍。但相比依前列醇，静脉泵入理化性质更加稳定的曲前列尼尔更加方便，因依前列醇输注泵内的药物需每 12 小时进行更换，而曲前列尼尔则可以延长到每 48 小时更换。

除皮下或静脉注射外，曲前列尼尔还有适合进行雾化吸入的剂型。一项Ⅲ期随机对照临床研究(TRIUMPH-1)显示，在有波生坦或西地那非作为背景治疗的 PAH 患者中，加用吸入曲前列尼尔能使患者 6MWD 进一步提高 20m。TRIUMPH 研究的长期延伸研究结果显示，吸入曲前列尼尔的 PAH 患者 2 年生存率为 91%，2 年无事件生存率也达到 69%。由于半衰期相对较长，曲前列尼尔每日吸入四次即可，每次吸入剂量从 18μg 起始，根据临床效果和耐受情况可加量至每次 54μg。吸入曲前列尼尔常见并发症和吸入伊洛前列素类似。

近年来，曲前列尼尔口服制剂也被开发出用于 PAH 治疗，以避免皮下、静脉注射以及雾化吸入治疗所带来的并发症及不便。一项由我国荆志成教授牵头的国际多中心临床研究(FREEDOM)显示，对于无背景靶向药物治疗的 PAH 患者，一日两次口服曲前列尼尔 12 周与安慰剂相比，能将 6MWD 平均提高 23m。口服曲前列尼尔常见不良反应包括头痛、恶心、腹泻和下颌疼痛。部分患者因无法耐受不良反应而导致停药或无法提高治疗剂量。用药前进食高热量餐食能部分缓解不良反应。截至目前，有两项评估口服曲前列尼尔在有内皮素受体拮抗剂或PDE-5抑制剂背景治疗的患者中疗效的多中心研究均未达到首要疗效终点。2014年,美国FDA已批准口服曲前列尼尔治疗PAH的适应证。

2013年,我国PDA批准了皮下和静脉注射曲前列尼尔治疗第一大类PAH的适应证。自2014年开始,国内多个肺血管病中心开始应用皮下或注射曲前列地尔治疗重症PAH患者或围术期PAH患者。阜外医院血栓性诊治中心的初步经验显示,注射部位疼痛是导致我国PAH患者无法耐受治疗的最重要不良反应,皮下注射1周左右疼痛程度往往最为严重。选择较细注射针头,缓慢上调剂量能缓解部分患者的疼痛程度。

(4) 贝前列素(beraprost):贝前列素是首个人工合成的化学性质稳定的前列环素类药物。两项分别在欧洲和美国进行的国际多中心临床试验(ALPHABET)的结果显示,口服贝前列素(80~120μg,一天四次)能显著提高PAH患者的6MWD,但疗效仅能维持3~6个月。

贝前列素的不良反应和其他前列环素类药物类似。尽管贝前列素长期疗效尚未确认,但由于其价格较其他前列环素类药物明显低廉,我国有一定临床应用基础。贝前列素钠已在日本和韩国获批用于PAH治疗。

5. 鸟苷酸环化酶激动剂　鸟苷酸环化酶(soluble guanylate cyclase,sGC)是产生cGMP的关键催化酶。Riociguat是一种鸟苷酸环化酶激动剂,其活性结构能独立于NO发挥增加cGMP水平的作用。这种不依赖NO的特性非常重要,因PAH患者体内NO合成酶以及NO产物水平都明显降低。临床上能提高cGMP水平的药物,如PDE-5抑制剂,均具有促进肺血管舒张和抗血管增殖作用。

2013年公布的两项国际多中心随机对照临床研究(PATENT-1和CHEST-1)分别证实,12~16周的口服riociguat治疗能改善第一大类PAH和CTEPH患者的运动耐力和心功能状态,并能降低mPAP、PVR,提高心输出量,并明显减少临床恶化事件的发生。2015年,评价riociguat疗效和安全性的长期延伸研究PATENT-2和CHEST-2研究结果也相继公布。PAH和CTEPH患者经过1年riociguat治疗后6MWD可分别提高(51 ± 74)m和(51 ± 62)m,仅分别有6%和3%的患者出现心功能恶化。Riociguat疗效的持续性在这两项研究中得以证实。

Riociguat在PAH患者中的耐受性良好,最常见的严重不良反应包括低血压、晕厥和出血事件。尤其是riociguat和PDE-5抑制剂联合治疗时更容易导致低血压的发生,故目前禁忌联合使用riociguat和PDE-5抑制剂治疗PAH患者。Riociguat尚未在我国上市,其临床疗效和安全性尚待进一步确认。

6. 其他潜在治疗药物

(1) 非前列环素IP受体拮抗剂:selexpag是一种口服的非前列环素二苯基吡嗪衍生物,可作为人类前列腺素I_2(prostaglandin I,IP)受体。不同于其他前列腺素类似物,selexipag对IP受体特异性强,从理论上讲能减少激活其他前列环素受体所致的副反应。selexipag的活性代谢产物和前列环素类似物相比半衰期较长,允许一天两次口服给药。

已经完成的Ⅱ期随机对照研究显示,对43例心功能Ⅱ~Ⅲ级、有背景靶向药物的PAH患者分别接受17周selexipag和安慰剂治疗。Selexipag治疗组相比安慰剂组,PVR显著下降30.3%。6MWD变化虽未达到统计学差异,但也较安慰剂组增加25m。大多数PAH患者对selexipag治疗耐受性良好,63.6%患者能将药物滴定至600mg,2次/日,甚至更高剂量。基于较好的Ⅱ期研究结果,selexipag治疗PAH的Ⅲ期国际多中心、随机对照临床试验(GRIPHON)正在进行中。GRIPHON研究也是一项设计为事件驱动的,主要评估药物对PAH患者致死率和致残率影响的临床试验。初步研究结果显示,经过平均4.3年的治疗,selexipag和安慰剂组相比能减少43%致死/致残事件的发生。2014年底,研发公司已向欧洲药监局递交了selexipag治疗PAH的上市申请。

(2) 酪氨酸激酶抑制剂:PAH患者小肺动脉病变具有细胞过度增殖和凋亡抵抗的表型特征,而血小板源性生长因子(PDGF)在这方面发挥关键作用。在PAH患者重构的小肺动脉中,PDGF表达显著上调。而PDGF则通过酪氨酸激酶跨膜受体介导后续复杂细胞功能。因此,酪氨酸激酶抑制剂(TKIs)在抗肺动脉平滑肌细胞和内皮细胞增殖方面可能发挥重要作用。

伊马替尼(imatinib)是一种非选择性TKI,能通过靶向抑制BCR-abl酪氨酸激酶而治疗慢性髓系白血病。此外，伊马替尼还能抑制 PDGF-α 和 β，以及 c-KIT 从而可能对 PAH 患者有治疗效果。近年公布的国际多中心Ⅲ期临床试验（IMPRES）结果显示，严重 PAH 患者（接受两种 PAH 背景治疗至少 3 个月，且 PVR 超过 800dyn·s/cm^5）经过 24 周伊马替尼或安慰剂治疗，伊马替尼组 6MWD 可显著增加 32m，改善心输出量的同时能中度降低 mPAP，但心功能分级和到达临床恶化时间未得到改善。而且最关键的是，经过长期开放研究确认，伊马替尼治疗耐受性低，发生严重不良事件比例较高，其中有 4.2% 的患者出现硬脑膜下血肿。综合考虑风险 - 获益比，目前不推荐伊马替尼用于 PAH 患者治疗。

(3) Rho 激酶抑制剂：Rho 激酶（ROCK）是 GTP 激酶 Rho A 的下游效应器，能介导一系列细胞功能，包括细胞迁移、细胞分裂、平滑肌细胞收缩和基因表达。在 PAH 患者和动物模型中，RhoA/ROCK 信号通路激活，ROCK 能通过抑制调控肌丝 Ca^{2+} 敏感性的肌球蛋白磷酸酯酶，从而导致平滑肌细胞过度收缩。此外，5- 羟色胺诱导的肺动脉平滑肌细胞增生也部分通过上调的 RhoA/ROCK 活性介导。

法舒地尔（fasudil）是一种特异性 ROCK 拮抗剂。荆志成教授团队完成的一项交叉对照研究显示，静脉泵入法舒地尔具有和吸入伊洛前列素相似的选择性肺血管扩张作用。静脉泵入法舒地尔 30mg 后 30 分钟内，能使得 PAH 患者 mPAP 下降 7.4%，心输出量增加 13.7%，PVR 下降 17.8%。该团队完成的另一项回顾性研究显示，在充分给予 PAH 靶向治疗及传统血管活性药物之后，引入法舒地尔泵入(30mg，3 次 / 日，中位治疗时程为 8 天)的患者其住院期间死亡率和 30 天再住院率都明显低于未使用法舒地尔治疗的患者。此外，静脉泵入法舒地尔安全性和耐受性良好，未观察到有无法耐受的不良反应发生。静脉泵入法舒地尔潜在的不良反应有低血压，而适当控制泵入速度能显著减少低血压的发生。

近期日本学者评价了一个长效口服法舒地尔制剂治疗 PAH 的疗效和安全性。23 例入组患者接受法舒地尔治疗 12 周后，未能观察到 6MWD 的显著提高。口服法舒地尔在 PAH 治疗领域的作用仍需进一步评价。

(4) 5- 羟色胺系统(5-HT)：中枢性食欲抑制剂(包括阿米雷司、芬氟拉明和苯氟雷司)等药物是间接 5-HT 激动剂和 5-HT 转运体底物。5-HT 可导致肺动脉血管收缩，并能导致肺动脉血管平滑肌增生，从而诱发肺动脉压力增高。Terguride 是一种 5-HT2 受体拮抗剂，已完成的Ⅱ期临床试验未能证实 terguride 能改善 PAH 患者的运动耐力和血流动力学指标。

(5) 血管活性肠肽（VIP）：VIP 是一种含 28 个氨基酸的短肽，最初在肠道中被发现。VIP 能通过激活腺苷酸环化酶产生更多的 cAMP 而介导平滑肌舒张。有小样本非对照研究显示 VIP 能改善 PAH 患者血流动力学指标和心功能状态。但已完成的Ⅱ期随机对照临床研究显示，吸入 VIP 未能使 PAH 患者血流动力学和运动耐量得以改善。

(6) 他汀：他汀类药物除降低胆固醇外的多效性特征还包括抗增殖、抗炎症和抗血栓作用。此外，他汀能间接阻断转译后的异戊二烯，激活小 G 蛋白 Rho 和 Ras 亚型，增加内皮 NO 产物。有两项随机对照研究评价了靶向治疗基础上联用他汀治疗 PAH 的疗效。SiPHT 研究中，辛伐他汀治疗 6 个月能降低 PAH 患者右心室质量，但这种疗效未能维持到 12 个月。该研究也未能显示辛伐他汀治疗能改善患者的运动耐力和血流动力学指标。ASA-STAT 研究是另一项评价阿司匹林和辛伐他汀治疗 PAH 患者疗效的研究，也因为中期分析未能达到首要观察终点而提前终止。

（四）联合治疗策略

尽管 PAH 药物治疗在过去 20 年取得突破，但目前多数心功能Ⅲ~Ⅳ级的重症患者接受单药治疗难以获得满意疗效。联合多种不同途径药物从理论上可取得更强效果。因此，目前对 PAH 患者推荐更积极的治疗策略，强调在疾病早期阶段即给予联合治疗。联合治疗策略能使得更多患者达到预设治疗目标，从而可能取得更好的长期预后。联合治疗策略分为序贯联合治疗和初始联合治疗，目前研究结果更倾向于早期初始联合治疗策略。

1. 序贯联合治疗　序贯联合治疗是指先应用单药治疗 PAH 患者，经 3~6 个月随访如未能达到设定治疗目标应再加用其他通路 PAH 治疗药物的策略。美国 REVEAL 注册登记研究结果显示，在 2006~2007 年入组的 PAH 患者中已有 52% 患者正接受联合靶向药物治疗。而这一比例在最近几年进行的注册登记研究中有进一步提高。已公布的联合治疗随机对照研究在达到临床首要观察终点方面有较大差异，但随着数据体量的日益增大，整体疗效还是支持联合治疗能使得患者更多获益。最近公布的两项随机对照临床研究（SERAPHIN 研究和 PATENT-1 研究）结果给联合治疗增加了更多的循证医学支持。在这两项研究中，至少有 50% 的入组患者有背景 PAH 靶向治疗药物，其中大多数是口服药物。对于有基础 PDE-5 抑制剂或口服前列环素类药物治疗的 PAH 患者，加用 macitentan 和安慰剂组相比能显著延缓患者致死和致残事件发生，OR 值为 0.65（95%CI 0.43~0.89）。而对于有基础内皮素受体拮抗剂或口服前列环素类药物治疗的患者，加用 riociguat 则能使得 6MWD 进一步提高 34m（95% 可信区间 11~56m）。因此，对于接受单药治疗 PAH 患者，如治疗 3~6 个月未能达到治疗目标（提示预后较好指标），建议尽快加用其他靶向药物进行联合治疗。

2. 初始联合治疗　初始联合治疗是指在初治 PAH 患者直接使用 2 种或 2 种以上靶向治疗药物的策略。BREATHE-2 研究入组 33 例 PAH 患者，随机接受依前列醇静脉泵入或依前列醇联合口服波生坦治疗。联合治疗组相比单药治疗组血流动力学有进一步改善的趋势，但未能达到统计学差异。此外，两组间 6MWD 和心功能分级变化也无显著差异。

AMBITION 研究是一项比较安立生坦或他达拉非单药治疗和初始安立生坦联合他达拉非治疗疗效和安全性的国际多中心、随机对照研究。最新公布的结果显示，经过 24 周治疗，安立生坦联合他达拉非组相比总体的安立生坦或他达拉非单药治疗组 6MWD 增加更多（48.98m vs. 23.8m），NT-proBNP 下降比例更大（–67.2% vs. –50.4%），达到满意临床效果的比例更高（39% vs. 29%），而且临床恶化风险能降低 50%，而因不良事件退出研究的比例在联合治疗组和单药治疗组间无明显差异。这项研究对初始联合治疗在 PAH 患者中的应用提供了强有力支持。

最近一项初始应用泵入依前列醇、口服波生坦和西地那非的三联靶向药物，治疗心功能Ⅲ/Ⅳ级 PAH 患者的研究结果公布。该研究中采用三联靶向治疗患者均为血流动力学严重受损，定义为心指数 <2.0L/(min·m^2) 或右心房压力 >20mmHg 或 PVR>1000dyn·s/cm^5。经过中位 39 个月随访，19 例患者中有 18 例心功能持续改善至Ⅰ~Ⅱ级，6MWD 可由 227m 显著增加至 514m，PVR 则由 1718dyn·s/cm^5 降至 492dyn·s/cm^5。尽管该研究为非对照观察性研究，但也提示对于病情危重、预后可能极差的 PAH 患者尽早启用三联靶向药物治疗可能使病情得以显著改善。

四、总　　结

过去 20 年，PAH 治疗技术突飞猛进，新理念、新药物和新技术层出不穷，患者生活质量和预后均得到显著改善。但无法忽视的是，现有药物仍未能改变 PAH 是一种进展性恶性心肺血管疾病的特征，让患者长期生存的愿景仍面临极大挑战。我国 PAH 的诊断和治疗在近年也得到长足进步，但各个地区 PAH 诊治经验及水平仍参差不齐。此外，荆志成教授团队也证实社会经济地位也是影响我国 PAH 患者预后的重要因素。因此，积极推进地区性肺血管疾病诊治中心的建立，推广规范化诊断、评估和治疗策略，筹措力量减轻患者家庭药物经济负担，我国 PAH 患者的整体预后将会得到进一步改善。

【附表】 PAH 临床实践中反映治疗效果良好的参数

参数
心功能分级
Ⅰ级或Ⅱ级
超声心动图 / 心脏磁共振显像
正常 / 接近正常的右心室大小和功能
血流动力学指标
反映右心室功能的参数正常[右心房压力 <8mmHg 和心指数 >2.5~3.0L/(min·m^2)]
6MWD
>380~440m；青年患者中目标可能需要设定更高
CPET
峰值氧耗量（VO_2）>15ml/(min·kg) 和二氧化碳通气当量（$EqCO_2$）<45L/min
脑钠肽水平
正常

【附图】 我国 PAH 患者建议治疗方案流程图(粗体为我国现有 PAH 靶向治疗药物)

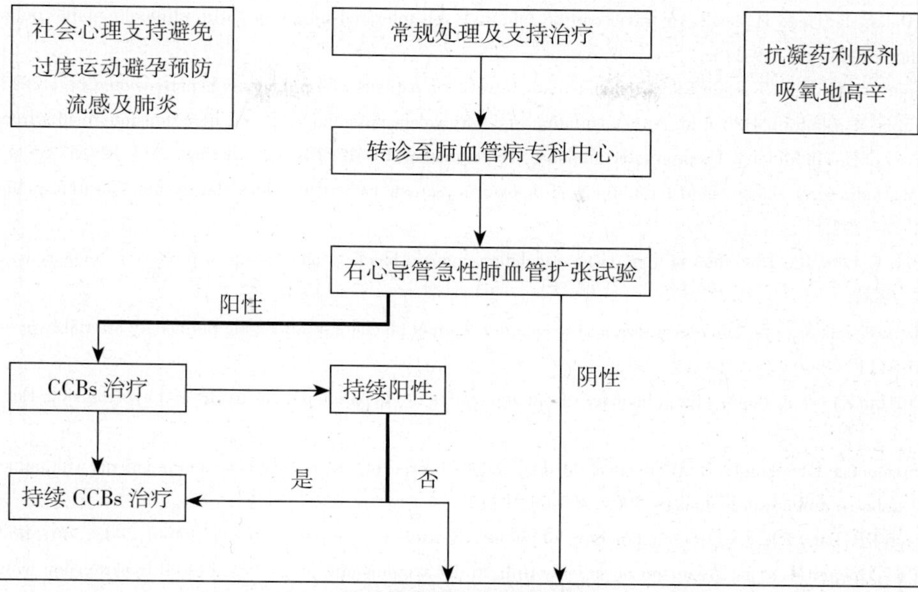

肺动脉高压靶向药物治疗			
	心功能Ⅱ级	心功能Ⅲ级	心功能Ⅳ级
一线推荐药物	安立生坦、波生坦、西地那非、他达拉非、伐地那非、riociguat，macitentan	安立生坦、波生坦、西地那非、他达拉非、伐地那非、riociguat、macitentan、吸入伊洛前列素、皮下注射曲前列尼尔	静脉注射依前列醇、皮下或静脉注射曲前列尼尔、吸入伊洛前列素
二线推荐药物	贝前列素	贝前列素	安立生坦、波生坦、西地那非、他达拉非、伐地那非、riociguat、macitentan
初始联合治疗		推荐	推荐

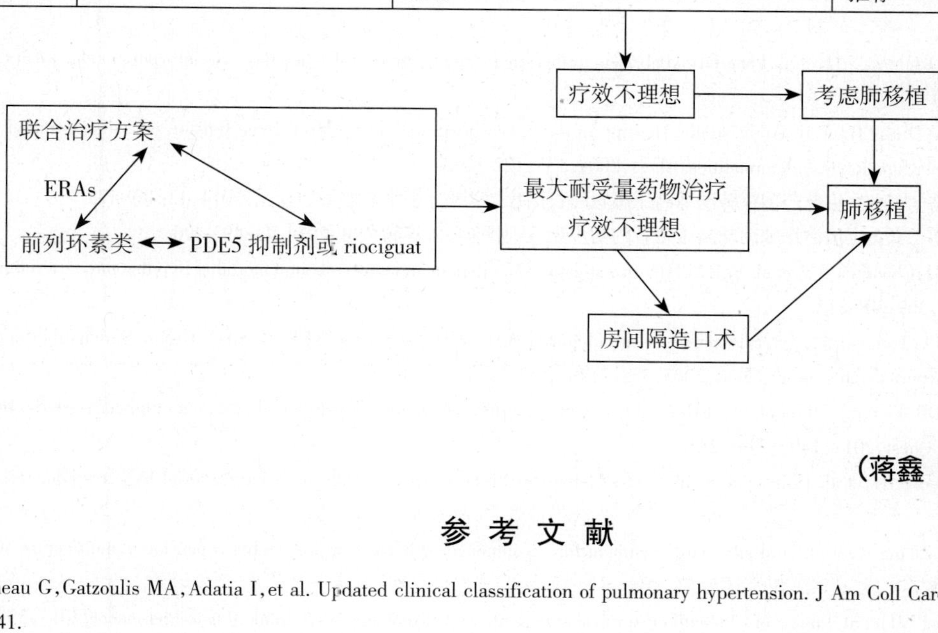

（蒋鑫　荆志成）

参 考 文 献

[1] Simonneau G, Gatzoulis MA, Adatia I, et al. Updated clinical classification of pulmonary hypertension. J Am Coll Cardiol, 2013, 62(25 Suppl): D34-D41.

[2] Galiè N, Corris PA, Frost A, et al. Updated treatment algorithm of pulmonary arterial hypertension. J Am Coll Cardiol, 2013, 62(25 Suppl): D60-D72.

[3] Weinstein AA, Chin LMK, Keyser RE, et al. Effect of aerobic exercise training on fatigue and physical activity in patients with pulmonary arterial hypertension. Respir Med, 2013, 107: 778-784.

[4] Chan L, Chin LM, Kennedy M, et al. Benefits of intensive treadmill exercise training on cardiorespiratory function and quality of life inpatients with pulmonary hypertension. Chest, 2013, 143: 333-343.

[5] Jais X, Olsson KM, Barbera JA, et al. Pregnancy outcomes in pulmonary arterial hypertension in the modern management era. Eur Respir J, 2012, 40: 881-885.

[6] Thamm M, Voswinckel R, Tiede H, et al. Air travel can be safe and well tolerated in patients with clinically stable pulmonaryhypertension. Pulmonary Circulation, 2011, 1: 239-243.

[7] Roubinian N, Elliott CG, Barnett CF, et al. Effects of comercial air travel on patients with pulmonary hypertension. Chest, 2012, 142: 885-892.

[8] Olsson KM, Delcroix M, Ghofrani HA, et al. Anticoagulation and survival in pulmonary arterial hypertension: results from the Comparative, Prospective Registry of Newly Initiated Therapies for Pulmonary Hypertension (COMPERA). Circulation, 2014, 129: 57-65.

[9] Rich S, Seidlitz M, Dodin E, et al. The short-term effects of digoxin in patients with right ventricular dysfunction from pulmonary hypertension. Chest, 1998, 114: 787-792.

[10] Rich S, Kaufmann E, Levy PS. The effect of high doses of calcium-channel blockers on survival in primary pulmonary hypertension. N Engl J Med, 1992, 327: 76-81.

[11] Sitbon O, Humbert M, Jais X, et al. Long-term response to calcium channel blockers in idiopathic pulmonary arterial hypertension. Circulation, 2005, 111: 3105-3111.

[12] Jing ZC, Jiang X, Han ZY, et al. Iloprost for pulmonary vasodilator testing in idiopathic pulmonary arterial hypertension. Eur Respir J, 2009, 33: 1354-1360.

[13] Channick RN, Simonneau G, Sitbon O, et al. Effects of the dual endothelin-receptor antagonist bosentan inpatients with pulmonary hypertension: a randomised placebo-controlled study. Lancet, 2001, 358: 1119-1123.

[14] Rubin LJ, Badesch DB, Barst RJ, et al. Bosentan therapy for pulmonary arterial hypertension. N Engl J Med, 2002, 346: 896-903.

[15] Galie N, Rubin LJ, Hoeper M, et al. Treatment of patients with mildly symptomatic pulmonary arterial hypertension with bosentan (EARLY study): a double-blind, randomised controlled trial. Lancet, 2008, 371: 2093-2100.

[16] Galie N, Beghetti M, Gatzoulis MA, et al. Bosentan therapy in patients with Eisenmenger syndrome: a multicenter, double-blind, randomized, placebo-controlled study. Circulation, 2006, 114: 48-54.

[17] Jing ZC, Strange G, Zhu XY, et al. Efficacy, safety and tolerability of bosentan in Chinese patients with pulmonary arterial hypertension. J Heart Lung Transplant, 2010, 29: 150-156.

[18] 代立志，蒋鑫，王勇，等．代表波生坦治疗特发性肺动脉高压的多中心开放性临床研究协作组．波生坦治疗特发性肺动脉高压的疗效分析．中华心血管病杂志，2011，39：124-127.

[19] Galie N, Badesch BD, Oudiz R, et al. Ambrisentan therapy for pulmonary arterial hypertension. J Am Coll Cardiol, 2005, 46: 529-535.

[20] Galie N, Olschewski H, Oudiz RJ, et al. Ambrisentan for the treatment of pulmonary arterial hypertension. Results of the ambrisentan in pulmonary arterial hypertension, randomized, double-blind, placebo-controlled, multicenter, efficacy (ARIES) study 1 and 2. Circulation, 2008, 117: 3010-3019.

[21] Oudiz RJ, Galie N, Olschewski H, et al. Long-term ambrisentan therapy for the treatment of pulmonary arterialhypertension. J Am Coll Cardiol, 2009, 54: 1971-1981.

[22] McGoon M, Frost A, Oudiz R, et al. Ambrisentan therapy in patients with pulmonary arterial hypertension who discontinued bosentan or sitaxsentan due to liver function test abnormalities. Chest, 2009, 135: 122-129.

[23] 文莉，蒋鑫，安培，等．安立生坦单药治疗肺动脉高压患者的长期疗效观察．中华心血管病杂志，2014，42：469-473.

[24] 何晶，文莉，姜蓉，等．安立生坦治疗肺动脉高压患者的初步观察．中华心血管病杂志，2014，41：493-496.

[25] Pulido T, Adzerikho I, Channick RN, et al. SERAPHIN Investigators. Macitentan and morbidity and mortality in pulmonary arterial hypertension. N Engl J Med, 2013, 369: 809-818.

[26] Galiè N, Ghofrani HA, Torbicki A, et al. Sildenafil Use in Pulmonary Arterial Hypertension (SUPER) Study Group. Sildenafil citrate therapy for pulmonary arterial hypertension. N Engl J Med, 2005, 353: 2148-2157.

[27] Rubin LJ, Badesch DB, Fleming TR, et al. SUPER-2 Study Group. Long-term treatment with sildenafil citrate in pulmonary arterial hypertension: the SUPER-2 study. Chest, 2011, 140: 1274-1283.

[28] Xu XQ, Jing ZC, Zhang JH, et al. Efficacy and safety of sildenafil in Chinese patients with pulmonary arterial hypertension. Hypertens Res, 2009, 32: 911-915.

[29] Zhang ZN, Jiang X, Zhang R, et al. Oral sildenafil treatment for Eisenmenger syndrome: a prospective, open-label, multicentre study. Heart, 2011, 97: 1876-1881.

[30] Sun YJ, Yang T, Zeng WJ, et al. Impact of sildenafil on survival of patients with Eisenmenger syndrome. J Clin Pharmacol, 2013, 53: 611-618.

[31] Jing ZC, Jiang X, Wu BX, et al. Vardenafil treatment for patients with pulmonary arterial hypertension: a multicentre, open-label study. Heart, 2009, 95: 1531-1536.

[32] Jing ZC, Yu ZX, Shen JY, et al. Vardenafil in pulmonary arterial hypertension: a randomized, double-blind, placebo-controlledstudy. Am J Respir Crit Care Med, 2011, 183: 1723-1729.

[33] Galiè N, Brundage BH, Ghofrani HA, et al. Pulmonary Arterial Hypertension and Response to Tadalafil (PHIRST) Study Group. Tadalafil therapy for pulmonary arterial hypertension. Circulation, 2009, 119: 2894-2903.

[34] Oudiz RJ, Brundage BH, Galiè N, et al. PHIRST Study Group.Tadalafil for the treatment of pulmonary arterial hypertension: a double-blind 52-week uncontrolled extension study. J Am Coll Cardiol, 2012, 60: 768-774.

[35] Barst RJ, Rubin LJ, Long WA, et al. Primary Pulmonary Hypertension Study Group. A comparison of continuous intravenous epoprostenol (prostacyclin) with conventional therapy for primary pulmonary hypertension. N Engl J Med, 1996, 334: 296-301.

[36] McLaughlin VV, Shillington A, Rich S. Survival in primary pulmonary hypertension: the impact of epoprostenol therapy. Circulation, 2002, 106: 1477-1482.

[37] Sitbon O, Humbert M, Nunes H, et al. Long-term intravenous epoprostenol infusion in primary pulmonaryhypertension: prognostic factors and survival. J Am Coll Cardiol, 2002, 40: 780-788.

[38] Rosenzweig EB, Kerstein D, Barst RJ. Long-term prostacyclin for pulmonary hypertension with associatedcongenital heart defects. Circulation, 1999, 99: 1858-1865.

[39] Doran AK, Ivy DD, Barst RJ, et al. Guidelines for the prevention of central venous catheter-related blood stream infections with prostanoid therapy for pulmonary arterial hypertension. Int J Clin Pract Suppl, 2008, 160: 5-9.

[40] Sitbon O, Delcroix M, Bergot E, et al. EPITOME-2: an open-label study assessing the transition to a new formulation of intravenous epoprostenol in patients with pulmonary arterial hypertension. Am Heart J, 2014, 167: 210-217.

[41] Hoeper MM, Schwarze M, Ehlerding S, et al. Long-term treatment of primary pulmonary hypertension with aerosolized iloprost, a prostacyclin analogue. N Engl J Med, 2000, 342: 1866-1870.

[42] Olschewski H, Simonneau G, Galiè N, et al. Aerosolized Iloprost Randomized Study Group. Inhaled iloprost for severe pulmonary hypertension. N Engl J Med, 2002, 347: 322-329.

[43] Olschewski H, Hoeper MM, Behr J, et al. Long-term therapy with inhaled iloprost in patients with pulmonary hypertension. Respir Med, 2010, 104: 731-740.

[44] Hoeper MM, Gall H, Seyfarth HJ, et al. Long-term outcome with intravenous iloprost in pulmonary arterial hypertension. Eur Respir J, 2009, 34: 132-137.

[45] Simonneau G, Barst RJ, Galie N, et al. Treprostinil Study Group. Continuous subcutaneous infusion of treprostinil, a prostacyclin analogue, in patients with pulmonary arterial hypertension: a double blind, randomized, placebo-controlled trial. Am J Respir Crit Care Med, 2002, 165: 800-804.

[46] Barst RJ, Galie N, Naeije R, et al. Long-term outcome in pulmonary arterial hypertension patients treated with subcutaneous treprostinil. Eur Respir J, 2006, 28: 1195-1203.

[47] Lang I, Gomez-Sanchez M, Kneussl M, et al. Efficacy of long-term subcutaneous treprostinil sodium therapy in pulmonary hypertension. Chest, 2006, 129: 1636-1643.

[48] Benza RL, Seeger W, McLaughlin VV, et al. Long-term effects of inhaled treprostinil in patients with pulmonary arterial hypertension: the TReprostinil sodium Inhalation Used in the Management of Pulmonary arterialHypertension (TRIUMPH) study open-label extension. J Heart Lung Transplant, 2011, 30: 1327-1333.

[49] Jing ZC, Parikh K, Pulido T, et al. Efficacy and safety of oral treprostinil monotherapy for the treatment of pulmonary arterial hypertension: a randomized, controlled trial. Circulation, 2013, 127: 624-633.

[50] Tapson VF, Torres F, Kermeen F, et al. Oral treprostinil for the treatment of pulmonary arterial hypertension in patients on background endothelin receptor antagonist and/or phosphodiesterase type 5 inhibitor therapy (the FREEDOM-C study): a randomized controlled trial. Chest, 2012, 142: 1383-1390.

[51] Tapson VF, Jing ZC, Xu KF, et al. FREEDOM-C2 Study Team. Oral treprostinil for the treatment of pulmonary arterial hypertension in patients receiving backgroundendothelin receptor antagonist and phosphodiesterase type 5 inhibitor therapy (the FREEDOM-C2 study): a randomized controlled trial. Chest, 2013, 144: 952-958.

[52] Galiè N, Humbert M, Vachiéry JL, et al. Arterial Pulmonary Hypertension and Beraprost European (ALPHABET) Study Group. Effects of beraprost sodium, an oral prostacyclinanalogue, in patients with pulmonary arterial hypertension: a randomized, double-blind, placebo-controlled trial. J Am Coll Cardiol, 2002, 39: 1496-1502.

[53] Barst RJ, McGoon M, McLaughlin V, et al. Beraprost Study Group. Beraprost therapy for pulmonary arterial hypertension. J Am Coll Cardiol, 2003, 41: 2119-2125.

[54] Stasch JP, Pacher P, Evgenov OV. Soluble guanylate cyclase as an emerging therapeutic target in cardiopulmonary disease. Circulation, 2011, 123: 2263-2273.

[55] Ghofrani HA, Galiè N, Grimminger F, et al. PATENT-1 Study Group. Riociguat for the treatment of pulmonary arterial hypertension. N Engl J Med, 2013, 369: 330-340.

[56] Rubin LJ, Galiè N, Grimminger F, et al. Riociguat for the treatment of pulmonary arterial hypertension: a long-term extension study (PATENT-2). Eur Respir J, 2015, 45: 1303-1313.

[57] Ghofrani HA, D'Armini AM, Grimminger F, et al. CHEST-1 Study Group. Riociguat for the treatment of chronic thromboembolic pulmonary hypertension. N Engl J Med, 2013, 369: 319-329.

[58] Simonneau G, D'Armini AM, Ghofrani HA, et al. Riociguat for the treatment of chronic thromboembolic pulmonary hypertension: a long-term extension study (CHEST-2). Eur Respir J, 2015, 45: 1293-1302.

[59] Rosenkranz S, Ghofrani HA, Beghetti M, et al. Riociguat for pulmonary arterial hypertension associated with congenital heart disease. Heart, 2015.

[60] Mullershausen F, F Simonneau G, Torbicki A, et al. Selexipag: an oral, selective prostacyclin receptor agonist for the treatment of pulmonary arterial hypertension. Eur Respir J, 2012, 40: 874-880.

[61] Actelion. Selexipag meets primary endpoint in pivotal phase Ⅲ griphon outcome study in patients with pulmonary arterial hypertension [press release]. 2014.

[62] Perros F, Montani D, Dorfm ü ller P, et al. Platelet-derived growth factor expression and function in idiopathic pulmonary arterial hypertension. Am J Respir Crit Care Med, 2008, 178: 81-88.

[63] Guignabert C, Tu L, Le Hiress M, et al. Pathogenesis of pulmonary arterial hypertension: lessons from cancer. Eur Respir Rev, 2013, 22: 543-551.

[64] Ghofrani HA, Morrell NW, Hoeper MM, et al. Imatinib in pulmonary arterial hypertension patients with inadequate response to established therapy. Am J Respir Crit Care Med, 2010, 182: 1171-1177.

[65] Hoeper MM, Barst RJ, Bourge RC, et al. Imatinib mesylate as add-on therapy for pulmonary arterial hypertension: results of the randomized IMPRES study. Circulation, 2013, 127: 1128-1138.

[66] Frost AE, Barst RJ, Hoeper MM, et al. Long-term safety and efficacy of imatinib in pulmonary arterial hypertension. J Heart Lung Transplant, 2015, pii: S1053-2498(15)01299-1.

[67] Shimokawa H, Takeshita A. Rho-kinase is an important therapeutic target in cardiovascular medicine. Arterioscler Thromb Vasc Biol, 2005, 25: 1767-1775.

[68] Uehata M, Ishizaki T, Satoh H, et al. Calcium sensitization of smooth muscle mediated by a Rho-associated protein kinase in hypertension. Nature, 1997, 389: 990-994.

[69] Fukumoto Y, Yamada N, Matsubara H, et al. Double-blind, placebo-controlled clinical trial with a rho-kinase inhibitor in pulmonary arterial hypertension. Circ J, 2013, 77: 2619-2625.

[70] Jiang R, Ai ZS, Jiang X, et al. Intravenous fasudil improves in-hospital mortality of patients with right heart failure in severe pulmonary hypertension. Hypertens Res, 2015, 38: 539-544.

[71] Jiang X, Wang YF, Zhao QH, et al. Acute hemodynamic response of infused fasudil in patients with pulmonary arterial hypertension: a randomized, controlled, crossover study. Int J Cardiol, 2014, 177: 61-65.

[72] Dempsie Y, MacLean MR. Pulmonary hypertension: therapeutic targets within the serotonin system. Br J Pharmacol, 2008, 155: 455-462.

[73] Savale L, Chaumais MC, Cottin V, et al. Pulmonary hypertension associated with benfluorex exposure. Eur Respir J, 2012, 40: 1164-1172.

[74] Ghofrani H, Al-Hiti H, Vonk-Noordegraaf A, et al. Proof-of-concept study to investigate the efficacy, hemodynamics and tolerability of terguride vs. Placebo in subjects with pulmonary arterial hypertension: Results of a double blind, randomised, prospective phase Ⅱa study. Am J Respir Crit Care Med, 2012, 187: A2496.

[75] Galie N, Boonstra A, Ewert R, et al. Effects of inhaled aviptadil (vasoactive intestinal peptide) in patients with pulmonary arterial hypertension (PAH). Am J Respir Crit Care Med, 2010, 181: A2516

[76] Brandes RP. Statin-mediated inhibition of Rho: only to get more NO? Circ Res, 2005, 96: 927-929.

[77] Murata T, Kinoshita K, Hori M, et al. Statin protects endothelial nitric oxide synthase activity in hypoxia-induced pulmonary hypertension. Arterioscler Thromb Vasc Biol, 2005, 25: 2335-2342.

[78] Wilkins MR, Ali O, Bradlow W, et al. Simvastatin Pulmonary Hypertension Trial (SiPHT) Study Group. Simvastatin as a treatment for pulmonary hypertension trial. Am J Respir Crit Care Med, 2010, 181: 1106-1113.

[79] Kawut SM, Bagiella E, Lederer DJ, et al. ASA-STAT Study Group. Randomized clinical trial of aspirin and simvastatin for pulmonary arterial hypertension: ASASTAT. Circulation, 2011, 123: 2985-2993.

[80] Pulido T, Adzerikho I, Channick RN, et al. SERAPHIN Investigators. Macitentan and morbidity and mortality in pulmonary arterial hypertension. N Engl J Med, 2013, 369: 809-818.

[81] Ghofrani HA, Galiè N, Grimminger F, et al. PATENT-1 Study Group. Riociguat for the treatment of pulmonary arterial hypertension. N Engl J Med, 2013, 369: 330-340.

[82] Badesch DB, Raskob GE, Elliott CG, et al. Pulmonary arterial hypertension: baseline characteristics from the REVEAL Registry. Chest, 2010, 137: 376-387.

[83] Hoeper MM, Markevych I, Spiekerkoetter E, et al. Goal-oriented treatment andcombination therapy for pulmonary arterial hypertension. Eur Respir J, 2005, 26: 858-863.

[84] McLaughlin VV, Gaine SP, Howard LS, et al. Treatment goals of pulmonary hypertension. J Am Coll Cardiol, 2013, 62(25suppl): D73-D81.

[85] Galiè N, Corris PA, Frost A, et al. Updated treatment algorithm of pulmonary arterial hypertension. J Am Coll Cardiol, 2013, 62(25 suppl): D60-D72.

[86] Humbert M, Barst RJ, Robbins IM, et al. Combination of bosentan with epoprostenol in pulmonary arterial hypertension: BREATHE-2. Eur Respir J, 2004, 24: 353-359.

[87] Galiè N, Barberà JA, Frost AE, et al. AMBITION Investigators. Initial Use of Ambrisentan plus tadalafil in pulmonaryarterial hypertension. N Engl J Med, 2015, 373: 834-844.

[88] Sitbon O, Jaïs X, Savale L, et al. Upfront triple combination therapy in pulmonary arterial hypertension: a pilot study. Eur Respir J, 2014, 43: 1691-1697.

[89] Wu WH, Yang L, Peng FH, et al. Lower socioeconomic status is associated with worse outcomes in pulmonary arterial hypertension. Am J Respir Crit Care Med, 2013, 187: 303-310.

深静脉血栓后综合征：预防、诊断和治疗策略

深静脉血栓后综合征（postthrombotic syndrome，PTS）是深静脉血栓（deep venous thrombosis，DVT）形成后，由于静脉阻塞和深静脉瓣功能受损，导致长期的静脉高压和肢体静脉回流障碍所引起的肿胀、疼痛、皮肤色素沉着、难治性水肿以及腿部溃疡等一系列综合征，有时也被称为静脉炎后综合征或二次静脉淤血综合征[1,2]。

一、流 行 病 学

每年全球 DVT 发病率为 1‰~3‰，20%~50% 的 DVT 患者在发病后数月或数年内发生 PTS，其中约 5%~10% 的患者可发生严重 PTS[3,4]。有研究显示，5% 的 DVT 患者可在发病后 10 年发展为静脉溃疡。预计到 2050 年美国静脉血栓（主要是深静脉血栓）的患者人数将从 2006 年的 95 万增加至 182 万[5]，因此提高 DVT 预防和治疗水平对降低 PTS 发病率至关重要。

二、发 病 机 制

PTS 的发病机制复杂，目前认为静脉高压在其中发挥重要作用（图 1）。当血栓栓塞或血管功能不全引起静脉回流障碍时静脉压力升高。DVT 后给予标准的抗凝治疗可防止血栓进展及肺栓塞发生，但不能直接溶解及清除急性血栓。且 DVT 后纤维蛋白溶解、血栓机化以及血管新生往往无法使形成血栓的静脉再通，造成完全或部分静脉阻塞和静脉反流[6,7]。DVT 后血栓机化再通过程释放的炎性介质造成瓣叶破坏、纤维瘢痕形成以及静脉阻塞远端血管扩张所致的瓣膜闭合不全，致使深静脉瓣膜功能不全发生瓣膜反流，加重静脉高压[8]。长期的静脉高压导致组织通透性增加继而引发一系列 PTS 的临床表现。

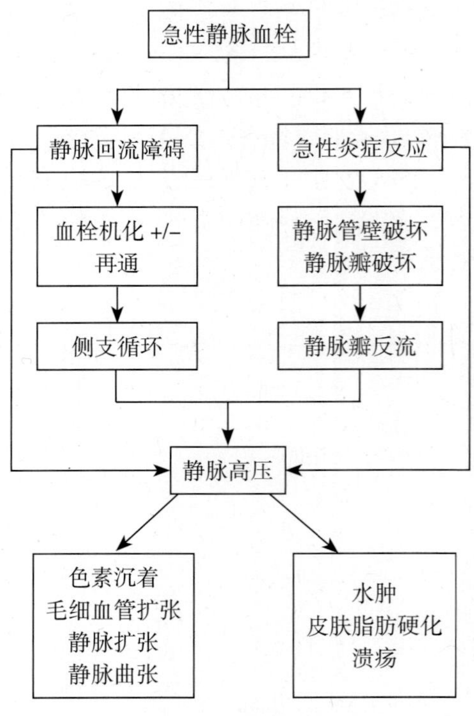

图 1　PTS 发病机制

三、危 险 因 素

PTS 的高危因素包括老龄、高体重指数、股髂静脉血栓、同侧肢体 DVT 复发、残余血栓、DVT 后 1 个月下肢症状和体征未完全缓解等。多项研究显示，初始 DVT 的严重程度是 PTS 风险的重要预测因子。股、髂静脉部位的血栓形成强烈预测 2 年后发生中、重度 PTS。与腘静脉血栓相比，股髂静脉 DVT 患者发生 PTS 的风险显著增加[9,10]。另有研究发现，DVT 治疗后的残余血栓是 PTS 的危险预测因子之一，近端残存血栓的 DVT 患者发生 PTS 的风险增加 1.6 倍[11,12]。因此预防 DVT 复发、制定切实有效的治疗策略以恢复静脉血流是预防 PTS 的潜在方法。此外，DVT 后华法林抗凝治疗 INR 未达标准可增加 PTS 的发生风险。若初始抗凝治疗期间 INR<2.0 的时间超过 20%，其 PTS 风险增加 2 倍以上[13]，这一结果再次强调了抗凝治疗中密切监测凝血指标的重要性。

四、临 床 表 现

PTS 临床表现如表 1 所示。典型下肢 PTS 的症状包括患肢疼痛、肿胀、沉重感、疲乏、瘙痒和痉挛（常

于夜间发生)。上述症状可单独或联合出现,呈间断性或持续性,多于傍晚和长时间站立或行走后加剧,休息或抬高患肢症状可减轻。PTS 可表现为静脉性跛行,症状与动脉性跛行类似,表现为运动过程中突然发生的腿部疼痛,其原因可能为髂静脉或腘静脉的长期阻塞所致。PTS 典型体征与其他慢性静脉疾病体征相似,表现形式从外周毛细血管扩张、凹陷性水肿、皮肤色素沉着、静脉湿疹、静脉曲张到更为严重的白色萎缩、皮肤脂肪硬化和腿部溃疡[9,14]。

表 1　PTS 临床症状和体征

症状	体征	症状	体征
疼痛	水肿	感觉异常	色素沉着
肿胀感	毛细血管扩张	烧灼痛	湿疹
痉挛	静脉扩张	静脉性跛行	小腿按压疼痛
沉重感	静脉曲张		皮肤脂肪硬化
疲劳	发红		白色萎缩
瘙痒	发绀		开放性或愈合溃疡

五、诊　　断

目前诊断 PTS 尚缺乏金标准,主要根据 DVT 病史及 PTS 症状和体征进行诊断。由于急性 DVT 导致的疼痛及肿胀需要在数月后消退,因此 PTS 的诊断一般应延迟至 DVT 急性期之后。目前临床上有 3 种评分标准有助于 PTS 的诊断,包括 Villalta 评分、Ginsberg 评分和 Brandjes 评分。此外,还有诊断慢性静脉疾病的评分工具,如 CEAP(clinical,etiological,anatomic,pathophysiological)分级、VCSS(venous clinical severity score)评分和 Widmer 评分等[15]。其中 Villalta 评分[16]包括 5 项主观症状(疼痛、痉挛、沉重感、感觉异常及瘙痒)以及 6 项客观体征(胫骨前水肿、色素沉着、静脉扩张、发红、皮肤硬化、小腿按压疼痛以及静脉溃疡),与 PTS 的解剖生理学标志及疾病相关生活质量具有良好相关性(表 2)。CEAP 根据临床、病因、解剖及病理生理特性对静脉疾病进行分级[17],目前作为诊断慢性静脉疾病、评价治疗效果、辅助诊断 PTS 的常用评价手段(表 3)。

表 2　Villalta 评分

	无	轻度	中度	重度
5 项症状				
疼痛	0	1	2	3
痉挛	0	1	2	3
沉重感	0	1	2	3
感觉异常	0	1	2	3
瘙痒	0	1	2	3
7 项体征				
胫骨前水肿	0	1	2	3
色素沉着	0	1	2	3
静脉扩张	0	1	2	3
发红	0	1	2	3
皮肤硬化	0	1	2	3
小腿按压疼痛	0	1	2	3
静脉溃疡	无	无	无	有

注:0~4 分提示无 PTS,≥5 分提示存在 PTS;5~9 分为轻度、10~14 分为中度、≥15 分或溃疡为重度

表3 CEAP分级

分级	临床症状	分级	临床症状
0	无静脉疾病的症状	4a	色素沉着及湿疹
1	毛细血管扩张或网状静脉扩张	4b	皮肤脂肪硬化症或白色萎缩
2	静脉曲张	5	愈合性溃疡
3	水肿	6	活动性溃疡
4	皮肤及皮下组织变化		

对于既往患有DVT并伴有PTS典型临床表现的患者，无须进一步的影像学检查即可诊断[15]。对于存在PTS典型表现但不能明确此前是否有DVT病史者，则需进一步行影像学检查(如加压静脉超声成像、CT、MRI、静脉造影或血管内超声等)。而对于没有PTS临床表现，仅通过影像学检查发现静脉功能异常(如反流、静脉阻塞、静脉高压等)，即使既往有DVT病史，也不应诊断为PTS。

六、预 防

1. DVT初级和二级预防 对于DVT高风险人群，应依据《循证医学指南》中的推荐给予系统性的血栓防治策略以预防PTS的发生(Ⅰ类推荐，C级证据)。此外，由于同侧肢体复发DVT是PTS的重要危险因素之一，因此在初发DVT患者的治疗过程中，推荐给予合适强度和持续时间的抗凝方案以减少同侧肢体DVT复发风险及PTS的发生[15,18,19](Ⅰ类推荐，B级证据)。

2. 最佳抗凝治疗 研究发现未达治疗剂量的维生素K拮抗剂的抗凝治疗与PTS的发生发展密切相关[11]，因此为降低PTS风险，对于服用维生素K拮抗剂的DVT患者，推荐定期、规律监测INR，尤其是在最初治疗的数个月内(Ⅰ类推荐，B级证据)。与低分子肝素联合维生素K拮抗剂治疗DVT的抗凝方案比较，单独使用低分子肝素减少PTS风险的疗效尚不确定(Ⅱb类推荐，B级证据)。新型口服抗凝药(如直接凝血酶抑制剂或Ⅹa因子抑制剂)与维生素K拮抗剂相比，在降低PTS风险方面的疗效尚不确定(Ⅱb类推荐，C级证据)。

3. 弹力加压袜 具有压力梯度的弹力袜(elastic compression stocking，ECS)可降低静脉高压，减轻水肿并改善组织微循环。多项临床试验证实，ECS可用于症状性近端DVT后PTS的有效预防。然而，一项单中心、双盲、安慰剂对照试验发现积极ECS治疗并不能降低首次近端DVT后的PTS发生，即使在亚组分析中也未能发现ECS治疗对于PTS的有效预防作用[20]。因此，目前认为弹力袜预防PTS疗效尚不确定，但近端DVT患者可使用弹力袜以减轻水肿症状(Ⅱb类推荐，A级证据)。

4. 溶栓/血管内治疗 单纯抗凝治疗虽可以阻止血栓形成，但不能溶解已形成的血栓，故并未降低PTS风险。尽早、快速地清除血栓、恢复静脉通畅可能会减轻静脉血流障碍、保留静脉瓣膜功能、降低静脉压力。因此，药物溶栓、机械性取栓或两者联合应用对于急性近端DVT患者的PTS预防具有重要意义[21,22]。

对于部分急性期(≤14天)近端DVT且肢体功能良好、生存时间≥1年及出血风险较小的患者，可考虑在经验丰富的医疗中心行导管直接溶栓(catheter-direct thrombolysis，CDT)和药物机械性CDT(pharmacomechanical CDT，PCDT)(Ⅱb类推荐，B级证据)。全身性抗凝治疗应贯穿CDT和PCDT治疗前后(Ⅰ类推荐，C级证据)。CDT和PCDT之后可考虑在可能病变处行球囊扩张成形术(植入或不植入支架)以预防再次血栓和随后发生的PTS(Ⅱb类推荐，B级证据)。对于部分不适合经皮CDT或PCDT治疗的急性期近端DVT患者，可考虑在经验丰富的医疗中心行外科血栓切除术(Ⅱb类推荐，B级证据)。全身性溶栓不推荐用于治疗DVT(Ⅲ类推荐，A级证据)。

七、治 疗

1. 逐级弹力袜和间歇式加压治疗 压力治疗是PTS的基础治疗，主要用于减轻PTS患者的症状(特别是下肢水肿)、提高日常功能。弹力加压袜(elastic compression stocking，ECS)有助于减轻肢体肿胀、缓解沉重感及瘙痒，通常ECS压力为30~40mmHg，长度到膝盖或大腿。合并外周动脉疾病是使用ECS的绝对禁忌证。两项小样本随机对照研究显示尽管ECS不能改善PTS的临床获益，但可减轻患者的临床症状[23,24]。基于使用ECS风险低并可改善临床症状，因此对于无禁忌证的PTS患者可考虑使用ECS（Ⅱb类推荐，C级证据）。

此外，压力治疗还包括间歇式压力泵加压治疗。一项随机交叉对照试验显示，应用间歇压力泵4周可有效减轻PTS患者水肿症状[25]。由于间歇式压力泵使用不便，近来一种便携式下肢静脉回流辅助装置VenoWave得到广泛认同。这种设备使用方便，通过电池供电，佩戴在膝盖以下的小腿部分，间断对小腿实施加压治疗。一项双盲交叉安慰剂对照研究显示，应用该设备可减轻PTS症状并改善患者生活质量[26]。因此，对于中重度PTS伴明显水肿的患者，可考虑使用间歇式加压治疗（Ⅱb类推荐，C级证据）。

2. 药物治疗　四项随机试验分别对芦丁、海曲司明及去纤维蛋白多核苷酸治疗PTS的疗效及安全性进行了观察[15]。研究发现，芦丁可显著改善PTS患者下肢乏力，而疼痛、肿胀及沉重感症状仅稍有减轻。海曲司明和芦丁两者疗效相似，海曲司明对症状的改善似乎更为显著。去纤维蛋白多核苷酸虽可明显改善疼痛及水肿评分，然而对于间歇性跛行、皮肤色素沉着、皮肤脂肪硬化的疗效较对照组则无显著差异。治疗后6个月随访发现各组药物的副作用轻微、且发生率低。尽管上述研究肯定了血管活性药物对PTS的治疗作用，然而试验设计存在缺陷且证据级别较低，因此芦丁、海曲司明和去纤维蛋白多核苷酸治疗PTS疗效及安全性目前尚不确定（Ⅱb类推荐，B级证据）。

3. 运动治疗　研究发现，运动训练似乎没有增加DVT后的腿部症状及PTS的风险性。两项小样本试验对进行腿部运动治疗的PTS患者进行了为期6个月的观察，以评估运动治疗是否使PTS患者获益[27,28]。结果显示，运动治疗增加了患者腓肠肌的泵功能、肌肉力量以及腿部灵活性，改善了PTS的严重程度及患者生活质量，而未增加不良事件的发生。因此若患者能够耐受运动训练，可考虑在医生监督下进行为期至少6个月的腿部力量训练和有氧运动（Ⅱa类推荐，B类证据）。

4. 血管内治疗和外科治疗　髂股静脉回流障碍引起静脉压升高及严重PTS发生。通过外科治疗或血管内治疗开通闭塞静脉、改善静脉瓣功能不全，成为降低患者严重PTS发病率、提高生活质量的重要手段。随着腔内技术的发展，血管内介入治疗在PTS的疗效令人满意。一项研究对464名行静脉成形术及支架植入的PTS患者进行了为期5年的随访观察，结果显示静脉溃疡愈合率为55%，手术相关的血栓形成仅为2.6%。患者静息时上下肢压力差及生活质量得到显著提高[29]。

外科治疗适用于中重度PTS患者，旨在减轻静脉回流障碍、改善静脉瓣膜功能以及缓解浅静脉高压[30]。通过静脉转流术使远心端的高压静脉血液由旁路血管回流，以降低静脉压力。利用直视深静脉瓣膜缝缩术、静脉瓣膜修复术及静脉瓣膜移植术等重建深静脉瓣膜，纠正血液倒流。对于足靴区静脉溃疡者，可行大隐静脉高位结扎、小腿浅静脉剥脱和交通支结扎术。实践证明浅静脉剥脱后并未加重深静脉回流障碍。

血管内介入治疗和外科治疗的疗效依赖于PTS的严重程度、合并症以及术者的专业技术。单处血管闭塞较多处血管病变手术成功率高、并发症少。患者的选择则应考虑手术风险、PTS临床严重程度、特异性静脉解剖及预期寿命等因素。迄今为止，有关PTS的手术或腔内治疗，临床上仍无严格的随机对照研究，缺乏循证医学A级数据资料。更为客观科学的评价上述治疗在PTS治疗中的作用需通过高质量的前瞻性随机对照研究予以证实。

根据AHA指南推荐，对于症状严重且存在髂静脉或腔静脉阻塞的患者，可考虑外科治疗(例如股静脉-股静脉或股静脉-腔静脉搭桥，Ⅱb类推荐，C级证据）或经皮血管内介入治疗（例如植入支架或球囊成形，Ⅱb类推荐，C级证据）。对于症状严重且股静脉、髂静脉和腔静脉血栓后阻塞的患者，可考虑联合外科手术和血管内再通治疗（Ⅱb类推荐，C级证据）。对于严重症状PTS患者，可考虑行静脉瓣修复或静脉移植（Ⅱb类，C级证据）。

八、特殊人群

1. 上肢PTS　上肢DVT（UEDVT）包括锁骨下静脉DVT、腋静脉DVT和肱静脉DVT，UEDVT后PTS的发病率为7%~46%。上肢PTS无明确危险因素，一项前瞻性研究发现残余血栓与PTS发生相关[31]。与下肢 PTS 相似，上肢 PTS 同样降低患者生活质量、影响上肢功能[32]。目前针对上肢 PTS 的研究较少，尚无关于加压袖或加压绷带在预防或治疗上肢 PTS 的研究。与标准抗凝治疗比较，溶栓、血管内治疗或外科治疗能否降低 PTS 发生率亦不明确。因此，无法为 UEDVT 后 PTS 提供具体推荐，预防上肢 PTS 可参考 DVT 初级和二级预防以及最佳抗凝治疗预防 PTS 的推荐。

2. 儿童 PTS　系统性文献回顾显示不同研究得出的儿童 PTS 发病率不尽相同，可能与研究设计差异及 PTS 诊断方法不同有关[33]。指南推荐 Manco-Johnson 评分或改良的 Villalta 评分作为儿童 PTS 评判标准。鉴于缺乏重测信度数据，指南推荐确诊儿童 PTS 需进行两次独立评估，并且相隔时间至少为 3 个月[34]。由于儿童 PTS 相关研究匮乏，目前尚无法就儿童 PTS 预防和治疗做出推荐，预防 PTS 可参考 DVT 初级和二级预防以及最佳抗凝治疗预防 PTS 的推荐。

九、总　结

PTS 是一种常见的 DVT 慢性并发症，给社会及家庭造成沉重的经济负担。提高对 PTS 的认识、加强 DVT 预防和治疗对降低 PTS 的发生具有重要意义。然而指导 PTS 管理的证据并不充分，许多推荐基于的证据级别较低，有待高质量的临床研究推动该领域的进展。

（崔斌　黄岚）

参考文献

[1] Kahn SR, Comerota AJ, Cushman M, et al. The postthromboticsyndrome: evidence-based prevention, diagnosis, and treatment strategies: a scientific statement form the American heart association. Circulation, 2014, 130: 1636-1661.

[2] Kahn SR, Ginsberg JS. Relationship between deep venous thrombosis and the postthrombotic syndrome. Arch Intern Med, 2004, 164: 17-26.

[3] Eklof B, Perrin M, Delis KT, et al. Updated terminology of chronic venous disorders: the VEINTERM transatlantic interdisciplinary consensus document. J Vasc Surg, 2009, 49: 498-501.

[4] Cohen AT, Agnelli G, Anderson FA, et al. VTE Impact Assessment Group in Europe (VITAE). Venous thromboembolism (VTE) in Europe: the number of VTE events and associated morbidity and mortality. ThrombHaemost, 2007, 98: 756-764.

[5] Schulman S, Lindmarker P, Holmstrom M, et al. Post-thrombotic syndrome, recurrence, and death 10 years after the first episode of venous thromboembolism treated with warfarin for 6 weeks or 6 months. J ThrombHaemost, 2006, 4: 734-742.

[6] Deitelzweig SB, Johnson BH, Lin J, et al. Prevalence of clinical venous thromboembolism in the USA: current trends and future projections. Am J Hematol, 2011, 86: 217-220.

[7] Meissner MH, Moneta G, Burnand K, et al. The hemodynamics and diagnosis of venous disease. J VascSurg, 2007, 46 (suppl S): 4S-24S.

[8] Meissner MH, Zierler BK, Bergelin RO, et al. Coagulation, fibrinolysis, and recanalization after acute deep venousthrombosis. J Vasc Surg, 2002, 35: 278-285.

[9] Roumen-Klappe EM, Janssen MC, van Rossum J, et al. Inflammationin deep vein thrombosis and the development of post-thrombotic syndrome: a prospective study. J Thromb Haemost, 2009, 7: 582-587.

[10] Kahn SR, Shrier I, Julian JA, et al. Determinants and time course of the post-thromboticsyndrome after acute deep venous thrombosis. Ann Intern Med, 2008, 149: 698-707.

[11] Browse NL, Burnand KG, Irvine AT, et al. Diseases of the Veins. London: Arnold, 1999.

[12] Villalta S, Bagatella P, Piccioli A, et al. Assessment of validity and reproducibility of a clinical scale for the postthromboticsyndrome. Haemostasis, 1994, 24: 158a.

[13] Eklof B, Rutherford RB, Bergan JJ, et al. Revision of theCEAP classification for chronic venous disorders: consensus statement. J Vasc Surg, 2004, 40: 1248-1252.

[14] Gaitini D. Multimodality imaging of the peripheral venous system. Int J Biomed Imaging, 2007, 2007: 54616.

[15] van Dongen CJ, Prandoni P, Frulla M, et al. Relation between quality of anticoagulant treatment and the development of the postthrombotic syndrome. J Thromb Haemost, 2005, 3: 939-942.

[16] Vedovetto V, Dalla Valle F, Milan M, et al. Residual vein thrombosis and trans-popliteal reflux in patients with and without the postthrombotic syndrome. Thromb Haemost, 2013, 110: 854-855.

[17] Chitsike RS, Rodger MA, Kovacs MJ, et al. Risk of post-thrombotic syndrome after subtherapeutic warfarin anticoagulation for a first unprovoked deep vein thrombosis: results from the REVERSE study. J Thromb Haemost, 2012, 10: 2039-2044.

[18] Gould MK, Garcia DA, Wren SM, et al. Prevention of VTE in nonorthopedic surgical patients: Antithrombotic Therapy and Prevention of

Thrombosis, 9th ed: American College of Chest Physicians Evidence-Based Clinical Practice Guidelines. Chest, 2012, 141 (suppl): e227S-e277S.

[19] Kearon C, Akl EA, Comerota AJ, et al. Antithrombotic therapy for VTE disease: Antithrombotic Therapy and Prevention of Thrombosis, 9th ed: American College of Chest Physicians Evidence-Based Clinical Practice Guidelines. Chest, 2012, 141 (suppl): e419S-e494S.

[20] Kahn SR, Shapiro S, Wells PS, et al. Compression stockings to prevent postthrombotic syndrome: a randomized placebo controlled trial. Lancet, 2014, 383: 880-888.

[21] Comerota AJ, Grewal N, Martinez JT, et al. Postthrombotic morbidity correlates with residual thrombus following catheter-directed thrombolysis for iliofemoral deep vein thrombosis. J Vasc Surg, 2012, 55: 768-773.

[22] Janssen MC, Wollersheim H, Schultze-Kool LJ, et al. Local and systemic thrombolytic therapy for acute deep venous thrombosis. Neth J Med, 2005, 63: 81-90.

[23] Ginsberg JS, Hirsh J, Julian J, et al. Prevention and treatment of postphlebitic syndrome: results of a 3-part study. Arch Intern Med, 2001, 161: 2105-2109.

[24] Frulla M, Marchiori A, Sartor D, et al. Elastic stockings, hydroxyethylrutosides or both for the treatment of post-thrombotic syndrome. Thromb Haemost, 2005, 93: 183-185.

[25] Ginsberg JS, Magier D, MacKinnon B, et al. Intermittentcompression units for severe post-phlebitic syndrome: a randomized crossover study. CMA J, 1999, 160: 1303-1306.

[26] O'Donnell MJ, McRae S, Kahn SR, et al. Evaluation of a venous-return assist device to treat severe post-thromboticsyndrome (VENOPTS): a randomized controlled trial. Thromb Haemost, 2008, 99: 623-629.

[27] Padberg FT Jr, Johnston MV, Sisto SA. Structured exercise improves calf muscle pump function in chronic venous insufficiency: a randomized trial. J Vasc Surg, 2004, 39: 79-87.

[28] Kahn SR, Shrier I, Shapiro S, et al.Six-month exercise training program to treat post-thrombotic syndrome: a randomized controlled two-centre trial. CMAJ, 2011, 183: 37-44.

[29] Neglen P, Hollis KC, Olivier J, et al. Stenting of the venous outflow in chronic venous disease: long-term stent-related outcome, clinical, and hemodynamic result. J Vasc Surg, 2007, 46: 979-990.

[30] Nayak L, Hildebolt CF, Vedantham S. Postthrombotic syndrome: feasibility of a strategy of imaging-guided endovascular intervention. J Vasc Interv Radiol, 2012, 23: 1165-1173.

[31] Prandoni P, Bernardi E, Marchiori A, et al.The long term clinical course of acute deep vein thrombosis of the arm: prospective cohort study. BMJ, 2004, 329: 484-485.

[32] Kahn SR, Elman EA, Bornais C, et al. Post-thromboticsyndrome, functional disability and quality of life after upper extremity deep venous thrombosis in adults. Thromb Haemost, 2005, 93: 499-502.

[33] Goldenberg NA, Donadini MP, Kahn SR, et al. Post-thrombotic syndrome in children: a systematic review of frequency of occurrence, validity of outcome measures, and prognostic factors. Haematologica, 2010, 95: 1952-1959.

[34] Goldenberg NA, Brandão L, Journeycake J, et al. Definition of post-thrombotic syndrome following lower extremity deep venous thrombosis and standardization of outcome measurement in pediatric clinical investigations. J Thromb Haemost, 2012, 10: 477-480.

心血管影像加强辐射防护的方法

影像学检查是心脏疾病诊断和治疗中非常有价值的评估工具。近年来随着影像学设备软硬件的改进，心脏影像学检查，尤其是冠状动脉CT血管成像检查的数量急剧增加。随之而来导致累积的辐射剂量水平迅猛增加，引起了广泛的关注。从人群和个体基础上降低影像学检查的辐射剂量，增加辐射安全性成为近些年来研究的热点和重点。2014年，美国心脏病学会联合美国医学物理师学会、美国心脏病学院、美国核心脏病学会、北美心血管影像学会、心血管CT学会以及冠状动脉造影和介入学会发布了《增强心血管影像学辐射安全性的方法》的科学声明[1]。本节结合文献从医学影像学检查的辐射暴露与致癌风险的关系、该科学声明中关于增强辐射安全性的主要观点及未来的发展方向三个方面进行阐述。

一、医学影像学检查的辐射暴露与致癌风险

目前，医学影像学检查的辐射暴露与致癌风险的直接证据非常少。最有说服力的证据来自最近2个大型的基于年轻人（尤其是儿童）的流行病学研究。Pearce等[2]的研究纳入了178 604例年龄小于22岁的患者，他们发现CT扫描的辐射剂量与患白血病（每mGy相对风险为0.036，95%CI 0.005~0.120；P=0.0097）和脑肿瘤（每mGy相对风险为0.023，95%CI 0.010~0.049；P<0.0001）的风险具有正相关性。另一个以人群为基础的澳大利亚研究纳入了1090万人，他们发现有辐射暴露者较无辐射暴露者总的癌症发生率高24%，在校正了年龄、性别和出生年之后的癌症相对发病率指数(IRR)为1.24(95%CI 1.20~1.29，P<0.001）[3]。但是目前还没有普通人群医学影像学检查的辐射暴露与致癌风险的直接证据。需要指出的是，这些研究实际上并非真正的流行病学调查而是将风险估计值外推到低水平辐射和大量的个体上[4]。

现有医学影像诊断检查的辐射暴露致癌风险的估计值主要来自电离辐射生物学报告，该报告主要基于日本广岛和长崎原子弹爆炸幸存者的观察，在那些辐射剂量暴露达100mSv以上的幸存者癌症发生率明显增加。临床上医学影像诊断检查的辐射剂量基本上均小于100mSv，很显然将辐射风险外推到如此低水平的辐射是有问题的，而且可能导致很大的不确定性。这种外推法主要基于癌症风险与辐射剂量呈线性关系的假设。因为没有其他更好的数据模型，线性非阈值模型目前是较为合理的模型，也是辐射保护政策中最常用的模型。但目前专家们并不确定该模型是否能准确地反映低水平辐射的生物学效应以及预测医学影像检查辐射暴露的致癌风险[4]。

此外，进行影像学检查辐射风险的评估时要考虑患者和疾病的特征，并权衡影像学检查利弊。大多数心血管疾病患者年龄大于50岁，对电离辐射的敏感性降低，而且从辐射暴露到毕生癌症出现的时间也更短，因此致癌风险远低于儿童和青少年。然而该人群心血管事件往往更为严重，甚至危及生命，且大多是心血管影像学检查的适应证。因此权衡影像学检查的利弊时不能因为心血管影像学检查的辐射暴露风险而全面否定其价值，心血管事件往往会带来更大的更直接的危险。

二、增强心血管影像检查辐射保护的方法

从降低人群辐射剂量水平的观点看，增强医学影像学辐射安全性的主要方法包括3个层面：①大力开展辐射暴露相关的教育，保证患者和医师理解医学影像检查的潜在利益和风险；②判断有电离辐射影像学检查的合适性和必要性，保证这些检查对于临床诊疗是必需的而且是合适的；③坚持影像检查辐射最优化的原则，即在不影响图像质量和诊断准确性的前提下保证医学影像检查辐射暴露尽可能低[1]。

（一）重视基础教育的作用

1. 临床医师和医护工作人员的辐射风险教育　开展关于辐射暴露的基础教育工作是提高医学影像学辐射安全性的必要基础。临床医师应该对有电离辐射的心脏影像检查的优势和潜在危险有足够的了解，

在申请影像检查时应充分考虑该检查的优劣性并能选择最佳的心脏影像检查技术。然而，相关调查研究显示临床医师缺乏医学影像检查辐射暴露的基本知识。因此，需要从基础医学教育中着手进行相关辐射暴露知识教育。在现阶段，我国大学本科甚至研究生阶段课程设置中很少有辐射暴露相关的章节介绍，即使在医学影像学专业和心血管病专业的研究生中也缺乏相应的知识普及。因此要从大学本科教育、研究生教育以及临床医师继续教育等不同层面进行心脏影像学检查辐射暴露的相关知识教育和普及，使得临床医师熟悉现有的心脏影像学检查及在特定临床情况下的诊断准确性；遵循相应的指南和适应证以循证医学的方式申请心脏影像学检查项目，进行心脏影像学诊疗实践；了解辐射暴露相关的基本概念，例如辐射暴露的生物学效应、吸收剂量和有效剂量等概念；了解常用影像学检查的辐射剂量及其辐射暴露风险；能以患者所理解的方式沟通辐射剂量相关问题继而进行合适的心脏影像学检查。

对于临床医学大学本科和研究生教育，应在课程设置中，例如在不同学历层次的《医学影像学》或《医学影像学技术》课程中设置影像学检查辐射剂量章节讲解电离辐射相关的基本概念和相关问题并作为考核要点；对于临床医师应注意心脏影像学检查辐射剂量及其风险、适应证等相关医疗实践的知识更新。我国目前还没有心血管影像学检查和治疗资格认证考试，临床医师可通过文献检索、互联网学习、会议讲座等形式获得影像学检查辐射暴露相关的继续教育材料和相关知识，以提高临床医师自我培训辐射安全性的意识。必要时临床医师可与影像科医师探讨辐射暴露相关问题。

2. 对患者和公众进行有关影像检查辐射暴露风险的教育　对于患者和公众而言，需要有合适的教育资源获取渠道了解医学影像学检查电离辐射的相关知识。实际上患者和公众对于影像检查辐射暴露风险知之甚少，只有在必须进行影像学检查时才需了解，因此检查前与临床医师的沟通是患者获得这些知识的主要渠道。患者和公众也可通过其他方式获得相关知识，例如通过相关专业书籍、公开发表的报告、互联网、小册子、邮件、广播和电视宣传材料等，其中互联网是最快捷和最廉价的提供此类信息的方法。

临床医师在告知患者需要进行相关影像检查时，要以患者能理解的方式告知医学影像检查的优势和风险。因此需要建立有效的沟通方式：用简单的语言告知患者该检查的优势、风险及必要性；和患者进行交流并让患者多问问题；直接解决患者和家属关于检查风险的问题，包括电离辐射、对比剂和麻醉相关风险的关注[1]；将医学影像检查辐射暴露的风险和其他日常活动的风险进行比较，例如进行心血管影像学检查辐射暴露的致癌风险（1/2000）低于溺水（1/1112）、步行事故（1/749）、车祸（1/108）的风险[4]。对患者进行教育的另一种方式就是签署知情同意书。但对进行有电离辐射影像学检查是否需要知情同意书的意见还不统一。在我国，目前还没有要求在进行有辐射暴露的影像学检查前获得患者的知情同意书。最近美国学者在 *Radiology* 上撰文指出，基于目前的科学证据在 CT 检查前要求患者签署对于辐射风险的知情同意书是缺乏依据的[5]。但对心脏介入诊疗项目，例如经皮冠状动脉成形术等有创操作而言，获得书面知情同意是标准医疗程序的一部分。

（二）严格掌握适应证，减少不必要的有辐射暴露的影像检查

选择合适的心脏影像学检查是加强辐射安全性的第一步。合理使用心脏影像检查的获益总是超过了电离辐射相关的潜在风险。因此，严格限制心脏影像学检查的适应证常能确保这些检查有着较高的获益风险比。美国和韩国已经陆续发布了心脏 CT 检查的适应证标准[6,7]。如果对于特定的病例而言，使用有电离辐射的心脏影像学检查是合适的，而其他无电离辐射的影像学检查（如超声心动图或心脏 MRI）也能提供所需的临床信息且有同样的准确性、更低的费用及风险，则应该选择无辐射暴露的检查。

以患者为中心的影像学正在成为重要的影像学临床实践模式，它能使患者做出个性化地影像学决策并选择影像学检查的类型，使患者临床检查得以改善。它考虑了患者的价值需求、流行病学特征及临床情况，有助于改善医患关系，获得患者的知情同意书，并且减少了法医学责任[1]。进行患者为中心的影像学实践需注意以下原则。第一，在决定及选择影像学检查时应考虑患者的年龄、性别、有无症状、有无已知的冠心病病史。第二，应了解并考虑患者的喜好以决定使用何种心脏影像学检查。第三，一旦决定使用影像学检查，应该精简影像学参数。最后，应努力避免不必要的连续的影像学检查。进行患者为中心的影像学面临如下问题：目前不能精确量化心脏影像检查的风险和获益；繁忙的临床工作可能在很大程度上阻碍医师和患者全面讨论影像学检查获益和风险，致使患者因为过度恐惧而拒绝必要的影像学检查。

坚持使用适应证标准也是减少有辐射暴露影像学检查的重要一环。使用适应证标准主要通过减少不合适检查的使用量从而减少心脏影像学检查的辐射暴露。适应证标准作为促进影像学检查合适性使用和限制不合适影像学检查的工具,对于减少人群基础上的影像检查相关的辐射暴露是非常有意义的。但使用适应证标准并不能解决所有临床情况。目前的适应证标准不能解决医学影像检查电离辐射暴露的问题及特定临床情况下不同影像学检查的性能比较及连续进行影像学检查的合适性问题。此外,目前在很多临床情况下还缺乏合理使用某种心脏影像学检查的足够证据,其适应证标准仅仅是基于专家的观点。最后,对适应证标准的更新可能也缺乏足够的证据。此外,在很多情况下适应证标准还没有被广泛地用于临床实践中。

(三)优化有辐射影像检查参数,尽可能降低辐射剂量

一旦心脏影像学检查被认为合适且必须进行的话,应该最大程度地降低医学影像检查的辐射剂量且保证足够诊断的图像质量和高的诊断准确性。若其他无电离辐射的检查手段可达到同样的诊疗目的,则不必要进行有辐射暴露的影像学检查,尤其是对年轻人和女性患者。本节主要对医学影像学检查辐射剂量的测量和降低辐射剂量的技术进行介绍。

1. 辐射剂量的测量指标　目前,影像学检查所致的辐射剂量可通过标准化的方法进行定量测量,但实际上患者所吸收的辐射剂量依赖于很多因素,包括患者的体型及组织成分。应该知道,影像检查的辐射剂量和患者吸收的辐射剂量并非同一概念,而确定患者所接受的辐射剂量是有挑战的。

CT 检查的辐射剂量通过使用标准的圆柱形模具来测量。目前常用的 CT 辐射剂量参数包括容积 CT 剂量指数(volume CT dose index,CTDIvol)、剂量长度乘积(dose length product,DLP)、有效剂量(effective dose,ED)以及体型特异性剂量估计值(size specific dose estimate,SSDE)[8]。CTDIvol 是 CT 系统辐射输出的标准化测量值(单位为 mGy),可用于比较不同扫描参数或扫描仪之间输出的辐射剂量,仅为辐射剂量指数,而非患者吸收的剂量。DLP 为 CTDIvol 和扫描长度的乘积(单位为 mGy·cm),可用于比较不同扫描参数和不同扫描仪之间的输出辐射剂量,用于计算相对的随机效应,而非绝对的风险测量;当 CTDIvol 值恒定时,DLP 越大提示更多的组织被照射。ED 是 DLP 与特定组织的转化系数的乘积(单位为 mSv),反映了身体不同部位接受的非均匀性的辐射剂量。SSDE 指经过体型校正的患者所接受的 CT 剂量估算值(单位为 mGy),是基于 CTDIvol 和扫描区域内患者体型相关转换系数得到的,该参数提供了器官剂量的合理估计值。

核心脏病学中,注射核素的类型和放射活性(mC)决定了患者最终接受的辐射剂量。核素药物器官剂量的估计值对应标准体型以及标准的核素药物动力学,对个体而言可能不一定准确。因为核素药代动力学的差异,核心脏病学检查个体器官剂量的不确定性要比 CT 高。

透视的主要辐射剂量参数是参照点总的空气比释动能(Ka.r)和空气比势动能面积乘积(PKA)。比释动能是在离 X 线球管焦点一定距离传送到空气的 X 线能量(单位为 Gy),该参数能提示皮肤损伤的风险,但不能直接测量最大的皮肤剂量;最大辐射剂量参照水平为 5Gy。PKA 也称为剂量面积乘积(单位为 $Gy \times cm^2$),是传递给患者的空气比释动能与照射面积的乘积,用于计算相对的随机效应而不是绝对的风险测量;最大辐射剂量水平为 $100cm^2$ 的皮肤最大剂量为 $500Gy \cdot cm^2$。其他的参数有透视时间(单位为分钟),最长透视时间为 60 分钟。

2. 降低辐射剂量的技术　常规 CT 心脏成像采用回顾性心电门控扫描,在该扫描过程中,X 线球管在整个心动周期内采集投影数据,只有心脏运动最小期相(通常为舒张期)的数据被用于图像重建。由于采集了整个心动周期的所有数据,因此回顾性心电门控 CT 扫描可用于评估局部心室功能。然而回顾性门控 CT 扫描因为重叠扫描和较小的螺距,其辐射剂量较大,有效剂量在 15~25mSv[1]。目前可通过多种技术来降低患者接受的辐射剂量,例如前瞻性心电门控、低管电压技术、迭代重建、大螺距技术等[8-10]。此外,适度的扫描范围也是减少辐射剂量的重要步骤,避免盲目的大范围扫描。当钙化积分扫描显示钙化严重,导致冠状动脉管腔狭窄程度的评估受限时,可以不必进行 CTA 扫描,这也是减少冠状动脉 CTA 辐射暴露的一种方法[11]。前瞻性心电门控 CTA 扫描只在特定的心动周期期相进行扫描,曝光时间大幅度减少,且避免螺旋扫描中大部分的重叠扫描产生的辐射剂量,与回顾性心电门控技术相比,患者接受的辐射剂量最多可降低90%左右。但前瞻性心电门控CTA扫描对于心率和心律有较为严格的要求，大多要求心率低于70次/分且为窦性心律。在此基础上衍生的自适应前瞻性心电门控技术以预设的曝光时间窗为中心，通过增大扫描角度和扫描时间窗，实现重组相位调整。该技术可应用于高心率患者且具有较高的诊断准确性。前瞻性心电门控CTA技术由于只采集心动周期内某一个或某一段期相的数据，因此不能回顾性重建所有心动周期的数据进行心室功能的评估。降低管电压也是临床上常用的降低辐射剂量的方法，例如可以将常规管电压（120kV）降至100kV、80kV，甚至70kV[12-14]。此外，自动化管电压调节技术能够根据受检者的体型、检查类型来确定最佳kV值，选择范围为70~140kV，其能够在其他扫描条件保持不变时，降低辐射剂量达60%。但低管电压CTA扫描所获得的图像质量受患者体型的影响，肥胖或超重患者的图像质量有不同程度下降，应慎用。前瞻性心电门控大螺距技术的螺距为3.4（常规回顾性心电门控CT成像的螺距为0.2~0.5），能在一次心跳中完成心脏数据的采集，可大幅度降低辐射剂量。然而，该技术对于心率有严格的要求，一般要求患者心率控制在65~70次/分以下[12,14]。对于高心率的患者，通过静脉或口服酒石酸美托洛尔控制心率在合适的范围是必要的。此外，在低辐射剂量CTA参数扫描中使用迭代重建技术可以降低图像噪声，提高图像的噪声比和对比噪声比[15,16]。此外，综合使用多种降低辐射剂量的技术能够更大程度地降低辐射剂量。最近在第二代和第三代双源CT结合超低管电压（70kV）、前瞻性大螺距及迭代重建技术，可将心脏CT成像的辐射剂量降至最低0.1~0.2mSv[12,14]；结合80kV、大螺距及迭代重建技术可将肺动脉CTA的辐射剂量降至低于1mSv[13]。这些技术的综合应用带来的一个潜在危险就是图像质量的下降。这就要求影像科医师和技师对每一种扫描条件的适应证有足够的掌握，例如要根据患者体质指数、心率和心律等的变化个性化地调整扫描参数达到图像质量最优化和辐射剂量最低化的双重目的。

最近的大规模调查研究显示全球范围内心肌灌注核素显像的辐射剂量差别较大，最高可达35.6mSv[17]，因此降低核心脏病学检查辐射剂量是需要解决的重要课题。降低核心脏病学辐射剂量的措施包括选择最佳的成像参数、最低放射活性的示踪剂、新的成像系统以及新技术的使用[1,11,17,18]。在SPECT成像中，推荐尽可能地使用^{99m}Tc示踪剂。对于负荷灌注缺损低度可能性的患者可以考虑首先行负荷/仅行负荷的核素心肌灌注成像参数，阴性者即无须进一步行静息心肌灌注成像，可以减少双核素成像所致的更高的辐射暴露。减少注射核素的量也是减少核素辐射暴露的有用途径。可最大程度地个性化减少患者所需要的放射活性且可以获得最好的图像质量和高度的诊断准确性，在体质指数较小的患者考虑使用更低放射活性的示踪剂。SPECT和PET软硬件的进展（例如迭代算法的应用，新的固态SPECT扫描仪）已经可以实现在注射更低放射活性核素的情况下维持高的图像质量和诊断准确性。PET所用核素的半衰期更短，因此PET心肌灌注显像的辐射剂量比SPECT低。此外，若要进行CT密度校正的话，在CT检查时也可以使用低辐射剂量的技术，例如采用尽可能低的管电流和降低管电压等技术。

透视时患者所接受的总的辐射暴露与操作者密切相关。减少辐射剂量的方法主要有利用最慢的透视或透视点频率但同时维持足够的图像质量、更多地使用低辐射剂量的图像采集技术[19]、最大程度地缩小透视时间、尽可能少地为了准确解释而进行图像放大、患者与探测器和X线球管的距离尽可能大、优化线束准直、最大程度减少看图的数量、屏蔽敏感器官（如性腺）、使用最高可接受的管电压以维持最低的管电流、如果可能的话省略左心室造影[11,19]。

三、未来的研究方向

降低影像学检查的辐射剂量仍是未来的研究方向之一。目前减少CT辐射剂量主要集中于多个领域，包括新的X线球管设计、更好的线束准直器、更有效的固态光子计数探测器、新的光子计数探测器和更先进的迭代重建算法[1]。这些技术的联合使用将在保持足够高的诊断性能和图像质量的同时更大程度降低CT辐射剂量。在核心脏病学，新型SPECT照相机的研发、重建算法和图像分辨力的提高以及新型示踪剂的研发都是降低辐射剂量的有效途径[17]。在介入透视检查中，X线束处理技术、3D数据采集都可能有效减低患者在检查期间接受的辐射剂量。

进行大规模临床试验和比较效能研究评估不同临床情况下影像学检查的优势也是必要的，这些研究会为临床影像检查的合理使用提供证据。目前有很多正在进行的随机临床试验可以提供关于影像检查策略的信息，例如前瞻性多中心影像学研究评估胸痛，该研究比较了运动或药物负荷的功能影像学和 CTCA 解剖影像学[20]。需要指出的是，这些研究可能会获得阴性结果，阴性的临床试验结果也是有临床意义的，它将某一影像检查策略分类为不合适的检查，这样就可能减少该影像检查的使用，继而减少人群基础上的电离辐射暴露。

亦应开展辐射暴露效应的流行病学研究，研究心脏影像学检查所致的辐射暴露与癌症风险的净增加值，因为在美国大约 37.8% 的女性和 43.3% 的男性终生会患癌[21]。但是进行这些研究存在很大的难度，主要体现在现有的活体定量辐射暴露的技术仍存在缺陷、必须有足够大的队列和足够长的随访时间去证实与医学影像检查相关低水平辐射剂量的致癌风险。例如，对于 10mSv 有效剂量的影像学检查必须有超过 200 万人的队列终生参与研究，而且还需要控制其他风险因素，才有 80% 的机会检测到有统计学意义的癌症风险的增加[1]。

最后，还需要加强辐射敏感性的细胞生物标志物的研究，例如需要进行更多的工作证实辐射暴露和 DNA 双链断裂以及癌症形成的关系[22]；证实辐射敏感性的特定基因，它们的表达以及与生物学效应的关系等。

总之，增强医学影像检查辐射安全性的主要策略应包括教育、坚持影像学检查适应证标准和进行低辐射剂量影像检查三个方面。通过不同层面的教育使得临床医师和患者对电离辐射的基本概念、影像学检查的优劣势及必要性有所了解；通过建立合适的影像学检查适应证标准使得临床医师坚持必要的影像学检查，避免不合适的或者合适但不一定必需的影像学检查；必须进行心脏影像学检查时，应本着在保证足够图像质量和诊断效能的前提下，尽可能地降低影像学检查所需的辐射剂量。实践上述原则，应本着以患者为中心的影像学原则，一切从患者的基本利益出发，最大程度减少辐射暴露对患者的潜在危害。然而，应该谨记，在进行影像学检查时，应针对特定临床情况权衡影像学检查的利弊，不能一味地为降低影像检查的辐射剂量而忽视了影像检查的必要性和诊断的效能，最终给患者的生命带来更大的威胁。

（张龙江　赵世华）

参 考 文 献

[1] Fazel R, Gerber TC, Balter S, et al. Approaches to enhancing radiation safety in cardiovascular imaging: a scientific statement from the American Heart Association. Circulation, 2014, 130 (19): 1730-1748.

[2] Pearce MS, Salotti JA, Little MP, et al. Radiation exposure from CT scans in childhood and subsequent risk of leukaemia and brain tumours: a retrospective cohort study. Lancet, 2012, 380 (9840): 499-505.

[3] Mathews JD, Forsythe AV, Brady Z, et al. Cancer risk in 680 000 people exposed to computed tomography scans in childhood or adolescence: data linkage study of 11 million Australians. BMJ, 2013, 346: f2360.

[4] Meinel FG, Nance JW Jr, Harris BS, et al. Radiation risks from cardiovascular imaging tests. Circulation, 2014, 130 (5): 442-445.

[5] Harvey HB, Brink JA, Frush DP. Informed consent for radiation risk from CT is unjustified based on the current scientific evidence. Radiology, 2015, 275 (2): 321-325.

[6] Taylor AJ, Cerqueira M, Hodgson JM, et al. ACCF/SCCT/ACR/AHA/ASE/ASNC/NASCI/SCAI/SCMR 2010 appropriate use criteria for cardiac computed tomography. A report of the American College of Cardiology Foundation Appropriate Use Criteria Task Force, the Society of Cardiovascular Computed Tomography, the American College of Radiology, the American Heart Association, the American Society of Echocardiography, the American Society of Nuclear Cardiology, the North American Society for Cardiovascular Imaging, the Society for Cardiovascular Angiography and Interventions, and the Society for Cardiovascular Magnetic Resonance. J Am Coll Cardiol, 2010, 56 (22): 1864-1894.

[7] Kim YJ, Yong HS, Kim SM, et al. Korean guidelines for the appropriate use of cardiac CT. Korean J Radiol, 2015, 16 (2): 251-285.

[8] Mayo-Smith WW, Hara AK, Mahesh M, et al. How I do it: managing radiation dose in CT. Radiology, 2014, 273 (3): 657-672.

[9] Zhang LJ, Lu GM, Meinel FG, et al. Computed tomography of acute pulmonary embolism: state-of-the-art. Eur Radiol, 2015, 25 (9): 2547-2557.

[10] 王未，周长圣，卢光明．降低 CT 冠状动脉成像辐射剂量的策略．放射学实践，2014，29（6）：610-612.

[11] Einstein AJ, Moser KW, Thompson RC, et al. Radiation dose to patients from cardiac diagnostic imaging. Circulation, 2007, 116 (11): 1290-1305.

[12] Zhang LJ, Qi L, Wang J, et al. Feasibility of prospectively ECG-triggered high-pitch coronary CT angiography with 30 mL iodinated contrast agent at 70 kVp: initial experience. Eur Radiol, 2014, 24 (7): 1537-1546.

[13] Lu GM, Luo S, Meinel FG, et al. High-pitch computed tomography pulmonary angiography with iterative reconstruction at 80kVp and 20mL

contrast agent volume. Eur Radiol, 2014, 24(12): 3260-3268.

[14] Zhang LJ, Qi L, De Cecco CN, et al. High-pitch coronary CT angiography at 70kVp with low contrast medium volume: comparison of 80 and 100kVp high-pitch protocols. Medicine (Baltimore), 2014, 93(22): e92.

[15] Geyer LL, Schoepf UJ, Meinel FG, et al. State of the Art: Iterative CT Reconstruction Techniques. Radiology, 2015, 276(2): 339-357.

[16] De Cecco CN, Meinel FG, Chiaramida SA, et al. Coronary artery computed tomography scanning. Circulation, 2014, 129(12): 1341-1345.

[17] Einstein AJ, Pascual TN, Mercuri M, et al. Current worldwide nuclear cardiology practices and radiation exposure: results from the 65 country IAEA Nuclear Cardiology Protocols Cross-Sectional Study (INCAPS). Eur Heart J, 2015, 36(26): 1689-1696.

[18] Dorbala S, Blankstein R, Skali H, et al. Approaches to reducing radiation dose from radionuclide myocardial perfusion imaging. J Nucl Med, 2015, 56(4): 592-599.

[19] Agarwal S, Parashar A, Ellis SG, et al. Measures to reduce radiation in a modern cardiac catheterization laboratory. Circ Cardiovasc Interv, 2014, 7(4): 447-455.

[20] Douglas PS, Hoffmann U, Lee KL, et al. PROspective Multicenter Imaging Study for Evaluation of chest pain: rationale and design of the PROMISE trial. Am Heart J, 2014, 167(6): 796-803.e1.

[21] American Cancer Society. Lifetime risk of developing or dying from cancer. http://www.cancer.org/cancer/cancerbasics/life-time-probability-of-developing-or-dying-from-cancer. [2015-08-09]

[22] Berrington de Gonzalez A, Kleinerman RA. CT scanning: Is the contrast material enhancing the radiation dose and cancer risk as well as the image? Radiology, 2015, 275(3): 627-629.

心包炎的药物治疗

心包疾病可以由感染、肿瘤、代谢性疾病、尿毒症、自身免疫性疾病、外伤等引起，然而以病因不清的特发性为多数。临床上主要表现为急性心包炎、心包渗出和心包压塞及慢性缩窄性心包炎。心包炎有多种分类，按照其病理特征，可以分为干性、渗出性、渗出 - 缩窄性、缩窄性等几种类型；从病因角度心包炎又可以分为感染性、系统性自身免疫性疾病相关性、邻近器官疾病导致的心包炎（例如肺炎、恶性肿瘤等）、2 型自身免疫过程相关性（例如心肌梗死后综合征）、代谢性疾病相关性、外伤性、慢性自身反应性心包炎以及特发性心包炎等几种；从病程上分类，又可以分为急性和慢性两大类。

对于高度怀疑有特异性原因（如细菌感染、恶性肿瘤、系统性自身免疫性疾病等）和（或）存在高危因素（包括发热 >38℃、亚急性病程、大量心包积液、心包压塞、非甾体类抗炎药物治疗至少 1 周但效果不佳、存在心肌受累、免疫抑制状态患者、外伤性心包炎、口服抗凝药物）的患者，建议住院筛查心包炎病因并进行治疗。

对于原因不明、初步排除特异性原因且没有上述高危因素的心包炎患者，通常在门诊进行药物治疗。

根据病因、临床表现及病程的不同，心包炎的药物治疗也有相应的差异。对于病因明确的心包炎，例如感染性、恶性肿瘤或自身免疫性疾病相关性心包炎，其药物治疗主要针对其病因，通常由相应专科（感染科、肿瘤科或风湿免疫科）医师制订治疗方案，而缩窄性心包炎的治疗关键通常需要结合心外科进行心包剥脱术，而内科药物治疗仅局限于对症处理。慢性心包炎的定义为病程超过 3 个月，其治疗的策略和急性心包炎类似。

本文主要讨论病因不明的急性或复发性特发性心包炎的药物治疗进展。

一、急性心包炎（acute percarditis）的药物治疗

对于急性心包炎，最常见的病因是病毒感染，其他原因还包括细菌感染、心肌梗死、外伤、肿瘤等。对于病因明确的患者，可以进行特异性治疗，例如咨询感染科医师进行抗生素治疗等。原因不明的急性心包炎归类为特发性。有研究提示，在普通人群中，应用传统诊断方法判断，约 80%~85% 的急性心包炎为特发性。

对于急性病毒性或特发性心包炎，其治疗目的在于缓解症状、减少复发、避免心包压塞以及发展为缩窄性心包炎。治疗时可考虑应用非甾体类抗炎药（NSAID）和（或）秋水仙碱，其中《2004 年 ESC 心包疾病诊断与处理指南》（以下简称指南）推荐 NSAID 类药物作为主要治疗措施（Ⅰ类推荐，B 级证据）。由于副作用较少，而且不影响冠脉血流，布洛芬（ibuprofen）比较常用于临床工作。根据不同的严重程度和治疗反应，布洛芬的起始剂量常为 300~800mg，每 6~8 小时 1 次，疗程一般数天到数周，通常于心包渗出消失后停药，也有学者认为可于 C 反应蛋白恢复正常后停用（通常为 7~14 天）。此外，亦可以考虑应用抗炎剂量的阿司匹林，有文献报道其用法为 800mg，每 6~8 小时 1 次，疗程约 7~10 天，在随后的 3~4 周内逐渐减量。由于 NSAID 类药物剂量较大，因此需要联用胃肠道保护药物。

另一种能够有效缓解急性期症状并且可以预防复发的药物是秋水仙碱（colchicine）（指南Ⅱa 类推荐，B 级证据），其可以与 NSAID 联用或单用，剂量为 0.5mg，2 次 / 日，也有文献的用法为首日 1.0~2.0mg，随后 0.5mg~1.0mg，1 次 / 日，疗程 3 个月。ICAP 研究（秋水仙碱治疗急性心包炎研究，Investigation on Colchicine for Acute Pericarditis）是一项多中心、双盲、随机、安慰剂对照、前瞻性研究，共纳入 240 例患者，目的在于评估秋水仙碱对于急性心包炎的疗效及预防复发的效果，主要终点为心包炎持续或复发的联合终点。结果发现秋水仙碱组终点事件明显减少（16.7% vs 37.5%，P<0.001，NNT=4，并且秋水仙碱的耐受性较好，副作用比 NSAID 类药物少。

对于结缔组织病、自身反应性以及尿毒症性心包炎患者，可以考虑全身应用糖皮质激素治疗，也可以心包内应用糖皮质激素以避免全身性副作用，而且可能更加有效（《指南》Ⅱa 类推荐，B 级证据）。此外，在激素减量的过程中，还可以联用布洛芬或秋水仙碱。美国家庭医生学会不推荐在急性或特发心包炎患者中单独应用糖皮质激素。

二、复发性心包炎（recurrent pericarditis）的药物治疗

典型的复发性心包炎患者通常有特发性或病毒性心包炎病史，多在首次发作后的 18~20 个月内出现复发。

复发性心包炎可以表现为两种类型，第一种为间断发作，发作间期（超过 6 周）无明显症状；第二种为持续发作，即一旦停用抗炎药物或试图减少药物剂量即复发（6 周以内复发）。

NSAID 类药物为一线治疗选择，包括阿司匹林 800mg，每 6~8 小时 1 次，随后每周减量 800mg；吲哚美辛 75~225mg/d；布洛芬 800mg，4 次 / 日，随后 600mg，4 次 / 日 ×2 周，继以 400mg，4 次 / 日 ×4 周，3 个月后停用；尼美舒利 200mg/d 等。

对于复发性心包炎，有研究提示应用秋水仙碱可以减少复发，其推荐剂量为 2mg/d×（1~2 日），随后减量为 1mg/d（0.5mg，2 次 / 日）维持（Ⅰ类推荐，B 级证据），也有学者采用以下方法：0.5mg，2 次 / 日 ×（6~12 个月）。CORE 研究（秋水仙碱治疗复发性心包炎研究，Colchicine for Recurrent pericarditis）提示，在传统治疗基础上联用秋水仙碱，可以减少复发（24.0% vs 50.6%，P=0.022，NNT=4.0，95%CI 2.5~7.1）。CORP 研究（秋水仙碱治疗复发性心包炎研究，Colchicine for Recurrent Pericarditis）为多中心、双盲、随机、前瞻性研究，共纳入 120 名心包炎患者，在传统抗感染治疗基础上，比较秋水仙碱和安慰剂对预防心包炎复发的效果，随访 18 个月结果提示秋水仙组复发显著减少（24% vs. 55%，P<0.001，NNT=3）。秋水仙碱总体耐受性较好，常见的不良反应为消化道症状，包括恶心、呕吐、腹泻等。需要注意的少见的药物毒性作用包括肝衰竭、骨髓抑制和肌肉毒性。有研究发现以 1~2mg/d 的剂量，可应用十余年亦无明显不良反应。

对于一般情况较差、反复复发而 NSAID 类药物治疗效果不佳、或禁忌应用 NSAID 类药物的患者，可以考虑应用糖皮质激素（《指南》Ⅱa 类推荐，C 级证据）。目前只有一项小规模的回顾性研究纳入了 12 例复发性心包炎的患者，使用大剂量泼尼松（1.0~1.5mg/kg）3 个月治疗，随后继续服用阿司匹林 1.6~0.8g/d，平均随访 42 个月，大部分患者（11/12）均获得缓解。在糖皮质激素应用过程中，须注意剂量不宜过低，减量不宜过快。起始阶段减量可以稍快（例如每 1~2 周减量 5~10mg/d），当减量到 25mg，1 次 / 日时，须缓慢减量，每 1~4 周减量 1~2.5mg。其常用方案为：泼尼松 1~1.5mg/kg，疗程至少 1 个月，需要缓慢减量至少 3 个月。如果在减量过程中复发，需要重新回到上一次有效的剂量，并予以维持 2~3 周再重新减量；在减量过程快结束时，可以开始加用 NSAID 类药物（例如阿司匹林 1.6g/d 或布洛芬 800mg，每 8 小时 1 次，直至激素停用）或秋水仙碱进行抗感染治疗。心包内应用不可吸收的糖皮质激素可减少激素的全身副作用。有文献报道，84 例反复或持续发作的自身反应性心包炎心包积液的患者，心包引流后给予心包内氟羟氢化泼尼松（曲安西龙）（300~600mg/m^2 加到 100ml 生理盐水里心包注射并保留 24 小时），随访发现 1 年内 84% 患者无复发。应用糖皮质激素要注意其副作用，包括高血压、高血糖、消化道出血、免疫抑制、骨质疏松等建议联合应用补钙和活性维生素 D 以预防骨质疏松。

然而，有研究提示应用糖皮质激素治疗是心包炎复发的独立危险因素，其原因可能与激素影响病毒清除有关。

如果患者对糖皮质激素反应不佳或激素治疗导致严重并发症，可以联用硫唑嘌呤或环磷酰胺，也有少量报道应用甲氨蝶呤进行治疗。有文献报道对于糖皮质激素、秋水仙碱或其他免疫抑制剂反应均不佳的患者，可以考虑静脉应用大剂量免疫球蛋白。

三、抗感染治疗在特殊类型心包炎中的应用

1. 结核性心包炎　结核病患者中 1%~2% 会出现结核性心包炎。对于明确诊断的结核性心包炎，需要感染科或呼吸科医师会诊制定抗结核治疗方案。对于结核性心包炎，是否联用糖皮质激素尚存争议。

《2004年ECS指南》对激素的推荐为Ⅱa类，而美国胸科学会（ATS）/疾病控制中心（CDC）/美国感染病学会（IDSA）指南则认为，治疗结核性心包炎的前11周需要联用糖皮质激素。成人患者具体用法为60mg/d×4周→30mg/d×4周→15mg/d×2周→5mg/d直至满11周。对于结核性心包炎导致心包缩窄的患者，可以首先联用抗结核药物和激素4~8周，有可能缓解缩窄所致症状，若仍不缓解，需要心外科进行心包剥脱。

2. 心肌梗死后心包炎　常见的心肌梗死后心包炎为Dressler综合征，通常在心肌梗死后1周至数月发生。布洛芬可以增加冠脉血流，因此是心肌梗死后心包炎的治疗选择之一；也有学者应用阿司匹林650mg，每4小时1次×（2~5日）；而其他NSAID类药物则有致心肌梗死部位心室壁变薄的风险。对于症状严重的难治性患者，可考虑应用糖皮质激素，但有延缓梗死心肌恢复的风险（Ⅱa类推荐，B级证据）。

3. 一过性缩窄性心包炎　心包剥脱术后、病毒/细菌/结核感染、特发性、胶原血管病、肿瘤或外伤性心包炎均可以出现一过性缩窄性心包炎，其心包缩窄的临床表现可自发或经药物治疗后缓解。在特异性治疗的基础上，NSAID类药物和糖皮质激素是主要的治疗药物。对于怀疑一过性缩窄性心包炎的患者，在考虑外科手术前，可以尝试药物保守治疗2~3个月。

总之，对于心包炎的治疗，要强调对病因的筛查，如果存在明确的病因，应以对因治疗为原则，并辅助药物以对症治疗。对于原因不明的急性或复发性心包炎，心包炎症为其主要发病机制，可以给予NSAIDs、秋水仙碱或糖皮质激素等行抗感染治疗，以缓解症状、减少复发。如果内科药物治疗效果不佳（例如大量心包积液、慢性缩窄性心包炎），则需要及时行心包引流并采用外科手段进行治疗。

（杨德彦　方全）

马方综合征的药物治疗

1896年,法国的Antoine-Bernsrd Marfan教授报道了一例有特殊纤细四肢和异常骨骼的5岁女孩的病例,随后将该类疾病定名为马方综合征(Marfan syndrome,MFS)。该病是一类由于基质原纤维蛋白-1(*fibrillin-1*,*FBN-1*)基因缺陷导致的常染色体显性遗传性结缔组织病,发病率约为1/5000~1/10 000,其中25%~30%为散发病例。MFS的临床表现主要为主动脉扩张、晶状体脱位、骨骼系统病变和硬脑脊膜膨胀,其中主动脉根部扩张存在于大多数的MFS患者中,是MFS累及心血管系统的特征性病变。其组织病理学变化为主动脉中层囊性变性,主要表现为弹力纤维断裂、黏多糖沉积以及细胞外基质金属蛋白酶(matrix metalloproteinase,MMP)增加。扩张可累及主动脉各段,甚至分支动脉,继而发生主动脉瘤和/或主动脉夹层,最终导致动脉瘤或夹层破裂,是导致MFS患者死亡的最主要原因。临床对MFS的诊断依据于Ghent标准,该标准最初制订于1996年,于2010年进行了修订并运用至今。新修订的Ghent标准(2010)更加强调主动脉根部扩张、晶状体脱位和*FBN1*基因检测[1-3]。既往传统治疗MFS血管病变的方法主要是手术辅以β受体阻滞剂,但效果不甚理想。随着对MFS发病机制研究的不断深入,一些新的药物治疗方法表现出了潜在价值。本文将结合有关MFS的研究进展、临床试验及相关指南,对与MFS相关的分子生物学、病理生理学机制及药物治疗进行简单介绍。

一、MFS相关的分子生物学病理生理机制

目前认为,MFS患者*FBN1*基因缺陷主要是通过转化生长因子-β(TGF-β)经典信号转导通路、非经典TGF-β信号转导通路,以及微小RNA-29b(miR-29b)途径致病的(见文末彩图22)[4-7]。而目前正在开展的MFS临床观察研究的治疗药物正是基于这些研究结果而开展的。

FBN-1是细胞外基质中微纤维的重要组成成分,一旦FBN-1的结构发生改变,就会使游离状态的TGF-β增多,导致TGF-β介导的信号转导增强。在对MFS小鼠模型的研究发现,主动脉壁组织中确实存在TGF-β信号转导通路过度激活的现象,使用TGF-β信号通路阻断剂(抗TGF-β的中和抗体),可以显著减缓MFS小鼠主动脉扩张速度,同时也可以明显改善其他系统的临床表现。在TGF-β的经典信号转导途径中,TGF-β可通过与TGF-β受体(TGFβR)Ⅰ和Ⅱ结合,导致下游蛋白smad2和smad3磷酸化,进而募集smad4形成异源三聚体进入细胞核内,与相关的DNA元件结合,影响基因的转录。非经典的TGF-β信号转导通路,即丝裂原活化的蛋白激酶(mitogen-activated protein kinase,MAPK)信号转导通路。其主要包括细胞外信号调节激酶(extracellular signal-regulated kinase,ERK)、Jun氨基端激酶(Jun N-terminal kinase,JNK)和p38。在MFS的病变血管组织中,主要是ERK1/ERK2的水平升高,而JNK和p38的水平与野生型小鼠相比并无显著性差异。另外,激活血管紧张素Ⅱ的2型受体(AT2)可以通过阻断ERK的过度活化,进而抑制MFS小鼠$Fbn1^{C1039G/+}$主动脉根部扩张的进展。在*AT2*基因敲除的MFS小鼠模型$Fbn1^{C1039G/+}$,使用血管紧张素Ⅱ的1型受体(AT1)拮抗剂氯沙坦只能起到40%的治疗效果[8-10]。由此可见,氯沙坦对于MFS血管病变的治疗作用,一方面基于对于AT1的阻断,另一方面则依赖于对于AT2的激活作用,但这两个方面总的来看,都是对ERK的抑制作用,提示ERK很可能将成为有效治疗MFS血管病变的新靶点。

MiR-29b是调节细胞凋亡及细胞外基质(cell-extracellular matrix,ECM)合成与沉积的非编码微小RNA。在MFS小鼠模型$Fbn1^{C1039G/+}$的病变主动脉壁组织中,miR-29b的表达明显上调,其表达水平在MFS小鼠出生后第2周开始升高,第4周达高峰,第8周又降回基线水平;在miR-29b升高期间,还发现跟细胞凋亡有关的caspase-3和caspase-9凋亡蛋白的活性明显增高,抗凋亡蛋白Bcl-2、Mcl-1的水平明显下降。组织学观察发现,主动脉壁中完整的弹力蛋白减少,弹力蛋白的碎片增多,同时伴有弹力蛋白mRNA

水平的下降和 MMP-2 活性的升高，而弹力蛋白 mRNA 及 MMP-2 都是 miR-29b 的靶点，并且这些变化是在 MFS 小鼠模型 $Fbn1^{C1039G/+}$ 病变的主动脉壁组织中特异性出现的。研究人员还观察到，在 MFS 小鼠模型 $Fbn1^{C1039G/+}$ 的主动脉壁组织中，能够抑制 miR-29b 表达且能够被 TGF-β 所抑制的核因子 κB（Nuclear Factor κB，NF-κB）明显减少。此外，在 MFS 小鼠模型 $Fbn1^{C1039G/+}$ 的主动脉壁组织中，还发现应用 NF-κB 抑制剂可以升高 miR-29b 表达的水平，而应用 TGF-β 阻滞剂氯沙坦可以明显降低 miR-29b 表达的水平。在试验中，研究人员使用 miR-29b 的反义寡聚核苷酸链阻断其功能后，发现 MFS 小鼠模型 $Fbn1^{C1039G/+}$ 的主动脉扩张速度明显下降，主动脉壁凋亡明显减少，ECM 的缺陷情况得到明显改善[2,3,6]。这说明 miR-29b 表达的上调在 MFS 小鼠早期主动脉病变的进展中起着关键作用，而这一作用是通过调节细胞凋亡和 ECM 的合成与沉积实现的。

二、MFS 的药物治疗

1. β 受体阻滞剂　虽然随机临床实验显示，β 受体阻滞剂并未对 MFS 患者心血管临床终点事件（主动脉夹层和 / 或主动脉破裂）产生益处，不能阻止主动脉平滑肌细胞的囊性变，但仍可作为首选药物推荐用于所有 MFS 患者，用以预防或减慢主动脉根部的扩张速度，以达到延迟外科手术、提高患者术后生活质量以及降低 MFS 患者主动脉瘤和主动脉夹层再发的目的[11-14]。根据《2010 ACC/AHA/AATS 指南》建议，无论是否有主动脉扩张，所有能耐受 β 受体阻滞剂的 MFS 患者都应该使用该类药物，包括儿童、孕妇及外科手术之前。剂量调整一般要求血压能耐受，静息心率达到 60~70 次 / 分，或次级最大量运动后不超过 100 次 / 分。值得注意的是，《指南》并不推荐用于因先天性畸形（如二叶式主动脉瓣、法洛四联症等）引起的主动脉扩张患者，以及不合并高血压时常规使用 β 受体阻滞剂[8,15]。

目前多数学者认为，MFS 患者使用 β 受体阻滞剂获得的益处并不是针对其致病机制，只是通过改变血流动力学参数（降低心肌收缩力、降低心率和血压及其变化幅度，进而减少血流对血管壁的剪切力）来延缓 MFS 血管病变的进展。关于 β 受体阻滞剂治疗 MFS 的具体生物学机制很少被阐述。微小 RNA（miRNA）参与多种生物进程，由内源基因编码，是约为 22 个核苷酸的非编码单链 RNA 分子。最近的研究已证实，miRNA 的异常表达与多种心血管系统疾病相关，并且一些特殊的 miRNA 可以影响血管生长和心脏功能。miR-29b 是一种调节细胞凋亡、ECM 合成与沉积的基因，国外学者已在小鼠模型中证实 miR-29b 可以促进 MFS 主动脉瘤的早期进展[6,16]；国内也有家系研究发现，MFS 组 miR-29b 表达高于未发病亲属组及健康对照组（$P<0.01$），未发病亲属组高于健康对照组（$P<0.05$），证明 miR-29b 是 MFS 发病的潜在重要因素。而经过酒石酸美托洛尔治疗的 MFS 患者，其 miR-29b 表达低于未治疗患者（$P<0.05$）[17]，这提示 β 受体阻滞剂治疗 MFS 可能通过该途径额外获益。

2. 血管紧张素受体拮抗剂与血管紧张素转换酶抑制剂　血管紧张素受体拮抗剂（ARBs）中的氯沙坦能抑制 TGF-β 介导的信号转导。该类药物可能使 MFS 患者受益的研究最早于 2006 年发表[18,19]。研究人员分别使用普萘洛尔、氯沙坦对 MFS 小鼠进行干预，发现氯沙坦组小鼠主动脉根部的增长速度较野生型小鼠无明显差异，3 组小鼠中主动脉根部增长速度为氯沙坦组＜普萘洛尔组＜对照组（P 分别 <0.01 和 0.05）。对主动脉壁进行组织学观察的结果显示，对照组和普萘洛尔组小鼠的主动脉壁结构进行性恶化，而氯沙坦组小鼠的主动脉壁结构与野生型小鼠相比较几乎没有差别，均正常。基于上述结果，很快有学者对 ARBs 治疗 MFS 血管病变的效果进行了小规模队列研究[20]，他们选择了 18 例小儿 MFS 血管病变患者，其中 17 例服用氯沙坦，1 例服用厄贝沙坦，随访 12~47 个月，主动脉根部的扩张速度从治疗前的每年（3.54 ± 2.87）mm 减少到治疗后的每年（0.46 ± 0.62）mm（$P<0.001$），评价主动脉变化速率的 z 评分在服用 ARBs 后也以每年 1.47（95%CI 0.70~2.24；$P<0.01$）的速度下降；另外，在 MFS 中易于扩张的窦管接合处在服用了 ARBs 后，直径的扩张变化速率也相应下降（$P<0.05$）。另有研究提示氯沙坦对于主动脉置换术后的患者同样有效[21]。氯沙坦联合 β 受体阻滞剂较单用 β 受体阻滞剂可以进一步改善 MFS 患者主动脉根部的扩张[22]。

虽然上述结果证实了氯沙坦能显著改善 MFS 的血管病变，但已发表的临床试验病例数较少，随访时间较短。目前已有 10 余项大规模、双盲、随机对照的临床试验已经启动（表 1），旨在观察不同类型 ARBs 在不同年龄段 MFS 患者治疗中的远期疗效。

表1　正在进行的MFS药物治疗临床试验(ARBs、β受体阻滞剂或联用)

Trial identifier (reference)	Year trial started	Goal (study design)	Number of patients, time follow-up	Age group included	β-blocker (sample size), dosing	ARB (sample size), dosing	Outcome parameter
NCT00429364 (Lacro *et al.* [54])	2007	Comparing losartan vs. atenolol (randomized, single blind)	604 MFS patients, 3 years follow-up	6 months to 25 years and aortic root z-score >3.0	Atenolol (302), 0.5-4 mg/kg/day max. 250 mg/day	Losartan (302), 0.3-1.4 mg/kg/day max. 100 mg/day	Rate of change in aortic root BSA adjusted z-score
NCT00651235 (Chiu *et al.* [38]	2007	Efficacy of losartan added to β-blocker (randomized, open label)	28 MFS patients, 35 months of follow-up	≥1 year and aortic root z-score ≥2.0	β-blockers (13), atenolol or propranolol max. 150 mg/day for adults and 2 mg/kg/day for children	Losartan and β-blocker (15), 100 mg/day for adults and 50 mg/day for children	Change in aortic root diameter
NCT00782327 (Möberg *et al.* [36])	2009	Additive effect of losartan and β-blocker (randomized, double blind)	174 MFS patients, 3 years follow-up	≥10 years and aortic root z-score ≥2	β-blocker and placebo (87), no data on dosing	Losartan and β-blocker (87), 25-50 mg/day below 50 kg or 50-100 mg/day over 50 kg	Decrease in aortic root growth rate
NCT00763893 (Detaint *et al.* [34])	2008	Efficacy of losartan vs. placebo (randomized, double blind)	300 MFS patients, 3 years follow-up	≥10 years	No β-blocker	Losartan (150) and placebo (150), 50 mg/day below 50 kg or 100 mg/day over 50 kg	Change in aortic root diameter
NTR1423 (Radonic *et al.* [35])	2008	Efficacy of losartan vs. not-treated controls (randomized, open label)	330 MFS patients, 3 years follow-up	≥18 years	No β-blockers (165) but patients continue taking their standard β-blocker treatment	Losartan (165), 50 mg/day (0-14 days) or 100 mg/day (>14 days)	Change in aortic root diameter and skin gene expression
NCT01145612 (Forteza *et al.* [55])	2008	Efficacy of losartan vs. atenolol (randomized, double blind)	150 MFS patients, 3 years follow-up	5-60 years and aortic diameter <45 mm	Atenolol (75), 12.5 mg/day (0-14 days) and 25 mg/day (>14 days) below 50 kg or 25 mg/day (0-14 days) and 50 mg/day (>14 days) over 50 kg	Losartan (75), 12.5 mg/day (0-14 days) and 25 mg/day (>14 days) below 50 kg or 25 mg/day (0-14 days) and 50 mg/day (>14 days) over 50 kg	Progression of dilation of the aortic valve annulus, sinuses of Valsalva, sinotubular junction, ascending aorta, aortic arch, thoracic and abdominal aorta
NCT00683124 (Gambarin *et al.* [33])	2008	Effects of losartan vs. nebivolol vs. the combination of both (randomized, open label)	291 MFS patients with FBN1 mutation, 4 years follow-up	12 months to 55 years and aortic root z-score ≥2.5 but <50 mm	Nebivolol (97 + 97 in combination?), max. 10 mg/day for adults and max. 0.16 mg/kg/day for children <16 years	Losartan (97 + 97 in combination?), max. 100 mg/day for adults and max. 1.6 mg/kg/day for children <16 years	BSA and age-adjusted aortic root diameter (sinuses of Valsalva), drug responsiveness (losartan: CYP2C9 gene, nebivolol: CYP2D6 gene)
NCT00723801 (ClinicalTrials.gov)	2007	Effects of losartan vs. atenolol on aortic stiffness (randomized, double blind)	50 MFS patients, 6 months follow-up	≥25 years	Atenolol (25?), 50 mg/day	Losartan (25?), 100 mg/day	Aortic biophysical properties and diastolic function

NCT, ClinicalTrials.gov Identifier; NTR, Netherlands trial register; MFS, Marfan syndrome

目前尚没有血管紧张素转换酶抑制剂(ACEIs)用于MFS患者治疗的循证医学证据发表,但对于动脉瘤的治疗,ACEIs的远期效果并不弱于ARBs。加拿大一项基于人群的病例对照研究发现,ACEIs可以明显降低腹主动脉瘤的破裂风险。基于已有的证据,部分学者认为ARBs与ACEIs用于MFS患者干预主动脉病变都有效,但推荐ARBs优先于ACEIs[14,18,23]。

3. 钙离子拮抗剂　部分学者认为不能耐受β受体阻滞剂者,维拉帕米等钙离子拮抗剂可作为二线治疗,但是有关钙离子拮抗剂用于MFS治疗的循证医学证据很少。有学者观察了阿替洛尔、培哚普利与维拉帕米用于MFS患者的治疗,发现虽然3种不同干预方式均带来了外周及中央动脉压力的下降,且水平相当,但表现出心率下降及主动脉扩张延缓的只有阿替洛尔干预组。另有研究发现使用钙离子拮抗剂可以通过激活ERK途径导致MFS小鼠主动脉疾病恶化。因此,钙离子拮抗剂用于MFS患者的治疗需要谨慎[24,25]。

4. 他汀类药物 他汀类药物因其多效性及降低胆固醇作用，用于治疗动脉粥样硬化性疾病已深入人心。有研究证实他汀类药物可以通过减少 MMP 表达进而发挥减缓主动脉扩张的作用。有学者在 MFS 小鼠模型观察了普伐他汀与氯沙坦的作用，发现两者均可有效减缓主动脉根部的扩张，并且有利于 MFS 主动脉血管中层弹力蛋白的保护。美国学者观察到二叶主动脉瓣患者使用他汀类药物后升主动脉直径较对照组降低 3.3mm（95%CI 0.06~0.559；$P<0.01$），经多因素方差分析证实，该研究中他汀药物是唯一的影响升主动脉直径的独立影响因子[26-28]。

鉴于缺乏足够多的他汀类药物对主动脉疾病有益的循证医学证据，且使用他汀类药物可能面临的肝功能损害、肌痛、横纹肌溶解等副作用，现有指南并未推荐他汀类药物用于不合并血脂异常的主动脉疾病患者。

5. 四环素及大环内酯类药物 研究显示，TGF-β 过度激活可以上调 MMPs 表达，进而导致动脉瘤扩张。有学者使用四环素类药物多西环素对小鼠 MFS 模型进行研究[29]，发现与对照组比较，多西环素干预组 MMP-2 和 MMP-9 表达水平明显降低，弹力纤维降解明显减少，动脉瘤破裂得到延迟，平均寿命明显延长。另有研究人员纳入 84 例腹主动脉瘤患者进行观察[30]，研究组接受每年一次为期 4 周的大环内酯类药物罗红霉素治疗，发现与对照组相比，罗红霉素治疗组动脉瘤进展更慢，外科手术修复的时间节点延后。尽管如此，上述结果能否适用于胸主动脉瘤疾病和先天性主动脉疾病，尚无明确依据。

6. 雌激素 部分 MFS 患者存在性别差异，可能与雌二醇有关。雌激素缺乏经常见于 Turner 综合征患者，可以增加主动脉夹层风险。在腹主动脉瘤患者中使用雌二醇可以通过抑制动脉壁的蛋白降解活性以延缓腹主动脉瘤的进展。有学者使用炔雌醇限制少儿女性 MFS 患者的躯体发育，这可能同样有益于降低主动脉扩张速度。但是值得指出的是，MFS 患者是否存在雌激素缺乏，尚无确定结论[31,32]。

7. ERKs 阻滞剂和 ATR2 激动剂 ERKs 途径（包括 ERK1 和 ERK2）是主动脉瘤、主动脉夹层发生发展的细胞信号转导途径的主要组成部分。有研究证实，在 FBN-1 缺陷小鼠模型，TGF-β 和 ATR1 依赖的 ERKs 激活可以导致主动脉根部扩张，而该过程可以被特异性的 ERK 阻滞剂所阻断。与 ACEIs 不同，氯沙坦可以抑制 TGF-β 介导的 ERK 激活而不影响有保护作用的 ATR2 信号途径[9,10]。据此推测，如果氯沙坦治疗保护作用不明显，特异性的 ERKs 阻滞剂和 ATR2 激动剂可能有效。这一推论尚有待于进一步的动物实验研究及在体实验观察证实。

三、小 结

综上所述，β 受体阻滞剂仍是目前最公认的用于减慢 MFS 患者主动脉根径扩张速度的药物。以氯沙坦为代表的 ARBs 已经表现出不弱于甚至优于 β 受体阻滞剂的疗效，部分研究支持 ARBs 联用 β 受体阻滞剂可能使 MFS 患者进一步获益。已有学者主张把氯沙坦作为 MFS 患者的标准治疗方案。另外，钙离子拮抗剂、他汀类药物、四环素及大环内酯类药物、雌激素、ERKs 阻滞剂和 ATR2 激动剂等也在一定程度上表现出了其潜在的治疗价值。相信随着目前正在开展的多项随机、双盲、对照实验研究以及更多的基础实验研究的结果陆续公布，MFS 患者的药物治疗策略必将更加科学，更加丰富。

（张志辉 宋治远）

参 考 文 献

[1] Von Kodolitsch Y, De Backer J, Schüler H, et al. Perspectives on the revised Ghent criteria for the diagnosis of Marfan syndrome. Appl Clin Genet, 2015, 8: 137-155.

[2] Stheneur C, Laffond C, Rioux S, et al. Recent progress in Marfan syndrome. Arch Pediatr, 2012, 19(5): 551-555.

[3] Lopez JP, Diallo A, Cruceanu C, et al. Biomarker discovery: quantification of microRNAs and other small non-coding RNAs using next generation sequencing. BMC Med Genomics, 2015, 8: 35.

[4] Yuan SM, Jing H. Marfan's syndrome: an overview. Sao Paulo Med J, 2010, 128(6): 360-366.

[5] Lebreiro A, Martins E, Cruz C, et al. Marfan syndrome: clinical manifestations, pathophysiology and new outlook on drug therapy. Rev Port Cardiol, 2010, 29(6): 1021-1036.

[6] Merk DR, Chin JT, Dake BA, et al. miR-29b participates in early aneurysm development in marfan syndrome. Circ Res, 2012, 110(2): 312-324.

[7] Dietz HC. Tgf-beta in the pathogenesis and prevention of disease: A matter of aneurysmic proportions. J Clin Invest, 2010, 120(2): 403-407.

[8] Attenhofer Jost CH, Greutmann M, Connolly HM, et al. Medical Treatment of Aortic Aneurysms in Marfan Syndrome and other Heritable Conditions. Curr Cardiol Rev, 2014, 10(2): 161-171.

[9] Holm TM, Habashi JP, Doyle JJ, et al. Noncanonical tgfbeta signaling contributes to aortic aneurysm progression in marfan syndrome mice. Science, 2011, 332(6027): 358-361.

[10] Habashi JP, Doyle JJ, Holm TM, et al. Angiotensin ii type 2 receptor signaling attenuates aortic aneurysm in mice through erk antagonism. Science, 2011, 332(6027): 361-365.

[11] Hartog AW, Franken R, Zwinderman AH, et al. Current and future pharmacological treatment strategies with regard to aortic disease in Marfan syndrome. Expert Opin Pharmacother, 2012, 13(5): 647-662.

[12] Simpson CF, Kling JM, Palmer RF. The use of propranolol for the protection of turkeys from the development of beta-aminopropionitrile-induced aortic ruptures. Angiology, 1968, 19: 414-418.

[13] Ohte N, Narita H, Sugawara M, et al. Clinical usefulness of carotid arterial wave intensity in assessing left ventricular systolic and early diastolic performance. Heart Vessels, 2003, 18: 107-111.

[14] Thakur V, Rankin KN, Hartling L, et al. A systematic review of the pharmacological management of aortic root dilation in Marfan syndrome. Cardiol Young, 2013, 23: 568-581.

[15] Hiratzka LF, Bakris GL, Beckman JA, et al, ACCF/AHA/AATS/ACR/ASA/SCA/SCAI/ SIR/STS/SVM guidelines for the diagnosis and management of patients with thoracic aortic disease. Circulation, 2010, 121: e266-369

[16] Liao M1, Zou S, Weng J, et al. A microRNA profile comparison between thoracic aortic dissection and normal thoracic aorta indicates the potential role of microRNAs in contributing to thoracic aortic dissection pathogenesis. J Vasc Surg, 2011, 53(5): 1341-1349.e3.

[17] 罗永刚，倪步清，孙浩亮，等。miR-29b 与 β 受体阻滞剂关系及其对马凡氏综合征发病的影响．江苏医药，2014，6(40)：1426-1428.

[18] Hackam DG, Thiruchelvam D, Redelmeier DA. Angiotensinconverting enzyme inhibitors and aortic rupture: A population based case-control study. Lancet, 2006, 368: 659-665.

[19] Habashi JP, Judge DP, Holm TM, et al. Losartan, an AT1 antagonist, prevents aortic aneurysm in a mouse model of Marfan syndrome. Science, 2006, 312: 117-121.

[20] Brooke BS, Habashi JP, Judge DP, et al. Angiotensin Ⅱ blockade and aortic-root dilation in Marfan's syndrome. N Engl J Med, 2008, 358: 2787-2795.

[21] Groenink M, den Hartog AW, Franken R, et al. Losartan reduces aortic dilatation rate in adults with Marfan syndrome: A randomized controlled trial. Eur Heart J, 2013, 34: 3491-3500.

[22] Chiu HH, Wu MH, Wang JK, et al. Losartan added to beta blockade therapy for aortic root dilation in Marfan syndrome: A randomized, open-label pilot study. Mayo Clin Proc, 2013, 88: 271-276.

[23] Danyi P, Jovin IS. Is losartan the true panacea for aneurysm disease? Con Cardiol Clin, 2010, 28: 279-285.

[24] Williams A, Kenny D, Wilson D, et al. Effects of atenolol, perindopril and verapamil on haemodynamic and vascular function in Marfan syndrome-a randomised, double-blind, crossover trial. Eur J Clin Invest, 2012, 42: 891-899.

[25] Doyle JJ, Habashi JP, Lindsay ME, et al. Calcium channel blockers exacerbate aortic disease and cause premature lethality in Marfan syndrome. Circulation, 2010, 122: A14647.

[26] Nagashima H, Aoka Y, Sakomura Y, et al. A 3-hydroxy-3- methylglutaryl coenzyme a reductase inhibitor, cerivastatin, suppresses production of matrix metalloproteinase-9 in human abdominal aortic aneurysm wall. J Vasc Surg, 2002, 36: 158-163.

[27] Sukhija R, Aronow WS, Sandhu R, et al. Mortality and size of abdominal aortic aneurysm at long-term follow-up of patients not treated surgically and treated with and without statins. Am J Cardiol, 2006, 97: 279-280.

[28] Goel SS, Tuzcu EM, Agarwal S, et al. Comparison of ascending aortic size in patients with severe bicuspid aortic valve stenosis treated with versus without a statin drug. Am J Cardiol, 2011, 108: 1458-1462.

[29] Xiong W, Knispel RA, Dietz HC, et al. Doxycycline delays aneurysm rupture in a mouse model of Marfan syndrome. J Vasc Surg, 2008, 47: 166-172.

[30] Vammen S, Lindholt JS, Ostergaard L, et al. Randomized double-blind controlled trial of roxithromycin for prevention of abdominal aortic aneurysm expansion. Br J Surg, 2001, 88: 1066-1072.

[31] Hellenthal FA, Buurman WA, Wodzig WK, et al. Biomarkers of AAA progression. Part 1: Extracellular matrix degeneration. Nat Rev Cardiol, 2009, 6: 464-474.

[32] Ucar SK, Paterson WF, Donaldson MD, et al. Ethinyl estradiol treatment for growth limitation in girls with Marfan's syndrome--experience from a single center. Endocr Res, 2009, 34: 109-120.

ESC 急性肺栓塞诊断和管理指南要点解读

近年来随着急性肺栓塞(PE)的研究进一步深入以及一些多中心临床试验的完成,为急性肺栓塞的诊断、治疗提供了更多的循证医学证据。为此,2014 年 ESC 出台了第 3 版《急性肺栓塞诊断和治疗指南》。新版指南与前两版相比,在肺栓塞临床概率分析、危险分层、中高危患者的治疗、新型口服抗凝药物的临床应用,以及慢性血栓栓塞性肺动脉高压的处理等方面进行了更新。本文针对新版指南中急性肺栓塞诊断和管理更新的要点进行解读[1]。

一、肺栓塞临床概率评估

尽管 PE 患者的临床症状、体征缺乏特异性和敏感性,但临床上联合运用某些变量综合判断可以对 PE 患病概率进行客观评估。目前临床预测 PE 较常用的评分系统有加拿大的 Wells 评分系统、修订的 Geneva 评分系统,以及进一步简化的 Wells 和修订的 Geneva 评分系统(详见表 1),目的是便于临床使用和推广,以减少漏误诊率。三级分类法低概率层面大约 10%,中等概率层面 30%,高概率层面 65% 被确诊为 PE。二级分类法,对于不太可能是 PE 的这类患者中大约 12% 的患者仍被确诊为 PE。

表 1　Wells 评分系统、修订的 Geneva 评分系统及简化的 Wells 和修订的 Geneva 评分系统

项目	临床评分规则	
Wells 评分系统	原版本(分)	简化版本(分)
既往有 VTE 病史	1.5	1
HR≥100 次 / 分	1.5	1
近 4 周有手术或制动史	1.5	1
咯血	1	1
未控制好的癌症	1	1
有 DVT 的体征	3	1
不可能是非 PE 的诊断	3	1
临床概率		
三级分类法		
低	0~1	N/A
中	2~6	N/A
高	≥7	N/A
二级分类法		
不太可能是 PE	0~4	0~1
很可能是 PE	≥5	≥2
修订的 Geneva 评分系统	原版本(分)	简化版本(分)
既往有 VTE 病史	3	1
HR 75~94 次 / 分	3	1
≥95 次 / 分	5	2
近 1 个月手术或骨折史	2	1

续表

项目	临床评分规则	
咯血	2	1
未控制好的癌症	2	1
单侧下肢痛		
下肢深静脉触痛及单侧水肿		
年龄 >65 岁		
临床概率		
三级分类法		
低	0~3	0~1
中	4-10	2~4
高	≥11	≥5
二级分类法		
不太可能是 PE	0~5	0~2
很可能是 PE	≥6	≥3

二、D- 二聚体

由于 D- 二聚体水平随着年龄增长而自然增加。因此,《2014 ESC 指南》引入校正年龄后的 D- 二聚体值,用于排除各年龄段肺栓塞临床患病概率低度或中度的患者。对于年龄 <50 岁的患者,D- 二聚体的标准界值仍为 500μg/L;而对于年龄≥50 岁的患者,推荐使用年龄校正的界值:年龄 ×10μg/L(以 65 岁患者为例,D- 二聚体界值为 650μg/L)。这样可以使特异性从 34% 增加到 46%,而保留 97% 以上的敏感性。对年龄较大疑诊肺栓塞的患者,能更大程度地排除肺栓塞临床患病概率低度或中度的患者。

三、肺栓塞的危险分层

PE 发生后对机体所产生的影响及后果,不但取决于栓子的大小与肺动脉堵塞的程度、范围,也取决于栓塞速度,基础心肺功能状态,肺血管内皮的纤溶活性,被激活的血小板所释放的具有血管活性和致支气管痉挛的激素样物质的情况,以及患者的年龄及全身健康状况等。2000 年欧洲心脏病协会公布的《急性 PE 诊断治疗指南》中首次以血流动力学状态将 PE 分为大面积和非大面积。将伴有休克或低血压的 PE 定义为大面积 PE,若不属于上述情况则诊断为非大面积 PE。非大面积 PE 中存在右心室运动减弱者命名为次大面积 PE。由于"大面积"、"次大面积"、"非大面积"PE 术语在临床实践中仍易与血栓的形状、分布及解剖学负荷联想在一起,引起混淆,因此,《2008 ESC 指南》强调 PE 的严重程度应依据 PE 相关的早期死亡风险进行个体化评估。建议以高危、中危、低危替代以往"大面积"、"次大面积"、"非大面积"PE 术语。而《2014 版指南》进一步强化了危险分层的概念,在危险分层指标中增加了肺栓塞严重程度指数(PESI)和简化的 PESI。简化 PESI 只纳入年龄、肿瘤、慢性心力衰竭 / 肺部疾病、脉率≥110 次 / 分、收缩压 <100mmHg(mmHg=0.133kPa)和动脉血氧饱和度 <90% 共 6 个评分项目,每项计 1 分,共计 6 分。简化 PESI 评分 0 分提示 30 日的病死率为 1.0%;≥1 分提示 30 日的病死率为 10.9%。更为重要的是《新版指南》对中危患者进行了进一步分层。依据 PESI 或简化 PESI [2] 以及右心功能和心脏生物标志物,将中危患者分为中高危和中低危(表 2 和表 3)。并根据 PEITHO 研究结果,建议对中高危患者在积极抗凝的同时要密切观察病情变化,一旦发现有血流动力学失代偿的征象,应及时进行补救性再灌注治疗(ⅠC)。

表 2 根据急性肺栓塞相关早期死亡风险进行危险分层

早期死亡风险	危险分层指标及评分			
	休克或低血压	PESI Ⅲ~Ⅴ或简化 PESI≥1[a]	右心室功能不全[b]	心脏生物标志物[c]
高危	+	(+)[d]	+	(+)[d]
中危				
中高危	–	+	+	+
中低危	–	+	两者其中之一阳性，或均阴性[e]	
低危	–	–	–	–

注：[a]：PESI（肺栓塞严重指数）Ⅲ~Ⅴ提示 PE 中等程度或极高的 30 日死亡风险；sPESI（简化的肺栓塞严重指数）≥1 提示高的 30 日死亡风险；[b]：超声右心功能不全的标准包括右心室扩张，右室 / 左室舒张末径比值增加（0.9 或 1.0），右室游离壁运动减弱，三尖瓣环收缩期位移减少；CT 肺动脉造影右心功能不全定义为右室 / 左室舒张末径比值增加（0.9 或 1.0）；[c]：心脏生物标志物包括心肌损伤标志物（心脏肌钙蛋白 T 或 I），或右心衰的标志物（BNP）；[d]：当出现低血压或休克时就不需要评估 PESI 或标志物情况；[e]：当患者 PESI 评分Ⅰ~Ⅱ或简化 PESI 0 分，但右心功能不全或心肌损伤标志物为阳性时，同样应该划为中低危患者

表 3 PESI 和 sPESI

参数	PESI	sPESI
年龄	以年计算	1 分（如果年龄 >80 岁）
男性	+10 分	–
癌症	+30 分	1 分
慢性心衰	+10 分	1 分
慢性肺病	+10 分	1 分
HR≥110 次 / 分	+20 分	1 分
sBP<100mmHg	+30 分	1 分
RR>30 次 / 分	+20 分	–
T<36℃	+20 分	–
精神状态改变	+60 分	–
SaO_2<90%	+20 分	1 分
	危险分层[a]	
	Ⅰ级：≤65 分 30 天死亡风险很低（0%~1.6%） Ⅱ级：66~85 分 死亡风险低（1.7%~3.5%）	0 分 =30 天死亡率 1.0% （95% CI 0.0%~2.1%）
	Ⅲ级：86~105 分 中等死亡风险（3.2%~7.1%） Ⅳ级：106~125 分 高死亡风险（4.0%~11.4%） Ⅴ级：>125 分 极高死亡风险（10.0%~24.5%）	≥1 分 =30 天死亡风险 10.9% （95% CI 8.5%~13.2%）

注：PESI= 肺栓塞严重程度指数；sPESI 简化的肺栓塞严重程度指数

[a]根据总分

四、急性肺栓塞的治疗

PE 的经典治疗是抗凝治疗，绝大多数患者经过积极有效的抗凝治疗可以获得很好的治疗效果。溶栓相比肝素所带来的血流动力学益处（降低肺动脉压力和肺血管阻力，改善右心功能）在最初的几天明显，但

治疗 1 周后两者无明显差异，而溶栓所带来的严重出血并发症却较肝素抗凝增加 4 倍，特别是存在潜在疾病及并存多种疾病时。随机试验的数据表明，大出血累计率为 13%，颅内出血发生率为 1.9%~2.2%。因此，溶栓治疗只用于高危患者，以及少数中高危患者经抗凝治疗血流动力学不稳定时的补救治疗。对于这部分患者，如果溶栓效果不好，或存在溶栓禁忌时应进行手术治疗，或介入治疗。

（一）抗凝治疗

急性肺栓塞抗凝治疗的目的是预防早期死亡和有症状或致死性肺栓塞的复发。标准的抗凝持续时间至少 3 个月。初期应肠外给抗凝药，如 UFH、LMWH（依诺肝素、亭扎肝素、达肝素、那屈肝素）和磺达肝癸钠 5~10 天。口服华法林初期需与肠外给抗凝药重叠。新型口服抗凝剂利伐沙班和阿哌沙班可直接给药，或肠外给药 1~2 天后服用，而达比加群酯或依度沙班要求肠外给药后使用。

1. 初期抗凝治疗 - 肠外给抗凝药　临床疑诊肺栓塞中 - 高概率的患者在等待检查结果时就应开始肠外给予抗凝剂。通常选择 LMWH 或磺达肝癸钠，主要基于其大出血和肝素诱导的血小板减少症（HIT）发生率较低。但对于高危患者准备实施溶栓，或患者存在严重的肾功能不全（30ml/min）），以及严重肥胖者推荐给予普通肝素。这主要因为 UFH 半衰期短，药效便于监测以及一旦有大出血发生鱼精蛋白可以快速将其逆转。LMWH 和磺达肝癸钠给药方案见表 4，UFH 给药方案见表 5。

表 4　目前已经批准用于治疗肺栓塞的低分子肝素和磺达肝癸钠

	药物剂量	使用间隔
依诺肝素	1.0mg/kg 或 1.5mg/kg	每隔 12 小时 1 次 / 日
亭扎肝素	175U/kg	1 次 / 日
达肝素	100IU/kg 或 200IU/kg	每隔 12 小时 1 次 / 日
那屈肝素	86IU/kg 或 171IU/kg	每隔 12 小时 1 次 / 日
磺达肝癸钠	5mg（体重 <50kg）； 7.5mg（体重 50~100kg）； 10mg（体重 >100kg）	1 次 / 日

注：所有药物均皮下给药

表 5　根据体重调整肝素用量的“Raschke”方案

APTT		肝素剂量的调节
秒	控制倍数	
		首剂负荷量 80U/kg，随后 18U/（kg·h）维持
<35	<1.2	80U/kg 静脉推入，然后增加 4U/（kg·h）
36~45	1.2~1.5	40U/kg 静脉推入，然后增加 2U/（kg·h）
46~70	1.5~2.3	维持原剂量
71~90	2.3~3.0	将维持量减少 2U/（kg·h）
>90	>3.0	停药 1 小时，随后减量 3U/（kg·h）继续给药

2. 长期抗凝

（1）华法林：华法林仍是抗凝治疗的金标准。为避免华法林的早期促凝作用，应用初期需与肠外抗凝药合用至少 5 天，最好等待 INR 达到 2~3 连续 2 天停用肠外抗凝药。在合用肠外抗凝药的情况下华法林可首剂负荷量（年龄 <60 岁，其他方面健康的患者首剂 10mg，其他 5mg。笔者建议首剂 5~6mg）。此后每日 2.5~3mg 口服，根据 INR 调整剂量，将 INR 控制在 2.0~3.0 之间。

(2) 新型口服抗凝剂：近年一些大规模临床试验为新型口服抗凝药用于肺栓塞患者提供了循证医学证据。新型口服抗凝药不仅在抗凝有效性方面不劣于华法林，而且在大出血等安全性终点事件方面似乎还优于华法林。《2014 版指南》首次就新型口服抗凝药物在急性肺栓塞中的应用作了全面推荐。所有 4 种新型口服抗凝药（达比加群酯、利伐沙班、阿哌沙班、依度沙班）均可用于替代华法林用于初始抗凝治疗（ⅠB）。其中利伐沙班和阿哌沙班可以作为单药治疗(利伐沙班 15mg，2 次 / 日，3 周后改为 20mg，1 次 / 日；阿哌沙班 10mg，2 次 / 日，7 日后改为 5mg，2 次 / 日[3]）；达比加群酯和依度沙班必须在急性期肠外给抗凝药后才能予以应用（达比加群酯 150mg，2 次 / 日；>80 岁患者 110mg，2 次 / 日）。需注意的是这 4 种新型口服抗凝药均不能用于严重肾功能损害的患者（ⅢA）。

3. 抗凝时程　由暂时或可逆性危险因素（服用雌激素、妊娠、临时制动、创伤和手术）引发的急性 PE 患者推荐抗凝时程为 3 个月（ⅠB），对于不明原因首次发生的 PE 患者建议抗凝至少 3 个月（ⅠA），3 个月后评估出血和获益风险再决定是否长期抗凝治疗，对于无出血风险且方便进行抗凝监测的患者建议长期抗凝治疗（Ⅱa B）。对于再次发生的无诱发因素的肺栓塞患者建议长期抗凝（ⅠB）。对肿瘤患者，低分子量肝素（3~6 个月）较维生素 K 拮抗剂华法林更加安全有效，尚无新型口服抗凝剂用于此类患者的证据。

在长期抗凝治疗药物选择方面，大部分患者应用维生素 K 拮抗剂。《新版指南》同时推荐了 3 种新型口服抗凝药（利伐沙班 20mg，1 次 / 日；阿哌沙班 2.5mg，2 次 / 日；达比加群 150mg，2 次 / 日；>80 岁患者 110mg，2 次 / 日）可以替代华法林用于长期抗凝治疗（Ⅱa B）。依度沙班由于在长程抗凝方面尚未进行临床试验，因此目前尚不推荐用于长期抗凝治疗。此外，《新版指南》提高了阿司匹林在急性肺栓塞二级预防中的地位。鉴于阿司匹林可以降低 30%~35% 的静脉血栓栓塞的复发率，因此，对于不能耐受或拒绝服用任何口服抗凝药物的患者，可以考虑口服阿司匹林进行预防（Ⅱb B）。

（二）溶栓治疗

溶栓治疗是高危患者的一线治疗。溶栓禁忌证见表 6。一项荟萃分析 2004 年以前的随机临床试验结果显示，溶栓治疗能够降低血流动力学不稳定的高危患者的 PE 复发和病死率。而晚近的一项流行病学报告提出，接受溶栓治疗的血流动力学不稳定的肺栓塞患者较未行溶栓治疗的患者住院死亡率更低。据此，需要特别指出的是，对于威胁生命的高危患者，特别是不具有外科手术和介入治疗条件的中心，表 6 中列出的大多数绝对禁忌证如 3 周内接受外科手术或 1 个月内胃肠道出血病史等，对高危患者而言只是相对禁忌。

表 6　溶栓禁忌证

绝对禁忌证
• 任何时间发生的出血性卒中或不明原因卒中 • 6 个月内缺血性卒中 • 中枢神经系统损害或肿瘤 • 近期（3 周以内）重大创伤 / 手术 / 头部外伤 • 1 个月内胃肠道出血 活动性出血
相对禁忌证
• 6 个月内短暂性缺血发作 • 口服抗凝药 • 妊娠或产后 1 周 • 无法压迫的穿刺 • 创伤性复苏 • 顽固性高血压（收缩压 >180mmHg） • 晚期肝病 • 感染性心内膜炎 • 活动性溃疡

溶栓治疗对于血流动力学稳定的中危患者的临床益处多年来一直存在争议。最近完成的 PEITHO 研究是一项多中心、随机、对照、双盲临床试验，共纳入 13 个国家 1006 例患者，随机分配接受肝素 + 安慰剂或肝素 + 替奈普酶治疗对血压正常的中危患者的疗效。结果显示：接受替奈普酶患者较安慰剂组血流动力学不稳定发生率明显下降，比率分别为 1.6% 和 5%；但两组猝死率无明显差异，分别为 1.2% 和 1.8%；而两组大出血发生风险分别为 6.3% 和 1.5%，替奈普酶组明显增高，共发生 10 例出血性卒中，而安慰剂组仅 1 例。因此，新指南对非高危患者仍然不推荐常规溶栓治疗，而对于中高危患者强调首先应接受积极的抗凝治疗，严密观察病情变化，一旦病情恶化及时采取补救性的溶栓治疗。溶栓方案见表 7。

表 7 被批准的 APE 溶栓方案

药物	溶栓方案
链激酶	负荷量 250 000IU/30min，继之 100 000IU/h，持续 12~24 小时 快速给药方案：150 万 IU 静 2 小时
尿激酶	负荷量 4400IU/kg，10 分钟给药，继之 4400IU/(kg·h)，持续 12~24 小时 快速给药方案：300 万 IU 静点 2 小时
rt-PA	100mg 静点 2h； 或 0.6mg/kg 静点 15min（最大剂量 50mg）

（三）手术或介入治疗

部分高危患者存在溶栓禁忌或溶栓治疗失败病情仍然不稳定的患者，可以行外科肺动脉血栓清除术（Ⅱb C），也可以推荐经导管近端肺动脉血栓清除或碎栓术（Ⅱb B）。如果当地没有介入或手术治疗条件，但具备安全转运的能力，应考虑将患者转运到富有介入和手术经验的医疗中心进一步治疗。

（柳志红）

参 考 文 献

[1] Konstantinides SV, Torbicki A, Perrier A, et al. 2014 ESC Guidelines on the diagnosis and management of acute pulmonary embolism. Eur Heart J, 2014, 35(45): 3145-3146.

[2] Corrigendum to: 2014 ESC Guidelines on the diagnosis and management of acute pulmonary embolism [Eur Heart J 2014; 35: 3033-73, doi: 10.1093/ eurheartj/ ehu 283]. European Heart Journal Advance Access published July 28, 2015. doi: 10. 1093/eurheartj/ehu479

[3] Corrigendum to: 2014 ESC Guidelines on the diagnosis and management of acute pulmonary embolism [Eur Heart J 2014; 35: 3033-73, doi: 10.1093/ eurheartj/ ehu 283]. European Heart Journal Advance Access published April 20, 2015. doi: 10.1093/eurheartj/ehv131.

2014 年 ESC 主动脉疾病诊断和治疗指南要点解读

主动脉疾病是除冠心病和外周动脉疾病之外的一大类高死亡率的血管疾病。2010 年全球疾病负担报告显示，1990—2010 年的 20 年间，主动脉瘤和主动脉夹层（AD）的死亡率从 2.49/100 000 上升至 2.78/100 000，高龄及男性患者的死亡率更高[1,2]。与其他动脉疾病类似，主动脉疾病具有亚临床阶段长、易漏诊、发病急的特点，尤其大部分患者都是以急性主动脉综合征发病，快速诊断和快速决策是改善患者预后的关键。

2001 年，欧洲心脏病学学会（ESC）发布了全球首部《主动脉夹层诊疗指南》[3]，但主动脉疾病涵盖了不同病因、病变及位置特点以及潜在的严重并发症等情况，这一领域仍期待一部系统的临床指南。过去的几年中，主动脉领域已有较大进步，包括影像学检查手段和腔内修复术的快速发展。2014 年，ESC 发布了《2014 ESC 主动脉疾病诊断和治疗指南》[4]，这是首个将主动脉作为一个整体器官，系统总结整个主动脉疾病的指南。指南从急性主动脉综合征到慢性主动脉疾病进行了全面阐述，囊括了学界在主动脉疾病的自然病程、不同成像方式的诊断性能以及急慢性主动脉疾病治疗和随访等多方面的新进展和新认识。本文将就该指南要点做相关说明和总结。

一、影像学评估

主动脉解剖结构复杂，多种影像学检查都有助于了解主动脉的形状和大小，包括经胸超声心动图（TTE）、经食管超声心动图（TOE）、CT、MRI 和主动脉造影，且各有优缺点（表 1）。尽管由于诊断局限性，TTE 不能完整评估整个主动脉的形态结构，但 TTE 仍然是一项适用于主动脉根部直径连续测量、主动脉瓣反流评估及胸主动脉瘤择期手术时机选择的影像学方法[5]。此外，主动脉扩张一般主要位于升主动脉，TTE 易于使用，能够满足筛查的需要[5]。CT 易于使用、诊断迅速可靠，是疑诊急性主动脉夹层的首选影像诊断方法[6]。无论何种影像学方法，如果条件允许，新指南都推荐于已知的解剖标志处垂直主动脉纵轴测量其直径（Ⅰ,C）。

表 1　各种影像学方法比较[4]

优势 / 劣势	TTE	TOE	CT	MRI	主动脉造影
易于使用性	+++	++	+++	++	+
诊断可靠性	+	+++	+++	+++	++
床旁 / 介入适用	++	++	−	−	++
连续检查	++	+	++(+)	+++	−
主动脉壁可视度	+	+++	+++	+++	−
费用	−	−	−−	−−−	−−−
辐射	0	0	−−−	−	−−
肾毒性	0	0	−−−	−−	−−−

二、治　　疗

1. 药物治疗　药物治疗的主要目的是通过控制患者血压及心肌收缩，减轻患者主动脉病变处的层流剪切力损伤[4]。很大一部分主动脉病变患者有糖尿病、冠心病、高脂血症等合并症，治疗过程中应同时干预相应伴发疾病[4]。已有研究指出吸烟可加剧腹主动脉瘤（AAA）使其显著扩大[7]，因此，戒烟对于主动脉病变患者意义重大。

对于AD患者，静脉用β受体阻滞剂能帮助在急性期降低心率并使收缩压下降至100~120mmHg，但伴有主动脉瓣反流的患者不适用。慢性期的血压控制目标为140/90mmHg[8]。对于马方综合征患者，预防性使用β受体阻滞剂、ACEI、ARB等药物可以减缓主动脉扩张或相关并发症的进程[8-10]，但尚无证据支持此治疗对其他病因导致的主动脉扩张有效。有小的观察性研究提示他汀类药物或可抑制动脉瘤的扩张[11,12]。最新的一项研究发现，他汀使用能够改善腹主动脉瘤修补术后的生存率，使心血管死亡风险下降3倍以上[13]。

2. 血管内治疗　胸主动脉腔内修复术（TEVAR）及腹主动脉腔内修复术是主动脉病变手术治疗中常用的方式，《2014 ESC指南》给出了主动脉腔内修复术（EVAR）的推荐要点。

(1) 无论使用何种修复方法，推荐进行多学科联合的个体化评估，以确定患者是否适宜接受TEVAR或EVAR，包括解剖学、病理学、合并症以及疗效预期持续时间等因素（Ⅰ,C）。

(2) 为了手术安全及TEVAR手术效果的持久性，推荐预留充足的近端及远端支架放置区域（至少2cm）（Ⅰ,C）。

(3) 对于动脉瘤患者，推荐支架的直径大于支架放置区域直径，两者差距不小于主动脉支架参考值的10%至15%（Ⅰ,C）。

(4) 在支架植入手术期间，推荐有创血压监测及调控（药物或快速起搏）（Ⅰ,C）。

(5) 对于高危患者，可考虑预防性脑脊液（CSF）引流（Ⅱa,C）。

3. 手术治疗　外科手术在许多情况下仍是必要的治疗手段，2014 ESC给出了较明确的建议，临床医生应根据患者情况及主动脉病变的节段位置制定主动脉手术治疗方案。

(1) 对于接受胸-腹主动脉手术的患者，推荐同时行脑脊液引流以降低瘫痪风险（Ⅰ,B）。

(2) 对于主动脉根部扩张且为三叶主动脉瓣的年轻患者，推荐行主动脉瓣修复术（再次植入技术或主动脉瓣成形术）（Ⅰ,C）。

(3) 对于行主动脉修复术的急性A型主动脉夹层患者，推荐行开放式远端吻合术，避免主动脉阻断(半弓/全弓置换术)（Ⅰ,C）。

(4) 对于罹患结缔组织疾病且需接受主动脉手术的患者，推荐行主动脉窦置换术（Ⅰ,C）。

(5) 对于接受主动脉根部手术的患者，推荐行选择性顺行脑灌注，避免卒中（Ⅱa,B）。

(6) 对于主动脉根部手术或主动脉夹层手术治疗，腋动脉是套管插入的首选位置（Ⅱa,C）。

(7) 对于降主动脉或胸腹主动脉修复术，可考虑左心分流术，以保证远端器官灌注（Ⅱa,C）。

三、急性主动脉综合征（AAS）

AAS的诊断主要依靠实验室检查及影像学检查，新指南首次提出AAS的诊断流程图，可以作为急性胸痛的急诊诊疗规范，成为整部指南的最大亮点（图1）。对于不同AAS的治疗，指南也分别给出了明确推荐。

1. 主动脉夹层（AD）

(1) 对于所有AD患者，推荐使用缓解疼痛、控制血压的药物治疗（Ⅰ,C）。

(2) 对于A型AD患者，推荐急诊手术（Ⅰ,B）。

(3) 若患者罹患A型AD且出现器官低灌注的患者，推荐采用混合手术方案治疗（Ⅱa,B）。

(4) 对于简单B型AD，推荐优先考虑药物治疗（Ⅰ,C）。

(5) 对于复杂B型AD，可考虑TEVAR治疗（Ⅱa,B）。

(6) 对于复杂B型AD，可考虑手术治疗（Ⅱb,C）。

(7) 对于复杂B型AD，推荐TEVAR治疗（Ⅰ,C）。

2. 主动脉壁内血肿（IMH）　IMH表现为中膜内血肿进行性扩大，但缺乏假腔及内膜撕裂。IMH占到AAS的10%至25%，IMH好发于升主动脉、主动脉弓（A型IMH）及降主动脉（B型IMH），其比例分别为30%、10%与60%[14,15]。新《指南》针对IMH的治疗推荐要点如下：

(1) 对于所有出现IMH的患者，推荐使用缓解疼痛、控制血压的药物治疗（Ⅰ,C）。

(2) 对于A型IMH，推荐使用手术治疗（Ⅰ,C）。

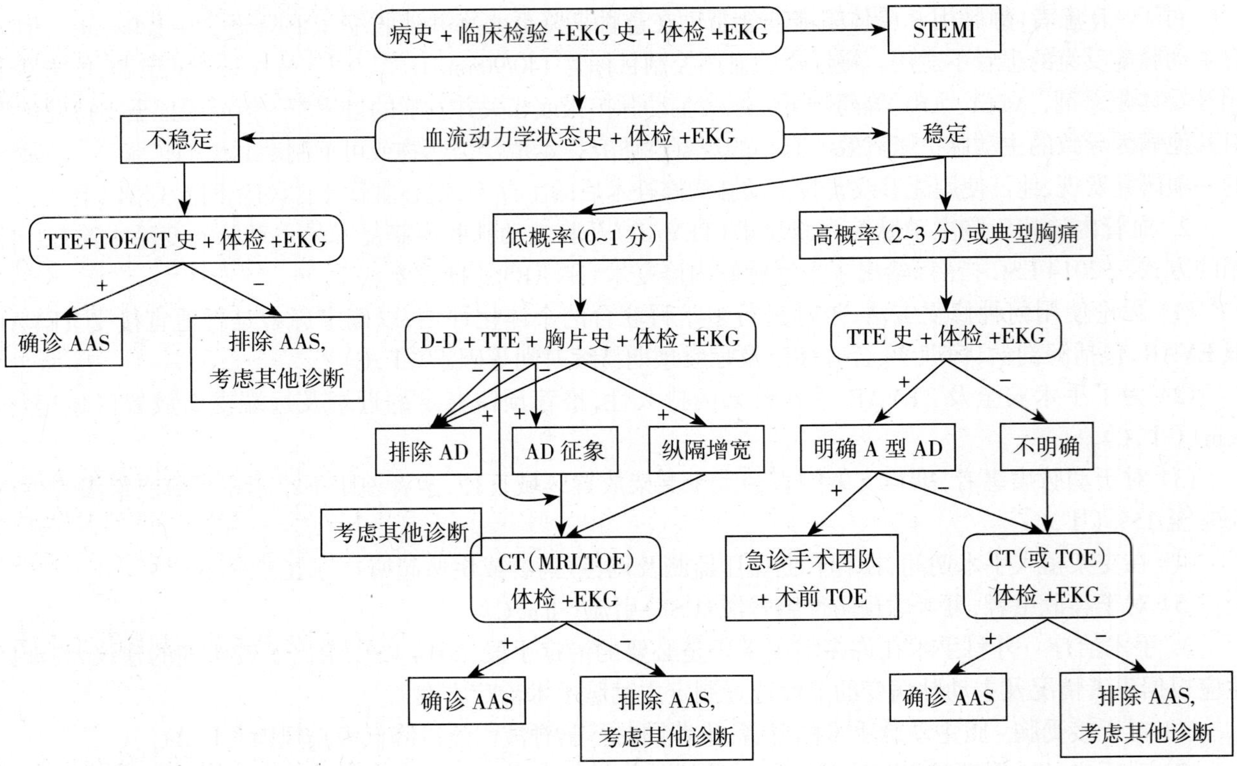

图 1 急性胸痛[4]

(3) 对于 B 型 IMH,推荐在密切监测的基础上使用药物治疗(Ⅰ,C)。

(4) 对于简单 B 型 IMH,可进行再次影像学检查(Ⅰ,C)。

(5) 对于复杂 B 型 IMH,应考虑 TEVAR(Ⅱa,C)。

(6) 对于复杂 B 型 IMH,应考虑手术治疗(Ⅱb,C)。

3. 主动脉穿透性溃疡(PAU) PAU 是穿透内膜弹性纤维累及中膜的主动脉动脉粥样硬化斑块[16]。PAU 占到 AAS 的 2%~7%[17]。新《指南》推荐使用增强 CT 加以诊断[4]。PAU 的进展会导致 IMH、假性动脉瘤、急性主动脉夹层,甚至主动脉破裂[18]。

PAU 的治疗目的是预防下一步可能出现的急性 AD,因此推荐在诊断后及时进行手术治疗[4]。由于现阶段 PAU 缺乏足够研究数据,根据临床经验,TEVAR 可治疗多数 PAU。以下为《2014 ESC 指南》PAU 治疗推荐要点。

(1) 对于所有出现 PAU 的患者,推荐使用缓解疼痛、控制血压的药物治疗(Ⅰ,C)。

(2) 对于 A 型 PAU,推荐使用手术治疗(Ⅱa,C)。

(3) 对于 B 型 PAU,推荐在密切监测的基础上使用药物治疗(Ⅰ,C)。

(4) 对于简单 B 型 PAU,可进行再次影像学检查(Ⅰ,C)。

(5) 对于复杂 B 型 PAU,应考虑 TEVAR(Ⅱa,C)。

(6) 对于复杂 B 型 PAU,应考虑手术治疗(Ⅱb,C)。

4. 胸主动脉瘤破裂

(1) 对于疑似胸主动脉瘤(TAA)破裂的患者,推荐使用急诊 CT 辅助诊断(Ⅰ,C)。

(2) 对于急性局限性 TAA 破裂患者,推荐进行急诊修补术(Ⅰ,C)。

(3) 若患者病变解剖学情况较好且医生具有相应的医疗专长,则 TEVAR 比开胸手术更为适合(Ⅰ,C)。

5. 创伤性主动脉损伤(TAI)

(1) 推荐使用 CT 确诊疑似 TAI 病例(Ⅰ,C)。

(2) 若 CT 暂不可用,可使用 TOE 替代诊断(Ⅱa,C)。

(3) 若TAI患者病变解剖学情况较好且需介入治疗，则TEVAR比开胸手术更为适合（Ⅱa,C）。

6. 医源性主动脉夹层 《指南》列出了七种易造成医源性主动脉夹层的情况，分别为经导管冠脉手术、心脏外科手术、主动脉缩窄内皮剥脱术后并发症、主动脉内支架治疗、周围血管介入术、主动脉内球囊扩张术及经导管主动脉瓣植入术。

四、主动脉瘤

新《指南》推荐，一旦确诊主动脉瘤，无论病变位于何处，都有必要评估患者主动脉全部区域及主动脉瓣的基线情况，并在随访中继续评估（Ⅰ,C）。对于AAA患者群体，可考虑进行多普勒超声检测患者是否有周围血管病变或周围血管瘤（Ⅱa,C）。主动脉瘤患者心血管疾病风险升高，可考虑进行一般性心血管疾病预防治疗（Ⅱa,C）。

1. 胸主动脉瘤

(1) 对于患有主动脉根部瘤且最大升主动脉直径≥50mm的马方综合征患者，推荐进行手术治疗（Ⅰ,C）。

(2) 对于以下类型的主动脉根部瘤患者可考虑进行手术治疗：最大升主动脉直径≥45mm且存在风险因素的马方综合征患者、最大升主动脉直径≥50mm且存在风险因素的二叶瓣病变患者、最大升主动脉直径≥55mm且无其他弹性组织缺乏症的患者（Ⅱa,C）。

(3) 对于身材娇小的患者，或是病情进展快、主动脉关闭不全、有妊娠打算的患者，可考虑适度减低干预治疗的阈值（Ⅱb,C）。

(4) 若主动脉弓部瘤患者主动脉弓部最大直径≥55mm，可考虑手术治疗（Ⅱa,C）。

(5) 对于在升主动脉或降主动脉邻近主动脉弓部存在动脉瘤且具有手术指征的主动脉弓部瘤患者，可考虑行主动脉弓部修复术（Ⅱb,C）。

(6) 若患者解剖学状况良好，相比手术治疗，TEVAR更为理想（Ⅱa,C）。

(7) 若降主动脉瘤患者病变处最大直径≥55mm，可考虑治疗TEVAR（Ⅱa,C）。

(8) 若降主动脉瘤患者病变处最大直径≥60mm且TEVAR技术上暂不可行，可考虑手术治疗（Ⅱa,C）。

(9) 对于适宜介入治疗的马方综合征患者或其他弹性组织缺乏症患者，相比TEVAR，手术治疗更为理想（Ⅱa,C）。

2. 腹主动脉瘤

(1) 主动脉扩张或腹主动脉瘤无症状患者

1) 若患者腹主动脉直径在25~29mm，可考虑4年后对其进行新型超声影像学检查（Ⅱa,B）。

2) 若AAA患者腹主动脉最大直径<55mm且进展缓慢（<10mm/年），密切监测是安全的（Ⅰ,A）。

3) 对于轻度AAA患者（直径在30~55mm），应根据具体情况制定影像学检查时间表：直径在30~39mm，每3年检查1次；直径在40~44mm，每两年检查1次；直径>45mm的患者，需每年检查（Ⅱa,B）。

4) 对于进展缓慢型AAA患者，推荐戒烟（Ⅰ,B）。

5) 为了减少轻度AAA患者的主动脉并发症，可考虑使用ACEI类药物或他汀类药物（Ⅱb,B）。

6) AAA患者腹主动脉直径超过55mm或进展快速（≥10mm/年），推荐行AAA修复术（Ⅰ,B）。

7) 若AAA瘤变过大，不适宜EVAR治疗，推荐使用开放式主动脉修复术（Ⅰ,C）。

8) 若无症状型AAA患者不适宜开放式手术治疗，可考虑EVAR伴药物治疗方案（Ⅱb,B）。

(2) 症状型AAA患者

1) 若患者疑似AAA破裂，推荐立即行腹部CT或腹部超声诊断（Ⅰ,C）。

2) 若患者AAA破裂，推荐行急诊修复术（Ⅰ,C）。

3) 若患者存在症状且AAA未破裂，推荐行紧急修复术（Ⅰ,C）。

4) 若AAA患者存在症状且解剖状态适宜EVAR，开放式修复术及主动脉内修复术皆可（Ⅰ,B）。

五、长期随访

随着诊断和治疗技术的进步，主动脉疾病，尤其是急性主动脉综合征，度过急性期后的生存率逐渐提高,新指南特别强调了主动脉疾病长期随访对于患者预后的重要作用,并着重介绍了影像学的随访意义,对随访间隔、影像学检查等做出规定,成为另一大亮点。

1. 慢性主动脉夹层的随访

(1) 推荐使用增强 CT 或 MRI 确诊慢性主动脉夹层(Ⅰ,C)。

(2) 为了尽快探明患者并发症征象,推荐密切的初始影像学监测(Ⅰ,C)。

(3) 对于无症状型慢性升主动脉夹层患者,可考虑择期手术(Ⅱa,C)。

(4) 对于慢性主动脉夹层患者,推荐血压控制 <130/80mmHg(Ⅰ,C)。

(5) 对于复杂 B 型 AD,推荐手术治疗或 TEVAR(Ⅰ,C)。

2. 主动脉疾病血管内治疗后随访

(1) 在患者接受 TEVAR 或 EVAR 治疗后,监测时间宜选择术后 1 个月、6 个月、12 个月,然后每年进行。若出现异常状况,应缩短复查间期(Ⅰ,C)。

(2) TEVAR 或 EVAR 术后首选 CT 作为影像学检查手段(Ⅰ,C)。

(3) 若患者第一年未出现内漏或 AAA 囊性扩张,可考虑使用彩色多普勒超声每年复查及每五年行 CT 复查(Ⅱa,C)。

(4) 若患者 TAA<45mm,推荐每年复查;若患者 TAA 在 45~55mm 之间,推荐每半年行影像学复查(Ⅰ,C)。

(5) 对于 TEVAR 或 EVAR 术后的年轻患者,若植入的支架无磁共振禁忌,相比于 CT,推荐 MRI 复查可减少辐射暴露(Ⅱa,C)。

(6) 对于开放性主动脉术后的长期随访,可考虑每五年行多普勒超声或 CT 复查(Ⅱb,C)。

随着全球老年化进程加速,主动脉疾病的发病率逐年上升。在临床实践中,准确的病情评估和快速的决策制定是降低主动脉疾病死亡率的关键。尽管由于主动脉疾病危重症多,相关大规模临床试验不多,多数医学干预的数据来自小样本研究,导致新《指南》很多建议证据级别为 C,但相关推荐的制定仍充分考虑到自然病程和干预结果等最新数据信息。新《指南》的发布不仅帮助临床医生系统全面地认识主动脉疾病,更为临床诊疗提供了非常有价值的指导意见。此外,随着现代医学模式的改变以及对疾病自然病程的深入认识,主动脉疾病不再是以往是否手术的单一诊疗思路,建立包括血管外科、心胸外科、心血管内科、遗传学、影像学等在内的多学科协作模式,或许是主动脉疾病诊疗的未来发展方向。

(孙宇珺 何奔)

参 考 文 献

[1] Sampson UK, Norman PE, Fowkes FG, et al. Estimation of global and regional incidence and prevalence of abdominal aortic aneurysms 1990 to 2010. Glob Heart, 2014, 9(1): 159-170.

[2] Sampson UK, Norman PE, Fowkes FG, et al. Global and regional burden of aortic dissection and aneurysms: mortality trends in 21 world regions, 1990 to 2010. Glob Heart, 2014, 9(1): 171-180.

[3] Erbel R, Alfonso F, Boileau C, et al. Diagnosis and management of aortic dissection. Eur Heart J, 2001, 22(18): 1642-1681.

[4] Erbel R, Aboyans V, Boileau C, et al. 2014 ESC Guidelines on the diagnosis and treatment of aortic diseases: Document covering acute and chronic aortic diseases of the thoracic and abdominal aorta of the adult. The Task Force for the Diagnosis and Treatment of Aortic Diseases of the European Society of Cardiology (ESC). Eur Heart J, 2014, 35(41): 2873-2926.

[5] Evangelista A, Flachskampf FA, Erbel R, et al. Echocardiography in aortic diseases: EAE recommendations for clinical practice. Eur J Echocardiogr, 2010, 11(8): 645-658.

[6] Hagan PG, Nienaber CA, Isselbacher EM, et al. The International Registry of Acute Aortic Dissection (IRAD): new insights into an old disease. JAMA, 2000, 283(7): 897-903.

[7] Brady AR, Thompson SG, Fowkes FG, et al. Abdominal aortic aneurysm expansion: risk factors and time intervals for surveillance. Circulation, 2004, 110(1): 16-21.

[8] Mancia G, Fagard R, Narkiewicz K, et al. 2013 ESH/ESC guidelines for the management of arterial hypertension: the Task Force for the Management of Arterial Hypertension of the European Society of Hypertension (ESH) and of the European Society of Cardiology (ESC). Eur Heart J, 2013, 34(28): 2159-2219.

[9] Groenink M, den Hartog AW, Franken R, et al. Losartan reduces aortic dilatation rate in adults with Marfan syndrome: a randomized controlled

trial. Eur Heart J,2013,34(45):3491-3500.

[10] Chiu HH,Wu MH,Wang JK,et al. Losartan added to beta-blockade therapy for aortic root dilation in Marfan syndrome:a randomized,open-label pilot study. Mayo Clin Proc,2013,88(3):271-276.

[11] Jovin IS,Duggal M,Ebisu K,et al. Comparison of the effect on long-term outcomes in patients with thoracic aortic aneurysms of taking versus not taking a statin drug. Am J Cardiol,2012,109(7):1050-1054.

[12] Stein LH,Berger J,Tranquilli M,et al. Effect of statin drugs on thoracic aortic aneurysms. Am J Cardiol,2013,112(8):1240-1245.

[13] de Bruin JL,Baas AF,Heymans MW,et al. Statin therapy is associated with improved survival after endovascular and open aneurysm repair. J Vasc Surg,2014,59(1):39-44 e1.

[14] von Kodolitsch Y,Csosz SK,Koschyk DH,et al. Intramural hematoma of the aorta:predictors of progression to dissection and rupture. Circulation,2003,107(8):1158-1163.

[15] Evangelista A,Mukherjee D,Mehta RH,et al. Acute intramural hematoma of the aorta:a mystery in evolution. Circulation,2005,111(8):1063-1070.

[16] Bolger AF. Aortic intramural haematoma. Heart,2008,94(12):1670-1674.

[17] Eggebrecht H,Plicht B,Kahlert P,et al. Intramural hematoma and penetrating ulcers:indications to endovascular treatment. Eur J Vasc Endovasc Surg. 2009;38(6):659-65.

[18] Nathan DP,Boonn W,Lai E,et al. Presentation,complications,and natural history of penetrating atherosclerotic ulcer disease. J Vasc Surg,2012,55(1):10-15.

ESC/ESA 非心脏手术心血管疾病评估及防治最新指南

2014 年 8 月 1 日，欧洲心脏病学会(ESC)与欧洲麻醉学会(ESA)联合发布了非心脏手术中心血管疾病(CVD)的评估及防治的最新指南。该指南汇集当今欧洲医学界非心脏手术方面的最新进展，同时继承了已往指南的合理内容，是为内科及相关医师对进行非心脏手术的患者术前、围术期及术后管理而制定。

以下为 ESC/ESA 非心脏手术 CVD 评估及防治最新指南要点概述，指南对治疗的建议以国际通用方式表示：

建议分类：

Ⅰ级推荐　某种治疗或措施已证实和(或)一致公认有益、有用和有效。

Ⅱ级推荐　某种治疗或措施的有用性和有效性的证据尚有矛盾或存在不同的观点。

Ⅱa 级推荐　有关证据和(或)观点倾向于有用和(或)有效。

Ⅱb 级推荐　有关证据和(或)观点不能充分说明有用和(或)有效。

Ⅲ级推荐　已经证实和(或)一致公认某诊疗措施无用和无效，并在有些病例可能有害。

证据级别：

A 级证据　数据来源于多项随机临床试验或荟萃分析。

B 级证据　数据来源于单项随机临床试验或大型非随机化研究。

C 级证据　专家共识和(或)小型研究、回顾性研究、注册研究。

一、新指南简介

ESC/ESA 在新指南指出了当前非心脏手术中 CVD 并发症带来的治疗损失，而且统计结果显示随着欧洲老龄化等问题日趋严重，非心脏手术 CVD 并发症比例也相应升高。围术期并发症的风险取决于患者术前的状况、合并症的情况、外科手术的紧迫性、手术大小、类型及持续时间。更具体地说，下列患者心脏并发症的风险升高：明确诊断或无症状的缺血性心脏病(IHD)、左室功能不全、心脏瓣膜病(VHD)、心律失常，以及既往经历较长时间血流动力学及心脏负荷异常状态外科手术患者。

《指南》指出老龄化自身对于非心脏手术 CVD 并发症的影响较小，急症或重症心脏、肺部及肾脏疾病与 CVD 并发症风险率关联性更为显著。因此，以上因素也应纳入 CVD 并发症的评估指标。

二、术 前 评 估

为了减少围术期心脏并发症风险，手术前询问患者疾病史并进行心脏评估必不可少(表 1)。低心脏猝死和心肌梗死风险的患者(<1%)能够安全接受手术治疗，不用延期。对于高手术操作风险或高心脏风险的患者，通过药物治疗或其他介入治疗来降低风险最有价值。除了临床病史、外科风险和心脏功能等因素

表 1　术前评估推荐

推　　荐	推荐等级	证据水平
心脏疾病的患者接受低或中等程度风险非心脏手术可由麻醉医生来进行心脏风险评估和药物优化	Ⅱb	C
已知或具有高风险心脏疾病患者接受高风险非心脏手术时应由一多学科专家团队进行术前评估	Ⅱa	C

外，生物标记物和无创心脏影像技术能进一步帮助评估风险（表 2），但这些技术仅应该用于那些检查结果将会影响或改变治疗方案的患者。

表 2　各种介入或手术治疗风险率归类

低风险：<1%	中度风险：1%~5%	高度风险：>5%
表浅手术	腹膜内手术	主动脉及主要血管手术
乳腺	颈动脉手术（CEA 或 CAS）	开放式下肢血运重建术或截肢术或血栓栓塞清除术
牙科	外周动脉成形术	十二指肠胰腺手术
内分泌：甲状腺	介入血管瘤修复术	胆切除术，胆道手术
眼科	头颈部手术	肺切除术
置换型手术	大型神经外科手术	食管切除术
无症状颈动脉手术（CEA 或 CAS）	大型妇科手术	肠穿孔修复术
整形手术：小型（半月板切除术）	大型整形术	肾上腺切除术
妇科手术：小型	大型泌尿外科手术	胆囊切除术
泌尿外科手术：小型	肾移植	肺或肝移植
（经尿道前列腺切除术）	非大型胸腔内手术	

1. 手术引起的 CVD 风险　手术引起机体包括体液、交感及温度在内多方面得到应激反应，这些应激导致心肌供氧需求增高，增加 CVD 风险。

手术可导致凝血功能及纤溶功能紊乱，在冠脉上表现为血液高凝状态。

减少侵入性麻醉使用可以降低 CVD 中高危患者的死亡率，限制围术期 CVD 并发症。

2. 手术方式 CVD 风险率差异　手术条件及手术方式存在很大差异，对于评估每个手术过程中主要不良心血管事件的风险非常困难。当考虑选择通过血管内或微创内镜治疗替代传统的开腹手术时，需权衡围术期并发症减少的获益与中长期手术疗效之间的利弊（表 3）。

表 3　外科手术方式选择及其风险影响推荐

推　荐	推荐等级	证据水平
若患者需接受开放式手术或腹腔镜手术，建议评估患者 CVV 风险	Ⅰ	C
若腹主动脉瘤（AAA）患者病变≥55mm，且适宜血管内主动脉瓣重建术（EAVR），在可风险评估结果理想基础上，开放式手术或血管内手术修复均可	Ⅰ	A
若无症状型 AAA 患者不适宜开放手术，可以考虑在最优治疗的基础上进行 EAVR	Ⅱb	B
若下肢动脉疾病患者需进行血运重建术，临床专家组应在综合考虑患者解剖因素、合并症、及当地治疗条件的基础上制定最优方案	Ⅱa	B

3. 评估患者功能能力　《ESC/ESA 新指南》明确提出评估患者功能能力（functional capacity，FC）是评估围术期 CVD 风险率的重要一步，具体方式为，借助代谢当量（METs）进行 FC 评估。若患者有中等或良好活动耐力（>4METs，例如能够爬两层楼梯或短距离跑步）的无症状或心脏情况稳定的患者，即使有缺血性心脏病或一些危险因素，预后也很好。无论计划中的手术是否复杂，围术期治疗不大可能因为进一步检查的结果而改变。即使存在临床危险因素，安排患者进行手术也是恰当的。

内科医生能够明确危险因素并给予生活方式和药物治疗以改善远期预后。在有一项或更多的临床危险因素的患者，围术期应监测心电图的变化，术前基线心电图可作为参考。已知冠心病或心肌缺血的患者，可以考虑术前启动小剂量 β 受体阻滞剂的滴定治疗。在心力衰竭和收缩功能不全的患者，ACEI 或 ARB 应考虑在术前应用。行血管外科手术的患者，应考虑他汀治疗。支架置入术后应持续给予阿司匹林治疗（BMS 术后 4 周，DES 术后 3~12 个月）。若患者 MET<4，FC 较差，患者围术期 CVD 事件发生率较高。仅胸外科手术可见 FC 降低与患者预后死亡率升高存在相关性，其他非心脏手术未见。FC 升高与预后理想相关，即使患者有 IHD 或其他风险因素。

4. 风险指标 ESC/ESA 汇总研究结果，根据修正后风险指标，下列因素为 CVD 风险因素：IHD、心衰、卒中或短暂性脑缺血、肾功能不全、糖尿病且需胰岛素治疗（表 4）。

表 4 心血管风险分层建议

推荐	推荐等级	证据水平
推荐临床使用风险指标进行患者术前风险分层	Ⅰ	B
在围术期心脏事件风险率分层方面，推荐使用 NSQIP 模型或 Lee 风险指标	Ⅰ	B
对于高危组患者，可考虑在术前及大手术后 48~72 小时内进行肌钙蛋白检测	Ⅱb	B
对于高危组患者，可考虑检测 NT-proBNP 和 BNP 以获得有关患者围术期及长期的独立预后信息	Ⅱb	B
不推荐使用普适性常规围术期生物标志物进行风险分层及 CVD 预防	Ⅲ	C

5. 无创性检测 术前无创检查（表 5~ 表 7）的目的是评价三项心血管风险标志物：左室功能、心肌缺血程度和心脏瓣膜异常情况，这三项指标是术后不良预后的主要决定因素。左室功能在静息状态评价，可获得多种模式图像。运动心电图和无创影像学技术可评价心肌缺血程度。需强调心肌缺血和左室功能的诊断分层与非手术状态已知或疑似缺血性心脏病的建议类似。无创检查的目的不仅是评价冠状动脉血运重建必要性，还应包括患者知情、改变围术期处理策略（如手术类型、麻醉技术以及长期预后）。存在两个以上风险因素、METs<4 患者，高危手术术前推荐影像学应激试验；存在 1 或 2 个风险因素、METs<4 患者，中高危手术术前可考虑影像学应激试验；若患者无风险因素，且接受低危手术，不推荐术前影像学应激试验。

表 5 常规术前心电图检查建议

推荐	推荐等级	证据水平
若患者存在风险因素且接受中高危手术，推荐术前 ECG	Ⅰ	C
若患者存在风险因素且接受低危手术，可考虑术前 ECG	Ⅱb	C
若患者无风险因素，但年龄超过 65 岁且接受中度风险手术，可考虑术前 ECG	Ⅱb	C
若患者无风险因素，且接受低危手术，不推荐将 ECG 作为术前常规检查	Ⅲ	B

表 6 无心血管疾病征象及心电图异常的无症状患者行静息超声心动图建议

推荐	推荐等级	证据水平
若患者接受高危手术，可考虑静息超声心动图	Ⅱb	C
若患者接受低中危手术，不推荐将超声心动图最为术前常规检查	Ⅲ	B

表 7 无症状患者术前影像学应激试验检查建议

推荐	推荐等级	证据水平
若患者存在两个以上风险因素，FC<4，且近期接受高危手术，推荐影像学应激试验	Ⅰ	C
若患者存在 1 或 2 个风险因素，FC<4，且近期接受中高危手术，可考虑影像学应激试验	Ⅱb	C
无论患者是否存在临床风险，不推荐在低危手术前行影像学应激试验	Ⅲ	C

6. 有创性冠状动脉造影 冠状动脉造影是一项完善的有创检查，但是很少推荐非心脏手术患者应用该技术进行风险评估。非心脏手术患者中有相当比例冠心病患者，围术期患者接受冠状动脉造影（表 8）及血运重建的适应证与非手术患者类似。

表 8　术前冠状动脉造影建议

推　荐	推荐等级	证据水平
围术期患者接受冠脉造影及血运重建的适应证与非手术背景的患者相同	Ⅰ	C
若患者存在急性 ST 抬高型心肌梗死，且接受非急诊、非心脏手术，推荐行急诊冠脉造影	Ⅰ	A
若 NSTE-ACS 患者接受非急诊、非心脏手术，根据风险评估推荐行急诊或早期介入治疗	Ⅰ	B
若患者诊断有心肌缺血伴不稳定胸痛，且接受适宜治疗，近期接受非急诊、非心脏手术，推荐行术前冠脉造影	Ⅰ	C
若患者心脏状况稳定，且接受非急诊颈动脉内膜切除术，可考虑行术前冠脉造影	Ⅱb	B
若患者心脏状况稳定，且接受低危手术，不推荐术前冠脉造影	Ⅲ	C

三、降 CVD 风险率的措施

1. β 受体阻滞剂　围术期应用 β 受体阻滞剂（表 9）的主要原理在于通过降低心率减少心肌耗氧，延长舒张期供血，降低心肌收缩力。该药物还有其他心血管保护作用。启动该药用药时机和选择合适剂量密切相关。心率较慢患者的手术预后有所改善。另外一方面，心动过缓和低血压必须注意避免。强调避免起始治疗应用大剂量 β 受体阻滞剂的重要性。

表 9　β 受体阻滞剂应用建议

推　荐	推荐等级	证据水平
若患者近期正在服用 β 受体阻滞剂，推荐术前继续服用	Ⅰ	B
若患者存在两个以上风险因素或 ASA 评分≥3，可考虑术前 β 受体阻滞剂治疗	Ⅱb	B
若患者诊断有 IHD 或心肌缺血，可考虑术前 β 受体阻滞剂治疗	Ⅱb	B
可考虑阿替洛尔或比索洛尔作为非心脏手术患者的术前口服用药	Ⅱb	B
不推荐术前使用不加滴定的大剂量 β 受体阻滞剂治疗	Ⅲ	C
不推荐接受低危手术的患者术前使用 β 受体阻滞剂治疗	Ⅲ	C

2. 他汀类药物　绝大部分外周动脉疾病（PAD）患者须应用他汀类药物（表 10）。如此类患者须行开放性血管手术或者血管内介入治疗，他汀应继续应用至术后。尚未应用他汀的患者，应在术前至少 2 周启动他汀治疗（以达到最大的斑块稳定效果），并延续至术后至少 1 个月。拟行非血管手术患者，如无其他指征不推荐术前应用他汀。

表 10　他汀类药物应用建议

推　荐	推荐等级	证据水平
若患者服用他汀为长半衰期或缓释型，推荐术前继续使用	Ⅰ	C
若患者接受血管手术，可考虑至少在术前 2 周开始他汀治疗	Ⅱa	B

3. 血管紧张素转化酶抑制剂　血管紧张素转化酶抑制剂（ACEI）对器官的保护作用独立于其降压作用之外。但是，一项观察性研究提示，ACEI 并未降低大血管手术后高危患者的死亡率和心血管并发症的发生率。另外，围术期应用 ACEI 或 ARB 类药物有导致麻醉后严重低血压风险，尤其在麻醉诱导过程中以及联用 β 受体阻滞剂时。术前一日停用 ACEI 可降低低血压发生率。稳定的心力衰竭和左室功能不全患者，在密切观察基础上，继续应用 ACEI 或 ARB 类药物是合理的。如未经治疗的稳定状态患者在术前评估中发现左室功能不全，应尽可能推迟手术，以明确潜在的心功能不全原因，并启动 ACEI 和 β 受体阻滞剂类药物治疗（表 11）。

表 11 ACEI 或 ARB 类药物应用建议

推　　荐	推荐等级	证据水平
若患者存在左室功能不全及心衰，但状况稳定，可考虑在密切观察病情的基础上，继续使用 ACEIs 及 ARBs 药物治疗	Ⅱa	C
若患者存在左室功能不全及心衰，但状况稳定，至少应在术前 1 周开始 ACEIs 及 ARBs 药物治疗	Ⅱa	C
若患者有高血压，可考虑在非心脏手术前短暂停用 ACEIs 及 ARBs 药物	Ⅱa	C

注：《新指南》讨论了烟酸类药物、钙离子通道拮抗剂、α_2 激动剂及利尿剂的现阶段研究进展，但认为尚不足以构成合理的指南推荐内容

4. 应用抗血小板、抗凝药物患者的处理　正在服用小剂量阿司匹林患者拟行非心脏手术，可在权衡围术期出血与血栓风险基础上做出继续应用与否的个体化选择。如预期术中止血困难，应考虑暂停应用阿司匹林。

抗凝治疗会增加非心脏手术的出血风险。一些患者抗凝治疗的获益大于出血风险，应在围术期继续原方案或适当调整方案后抗凝治疗。血栓风险低危患者应停用抗凝药物，以减少出血并发症（表 12）。

表 12 抗血小板治疗建议

推　　荐	推荐等级	证据水平
除非阿司匹林造成严重出血事件，否则推荐阿司匹林应在裸金属支架（BMS）放置后使用 4 周或药物洗脱支架（DES）放置后使用 3~12 个月	Ⅰ	C
若患者已往服用阿司匹林，可在权衡利弊，尊重患者选择的基础上考虑术前继续使用	Ⅱa	B
若预计患者术后血流动力学状况难以控制，可考虑停用阿司匹林	Ⅱa	B
除非造成严重出血事件，否则 $P2Y_{12}$ 阻滞剂应在裸金属支架（BMS）放置后使用 4 周或药物洗脱支架（DES）放置后使用 3~12 个月	Ⅱa	C
若患者服用 $P2Y_{12}$ 阻滞剂，且需行手术治疗，除非有严重缺血事件，否则可考虑停用替卡格雷或氯吡格雷 5 天后再手术，或停用普拉格雷 7 天后再手术	Ⅱa	C

5. 血运重建　常规预防性冠状动脉造影和血运重建治疗对于减少非心脏手术患者冠状动脉风险的作用尚不确定。拟行非心脏大手术的明确诊断或疑诊 IHD 患者，术前冠脉造影的指征同非手术状态患者类似。如非心脏手术可安全推迟，应在术前改善心肌缺血。但目前尚无指征在非心脏手术前对所有患者常规进行无症状心肌缺血的筛查。值得注意的是，PCI 术后患者在后续的非心脏手术术中、术后可能有更高的心血管事件风险，尤其在支架术后进行非计划或急诊手术，因影响围术期处理而风险更高（表 13、表 14 和表 15）。

表 13 既往接受血运重建治疗的稳定无症状患者的相关建议

推　　荐	推荐等级	证据水平
若患者已往 6 年间曾接受 CABG 治疗，除非风险率较高，否则推荐非急诊、非心脏手术无须行血管造影评估	Ⅰ	B
若患者接受过 BMS 治疗，则至少 4 周后，最佳 3 个月后可考虑非急诊、非心脏手术	Ⅱa	B
若患者接受过 DES 治疗，则非急诊、非心脏手术宜在术后至少 12 个月后进行，对于二代 DES，此数值为 6 个月。	Ⅱa	B
若患者近期接受球囊扩张术，则非心脏手术至少宜推迟 2 周	Ⅱa	B

表 14 稳定、无症状患者预防性血运重建的相关推建议

推　荐	推荐等级	证据水平
若患者为稳定型冠心病，推荐遵照适用指南行心肌血运重建术	Ⅰ	B
若患者为稳定型冠心病，且适应证符合《ESC 指南》，可考虑在非心脏手术成功后行晚期血运重建术	Ⅰ	C
根据手术应激造成的灌流缺损程度，可考虑高危术前行预防型血运重建术	Ⅱb	B
不推荐为确诊 IHD 的患者行低中危术前预防型血运重建	Ⅲ	B

表 15 NSTE-ACS 患者常规血运重建的相关建议

推　荐	推荐等级	证据水平
若 NSTE-ACS 患者非心脏手术可安全延期实施，推荐依照 NSTE-ACS 指南诊治	Ⅰ	A
极其特殊情况下需分析讨论 NSTE-ACS 血运重建术与非心脏手术的先后顺序	Ⅱa	C
对于非心脏手术后患者，推荐根据《NSTE-ACS 指南》给予积极的血运重建治疗	Ⅰ	B
若半紧急术前患者存在 PCI 指征，推荐二代 DES 治疗、BMS 疗或球囊扩张治疗	Ⅰ	B

注：ACS：急性冠状动脉综合征；NSTE-ACS：非 ST 段抬高型急性冠状动脉综合征；PCI：经皮冠状动脉介入治疗

四、特殊疾病

1. 慢性心力衰竭患者的术前评估　众所周知，心力衰竭是围术期和术后心脏事件的危险因素。所以，发现并治疗心力衰竭对改善非心脏手术的不良事件发生率和死亡率非常重要。对新诊断的、严重的收缩性心力衰竭患者，建议推迟非紧急手术，以利于有充分的时间实施新的药物治疗或其他治疗方案，促进 LV 功能改善和 LV 重构（表 16）。

表 16 关于心力衰竭的建议

推　荐	推荐等级	证据水平
若患者确诊或疑似心衰，且近期接受中高危手术，推荐术前行食管超声评估左室功能且（或）检测利钠肽水平	Ⅰ	A
若患者确诊心衰，且近期接受中高危手术，推荐遵照《ESC 指南》，在使用 β 受体阻滞剂、ACEs 或 ARBs 药物、盐皮质激素拮抗剂及利尿药的基础上，优化治疗	Ⅰ	A
若患者最近确诊心衰，推荐至少在心衰治疗 3 个月后，行中高危手术。目的是稳定左室功能	Ⅰ	C
推荐心衰患者术前继续服用 β 受体阻滞剂；术前早晨应根据患者血压，决定是否停用 ACEIs 或 ARBs 药物，若决定使用，应监测患者血液动力学情况并及时调整剂量	Ⅰ	C
除非有充足的剂量滴定时间，否则不推荐心衰患者术前服用大剂量 β 受体阻滞剂	Ⅲ	B

2. 动脉高血压　总体而言，尽管动脉高血压是一种危险因素，但并不是非心脏手术围术期心血管并发症的非常强的独立的危险因素。没有确切的证据表明接受非心脏手术患者接受某种抗高血压药物治疗优于其他抗高血压药物。动脉高血压患者应根据《ESC 高血压指南》接受治疗（表 17）。

表 17 关于动脉高血压的建议

推　荐	推荐等级	证据水平
若患者最近确诊高血压，推荐术前监测患者终末器官损伤情况及心血管风险因素	Ⅰ	C
避免高血压患者术前血压过大波动	Ⅱa	B
若患者收缩压 <180mmHg，舒张压 <110mmHg，临床医生可考虑不推迟该患者的非心脏手术时间	Ⅱb	B

3. 瓣膜性心脏病（VHD） VHD 患者的非心脏手术围术期心血管并发症的风险增加，风险的大小取决于 VHD 的类型和严重程度，以及非心脏手术的类型。已知或怀疑 VHD 的患者应在术前接受超声心动图检查，尤其是存在心脏杂音的患者（表 18）。

表 18 关于瓣膜性心脏病的建议

推 荐	推荐等级	证据水平
若 VHD 换接受择期中高危手术，推荐行心脏超声检查评估心功能	Ⅰ	C
若主动脉瓣狭窄患者症状严重，且可以排除手术高危因素，则推荐在择期低中危非心脏手术前进行主动脉瓣置换术	Ⅰ	B
若主动脉瓣狭窄患者症状严重，且可以排除手术高危因素，则可以考虑在择期高危非心脏手术前进行主动脉瓣置换术	Ⅱa	C
若主动脉瓣狭窄患者无明显症状，既往无主动脉瓣手术史，则可以考虑在择期低中危非心脏手术前进行主动脉瓣置换术	Ⅱa	C
若主动脉瓣狭窄患者症状严重，且瓣膜手术风险过高，则可以考虑在专家组指导下行主动脉球囊瓣膜成形术或经导管主动脉瓣置入术（TAVI）	Ⅱa	C
若患者存在严重瓣膜反流，无严重左室功能异常及心衰，可以考虑行择期非心脏手术	Ⅱa	C
若患者存在严重二尖瓣狭窄及肺动脉高压症状，则可以考虑在择期中高危非心脏手术前行经皮二尖瓣连合处分离术	Ⅱa	C

4. 心律失常 心律失常是围术期死亡率和发病率增加的主要原因之一。心律失常，例如心房颤动和室性心动过速通常提示存在结构性心脏病，当术前发现这些心律失常时应当进一步评价，如超声心动图。

（1）室性心律失常：室性心律失常，包括室性期前收缩（VPB）和室性心动过速（VT）尤其常见于高危患者。单形性 VT 可能由心肌瘢痕引起，多形性 VT 则是急性心肌缺血的常见后果。如在术前发现这些心律失常，应进行诊断性评价，并给予恰当治疗（表 19）。

表 19 关于室性心律失常的建议

推 荐	推荐等级	证据水平
推荐一般室性心律失常患者术前继续服用抗心律失常药物	Ⅰ	C
推荐持续性室速患者围术期服用抗心律失常药物	Ⅰ	C
不推荐给予室性期前收缩患者抗心律失常药物治疗	Ⅲ	C

（2）室上性心律失常：在围术期，室上性心律失常和心房颤动较室性心律失常更加常见。应纠正可能使之恶化的因素，如呼吸衰竭或电解质失衡。不建议使用药物来抑制室上性期前收缩。刺激迷走神经可终止部分患者的 SVT。对于 SVT 频繁发作的患者，在围术期可以使用 β 受体阻滞剂、钙通道阻滞剂或胺碘酮治疗。围术期心房颤动治疗的目标通常是室率控制（表 20）。

表 20 关于室上性心律失常的建议

推 荐	推荐等级	证据水平
推荐此类患者术前继续服用抗心律失常药物	Ⅰ	C
若患者血流动力学不稳定，推荐电复律治疗	Ⅰ	C
若室上速患者血流动力学稳定，推荐迷走神经刺激法或抗心律失常治疗	Ⅰ	C

（3）缓慢型心律失常及起搏器：围术期心动过缓通常对短期的药物治疗反应很好，很少需要临时心脏起搏。非心脏手术前通常不需要预防性使用起搏治疗。只要给予适当的关注，已经置入永久起搏器的患

者可以安全地接受外科手术。依赖起搏器的患者应当在术后检测起搏器以确保恰当的起搏程序和感知-起搏阈值(表21)。

表21　心动过缓和起搏器的建议

推　　荐	推荐等级	证据水平
术前临时起搏器适应证与永久起搏器相同	Ⅰ	C
推荐医院委派专人负责围术期起搏器事宜	Ⅰ	C
若患者有植入型心脏除颤器,但已停用,则推荐术中监测患者心功能,并准备体外除颤装置	Ⅰ	C
若双束支或三束支传导阻滞患者无症状,则不推荐将术前临时起搏作为常规治疗	Ⅲ	C

5. 肾脏疾病　若患者接受对比剂影像学检查,需评估患者对比剂导致肾损伤的风险(Ⅱa,C)。

(1) 以下适用于中度或中高度慢性肾病(CKD)患者(表22)。

表22　中度或中高度慢性肾病(CKD)患者建议

推　　荐	推荐等级	证据水平
在给予患者对比剂前,推荐注射生理盐水,通过水化作用降低损伤	Ⅰ	A
推荐低渗或等渗对比剂	Ⅰ	A
尽可能以最小有效剂量使用对比剂	Ⅰ	A
在给予患者对比剂前,可考虑注射碳酸氢钠溶液,通过水合作用降低损伤	Ⅱa	A
可考虑短期大剂量他汀治疗	Ⅱa	B

(2) 以下建议适用于严重CKD患者(表23)。

表23　严重CKD患者的建议

推　　荐	推荐等级	证据水平
若患者为4或5期CKD,推荐在中高危手术前行透析治疗	Ⅱb	B
若患者为3期以下CKD,不推荐行术前透析	Ⅲ	B

6. 脑血管疾病　脑血管疾病患者的建议如表24。

表24　关于确诊或怀疑颈动脉疾病患者的建议

推　　荐	推荐等级	证据水平
若患者在术前6个月内有短暂性脑缺血(TIA)或卒中发作,推荐术前脑部及颈动脉影像学检查	Ⅰ	C
若患者接受血管外科手术,可考虑行术前常规颈动脉影像学检查	Ⅱb	C
颈动脉疾病患者应在围术期尽可能维持已往的抗血小板及他汀治疗	Ⅱa	C
接受非心脏手术的颈动脉疾病患者血运重建术适应证与一般人群相同	Ⅱa	C
不推荐将颈动脉影像学检查作为颈动脉疾病的非心脏手术常规术前检查	Ⅲ	C

7. 周围动脉疾病(PAD)　有PAD病史患者应通过常规的临床检查评价是否存在IHD。若PAD患者存在超过2个CVD风险因素,应该评估其IHD风险,并考虑术前应激试验或影像学检查(Ⅱa,C)。所有PAD患者应接受他汀和血小板抑制剂治疗。

8. 肺部疾病　合并肺部疾病患者的非心脏手术的手术风险增加。这些疾病包括急性呼吸道感染、COPD、哮喘、囊性纤维化、间质性肺病和导致呼吸功能损害的其他状况(表25)。

表 25 肺动脉高压和肺疾病的建议

推荐	推荐等级	证据水平
推荐肺动脉高压(PAH)患者在专业机构择期手术	Ⅰ	C
高危 PAH 患者的介入治疗应征询多个学科专家意见	Ⅰ	C
术前尽可能优化 PAH 治疗方案	Ⅰ	C
保证 PAH 治疗在术前、术中及术后顺利实施	Ⅰ	C
PAH 患者术后检测时间不少于 24 小时	Ⅰ	C
若 PAH 患者术后出现右心衰,推荐使用利尿药,并在需要的情况下给予血管活性药物	Ⅰ	C
推荐 COPD 患者术前至少戒烟 2 个月	Ⅰ	C
若 PAH 患者术后右心衰严重,推荐给予短效肺动脉扩张药物治疗	Ⅰ	C
肥胖低通气综合征患者大型择期手术前,需进行全面身体状况评估	Ⅱa	C

9. 先天性心脏病 通常认为先天性心脏病患者接受非心脏手术时手术风险均增加,无论是儿童、青少年、还是成年患者,但风险的程度变异极大。当缺损简单、血液循环的生理参数保持正常且患者能很好代偿时,额外的手术风险非常低。

如可能,建议复杂先天性心脏病患者在择期非心脏手术之前请相关专家会诊(Ⅰ、C)

五、围术期检查

1. 经食管超声心动图(TOE)

(1) 检测心肌缺血的建议:见表 26。

表 26 检测心肌缺血的建议

推荐	推荐等级	证据水平
若患者手术期间或围术期出现 ST 抬高,可考虑 TOE 检查	Ⅱa	C
若患者心肌缺血风险高,可考虑高危非心脏手术前行 TOE 检查	Ⅱb	C

(2) 监测血流动力学的建议:见表 27。

表 27 监测血流动力学的建议

推荐	推荐等级	证据水平
若患者手术期间或围术期出现严重血流动力学紊乱,推荐 TOE 监测	Ⅰ	C
若患者有明显的血流动力学紊乱趋势,可考虑在高危非心脏手术期间及术后行 TOE 监测	Ⅱb	C
若患者存在严重瓣膜病变伴明显血流动力学异常,可考虑在高危非心脏手术期间行 TOE 监测	Ⅱb	C

2. 血糖监测 血糖监测建议见表 28。

表 28 血糖监测建议

推荐	推荐等级	证据水平
若患者经高危手术后送 ICU 护理,推荐术后给予静脉胰岛素注射,预防高血糖症	Ⅰ	B
若患者手术风险较高,应考虑在大型手术前监测糖化血红蛋白是否升高,以期控制患者术前血糖水平	Ⅱa	C
可考虑术中胰岛素治疗控制血糖	Ⅱa	C
不推荐将血糖 <6.1mmol/L 作为术后目标	Ⅲ	A

3. 心电图　建议对所有麻醉的患者进行连续心电图监测（表 29）。用于监测的导联的选择可能会对观察 ST 段改变产生影响。

表 29　心电图监测建议

推　荐	推荐等级	证据水平
对所有手术患者进行围术期心电图监测	Ⅰ	C
选择可更好发现手术室中心肌缺血的导联组合	Ⅱa	B
如条件允许，应在高风险手术时进行 12 导联心电监测	Ⅱa	B

六、麻　　醉

高危心血管病患者的最佳围术期策略的制定应由心脏科医师、外科医生、呼吸科医生和麻醉科医生共同协作完成。术前风险评估和术前心脏疾病的治疗应联合进行（表 30）。

表 30　对于麻醉前风险评估和麻醉方式的推荐

推　荐	推荐等级	证据水平
应给予心脏高危及手术高危患者目标导向治疗	Ⅱa	B
对于高危患者，可考虑检测利钠肽及高敏感性肌钙蛋白，提高风险分层水平	Ⅱb	B
与全身麻醉相比，椎管内麻醉可降低围术期患病率及死亡率	Ⅱb	B
避免术中低血压（平均动脉压 <60mmHg）累计时间超过 30 分钟	Ⅱb	B
若无禁忌证，可考虑以椎管内麻醉作为术后镇痛方式	Ⅱb	B
避免使用非甾体抗炎药（特别是 COX-2 抑制剂）作为 IHD 或卒中患者一线镇痛药物	Ⅱb	B

（于波　张东会）

第三部分 从病例学习处理原则

高血压治疗中发生低血压病例分析与处理

高血压病是临床上常见的心血管疾病之一，高血压患者可显著增加脑卒中、冠心病等心脑血管疾病危险。大规模临床试验结果已证实，控制血压达标是降低未来心脑血管事件的主要措施。近年来国内外多个高血压防治指南都强调了降压达标的益处，但在降压治疗过程中，患者时常会发生低血压，低血压反应是高血压病患者在治疗过程中常见的不良反应之一，低血压对于老年人的危害不亚于高血压，可导致心脑肾等重要脏器灌注不足，严重者甚至发生晕厥、跌倒骨折或缺血性心脑血管疾病如心肌梗死等。流行病学资料显示，随着社会老龄化，高血压的患病率和服用降压药物治疗率的增加，临床中老年高血压尤其是单纯收缩期高血压合并低血压反应的现象将越来越常见，特别对于合并衰老、营养失调、药物及影响自主神经功能的疾病如糖尿病、原发或继发性自主神经疾病等都是低血压反应发生的危险因素。所以目前高血压病患者在降压治疗过程中并发低血压的现象已受到高度重视，如何在控制血压预防心脑血管事件的同时又能避免发生低血压反应导致的晕厥、跌倒、摔伤等不良事件是临床医师经常要面临的困惑和挑战。因此，在临床工作中应全面把握高血压患者在降压治疗过程中发生低血压现象的可能性，及时制定防范对策，最终使高血压患者在降压治疗中获益最大化。

一、降压治疗中发生低血压的原因分析

（一）年龄因素

低血压反应随着年龄增大而增多，据报道 >65 岁老年人中可见 20%，尤其发生在高血压治疗过程中主要是由于老年人压力感受器敏感性减弱，颈动脉窦功能低下，老年血压节律变化及老年疾病的特点所致。所以老年高血压人群的降压治疗是心血管医师面临的严重问题。

（二）餐后低血压（PPH）

PPH 的诊断标准：餐后 2 小时以内收缩压比餐前下降≥20mmHg，或餐前收缩压≥100mmHg，而餐后 2 小时内收缩压 <90mmHg。以餐前半小时血压平均值与餐后 2 小时血压最低值差值来判定 PPH，三餐中任意一餐出现低血压则视为 PPH。若进餐后收缩压下降幅度虽未达到上述标准，但超过脑血流自身调节能力而出现头晕、乏力，晕厥，意识障碍等，也属于 PPH 范畴。其发病机制主要是由于餐后血液大量流入内脏器官，内脏血流量增加，而压力感受器敏感性减低，交感神经代偿功能不全，血管活性肽分泌异常等综合原因所致。一般在餐后 15~40 分钟血压开始下降，血压下降幅度大者多合并高血压、糖尿病、帕金森病、自主神经功能损害、多系统萎缩及血液透析的肾衰老年患者。老年高血压患者 PPH 发生率高达 48.9%，尤其在使用降压药治疗的患者中，而老年高血压约 50% 为单纯收缩期高血压，由于收缩期高血压损害血压稳态，使发生PPH的危险增加。PPH可发生头晕、跌倒、眩晕，晕厥，胸闷，乏力等严重缺血性心脑血管疾病，是心血管事件、脑卒中、死亡的独立危险因素，是老年人全因死亡的独立预测因子。因此应高度重视，加强防治。

（三）季节性血压降低

血压的季节交替不仅影响静息血压，也影响运动血压。正常人血压从 5 月份开始下降，8 月份达最低值，高血压患者的血压同样也有季节性变化，而且变化幅度比正常人更大。夏季外界环境炎热，机体为保持恒定体温，增加散热，体表毛细血管舒张，使外周血管阻力下降，血流增加；出汗多，又未及时补充水分，致血容量下降，以及交感张力下降等均可导致血压降低。有研究认为，夏季血压一般较冬季下降

12/6mmHg，老年高血压患者随年龄增加，血压季节性变化更明显，由于对季节敏感性大，口服相同降压药在夏季酷暑期间血压可明显降低，出现头晕、乏力、视物模糊等，易被误诊为脑血管病。

（四）体位性低血压（OH）

体位性低血压是指患者从卧位或坐位转为直立位后3分钟内收缩压下降大于20mmHg或舒张压大于10mmHg，或直立倾斜中至少60°角3分钟内出现上述血压变化，同时伴有低灌注的临床表现轻者出现头晕、乏力、面色苍白等；重者出现眩晕、晕厥、心悸、大汗、呼吸困难、共济失调、言语不清，甚至跌倒致骨折。老年高血压患者OH发病率为8.1%~21%，高血压合并糖尿病、心力衰竭、帕金森综合征等使OH发病风险明显增加。其发病机制为：随着年龄的增加导致动脉弹性减退，僵硬度增加，动脉顺应性下降，致颈动脉窦、主动脉弓压力感受器退行性改变，使调节血压的功能减退，高血压合并糖尿病可损害自主神经系统，合并心力衰竭可致有效血容量不足均可诱发OH，合并心脑血管疾病可加重动脉硬化，降低血管和心室顺应性，在体位改变时导致外周血管反射性收缩能力下降，影响心率和心肌收缩力对体位变化的反应，从而引起OH，老年高血压患者常常合并多种疾病，除口服降压药外同时使用三环类抗抑郁药、抗肿瘤药、血管扩张剂、硝酸酯类药、大剂量利尿剂等更易诱发OH。

（五）高血压患者同时伴随其他疾病在综合治疗过程中致血压降低

老年高血压患者在疾病过程中，由于合并急性心肌梗死、退行性心瓣膜病、心力衰竭、快速心律失常等均可导致心肌收缩力下降及有效循环血量减低，引起低灌注反应；糖尿病神经病变致血管调节功能紊乱，血压调节功能差；甲状腺功能减退致机体代谢降低；恶性肿瘤慢性消耗致恶病质；以及失血、休克、血钠降低，合并脑梗死等，均可使原有高血压逐渐或快速下降。如高血压患者同时合并冠心病，在使用抗高血压药物同时其他血管扩张药物也同时服用，易导致降压作用叠加致血压下降，部分患者药效代谢和药效差异均易出现低血压反应。

（六）假性高血压（PHT）

老年人PHT增多，PHT是指袖带法测压值高于动脉内测压值的现象，具体为收缩压≥10mmHg或舒张压≥15mmHg，可发生于血压正常的老年人，也可发生在高血压老年人。研究发现，老年动脉硬化血管壁僵硬程度越重，PHT就越明显，与血压调节中枢功能减退相关。血压正常的老年人，如果存在PHT，可能被误诊为高血压而接受降压治疗，其后果严重，老年高血压患者合并PHT现象，降压治疗中可能过高估计血压，导致过度降压治疗。

二、降压治疗中对低血压的防治措施

（一）对高血压患者进行健康宣教

通过健康宣教让高血压患者充分认识到在降压治疗中可能出现的低血压现象及其危害程度，消除引起低血压的可能因素，医师应与患者之间保持经常性的良好沟通，鼓励患者家庭自测血压，有助于增强患者的参与意识，尽早发现高血压治疗中的低血压现象，及早进行干预。

（二）对高血压患者进行临床评估

要着重评价血流动力学情况及合并的危险因素。通过24小时动态血压监测了解患者血压波动、夜间和晨起血压负荷情况。由于个体血压下降的程度以及持续的时间有可能影响个体的预后，需应用直立平板了解体位改变时血压变化情况。评估患者先前用药情况和是否有OH病史非常重要，注意那些可能导致或加重OH的药物。同时注意检测是否合并存在心血管和（或）神经系统疾病。根据评估资料判断个体患者目前最主要的危险是心血管危险还是OH可能诱发晕厥或跌倒、骨折等危险，从而作为判断患者强化何种治疗的依据。餐后发生头晕、晕厥、乏力、跌倒或心绞痛等心脑缺血症状时，需除外PPH，应测量餐后2小时内血压（每15~30分钟测量1次），季节变化时特别是酷暑时节应增加测量血压次数，而同一时间服用多种药物，包括具有降压作用的扩血管药物时，应在服药后1~2小时（药效叠加时）测量血压。如果发现老年人血压读数高，但无靶器官受累，周围血管触诊缺乏弹性感，应高度怀疑PHT。PHT目前缺乏可靠的无创性检测技术，Osler征可作为无创性诊断方法。袖带测压时，当袖带加压大于患者收缩压20mmHg时，能清楚地触摸到桡动脉或肱动脉搏动，为Osler征阳性，反之为阴性。Osler征阳性间接提示存在PHT现象，对老年高血压患者需常规做 Osler 征检查，阳性者降压要有一定保留，血压不宜降得过低。

（三）非药物治疗

1. 一般 OH 无症状者不需治疗，主要在于预防。首先减量或停用可能诱发 OH 的药物，进行阶段性体位变化，即先由卧位转为坐位，静坐 1~3 分钟，双足下垂，反复做几次双足上翘动作，起身站立时先做一下交叉双腿的动作，再活动；指导 OH 患者睡眠时抬高床头 20~30°，起立、坐卧时动作要缓慢。起床时尽量减慢变换体位的速度，无禁忌证者可适量高盐饮食，多饮水增加血容量；避免增加腹腔或胸腔压力的动作，如便秘、排尿时用力过度，避免血管扩张因素，如饮酒、进食过多以及在炎热环境下长时间活动；避免及慎用扩血管药及利尿剂，慎用或不用镇静药。

2. 合并 PPH 患者，在餐后 2 小时内应减少活动，适当卧床休息，避免意外事件发生。有研究显示，营养物质进入小肠速度越快，PPH 越明显，因此提出通过减缓胃排空、减慢糖吸收速度来防治 PPH。另有研究认为，食物的温度影响餐后血压水平，饮用热的葡萄糖液后血压下降，大餐比小餐后血压下降明显，因此建议 PPH 患者应调整饮食结构，减少碳水化合物摄入，因为高碳水化合物尤其葡萄糖易诱发 PPH；限制食量，少量多餐，每餐不宜过饱，餐前饮水；食物温度适中，餐后取坐，卧位；避免餐前服用多种降压药和扩血管药（如硝酸酯类药），可在 2 餐中服用，或分早、午 2 次服用，中午服用部分降压药还可良好地控制午后血压峰值。

3. 为避免夏季血压降低，要防止大量出汗、腹泻、使用大剂量利尿剂等，一旦出现体内水分大量减少时，应及时补充体液，可适当饮用淡盐水；酷暑季节血压明显降低时，应适当减少降压药物剂量或种类。

4. 伴随疾病致血压降低的患者，应积极治疗原发病，确认血压持续降低时应及时停服或减量口服降压药。严格按医嘱服药，避免用药不当致低血压，应根据血压监测调整服药时间，尽量选择长效降压药，需要整粒吞服的降压药不可掰开或压碎后服用。

（四）药物治疗

1. 对于高血压合并 OH 患者降压药物的选择较为困难，有学者认为可以小剂量应用可乐定和 B 受体阻滞剂及极小剂量的利尿剂并应观察患者的反应。老年 OH 无特效药物治疗，经非药物治疗无效时可考虑药物治疗，同时注意预防卧位性高血压和餐后低血压，可应用的药物有盐皮质激素氟氢可的松，具有保钠储水、增加血管容量、减少利尿利钠，增加 α1 肾上腺素能受体的敏感性等作用，为推荐的首选药，剂量为 0.05~0.3mg/d；血管收缩剂米多君、麻黄碱、伪麻黄碱等，米多君为美国食品和药品监督管理局（FDA）批准治疗 OH 的唯一药物，剂量为 2.5~10mg，2~4 次 / 日，其直接兴奋 α1 受体，增加外周血管张力。当患者合并冠心病、心律失常和外周血管疾病时应避免或慎用拟交感神经药，前列腺素合成酶抑制剂吲哚美辛以及靶向治疗药物去氨加压素、生长抑素类似物、促红细胞生成素等，这些药物的不良反应均有卧位性高血压。

2. PPH 的患者药物治疗包括减少内脏血流量，抑制葡萄糖吸收和增加外周血管阻力的药物。如咖啡因、腺苷受体拮抗剂，可减少内脏血管过度扩张，餐前服用 200~250mg，选用 α- 葡萄糖苷酶抑制剂如阿卡波糖能延缓肠道对葡萄糖的吸收，降低餐后高血糖，减少餐后血压下降幅度，餐中服用 50~100mg，3 次 / 日，奥曲肽为生长抑素的类似物，可抑制自主神经功能失调患者的胃肠活性肽 / 激素的分泌，减少其介导的舒血管降压反应，达到治疗 PPH 的目的，交感神经兴奋剂可兴奋交感神经，使餐后血压升高，改善 PPH。

三、降压治疗中发生低血压的临床病例分析

（一）病例 1

患者，女性，64 岁，因反复头晕、头痛 5 年，加重伴乏力 1 个月入院。患者近 5 年反复出现头晕、头疼，测血压波动在（140~160mmHg）/（80~90mmHg），一直口服酒石酸美托洛尔 25mg，1 次 / 日，血压控制尚可，但每年夏季，早晨起床后及进餐后患者自诉周身不适、头晕、乏力加重，伴心悸、胸闷、视物模糊、出汗等症状，测血压低至（80~90mmHg）/（50~60mmHg），故于 2015 年 7 月 10 日入院。

入院后查体：BP：90/60mmHg，平卧位，神清语利，双肺呼吸音清，心率：69 次 / 分，心音有力，节律齐，未闻及病理性杂音，腹平软，肝脾肋下未触及，双下肢无凹陷性水肿。辅助检查：肝肾功能，电解质，血常规，尿常规，心彩超，上腹部彩超及心电图均未见异常，动态血压监测结果显示：血压最高（148~169mmHg）/

(88~93mmHg),波动时间在中午 11 点到下午 2 点,血压最低(78~87mmHg)/(45~57mmHg),波动时间在清晨 6 点到上午 9 点。

诊治经过:患者入院后详细陈述每次发病情况,每年 7~9 月份期间血压不稳定,较全年其他时间段血压下降约(10~20mmHg)/(5~10mmHg),每日晨起后及进早餐后感头晕加重,伴心悸,结合动态血压监测结果:血压最高(148~169mmHg)/(88~93mmHg),波动时间在中午 11 点到下午 2 点,血压最低(78~87mmHg)/(45~57mmHg),波动时间在清晨 6 点到上午 9 点。分析患者病情,考虑诊断:高血压 2 级,存在季节性低血压,体位性低血压及餐后低血压现象,在治疗过程,将降压药酒石酸美托洛尔剂量减半由原来 25mg 改为 12.5mg,服药时间由原来早 8 点改为中午 11 点,早晨进餐前多饮水,不宜过饱,且摄入高盐,低碳水化合物饮食,禁忌饮酒,餐后卧位休息 30~60 分钟,经上述处理 2 周后患者头晕,心悸,乏力症状明显减轻,血压趋于稳定,维持在(90~115mmHg)/(60~80mmHg),好转出院。

病例分析:患者老年女性,有高血压病史,诊断明确,存在明确季节性血压波动,根据发生低血压的时间段分析患者同时存在餐后低血压及体位性低血压,多项研究认为,老年高血压患者并发低血压是活力减低和健康不良的一种表现,PPH 多发生于早餐后,老年高血压患者餐后血压下降显著超过同年龄段血压正常者,PPH 的发生率高于非高血压者,同时老年高血压患者的低血压导致意外伤害和死亡风险明显增加,所以特别关注老年高血压患者的低血压人群,作为一名医务工作者,有责任和义务对这些高危人群进行宣教,早期发现,及时采取有效的治疗手段,避免或减少不良事件的发生。

(二)病例 2

患者,女性,70 岁,因发作性心前区疼痛 2 天入院,既往有高血压病史 20 余年,血压最高达 200/100mmHg,平素口服伲福达 20mg,2 次 / 日,替米沙坦 40mg,1 次 / 日,血压控制平稳,有糖尿病史,现胰岛素治疗,血糖控制稳定。患者入院 2 天前无明显诱因出现发作性心前区疼痛,呈闷痛,多于劳累后出现,休息后或舌下含服速效救心丸 3~5 分钟后可缓解,未引起重视,于入院前 2 小时心前区疼痛加重,且持续不缓解,含服速效救心丸不缓解,速来,院急诊科,当时急诊查体:BP:150/100mmHg,HR:69 次 / 分,R:20 次 / 分,平卧位,神清语利,双肺呼吸音清,双肺未可闻及干湿性罗音,心率:69 次 / 分,心音有力,节律齐,未闻及病理性杂音,心电图:窦性心律,Ⅱ,Ⅲ,AVF,V1~V6 导联 ST 段抬高 0.1mV,当时心肌酶及肌钙蛋白阳性,诊断为:冠心病——急性下壁,广泛前壁 ST 段抬高型心肌梗死,心功能Ⅰ级(KILLIP 分级),高血压 3 级,2 型糖尿病,当时患者及家属不同意急诊 PCI 及急诊溶栓治疗,要求保守治疗,故急诊给予低分子肝素钙抗凝,阿司匹林,氯吡格雷抗血小板,瑞舒伐他汀稳定斑块,硝酸甘油扩冠及对症支持治疗 6 小时后转入我科。

入科后查体:BP:80/50mmHg,高枕卧位,神清语利,双肺呼吸音清,双肺底可闻及细小湿性罗音,心率:90 次 / 分,心音有力,节律齐,未闻及病理性杂音,腹平软,肝脾肋下未触及,双下肢无凹陷性水肿。

辅助检查:心电图:窦性心律,Ⅱ,Ⅲ,AVF,V1~V6 导联出现病理性 Q 波,伴 T 波倒置。心肌酶回报:高敏肌钙蛋白 T:4.37ng/ml(正常 <0.1ng/ml),肌酸激酶同工酶:77.61U/L(正常 1.00~25.00U/L),肌酸激酶:796.53U/L(正常 24.00~171.00U/L),BNP:2376pg/ml(正常 0~900pg/ml)。

诊治经过:根据患者症状,体征及相关辅助检查考虑诊断:冠心病——急性下壁,广泛前壁 ST 段抬高型心肌梗死,心功能Ⅱ级(KILLIP 分级),低血压状态,2 型糖尿病,立即给予停硝酸甘油液,补液,扩容,泵入低剂量多巴胺及多巴酚丁胺纠正低血压状态,改善心功能,低分子肝素钙抗凝,阿司匹林,氯吡格雷抗血小板,瑞舒伐他汀稳定斑块等治疗,3 天后患者血压恢复正常,后停止多巴胺及多巴酚丁胺及扩容,补液治疗,经积极药物保守治疗 1 周后行冠脉 CTA 检查:冠脉三支病变,前降支近中段弥漫混合斑块,管腔重度狭窄,左回旋支近段弥漫混合斑块,管腔重度狭窄,右冠主干弥漫混合斑块,管腔轻中度狭窄,后降支节段性混合斑块,管腔重度狭窄,建议患者行冠脉搭桥术,患者及家属拒绝,后好转出院,口服药维持治疗。

病例分析:患者老年,女性,高血压病史多年,一直系统降压治疗,病情相对平稳,此次发病为冠心病——急性下壁,广泛前壁 ST 段抬高型心肌梗死,患者梗死面积大,前期扩冠治疗时给予硝酸甘油静脉用药,同时未及时扩容,补液,纠正血容量不足,患者很快进展为低血压状态,由于冠状动脉广泛缺血至心肌收缩力下降,心功能不全,有效循环血量减低,糖尿病神经病变致血管调节功能紊乱等均促成血压进一步下降。入院后及时发现低血压现象，积极采取有效措施，挽救患者生命，避免恶性事件的发生，患者出院后强化降脂，监测血糖，继续冠心病二级预防药物治疗，随访 3 个月，患者血压维持 130/70mmHg 左右，心脏情况相对平稳。

总之，在有效控制高血压治疗中预防低血压现象的发生有很大难度，这就要求医师在临床工作中重视影响血压变化的相关因素，充分了解合并低血压的临床表现及对机体的危害，加强宣教，积极防范各种原因导致的低血压意外发生，一旦发生低血压现象，应给予特别关注，最大限度地减少缺血性心脑血管事件的发生，使高血压患者在降压治疗中达到最大获益具有深远意义。

（赵兴胜　贺利平）

参考文献

[1] 中国老年高血压治疗共识专家委员会，中国老年高血压治疗专家共识（上）. 心脑血管病防治，2009，9（1）：1-5.

[2] Bradley JG，Davis KA. Orthostatichypotension. Am Fam Physician，2003，68：2393-2398.

[3] Jian ZJ，Zhou BY. Efficacy and safety of acarbose in treatment of elderly patient s with postprandial hypotension. Chin Med J（Engl），2008，121（20）：2054-2059.

[4] Luciano GL，Brennan MJ，Rothberg MB. Postprandial hypotension. Am J Med，2010，123（3）：281.e1-e6.

[5] 缪京莉，刘颖萍，刘波．老年高血压患者降压治疗中的低血压原因分析及对策．医学与哲学，2013，34（5B）：23-25.

[6] 中国高血压防治指南修订委员会．中国高血压防治指南 2010. 中华高血压杂志，2011，19（8）：701-743.

[7] 曾学寨，刘学平．老年人餐后低血压．中华老年医学杂志，2005，24（6）：476-478.

[8] 蹇在金．餐后低血压——老年人常见而特有的疾病．临床心血管病杂志，2007，23（9）：641-642.

[9] Luciano GL，Brennan MJ，Rothberg MB. Postprandia Hypotension. The American Journal of Medicine，2010，123（3）：281.

[10] 苏海．血压的季节性变化．中华高血压杂志，2009，17（10）：880-883.

[11] Youn JC，Rim SJ，Park S，et al. Arterial stiffness is related to augmented seasonal variation of blood pressure in hypertensive patients. Blood Press，2007，16（6）：375-380.

[12] 樊晓寒，吴海英，惠汝太．体位性低血压与心脑血管疾病．中华高血压杂志，2009，17（9）：858-861.

[13] Fedorowski A，Stavenow L，Hedblad B，et al. Orthostatic hypotension predicts all—cause mortality and coronary events in middleaged individuals（The Malmo Preventive Projet）. European Heart Journal，2010，31（1）：85-91.

[14] Hiitola P，Enlund H，Kettunen R，et al. Postural changes in blood pressure and the prevalence of orthostatic hypotension among homedwelling elderly aged 75 years or older. Journal of Human Hypertension，2009，23（1）：33-39.

[15] O'Donovan D，Feinle C，Tonkin A，et al. Postprandial hypotensionin response to duodenal glucose delivery in healthy older subjects. J Physiol，2002，540（Pt2）：673-679.

[16] Jones KL. Guar gum reduces postprandial hypotension in older people. J Am Geriatr Soc，2001，49（2）：162-167.

[17] 何秉贤．体位性低血压诊治的现代概念．中华高血压杂志，2008，16（2）：101-102.

顽固性心绞痛诊治示例

传统上讲,顽固(难治)性心绞痛(refractory angina pectoris)是指,即使接受最佳药物治疗仍表现为反复胸痛伴心肌缺血(>3 个月),通常这些患者的冠状动脉(冠脉)病变十分严重且不适合血运重建治疗,包括冠脉介入治疗(PCI)和外科冠脉旁路移植术(CABG)[1]。近年来,随着新型抗心肌缺血药物的问世和冠脉血运重建技术的发展,所谓"真正的"顽固(难治)性心绞痛发生率明显降低。但是,临床医生仍然可能遇到一些冠心病患者,他们曾接受多次 PCI 或 CABG,目前还在接受内科药物治疗,但仍有心绞痛症状,其生活质量和预后受到严重影响。一般认为,顽固(难治)性心绞痛可表现为稳定型心绞痛,但更多呈进行性加重,甚至发展至急性冠脉综合征。值得指出的是,对顽固(难治)性心绞痛患者的处理应该着重寻找使疼痛加重的原因,通过心脏团队的协作,采取综合有效控制措施(特别是寻找和纠正可能引起心肌缺血的潜在冠脉病变),使一部分顽固(难治)性心绞痛患者的临床症状和预后得到有效的改善[2-4]。

一、难治性心绞痛诊治示例

患者,女性,78 岁,有 2 型糖尿病病史 20 余年。5 年前因劳累时心绞痛和右冠脉病变行冠脉支架术。术后 1 年患者心绞痛复发且冠脉造影发现右冠脉支架内再狭窄和回旋支近端严重狭窄,遂再次行介入治疗(右冠脉支架内再狭窄单纯球囊扩张术和回旋支近端病变支架术)。2 年后,患者再发劳累时心绞痛伴心电图 ST-T 改变,冠脉造影显示右冠脉和回旋支均发生支架内再狭窄,同时前降支近端新发显著狭窄。患者同意接受外科手术治疗。CABG 中,应用大隐静脉桥血管序贯搭桥:主动脉 - 左前降支中段 - 回旋支 - 钝缘支 - 右冠脉后降支。最近 1 个月来,患者因频发心绞痛伴心功能不全而住院治疗。期间进行抗栓、静脉滴注硝酸酯和其他抗心肌缺血治疗,患者仍反复发作心绞痛伴心电图广泛导联 ST 段压低。冠脉造影发现,左主干 95% 狭窄(图 1,左上),右冠脉中段完全阻塞,其远段经左冠脉提供侧支循环供血(图 1,右上),回旋支支架内再狭窄,静脉桥血管近段完全阻塞(图 1,左上;箭头)。完成冠脉造影后,患者心前区疼痛加重伴气急,不能平卧,两肺满布湿罗音,心率增快(110 次 / 分)、血压降低(70/30mmHg)。按照左心衰竭进行相关处理后患者症状改善不明显,故行气管插管,并即刻行主动脉内气囊泵反搏(图 1,右下)。10 分钟后,患者血流动力学状态趋于稳定。经心血管内外科会诊,认为患者临床出现反复心绞痛且药物控制不佳,伴心功能不全。冠脉病变严重,且已接受一次 CABG,再次手术风险增大,而 PCI 仍有可能(即使不完全血运重建)。在主动脉内气囊泵反搏支持下,于左主干至前降支近段内置入药物洗脱支架一枚(图 1,左下)。患者术后恢复良好,第 2 天拔除气管插管和主动脉内气囊泵反搏导管,继续接受抗栓和抗心肌缺血治疗,5 天后出院。出院后患者接受口服双联抗血小板、降糖药和硝酸酯类药物,尽管劳累时仍有心绞痛发作,但症状较术前明显减轻。

二、顽固(难治)性心绞痛发生率

临床上,反复和持续性胸痛可由心源性和非心源性因素引起(表 1),可使患者生活质量降低,身体健康状况变差,精神抑郁,甚至丧失劳动和活动能力。

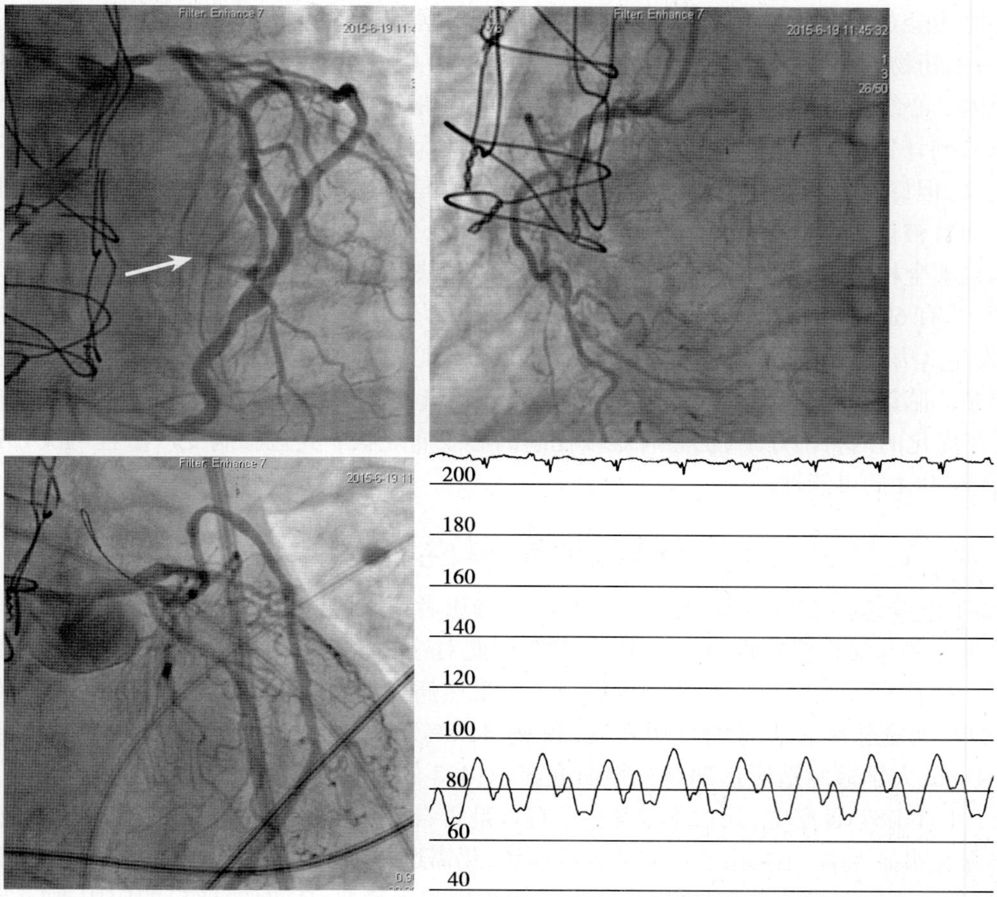

图 1　顽固性心绞痛冠脉介入治疗一例

表 1　慢性胸痛的原因[5]

慢性胸痛的原因
心源性胸痛
急性冠脉综合征：急性心肌梗死；不稳定型心绞痛
稳定型心绞痛
Prinzmetal 变异型心绞痛；心外膜冠脉痉挛
可卡因引起血管痉挛
夜间心绞痛
卧位心绞痛
不典型心绞痛
慢性难治性心绞痛
心包炎
主动脉瓣狭窄
二尖瓣脱垂
先天性心脏畸形
心脏压塞
非心源性胸痛
肺部病变引起：肺炎；肺栓塞；胸膜炎；气胸；哮喘 / 慢性阻塞型肺病；急性支气管炎；肺脓肿
肌肉和骨骼引起：肋软骨炎；外伤；肌肉疼痛；胸骨切开后；开胸手术后疼痛；脊柱、癌肿、胸骨放射痛
纵隔：主动脉夹层；纵隔炎
消化道：食管炎；胃炎；消化性溃疡；Boerhaave 综合征；食管痉挛；胆囊炎；胰腺炎
其他：带状疱疹；治疗后神经痛；坏死性蜂窝组织炎
精神源性：惊恐发作；焦虑状态；躯体症状

欧洲心脏协会(ESC)协作组强调,难治性心绞痛是根据临床病史、体检和实验室检查作出的一种临床诊断,表现为用药物、冠脉血运重建(介入和外科手术治疗)难以控制的慢性状况[1]。可逆性心肌缺血是引起症状的原因。心绞痛时间一般超过3个月。同时,ESC协作组还强调,难治性心绞痛诊断需要在心血管内外科专家共同评估后作出(患者存在缺血性心脏病,但不能用血运重建方法治疗)。尽管难治性心绞痛有这样的定义,但诊断仍然存在很大程度的主观性,特别是根据现有的经验决定患者是否适宜介入和手术治疗时。而且被认为不适宜行血运重建治疗的难治性心绞痛患者也并非是一致的人群,其不适宜血运重建的原因也不全相同(弥漫性冠脉病变、靶血管条件差、缺乏桥血管、严重合并症等)。

在美国,约有60万~180万难治性心绞痛患者,且每年新增病例5万。欧洲约10例难治性心绞痛患者,每年新发生3万~5万例。目前,我国的顽固(难治)性心绞痛的确切发生率以及该类治疗困难患者的预后尚不清楚。临床上仍然可以遇到相当数量的冠心病患者(其中大多数以往已接受一次或多次冠脉血运重建),其在优化的内科治疗下,仍然有难以控制的心绞痛症状。其冠脉病变严重且再次CABG的机会较小,但仍存在PCI的可能性。

三、顽固(难治)性心绞痛的预后

OPTIMIST试验包括1200例顽固(难治)性心绞痛患者,其远期死亡率低于以往的报道。同时,由于这些患者的生存率与慢性稳定性冠心病患者相似,因此对这些患者的治疗应该聚焦于心绞痛缓解和生活质量的改善。以往有关顽固(难治)性心绞痛患者的自然病史和死亡预测因素的研究甚少。对Cleveland Clinic连续500例冠脉造影患者的分析发现,59例(11.8%)有心肌缺血但不能血运重建,1年死亡率高达约17%。Duke大学冠脉造影远期观察性研究显示,487例30天内未行血运重建患者的2年死亡率为38%。然而,OPTIMIST研究中,死亡率仅4%左右。是否自Cleveland Clinic和Duke大学研究发表15年以来死亡率确实明显下降,还是由于不同的人群所致,仍需进一步研究,显然,不能排除这些研究对象的基础特征差异,近年来二级预防药物(例如更强的抗血小板和抗凝剂、高效他汀类)的应用、血运重建技术的发展(包括广泛采用内乳动脉作为桥血管行左前降支旁路移植术),这些均使顽固(难治)性心绞痛患者的死亡率显著降低[6]。

COURAGE研究显示,在过去的10年中,药物治疗得到明显的进展,且在降低稳定性心绞痛患者死亡、心肌梗死或其他主要心血管事件方面与冠脉介入治疗相似[7]。同样,在BARI 2D研究中,糖尿病接受血运重建和药物治疗的患者,其死亡和心血管事件发生率无显著差异[8]。

假如经优化内科处理后顽固(难治)性心绞痛患者的生存率与稳定性心绞痛患者的生存率相似,则治疗的靶点应改善其他预后终点,例如患者心绞痛和生活质量[9]。VIVA研究显示,安慰剂可能也改善主观预后(例如心绞痛),同时该试验发现经60天安慰剂治疗后,60%患者平板运动时间增加48秒,56%的患者心绞痛减轻至少一级。因此,确定新疗法的疗效需要随机、双盲设计,不能低估顽固(难治)性心绞痛最佳药物治疗的重要性。顽固(难治)性心绞痛患者是高危人群,二级预防可能更加有益,并具有更好的效价比。

四、顽固(难治)性心绞痛的处理

1. 一般措施　通常,顽固(难治)性心绞痛患者的生活质量较差,许多患者因反复心绞痛发作而出现精神焦虑或抑郁,因此,向患者解释疾病的性质、预后和治疗方案以取得其密切配合,解除思想顾虑,这对心绞痛控制十分有利。对这些患者进行冠心病危险因素的控制(包括高血压、糖尿病、高脂血症、吸烟)也非常重要,适当增加活动,有助于防止冠状动脉粥样硬化病变的发展,改善心肌血供。活动前给予硝酸酯类药物可减少严重心绞痛的发生,并增加活动量。对所有顽固(难治)性心绞痛患者,应该避免一切诱发和加重心绞痛的原因(如甲亢、感染、贫血、心房颤动等)。

2. 药物治疗[10]　在应用抗心绞痛药物之前,应根据当前有关指南的推荐,对抗心绞痛药物治疗方案进行适当的评估。硝酸酯类药物、β受体阻滞剂和钙离子拮抗剂的应用原则已为临床医生所熟知,在此不再一一赘述。下面就目前的一些新的治疗药物作简要阐述。

(1) 别嘌呤醇(allopurinol):抑制黄嘌呤氧化酶而使尿酸生成减少,降低血中尿酸浓度等。研究发现,别嘌呤醇对心绞痛具有一定的疗效,有助于患者增加体力活动能力和缓解心绞痛症状。将65例稳定性心绞痛患者随机分为别嘌呤醇组和安慰剂组,进行同样强度的跑步运动。结果发现,别嘌呤醇组患者比安慰剂组患者最长运动时间增加25%。心电图显示,别嘌呤醇治疗后运动时间明显更长(到心脏出现缺氧信号之前)。这些研究结果表明,别嘌呤醇对预防心脏缺氧具有一定的效果。与其他心绞痛药物相比,别嘌呤醇更便宜。另外,该药不导致血压降低和心率减慢,且头疼、乏力等常见药物副作用发生率低。但对别嘌呤醇有过敏史或目前正在急性痛风期的患者,有肝、肾病史及孕妇慎用或忌用。老年人由于肾功能衰减宜用较小剂量。

(2) 曲美他嗪(trimetadidine):为脂肪酸氧化抑制剂,该药具有休息和运动时心肌负性变力和血管扩张作用。某些临床研究已证实,曲美他嗪具有抗心肌缺血的作用。TRIPOL Ⅱ研究发现,曲美他嗪20mg,每日三次治疗能显著延长运动时间(至ST段压低),增加总运动负荷量,减少硝酸酯用量。荟萃分析显示,曲美他嗪显著降低心绞痛发生率,减低缺血心肌的游离脂肪酸氧化,同时增加葡萄糖利用。

(3) 雷诺嗪(ranolazine):为哌嗪类衍生物,它通过改变心肌能量代谢方式而减少心肌需氧量。其作用机制不同于传统的抗心绞痛药,特点是减少脂肪酸氧化,增加葡萄糖氧化,使心脏做功更加有效,发挥抗缺血和抗心绞痛作用,同时对血流动力学无影响。临床随机安慰剂对照研究结果显示,与安慰剂相比,雷诺嗪治疗使心绞痛发生和(或)显著ST段压低(>1mm)明显延迟。

(4) 尼可地尔(nicorandil):系钾通道激活剂,能舒张动脉血管。其分子结构中具有硝酸酯基,因此,也能舒张静脉血管。该药为治疗心绞痛的新型药物。越来越多的试验结果提示,钾通道激活剂也通过增强能保护心脏不发生局部缺血的正常生理过程,而发挥直接的细胞保护作用。尼可地尔可以有效扩张正常和狭窄的冠脉,增加冠脉血流。并能明显改善冠心病患者预后,减少全因死亡。由于其扩张冠脉、增加冠脉血流量而不增加心肌耗氧量、减轻心脏前后负荷等药理特性,故对各型心绞痛的治疗均有明显疗效。临床试验证明,一次口服尼可地尔可延长心绞痛病人的运动时间(至心绞痛发作和心电图ST段下降至1mm),且用药量与延长的时间呈正相关,疗效可维持6小时左右。它能控制心绞痛的发作,有效率达90%左右。随疗程延长,发作次数明显减少。尼可地尔可以减少钙内流,并且使基质舒张,容积增加,从而促进线粒体呼吸和能量生成,模拟缺血预适应,保护心肌细胞。该药还可用于微血管循环导致的疾病(例如肺动脉高压)等。此外,该药也具有抑制血小板聚集作用。同时,尼可地尔可有效治疗由于自律性增高或折返引起的室性心律失常。

3. 器械治疗[5,11] 交感神经活性在心肌缺血发生中具有重要的作用。交感神经激活后儿茶酚胺和去甲肾上腺素浓度增高,这些变化增加心肌耗氧量。目前,临床上已采用多种方法暂时或永久性阻断交感神经,包括星状神经节阻滞、胸部脊柱旁阻滞、电视辅助胸上部交感神经切断(VATSY)、胸上部交感神经射频消融术。其他器械治疗包括体外反搏(EECP)、脊髓电刺激(SCS)、皮下点刺激(SENS)、经支神经点刺激(TENS)及硬膜下注射麻醉剂等。

《2013年ESC稳定性心绞痛诊治指南》对顽固(难治)性心绞痛的器械治疗提出了推荐意见,建议TENS和SCS用于缓解难治性心绞痛。同时也主张EECP,但不主张外科经心肌血运重建治疗,以减少并发症。同样,加拿大心脏学会和疼痛协会联合提出对难治性心绞痛患者进行特殊的器械治疗,建议使用SCS和TENS。除控制疼痛外,还可增加患者的运动能力和生活质量。目前并不推荐其他方法例如VATSY、硬膜下注射麻醉剂或星状神经节阻滞等。《美国ACC/AHA指南》对难治性心绞痛患者仅推荐使用SCS和EECP,但这些推荐的证据来自多年以前的临床试验。尽管ACC/AHA也推荐经心肌激光血管重建术(TMLR),但由于该方法存在较多的并发症,因而大多数指南并不推荐(表2)。

4. 基因治疗[12] 心肌缺血/缺氧时,可诱导血管内皮细胞迁移、增生,导致血管新生(angiogenesis)。当冠脉严重狭窄(甚至完全阻塞)时,由于压力阶差或切应力的变化,促使心肌动脉生成(arteriogenesis)。这些血管细胞生成的过程受到基因的调控和炎症因子的影响(图2)。以往曾试图通过注射血管内皮生长因子(VEGF)、血管生成素(angiopoietin)、纤维母细胞生长因子(FGF)等方法,直接刺激心肌血管生成、促进冠脉侧支循环的建立,为缺血心肌提供重要的血供来源。然而,蛋白治疗价格昂贵、治疗时间长、大剂量血

表 2 顽固(难治)性心绞痛的器械治疗

Society/Guidelines	SCS	VATSY	SGB	TENS	Others
ECS Guidelines(2013)	may be considered (Ⅱb,Level B)	not assessed	not assessed	may be considered (Ⅱb,Level B)	EECP(Ⅱa,Level B) TMLR not recomm.
CCS/CPS Joint Guidelines (2012)	may be considered (WR,MQE)	unable to evaluate	unable to evaluate	not assessed	EECP(WR,LQE) TMLR not recomm. PMLR(WR,MQE)
Gzech Society of Cardiology Guidelines(2010)	may be considered	may be considered	not assessed	not assessed	TMLR not recomm.
ACC/AHA Guidelines (2002)	may be considered (Ⅱb,Level B)	not assessed	not assessed	not assessed	TMLR(Ⅱa,Level A) EECP(Ⅱb,Level B)

ECS-European Society of Cardiology,CCS-Canadian Cardiovascular Society,CPS-Canadian Pain Society,ACC-American College of Cardiology,AHA-American Heart Association,SCS-spinal cord stimulation,VATSY-video-assisted thoracic sympathectomy,SGB-stellate ganglion block,TENS-transcutaneous electrical nerve stimulation,EECP-enhanced external counterpulsation,TMLR-transmyocardial laser revascularization,PMLR-percutaneous myocardial laser revascularization.SR-strong recommendation,WR-weak recommendation,NR-not recommended,SQE-strong-quality evidence.MQE-moderate-quality evidence,LQE-low-quality evidence.

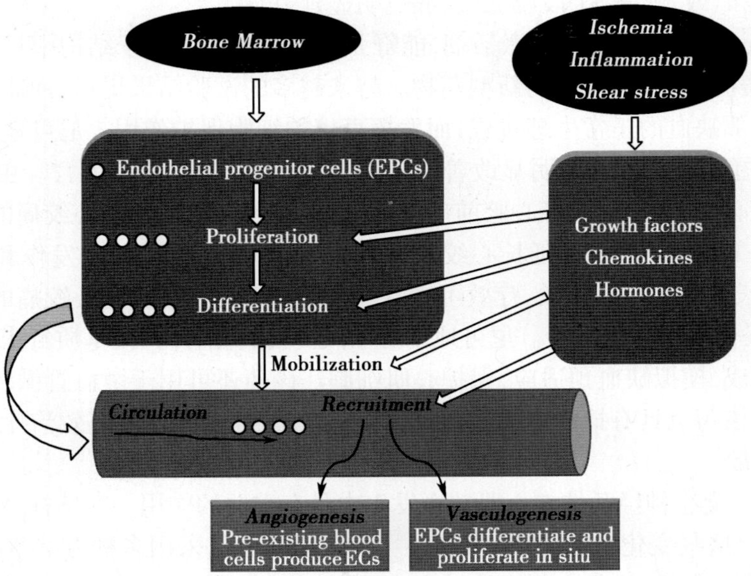

图 2 心肌缺血诱导内皮祖细胞动员促进血管生成

管内注射可引起低血压等全身不良副反应,同时促进动脉粥样斑块增生或破裂,糖尿病视网膜病变、实体肿瘤等。局部基因治疗只需转染细胞,一次给药就可获得短期内持续表达,有望达到局部微血管重建。但该方法在顽固(难治)性心绞痛治疗中的疗效和安全性尚需大规模临床研究。

综上所述,基于现代药物治疗的益处,临床医生对难治性心绞痛的标准处理方法是,对难治性心绞痛患者作多种方法的综合治疗,包括生活方式改善和精神疗法和抗抑郁治疗。应用《指南》推荐的治疗药物,包括应用各种药物和最大耐受剂量,对某些选择性患者可以联合应用经皮神经电刺激、脊索刺激、体外反搏、激光血管重建以缓解心绞痛症状(见文末彩图 23)[4]。

(沈迎 张瑞岩 张奇 沈卫峰)

参 考 文 献

[1] Mannheimer C,Camici P,Chester MR,et al. The problem of chronic refractory angina;report from the ESC Joint Study Group on the Treatment of Refractory Angina. Eur Heart J,2002,23:355-370.

[2] Henry TD, Satran D, Hodges JS, et al. Long-term survival in patients with refractory angina. Eur Heart J, 2013, 34: 2683-2688.

[3] Povsic TJ, Broderick S, Anstrom KJ, et al. Predictors of long-term clinical endpoints in patients with refractory angina. JAHA, 2015, 4: e001287.

[4] Mukherjee D. Management of refractory angina in the contemporary era. Eur Heart J, 2013, 34: 2655-2657.

[5] Dobias M, Michalek P, Neuzil P, et al. Interventional treatment og pain in refractory angina. A review. Biomed Pap Med Fac Univ Palacky Olomouc Czech Repub, 2014, 158: 518-527.

[6] Setoguchi S, Glynn RJ, Avorn J, et al. Improvements in long-term mortality after myocardial infarction and increased use of cardiovascular drugs after discharge: a 10-year trend analysis. J Am Coll Cardiol, 2008, 51: 1247-1254.

[7] Boden WE, O'Rourke RA, Teo KK, et al. Optimal medical therapy with or without PCI for stable coronary disease. N Engl J Med, 2007, 356: 1503-1516.

[8] BARI 2D Study Group, Frye RL, August P, et al. A randomized trial of therapies for type 2 diabetes and coronary artery disease. N Engl J Med, 2009, 360: 2503-2515.

[9] Fihn SD, Gardin JM, Abrams J, et al. 2012 ACCF/AHA/ACP/ AATS/PCNA/SCAI/STS Guideline for the diagnosis and management of patients with stable ischemic heart disease: a report of the American College of Cardiology Foundation/American Heart Association Task Force on Practice Guidelines, and the American College of Physicians, American Association for Thoracic Surgery, Preventive Cardiovascular Nurses Association, Society for Cardiovascular Angiography and Interventions, and Society of Thoracic Surgeons. J Am Coll Cardiol, 2012, 60: e44-e164.

[10] McGillion M, Arthur HM, Cook A, et al. Management of patients with refractory angina: Canadian Cardiovascular Society/Canadian Pain Society joint guidelines. Can J Cardiol, 2012, 28: S20-S41.

[11] McGillion M, Arthur HM, Cook A, et al. Management of patients with refractory angina: Canadian Cardiovascular Society/Canadian Pain Society joint guidelines. Can J Cardiol, 2012, 28 (Suppl 2): S20-41.

[12] Vavuranakis M, Kariori M, Kalogeras K, et al. Refractory Angina Pectoris: Lessons from the Past and Current Perspectives. Current Pharmaceutical Design, 2013, 19: 1658-1672.

早知今日，何必当初？——一例复杂起搏器囊袋感染处理过程的思索

一、病　例

患者，女性，73 岁。18 年前因间断晕厥，诊断为三度房室阻滞，于外院植入 DDD 起搏器（右侧），植入后 1 年测试心室电极导线阈值升高，间断起搏不良，给予拔除心室电极导线，拔除未成功，旷置于锁骨下（图 1，黑色箭头），遂重新植入新的心室电极导线。11 年前因电池耗竭于外院行起搏器更换术，术中测试心房电极阻抗降低，考虑电极磨损，心室电极阈值升高（具体不详），遂旷置右侧植入的心房及心室电极导线，离断后包埋于皮下，于右侧植入新的起搏系统（DDD）。6 年前右侧旷置电极导线处皮肤红肿、破溃，与当地医院行清创缝合。10 个月前左侧起搏器电池耗竭，于外院行起搏器更换术，术中测试电极导线起搏及感知良好。8 个月前右侧电极旷置处皮肤再次出现破溃入院就诊。患者无高热、寒战等不适，既往 2 型糖尿病病史 5 年，口服降糖药物治疗，血糖控制平稳；左耳失聪 10 年。8 个月前检查超声心动未见赘生物，双侧血培养阴性，考虑右侧囊袋感染诊断明确。8 个月前给予全麻下行右侧电极导线拔除及囊袋清创术，术中造影可见双侧锁骨下静脉及上腔静脉闭塞（图 1）。拔除过程中双侧导联粘连十分严重，拔除右侧电极导线同时左侧心室电极导线脱位（图 2），并且术中出现临时起搏器起搏不良，后放置大头导管及临时起搏电极进行双部位临时起搏保护（图 2）。右侧电极导线拔除后，切开左侧囊袋，拔除左侧脱位的心室电极导线。患者起搏器依赖，必须同时从左侧植入新的电极导线，但造影提示上腔静脉闭塞，普通电极导线无法通过。遂行左侧静脉成形术（图 3），后应用美敦力 3830 电极及鞘管，成功通过狭窄部位后植入新的心室电极导线（美敦力 3830 电极）（图 4）。术后恢复良好。

1 个月前患者左侧囊袋处皮肤破溃、流脓，考虑再次发生囊袋感染。患者再次因囊袋破溃就诊，但无发热，血培养阴性，超声心动未见明显赘生物，考虑再次发生囊袋感染。但是下一步的处理十分棘手，双侧锁骨下及上腔静脉闭塞，患者起搏器依赖，拔出后的再植入十分困难，如何在确保患者安全的情况下完成电极导线拔除是手术的难点。最后给予患者采用内外科杂交的手术方式安全拔除电极导线（图 5）。首先全麻下外科开胸植入心外膜电极导线，后应用 Evoltion 机械鞘顺利拔除心房及心室电极导线。患者术后恢复良好，顺利出院。

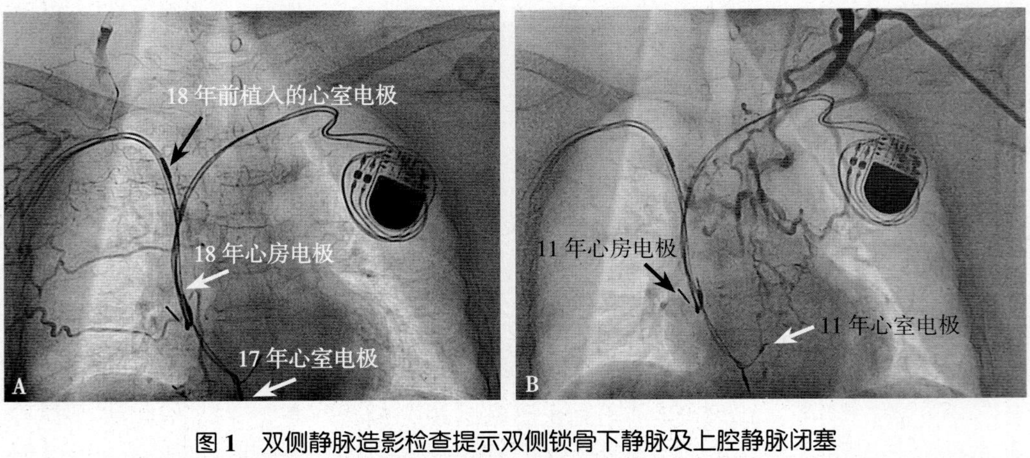

图 1　双侧静脉造影检查提示双侧锁骨下静脉及上腔静脉闭塞

A 图为右侧锁骨下静脉造影检查可见静脉闭塞及网状的侧枝静脉，图中黑色箭头示 18 年前植入的心室电极导线拔除未成功，留置于左侧无名静脉处。B 图为左侧锁骨下静脉造影检查可见静脉闭塞及网状侧枝静脉

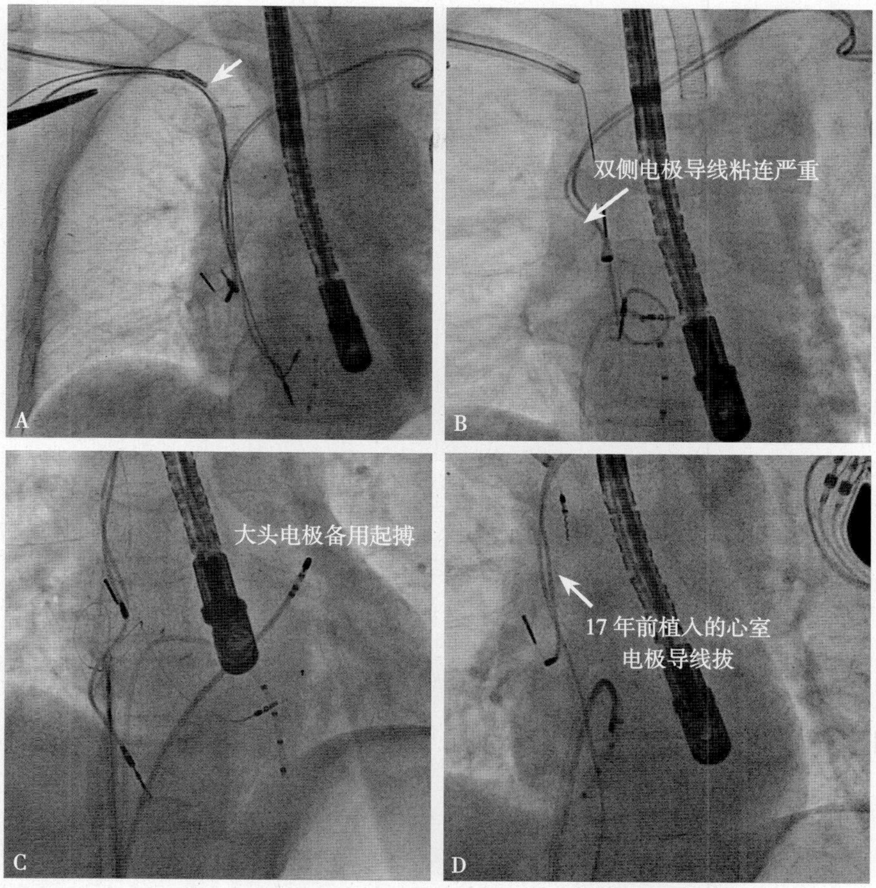

图 2　左侧电极导线拔除过程
A 图白色箭头显示为应用 Evolution 机械鞘拔除 18 年前植入的心室电极导线。B 图示上腔静脉途径拔除 17 年前植入的心室电极十分困难，拔除时双侧电极导线粘连严重。C 图示应用下腔 Snair 装置拔除心室电极导线，但误将 11 年前植入的心室电极拔除，同时临时起搏器起搏不良，导致患者术中出现心室停搏，后送入大头导管至右室流出道备用起搏。D 图示提示在大头导管及临时起搏电极导线保护下，通过 Evolution 机械鞘拔除 17 年前植入的心室电极导线

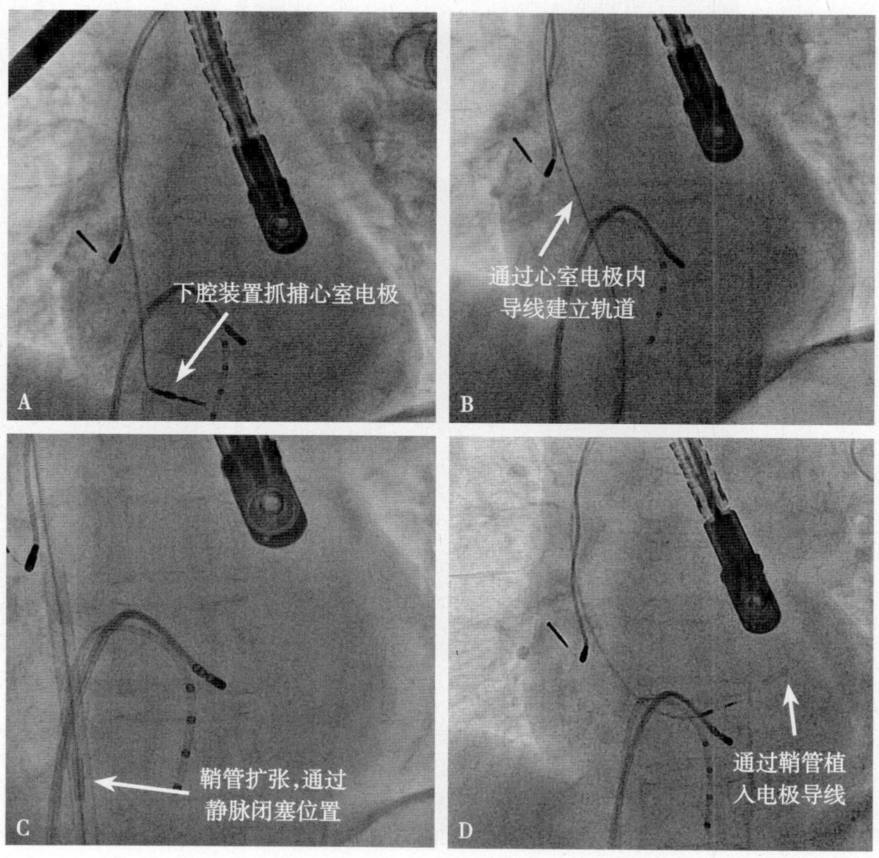

图 3　静脉成型的应用
A：拔除心室电极导线的同时，导线内送入超滑导丝，拔除心室电极导线的同时建立静脉成型的轨道。B 图可见导丝顺利通过狭窄部位，进入下腔。C 图应用美敦力 3830 导线的鞘管通过静脉闭塞部位。D 图通过鞘管植入新的心室电极导线（美敦力 3830 电极）

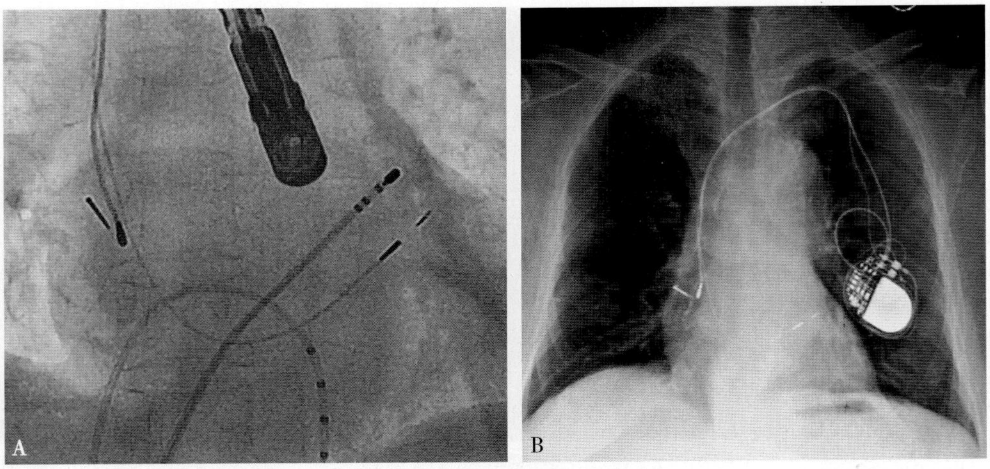

图 4 通过静脉成型技术植入新的电极导线

A 图电极导线植入后影像(临时电极导线及大头导管尚未撤出);B 图为患者第一次电极导线拔除后的胸部正位片

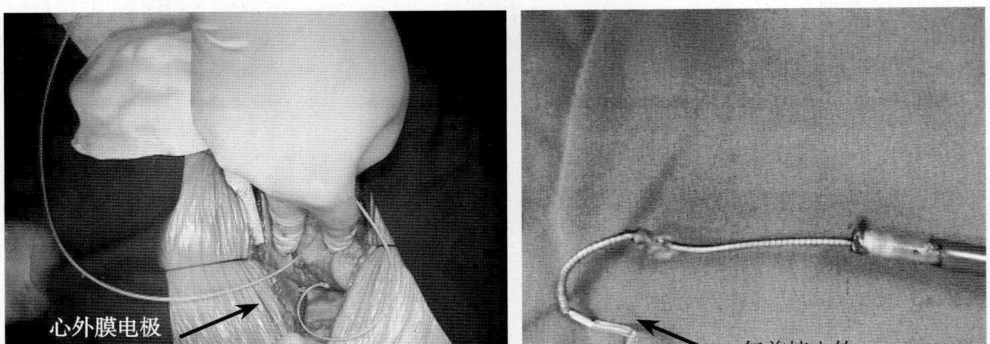

图 5 杂交手术拔除电极导线

A 图为全麻下,心外膜电极导线植入(两根心外膜电极导线均植入在心室,预防可能出现的阈值升高),起搏器埋置在腹部皮下,DDD 起搏器设置 AV 间期为 30ms,其中一根为备用起搏,起搏信号在不应期内,预防可能出现的阈值升高。B 图经上腔静脉途径,应用 Evolution 拔除 11 年前植入的心房电极导线。C 图示术后胸部正位片,可见心外膜电极导线。D 图患者术后照片,可见多个切口

二、讨　论

该病例为心律植入装置感染处理的经典病例，十分复杂，概括了我国起搏器植入后感染处理的常见问题。

1. 感染原因分析　无功能电极如何处理是目前起搏器植入医师面临的重要问题。电极故障后旷置带来的问题是：后续植入电极导线困难、植入静脉的狭窄、甚至出现囊袋感染[1]。该患者植入电极导线1年，发现心室电极导线阈值升高，拔除失败（见图1，黑色箭头），为后续的感染埋下伏笔，更换起搏电极导线后离断右侧电极导线，患者术后右侧囊袋反复感染。

目前文献报道，植入装置的更换与初次植入相比，感染的发生率明显升高，一项来自丹麦的研究入选3.6万例起搏器植入患者随访发现起搏器更换的感染率为2.06%，而初次植入的感染率仅为0.75%[2]。目前研究已经证实，起搏器更换感染的风险显著增加，这与更换时脉冲发射装置升级及经静脉植入新的电极导线相关。另有研究显示，植入两根以上的电极导线是感染发生的独立危险因素，而近年来双腔起搏器植入的比例在上升，CRT的年植入量也在增加，这些都是装置感染率升高的原因。

由于起搏器植入后电极导线故障而重新切开囊袋会增加感染的风险，而且电极导线的拔除存在一定的风险，必须有相应的工具，同时在有经验的中心进行电极导线拔除。电极导线拔除失败后旷置的方法不可取，未处理的电极导线可以导致机械性的恶性心律失常，还可以导致囊袋感染，甚至出现感染性心内膜炎，为后续的治疗带来困难。该患者18年前植入的电极导线，17年前出现阈值升高，考虑电极故障，当时就应当借助相应的工具进行拔除处理，而该电极导线在18年后才拔除，手术的风险和治疗费用大大增加。因此，对于故障电极导线，特别是年轻患者，处理决策应当特别慎重，要为患者将来可能出现的问题做一个预估，做出正确的选择。目前临床植入的ICD电极导线也越来越多，对于故障的ICD电极导线的处理，也同样应当慎重，笔者认为早处理优于旷置处理，特别是年轻患者。

二次手术（处理故障电极导线，并且植入新的电极导线）是该患者发生囊袋感染的重要因素。因此，在更换或升级电极导线过程中更应当重视感染的预防。

2. 心律植入装置感染处理的反思　《2010年美国AHA植入装置感染处理专家共识》明确指出，囊袋感染是电极导线拔除的I类指征[1,2]，对于囊袋感染，清创及保守治疗成功率极低，所以电极导线彻底拔除是必须的。该例患者6年前已经出现囊袋破溃、感染，但仍然采用保守治疗清创缝合，这一点显然是不恰当的。这导致患者后续反复出现囊袋感染。由于电极导线拔除风险与植入年限明显相关，如果6年前患者行正确的电极导线拔除术，那么该患者感染风险将明显降低。另外，囊袋感染反复不恰当的清创治疗，可能会导致菌血症甚至感染性心内膜炎的发生。来自北京大学人民医院的数据显示，2007—2015年共接收心律植入装置感染患者723例，其中经过保守处理的患者占74%。因此，中国心律植入装置术后感染的现状堪忧，国内的医师急需更新观念，正确的处理植入装置感染问题，否则将会进一步加剧感染患者的痛苦，增加医疗资源的浪费。

3. 静脉成型技术在装置再植入中的应用　电极导线植入后出现静脉狭窄或闭塞在临床比较常见。该患者两侧植入后出现双侧锁骨下静脉及上腔静脉闭塞导致导线再植入困难。目前电极导线拔除后静脉闭塞给电极再植入带来巨大的困难，特别是对于起搏器依赖的患者。

电极导线植入后静脉狭窄及闭塞在临床中并不少见。文献报道，植入装置相关静脉血管狭窄的发生率约为23%~64%，血管完全闭塞发生率约为5%~25%。Costa等[3]研究入选229例首次植入起搏器的患者，术后6个月造影发现64%的患者血管出现狭窄，严重狭窄发生率为15%（血管狭窄>70%），完全闭塞发生率为6%。日本一项研究[4]发现，对100例心律植入装置更换的患者造影检查发现23%的患者出现静脉狭窄，其中12%患者相关静脉完全闭塞。另一项前瞻性研究表明[4]，装置植入后随访4个月，相关静脉部分狭窄的发生率为15%，完全闭塞的发生率为8%。

目前对于感染后静脉闭塞的研究较少，来自北京大学人民医院的数据显示[5]，心律植入装置感染患者静脉闭塞发生率明显升高（32%），并且静脉闭塞患者电极导线拔除较无静脉闭塞患者更为困难。另外，Bracke等[6]研究入选89例因感染（57例）或电极故障（32例）需拔除电极导线的患者，静脉造影发现静脉狭窄的发生率为感染患者 13%，电极故障患者 32%。该研究认为，感染会增加静脉狭窄的风险，特别是感染性心内膜炎。

目前处理静脉狭窄或闭塞的主要方法为静脉成形技术。所谓的静脉成形技术类似于球囊扩张技术及支架植入术，其成功应用的关键在于导丝能否顺利通过狭窄的部位，放置导丝成功后可以通过导丝放置球囊，扩张狭窄的部位或植入静脉支架，达到治疗血管狭窄的目的。该例患者在第一次电极导线拔除造成左侧电极导线脱位后，应用了静脉成形技术。先在拔除的电极导线中放置超滑导丝，经下腔途径牵拉拔除电极过程中使超滑导丝通过狭窄部位，从而建立静脉成型的轨道（见图 3）。导丝一旦通过狭窄的部位，可以利用球囊扩张完成静脉成形，也可以通过鞘管扩张的方法完成电极植入（见图 3）。

早在 1985 年静脉成形技术已经应用于临床，主要用于治疗上腔静脉综合征的患者。2010 年 Worley 等[7]报道了 371 例植入心律装置患者成功应用静脉成形技术开通闭塞或狭窄的锁骨下静脉，研究表明 65% 的患者外周血管造影发现锁骨下静脉闭塞，但是在阻塞部位远端造影发现仅 20% 患者锁骨下静脉真正完全闭塞，86% 的患者导丝可以通过阻塞的部位。该研究认为，静脉成形技术安全有效，应当应用于临床治疗，并且起搏器植入医师应当掌握这一技术。虽然目前研究认为血管成形技术远期成功率偏低，但是该技术的应用对于装置的升级、电极导线的更换提供了更大的空间和选择。

4. 杂交手术在心律植入装置感染中的应用　该例患者最后一次就诊时已经面临巨大的困难：囊袋感染、双侧静脉闭塞、起搏器完全依赖。患者电极导线拔除风险大，并且拔除后再植入困难。最终选择电极导线拔除杂交技术方式顺利完成电极导线拔除及起搏器的再植入。

该技术主要用于高危患者的电极导线拔除，首先在全麻下由外科医师开胸暴露心脏，但不进行体外循环，然后植入临时或永久心外膜电极导线。该例患者由于起搏器完全依赖，首先给予植入了心外膜电极导线，脉冲发射装置植入腹部皮下（见图 5）。然后由内科医师在 X 线的辅助下行经静脉电极导线的拔除。该杂交手术切口小，创伤小，避免了体外循环，保证了手术的安全性，并且解决了静脉闭塞再次植入起搏器的困境。

另外，为避免心外膜电极导线的阈值升高带来的不良后果，选择植入两根外膜电极导线，起搏 AV 间期设置为 25 毫秒同时起搏心室（图 6），保证了患者的安全。

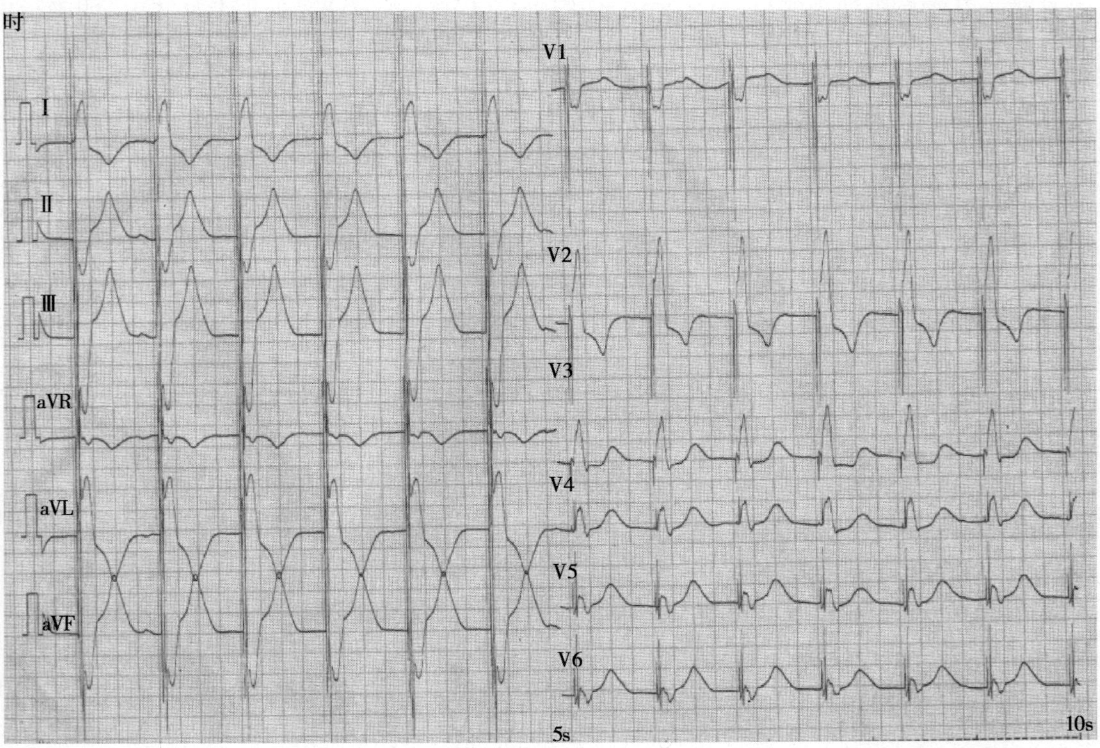

图 6　心外膜电极起搏器植入后起搏心电图

虽然植入为双腔起搏器，但两根心外膜电极导线均植入在心室侧，由于部分心外膜电极导线植入术后会出现阈值增高，因此，该起搏器设置为最短的 AV 间期（25ms），同时进行 VVI 起搏保证患者安全

三、病例启示

1. 二次手术，起搏器更换明显增加感染的风险。
2. 无功能电极的处理应当慎重，特别是年轻患者。
3. 囊袋感染应当尽早行电极导线拔除，避免多次清创保守治疗。
4. 静脉成形技术在电极导线拔除后再植入的应用十分重要。
5. 对于高危的电极导线拔除患者可以选择杂交手术方式。

（昃峰 李学斌）

参考文献

[1] Baddour LM, Epstein AE, Erickson CC, et al. Update on cardiovascular implantable electronic device infections and their management: a scientific statement from the American Heart Association. Circulation, 2010, 121: 458-477.

[2] Wilkoff BL, Love CJ, Byrd CL, et al. Transvenous lead extraction: Heart Rhythm Society expert consensus on facilities, training, indications, and patient management: this document was endorsed by the American Heart Association (AHA). Heart Rhythm, 2009, 6: 1085-1104.

[3] Da CS, Scalabrini NA, Costa R, et al. Incidence and risk factors of upper extremity deep vein lesions after permanent transvenous pacemaker implant: a 6-month follow-up prospective study. Pacing Clin Electrophysiol, 2002, 25: 1301-1306.

[4] Goto Y, Abe T, Sekine S, et al. Long-term thrombosis after transvenous permanent pacemaker implantation. Pacing Clin Electrophysiol, 1998, 21: 1192-1195.

[5] Li X, Ze F, Wang L, et al. Prevalence of venous occlusion in patients referred for lead extraction: implications for tool selection. Europace, 2014, 16: 1795-1799.

[6] Bracke F, Meijer A, Van Gelder B. Venous occlusion of the access vein in patients referred for lead extraction: influence of patient and lead characteristics. Pacing Clin Electrophysio, 2003, 26: 1649-1652.

[7] Worley SJ, Gohn DC, Pulliam RW, et al. Subclavian venoplasty by the implanting physicians in 373 patients over 11 years. Heart Rhythm, 2011, 8: 526-533.

血运重建策略的选择病例分析

随着人口老龄化，目前在大多数医学中心中，冠脉血运重建术中年龄大于 65 岁患者超过 50%。同时复杂病变比例高、合并症常见、成功率低是冠心病介入治疗（PCI）并发症的重要原因。伴随 PCI 技术的快速进展，对于复杂病变选择合理的血运重建方式对于患者的近远期预后至关重要，本章将结合病例分析简要论述如何选择血运重建策略。

一、病例 1——双层裸支架治疗冠状动脉瘤

患者，男性，67 岁，主诉：发作性胸闷 1 个月，患者入院前近 1 个月开始常于活动及情绪激动时出现胸闷、气短，曾就诊于当地医院，行冠状动脉造影检查提示：前降支瘤样扩张，扩张前狭窄 90%，回旋支中远段狭窄 50%（图 1 和图 2）。给予阿司匹林、波立维等药物治疗后仍反复于活动时发作。既往史：高血压病 10 年，2 型糖尿病史 5 年，吸烟 10 年，每日 20 支。

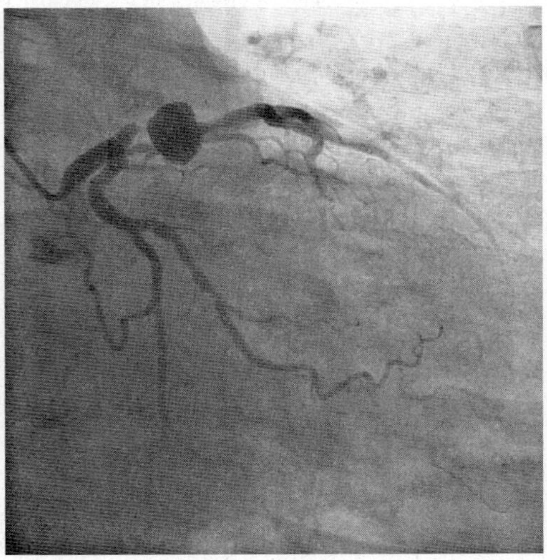

图 1　左冠状动脉造影

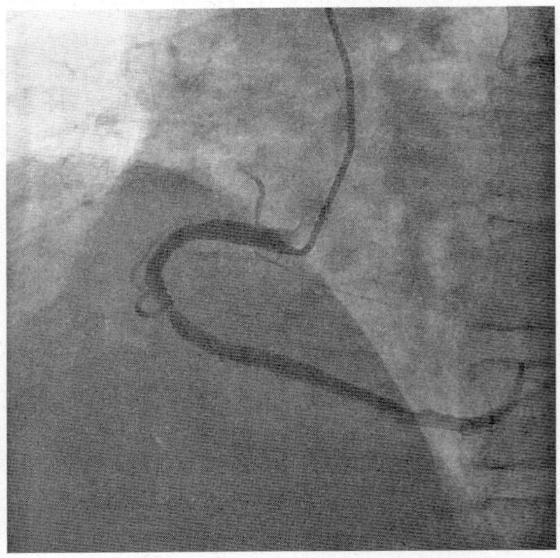

图 2　右冠状动脉造影

体格检查：T：36.7℃，BP：140/100mmHg，HR：64 次 / 分，R：16 次 / 分，双肺呼吸音略粗，未闻及干湿性啰音，心律齐，未闻及心脏杂音，双侧股动脉搏动对称无血管杂音，双下肢无水肿。

辅助检查：心脏超声：左室舒张功能减低，左室壁增厚，LVEF：60%，左室舒张末期前后径 49mm，左房前后径 40mm，室间隔及左室后壁 12mm，胸片：两肺纹理重，未见实变，主动脉结宽，肺动脉段平直，心胸比：0.48；生化 CHO：2.07mmol/l，TG：0.97mmol/l，ALT：40IU/L，AST：19IU/L，Cr74.29μmmol/L。

入院诊断：冠状动脉粥样硬化性心脏病，劳力性心绞痛，高血压病，2 型糖尿病，高脂血症。

1. 介入器械选择　6F XBLAD 3.5，BMW 导丝、SION 导丝、FINECROSS 微导管、Ryujin 1.5mm×15mm 球囊、Sapphire 2.5mm×10mm 球囊、3.5mm×25mm、3.5mm×13mm Coroflex 支架。

2. 操作步骤

（1）经右桡动脉途径，使用 XBLAD 3.5 指引导管，试图应用 BMW 和 SION 导丝未能通过 LAD 近端冠状动脉瘤（图 3）。

（2）在 Finecross MG 的支撑下 SION 导丝通过闭塞（图 4）。

（3）先后应用 1.5mm×15mm Ruyjin 球囊和 2.5mm×10mm Sapphire 球囊扩张瘤体近端狭窄病变（图 5

和图 6)。

(4) LAD 瘤入口至出口完全覆盖瘤体置入 3.5mm×25mm Coroflex 支架(图 7 和图 8)。

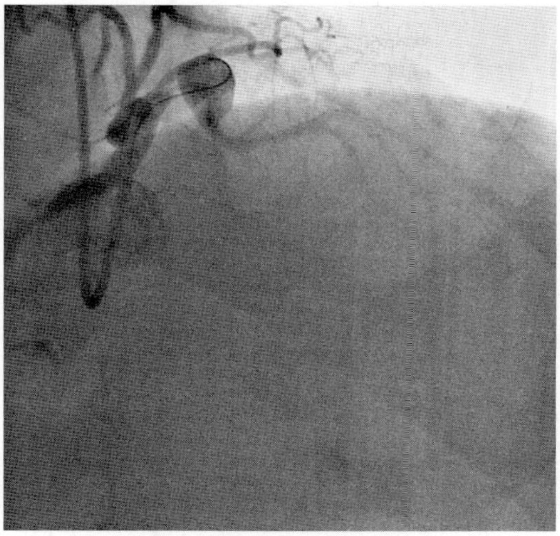

图 3　**BMW** 导丝未能通过病变

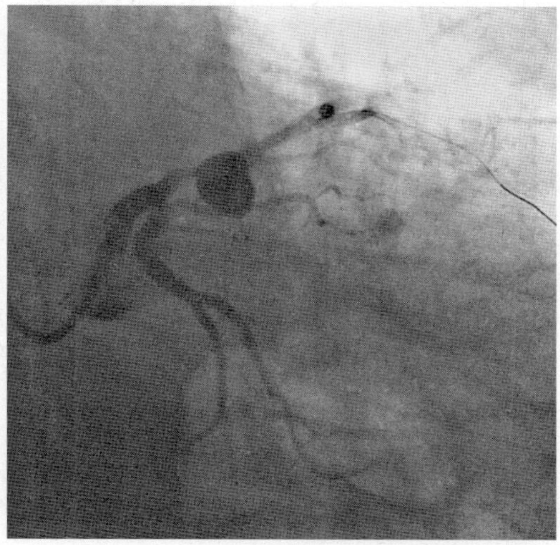

图 4　**FINECROSS** 支撑下 **SION** 导丝通过病变

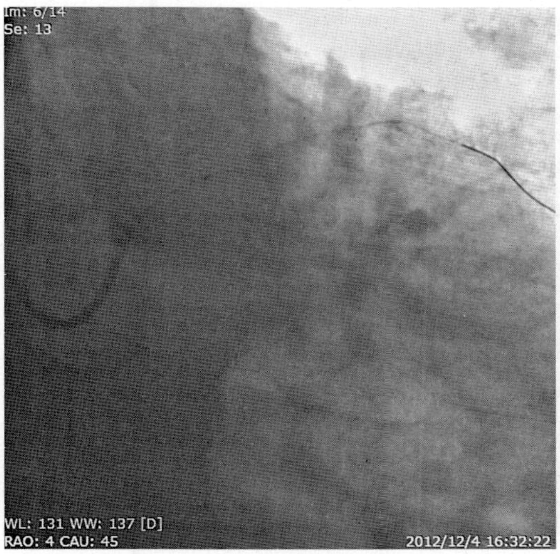

图 5　**1.5mm × 15mmRuyjin** 球囊预扩张

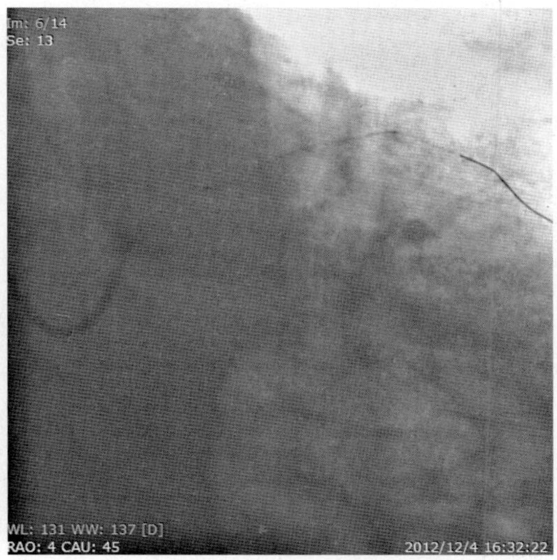

图 6　**2.5mm × 10mm Sapphire** 球囊预扩张

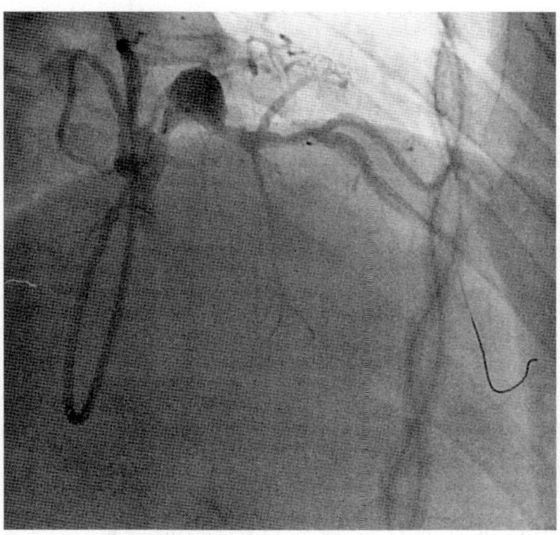

图 7　植入 **3.5mm × 25mm Coroflex** 支架

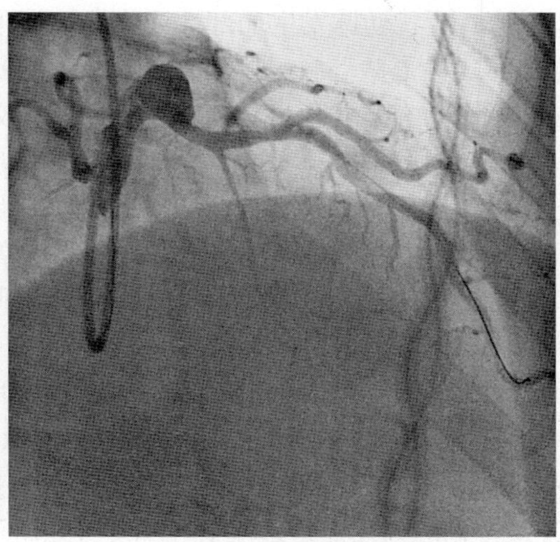

图 8　植入支架即刻影像

(5) 再在第一个支架内于 LAD 瘤体出入口重叠置入 3.5mm×13mm Coroflex 支架(图 9 和图 10)。

(6) 半年后复查造影(图 11)。

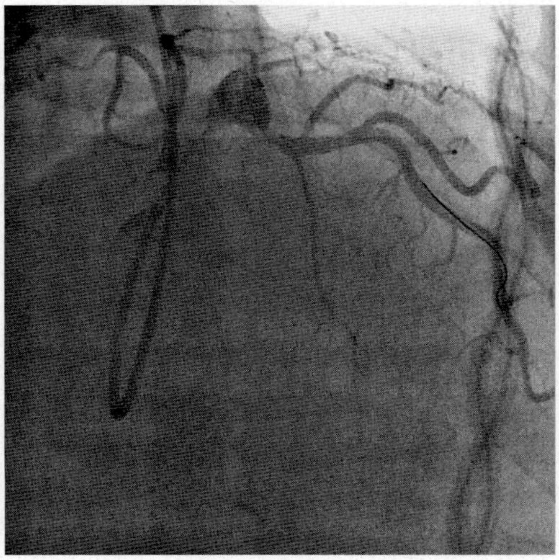

图 9 植入 3.5mm × 13mm Coroflex 支架

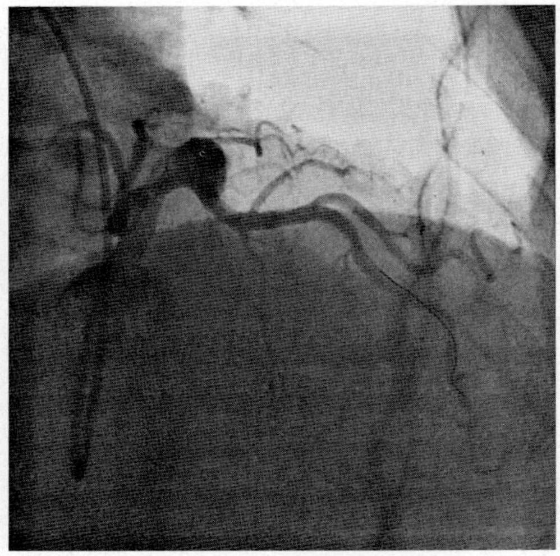

图 10 最后结果

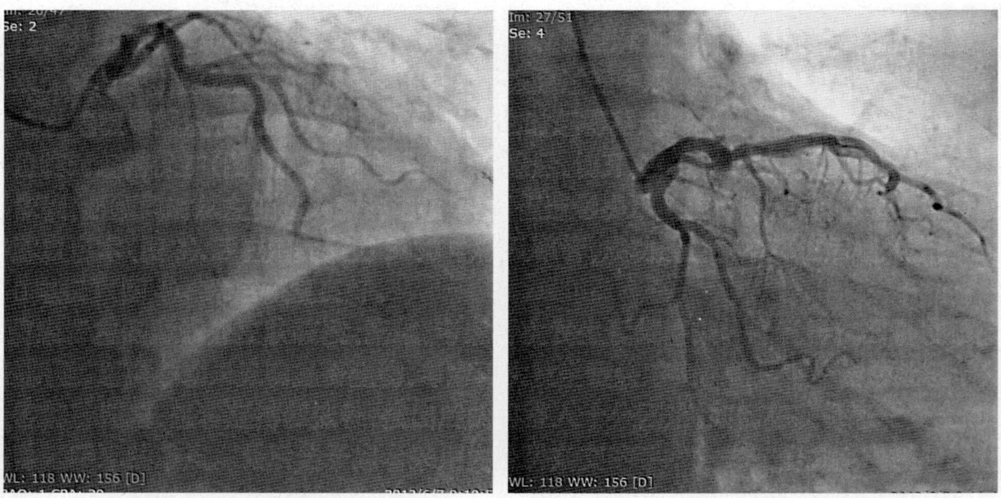

图 11 支架无再狭窄,LAD 近端瘤体完全消失

3. 讨论 冠状动脉发生局部性或弥漫性扩张,超过局部原来直径的两倍以上,呈单发性或多发性的瘤样改变,称之为冠状动脉瘤。临床表现是多种多样的,而且是非特异的。这主要取决于动脉瘤本身的病理改变,以及是否有合并症。其临床表现可为心绞痛或急性心肌梗死的症状和体征。

目前冠状动脉瘤的介入治疗常见的并发症包括远端血栓栓塞、无再流、支架贴壁不良和断裂,针对此类病变无指南可循,是采取药物保守治疗、介入还是外科无统一认识。

由于冠状动脉瘤导致冠状动脉血流出现异常,瘤体内血流减慢或静止促进血小板激活和血栓形成。尤其在狭窄后瘤样病变,近端狭窄导致的涡流或剪切力进一步促进血小板激活和内皮功能紊乱,最终导致冠状动脉瘤体血栓形成明显增加。

冠状动脉瘤的治疗包括药物保守治疗,如应用抗血小板药物(阿司匹林、P2Y12 受体抑制剂、GPⅡb/Ⅲa 受体拮抗剂)、抗凝药物(华法林或肝素等)或冠脉给予溶栓药物等。然而,目前对于冠状动脉瘤的药物治疗仍存在争议。冠状动脉瘤在强化药物治疗后仍反复出现心肌缺血则应行血运重建。

PCI 最常见的并发症是远端血栓和支架贴壁不良,尤其合并血栓性病变时,有人报道此类病变发生无再流和远端血管栓塞的几率分别为 68.2% 和 70%。同时对冠状动脉瘤性 PCI 也出现如下挑战:指引导丝不容易通过;导丝通过时可能搅动瘤体内血栓导致远端栓塞;瘤体直径大和不规则导致支架定位困难;支架植入后部分悬空(无论裸支架或药物涂层支架)导致局部血栓形成危险性增加等。

带膜支架也存在支架通过性差近段病变的再狭窄率、可能导致瘤体发出的分支闭塞等问题。综合上述情况考虑术中使用双层裸支架覆盖瘤体,不仅解决瘤体近段病变,支架减小了狭窄处的血流速度,减轻了对血管壁的压力刺激,且术中造影显示 CAA 瘤体内血流已形成涡流,推断随后 CAA 瘤体内血栓形成、机化,瘤体减小甚至消失。

双侧裸支架技术治疗冠状动脉瘤的操作技巧:选择软头导丝如 Runthrough NS、BMW、Sion 等,通过瘤体时应精细操作切记粗暴,尽量避免导丝在瘤体内缠绕;对于导丝不容易通过的瘤体可给予微导管或小球囊支撑;对于血栓负荷重的病变可考虑使用远端保护装置或应用抽吸导管;应用 IVUS 或 OCT 能明确瘤体的特征包括直径、血栓情况和瘤体与邻近分支的解剖关系。

目前认为以下情况需要外科治疗:冠状动脉瘤旁有大的分支发出;有瘤体内血栓脱落至远端血管床导致心肌缺血的证据;瘤体进行性扩大;左主干瘤。

该患者为单支血管冠状动脉瘤形成,合并近端重度狭窄,临床表现为典型劳力型心绞痛症状。给予双层裸支架重叠植入患者临床症状消失,且半年后复查冠脉造影瘤体消失,表明该技术可以作为冠状动脉瘤治疗策略之一。然而,由于冠状动脉瘤病例相对少见,目前尚没有较大规模的临床研究证实冠状动脉瘤体内双层、多层裸支架治疗的确切疗效。临床工作在不断地探索中进行,远期预后在随访中。

二、病例 2——球囊支架对吻技术(BSKT)治疗左主干病变

病史:患者,女性,74 岁,主诉:反复胸闷、胸痛 18 年,加重 1 个月余,患者 18 年前开始常于活动出现胸闷、胸痛,伴有心悸、气短,每次几分钟好转,多次就诊于当地医院,诊断为冠心病心绞痛、阵发性心房颤动,给予药物治疗。一个月余前突发胸闷、胸痛,持续时间长,几天后入住当地医院,诊断为冠心病急性心肌梗死,给予相应处理后症状仍反复发作给予阿司匹林、波立维等药物治疗后仍反复于活动时发作。既往史:高血压病 16 年,2 型糖尿病史 9 年。

体格检查:T:36.3℃,BP:130/82mmHg,HR:60 次 / 分,R:15 次 / 分,双肺呼吸音略粗,未闻及干湿性啰音,心律齐,未闻及心脏杂音,双侧股动脉搏动对称无血管杂音,双下肢无水肿。

辅助检查:心脏超声:左房增大,LVEF:62%,左室舒张末期前后径 47mm,左房前后径 42mm,胸片:两肺纹理重,未见实变,主动脉结宽,肺动脉段平直,心胸比:0.47。

入院诊断:冠状动脉粥样硬化性心脏病,陈旧性非 ST 段抬高型心肌梗死,心律失常,阵发性心房颤动,高血压病,2 型糖尿病,高脂血症,贫血。

入院行冠状动脉造影检查提示:左主干远端不规则 90% 狭窄,LAD 中段 50% 狭窄(图 12 和图 13)。

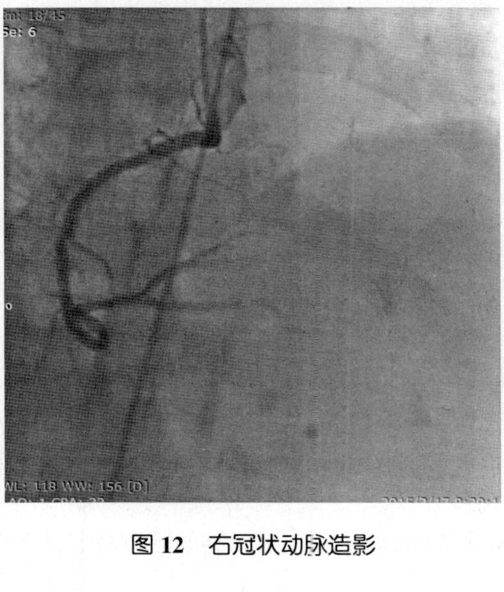

图 12　右冠状动脉造影

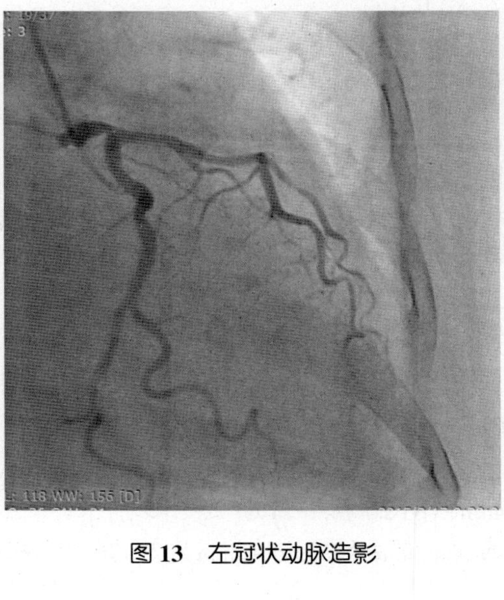

图 13　左冠状动脉造影

1. 介入器械选择 6F EBU3.0，BMW 导丝、Runthrough 导丝、EMPIRA 2.5mm×10mm 球囊、Sprinter 2.5mm×12mm 球囊、NC Sapphire3.75×15mm 球囊、3.5×15mm Resolute 支架。

2. 操作步骤

（1）经右股动脉途径，使用 XBLAD 3.5 指引导管，Runthrough 导丝入 LAD 远端，BMW 导丝入 LCX 远端（图 14）。

（2）EMPIRA 2.5mm×10mm 球囊预扩张 LM 远端病变（图 15）。

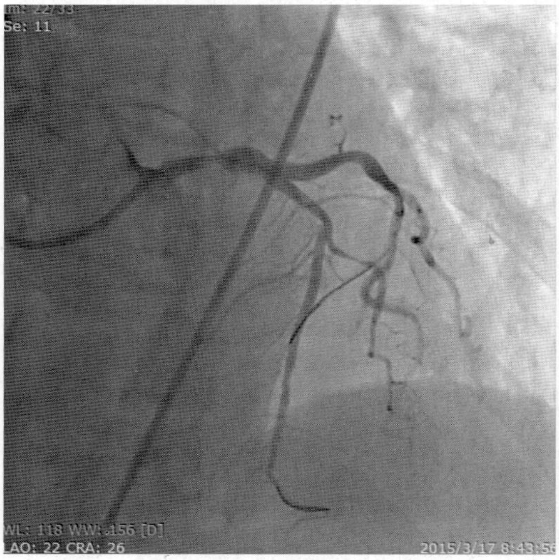

图 14 指引导丝到位

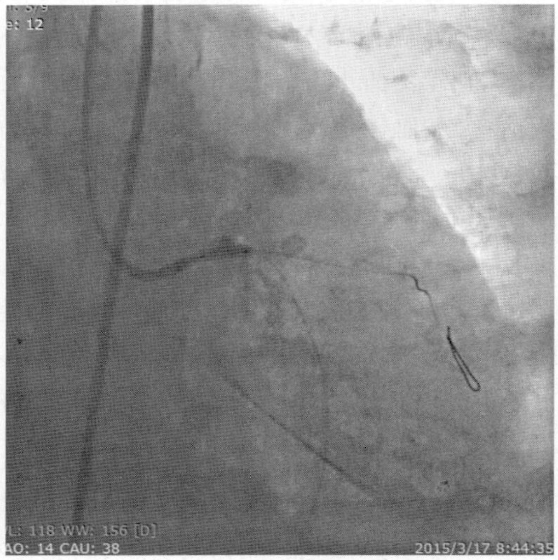

图 15 球囊预扩张 LM

（3）3.5mm×15mm Resulute 支架置入 LM-LCX，2.5mm×12mm Sprinter 2.5mm×12mm 球囊等位于 LM-LAD（图 16）。

（4）3.5mm×15mm Resulute 支架和 Sprinter 2.5mm×12mm 球囊对吻（12atm）（图 17）。

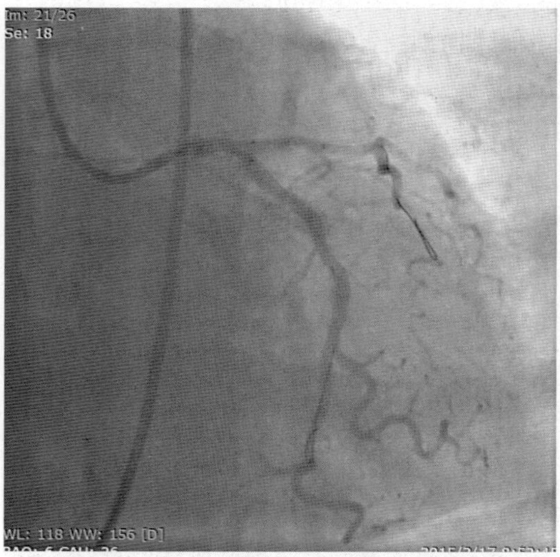

图 16 LM-LCX 支架和 LM-LAD 球囊到位

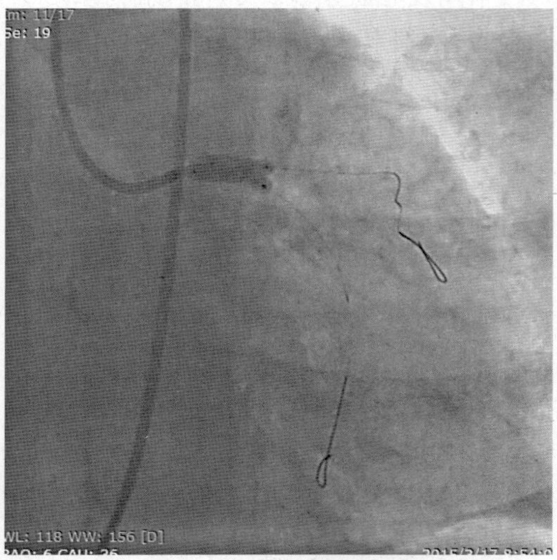

图 17 支架球囊对吻

（5）撤出 LM-LAD 的 Sprinter 2.5mm×12mm 球囊，确认 LAD 近端未见夹层和撕裂，撤出 LAD 内导丝，支架球囊再次扩张（18atm）（图 18 和图 19）。

（6）交换导丝，Sprinter 2.5mm×12mm 球囊扩张 LAD 开口，NC Sapphire 3.75mm×15mm 扩张 LM-LCX 支架（16atm）（图 20 和图 21）。

（7）NC Sapphire 3.75mm×15mm 和 Sprinter 2.5mm×12mm 球囊对吻（12atm），最后结果满意（图 22 和图 23）。

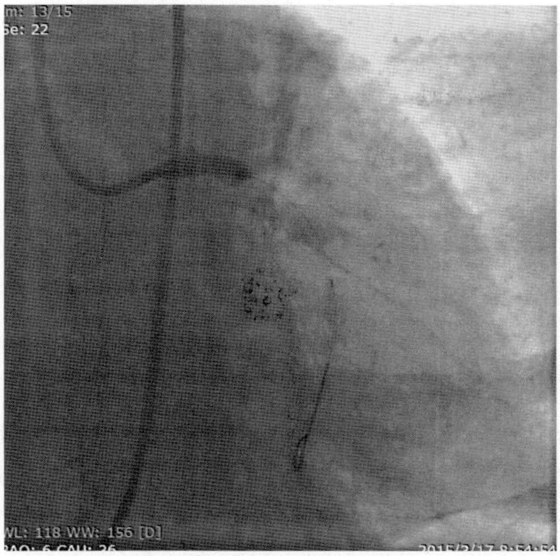

图 18　支架球囊再扩张

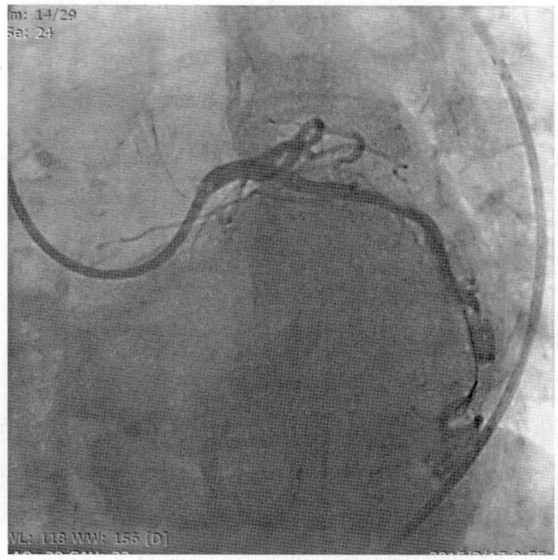

图 19　支架释放后效果

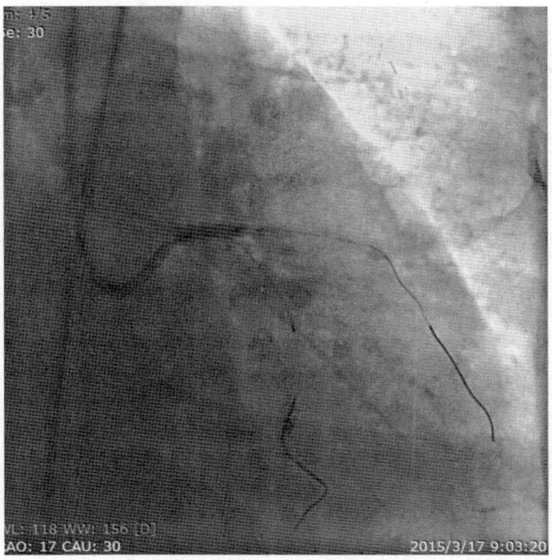

图 20　球囊扩张 LAD 开口

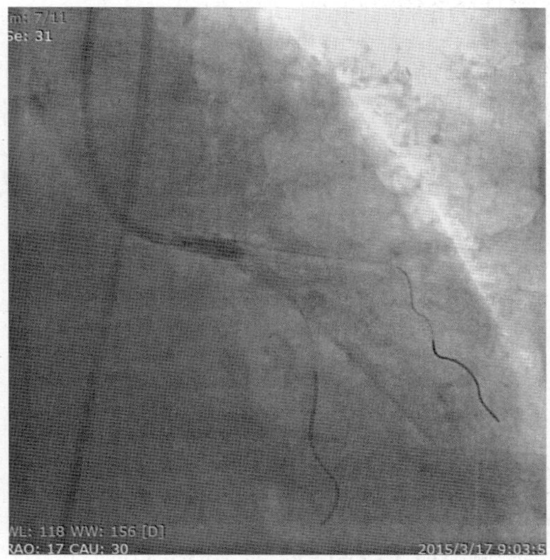

图 21　球囊后扩张 LM-LCX 支架

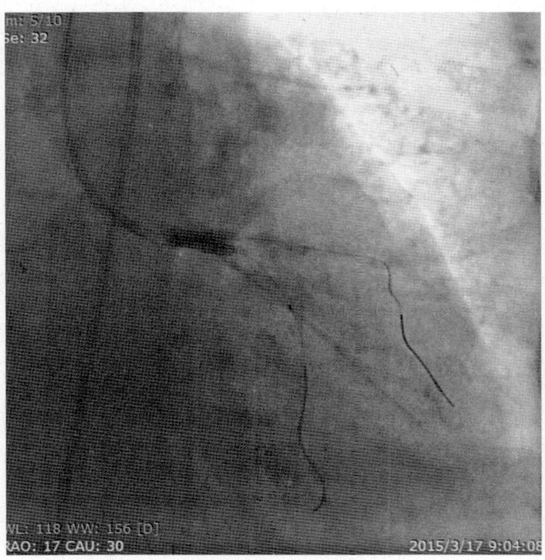

图 22　再次球囊对吻

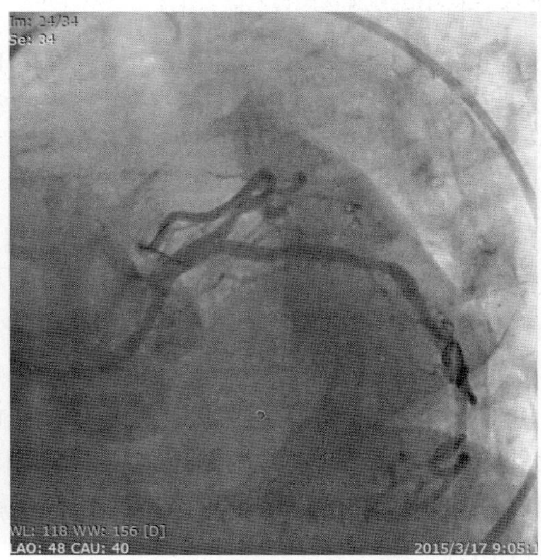

图 23　最后结果

3. 讨论 该患者为左主干远端分叉处病变，未累及 LAD 和 LCX 的开口部，策略为单支架术，必要时行补救性支架术，LM 内径与 LCX 内径类似，大于 LAD 内径，采取 LM-LCX 的 Crossover 支架术。同时，为了预防支架植入后斑块移位导致 LAD 开口狭窄，采取新的分叉病变介入分支保护技术：球囊支架对吻技术（BSKT）。

该病例主支置入支架后，考虑到 LAD 开口轻度受压，再次交换导丝性对吻扩张，进一步减少 LAD 急性期闭塞和远期再狭窄率。

LM 支架置入后，选择了大一号的后扩张球囊并给予足够压力后扩张，使 LM 支架良好贴壁，防止支架内血栓。

既往的分支保护技术多采取双导丝技术，在植入支架斑块挤压导致分支严重狭窄甚至闭塞时，才重新交换导丝性球囊扩张或补救性支架术，这种技术最大的缺陷是分支导丝难度增加，同时也不能预防斑块移位，主支斑块负荷重基本上不能预防主支支架释放后分支闭塞的发生，有时可能分支导丝进入失败导致灾难性后果。

BSKT 为一种新的分叉病变介入技术，适用于主支支架植入后分支受累及高危的真分叉病变，能提供对分支的主动保护。该技术主要原理是在支架释放的同时分支球囊扩张能有效的预防斑块向分支开口移位而减少分支急性闭塞的发生。同时，主支支架分支球囊对吻扩张后（一般 8~10atm），只要分支血流未受影响，撤出分支球囊后主支支架球囊二次高压扩张并不会导致明显的斑块再次移位。另外，即使 BSKT 后分支血管闭塞，分支球囊可以再次扩张使分支血管快速恢复血流，分支保留导丝再入另一新导丝后行对吻扩张，必要时行补救性支架植入。因此，该技术简化了分叉病变的操作步骤，能减少操作时间和造影剂用量和 X 线暴露量，并且能提高分支血管血流通畅率，能进一步改善临床预后。

三、病例 3——左主干分叉病变及右冠近段病变处理 1 例

患者，男，66 岁，主因活动后胸痛 2 个月入院。既往高血压史 20 年，2 型糖尿病史 10 年，高脂血症史 10 年。有脑梗死、肾功能不全史，无吸烟史。查体：血压 130/80mmHg，双肺呼吸音清，心率 66 次 / 分，律齐，未闻及心脏杂音，双下肢无水肿。

实验室检查：

血常规：白细胞 4.79×10^9/L，N 54.9%，HGB 110g/L，PLT 111×10^9/L。

生化：ALT 32U/L，AST 16U/L，Cr 129.9μmol/L，BUN 6.99mmol/L，TC 2.83mmol/L，TG 0.76mmol/L，LDL-C 1.53mmol/L，HDL-C 1.09mmol/L。

超声心动图 LVEDD 45mm，LVEF 69%，心内结构及功能未见明显异常。

心电图见图 24。

入院诊断：冠状动脉粥样硬化性心脏病，劳力性心绞痛，高血压病，高脂血症，2 型糖尿病，糖尿病肾病，陈旧性脑梗死。

术前造影：①LM 远段分叉处狭窄 70%；②LAD 开口狭窄 90%，中段狭窄 70%，回旋支开口狭窄 60%，远段狭窄 50%（图 25）；③右冠状动脉开口 80% 狭窄（图 26）。

1. 治疗策略 该患者劳力性心绞痛 2 个月，心功能正常。冠状动脉造影提示为左主干 + 三支病变，左主干病变位于远端分叉，累及 LAD 和 LCX 开口，RCA 近端开口处 80% 狭窄。Syntax 评分 25 分，治疗方案患者可首选 CABG，也可进行 PCI。患者和家属均拒绝 CABG，要求行 PCI。在 PCI 治疗策略方面，该患者可选用经桡动脉途径，选用 6F 指引导管，首先处理 LM 和 LAD，LCX 口部病变不重，可先导丝保护，视 LM-LAD 置入支架后造影结果决定 LCX 治疗策略。在步骤上首先放置 LAD 和 LCX 导丝至血管远端，用球囊预扩张 LM-LAD 病变，扩张后，对 LCX 开口影响不明显，考虑 LCX 口部斑块负荷不重，拟采用 Provisional stenting strategy 技术处理 LM 分叉病变，首先处理 LM-LAD 病变，于 LAD 中段及 LM-LAD 串联置入 2 枚支架，置入后 LCX 开口狭窄明显，采用 kissingballoon 技术处理，根据结果决定是否需要分叉病变双支架技术完成手术。LM 病变属高危病变，术中应备好包括主动脉气囊反搏、除颤器等抢救器械和急救药物。

2. PCI 过程

(1) 经桡动脉选用 6F EBU 3.5 指引导管，BMW 2 根分别送至 LAD 和 LCX 远端，Ryujin 2.5mm×15mm，

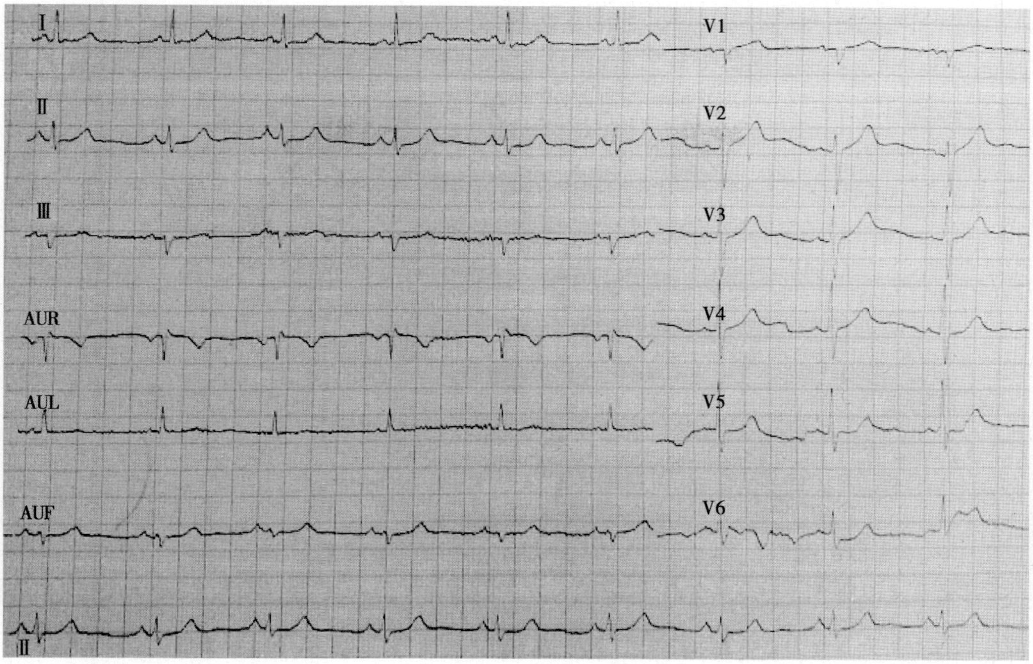

图 24　心电图

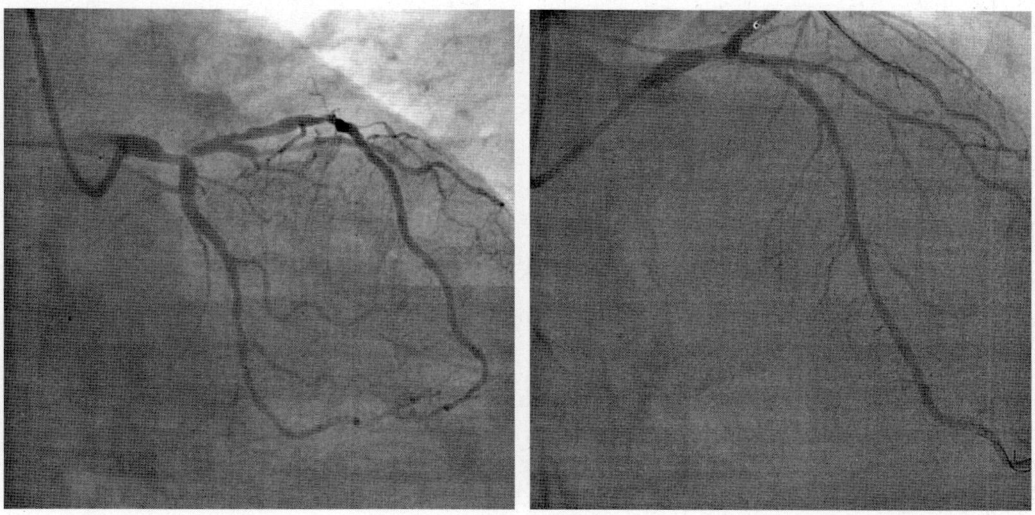

图 25　左冠状动脉造影

图 26　右冠状动脉造影

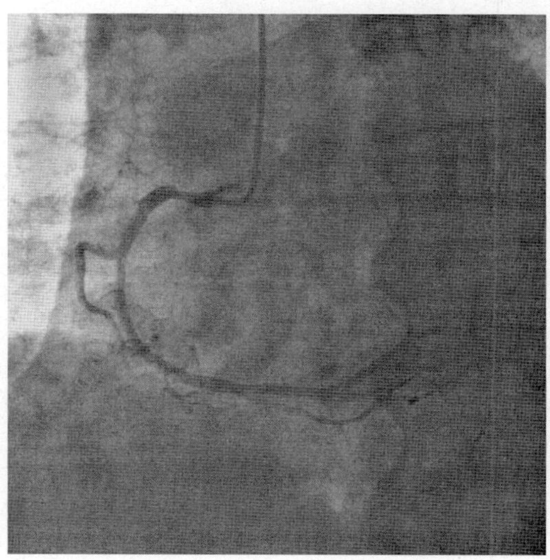

球囊 12atm 扩张 LM-LAD。

(2) Resolute 3.0mm×18mm 支架置入 LAD 中段，14atm 释放(图 27 和图 28)。

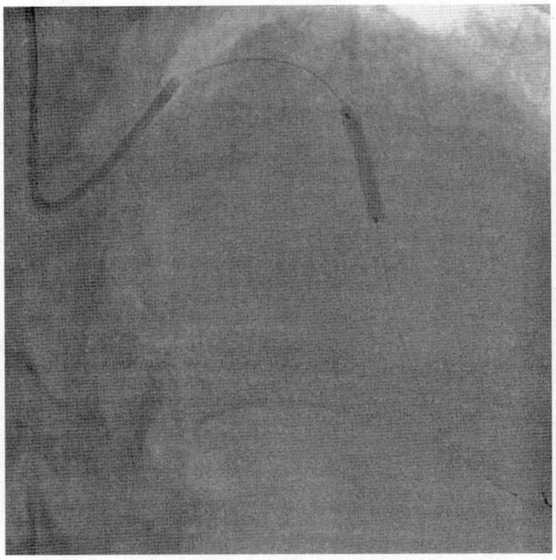

图 27 LAD 中段置入支架

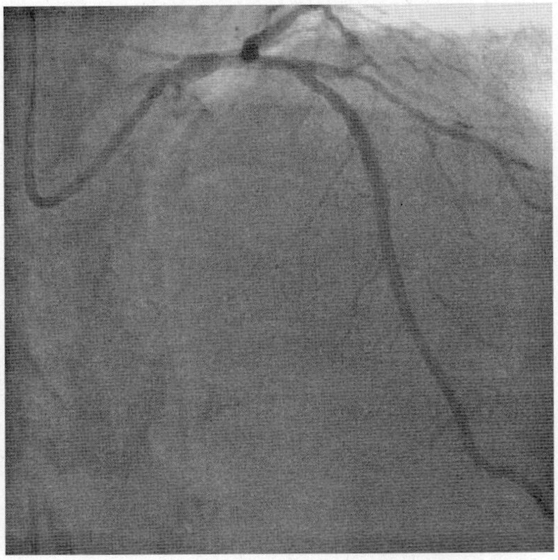

图 28 LAD 中段支架后

(3) LM-LAD 置入 Resolute 3.5mm×30mm 支架，16atm 释放，与 LAD 支架串联(图 29)。

(4) Runthough 导丝穿支架网眼进入 LCX。

(5) 用 Ryujin 2.5mm×15mm 球囊 16atm 扩张 LAD 支架网孔。

(6) Quantum Maverick 4.0mm×15mm 球囊 16atm 扩张 LM-LAD 支架。

(7) LM-LAD Quantum Maverick 4.0mm×15mm 球囊，LM-LCX Ryujin 2.5mm×15mm 球囊，均以 10atm 对吻扩张成形(图 30)，结果满意(图 31)。

(8) 6F JR4.0 指引导管置于 RCA 开口，Runthough 导丝置于 RCA，直接置入 Resolute 3.0mm×12mm 支架于 RCA 近端，结果满意(图 32 和图 33)。

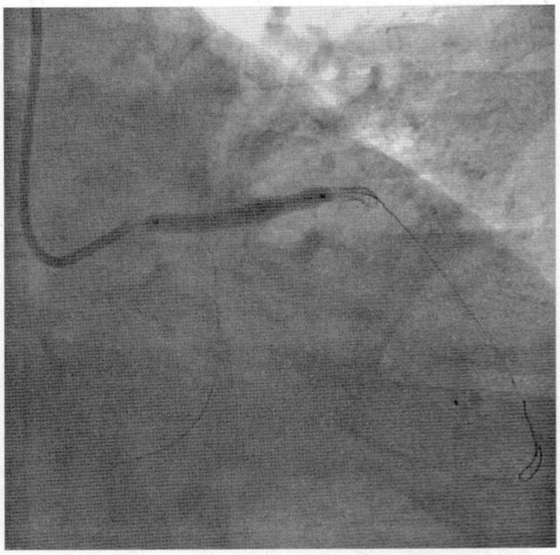

图 29 LM-LAD 置入支架

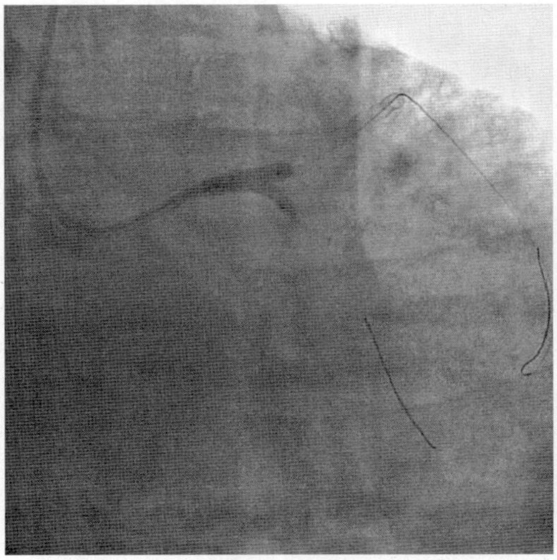

图 30 kissing balloon

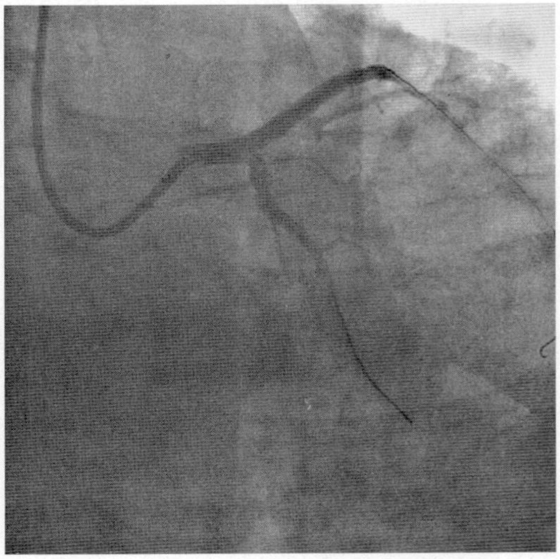

图 31 左冠状动脉支架术后造影结果

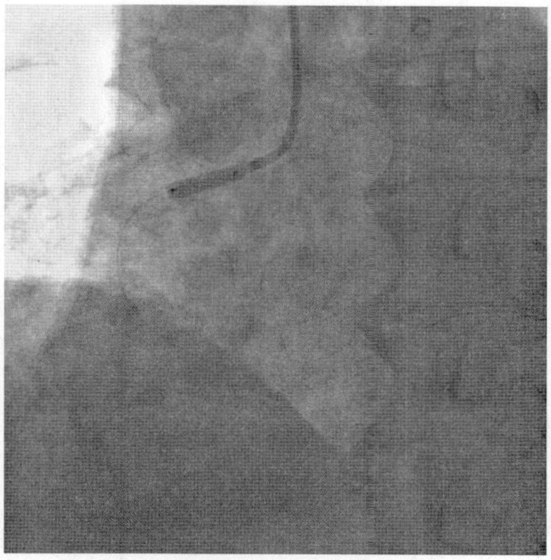

图 32　RCA 直接置入支架

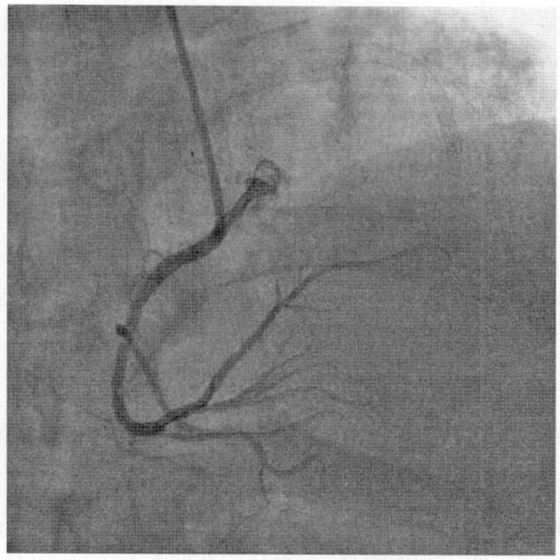

图 33　右冠状动脉支架置入后结果

3. 讨论　本病例为左主干分叉病变的介入治疗，其治疗的原则是介入干预过程中手术顺畅，做好充分的应急准备，确保血管围术期无闭塞，近远期无血栓、再狭窄。按病变累及的部位：如果病变只累及一支血管置入单支架；如果分支轻度受累，置入单支架；主支分出两支均严重受累，置入双支架；预扩张后分支夹层或仍有严重的狭窄应该置入双支架。该患者为左主干远端分叉 +LAD 口部病变和 LAD 中段病变，LCX 口部狭窄 60%；并且，LAD 与 LCX 之间夹角较大，LM-LAD 置入支架对 LCX 影响较小，但仍需双钢丝保护，分叉病变主支置入支架后，分支是否需要对吻扩张，根据分支口部被挤压的程度决定，对吻扩张时如果分支开口夹层，并且分支内径足够大（>2.5mm），应置入支架，以防分支闭塞。LM 支架置入后，要有足够的压力后扩张，使支架良好贴壁，防止支架内血栓，如条件允许，可行血管内超声或 OCT 等检查可获得更加可靠的影像学评价。本例患者分叉病变采用单支架技术，经桡动脉使用支撑力较强的指引导管保证了介入通道的稳定性，手术策略清晰，过程流畅，获得了满意的治疗结果。

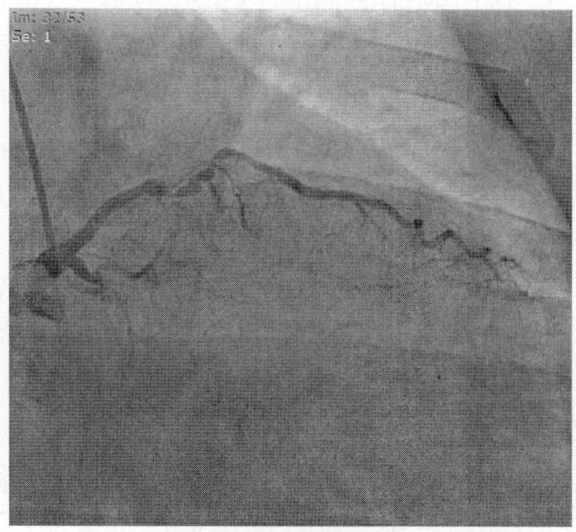

图 34　左冠状动脉

四、病例 4——冠状动脉多支病变

患者，男，74 岁，主因活动后胸痛 8 年，加重 3 个月入院。既往高血压史 1 年，2 型糖尿病史 15 年，高脂血症史 1 年。有脑梗死、肾功能不全史，无吸烟史。

查体：血压 120/70mmHg，双肺呼吸音清，心率 78 次 / 分，律齐，未闻及心脏杂音，双下肢无水肿。

超声心动图：LVEDD 58mm，LVEF 46%，前壁节段性运动减低，各瓣膜结构未见异常。

入院造影情况：① LAD 中段闭塞，D1 狭窄 90%，回旋支中段狭窄 99%~100%（图 34）；②右冠状动脉中段 90% 狭窄（图 35）。

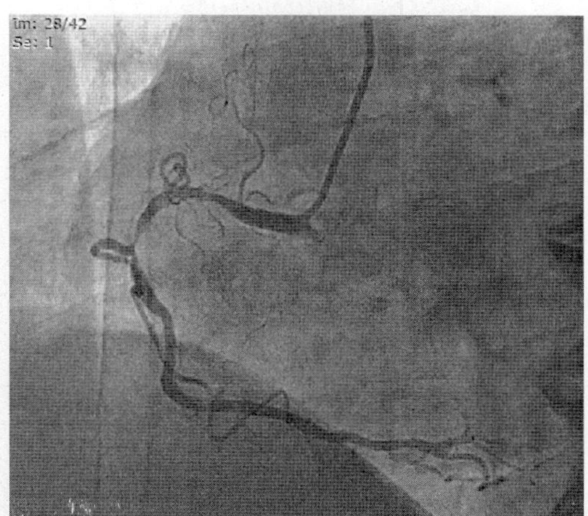

图 35　右冠状动脉

1. 治疗策略　该患者陈旧性心肌梗死患者，有恶化劳力性心绞痛 3 个月，心功能轻度低下。冠状动脉造影提示为三支病变，心肌缺血严重。病变累及 LAD、LCX 及 RCA，

Syntax 评分 31 分，治疗方案首选 CABG。但患者和家属均拒绝 CABG，要求介入治疗，故在反复交代病情后行 PCI 治疗。在 PCI 治疗策略方面，采用分步处理，关键在于处理患者血管的先后顺序。患者为恶化劳力型心绞痛患者，最可能的症状相关血管为右冠或对角支病变，但患者 LAD 及 LCX 中段均为闭塞病变，首先行右冠状动脉或对角支介入治疗风险极大，故应先开通闭塞血管。但前降支血管闭塞段近段有对角支发出，介入操作复杂，患者心功能差，不易耐受，风险高，故选择首先开通 LCX，过程顺利则行右冠状动脉 PCI，待患者恢复几天后处理 LAD 及对角支病变，如果前降支开通困难，因患者有陈旧前壁心梗史，坚决拒绝 CABG，可姑息性处理对角支病变。该患者病变属高危病变，术中应备好包括主动脉气囊反搏、除颤器等抢救器械和急救药品。

2. PCI 过程

（1）经桡动脉选用6F EBU 3.5指引导管，pilot 50导丝通过闭塞段送至LCX远端，sapphire 1.0mm×10mm 及 tazuna 2.0mm×15mm 球囊扩张（图 36）。

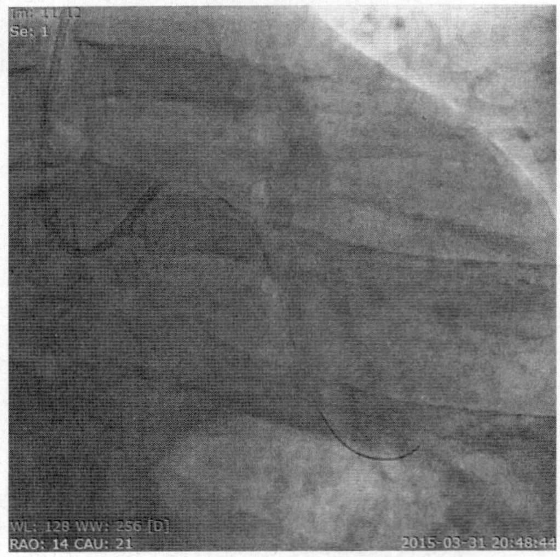

图 36 导丝进入 LCX 球囊扩张

（2）采用主动球囊保护技术置入 Firebird2 2.5mm×33mm 支架于 LCX-OM，远段边支予 2.0mm×15mm 球囊保护（图 37 箭头所示），结果满意（图 38）。

（3）RCA 置入 Firebird2 3.5mm×33mm 支架（图 39），结果满意（图 40）。

（4）3 天后，复查右冠状动脉及回旋支结果满意，行 LAD 及对角支 PCI。

（5）选用 6F EBU 3.5 指引导管，pilot50 导丝试行通过闭塞段送至 LAD 远端（图 41），Runthrough 导丝进入 D1，Tazuna 2.0mm×15mm 球囊扩张 LAD 及 D1（图 42）。

（6）LAD 置入 Firebird2 2.5mm×29mm 支架，D1 采用 Tazuna 2.0mm×15mm 球囊对吻（BSKT）（图 43），结果满意（图 44）。

3. 讨论 本病例为复杂三支病变患者，且双支血管闭塞或次全闭塞，心功能轻度低下，远段血管条件尚好，Syntax 评分 31 分，治疗上建议首选 CABG。但该患者坚决拒绝外科手术，故采用介入治疗方法。在 PCI 治疗策略方面，需采用分步处理的方法，其关键在于处理患者冠状动脉血管的先后顺序。本例患者最可能的症状相关血管为右冠或对角支病变，但患者 LAD 及 LCX 中段均为闭塞病变，首先行右冠状动脉或对角支介入治疗风险极大，故应先开通闭塞血管。但前降支血管闭塞段近段有对角支发出，介入操作复杂，患者心功能差，不易耐受，风险高，故选择首先开通 LCX，

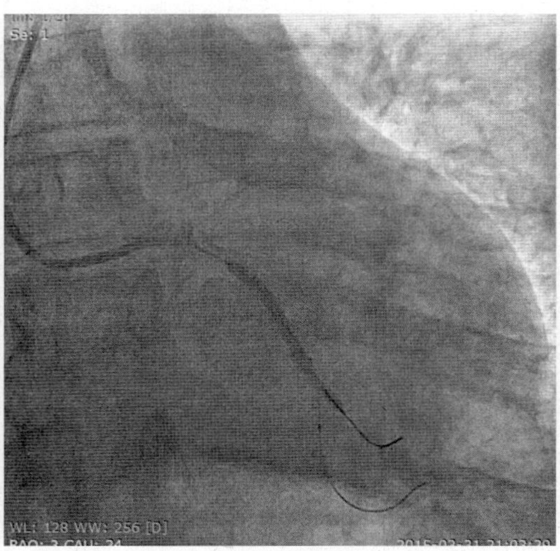

图 37 置入支架球囊主动保护边支

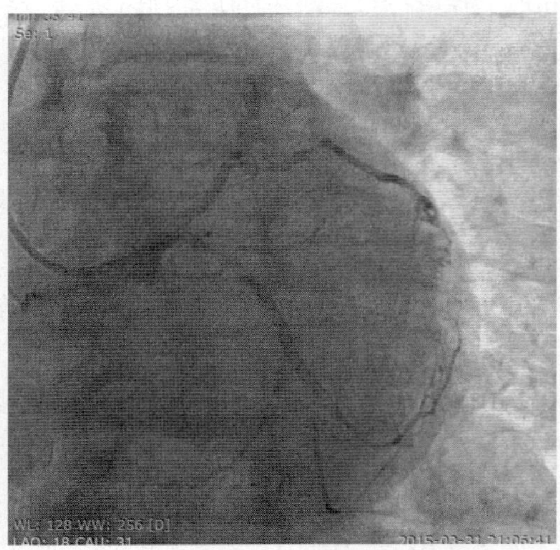

图 38 LCX 置入支架后结果

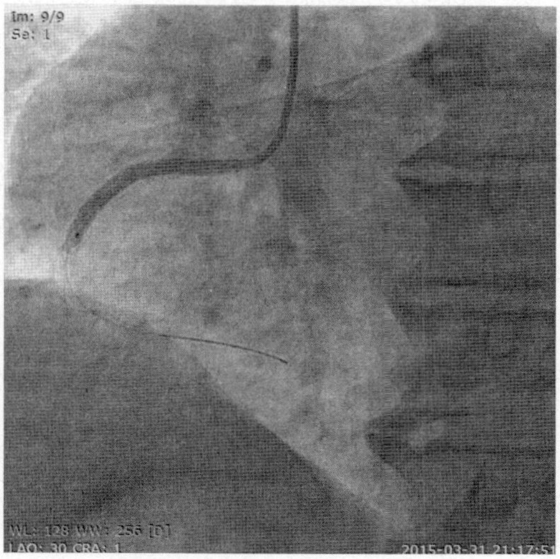

图 39　右冠状动脉置入支架

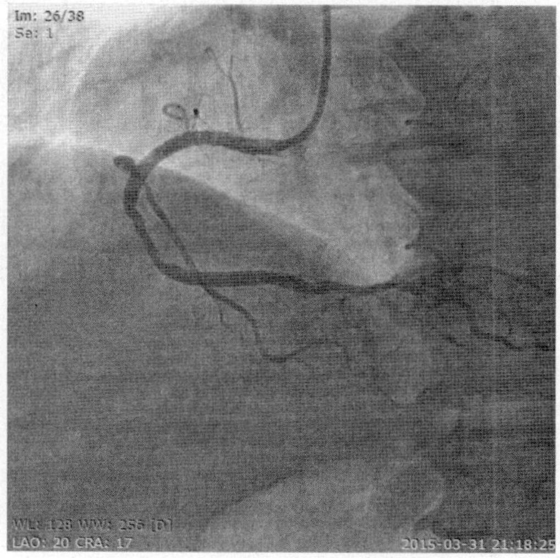

图 40　右冠状动脉结果

3 天后前降支及对角支 PCI

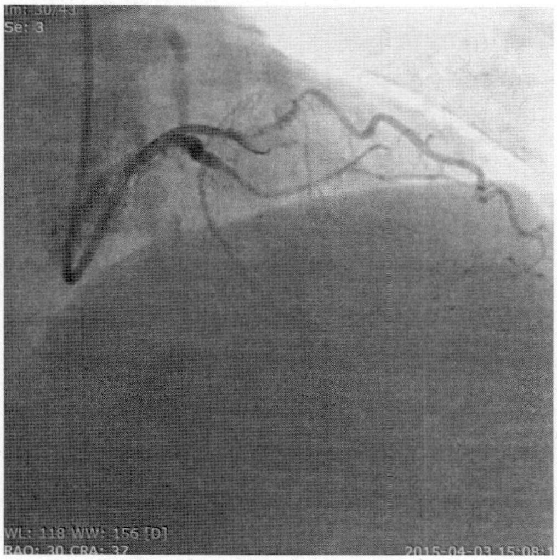

图 41　pilot50 导丝试行通过 LAD

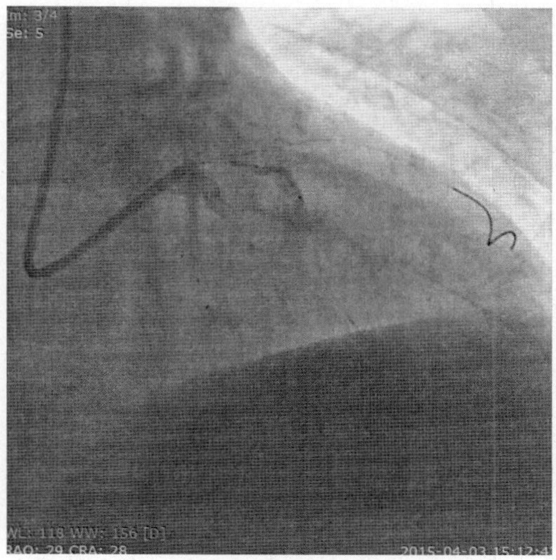

图 42　导丝通过后，对角支保护球囊扩张

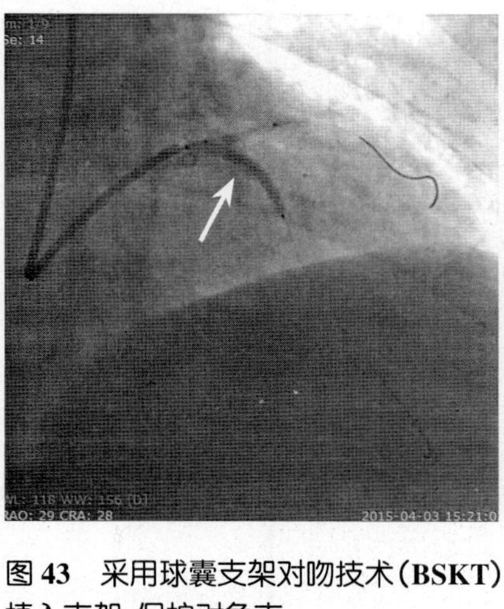

图 43　采用球囊支架对吻技术（BSKT）植入支架，保护对角支

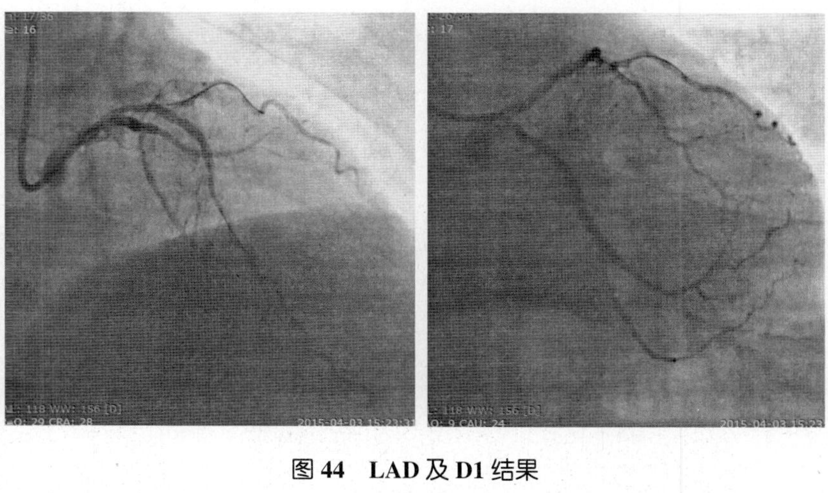

图 44　LAD 及 D1 结果

如果 LCX 开通困难，则应放弃介入治疗方案，如过程顺利则可行右冠状动脉 PCI，待患者恢复几天后处理 LAD 及对角支病变。在第二步中如果前降支开通困难，因患者有陈旧前壁心梗史，坚决拒绝 CABG，可姑息性处理对角支病变，行部分性血运重建策略也是该患者的备选方案之一。

由于篇幅有限，本章仅选择冠状动脉瘤，左主干病变、分叉病变和多支病变的病例，分享了我们对此类病变的处理策略。总之，对于复杂病变和高危病变，在术前应充分评价患者的临床状态和冠脉病变的特征，具体情况具体分析，术者要对每一种治疗策略的有效性和安全性有清醒的认识，患者的安全性应始终放在第一位，并且对于可能出现的并发症要有备选处理方案，以免措手不及和导致严重的并发症。

（刘圣文　崔锦钢　乔树宾）

系统性红斑狼疮合并心脏病变病例分析

系统性红斑狼疮（SLE）是一种可以累及全身多器官的自身免疫性疾病。心血管系统是SLE常累及的靶器官之一，心脏的各部分结构（包括心包、心肌、心内膜、传导系统及冠状动脉等）均可受累。SLE合并心脏病变的患病率高达50%以上，是SLE患者预后不良和死亡的主要原因之一。此外，SLE的常用治疗药物如激素、环磷酰胺、氯喹（羟氯喹）等均可导致心脏损害，长期使用免疫抑制剂也可致机体抵抗力下降易患感染性心内膜炎。下面通过具体病例来分析讨论SLE合并心脏病变的诊断和治疗

一、病例资料

患者，女，21岁，因皮肤红斑、脱发9个月，下肢水肿、活动后气促3个月于2015年3月2日入院。2014年6月患者无明显诱因出现颜面部红斑，日晒后加重，伴脱发严重，未予重视。2015年初患者反复出现双膝关节疼痛，同时伴下肢水肿，尿泡沫增多，活动后气促，遂至当地医院就诊。检查：血常规：血红蛋白93g/L；尿常规：尿隐血（++）、尿蛋白（++）；肾功能：肌酐101.9μmol/l；自身免疫抗体：ANA（+）、dsDNA（+）、Sm（+）、SSA（+）、SSB（+）；体液免疫：C3补体0.32g/L。考虑诊断为SLE。2015年2月27日在当地医院给予甲强龙80mg/d静滴治疗，效果不佳，仍有明显气促，夜间不能平卧入睡。

入院体检：体温36.3℃，心率95次/分，呼吸18次/分，血压118/89mmHg；面部蝶形红斑，头发稀疏，皮肤黏膜无皮疹出血点，口腔黏膜未见异常；双下肺呼吸音弱；心率95次/分，律齐，心浊音界扩大，各瓣膜听诊区未闻及病理性杂音，无心包摩擦音；肝脾未触及，腹部无压痛，无移动性浊音；双下肢轻度凹陷性水肿。

实验室检查：血常规：白细胞计数（WBC）4.55g/L，血红蛋白（HGB）84g/L，血小板计数（PLT）262×10^9/L；尿常规：尿隐血（+++）、尿蛋白（++），24小时尿蛋白定量（UTP）1.74g/24h，尿红细胞位相：肉眼血尿，均一型30%，多形型70%；肾功能：尿素（BUN）13.79mmol/L，肌酐（CR）100μmol/L，尿酸（UA）491μmol/L；肝功能：白蛋白（ALB）22.7g/L、球蛋白（G）54.2g/L，血糖（GLU）5.95mmol/L；血脂：甘油三酯（TG）2.51mmol/L，总胆固醇（CHOL）6.57mmol/L，高密度脂蛋白胆固醇（HDL）0.60mmol/L，低密度脂蛋白胆固醇（LDL）5.10mmol/L；体液免疫：补体C3 0.34g/L，C4 0.03g/L，免疫球蛋白G（IgG）26.76g/L；C反应蛋白（CRP）7.85mg/L；红细胞沉降率测定（ESR）120mm/h；自身免疫抗体：ANA（+++），Ds-DNA（+），Sm（+），SS-B、SS-A、UI-nRNP抗体、Ro52（++）；自身抗体四项定量：抗核抗体（ANA）>300U/ml，抗双链DNA（dsDNA）抗体>300U/ml，抗Sm抗体（Sm）>300U/ml，抗U1-RNP抗体（RNP）>300U/ml，抗体前-脑利尿肽（pro-BNP）6949pg/ml；抗中性粒细胞抗体（ANCA）阴性；抗心磷脂抗体（ACL）阴性。胸片：①心影增大；②两下肺炎症；③双侧少量胸腔积液。心电图：①窦性心律；②不完全性右束支传导阻滞；③全导联低电压。心脏彩超：①心包积液（大量）；②左室搏动幅度尚正常，左室射血分数（EF）51.3%；③二尖瓣、三尖瓣、肺动脉瓣反流（轻度）。

入院诊断：SLE，狼疮性肾炎，多浆膜腔积液（胸腔、心包大量积液），慢性心功能不全Ⅲ级，低蛋白血症，中度贫血，高脂血症。

诊治经过：入院后给予足量泼尼松（50mg，1次/日，口服）+环磷酰胺（1g，1次/月，共3次，静点），同时给予科素亚（0.1g，1次/日）+酒石酸美托洛尔缓释片（47.5mg，1次/日）+呋塞米片（20mg，3次/日）+螺内酯（20mg，1次/日）治疗。3个月后患者面部红斑及脱发症状明显好转，双下肢水肿已消退，无气促，夜间可平卧入睡，查体：双下肺呼吸音清晰，心浊音界无扩大，各瓣膜听诊区未闻及病理性杂音，腹部未见异常，无移动性浊音，双下肢无水肿。血常规：WBC 9.86×10^9/L，Hb 107g/L，PLT 259×10^9/L；尿常规：尿隐血阴性，尿蛋白阴性；24小时尿蛋白定量0.25g/24h，无镜下血尿；肾功能：BUN 9.40mmol/L，CR 84μmol/L，UA 352μmol/L；肝功能：ALB 35.0g/L；G 30.4g/L，GLU 7.95mmol/L；血脂：TG 2.78mmol/L，CHOL 7.21mmol/L，

HDL 0.50mmol/L，LDL 5.40mmol/L；体液免疫：C3 0.93g/L，C4 0.18g/L；自身抗体四项定量：ANA>300U/ml，Ds-DNA 10.85U/ml，Sm 105U/ml，RNP 134U/ml，BNP 209pg/ml。胸片：心肺未见异常。心脏彩超：三尖瓣反流(轻度)。

二、SLE 的诊断

1. SLE 的诊断标准 目前普遍采用美国风湿病学会 1997 年推荐的 SLE 分类标准(表 1)。该分类标准的 11 项中，符合 4 项或 4 项以上者，在除外感染、肿瘤和其他结缔组织病后可诊断 SLE，其敏感性和特异性分别为 95% 和 85%。11 条分类标准中，免疫学异常和高滴度抗核抗体更具有诊断意义(表 1)。

表 1 美国风湿病学会 1997 年推荐的 SLE 分类标准

1. 颊部红斑	固定红斑，扁平或高起，在两颧突出部位
2. 盘状红斑	片状高起于皮肤的红斑，黏附有角质脱屑和毛囊栓；陈旧病变可发生萎缩性瘢痕
3. 光过敏	对日光有明显的反应，引起皮疹，从病史中得知或医生观察到
4. 口腔溃疡	经医生观察到的口腔或鼻咽部溃疡，一般为无痛性
5. 关节炎	非侵蚀性关节炎，累及 2 个或更多的外周关节，有压痛、肿胀或积液
6. 浆膜炎	胸膜炎或心包炎
7. 肾脏病变	尿蛋白定量(24h)>0.5g 或 +++，或管型(红细胞、血红蛋白、颗粒或混合管型)
8. 神经病变	癫痫发作或精神病，除外药物或已知的代谢紊乱
9. 血液学疾病	溶血性贫血，或白细胞减少，或淋巴细胞减少，或血小板减少
10. 免疫学异常	抗 dsDNA 抗体阳性，或抗 Sm 抗体阳性，或抗磷脂抗体阳性(包括抗心磷脂抗体、狼疮抗凝物、至少持续 6 个月的梅毒血清试验假阳性三者中具备一项阳性)
11. 抗核抗体	在任何时候和未用药物诱发“药物性狼疮”的情况下，抗核抗体滴度异常

SLE 心脏受累的诊断至今尚无公认的国际指南或专家共识。确诊 SLE 的患者如果出现心脏病变表现，如心包炎、心包积液(心包压塞少见)、心肌炎、心律失常、心功能不全、疣状心内膜炎(Libman-Sack 心内膜炎)或冠状动脉受累(包括心绞痛、急性心肌梗死)等，除外其他原因导致的心脏病变后，可考虑诊断为狼疮性心脏病。

2. SLE 的病情活动性和病情轻重程度的评估

(1) SLE 的病情活动性表现：临床上最为常用的 SLE 活动性判断标准有 SLE 疾病活动指数(SLEDAI)(表 2)和英国狼疮评估小组(BILAG2004)。

表 2 SLE 的病情活动指数(SLEDAI)

积分	临床表现
8	癫癫痫发作：最近开始发作的，除外代谢、感染、药物所致
8	精神症状：严重紊乱干扰正常活动，除外尿毒症、药物影响
8	智力功能的损害，除外代谢、感染、药物所致
8	视觉受损：SLE 视网膜病变，除外高血压、感染、药物所致
8	脑神经异常：累及脑神经的新出现的感觉、运动神经病变
8	狼疮性头痛：严重持续性头痛，麻醉性止痛药无效
8	脑血管意外：新出现的脑血管意外，应除外动脉硬化
8	脉管炎：溃疡、坏疽、出血或经活检、血管造影证实
4	关节炎：2 个以上关节痛和炎性体征(压痛、肿胀、渗出)
4	肌炎：近端肌痛或无力伴 CPK/ 醛缩酶升高，或肌电图改变或活检证实
4	管型尿：Hb、颗粒管型或 RBC 管型

续表

积分	临床表现
4	血尿：>5RBC/HP，除外结石、感染和其他原因
4	蛋白尿：>0.5g/24h，新出现或近期增加
4	脓尿：>5 个白细胞 / 高倍镜视野，除外感染
2	脱发：新出现或复发的异常斑片状或弥散性脱发
2	新出现皮疹：新出现或复发的炎症性皮疹
2	黏膜溃疡：新出现或复发的口腔或鼻黏膜溃疡
2	胸膜炎：胸痛伴胸膜摩擦音、渗出或胸膜肥厚
1	发热：>38℃，需除外感染因素。
1	血小板降低 <100×10^9/L
1	白细胞减少 <3×10^9/L，需除外药物因素

SLEDAI 积分对 SLE 病情的判断：0~4 分：基本无活动；5~9 分：轻度活动；10~14 分：中度活动；≥15 分：重度活动

BILAG 2004 以治疗为目的，由 8 个系统的 101 项临床指标组成，评价近 4 周与前 4 周的病情变化。各系统分别以 A、B、C、D、E 区分。A：疾病活动性很强，需要中到大剂量激素，开始或增加免疫抑制剂或大剂量抗凝治疗（INR>3）；B：疾病活动度中等，需要小剂量的糖皮质激素，抗疟药，局部用激素，局部用免疫抑制剂或非甾体抗炎药；C：病情基本稳定；D：以前受累的系统目前没有病变；E：表示目前和既往都没有该系统受累。为方便统计，可将 A、B、C、D、E 计分如下：A=9，B=3，C=I，D=0，E=0。以 BILAG 2004≥11 为病情活跃，BILAG 2004<11 为病情稳。

（2）SLE 的病情轻重程度的评估：轻型 SLE 指诊断明确或高度怀疑，但临床稳定且无明显内脏损害，SLEDAI 积分 <10 分的患者。中度活动型狼疮是指有明显重要脏器受累且需要治疗的患者，SLEDAI 积分在 10~14 分。重型 SLE 是指狼疮累及重要脏器，SLEDAI>15 分或任何 1 个 BILAG 系统为 A 类和（或）>2 系统达到 B 类者。具体而言包括：①心脏：冠状动脉血管受累、Libman-Sacks 心内膜炎、心肌炎、心包压塞、恶性高血压；②肺脏：肺动脉高压、肺出血、肺炎、肺梗死、肺萎缩、肺间质纤维化；③消化系统：肠系膜血管炎、急性胰腺炎；④血液系统：溶血性贫血、粒细胞减少（白细胞 <1×10^9/L、血小板减少（<50×10^9/L）、血栓性血小板减少性紫癜、动静脉血栓形成；⑤肾脏：急进性肾小球肾炎、肾病综合征；⑥神经系统：抽搐、急性意识障碍、昏迷、脑卒中、横贯性脊髓炎、单神经炎 / 多神经炎、精神性发作、脱髓鞘综合征；⑦其他：包括皮肤血管炎，弥漫性严重的皮损、溃疡、大疱，肌炎，非感染性高热有衰竭表现等。

狼疮危象是指急性的危及生命的重症 SLE。如急进性肾小球肾炎、严重的中枢神经系统损害、严重的溶血性贫血、血小板减少性紫癜、粒细胞缺乏症、严重心脏损害、严重狼疮性肺炎或肺出血、严重狼疮性肝炎、严重的血管炎等。

三、SLE 的心脏病变

心血管系统是 SLE 常累及的靶系统之一，心脏各层结构均可受累，其中心包炎是最常见的心脏病变，其他表现还包括心肌炎、心肌病、心内膜炎、冠状动脉疾病（炎症、栓塞和早发的冠状动脉粥样硬化）、心律失常、肺动脉高压和心脏传导障碍等。冠状动脉疾病和充血性心力衰竭常常是 SLE 患者的主要死因。SLE 患者尸体解剖提示心脏受累者高达 50%，仅 6% 的患者生前明确诊断心脏受累。因此，临床明显低估了 SLE 患者合并心脏受累的患病率。

免疫复合物沉积在心脏不同部位和血管等引起自身免疫炎症反应，免疫复合物的浸润可激活补体；心脏的小血管炎、栓塞和冠状动脉粥样硬化等导致心肌细胞坏死、心肌纤维化，参与心肌炎 / 心肌病的发生和发展；免疫炎症、T 细胞过度激活释放大量细胞因子以及长期使用糖皮质激素治疗；上述机制的共同作用导致 SLE 患者的早发冠状动脉粥样硬化和心包、心肌病变的发生和发展。

1. SLE 心包病变 心包病变是 SLE 累及心脏最常见的表现。无症状的心包病变较有症状的心包病变在临床上更为普遍，尸检证实超过 60% 的 SLE 患者心包受累，超声心动图检查发现 37% 的 SLE 病人存在心包受累，其特征为心包积液和心包增厚。心包积液是 SLE 病情活动的一个标志，分为急性或慢性，急性以渗出为主，慢性则为纤维性渗出；伴有摩擦音的干性心包炎患者常主诉胸痛，超声心动图和胸部 CT 检查可发现心包增厚。心包积液多为少量，临床上多数患者无明显症状，这可能与狼疮性心包炎大多为慢性过程有关，但也可以快速进展，产生中量及大量心包积液甚至发生心包压塞。临床出现心包压塞或缩窄性心包炎者罕见，1300 例 SLE 病人的荟萃分析显示心包压塞的发生率 <1%。SLE 心包积液多为黄色渗出液，偶有血性积液，常规检查可见白细胞计数增加，以多核细胞为主，在临床上应与感染性心包炎相鉴别，SLE 的心包积液中可检测出抗核抗体、抗双链 DNA 抗体。超声心动图是检查心包受累非常有用的工具。

2. SLE 早发冠状动脉粥样硬化 SLE 早发冠状动脉粥样硬化的临床表现主要为心绞痛，甚至可出现心肌梗死、心源性猝死。育龄期女性由于存在雌激素的保护作用，较少发生冠状动脉病变，但据国内北京大学第一医院统计，以女性为主的 SLE 患者冠状动脉事件的发生率达到 1.8%，比普通女性人群的冠状动脉事件发生率（最高为 0.11%）高 10 倍。国外一些前瞻性研究显示，SLE 患者有临床症状的冠心病发生率达 6.1%~8.9%，尸体解剖证实的亚临床冠心病发生率高达 22% 及 45%，可见 SLE 患者冠状动脉病变发生率是明显高于健康人群的。SLE 发生冠状动脉病变的病理机制可以是冠状动脉粥样硬化、血管炎、动脉瘤、血栓栓塞、冠状动脉痉挛以及冠状动脉血流缓慢等。发病的危险因素包括 SLE 疾病因素、糖皮质激素的长期应用以及传统危险因素。SLE 也是一种慢性自身免疫性炎症疾病，免疫炎症造成冠状动脉内皮功能受损，激活的单核、巨噬细胞和 T 淋巴细胞释放的大量细胞因子促进动脉粥样硬化形成；另外，多种自身抗体、循环中免疫复合物在血管壁的沉积、补体的激活以及 C 反应蛋白升高等均是内皮受损和发生动脉粥样硬化的重要原因，它们在 SLE 相关早发冠状动脉粥样硬化的发生发展中发挥了重要作用。SLE 伴有抗心磷脂抗体的患者易出现冠状动脉血栓形成，抗心磷脂抗体阳性是冠状动脉粥样硬化的独立预测因子之一。糖皮质激素的长期应用也被证实与 SLE 患者发生动脉粥样硬化相关，糖皮质激素一方面可以通过作用于血浆脂蛋白直接引起动脉粥样硬化，另一方面可导致传统心血管病危险因素（如高血压、高血脂、高低密度脂蛋白血症、低高密度脂蛋白血症、肾功能不全和代谢综合征等）的发病率明显增加。冠脉病变的有创及无创检查包括心脏彩色多普勒超声、普通和动态心电图检查、心肌酶谱和肌钙蛋白检测、核素心肌显像和经皮冠状动脉造影术等，上述检查均可用于临床辅助诊断 SLE 合并冠状动脉病变致心肌缺血。

3. SLE 心肌病变 北京协和医院统计，SLE 心肌受累发生率为 0.52%。受累心肌主要表现心肌炎和心肌病、心肌瘢痕形成和心肌间质结缔组织增生。狼疮性心肌炎 / 心肌病表现与其他原因所致的心肌炎 / 心肌病无明显差异。心肌或心肌内小血管免疫复合物沉积或抗体直接侵袭出现炎症和坏死导致心功能受损。常用的心脏检查主要是无创检查，包括心脏超声、磁共振成像、核素心肌成像及心电图等，但检查结果对病因的鉴别诊断无特异性提示。在评估心脏功能方面心脏超声是一项敏感的、特异的检查，推荐 SLE 患者定期做心脏超声检查。心脏磁共振可显示心肌纤维化、心肌瘢痕形成等表现，辅助诊断心肌病。SLE 合并心肌病变预后差，常常是 SLE 死亡的主要原因之一。SLE 患者心电图 ST-T 异常的检出率为 39.0%。目前认为 ST-T 改变的机制可能与免疫复合物沉积及补体激活造成心内膜损伤及免疫反应引起心肌局部纤维化所致心肌损害有关。

4. SLE 心内膜炎 1924 年 Libman 和 Sacks 首次描述了 SLE 性心内膜炎，表现为无菌性疣状心内膜炎（Libman-sacks 心内膜炎）。Libman-sacks 赘生物与感染性心内膜炎区别之处在于：疣状心内膜炎赘生物紧贴心内膜呈黄褐色或浅红色，扁平或略突起，多位于瓣膜游离缘、瓣叶交界处及瓣环上、主动脉瓣的动脉侧、二尖瓣的房侧和二尖瓣后叶与左心室之间的隐窝，很少附着在腱索、乳头肌或心房、心室壁的内膜上，乳头肌功能不全或断裂罕见。赘生物由增殖和蜕变的细胞构成，含有纤维蛋白、纤维组织、血小板血栓及苏木素小体。其结构可分 3 层：外层为渗出层，含纤维素、核碎片及苏木素小体；中层为毛细血管增生及成纤维细胞；内层为新生的血管结构，有免疫球蛋白及补体沉积，这些病理表现与风湿热及感染性心内膜炎不同。疣状赘生物最常侵犯二尖瓣及三尖瓣，可同时累及多个瓣膜，但瓣环和房室瓣下结构受累少见(1%)，大部分 SLE 瓣膜病变患者可以无临床症状，16%~44% 的患者心脏听诊可闻及收缩期杂音，3% 可闻及舒张期杂音，超声心动图检查发现约 40% 的 SLE 患者合并无菌性疣状心内膜炎，经食管心脏超声（TEE）是发现瓣膜病变最敏感的方法，检出率为 60%~74%，与尸检检出率相仿。最终确诊依赖病理学检查。疣状赘生物偶可脱落引起器官栓塞，主要表现为脑栓塞和外周血管栓塞，少数患者出现严重的瓣膜关闭不全或狭窄，可诱发充血性心力衰竭，如劳力性呼吸困难、夜间阵发性呼吸困难、端坐呼吸等，需要心脏外科手术治疗。也有少数患者并发感染性心内膜炎。

5. SLE 与心律失常　SLE 患者最常见的心律失常为窦性心动过速（22.0%），多与患者发热、贫血、心包炎、心肌炎、心肌病及狼疮病情活动等有关。此外，也可发生室上性心律失常（房性心动过速、心房颤动和心房扑动）、房室传导阻滞和室内传导阻滞等。目前普遍认为母亲血清中的抗 SSA、SSB 抗体可以经胎盘传给胎儿，引起胎儿心脏传导系统炎症和纤维化改变，导致新生儿的先天性心脏传导阻滞，临床多不可逆，严重者可能需永久性人工心脏起搏治疗。对有心律失常的 SLE 患者应常规进行心电图、24 小时动态心电图检查（Holter）。临床上出现严重心律失常可显著影响 SLE 患者的预后。

四、SLE 心脏损害的治疗

首先要积极控制 SLE，在治疗狼疮的同时针对心脏的不同病变采取相应的治疗措施。

1. SLE 的治疗　避免过多的紫外光暴露，使用防紫外线用品；避免过度疲劳，防治感染。注意避孕；尽可能避免使用活疫苗。

(1) 轻型 SLE 的治疗：患者虽有疾病活动，但症状轻微，仅表现为光过敏、皮疹、关节炎或轻度浆膜炎，而无明显内脏损害。药物治疗包括：①非甾体抗炎药（NSAIDs）：可用于控制关节炎，应注意消化道溃疡、出血，肾功能和肝功能等方面的不良反应。②抗疟药：可控制皮疹和减轻光敏感，常用氯喹 0.25g/d 或羟氯喹 0.2~0.4g/d。③沙利度胺：对抗疟药不敏感的顽固性皮损可选用，常用量 50~100mg/d。④小剂量激素（泼尼松≤10mg/d）有助于控制病情。

(2) 中型活动型 SLE 的治疗：个体化糖皮质激素治疗是必要的，通常泼尼松剂量 0.5~1mg/（kg·d），需要联用其他免疫抑制剂，如：①甲氨蝶呤：剂量 7.5~15mg，每周 1 次，主要用于关节炎、肌炎、浆膜炎和皮肤损害为主的 SLE。②硫唑嘌呤：用法 1~2.5mg/（kg·d），常用剂量 50~100mg/d。

(3) 重型 SLE 的治疗：治疗主要分 2 个阶段，即诱导缓解和巩固治疗。诱导缓解目的在于迅速控制病情，阻止或逆转内脏损害，力求疾病完全缓解。常用药物包括：①糖皮质激素：足量糖皮质激素泼尼松 1mg/（kg·d），病情稳定后 2 周或疗程 8 周内，开始以每 1~2 周减 10% 的速度缓慢减量，减至泼尼松 0.5mg/（kg·d）后，减药速度按病情适当调慢；如果病情允许，泼尼松维持治疗的剂量尽量 <10mg。在减药过程中，如果病情不稳定，可暂时维持原剂量不变或酌情增加剂量或加用免疫抑制剂联合治疗。可选用的免疫抑制剂（表 3）包括环磷酰胺、硫唑嘌呤、甲氨蝶呤等。②环磷酰胺 0.5~1.0g/m^2 体表面积，加入生理盐水 250ml 中静脉滴注，每 3~4 周 1 次。多数患者治疗 6~12 个月后病情缓解，而在巩固治疗阶段，常需要继续环磷酰胺冲击治疗，延长用药间歇期至约 3 个月 1 次，维持 1~2 年。③霉酚酸酯（MMF）：常用剂量为 1~2g/d，分 2 次口服。④环孢素：剂量 3~5mg/（kg·d），分 2 次口服。

表 3　各种免疫抑制剂的使用方法和毒副作用

药物	起效时间(月)	常用剂量(mg)	给药途径	毒性反应
甲氨蝶呤	1~2	7.5~20mg/周	口服、肌肉注射、静脉注射	胃肠道症状、口腔炎、皮疹、脱发、骨髓抑制、肝脏毒性，偶有肺间质病变
柳氮磺吡啶	1~2	500~1000mg，每日 3 次	口服	皮疹、胃肠道反应，偶有骨髓抑制。对磺胺过敏者不宜服
来氟米特	1~2	10~20mg,每日 1 次	口服	腹泻、瘙痒、转氨酶升高，脱发、皮疹
氯喹	2~4	250mg，每日 1 次	口服	头晕、头痛、皮疹、视网膜毒性、偶有心肌损害，禁用于窦房结功能不全、传导阻滞者
羟氯喹	2~4	200mg，每日 2 次	口服	偶有皮疹、腹泻，视网膜毒性

续表

药物	起效时间(月)	常用剂量(mg)	给药途径	毒性反应
金诺芬	4~6	3mg,每日 2 次	口服	口腔炎、皮疹、腹泻、骨髓抑制,偶有蛋白尿
硫唑嘌呤	2~3	50~150mg	口服	胃肠道症状、肝功能异常、骨髓抑制
青霉胺	3~6	250~750mg	口服	皮疹、口腔炎、味觉障碍、蛋白尿
环孢素 A	2~4	1~3mg/(kg·d)	口服	胃肠道反应、高血压、肝肾功能损害、齿龈增生及多毛等
环磷酰胺	1~2	1~2mg/(kg·d) 400mg/2~4 周	口服 静脉注射	恶心、呕吐、骨髓抑制、肝功损害、脱发、性腺抑制等

(4) 狼疮危象的治疗:治疗目的在于挽救生命、保护受累脏器、防止后遗症。通常需要大剂量甲泼尼龙冲击治疗:甲泼尼龙 500~1000mg,每天 1 次加入 5% 葡萄糖 250ml,缓慢静脉滴注 1~2 小时,连续 3 天为 1 个疗程,疗程间隔期 5~30 天,间隔期和冲击后需给予泼尼松 0.5~1mg/(kg·d),同时选择免疫抑制剂如环磷酰胺、硫唑嘌呤、甲氨蝶呤等联合应用。针对受累脏器予对症治疗和支持治疗,以帮助患者度过危象。

(5) 其他治疗:国内外的研究进展提示利妥昔(抗 CD20 单克隆抗体)对部分难治性重症 SLE 有效,并有望成为新型 SLE 诱导缓解药物。血浆置换、自体干细胞移植不宜列入 SLE 诊疗常规,应视患者具体情况选择应用。

2. SLE 心脏损害的治疗　正规长期使用糖皮质激素和免疫抑制剂,积极控制 SLE 病情活动是治疗心脏受累的根本措施,同时,相应心脏病变的对症处理也相当重要。

(1) 心包炎:足量糖皮质激素治疗方案对中等量心包积液患者有良好的效果,在治疗过程中应定期进行超声心动图检查,心包积液在 SLE 病情缓解后多自行消失。大量心包积液,除足量糖皮质激素治疗外,可考虑联合使用免疫抑制剂控制 SLE 病情活动。出现心包压塞引起血流动力学障碍的患者,需进行心包穿刺引流术,除外感染等禁忌证后可考虑使用静脉糖皮质激素冲击治疗。对于长期反复发作的大量心包积液,选择糖皮质激素联合免疫抑制剂治疗控制 SLE 病情活动。

(2) 无菌性疣状心内膜炎:Libman-Sacks 心内膜炎一般不需特殊治疗,SLE 病情缓解后大多可随之消失。激素在 SLE 瓣膜病变治疗中的作用尚不明确,有研究指出激素治疗可使赘生物消失,但也可导致瘢痕形成以及二尖瓣后叶和腱索缩短,从而引起瓣膜关闭不全。治疗 SLE 瓣膜病变时,需积极抗感染预防感染性心内膜炎。如果出现严重的瓣膜关闭不全或狭窄,引起心力衰竭,应考虑瓣膜置换手术治疗。机械瓣膜置换术后需要抗凝治疗,曾经出现过非血管炎引起的脑血管或体循环栓塞的瓣膜病变患者需行抗凝治疗,推荐 PT 国际化标准比值 INR 2.5~3.0。

(3) 心肌炎和心力衰竭:大多数心肌炎无需特殊处理,随 SLE 病情控制而缓解。但重症心肌炎需要大剂量糖皮质激素冲击治疗。糖皮质激素治疗能显著改善左心室收缩功能,且接受激素冲击治疗的患者 LVEF 改善更为明显,治疗无效和死亡的患者均未接受激素冲击治疗,提示激素冲击治疗对逆转 SLE 心肌受累的必要性。国外的研究发现,SLE 心肌受损单纯激素治疗组与激素联合环磷酰胺治疗组(包括开始就加用的和由于激素不耐受或抵抗而加用的)比较,两组治疗效果无显著差别,提示心功能改善主要来自糖皮质激素治疗。合并心力衰竭者需要额外给予利尿剂、β- 受体阻滞剂、ACEI/ARB 等药物抗心衰治疗。顽固的终末期心肌病合并心力衰竭患者多合并肾功能不全。《2009 年美国心脏病学会 / 美国心脏协会成人心力衰竭指南》关于终末期心力衰竭心脏移植的建议:血清肌酐 >250μmol/L 或肌酐清除率 <50ml/min 为心脏移植的禁忌证之一,狼疮性心肌病终末期患者接受心脏移植的机会很少。因此,SLE 心肌病变提倡早期诊断、早期治疗。

(4) 心律失常:窦性心动过速无需特殊处理,随 SLE 病情控制可恢复正常。房性心动过速、心房颤动时心率过快可诱发心力衰竭,需要积极治疗,通常选用足量的糖皮质激素。持续性心房颤动需要控制心室率,联合抗凝治疗预防栓塞并发症,同时注意出血并发症。高度或Ⅲ度房室传导阻滞不能恢复者需人工心脏起搏治疗。

(5) 冠状动脉疾病：冠状动脉炎、栓塞与粥样硬化致管腔狭窄的治疗有所不同。血管炎、栓塞主要是糖皮质激素抗感染治疗和抗血小板／抗凝治疗，而动脉粥样硬化致冠状动脉狭窄者，如果出现心肌缺血，药物治疗常不能改善血管狭窄病变，可考虑经皮冠状动脉介入治疗。少数患者冠状动脉病变弥漫，介入治疗困难，需接受冠状动脉旁路移植术，术后积极治疗免疫性炎症对预防冠状动脉再狭窄非常重要。临床发现部分 SLE 患者接受冠状动脉介入治疗后仍反复出现新发冠状动脉狭窄病变，尤其是合并传统危险因素者（如高血压、高血脂、高血糖和肥胖等），应积极控制传统危险因素以免加速冠状动脉硬化的进展，预防冠状动脉血运重建术后血管再狭窄的发生。

(6) SLE 合并肺动脉高压：肺动脉高压的发生率为 5%~14%，是 SLE 的严重并发症。应根据心脏彩色多普勒超声和（或）右心导管肺动脉测压，结合心功能分级（参照纽约心脏协会的心功能评定标准）和 6 分钟步行距离进行评估。肺动脉高压的定义为平均肺动脉压静息状态 >25mmHg（1mmHg=0.33kPa）或运动状态 >30mmHg，重度肺动脉高压压力 >70mmHg。如明确合并其他引起肺动脉高压的疾病，应给予相应处理（改善左心功能、瓣膜手术、氧疗、抗凝及抗感染等）。对 SLE 引起的肺动脉高压，除前述激素、环磷酰胺等基础治疗外，还可选择使用钙通道阻滞剂、前列环素类似物、内皮素受体阻滞剂和 5- 磷酸二酯酶抑制剂治疗。

五、SLE 治疗药物造成的心脏病变

SLE 是一种高度异质性的疾病，临床医生应根据病情的轻重程度掌握好治疗的风险与效益之比。SLE 治疗过程中使用的免疫抑制剂也可以造成心脏病变，因此要清楚药物的不良反应。

1. 环磷酰胺（cyclophosphamide，CTX）　CTX 的心脏毒性较少见，多发生在大剂量使用时，可引起心肌病、心包炎、甚至是致死性充血性心力衰竭。常规剂量的 CTX 不产生心肌副作用，但 CTX 每日剂量大于 $1.55g/m^2$ 体表面积或总剂量 >120~720mg/kg 时，约 20% 的患者出现心电图改变，约 40% 的患者出现血清心肌酶谱（CK、SGOT 和 LDH）升高，有报道称超过 150mg/（kg·d）的 CTX 诱发急性左心功能衰竭可有生命危险。CTX 的心脏毒性多发生于首次给药 15 日以内，心电图示低电压，胸片示心脏增大，超声心动图检查示部分心室壁缩短率降低、舒张末期容积增加和心包积液，病理常示出血性心肌坏死及心包炎改变。联合化疗、既往有充血性心力衰竭等心脏病病史、电解质失衡（如低钾血症和低镁血症）和基础射血分数小于 50% 等都是 CTX 产生心脏毒性的危险因素。因此，在应用大剂量 CTX 时应特别警惕，避免与心脏毒性药物合用，加强监测。CTX 治疗时可适当加用保护心肌的药物(如磷酸肌酸等)，及时纠正水电解质平衡紊乱。对 CTX 所致的充血性心力衰竭，可采用地高辛、利尿剂和 ACEI 等治疗。

2. 氯喹　氯喹是治疗系统性红斑狼疮的常用药物。临床长期应用可造成心脏损害。最常见的为三度房室传导阻滞，通常见于长期服用（平均 7~25 年）氯喹的患者。此外，氯喹还可造成心肌病变。氯喹的心肌病变不同于狼疮活动的心肌病变，光镜下可以发现心肌细胞扩张、心肌纤维结构破坏，但没有炎症细胞浸润和血管炎；电镜下，在细胞质中找到大量弯曲小体（curvilinear body）是氯喹心肌病变的特征性改变。因此，长期服用氯喹需要定期行心脏检查，包括心电图和超声心动图，如果出现心功能不全或较严重的心脏传导系统损害，应尽早停用以防急性心血管事件的发生。

3. 糖皮质激素　糖皮质激素是控制 SLE 病情的核心治疗药物，需要长期服用。糖皮质激素治疗相关的高脂血症、高血压和糖尿病是动脉粥样硬化的危险因素。在皮质类固醇制剂问世前，SLE 与动脉粥样硬化并无确切的关系。然而，经用药物治疗后，血清甘油三酯、低密度脂蛋白水平均明显增高，且其血清水平与使用类固醇激素的剂量、时间呈正相关，提示糖皮质激素的用量与冠心病的发生相关。建议使用糖皮质激素治疗过程中检测血压、血糖、血脂水平以便及时给予相应对症处理。接受长期大剂量糖皮质激素治疗的患者更易继发感染，甚至并发感染性心内膜炎，在临床上值得关注。大剂量糖皮质激素造成的水钠潴留也是加重心力衰竭的一个因素，可联合应用小剂量螺内酯来减少肾小管钠重吸收。

（任昊　许顶立）

参 考 文 献

[1] 中华医学会风湿病学分会．系统性红斑狼疮诊断及治疗指南．中华风湿病学杂志，2010，14(5):342-346.

[2] 孙堞贤，李春华．系统性红斑狼疮心脏受累的诊治进展．心血管病学进展，2011，32(9):636-639.

[3] 郝燕捷，张卓莉，丁文惠，等．系统性红斑狼疮合并冠心病的临床特点及危险因素研究．中华风湿病学杂志，2011，15(5):314-318.

[4] 祁莉萍，张文，严晓伟．系统性红斑狼疮合并心肌受累病例分析．中华心血管病杂志，2008，36(4):317-319.

[5] McMahon M, Skaggs B. Pathogenesis and treatment of atherosclerosis in lupus. Rheum Dis Clin North Am, 2014, 40(3):475-495.

[6] Kruzliak P, Novak M, Piler P, et al. Pericardial involvement in systemic lupus erythematosus: current diagnosis and therapy. Acta Cardiol, 2013, 68(6):629-633.

[7] Miner JJ, Kim AH. Cardiac manifestations of systemic lupus erythematosus. Rheum Dis Clin North Am, 2014, 40(1):51-60.

[8] Knight JS, Kaplan MJ. Cardiovascular disease in lupus: insights and updates. Curr Opin Rheumatol, 2013, 25(5):597-605.

[9] Nailú AS, Priscila AC, Simone A. Risk Factors in Cardiovascular Disease in Systemic Lupus Erythematosus. Curr Cardiol Rev, 2013, 9(1):15-19.

心肌淀粉样变性的病例诊断与分析

淀粉样变性是一种全身性疾病，病理学基础为细胞外间质淀粉样物质沉积，部分类型可累及心脏。心脏受累是患者预后不良的重要预测因素，可表现为舒张性及收缩性心力衰竭、心律失常、栓塞事件及猝死。早期明确心肌淀粉样变性诊断及其类型对治疗选择及患者预后具有重要影响。

一、病例资料

患者，男性，73岁，主因阵发性呼吸困难1年，加重3个月入院。患者1年前无明显诱因出现活动中呼吸困难，伴夜间阵发性呼吸困难、双下肢可凹性水肿、腹胀及尿量减少，未诊治，3个月前上述症状加重，轻微活动既可诱发呼吸困难。既往高血压病史3年，血压最高达150/90mmHg，服药控制于120/70mmHg。入院查体：心率46次/分，血压120/65mmHg，双肺呼吸音清，未闻及干湿性啰音，心界不大，心律齐，未闻及杂音，腹软，右肋缘下4cm可触及肝脏，质软，无压痛，双下肢对称性可凹性轻度水肿。检验结果示：白细胞 7.66×10^{9}/L，中性粒细胞75.6%，红细胞 3.83×10^{12}/L，血红蛋白123g/L，血小板 200×10^{9}/L，白蛋白35.3g/L，总胆红素25.1μmol/L，结合胆红素9.67μmol/L，碱性磷酸酶200U/L，γ谷氨酰转肽酶310U/L，肌酐56.6μmol/L，钠135.3mmol/L，钾3.4mmol/L，B型钠酸肽496pg/ml，超敏肌钙蛋白0.22ng/ml。心电图示：结性逸搏心律，心室率46次/分，胸导低电压。胸片示：双侧胸腔积液。肝、胆、胰、脾、肾超声示：淤血肝，胆囊壁增厚，腹腔积液。超声心动图示：右心、左房增大（左心房42mm，右心房56mm，左室舒末内径48mm，左室收末内径32mm，右室前后径22.9mm，流出道30mm），左室肥厚（室间隔厚度13mm，左室后壁厚度13mm），左室射血分数65%，三尖瓣反流（中度），二尖瓣反流（轻度）。心脏磁共振（CMR）示：右心增大，左室增大，左右心室室壁增厚，左右心房及左右心室弥漫性全层片状及条状延迟强化病灶，心包积液。患者入院后考虑心肌淀粉样变性诊断可能性大，并最终确诊。回顾本病例，如何分析患者有本疾病可能，进一步应完善何种检查以明确诊断？下面就心肌淀粉样变性的诊断进行综述。

二、心肌淀粉样变性的诊断

1. 分类　累及心脏的淀粉样变性包括免疫球蛋白轻链（AL）型淀粉样变性、家族性淀粉样变性、老年性系统性淀粉样变性（SSA）、单纯心房性淀粉样变性及继发性淀粉样变性，其中以AL型淀粉样变性最为常见。

2. 临床表现　心肌淀粉样变性患者的临床表现包括心脏淀粉样物质浸润表现及心脏外器官淀粉样变性表现。心脏外器官病变表现不仅为淀粉样变性的诊断提供线索，有时还可提示淀粉样变性的类型。

约25% AL型淀粉样变性患者确诊时存在有症状的心脏淀粉样变性。心脏淀粉样变性的典型临床表现为充血性心力衰竭的症状及体征。淀粉样物质在心肌沉积所致的室壁增厚最初造成心室充盈异常，晚期则伴随收缩功能下降。本疾病累及左右心室，通常表现为全心衰，但以右心衰症状为主[1]，常见的症状体征包括呼吸困难、疲劳、外周水肿、肝淤血及颈静脉压升高。其他心脏受累表现包括胸痛、心悸、晕厥、猝死、多浆膜腔积液及低血压等，其中胸痛与冠状动脉小血管病变相关，淀粉样物质沉积可导致患者血流储备减低，从而出现心绞痛症状[2]。心悸及晕厥则提示可能存在心律失常，因为淀粉样物质不仅沉积于心肌，也存在于心脏传导系统，导致传导阻滞等心律失常。心脏AL型淀粉样变性患者最常见的两种死亡原因为心力衰竭及心源性猝死[3]，后者多由于电机械分离，而非室性心律失常[4]。患者还可出现多浆膜腔积液，其形成机制不仅是心力衰竭所致的淤血，还与浆膜淀粉样物质沉积相关[5]。低血压则与心功能异常所致的低心排量及自主神经病变所致的缩血管功能异常相关[6]。

淀粉样变性可能出现的心脏外表现很多，起病时可能难以将各个看似不相关的症状联系起来。最常见临床表现为肾病综合征合并/不合并肾功能不全、感觉和（或）运动外周神经病及肝大。疲劳及体重减轻也是本疾病常见症状,但缺乏特异性。约半数患者诊断 AL 型淀粉样变性时有肾脏受累表现,主要为肾小球病变所致的肾病综合征,其常见症状为水肿及浆膜腔积液,也可因利尿治疗引起直立性低血压。消化系统方面,巨舌强烈提示 AL 型淀粉样变性诊断,可引起呼吸道梗阻、睡眠呼吸暂停及进食困难,但仅 10% 患者出现此体征[7]。胃肠道受累症状包括早饱、腹泻、恶心、吸收障碍、体重下降、肠穿孔及直肠出血,约 25% 患者出现肝大,原因可能为肝脏淀粉样物质浸润,或由心肌淀粉样变性导致心力衰竭引起的静脉淤血,临床上难以进行两者的鉴别。神经系统病变出现于约 15% 的 AL 型淀粉样变性患者,主要表现为对称性外周感觉神经病变,如感觉异常、麻木及疼痛等,腕管综合征常于其他症状之前出现。有时患者也出现不同程度的自主神经病变,表现为直立性低血压、勃起障碍及胃肠动力紊乱等。血液系统方面,约 1/3 患者在疾病进展过程中出现出血症状,半数患者可检测出凝血功能异常,其原因包括血管脆性增加及淀粉样物质与维生素 K 依赖性凝血因子结合,形成华法林样作用。最常见表现为紫癜,其中眶周紫癜(网球拍眼)为特征性体征,但也有部分患者于肝肾活检后出现危及生命的出血事件。其他系统表现包括皮肤软组织增厚、血清阴性关节病、溶骨性改变、声音嘶哑、肾上腺或甲状腺功能减退及淋巴结肿大等。家族性淀粉样变性主要表现为神经病变[8],SSA 的心脏外表现主要为腕管综合征[1],肾脏及肺脏受累较少。继发性淀粉样变性伴随着慢性炎症状态,故存在原发疾病的症状体征,而肾脏及心脏受累非常少见[9]。

3. 实验室检查　疑诊淀粉样变性的患者应常规进行肌酐、尿素氮、转氨酶、血糖、甲状腺功能、C 反应蛋白、全血细胞分析、凝血、血清及尿液中异常单克隆免疫球蛋白的检验。由于很多 AL 型淀粉样变性患者异常蛋白量少,常规血清蛋白电泳检查不能显示单克隆条带[10],因此应选用敏感性更高的免疫固定法进行检测,但即使应用本方法,仍有 20% 患者的异常蛋白不能被检测出[11]。但对于继发性及家族性淀粉样变性患者,免疫组化检查具有重要的诊断及排除诊断意义。

血清免疫球蛋白游离轻链(FLC)检测是目前 AL 型淀粉样变性最重要的实验室检测方法,κ 及 λ FLC 水平的定量检测在发现循环中异常蛋白方面的敏感性可达免疫固定法的 10 倍[12],阳性率可达 98%,正常的 FLC 水平可基本排除 AL 型淀粉样变性诊断。本检测方法不仅协助诊断,还可用于预后判断及随访[13]。除 κ 及 λ FLC 水平的定量检测,还应对 κ 与 λ 的比例进行常规检测,异常蛋白单克隆升高会改变 FLC 比例,而当患者肾功能受损时,FLC 半衰期延长,血清 κ 及 λ FLC 水平也可明显升高,但两者比例不变。单克隆 FLC 异常不仅见于 AL 型淀粉样变性,还可见于多发性骨髓瘤,50% 的意义不明的单克隆丙球蛋白病,和 5%~10% 的老年人[14]。相对于多发性骨髓瘤,AL 型淀粉样变性 λ 高于 κ 水平更常见于,λ 与 κ 比例约为 3∶1[15]。意义不明的单克隆丙球蛋白病患者 FLC 比例异常较 AL 型淀粉样变性少见[16]。

不同类型淀粉样变性可出现类似的临床表现,DNA 检测可用于 AL 型淀粉样变性与遗传性淀粉样变性的鉴别。常染色体显性遗传系统性淀粉样变患者的基因变异多位于转甲状腺素蛋白、纤维蛋白原 A-α 链、溶菌酶、载脂蛋白 A-I、载脂蛋白 A2、凝溶胶蛋白、胱氨酸蛋白酶抑制剂 C 及 β2- 微球蛋白。由于不完全外显性,此类患者可能没有明确的家族史。

心肌标志物的检测在患者心肌受累诊断、预后判断、治疗方法选择及治疗反应监测方面均具有重要作用。美国国家癌症综合网(NCCN)及英国血液学标准委员会(BCSH)[17]在《2015 年关于 AL 型淀粉样变性指南》中,均将 NT-proBNP 水平列为心肌受累的判断标准。部分心肌淀粉样变性患者 NT-proBNP 的升高幅度与充血性心力衰竭症状严重程度不成比例[18],其原因可能为 NT-proBNP 的升高不仅源于心力衰竭,还与细胞外淀粉样物质沉积挤压心肌细胞,导致激素分泌相关。AL 型淀粉样变性患者的肌钙蛋白与 NT-proBNP/BNP 水平与预后相关,可用于器官受累严重程度分级、高剂量化疗和自体干细胞移植(ASCT)疗效及风险评估[19,20]。Mayo 诊所分级方法根据患者 NT-proBNP(临界值 332ng/L)或 BNP(临界值 100ng/L)及肌钙蛋白(临界值 0.035μg/L)水平进行分级,高危(Ⅲ期,两种生物标记物均升高),中危(Ⅱ期,至少一种生物标记物高于临界值),低危(Ⅰ期,两种生物标记物均低于临界值)。超敏肌钙蛋白是更敏感的心肌损伤生物标记物,近期另一种分类方法将超敏肌钙蛋白(临界值 50ng/L)与 NT-proBNP 结合进行预后判断[21]。根据患者 NT-proBNP 水平变化,还可进行治疗反应判断,化疗初期 NT-proBNP 下降 30% 的患者无事件生存率显著升高[22]。

4. 心电图(ECG)　90% 心肌淀粉样变性患者 ECG 出现异常,最常见表现为 QRS 低电压及假梗死样改变。典型的QRS低电压(肢体导联QRS振幅≤0.5mV或胸前导联QRS振幅≤1.0mV)出现于46%~71%的AL型心肌淀粉样变性患者[23]。这与影像学检查显示的左室壁明显增厚相矛盾,低电压提示细胞外淀粉样物质沉积,而非心肌细胞的肥大,如高血压性心脏病或肥厚性心肌病病理所见。因此,超声心动图中的左室壁增厚结合ECG所示的低电压强烈提示浸润性疾病,特别是AL型或家族性淀粉样变性[24]。假梗死样改变可见于一半患者,多出现于前壁胸前导联,约25%患者同时出现低电压及假梗死样改变[23]。

在心律失常方面,患者窦房结功能通常无异常[25],但淀粉样物质浸润可导致希氏束下传时间明显延长。因此多数患者ECG为窦性心律,也可出现心房颤动(15%)、传导阻滞(左束支传导阻滞、右束支传导阻滞、Ⅱ度或Ⅲ度房室传导阻滞)或室性心动过速(5%)。近期一项研究提示,心脏受累的AL型淀粉样变性患者较心脏未受累者出现碎裂QRS波可能大,出现碎裂QRS波者较QRS波正常者死亡率高,并且此预测作用独立于QRS波宽度、QTc、NT-proBNP水平及左室壁厚度。但碎裂QRS波并非心肌淀粉样变性的特异性表现,可见于任何病因的严重心肌损伤。SSA患者ECG电压可正常,多见左前分支阻滞[3]、心房颤动及心房扑动。心肌淀粉样变性患者信号平均ECG及24小时动态ECG可见心脏变应性降低,并与患者猝死风险相关[26,27]。

5. 超声心动图(UCG) UCG检查在心肌淀粉样变性诊断中具有重要作用,可通过本检查了解患者心脏结构及功能。左室壁明显增厚、左室不扩大、限制性充盈、双房扩大、瓣膜增厚及心包积液等表现同时出现提示心肌淀粉样变性诊断,但无特异性,而且典型表现仅见于疾病晚期[28],因此不可仅依据UCG结果进行本疾病诊断,应结合患者临床表现及其他检查结果进行解读。同时超声也不能鉴别淀粉样变的类型。

淀粉样物质沉积通常表现为心室壁向心性增厚,早期有时仅表现为室间隔增厚。左室壁增厚也可见于高血压性心脏病、肥厚性心肌病和其他浸润性心肌病。左右心室壁均增厚同时ECG无高电压表现,提示心肌浸润性疾病可能性大,其中淀粉样变最为常见[29]。心肌淀粉样变性患者的心室壁回声反射性增强,可表现为增强的颗粒状光点,但此表现特异性不强,也可见于导致心室壁肥厚的其他疾病。心室充盈压升高所致的心房扩大是常见表现,其中左心房扩大是AL型淀粉样变性患者预后不良的独立预测因素[30],但非心肌淀粉样变特异性表现。部分患者可见心房血栓,相对于其他类型的淀粉样变性患者,AL型淀粉样变性患者心房颤动发生率较低,但心脏内血栓及致命性栓塞事件发生率较高[31]。在疾病晚期,心房壁的严重受累可导致心房电机械分离,因此窦性心律患者也可出现心房血栓[32]。淀粉样物质可沉积于心脏各部位,部分晚期患者可出现瓣膜增厚,瓣膜增厚导致的反流通常不会引起严重的血流动力学变化[10]。有些个案报道收缩期二尖瓣前叶的前向运动,导致左室流出道梗阻,但很罕见[33]。40%~60%患者出现心包积液[34],通常量少,是预后不良的独立预测因素[35],主要源于右房压力升高,淀粉样物质的心包浸润也具有一定作用。

舒张功能障碍是心肌淀粉样变性的特征性表现,左心室的限制性充盈提示心室顺应性下降及充盈压升高,但此表现仅出现于疾病晚期舒张功能严重受损时。因此未出现限制性充盈表现并不能排除淀粉样变性诊断。在疾病早期,射血分数所代表的左心室整体收缩功能无明显异常,但二尖瓣环位移、速度或心肌变形成像可显示纵向收缩功能异常。相对于其他射血分数保留的左心室肥厚性疾病,本疾病的左心室纵向收缩功能下降更为显著[36]。超声新技术方面,长轴应变及2D整体长轴应变与AL型淀粉样变性患者NT-proBNP水平相关,是患者预后的独立预测因素[37]。相对于其他疾病引起的左室肥厚,AL型淀粉样变性患者2D斑点追踪显像中基底段应变及长轴节段间应变变化率较低,可借此特点进行左室肥厚患者的病因鉴别[38]。

6. 心脏磁共振成像(CMR) 近年CMR成为诊断心肌淀粉样变性的重要影像学检查。相对于UCG,CMR对心室厚度及容积的检测更准确,并且可显示双房扩大、房间隔增厚、心包积液及左心室充盈(周相速度绘图)[39],对浸润性心肌病诊断的敏感性更强,可鉴别其他引起左室壁增厚的疾病。CMR最主要和独特的优势是利用钆剂延迟显像(LGE)显示心肌病变。钆剂分布于心肌间质,心肌淀粉样变性患者正常心肌被淀粉样物质替代,因此心脏间质容积增大,钆剂在组织中滞留时间延长,出现LGE。LGE在心肌淀粉样变性患者中的阳性率为69%~97%[40]。首个在心肌淀粉样变性患者中进行LGE检测的研究提示本疾病特点为弥漫的心内膜下LGE[41],但随后其他研究显示本疾病LGE可表现为多种形式,局限性或弥漫性,心内膜下或透壁形式均可出现[42]。其中80%~85%患者LGE分布形式为弥漫性心内膜下或透壁,为典型的

CMR表现。近期研究显示LGE可显示UCG不能显示的早期心肌病变，LGE的出现及特征与患者临床表现、心脏功能及生物标记物水平相关。在预后的预测方面，T1像的作用可能大于LGE，因T1像对心肌间质淀粉样物质负荷的判断更准确[41]。

7. 右心导管检查 由于目前影像学检查可提供心脏结构及功能的准确数据，侵入性心脏检查仅用于同时行心内膜活检或需排除缩窄性心包炎诊断时。左右心导管检查可确定典型严重心肌淀粉样变性患者的限制性血流动力学改变，其特征性改变为心室舒张压的快速持续升高（平方根征），舒张晚期心室与心房压力相等。缩窄性心包炎可见类似表现，但左右心室舒张末期压力差小于5mmHg，右室收缩压小于50mmHg，右室舒张末压/收缩压大于1/3。区别限制性与缩窄性病变的最重要血流动力学特征是限制性心肌病心室收缩期压力与呼吸变化一致，而缩窄性心包炎左右心室压力曲线与呼吸运动不一致。

8. 单光子发射计算机断层成像术（SPECT） 放射性核素示踪血清淀粉样P物质（SAP）断层显像可评估全身淀粉样物质负荷[43]。血清淀粉样P物质是五聚体蛋白家族中的一种血浆糖蛋白，可浓聚于所有类型的淀粉样沉积物中[44]。静脉输注^{123}I-标记的P物质分布于循环及淀粉样物质结合的SAP中，可在γ射线下显影并进行定量检测，由此了解淀粉样物质在全身沉积部位及严重程度。当淀粉样前体蛋白减少时，SAP断层显像也可显示淀粉样物质浸润减少。但SAP断层显像不能应用于运动中的心脏，同时放射性核素标记的P物质为血制品，有感染传染性疾病可能。^{99}m-Tc-抑肽酶对心肌淀粉样变性特异性强，但目前尚缺乏足够研究支持其在诊断及预后判断中的作用。近期研究发现家族性淀粉样变性患者心肌可摄取一种应用于骨扫描的放射性核素示踪剂^{99}Tc-DPD，而AL型淀粉样变心肌几乎不摄取示踪剂，因此本检测方法可能成为鉴别不同类型心肌淀粉样变性的有效非侵入性检查[45]。

9. 组织活检与病理学检查 出于安全性考虑，应首先进行心脏外组织的活检。50%~80%临床疑诊患者经腹部皮下脂肪、直肠或唇腺活检可确定诊断，但由于本方法敏感性较低，阴性结果不能排除淀粉样变性诊断。若临床考虑淀粉样变诊断可能性大，而非特性组织活检为阴性，应进一步行受侵器官或组织活检（如肾脏、肝脏或外周神经）。心脏外活检阳性与典型UCG或CMR表现相结合可基本确定心肌淀粉样变性诊断，无须进行心脏活检[46]。若心脏外活检为阴性，但其他检查提示心肌淀粉样变性可能大，应进行心内膜活检。淀粉样物质刚果红染色阳性，偏振光显微镜下呈苹果绿双折射。沉积量少时，可应用天狼星红染色等其他检测方式。电子显微镜检查常作为补充性检查方法[47]。

确定存在淀粉样物质沉积后，需确定淀粉样物质种类以决定治疗方案。甲醛固定石蜡包埋组织以免疫过氧化物酶染色，或新鲜冰冻组织以免疫荧光染色进行淀粉样物质分类。因免疫过氧化物酶染色阳性率较低，推荐进行免疫荧光染色方式进行检测[48]。将淀粉样物质从活检组织中分离并进行氨基酸测序可确定患者淀粉样物质种类并发现遗传型淀粉样变的基因异常。质谱分析法与激光显微切割相结合，可利用甲醛固定标本在多数患者中确定淀粉样物质种类[49,50]。多维蛋白质鉴定技术可利用脂肪抽吸标本进行淀粉样物质种类鉴别[51]。

确诊AL型淀粉样变性后，应常规行骨髓活检以排除多发性骨髓瘤。非多发性骨髓瘤患者骨髓活检通常正常或仅有浆细胞比例轻度升高。近期研究显示，AL型淀粉样变性患者中97%免疫分型检查可发现单克隆浆细胞，81%原位荧光杂交（FISH）检查异常，但仍需进一步试验证据支持。

三、总　　结

回顾上述病例，其特点为老年男性，慢性起病，主要表现为舒张性心力衰竭伴心律失常，ECG所示低电压与UCG显示的左室壁增厚不匹配，CMR可见房室心肌全层弥漫纤维化，强烈提示有心肌淀粉样变性可能，故入院后经进一步完善蛋白电泳及组织活检等检查明确诊断。

因此，表现为限制性心肌病的患者合并巨舌、紫癜及蛋白尿等表现时，应考虑有淀粉样变性可能，出现与心室增厚矛盾的低电压则强烈提示本疾病可能，完善异常蛋白的免疫组化及病理学检查可明确诊断。对于明确诊断淀粉样变性的患者，NCCN关于系统性轻链淀粉样变性的指南中建议以ECG、UCG、CMR（必要时）及胸部X线检查评估患者心脏情况。心脏受累判断标准为UCG平均室壁厚度>12mm并排除其他引起室壁增厚的原因，NT-proBNP>332ng/L（无肾衰竭或心房颤动）。BCSH关于《AL型淀粉样变性诊断及检查的指南》判断标准与之相似，NT-proBNP 临界值为 39pmol/L。应尽早明确患者心脏受累情况，以进行风险分层并指导进一步治疗。

（戴天医　刘小慧）

参考文献

[1] Falk RH, Dubrey SW. Amyloid heart disease. Prog Cardiovasc Dis, 2010, 52(4): 347-361.

[2] Mueller PS, Edwards WD, Gertz MA. Symptomatic ischemic heart disease resulting from obstructive intramural coronary amyloidosis. Am J Med, 2000, 109(3): 181-188.

[3] Selvanayagam JB, Hawkins PN, Paul B, et al. Evaluation and management of the cardiac amyloidosis. J Am Coll Cardiol, 2007, 50(22): 2101-2110.

[4] Kristen AV, Dengler TJ, Hegenbart U, et al. Prophylactic implantation of cardioverter-defibrillator in patients with severe cardiac amyloidosis and high risk for sudden cardiac death. Heart Rhythm, 2008, 5(2): 235-240.

[5] Berk JL, Keane J, Seldin DC, et al. Persistent pleural effusions in primary systemic amyloidosis: etiology and prognosis. Chest, 2003, 124(3): 969-977.

[6] Bernardi L, Passino C, Porta C, et al. Widespread cardiovascular autonomic dysfunction in primary amyloidosis: does spontaneous hyperventilation have a compensatory role against postural hypotension? Heart, 2002, 88(6): 615-621.

[7] Guidelines Working Group of UK Myeloma Forum, British Commitee for Standards in Haematology, British Society for Haematology. Guidelines on the diagnosis and management of AL amyloidosis. Br J Haematol, 2004, 125(6): 681-700.

[8] Rapezzi C, Longhi S, Milandri A, et al. Cardiac involvement in hereditary-transthyretin related amyloidosis. Amyloid, 2012, 19(Suppl 1): 16-21.

[9] Dubrey SW, Cha K, Simms RW, et al. Electrocardiography and Doppler echocardiography in secondary (AA) amyloidosis. Am J Cardiol, 1996, 77(4): 313-315.

[10] Dubrey SW, Hawkins PN, Falk RH. Amyloid diseases of the heart: assessment, diagnosis, and referral. Heart, 2011, 97(1): 75-84.

[11] Gertz MA, Comenzo R, Falk RH, et al. Definition of organ involvement and treatment response in immunoglobulin light chain amyloidosis (AL): a consensus opinion from the 10th International Symposium on Amyloid and Amyloidosis, Tours, France, 18-22 April 2004. Am J Hematol, 2005, 79(4): 319-328.

[12] Abraham RS, Katzmann JA, Clark RJ, et al. Quantitative analysis of serum free light chains. A new marker for the diagnostic evaluation of primary systemic amyloidosis. Am J Clin Pathol, 2003, 119(2): 274-278.

[13] Dispenzieri A, Lacy MQ, Katzmann JA, et al. Absolute values of immunoglobulin free light chains are prognostic in patients with primary systemic amyloidosis undergoing peripheral blood stem cell transplantation. Blood, 2006, 107(8): 3378-3383.

[14] Kyle RA, Therneau TM, Rajkumar SV, et al. Long-term follow-up of 241 patients with monoclonal gammopathy of undetermined significance: the original Mayo Clinic series 25 years later. Mayo Clin Proc, 2004, 79(7): 859-866.

[15] Katzmann JA, Abraham RS, Dispenzieri A, et al. Diagnostic performance of quantitative kappa and lambda free light chain assays in clinical practice. Clin Chem, 2005, 51(5): 878-881.

[16] Rajkumar SV, Kyle RA, Therneau TM, et al. Presence of monoclonal free light chains in the serum predicts risk of progression in monoclonal gammopathy of undetermined significance. Br J Haematol, 2004, 127(3): 308-310.

[17] Gillmore JD, Wechalekar A, Bird J, et al. Guidelines on the diagnosis and investigation of AL amyloidosis. Br J Haematol, 2015, 168(2): 207-218.

[18] Nordlinger M, Magnani B, Skinner M, et al. Is elevated plasma B-natriuretic peptide in amyloidosis simply a function of the presence of heart failure? Am J Cardiol, 2005, 96(7): 982-984.

[19] Dispenzieri A, Gertz MA, Kyle RA, et al. Serum cardiac troponins and N-terminal pro-brain natriuretic peptide: a staging system for primary systemic amyloidosis. J Clin Oncol, 2004, 22(18): 3751-3757.

[20] Dispenzieri A, Gertz MA, Kyle RA, et al. Prognostication of survival using cardiac troponins and N-terminal pro-brain natriuretic peptide in patients with primary systemic amyloidosis undergoing peripheral blood stem cell transplantation. Blood, 2004, 104(6): 1881-1887.

[21] Kristen AV, Giannitsis E, Lehrke S, et al. Assessment of disease severity and outcome in patients with systemic light-chain amyloidosis by the high-sensitivity troponin T assay. Blood, 2010, 116(14): 2455-2461.

[22] Palladini G, Lavatelli F, Russo P, et al. Circulating amyloidogenic free light chains and serum N-terminal natriuretic peptide type B decrease simultaneously in association with improvement of survival in AL. Blood, 2006, 107(10): 3854-3858.

[23] Murtagh B, Hammill SC, Gertz MA, et al. Electrocardiographic findings in primary systemic amyloidosis and biopsy-proven cardiac involvement. Am J Cardiol, 2005, 95(4): 535-537.

[24] Dubrey SW, Cha K, Anderson J, et al. The clinical features of immunoglobulin light-chain (AL) amyloidosis with heart involvement. QJM, 1998, 91(2): 141-157.

[25] Reisinger J, Dubrey SW, Lavalley M, et al. Electrophysiologic abnormalities in AL (primary) amyloidosis with cardiac involvement. J Am Coll

Cardiol, 1997, 30(4): 1046-1051.

[26] Dubrey SW, Bilazarian S, LaValley M, et al. Signal-averaged electrocardiography in patients with AL (primary) amyloidosis. Am Heart J, 1997, 134(6): 994-1001.

[27] Reyners AK, Hazenberg BP, Reitsma WD, et al. Heart rate variability as a predictor of mortality in patients with AA and AL amyloidosis. Eur Heart J, 2002, 23(2): 157-161.

[28] Cueto-Garcia L, Tajik AJ, Kyle RA, et al. Serial echocardiographic observations in patients with primary systemic amyloidosis: an introduction to the concept of early (asymptomatic) amyloid infiltration of the heart. Mayo Clin Proc, 1984, 59(9): 589-597.

[29] Klein AL, Hatle LK, Taliercio CP, et al. Serial Doppler echocardiographic follow-up of left ventricular diastolic function in cardiac amyloidosis. J Am Coll Cardiol, 1990, 16(5): 1135-1141.

[30] Mohty D, Pibarot P, Dumesnil JG, et al. Left atrial size is an independent predictor of overall survival in patients with primary systemic amyloidosis. Arch Cardiovasc Dis, 2011, 104(12): 611-618.

[31] Feng D, Edwards WD, Oh JK, et al. Intracardiac thrombosis and embolism in patients with cardiac amyloidosis. Circulation, 2007, 116(21): 2420-2426.

[32] Feng D, Syed IS, Martinez M, et al. Intracardiac thrombosis and anticoagulation therapy in cardiac amyloidosis. Circulation, 2009, 119(18): 2490-2497.

[33] Oh JK, Tajik AJ, Edwards WD, et al. Dynamic left ventricular outflow tract obstruction in cardiac amyloidosis detected by continuous-wave Doppler echocardiography. Am J Cardiol, 1987, 59(9): 1008-1010.

[34] Siqueira-Filho AG, Cunha CL, Tajik AJ, et al. M-mode and two-dimensional echocardiographic features in cardiac amyloidosis. Circulation, 1981, 63(1): 188-196.

[35] Bellavia D, Pellikka PA, Al-Zahrani GB, et al. Independent predictors of survival in primary systemic (Al) amyloidosis, including cardiac biomarkers and left ventricular strain imaging: an observational cohort study. J Am Soc Echocardiogr, 2010, 23(6): 643-652.

[36] Ha JW, Ommen SR, Tajik AJ, et al. Differentiation of constrictive pericarditis from restrictive cardiomyopathy using mitral annular velocity by tissue Doppler echocardiography. Am J Cardiol, 2004, 94(3): 316-319.

[37] Buss SJ, Emami M, Mereles D, et al. Longitudinal left ventricular function for prediction of survival in systemic light-chain amyloidosis: incremental value compared with clinical and biochemical markers. J Am Coll Cardiol, 2012, 60(12): 1067-1076.

[38] Phelan D, Collier P, Thavendiranathan P, et al. Relative apical sparing of longitudinal strain using two-dimensional speckle-tracking echocardiography is both sensitive and specific for the diagnosis of cardiac amyloidosis. Heart, 2012, 98(19): 1442-1448.

[39] To AC, Desai MY. Role of cardiac magnetic resonance imaging in assessing ischemic and nonischemic cardiomyopathies. Expert Rev Cardiovasc Ther, 2012, 10(2): 223-233.

[40] Perugini E, Rapezzi C, Piva T, et al. Non-invasive evaluation of the myocardial substrate of cardiac amyloidosis by gadolinium cardiac magnetic resonance. Heart, 2006, 92(3): 343-349.

[41] Maceira AM, Joshi J, Prasad SK, et al. Cardiovascular magnetic resonance in cardiac amyloidosis. Circulation, 2005, 111(2): 186-193.

[42] Syed IS, Glockner JF, Feng D, et al. Role of cardiac magnetic resonance imaging in the detection of cardiac amyloidosis. JACC Cardiovasc Imaging, 2010, 3(2): 155-164.

[43] Lachmann HJ, Booth DR, Booth SE, et al. Misdiagnosis of hereditary amyloidosis as AL (primary) amyloidosis. N Engl J Med, 2002, 346(23): 1786-1791.

[44] Merlini G, Bellotti V. Molecular mechanisms of amyloidosis. N Engl J Med, 2003, 349(6): 583-596.

[45] de Haro-del Moral FJ, Sánchez-Lajusticia A, Gómez-Bueno M, et al. Role of cardiac scintigraphy with ^{99}mTc-DPD in the differentiation of cardiac amyloidosis subtype. Rev Esp Cardiol (Engl Ed), 2012, 65(5): 440-446.

[46] Guy CD, Jones CK. Abdominal fat pad aspiration biopsy for tissue confirmation of systemic amyloidosis: specificity, positive predictive value, and diagnostic pitfalls. Diagn Cytopathol, 2001, 24(3): 181-185.

[47] Arbustini E, Verga L, Concardi M, et al. Electron and immuno-electron microscopy of abdominal fat identifies and characterizes amyloid fibrils in suspected cardiac amyloidosis. Amyloid, 2002, 9(2): 108-114.

[48] Collins AB, Smith RN, Stone JR. Classification of amyloid deposits in diagnostic cardiac specimens by immunofluorescence. Cardiovasc Pathol, 2009, 18(4): 205-216.

[49] Vrana JA, Gamez JD, Madd en BJ, et al. Classification of amyloidosis by laser microdissection and mass spectrometry-based proteomic analysis in clinical biopsy specimens. Blood, 2009, 114(24): 4957-4959.

[50] Rodriguez FJ, Gamez JD, Vrana JA, et al. Immunoglobulin derived depositions in the nervous system: novel mass spectrometry application for protein characterization in formalin-fixed tissues. Lab Invest, 2008, 88(10): 1024-1037.

[51] Brambilla F, Lavatelli F, Di Silvestre D, et al. Reliable typing of systemic amyloidoses through proteomic analysis of subcutaneous adipose tissue. Blood, 2012, 119(8): 1844-1847.

ICD 异常放电病例分析

1980 年 2 月 4 日 Mirowski 医生及同事在约翰 - 霍普金斯医院植入首例植入型心律转复除颤器(implantable cardioverter-defibrillator，ICD)，经过 35 年的迅猛发展，大规模随机对照临床试验结果表明 ICD 不仅对已确诊的恶性心律失常患者具有重大的治疗价值，而且对于尚未确诊的恶性心律失常的猝死高危人群提供一级预防。目前 ICD 已经成为预防心脏性猝死的首选治疗方法。虽然 ICD 放电治疗能够拯救猝死高危患者的生命，但异常放电或不适当放电也会给患者带来痛苦和伤害。因此尽量减少异常放电可以提高患者生活质量，减少异常放电带来的痛苦和心理压力。

一、异常放电或不适当放电概述

ICD 异常放电或不适当放电是 ICD 将正常的心电活动或者“干扰噪音”或者相对良性的心律失常误判为威胁生命的室性心动过速或室颤，并实施了不必要甚至有害的放电治疗。合理的放电治疗主要是对血流动力学不稳定的室性心动过速以及心室颤动进行放电治疗。ICD 异常放电包括可通过抗心动过速治疗(anti-tachycardia pacing，ATP)有效终止的无血流动力学障碍的室速和室上速以及信号干扰如室性期前收缩、T 波过感知、心房远场电位、R 波双计数、电极断裂、电磁干扰等情况下 ICD 不适当放电治疗。

在既往的文献报道中，不适当放电的发生率在 10%~35% 之间。MADIT Ⅱ研究[1]随访 2 年发现，13% 的患者经历不适当放电，占总放电次数的 31.2%，其中房颤占 44%，室上速占 36%，不适当感知占 20%。

二、不适当放电的危害

不适当放电可以增加患者痛苦，因为此情况一般发生于患者处于清醒的状态下，会明显降低患者生活质量，增加精神压力，部分患者出现焦虑或者抑郁，极少数患者甚至出现自杀倾向[2-4]。慢性心功能不全患者植入 CRT-D 或 ICD 后，心功能恶化(Ⅲ级和Ⅳ级)与不适当放电具有相关性[5,6]。SCD-HeFT[7]和 MADIT Ⅱ[8]等研究均提示，不适当放电是增加全因死亡率的主要危险因素。Van 等[9]对 1996~2006 年的 1544 例 ICD 患者随访观察 10 年，随访内容包括不适当 ICD 放电事件和全因死亡率。共 1544 名植入 ICD 患者(79% 男性，年龄 61 岁 ±13 岁)入选本研究。经过 41 个月 ±18 个月随访，13% 患者发生≥1 次不适当 ICD 放电。累积发生率稳步增加，于 5 年随访时达 18%。不适当 ICD 放电的独立预测因子包括房颤病史(HR 2.0，$P<0.01$)和年龄大于 70 岁(HR 1.8，$P=0.01$)。一次不适当 ICD 放电可导致全因死亡危险性明显增加(HR 1.6，$P=0.01$)，而 5 次不适当放电后 HR 可达 3.7。统计学分析提示不适当放电与全因死亡率直接相关，焦虑情绪亦可能增加不适当放电的发生。

三、ICD 的诊断和治疗功能

诊断功能是 ICD 重要功能之一，是 ICD 准确及时给予患者治疗的前提。ICD 对于室性心律失常的诊断，需要与多种心律失常进行鉴别，包括房颤、窦性心动过速、房性心动过速、房扑、室上性心动过速伴差异性传导等。ICD 主要通过对新出现的 R 波周期或 QRS 波群的形态进行动态分析并加以诊断，明确是否存在心动过速，是室上速还是室速、室颤，一旦诊断明确，ICD 就按照预设程序进行治疗。

通常的 ICD 的频率分区默认为三区设置：①室速区(VT 区)：心室率在 150~180 次 / 分，RR 间期在 320~400 毫秒；②快速室速区(FVT 区)：心室率在 180~200 次 / 分，RR 间期在 300~320 毫秒；③室颤区(VF 区)：心室率在 200 次 / 分以上，RR 间期小于 300 毫秒。当心动过速频率在 150~200 次 / 分之间，ICD 可定位为心动过速，但不能确定性质，需要通过 QRS 形态、间期稳定性、心动过速突发性及房室关系进行鉴别。当心动过速频率在 200 次 / 分以上，根据频率诊断标准则进入室颤区，ICD 将不再进行任何的鉴别诊断，只要心动过速持续时间符合 ICD 监测诊断时间，ICD 就会按照预设程序进行放电治疗。如果 ICD 诊断频率设置不当，可以使一些心动过速不经过鉴别诊断及 ATP 治疗直接进入电击治疗，增加异常放电的概率。Intrinsic RV 研究[10]显示入选 1530 例 ICD 植入患者平均随访 10.4 个月，总共 375 次的电击事件被定义为“不适当放电”，经过腔内心电图分析，发现频率 <250 次 / 分的心动过速大多为稳定的单形室速而非多形室速或室颤。因此 VF 的诊断频率不宜设置过低，有研究建议 VF 区应该 >250 次 / 分，但在设定 VF 的诊断频率时需要个体化考虑。

四、ICD 不适当放电原因及对策

ICD 鉴别室上性心动过速和 VT/VF 失败是导致不适当放电的常见原因。通常 80% 以上的宽 QRS 波心动过速为室性心动过速，提高宽 QRS 波心动过速的识别率有助于进一步确诊室性心动过速。双腔 ICD 中的房室心电信号的关系对于鉴别室速和室上速非常重要，如果 ICD 分析表明心室激动频率大于心房激动频率，则室速可能性大；如果心房激动频率大于心室激动频率，则室上性心动过速可能性大；如果心房激动频率等于心室激动频率，则需要选择其他算法进行鉴别。心动过速稳定性主要用于鉴别心房颤动。心动过速发作时，心室的 RR 间期变化超过一定数值时，提示 RR 间期绝对不稳定，提示目前房颤可能性大于室速的可能性。心动过速突发性主要用于鉴别窦性心动过速。窦性心动过速发作时心率逐渐增快，而室速发作时心率骤然增加。当心动过速发作时的实测平均值大于设定值时，表明心动过速发作时有突发性，ICD 则判定为室速，否则可能为窦性心动过速。

对生理信号的过度感知亦是引起 ICD 不适当放电的常见原因。这些信号包括肌电位、P 波、T 波、膈肌电位以及电极噪音，其中以 T 波过感知和电极破损最为常见。T 波过感知指 T 波被 ICD 误认为 R 波，从而导致 R 波双计数。处理方法包括：①降低心室感知灵敏度；②延长心室后不应期，减少对 T 波的感知；③改变感知的衰减参数，打开延迟衰减（decay delay），延迟 R 波检测的起始时间；④必要时更换电极位置，寻找 T 波振幅较低位置。电极破损的常见部位是锁骨与第一肋骨连接处附近，通常伴有电极阻抗的改变：阻抗骤然下降（大于 200Ω）或阻抗大于 3000Ω，放电多于患者活动肢体过程中发生。一旦电极导线完整性遭到破坏，最可靠的方法是更换新的导线。

ICD 抗心动过速起搏治疗不当。ICD 不仅设置了电击治疗，还设置了抗心动过速起搏治疗。ATP 治疗是 ICD 以快于心动过速的频率发放心室刺激终止心动过速的一种治疗方式，其包括猝发起搏（burst）、扫描起搏（scan）、递增起搏（ramp）和负荷起搏（递增 + 扫描）。猝发起搏：应用检测到的心动过速周期的 80% 为 S1S1 的刺激间期进行电刺激；扫描起搏：扫描起搏的第一阵 S1S1 间期相当于心动过速 RR 间期长度的 90%，随后的不同阵次的 S1S1 刺激，间期递减 10 毫秒；递增起搏：猝发刺激开始于 S1S1 间期相当于心动过速周期的 90%，然后阵内的 S1S1 刺激间期递减；复合起搏：是递增起搏和扫描起搏的混合，每阵中 S1S1 刺激间期逐渐递减，每阵中再次递减。恰当的 ATP 设置可以有效地终止心动过速，减少不必要的电击治疗，但是如果 ATP 设置不当则会增加 ICD 的不适当放电。

有些情况下 ATP 可以恶化心律失常，使得室速的频率增加，致使 ICD 直接进行电击治疗。ATP 治疗对于折返性心动过速是有效的，但对于触发性和自律性增加为主要机制的心动过速的效果不佳，反而容易加速心室率。遇到此种情况时可通过减少 ATP 次数、加强药物治疗以减少心律失常的发生。

五、病例分析

1. 病例一　见图 1，患者为 50 岁男性，因肥厚型心肌病伴室速植入 ICD，2 周后因情绪激动被 ICD 连续电击 4 次。在 ICD 程控过程中发现，T 波被感知产生 R 波双计数，进入室颤区域，给予电击治疗。通过改变感知的衰减参数，打开延迟衰减，延迟 R 波检测的起始时间，患者未再发生异常放电治疗。

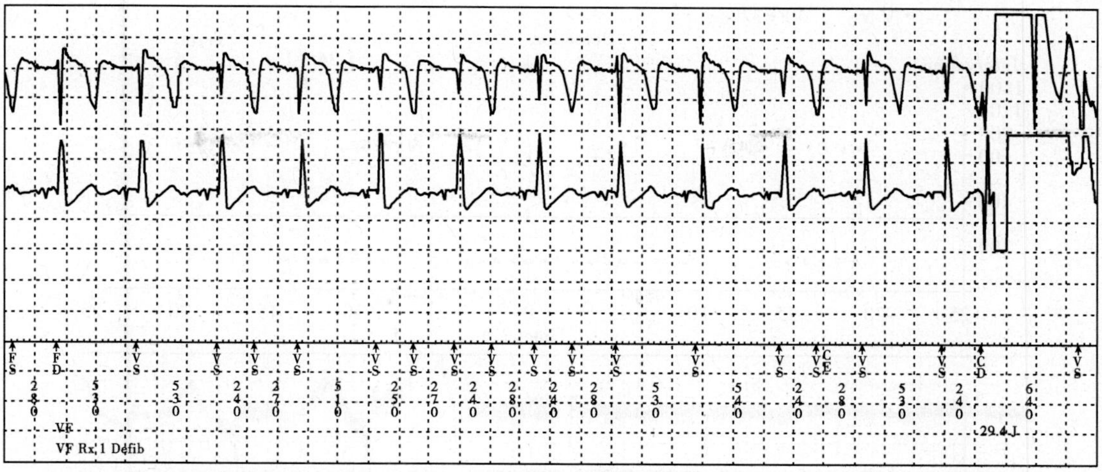

图 1　T 波过感知引起异常放电

2. 病例二　见图 2，该患者为因 Brugada 综合征植入 ICD，术后 1 年患者突发心悸，随后被电击 4 次。在 ICD 程控过程中发现事件为快速性心房颤动，心率进入 VF 区域进行电击治疗。通过调高 VF 区域，并加强药物控制心率后，该患者没有再次发生异常电击事件。

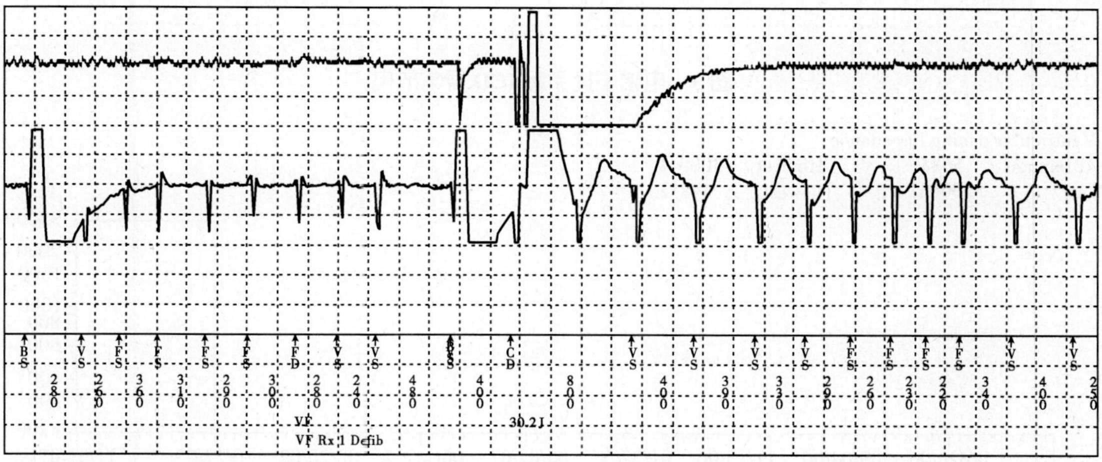

图 2　快频率心房颤动 ICD 异常放电

3. 病例三　见图 3，文献报道[11]1 例患者植入 ICD 后，在一家游泳池游泳时反复出现电击。后来工程师发现在游泳池出口位置的把手有漏电现象，考虑因高频的干扰信号周期为 120 毫秒（与 50Hz 电流非常匹配），干扰了 ICD 的诊断识别，引起 ICD 的异常放电现象。

4. 病例四[12]　见图 4 和图 5，患考为 62 岁男性，既往心肌梗死病史，因室性心动过速植入双腔 ICD，16 个月后因频繁电击入院。程控腔内心电图显示，心室电极阻抗由 480Ω 骤然增加到大于 3000Ω，提示心室电极断裂。心室电极感知到干扰信号，心房也感知到了噪音的远场信号，满足室颤的诊断标准，ICD 异常放电。

ICD 的发明拯救了数以万计的猝死高危者，但由于 ICD 的不适当放电使患者容易出现恐惧、焦虑，甚至出现了精神抑郁的状况。因此及时识别 ICD 不适当放电、尽快找出原因、消除各种诱发因素、调整 ICD 诊断和治疗功能参数、配合药物治疗，制定个体化方案是消除 ICD 不适当放电的有效手段。

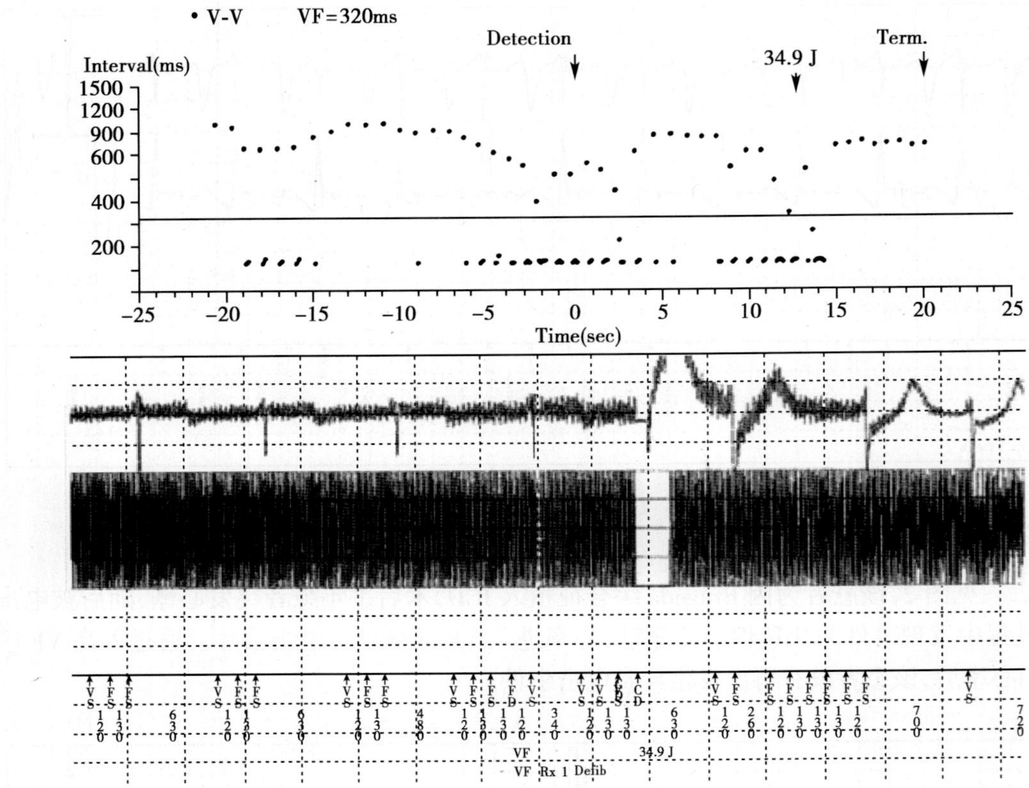

图 3 电磁干扰引起 ICD 异常放电

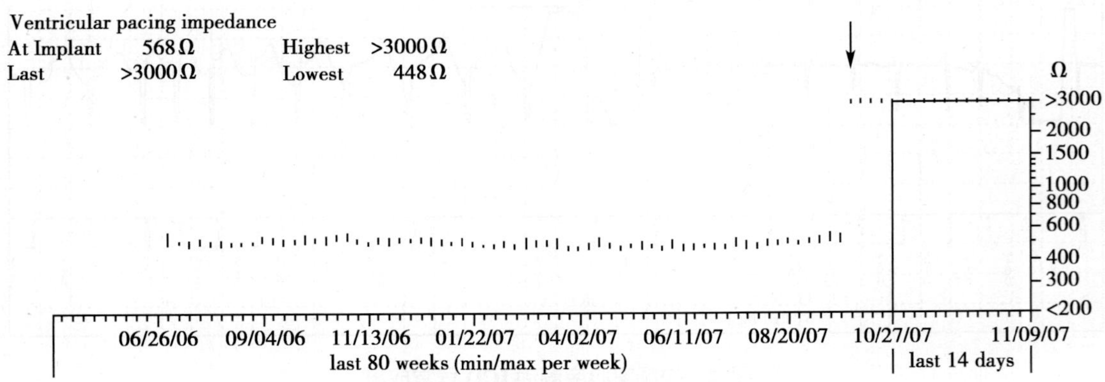

图 4 心室电极阻抗骤然增加

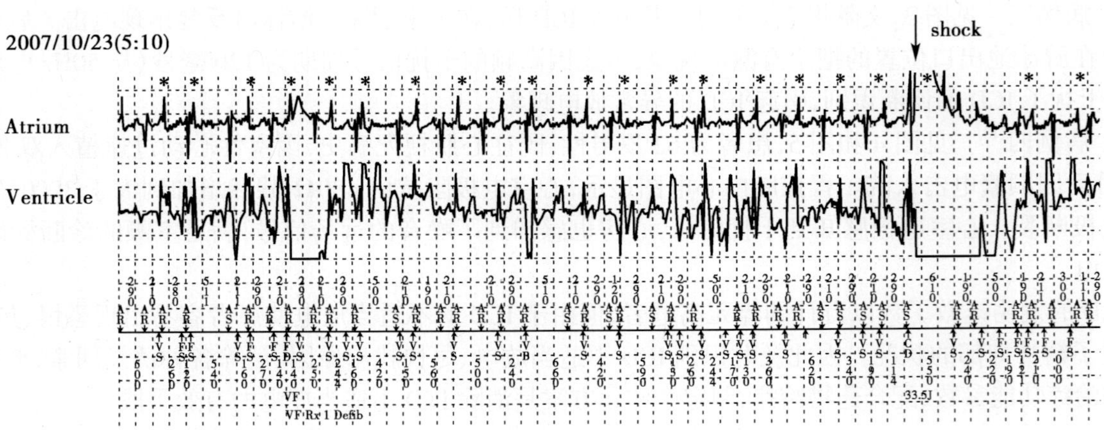

图 5 电极噪音干扰 ICD 异常放电

（刘斌 史永锋）

参 考 文 献

[1] Daubert J P, Zareba W, Cannom D S, et al. Inappropriate implantable cardioverter-defibrillator shocks in MADIT Ⅱ: frequency, mechanisms, predictors, and survival impact. J Am Coll Cardiol, 2008, 51 (14): 1357-1365.

[2] Etheridge SP. Inappropriate defibrillator therapy in young patients: are dual-chamber devices and complex algorithms necessary? J Cardiovasc Electrophysiol, 2001, 12 (10): 1102-1103.

[3] Pinski S L, Fahy G J. The proarrhythmic potential of implantable cardioverter-defibrillators. Circulation, 1995, 92 (6): 1651-1664.

[4] Rahmawati A, Chishaki A, Sawatari H, et al. Gender disparities in quality of life and psychological disturbance in patients with implantable cardioverter-defibrillators. Circ J, 2013, 77 (5): 1158-1165.

[5] Desai H, Aronow WS, Ahn C, et al. Risk factors for appropriate cardioverter-defibrillator shocks, inappropriate cardioverter-defibrillator shocks, and time to mortality in 549 patients with heart failure. Am J Cardiol, 2010, 105 (9): 1336-1338.

[6] Hreybe H, Ezzeddine R, Barrington W, et al. Relation of advanced heart failure symptoms to risk of inappropriate defibrillator shocks. Am J Cardiol, 2006, 97 (4): 544-546.

[7] Borggrefe M, Wolpert C. Amiodarone or ICD in patients with cardiac insufficiency. SCD-HeFT Study. Internist (Berl), 2006, 47 (1): 89-91.

[8] Klein H, Auricchio A, Reek S, et al. New primary prevention trials of sudden cardiac death in patients with left ventricular dysfunction: SCD-HEFT and MADIT-II. Am J Cardiol, 1999, 83 (5B): 91D-97D.

[9] Van Rees JB, Borleffs CJ, De Bie MK, et al. Inappropriate implantable cardioverter-defibrillator shocks: incidence, predictors, and impact on mortality. J Am Coll Cardiol, 2011, 57 (5): 556-562.

[10] Sullivan R M, Russo A M, Berg K C, et al. Arrhythmia rate distribution and tachyarrhythmia therapy in an ICD population: results from the INTRINSIC RV trial. Heart Rhythm, 2012, 9 (3): 351-358.

[11] Alzand B S, Leemput N, Willems R. Inappropriate implantable cardioverter-defibrillator shocks in a public swimming pool. Europace, 2014, 16(8): 1124.

[12] Chinushi M, Hosaka Y, Ikarashi N, et al. Automatic R-wave and impedance testing with the modern patient alert system to reduce inappropriate implantable cardioverter defibrillator shocks due to lead fracture. Europace, 2008, 10 (6): 738-740.

PCI 术中器械选择得失的病例分析

经皮冠状动脉介入治疗（PCI）是冠心病患者冠脉重建最常用方法。手术器械选择得当与否关乎手术成功率、手术耗时和手术安全性。本文通过一个病例分析说明。

一、病　例

患者，男性，72 岁，因“活动后胸闷 7 年，加重 1 个月”入院。患者既往有高血压、糖尿病病史。心电图：V1~V5 导联 T 波低平；超声心动图：左房轻度增大，左室舒张功能减退，主动脉瓣退行性变并轻度反流，LVEF 70%；心肌标志物阴性，血常规、肝肾功能等检查未见异常。入院诊断：①冠心病，不稳定型心绞痛，心功能Ⅰ级；②高血压病 1 级，极高危组；③2 型糖尿病。予以冠心病二级预防、控制血压、血糖，排除手术禁忌证后经桡动脉行冠状动脉造影。造影见：左主干开口狭窄 30%，远段狭窄 50%；前降支弥漫性钙化病变，近中段狭窄 80%~90%，远段狭窄 60%，血流 TIMI 3 级；回旋支中段狭窄 90%~95%，OM2 近段狭窄 90%，血流 TIMI 3 级（图 1）；右冠中段狭窄 80%~90%，血流 TIMI 3 级。影像诊断：冠心病，左主干及三支病变。患者不接受外科手术，决定行左冠 PCI。继续使用桡动脉通路，6Fr EBU 3.5 指引导管至左冠脉开口，于回旋支中段病变处植入 1 枚支架；之后送 Fielder 导丝至前降支远端，先后用 Emerge 2.5mm×15mm 球囊、

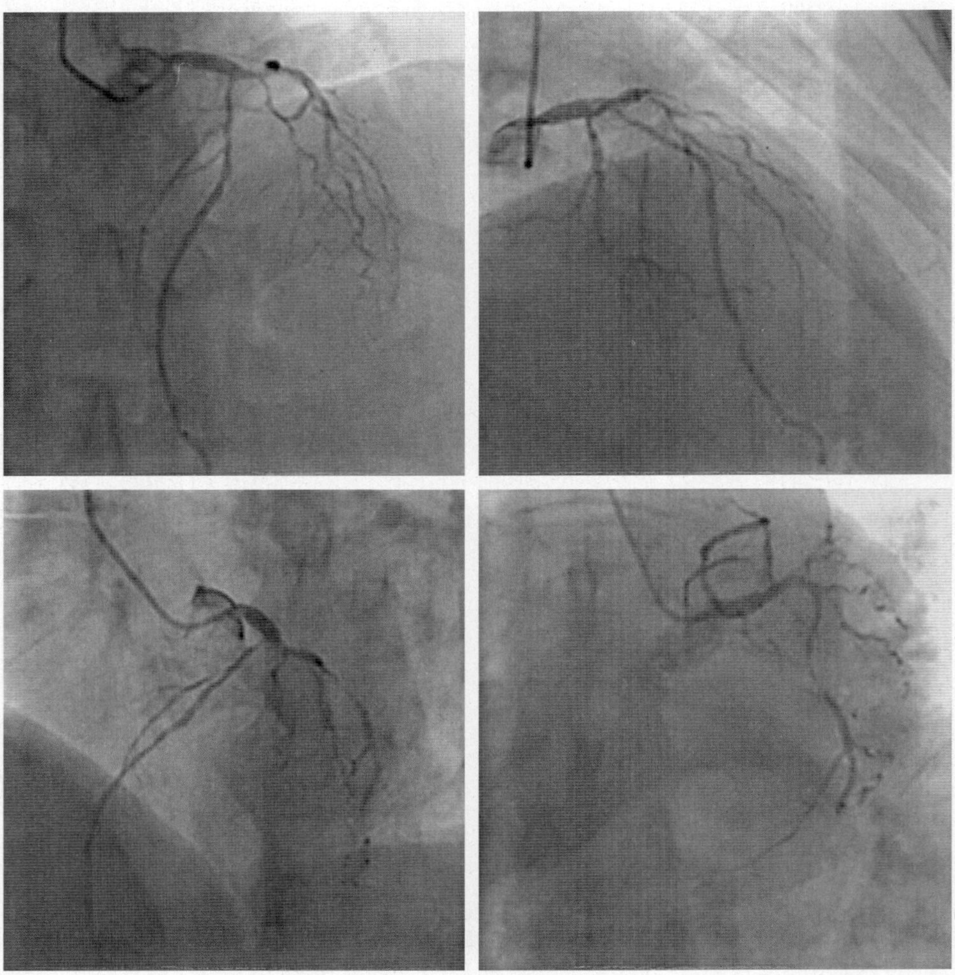

图 1　左主干远段至前降支近段血管成角，斑块负荷重伴弥漫钙化；回旋支迂曲

Goodman 2.5mm×10mm 非顺应性球囊反复预扩张，加用 Whisper 强支撑导丝增强支撑（图 2）。但 Resolute 2.75mm×24mm 支架仍通过困难。血管内超声（IVUS）显示，前降支近中段钙化明显，最小管腔面积 2.3mm²，决定旋磨。使用 1.5mm 磨头旋磨前降支近段病变（图 3）后，支架仍未能通过；ST01 导管深插（字母导管技术），支架仍未能通过。建立右股动脉入路，选用 7Fr EBU 3.75 指引导管至左冠脉开口，送 Fielder 导丝、Whisper 强支撑导丝至前降支远端建立轨道，但支架仍不能通过。回撤时支架脱载，指引导管脱出左冠口至升主动脉。完全撤出脱载支架球囊，沿原导丝送入 MiniTrek 1.2mm×15mm 球囊穿过脱载支架至远端，14atm 扩张以防导丝甩出支架完全脱离（图 4）。穿刺左股动脉送入另一 7Fr EBU 3.75 指引导管至左冠脉开口，Runthrough 导丝至前降支远端；同步回撤右股动脉通路的指引导管和球囊控制的支架。支架至股动脉鞘口，不能进入动脉鞘，遂送入圈套器，成功抓捕脱载支架，拖出体外（图 5）。经已建立的左股动脉通路置换入旋磨导丝，升级磨头至 1.75mm，对前降支近段病变再次旋磨（图 6），成功于前降支中段至左主干串联植入 Firebird2 2.5mm×13mm、Firebird2 2.5mm×18mm、Firebird2 3.0mm×18mm 支架各 1 枚，再用 Quantum

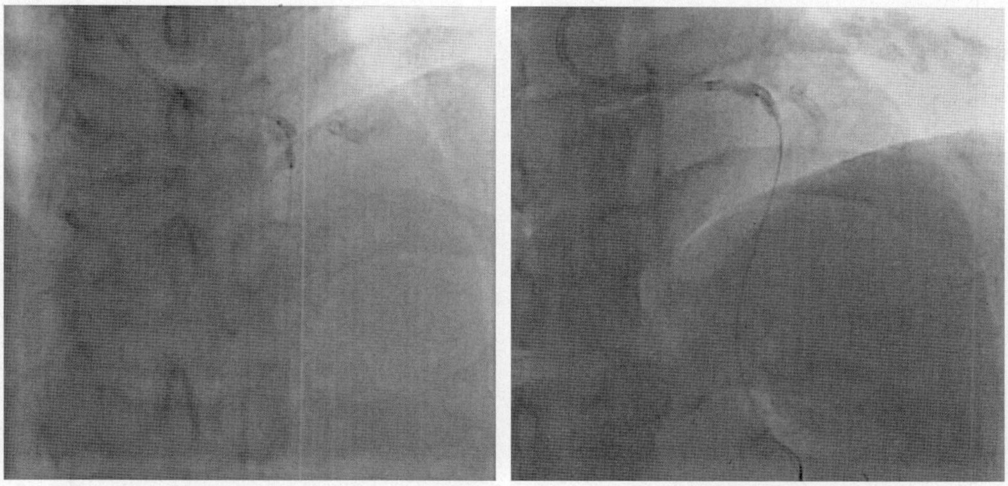

图 2　左主干远段至前降支近段病变预扩张，并增加强支撑导丝

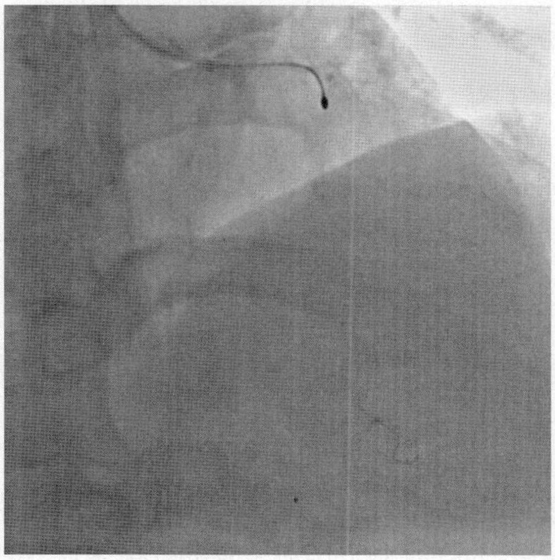

图 3　**1.5mm** 旋磨头旋磨前降支近段病变

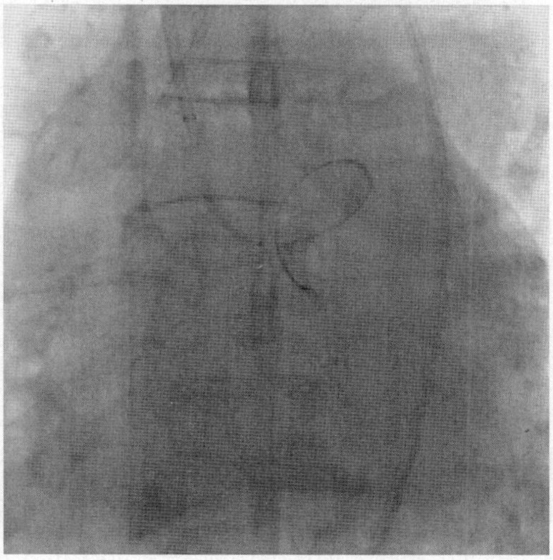

图 4　支架脱载，指引导管脱出冠脉跳至升主动脉，支架仍在导丝上；撤出脱载支架球囊，送入 **1.2mm×15mm Mini Trek** 球囊穿过脱载支架至远端，**14atm** 扩张限制支架移动；另一 **7Fr EBU 3.75** 指引导管到位，导丝到达前降支远端，保护性建立另一套轨道

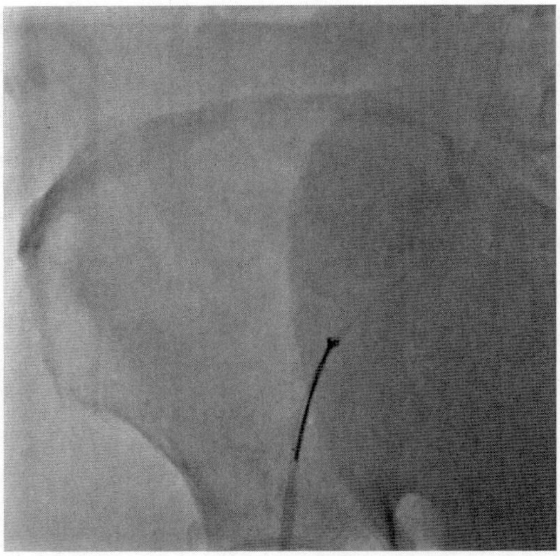

图 5 圈套器成功抓捕脱载支架并拖出体外

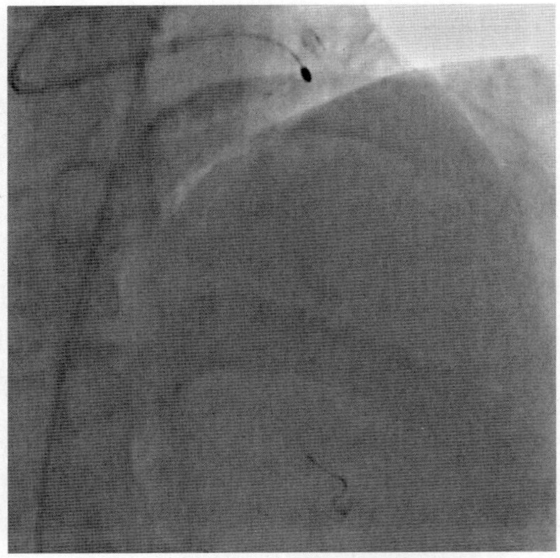

图 6 升级磨头至 1.75mm 再次旋磨前降支近段病变

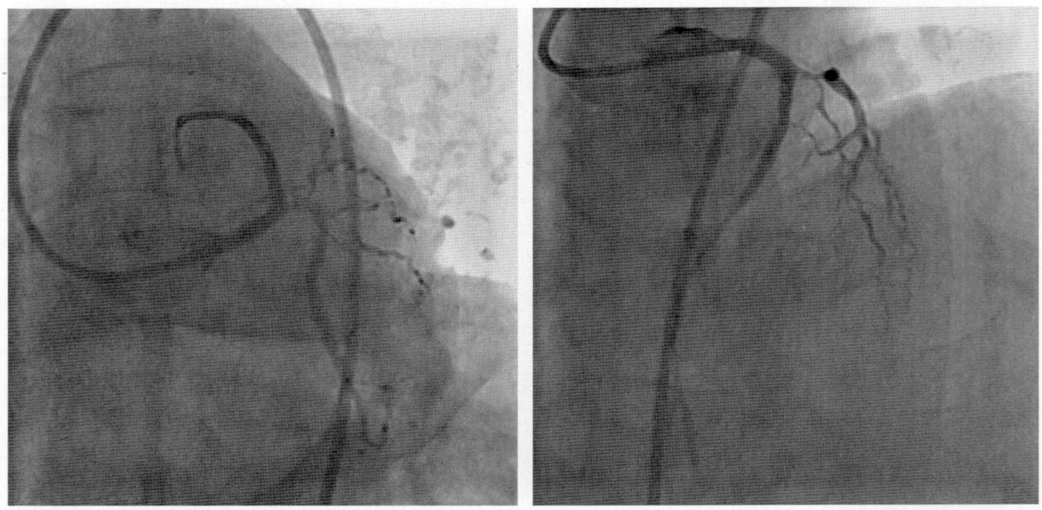

图 7 左冠脉 PCI 术后

Maverick 2.75mm×12mm 非顺应性球囊、NC Sprinter 3.5mm×9mm 非顺应性球囊序贯后扩张，多体位造影示支架贴壁良好，血管成形佳，血流 TIMI 3 级（图 7），结束手术。患者于术后第 5 天出院，无不适。

二、讨论

操作入路和器械的选择是 PCI 手术策略的重要内容，对复杂病变尤显重要，这反映了术者的判断力和临床决策能力。

穿刺导致的严重出血事件占经皮冠状动脉介入治疗患者术后严重出血事件的 50%~80%[1]。股动脉入路穿刺点并发症发生率为 2%~10%，并且可能造成致命的腹膜后血肿[1]。桡动脉入路 PCI 显著减少穿刺点并发症[2,3]。单中心 10 676 例经桡动脉介入治疗研究显示，穿刺点出血并发症发生率仅 0.40%，需要外科手术干预的仅 0.06%[4]。但经桡动脉入路存在局限性：①桡动脉内径小于股动脉，难以通过大尺寸指引导管，支撑力受限，需要大管腔的多器械操作、大直径磨头旋磨也受限制；②如果血管通路迂曲（常发生在主动脉 - 头臂干连接处），操作指引导管将变得困难，也加重指引导管的支撑力不足。

本病例造影提示患者左主干远段至前降支近段成角、病变严重且伴弥漫钙化，主动脉 - 头臂干迂曲，对器械要求较高。术者对此估计不足，为避免更换入路增加出血风险，采用桡动脉通路、6Fr 指引导管，显然其支撑力是不足的。术中支架输送受阻，为增加支撑力，术者使用了强支撑导丝、双导丝技术、子母导管技术。除了上述几种，常用的增加轨道支撑力的技术还有球囊锚定技术[5]、更换大直径、大型号或强支撑型指引导管。上述尝试失败后术者决定更换血管通路、使用大直径和较大型号导管。这些措施有效增加了轨道支撑力。但是，术中一味增强支撑力，不作其他考虑，有时会造成灾难后果。例如，血管损伤；又如，本例发生的支架脱载。

支架能否顺利通过病变部位，除了轨道的支撑和推送能力，还取决于病变的阻力。病变轴向阻力影响器械通过，环形阻力还影响支架的扩张。降低病变轴向阻力的方法通常包括：球囊扩张，挤压改变斑块分布、撕裂内膜等，以扩大管腔；旋磨或定向旋切（后者少用）降低斑块容量，扩大管腔，旋磨还有降低管腔表面粗糙程度的作用。此外，有时器械支撑改变血管迂曲程度也有帮助。本例术者使用非顺应性球囊预扩张、1.5mm 磨头旋磨后支架仍不能通过，遂尝试使用多种技术增强轨道支撑力，但推送支架时仍通过困难，并且回撤时支架脱载。这种结果源于对病变的认识不足。虽然使用了 IVUS 评估，仍低估钙化病变的阻力。血管造影对于发现冠脉钙化沉积的特异性相对较高（82%），但敏感性较差（45%），血管内超声在鉴定冠状动脉钙化时，敏感性和特异性可高达 85% 和 95%[6]。冠状动脉钙化病变分为内膜面、外膜或斑块基底部钙化。外膜钙化一般对介入治疗的影响不大，可按常规操作，不作特殊处理。严重内膜面钙化使血管顺应性降低、内表面变硬粗糙，造成装置输送困难；而且不像"软"病变那样通过球囊扩张一般可以帮助支架通过，即使非顺应性球囊也未必奏效。一项 TAXUS 支架四期临床研究发现，钙化的血管支架输送失败率为 8.2%，无钙化病变的失败率为 1.8%[7]。旋磨可以降低内膜面钙化负荷，抛光管腔表面，治疗严重钙化病变时，旋磨术已成为常规方法[8]。旋磨术是采用前表面布满细小钻石的梭形磨头，选择性磨除较硬的病灶（特别是钙化病灶），而对于周围软组织损伤较小，亦非常少引起动脉血管瘤[9]。在病变难以通过或者扩张时，使用旋磨可以增加球囊扩张的成功率[10]，亦可以增加支架植入的成功率[11]。此外，通过旋磨，还可以增加血管的顺应性，也有利于器械的输送，有利于支架均匀、充分的释放和扩张[12]。然而，旋磨的效果与磨头尺寸相关，越大尺寸的磨头越能有效减轻斑块负荷。虽然不常见，但是本例中术者遇到了 1.5mm 磨头旋磨不能开放足够通道以输送支架的尴尬，进而升级至 1.75mm 磨头，解决了这一问题。而且，较大磨头更大程度地消减斑块，扩大管腔，更有利于支架的良好扩张。

影响支架通过的第三方面因素为支架本身性能。本例中术者根据经验选择了通过性较好并且不太长的支架，成功完成了手术。

三、小　　结

PCI 术中，器械能否通过病变取决于三方面因素：轨道的支撑力、病变的阻力及器械本身的性能。三者都与器械选用关系密切。充分评估病变、全面计划、恰当选择和操作器械、避免片面思维和粗暴操作，是保证手术成功、过程顺利、降低并发症风险的必要条件，复杂病变尤其如此。

（孙硕　陈纪言）

参 考 文 献

[1] Coluccia V, Burzotta F, Trani C, et al. Management of the access site after transradial percutaneous procedures: literature overview. J Cardiovasc Med (Hagerstown), 2013, 14(10): 705-713.

[2] Agostoni P, Biondi-Zoccai GG, de Benedictis ML, et al. Radial versus femoral approach for percutaneous coronary diagnostic and interventional procedures; Systematic overview and meta-analysis of randomized trials. J Am Coll Cardiol, 2004, 44(2): 349-356.

[3] Jolly SS, Amlani S, Hamon M, et al. Radial versus femoral access for coronary angiography or intervention and the impact on major bleeding and ischemic events: a systematic review and meta-analysis of randomized trials. Am Heart J, 2009, 157(1): 132-140.

[4] Burzotta F, Trani C, Mazzari M A, et al. Vascular complications and access crossover in 10,676 transradial percutaneous coronary procedures. Am Heart J, 2012, 163(2): 230-238.

[5] Rigattieri S, Hamon M, Grollier G. The buddy wire technique is useful in transradial coronary stenting of complex, calcified lesions: report of three cases. J Invasive Cardiol, 2005, 17(7): 376-377.

[6] Piers LH, Salachova F, Slart RH, et al. The role of coronary artery calcification score in clinical practice. BMC Cardiovasc Disord, 2008, 8: 38.

[7] Moussa I, Ellis SG, Jones M, et al. Impact of coronary culprit lesion calcium in patients undergoing paclitaxel-eluting stent implantation (a TAXUS-IV sub study). Am J Cardiol, 2005, 96(9): 1242-1247.

[8] Cavusoglu E, Kini AS, Marmur JD, et al. Current status of rotational atherectomy. Catheter Cardiovasc Interv, 2004, 62(4): 485-498.

[9] Kovach JA, Mintz GS, Pichard AD, et al. Sequential intravascular ultrasound characterization of the mechanisms of rotational atherectomy and adjunct balloon angioplasty. J Am Coll Cardiol, 1993, 22(4): 1024-1032.

[10] Brogan WR, Popma JJ, Pichard AD, et al. Rotational coronary atherectomy after unsuccessful coronary balloon angioplasty. Am J Cardiol, 1993, 71(10): 794-798.

[11] Moussa I, Di Mario C, Moses J, et al. Coronary stenting after rotational atherectomy in calcified and complex lesions. Angiographic and clinical follow-up results. Circulation, 1997, 96(1): 128-136.

[12] Henneke KH, Regar E, Konig A, et al. Impact of target lesion calcification on coronary stent expansion after rotational atherectomy. Am Heart J, 1999, 137(1): 93-99.

顽固性水肿病例分析

一、顽固性水肿定义

顽固性水肿(intractable edema),也叫难治性水肿(refractory edema),其定义是水肿对常规治疗(低盐食、利尿剂)没有反应,并进行性加重[1]。

难治性水肿的常见病因:充血性心力衰竭、肝硬化、肾病综合征、特发性水肿、黏液性水肿等。根据病史、水肿的表现及生化等各项检查,一般水肿的鉴别即确定是哪种类型的水肿或什么原因引起的水肿不会有很大困难,个别情况表现不典型或多种原因混合存在,也可能造成诊断困难[2]。

顽固性水肿见于心、肝、肾、内分泌等疾病,再加上一些相关因素,如心搏出量下降,有效血容量下降,胶体渗透压下降,电解质异常及体液性因子等更有助于难治性水肿发生。重度水肿及大量体腔积液加重患者症状及原发病,故对顽固性水肿的治疗显得格外重要,也常成为判断原发病治疗效果的重要评价指标。

二、发 生 机 制

1. "充盈不足"(underfill)学说　早期研究认为,难治性水肿患者发生水肿的主要原因在于,大量蛋白自尿中丢失导致血液蛋白浓度减低、血浆胶体渗透压下降,大量液体自血管内转入组织间隙,造成水肿,而液体转移引起血容量减低、通过容量和压力感受器使机体钠潴留相关的神经体液因子活化,如交感神经兴奋、肾素 - 血管紧张素 - 醛固酮系统及抗利尿激素分泌增加、心房利钠肽减少等,继发水钠潴留[3]。

2. "充盈过多"学说　即患者存在"原发性"水钠潴留(与低蛋白血症、肾素 - 血管紧张素 - 醛固酮系统无关),导致血容量增加、水肿形成。部分研究发现,并非所有合并水肿的肾病综合征患者均表现为血容量下降。据对肾病综合征患者血容量测定的综合分析,其中 42% 的患者容量正常,25% 上升,容量下降者只占 1/3。低蛋白血症并非水肿所必需。罕见的先天性无白蛋白血症患者和无白蛋白血症的大鼠模型中,尽管存在血浆渗透压下降,但机体未发生水肿。机体水钠潴留与相关体液因子的活化并不完全相关。肾病综合征水肿患者的肾素 - 血管紧张素 - 醛固酮水平多数无升高,心房利钠肽不但无降低反而正常或轻度升高。进一步研究显示,向大鼠的单侧肾脏输注嘌呤霉素使其产生大量蛋白尿后,尽管位于同样的内环境中,只有病侧肾脏出现钠潴留,而对侧肾脏处理钠的能力正常。由此推测,难治性水肿患者可能存在肾脏本身排钠功能异常,肾脏内调控机制可能在水钠潴留的过程中占主导地位[4,5]。

"充盈不足"和"充盈过多"学说看似对立,但两者并不矛盾,可在同一患者病程发展的不同阶段发挥作用,或因机体蛋白尿、血浆胶体渗透压水平的差异而决定某种机制占主导地位。

三、治　　疗

目前难治性水肿仍然是临床医生经常遇到的棘手问题,迄今为止,难治性水肿尚无统一规范的治疗方案,一些研究报道尚存在争议。

1. 一般处理　顽固性水肿患者应卧床休息,减轻直立位对 RAS 和交感神经系统的激活,促使组织间液转移到血管腔,扩大有效血容量,有利于利尿剂的利钠效果。应严格限制钠的摄入,这有利于巩固袢利尿剂的利尿效果,有学者认为顽固性水肿低盐饮食每日小于 2g Na 和(或)4g Nacl。水的摄入量应控制在 1200ml/d(包括每天静脉输入的液体量及喝的水和食物中包含的水分)。无缺钠者应适当限盐,而对于真性低钠性水肿者则不宜限盐,因过度限盐不利于纠正心力衰竭[6]。

2. 原发病治疗　难治性水肿的常见病因:充血性心衰、肝硬化、肾病综合征、特发性水肿、黏液性水肿等。对于有明确病因的，应积极寻找具体病因，针对原发病治疗。

3. 利尿剂的联合应用 长期应用袢利尿剂呋塞米会造成“利尿剂抵抗”[7]。其机制与Henle袢远端对钠盐的重吸收增加、同时合用其他药物，所有的非甾体抗炎药物，包括阿司匹林，都能降低利尿效力；随着血管扩张剂的剂量增加，不论有无因同时利尿治疗所致的血管内容量的显著降低，是利尿抵抗的最为常见的原因。另外，心脏衰竭时降低后负荷常用的各种血管扩张剂能使肾血流降低，从而导致利尿效力的下降。当发生利尿剂耐药时，宜采取的治疗措施如下。

(1) 较大剂量呋塞米持续输注（如呋塞米40~60mg静脉推注后，5~10mg/h静脉泵入维持）呋塞米最大日剂量为1g。

(2) 联合应用小剂量多巴胺或多巴酚丁胺、氨茶碱，可增加肾脏血流，低蛋白血症时给予输注白蛋白均可提高利尿的效果。目前不主张常规输注血浆或白蛋白来提高难治性水肿患者的胶体渗透压，只限于有顽固性水肿或腹水且大剂量利尿剂效果不明显，或合并有严重低蛋白血症或使用呋塞米利尿后出现血容量不足的难治性水肿患者[8]。

(3) 不同利尿剂的联合应用，在应用袢利尿剂的基础上加用噻嗪类利尿剂可以有效地增强利尿效果，因为噻嗪类利尿剂正好作用于远曲小管，因此会增加钠盐的排出，而且长期应用会防止远曲小管细胞的肥大增生，两种利尿剂合用的作用是协同的，而不只是相加。两药合用时尿钠的排出量大于两种药物分别应用时尿钠排出量之和。应用呋塞米的剂量从160~240mg/d增加到320~480mg/d只能中度增加利尿效果，而加用噻嗪类利尿剂会产生显著的利尿和降压作用。袢利尿剂与噻嗪类利尿剂联合应用应当密切监测血清离子及尿素氮的变化，特别是在尿量增多后以防止出现低钾血症、低钠血症、低血容量和肾功能恶化，长期应用利尿剂，也易引起低血镁和低血钙，有的患者补充镁和钙以后可以使难治性心力衰竭得以控制[9]。

4. 超滤法 近年血液净化技术的发展为顽固性水肿治疗提供了新的方法。对于上述治疗无效的顽固性腹水或全身水肿严重，伴有重度胸腔、腹腔、心包腔积液以至影响呼吸、循环功能，急性肺水肿、左心衰竭的患者，可用短期超滤治疗（超滤量可为100~1500ml/h)，能迅速减少机体的水、钠负荷，改善患者呼吸、循环机能，为抢救患者生命以及治疗原发病争取机会和时间。由于超滤疗法在清除体内过多水分的同时可引起血流动力学变化，故治疗过程中需密切监测患者的血压，调整超滤量和超滤速度。单纯超滤基本不改变血液的溶质组成，随着水分的清除，血浆渗透压升高，使周围间隙的水分进入血管，故能使患者更能耐受短时较多的液体清除，严重水潴留症状得到改善后，多数病例恢复了对利尿剂的反应性，尿量逐渐增加，尿蛋白降低，肾功能明显恢复，原发病预后明显改善。单纯超滤的目的只是为在短时间内除掉多量的水，溶质清除远远不够；序贯透析便可达到清除体内水分与代谢废物的作用，它适用于体液潴留、血流动力学又不稳定或需立即清除过多水分的肾功能不全患者，其血流动力学的改变与单纯超滤时相似[10,11]。

四、病例介绍

（一）病例

患者，男性，44岁，主因劳力性心悸、呼吸困难3年，加重伴不能平卧1天于2014年1月12日入院。3年前患者因活动性心悸、气促入院治疗，心电图见HR 160次/分左右，房颤律，心脏彩超示肥厚型非梗阻性心肌病，少量心包积液，LVEF 47%，给予低分子肝素、华法林抗凝，地高辛、酒石酸美托洛尔控制心室率、利尿剂利尿治疗后症状好转出院，出院继续抗凝、控制心室率及ACEI药物治疗，并于外院查多项免疫学指标均阴性，拒绝心肌活检，此后两次因情绪激动出现胸闷、心悸、呼吸困难于我院应用静脉利尿剂治疗后好转，门诊随诊INR 2.0~3.0之间，心脏彩超仍可见中量心包积液。平素可耐受一般日常活动，夜间可平卧，偶有双下肢水肿。1天前再次情绪激动后出现呼吸困难加重、不能平卧、腹胀、恶心呕吐及双下肢水肿，为进一步治疗入院。

既往史：高血压、吸烟史，偶饮酒，规律口服硝苯地平控释片（30mg，1次/日）及缬沙坦（80mg，1次/日）降压治疗，平素血压波动在120/90mmHg左右。

入院查体：神清，半卧位，BP 108/70mmHg，双下肺可闻及湿性啰音，心音低，第一心音强弱不等，HR 114次/分左右，房颤律，各瓣膜区未闻及杂音，腹软，肝肋下3指，无触痛，肝颈静脉回流征阳性，移动性浊音阳性，双下肢中度指凹性水肿。

辅助检查：心脏彩超(2012 年 12 月)：双房扩大，左房 51mm，右房横径 51mm，左、右室内径正常，室间隔中下段明显增厚，左室后壁厚度正常高限，LVEF 47%，少量心包积液，前心包 4mm，后心包 11mm，考虑肥厚型非梗阻性心肌病；心脏核磁(2012 年 12 月)见双房扩大(舒张末期左房前后径最大 79mm、右房前后径最大 84mm)，心包不厚，左室室间隔中部明显增厚，舒张末期厚度 26mm，收缩期增厚率降低，左右心室运动功能受限，左心室下侧部局部变薄，舒张末期厚度 7mm，延迟强化见室间隔右室插入部、左室前壁、下壁心外膜下心肌散在斑片状异常强化信号，心包积液，考虑限制型心肌病(图 1)；心脏彩超(入院)：双房扩大，右房内可见云雾状回声，室间隔与左室后壁非对称性增厚，大量心包积液，后心包 35mm、侧心包 20mm、前心包 16mm，LVEF 正常(图 2)；腹部 B 超(入院)：可见腹腔积液、肝大、淤血肝；胸片(入院)：心影增大，肺纹理紊乱，少量胸腔积液；化验检查(入院)：血常规、肝肾功能、白蛋白均正常。心电图见图 3。

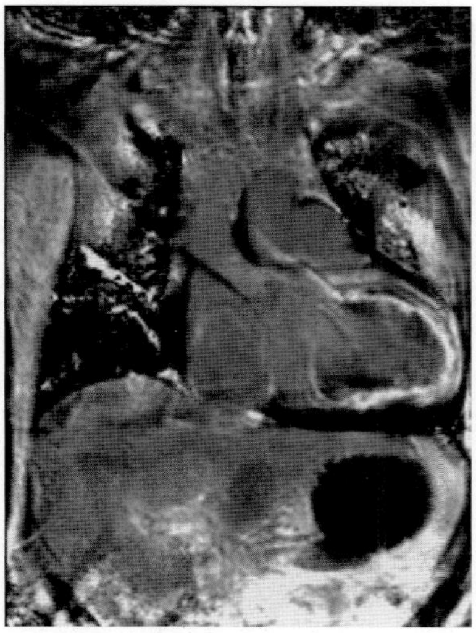

图 1　心脏 MRI 示心肌延迟强化

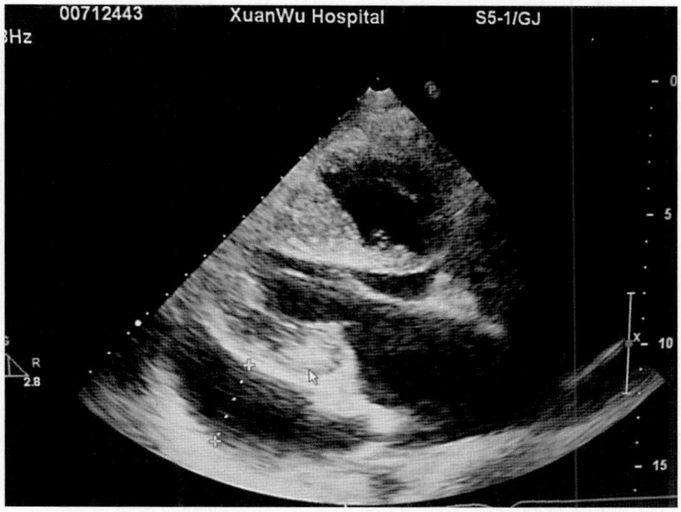

图 2　心脏超声见室壁肥厚及心包积液

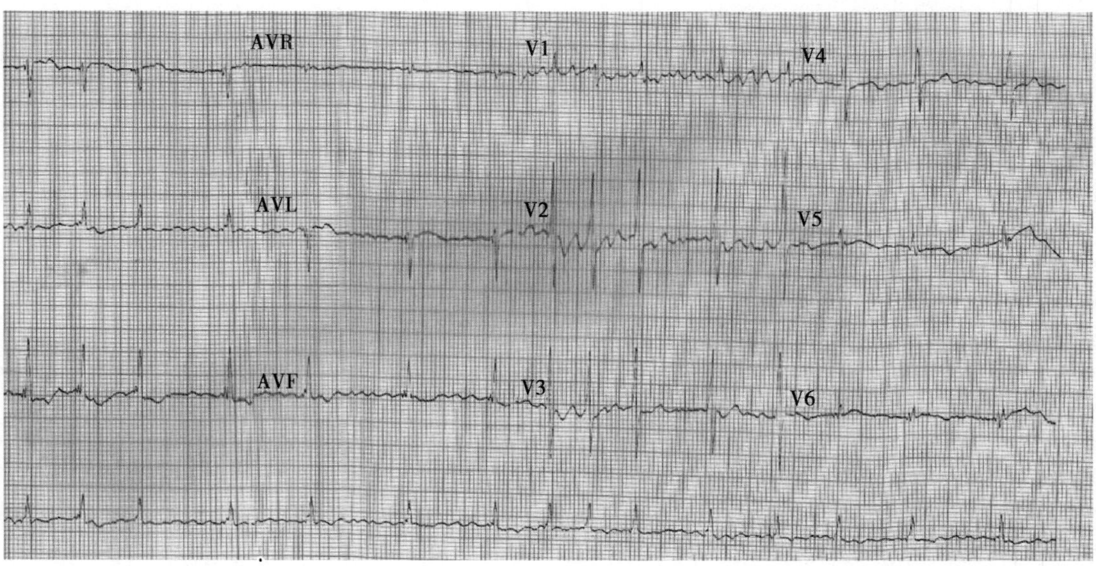

图 3　入院时心电图

治疗：患者舒张性心力衰竭，以右心功能不全、体循环淤血为主要表现，给予布美他尼利尿、酒石酸美托洛尔控制心室率，继续华法林、低分子肝素抗凝，停用地高辛，应用血管活性药物及对症支持治疗，并行心包穿刺引流，心包积液呈淡黄色、澄清，性质为漏出液，患者症状一度缓解，但逐渐出现对利尿剂不敏感，经增加利尿剂剂量、更换利尿剂、小剂量持续泵入均效果不明显，心包积液再次增多，肌酐增高，少尿，呼吸困难加重，并出现一过性意识丧失、无脉性室性心动过速恶性心律失常，经心外按压及电复律后恢复窦性心律，心率 70 次 / 分左右，应用胺碘酮预防房颤、室速复发，并给予深静脉置管行床旁血液滤过治疗，减轻顽固性水肿，降低心脏负荷，纠正代谢性酸、碱中毒及维持电解质平衡，患者经床旁血液滤过治疗 2 次后血压回升至 110/70mmHg，肾功能好转，间断口服血管加压素受体拮抗剂托伐普坦利尿治疗，每日尿量 3000ml 左右，维持出入量负平衡，血钾钠浓度在正常范围，复查心包及腹腔积液明显减少，好转出院，门诊定期复查。

（二）讨论

这例患者的顽固性水肿，表现为心包积液、胸腔积液、腹腔积液，肝大、双下肢水肿，第一次入院时肝肾功能、白蛋白、甲状腺功能、血常规、尿常规及外院免疫学指标均正常，心脏超声表现为肥厚型非梗阻性心肌病，双房扩大；心脏磁共振见室间隔右室插入部、左室前壁、下壁心外膜下心肌散在斑片状延迟强化，患者心源性水肿诊断明确，排除了心包疾病，但患者拒绝心肌活检，尚不能对心肌病具体分型明确判断，但舒张性心力衰竭诊断明确。积极控制心室率、抗凝、血管活性药物应用及防治恶性心律失常；患者心包积液为漏出液，心衰加重时，积液量增加，当患者出现利尿剂抵抗后，积极应用床旁血液滤过治疗，恢复对利尿剂反应，效果明显，症状缓解，体腔积液减少。血液滤过治疗是顽固性水肿患者有效的辅助治疗措施，除了降低血容量之外还可以阻断神经激素调节和血流动力学之间的恶性循环。尽管缺乏对死亡率影响的研究报告，但临床经验一致认为该项治疗是安全有效的。即使单次超滤治疗，都可以打断恶性循环，使患者在超滤后的数天甚至数月内症状改善[12]。

（王艳玲 华琦）

参 考 文 献

[1] Carro Jiménez EJ, López JE, Rodríguez Castro JM. Constrictive pericarditis. Bol Asoc Med P R, 2007, 99(3): 256-260.

[2] Brater DC. Diuretic therapy. N Engl J Med, 1998, 339: 387-395.

[3] Yancy CW, Jessup M, Bozkurt B, et al. 2013 ACCF/ AHA Guideline for the Management of Heart Failure: A Report of the American College of Cardiology Foundation/ American Heart Association Task Force on Practice Guidelines. J Am Coll Cardiol, 2013, 62(16): 147-239.

[4] 胡大一 . 心血管内科学高级教程 . 北京：人民军医出版社，2009：165.

[5] Yokota T, Osanai T, Hanada K, et al. Effects of telmisartan on markers of ventricular remodeling in patients with acute myocardial infarction: comparison with enalapril. Heart Vessels, 2010, 25(6): 460-468.

[6] Konstam MA, Gheorghiade M, Burnett JC Jr, et al. Effects of oral tolvaptan in patients hospitalized for worsening heart failure: the EVEREXT Outcome Trial. JAMA, 2007, 297(12): 1319-1331.

[7] Licata MD, Pietro DP, Gaspare P, et al. Effects of high dose furosemide and small-volume hypertonic saline solution in comparison with a high dose of furosemide as bolus in refractory congestive heart failure: long-term effects. Am Heart J, 2003, 145(3): 459-466.

[8] Lopez B, Gonzalez A, Beanumont J, et al. Identification of a potential cardiac antifibrotic mechanism of torasemide in patients with chronic heart failure. J Am Coll Cardiol, 2009, 50(9): 859-867.

[9] Tolwani A. Continuous Renal-Replacement Therapy for Acute Kidney Injury. N Engl J Med, 2012, 367: 2505-2514.

[10] Claudio R, Mariantonietta C, Peter AM. Cardiorenal Syndrome Type 1: Pathophysiological Crosstalk Leading to Combined Heart and Kidney Dysfunction in the Setting of Acutely Decompensated Heart Failure. J Am Coll Cardiol, 2012, 60(12): 1031-1042.

[11] GianCarlo M, Gianfranco L, Marco G, et al. Circulatory response to fluid overload removal by extracorporeal ultrafiltration in refractory congestive heart failure. J Am Coll Cardiol, 2001, 38(4): 963-968.

[12] Koniari K, Parissis J, Paraskevaidis I, et al. Treating volume overload in acutely decompensated heart failure: established and novel therapeutic approaches. Eur Heart J Acute Cardiovasc Care, 2012, 1(3): 256-268.

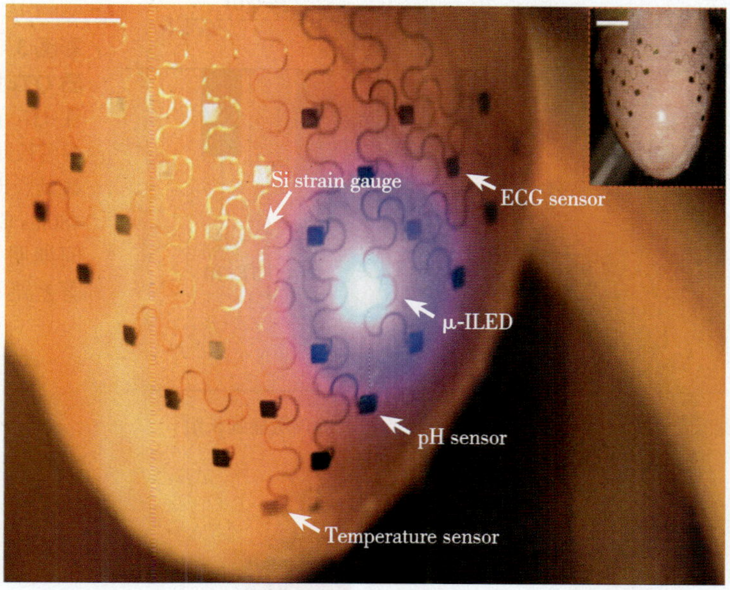

彩图 1　心脏薄膜传感器

（引自 Xu L, Gutbrod SR, Bonifas AP, et al. 3D multifunctional integumentary membranes for spatiotemporal cardiac measurements and stimulation across the entire epicardium. Nat Commun, 2014, 5: 3329.）

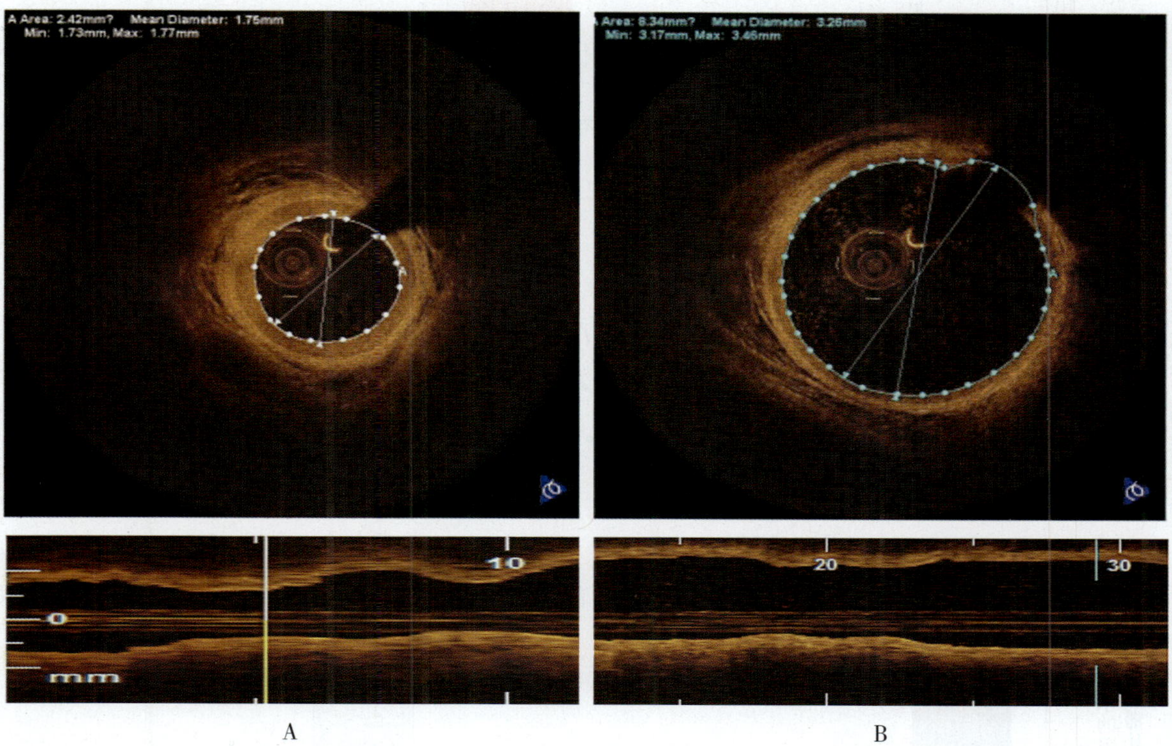

彩图 2　桡动脉痉挛（图 A）及注射硝酸甘油后（图 B）的光学相干断层显像表现

图 A 示桡动脉痉挛状态下的 OCT 表现；图 B 示硝酸甘油干预后桡动脉扩张的 OCT 表现；上图为短轴切面，下图为长轴切面

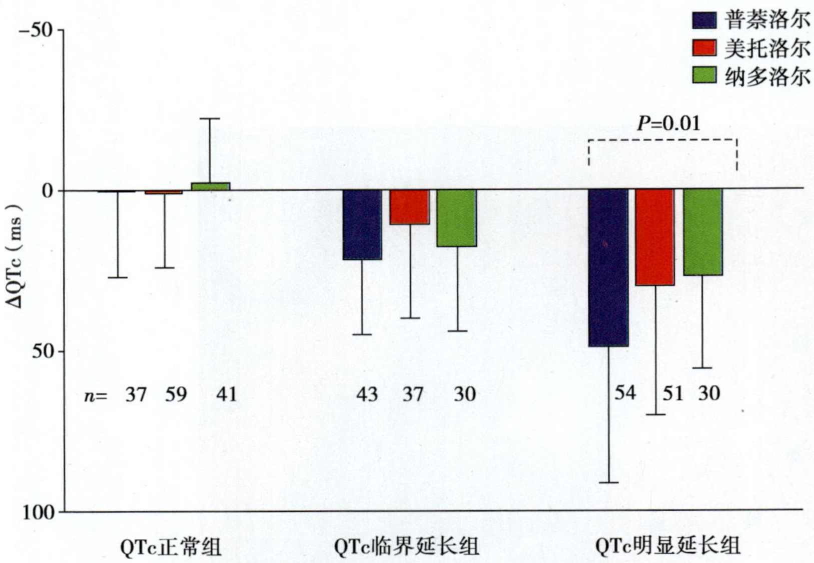

彩图 3　服用 3 种 β 受体阻滞剂后 QTc 间期的变化趋势

注:QTc 正常为 QTc≤450ms,QTc 临界延长即 QTc 为 451~480ms,QTc 明显延长即 QTc≥480ms。在 QTc≥480ms 时,服用普萘洛尔组的 QTc 间期明显缩短,较另外两组有显著差异

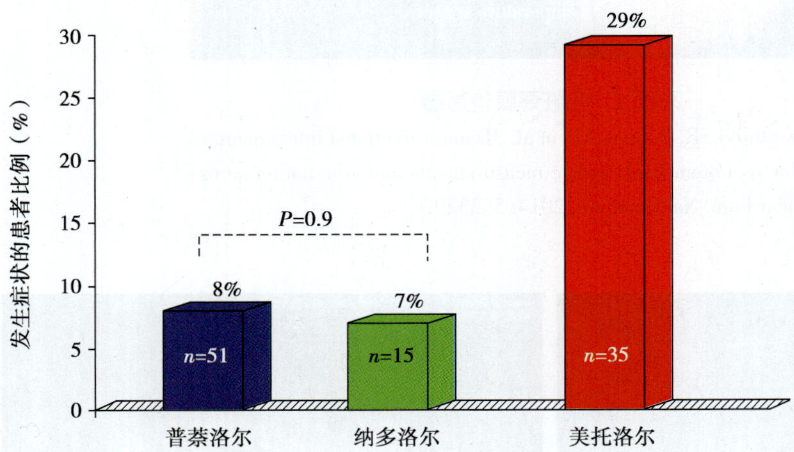

彩图 4　服用三种 β 受体阻滞剂后心血管事件的发生情况

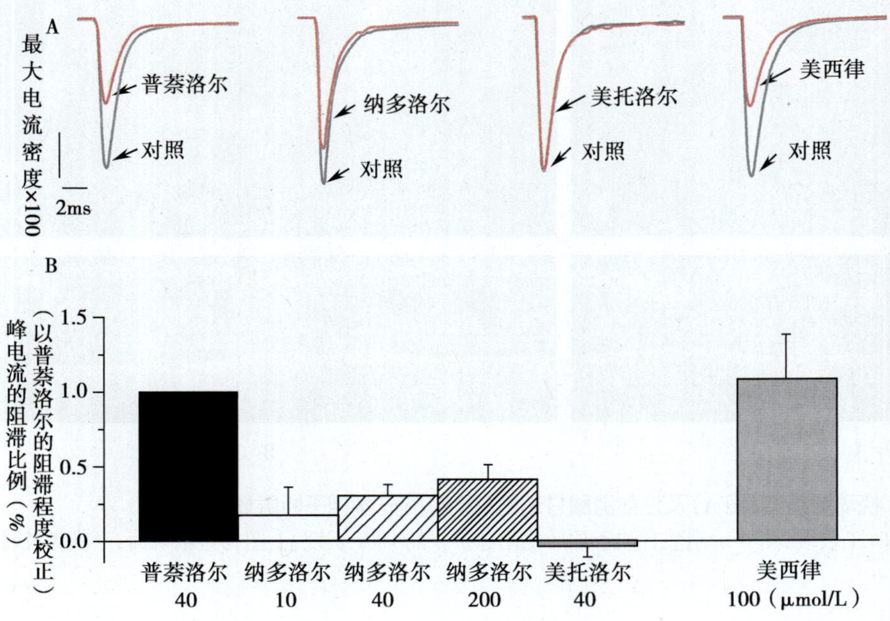

彩图 5　普萘洛尔与纳多洛尔具有阻滞钠电流的作用,美托洛尔并不具备

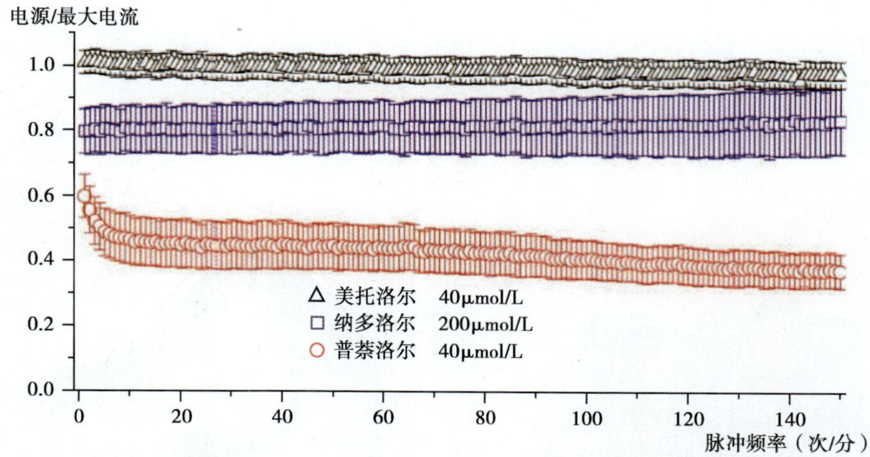

彩图 6　普萘洛尔的阻滞钠电流作用具有频率依赖性

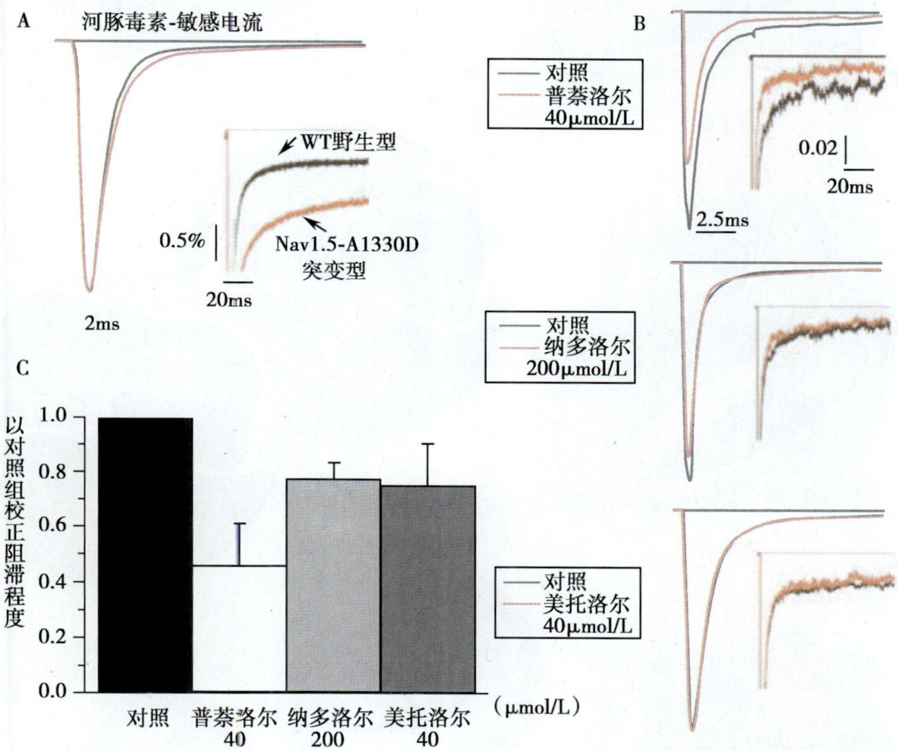

彩图 7　只有普萘洛尔具有阻滞 late-I_{Na} 的作用

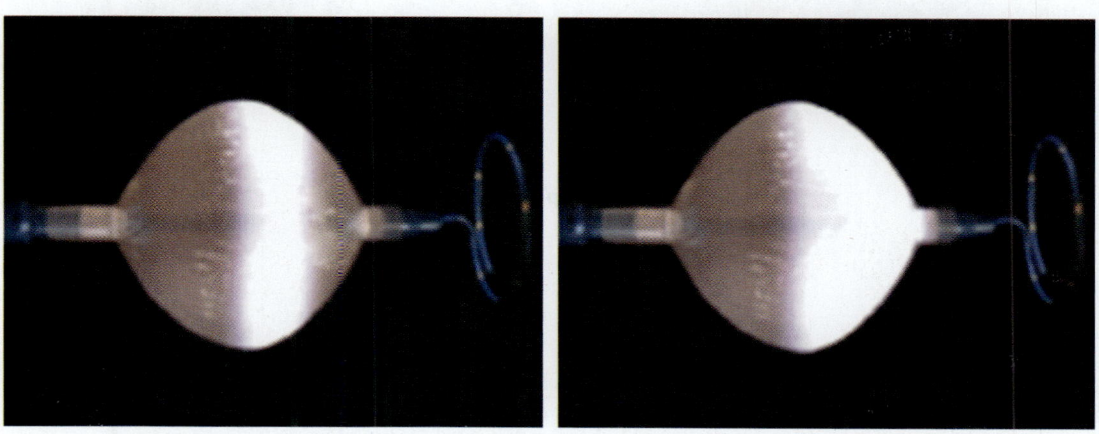

彩图 8　第一代冷冻球囊（Arctic Front）和第二代冷冻球囊（Arctic Front Advance）

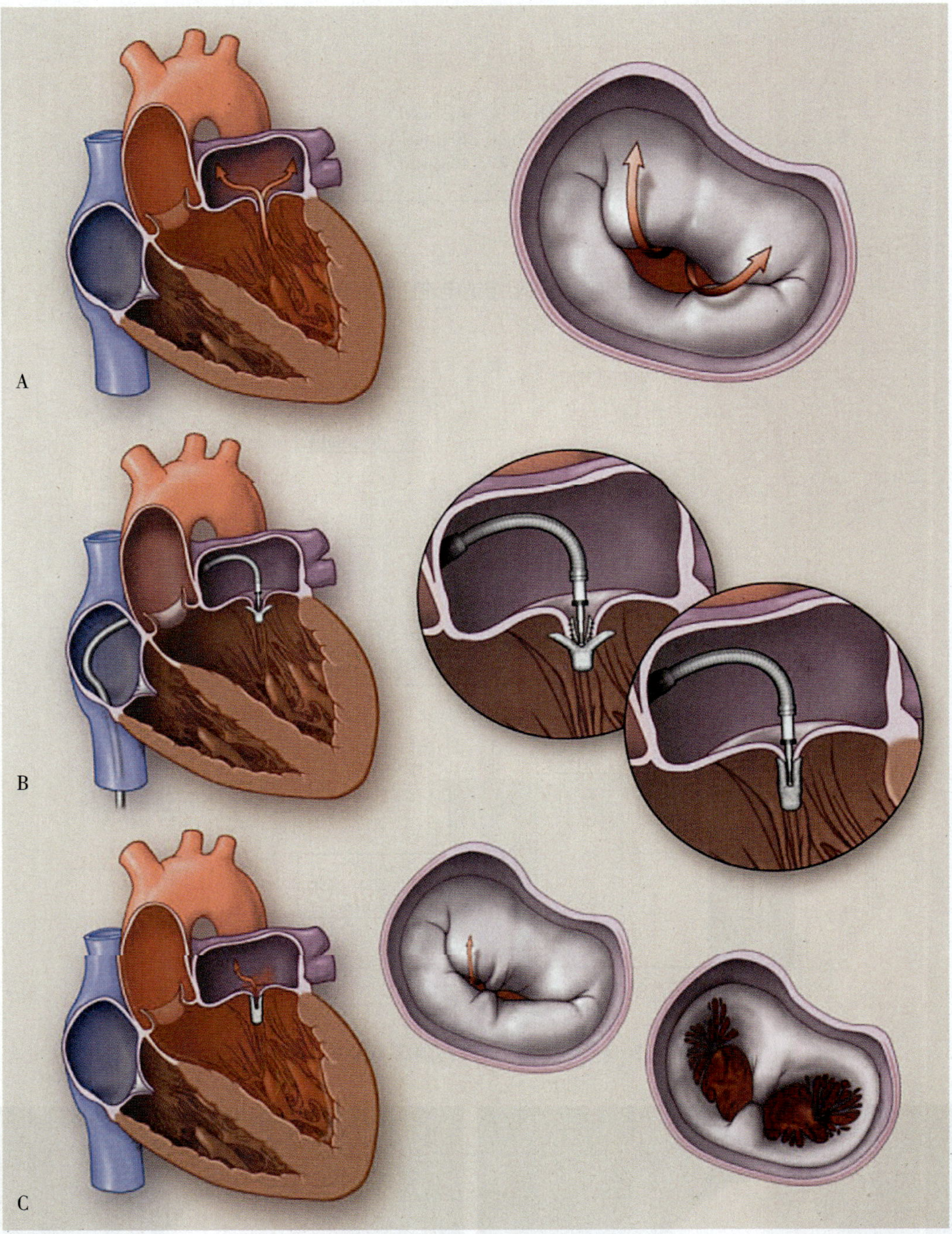

彩图 9 MitraClip 系统技术原理图[1]

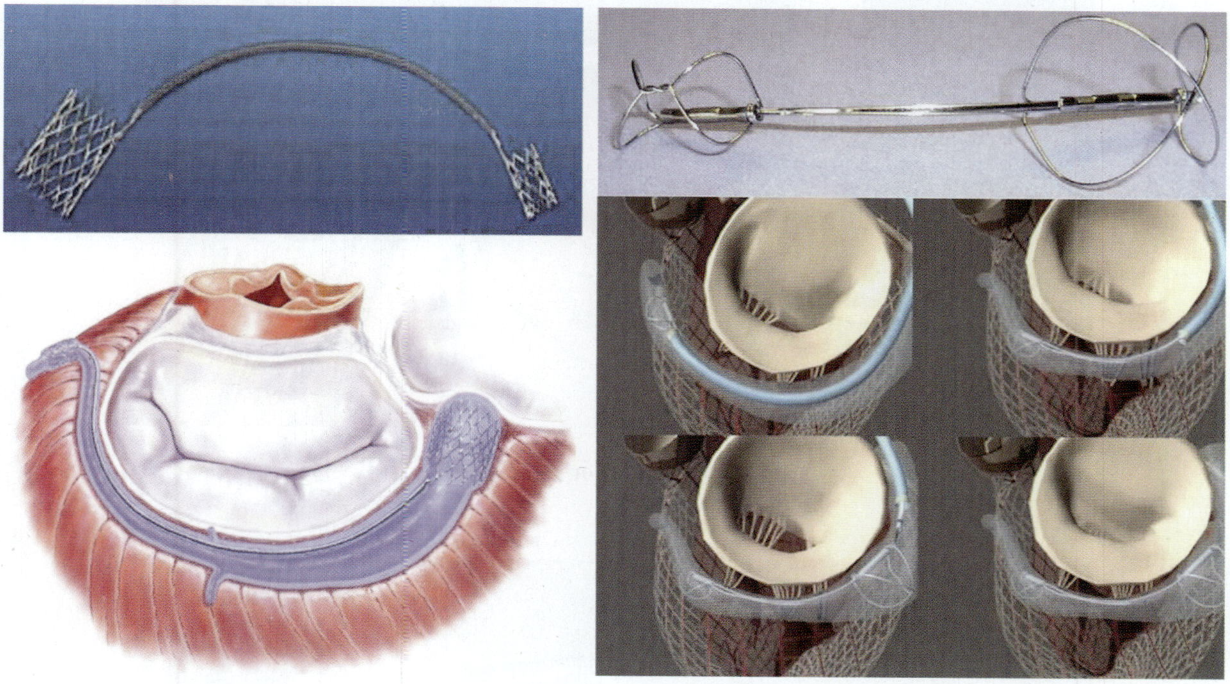

彩图 10 Monarc 和 Carillon 系统原理图

引自 Future Cardiol 2015；11(2):153-169.

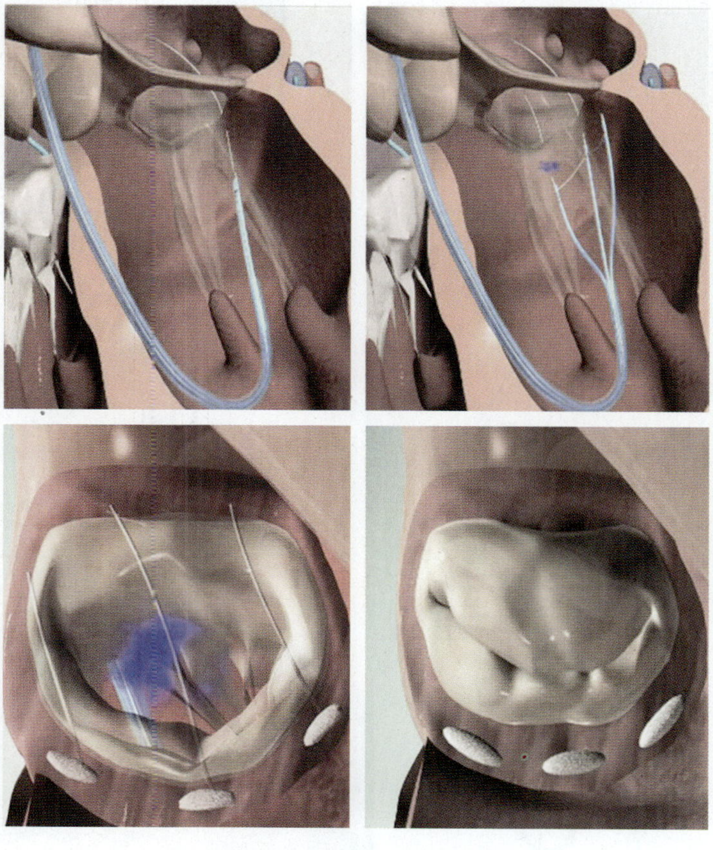

彩图 11 Mitralign 系统原理图[14]

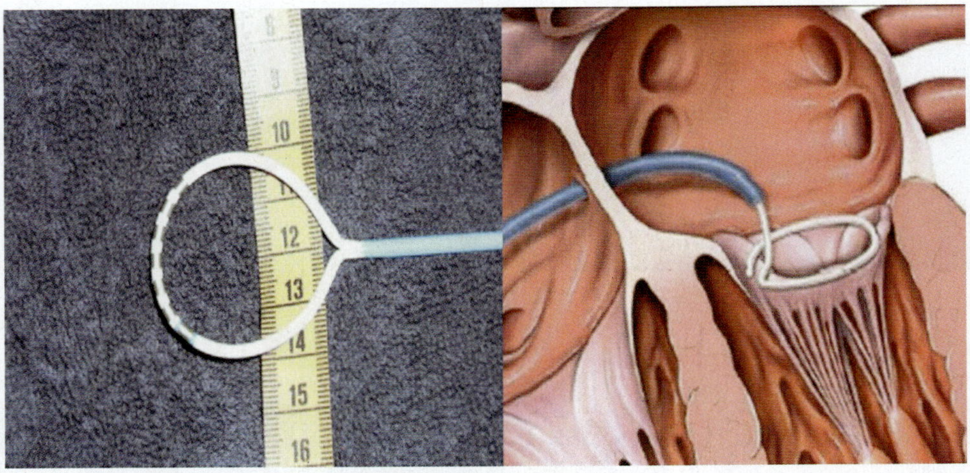

彩图 12 **QuantumCor** 系统原理图[14]

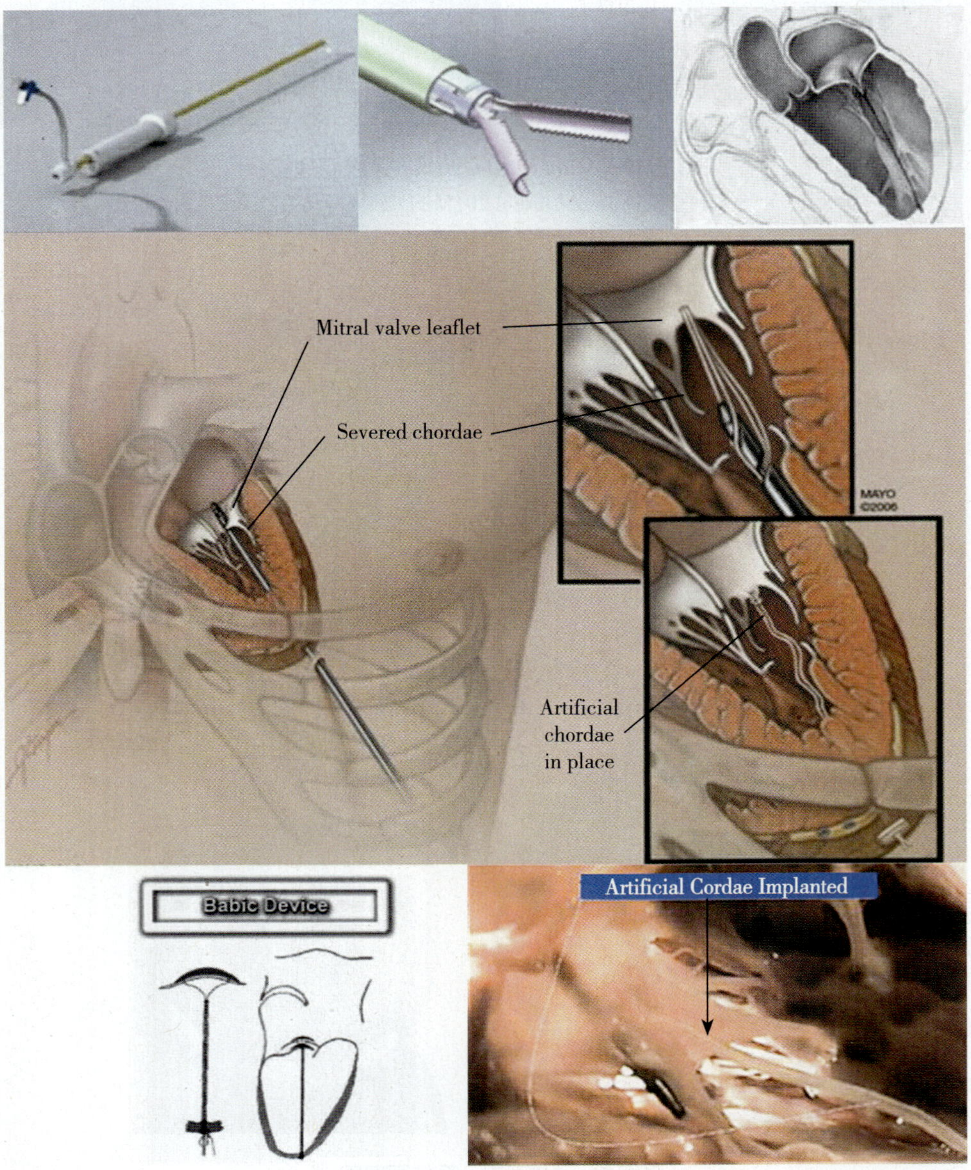

彩图 13 经皮二尖瓣腱索植入术原理图:**MitraFlex** 装置(上),**NeoChord** 装置(中),**Babic** 装置(下)[14]

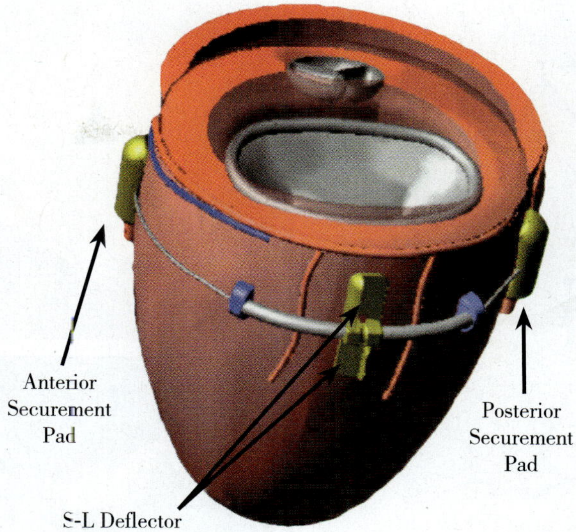

彩图 14　iCoapsys 装置原理图

引自 Eurointervention 2006;A44-48.

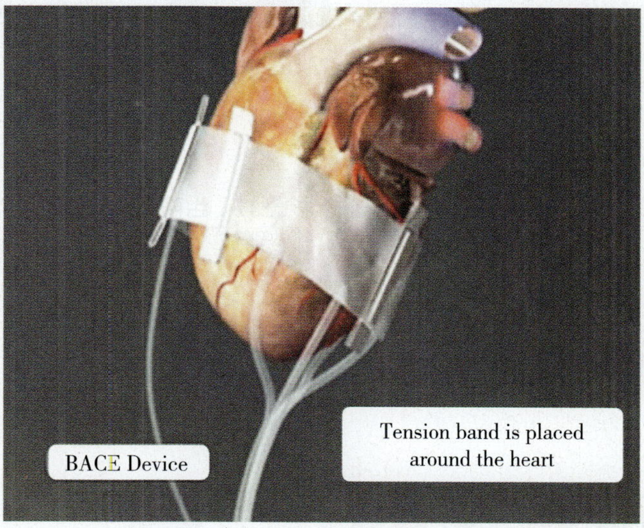

彩图 15　BACE 装置原理图[14]

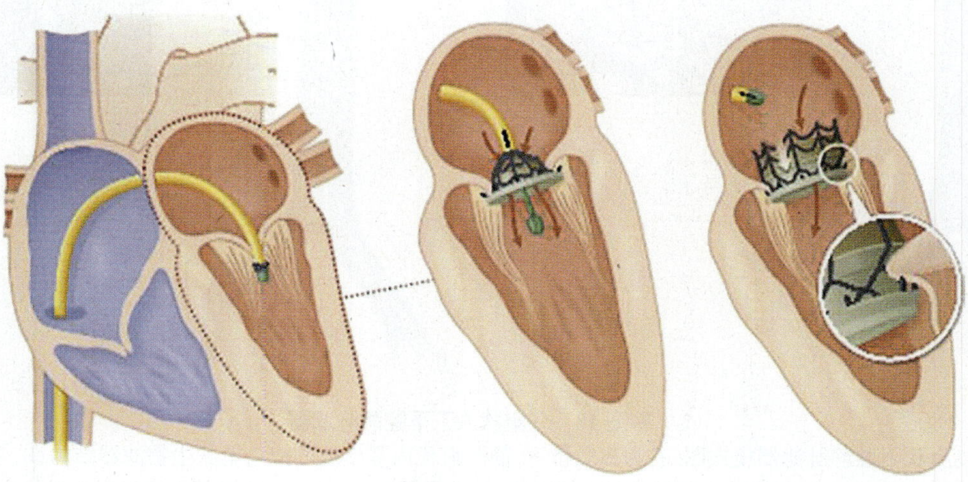

彩图 16　CardiaQ 支架原理图[14]

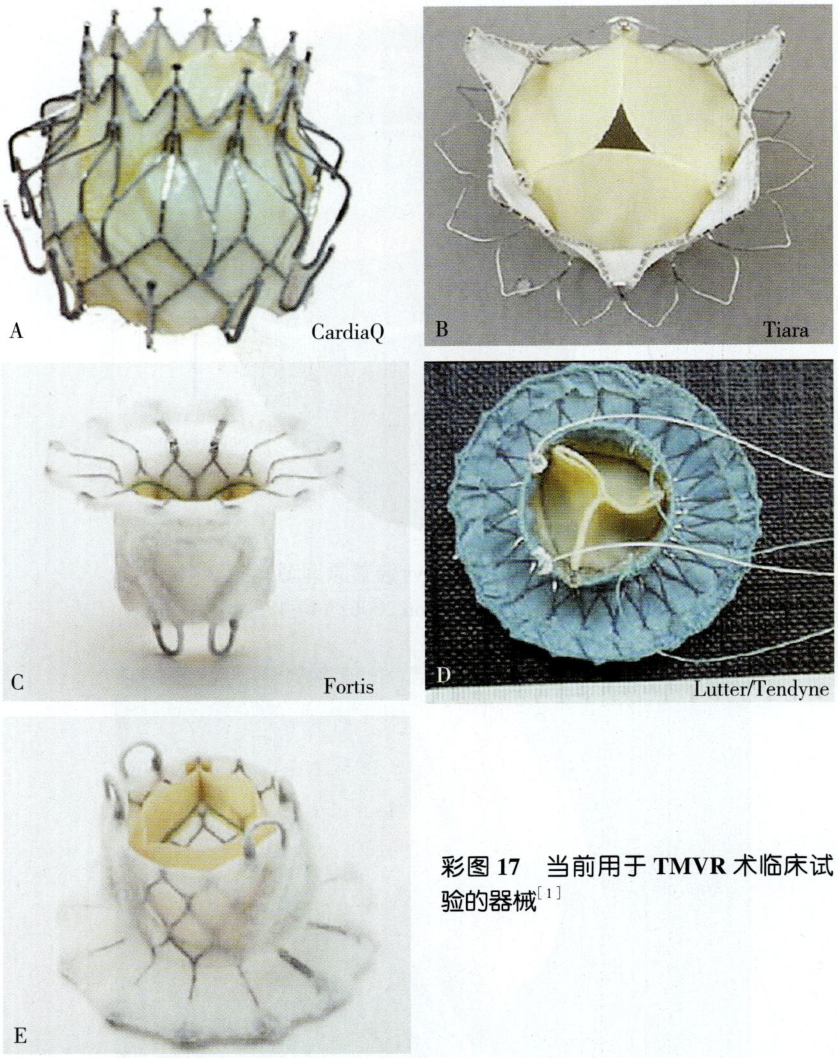

彩图 17　当前用于 TMVR 术临床试验的器械[1]

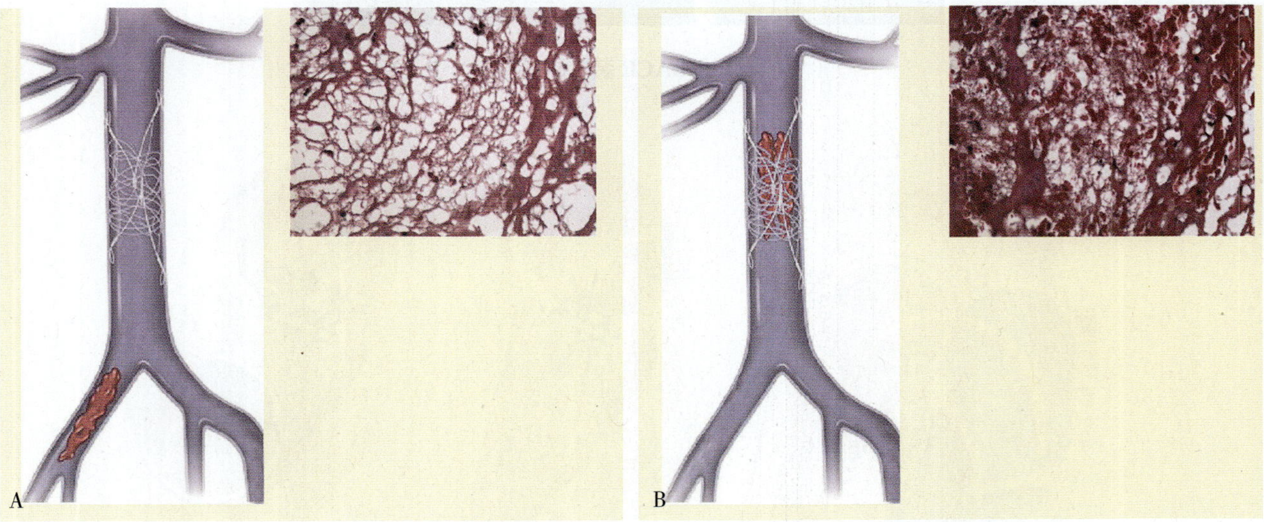

彩图 18　鸟巢状人工下腔静脉滤器

A：左为人工鸟巢状下腔静脉滤器模式图，右为显微镜下，静脉血栓内部生成的似鸟巢状生物滤器结构；B：左为人工鸟巢状下腔静脉滤器模式图，人工下腔静脉滤器内滞留血栓回流，右为显微镜下，静脉血栓内部生成的似鸟巢状生物滤器结构内，滞留红细胞为主的血细胞

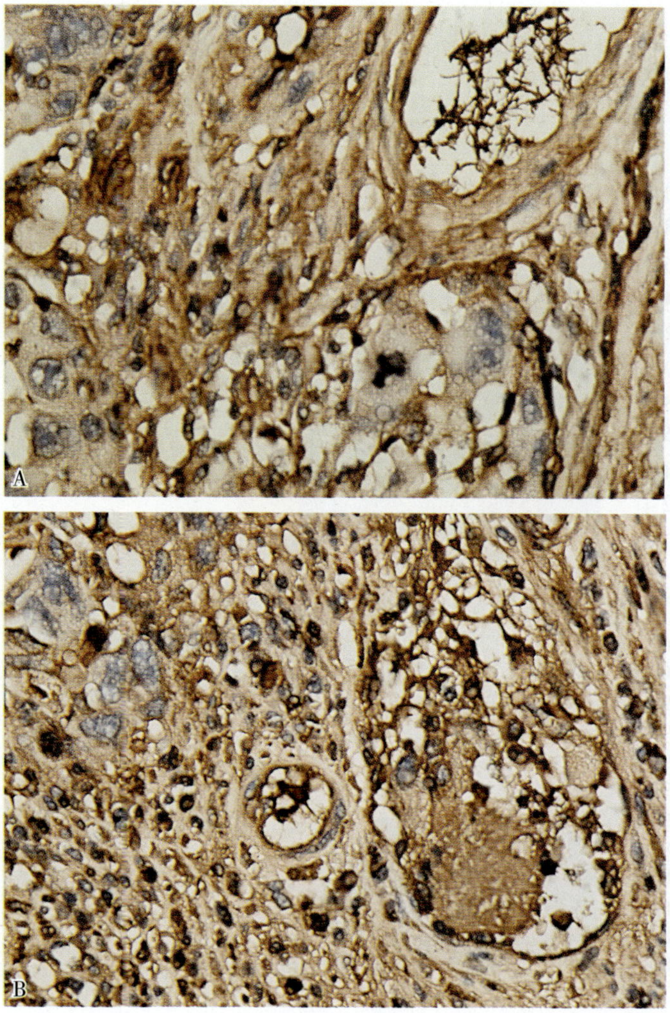

彩图 19　肠癌组织病理切片

A：肠癌组织病理可见癌细胞、图右上角周边静脉内可见丝状筛网，似生物滤器；B：肠癌组织病理可见癌细胞、图右静脉生物滤器内可见滞留的癌细胞

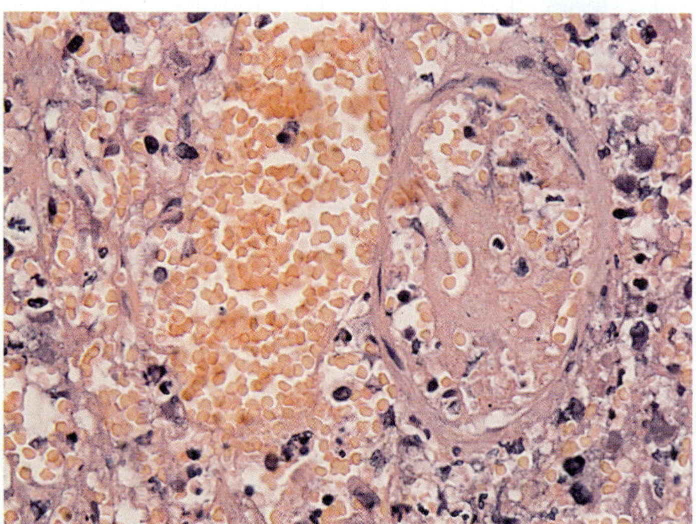

彩图 20　胃低分化腺癌细胞坏死区，大量红细胞溢出血管外

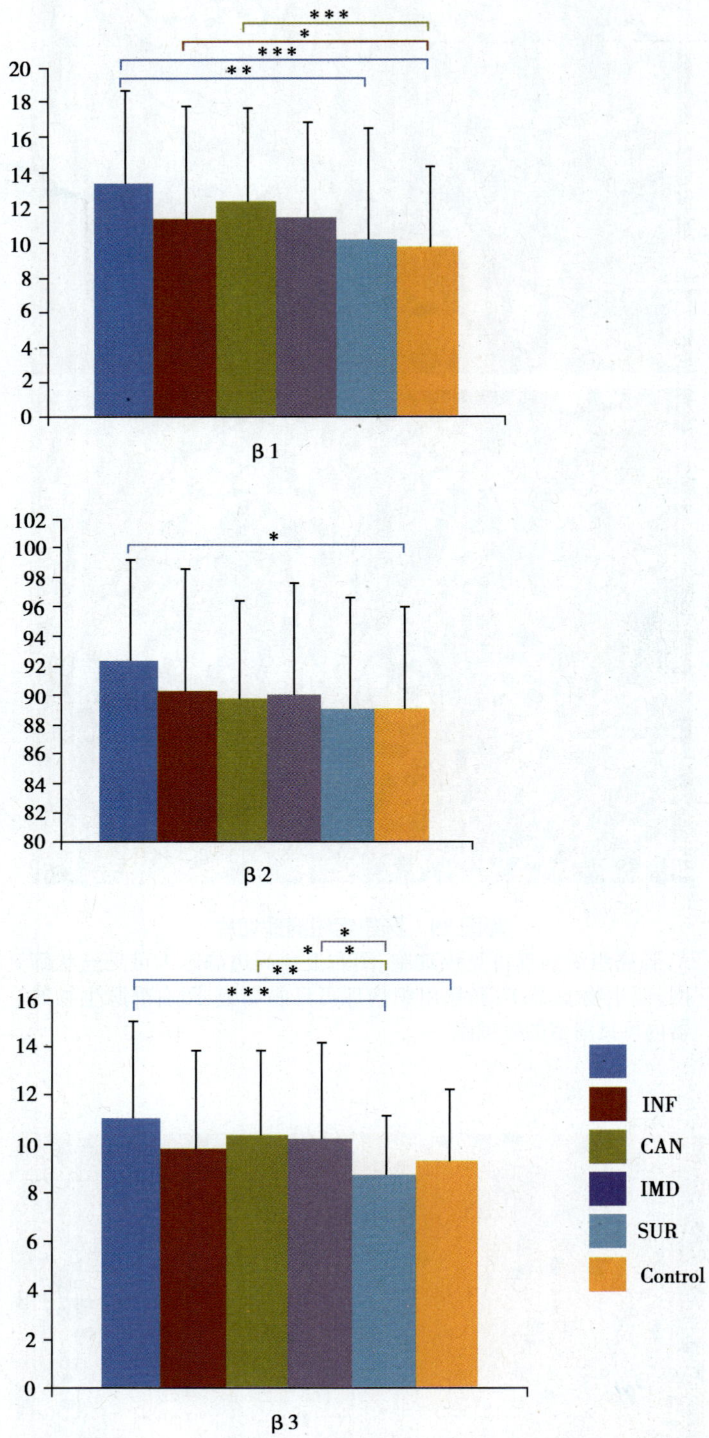

彩图 21　VTE 组 β1、β2 和 β3 显著升高，危险因素的感染组、恶性肿瘤组、自身免疫组 β1、显著升高，手术、外伤组 β1、β2 和 β3 亚单位表达未见显著差异 $P>0.05$，表明 β1 亚单位是 VTE 与危险因素共同表达的蛋白，β2 和 β3 显著升高是区别是否发生 VTE 的关键蛋白。升高的整合素 β1 亚单位是危险因素的表达特征，而外伤、手术组 β1 亚单位未见显著升高表达，不具有其他危险因素核心蛋白的表达

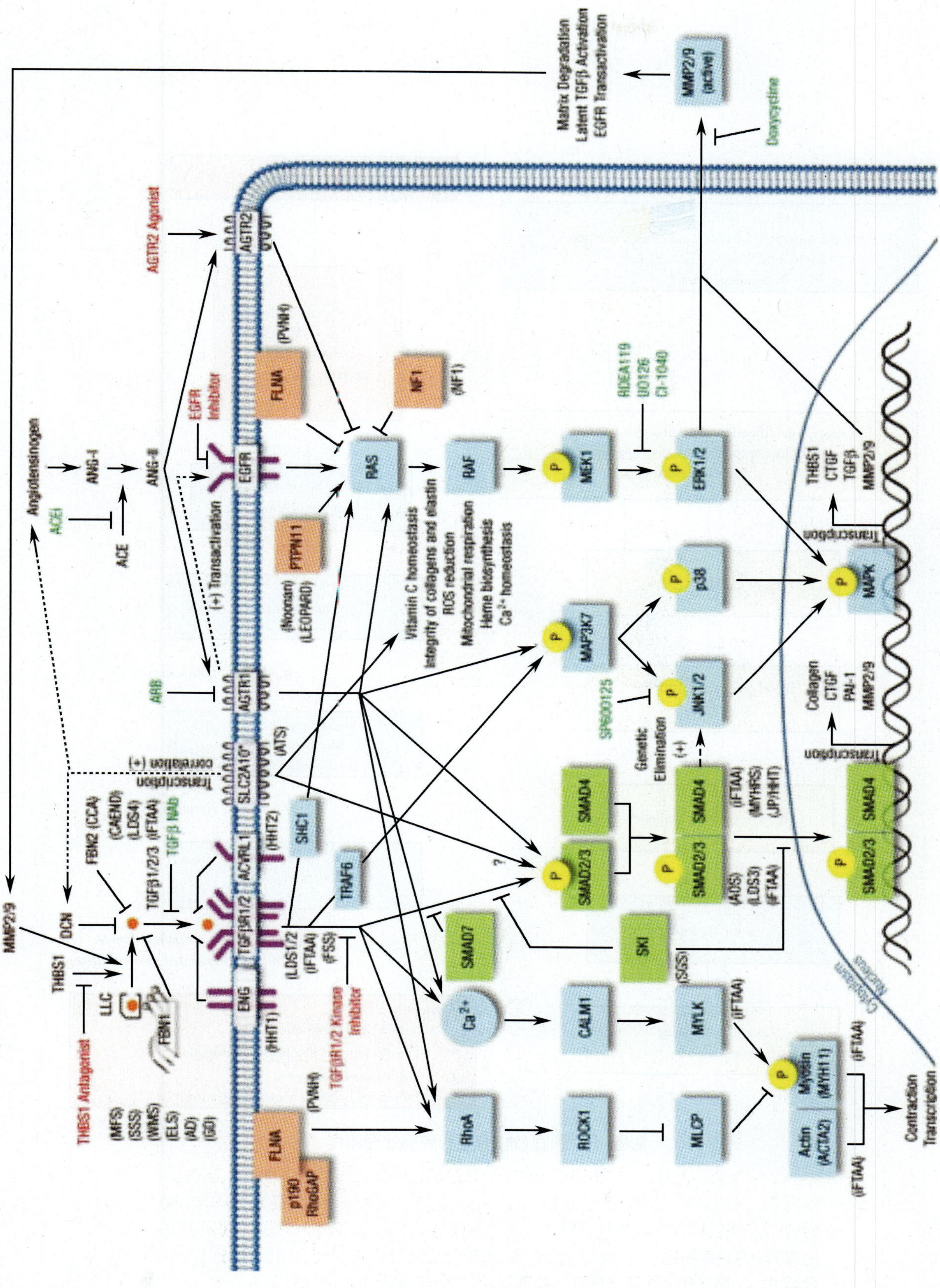

彩图 22 MFS 发病机制示意图

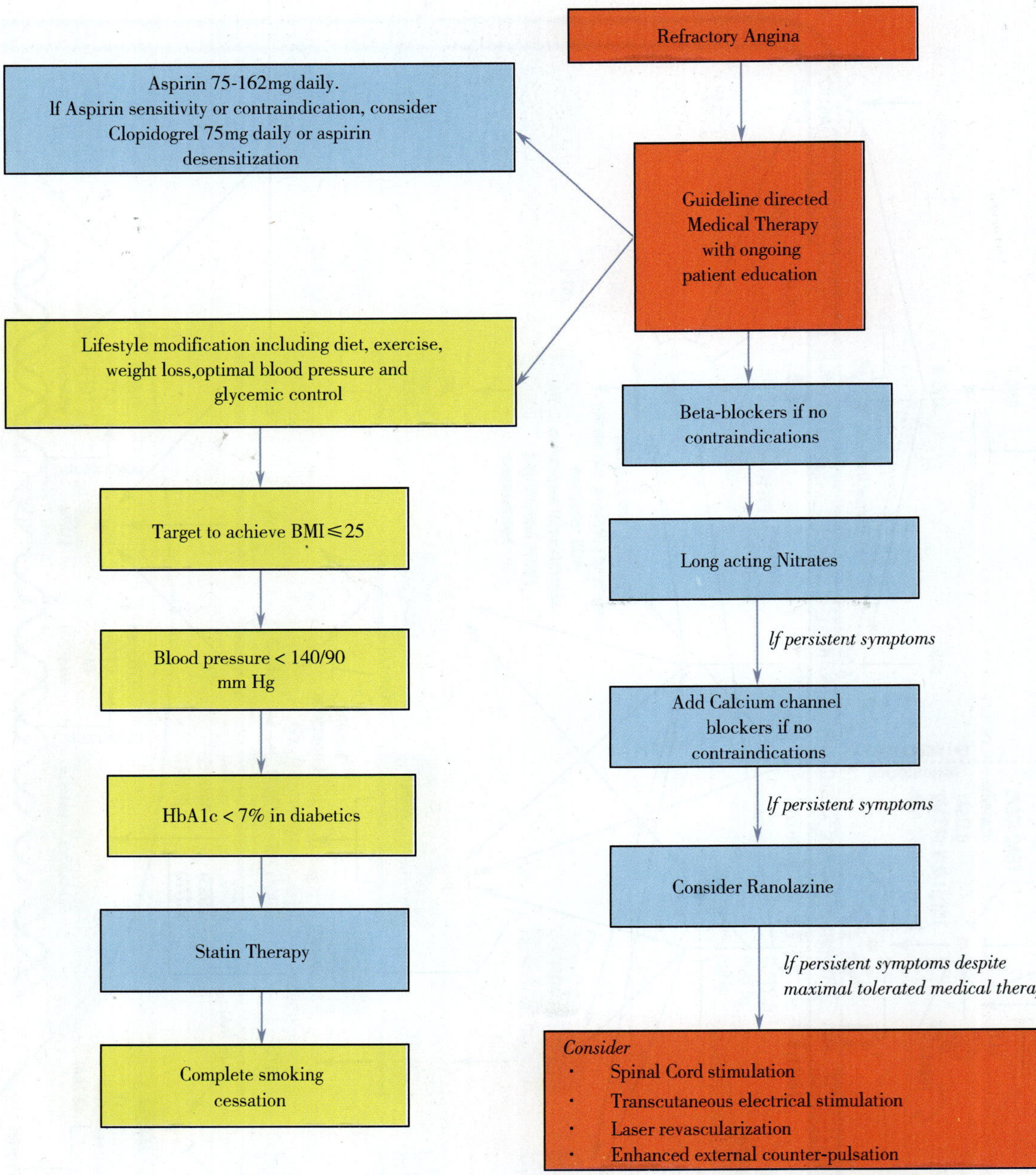

彩图 23　顽固（难治）性心绞痛处理流程